病毒性肝炎

第3版

主　　编　陈紫榕

副 主 编　王贵强　林　旭　李东良　张秋玉　彭宗根

编　　者（以姓氏汉语拼音为序）

蔡　琳　陈　靖　陈　立　陈丽红　陈　勇

陈紫榕　董　菁　高荣光　杭晓峰　江　凌

李东良　林　旭　罗晓莉　马卫闽　欧启水

彭宗根　钱建丹　王贵强　王少扬　吴志贤

辛海光　徐文胜　许尚文　张　坤　张秋玉

张瑞祺　张文宏　张　霞　章　涛　曾达武

朱月永

学术秘书　张秋玉（兼）　彭宗根（兼）　朱月永　董　菁

陈　立

人民卫生出版社

·北　京·

图书在版编目（CIP）数据

病毒性肝炎 / 陈紫榕主编 . — 3 版 . —北京：人民卫生出版社，2021.11

ISBN 978-7-117-29547-5

Ⅰ. ①病… Ⅱ. ①陈… Ⅲ. ①病毒性肝炎 —诊疗 Ⅳ. ①R512.6

中国版本图书馆 CIP 数据核字（2021）第 139319 号

人卫智网	www.ipmph.com	医学教育、学术、考试、健康，购书智慧智能综合服务平台
人卫官网	www.pmph.com	人卫官方资讯发布平台

病毒性肝炎
Bingduxing Ganyan
第 3 版

主　　编：陈紫榕
出版发行：人民卫生出版社（中继线 010-59780011）
地　　址：北京市朝阳区潘家园南里 19 号
邮　　编：100021
E - mail：pmph @ pmph.com
购书热线：010-59787592　010-59787584　010-65264830
印　　刷：北京汇林印务有限公司
经　　销：新华书店
开　　本：787 × 1092　1/16　　印张：86　　插页：8
字　　数：2147 千字
版　　次：2002 年 6 月第 1 版　　2021 年 11 月第 3 版
印　　次：2021 年 11 月第 1 次印刷
标准书号：ISBN 978-7-117-29547-5
定　　价：349.00 元

打击盗版举报电话：010-59787491　E-mail: WQ @ pmph.com
质量问题联系电话：010-59787234　E-mail: zhiliang @ pmph.com

主编简介

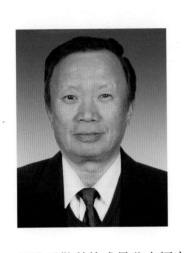

陈紫榕

福建医科大学福总临床医学院(中国人民解放军联勤保障部队第九〇〇医院)肝胆内科将军级主任医师,教授,文职1级。历任卫生员、军医、助理员、传染科副主任和主任、空军福州医院副院长和院长等职。军委空军卫生系列高级技术职务评审委员会主任委员。兼任国家卫生部国家基本药物遴选小组成员、中国医药卫生科技成果鉴定评审专家、临床医学专家、军队后勤科技成果鉴定评审专家、军队医药卫生评审专家、军队药品审评专家、中华医学会传染病学与寄生虫病学会委员和《中华传染病杂志》编委等职。自医学院毕业后一直从事传染病防治至今,对传染病肝病疑难危重病诊治和抢救有较深造诣,理论基础较扎实,临床经验较丰富,结合临床开展教学科研,获军队级科技进步奖和医疗成果奖54项(其中二等奖3项),国家发明专利2项,实用新型专利3项,主编人民卫生出版社学术专著4部,参编4部,入编典册(含牛津名人传记)24册,发表论文214篇,获国务院政府特殊津贴、军队二等功、空军优秀知识分子、优秀医务人员、科技功臣、福建名医、中国医师协会感染科分会"终身成就奖"等荣誉称号。他和团队的主要贡献:①创立了四大理论和实践。胸腺激素耐高热高压、神经内分泌胸腺网络、胸腺肝脏通路、脖子(胸腺)控制肝炎,被学术界认可。②发明两项生物制品制备法。灭菌制备和人工肾透析器制备,获国家发明专利、日内瓦国际发明银奖和中国发明专利金奖,创办药厂转化生产,产品行销全国。③发掘祖国医学宝库。猪项肉、砒霜、青蒿抗乙肝病毒试验,效果比干扰素强,发表在国内权威杂志上。④较早建立鸭乙型肝炎病毒 cccDNA TaqMan 荧光定量 PCR 方法,在英文杂志上发表。⑤研制出全组份胸腺素——胸腺因子 D,对抑制乙肝病毒、调节宿主免疫和保护肝细胞疗效较好。⑥诊治抢救传染病肝病疑难危重病患者无数,结合临床教学科研,培养和造就了一批国家、军队和地方的领军人才,为保障军民生命和健康尽力。

副主编简介

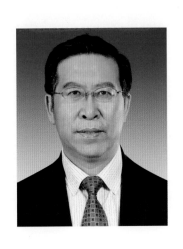

王贵强

博士,教授,主任医师,博士生导师。北京大学第一医院感染疾病科主任,肝病中心主任。致力于病毒性肝炎和肝病的诊断和治疗研究,发热待查鉴别诊断,各种疑难重症感染诊治,传染病公共卫生应急等。中华医学会感染病学分会前任主任委员,中国医院协会抗菌药物合理应用工作委员会主任委员,中国医师协会感染病医师分会副会长,国家免疫规划专家咨询委员会委员,国家药事管理与药物治疗学委员会委员,国家卫生健康委员会医疗机构感染防控专家委员会副主任委员,中国科协联合国咨商工作生命科学与人类健康专业委员会委员,国家卫生健康委员会卫生健康标准委员会委员,国家卫生健康委员会合理用药专家委员会抗菌药物专家组成员,中华医学会全科医师教育学院副院长,北京医学会感染病学分会候任主任委员,北京医师协会感染科医师专家委员会主任委员,中国免疫学会感染免疫分会常务委员等。美国《临床感染病》编委,《中华传染病杂志》和《中华临床感染病杂志》副总编辑,《临床肝胆病学》共同主编等。先后在美国 Scripps 研究院做访问学者,美国匹兹堡大学医学中心做博士后研究。主持国家自然科学基金课题、国家"十二五"和"十三五"传染病重大专项课题、新冠肺炎应急攻关课题等 20 余项,发表论文 300 余篇,其中 SCI 论文 100 余篇。曾获国家科技进步奖三等奖 1 项,获国家发明专利授权 4 项。担任国务院应对新冠肺炎联防联控机制医疗救治专家组成员和科研攻关专家组成员等,全方位参与新冠肺炎疫情防控、临床救治、诊疗方案编写、疫苗接种等。2020 年获得"全国抗击新冠肺炎疫情先进个人"和第四届"白求恩式好医生"称号等。

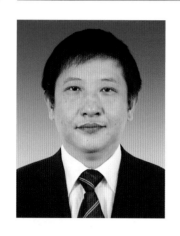

林　旭

博士,教授,博士研究生导师。消化道恶性肿瘤教育部重点实验室及福建省肿瘤微生物学重点实验室主任。从事医学微生物学教研工作,研究方向为肿瘤微生物学,包括乙型肝炎病毒/肝癌及幽门螺杆菌/胃癌。现为中华医学会微生物学与免疫学分会常务委员、福建省医学会微生物学与免疫学分会名誉主任委员、福建省微生物学会副理事长。担任 *Emerging Microbes and Infections*、《中华微生物学和免疫学杂志》及《中国人兽共患病学报》等杂志编委。主持包括国家自然科学基金重点项目及"艾滋病和病毒性肝炎等重大传染病防治"国家科技重大专项子课题等科研课题 20 余项。以第一/通讯作者发表学术论文近 100 篇(SCI 收录论文近 50 篇),以第一完成人获福建省科技进步奖一等奖及福建省医学科技奖一等奖各 1 项,编著国家规划教材 5 部。为国家百千万人才及有突出贡献中青年专家、国务院政府特殊津贴获得者、教育部新世纪优秀人才、全国优秀教师、全国优秀博士论文作者及福建省科技创新领军人才。

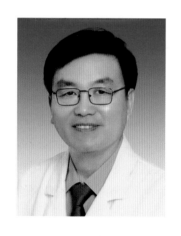

李东良

博士,主任医师,教授,博士研究生导师。享受军队优秀专业技术人才一类岗位津贴。现任中国人民解放军联勤保障部队第九〇〇医院(原南京军区福州总医院)肝胆内科主任,福建医科大学福总临床医学院内科教研室主任,中国人民解放军联勤保障部队第九〇〇医院住院医师规范化培训内科基地主任。中华医学会肝病学分会药物性肝病学组委员,中华医学会公共卫生学分会临床与预防学组委员,福建省医学会感染病学分会副主任委员,福建省中西医结合学会肝病学分会副主任委员。福建医科大学、厦门大学兼职教授,福建中医药大学特聘教授。《中华传染病杂志》《中华细胞与干细胞杂志》《肝脏》《中西医结合肝病杂志》《现代药物与临床》编委。从事肝胆疾病临床和科研工作 37 年,先后获得国家、军队和省科研资助课题 12 项,获得军队和福建省科技成果奖 3 项,参编和主编研究生教材和医学专著 7 部。以第一作者和通讯作者发表学术论文 80 余篇,其中 SCI 论文 20 余篇。

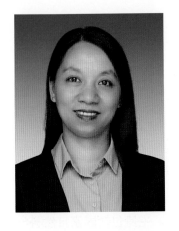

张秋玉

博士,教授,博士研究生导师。福建医科大学免疫治疗研究院常务副院长,2020 年福建省高等学校科技创新团队(肿瘤免疫专项)负责人。福建省免疫学会副理事长兼秘书长,福建省免疫学会免疫与转化医学专业委员会主任委员,福建省医学会微生物与免疫学分会委员,中国医药质量管理协会细胞治疗质量控制与研究专业委员会委员。在上海交通大学获得免疫学专业博士学位,先后在香港中文大学李嘉诚健康医学研究所、美国耶鲁大学癌症研究中心从事博士后及访学研究工作。从事免疫学教学和科研工作 20 年,主持国家自然科学基金项目、教育部高校博士点专项基金、福建省自然科学基金重点项目、福建省卫生教育联合攻关项目等科研课题 10 余项。以第一作者或通讯作者在 *Arthritis & rheumatism*、*Frontier immunology*、*Cancer immunology immunotherapy* 等杂志发表学术论文 20 余篇,参编教材和专著 5 部。

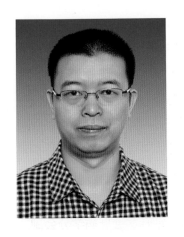

彭宗根

博士,中国医学科学院医药生物技术研究所研究员,博士生导师。国家“万人计划”科技创新领军人才、中国医学科学院北京协和医学院“协和学者”特聘教授、国家自然科学基金委员会优秀青年基金获得者,教育部新世纪优秀人才。现为中国医学科学院北京协和医学院第七届学术委员会委员,《病毒学报》等期刊编委,《药学学报》中、英文刊青年编委。主要从事抗肝炎病毒药物、抗非酒精性脂肪性肝病药物的研究,以第一或通讯作者在 *Hepatology*、*Acta Pharmaceutica Sinica B*、*J Med Chem* 等国际重要期刊上发表 SCI 论文 30 余篇,中文核心期刊论文 10 多篇,授权专利 10 多项。曾获国家科技进步奖二等奖、中国药学会 - 赛诺菲安万特青年生物药物奖、首届中国药学会 - 以岭生物医药奖青年奖等。

第 3 版前言

病毒性肝炎及相关疾病日新月异。我国已提前完成世界卫生组织"2030 年将病毒性肝炎新感染病例减少 90%"的任务,15 岁以下青少年及儿童中乙肝表面抗原(HBsAg)阳性率已降至 1% 以下,一般人群 HBsAg 流行率从 9.7% 降至 5%~6%;但 HBsAg 阳性人数仍有 7 000 万左右,慢性乙型肝炎患者 2 000 万~3 000 万;要实现"将病毒性肝炎相关死亡率降低 65%"的目标,我们面临巨大挑战。为紧跟新时代,推进"健康中国 2030"建设和"2030 年前全球消灭病毒性肝炎"的目标,本版面向临床,更新过半,突出病毒性肝炎及相关疾病防治的新方法;尤其是慢性乙肝病毒携带状态的界定及治疗的必要性,非活动性 HBsAg 携带状态监测的重要性,慢性乙型肝炎治疗的持久性及阶段性,特殊人群治疗的针对性,乙型肝炎 e 抗原(HBeAg)阴性慢性乙型肝炎防治的艰巨性,隐匿性慢性乙型肝炎的神秘性,重叠感染的复杂性,预防的综合性以及丙型肝炎治疗的靶向性,肝硬化肝癌及并发症多学科治疗的系统性,自身免疫性和代谢相关性及遗传性肝病诊治的紧迫性,"老肝"遇"新冠"等。有不少理念和方法与"指南""共识"不尽相同,例如,乙型肝炎病毒(HBV)终身感染和随访、耗竭型 T 细胞、自然史和发病机制,慢性乙型肝炎诊断要点、治疗目标、方法、适应证和停药指征,基线指标指导治疗(BGT)、应答指导治疗(RGT)和治疗结束指导治疗(EGT),下阶梯治疗和优化治疗,临床治愈策略,男性抗病毒生育,产妇哺乳期用药,成人乙型肝炎免疫,胸腺因子,真菌感染,免疫治疗等,值得与读者商榷。

书本知识永远跟不上科技进步,指南、共识不可能一蹴而就。我们务必以患者为中心,上下求索,依据循证医学、价值医学、指南推荐、研究数据、个人经验和患者意愿决定最佳防治方案,在精准热潮中冷静思考,以免"被精准"和"伪精准";为佑护人民生命和健康,共创民族复兴和美好未来,构建人类卫生健康和命运共同体作出贡献。

本版编著者皆为当今相关领域知名专家,有的还是国内领军人才、国际权威教授,如国家感染病临床重点专科建设学科负责人、中华医学会感染病学分会前任主任委员、北京大学第一医院教授王贵强,国家传染病医学中心主任、《中华传染病杂志》总编辑、复旦大学附属华山医院教授张文宏,全国优秀教师、教育部新世纪优秀人才、消化道恶性肿瘤教育部重点实验室主任、福建医科大学副校长林旭,国家"万人计划"科技创新领军人才、中国医学科学院北京协和医学院"协和学者"特聘教授彭宗根等。本版凝聚着编者们的广博知识和智慧、医教研经验及学科最新进展,具有权威性、先进性、新颖性、科学性和实用性,基本满足高、中、初级医疗、预防、教学、科研工作者和医学院校师生的需求;期望对每一位读者都有帮助。

本书是在第1、2版的基础上修订而成,采用了其中约1/3的资料,限于篇幅,未能将编者所撰书稿全部编入书中,参考文献除写作者本人学术著作外,主要引用近年来发表的文献。在此,对所有编著者的精诚合作及关心支持本书的人们表示谢意和歉意。本版撰稿历经多年而成书仓促,作者水平有限兼书写风格不一,定有不少重错漏甚至谬误,敬请读者不吝赐教。

陈紫榕

2021年8月14日

目 录

第一篇 肝炎病毒学

第二篇　流行病学和预防

第三篇　免　疫　学

第四篇　肝脏病理学

第五篇　诊　断　学

第六篇 治 疗 学

第七篇　免疫治疗和干细胞治疗

第八篇　甲型病毒性肝炎

第九篇　乙型病毒性肝炎

第十篇　丙型病毒性肝炎

第十一篇　丁型病毒性肝炎

第十二篇　戊型病毒性肝炎

第十三篇　非嗜肝病毒感染性肝炎

第十四篇　病毒性肝炎相关肝病

第十五篇　其他常见肝病

第一篇 肝炎病毒学

第一章

甲型肝炎病毒

第一节　甲型肝炎病毒生物学特性

一、分类

甲型肝炎病毒（hepatitis A virus，HAV），1982 年归类于小 RNA 病毒科的肠道病毒属，定为肠道病毒 72 型。随后研究发现，HAV 的生物学特性与肠道病毒属差异较大：①HAV 基因组 G+C 为 38%，而肠道病毒为 46%；②HAV 基因组序列和多肽氨基酸序列与肠道病毒属的差异较大；③HAV 复制周期很长，在细胞培养中增殖需要数周，而肠道病毒仅需数天；④HAV 在 60℃稳定，而肠道病毒不稳定。因此，1991 年在小 RNA 病毒科中建立一个新的属，称为肝病毒属（*Hepatovirus*）。将 HAV 归为该属仅有的一个种，即肝病毒。有人将 *Hepatovirus* 译为嗜肝病毒，但 "Hepato" 仅表示 "肝"，并无 "嗜肝" 意思。

二、形态

HAV 颗粒为圆球形，直径为 27~32nm，无包膜，呈二十面体立体对称。电镜下可见空心和实心两种颗粒存在。实心颗粒为成熟的病毒颗粒，由衣壳蛋白和 RNA 基因组构成。空心颗粒是不完整的病毒颗粒，为空心的衣壳，不含核酸，仅含衣壳蛋白。衣壳上含有 12 个五聚体。

三、理化特性

成熟的病毒颗粒在 CsCl 溶液的浮力密度为 $1.33g/cm^3$，在蔗糖溶液中的沉降系数为 150~160s。病毒粒子的核酸含量为 29%，不含脂类。空心颗粒的浮密度为 $1.29g/cm^3$，沉降系数为 75~90s。

四、抵抗力

HAV 的抵抗力比其他小 RNA 病毒更强。耐酸、耐碱（在 pH 值 2~10 稳定）、耐乙醚，耐热（60℃ 4h 不能完全灭活，80℃ 5min 可以完全灭活）。Mg^{2+} 或 Ca^{2+} 可增强 HAV 对热的抵抗力。煮沸 20min，干烤（160℃ 1h），高压蒸汽灭菌，甲醛（1∶4 000）37℃ 72h，氯（1mg/L）30min，均可灭活病毒，70% 的乙醇迅速灭活病毒。HAV 对紫外线照射敏感，依照射条件的不同在 1~5min 内可完全灭活。-20℃贮存数年仍保持其感染性。HAV 能抵抗 2%~5% 来苏尔（甲酚皂溶液）来苏儿和 200ppm 的有效氯达 1h 以上，因此常规饮水消毒要考虑氯的有效含量和作用时间。曾发现含 HAV 的矿泉水置室温 300 天后，HAV 仍具有感染性。

五、宿主范围

HAV 的宿主范围局限于人类和数种非人类灵长类动物,不可能在除了灵长类动物以外的脊椎动物中播散。对 HAV 敏感的非人类灵长类动物有几种猴和类人猿。在捕获的非人灵长类动物,包括大类人猿(黑猩猩)以及数种旧大陆猴和新大陆猴[旧大陆食蟹猴(Old World cynomolgus)、非洲黑绒猴(African vervet)、短尾猕猴(stump-tailed)和新大陆猴(New World monkeys)],发现 HAV 自发感染。在新捕获的上述猴子中存在 HAV 抗体,提示在其自然群落可能存在 HAV 感染的播散。自发感染猴的 HAV 分离株的抗原性与人 HAV 密切相关,但其基因组存在显著的差异。至少有 4 种独特的猴 HAV 毒株,它们各不相同且与人 HAV 分离株也不同,提示每种 HAV 只感染某一特定的宿主,反映了 HAV 毒株与其灵长类宿主的进化关系。

六、细胞培养

在原代非洲猴肾细胞、人胚肾细胞,传代猴肾细胞、人成纤维细胞和人肝癌细胞等,HAV 可进行增殖和传代。Takeda-Y 等发现小鼠细胞系 NIH/3T3 能支持 HAV 的增殖。HAV 的初次分离在细胞培养增殖中缓慢,不阻断宿主细胞的大分子合成,一般不产生细胞病变(cytopathogenic effect,CPE)。但分离病毒经在细胞培养传数代适应后,可出现快速增殖及产生 CPE 的变异株。现已获得了数个细胞培养适应的能产生 CPE 的 HAV 毒株。如巴西学者将巴西 HAV 分离株 HAF-203 在 FRhK-4 细胞上连续传代 8 次,获得快速增殖的毒株。在第 3 代时,感染后 21 天,HAV RNA 达到最大量,但 HAV 抗原仍为阴性。到第 7 代时,在感染后第 7 天时出现最大量的 HAV RNA 和抗原。第 8 次传代后 14 天,细胞出现明显形态学改变。日本学者将来自 HAV 感染的黑猩猩肝脏 10% 匀浆和急性甲型肝炎的粪便标本的 HAV,在细胞系 JTC-12.P3 增殖成功。JTC-12.P3 源于猕猴肾细胞,适宜在无血清、无蛋白的化学合成培养液生长。在溶酶体泡,HAV 颗粒以串状形式存在,在细胞质呈游离晶格状排列。最初 2 次传代,HAV 增殖需要至少 8 周时间,但随着传代次数的增加,所需增殖时间缩短。在培养基中加入 0.1% 的无 HAV 抗体的血清或前列腺素 E_1 促进 HAV 增殖。

新近发现,保留许多分化功能的人小肠上皮细胞能够支持 HAV 的增殖,并释放大量的子代病毒,但不产生 CPE。

HAV 不阻断宿主细胞的大分子合成,有关致细胞病变的产生机制的研究结果并不一致。意大利学者发现,HAV 分离变异株的 2A 蛋白通过对帽状结构依赖翻译的抑制,阻断宿主细胞的蛋白合成。然而 HAV HM175 株能够产生 CPE 的后代并不妨碍宿主细胞的代谢。另外,3A 蛋白的变异也与 CPE 的产生有关。总的说来,HAV 的细胞适应和产生细胞病变与 HAV 基因组的整个 5′ 端非翻译区和 P2、P3 区的许多突变有关,因此,CPE 的产生与 HAV 复制的总的效率有关。

最近有两项关于 HAV CPE 株引起细胞凋亡的研究报道。瑞士学者发现,在感染后期以及细胞培养死亡前,大量 HM175/24a 感染细胞呈现典型的细胞凋亡迹象,认为 HM175/24a 感染的细胞死亡为细胞凋亡所介导,而非细胞病理学所致。德国学者发现 $HAV_{cyt/HB1.1}$ 诱导 FRhK-4 细胞的凋亡。

第二节　甲型肝炎病毒分子病毒学

一、甲型肝炎病毒基因组结构

用于研究 HAV 基因组的是野毒株 HM-175,该毒株分离自澳大利亚的一次急性暴发流行,随后在狨猴进行了 3 次传代,用于 cDNA 克隆的 HM175 是从患有急性肝炎的狨猴肝脏纯化的,从未进行过细胞培养。HAV 基因组长度为 7 478bp,为单股线状正链 RNA,由 1 个 5' 端非编码区(NCR)、1 个开放阅读框(open reading frame,ORF)和 1 个 3'-NCR 组成,还带有 1 个 poly(A)尾。HAV HM175 株的核苷酸组成为:2188A、2459T、1202C、1629G,G+C 含量很低,仅为 38%,低于其他小 RNA 病毒。5' 端非编码区的 G+C 含量为 47%,高于基因组的其他区域。

二、甲型肝炎病毒基因组结构及编码蛋白

(一) 5′ 端非编码区

5′ 端非编码区(5′-noncoding region,5′-NCR)是 HAV 基因组的起始区,又称非翻译区(nontranslated region,NTR;untranslated region,UTR),全长为 734bp,约占整个基因组的1/10。5′-NCR 不仅片段长度很长,而且具有高度有序的结构,在 HAV 基因组的翻译过程中具有重要作用。翻译的起始是 5′ 端非编码区的内部核糖体进入位点(internal ribosome entry sites,IRES)直接与 40S 糖糖体结合。通过 HAV 在不同细胞株的适应生长发现 5′ 端非编码区的序列对决定病毒宿主细胞的范围有着至关重要的作用。HAV 的快速生长和 5′-NCR 以及 2B、2C 区的突变有着很大的关系。另有研究表明,即使仅仅在 5′-NCR 存在突变就可使HAV 快速复制。

(二) P1 区

P1 区可进一步分为 1A、1B、1C、1D 4 个区,分别编码 4 种病毒衣壳蛋白。1A(nt735~803)编码 VP4,1B(nt804~1469)编码 VP2,1C(nt1470~2207)编码 VP3,1D(nt2208~3107)编码VP1。HAV 颗粒的 4 个衣壳蛋白由 VP1~VP4 组成,其中 VP1 最大,VP2 和 VP4 则是由共同的前体 VP0 中派生出来的,VP2 有一丝氨酸残基,VP0 被催化裂解成 VP2 和 VP4,是小RNA 病毒成熟的最后一步。

(三) P2 区

P2 区编码 3 种非结构蛋白,即 2A、2B 和 2C。

1. 2A 蛋白　VP1-2A 是嗜肝病毒所特有的。它与 VP0 和 VP3 相结合形成 HAV 颗粒形态发生的第一个中间体即五聚体,随后在形态发生的后期,VP1-2A 被加工为成熟的 VP1衣壳蛋白。

2. 2B 和 2C 蛋白　HAV 2B、2C、2BC 具有与细胞内膜结合的特性,诱导这些膜结构重排,显著提高细胞膜通透性。HAV 2C 和 2BC 属于整合膜蛋白,而 2B 以周围蛋白的形式和细胞膜结合。对于 2B 和 2C 有效释放到作为 HAV RNA 复制位点的细胞膜上,需要 2BC 和3ABC 的作用。2C 对细菌的生长和蛋白合成有抑制作用,但对宿主细胞的蛋白合成的影响

仍不清楚。这两种蛋白在病毒 RNA 复制过程中具有重要作用,并且在宿主依赖过程中有重要意义。

(四) P3 区

HAV P3 区编码 3A、3B、3C 和 3D 蛋白。3A 蛋白的一段 21 个疏水氨基酸残基锚定细胞膜。致细胞病变的 HAV FG 株的 3A 蛋白可引起对大肠埃希菌细胞膜的穿孔和通透性改变,这一作用依赖于其 N 端和 C 端的带电荷氨基酸。3B 蛋白为病毒基因组连接蛋白(viral genome-linked protein,VPg)。该蛋白又称引物蛋白(primer protein),与病毒基因组的 5'-NCR 的 5' 端结合,具有启动病毒 RNA 复制的作用。3C 蛋白是 HAV 编码的唯一的蛋白加工酶,将 HAV 基因组编码单一的多聚蛋白进行剪切加工成为具有功能的结构和非结构蛋白。HAV 3D 蛋白与其他小 RNA 病毒的 3D 蛋白具有很高的氨基酸序列同源性,是 RNA 依赖的 RNA 聚合酶。

(五) 3'-NCR

3'-NCR 位于编码区之后,长度为 63 个核苷酸,后接一多聚 A 尾,可能与 HAV RNA 的稳定性有关。

三、甲型肝炎病毒复制周期

HAV 主要通过粪 - 口途径传播,且该病毒耐酸,因此它有可能经过胃,并在肠的较低部位复制,然后转运到肝脏——复制的主要场所。与其他小 RNA 病毒一样,HAV 是一种器官特异性极强的病毒。

病毒吸附在敏感的宿主细胞表面是启动感染的第一步,也是决定病毒感染成功与否的关键环节。HAV 的吸附依赖病毒表面的特异性吸附蛋白与易感细胞表面的受体的相互作用。病毒进入宿主细胞的过程,即病毒侵入,是病毒感染的第二阶段。病毒感染性核酸从衣壳内释放出来的过程称为脱壳。小 RNA 病毒的脱壳与侵入是同步进行的,毒粒表面的吸附蛋白与细胞受体结合后,随即引起毒粒发生构型改变和衣壳膨胀,并导致 VP4 脱离毒粒,VP1 暴露出疏水性的 N 末端,于是 VP1 的疏水性 N 末端与细胞膜相互作用构成膜通道,并由这一膜通道释放病毒基因组 RNA 到细胞质中。HAV 虽然是小 RNA 病毒,但可能有不同的侵入方式,可能通过受体介导的细胞内吞实现侵入。HAV 在感染后 4h 发生毒粒的脱壳。细胞内吞所形成的酸性环境,或者在钙离子的介导下(钙离子在体外能使 HAV 颗粒不稳定),使 HAV 暴露出疏水基团,造成病毒构型的变化,引起脱壳,释放出病毒 RNA 基因组至细胞质中。如上所述,HAV 基因组 5' 端连接有病毒蛋白 VPg,这种病毒特异性蛋白对稳定病毒核酸构型、保护病毒核酸免遭细胞内的核酸酶的破坏以及随后的转录起始都是非常重要的。

HAV 基因组 RNA 能够直接作为编码合成蛋白质的模板即 mRNA,属于是正单链 RNA (+ssRNA)。HAV 基因组的复制过程先以病毒基因组 RNA 为模板,复制形成互补的负单链 RNA(–ssRNA)。再由 –ssRNA 合成子代 +ssRNA。新合成的子代 +ssRNA 具有 3 种功能:①作为 mRNA 进行翻译,产生更多的病毒蛋白;②作为模板合成 –ssRNA;③作为子代病毒基因组进行包装。HAV 基因组复制和衣壳蛋白合成后,装配成病毒颗粒,释放至细胞外。

四、甲型肝炎病毒基因分型

目前已知 HAV 只有一个血清型,但通过 HAV 基因序列分析,发现有若干基因型。1991

年 Robertson 用 HAV VP1 区的 247 个碱基的不同片段作为分段标准,将来自世界不同地区的 22 株 HAV 分为 3 个基因型(Ⅰ~Ⅲ型)。继之 1992 年他又对全球 29 个国家的 152 株 HAV 进行分型,以 VP1/2A 连接区(含 168 个核苷酸)的不同序列作为基因型分类标准,结果发现 HAV 可以分为 7 个基因型(Ⅰ~Ⅶ型)。其中人类 HAV(hHAV)有 4 型(Ⅰ、Ⅱ、Ⅲ 和 Ⅳ型),非人灵长类 HAV(sHAV)也有 4 型(Ⅲ、Ⅳ、Ⅴ、Ⅵ型)。Ⅲ型为 hHAV 与 sHAV 所共有。此外,Ⅰ型和Ⅲ型还可以分为 2 个亚型,即 ⅠA 和 ⅠB,ⅢA 和ⅢB。

我国属于 HAV 高流行区,基因型分布为 ⅠA 亚型,由于分型株数尚少,是否存在其他基因型和亚型尚不清楚,有待进一步研究。

五、甲型肝炎病毒的变异

HAV 的变异主要有自然变异、细胞培养变异及减毒变异。HAV 自然变异常发生在 HAV 衣壳蛋白区的一些高度变异的氨基酸位点上。HAV 野毒株在自然复制过程中在上述位点发生基因变异,并可以逃避某些单克隆抗体的中和作用。主要发生在 P1 区,其中 VP1 和 VP3 区变异较多见。HAV 氨基酸的变异常发生在 VP3 的 65、70 和 VP1 的 102、105、174、178 和 221 位,而 VP3 的 70 位几乎在所有的 HAV 株中都存在变异。Funkhouser 等将在非洲绿猴肾(AGMK)细胞上培养生长的 HAV-175 株,转种到 MRC-5 细胞上培养,然后进行核苷酸序列比较分析,发现该转种株(适应株)有 13 个核苷酸发生变异。其中有 4 个在 5′ 非编码区,9 个在编码区,Cohen 等对 HAV 野毒株 HM-175 和减毒株 HM-175/7MK5 的 cDNA 核苷酸序列进行比较,发现有 24 个核苷酸发生变异,并导致 12 个氨基酸发生了变异。其中 5′ 非编码区有 7 个核苷酸发生变异,P1、P2 和 P3 区分别有 3 个、8 个和 5 个核苷酸发生变异;3′ 端非编码区有一个核苷酸变异,因而认为 HAV 的减毒是由于其基因组中相对小量的核苷酸改变所致。

(林　旭)

第二章
乙型肝炎病毒

第一节　乙型肝炎病毒生物学特性

一、分类

人类乙型肝炎病毒（hepatitis B virus，HBV），1986年国际病毒命名委员会正式将其划归为一个新的病毒科——嗜肝 DNA 病毒科（*Hepadnaviridae*）的成员。该科病毒的成员除了人HBV 外还有：①土拨鼠肝炎病毒（woodchuck hepatitis virus，WHV），1978年在美国新泽西州和马里兰州等地的野生土拨鼠中发现该病毒。土拨鼠肝炎和肝癌的发生率较高。②地松鼠肝炎病毒（ground squirrel hepatitis virus，GHV），是1980年在美国南加州的地松鼠中发现的。③鸭乙型肝炎病毒（duck hepatitis B virus，DHBV），1981年在我国江苏省启东县肝癌高发区分离自易发生肝癌的麻鸭，后来在北京鸭和美国商品鸭中也发现该病毒。④鹭乙型肝炎病毒（heron hepatitis virus，HHBV），1988年在德国的苍鹭中发现此种病毒。⑤毛猴乙型肝炎病毒（woolly monkey hepatitis virus，WMHBV），1998年在美国毛猴中发现此种病毒。其中人类乙型肝炎病毒、地松鼠肝炎病毒、土拨鼠肝炎病毒和毛猴乙型肝炎病毒属于嗜肝 DNA 病毒科正嗜肝DNA 病毒属；鸭乙型肝炎病毒和鹭乙型肝炎病毒属于嗜肝 DNA 病毒科禽嗜肝 DNA 病毒属。

二、形态与结构

在 HBV 感染患者的血液中可见到3种不同形态与大小的颗粒。

1. 小球形颗粒　平均直径为22nm，仅由主蛋白或同时由约5%的中蛋白组成，不含病毒核酸，无感染性。

2. 管型颗粒　由小球形颗粒连接而成，其长短不一。小球形颗粒和管型颗粒的产生是由于病毒颗粒包膜产量过剩。小球形颗粒和管型颗粒与 Dane 颗粒的比例依不同的病程差异较大，一般是 Dane 颗粒的 $10^4\sim10^6$ 倍，在患者血液中的含量可高达 10^{13} 个 /mL。

3. Dane 颗粒　为完整的具有感染性的病毒颗粒，呈球形，直径为42nm，由包膜和核衣壳组成。核衣壳直径为27nm，含有乙型肝炎核心抗原（HBcAg）、单一分子的部分双链 DNA 以及依赖 DNA 的 DNA 聚合酶。核衣壳很重要的一个功能是作为病毒基因组的保护性容器。另一特征是 P 蛋白与长 DNA 链共价结合。患者血液中的 Dane 颗粒含量为 $10^4\sim10^9$ 个 /mL。

三、理化特性及抵抗力

在氯化铯平衡梯度离心中，HBV 颗粒（42nm）的浮力密度为 1.22g/cm³，表面抗原颗粒（22nm）为 1.18g/cm³。病毒外膜成分含有来自宿主细胞的脂类，约占外膜干重的30%。

HBV 对理化因素有较强的抵抗能力,对热、低温、干燥、紫外线和一般消毒浓度的化学消毒剂,均能耐受。病毒在 30~32℃可存活至少 6 个月,在 –20℃可存活 15 年。病毒浓度较高时,60℃加热 10h,或 98℃加热 1min,以及乙醚或 pH 值 2.4 处理 6h 均不能有效灭活乙型肝炎病毒。能够灭活 HBV 的常用方法和条件包括:121℃高压灭菌 20min,100℃干烤 1h,100℃直接煮沸 2min,以及 0.5% 过氧乙酸、3% 漂白粉溶液、5% 次氯酸钠和环氧乙烷等的直接处理。HBV 的感染性并非与其抗原性和免疫原性相一致,在一些能够灭活 HBV 感染性的条件下,其抗原性和免疫原性仍可较好保留。

第二节　乙型肝炎病毒分子病毒学

一、乙型肝炎病毒基因组结构

HBV 的基因组是已知 DNA 病毒中最小的,仅含 3 200bp,组成独特的带有部分单链区的双链 DNA 环状模式。长链为负链(L–),几乎形成完整的环,其 5′ 末端有蛋白与之共价相连。短链为正链(S+),长度因毒株的不同而变化较大。其 5′ 末端有一段戴帽的寡核苷酸与之相连。因此长链和短链的 5′ 端均不能被多聚核苷酸酶磷酸化。长链和短链的 5′ 端位置是固定的,短链可长可短。尽管短链的 3′ 端长度有不同,但通过正、负链的 5′ 端的黏性末端(含 250bp)互补,使 HBV 基因组 DNA 形成部分环形结构。在正、负链 5′ 端互补区的两侧各有由 11 个核苷酸(5′TTCACCTCTGG3′)构成的同向重复(direct repeats,DRs),分别称为 DR1 和 DR2,其中 DR1 在负链的 5′ 端,DR2 在正链的 5′ 端。

HBV 基因组非常独特,正链及负链 DNA 可分别编码,所有顺式调控序列均位于编码区内,无内含子。HBV DNA 长链含有分别编码结构蛋白(pre-S、S 和核心蛋白)以及复制蛋白(聚合酶和 X 蛋白)的 4 个 ORF,编码区有广泛的重叠以充分扩大其编码容量(100%S、23%C、39%X 基因分别与 P 基因重叠)。HBV 基因组高度压缩,重复利用,使有限基因得到充分的利用(4 个 ORF 的全长为 4.7kb,而 HBV DNA 全长只有 3.2kb)。这种基因组的结构特点在其他生物极为罕见。

二、乙型肝炎病毒基因组读码框及编码蛋白

HBV 基因含 4 个开放阅读框(open reading frame,ORF):SORF、CORF、PORF、XORF。

(一)SORF 及其编码蛋白

SORF 长度为 1 185bp,由 S、pre-S1 和 pre-S2 区组成,3 个区各有起始密码子 ATG,但共同合用 S 区 5′ 端的终止密码子。S 区位于 HBV DNA 核苷酸第 155~832 位,编码含有 226 氨基酸残基的包膜主要表面蛋白,又称小表面蛋白,即乙型肝炎表面抗原(HBsAg)。主要表面蛋白是 HBV 颗粒衣壳和小球形颗粒和管型颗粒的主要成分,含量最高,占 70%~80%。主要表面蛋白是 HBV 感染后的第一个血清学标志。pre-S2 区位于 HBV DNA 核苷酸第 3 205~154 位,pre-S2 区 +S 区编码包膜中蛋白。pre-S1 区位于 HBV DNA 核苷酸第 2 848~3 204 位,pre-S1 区 +pre-S2 区 +S 区编码包膜大蛋白。完整的病毒颗粒同时含 3 种外膜蛋白,以主蛋白为主,中蛋白 5%~10%,大蛋白可达 20%。

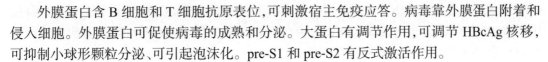

外膜蛋白含 B 细胞和 T 细胞抗原表位,可刺激宿主免疫应答。病毒靠外膜蛋白附着和侵入细胞。外膜蛋白可促使病毒的成熟和分泌。大蛋白有调节作用,可调节 HBcAg 核移,可抑制小球形颗粒分泌、可引起泡沫化。pre-S1 和 pre-S2 有反式激活作用。

(二) CORF 及其编码蛋白

CORF 的长度为 639bp,编码 HBcAg 和乙型肝炎 e 抗原(HBeAg)。在 CORF 有 2 个起始密码子 AUG。由 CORF 内部第 2 个起始密码子 AUG 转录翻译合成 HBcAg,分子量为 22kD。HBcAg 是 HBV 的结构蛋白,是核衣壳的重要组成部分,为病毒颗粒子装配所必需。用常规技术无法在血清中检测出 HBcAg,但在急性或慢性 HBV 感染患者的肝脏,能检出 HBcAg。C 蛋白由 183aa 组成,称为 HBc/e 蛋白序列。C 蛋白由 4 个 α 螺旋组成,有 2 个内部螺旋形成反向平行的发夹。2 个 C 蛋白单体形成 1 个二聚体,90 个或 120 个二聚体亚单位装配成核心颗粒,电镜下可见的刺突即为暴露于表面的发夹结构。HBcAg B 细胞表位可能位于或靠近这些刺突的表面。第 78 和 143 之间的序列以及半胱氨酸的交联参与二聚体的形成和装配过程。虽然半胱氨酸稳定核心颗粒,但并非病毒在体外复制所必需。C 蛋白可分为 2 个区,即 N 端装配区至第 144 位,以及具有重要功能的富精氨酸区,位于颗粒的内部。C 端区对前基因组 RNA 的结合和基因组的复制是必要的,并涉及核心蛋白的磷酸化和核转运。两区通过第 145 和第 150 位之间的氨基酸形成的绞链相连。

当从 CORF 5′ 端第 1 个起始密码子 AUG 起始翻译时,所合成的蛋白称为前核心蛋白(precore protein,preC)。preC 蛋白的 N 端含有 19aa 的信号肽。preC 蛋白由信号肽介导进入内质网腔后,首先切去其中的信号肽,随后该蛋白富含精氨酸的 C 端在高尔基体中也被切除,形成成熟的 HBeAg,分子量为 17kD。HBeAg 不是 HBV 的结构蛋白,不是病毒复制所必需,不插入到病毒颗粒子表面,而是分泌到细胞外,进入血液循环。HBeAg 可在具有高滴度病毒的患者血清中检出。HBeAg 可能参与免疫调节和复制调节。

(三) PORF 及其编码蛋白

PORF 长度为 2 532bp,为 HBV 基因组中最长的 ORF,它除了包含全部的 SORF 外,还与 CORF 和 XORF 有部分区域重叠。P 蛋白介导前基因组 RNA 包装入核心颗粒,并在核心颗粒内合成 HBV DNA 基因组。它具有 3 种酶活性:DNA 合成的引物酶(primase)的活性、依赖 RNA(逆转录)和依赖 DNA 的聚合酶活性、RNA 酶 H 活性。P 蛋白的这些活性分别位于不同的区。N 端为引物酶活性,接着是一段无意义的间隔系列,然后是聚合酶活性区,C 端是 RNA 酶 H 区。在 RT 活性区,HBV 聚合酶具有与其他 RT 酶共同的保守的残基[酪氨酸 - 甲硫氨酸 - 天冬氨酸 - 天冬氨酸(YMDD)]。

(四) XORF 及其编码蛋白

XORF 最小,长度为 435~462bp,编码长度为 145~154aa 的可溶性细胞内蛋白,即 HBV X 蛋白(HBx),分子量为 24~28kD。HBx 是一种多功能蛋白,不仅具有广泛的反式激活功能,而且可以通过许多复杂途径参与细胞的凋亡、DNA 修复的调控、与 P53 的相互作用以及促进细胞周期的进程等。因此 HBx 与 HBV 在宿主肝细胞中的复制和诱导细胞的转录、增生、转化和凋亡以及与肝细胞癌的发生、发展关系非常密切。现已明确 HBx 并不与双链 DNA 直接结合,其引起的诸多功能是通过蛋白与蛋白相互作用实现的。

三、乙型肝炎病毒基因的转录及调节

HBV 可转录为 4 种未经拼接过的 mRNA:3.5kb mRNA、2.4kb mRNA、2.1kb mRNA 和

0.7kb mRNA。2.1kb mRNA 合成外膜中蛋白和主蛋白,2.4kb mRNA 主要合成外膜大蛋白,0.7kb mRNA 合成 X 蛋白,3.5kb mRNA 合成 C 蛋白和 P 蛋白,3.5kb mRNA 含病毒编码的全部信息,是逆转录模板的病毒前基因组。

HBV 基因组含 4 种启动子。S 基因启动子(sp)有两个串联启动子,sp1 位于 HBV DNA 核苷酸第 2 219~2 780 位,可调节 2.4kb mRNA 的转录,sp2 位于 HBV DNA 核苷酸第 2 809~3 152 位,可调节 2.1kb mRNA 的转录。C 基因启动子(cp)位于 HBV DNA 核苷酸第 1 643~1 849 位,cp 由上游调节序列(CURS)和基本启动子(BCP)两部分组成。X 基因启动子(xp)位于 HBV DNA 核苷酸第 1 235~1 374 位,调节 0.7kb mRNA 的转录。

HBV 基因组含 2 种增强子,即增强子 1(Enh1)和增强子 2(Enh2)。Enh1 位于 HBV DNA 核苷酸第 1 070~1 234 位,Enh2 位于 HBV DNA 核苷酸第 1 627~1 774 位。增强子可提高启动子的转录水平。

四、乙型肝炎病毒复制周期

HBV 感染周期大致可分为以下几个阶段:①感染性病毒颗粒感染肝细胞,病毒外膜与细胞膜融合,将核衣壳释放进入细胞质,在细胞质中脱去核衣壳;②病毒 DNA 基因组进入细胞质,为松弛环状 DNA(relaxed circular DNA,rcDNA),rcDNA 解脱正链 5′端连接的 RNA 片段、负链 5′端连接的末端蛋白,进入细胞核,在 HBV DNA 多聚酶作用下延伸正链,将各链的缺口封闭,转变成共价闭合环状 DNA(covalently closed circular DNA,cccDNA),利用宿主的 RNA 聚合酶,cccDNA 可以作为转录模板合成 4 种 HBV mRNA;3.5kb mRNA 含病毒 DNA 序列上的全部遗传信息,进入病毒核心的 RNA 是病毒基因组逆转录的模板,也称为病毒前基因组 RNA;③mRNA 出细胞核进入细胞质,被翻译成各种病毒蛋白;④HBV 前基因组 RNA 与 2 种基因产物相互作用,形成未成熟的含 RNA 的核衣壳;⑤在衣壳内,在 HBV 逆转录酶的作用下,以 3.5kb 前基因组 RNA 为模板,逆转录出全长 HBV 负链 DNA,同时在 RNA 酶 H 作用下 RNA 链被水解,由 DNA 多聚酶再合成互补的正链 DNA;⑥DNA 基因组即可重新进入细胞核,又可通过与表面蛋白相互作用,进入分泌途径的前高尔基腔,以有包膜的病毒颗粒出胞,没有核衣壳的表面蛋白的芽生形成小球形颗粒和管型颗粒。

第三节　乙型肝炎病毒基因分型

一、乙型肝炎病毒基因分型原因及基因型分布

自 1979 年克隆出第 1 株 HBV DNA 全序列后,相继有几百株 HBV DNA 全序列被相继克隆并收录入 Genbank 中,而至今尚未发现 2 株序列完全一样的 HBV 株。为了更好地研究 HBV,根据 HBV 基因序列差异的多少,将 HBV 划分为不同的基因型。根据 HBV 全基因序列异质性≥8% 的标准,目前将 HBV 分为 A~H 8 个基因型。最近有研究提出同一基因型的不同分离株由于毒力和临床表现的区别,有必要再分为基因亚型,如基因型 A 可分为 Aa、Ae、Ac 三种基因亚型,基因型 B 可分为 Ba(a 代表亚洲)、Bi(i 代表日本)两种基因亚型,基因型 C 可分为 C1~C4 四种基因亚型,基因型 F 可分为 F1、F2 两种基因亚型。HBV 基因型

的分布具有人种和地域性的特征。A 基因型主要分布在欧洲西北部和北美洲,B 型和 C 型主要分布在亚洲东部,D 型最多分布于欧洲南部和中东,E 型基本分布于非洲西部,F 型发现于美洲中部和南美洲,G 型在法国、美国和墨西哥有零星分布,H 型在美国中部有少量分布。我国以 B 和 C 两种基因型为主,也有少量的 A 和 D 基因型和 B/C 基因型混合感染,其中北方以 C 型为多,南方以 B 型占优势,各省之间不完全相同。近年来研究发现,HBV 基因型与 HBV 流行病学特点、HBV 标志物的表达、致病性、乙型肝炎的病程和转归及对药物的敏感性有关,HBV 基因型具有非常重要的意义。

二、乙型肝炎病毒基因分型方法

(一) HBV 全基因组测序分型法

1988 年 Okamoto 等测定了从日本和印尼的 3 名无症状携带者的血清中克隆 3 株 adw 亚型的 HBV DNA 全长序列。这 3 株 HBV 的基因组均含有 3 215bp,其序列之间的差别仅为 3.9%~5.6%。但这 3 株序列和已报道的源于美国携带者的相同亚型的 2 个 HBV 基因组差别较大,达 8.3%~9.3%,已相当于 adw 和其他亚型的 HBV 基因组之间的差别。通过对 18 株 HBV DNA 序列进行比较,确定了将核苷酸序列差异 ≥ 8% 为不同基因型的判断标准,将这 18 株 HBV DNA 序列分为 A(2 株 adw)、B(4 株 adw)、C(3 株 adw、4 株 adr 和 1 株 ayr)、D(4 株 ayw) 四种基因型,建立了 HBV DNA 基因型的分型方法。随后,一些学者相继应用该法对 HBV 进行基因分型。结果证实,根据 HBV 全基因组序列差异进行基因分型十分精确,是 HBV 基因分型的经典方法,也是其他基因分型方法参照的“金标准”。但测序所需的技术和实验条件高,费用大,无法在临床实验室开展。

(二) HBV S 基因测序分型法

20 世纪 90 年代初瑞典学者 Norder 等对 HBV 基因分型进行了系统的研究。他们以 PCR 扩增 HBV S 基因,并进行测序,建立了简洁的遗传树图。将 S 基因测序结果与全基因组测序比较,发现 S 基因序列的变化同全基因序列的变化一致,单用 S 基因分型是可靠的,从而简化 HBV DNA 的分型方法,并且提出了 E 和 F 两种新的基因型。1995 年 Ohba 等也证实,基于 S 基因核苷酸序列遗传树基础上的 HBV 基因分型是合理而稳定的。我国范金水等也报道了 HBV S 基因(33~533 位核苷酸)DNA PCR 扩增产物直接测序法分析 HBV 基因型的结果。

虽然得到很大程度上的简化,利用 S 基因序列进行分型仍和 HBV 全基因组测序分型法一样,需要测定序列,较烦琐且费用较高,在临床实际应用上仍存在困难。

(三) 聚合酶链反应 - 限制性片段长度多态性(PCR-RFLP)分析法

早在 1988 年 Okamoto 等就指出不同基因型的序列有独特的限制性酶切位点,因而有不同的酶切图谱,提出可用限制性片段长度多态性(RFLP)分析技术进行基因分型。

1997 年瑞典的另一研究室创立了基于扩增 S 基因的 RFLP 分析和遗传树图的分型新方法,分析了 187 例 HBeAg 阳性慢性携带者血清样本,结果与先前 Norder 等报道一致。1998 年他们采用限制性内切酶 Ava2 和 Dpn2 消化 pre-S 区扩增片段的 RFLP 分析法,对 HBV 进行基因分型。该方法能够检测出所有已知的基因型 A~F,可分析大量样本,适用于流行病学调查以及 HBV 基因型对感染病程潜在影响的研究。

泰国学者采用 pre-S 区 PCR 扩增产物 RFLP 技术对 40 名携带者、30 名慢性肝炎、14 名肝硬化、30 名肝癌患者进行 HBV 基因型分析,结果表明 PCR-RFLP 分析法与测序法一样特

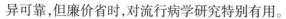

异可靠,但廉价省时,对流行病学研究特别有用。

我国朱冰等采用 HBV S 基因 2 对引物和 BamH Ⅰ、Hpa Ⅱ、Xho Ⅰ 和 EcoR Ⅰ 4 种内切酶进行 PCR-RFLP 分析,建立 HBV 基因分型方法。

新近日本学者采用分子进化方法(molecular evolutionary method)对 68 株 HBV 全基因组序列和 106 株 HBV S 基因序列进行了分析,建立了简单的 HBV 基因分型方法。以 S 基因序列进行基因分型的结果与全基因组序列的遗传分析结果一致。对 S 基因序列进行校准后,以 5 种限制性内切酶 Hph Ⅰ、Nci Ⅰ、Alw Ⅰ、Ear Ⅰ 和 Nla Ⅳ 消化和鉴定基因型特异性区域。用该法对源于不同国家的 23 个 HBV 分离株的 S 基因的 PCR 产物的鉴定结果,证实了这一 RFLP 基因分型法的正确性。只有基因型 B 缺少 Ear Ⅰ 酶切位点,基因型 C 缺少 Alw Ⅰ 酶切位点。只有基因型 E 有 Nci Ⅰ 酶切位点,基因型 F 有 Hph Ⅰ 酶切位点。基因型 A 仅有 Nla Ⅳ 单个酶切位点,而基因型 D 被 Nla Ⅳ 酶解成 265bp 和 186bp。

经过不断改进,HBV PCR-RFLP 基因分析法技术简便、费用不高,精确度高,适用于具备分子生物学基本工作条件的临床实验室。

(四)酶联免疫吸附试验基因分型法

新近日本学者建立了酶联免疫吸附试验(enzyme-linked immunosorbent assay,ELISA)基因分型法。他们以针对 HBsAg 共同决定簇的抗体包被,捕获血清中的 HBsAg。通过针对 pre-S2 区产物基因型特异性表位的酶标单克隆抗体进行基因分型。用该法对 68 份含有不同基因型的 HBsAg 的血清标本的分析结果,与 S 基因测序分型法完全一致。在含有 HBsAg 的 514 份日本人血清中,507 份可被 ELISA 分型,可分型率为 98.6%。其基因型分布为 A 型 4.7%、B 型 38.1%、C 型 54.9%、D 型 0.4%、F 型 0.6%,无 E 型。来自巴西、中国、印度、印尼、肯尼亚、朝鲜、尼泊尔、巴布亚新几内亚、菲律宾和泰国的 446 份含有 HBsAg 的血清中有 425 份可被分型,分型率为 95.3%,其中 A 型 25.6%、B 型 24.2%、C 型 33.9%、D 型 11.7%,无 E 和 F 型。未能分型的血清,有些是不同基因型混合感染,有些是含有基因点突变而导致缺乏基因型特异性表位所致。ELISA 基因分型法技术简便,适用于实验条件一般的实验室以及大量标本的检测。其缺点是无法对血清 HBsAg 阴性的 HBV 感染进行基因分型,以及有少数 HBsAg 无法分型。由于目前还没有其他实验室的应用报道,因此还有待于更大规模的进一步验证以及试剂的商品化。

三、乙型肝炎病毒基因分型的意义

HBV 基因分型对研究 HBV 的起源和进化、流行病学、发病机制、诊断,以及疗效及预后判断等方面均有重要意义。

(一)探讨 HBV 的起源与进化

HBV 是嗜肝 DNA 病毒科中的正嗜肝 DNA 病毒属的成员之一。已在许多种类的动物,包括土拨鼠、地松鼠和灵长类动物,发现该病毒。因此,嗜肝 DNA 病毒肯定经历了非常长的进化史,其组成成员可能比目前所认识的还要多。黑猩猩也可能有自己的嗜肝 DNA 病毒,即使是与 HBV 非常接近。日本学者新近对很可能是在非洲野外生活时感染的 3 只黑猩猩的 HBV 样序列进行了分析。其中 2 只黑猩猩(Ch256 和 Ch258)拥有的病毒基因组长度为 3 182bp,在 pre-S1 区有 33bp 的缺失,无法归入人类 HBV 的 A~F 6 个基因型中的任何一型,但与先前报道的源于伦敦动物园黑猩猩的病毒分离株极为相似。Ch256 和 Ch258 分离株序列在遗传树图上与至今所报道的长臂猿、猩猩(orangutans)和大猩猩的 HBV 样序列不同,因此代表黑猩猩自身的HBV,称为ChHBV。第3只黑猩猩的病毒(Ch195)基因组长度为3 212bp,属于HBV E基因型。由于大多数HBV-E存在于非洲人,Ch195可能来自于非洲人传染源。然而也可能是相反的情形,即在很久以前HBV-E就在非洲从黑猩猩传给人类。哺乳类嗜肝DNA病毒核心蛋白富含精氨酸的C末端高度保守。该区的分析结果表明,HBV-E/F和非人灵长类动物嗜肝DNA病毒的亲缘关系,比HBV-A/B/C/D与土拨鼠和地松鼠嗜肝DNA病毒的亲缘关系更为接近,支持HBV起源于非人灵长类动物的假说。

(二)了解HBV感染的分布特征

HBV基因型的分布在不同地区和人群有所不同,A型主要分布在北欧和非洲,B型和C型主要分布在东亚,D型主要分布在中东、北非和南欧,E型主要分布在非洲,F型主要分布在南非。

泰国学者对40名携带者、30名慢性肝炎、14名肝硬化、30名肝癌患者进行HBV基因型分析结果表明,C型为优势基因型,占68.6%,其中C1亚型占12.7%、C7占45.7%、C8占10.2%。B1占29.7%。

我国长春、大同、杭州、深圳、青岛、西安、昆明和拉萨8个城市43株HBsAg阳性和52株HBsAg阴性血清的基因型分析表明,虽然各城市间两类乙型肝炎的基因型存在一定差异,但总体上看,两类乙型肝炎的HBV主要型别构成基本一致,均以C型为主,分别为62.8%和61.5%;其次为D型,分别为14%和26.9%;B型分别为20.9%和9.6%;A型各1株。

广州、重庆、北京、沈阳四个城市的慢性无症状携带者及慢性乙型肝炎、肝硬化患者的HBV基因型以C型和B型为主。其中广州:B型32.8%、C型42.7%、BC混合型23.0%、其他1.6%;重庆:B型35.0%、C型40.0%、BC混合型25.0%;北京:B型25.0%、C型50.0%、BC混合型25.0%;沈阳:B型11.1%、C型88.9%。

法国和美国慢性HBV感染患者121份血清的分析揭示,基因型A为优势型别,占54%;基因型B、C、D、E、F分别各占3%、12%、19%、1%和0。另外有13株(占11%)不属于目前已知的A~F基因型中的任何一型,其基因组长度为3 248bp,称其为基因型G。通过推算HBsAg序列,推测该新发现的G基因型毒株属于血清型adw2。

(三)探讨HBV的传播途径及变异

王珊珊等以4名HBsAg、HBeAg均阳性的女性携带者及其子宫内感染HBV的4例胎儿为对象,研究母儿间病毒的基因分型与S区变异株。以双脱氧链末端终止法检测母儿所携HBV S区451~660位核苷酸序列。母儿HBV S区同源性为98%~100%,检出530、546、581位点变异致使126位、131位、143位氨基酸替代。2对母儿均为B型。在另外2对母儿,母亲为B型,胎儿为AB混合型。结果提示母儿间HBV基因型别基本一致,但HBV宫内传播可能发生S基因变异。

(四)HBV基因型与疾病类型关系的研究

HBV感染后的临床表现多种多样,非常复杂。如成人感染HBV后可产生不同疾病谱,从隐性感染、急性肝炎到慢性肝炎甚至异常严重的急性重型肝炎;即使接受同一HBV污染的受血者不一定产生同一类型的肝炎;干扰素(interferon,IFN)可用于慢性HBV感染的治疗,对很多患者有效,然而有些患者对IFN无反应。因此人们推测,除了机体的免疫应答存在个体差异以外,不同基因型的HBV可能具有不同毒力。目前已有一些关于HBV基因型与疾病类型关系的研究报道,也得出了一些初步结果。然而HBV基因型与肝病严重性和临床结局的关系的确定,尚有待于进一步的大规模追踪研究。

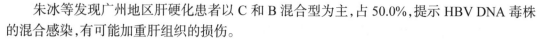

朱冰等发现广州地区肝硬化患者以 C 和 B 混合型为主,占 50.0%,提示 HBV DNA 毒株的混合感染,有可能加重肝组织的损伤。

我国台湾地区学者对 100 名无症状携带者和 170 名经组织学证实的慢性肝炎和肝癌患者进行了 HBV 基因型分析,除了 E 型外,其他基因型均存在,B 和 C 型为优势基因型。与无症状携带者比较,C 型最常见于肝硬化及 50 岁以上的肝癌患者;B 型更常见于 50 岁以下,特别是 35 岁的肝癌患者,其中大多数没有肝硬化。提示 HBV C 基因型与更为严重的肝病有关,B 基因型则与台湾地区年轻人肝癌有关。

Lindh 等研究了东亚 43 名 HBV 慢性携带者的病毒载量和肝损害与基因型和 C 启动子突变的相关性,发现基因型 C 携带者的肝脏炎症比基因型 B 更为严重,提示不同基因型之间可能存在致病性方面的差异。

综上所述,HBV 基因分型方法学上已有比较重大的突破,建立了比较快速、简便的方法,如 PCR-RFLP 分析法,特别是 ELISA 基因分型法,如果试剂能商品化,并得到更多实验室的进一步验证,今后将能够在临床实验室大力推广应用。HBV 基因分型方法为乙型肝炎的临床和分子流行病学研究提供了强有力的工具,十分有助于揭开 HBV 感染的临床表现及对治疗的反应复杂性的奥秘。

第四节　乙型肝炎病毒基因变异

一、乙型肝炎病毒基因变异的分子机制

生物界中广泛存在着变异,当病毒周围生存环境发生功能改变时,为了适应环境的变化而得以生存和繁衍,它就随着环境变化而发生相应的变异,这是生物在自然界存在和发展的普遍特性。HBV 是一种高变异的病毒,在它逆转录复制过程中,所需的 HBV 聚合酶缺失校正活性,不能去除错误掺入的碱基,使病毒在复制过程中发生一个或多个核苷酸的变异。变异的不断积累也使 HBV 的基因组核苷酸序列产生了较大的变化。HBV 变异可以在慢性持续性感染过程中自然发生,并受各种内、外源性因素影响。HBV 在体内是以准种形式存在的,在特定的环境选择压力下,适应性强的变异株被选择性扩增,代替原来占优势的野生株成为优势株;去除特定的选择压力后,野生株可以重新恢复成优势株。

二、乙型肝炎病毒基因变异的种类

(一) C 基因区的变异

C 基因区可以编码 HBcAg 和 HBeAg。C 基因区包括 Pre-C 基因和 C 基因。C 基因位于 HBV 基因组 1901~2450nt 之间,可以编码核壳蛋白 HBcAg,HBcAg 含有细胞毒性 T 淋巴细胞和 B 细胞所识别的抗原表位。细胞毒性 T 淋巴细胞能够识别并杀灭被感染的肝细胞中的 HBV。HBV 可以通过 C 基因其中主要在第 81~101 位氨基酸发生的错义突变,使细胞毒性 T 淋巴细胞对 HBcAg 的识别错误,影响细胞毒性 T 淋巴细胞对病毒的清除,造成 HBV 感染的持续。Pre-C 基因的变异会影响 HBeAg 的表达,如 1896nt 的鸟嘌呤变异为腺嘌呤,使色氨酸密码子变异为终止密码子,使 Pre-C 蛋白的翻译终止,从而使 HBeAg 抗原合成终

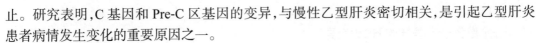

止。研究表明,C 基因和 Pre-C 区基因的变异,与慢性乙型肝炎密切相关,是引起乙型肝炎患者病情发生变化的重要原因之一。

(二) S 基因区的变异

S 基因区可分为 S、pre-S1 和 pre-S2 区。S 区位于 HBV 的 155~833nt,主要编码 HBsAg,HBsAg 是引起机体产生保护性抗体的主要成分。HBsAg 含有保守的 a 抗原决定簇,a 抗原决定簇位于 HBsAg 的 124~147 个氨基酸,是 HBsAg 主要的抗原表位。a 抗原决定簇氨基酸的改变可能会有重要的生物学意义,可能改变其抗原性。如:587nt 的鸟嘌呤变异为腺嘌呤,使位于 HBsAg145 的甘氨酸变异成精氨酸,改变了 a 抗原决定簇的结构域,使抗体不能识别 HBsAg。pre-S1 区常见缺失变异,缺失变异可能会丢失转录因子结合位点,导致 HBsAg 合成减少。pre-S2 基因区含细胞毒性 T 淋巴细胞和 B 细胞的抗原表位,如果发生变异将可能会影响细胞毒性 T 淋巴细胞和 B 细胞的免疫应答。

(三) X 基因区变异

X 基因位于 HBV 基因组第 1374~1818nt,可以编码 HBx。1762nt 的腺嘌呤变异为胸腺嘧啶和 1764nt 的鸟嘌呤变异为腺嘌呤,二者合称双突变,在 HBV 长期携带的 HBeAg 阴性的患者中高度流行,但在 HBeAg 阳性患者中较少见,双突变可导致 HBeAg 表达减少。在第 1770~1777nt 位的缺失突变,会影响核心基因启动子和增强因子 II,产生翻译终止密码子,导致 HBV DNA 复制和表达的抑制。1655nt 的胞嘧啶变异为胸腺嘧啶,1764nt 的腺嘌呤变异为胸腺嘧啶和 1766nt 鸟嘌呤变异为腺嘌呤可能与重症肝炎有关。HBx 变异后,HBx 的反式激活能力可能会发生变化,可能会影响 HBV 的复制。

(四) P 基因区变异

P 基因区是 HBV 基因,位于 2375nt~0~1621nt,P 基因主要编码 HBV DNA 聚合酶,P 基因区某些位点的突变可影响 HBV 前基因组 RNA 的包装,从而影响病毒复制。

三、乙型肝炎病毒基因变异与耐药

(一) HBV 耐药的类型

HBV 耐药可以分为 3 种类型:①基因耐药,指 HBV 基因组中某些位点的变异而导致耐药,这种变异与耐药性有直接因果关系。②表型耐药,指在体外细胞培养体系中直接测定某种药物对 HBV 的抑制作用,以能抑制 50% HBV 复制的药物浓度(IC_{50})来评估 HBV 对该药物的敏感性。IC_{50} 值增加在 5 倍以下者仍被认为敏感,5~10 倍者为部分耐药,10 倍以上者为耐药。③临床耐药,指临床出现病毒复制不能被抑制,或 HBV 复制一度被抑制后又出现 HBV DNA 水平重新升高。

(二) 拉米夫定诱导的 HBV 变异

拉米夫定(LVD)是一种核苷(酸)类似物,能有效抑制 HBV 的复制,降低 HBV DNA 水平,但长时间使用拉米夫定会使患者产生耐药。拉米夫定诱导的耐药主要是由于 P 基因区变异,导致编码的 HBV DNA 聚合酶变异。HBV 基因组 739nt 的腺嘌呤变异为鸟嘌呤和 741nt 的鸟嘌呤变异为胸腺嘧啶,这两个变异导致 HBV DNA 聚合酶的 YMDD 位点的甲硫氨酸(M)变异为异亮氨酸(I)和缬氨酸(V),形成 YIDD 或 YVDD 变异,从而导致拉米夫定的耐药。LVD 所诱导的 YMDD 变异的比例随着服药时间的延长而增加,当变异株成为优势株时,就可能出现耐药。在出现病毒变异耐药后,应根据患者的个体情况改用其他抗病毒药物治疗,但应注意的是,最好将新的抗病毒药物与 LVD 重叠使用 1~3 个月,以免造成因突

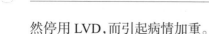

然停用 LVD,而引起病情加重。

（三）恩替卡韦诱导的 HBV 变异

恩替卡韦(entecavir,ETV)是环氧羟碳脱氧鸟苷,三磷酸形式的恩替卡韦主要通过抑制病毒聚合酶来抑制 HBV 的复制。恩替卡韦耐药主要是因为 rt184、rt202、rt250 的变异,恩替卡韦不能有效结合突变株的 HBV 多聚酶从而导致耐药。恩替卡韦耐药程度比拉米夫定低。

（四）阿德福韦酯诱导的 HBV 变异

阿德福韦酯(adefovir dipivoxil,ADV)的二磷酸形式能够抑制 DNA 聚合酶,进而抑制 HBV 的复制。阿德福韦酯所诱导的变异是 HBV DNA 聚合酶 236nt 的 N 变异为 T 或 181 位的 A 变异为 V。但其发生率很低,对于 HBeAg 阳性患者应用 1、2、3 年时耐药发生率分别为 0、1.6% 和 3.1%。HBeAg 阴性患者 1、2、3 年的耐药发生率分别为 0、3.0% 和 5.9%~11%。

（五）干扰素诱导的 HBV 变异

干扰素是有核细胞在对病毒等刺激机体产生免疫应答过程中分泌的一组宿主蛋白,可阻断 HBV DNA 的复制。通过干扰素治疗可以清除 HBV 患者的乙型肝炎 e 抗原,也能使 HBV DNA 转阴。另外,干扰素通过免疫调节机制,调节机体对 HBV 的免疫应答,以协助抗病毒效应。前 C 区核苷酸 1896 位点、核苷酸 1814 位点变异的患者对干扰素的应答较差,因其直接导致乙型肝炎 e 抗原不表达或表达降低。

有关 HBV 体外感染的细胞模型及体内动物模型参见本篇第七章第一节相关内容。

（林　旭）

第三章
丙型肝炎病毒

第一节　丙型肝炎病毒生物学特性

一、分类

丙型肝炎病毒（hepatitis C virus，HCV）是有包膜的单股正链 RNA 病毒，鉴于其带有脂质包膜以及病毒蛋白的亲、疏水性与黄病毒和瘟疫病毒相似，目前将 HCV 归于黄病毒科肝炎病毒属（*Hepacivirus*），但其确切的分类地位尚有待确定。

二、形态结构与理化性质

既往在浓缩的感染者血清、感染 HCV 的黑猩猩肝细胞以及体外组织细胞培养中均观察到了基本相似的 HCV 病毒样颗粒（virus-like particles，VLPs）。新近，Piver E 等利用特殊的免疫包被方法在电镜下观察到来源患者外周血的 HCV 颗粒。HCV VLPs 分布在胞质小泡内膜附近，颗粒大致呈球形，直径约 50nm，有包膜和表面突起。在感染 HCV 的患者血清中发现了两种不同浮力系数的毒粒，在高感染滴度的患者血清中 HCV 毒粒的浮力系数约为 $1.06g/cm^3$，而在低感染滴度的患者血清中则同时出现浮力系数为 $1.06g/cm^3$ 和 $1.17g/cm^3$ 的两种 HCV 毒粒。血清中的 HCV 样颗粒经去污剂（如吐温 80）处理后，HCV RNA 只出现在浮力系数为 $1.17g/cm^3$ 的位置，因此推测低密度的颗粒是有包膜的完整病毒，而高密度的颗粒是 HCV 的核心颗粒。HCV 核心颗粒也呈球形，直径约为 33nm，HCV 的核心颗粒没有感染性。

HCV 对各种理化因素的抵抗力较弱，对酸、热均不稳定，对氯仿、乙醚等有机溶剂敏感。紫外线照射、用 1∶1 000 的甲醛 37℃作用 4 天、沸水煮 5min 或加热 60℃ 30min、20% 次氯酸处理，均可使 HCV 失活。血液或血液制品经 60℃处理 30h 后可完全灭活 HCV。

第二节　丙型肝炎病毒分子病毒学

一、丙型肝炎病毒基因组结构

HCV 属黄病毒属，因此对 HCV 各种裂解蛋白的推测是以黄病毒的编码区为依据的。HCV 基因组是一单股正链 RNA，全长约 9 600nt。推测基因组的排列为：5′-NCR-C-E1-E2-

p7-NS2-NS3-NS4A-NS4B-NS5A-NS5B-3′-NCR,编码区占基因组全长的 95%。仅含有单一的 ORF,从第 4 个 ATG 起始合成蛋白,编码一个 3010~3033aa 的多聚蛋白前体,然后在宿主信号肽酶及 HCV NS3 丝氨酸蛋白水解酶的作用下,裂解成各种病毒蛋白,其中 C 蛋白、E 蛋白为结构蛋白,NS2~NS5 为非结构蛋白,P7 蛋白的功能尚不清楚。

二、丙型肝炎病毒基因组主要功能区

(一) 5′ 端非编码区

HCV 基因组的 5′ 端有一段 NCR,长 342bp。5′-NCR 形成广泛的二级结构。对不同分离株及基因型的 HCV 基因组序列的分析结果表明,5′ 端非编码区(5′-noncoding region,5′-NCR)是整个基因组中最为保守的区段,因此可作为 HCV 的 PCR 诊断标志。5′-NCR 为翻译的起始所必需,在大多数的基因型 HCV,5′-NCR 内都有 5 个起始密码子(AUG)。翻译的启动机制是内部核糖体进入:核糖体与基因组的内侧结合,从特定位点的 AUG 起始密码子启动翻译。有多种细胞因子参与这一过程。HCV 的内部核糖体进入位点(internal ribosome entry sites,IRES)的 3′ 边界不在 5′-NCR 内,而在病毒编码衣壳蛋白的序列内,它至少包括了衣壳蛋白的 29 个核苷酸。5′-NCR 延伸入编码区的区段可能形成一个稳定的二级结构。如果将 AUG 突变为 AUU 或 CUG,对翻译的抑制作用很小。在 342bp 处起始密码子前后再分别插入一个 AUG,对于核糖体的正确识别并无影响,说明核糖体的识别是很特异的。缺失突变结果表明,5′-NCR 中 nt46 所形成的茎环对 IRES 至关重要。

(二) 核心蛋白

核心基因位于 HCV 基因组 N 端,紧接 5′-NCR,全长 573nt,编码 191aa。该区段较为保守,对 7 种不同基因型的序列分析发现,核心区基因的核苷酸同源性和由此推导出的氨基酸序列同源性分别为 79.4%~99.0% 和 85.3%~100%,其保守性在 HCV 基因组中仅次于 5′-NCR。

核心蛋白具有典型的黄病毒科核心蛋白的特性,如富含碱性氨基酸、亲水性高、抗原性强、不含糖基化位点。核心蛋白中脯氨酸(Pro)的含量约占 11.0%,高含量的 Pro 可能与维持蛋白质的结构有关。而精氨酸(Arg)、赖氨酸(Lys)含量高达 15%,主要分布在 aa6~23、aa39~74 和 aa101~121 这 3 个保守的亲水区段内。这 3 个区段同时也是蛋白的免疫优势区,其中 aa39~62 的 10 个 Arg、Lys 残基完全不变,可能是一个重要的 RNA 结合域。核心蛋白的 C 末端则带有两个疏水区段,分别位于 aa121~151 和 aa170~191,后者被认为是 HCV E1 蛋白的跨膜信号序列,对核心蛋白本身的亚细胞定位也有重要作用。序列分析发现核心蛋白 aa99~102 可能是一个 DNA 结合基序 SPRG。缺失突变证实 aa38~43 的 PRRGPR 是核定位信号。此外,蛋白激酶 A、C 的识别位点也已确定,分别是 Ser53、Ser116 和 Ser53、Ser99。

核心蛋白是 HCV 的核壳蛋白,它具有自身多聚化和结合病毒 RNA 的能力。此外,近年来研究发现 HCV 核心蛋白是一种多功能蛋白质。除作为结构蛋白具有病毒颗粒组装功能外,它还具有调控细胞及病毒基因表达、调控细胞正常生长等功能。它能调控很多基因的转录,如 p53 等肿瘤相关基因、一些细胞周期相关基因以及细胞凋亡相关基因。HCV 核心蛋白对 I-κB 降解的调控、对 c-Jun 激酶(c-Jun N-terminal kinase,JNK)活性的调控则间接地抑制了很多重要基因的转录。研究还发现 HCV 核心蛋白和转录调节因子异质性胞核核糖核蛋白 K(heterogeneous nuclear ribonucleoprotein K,hnRNP K)之间有蛋白 - 蛋白相互作用,结合 hnRNP K 的位点定位于第 25~91 氨基酸。核心蛋白对转录的调控可能与 HCV 致病机制有关（如肝癌）。此外，通过对一些重要细胞基因进行转录调控，HCV 核心蛋白能抑制 Fas 和 TNF-α 介导的细胞凋亡，有利于病毒在细胞中建立持久感染，因而可能是丙型肝炎慢性化的机制之一。

（三）包膜蛋白

HCV 包膜蛋白包括 E1 及 E2（也称为 E1/NS1），是完整的膜蛋白。E1 基因位于 HCV 基因组中的 nt915~1490，长 576nt，编码蛋白长 192aa（aa192~383），表达产物为 gp35；E2 基因位于 nt1491~2768，长 1 278bp，编码蛋白长 426aa（aa384~809），表达产物为 gp70。E 区为 HCV 基因组中变异最大的部位，在不同的分离株中核苷酸差异可达 30% 左右。如美国 HCV-1 株与日本分离株 HCV-J、HCV-BK 及 HC-J6 的异源性分别为 24.5%、25.2% 及 37.5%，其中 E2 区的差异分别为 27.5%、28.9% 及 33.1%。E2 aa215~255 区段中有一个中度变异区。在 E2 蛋白中，还有 2 个高度变异区（hypervariable region，HVR），分别为位于 aa390~410 的 HVR1 及 aa474~480 的 HVR2。HVR1 包括 E2 N 末端的 32aa（aa383~414），极具多变性。在免疫系统的选择压力的作用下，HVR 可发生快速突变，而在长达两年半的无丙种球蛋白的患者中并未见到变异。血清中针对 HVR1 的抗体，尽管在某一个体中具有较好的保护性，但因为它在各病毒株之间极具变异性，因此能否用于疫苗研究尚不明确。

（四）P7 蛋白

P7 是含有 63aa 的多肽（aa747~809），位于结构蛋白与非结构蛋白的连接处。P7 是否被包装进入 HCV 颗粒尚未知晓。它由两个跨膜区域构成，形成六聚体离子通道。目前认为 P7 对于病毒组装是重要的，因为相关的牛病毒性腹泻病毒（BVDV）的相对应蛋白对产生有感染性的子代病毒是必需的，但对 RNA 复制却不是必需的。

（五）非结构蛋白

非结构蛋白由 NS2~NS5 组成，编码 NS2、NS3、NS4A、NS4B、NS5A 和 NS5B 6 种蛋白，其中 NS3 及 NS5 的功能较为明确。

NS2 区位于 nt2769~3359，长 591bp，编码蛋白长 197aa（aa810~1006），表达的蛋白质相对分子质量为 23kD（p23）。NS2 是一种穿膜蛋白，其 C 末端插入内质网腔，N 末端位于胞质内。NS2 的 C 末端和 NS3 的 N 末端紧密相连形成一个具有 Zn^{2+} 依赖性金属蛋白酶的活性结构的复合体，负责 NS2/NS3 位点的剪切，在 Zn^{2+} 的作用下，通过顺式作用快速自动裂解 NS2/NS3 位点。NS2/NS3 剪切以后释放出游离的 HCV NS3 丝氨酸蛋白酶的 N 末端，对于病毒的复制是至关重要的。NS2/NS3 蛋白酶的主要作用方式为自身催化，但在细胞培养系统中发现也存在反式剪切。

NS2/NS3 裂解位点的上游 130aa 及下游 180aa 区段对 NS2/NS3 的转录是必需的，His952、Cys993、Glu972 的突变将阻断或抑制 NS2/NS3 的裂解，提示该位点受病毒 NS2/NS3 区域编码的蛋白激酶所催化。

NS3 区位于 nt3360~5312，长 1 953bp，编码蛋白长 651aa（aa1007~1657），表达多功能蛋白 p72（72kD）。蛋白的前 1/3 编码丝氨酸蛋白激酶，包含酶活性中心及底物结合部位，但其发挥作用需要 NS4A 及 NS2 作为协同因子、在二价金属离子的参与下完成，非结构蛋白的产生都与之相关。后 2/3 为 NTPase/ 解螺旋酶编码序列，在 RNA 或 DNA 同源多聚体、poly（U）的作用下，该酶活性明显升高。通过 poly（U）易与 NTPase/ 解螺旋酶结合，推测 NS3 可与 HCV 3′-NCR 的 poly（U）结合，但其具体意义还不清楚。

NS4 区位于 nt5313~6257,长 945bp,编码蛋白长 315aa(aa1658~1972),被 NS3 的蛋白酶裂解成 NS4A 及 NS4B 两部分,分别长为 54aa(aa1658~1711)及 261aa(aa1712~1972),分子量分别为 8kD 及 27kD。NS4A 有多种功能,如作为复制复合体的锚定物以及 NS3 丝氨酸蛋白酶的辅助因子。NS4A 作为辅助因子既可以进行顺式剪切(NS3/NS4),也可进行反式剪切(NS4A/4B/5A/5B)。NS4A 能显著提高 NS3 在胞质中的稳定性,并将之定位于内质网。NS4A 辅助功能的活性区为 aa1678~1691 的 14aa。用人工合成的该 14 氨基酸寡肽存在体外活性。NS4B 是一个非常疏水的蛋白。它和 NS3 以及 NS4A 一起,为非结构蛋白 NS5A 的高度磷酸化所必需;NS5A 要从 p56 形式转变为高度磷酸化的 p58 形式,要求 NS3、NS4A、NS4B 和 NS5A 被编码在一个多蛋白上。朝鲜学者证实,HCV NS4B 蛋白与 Ha-ras 基因一起在 HCV 所致的细胞恶性转化中起重要作用。

NS5 区位于 nt6258~9374,长 3 117bp,编码蛋白长 1039aa,由 NS3 蛋白酶裂解成 NS5A(448aa,aa1973~2420)及 NS5B(591aa,aa2421~3011)两部分,主要表达 RNA 依赖的 RNA 聚合酶(RNA dependent RNA polymerase,RdRp),参与 HCV 的复制。NS5A 被发现和一个膜结合蛋白 hVAP-33(human vesicle-associated membrane protein-associated protein of 33 kD)有特异的结合,同时 hVAP-33 还和 HCV 的 RdRp(NS5B)相结合。NS5A 和 NS5B 分别和 hVAP-33 的羧端和氨端结合。此结合进一步提示 NS5A 是复制酶的组成部分并提示了复制酶在膜上定位的机制。

NS5A 的两种形式 p56 和 p58 均为磷酸化蛋白,尤其后者为高度磷酸化蛋白。磷酸化暗示了此蛋白具有重要功能,比如在信号传导、转录调控、细胞凋亡等行为中起作用。NS5A 具有多个脯氨酸富集区域,能和细胞信号分子的 SH-3 结构花式相结合,干扰细胞信号传导[(如对细胞外信号调节蛋白激酶(ERK)1/2 磷酸化的抑制],这可能是 HCV 的致病机制之一。

根据和其他病毒的 RNA 依赖的 RNA 聚合酶(RdRp)顺序的同源性比较,HCV NS5B 被指定为 HCV 的 RdRp,即复制酶复合物最重要的成分,在真核体外表达系统表达产物大小为 68kD,即 p68。缺失突变分析表明 NS5B 的 N 末端负责结合 RNA。单链 RNA 的复制过程要求 RdRp 具有引物酶活性或者在复制起始时它能利用某个特异的引物。体外试验表明 NS5B 能使用模板的 3′ 末端羟基作为引物;而如果模板 3′ 末端被封闭或者模板是一个单调的多聚核苷酸,NS5B 起始复制时需要特定的寡聚核苷酸引物。这表明 NS5B 没有内在的引物酶活性。

(六)3′ 端非编码区

3′ 端非编码区(3′-noncoding region,3′-NCR)对 HCV RNA 结构稳定性的维持及病毒蛋白的翻译有重要功能,它包括以下 4 种元件:①一个短的约 40nt 的可变序列,其后有终止密码子;②一个多聚 poly(U)序列,呈现高度异质性,即使是同一感染个体不同的 HCV 之间也存在这种异质性;③一个主要由 U、少数 C 组成的多聚嘧啶序列;④一个新发现的 98bp 的多聚序列,称为 3′-X 尾,呈高度保守,即使是在遗传学差别最远的 1B 和 2A 之间也是保守的。其 3′ 末端有一个 46bp 的新序列可形成稳定的茎环结构,可能对 HCV 负链 RNA 复制的起始很重要,无该序列的 HCV 基因组则无感染性。3′-NCR 对 HCV RNA 结构稳定性的维持及病毒蛋白的翻译有重要功能。

(七)干扰素敏感决定区

近年来,特别是日本的一些研究,对 IFN-α 疗效不同患者的 HCV 的核苷酸序列进行比较,发现在 IFN-α 敏感和抗性 HCV 毒株之间在 NS5A 区存在着明显的差别。随而提出了 HCV NS5A 区具有 IFN-α 敏感决定区(interferon sensitivity determining region,ISDR)的概念。HCV 基因型、血清 HCV RNA 水平以及肝组织病理改变程度等也是影响 IFN-α 疗效的主要因素。进一步研究表明,HCV NS5A aa2209~2248 之间的序列性质和变异,对于 HCV,特别是 HCV 1b 型的 IFN-α 治疗敏感性具有决定性的意义。ISDR 氨基酸突变 ≥ 4aa 的 HCV 称为突变型;≤ 3aa 称为中间型;与标准株完全相同的称为野生型。对 58 例日本 HCV 感染者(包括 15 例肝硬化患者)的 NS5A aa2209~2248 序列的性质、血清丙氨酸转氨酶(谷丙转氨酶,alanine aminotransferase,ALT)和 HCV RNA 水平、年龄,以及组织病理学特征与 IFN-α 疗效之间的相互关系进行了研究。结果表明,NS5A 的基因突变与 IFN-α 疗效敏感性之间具有显著的相关性,而且与血清 HCV RNA 水平以及组织病理学变化性质之间也有显著的相关性。在 15 例肝硬化患者中,6 例 NS5A 突变的患者中 3 例有确切的病毒学指标表明对干扰素治疗有应答,但 5 例中间型和 4 例野生型 HCV 感染者,对于 IFN-α 的治疗没有应答。从这项研究中可以看出,ISDR 突变型 HCV 对 IFN 治疗敏感性高,而中间型和野生型的敏感性低。

三、丙型肝炎病毒的复制

与其他黄病毒相似,HCV 的复制周期由以下若干步骤组成:①HCV 穿入宿主细胞并将其基因组 RNA 释放入细胞质;②以侵入细胞质的 HCV 正链 RNA 为模板,经翻译及蛋白裂解后,形成一个与细胞内膜状结构相结合的病毒复制酶复合物;③以侵入的 HCV 正链 RNA 为模板合成负链 RNA 作为复制中间体;④以负链 RNA 为模板合成正链 RNA,正链 RNA 可以重新用于合成新的负链 RNA、表达多聚蛋白以及作为基因组被包装入子代病毒粒子;⑤病毒粒子从感染细胞释放。

第三节　丙型肝炎病毒变异与准种

一、变异

(一)变异率

HCV RNA 的突变率是原核和真核 DNA 复制突变率的 10^6 倍,达 10^{-3}~10^{-4}nt/(碱基位点·a),因此很难见到序列完全相同的 2 个无关的 HCV 分离株。HCV 在黑猩猩中的变异率为 $(0.9~1.92) \times 10^{-3}$nt/(碱基位点·a)。HCV 感染黑猩猩 8.2 年后,HCV 的核苷酸变异率为 1.18%。对美国 1 例慢性丙型肝炎患者的一个 4923nt HCV 片段进行序列分析,发现经过 13 年之后,核苷酸及氨基酸的突变率分别为 2.5% 及 2.6%,突变率为 1.92×10^{-3}nt/(碱基位点·a),E2 区的基因变异最高,达 4.6%,其中一个 39nt 片段有 11nt 突变,9aa 编码发生改变。5'-NCR 及 C 基因变异率只有 0.7%~1.4%。对 HCV-H 株感染的慢性丙型肝炎患者及 HC-J4 株感染的黑猩猩分别进行为期 13 年及 8 年的动态追踪,发现 HCV 各基因都出现不同程度的变异,且 HCV 在人与黑猩猩中的变异率有所不同。HCV 基因的变异并非随机,E 基因变异最大,而 5'-NCR 最小。

（二）变异形式

HCV 变异以点突变为主，多为转换，少数颠换。不同 HCV 分离株的转换和颠换率有所差异，如 HCV-JT 株与 HCV-J 株间碱基转换率高达 83.7%；而 HCV-JT 株与 HCV-1 株转换与颠换率大致相同。病毒突变可分为同义突变和非同义突变。所谓同义突变，即碱基突变并不改变所编码的氨基酸，对表型无影响。非同义突变指改变其编码的氨基酸，并导致表型的改变，从而影响病毒的毒力及其对抗病毒药物的抵抗力等。HCV E1 和 E2 区点突变所引起的氨基酸突变率最高，但 NS2 区突变常不引起氨基酸的改变。

HCV 偶可出现插入突变及缺失突变，如 HCV-J 株和 HCV-BK 株分别在 NS5 区有 3nt缺失，HC-J6 株 E2 区有 3 处分别插入 3nt、3nt、6nt，NS5 区有 2 处分别插入 12nt、60nt，同时有 2 处 12nt、3nt 的缺失。如果 HCV 基因组中出现插入或缺失，特别是非 3 倍数的插入或缺失，可引起移码突变，影响多肽的氨基酸序列，甚至影响 HCV 的转录与翻译。

（三）变异的产生机制

1. RNA 依赖的 RNA 聚合酶的作用　RNA 依赖的 RNA 聚合酶无校正功能，HCV 基因组是直接在 RNA 依赖的 RNA 聚合酶指导下进行复制的，而 RNA 依赖的 RNA 聚合酶缺乏 $5' \rightarrow 3'$ 校正功能，病毒复制可发生随机突变，复制中的错误掺入无法校正，最终导致 HCV的高度变异。

2. 易误性 RNA 依赖的 RNA 聚合酶的存在　在 HCV 复制过程中存在易误性 RNA 依赖的 RNA 聚合酶（error-prone RNA dependent RNA polymerase，EPRDRP），也是导致高度变异的重要原因。

3. 宿主免疫力的正选择作用　由于宿主免疫选择压力的作用，使能有效激活宿主免疫应答的 HCV 基因的变异高于其他基因。与抗 -HCV 抗体结合的 HCV 分离株同体内游离的 HCV 准种株间的 HVR 不同，推测抗 -HCV 抗体一方面具有阻止 HCV 与肝细胞的黏附作用，另一方面又使体内产生不同的准种株以逃逸机体的免疫应答，使本来处于劣势的或不能诱导机体产生特异性抗体的 HCV 准种株被正选择成优势种群。在无 γ 球蛋白血症的丙型肝炎患者中从未发现 HVR 的变异，也支持正选择作用。

4. 负选择作用　HCV 基因组中各种基因的结构及功能不同，有些区域高度保守，如 5'-NCR，否则就会产生缺陷型病毒，影响病毒的复制及活性。

二、丙型肝炎病毒准种

（一）准种的概念

1971 年 Eigen 等首先提出 RNA 分子的复制机制，进而引出了准种的概念。所谓准种（quasispecies），是指物种基因组的核酸序列在统计学上高度一致，但个体之间又存在差异的一组群体。与基因型或亚型不同，准种的同源性高于前两者。基因型是病毒在长期与生存环境的相互作用过程中突变不断累积，以至于造成核酸序列的显著差别；准种是对于感染单一病原体的具体患者，在相对较短的时间内，突变造成体内同时存有基因序列微小差别的种群，这种差别程度一般不超过核苷酸总长度的 2%~5%。

准种的演变是从一个原始的特定病毒序列开始的，该病毒的每一轮复制均导致变异株的出现。因此，在任何时点，某病毒群（viral population）总是由常见的代表性序列即主序列（master sequence）和同一组不同的但又密切相关的序列（变异株）所组成。所有这些相关的序列（变异株），不管其所占比例如何，均被认为是一群复制体（replicon），表现为动态的基因相互作用（dynamic genetic interaction）。当环境发生改变时，在原病毒群中已存在的各种变异株，以及在复制过程中新生代的变异株中，将被选择出最适应于新环境的变异株。之后，被选择出的变异株又面临新环境的变化。为了其子代能继续复制，将再次被选择出适应新环境的变异株。如此周而复始，不断形成新的病毒群，即准种。

（二）准种的特性

1. 主序列（master sequence）　指初次感染时的病毒主要序列。

2. 共有序列（consensus sequence）　指与主序列不同但又密切相关的序列。综合基因组每一个位点上最常见的核苷构成的序列，由 PCR 产物的直接测序或至少 3 个克隆的序列分析获得。

3. 准种的复杂性（complexity of quasispecies）　包括不同变异株的百分比（即各变异株的频率）和变异株的多态性（polymorphism）或变异株谱（mutant spectrum）。前者是指各变异株在该病毒群中所占比例；后者表示多态性位点数，即变异位点数除以片段长度乘以所分析的克隆数。

准种的复杂性对区别两个准种群的特点具有重要意义，特别是当两个准种群的优势序列相同时尤为重要。准种的复杂性与准种存在的时间、初次感染时的病毒群数量、所分析的基因区突变率及不同变异株的复制率有关。准种的复杂性低提示该病毒群系近期感染。如在初次感染或再次感染时病毒群数量很大（如输血或持续应用血制品），则准种的复杂性高；如患者只感染一个或少数几个复制病毒，则准种的复杂性低。病毒各基因区的突变率高或变异株的复制率高，则准种的复杂性也高。

4. 突变率（rate of mutation）　指基因组复制时发生变异的频率，它取决于基因复制的保真度、参与病毒复制的酶及环境条件（如细胞质的核苷酸浓度以及存在致突变因子等）。RNA 病毒的平均突变率为 10^{-3}~10^{-5}/ 每个基因组 / 每一复制循环。由于 RNA 病毒的复制率高，因此只需若干个复制循环即可形成由多种变异株组成的准种群。

由于 HCV 缺乏合适的细胞培养系统，因此难以确定每一个复制循环的突变率。但是，通过对 HCV 感染者的随访研究，可了解 HCV 的平均突变率。例如：通过比较 8~13 年间从人和黑猩猩分离的 HCV 优势序列，估计 HCV 基因组的平均突变率为 $(1.44$~$1.92) \times 10^{-3}$/（碱基位点·a）。此突变率与引起持续性感染的其他病毒相似。

上述突变率是通过对间隔多年后所获得的 HCV 克隆核苷酸全序列计算出来的。但是，在基因组内各区域的突变率是不同的。如果是比较于短期内获得的克隆序列，而且是某一特定的基因区，则其突变率可能不同。这在 HCV E2 区的 HVR1 尤为明显，因该区突变率最高。此外，E1、E2 和 NS2 区的突变率也较高，较 C 区和 NS3 区高 5 倍。

（三）准种的分析方法

最早分析准种的方法是用 RNA 指纹图法（RNA finger-printing），但是，由于 HCV RNA 在血清中的浓度很低，因此，不能直接用 RNA "指纹图法" 检测，需用逆转录聚合酶链反应（reverse transcription-polymerase chain reaction，RT-PCR）扩增后才能分析。

目前分析 HCV 准种的方法有以下几种：

1. RT-PCR 产物克隆序列测定法（sequence of cloned RT-PCR products）　将 HCV RNA RT-PCR 产物克隆至大肠埃希菌，然后从 10~20 个独立克隆（每个克隆代表一个病毒基因组）分离 DNA，并测定其序列。

2. 单链构象多态性分析法（single-strand conformation polymorphism，SSCP）　应用非对

称 PCR 获得单股 DNA,然后分析单股 DNA 在非变性凝胶中的电泳速度。在特定条件下,DNA 片段的电泳速度由其结构所决定。病毒基因组的每一个变异均导致结构的改变。因此,在电泳时,各变异株的电泳方式不同。SSCP 法是目前最常用的方法,但它只能分析较少数量和较短片段的变异而不适用于分析基因群和较长片段的变异。

3. 温度梯度凝胶电泳法(temperature-gradient gel electrophoresis,TCGE) HCV RNA 经 RT-PCR 扩增后,获得 DNA 链,其间形成杂交子(hybrids),此种杂交子也称异种复制子(heteroduplexes),它是由一个野毒株序列和一个或两变异株序列所组成,这些杂交子含有错配子(位于 DNA 链的错配位点)。由于错配导致杂交子的稳定性下降,因此,在温度梯度凝胶电泳时,杂交子在特定的位点融化。不同变异株在 RT-PCR 过程中形成不同的杂交子,而不同杂交子的稳定性各不相同,从而导致各变异株不同的电泳特点。

4. 异源双链泳动分析法 异源双链泳动分析法(heteroduplex mobility analysis,HMA/heteroduplex gel shift analysis,GSA),亦称异源双链示踪检测法(heteroduplex tracking assay,HTA)。此法早期主要用于艾滋病病毒异质性研究,主要原理是基于 DNA 分子的变性和复性过程。在 DNA 经过变性后复性时,如反应系统中存在两种或两种以上具有一定同源性的核酸分子链,不同来源的两链同源区可配对形成双链,此即异源双链;异源双链内出于存在碱基错配或不配区域,分子构象发生改变。不同于同源双链,通过非变性的聚丙烯酰胺凝胶电泳(PAGE),同源性越高,泳动就越快。反之则慢。

5. 限制性片段长度多态性(restriction fragment length polymorphism,RFLP)分析法 HCV 在某一个相同的区段由于个别碱基的变异导致了某些酶切位点的改变,PCR 产物经多种不同限制性内切酶酶切和电泳后,即可得到特异性的酶切图谱。此法对于限制性酶切点发生突变的检测十分有效,但对某些靶序列并不适合。

在丙型肝炎患者的每毫升血清中,存在成千上万个不同序列的 HCV 变异株,现有的准种分析方法只能提供较为常见的变异株分布资料,但不能提供少见准种的资料。因此,准种分析方法尚需进一步提高。

(四)准种的生物学影响及临床意义

在 HCV 感染过程中,由于病毒高突变率使其进化很快,在短时间内即可改变病毒群的表型。而且感染时间长、血清 HCV RNA 水平高的慢性丙型肝炎患者准种数量较多,认为 HCV 感染的慢性化过程实际是 HCV 准种产生速度大于宿主免疫清除能力的过程,随着感染时间及病程的延长,HCV 准种数量不断增加。其生物学影响包括:可形成众多代次的各种变异株,如逃避免疫应答的变异株、逃避疫苗的变异株、耐抗病毒治疗的变异株,细胞嗜性的改变,以及毒力和宿主范围的变化等。对抗病毒药物的耐药的出现仅需要特定蛋白的一个或数个氨基酸的改变。有些耐药病毒株在抗病毒治疗前即以少量群体存在,因此在治疗期间可迅速得以选择成为优势病毒群。

1. 准种与持续性感染 HCV 不整合于宿主的基因组,但常引起持续性感染。HCV 持续性感染并不局限于 HLA-DR 单型患者,提示存在其他的致病机制。关于 HCV 持续性感染的致病机制目前有如下几种解释:

(1)使 HCV 致细胞病变的能力下降:①HCV 在复制过程中不断产生有缺陷的变异株,这些有缺陷的变异株在细胞内复制可影响野毒株的复制,因此,总的病毒产量减少,从而降低了病毒的致细胞病变能力,有利于病毒的持续感染;②产生致细胞病变力低的变异株;③产生复制率低的突变株;④细胞与病毒共同进化(cell and virus co-evolution)使肝细胞产生对 HCV 致细胞病变的耐受力,从而导致 HCV 的持续性感染。

(2)产生逃避宿主免疫应答的变异株:宿主对 HCV 的免疫应答是主动的,可限制病毒的产生。用 HCV 合成肽反复刺激 HCV 慢性感染患者的外周血单个核细胞(PBMC),发现 50% 患者的 PBMC 对多种 HCV 多肽有特异性细胞毒性 T 淋巴细胞(CTL)应答。在感染的肝组织中存在介导的、能有效清除感染 HCV 的肝细胞所必需的组分。肝脏 HCV 特异性 CD8+CTL 活性阳性的患者,其 ALT 水平明显升高,淋巴结内 CD8+ 细胞数增加,病毒滴度较低,组织学上肝炎活动度较高,提示 HCV 特异性 CTL 通过调节病毒复制,在宿主防御中起重要作用。HCV 基因组的中和抗体或 CTL 表位突变可逃避宿主免疫应答,并导致持续感染。从一只 HCV 持续性感染的黑猩猩中发现,在 NS3 解旋酶区保守的 CTL 表位发生单 aa 突变后,即不能被野毒株的 CTL 所识别。研究表明,针对 NS3 区内的保守表位的 CTL,能够选择出有利于在宿主内持续存在的变异株。在急性感染期,清除 HCV 患者的 CTL 活性明显高于后来发展成慢性感染的患者,这一表位的突变仅见于发展成慢性感染的患者。然而,细胞免疫应答可针对多个表位,因此单个表位的突变不一定意味着病毒能够成功逃避免疫系统。

此外,逃避体液免疫应答的变异株也有报道,它可能是 HCV 持续感染的另一个重要原因。免疫抑制的患者如肝移植第一阶段的患者、合并感染人类免疫缺陷病毒(human immunodeficiency virus,HIV)的患者、CD4 数量减少的患者以及免疫球蛋白缺乏症患者,其 HCV 准种的复杂性低,也支持宿主免疫应答与 HCV 持续性感染的关系。在 HCV 感染者体内能够发现不被所存在的抗体所识别的病毒变异株,支持抗体介导的免疫选择。输血后丙型肝炎患者的研究表明,在发展成慢性感染的急性期,HCV HVR1 准种的异质性增加,而在急性自限性感染患者,这种异质性降低。这些结果提示,在发展成慢性感染的患者,免疫系统不能完全控制感染,因为出现多重逃避突变株。

(3)病毒的适应性(viral fitness):病毒具有适应性,为了适应环境改变而不断变异、不断选择,产生适应新环境的变异株并继续复制,从而导致持续性感染。

每当 HCV 基因组突变产生时,都有可能不是中性的。当正在复制的病毒已经很好地适应环境时,新的突变有衰退的倾向,复制能力降低。当复制的病毒对环境不是很好地适应时,某些突变可能有利,导致选择出新的变异株。已经明确,低复制能力的病毒群的有利突变的概率,比更适应的病毒群高。

2. 准种与肝损害 一些研究提示,HCV 可能有直接致细胞病变作用:①急性和慢性丙型肝炎患者的肝组织学提示 HCV 有直接致肝细胞损伤作用;②用原位杂交法检测感染 HCV 的黑猩猩肝组织,可测到负链 HCV RNA,并与血清丙氨酸转氨酶(ALT)升高相一致;③一些体外细胞系研究也证明,HCV 复制可引起细胞裂解;④合并感染 HIV 及免疫球蛋白缺乏症患者的 HCV 感染较为严重;⑤HCV 核心区和包膜区准种群的异源性与肝组织学严重程度有关;⑥HCV 准种的异源性与 ALT 水平高低有关。但是,也不能排除宿主免疫应答在肝损伤及控制病毒复制中的作用。

同一患者处于不同的感染状态时,体内的准种株数量也有差异,并随病情的加重而增多,如肝癌 > 肝硬化 > 慢性丙型肝炎。随着病程的延续,体内先前存在的某些准种株逐渐消失,而出现一些新的优势准种株。分析肝癌细胞及其癌周细胞 HVR 的变异情况,发现两者序列差异很大,说明在这两种组织中存在不同的准种株,而不同准种株对肝细胞的亲和力及致癌作用也有所差异。

3. 准种与对干扰素治疗的应答　Okada 等首先报道 HCV HVR1 区的变异程度与对干扰素的应答有关。之后,一些研究证实,准种的复杂性与对干扰素的应答有关,含 HCV 准种复杂性高的患者常对干扰素治疗应答差或无应答。Poliak 等认为,对干扰素治疗有无应答取决于变异株间的差异程度,而不是变异株的数量。但另一些学者报道,对干扰素有应答和无应答的两组患者,在治疗前其准种的复杂性并无差异。

第四节　丙型肝炎病毒基因分型

HCV 具有高度的变异性,不同 HCV 分离株的核苷酸及氨基酸同源性有较大的差异,因此对 HCV 进行分型有助于了解各地区 HCV 的流行及进化情况,为 HCV 的诊断、治疗、预防等提供理论基础。

一、丙型肝炎病毒基因分型技术

(一) 核苷酸序列分析分型法

HCV 基因分型主要以核苷酸序列为基础。HCV 分型最准确的方法是比较 HCV 全基因的同源性,核苷酸的同源性小于 80% 则分属不同的基因型,但 HCV 全基因组的克隆实际上很难做到。目前最常用的方法是 PCR 分型法,扩增有代表性的 HCV 基因片段如 NS5、C、5′-NCR、E1 等,并进行遗传进化分析而分型。该方法可直接得到 HCV 的有关靶基因序列,是 HCV 基因分型最经典、最可靠的分型方法。已报道的 HCV 分型约一半是基于该方法的。但该技术要求较高,耗时多,因此实验条件稍差的单位难以开展,更难以在临床上推广应用。另外,扩增 DNA 序列测定通常无法鉴定不同基因型的混合感染。

(二) 型特异性引物 PCR 分型法

根据不同 HCV 型在某一区段序列的差异,设计一系列型特异性引物,不同型可扩增出不同的片段,并以此进行分型。具体做法是先设计一对非型特异性引物,对 HCV 进行扩增,再用型特异性引物进行第二轮 PCR。由于常选用 C 区进行 PCR 分型,故该方法又称为 CPCR。如 Okamoto 等设计的一对 C 区引物,可扩增出 57nt、144nt、174nt、123nt 4 种不同的条带,并据此把 HCV 分成 Ⅰ~Ⅳ型。显然型特异性引物 PCR 分型法较 DNA 序列分析分型更为简便、快速、价廉,而且还可检测出不同 HCV 型的混合感染,但对 PCR 引物的设计要求较高,要保证各型之间有较大的差异,且每份样品需同时进行多次检测才能最终确定型别。

(三) 型特异性探针杂交分型法

通过将生物素或荧光素标记的型特异性寡核苷酸探针固相化在膜或芯片上,与 RT-PCR 扩增的病毒产物进行杂交后,经过扫描,在相应的型特异性探针位置上出现荧光点,根据点位置确定 HCV 的基因型和基因亚型。用于该分型方法的探针常来自 5′-NCR 和 C 区。

(四) 限制性片段长度多态性分型法

限制性片段长度多态性(restriction fragment length polymorphism,RFLP)根据不同型别的 HCV 在某一个相同的区段由于个别碱基的变异直接导致了某些酶切位点的改变,PCR 扩增靶基因得到的产物经多种不同限制性内切酶酶切,不同型或亚型得到不同长度大小的片段,然后根据酶切后电泳所表现的片段大小及多态性进行 HCV 基因分型。5′-NCR、NS5 保守性较高,常成为 RFLP 分型的首选靶基因。该方法常用酶为 Hae Ⅲ、Rsa Ⅰ、Mva Ⅰ、Hinf Ⅰ、Scrf Ⅰ,利用这些酶可将 6 个基因型分开。RFLP 分型法具有准确、快速、灵敏、经济等优点,适于对 HCV 感染者作大规模的筛查。但若只用少数内切酶则所能检测到的型别有限,且无法发现新的基因型。

(五) 遗传树分型法

1993 年 Simmonds 等提出亲缘关系分析法或遗传树(phylogenetic tree)分析法,得到大多数人的赞同。他们通过扩增来自欧洲、南美洲、北美洲、远东地区等的一系列丙型肝炎患者血清 HCV NS5B 的一个 222nt 片段(第 7975~8196nt),进行亲缘关系聚类分析,发现不同型基因同源性在 56%~72%,亚型为 78%~88%,不同株间为 88%~100%。按照分离株发现的先后顺序,每一型还可分 2~3 个亚型,分别用 a、b、c 表示。作者将 HCV 分成 6 型和 11 亚型,而且该方法还可与其他分型方法相对应。另外,以 C、NS4、E1 等作为靶序列,也可将 HCV 确定为 6 型。该方法不仅协调了各种分型方法,还可进行新基因型及亚型的命名。此分析方法可把 5′-NTR 区、C 区、NS5B 区、E1 区作为靶序列分型,对一定区域内的样本测序结束后可将序列相互比较,分析样本间序列的进化距离,画出该区域内 HCV 流行的系统关系进化树,观察 HCV 在区域内的分子流行情况及特点,也可将样本序列与世界各地已发表的该区段序列比较,分析样本序列与其他序列的差异。

(六) DNA- 酶免疫测定

DNA- 酶免疫测定(DNA enzyme immunoassay,DEIA)是 PCR 结合酶免疫测定的一种新技术,其主要技术路线是设计 C 区引物,经 RT-PCR 扩增一段 250nt 的 cDNA 片段,再与生物素 - 亲和素上的特异性探针杂交,加入鼠抗 dsDNA McAb 及免抗鼠酶标二抗,反应结束后,测定并判断结果。90% 以上的 HCV 分离株可通过 DEIA 分型,一般无假阳性结果。DEIA 无同位素污染问题,操作简单、省时,适于 HCV 的分型。

上述方法均能正确鉴定主要基因型,但亚型的区分有赖于直接测序法。所有基于 PCR 的方法都具有 PCR 的优点和缺点。HCV 基因分型方法的选择,应基于实验室的条件和经验以及分型的目的。若要鉴定所有亚型和新的型别,PCR 结合测序是首选的方法。如果是以指导治疗为目的,仅需将 1 型感染和其他型别感染区别开来,上述的任何一种方法均适用。

二、丙型肝炎病毒基因分型系统

由于不同的学者曾采用不同的分型靶基因以及不同的基因型命名方法,建立了各自的 HCV 基因分型系统,因此基因型命名一度甚为混乱,无法对比各实验室的研究结果,也缺乏统一的鉴定标准。这一状况在 1995 年以前特别严重。Simmonds 等根据病毒基因组核苷酸序列的同源性提出了一套 HCV 基因型分类命名系统,与以往的命名系统有大致的对应关系(表 1-3-1)。1994 年在第 2 届国际 HCV 及其相关病毒学术会议上,一致推荐 Simmonds HCV 基因型分类命名系统,现已广为接受,HCV 基因分型与命名的混乱局面已得以改观。该系统按照核酸序列的同源性分型,核酸特异性小于 75% 则分属于不同的基因型,同型内非常相似的变异株称为亚型,不同基因型之间核酸同源性介于 75%~90%,同一亚型内的不同分离株间的同源性大于 90%。依据发现顺序,用阿拉伯数字命名 HCV 基因型,用小写英文字母命名亚型。

表 1-3-1　HCV 基因分型系统的比较

Simmonds（推荐法）	Okamoto	Enomoto	Chiron	Chan	Tsukiyama	分离株举例
1a	I	PT	I	1a		HCV-1,HCV-H
1b	II	K1	II	1b	I	HCV-J,HCV-JT,HCV-BK
1c						HCV-G9,YS-117
2a	III	K2a	III	2a	II	HC-J6,HCV-J5,HCV-K2a
2b	IV	K2b	III	2b	II	HC-J8,HC-J7,HCV-K2b
2c			III			S-83,T-983
3a	V		IV	3		HCV-K3a,T-1,T-7
3b	VI		IV			HCV-TR,T-9,T-10
4a				4		Z4,Z8,Z5,Syr1,Syr2,N5,Cam600,Z1,N2,DK13
5a			V			SA-1,SA-7
6a						HK-2

三、丙型肝炎病毒基因型的地理分布特点

HCV 基因型分布存在明显的地理差异,6 种主要基因型分布广泛,其中 1a 和 1b 型是美国最常见的基因型,也是欧洲的优势型别。在日本,1b 型占 HCV 感染中的 73%。2a 和 2b 型在北美、欧洲和日本相当常见,2c 型常见于意大利北部。3a 型在美国和欧洲的静脉药瘾者特别常见。4a 型在北美和中东占优势。5a 型局限于南非,6a 型主要见于我国香港地区、麦加和越南,7、8、9 型仅见于越南患者。10、11 型见于印度尼西亚患者。关于 HCV 分离株应当归入的基因型数目存在不一致的意见,有学者认为 7~11 型是相同组别的变异株,应将其归入单个基因型,即 6 型。多数资料表明,中国内地(大陆)仅有 1b 和 2a 两型,且以 1b 型为主,南方城市(南京、南宁、成都),1b 型占 90% 以上,北方城市(哈尔滨、沈阳、兰州),2a 型占 46%~70%,基因型多样性不如我国香港和台湾地区,也低于日本,但混合感染率明显高于其他国家和地区。国内报道采用 Enomoto 分型法在 10 余省、市的 122 例血清标本中发现 5 个基因型(RT、K1、K2a、K2b、K3),其中 K1 和 K2 型占 75.4%。这一结果可能与样本来源、检测方法等因素有关,有待进一步研究证实。目前我国在 HCV 基因分型中所用方法难以检出 6a 或其他新基因型,因此不能除外有其他基因型感染的可能。此外,多数研究以慢性肝病患者为调查对象,影响结果的可比性,不像无症状 HCV 阳性献血者更能反映 HCV 基因型在人群中的分布。

四、丙型肝炎病毒基因型的临床意义

(一)流行病学标志

HCV 基因分布存在着地理差异,因此当 HCV 在人群中暴发时,基因分型可作为追查其

根源的有效工具。HCV 主要传播途径是直接与患者血液接触,通过对不同人群 HCV 分子学研究,使包括垂直传播与性传播在内的 HCV 其他传播途径受到广泛关注,并证实 HCV 可在结肠镜检查时于患者 - 患者间传播。Zein 等人发现 HCV 基因分型与所选择的研究对象没有关联,但不少研究者证实了这种关联,他们指出,3a 型和 1a 型在静脉药瘾者中多见,1b型多见于 HCV 血制品传播中。从而证明基因分型对追踪 HCV 流行来源有重要意义。

(二)感染的诊断

通过对献血员检测血清中抗 -HCV 抗体进行筛选,是目前阻止 HCV 传播的主要方法,但这种筛选的成败关键依赖于不同分离株间序列变异的程度。第一代 HCV 检测抗原由 HCV 基因 1 型 NS4 区编码的 5-1-1、C_{100-3} 组成,不与其交叉反应的基因型可被漏检。第二代 HCV 检测抗原,增加了比较保守的 C 区抗原。第三代试验在二代的基础上增加了 NS5区的抗原,从而,大大提高敏感性和特异性,降低基因分型的影响。HCV RNA 逆转录 PCR扩增已经渐渐成为 HCV 感染诊断和患者个体化治疗所必需的试验,其主要优点包括对急性感染和病毒血症的早期诊断,但其敏感性受到引物选择及标本处理的影响。

(三)急性 HCV 感染的转归

感染了 HCV 后,绝大多数(80%)患者不能自行清除,而发展为慢性肝炎。Amoroso 等人研究了基因分型在急性感染转变成慢性 HCV 中的作用,发现 92%1b 型急性感染患者会进展为慢性化,而其他类型仅 35%~50%。而这一现象已成为研究的焦点。有人认为,细胞免疫和体液免疫是自行清除的关键,但尚未被论证。也有人认为,可能是病毒基因高度变异发生免疫逃避或者是病毒滴度低引发机体 CTL 反应太弱。

(四)对干扰素治疗的应答

多项临床研究表明,对干扰素 α 抗病毒治疗应答性有影响的常见因素包括年龄、病程、肝硬化、基因型和 HCV RNA 血清水平。多元分析表明,1b 型、高水平的 HCV RNA 是唯一对干扰素 α 治疗无应答的独立性预测因子。普通干扰素 α 治疗 24 周,2 型的患者对干扰素的完全应答占 60%~70%,而 1 型患者仅占 10%~15%。Peignoux 等对法国 141 例慢性丙型肝炎经干扰素 α 治疗的研究中表明,1b 型的持续有效率最低仅为 4%,非 1b 型达 32%;特别是 3a 型的持续有效率高达 38%。长效干扰素(即聚乙二醇干扰素,pegasys)对丙型肝炎患者的疗效明显优于普通干扰素 α,但在各基因型中也存在差异。Perry 等报道,HCV 基因型1 型对聚乙二醇干扰素治疗的持久病毒学应答率为 28%,而基因型 2/3 型患者中持久病毒学应答率为 56%。

有关 HCV 体外感染的细胞模型及体内动物模型详见第一篇第七章第二节相关内容。

(林 旭)

第四章

丁型肝炎病毒

丁型肝炎病毒(hepatitis D virus,HDV)又称 δ 肝炎病毒(hepatitis delta virus),是引起与HBV 相关联的急性和慢性肝病的亚病毒病原体。HDV 持续复制致肝硬化和肝癌的概率分别为每年 4% 和 2.8%。HBV 提供 HBsAg 作为 HDV 的包膜。HDV 加重 HBV 相关疾病的严重性。在 HDV-HBV 共同感染的患者中,急性重型肝炎、慢性活动性肝炎和肝硬化的发生率比单纯 HBV 感染患者高。HDV 感染和疾病的模式在不同的流行病学地区有所不同。在美国,HDV 的流行率低,传播主要是通过静脉注射吸毒。在希腊和意大利的部分地区,流行率较高,主要是通过家庭传播。在发展中国家,20% 或以上的 HBsAg 携带者感染 HDV。

第一节　丁型肝炎病毒生物学特性

一、丁型肝炎病毒分类地位及形态结构

成熟的 HDV 有包膜,核衣壳为二十面体对称的球形,直径为 35~37nm。病毒颗粒内部为由病毒基因组和 δ 肝炎抗原(HDAg)所组成的核糖核蛋白体,包膜是 HBsAg。HDV 是缺陷病毒,必须得到嗜肝病毒,如人乙型肝炎病毒(HBV)、土拨鼠肝炎病毒(WHV)和鸭乙型肝炎病毒(DHBV)等辅助病毒的帮助,才能成为成熟的病毒颗粒并具有感染性。HDV RNA 及其复制的机制与植物卫星病毒或类病毒相似,但其分类学地位未定。

二、丁型肝炎病毒敏感细胞及动物

除了人以外,HDV 还能引起黑猩猩、美洲旱獭、土拨鼠和鸭子的一过性感染。我国学者应用感染 HDV 的猩猩和人血清分别接种土拨鼠肝炎病毒(woodchuck hepatitis virus,WHV)感染的和未感染的动物。结果显示,来自于猩猩或人的 HDV,均能使携带有 WHV 的 10 只土拨鼠全部感染,而非携带有 WHV 的土拨鼠则不能被感染,证明人类的 HDV 不仅可以由人至猩猩的感染,而且还可以由猩猩至土拨鼠的感染。由人至猩猩的感染并未改变 HDV 以HBsAg 为包膜所进行的复制,而猩猩至土拨鼠的感染则以 WHV 的表面抗原(WHAg)为包膜,在动物体内高效复制。由于感染 WHV 的土拨鼠肝纤维化期短且能在 2~3 年内形成肝细胞癌,这为研究 HDV/HBV 感染的慢性化、肝纤维化和肝细胞癌的发生、发展提供了难得的极有价值的模型。我国的另一研究利用 HDV/HBV 阳性血清感染体外培养的人胎肝细胞,建立了 HDV/HBV 感染人胎肝细胞体外培养系统。应用 ELISA、免疫组化法、原位杂交法和斑点法检测感染人胎肝细胞和上清液中 HBsAg、HDAg、HBV DNA 和 HDV cDNA,显

示上清液和感染细胞中 HBsAg、HDAg、HBV DNA 和 HDV cDNA 在感染后第 2 天至第 16 天均可测出，其中上清液中 HBsAg、HDAg 以感染后第 4~12 天达高峰。表明 HDV 在原代培养人胎肝细胞中能稳定复制和表达至少达 12 天。

第二节　丁型肝炎病毒分子病毒学

HDV 是目前已知的动物病毒中唯一具有负单链共价闭环 RNA 基因组的缺陷病毒。HDV 颗粒由病毒 RNA、δ 肝炎抗原(HDAg)和 HBsAg 组成。HDAg 是 HDV 编码的唯一的蛋白。HDV 基因组与反基因组上存在数个可编码 100 多个氨基酸的开放阅读框(ORF)，但迄今只发现位于反基因组上的 ORF 可编码 HDAg。HBsAg 为 HBV 所提供，构成 HDV 的包膜。HDV RNA 和 HDAg 具有许多功能，在病毒生活周期起重要作用。

一、丁型肝炎病毒 RNA 基因组

(一) HDV RNA 基因组结构

HDV RNA 为一单股共价闭合环状负链 RNA，在病毒感染的肝细胞核中还有与 HDV 基因组互补的 RNA，称为反基因组(antigenome)。HDV 基因组特征：①仅约 1.7kb 长，是已知动物 RNA 病毒中最小的。② HDV 基因组的环状结构可自身折叠，其中有 70% 的碱基可以发生配对，从而形成不分支的杆状结构。不分支的杆状结构中的 2 个片段在 HDV 复制周期中起重要作用。其中一个片段为 RNA 编辑位点，另一个为位于杆状结构的一端，可能是转录的起始位点。③鸟嘌呤(G) + 胞嘧啶(C) 含量高达 60% 以上，二级结构稳定。整个杆状结构呈高度保守，提示其在 HDV 复制中起重要作用。④基因组和反基因组 RNA 的内部含有一个 85nt 的区域，具有自身切割的核酶活性，能进行自我切割和连接。

(二) HDV 中国株基因组序列及其特点

自从美国学者 Wang KS 首次报道 HDV 基因组全序列以来，目前世界上已报道了十多株 HDV 基因组全序列，其中包括我国的河南株 HDV。河南株 HDV 基因组全长 1 674bp，其中有 345 个 A，占 20.6%；350 个 T，占 20.9%；477 个 G，占 28.5%；502 个 C，占 30%；G+C 含量为 58.5%。在基因组和反基因 RNA 上含有 5 个可编码 100aa 以上的开放阅读框，其中 3 个位于基因组，2 个位于反基因组。反基因组上的一个 ORF 编码 195aa 的 HDAg，第 680/681 位核苷酸之间为基因组 RNA 的自我剪切位点，第 895/896 位之间为反基因组 RNA 的自我剪切位点，在 935~939 位含有类病毒保守序列 GAAAC，在 1 471~1 476 位含有拟病毒保守序列 GATTTT，与已发表的不同基因型 HDV 株比较，河南株与我国台湾株核苷酸同源性最高，为 94.3%，与 HDV-2 日本株同源性为 75.4%，与 HDV-3 秘鲁株同源性最低，仅为 66.3%。

比较我国河南株 HDV 与其他已知 HDV 株 cDNA 序列，发现有 5 个集中保守区域，第一个位于 651~738 位之间，为基因组 RNA 自我剪切功能区，第二个位于 838~919 位之间，为反基因组 RNA 的自我剪切功能区，第三个位于 1 086~1 118 之间，位于 HDAg 中部的 1/3 与 C 端交界处，编码的氨基酸多为疏水性，与完整病毒的包装密切相关，第四个保守区位于 1 259~1 319 之间，位于 HDAg 的中部 1/3 区，为 HDAg 的 RNA 结合功能域，与 HDAg 的

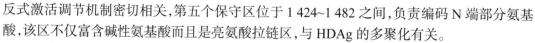

反式激活调节机制密切相关,第五个保守区位于 1 424~1 482 之间,负责编码 N 端部分氨基酸,该区不仅富含碱性氨基酸而且是亮氨酸拉链区,与 HDAg 的多聚化有关。

(三) HDAg

HDV 反基因组中 ORF 可编码两种形式的抗原,分子量为 24kD 的小抗原 S-HDAg 和 27kD 的大抗原 L-HDAg,前者对 HDV 复制有反式激活作用,后者则反式抑制 HDV 复制。S-HDAg 支持 HDV 复制的机制有以下几个方面:①加强 HDV RNA 的自身切割;②稳定环状 HDV RNA;③抑制 HDV RNA 的多聚腺苷酸化,从而促进折叠成杆状结构。195aa 的 S-HDAg 对复制起重要的促进作用,随着复制的进行,将产生 L-HDAg,L-HDAg 在 S-HDAg 的 C 末端延长 19 个 aa。目前已知,L-HDAg 的形成系由于 RNA 编辑所致,这一过程 S-HDAg C 末端的琥珀终止密码子变成色氨酸密码,使编码蛋白得以延长。

两种形式的 HDAg 拥有几个相同的功能结构,包括 RNA 结合结构域、核定位信号、卷曲螺旋模型、螺旋-环-螺旋结构,C 端富含脯氨酸和甘氨酸结构,HDAg 的这些结构域与 HDV 的复制密切相关。L-HDAg 末端的 19 个氨基酸序列并非保守的但具有基因型相关性,而且是作为细胞膜黏附序列和包装信号而存在。

二、丁型肝炎病毒的复制

HDV RNA 是以滚环的方式进行复制的,其步骤包括:① HDV 在 HBsAg 的 pre-S1 区域共同作用下黏附宿主细胞,其中受体机制尚不清楚;②环状基因组 RNA 和 HDAg 进入宿主细胞,在胞质脱去衣壳,HDV 基因组进去细胞核;③以基因组 RNA 为模板,在宿主 RNA 聚合酶 II 的作用下转录生成 mRNA 和反基因组 RNA,新生 RNA 可进行 RNA 编辑;④ mRNA 进行 5' 端盖帽和 3' 端多聚腺苷酸化(PolyA),成熟的 mRNA 转运到细胞质进行翻译生成 HDAg;⑤单位长度的反基因组 RNA 成环,反基因组经核酶自剪切后 RNA 进行连接;⑥以线性或环状反基因组为模板,在宿主 RNA 聚合酶 II 作用下转录生成基因组;⑦单位长度基因组成环,基因组核酶自剪切后 RNA 连接;⑧环状基因组 RNA 与 S-HDAg 或 L-HDAg 的联系,部分核糖核蛋白(RNP)存在胞质;⑨病毒 RNP 和 HBV 包膜蛋白在内质网相互作用,包装和释放病毒颗粒。在这一复制模式中,环状基因组 RNA 作为模板转录多聚线性反基因组转录本,后者在核酶位点经历自我剪切。自我剪切所产生的末端连接形成环状的反基因组单体,并以此作为基因组 RNA 转录的模板。

HDV 基因组 RNA 的合成需要磷酸化和甲基化的 S-HDAg,但反基因组 RNA 的复制则不需要修饰的 S-HDAg。复制开始,L-HDAg 的表达抑制基因组的复制,然而反基因组的复制不受影响。研究表明 S-HDAg 在 HDV RNA 复制的起始和延长都是必不可少的。

此外,HDAg 的蛋白修饰调节 HDV 的复制,S-HDAg 的 13 位精氨酸的甲基化,72 位赖氨酸乙酰化和 177 位丝氨酸磷酸化对 HDV mRNA 的转录具有非常重要的作用。S-HDAg 的这三种修饰在反基因组 RNA 的合成是可有可无的,但对基因组 RNA 的合成却是必不可少的。虽然反基因组和 mRNA 的合成具有相同模板,HDV 反基因组合成的细胞机制与基因组 RNA 合成和 mRNA 的转录不尽相同,HDAg 的乙酰化与去乙酰化可能在 HDV 不同 RNA 合成过程中发挥分子开关的作用。L-HDAg 异戊二烯化为 HDV 包装所必需。

HDV RNA 有两个独特的性质对其滚环复制机制是至关重要的。第一,HDV RNA 转录是由宿主 RNA 聚合酶所介导的。人类是 HDV 的唯一宿主,但不存在 RNA 依赖的 RNA 聚合酶。Valerie 等研究表明 HDV 的复制需要人类的 RNA 聚合酶 I、RNA 聚合酶 II 和 RNA

聚合酶Ⅲ,而且这三种 RNA 聚合酶都连接在 HDV 末端茎环结构或其附近,RNA 聚合酶Ⅰ被认为参与反基因组的复制。有些研究提示,转录起始于杆状 RNA 的一端,并可在没有 HDAg 的细胞核提取物进行。然而,转录的发生机制、HDAg、HDV RNA 结构和另外的宿主因子的特殊作用仍有待确定。第二,HDV RNA 的自我剪切活性,这是将线性 RNA 加工成环状复制产物所需的。基因组和反基因组 RNA 二者均含有自我催化的 RNA 片段(核酶),完成自我剪切功能。基因组和反基因组的核酶活性都与 HDV RNA 的成功复制有关。

虽然 HDV 基因组复制不需要 HBV 辅助,但 HDV 颗粒的装配和释放却需要 HBV 的辅助。

三、丁型肝炎病毒基因分型

近来,HDV 被分为 HDV-1~HDV-8 八型,在不同基因型之间的序列变异可高达整个 RNA 基因组的 40% 以及氨基酸序列的 35%。并具有不同的地理分布和相关的疾病谱。地理分布最为广泛的是基因型 HDV-1,主要源于北美、欧洲、非洲、东亚和西亚、南太平洋,与广谱的慢性肝病有关。研究表明与 HDV-2 慢性感染者相比,HDV-1 慢性患者病情不易缓解,预后较差。HDV-2 和 HDV-4 仅见于东亚地区,与该地区的部分轻型肝病有关。HDV-5~HDV-8 分布在非洲。HDV-3 仅在南美北部发现,该地区的 HDV 感染与特别严重的疾病有关。HDV-3 被认为与 A 和 F 基因型 HBV 相关。虽然 HBV 基因型似乎不影响 HBsAg 与 HDV 的相互作用,但是 HDV 基因型可能会影响 HBsAg 与 HDV 包装形成病毒颗粒。自然发生的 HBV 变异株产生的具有氨基酸序列差异的 HBsAg 降低 HDV-2 和 HDV-4 的包装效率,但对 HDV-1 没有影响。这可能与 HDV-1 在全世界的广泛分布有关。

四、丁型肝炎病毒和乙型肝炎病毒的相互影响

HDV 基因复制和表达能影响 HBV 基因复制和表达,反之亦然。有学者用 HDV RNA 和 HBV DNA 共转染 Huh7 细胞,结果发现 3.5kb 和 2.1kb 的 HBV mRNA 表达减少,HBV 颗粒的释放也同样减少,说明 HDV 有抑制 HBV 基因表达和病毒颗粒释放的作用。用表达 HDAg 的质粒和 HBV DNA 共转染时,发现 3.5kb 和 2.1kb 的 HBV mRNA 显著减少,进一步说明 HDAg 有抑制 HBV 基因表达的作用。我国学者用 PSVLD$_3$ 转染 HBV 的体外培养细胞株(2.2.15 细胞株),也发现培养上清液中 HBsAg、HBeAg 和 HBV DNA 的阳性强度有所减弱。HDV 抑制 HBV 基因表达的机制至今未明,有两种可能机制:① HDAg 与 HBV mRNA 结合而降低 HBV mRNA 的稳定性;② HDAg 与 HBV DNA 的保守序列直接或间接结合导致 HBV DNA 转录减少。但目前还没有证据证实 HDAg 与 HBV DNA 结合。总之,HDV 对 HBV 复制和分泌有一定的抑制作用,这种抑制作用的环节和机制目前还不太清楚,有待深入研究。

HDV 包膜是由 HBV 编码的大蛋白、中蛋白和主蛋白所构成,为了探讨这三种蛋白对 HDV 的不同影响,设计了三个实验:①用缺失编码大蛋白和中蛋白的 HBV 基因突变体与 HDV RNA 共转染 Huh7 细胞;②用缺失中蛋白的 HBV 基因突变体与 HDV RNA 共转染 Huh7 细胞;③用缺失大蛋白的 HBV 基因突变体与 HDV RNA 共转染 Huh7 细胞。在实验的培养上清液中均可检到 HDV 颗粒,收集三种实验的培养上清液分别在体外感染培养黑猩猩肝细胞,结果发现只有实验②的培养上清液使黑猩猩肝细胞感染上了 HDV,提示主蛋白是 HDV 颗粒装配所必需的,大蛋白是 HDV 感染性所必需的,而中蛋白既非 HDV 颗粒装配

所必需,也非病毒具有感染性所必需。至于中蛋白在 HDV 复制、表达和装配中起什么样作用,目前还不清楚,需进一步研究。

HDV 感染多见于严重的及慢性肝脏疾病:在 HBV/HDV 感染的急性期,HBV 复制受到抑制;而在重症型、慢性期和肝硬化时则未见这种抑制现象,说明在 HBV/HDV 感染的不同阶段可表现出不同的病毒复制现象。

Andrea 等通过数理模式分析,阐述了 HDV 是如何影响 HBV 的。从个体角度而言,HDV 在两方面影响 HBV 的感染:HDV 重复感染降低 HBV 的传染性和加速 HBV 慢性化进程。这两方面都表明 HDV 重复感染影响 HBV 在人群中传播。当 HDV 感染性强时,HDV 重复感染常发生在 HBV 急性感染早期,这将促进 HBV 慢性化,因此促进 HBV 在人群中传播;如果 HDV 感染性弱,HDV 重复感染则大多数发生在 HBV 慢性感染阶段,这将降低 HBV 感染性和 HBV 的流行。由于 HDV 影响 HBV 的复制,还可能影响 HBV 的感染性,因此设想利用 HDV 来控制 HBV 的复制以达到治疗 HBV 的目的并不是没有道理的。

(林 旭)

第五章

戊型肝炎病毒

戊型肝炎病毒（hepatitis E virus，HEV）是引起急性戊型肝炎（HE）的病原体，主要经过粪 - 口途径传播，有流行和散发两种形式，主要流行于亚洲、非洲和拉丁美洲。1983 年苏联学者 Balayan 等应用免疫电镜（immune electron microscopy，IEM）技术首次自志愿者的粪便标本中检测到病毒样颗粒，并命名该病毒性肝炎为急性传染性非甲非乙型肝炎（enterically transmitted non-A non-B hepatitis，ET-NANBH）；1989 年美国 Reyes 等应用分子克隆技术获得非人和猴 HEV 基因的 cDNA 克隆并证明全球的 ET-NANBH 的病原体大致相同，次年，国际上正式将该病毒及其所引起的肝炎分别命名为戊型肝炎病毒和戊型肝炎。自 1980 年以来，我国部分省份如山东、辽宁、吉林和新疆等均有戊型肝炎的流行，在我国发生的急性病毒性肝炎中，戊型肝炎大约占 10%。HE 在亚洲、非洲及美洲等发展中国家常呈暴发流行，1986—1988 年在我国新疆南部地区曾经发生迄今世界上最大的暴发流行，共计发病 119 280 例，死亡 707 例。HEV 主要侵犯青壮年，男性发病率高于女性，孕妇易感性高，重症者较多，且早产、死胎率高。戊型肝炎总病死率与甲型肝炎相似或稍高，但孕妇戊型肝炎的病死率可高达 20%。

第一节　戊型肝炎病毒生物学特性

一、戊型肝炎病毒形态结构及理化特性

HEV 呈圆球状，无包膜，直径为 27~34nm，表面不规则，有类似于杯状病毒的突起和缺刻结构。HEV 颗粒显示凹形或六邻体样亚单位结构。HEV 有空心和实心两种颗粒：实心颗粒内部致密，为完整的 HEV 结构；空心颗粒内部含电荷透亮区，为有缺陷的、含不完整 HEV 基因的缺陷病毒颗粒。

HEV 颗粒在氯化铯中的浮密度为 $1.35\sim1.40\text{g/cm}^3$，沉降系数实心颗粒为 183s，空心颗粒为 165s。HEV 不稳定；对高盐、氯化铯、氯仿和反复冻融敏感，4℃或 –20℃下易被破坏，4~8℃下超过 3~5 天会自动降解，在液氮中能长期保存。在酸性和弱碱性环境中较稳定，Mg^{2+} 和 Mn^{2+} 的存在对其完整性有一定保护作用，可存在于肝内胆汁和胆囊内胆汁中。

二、戊型肝炎病毒分类地位

HEV 为无包膜的 RNA 病毒，含有三个 ORFs，基因组全长约 7.5kb。由于其 ORF1 基因序列结构与 α 病毒基因组结构有一定的相似性，曾有人建议将其归类为 α 病毒超家族成

员。但其全基因组结构及理化性质与杯状病毒接近，又建议将 HEV 归类为杯状病毒科中（*Caliciviridae*）的新的成员（嗜肝病毒属）。最新的国际病毒分类系统将 HEV 的分类地位确定为肝炎病毒科（*Hepeviridae*）的戊型肝炎病毒属（*Hepevirus*）。

三、戊型肝炎病毒敏感细胞和动物

（一）敏感细胞

HEV 很不稳定，体外细胞培养很少获得成功。Meng 等人将 HEV 接种到 PLC/PRF/5 等细胞中进行体外培养，结果病毒不能在这些细胞中复制。一株新分离的中国株 HEV 在 30mmol/L 的 $MgCl_2$ 和 pH 值 7.2 时可以在 A549 细胞中短时间培养获得成功，在与病毒孵育后 2 天可见细胞变圆和单层破坏，且可被急性期抗体中和。Panda 等将全长 HEV cDNA 克隆入 pSGI 载体中，其体外转录的 RNA 可感染 HepG2 细胞，而且传代 6 次后通过 PCR 还能检测到病毒的复制。

最近，一株自高滴度粪悬液中获得的 3 型 HEV 在 PLC/PRF/5 细胞中成功连续传代，这些细胞还可以用以判断患者粪便中 HEV 的传染性。HEV 复制子转染的细胞培养液或裂解液经注射可以感染猴子，但病毒滴度很低。

（二）敏感动物

目前，用于实验性感染 HEV 的动物主要有非人灵长类动物、猪及大鼠，其中最常用的动物模型是非人灵长类动物，主要有：黑猩猩、绒猴、鼠猴、枭猴、恒河猴、短尾猴、食蟹猴、非洲绿猴等。这些实验提供了关于 HEV 生物学特性和致病性的重要信息，而且成为疫苗和药物检测必不可少的工具。1983 年 Balayan 等应用免疫电镜（IEM）从 ET-NANBH 患者的粪便中发现直径为 27~30nm 的圆形病毒样颗粒（VLPs），用该患者的粪悬液感染 2 只食蟹猴后均发生肝炎，第 1 次建立了戊型肝炎的动物模型。已知的各 HEV 代表株的实验性感染的动物模型已陆续在各实验室建立。通常的接种方法是将含有 HEV 颗粒的粪便标本以 pH 值 7.4 的磷酸盐缓冲液配制成 10% 悬液，其中含 1% 灭活小牛血清白蛋白，经 0.22~0.4mm 的滤膜过滤后，按 1:10 稀释，静脉接种动物。实验结果表明经口接种的感染效率低，而静脉接种时 10^{-5} 即可感染猕猴，估计 ID_{50} 为 $10^{6.8}$/g 粪便。HEV 静脉接种后第 1~2 周即可在猕猴粪便中检测到 HEV RNA，抗 -HEV IgM 出现于接种后第 17~24 天，第 50 天下降到最低值，第 5 周出现 ALT 升高、抗 -HEV IgG 及肝脏病理学改变，ALT 峰值出现于 25~38 天，而抗 -HEV IgG 在接种 3 个月后实验结束时仍保持较高水平。在实验中还观察到，随着 HEV 在动物体内所传代数的增加，实验感染动物发病的潜伏期可由平均 6 周缩短至 3 周。

我国学者建立了戊型肝炎病毒黑猩猩感染模型，两只性别不同的黑猩猩用戊型肝炎病毒接种，检测 ALT，抗 -HEV IgM 及 IgG 抗体。结果感染后的黑猩猩均在 1 个月内发生典型的肝炎症状。

我国的另一研究报道了用戊型肝炎患者粪便悬液感染恒河猴后的组织病理学、血液生化与免疫学以及病毒学分子生物学检测的结果。3 只实验猴在感染后第 3~4 周均出现 ALT 异常；粪便以及肝脏与胆囊组织超薄切片中电镜观察到 27~34nm 大小的病毒样颗粒；组织学观察表明，肝脏组织有典型的急性炎症病灶；RT-PCR 扩增检测到粪便与血清存在 HEV RNA；粪便排毒从感染后第 7 天持续至第 50 天左右；病毒血症迟于粪便排毒，出现于感染后 2 周左右；维持 1~2 周；ELISA 检测发现，实验猴血清中 HEV IgG 抗体水平在感染后 3~4 周阳转，4~5 个月后转阴。实验结果提示，恒河猴是 HEV 感染理想的实验动物模型。

Yaowapa 等人用含有 HEV 颗粒的粪便悬液从尾静脉接种了 27 只雌性 Wistav 大鼠,结果发现在接种后 4~14 天,所有大鼠的肝组织中均检测到 HEV 抗原,抗原持续到第 28 天,35 天后抗原均消失。用免疫荧光试验检测结果与非人灵长类动物及猪的实验性感染结果相似。另外,在脾脏、肠系膜淋巴结及外周血单个核细胞中也检测到 HEV 抗原。肝脏组织病理学变化与非人灵长类动物实验结果类似。但是除了有两只大鼠出现血清 ALT 明显升高外,没有大鼠出现急性肝炎的临床症状,在感染大鼠血清中未检测到抗 -HEV 抗体。

第二节　戊型肝炎病毒分子病毒学

一、戊型肝炎病毒 RNA 基因组结构

采用分子生物学手段对 HEV ET 1.1 的克隆及序列分析,使得 HEV 研究获得了突破性进展。在随后的几年里,分别完成了来自缅甸、巴基斯坦、尼泊尔、墨西哥、中国、非洲、美国、埃及等地区的人 HEV 及美国猪的 HEV 的部分或全部基因序列的分析。不同地区来源的 HEV 基因组结构基本相似,但基因序列有一定差异,同一地区 HEV 基因序列相对保持稳定。

HEV 为正单链 RNA 病毒,全基因组长约 7.2kb。5′ 端具帽状结构和长为 27bp 的非翻译区(UTRs),3′ 端 UTRs 含有 48bp 并具有 polyA 结构,全基因组含有三个部分重叠的 ORFs,分别为 ORF1、ORF2 和 ORF3。ORF1 起始于 5′ 端的 nt28,延伸 5 079nt,止于 nt5 107;ORF2 起始于 ORF1 的 3′ 端的 nt38,延伸 1 980nt,止于 Poly(A)上游的 nt65 处,远端为 Poly(A)尾,150~200 个腺苷残基,增强病毒的感染性;ORF3 含有 369bp,5′ 端与 ORF1 轻度重叠(1nt),与 ORF2 有广泛重叠(328nt)。全基因组的核苷酸构成比例为:A 17%,C 32%,G 26%,U 25%,G+C 58%。

病毒蛋白的表达动力学仍然不清楚,但是它们在感染人体和实验动物期间的表达已通过抗体被确定。ORF1 中的 UTRs 区和 58nt 保守区容易折叠成保守的茎环和发夹结构,并且和 α 病毒同源序列一起被推测在 HEV RNA 复制中有着很重要的作用。最近 Graff 等提示 ORF2 和 ORF3 是分别从双顺反子(bicistronic)亚基因 RNA 上比较靠近的两个 AUG 开始翻译的,而在 4 型 HEV 中观察到的这种阅读框架差别的合理性仍然需要实验模型来确认。

二、戊型肝炎病毒基因分型

(一)主要基因型

由于不同地区的 HEV 基因变异较大,而同一地区的 HEV 基因序列相对较保守,因此其分布有一定的地区性。各地毒株在 ORF2 氨基酸序列上的高度同源性造成了 HEV 血清学上的相似性,目前多数看法认为世界各地 HEV 均为同一血清型,在各基因型病毒间的交叉保护实验也证实了这一点。

根据 Fankhauser 等提议采用一个大体与 Norwalk 病毒相似的分类标准,即将 ORF2 区的核酸变异不超过 20% 的分离株归为一个基因型,HEV 至少可分为 4 个主要的基因型,这

4 个基因型有着独特的地区分布：基因 1 型包括亚洲和非洲的 HEV 毒株，是引起水源暴发流行和散发病例的主要原因；基因 2 型仅包括墨西哥 HEV 毒株和非洲的个别地方性毒株；基因 3 型包括北美、南美、欧洲的一些国家、日本和太平洋周边的一些发达国家的人和猪的 HEV 毒株；基因 4 型包括了中国大陆、台湾地区和日本的人和猪的 HEV 毒株；鸟类的 HEV 毒株已被建议归为新的基因 5 型，但仍然需要确认。

虽然 HEV 的一基因型主要分布于某一地区，但并不仅限于该地区，例如，最早发现于墨西哥的基因 2 型后来也出现在非洲地区。最近，基因 1 型 HEV 在美洲的古巴出现，而且在柬埔寨的猪体内也发现基因 1 型。

所有的 HEV 基因型显示了不同程度的基因组内部的差异，最近的一些报道表明这种差异导致病毒传播模式和疾病严重程度的差异。HEV 基因 1 型的暴发流行是由于人 - 人之间粪 - 口传播的有效性造成的。基因 3 型和 4 型因为跨物种之间的传播效率很低，所以只在动物之间传播，偶尔感染人类，有自一生食猪肉的患者体内分离的 HEV HE-JA4 的序列经证实是猪 HEV 的 swJL145 株。最近研究显示基因 4 型可以引起比基因 3 型更为严重的肝炎，在一共感染的患者体内发现基因 4 型的病毒滴度更高。所以根据分子差异和感染宿主差异，将 HEV 分为两类：H 类（human）仅分离于人类，包括 HEV-1 和 HEV-2，可引起大规模戊型肝炎暴发流行；Z 类（zoonosis）人畜共患，包括 HEV-3 和 HEV-4，见于小规模流行和临床散发。

（二）基因分型的意义

HEV 基因分型的研究，对于更好地了解 HEV 变异性和流行病学特征有重要意义，同时可以为寻找 HEV 共同抗原和通用性 PCR 引物，研制更加敏感、特异的 HEV 诊断试剂盒，研制行之有效的 HEV 基因工程疫苗及对 HEV 感染的预防和临床治疗提供重要的背景资料。

三、戊型肝炎病毒蛋白组分

（一）ORF1 蛋白

HEV ORF1 编码一个非结构大蛋白，包含数个可能与 RNA 复制有关的功能结构域，如：甲基转移酶、木瓜蛋白酶样半胱氨酸蛋白酶（PCP）、RNA 解旋酶和 RNA 依赖的 RNA 聚合酶（RdRP）。体外转录翻译系统表达 HEV 的 pORF1 可得到全长的多聚蛋白，延长表达时间该蛋白可以产生分子量分别为 78kD 和 107kD 两种 ORF1 的特异产物。如果 ORF1 在昆虫细胞中翻译表达，细胞内具渗透性的半胱氨酸蛋白酶可以封闭其部分表达。ORF1 中甲基转移酶的存在提示 HEV 有一"戴帽"的 RNA 基因组。HEV 基因组上的 5′ 甲基鸟苷残基是 HEV 易感性和复制所必需的。RdRP 中的 GDD 结构域对于 HEV 的复制也很重要。在 HEV 基因组复制时，3′ 端非翻译区和 polyA 尾的两个预测的茎环结构是 RdRP 结合所需要的。除了甲基转移酶，ORF1 中其他的可能成分都还未表达、纯化和生化特性研究。

（二）ORF2 蛋白

HEV 的 ORF2 编码 660 个氨基酸的衣壳蛋白（pORF2）并可以包裹病毒的 RNA 基因组。ORF2 蛋白进入内质网中并可能在内质网中积聚。最近的重组子表达实验已确定 pORF2 的 N 糖基化位点，糖基化位点的突变会阻止感染病毒颗粒的形成并使病毒对猕猴的传染性降低。在昆虫细胞内重组的 pORF2 表达缺失 N 端 111 个和 C 端 53 个氨基酸残基的蛋白，分子量为 56kD，并可以自我装配成病毒样颗粒（VLPs）。

自我装配的 VLPs 结构已通过低温电镜观察到并发现其壳粒主要由同源二聚体组成，

酵母双杂交技术也证明了 pORF2 的自身结合。ORF2 蛋白和 HEV 基因组的 5′ 端 76 个核苷酸结合，这和其衣壳的包装功能一致。如果其 N 端后面的 111 个氨基酸发生缺失，则 pORF2 就会失去 RNA 结合活性。

病毒颗粒的 ORF2 蛋白的大小和糖基化情况仍然不清楚，目前该蛋白是否还有其他的非结构性功能也还不懂。

（三）ORF3 蛋白

HEV 的 ORF3 编码 123 个氨基酸的小蛋白。最近的研究推测 pORF3 可能翻译自双顺反子的亚基因组 RNA 且 N 端缺少 9 个氨基酸。pORF3 并不是病毒体外翻译所必不可少的，但在注射 HEV 基因组 RNA 时，是病毒感染猴子所需要的。哺乳动物细胞内表达 pORF3 显示可以和细胞内的多种蛋白相互作用。通过结构域 1 和细胞骨架共定位并结合 MAP 磷酸激酶，结构域 2 可以和血液结合素即急性期血浆糖蛋白相互作用，P1 区包含磷酸化的丝氨酸残基，除了墨西哥分离株外，该残基在其他所有的 HEV 毒株中高度保守，P2 区包含 PxxPxxP 模序，可以结合含有 SH3 结构域的多种蛋白。

pORF3 可能与细胞内多种路径的相互作用来调节宿主细胞环境，结合并抑制对细胞外信号调节蛋白激酶（ERK）具有高度特异负调控作用的 MKP-3/Pyst1 从而间接激活 ERK，持续激活 ERK 可以使细胞产生生存和繁殖信号。在表达 ORF3 蛋白的细胞内发现高水平的己糖激酶和低聚物电压依赖阴离子通道（VDAC），这些物质会减弱线粒体死亡信号，ORF3 蛋白可能作为 HEV 联系细胞内信号传导途径的接头，促进病毒的复制和装配。最近的研究发现 pORF3 定位于循环的初级内体中，延迟表皮生长因子受体（EGFR）内化后的信号通道，这可能滞后内膜信号通路并促进细胞生存，另一个效应是减少 pSTAT3 的核转移并减弱急性期反应。因此，pORF3 可能通过减少宿主的炎症反应，进一步创造有利于病毒复制的环境。α_1- 微球蛋白和 Bikunin 的前体蛋白（AMBP）及它们的成体均被证明是 pORF3 的结合伴侣，pORF3 表达细胞的 α_1- 微球蛋白的分泌大大增加，因为 α_1- 微球蛋白抑制免疫反应，所以其分泌增加提示可能保护病毒感染的细胞。因此 pORF3 主要通过两个途径发挥致病作用，其一是通过激活 ERK 提高细胞的生存，滞后内膜信号通路并减弱细胞固有的死亡途径；其二是通过减少应急反应蛋白的表达和增加 α_1- 微球蛋白的分泌来下调宿主固有的免疫反应。

四、戊型肝炎病毒复制

（一）病毒受体与穿入

HEV 在细胞上的受体和穿入过程仍然不清楚。最近的研究显示 pORF2 上有一自 aa368~606 的截短肽段形成的 23nm 的颗粒可以结合并穿入 HepG2、Huh-7、PLC/PRF5 和 A549 细胞，之后阻止这些细胞的进一步感染。结合 HEV 或其壳粒蛋白的细胞表面分子目前未知。

（二）复制周期

HEV 的主要靶细胞是肝细胞，但在动物试验表明肝外组织如外周血单个核细胞、脾、淋巴结和小肠都有 HEV 的复制。在相似性和序列同源性的基础上，根据已知正单链 RNA 病毒的特征推测出 HEV 复制和基因表达的模型。复制周期大致如下：①吸附、结合并穿入适合的宿主细胞；②病毒基因组 RNA 脱去衣壳；③在宿主细胞的胞质中翻译产生 ORF1 编码的非结构多肽（nsP）；④在病毒 PCP 的协助下，细胞蛋白酶裂解病毒的 ORF1 nsP，病毒 RNA

依赖的 RNA 聚合酶(RdRP)以病毒的正链基因组为模板复制出负链中间体;⑤以负链中间体为模板,合成子代正链基因组和正链亚基因组;⑥和 alpha 病毒一样,与 α 病毒同源序列可能作为亚基因组的启动子翻译亚基因组 RNA 产生子代结构蛋白;⑦新产生的壳粒蛋白包装病毒基因组装配成子代病毒体,并以未知的方式离开宿主细胞。以上的复制模型还需要直接的实验证明。

(林 旭)

第六章

其他肝炎病毒

第一节　新型肝炎病毒感染概况

　　病毒性肝炎是严重危害人类健康的疾病之一,致病因子甲、乙、丙、丁、戊型肝炎病毒已得到公认,>80% 的病毒性肝炎患者是由这 5 种肝炎病毒感染导致的,但尚有一些病毒性肝炎病例的致病因子不能确定为上述五种肝炎病毒中的任何一种。据估计,有近 20% 的急性肝炎患者为不明病因,4% 和 19% 患者为不明原因的散发性和社区获得性急性肝炎,3.5% 为急性输血后肝炎。而暴发性肝衰竭患者(30%~50%)和肝炎相关的再生障碍性贫血患者中大多数为没有明确的病因,包括病毒的、代谢的、药物 / 毒素暴露。同样,未经确认的病毒也可能诱发慢性肝病。慢性肝病患者中 5%~15% 为隐源性肝硬化。在肝移植受者中,有一部分术前为隐源性肝硬化患者在移植后发展为早期移植术后肝炎。鉴于未经确认的病毒在急性和慢性肝病中的致病作用,在过去几年科学家做了大量工作,特别是分子生物学技术的发展,促成了这些病毒的发现。目前已从临床标本中发现并鉴定三种有可能引起肝炎的病毒,即庚型肝炎病毒(hepatitis G virus,HGV)、TT 病毒和 SEN 病毒,但这些病毒仍没有证明为真的 "肝炎病毒"。随着诊断技术和分子生物学的发展,在非甲 - 戊型肝炎患者体内逐渐分离并鉴定出其他致肝病因子。

　　1994 年,印度学者 Deka N 等用一个不明原因的肝病患者的粪便提取物感染恒河猴,使其发生了肝炎。在该患者的粪便、肝脏中以及感染动物的粪便里提取出了同一种病毒,检测到了 20kb 长的病毒 DNA。研究人员暂时称其为 HFV［hepatitis French(for origin)virus］。病毒样颗粒直径大小为 27~37nm,但随后日本学者 Uchida T 等认为所谓的 HFV 其实就是 HBV 的 "沉默" 突变株,该突变株在 X- 基因编码区有 8 个核苷酸的缺失,增强子 2/ 核心蛋白启动子也发生了突变,突变的结果使 HBV 的复制和蛋白表达受到抑制,因而不能检测到 "沉默" HBV 的血清学标志——HBsAg 和 HBcAb。但用 PCR 方法,从这些急慢性非甲至非戊型肝炎患者的血清中扩增获得了 HBV DNA。HFV 对人有一定的致病性,在感染猴和患者体内都发现了不同程度的肝损害,但有关 HFV 感染后的其他临床症状、特点及临床转归尚无报道。病毒分类是否与 HBV 同属于一科目前尚无定论,其真正本质也尚待进一步的实验证实。

　　在报道发现 HFV 后不久的 1995 年,美国 Genelabs Technologies 实验室 Kim JP 等证实他们发现并鉴定出另一种可能的肝炎因子,由于 HFV 仍未证实,因此他们命名这种新病毒为 hepatitis G virus。深入研究发现 HGV 与 HCV 一样,也属于黄病毒科(*Flaviviridae*),但它们之间的氨基酸序列的同源性只有约 25%,因此不存在近亲关系,而与 1966 年 Deinhardt F 等发现并命名的 GB 病毒相似,与 GBV-C 的氨基酸的同源性接近 100%,后经鉴定为同一种病毒,于是 HGV 与 GBV-C 统一命名为庚型肝炎病毒(HGV)。

1997 年日本学者 Nishizawa T 等报道了 TT 病毒(Torque teno virus,TTV)。随后,多个国家的学者在肝炎患者体内均分离出 TT 病毒,确定该病毒在世界范围内流行。TTV 是一种环状、单股、负链 DNA 病毒,属于细项圈病毒属圆环病毒科病毒。但 TTV 感染与疾病的关系仍不清楚,报道不一,有待更大规模的临床研究证实。

1999 年意大利 DiaSorin 生物分子研究所研究人员在寻找非甲 - 非戊型肝炎的致病因子中发现并用患者的首字母命名为 SEN 病毒(SEN-V)。现已清楚,SEN-V 是 TTV 相关病毒,属圆环病毒科,为单链、环状、无膜 DNA 病毒。尽管 SEN-V 是发现于输血后肝炎,但迄今为止尚无确凿的证据显示 SEN-V 感染会导致肝炎或恶化肝病病程。

第二节 GB 病毒

一、病原学

(一)发现及命名

1966 年,Deinhardt F 等用患有急性肝炎的 34 岁外科医生(G. Barker)的血清接种狨猴导致肝炎发生,狨猴血清中可能含有致病因子,因此被命名为 GB 病毒(GBV)。1995 年,Simons 等在小绢猴体内鉴定出两种黄病毒科家族新成员,GBV-A 和 GBV-B,尽管这两种病毒都能在绒猴体内复制,但只有 GBV-B 能诱发肝炎。虽然非甲 - 非戊型肝炎患者与 GBV-A 和 GBV-B 有血清学反应,但通过逆转录聚合酶链反应(RT-PCR)却未能检测到这两种病毒。随后从血浆中分离并鉴定了相关的人类肝炎病毒,分别命名为 GBV-C 和 HGV,GBV-C 也发现于黑猩猩。GBV-C 与 HGV 氨基酸的同源性接近 100%,后经鉴定为同一种病毒,于是 GBV-C 与 HGV 统一命名为庚型肝炎病毒(hepatitis G virus,HGV)。

目前,GB 病毒 C/ 庚型肝炎病毒(GBV-C/HGV)与其他相关的灵长类和蝙蝠病毒(GBV-A、GBV-Cczp 和 GBV-D)被分类成为一个新属 *Pegivirus*,并重新命名为 HPgV,为黄病毒科(*Flaviviridae*)病毒,其基因组结构与丙型肝炎病毒(HCV)的相似。

(二)病原学

HGV 为线性、有包膜的单股正链 RNA 病毒,属于黄病毒科 *Pegivirus*。HGV 的基因组结构与 HCV 的相似,基因组长 9 103~9 392bp,含有一个开放阅读框(ORF),编码 2873~2910 个氨基酸的多聚蛋白,结构蛋白基因在 5′ 端,非结构蛋白基因在 3′ 端(图 1-6-1)。HGV 的 5′-UTR 也包含内部核糖体进入位点(IRES),指导多蛋白不依赖于帽子结构进行翻译,但其 5′-UTR 比其他黄病毒科病毒的更长,>500bp。其 3′-UTR 缺乏 poly(U/UC)结构。

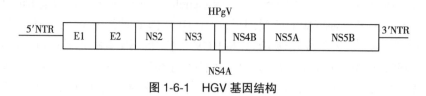

图 1-6-1 HGV 基因结构

HGV 基因序列中没有编码核心蛋白的序列,然而 HGV 颗粒的生物物理特性显示它们具有核衣壳。核衣壳的形成有以下 3 种可能的机制:①核衣壳由多蛋白 N 末端的小肽形成;②更长的核心蛋白由基因组或基因组负链备选读码框翻译而成;③病毒利用细胞蛋白形成核衣壳蛋白。HGV RNA 编码两种结构蛋白(E1 和 E2),为包膜蛋白,但其糖基化程度不如 HCV 的高,且与 HCV 相应区域不同,它们不是高变区。E1 和 E2 形成异二聚体并插入至病毒包膜内。HGV RNA 编码有非结构蛋白 NS2、NS3、NS4A、NS4B、NS5A 和 NS5B,但功能有待实验验证,仅推测与 HCV 的相似。

与 HCV 颗粒类似,HGV 颗粒也与脂滴密切相关,其浮力密度较低,有近 1.07~1.09g/mL 和 1.17g/mL 两种形式,直径 <100nm。

（三）亲嗜性

HGV 的嗜肝性仍然存在争议。HGV 最初作为能够引起肝炎的嗜肝性病毒被发现,通过肝癌细胞系的体外感染试验也证实了 HGV 的嗜肝性,但在随后的流行病学研究中未能明确它与急性或慢性肝炎相关。尽管在肝脏活组织检查中可检测到 GBV RNA,但在脾脏、骨髓、脑脊髓液和外周血单个核细胞(PBMC)也可检测到 GBV RNA,说明肝细胞可能并不是 HGV 复制的唯一组织。

目前 HGV 可在人肝癌细胞系、原代人淋巴细胞、外周血单个核细胞、Daudi 细胞(Burkitt 淋巴瘤细胞系)等中进行培养,但复制水平低。HGV cDNA 已构建并成功感染原代人 CD4$^+$T 细胞,HGV 亚基因组复制子能在 Huh7.5 细胞培养内持续复制。鉴于细胞培养和在组织中的分布,目前比较公认的观点是 HGV 并非嗜肝性病毒,而是嗜淋巴细胞病毒。

二、流行病学

自从发现以来,HGV 普遍感染人群,近 15% 的健康献血志愿者有既往感染或正在感染这种病毒的标志物。HGV 呈全球性流行,在一般人群中普遍存在,检出率约 1.7%。目前有 6 种可能的基因型已经被鉴定,彼此间的差异约为 12%。从西非人中分离到的病毒株定义为基因 1 型,包括 1a 和 1b 两个亚型。基因型 2a 和 2b 常在北美洲和欧洲人群检测到。基因 3、4 和 5 型则通常发现于亚洲、东南亚和南非,其中基因 3 型主要在亚洲流行。基因 6 型病毒在印度尼西亚发现。

HGV 经非消化道途径传播,主要通过血液及血液制品、静脉吸毒、血液透析、器官移植、性接触和母婴垂直等途径传播。在发达国家,1%~4% 的健康献血者具有 HGV RNA 病毒血症,5%~13% 的人带有抗 -E2。而在发展中国家,HGV RNA 病毒血症流行率更高,在一些地区达到了 20%。在血源性或性传播感染人群中,HGV 流行率更高,母婴传播主要是在生产过程中感染,但剖宫产婴儿感染率明显下降,还有相当部分婴儿患者为出生后感染。由于具有相同或相似的传播途径,HGV 与其他肝炎病毒的重叠感染发生率明显高于单独感染。HIV 传播可以明显增加 HGV 病毒血症流行。一项对感染 HIV 的同性恋者的研究显示,39.6% HIV 感染者具有 HGV RNA 毒血症,46% 感染者检测到抗 -E2。或许是因为 HGV 本身的致病性较弱,当重叠感染时,其致病性易被致病性较强的 HBV 或 HCV 所掩盖。

三、检测

HCV 在病毒血症期间会诱发产生针对几种病毒蛋白的抗体,且这些抗体在感染过程中持续存在。而抗 -HGV 在 HGV 病毒血症期间一般检测不到,而是在清除病毒血症之后产

生抗 -HGV E2。逆转录聚合酶链反应（RT-PCR）是目前检测 HGV 感染最准确的诊断方法。最初，来自 NS3 区的引物用于检测病毒 RNA，但后来 NS5B 和 5′-UTR 的引物显示出更好的可靠性，更适用于 RT-PCR 检测。虽然 RT-PCR 是目前的"金标准"，但是其敏感性仍然有待继续提高。血清中存在 HGV RNA 表明活动性病毒感染，而存在抗 -E2 则表明与病毒感染恢复相关，因为抗 -E2 的出现与病毒血症的清除有关，抗 -E2 通常只在无病毒 RNA 的个体中检测到，是既往感染的标志。抗 -E2 是长期存在的循环抗体，一旦出现则倾向于持续存在，因此检测抗 -E2 比检测 HGV RNA 更有利于开展流行病学调查。但是，抗 -E2 检测的特异性还不能令人满意。

四、临床症状

绝大多数 HGV 感染者会在 2 年内自行清除病毒，但感染也可持续数年没有临床症状。

HGV 感染的临床症状常为亚临床无黄疸性肝炎，氨基转移酶正常或偏低，HGV 相关的肝炎约 75% 的患者生化功能正常，可发生急性、暴发性、慢性（轻度和中度）肝炎和肝纤维化疾病。急性庚型肝炎的平均潜伏期为 14~20 天。急性肝炎的结局有：①痊愈，血清中 HGV RNA 消失，出现抗 -E2；②发展为慢性肝炎，血清中可持续检测到 HGV RNA；③ HGV RNA 携带者，没有肝病的生化和组织学特征。与 HCV 感染不同，HGV 感染患者 ALT 水平与病毒血症程度和肝组织学改变的严重性不相关。另外，碱性磷酸酶（alkaline phosphatase，ALP）和 γ- 转肽酶（γ-GTP）可能会升高。

（一）HGV 感染的致病性

自发现 HGV 以来，其致病性问题一直存在广泛争议。有些学者认为 HGV 致病性是肯定的，它既能造成轻微肝损害，也可导致严重肝功衰竭；另有相当部分学者对 HGV 的致病性持相反态度，认为 HGV 是偶然过路病毒，不会引发肝脏疾病。争议的原因可能在于：第一，HGV 感染多为与其他病毒重叠感染，单一 HGV 感染不多，病例数量不够；第二，对于 HGV 感染，尚无系统追踪到临床各个阶段，从急性肝炎到慢性肝炎，再到肝硬化，最终到肝细胞癌的时间较长，可能需要 >16 年。因此，HGV 感染的致病性以及与其他病毒之间的相互作用机制尚不清楚，需进一步深入研究。

（二）HGV 单独感染

HGV 单独感染在临床上病例较少。来自动物实验的报道显示，将 HGV 全长 RNA 转录体肝内注射感染恒河猴，尸检发现恒河猴死于间质性肺炎，肝组织活检呈现轻度炎性改变，其他组织正常；电镜下观察肝细胞超微结构改变较大，肝窦内发现直径 25~30nm 晶格样排列的病毒样颗粒。HGV 单独感染临床上多表现为急性肝炎，其临床特性与转氨酶正常或水平低的亚临床和无黄疸性肝炎相似。有国内学者在对 HGV 感染者所作的回顾性研究中发现，HGV 感染引起急性肝炎 44.44%，慢性肝炎 33.33%，肝硬化 11.11%，重型肝炎 7.41%，肝癌 3.71%，说明 HGV 存在持续性感染。单纯 HGV 感染以急性肝炎为主，而重叠感染以慢性肝炎、肝硬化为主。

（三）HGV 与 HBV 和 / 或 HCV 重叠感染

在大多数情况下，一种病毒感染往往增加另一种病毒感染的致病性。对于 HGV 与 HBV 和 / 或 HCV 重叠感染，尚无系统追踪到临床各个阶段，因此，HGV 与 HBV 和 / 或 HCV 重叠感染的致病性一直存在广泛争议，而且目前的研究几乎全部为回顾性临床研究，对重叠感染的病毒之间的相互作用机制尚不清楚，需要进一步的研究阐释病毒相互作用的分子和细胞机制。一些临床研究的结果显示,HGV 与 HBV 或 HCV 混合感染的患者较单一 HBV 或 HCV 临床症状与肝功能无加重病情趋势。重叠 HBV 感染者以肝硬化多见,重叠 HCV 感染者以慢性肝炎多见。有研究显示 HGV 感染对 HBV 的复制既无抑制也无增强作用,HGV 与 HCV 共感染不会加重 HCV 感染的病情,不恶化慢性丙型肝炎的临床进程,也不降低 HCV 对抗病毒治疗的反应,干扰素联合利巴韦林治疗在多数患者中可以清除 HGV 感染。有研究显示 HGV 感染与肝细胞癌(hepatocellular carcinoma,HCC)没有相关性,然而另外一些临床研究结果则显示 HGV 与 HBV 和 / 或 HCV 重叠感染可引起持续性肝炎,且更容易发展成慢性肝炎、肝硬化和肝癌。

(四) HGV 与 HIV 重叠感染

HGV 与 HIV 似乎有别于 HCV 与 HIV 的相互作用,虽然 HGV 基因序列与 HCV 差别很小,但 HGV 对获得性免疫缺陷综合征(AIDS)的影响却与 HCV 正好相反。患者共感染 HIV 和 HGV 后,HGV 导致较低的 HIV 病毒载量和较高数量的 $CD4^+T$ 细胞,使疾病的进程变慢,症状减轻,从而使 AIDS 患者死亡率降低,抗病毒治疗有效性明显增加。

HGV 对 HIV 的有益作用机制可能有几种:①改变抗病毒细胞因子、趋化因子及其受体的产生。HGV 感染增加 PBMC 中 Th1 细胞因子(TNF-α)基因表达,降低 Th2 细胞因子(IL-4、IL-5、IL-10 和 IL-13)基因表达,诱导抑制 HIV 感染的趋化因子和细胞因子环境。在 PBMC 中,HGV 诱导 HIV 进入受体(RANTES、MIP-1a、MIP-1b 和 SDF-1)可溶性配体的释放,HGV 的这种正性作用可以在一定程度上阻止 HIV 的进入;②降低 T 细胞活化。HGV 感染通过多种机制适当改变 T 细胞内环境稳定,合并感染 HGV 的 HIV 感染者体内可见有较高 $CD4^+T$ 细胞数,能延缓 HIV 感染者的病程,而且 HGV 病毒血症与降低活化诱导的 T 细胞死亡相关;③直接抑制 HIV-1 进入或诱发能中和 HIV 的交叉抗体。HGV 感染能明显抑制 HIV 在 T 细胞内的复制,HGV 相关 T 细胞效应有助于对 HIV 感染者的保护作用。

(五) HGV 感染与再生障碍性贫血

肝炎相关的再生障碍性贫血罕见,却是公认的现象。一些病例报道了 HGV 与再生障碍性贫血之间的联系,患者早期感染 HGV,后来发展成严重的肝炎相关再生障碍性贫血,说明 HGV 能够诱发肝炎和再生障碍性贫血,然而需更多的病例证明这种联系。

第三节　TT 病毒

一、病原学

(一) 发现及命名

TT 病毒(Torque teno virus,TTV),又称输血传播病毒(transfusion transmitted virus),是圆环病毒科(*Circoviridae*)细项圈病毒属(*Anellovirus*)的主要成员之一。1997 年首次报道于日本,一例 58 岁患者因心脏手术输血 9 周后出现不明病原引起的输血后肝炎(非甲 - 非庚型肝炎),Nishizawa 等从这位患者的体内分离到一株 DNA 病毒,经表象差异分析技术成功克隆了一段 500bp 的 DNA 片段,与基因文库中的 DNA 序列比对后,证实为一种新病毒,由于该患者的姓名字首缩写为 T.T.,因此命名为 TT 病毒。现在命名为 Torque teno 病毒,源于拉丁语"*Torque*"和"*teno*",其意分别为"项圈"(necklace)和"细的"(thin),因此归为细项圈病毒属(*Anellovirus*),体现 TTV 的基因组结构特点,同时也未改变 TTV 的原始缩写。随后,多个国家的学者在肝炎患者体内均分离出 TTV,确定该病毒在世界范围内流行。

(二)病原学

TTV 是一种环状、单股、负链 DNA 病毒,属于细项圈病毒属圆环病毒科病毒。基因组全长约 3.8kb,有 4 个开放阅读框(ORF):ORF1、ORF2、ORF3 和 ORF4(图 1-6-2)。

TTV 基因组在非翻译区(UTR)还包含一个 G+C 丰富的区域,也称为基因调节序列。与其他病毒蛋白表达不同,TTV 的转录产物较特殊,可转录剪接成具有相同的 5′端和 3′端、长度依次为 3.0kb、1.2kb 和 1.0kb 的mRNA(图 1-6-3)。4 个 ORF 编码成大小分别为 770、120、286 和 293 个氨基酸的蛋白,其中,ORF3 和 ORF4 为剪接不同而产生相应大小的蛋白(图 1-6-2、图 1-6-3)。

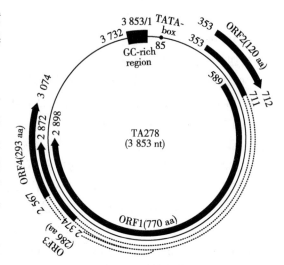

图 1-6-2 TTV 基因组结构

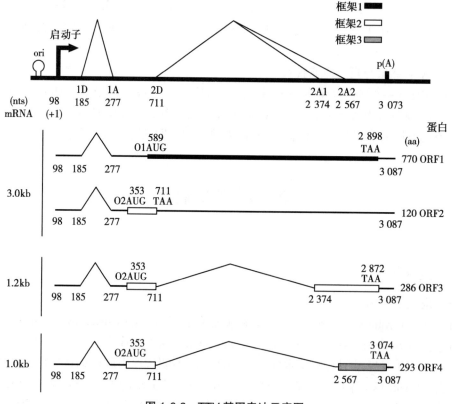

图 1-6-3 TTV 基因表达示意图

与大多数 DNA 病毒不同的是,TTV 各分离株存在较高的遗传变异性,至少有 39 种基因型,各型之间差异 >30%,或分为 5 个主要的遗传群体,各群体之间的差异 >50%。在不同的组织和体液中广泛存在 TTV,同一感染个体中也存在不同基因型的 TTV,常为不同的组织中具有不同的优势基因型,说明某些病毒基因型在特定类型的细胞或组织中更适宜复制。

TTV 为二十面体对称的球形颗粒,直径 30~50nm,无囊膜,常与免疫球蛋白 G 形成免疫复合物,血清中的病毒颗粒浮力密度为 $1.31~1.33g/cm^3$,而排泄物中的病毒颗粒的浮力密度为 $1.33~1.35g/cm^3$。TTV 对去污剂、溶媒、干热有耐性。

TTV 主要通过输血或血制品传播。多次受血或使用血制品者、静脉注射毒品成瘾者、血液透析患者及器官移植者均为 TTV 感染高危人群。TTV 也可通过消化道、唾液等多途径传播,因在胆汁、粪便、唾液、精液和乳汁中可检测到 TTV DNA。另外,TTV 可经胎盘垂直传播,还有报道可以经呼吸道传播。多途径传播可能是导致 TTV 在正常人群中大量存在的主要原因。

二、发病机制

目前,尽管有细胞培养系统可支持转染克隆性 TTV 在细胞内复制和病毒颗粒的形成,但病毒增殖效率低。感染 TTV 后患者体内有持续的病毒血症,在一般人群中可高达 10^6 拷贝 /mL,在有些患者中可高达 $10^8~10^{12}$ 拷贝 /mL,每天约能产生 $>10^{10}$ 病毒颗粒。因原位杂交和 / 或定量 PCR 以及双链 DNA 复制中间体的检出,显示 TTV 在肝内复制,并可高水平地分泌至胆汁中,在胃肠道及其排泄物中的 TTV 主要来源于胆汁排泄。TTV 的复制不仅限于肝脏,在肺组织、胰腺、骨髓、脾脏和其他淋巴组织中也可检测到高病毒载量、TTV DNA 的双链复制形式和 mRNA 转录本。在 PBMC 中可经常检测到 TTV DNA,在 T 淋巴细胞和 B 淋巴细胞、单核细胞、自然杀伤细胞(natural killer cell,NK cell)、粒细胞和其他多形核白细胞中均可检测到 TTV DNA,显示了 TTV 广泛的淋巴样细胞亲嗜性。

TTV 的持续病毒血症提示可能存在某种免疫逃避机制。最近研究显示,TTV 编码 miRNA,它能作用于 N-myc(和 STAT)从而扰乱对干扰素的应答和提高干扰素存在下的细胞增殖。因此 miRNA 通过拮抗宿主抗病毒反应介导免疫逃避。在病毒血症和非病毒血症的患者可检测到抗 TTV 病毒体或重组 ORF1 蛋白的抗体,而且循环中 TTV 颗粒常与 IgG 结合形成免疫复合物,但迄今为止,尚无证据提示这些免疫复合物会引发相关的疾病如肾小球肾炎。在艾滋病患者中 TTV 病毒载量升高,并且 TTV 高病毒载量与低 CD4 细胞计数相关,提示免疫系统在控制 TTV 复制中有着重要作用。因此,虽然免疫系统在 TTV 感染的自然史中发挥着怎样的作用仍不清楚,但 TTV 可能在免疫妥协患者中扮演着机会致病病原体的角色。

三、TTV 感染相关疾病

尽管 TTV 感染与某些疾病相关,但这种相关仍需深入研究,特别是缺乏对照。研究显示,在转基因小鼠中表达基因 1 型 ORF1 蛋白会导致小鼠肾脏病理变化。表达 TTV 蛋白也会干扰肾上皮细胞的分化。然而,TTV 潜在的致病作用的报道较少。

(一)TTV 感染与肝病

在不明病因的输血后肝炎中常可检测到 TTV,并且与 ALT 水平相关。用 TTV 患者血清接种到黑猩猩中,在 5~15 周内能短暂地检测到 TTV DNA,在 12~13 周达峰值,病毒血症伴随 α- 谷胱甘肽 -S- 转移酶水平突然升高和 ALT 水平轻度升高,肝活检标本出现病理改变与 TTV DNA 水平降低和出现 IgM 类及 IgG 类抗 TTV 抗体相关,说明 TTV 有诱发肝炎的特征。另外,研究显示,TTV 在非甲、乙或丙型的暴发性肝衰竭的发病机制中有着重要的作用。在输血后出现的不明原因的肝病患者中常可检测到 TTV,也提示 TTV 与肝病密切相关,并导致急性复发性肝炎、血友病患者隐源性的肝功能衰弱。我国多个学者的流行病学调查证实了 TTV 在急性重症肝炎患者中的高检出率,这使其成为除非甲 - 非庚型肝炎病毒之外的另一种导致重症肝炎和促进肝衰竭的重要因素。

我国学者的临床研究显示,TTV 是原发性肝癌的一个重要致病因子,因 TTV 在原发性肝癌患者中的高检出率,以及 TTV DNA 在原发性肝癌高发家庭成员组中的阳性率高于非癌家庭成员组。

但也有报道,TTV 与 ALT 水平不相关,也与任何形式的肝炎(输血后的、慢性特发性的、急性或暴发性的)不相关。因此,尽管有 TTV 在肝内复制的证据,TTV 也不符合成为肝炎病毒的标准。

(二) TTV 感染与其他疾病

1. TTV 感染与呼吸系统疾病　TTV 感染在引起儿童呼吸系统疾病中有着潜在的作用。TTV 可在肺组织中复制,婴儿轻度鼻炎与 TTV 感染相符合,因急性呼吸道疾病或支气管扩张症而住院的儿童患者中 TTV 病毒载量比对照组高,在鼻部标本有高 TTV 病毒载量的儿童中,肺量测定的值更恶劣。TTV 也可能是促进哮喘症的致病因素,也可能与特发性肺纤维化和肺癌有关,其机制可能与 TTV 感染导致 Th2 反应平衡失调有关。

2. TTV 感染与血液病　肝炎相关的再生障碍性贫血主要发生在急性非甲、非乙和非丙型肝炎。在骨髓中高水平的 TTV 复制提示 TTV 感染可能是不明病因的肝炎相关的再生障碍性贫血的一个诱因。但也有报道肝炎后再生障碍性贫血与 TTV 不相关。

TTV 感染与定向造血干细胞恶性肿瘤相关,因在 B 细胞淋巴瘤和霍奇金病患者的淋巴结内循环中的淋巴细胞中可检测到 TTV DNA,推测 TTV 能调节感染 T 细胞,因此在淋巴瘤的发生中起作用。

3. TTV 感染与癌症　除肝细胞癌、肺癌、定向造血干细胞恶性肿瘤外,TTV 感染也能引发其他的恶性肿瘤或恶性改变,因在各种肿瘤组织中能检测到 TTV DNA。TTV 与人乳头状瘤病毒共感染与喉癌预后不良相关。但与其他小 DNA 病毒如细小病毒和圆环病毒致病相似,TTV 感染与肿瘤发生或细胞的恶性转化的相关性没有确凿的证据。

4. TTV 感染与其他疾病　有报道 TTV 感染还与传染性胃肠炎、女性宫颈疾病、特发性炎症性肌病、系统性红斑狼疮相关。最近研究显示,由于 TTV 的免疫抑制,TTV 病毒血症可以用来预测机会性感染以及移植排斥情况。

第四节　SEN 病毒

一、病原学

(一) 发现及命名

SEN 病毒(SEN-V)是由 1999 年意大利 DiaSorin 生物分子研究所研究人员在寻找非

甲-非戊型肝炎的致病因子时发现的,并用患者的首字母命名。现已清楚,SEN-V是TT病毒(TTV)相关病毒超家族中的一员,属圆环病毒科,与TTV类似,为单链、环状、无膜DNA病毒。尽管SEN-V是发现于输血后肝炎,但迄今为止尚无确凿的证据显示SEN-V感染会导致肝炎或恶化肝病病程。

（二）病原学

SEN-V为圆环病毒科TTV相关病毒成员,这个家族还包括TTV、TTV-样袖珍型病毒(TTV-like minivirus,TLMV)、SANBAN、TUS01、PMV和YONBAN。其中,SEN-V与SANBAN和TUS01归为一个群。SEN-V有8个基因型,命名为SEN-V A~H。各种基因型之间的核苷酸序列差异>25%。尽管SEN-V的基因组结构与TTV的相似,但核苷酸的同源性<55%,氨基酸同源性<37%。

SEN-V能在肝细胞内复制,病毒颗粒大小为26nm,基因组长为3 600~3 800bp,有三个开放阅读框(ORF)。其中,推测的ORF3蛋白与拓扑异构酶Ⅰ有同源性,因此可能在病毒复制中起作用。ORF1包含Arg/Lys丰富的区域,因此呈高亲水性。在SEN-V基因型A、C和H的ORF1的C末端有一个亮氨酸拉链结构域,这在TTV的ORF1中是没有的。而ORF2的功能仍不清楚。虽然SEN-V为DNA病毒,但其自发突变率与RNA病毒的相当,提示SEN-V复制无有效的校正功能。SEN-V能持续感染与其高变区的高突变率相关,基因位点的突变率为7.32×10^{-4}/a。

二、流行病学

SEN-V呈全球流行,健康供血者中SEN-V在各地区的流行差异很大,日本(10%~22%)和我国台湾地区(15%)远高于美国(1.8%),泰国为5%,德国为8%~17%,希腊为24%,意大利>13%。美国国立卫生研究院(National Institutes of Health,NIH)的一项研究显示,55%输血后感染者在感染6个月后会自发清除病毒,74%患者在5年内得到清除,只有少数患者在数年内SEN-V仍有持续感染,但是否会在更长的时间内得到清除不得而知。

SEN-V主要经输血传播,在心脏术后输血人群中有30%感染SEN-V,而不输血人群只有3%感染SEN-V,并与输血量密切相关。SEN-V阳性供血会导致>99%接受者感染。接受输血或血浆制品的血友病患者中,42%~68%感染SEN-V。在血液透析患者中,13%~68%感染SEN-V。其他高感染人群为注射药物滥用者(23%~54%)以及HIV感染者(44%~54%)。

证据显示非注射途径也能传播,如粪-口传播、垂直传播。一项研究显示,尽管可垂直传播,但不引起持续的病毒血症,除感染后丙氨酸转氨酶可有短暂性的升高外,也没有明确的临床症状。

三、SEN-V感染与疾病的关系

（一）输血相关的肝炎

在这8个基因型中,SEN-V D和SEN-V H与输血后肝炎和慢性肝病明显相关。在输血相关的非甲非戊型肝炎患者中,SEN-V感染的高比例提示其可能为发展为肝炎的致病因子。但在SEN-V感染阳性和阴性的非甲非戊型肝炎患者中,血清氨基转移酶类和胆红素水平或组织学检查所见没有明显差异。在多数SEN-V感染患者中,持续感染时间<12个月。

研究表明,SEN-V感染常见于肝移植患者中,但对移植后功能障碍的发生没有影响。

（二）SEN-V/HBV/HCV/HDV 共感染

慢性 HCV 感染患者中，24%~67% 共感染 SEN-V。SEN-V 的流行率在慢性 HBV 或 HCV 感染中要高于健康人群。在慢性 HBV 或 HCV 感染患者中，合并有 HCC 患者的 SEN-V 的流行率也高于没有 HCC 的，提示 SEN-V 可能会加速 HBV 或 HCV 感染发展成为 HCC。与健康供血者相比，SEN-V 在自身免疫性肝炎和原发性胆汁性肝硬化（亦称原发性胆汁性胆管炎，primary biliary cholangitis，PBC）患者中也更常见。但这些结果还有待更大临床规模的研究。

对慢性 HCV 感染患者对 IFN-α 或 IFN-α 联合利巴韦林治疗效果的影响研究显示，SEN-V 感染对用 IFN-α 或 IFN-α 联合利巴韦林治疗产生不利影响，甚至导致治疗失败。但也有相反的结果，认为 SEN-V 感染对治疗不产生影响。

（三）SEN-V 对非甲非戊型肝炎进展的影响

有报道显示，在不明病因的非甲非戊型肝炎患者和肝癌、肝硬化、慢性肝炎、急性肝炎患者及供血者中，SEN-V 的感染率没有明显差别，因此 SEN-V 感染对非甲非戊型肝炎的进展没有定论。

（彭宗根）

第七章

病毒性肝炎的细胞模型及动物模型

第一节　乙型肝炎病毒感染的细胞及动物模型

乙型肝炎病毒是一种种属特异性和组织特异性极强的 DNA 病毒。人 HBV 只感染人及高等灵长类动物(如黑猩猩等),不感染医学研究中常用的哺乳类实验动物,亦不易感染体外培养的细胞株。HBV 感染具有组织特异性,特异性地感染人类原代肝细胞。由于体外条件下,肝细胞表面 HBV 受体丢失或细胞结构和生长环境的改变,一直难以建立稳定的肝脏源性细胞 HBV 体外感染模型。因此,建立高效的体外细胞模型成为 HBV 研究的关键。

一、HBV 的细胞研究模型

目前建立的 HBV 细胞模型主要分三类:可直接感染 HBV 的细胞模型;通过分子生物学技术、基因工程技术改造肝癌细胞基因获得的可感染 HBV 的重组细胞模型和 HBV 功能性受体钠离子 - 牛磺酸共转运蛋白高表达的新型细胞模型。

人肝癌细胞(如 PLC/PRF/5、Huh7、HepaRG)及永生化肝细胞 HepG2 的转染与感染细胞模型的建立,为 HBV 的研究提供了体外试验条件。不同模型各有优缺点,具体见表 1-7-1。

表 1-7-1　不同 HBV 细胞模型的使用范畴及局限性

细胞模型	使用范畴	局限性
HepG2.2.15 细胞 (转染模型)	稳定转染 HBV 的表达载体 pDoLT-HBV-1,多应用于评价药物的抗病毒活性	不同于感染 HBV,病毒复制水平低、抗原表达不稳定
HepAD38 细胞 (转染模型)	稳定转染 HBV 的表达载体 ptet-HBV,并受四环素调控。可用于大量筛选抗 HBV 药物、评价药物抗病毒活性和研究病毒复制周期	cccDNA 产量有限,难以反映肝细胞的功能
Huh7 细胞 (转染模型)	转染 HBV 后,Huh7 细胞表达 HBsAg 和 HBeAg 较其他细胞系更多,适用于研究 HBV 中各种蛋白的功能区和 HBV 感染后的胞内信号通路,尤其是适用于研究 HBV 基因高表达的实验设计	病毒复制不易被控制
HepG2 细胞 (感染模型)	感染的细胞可稳定表达 HBsAg、pre-S1、pre-S2 和 HBeAg。用于研究 HBV 的增殖周期,特别是病毒的吸附和进入宿主的过程	对 HBV 的易感性受到细胞分化与传代的限制

续表

细胞模型	使用范畴	局限性
HepaRG 细胞 （感染模型）	亦可用于 HBV 转染。感染 HBV 的细胞系可用于研究自然条件下病毒吸附和进入宿主细胞的机制及抗病毒药物代谢作用机制等	感染细胞 HBV 产量低，实验可重复性差，操作烦琐
PLC/PRF/5 细胞 （天然表达 HBV 模型）	可稳定持续产生 HBsAg 及肝脏合成的血浆蛋白，常用于筛选和观察药物对肝细胞表达和分泌 HBsAg 的影响	系肝癌细胞，不产生 HBcAg、HBeAg 和 HBV 感染颗粒

二、HBV 感染的动物模型

黑猩猩等高级灵长类动物的感染模型是评价 HBV 疫苗和治疗药物的可靠动物模型。此外，低灵长类的树鼩、禽类的鸭、啮齿动物土拨鼠及 HBV 转基因小鼠等均证实可以作为 HBV 感染模型，用于等研究病毒感染细胞、病毒的复制及生活周期、抗病毒药物的评价等。

不同 HBV 动物感染模型的使用范畴、优点及局限性见表 1-7-2。

表 1-7-2　不同 HBV 动物感染模型的使用范畴、优点及局限性

	使用范畴	优点	缺点
黑猩猩模型	免疫系统可通过杀伤受感染的肝细胞及非裂解细胞方式清除病毒，用于评价多种疫苗效果及药物治疗效果	和人的亲缘关系近，直接感染 HBV；可用于研究免疫系统在控制病毒及致肝脏疾病中的作用	来源少、价格高、存在伦理上的制约；无法研究肝硬化及肝癌
树鼩模型	HBV 实验感染后可测到 HBsAg 及 HBV 抗体，类似人急性自限性感染；可用于研究介导 HBV 感染的肝细胞上的受体	小型动物实验；容易获取，可人工繁育生长，价格便宜；可直接感染 HBV；体外培养树鼩原代肝细胞亦可感染 HBV	非纯种动物，个体差异大；缺乏研究的试剂及抗体，无法检测其基因表达及免疫反应
DHBV 感染模型	该模型可用于研究 HBV DNA 的基因复制及病毒生活周期；抗病毒药物的筛选和评价	DHBV 与 HBV 核酸序列同源性为 40%；DHBV 可感染鸭原代肝细胞，利于研究病毒的复制及生活周期	鸭的免疫系统对 DHBV 感染耐受，感染的鸭子不会产生肝病及肝癌，无法研究 HBV 的致病机制
WHV 感染模型	WHV 感染旱獭易发生慢性肝炎并可致肝癌；可用于乙型肝炎病毒感染过程、乙型肝炎病毒相关性肝癌的发病机制和抗癌治疗等	新生的旱獭易发生 WHV 慢性感染，可用于慢性乙型肝炎药物的临床前评价	由于缺乏相应试剂，难以研究免疫系统对病毒的作用机制
转基因小鼠模型	复制型转基因小鼠是目前 HBV 相关肝病发病机制和抗病毒药物作用机制研究中应用最广泛的动物模型之一；非复制型转基因小鼠可用于研究 HBV 不同蛋白在致肝脏疾病中的作用	在转基因小鼠体内表达完整的病毒基因组或单个的病毒基因片段，免疫应答介导病毒清除，可导致急性/慢性肝脏疾病，可进行免疫致病机制的研究	HBV DNA 稳定地整合到小鼠的基因组中，小鼠肝细胞中不会产生 cccDNA，不造成肝细胞的病变，小鼠对 HBV 处于耐受状态

	使用范畴	优点	缺点
人 - 鼠嵌合模型	该模型小鼠可感染人 HBV，用于评估抗病毒药物的效果	利用免疫系统缺陷小鼠，转入对肝脏有毒性的基因（如 uPA、Fah 等）使小鼠肝脏细胞受损，更好地模拟 HBV 自然感染	该模型小鼠免疫系统缺陷，不能进行免疫介导的病毒清除和肝炎免疫病理机制的研究
人源化小鼠模型	在免疫缺陷小鼠体内重建人的免疫系统及人的肝脏，然后用 HBV 体内感染小鼠	既能实现 HBV 体内自然感染，又能研究人免疫系统的抗病毒反应及肝脏疾病的免疫病理机制	模型建立条件和技术要求高

（张秋玉）

第二节　丙型肝炎病毒感染的细胞及动物模型

长期以来，黑猩猩是唯一的非人类的体内 HCV 感染复制模型，经多年的努力，从只有复制阶段到具有整个病毒生命过程的体外复制模型逐渐建立。最近，由于 HCV 的感染与复制机制的逐渐阐明，体内动物模型也逐步建立和完善，尽管仍存在诸多问题，但为阐明 HCV 复制过程和致病机制以及为药物和疫苗研发提供了极有利的工具。

一、HCV 的细胞研究模型

25 年来尤其是近 9 年来，HCV 体外细胞培养系统研究已经取得了巨大进展，目前已有 HCV 复制子系统（replicon）、HCV 假病毒（hepatitis C virus pseudo-particles，HCV_{pp}）、反向互补 HCV 颗粒（trans-complemented HCV particles，HCV_{TCP}）和 HCV 细胞培养系统（HCV cell culture，HCVcc）等多种体外研究模型，这些模型的应用促进了 HCV- 宿主相互作用的研究、抗病毒靶点的发现及药物的开发以及疫苗的制备和评价等工作的深入开展。

（一）HCV 复制子

1999 年 Ralf Bartenschlager 研究组在 *Science* 上首先报道了选择性双顺反子亚基因组 HCV RNA 复制子系统，建立了在肝癌细胞系 Huh7 细胞中可以高水平自主复制的亚基因组复制模型（复制子），为 HCV 致病机制研究及抗病毒药物评价提供了一个新的途径。该复制子是一段可以在细胞内自我复制的 RNA，包含 1b 型 Con 1 分离株的非结构蛋白基因 NS3-NS5B 以及两个非翻译末端 5′-UTR 和 3′-UTR（图 1-7-1）。HCV 的内部核糖体进入位点（internal ribosome entry sites，IRES）下游是外源筛选标记——新霉素磷酸转移酶（neomycin phosphotransferase，neo）基因；脑心肌炎病毒（encephalomyocarditis virus，EMCV）的 IRES 则控制下游 NS3-NS5B 的翻译。通过 G418 药物筛选，可以筛选得到稳定表达的细胞系。目前已成功构建多种基因亚型的亚基因组复制子，如 1a（H77）、1b（Con1、HCV-N、HCV-BK、HCV-J4、1B-2/HCV-O 和 1B-1/M1LE）、2a（JFH1）、3（S52）、4（ED43）、5a 和 6a。除新霉素磷酸转移酶基因外,其他抗性筛选基因如嘌呤霉素乙酰转移酶基因、潮霉素磷酸转移酶基因或报告基因如萤火虫荧光素酶基因(firefly luciferasec,Fluc)、海肾荧光素酶基因(renilla luciferase,Rluc)、绿色荧光蛋白(green fluorescent protein,GFP)基因等均可插入亚基因组复制子载体上,从而满足不同实验需要及高通量筛选,并可鉴定抗病毒药物的靶点。与感染性 HCV 系统相比,亚基因组复制子系统具有不受基因型限制的优势。

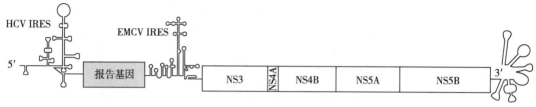

图 1-7-1　HCV 亚基因复制子

在亚基因组复制子基础上,人们构建了全基因组复制子系统。虽然基因 1 型来源的全基因组复制子可以在 Huh7 细胞内复制,但其复制效率显著低于亚基因组复制子。

虽然亚基因组复制子由于缺乏 HCV 结构蛋白,没有感染性子代病毒颗粒产生,复制子系统的建立及其应用发挥了重要作用,为目前直接抗病毒药物(direct-acting antiviral agent,DAA)的发展起了很大的推动作用,也促进了 HCV 复制机制的研究,并发现或验证了多种参与 HCV RNA 复制的宿主因子,如磷脂酰肌醇 4- 激酶Ⅲα、microRNA-122、亲环素 A 等,加深了 HCV 与宿主之间相互作用的认识。

（二）HCVpp

2003 年 Bartosch B 等建立了 HCV 假病毒系统。该系统利用逆转录病毒(或慢病毒)载体包装系统,通过同时转染 3 种质粒(HCV 蛋白 E1 和 E2、HIV 或 MLV 的 Gag-Pol 和含有荧光素酶或 GFP 等报告基因的逆转录病毒基因组)至细胞中,即可制备出带有 HCV 包膜蛋白 E1 和 E2 的感染性病毒颗粒。利用 HCVpp 系统获得的可感染性 HCV 假病毒颗粒广泛地应用于 HCV 入侵的机制研究及疫苗开发研究中。如 HCV 的受体 Claudin-1 和闭锁蛋白(occludin)就是用这个系统发现的。但 HCVpp 表面没有脂蛋白,故不能完全模拟真实的 HCV 入侵过程。目前主要通过 HCVpp 和 HCVcc 相结合的方式对 HCV 的入侵过程进行研究。

（三）HCV$_{TCP}$

2008 年 Steinmann E 等发现稳定表达 HCV 亚基因组复制子的细胞系中加入了辅助 JFH-1 病毒后可以在上清液中检测到有感染性的病毒颗粒,继而发现在稳定表达亚基因组复制子的人肝癌细胞系中互补表达 HCV core、E1、E2 和 NS2 蛋白后,可在上清液中检测到有感染性的病毒颗粒,这种反式包装出的病毒颗粒被称为 HCV$_{TCP}$。HCV$_{TCP}$ 只能感染一次而不能产生新的病毒颗粒。HCV$_{TCP}$ 系统是非常有用的工具,可以用于单轮感染的检测分析,也可以单独用于 HCV 包装释放、HCV 入侵的研究。

（四）HCVcc

HCV 在 1989 年得到鉴定,但直到 2005 年 Charles M. Rice 研究组在 *Science* 上才宣告全基因 HCV 在细胞内培养成功,病毒能成功自然感染 Huh7.5 细胞并产生大量具有感染性的病毒颗粒,这为 HCV 致病机制研究和抗病毒药物评价及疫苗研究提供了一个全新手段,具有划时代的意义,HCV 的相关研究进入了新纪元。该系统的构建归功于特殊的 HCV 分离株 JFH-1(2a 亚型),JFH-1 是从一位罕见的患有急性重型肝炎(fulminant hepatitis)的日本患者体内分离得到的,但其在 Huh7 细胞培养中的感染复制能力差。通过用干扰素 α 治愈含有 HCV 复制子的 Huh7 细胞从而获得的子代细胞系 Huh7.5 细胞,此细胞支持 JFH-1 自然感染并高效复制,得到了高感染力的病毒粒子,解决了长期以来 HCV 不能在体外培养的难题。

由于其他基因型 HCV 在细胞培养内复制效率低,因此在 JFH-1 的基础上构建了一系列嵌合体 JFH-1 病毒,也建立了不同基因型的 HCVcc,如 1a、2a、2b 和 3a 亚型等,但含有其他亚型的病毒在细胞中的复制能力不如 JFH-1 的强。在现有水平下,嵌合体病毒是研究不同基因型 HCV 感染致病性及药物筛选的替代选择。

为方便检测及高通量筛选,随后构建了一系列感染性 HCV 报告病毒。具体可分为:①双顺反子单报告病毒。将报告基因 Fluc 或分泌型荧光素酶[高斯荧光素酶(Gaussia luciferase,Gluc)]等基因置于 HCV IRES 控制下。②双顺反子双报告病毒,即在上述单顺反子单报告病毒基因组上再整合另外一个报告基因。如将 GFP 基因插入 NS5A 的 C 端 DⅢ结构域使 NS5A 与 GFP 形成融合蛋白。③单顺反子单报告病毒。将报告基因如 GFP 或荧光素酶基因插入 HCV 基因组的相应位置即可。GFP 一般插入 NS5A 的 C 端 DⅢ结构域;而荧光素酶(如 Rluc 或 Gluc)基因可以插入 p7 与 NS2 之间或 core 的 N 端,荧光素酶与 HCV 序列之间插入可以自我剪切的手足口病病毒 2A 蛋白序列以保证正确剪切。④单顺反子双报告病毒,即将荧光素酶基因与 GFP 报告基因均整合入 HCV 基因组的相应位置。

(五) 其他感染模型

HCV 可感染人胚胎肝细胞(human fetal liver cells,HFLC),相比于感染成年人肝细胞,病毒复制水平更高,但其复制效率远低于在肝癌细胞系的,且复制效率还与供体细胞有关。

最近研究显示,HCVcc 可感染来源于诱导多能性干细胞(induced pluripotent stem cells,iPSC)的肝细胞样细胞(hepatocyte-like cells)和人胚胎干细胞(human embryonic stem cells,hESC),这为研究宿主因素对 HCV 致病性的影响提供了很好的研究工具。

二、研究 HCV 感染的动物模型

理想的 HCV 感染体内模型的建立,不仅有利于研究 HCV 的致病机制,还为抗病毒药物和预防性疫苗的研发提供了更有效的技术途径。但长期以来,缺乏理想的研究动物模型,使 HCV 研究和相关药物研发相对滞后。黑猩猩是用于 HCV 自然感染研究的重要模型动物,然而由于其有诸多限制,发展新型实验动物模型迫在眉睫。近年来,以啮齿类等动物为替代模型取得了不少进展,应用转基因等实验技术使替代动物感染了 HCV,并成功应用于多个学科领域的研究,但各种模型都有其优势和缺陷(表 1-7-3),应合理选择应用。

表 1-7-3　HCV 体内研究模型

	人*	黑猩猩	树鼩	人源化小鼠		小鼠病毒适应
				异种移植	遗传人源化	
HCV 感染	可以	可以	可以	可以	只有进入	未知
HCV 致病	纤维化、肝硬化和肝癌	相比于人的相对较轻	肝炎、纤维化、肝硬化	纤维化	无	未知
免疫系统	人	黑猩猩	树鼩	人	小鼠	小鼠
费用	高	高	中等	中等	低	低
处理量	低	低	低	低	高	高

续表

	人*	黑猩猩	树鼩	人源化小鼠		小鼠病毒适应
				异种移植	遗传人源化	
遗传操作	不需要	不需要	不需要	需要（有限）	需要	需要
药物/疫苗发展	可以	可以	未知	可以（抑制剂）	可以（进入抑制剂）	未知

注：*主要为临床研究用对象。

（一）HCV 自然感染的动物模型

到目前为止，HCV 仅能感染除人类之外的极少数物种，如黑猩猩以及非啮齿类的小型哺乳动物树鼩等。

1. 黑猩猩 黑猩猩与 HCV 的发现史密切相关，是研究病毒与宿主抗病毒免疫反应的关系、免疫发病机制及预防性疫苗评价的最佳模型动物。但人和黑猩猩感染 HCV 后的临床症状有所不同，如 HCV 慢性感染在人身上的发病率高达 80%，而在黑猩猩上却只有 30%~40%；并且 HCV 慢性感染后的黑猩猩并不会发展为肝纤维化及肝硬化，而是一些相对较温和的症状。尽管如此，相关研究也极大地提高了我们对 HCV 感染过程中机体免疫应答的认识。在黑猩猩体内记忆性 T 细胞、NK 细胞以及 I 型/II 型干扰素可阻止 HCV 的再次感染；此外，中和抗体虽能预防动物感染 HCV，但在人体内的预防效果却不理想。

虽然有诸多不足之处，黑猩猩仍然是用于 HCV 研究的重要模型动物，是其他动物模型的一个"金标准"。然而黑猩猩作为濒临灭绝的物种且价格昂贵，并受到伦理上的争议，使得其在生物医学方面的应用受到了极大的限制。因此，发展合适的替代动物模型用于 HCV 相关的研究迫在眉睫。

2. 树鼩 树鼩是一种非啮齿类小型哺乳动物，能自然感染 HCV，可用于 HCV 感染研究。人或小鼠细胞表达来源于树鼩的 HCV 进入因子 CD81、SR-B I、CLDN1 和 OCLN 能够促进 HCV 假病毒颗粒或者 HCVcc 进入，树鼩的原代肝细胞可感染 HCVcc 并能产生具有感染性的子代病毒。但树鼩对 HCV 的感染率较低，且病毒血症很弱并极少能够保持下去，即使能够在 HCV 感染的动物中检测到肝损伤及 HCV core 蛋白的表达，但在血清中却检测不到 HCV RNA 以及抗 -HCV 的抗体。

尽管树鼩在获取方面比黑猩猩要简单得多，然而也受到了饲养的费用高以及所用试剂的特殊性的限制。但树鼩作为 HCV 感染动物模型的优势是：树鼩在免疫系统及神经系统方面与人类有较高的同源性，有可能替代黑猩猩模型，在进化上较小鼠更接近于人类。

3. 自然感染的替代动物模型

（1）狨猴和小绢：狨猴和小绢猴是一种小型灵长类动物，易感 GB 病毒 B 型（GBV-B），这是一种与 HCV 同源性较近的且能诱发其病毒性肝炎的黄病毒科病毒，这使得狨猴与小绢猴有可能成为 HCV 自然感染的替代模型。但 GBV-B 与 HCV 间存在一定的差异，GBV-B 与 HCV 的多聚蛋白同源性很低，而在 5′ 及 3′ 非编码区的同源性则更少，使得 GBV-B 用于抗 HCV 药物研发上存在局限性。为克服这些不足之处，将 HCV 结构蛋白基因（CE1E2p7）或是完整的包膜蛋白基因（E1E2p7）替代 GBV-B 上对应的基因，构建了两种 HCV/GBV-B 嵌合体，其可在肝细胞内复制及表达并能释放到外周血中。研究结果显示，在所有 HCV 嵌合体感染的狨猴体内可被刺激产生特异性的免疫反应，提供了检验抗 HCV 疗法的新模型。

但此模型存在一定的使用限制，因为这些病毒并不能够完全模仿 HCV 的复制周期，以及嵌入到 GBV-B 序列中的 HCV 部分不能精确地反映其在 HCV 基因组中所起的作用。虽然如此，也为我们提供了一个新型的用于研究病毒宿主相互作用、研发疫苗及抗 HCV 药物的替代黑猩猩的小型动物模型。

（2）犬科 / 非灵长类丙型肝炎病毒：犬科丙型肝炎病毒（CHV）是从犬的呼吸道中分离出来的，是演化中与 HCV 最为相近的病毒，其自然感染的宿主范围更广，实验验证 CHV 可引发病毒性肝炎。与之非常相近的非灵长类丙型肝炎病毒（NPHV）也已在马体内得到了鉴定。这些新型肝炎病毒的遗传学及生物学特征将会增进人们对人类感染 HCV 起源的认识，也因此可能发展为新型替代动物模型。

（二）非自然感染的啮齿类替代动物模型

啮齿类替代动物如小鼠能够自然抵抗 HCV 的感染，其肝细胞不支持 HCV 的进入和复制。在鼠科动物细胞内，HCV 不能完成其复制循环，其感染程度也因物种而异。值得注意的是，相比于 HCV 复制的早期阶段，在小鼠肝细胞中 HCV 的组装与释放并不受到限制。随着转基因技术的出现，逐渐出现了用于 HCV 感染的多种小鼠模型。

（1）异种移植人源化小鼠模型：2001 年 Mercer DF 等构建了首例人鼠嵌合肝感染模型。该模型的特点：①采用过表达尿激酶型纤溶酶原激活基因（urokinase-type plasminogen activator gene，uPA）的严重联合免疫缺陷（severe combined immunodeficiency，SCID）小鼠；②将人肝细胞移植入 uPA-SCID 小鼠体内，形成人鼠嵌合肝模型。uPA-SCID 小鼠由于其肝脏内过量表达 uPA 而能够有效地移植人源肝细胞继而易感染 HCV。这种人肝嵌合小鼠对 HCV 易感，感染后病毒滴度高达 10^7IU/mL，且可持续 10 个月之久。因此这种小鼠模型可用于评价 HCV 感染的预防或治疗。但是其应用具有局限性，首先是 uPA-SCID 小鼠的死亡率很高，且移植需要在其生下来的 2 周内进行，因其生来就是肝细胞致死性的表型。其次，部分小鼠 uPA 转基因也容易丢失，出现一定程度的免疫功能恢复，此为 SCID 小鼠渗漏现象，但不遗传，只与小鼠年龄、品系、饲养环境有关。再次，这个动物模型缺乏功能性的适应性免疫，不能产生功能性的 T 细胞和 B 细胞，因此不能将其用于适应性免疫反应的研究。为解决这些难题，科学家先后构建了其他新型人鼠嵌合肝模型，如 MUP-uPA/SCID/Bg 转基因小鼠、Fah$^{-/-}$Rag2$^{-/-}$γ-c$^{-/-}$（FRG）小鼠模型和 AFC8-huHSC/Hep 小鼠等。特别是 AFC8-huHSC/Hep 小鼠模型，尽管其缺乏病毒血症，但是 HCV 阳性小鼠肝脏中存在人免疫细胞渗透及 HCV 特异的 CD4、CD8 T 细胞反应。且半数 HCV 阳性小鼠会发展为肝纤维化，这是 HCV 首次在小型动物模型感染上呈现了 HCV 特异性的适应性免疫以及首次诱导了免疫致病机制。尽管这种小鼠在研究 HCV 感染的具有完全免疫活性小鼠模型上具有重大突破，但不足的是无血清 HCV 和缺失功能性 B 细胞，然而这却是评价潜在抗病毒药物及疫苗的重要因素之一。此外，虽然对来源于人 HSC 的免疫系统已在鼠科主要组织相容性复合体上进行了研究，但是人免疫细胞在小鼠上是否能够识别 HCV 感染的 HLA 表达的人肝细胞仍不清楚。

（2）遗传人源化小鼠模型：人源化转基因小鼠模型的代表是人源宿主因子转基因小鼠模型，又称为表达人源 HCV 受体的转基因小鼠模型，是将 HCV 感染必需的人源宿主因子通过转基因技术移入小鼠基因组内，构建 HCV 感染小鼠模型。与之前的模型相比较，此模型具有完整的免疫系统及肝脏。为了克服病毒进入的种属特异性及实现小鼠肝脏对于 HCV 的易感性，Dorner 等人在小鼠体内肝细胞中转染腺病毒载体来表达产生 HCV 的进入因子 CD81、B 类 I 型清道夫受体（scavenger receptor class B type Ⅰ，SR-B Ⅰ）、CLDN1 和 OCLN，约有 5% 的小鼠肝细胞能完全表达这 4 种进入因子，且能检测到病毒入侵。鉴于 HCV 在小鼠体内并不能高效复制，Dorner 等人重新设计病毒使之进入小鼠肝脏后能够表达 HCV core 蛋白，表达后将会导致 loxP-flanked 荧光素酶报告基因在 Rosa26-Fluc 小鼠中表达，其表达强度反映了病毒入侵肝细胞的复制能力。

这个动物模型首次用于研究不同基因型的 HCV 嵌合体在生物体内入侵肝细胞，并成功地评估了抗 CD81、E2 抗体的抗 -HCV 复制作用。这是第一例报道的用于研究 HCV 感染的具有完全免疫活性的小动物模型，且到目前为止，这个模型也是唯一有效的与免疫相关的小鼠模型，同时它也是免疫系统与感染的肝细胞间的主要组织相容性复合体（major histocompatibility complex，MHC）有较好的匹配度的小鼠模型，使我们能更好地认识由病毒诱导的全部免疫反应。

但是该小鼠模型也存在其局限性。首先，由于这些细胞内病毒复制效率较低，导致感染小鼠肝细胞中检测不到病毒产物，这使得这种模型并不适于 DAA 或以病毒周期中组装及释放为靶点的抗病毒药物的筛选。其次，通过腺病毒载体引入人源的进入因子会引起小鼠对这些载体的免疫排斥反应。因此，此模型不适于研究 HCV 诱导的免疫学发病机制。尽管如此，利用人进入因子的转基因小鼠的后续研究，具有深入探索 HCV 的发病机制的潜在价值。

（3）HCV 适应的具有免疫活性的小鼠模型：由于小鼠的肝细胞对 HCV 感染具有抵抗性，通过基因工程的手段改造病毒以克服病毒感染中物种特异性的限制，使病毒在普通的小鼠肝细胞内可以完成它的整个生命周期，包括进入、转录、复制和释放等环节。Bitzegeio 等将源于 HCV 基因 2a 亚型的病毒株 HCV Jc1 改造，以适应鼠科的进入因子 CD81。与野生型的 Jc1 相比，变种可进入表达鼠源 CD81 的肝细胞。尽管如此，它并不能在小鼠肝细胞内进行复制，说明宿主因子限制了病毒进入细胞后下游的持续感染。证据表明这可能是固有免疫干扰了 HCV 的复制，因而在小鼠细胞内感染效率很低。为更精确地模仿人体的免疫反应，人们尝试应用 HLA 表达小鼠，然而这个方案的主要缺陷是难于模仿人体内 HLA 组合的可变性，仍不能确定小鼠对病毒的免疫反应与人体内的是否具有可比性。

（三）其他替代动物模型

斑马鱼基因与人类基因的同源性达到 87%，这意味着在其身上做药物实验所得到的结果在多数情况下也有可能适用于人体，因此它受到生物学家的重视。因为斑马鱼的胚胎是透明的，所以生物学家很容易观察到药物对其体内器官的影响。此外，雌性斑马鱼可产卵 200 枚，胚胎在 24h 内就可发育成形，这使得生物学家可以在同一代鱼身上进行不同的实验，进而研究病理演化过程并找到病因。有研究表明 HCV 的亚复制子被设计为带有两个载体，其中之一为 HCV NS5B 及红色荧光蛋白基因，另外一个包括 HCV 5'-UTR、core 蛋白、3'-UTR 和绿色荧光蛋白。含有亚复制子的载体被注入斑马鱼的受精卵中，高表达 HCV RNA 及核心蛋白，但并不引起斑马鱼生长发育过程中的不良反应，且能够引发同人类肝细胞相近的基因表达。两个已知的抗 HCV 的药物：利巴韦林和氧化苦参碱，能够通过降低 HCV RNA 及核心蛋白的量来抑制亚复制子的表达。由于这个模型在技术方面具有较好的再现性且易于操作，因此，斑马鱼有可能成为 HCV 感染宿主的新的模式生物，并且斑马鱼 / HCV（亚复制子）系统有可能成为抗 HCV 药物筛选与评价的替代动物模型之一。

（彭宗根）

参考文献

1. 冯晓燕, 赵秀萍, 张贺秋. 庚型肝炎病毒感染的研究进展. 中国输血杂志, 2013, 26 (5): 488-491

2. 姜晨晨, 彭宗根. HCV 感染实验动物模型的研究进展. 中国实验动物学报, 2014, 22 (5): 87-94

3. 张娜, 刘学芳, 赵君玫, 等. TTV 病毒感染与人类疾病. 现代预防医学, 2013, 40 (17): 3289-3292

4. Allweiss L, Dandri M. Experimental in vitro and in vivo models for the study of human hepatitis B virus infection. J Hepatol, 2016, 64 (Suppl 1): S17-S31

5. Bility MT, Cheng L, Zhang Z, et al. Hepatitis B virus infection and immunopathogenesis in a humanized mouse model: induction of human-specific liver fibrosis and M2-like macrophages. PLoS Pathog, 2014, 10 (3): e1004032

6. Bility MT, Zhang L, Washburn ML, et al. Generation of a humanized mouse model with both human immune system and liver cells to model hepatitis C virus infection and liver immunopathogenesis. Nat Protoc, 2012, 7 (9): 1608-1617

7. Catanese MT, Dorner M. Advances in experimental systems to study hepatitis C virus in vitro and in vivo. Virology, 2015, 479-480: 221-233

8. Chivero ET, Stapleton JT. Tropism of human pegivirus (formerly known as GB virus C/hepatitis G virus) and host immunomodulation: insights into a highly successful viral infection. J Gen Virol, 2015, 96 (Pt 7): 1521-1532

9. Dandri M, Lutgehetmann M, Petersen J. Experimental models and therapeutic approaches for HBV. Semin Immunopathol, 2013, 35 (1): 7-21

10. Eroubaix A, Osseman Q, Cassany A, et al. Expression of viral polymerase and phosphorylation of core protein determine core and capsid localization of the human hepatitis B virus. J Gen Virol, 2015, 96 (Pt 1): 6717-6724

11. Douglas DN, Kneteman NM. Generation of improved mouse models for the study of hepatitis C virus. Eur J Pharmacol, 2015, 759: 313-325

12. Elserag HB. Epidemiology of Viral Hepatitis and Hepatocellular Carcinoma. Gastroenterology, 2012, 142 (6): 1264-1273

13. Focosi D, Antonelli G, Pistello M, et al. Torquetenovirus: the human virome from bench to bedside. Clin Microbiol Infect, 2016, 22 (7): 589-593

14. Forbi JC, Agwale SM, Ndip LM, et al. Genetic analysis of hepatitis A virus variants circulating among Children presenting with acute diarrhea in Cameroon. J Med Virol, 2012, 84 (5), 728-732

15. Gallegos-Orozco JF, Rakela-Brödner J. Hepatitis viruses: not always what it seems to be. Rev Med Chil, 2010, 138 (10): 1302-1311

16. Gane EJ, Hyland RH, An D, et al. Efficacy of ledipasvir and sofosbuvir, with or without ribavirin, for 12 weeks in patients with HCV genotype 3 or 6 infection. Gastroenterology, 2015, 149 (6): 1454

17. Giret MT, Kallas EG. GBV-C: state of the art and future prospects. Curr HIV/AIDS Rep, 2012, 9 (1): 26-33

18. Hönerz S C, Pischke S, Schlue J, et al. Chronic hepatitis E virus infection beyond transplantation or human immunodeficiency virus infection. Hepatology, 2014, 60 (3): 1112-1113

19. Kamar N, Abravanel F, Lhomme S, et al. Hepatitis E virus: Chronic infection, extra-hepatic manifestations, and treatment. Clinics & Research in Hepatology&Gastroenterology, 2015, 39 (1): 20-27

20. Kamar N, Bendall R, Legrand-Abravanel F, et al. Hepatitis E. Lancet, 2012, 379 (9835): 2477-2488

21. Kew MC. Hepatitis viruses (other than hepatitis B and C viruses) as causes of hepatocellular carcinoma: an update. J Viral Hepat, 2013, 20 (3): 149-157

22. Kim M, Choi B, Joo SY, et al. Generation of humanized liver mouse model by transplant of patient-derived fresh human hepatocytes. Transplant Proc, 2014, 46 (4): 1186-1190

23. Lan HY, Zhao Y, Yang J, et al. Establishment of a novel triple-transgenic mouse: conditionally and liver-specifically expressing hepatitis C virus NS3/4A protease. Mol Biol Rep, 2014, 41 (11): 7349-7359

24. Lankarani KB, Mahmoodi M, Honarvar B, et al. Determinants of poor outcome in patients with hepatitis A infection: a four-year retrospective study in Shiraz, Southern Iran. Arch Virol, 2014, 159 (8): 1901-1907

25. Lindenbach BD, Murray CL, Thiel HJ, et al. Flaviviridae//Knipe DM, Howley PM. Fields Virology. 6th ed. Philadelphia: Lipincott, 2013: 740-742

26. Liu K, Ludgate L, Yuan Z, et al. Regulation of Multiple Stages of Hepadnavirus Replication by the Carboxyl-Terminal Domain of Viral Core Protein in trans. J Virol, 2014, 89 (5): 2918-2930

27. Manangeeswaran M, Jacques J, Tami C, et al. Binding of hepatitis A virus to its cellular receptor 1 inhibits T-regulatory cell functions in humans. Gastroenterology, 2012, 142 (7): 1516-1525

28. Manzin A, Mallus F, Macera L, et al. Global impact of Torque teno virus infection in wild and domesticated animals. J Infect Dev Ctries, 2015, 9 (6): 562-570

29. Melhem NM, Talhouk R, Rachidi H, et al. Hepatitis A virus in the Middle East and North Africa region: a new challenge. J Viral Hepat, 2014; 21 (9): 605-615

30. Meng XJ, Halbur PG, Haynes JS, et al. Experimental infection of pigs with the newly identified swine hepatitis E virus (swine HEV), but not with human strains of HEV. Arch Virol, 1998, 143 (7): 1405-1415

31. Mohd HK, Groeger J, Flaxman AD, et al. Global epidemiology of hepatitis C virus infection: new estimates of age-specific antibody to HCV seroprevalence. Hepatology, 2013, 57 (4): 1333-1342

32. Nahon P, Bourcier V, Layese R, et al. Eradication of Hepatitis C Virus Infection in Patients with Cirrhosis Reduces Risk of Liver and Non-Liver Complications. Gastroenterology, 2017, 152 (1): 142-156

33. Ortega-Prieto AM, Dorner M. The expanding toolbox for hepatitis C virus research. J Viral Hepat, 2016, 23 (5): 320-329

34. Piver E, Boyer A, Gaillard J, et al. Ultrastructural organization of HCV from the bloodstream of infected patients revealed by electron microscopy after specific immunocapture. Gut, 2017, 66: 1487-1495

35. Staff PP. Correction: Hepatitis B virus infection and immunopathogenesis in a humanized mouse model: induction of human-specific liver fibrosis and M2-like macrophages. PLoS Pathog, 2015, 11 (3): e1004718

36. Strick-Marchand H, Dusseaux M, Darche S, et al. A novel mouse model for stable engraftment of a human immune system and human hepatocytes. PLoS One, 2015, 10 (3): e0119820

37. Sureau C, Negro F. The hepatitis delta virus: Replication and pathogenesis. J Hepatol, 2016, 64 (Suppl S1): S102-S116

38. Thomas E, Liang TJ. Experimental models of hepatitis B and C-new insights and progress. Nat Rev Gastroenterol Hepatol, 2016, 13 (6): 362-374

39. Tong S, Revill P. Overview of hepatitis B viral replication and genetic variability. Journal of Hepatology, 2016, 64 (1): S4-S16

40. Urban S. Liver capsule: Entry and entry inhibition of hepatitis B virus and hepatitis delta virus into hepatocytes. Hepatology, 2016, 63 (2): 633

41. Ven NVD, Fortunak J, Simmons B, et al. Minimum target prices for production of direct-acting antivirals and associated diagnostics to combat hepatitis C virus. Hepatology, 2014, 61 (4): 1174-1182

42. Vercauteren K, de Jong YP, Meuleman P. Animal models for the study of HCV. Curr Opin Virol, 2015, 13: 67-74

43. von Schaewen M, Ploss A. Murine models of hepatitis C: what can we look forward to?Antiviral Res, 2014, 104: 15-22

44. Wakita T, Pietschmann T, Kato T, et al. Production of infectious hepatitis C virus in tissue culture from a cloned viral genome. Nat Med, 2005, 11 (7): 791-796

45. Wieland SF. The chimpanzee model for hepatitis B virus infection. Cold Spring Harb Perspect Med, 2015, 5 (6): a021469

第二篇　流行病学和预防

第八章

流行病学

病毒性肝炎 (viral hepatitis) 是由肝炎病毒引起的以肝脏损害为主要特征的一组传染性疾病。迄今已鉴定出的具有明确致病性的肝炎病毒主要是甲型肝炎病毒 (HAV)、乙型肝炎病毒 (HBV)、丙型肝炎病毒 (HCV)、丁型肝炎病毒 (HDV) 和戊型肝炎病毒 (HEV), 分别引起甲、乙、丙、丁和戊型肝炎 (简称甲肝、乙肝、丙肝、丁肝、戊肝), 其中 HDV 需在 HBV 的辅助下才能感染人。20 世纪 90 年代后国内外学者曾报道过的庚型肝炎病毒 (HGV)、TT 病毒 (TTV) 和 SEN 病毒 (SEN-V) 等新型病毒对人类的致病作用尚未明确。

病毒性肝炎传染性强, 传播途径复杂, 发病率高, 呈世界范围流行, 是严重危害人类健康的传染病。2010 年全球疾病负担研究报道, 病毒性肝炎死亡数 144 万, 位列人类死因顺位第 8 位。2014 年 5 月第六十七届世界卫生大会审议了关于肝炎的报道, 重申病毒性肝炎是一项全球公共卫生问题。

我国是病毒性肝炎的高发区。据原卫生部全国法定报告传染病疫情资料, 病毒性肝炎发病率和死亡率仍位居所有法定报告传染病的前列, 其中乙肝发病数占全部病毒性肝炎病例数的 80% 以上, 报告发病率居 5 型肝炎之首 (表 2-8-1)。目前我国有慢性乙型肝炎患者 2 000 万人, 乙肝病毒慢性携带者 9 300 万人; 甲肝和戊肝发病率虽然下降, 但在卫生条件较差的地区时有暴发流行; 丙肝发病率及死亡率呈升高趋势, 抗 -HCV 阳性率平均为 3.2%, 高于全球平均水平。病毒性肝炎不仅严重危害人类健康, 而且给家庭、社会造成沉重的疾病负担, 是我国防控的重点传染病。

表 2-8-1　2010—2016 年全国病毒性肝炎报告发病率 (/10 万)

年份	甲肝	乙肝	丙肝	戊肝	肝炎未分型
2010	2.64	79.46	11.47	1.77	3.40
2011	2.35	81.54	12.97	2.18	3.32
2012	1.81	80.68	14.96	2.04	3.00
2013	1.64	71.12	15.00	2.06	2.63
2014	1.92	69.05	14.97	1.99	2.33
2015	1.66	68.57	15.26	1.99	1.98
2016	1.55	68.74	15.09	2.04	1.66

与其他传染病一样, 病毒性肝炎的流行过程必须具备三个环节, 即传染源、传播途径和易感人群。按传播途径的不同, 可将病毒性肝炎分成两类: 一类为经肠道传播的病毒性肝炎, 主要经粪 - 口途径传播, 包括甲型和戊型肝炎, 其发病有季节性, 可引起暴发及流行, 感

染后多为急性,一般不会转变为慢性肝炎;另一类为经肠道外传播的病毒性肝炎,主要通过血液传播,包括乙型、丙型和丁型肝炎,多为散发,无季节性,感染后易转为慢性肝炎,部分病例可发展成肝硬化和肝细胞癌。只有掌握了病毒性肝炎的流行规律,才能采取有效的预防与控制措施,及时切断传播途径,保护易感人群,减少疾病发生。本章将分型介绍病毒性肝炎的流行病学概况。

第一节　甲型肝炎流行病学

甲型肝炎(hepatitis A,HA,简称甲肝)是由甲型肝炎病毒(HAV)引起的以肝实质细胞炎性损伤为主的急性传染病。甲肝主要经粪 - 口途径传播,易形成暴发及流行。据 WHO 报道,全世界每年甲肝新发报道病例约 150 万,实际病例数要多 3~10 倍,HAV 感染者有数百万。近年来,随着卫生条件的改善和甲肝疫苗在人群中广泛接种,我国甲肝发病率已明显下降,但局部地区时有暴发或流行,预防控制甲肝仍然是一项重要任务。

一、传染源

甲肝的传染源主要是急性期患者和亚临床型感染者。该病的潜伏期为 15~50 天,平均为 30 天。其病程呈自限性而无慢性感染,无慢性病毒携带者。

(一)急性期患者

急性期患者包括急性黄疸性肝炎患者、急性无黄疸性肝炎患者和重型肝炎患者。

1. 急性黄疸性肝炎患者　急性黄疸性肝炎患者的传染性强,是重要的传染源。人感染 HAV 后 2~4 周甲肝病毒即随粪便排出,持续约 3 周。用免疫电子显微镜观察,在 ALT 出现高峰前的 5~13 天,粪便中即可找到 HAV 颗粒,并持续排出 7~13 天。从潜伏期末到黄疸出现后 1~2 天的这段时间里,患者粪便中的病毒数量最多,但由于在黄疸前期的患者一般不易被确诊而未被及时隔离。因此,早期诊断和早期隔离对控制甲肝的传播有重要意义。

2. 急性无黄疸性肝炎患者　在甲肝临床型感染中,急性无黄疸性肝炎病例远比黄疸性病例多,占甲肝病例总数的 50%~90%,是危险的传染源,尤其是 6 岁以下的儿童,90% 为急性无黄疸性肝炎病例。由于此型患者症状不典型,易被误诊,传播机会多,作为传染源的意义更大。

3. 重型肝炎患者　重型肝炎病例占全部肝炎病例的 0.2%~0.4%,可分为急性重型肝炎、亚急性重型肝炎和慢性重型肝炎。此型肝炎病例数少,易被早期诊断和早期隔离治疗,作为传染源的意义相对较小。

(二)亚临床型感染者

亚临床型感染者是指感染 HAV 后,既无明显的临床症状和体征,亦无肝功能损害,但从粪便中可排出高滴度的 HAV 且有免疫学反应者。此型感染者人数多(与显性感染者之比约为 8∶1),活动范围大,不仅可作为暴发的传染源,而且在散发病例的传播中也起重要作用。

临床型或亚临床型感染者均可被检出甲型肝炎病毒抗体(antibody to hepatitis A virus, anti-HAV,抗 -HAV)。在人感染 HAV 后 3~7 周血清中可检出抗 -HAV IgM,发病 20~30 天达高峰,可持续 3~4 个月,常被作为甲肝早期诊断的指标。抗 -HAV IgG 是中和抗体,一般在感染 3~12 周出现,6 个月达高峰,然后逐渐下降,可持续存在多年甚至终身,常被作为 HAV 既往感染的指标。

(三)感染的动物

黑猩猩、狨猴、残尾猴、短尾猴、恒河猴是 HAV 易感的动物。HAV 感染动物后,病毒或病毒抗原通常可在血清、肝组织、胆汁和粪便中查到。美国曾报道,在通过感染 HAV 动物传播的 198 例甲肝病例中,有 151 例与接触黑猩猩有关。Holmes 用人甲肝急性期血清感染狨猴,43 只中有 33 只发病,而用正常人血清感染狨猴 22 只,无 1 只发病。残尾猴、恒河猴也是 HAV 的易感动物。工作中密切接触非人类灵长类动物者 HAV 感染风险较高。

二、传播途径

甲肝主要经粪 - 口途径传播。由于 HAV 较一般肠道病毒抵抗力强,在淡水、海水、污水、泥沙及毛蚶等水产品中能存活数天至数月,这种稳定性使 HAV 容易通过食物和水传播。甲肝常见的传播途径有:经食物传播、经水传播和日常生活接触传播。

(一)经食物传播

最常见的是食用受污染的贝类水产品,如蛤类、牡蛎、毛蚶、泥蚶和蟹等。贝类借滤水进行呼吸和摄食,可将水中各种颗粒物质截留在鳃和消化腺中,积聚于肝腺内。如毛蚶等贝壳类动物不仅可以把污水中的 HAV 浓缩 5~15 倍,而且可将其长期蓄积于体内。食用前仅用开水冲烫毛蚶不能杀死其中的 HAV,而生食毛蚶更易发病。1983 年上海地区居民因食用被 HAV 污染的毛蚶引起 2 万多人发生甲肝。1988 年上海再次发生甲肝大流行,仅 2~3 个月患者达 31 万人,死亡 47 人,平均罹患率为 4 082.6/10 万,是平常发病率的 12 倍。通过病原学、血清学和流行病学的全面调查,证明这起甲肝暴发流行也是由于生食被 HAV 污染的毛蚶引起。

此外,生吃被 HAV 污染的蔬菜、水果(如莴苣、草莓)、凉拌食品(如沙拉),已感染 HAV 的炊事员或其他饮食行业工作人员在采集、制作及销售过程中污染了食物,也可引起甲肝暴发或散发。经食物传播的流行特点是:患者有食用同种食物史,发病潜伏期短,病情较重。

(二)经水传播

在发展中国家或卫生条件差的地区,经水传播是甲肝呈地方性流行的重要原因。在粪便和水源管理较差的地方,尤其在雨季或暴雨后,雨水冲刷粪便污染水源,易发生甲肝经水传播。国内外曾有多起甲肝水型暴发或流行的报道,与饮用受污染或处理不当的水源有关。据 WHO 报道,近 10 年,由于水和食物受污染,欧洲地区发生多起甲肝暴发,每年发生甲肝病例 10 万例,死亡 500 例。2009 年初夏,我国广西地区某乡镇中学饮用水源被 HAV 污染造成甲肝暴发,约 200 名学生感染。

经水传播的流行特点是:发病者饮用同一水源,病例的地区分布与供水范围一致,从暴雨引起水源污染到发病高峰之间相隔约一个平均潜伏期。

(三)日常生活接触传播

15%~20% 的甲肝续发病例是由日常生活密切接触传播而发生的。日常生活接触主要是通过污染的手、食品、玩具、衣物及床上用品等用具,直接或间接经口传入。学校、托幼机构、工厂和部队等集体单位以及家庭常发生这种传播,特别是在卫生条件差、居住拥挤的地方,粪便管理不当时更易通过此种途径传播。由日常生活接触引起的甲肝多为散发,但若不及时采取防疫措施,易发生续发病例,也可引起暴发或流行。

(四)其他途径

HAV 偶有通过输血与注射传播,因甲肝病毒血症持续时间短,一般为 7~10 天,只有在甲肝潜伏期末和发病初期出现甲肝病毒血症时,才有可能经此途径传播。静脉吸毒、性接触传播、苍蝇、蟑螂等昆虫机械携带也可能引起甲肝传播。2002—2004 年美国甲肝病例中13% 是由家庭内密切接触以及与 HAV 感染者性交而引起,2016 年 7 月—2017 年 2 月荷兰48 例甲肝病例中有 17 例为男男性行为者。

三、人群易感性

人对 HAV 普遍易感。新生儿经胎盘从母体接受了抗 -HAV,但在两年内基本消失,因而幼儿期甲肝的易感性最高。不同国家或地区人群易感性的年龄分布有所不同:在发达国家或地区,大年龄组人群中因有较大比例的人未曾感染 HAV 而易感性较高;在发展中国家或地区,因卫生条件差,传播途径容易实现,甲肝的易感人群主要是学龄前儿童,大多数人在儿童时期通过亚临床感染而获得免疫。

人体只要感染了 HAV,无论是显性还是隐性感染,血清中 HAV 抗体滴度都将逐渐增高,2~3 个月后达高峰,并至少在 5~7 年内保持有牢固的免疫力。已具有免疫力者再度感染 HAV 可引起回忆应答,使已下降的抗体滴度再度升高,从而获得稳固而持久的保护性抗体,使免疫力维持时间更长,甚至终身。甲肝再次感染极为罕见,但仍有感染其他型肝炎的可能。

根据不同的流行强度,在一次流行后,有 50%~80% 的易感人群可被感染,随后流行停止。当易感人群积累到一定比例时,新的暴发又可能发生。人群易感性是影响甲肝流行的关键因素。如果人群中抗 -HAV 水平低于 40% 时,一旦输入甲肝传染源并存在传播条件,即可发生甲肝流行;当人群抗体达到 80% 左右时,则可形成免疫屏障,即使存在传染源和传播因素,流行也会被终止。随着经济发展,人们生活水平不断提高,卫生设施、环境卫生、饮用水、人群卫生习惯得到明显改善,人群中的甲肝自然感染降低,造成易感人群积累。在大城市和经济发达地区,人群易感者正逐年增加,这些因素不同程度地增加了甲肝暴发流行的危险性。因此,接种甲肝疫苗是降低人群易感性、提高群体免疫水平的重要措施。

四、流行特征

(一)地区分布

甲型肝炎呈全球性分布,根据其流行强度,可分为高度、中度和低度地方性流行区。在高度地方性流行区,约 90% 的成人抗 -HAV 阳性,大部分儿童在 10 岁前已感染 HAV,如非洲、中南美洲、中东和东南亚部分地区;在中度地方性流行区,成人 HAV 感染率约为 50%,儿童为 20%~30%,如亚洲的印度尼西亚、泰国、斯里兰卡和马来西亚;在低度地方性流行区,成人 HAV 感染率低于 30%,如北美、澳洲、西欧和日本。按照 WHO 划分标准,我国属于甲型肝炎中高度流行地区。

甲肝流行与社会、经济和卫生因素有很大关联。随着社会经济的发展和卫生水平的提高,在某些国家和地区,甲肝的流行病学模式发生了变化,如中东的沙特阿拉伯,已经由高度地方性流行转变为中度地方性流行;亚洲的印度、中国、尼泊尔、孟加拉、巴基斯坦、缅甸和菲律宾等国,正在向中、低度地方性流行转变,人群血清抗 -HAV 阳性率正在下降。在易感人群多、甲肝传染源较少的发达国家和地区,来自境外的输入性甲肝病例所占的比例较大,例如美国,84% 输入性甲肝病例来自墨西哥。

2007—2011 年我国甲肝报告发病率排在前五位的省(自治区、直辖市)是:新疆、宁夏、甘肃、青海、贵州,均为西部地区。我国西部边远地区,经济水平和卫生条件较差,由于相对较封闭,HAV 感染率较低。随着改革开放逐渐深入,这些地区与外界的交流增多,出现甲肝暴发的危险性也随之增加。自甲肝疫苗在人群中广泛应用后,甲肝的流行特征发生了一些改变。由于我国地域辽阔,经济发展不平衡,高度流行区和低度流行区在较长时期内还将交错存在,控制甲肝暴发流行仍然是一项重要任务。

(二)时间分布

甲肝流行有周期性现象,如美国在开展甲肝免疫(1999 年)前,每隔 10~15 年甲肝发病率出现一个高峰,最后一次流行高峰时间为 1995 年。不同国家和地区周期性的间隔期不同,与易感者积累和人群免疫力下降等因素有关。

甲肝全年均有发病,但有一定的季节性规律。温带地区甲肝发病高峰多在秋末冬初,而热带地区则在雨季。我国甲肝发病呈春季高发现象,但近年来流行高峰已逐年削平。季节性的甲肝暴发也与假期旅游有关。

1990 年我国甲肝发病率 52.58/10 万,2007—2011 年全国累计报告甲肝 247 838 例,年平均发病率 3.74/10 万,甲肝发病呈明显下降趋势。国家免疫规划疫苗常规免疫接种率监测数据显示,适龄儿童甲肝疫苗报告接种率逐年提高,2012 年、2013 年甲肝疫苗报告接种率均高达 99%。甲肝发病逐年下降趋势与经济发展和甲肝疫苗在人群中的普遍应用呈负相关(图 2-8-1)。

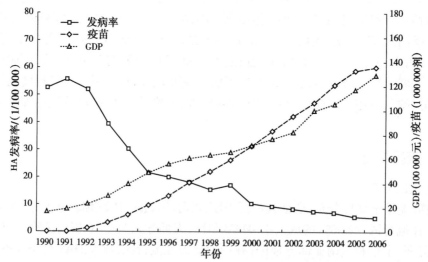

图 2-8-1 1990—2006 年中国甲肝发病率、人均国内生产总值(GDP)和甲肝疫苗产量
Xu ZY, *et al*. Decline in the risk of hepatitis A virus infection in China, a country with booming economy and changing lifestyles. J Viral Hepat, 2008, 15 (Suppl 2): 33-37

虽然甲肝的发病率逐年降低,但暴发流行仍有发生。即便在 HAV 感染率很低的发达国家,也存在托儿所、学校、社区和医院的甲肝小型暴发。在中、高度地方性流行国家内的低地方性流行区,甲肝暴发的危险性也较高。近年来,我国部分地区仍然发生甲肝的暴发和流行,2004—2009 年累计报告甲肝暴发疫情 220 起,甲肝暴发病例 12 603 例。

(三) 人群分布

在低度地方性流行区,一些特殊人群的 HAV 感染率较高,包括:

1. 到高度地方性流行区的旅行者;

2. 男同性恋者;

3. 滥用注射类和非注射类毒品者;

4. 凝血因子障碍患者;

5. 工作中密切接触非人类灵长类动物者;

6. 慢性肝炎患者(易引起严重后果);

7. 食品加工从业者(接触生鲜制品者易被感染,一旦感染,可污染大量食物,在食用者中造成甲肝暴发);

8. 托儿所工作人员(易被无症状排毒期的甲肝患儿感染);

9. 医护工作者;

10. 收容所内人员;

11. 学校师生;

12. 下水道工人(暴露污水环境,有较高的 HAV 感染风险);

13. 驻外维和部队(因大都身处卫生状况较差的高度地方性流行区,其感染率较一般旅行者高)。

按照甲肝报告发病率将全国 31 个省、自治区、直辖市分成高、中、低三个流行区,不同 HAV 感染流行区甲肝发病年龄特点不同:在高度流行区,<10 岁组儿童 HAV 发病率最高,达到 20/10 万 ~30/10 万,随着年龄增大甲肝发病率逐步降低;在甲肝中流行区,<10 岁组儿童甲肝发病率仍然较高,大年龄组甲肝发病率趋于平缓;在甲肝低度流行区,成人甲肝发病率高于儿童(图 2-8-2)。2007—2011 年我国报告的甲肝病例中,发病人数最多的是农民和学生,分别占总病例数的 38.91% 和 22.35%,≤ 15 岁病例占总病例数的 38.17%。

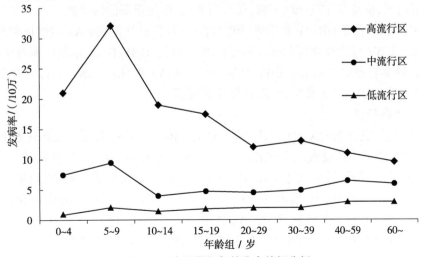

图 2-8-2 中国甲肝年龄分布特征分析

第二节　乙型肝炎流行病学

乙型肝炎(hepatitis B,HB,简称乙肝)是乙肝病毒(hepatitis B virus,HBV)引起的一种在全球广泛流行的传染病。HBV 主要侵害肝脏,引起炎症反应,破坏肝细胞,导致肝功能受损。据世界卫生组织报道,全球有超过 20 亿人感染了 HBV,其中 3.5 亿~4 亿人为慢性感染者,在慢性 HBV 感染者中,15%~25% 最终将死于与 HBV 感染相关的肝病。全球每年约78.6 万人死于与 HBV 感染相关的肝病,其中肝癌死亡 34.1 万人,肝硬化死亡 31.2 万人。在我国法定报告的传染病中,乙肝的报告发病率一直高居前列,每年有 30 余万人死于与 HBV感染相关的肝硬化和肝癌。根据疾病经济学研究报道,我国每年因慢性乙型肝炎(包括肝硬化、肝癌)直接经济损失约 9 000 亿元人民币。在各型病毒性肝炎中,乙肝对人类健康危害最为严重,给患者、家庭和社会造成沉重的疾病负担,是我国现阶段最为严重的公共卫生问题之一。

一、传染源

乙肝的传染源主要是急性、慢性乙肝患者和病毒携带者。HBV 主要存在于患者的血液,体液和分泌物(如阴道分泌物、精液、唾液等)亦被证实有传染性,传染性强弱与 HBV 病毒载量有关。

(一)患者(急性和慢性乙肝患者)

乙肝的潜伏期一般为 50~150 天,平均 60~90 天,最短的为 2 周,极少数可长达 9 个月。潜伏期的长短取决于病毒感染量、感染途径和机体状态。人感染 HBV 后可表现为临床型和亚临床型感染。临床型包括急性乙肝(黄疸性、无黄疸性)与慢性乙肝。急性乙肝患者在潜伏期末出现 HBV DNA 即有传染性,但因尚未发病和未被隔离,可经各种途径传播,且急性感染时血中 HBV 浓度高,是重要的传染源。由于无黄疸性病例多、不易被发现且常被误诊,因此作为传染源的意义比黄疸性更为重要。慢性乙肝是由急性乙肝发展而来的,慢性乙肝患者其病情隐匿、反复发作或迁延不愈,带毒时间长,也是重要的传染源。

对各型乙肝患者和 HBsAg 携带者传染性的大小不能单凭 HBsAg 阳性作判断,而应结合其他指标。HBV 传染性强弱与病毒的复制状态有关,HBV DNA 定量检测对于确定感染者的病毒载量具有重要的意义。HBV 复制指标 HBeAg 和 HBV DNA 阳性者传染性强,部分无症状携带者 HBV DNA 数值很高,传染性非常强。

(二)病毒携带者

病毒携带者(也称 HBsAg 携带者)是指血清 HBsAg 阳性、无肝炎临床症状和体征、肝功能检查正常、经半年的观察无变化者。与乙肝患者相比,HBsAg 携带者数量大,分布地区广,携带病毒的时间长,且活动不受限制,作为传染源的意义更大。目前我国人群 HBsAg携带率为 7.18%,估计 HBsAg 携带者 9 300 万人。病毒携带者的传染源作用和传播机制与其职业有关,如医务人员及供血员 HBsAg 携带者对所接触的易感者构成很大威胁。孕妇HBsAg 携带、同时 HBeAg 阳性者有 90% 以上的可能会将其病毒传给后代,此途径不仅传播率高,且可引起免疫耐受,致终身携带病毒,是人 HBV 重要储存宿主及传染源。

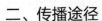

二、传播途径

乙肝主要传播途径有经血传播、母婴传播、性接触传播和密切接触传播,不同国家或地区的主导传播途径不尽相同。

(一)经血传播

经输入含有 HBV 的血液及血制品(包括血清、血浆、全血以及血液制品)引起乙肝,也称输血后肝炎(post transfusion hepatitis,PTH)。在静脉注射、采血、针灸、手术、血液透析、器官移植、口腔治疗等过程中使用被 HBV 污染且未消毒或消毒不彻底的医疗器械均可引起 HBV 传播。此外,文身、修足、扎耳孔、放血疗法、共用剃须刀和牙刷等亦易经破损的皮肤和黏膜感染 HBV。由于有相似的传播模式,HBV 感染可与 HCV、HDV、HIV 发生多种混合感染,增加疾病复杂性,预后较差。

医源性传播主要指通过输血及血液制品,或被患者的血液、体液污染的医疗器械(如手术刀、注射器、牙钻、内镜、腹腔镜等)及其他物品等,使 HBV 经破损的皮肤或黏膜进入人体而感染。世界卫生组织报道,全球每年新发生的乙肝患者中,约 32% 是由不安全注射引起的。Simonsen 等研究报道,在 HBV 感染中,医疗器械消毒不严的人群归因危险度估计为 20%~80%。据我国深圳调查资料,因输血导致 HBV 感染率为 1/18 000,高于欧洲、北美和澳大利亚(其输血后 HBV 感染率为 1/130 000~1/70 000)。近年来,随着我国对献血者严格的 HBsAg 筛查及对血液制品管理的加强,经输血和使用血液制品引起的 HBV 感染已经减少。一次性注射器的普及,进一步减少了医源性的传播。

(二)母婴传播

母婴传播又称垂直传播。HBV 可由患急性或慢性乙肝感染的母亲传播给婴儿,在代代相传的恶性循环中,这一途径起重要作用,是人群中 HBV 感染者积累的重要原因。母亲在怀孕后期患乙肝或是 HBV 携带者,其婴儿很容易感染 HBV,感染后易向慢性化发展,有 85%~90% 将转为慢性 HBV 携带状态,其中一部分进入成年后将发展成肝硬化和原发性肝癌。母婴传播的主要方式有:产前传播、产程中传播及产后传播。

1. 产前传播(或宫内传播) 孕妇 HBsAg 携带者的胎儿宫内感染率为 5%~15%,宫内传播可发生在孕中期,但主要是孕晚期。胎儿宫内感染的发生可经二条途径:①血源性:由于先兆早产等事件引起胎盘破损,使含高浓度 HBV 的母血直接进入胎儿血液循环造成感染;②细胞源性:HBV 感染孕妇的蜕膜细胞(DC)和绒毛滋养层细胞(VTC),再经"细胞转移",感染胎儿绒毛毛细血管内皮细胞(VCEC),致使胎儿宫内感染。

2. 产程中传播(或分娩期传播) 此型传播危险最大,感染机会最多,约占母婴传播的 80%。在分娩过程中,HBV 阳性产妇的血经胎盘细微裂口渗入胎儿血中,或胎儿吸入含 HBV 的阴道分泌物、羊水等,或因胎头吸引器及产钳助产操作时损伤新生儿的皮肤或黏膜而引起 HBV 感染。

3. 产后传播 指 HBV 感染的母亲在抚育婴儿的过程中与婴儿密切接触,由乳汁、唾液等因素造成传播。此外,由于婴儿的皮肤黏膜尚未发育完全,母亲的体液或血液可通过皮肤或黏膜,将 HBV 传染给婴儿;哺乳母亲轻微的皮肤破口也可将病毒传染给吮乳的婴儿。

(三)性接触传播

乙肝是最早和最先被肯定的性传播疾病(STD)。乙肝患者或 HBsAg 携带者的唾液、精液和阴道分泌物中均可检测出 HBV,可通过接吻、性交将 HBV 传染给对方。研究报道,慢性乙肝患者配偶的 HBV 血清标志物阳性率明显高于一般人群对照组和其他家庭成员对照组,夫妻间性接触传播 HBV 的高危险性是导致乙肝家庭聚集性的主要原因之一。性传播是乙肝传播的重要途径之一。1990—2007 年山东 HBsAg 流行率调查报道,20~29 岁年龄组人群 HBsAg 流行率为 35.7%,在同性恋人群中,HBsAg 流行率从 2004 年的 7.5% 增加到 2006 年的 10.3%。美国疾病预防控制中心(Centers for Disease Control and Prevention,CDC)的调查资料表明,在有明确传染源的乙肝患者中,男性同性恋者占 1/3,异性恋者占 1/4;成年 50% 以上的乙肝病例与性接触有关。美国普通妇女 HBV 感染率为 10%,而妓女 HBV 感染率为 67%。

在西方国家,同性恋和共用针头是 HIV 感染的两个主要传播途径,由于有相似的疾病危险因素,HIV 感染者合并 HBV 感染较为常见,其流行率约是普通人群的 10 倍。一项覆盖整个欧洲的多中心参与的研究,调查了 HIV 感染者共 9 802 人,发现 HIV 感染者合并 HBV 感染(HBsAg 阳性)的流行率为 8.7%。HIV 与 HBV 合并感染增加了肝病相关性死亡,死亡危险性显著高于 HIV 或 HBV 单独感染。

(四)密切接触传播

HBV 感染呈明显的家庭聚集性,其中密切接触是家庭内传播的方式之一。乙肝患者或病毒携带者的唾液、尿液、血液、胆汁及乳汁可污染器具和物品,日常用品(如牙刷、指甲刀、修脚刀、剃须刀、玩具等)若带有病毒,可经皮肤或黏膜的微小破损而进入血液循环引起 HBV 传染,共用浴巾、牙具等也可引起 HBV 传染。而同一办公室工作(包括共用计算机等办公用品)、握手、拥抱、同住一宿舍、同一餐厅用餐、共用厕所等无血液暴露的接触一般不会传染。

三、人群易感性

人对 HBV 普遍易感,感染后可获得一定程度的免疫力。人初次感染 HBV 后 6~23 周出现抗 -HBs,一般抗体滴度不高,称原发性抗体反应。再次感染时体内已存在抗 -HBs,感染后 2 周抗 -HBs 水平迅速升高,但不发病,称继发性抗体反应。HBV 各亚型之间有交叉免疫,但与其他型肝炎之间无交叉免疫。

人群易感性一般随年龄增大而降低,但不同国家和地区表现有所不同。在乙肝高度流行地区,人群 HBsAg 携带率高,母婴传播和水平传播均易实现,在低年龄组 HBV 感染率迅速升高,接近成人时达到相对稳定的水平。在多数发达国家,虽然 HBV 感染率也有随年龄增加而上升的趋势,但各年龄组 HBV 感染率普遍较低。

HBV 易感人群包括受血者、医务人员、接触血液的实验工作人员、器官移植者、血液透析者、免疫能力低下者、HBsAg 阳性母亲的婴儿、HBV 感染者的性伴侣及家人等。静脉内注射吸毒者、同性恋者和妓女也是感染 HBV 的高危人群。2014 年 5 月在瑞士日内瓦召开的世界卫生大会决议再次强调了扩大甲肝和乙肝疫苗接种规划,通过接种乙肝疫苗提高一般人群和高危人群的免疫水平是降低人群 HBV 易感性的有效措施。

四、流行特征

(一)地区分布

乙肝呈世界性分布,HBV 感染是严重的全球公共卫生问题,但不同地区 HBV 感染的流行强度差异很大。根据乙肝病毒携带率,全世界分为高、中、低三类流行区域:①高地方性流行区：如亚洲、东南亚、次撒哈拉非洲、太平洋岛屿等，一般人群 HBsAg 流行率 >8%，HBV 感染率 >60%，新生儿和婴幼儿 HBV 感染常见；②中地方性流行区：如东欧、中东、印度次大陆等，一般人群 HBsAg 流行率为 2%~8%，HBV 感染率为 20%~60%，儿童感染较常见；③低地方性流行区：如北美、西欧和澳大利亚等，一般人群 HBsAg 流行率 <2%，HBV 感染率为 <20%，成人感染较常见。有些乙肝高发区，如非洲部分地区，HBsAg 阳性率高达 15% 以上；有些乙肝低发区，如西欧、北欧、北美和澳大利亚，HBsAg 阳性率仅为 0.2%~0.5%。

2006 年我国的病毒性肝炎流行病学调查表明，1~59 岁人群乙型肝炎表面抗原(乙肝表面抗原)携带率为 7.18%，估计 HBsAg 携带者约 9 300 万人，慢性乙肝为 2 000 万 ~3 000 万例，每年死于与乙肝相关肝病约 30 万例。我国已由高度流行降至中度流行区水平，但各地人群 HBsAg 流行率分布并不一致。北京、上海人群 HBsAg 流行率低于 3.03%，而在西南较不发达地区，HBsAg 流行率高于 8%。农村人群 HBsAg 流行率(7.3%)高于城市(6.8%)。2005—2010 年全国 31 省乙肝年均报告发病率最低的是西藏自治区(14.6/10 万)和江苏(21.3/10 万)，最高的是青海(283.0/10 万)和甘肃(225.7/10 万)。

根据不同抗原决定簇的组合表达，HBV 可分为 9 个血清亚型，不同的血清型可属同一基因型，同一血清型可分布于不同的基因型。近年研究表明，HBV 基因型比血清型更能精确地提供基因变异信息，具有明显的地区性分布。目前已被确定的 8 种 HBV 基因型(A~H)：A 型主要见于北欧；B 型和 C 型见于东亚和远东；D 型分布最广泛，是地中海地区和近东的优势基因型，也发现于亚洲少数地区；E 型主要分布于非洲撒哈拉沙漠地带；F 型主要分布于北美；G 型被发现于西欧和北美；在拉丁美洲、加勒比海等地发现 H 型(表 2-8-2)。

表 2-8-2　HBV 不同基因型地区分布

基因型	分布地区
A	撒哈拉以南非洲，北欧、北美、欧洲北部和西部
B	东亚、东南亚、大洋洲、北美
C	亚洲的北部、东亚、东南亚、大洋洲、北美
D	欧洲东部和南部、亚洲的中部和南部、西亚、大洋洲
E	西非
F	北美、拉丁美洲、加勒比海
G	西欧、北美
H	拉丁美洲、加勒比海

我国已发现 5 种基因型(A~E)，其中以 B、C 和 D 为优势基因型，C 型最多。HBV 基因型地域性分布特点为：北方以 C 型为主；南方以 B 型和 C 型为主；D 型多见于少数民族地区，如西藏、新疆和甘肃；A 型偶有发现，E 型仅在云南发现。研究发现，感染 C 基因型 HBV 后易发展成慢性乙肝、肝硬化和肝癌，慢性乙肝患者的 C 基因型比例明显高于 HBV 慢性携带者，提示 C 基因型感染可能与乙肝慢性化有关。我国 HBV 基因型地区分布见表 2-8-3。

表 2-8-3　中国 HBV 基因型地区分布

地区	合计病例数	基因型 B		基因型 C		基因型 D		混合基因型	
		病例 n	%	病例 n	%	病例 n	%	病例 n	%
东部	148	28	18.9	106	71.6	3	2.0	11	7.4
西部	116	13	11.2	31	26.7	37	31.9	35	30.2
南部	110	24	21.8	61	55.5	3	2.7	22	20.0
北部	199	4	2.0	182	91.5	1	0.5	12	6.0
中部	162	7	4.3	148	91.4	2	1.2	5	3.1
合计	735	76	10.3	528	71.8	46	6.3	85	11.6

(二) 时间分布

乙肝发病无明显的季节性,全年不同月份均有病例报告,多呈散发或地方性流行。随着开展乙肝疫苗免疫预防接种以来,一些国家和地区乙肝流行病学特征和分布特点发生了明显改变,人群 HBsAg 携带率、HBV 感染率均有不同程度的下降。自 1992 年我国将乙肝疫苗接种纳入儿童免疫规划后,人群 HBsAg 携带率明显下降,一般人群 HBsAg 携带率已由1992 年的 9.75% 降至 2006 年的 7.18%,下降 26.36%。但乙肝流行形势仍十分严峻,据法定传染病报告资料分析,我国乙肝发病率仍高居各型病毒性肝炎之首,2005—2010 年全国乙肝年均报告发病率为 84.3/10 万,2016 年全国报告乙肝发病数 94.2 万例,占病毒性肝炎报告发病数的 77.14%。

(三) 人群分布

人群特征包括年龄、性别、职业、种族、民族、家庭、人口流动等。

1. 年龄和性别分布　在乙肝高度流行区,各种人群均有较多的感染机会,HBV 感染从新生儿开始即普遍存在,患者主要集中在青少年和 30~40 岁的成人;在乙肝中度流行区,新生儿和儿童均有感染,但以成人感染为主;在乙肝低度流行区,儿童感染较少见,多形成20~29 岁年龄组发病高峰。

我国通过乙肝疫苗免疫,特别是新生儿乙肝疫苗的计划免疫,人群 HBsAg 流行率明显下降,1~59 岁人群 HBsAg 流行率 1992 年为 10%,2006 年为 7%。15 岁以下儿童的 HBsAg流行率下降更为明显,1~4 岁儿童 HBsAg 流行率为 0.96%,5~14 岁为 2.42%,15~19 岁为7.21%,但 20~59 岁人群 HBsAg 流行率仍然较高(图 2-8-3)。2010—2012 年我国 31 省的农村血清流行病学调查结果显示,21~49 岁男性 HBsAg 感染率为 6%,其中 25~39 岁 HBsAg感染率为 6.35%~6.47%,较其他年龄组高。

男性乙肝发病率、HBsAg 阳性率、慢性乙肝现患率和肝癌发病率均高于女性。2009 年我国各年龄组乙肝报告发病率均是男性高于女性,总发病例数中男女性别比为 1.79∶1。

2. 职业分布　不同职业人群 HBsAg 阳性率与 HBV 暴露机会和强度有关。据调查,医务人员 HBV 感染率比其他职业人群高 3~6 倍。经常接触血标本的实验室工作人员、血液透析病房和口腔科医务人员由于皮肤破损、割伤或意外针刺,有感染 HBV 的较高危险。据2009 年我国乙肝报告发病数统计,不同职业分布中,农牧民和工人所占比例较大,分别占50.51% 和 10.27%。

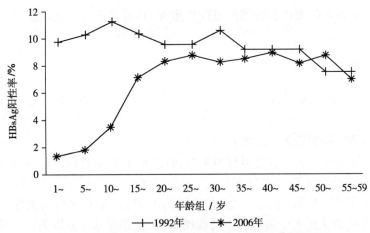

图 2-8-3 1992 年和 2006 年中国人群 HBsAg 阳性率对比

Liang XF, Bi SL, Yang WZ, *et al*. Epidemiological serosurvey of hepatitis B in China-declining HBV prevalence due to hepatitis B vaccination.Vaccine, 2009,27:6550-6557

3. 种族与民族 不同种族、民族人群的 HBsAg 阳性率有差别。我国调查资料显示,有 60% 的少数民族 HBsAg 阳性率高于全国平均水平,最高为壮族和藏族,可达 15%,最低为撒拉族和维吾尔族,在 4% 左右。

4. 家庭聚集性 HBV 感染有明显的家庭聚集现象。HBV 高度流行区乙肝家庭聚集率亦高,可能与母婴传播和长期密切接触有关,亦可能与遗传基因有关。我国流行病学调查报道,乙肝家庭聚集率高达 36.99%,农村乙肝家庭聚集率高于城市。HBsAg 携带者家庭中往往可以同时发现数个 HBsAg 阳性者,特别在居住拥挤、人口多的家庭更为常见,同一家庭中感染的 HBsAg 也往往为同一亚型。有血缘关系的亲属 HBsAg 阳性率明显高于无血缘关系的亲属,一级亲属 HBsAg 阳性率明显高于二级亲属,二级亲属又明显高于三级亲属。

5. 流动人口 据原国家卫生和计划生育委员会报道,2013 年我国流动人口数约为 2.36 亿人,占全国人口的 17%。流动人口平均年龄为 28 岁,半数以上是 1980 年后出生且已达工作年龄。大批流动人口涌入城市,改变了城市 HBV 流行模式和感染类型。许多研究表明流动人口 HBV 感染率高于常住人口。2004 年,深圳对 136 家工厂的 5 824 名工人调查显示 HBsAg 流行率为 21.4%,其中流动人口占 70%;2007 年,重庆对 1 195 名流动人口 HBV 感染血清学调查显示 HBsAg 流行率为 8.6%。流动人口 HBV 感染率高可能与对乙肝疫苗免疫、乙肝预防和控制措施的认知不足,文化水平较低、正值青春期等因素有关。

第三节 丙型肝炎流行病学

丙型肝炎(hepatitis C, HC,简称丙肝)是由丙型肝炎病毒(HCV)引起的以肝脏急、慢性炎症病变为主的传染性疾病。据世界卫生组织(WHO)估计,全世界 HCV 平均感染率约为 3%,每年新发病例 300 万 ~400 万,死亡 25 万例,HCV 慢性携带者约 1.7 亿人。我国属丙型肝炎中度流行区,近年来发病率呈上升趋势,2008—2013 年全国报告丙肝发病例数近 90 万例,平均每年报告发病人数约 15 万例。HCV 感染后慢性化倾向严重,与 HBV 重叠感染后

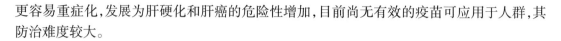

更容易重症化,发展为肝硬化和肝癌的危险性增加,目前尚无有效的疫苗可应用于人群,其防治难度较大。

一、传染源

丙肝的潜伏期为 2~26 周,常见为 6~9 周,主要传染源是急性和慢性患者及 HCV 无症状携带者。

（一）患者（急性和慢性丙肝患者）

丙肝患者在发病前 12 天血液即有传染性,持续整个临床期和慢性期,并可持续携带病毒数年或数十年。丙肝亚临床型较多见,临床型和亚临床型病例数之比为 1:7.5。急性丙肝虽然临床症状较轻,无黄疸性多见(无黄疸性约占 75%),但更易转为慢性,急性无黄疸性患者作为传染源的意义远大于黄疸性。持续携带 HCV 超过 6 个月即为慢性感染,急性感染者中 60%~80% 发展成慢性感染,10%~20% 的患者最终转为肝硬化甚至原发性肝癌,慢性丙肝患者是主要的传染源。

（二）无症状 HCV 携带者

无症状 HCV 携带者表现为血清丙氨酸转氨酶(ALT)正常,无肝病相关的症状和体征,血液中 HCV RNA 持续阳性,其人数是丙肝病例数的 3 倍以上。我国人群中抗 -HCV 阳性率为 0.7%~3.2%,献血员中可高达 10% 以上。携带 HCV 的供血员作为传染源,危害尤其严重。

二、传播途径

丙型肝炎的传播途径与乙肝类似,以肠道外传播为主。目前已知主要传播途径为经血传播和性接触传播,母婴传播概率较低,日常生活接触等其他传播途径较少见。

（一）经血传播

HCV 主要经血液和血液制品传播。欧美国家 75%~90% 输血后肝炎为丙肝,输血后丙肝发病率为 2%~20%;在我国,丙肝占输血后肝炎的 60%~80%,输血后丙肝发病率为 2%~3.4%,输血及使用血液制品的次数和剂量与丙肝发病率呈正相关关系。自 1992 年开始,对供血人员增加了抗 -HCV 的检测,输血后丙肝发病率大大下降。但由于 HCV 感染后宿主血液中病毒量较低、HCV 基因结构变异大、HCV RNA 在血液中存在间隙期等问题,目前尚无法完全筛除 HCV RNA 阳性者,大量或多次输血和血液透析仍有被感染的风险。

使用非一次性注射器和针头、未经严格消毒的牙科器械、内镜,可引起丙肝的传播。在美国,共用注射器经静脉内注射吸毒是目前 HCV 传播最主要的途径,80%~90% 的艾滋病患者由于静脉吸毒或血友病感染了 HCV。我国广州市吸毒人群 HCV 感染率为 67.4%,明显高于一般人群,吸毒者发生 HCV 感染的危险是不吸毒者的 53 倍。此外,文身、共用剃须刀或牙刷也可发生 HCV 感染。

（二）性接触传播

HCV 可通过唾液、精液和阴道分泌物排出,与 HCV 感染者性交及有性乱行为者感染 HCV 的危险性较高,尤其是感染 HIV 者,感染 HCV 的危险性更高。美国 CDC 的监测资料显示,15% 的 HCV 感染者可能与性接触传播有关。男性同性恋者 HCV 感染率高于或等于异性恋者,感染的机会与性伴侣数、性伴侣稳定性以及是否使用安全套有关。欧洲同性恋 HIV 感染者合并 HCV 感染率为 4%~8%,血友病患者合并感染率高达 85%。

（三）母婴传播

丙肝也有家庭聚集现象,亦可经母婴传播,抗 -HCV 阳性母亲将 HCV 传播给新生儿的危险性为 2%。若母亲在分娩时 HCV RNA 阳性,传播的危险性可达 4%~7%;合并 HIV 感染时,传播的危险性增至 20%。HCV 高病毒载量可增加传播的危险性。美国一项前瞻性研究显示,487 例 HIV 阳性的孕妇中,161 例 HCV RNA 阳性,在这部分 HCV 阳性者中,HIV 母婴传播率达 26%,而 HCV 阴性者的 HIV 母婴传播率为 16%。

部分 HCV 感染者的传播途径尚不明确,日常生活接触的传播作用有待进一步证实。接吻、拥抱、喷嚏、咳嗽、食物、饮水、共用餐具和水杯、无皮肤破损及其他无血液暴露的接触,一般情况下不传播 HCV。

三、人群易感性

人对 HCV 普遍易感,人感染 HCV 后所产生的保护性免疫力很差,可能与 HCV 感染后病毒血症水平低有关。HCV 与 HBV 传播途径相似,但各型病毒性肝炎之间无交叉免疫,常发生双重感染。美国报道,丙肝患者 HBV 感染率为 11.9%~44.4%,HBsAg 携带者中 3%~18% 混合感染 HCV。

多次输血或血液制品者、血液透析者、肾移植者、牙病患者、血友病患者、医务人员、注射吸毒者、同性或异性性乱者,以及经常接触血液的医务人员皆属于 HCV 感染的高危人群。

四、流行特征

（一）地区分布

HCV 感染呈世界性分布,但不同地区或国家间存在较大差异。大多数发达国家如西欧、北欧国家及加拿大和澳大利亚等国的人群 HCV 感染率低于 1%;美国、日本和东欧各国在 1%~2.4%;非洲部分国家和南美洲大部分地区在 2.5%~9.9%;东南亚部分国家、蒙古及非洲大部分地区超过 10%。1992 年我国病毒性肝炎血清流行病学调查,一般人群抗 -HCV 流行率为 3.2%,各地 HCV 感染情况不一,抗 -HCV 阳性率为 1.2%~5.4%。

目前已知 HCV 至少可分为 6 个基因型(HCV1 型 ~HCV6 型),HCV 基因型分布有地理差异。来自 98 个国家的 HCV 基因型分布数据显示:最常见的基因型是 HCV1 型(占 46%),接着是 HCV3 型(占 22%)、HCV2 型(占 13%)和 HCV4 型(占 13%)。每个基因型又可分为不同亚型(如 1a、1b、1c、2a、2b 等),1a 型多见于为美欧,1b 型多见于远东地区。我国主要以 1b、2a 为主,北方地区主要是 1b 型,南方主要是 2a 型,某些地区有 1a、2b 和 3b 型报道。HCV6 型主要见于我国香港和澳门地区,在南方边境省份也可见此基因型。丙肝的基因型及亚型的分型在 HCV 的分子流行病学研究、病情预测及个体化治疗中具有重要的指导意义。

（二）时间分布

丙肝发病无明显季节性,以散发为主。在特殊人群(如供血员和接受血液制品的人群)中可出现小型暴发。

2011 年中国疾病预防控制中心(CDC)开展的丙型肝炎血清流行病学调查结果显示,我国 31 个省(市、自治区)的 1~59 岁人群中抗 -HCV 流行率降至 0.43%。但近年来,我国人群中静脉内滥用毒品、不安全的性活动、器官移植和介入性检查及治疗等增多,传播 HCV 的危险性明显增加,2004—2016 年我国丙肝报告发病率呈上升趋势,发病率从 2004 年的 3.03/10 万上升至 2016 年的 15.09/10 万,亟须加大研究和防治力度。

（三）人群分布

各年龄均可发生 HCV 感染,但感染集中在 15 岁以上年龄,青壮年高发。15 岁以下人群 HCV 感染率低,婴幼儿 HCV 感染者少,随着年龄增长,感染人数增多(表 2-8-4)。丙肝报告发病率男性高于女性,男女性别比为 1.38∶1。

德国报道,HCV 不同亚型的年龄分布不同,20 岁以下丙肝病例以 1a 型为主,50 岁以上多为 1b 型。欧洲静脉药瘾者 HCV 感染以 1a 和 3a 型为主,南非抗 -HCV 阳性的供血者中大约 50% 感染的是 5a 型。

表 2-8-4　2008—2013 年中国大陆地区丙肝报告发病率(/10 万)

年份	年龄组 / 岁				
	0~19	20~29	30~39	40~49	≥ 50
2008	1.72	8.86	13.52	10.66	10.68
2009	1.64	8.31	14.06	11.51	11.69
2010	1.45	8.06	12.82	12.33	11.76
2011	1.31	6.23	12.22	12.98	14.29
2012	1.73	7.25	14.84	16.82	19.11
2013	1.77	9.23	17.59	21.8	25.94

第四节　丁型肝炎流行病学

丁型肝炎(hepatitis D,HD,简称丁肝)是由丁型肝炎病毒(HDV)引起的传染性疾病。HDV 为缺陷病毒,只有与 HBV 联合感染(co-infection)或重叠感染(super-infection)才能复制。估计约 5%HBV 感染者发生 HDV 联合感染。重叠感染者肝细胞损害较 HBV 单独感染严重,易于慢性化,预后较差。

一、传染源

丁肝的传染源是急、慢性丁肝患者和 HBV/HDV 携带者。黑猩猩、土拨鼠和鸭虽可感染HDV,但其作为 HDV 传播源的意义尚不明确。

（一）患者

丁肝的潜伏期为 3~7 周,人感染 HDV 后,表现为 HBV/HDV 联合感染和重叠感染两种感染类型。联合感染指同时感染 HBV 和 HDV,经过 6~12 周的潜伏期,出现类似 HBV 急性感染的临床表现及一系列血清学反应,有时可见双峰型血清转氨酶升高,分别代表 HBV 和 HDV 感染。疾病呈自限性,较少转为慢性。据报道,约 5% 的联合感染可发展成 HBV 和 HDV 持续携带,约 10% 的联合感染表现为重型或暴发型肝炎。HBV/HDV 重叠感染指 HBsAg 携带者或慢性乙肝患者在原有 HBV 感染的基础上,又感染了 HDV。因此,重叠感染者为慢性 HBV 感染及急性 HDV 感染。HBsAg 无症状携带者重叠感染 HDV,临床上表现为典型的急性肝炎,病情较重且预后较差,约有 20% 发展为重症或暴发型肝炎,50%~90% 发展为慢性肝炎;慢性乙肝患者重叠感染 HDV 可使病情加重,发展为肝硬化的进程加速。

(二) 无症状携带者

部分丁肝感染者无任何临床表现,仅是 HDV/HBV 携带状态,他们可成为 HDV 感染重要的传染源。

二、传播途径

丁型肝炎的传播途径与乙肝相似,主要经血或血液制品传播。

(一) 经血或血制品传播

输入 HDV 污染的血液、血制品、使用污染了 HDV 的注射器等医疗器械是 HDV 传播的最主要途径。在西方国家,静脉吸毒者 HDV 感染多见,1998—2007 年,美国静脉吸毒者 HDV 感染率为 38%~54%。美国洛杉矶的一项调查发现,126 例丁肝患者中 65.5% 为静脉药瘾者。

(二) 日常生活接触传播

破损的皮肤或黏膜接触含有 HDV 的血液、唾液、汗液、精液及阴道分泌物等污染物,可引起 HDV 感染。在 HBsAg 阳性亲友中,HDV 有家庭聚集现象。据意大利报道,同一家族中的配偶及兄弟姐妹间 HDV 感染率达 75%。婴儿在围生期若感染了 HBV,出生后有可能通过家庭中 HDV 阳性者的水平传播,发生 HBV/HDV 重叠感染。性接触可传播 HDV。

(三) 母婴传播

HDV 母婴传播率低,但 HBsAg 和 HBeAg 双阳性且抗 -HDV 也为阳性的母亲易将 HDV 传播给新生儿,表明 HDV 母婴传播需在 HBV 复制活跃时发生。

三、人群易感性

人对 HDV 普遍易感。HBsAg 携带者和乙肝患者都是 HDV 的易感者,乙肝高发区和高危人群一般也是 HDV 感染的高发区和高危人群。值得警惕的是,HDV 一旦传入 HBV 高度地方性流行区可引起严重的丁肝流行。感染 HDV 后产生的抗 -HDV 不是中和抗体,对 HDV 的再次感染无保护力。

我国台湾地区 2001—2012 年的一项多中心、前瞻性的队列(2 562 例 HBsAg 阳性者)研究显示,在 HBsAg 阳性及 HIV 感染的注射吸毒人群中,HDV 感染风险显著增高(OR 为 3.06,95%CI:1.68~5.56),HBV、HIV 感染和静脉吸毒者是 HDV 感染的高危人群。同性恋、多次输血或血液制品者、血友病患者也是丁肝的高危人群,肾透析和肾移植病房的工作人员由于经常接触血液,也易发生 HDV 感染。

四、流行特征

(一) 地区分布

HDV 感染呈全球性分布。据估计,全世界至少有 1 000 万 HDV 感染者。HDV 感染的地区分布与乙肝地方性流行区分布相似,但并不完全一致,不同地区的 HDV 感染率差异很大。地中海地区、中东、中亚、西非、南美亚马孙河盆地和南太平洋某些岛屿是 HDV 感染高度流行区,HBsAg 携带者中 HDV 感染率高达 20%~60%;在乙肝发病率低的北欧、美国、大

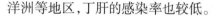

洋洲等地区,丁肝的感染率也较低。

我国是 HBV 感染的高度流行区,但 HDV 感染并不高,人群抗 -HDV 阳性率为 1.2%。不同省市、城乡和东、西部地区之间人群抗 -HDV 阳性率有明显差异:西藏、安徽、内蒙古、广西和黑龙江明显高于其他省市;东部地区 10 省市均未检出抗 -HDV,中部地区抗 -HDV 阳性率为 1.57%,西部地区为 1.78%;城市 HDV 感染率高于农村。

(二) 时间分布

近年来 HDV 的流行趋势有所变化。我国一些地区、日本冲绳、印度北部、阿尔巴尼亚 HDV 感染率有所增高;地中海地区及一些其他地区 HDV 感染率下降,与一般人群 HBsAg 携带率下降有关。丁肝一年四季均可发病,无明显季节性。

(三) 人群分布

丁肝的暴发流行仅发生在某些不发达地区的某些人群中,如南美北部亚马孙河流域曾发生过多次丁肝暴发流行,病情严重,呈暴发性肝衰竭表现,病死率很高,主要累及于儿童及青少年。另据报道,委内瑞拉、哥伦比亚、巴西和秘鲁地区的土著居民常发生严重的急、慢性丁肝。

第五节　戊型肝炎流行病学

戊型肝炎(hepatitis E,HE,简称戊肝)是由戊型肝炎病毒(HEV)引起的急性传染病,主要经粪 - 口途径传播,常引起暴发或流行。据 WHO 2015 年 7 月报道,全世界约 1/3 人口具有感染 HEV 的风险,每年约有 2 000 万人感染 HEV,300 多万急性戊肝病例,5.66 万例死亡与戊肝有关。孕妇戊肝的病死率高达 25%。戊肝是急性病毒性肝炎最常见的原因,我国属于戊肝高发区。

一、传染源

戊肝的传染源主要是戊肝患者。戊肝的潜伏期为 10~60 天,平均 40 天,比甲肝的潜伏期长。

(一) 患者

戊肝患者可分为临床型和亚临床型两类。临床型包括急性黄疸性、急性无黄疸性和重型肝炎,在症状出现前 1 周就可从患者的粪便中检出 HEV,一般在发病后 2 周传染性消失,这些患者在潜伏期末和急性发病早期传染性最强。亚临床型和隐性感染者也可随粪便排出 HEV。戊肝一般不发展为慢性,多数患者于病后 4~6 周恢复,但若重叠感染其他型肝炎,则病情加重。

(二) 动物

戊肝可能是一种人畜共患性传染病。近几年来的研究资料表明,HEV 不仅可侵犯人类,而且可在动物中广泛分布和传播。屠宰场工人和猪肉销售者的 HEV 抗体阳性率明显高于一般人群,提示猪成为人群感染 HEV 的传染源。此外,在许多其他的动物(如鸡、猴、猫、犬、牛、羊和啮齿类动物)中也发现抗 -HEV 抗体,且在同一地区分离到的人、猪及其他动物的 HEV 分离株在基因核苷酸序列上有高度的同源性。HEV 的宿主范围、地理分布和动物自然宿主研究均提示,动物自然宿主与人类戊肝有密切的联系。

二、传播途径

戊肝主要通过粪-口途径传播,以饮水污染造成流行居多。

(一)经水传播

戊肝常为水型流行,主要是粪便污染水源所致。戊肝经水传播主要有两种类型:一是暴发流行型,由于水源被一次性污染所引起,可持续几周,流行曲线为单峰型,病例集中在最短和最长潜伏期之间。例如,1955年12月—1956年1月20日,印度新德里由于水源污染引起戊肝暴发流行,约29 000人发病,几乎遍及新德里全邦。另一类型是持续流行型,由于水源被持续性污染所致,可持续几个月或更长时间。如1986年9月—1988年4月,我国新疆南部地区发生水源持续污染所致的戊肝持续流行,共计发病119 280例,死亡707例,其中414名为孕妇,是迄今世界上最大规模的一次戊肝流行。2004年和2013年,苏丹、肯尼亚难民营由粪便污染的水源引起戊肝暴发,孕妇患者的死亡率高达20%。

(二)经食物传播

食物在生产和加工过程中被HEV污染,可导致食物型戊肝暴发。我国已有多起食物型戊肝暴发的报道,多为集体聚餐时吃了被污染的食物引起。1993年北京曾发生二次食物型戊肝暴发:其中一次发生在一家工厂,在该厂食堂用膳的107名工人中,20天内共发生11例戊肝;另一次发生在一所机关,在参加聚餐的600名职工中,9人于聚餐后30~50天内患急性戊肝,可能是处在戊肝潜伏期的炊事员其粪便污染了食物所致。另外,经食物传播也可能是跨种系传播的主要方式。在日本冲绳两家医院的32例散发性戊肝患者中,有25例(78%)曾在发病前2~8周食用未煮熟的猪肝和猪肠。另有报道,从食用鹿肉后发生戊肝的患者中分离到与残余鹿肉中检测出的相同病毒。食源性传播也是散发型戊肝的主要模式。

(三)日常生活接触传播

戊肝也可通过日常生活密切接触传播,主要是戊肝患者粪便污染外环境或日常生活用品所致。戊肝有家庭聚集现象,戊肝患者的家庭成员HEV阳性率高,家庭接触者的二代发病率显著高于一般人群,但接触传播率明显低于甲肝。

(四)垂直传播

HEV感染可通过母婴传播,HEV感染的母亲其新生儿血样或脐带血中可检测出HEV RNA。在阿根廷,母婴传播导致患儿HEV的感染率高达33.3%~50.0%。

(五)输血传播

HEV还可通过输血传播,已有输入戊肝患者捐献的血制品而导致输血后戊肝的报道。献血员中有较高的HEV感染率,静脉内注射吸毒者、血液透析患者抗-HEV阳性率高于一般人群。

三、人群易感性

人对HEV普遍易感,各年龄组均可感染发病。感染HEV后可产生HEV抗体(antibody to hepatitis E virus,anti-HEV,抗-HEV),该抗体具有中和病毒的作用,感染后可获得一定的免疫力,但持续时间短,一般仅1~2年。因此,在HEV呈地方性流行地区,虽然多数人在儿童时期曾感染过HEV,但到青壮年时期,对HEV的免疫力已降至低水平,可再次感染HEV,外来人群戊肝发病率较本地人群高。

四、流行特征

(一)地区分布

戊肝呈世界性分布,主要流行于亚洲、非洲和中美洲的发展中国家。在亚洲,主要流行于印度、尼泊尔、巴基斯坦、阿富汗、缅甸、印度尼西亚、泰国、日本、中国、前苏联中亚地区和黎巴嫩等;在非洲,主要流行于阿尔及利亚、突尼斯、埃塞俄比亚、苏丹、索马里、赞比亚和尼日利亚等;在中美洲主要流行于墨西哥。在美国、英国、法国等发达国家,大部分病例为输入性的,大多为戊肝流行区的旅游或探亲者,但近年也有非输入性戊肝的发生。

我国是戊肝高发病率国家之一。1992 年全国病毒性肝炎血清流行病学调查报道,人群抗 -HEV 流行率平均为 17.2%。近年来我国戊肝发病以急性散发病例为主,偶有因食物污染导致的小型暴发。各地报道的 HEV 感染率有明显的地域差异:南部地区(四川、广西、浙江、江苏等)抗 -HEV 阳性率最高,达 40% 左右;中部地区(湖南、湖北、江西、安徽和河南)阳性率约 30%,而东北三省及华北地区(北京、天津、内蒙古、河北、山西和山东)阳性率约 20%,呈现自南向北逐渐下降趋势。据我国传染病疫情报告,2007—2011 年全国累计报道戊肝 113 949 例,年平均发病率 1.72/10 万,戊肝发病呈上升趋势。戊肝报告发病率排在全国前五位的省是浙江、安徽、吉林、湖南和江苏。

HEV 基因主要分为 4 型,即 HEV-1、HEV-2、HEV-3 和 HEV-4,各基因型在全球的地理分布有明显的差异。HEV-1 主要分布于亚洲和非洲等发展中国家;HEV-2 主要分布于墨西哥和非洲;HEV-3 在世界各地广泛分布,已经在美国、部分欧洲国家和日本散发的急性戊肝患者和家猪中被分离出;HEV-4 主要分布在亚洲一些国家;我国主要为 HEV-1 和 HEV-4,最近分离出 HEV-3。HEV-1 和 HEV-2 通常只感染人,而 HEV-3 和 HEV-4 可感染人和猪。HEV 只有一个血清型。

(二)时间分布

流行性戊肝有较明显的季节性,多见于暴雨与洪水发生后,雨季和夏季是暴发流行的高发季节,但散发性戊肝全年均有发生,无明显季节高峰。随着近年来我国经济的发展和卫生设施的改善,戊肝流行已基本控制,但散发性戊肝仍时有发生。

(三)人群分布

戊肝发病主要在 >15 岁人群。2007—2011 年,我国戊肝报告发病数中,≥ 40 岁病例占总报告病例数的 75.95%,农民、离退休人员分别占总病例数的 41.35% 和 12.51%。青少年戊肝病例多表现为临床型感染,儿童和老年人病例多表现为亚临床和隐性感染。男性发病率高于女性,尤其是戊肝散发性病例。孕妇戊肝发病率和病死率高,妊娠孕妇感染 HEV 后,常会导致流产、新生儿低体重和死胎。

Ma 等调查了甘肃不同民族中的戊肝流行情况,从临夏回族自治州、兰州、临夏广河县、甘南藏族自治州四个地区的回、汉、藏三个民族中采集了 2 090 人份血清样本中,检测 HEV IgG 和 IgM、HEV 抗原及 HEV RNA,结果发现,在回、汉、藏族中抗 -HEV IgG 的抗体阳性率分别为 8.9%、18.7% 和 32.9%,差异具有统计学意义。可能与接触家畜的机会及肉类(尤其是猪肉)食用量有关。

(蔡 琳)

第九章

预 防

第一节 经肠道传播的病毒性肝炎的预防

甲型和戊型肝炎主要经肠道传播,应采取以切断粪-口传播为主的综合性防治措施。我国生产的甲肝疫苗已经使用多年,全国甲肝发病率已显著下降,但戊肝尚无特异性免疫制剂上市,其预防策略是以切断传播途径为主。

一、管理传染源

(一) 疫情报告

各级医务人员应依照《中华人民共和国传染病防治法》,做好传染病报告,对患者应早发现、早诊断、早报告、早隔离、早治疗。各级疾病预防控制中心需加强对甲肝疫情监测和预警,提高队伍应急能力,积极应对甲肝突发公共卫生事件。

(二) 隔离

甲肝和戊肝患者可住院或留家隔离治疗。急性甲肝隔离期自发病日起3周,不能确知发病日者,可从确诊日期算起。对密切接触者进行医学观察45天。戊肝患者在潜伏期即有传染性,所以应及早发现并采取隔离措施,其隔离期暂同甲肝。

(三) 消毒

甲肝和戊肝患者隔离治疗后,应尽早对患者居住地和活动场所(包括家庭、宿舍及单位机构)进行终末消毒,对患者接触过的用品、呕吐物、排泄物等要彻底消毒。隔离期间应按病毒性肝炎消毒方法做好及时消毒,妥善处理患者的用品。

(四) 健康体检

甲肝和戊肝患者不得从事直接为顾客服务的工作。对饮食行业人员和保育员每年做一次健康体检,发现肝炎病例立即隔离治疗。急性甲肝患者或急性戊肝患者痊愈后,半年内无明显临床症状和体征,肝功能持续正常,可恢复原工作。

二、切断传播途径

大力开展健康教育和健康促进,防止"病从口入",养成食前便后洗手的习惯。提高个人卫生水平,改变不良卫生习惯,增强自身防病意识。搞好饮食行业卫生监督,认真执行《中华人民共和国食品卫生法》,饮食经营环境须保持内外整洁,防止生熟食品交叉污染,注意聚餐卫生,提倡不食生毛蚶等贝类水产品。加强饮水和环境卫生监督,做好水源保护和粪便无害化处理。各级综合医疗机构应建立肝炎专科门诊,并积极创造条件建立肝炎病房,有关医务人员应相对固定。患者的病案、用具等应单独使用,各种诊治手段应单独施行。

三、保护易感人群

保护易感人群特异性预防法包括主动免疫（active immunity）和被动免疫（passive immunity）。

（一）主动免疫

甲肝疫苗预防接种是预防和控制甲肝的有效手段。目前有甲肝减毒活疫苗和甲肝灭活疫苗两种，免疫重点是 1~15 岁儿童和高危人群。2007 年，我国卫生部颁发了《扩大国家免疫规划实施方案》，将甲肝疫苗纳入了国家免疫规划，成为适龄儿童进行常规接种的疫苗之一。2010 年，我国自主研制的重组戊肝疫苗（HEV239）大型随机双盲安慰剂对照Ⅲ期临床试验结果表明，该疫苗在我国普通人群中可有效预防戊肝，且耐受性良好。戊肝疫苗已于 2012 年在我国上市，HBV 携带者、饮食行业从业人员、无偿献血者、戊肝高风险人群及各种原因所致的免疫缺陷人群和中老年群体都应进行预防接种，这对降低我国戊肝发病率有重要意义。

（二）被动免疫

人免疫球蛋白（human immunoglobulin）主要用于与甲肝患者接触的托幼儿童、学生以及成年人，如家庭密切接触者的预防和旅游暴露者的紧急预防。最迟接种时间不应超过暴露后 2 周，保护率可达 90%，但保护期限较短。

第二节　经肠道外传播的病毒性肝炎的预防

乙、丙、丁型肝炎系经肠道外途径传染，以血液传播途径为主。中国病毒性肝炎防治规划（2017—2020 年）明确指出，采取预防为主、防治结合的综合防控策略，优先保护新生儿和重点人群，有效遏制乙肝的高度流行状态。丙肝和丁肝的防治原则与乙肝基本相同，但由于 HCV 多变异，目前尚无有效疫苗，丙肝防治应以切断传播途径为主，消除 HDV 感染主要是通过对乙肝易感者接种乙肝疫苗。

一、管理传染源

（一）强化监测报告，及时处置聚集性疫情

各级医疗卫生人员应按照病毒性肝炎诊断标准进行疾病分类诊断，按照《中华人民共和国传染病防治法》要求报告传染病疫情，对疑似暴发或聚集性疫情，应当及时向当地疾病预防控制机构报告。

（二）规范治疗管理

加强病毒性肝炎的规范化诊疗，根据患者病毒性肝炎类型、临床阶段严格掌握治疗适应证，科学规范使用抗病毒药物，加强病情和药物不良反应监测。

急性肝炎患者在潜伏期末和发病初期传染性最强，早发现和早隔离治疗不仅有利于患者康复，而且对减少续发病例有重要意义。托幼儿童患急性乙肝或急性戊肝，应及时隔离治疗。经过治疗和隔离期后，对符合出院标准的患儿尚需继续观察 1 个月，并有出院证明方可入托幼所。对患儿的接触者进行医学观察，乙肝、丙肝和丁肝观察期暂定为 60 天。

（三）消毒

隔离期间患者的日常用品、食具要分开使用和消毒，对其排泄物、分泌物应及时消毒处理，对患者的居住地和主要活动场所应进行终末消毒。

（四）严格筛检供血员

严格筛检供血员的 HBV、HCV 感染标志，凡是 HBsAg 阳性、ALT 异常或抗 -HCV 阳性者不得献血。

（五）HBsAg 携带者管理

HBsAg 或抗 -HCV 持续存在 6 个月以上、无肝病相关的症状和体征、ALT 基本正常的慢性无病变的感染者称为无症状携带者（asymptomatic carrier, AsC）。除不能捐献血液、组织器官及从事国家明文规定的职业或工种外，可以照常工作和学习，但应定期进行医学随访和加强健康教育，要求携带者注意个人卫生、经期卫生，防止自身血液、分泌物和所用物品传播 HBV。

二、切断传播途径

（一）减少输血与血制品的传播

加强安全输血措施，严格遴选供血员，规范采血规程。大力倡导无偿献血，杜绝非法采、供血。临床医师应严格掌握输血适应证，避免不必要的输血，减少和防止输血传播疾病的危险。加强血液制品和生物制品的管理，采用有效的病毒灭活程序和措施，保证血制品和生物制品的安全。

（二）预防其他医源性传播

加强肝炎病区和肝炎门诊的管理，肝炎病房应采取严格的隔离制度，医疗器械应专用、定期进行消毒，避免交叉感染。防止血液透析和器官移植引起的 HCV、HBV 的传播，加强对介入性医疗器械的管理，防止经血传播的医源性感染。

（三）预防与阻断母婴传播

广泛使用安全有效的疫苗是防止乙肝病毒感染，预防乙肝、肝硬化和肝癌最有效的方法。乙肝疫苗免疫是阻断 HBV 母婴传播的有效手段。对 HCV RNA 阳性的孕妇，应避免羊膜腔穿刺，尽量缩短分娩时间，保证胎盘的完整性，减少新生儿暴露于母血的机会。

（四）预防与控制性接触传播及家庭内传播

鼓励群众婚前进行 HBsAg 检查，对 HBsAg 阳性者的配偶接种乙肝疫苗。加强性道德教育，禁止卖淫嫖娼及不正当性行为，正确使用安全套。严禁吸毒，尤其是注射吸毒。对于家庭中 HBV DNA 或 HCV RNA 阳性者应做好相应隔离，不共用牙刷、餐具、茶具、剃须刀、毛巾、盥洗盆等生活用品。

三、保护易感人群

HBV 易感者可采取乙肝疫苗主动免疫和乙肝免疫球蛋白（hepatitis B immune globulin, HBIG）被动免疫，用于 HBV 暴露的预防与保护。目前尚无 HCV 特异性预防方法，需积极开展 HCV 疫苗研究。

（一）乙肝疫苗主动免疫

乙肝疫苗免疫接种是预防和控制 HBV 感染最有效的措施。我国卫生部自 1992 年开始将乙肝疫苗接种纳入计划免疫管理，2002 年起正式纳入计划免疫，要求按照预防接种工作规范，在 1 周岁以内完成 3 针乙肝疫苗接种。现用酵母重组和中国仓鼠卵细胞（CHO）基因工程乙肝疫苗,接种对象主要为新生儿,其次为婴幼儿和 HBV 感染的高危人群。对新生儿时期未接种乙型肝炎疫苗的儿童应进行补种,剂量为 10μg 重组酵母或 20μg 重组 CHO 乙型肝炎疫苗。

(二)乙肝免疫球蛋白被动免疫

乙肝免疫球蛋白可用于应急预防 HBV 感染或预防 HBV 性接触传播。发生污染 HBV 时,应立即肌内注射 HBIG,最迟不超过 7 天,成人剂量为 200~400IU/mL,儿童为 100~200IU/mL,间隔 3~4 周可复注射一次。

对 HBsAg 阳性母亲的新生儿,应在出生后 24h 内尽早(最好在出生后 12h)注射 HBIG,剂量应 ≥ 100IU,同时在不同部位接种 10μg 重组酵母乙型肝炎疫苗,在 1 个月和 6 个月时分别接种第 2 和第 3 针乙型肝炎疫苗,可显著提高阻断母婴传播的效果

我国病毒性肝炎流行病学特点见表 2-9-1,各型肝炎的预防详见各论相关章节。

表 2-9-1　我国病毒性肝炎流行病学特点比较

	比较项目	甲肝	乙肝	丙肝	丁肝	戊肝
流行过程	传染源	急性期患者和亚临床感染者	患者和病毒携带者	患者	患者和病毒携带者	急性期患者和亚临床感染者、猪及其他动物
	主要传播途径	粪-口途径	经血传播、母婴传播、性接触传播等	经血传播、性接触传播、母婴传播等	经血传播、与乙肝同	粪-口途径
	人群易感性	普遍易感,免疫力持久	普遍易感,康复后有免疫力	普遍易感,免疫力低,可发生再感染	普遍易感,康复后有免疫力	普遍易感,免疫力持续时间短
流行特征	地区性	高度流行区	中、高度流行区	中度流行区	低度流行区	高度流行区
	城乡差异	农村＞城市	农村＞城市	无	城市＞农村	农村＞城市
	季节性	明显	无	无	无	有
	高发年龄	5~9 岁	青少年和 30~40 岁的成人	>15 岁人群,青壮年	无明显差异	>15 岁人群,孕产妇
	性别	无明显差异	男＞女	无明显差异	无明显差异	男＞女
	家庭聚集性	存在	明显	存在	无	存在
预防策略措施	原则	切断传播途径为主的综合措施	免疫预防为主、防治兼顾的综合措施	切断传播途径为主的综合措施	通过防治乙肝实现	切断传播途径为主的综合措施
	主动免疫	甲肝疫苗	乙肝疫苗	无	乙肝疫苗	戊肝疫苗尚未全面使用
	被动免疫	人血免疫球蛋白	HBIG	无	无	无

（蔡　琳）

参考文献

1. 陈紫榕. 病毒性肝炎. 2 版. 北京 : 人民卫生出版社, 2012

2. Aggarwal R. Hepatitis E: Epidemiology and natural history. J Clinical and Experimental Hepatology, 2013, 3 (2): 125-133

3. Franco E, Meleleo C, Serino L, et al. Hepatitis A: Epidemiology and prevention in developing countries. World J Hepatol, 2012, 4 (3): 68-73

4. Gower E, Estes C, Blach S, et al. Global epidemiology and genotype distribution of the hepatitis C virus infection. J Hepatology, 2014, 61: S45-S57

5. Goyal A, Murray JM. The Impact of vaccination and antiviral therapy on hepatitis B and hepatitis D epidemiology. PLoS One, 2014, 9 (10): e110143

6. Lee GY, Poovorawan K, Intharasongkroh D, et al. Hepatitis E virus infection: Epidemiology and treatment implications. World J Virol, 2015, 4 (4): 343-355

7. Liu J, Zhang SK, Wang QM, et al. Seroepidemiology of hepatitis B virus infection in 2 million men aged 21-49 years in rural China: a population-based, cross-sectional study. Lancet Infect Dis, 2016, 16: 80-86

8. Lin HH, Lee SS, Yu ML, et al. Changing hepatitis D virus epidemiology in a hepatitis B virus endemic area with a national vaccination program. Hepatology, 2015, 6 (6): 1870-1879

9. Locarnini S, Hatzakis A, Chen DS. Strategies to control hepatitis B: Public policy, epidemiology, vaccine and drugs. J Hepatology, 2015, 62: S76-S86

10. Nelson NP, Murphy TV. Hepatitis A: The changing epidemiology of hepatitis A. Clin Liver Dis (Hoboken), 2013, 2 (6): 227-230

11. MacLachlan JH, Cowie BC. Hepatitis B virus epidemiology. Cold Spring Harb Perspect Med, 2015, 5 (5): a021410

12. Rizzetto M. Hepatitis D virus: Introduction and epidemiology. Cold Spring Harb Perspect Med, 2015, 5 (7): a021576

13. Westbrook RH, Dusheiko G. Natural history of hepatitis C. J Hepatology, 2014, 61: S58-S68

14. Yan YP, Su HX, Ji ZH, et al. Epidemiology of hepatitis B virus infection in China: current Status and challenges. J Clinical and Translational Hepatology, 2014, 2: 15-22

15. Yu R, Fan R, Hou JL. Chronic hepatitis B virus infection: epidemiology, prevention, and treatment in China. Front Med, 2014, 8 (2): 135-144

16. WHO. WHO position paper on hepatitis A vaccines—June 2012. Weekly Epidemiol Rec, 2012, 87: 261-276

第三篇　免疫学

　　随着免疫学研究的逐步深入，人们已认识到机体免疫功能状态在病毒性肝炎发生发展过程发挥着至关重要的作用。不同类型肝炎病毒的发病机制及免疫应答的效应机制不尽相同。同一种肝炎病毒感染的不同时期，参与免疫应答的效应细胞及免疫分子亦存在较大差异。

第十章

免疫应答基础理论

病毒是专性细胞内寄生物,与特异的宿主细胞表面分子(病毒受体)结合入侵细胞后,脱衣壳,利用宿主细胞的核酸、蛋白等生物合成系统复制,装配成新的病毒颗粒释放至细胞外。宿主抗病毒免疫应答的主要作用是阻止病毒感染和清除病毒感染的靶细胞。某些情况下,病毒可逃逸机体免疫系统的识别和攻击,致使病毒发生持续性感染。本章将着重介绍机体抗病毒免疫应答机制、规律及时相变化,同时列举病毒免疫逃逸及其引发免疫损伤的可能机制。

第一节　固有免疫应答机制

机体抗病毒感染的免疫学防御机制包括固有免疫及适应性免疫两大部分。其中,固有免疫在病毒感染早期发挥干扰病毒复制和限制病毒扩散的作用,适应性免疫在清除病毒和防止再感染方面发挥重要作用。固有免疫和适应性免疫是免疫系统不可分割的两个方面,二者相辅相成。不同类型病毒可启动不同类型的免疫应答,产生不同的免疫效应机制。既往已知多种固有免疫效应机制参与机体抗病毒防御过程,如干扰素、巨噬细胞及 NK 细胞等。近年来,随着对固有免疫应答研究的不断深入,越来越多新的固有免疫细胞亚群及固有免疫分子在抗病毒防御过程的作用机制不断被人们所认识,如 NK T 细胞、TCRγδ T 细胞、Toll 样受体及核苷酸结合寡聚化结构域(NOD)样受体等。

一、固有免疫的分子模式识别机制

固有免疫应答是机体抵御病毒入侵的第一道防线,该应答启动的前提是机体固有细胞对病毒成分的识别。病原体在漫长进化过程中一直保留着部分结构成分,这种保守结构成分称为病原体相关分子模式(pathogen associated molecular patterns,PAMP)。PAMP 为一大组或几大组病原体共有,代表了一种分子模式而非某一特定结构,它完全不同于宿主机体的自身成分。不同类型的固有细胞表达不同的模式识别受体(pattern recognition receptor,PRR),通过 PRR 识别 PAMP 而发现病原体的存在。病毒相关的 PAMP 主要是病毒基因组核酸和 / 或病毒在复制过程中产生的核酸中间体(如双链 RNA),识别病毒 PAMP 的 PRR 主要包括 Toll 样受体家族和 RIG 样受体家族的一些成员。不同 PRR 分别识别病毒不同组分,从而形成了一个机体细胞对感染细胞病毒全方位的探测识别系统。肝脏不仅是分泌型 PRRs 的主要来源,也表达膜结合型 PRRs。肝脏内有多种免疫细胞可表达膜结合型 PRRs,参与启动固有免疫应答和诱导适应性免疫应答,介导肝脏的损伤、修复及纤维化等过程。

（一）Toll 样受体家族

Toll 样受体（Toll-like receptors,TLR）的认识最早来自对果蝇胚胎发育的研究,现已知它是参与固有免疫的一类重要蛋白质分子,也是连接固有免疫和适应性免疫的桥梁。至今为止,已发现 TLR 有 13 个种类,其中 TLR1~TLR9 是人与小鼠共有的,TLR10 只在人类中具有相应的功能,TLR11~TLR13 则是小鼠特有的。TLRs 主要表达在具有免疫功能的组织和细胞中,不同的 TLRs 识别的配体不同。人不同 TLR 受体的主要表达细胞、识别的配体见表 3-10-1。现已报道与病毒感染相关的 TLR 受体主要包括 TLR2~TLR9,其中 TLR3 识别病毒 dsDNA,TLR7 和 TLR8 识别病毒 ssDNA;而 TLR2 和 TLR4 定位于细胞表面,主要识别病毒膜蛋白。

表 3-10-1　人类主要的 TLRs 及其配体

受体	主要表达细胞类型	配体	配体来源
TLR1	骨髓细胞、T 细胞、B 细胞、NK 细胞	三酰脂肽（triacyl lipopeptides）	细菌、分枝杆菌
TLR2	骨髓细胞、T 细胞、树突状细胞	肽聚糖	革兰氏阳性菌
		胞壁酸	革兰氏阳性菌
		非典型脂多糖（atypical LPS）	革兰氏阴性菌
		糖肌醇磷脂（glycoinositolphosholipids）	锥形虫
		脂蛋白	分枝杆菌
		酵母多糖（zymosan）	真菌
		热休克蛋白 70	宿主
TLR3	上皮细胞、树突状细胞	双链 RNA（dsDNA）	病毒
		多聚次黄苷酸 - 胞苷酸（poly I:C）	合成化合物
TLR4	骨髓细胞、肝细胞	脂多糖（LPS）	革兰氏阴性菌
		紫杉醇	植物
		F 蛋白	呼吸道合胞病毒
		热休克蛋白 70	宿主
		透明质酸的寡糖	宿主
		硫酸肝素的多糖成分	宿主
		纤粘连蛋白	宿主
		纤维蛋白原	宿主
TLR5	骨髓细胞、上皮细胞	鞭毛蛋白	细菌
TLR6	骨髓细胞、树突状细胞	二脂酰脂肽	支原体
		胞壁酸	革兰氏阳性菌
		酵母多糖	真菌
TLR7	B 细胞、浆细胞样树突状细胞	咪唑并喹啉（imidazoquinoline）	合成化合物
		洛嗦立宾（loxoribing）	合成化合物
		单链 RNA（ssDNA）	病毒
TLR8	骨髓细胞、树突状细胞	咪唑并喹啉	合成化合物
		单链 RNA（ssDNA）	病毒
TLR9	上皮细胞、B 细胞、树突状细胞	CpG-DNA	细菌或病毒
TLR10	B 细胞、浆细胞样树突状细胞、肺细胞	未知	未知

TLRs 活化最重要的效应是监视与识别病原体结构成分,继而启动细胞内信号转导通路,诱导特异性基因表达(细胞因子和趋化因子等基因)。固有细胞分泌趋化因子和细胞因子能募集活化 NK 细胞、树突状细胞(dendritic cell,DC),促进 DC 向 T 细胞提呈抗原,启动 T 细胞应答;活化 T 细胞产生的细胞因子如 IFN-γ,又进一步活化单核巨噬细胞。因此,借助 TLR 的桥梁作用,将固有免疫应答和适应性免疫应答紧密联系起来。

在抗病毒免疫应答中,固有免疫细胞通过 TLR 识别进入内体的病毒成分后,通过启动胞内 NK-kB、IRF3、IRF7 等信号通路,促进固有细胞释放 Ⅰ 型 IFN 及 IL-1 等,发挥抗病毒作用。TLR4 蛋白在各种肝脏细胞上都能检测到,并很有可能参与内毒素的摄取和清除、促炎和抗炎细胞因子的产生,以及反应性氧化应激的启动。TLR4 通路激活产生的活性氧分子及细胞因子的大量释放,可加重肝脏损伤。此外,TLR4 可通过激活肝星形细胞,介导肝纤维化。有研究表明,TLR3、TLR4、TLR5、TLR7 和 TLR9 的特异性配体均可通过诱导 IFN-α、IFN-β 及 IFN-γ 等细胞因子的产生,继而抑制转基因小鼠肝脏中 HBV DNA 的复制。TLR4 的配体还可通过上调一氧化氮合酶(iNOS)的表达诱导 HBV 特异性的免疫应答而促进病毒的清除。用 Poly I:C 刺激外周血单个核细胞来源的髓样树突状细胞(myeloid dendritic cell,mDC)发现:慢性乙型肝炎患者 mDC 表达 TLR3 较健康对照者相对滞后,协同刺激因子 CD86 表达水平较低,提示 DC 功能障碍可能是导致乙型肝炎慢性化的重要原因之一。HCV 的 NS3 蛋白可水解 TLR 信号通路分子 TRIF(TIR domain containing adaptor inducing interferon beta),使得 TLR3 不能与活化的 IRF3 和 NK-kB 的激酶结合,从而导致病毒的持续感染。这些研究结果为肝炎病毒感染治疗策略提供了新的思路。

(二) RIG 样受体家族

由于 TLR 家族成员均为 Ⅰ 型跨膜蛋白,只能识别细胞外或内体中 RNA 病毒,对于细胞质中 RNA 无法做出反应。RIG 样受体家族(RIG like receptor family,RLRs)是一类胞内 PRR,可以识别细胞内病毒 RNA。研究者已证明,视黄酸诱导基因 Ⅰ(retinoic acid inducible gene Ⅰ,RIG-Ⅰ)、蛋白黑色素瘤分化相关分子(melanoma differentiation associated gene-5,MDA5)及遗传学和生理学实验室蛋白 2(laboratory of genetics and physiology-2,LGP2)均能够识别病毒相关模式分子,从而介导机体对病毒的固有免疫应答。三者在结构上有着很大的相似性,如它们的 C 端都有一个类 DExD/H 盒的 RNA 解旋酶结构域,而 N 端都有若干个半胱天冬酶活化募集结构域(caspase activation and recruitment domain,CARD),所以将它们归属于 RIG 样受体家族。这类受体主要识别存在于病毒感染细胞胞质中的病毒相关分子模式,如病毒感染复制产生的 dsRNA 等,在病毒早期识别及抗病毒免疫应答中具有重要的意义。

RIG-Ⅰ 及 MDA5 识别其配体后的活化信号转导通路相同,通过线粒体抗病毒信号蛋白(mitochondrial antiviral signaling protein,MAVS)激活 NF-kB、IFR-3 及 IRF7 等信号通路,最终启动相关的细胞因子如 IL-12、IL-6、IL-1、TNF 及 Ⅰ 型干扰素等基因的表达,介导机体的抗病毒免疫应答效应。LGP2 具有 RNA 结合功能的特性,可能通过与 RIG-Ⅰ 和 MDA5 竞争性地结合 RNA,选择性地抑制 RIG-Ⅰ 和 MDA5 所引起的固有免疫应答,从而发挥免疫调节的作用。由于 RIG 样受体识别胞内病毒 RNA,故其与 HAV 及 HCV 感染有密切关系。有研究表明,在 HCV 感染早期,HCV RNA 通过与 RIG-Ⅰ、MAVS 信号通路激活 IRF3,诱导 IFN-β 的释放,抑制病毒的复制和扩散。随着感染持续发展,HCV 产生的 NS3/4A 蛋白可水解 MAVS,使其从线粒体膜脱落,阻断了 RIG-Ⅰ 信号通路,造成 HCV 慢性持续感染。HAV

可通过干扰 RIG-I 信号通路中 TBK1 及 IKKe 的磷酸化而阻断 IFN-β 的产生。深入认识 RLR 信号通路的调控机制及肝炎病毒的干扰机制,将为肝炎病毒感染的分子治疗提供新的思路。

TLR 与 RIG-I 抗病毒胞内信号通路如图 3-10-1 所示。

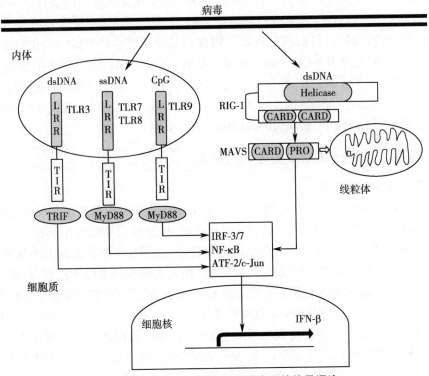

图 3-10-1 TLR 与 RIG 样受体介导的信号通路

病毒 dsDNA、ssDNA 分别被 TLR3、TLR7 和 TLR8 模式识别受体胞外亮氨酸重复序列 (LRR)所识别,通过 TLR 胞内段为 TIR 结构域(Toll/IL-1 receptor domain)特异募集下游接头分子 TRIF(TIR domain-containing adaptor-inducing IFN-β) 或 MyD88,随后激活转录因子 IFR-3/IRF7、NF-kB 及 ATF-2/c-Jun 等,最终启动相关的细胞因子如 I 型干扰素及 TNF 等基因的表达;dsDNA 还可通过胞内 RIG 通路,通过激活线粒体抗病毒信号蛋白 (mitochondrial antiviral signaling protein,MAVS),继而激活转录因子进入核内,促进抗病毒相关基因的表达,介导机体的抗病毒免疫应答效应

(三) NOD 样受体家族

NOD 样受体(NOD like receptor,NLR)也是介导病毒抗原免疫识别的重要模式识别受体。NLR 是胞质型 PRR 中的一个重要家族成员,主要由三个不同的结构域组成:C 端富含亮氨酸的重复序列(leucine rich repeat,LRR),在识别配体中发挥着重要的作用;N 端为效应结构域如 CARD(caspase-activating and recruitment domain) 与 PYD(pyrin domain),主要连接 NLR 受体分子与下游的衔接蛋白及效应分子,中间是 NACHT,它对 NLR 的寡聚体化、活化非常重要。现已发现人类 NLR 有 23 个成员,根据 NACHT 结构域将人的 NLR 分为核苷酸结合寡聚化结构域(nucleotide-binding oligomerization domain,NOD)、神经元凋亡 LRR 吡啶结构域蛋白(neuronal apoptosis LRR pyrin-domain protein,NALP)、Ⅱ类分子反式激活因子(class Ⅱ transactivator,C Ⅱ TA)、神经元凋亡抑制蛋白(neuronal apoptosis inhibitory protein，NAIP）、ICE 蛋白酶激活因子（ICE-protease activating factor，IPAF），其中 NOD 与 NALP 是主要的成员。NOD 中研究最多的是 NOD1 与 NOD2 蛋白。NOD1 的配体是 γ-D-谷氨酸 -meso- 二氨基庚二酸（γ-D-glu-meso-DAP），NOD2 的配体是胞壁酸二肽（MurNAc-L-Ala-D-isoGln，MDP）。二者与配体结合后，通过激活胞内接头受体作用蛋白 2（receptor interacting protein 2，RIP2），继而激活转录因子 NF-kB，介导炎症介质的表达。NLR 中大部分成员的表达广泛，但有些 NLR 成员的表达较局限，如 NALP3 主要表达在免疫细胞，而 NALP5 表达在生殖细胞。目前已发现能与病毒相关分子结合的 NLR 有 NLRP3、NLRP5、NLRC5 等。已有研究报道 NLRP3 能与流感病毒的 ssRNA 结合，通过胞内信号分子的级联活化，最终导致促炎因子 IL-1β、IL-18 的表达发挥抗病毒作用；而 NLRC5 通过与 IFN 特异反应元件相互作用，调控 IFN-γ 的生成，发挥抗病毒作用。目前有关 NLR 在肝炎病毒感染过程中的直接作用报道较少，其确切的作用机制尚不明确。

二、细胞因子的抗病毒及免疫调控机制

（一）干扰素抗病毒作用

干扰素（interferon，IFN）是由病毒或干扰素诱生剂刺激单核巨噬细胞、T 淋巴细胞等多种免疫细胞后所产生的一种糖蛋白，具有广谱抗病毒、抗肿瘤及免疫调节作用。

1. 干扰素的种类　干扰素具有严格的种属特异性，即某一物种来源的干扰素，只能结合相同种属动物细胞表面的相应受体发挥效应。由人类细胞诱生的干扰素，根据其不同抗原性可分为 α、β、γ、ω、ε、κ、δ、τ 及 λ 等多种类型。目前，根据其来源、同源性及受体特异性分为三类。Ⅰ型干扰素，包括 IFN-α、IFN-β、IFN-ω、IFN-ε、IFN-κ、IFN-δ、IFN-τ 等，IFN-α 主要由人白细胞产生，IFN-β 主要由人成纤维细胞产生，在抗病毒感染中发挥重要作用；Ⅱ型干扰素目前只有干扰素 γ，由 T 细胞产生，是一种促炎性细胞因子，又称免疫干扰素；Ⅲ型干扰素目前只有干扰素 λ，2003 年发现兼具有 Ⅰ 型干扰素和 IL-10 家族的双重特征，具有抗病毒、抗肿瘤及免疫调节等功能。

2. 干扰素的诱生过程　人 Ⅰ 型干扰素基因位于第 9 对染色体短臂上，Ⅱ型干扰素基因位于第 12 对染色体长臂上。正常情况下，这些干扰素受调节基因编码产生的阻抑蛋白所抑制，不能转录产生干扰素。当病毒感染或诱生剂作用下，使细胞内产生一种特异性因子，能与阻抑蛋白结合而解除该蛋白对干扰素基因的抑制，使干扰素基因活化，转录翻译出干扰素。

在病毒感染宿主细胞的 24h 内，即病毒复制的同时细胞产生 Ⅰ 型干扰素（IFN-α、IFN-β），在体内病毒量达高峰后不久，干扰素滴度也达高峰，随后病毒量明显减少。因此，干扰素即可阻断受染细胞的感染，又能限制病毒扩散。且其作用贯穿病毒感染起始、扩散、恢复的全过程。

3. 干扰素抗病毒的作用机制　干扰素具有广谱抗病毒活性，主要通过阻断病毒复制而发挥效应。干扰素不能直接发挥抗病毒作用，须经宿主细胞介导发挥作用，其机制为：病毒感染细胞产生 IFN-α/β，以旁分泌方式作用于旁邻未感染细胞，诱导其建立抗病毒状态，抵抗病毒的感染。

各类干扰素均有抗病毒作用，IFN-α 及 IFN-β 的抗病毒作用强于 IFN-λ 及 IFN-γ。IFN 活性的发挥依赖于与细胞表面的干扰素受体（IFN-R）的结合，IFN-α 和 IFN-β 与同一种受体（IFN-α/βR）结合，IFN-γ 与另一种受体（IFN-γR）特异性结合，IFN-λ 与其独特的受体（IFN-λR）。尽管三型干扰素所结合的受体不同，但其激活信号传递途径相似，其中 Jak-STAT 信

号转导过程如下:IFN-α/β 和 IFN-λ 与 IFN-R 结合,激活与其相连的 JAK 激酶(just another kinase);JAK 激酶是一类非受体酪氨酸激酶家族,目前已发现四个成员,即 JAK1、JAK2、JAK3 和 TYK1,JAK 的底物为信号传导及转录活化蛋白(signal transducers and activators of transcription,STAT),STAT 被 JAK 磷酸化后发生二聚化;STAT1/STAT2 异源二聚体与干扰素调节因子 9(interferon-regulatory factor 9,IRF9)结合干扰素刺激基因因子 3(interferon-stimulated gene factor 3,ISGF3)转录复合物,后者移位至细胞核,与 IFN 刺激应答元件(IFN-stimulated response element,ISRE)结合,继而启动靶基因(STAT1、STAT2、MIC 及 OAS 等)的转录和翻译,产生抗病毒蛋白,从而抑制病毒的复制;同源 STAT1 二聚体则构成 IFN-γ 刺激因子(gamma-activated factor,GAF),与核内 IFN-γ 刺激基因位点(gamma-activation site,GAS)相互作用,调控诸如干扰素调节因子(interferon-regulatory factor 1,IRF1)的表达。Ⅰ型和Ⅲ干扰素可以诱导细胞激活三种抗病毒途径:① OAS/RNaseL 系统:通过激活 2′,5′-寡腺苷酸合成酶(2′,5′-oligoadenylate synthetase,OAS),继而催化合成 2′,5′-寡腺苷酸,后者能激活细胞中的内切核糖核酸酶(ribonuclease L,RNaseL)降解病毒的 mRNA 及细胞的 RNA,从而起到抑制病毒复制的作用;②干扰素诱导蛋白激酶(interferon-inducible protein kinase,PKR)系统:借助 PKR,使真核翻译起始因子 elf-2 的 α 亚基磷酸化,磷酸化的 elf-2 不能参与蛋白质翻译,从而阻断病毒蛋白翻译的起始;③ Mx 蛋白(myxovirus-resistant,抗黏液病毒蛋白)系统:Mx 蛋白是 IFN 诱导的 GTP 酶。已有研究表明,Mx 蛋白可在转录水平或其他水平干扰流感病毒及其他负链病毒的复制。其具体的作用机制尚不明确。IFN-γ 除了激活 Jak-STAT 信号通路外,还可激活 CrKL、P38、MAPK 等其他信号通路,发挥更广泛的免疫调控作用。IFN 信号转导途径见图 3-10-2。

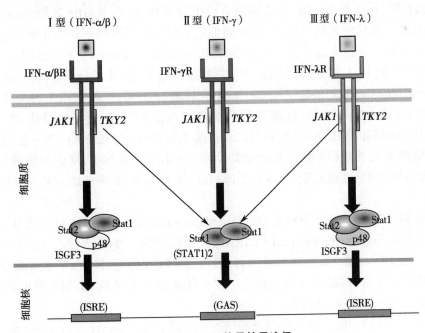

图 3-10-2 IFN 信号转导途径

JAK(just another kinase,JAK 激酶);TKY(Tyrosine kinase,酪氨酸激酶);STAT(signal transducers and activators of transcription,信号传导及转录活化蛋白);ISGF3(interferon-stimulated gene factor 3,干扰素刺激基因因子);ISRE(IFN-stimulated response element,IFN 刺激应答元件);GAS(gamma-activation site,IFN-γ 刺激基因位点)

IFN 除了诱导细胞产生上述抗病毒蛋白外,还能够诱发机体免疫系统对抗病毒的感染: Ⅰ型和Ⅱ型 IFN 均能增强 MHC-Ⅰ类分子的表达;IFN-γ 可诱导 MHC-Ⅱ类分子的表达;IFN 还可诱导某些蛋白酶或通透酶的表达,这些酶与病毒蛋白降解为抗原短肽(抗原表位)和 MHC-Ⅰ类分子-抗原肽复合体、MHC-Ⅱ类分子-抗原肽复合体的转运有关;另外,Ⅰ型和Ⅱ型 IFN 均能激活巨噬细胞和 NK 细胞,增强其抗病毒活性。

(二)白细胞介素的免疫调节作用

白细胞介素(interleukin,IL)是由多种细胞产生、作用于多种细胞的一类细胞因子。因最初发现的 IL 由白细胞产生又在白细胞间发挥作用,所以称为白细胞介素(简称"白介素"),并一直沿用至今。目前已发现 39 个白介素,按发现顺序分别命名为 IL-1 至 IL-39,新的 IL 还在不断发现。参与病毒感染性疾病发生过程的白介素主要有以下几种。

1. IL-1 IL-1 是一种单核因子,主要由活化的单核巨噬细胞产生。此外,体内几乎所有的有核细胞,T 细胞、B 细胞、DC、NK 细胞、成纤维细胞、内皮细胞及平滑肌细胞等均可产生 IL-1。正常情况下,只有皮肤、尿液和汗液中含有低水平的 IL-1。多数细胞在外来刺激物作用下才能合成和分泌 IL-1,如丝裂原、抗原、病毒、免疫复合物和内毒素等。其生物学活性主要是参与免疫调节、介导炎症反应和影响组织代谢。IL-1 过去被称为淋巴细胞活化因子(lymphocyte activating factor)、细胞促进蛋白质(mitogenic protein)以及 B 细胞活化因子(B cell activating factor)等多种不同的名称。

IL-1 有 IL-1α 和 IL-1β 两类,其受体 IL-1R 亦有两种,即 IL-1Rt Ⅰ(CDw121a)和 IL-1Rt Ⅱ(CDw121b)。这两种受体由不同基因编码产生,表达细胞类型亦有所不同。一般来说,IL-1Rt Ⅰ受体可以结合 IL-1α 和 IL-1β,但与 IL-1α 结合力较强,IL-1β 与 IL-1Rt Ⅱ的结合力较高。IL-1 与 IL-1Rt Ⅰ受体结合后可发生内化,与 IL-1Rt Ⅱ结合后易发生降解。IL-1 具有一定的种属特异性,结合不同细胞表面受体后发挥不同的作用,其主要生物学活性是:①刺激骨髓多能造血干细胞的增殖,可刺激干细胞产生干细胞因子(stem cell factor,SCF),协同 IL-3、IL-6、粒细胞-巨噬细胞集落刺激因子(granulocyte-macrophage colony stimulating factor,GM-CSF)、SCF 等因子刺激造血功能,IL-1 用于预防化疗造成的骨髓抑制已进入临床试验;②促进胸腺细胞、T 细胞的活化、增殖及分化,IL-1 可促进 T 细胞表达 MHC-Ⅱ类分子;③增强 NK 细胞的杀伤活性,与 IL-2 和 IFN-γ 协同作用,增强 NK 细胞的杀伤功能;④促进 B 细胞的功能,与 IL-4 协同作用,增强 B 细胞增殖和分化;⑤刺激吞噬细胞(巨噬细胞、中性粒细胞)释放 TNF-α、IL-6 等炎症因子,参与炎症发生过程。

IL-1 受体拮抗剂(Interleukin 1 receptor antagonist,IL-1Ra)又称为 IL-1 受体拮抗蛋白(interleukin 1 receptor antagonist protein,IRAP)是单核细胞等免疫活性产生的 IL-1 特异性抑制因子。IL-1Ra 与 IL-1R 两种均可结合,但与 IL-1Rt Ⅰ结合能力强于 IL-1Rt Ⅱ,可阻断 IL-1 与其受体的结合,抑制 IL-1 的生物学活性。目前,人工合成的 rIL-1Ra 用于败血症及类风湿关节炎已进入临床验证阶段。

2. IL-2 与 IL-2R IL-2 以前称为胸腺细胞刺激因子(thymocyte stimulating factor)、T 细胞生长因子(T cell growth factor)等。是 T 细胞(特别是 CD4+ T 细胞)受抗原或丝裂原刺激后合成的一种糖蛋白。其生物学活性是:①促进各类 T 细胞增殖,维持 T 细胞在体外长期生长;②促进 CD8+T 细胞分化为 CTL,发挥细胞毒作用;③促进 NK 细胞增殖;④促进 B 细胞生长和分化;⑤增强巨噬细胞的抗原提呈和细胞毒作用;⑥促进活化的 T 细胞、NK 细胞和巨噬细胞释放 IFN-γ。IL-2 发挥作用必须通过与靶细胞膜上白介素 -2 受体(mIL-2R)相互作用才得以实现。人 mIL-2R 是由三条多肽链(α、β 和 γ)组成的糖蛋白,共同构成高亲和性受体。静止 T 细胞和 NK 细胞只表达 IL-2R 的 b 和 γ 链,为低亲和力受体,一旦活化即可表达 IL-2R 的 α 链(CD25),三者构成高亲和力受体,与低浓度 IL-2 结合,通过胞内信号转导,使靶细胞产生各种生物学反应。

可溶性 IL-2R(soluble IL-2 receptor, sIL-2R)是细胞膜结合形式 IL-2R α 链的脱落物,以可溶性的形式存在于体液或培养液中。可溶性 IL-2R(sIL-2R)是由一种酶将 mIL-2Ra 从细胞膜上裂解下来,进入体液或培养物中,而不是由死亡细胞释放。它的主要成分与 mIL-2R 相似,可竞争结合 IL-2,发挥免疫负调节作用:① sIL-2R 是 mIL-2R 的一种清除方式,sIL-2R 从细胞膜脱落,降低 mIL-2R 的密度,控制活化 T、B 细胞过强免疫反应,维持体内免疫稳定;② sIL-2R 是一种重要的抑制性免疫调节剂,与 mIL-2R 竞争结合 IL-2,中和、活化 T 细胞周围过多的 IL-2,从而抑制 IL-2 介导的免疫反应;③ sIL-2R 可作为 IL-2 转运蛋白,通过与 IL-2 结合,经血流将 IL-2 运送至远离 IL-2 产生的组织发挥作用,并可延长 IL-2 在体内的半衰期。

由于 IL-2 具有促进 T 细胞增殖及增强 CTL 细胞毒作用,曾被用于治疗病毒感染性疾病,与淋巴因子激活的杀伤细胞(LAK 细胞)等免疫活性细胞联合治疗肿瘤。新年发现,具有免疫抑制作用的调节性 T 细胞(regulatory T cell, Treg 细胞)表面高表达 IL-2R α(CD25),IL-2 亦可诱导 Treg 细胞分化、增殖而介导免疫耐受。因此,IL-2 具有免疫激活和免疫耐受双向的调节作用,促使人们开始重新评价和认识临床使用 IL-2 的疗效、适应证。

3. IL-6   IL-6 由多种淋巴细胞和非淋巴细胞自发或刺激产生。脂多糖(LPS)可刺激单核巨噬细胞产生 IL-6,Th 细胞产生 IL-6 依赖于巨噬细胞或多发性肌炎抗原(polymyositisantigen, PMA)刺激。IL-6 具有多种生物学活性:①促进 B 细胞增殖分化和分泌抗体;②促进 T 细胞增殖分化和表达 IL-2 受体;③增强 NK 细胞杀伤靶细胞的能力;④同 IL-3 促进干细胞分化和巨噬细胞的成熟;⑤加速肝细胞合成急性期蛋白等。新近的研究资料表明,IL-6 与多种肿瘤的转移密切相关。

IL-6 是一个多功能的细胞因子,但其生物学作用在很大程度上受 IL-6 受体结构和功能的影响。目前已知,IL-6 受体由 IL-6 受体结合蛋白(IL-6 binding receptor protein)及信号肽转导蛋白(signaling transducing protein)gp130 组成。前者习惯性称之为 IL-6R(CD126),该蛋白广泛表达于巨噬细胞、肝细胞、静止 T 细胞、活化的 B 细胞及浆细胞等。正常 B 细胞和静止的 B 细胞表面不表达 IL-6R,但激活 B 细胞或 EB 病毒转化的 B 细胞则表达 IL-6R。gp130 本身并不结合 IL-6。IL-6 与 IL-6 受体结合蛋白间的结合为低亲和力,但二者结合后 IL-6R 的构象发生改变,继而结合 2 个 gp130 分子,形成高亲和力的 IL-6 受体,并通过 gp130 传递胞内信号。

可溶性受体 IL-6R(sIL-6R)可能是细胞膜结合形式 IL-6R 的脱落物,以可溶性的形式存在于健康人尿液及细胞培养上清液中。与 sIL-2R 等不同的是,sIL-6R 与 IL-6 结合后,与细胞膜表面 gp130 结合,增强 IL-6 的刺激活性;而可溶性 gp130 的可抑制膜表面 gp130 与 sIL-6R/IL-6 结合,抑制 IL-6 的作用。IL-6 与临床多种疾病的发生密切相关,尤其是自身免疫病。

4. IL-8   IL-8 属于 α 类趋化因子,又称为趋化因子 CXCL8。多种细胞如单核巨噬细胞,内皮细胞,成纤维细胞,表皮细胞等受到 LPS、IL-1、TNF-α 等刺激均可产生。主要生物学活性是趋化并激活中性粒细胞,促进中性粒细胞的溶酶体活化和吞噬作用。对嗜酸性粒细胞和 T 细胞也有一定的趋化作用。IL-8 及相关趋化因子在炎症反应中起更直接的介导作用。IL-8 受体有 α(IL-8RA,又称 CXCR1)和 β(IL-8RB,又称 CXCR2)两种,IL-8 与这两种受体结合,对中性粒细胞起细胞趋化作用,实现其对炎症反应的调节。IL-8 还有很强的促血管生成作用。

5. IL-10　IL-10 是一种单链糖蛋白,主要由 Th2 细胞产生,但 Th0 细胞、Th1 细胞、CD8$^+$T 细胞、活化的 B 细胞、单核巨噬细胞、库普弗细胞、肝细胞、角化细胞等也可产生。IL-10 主要生物学活性是起免疫抑制作用:①它能抑制 Th1 细胞产生细胞因子,如 IL-2、IL-3、IFN-γ、TNF-β、GM-CSF 等;②抑制巨噬细胞的抗原提呈功能及其释放炎症性细胞因子,如如 IL-1、IL-6、IL-12、TNF-α、GM-CSF 等;③抑制树突状细胞表达 MHC-Ⅱ类分子、ICAM-1 及其他共刺激分子,从而阻碍其抗原提呈功能;④与 IL-3、IL-4 协同促进肥大细胞增殖。目前普遍认为,IL-10 是一种重要的抗炎介质及免疫抑制因子,与炎症性疾病、自身免疫病及移植等多种的疾病密切相关。作为一种多功能的负性调节因子,IL-10 水平的升高可能与组织损伤修复及病毒感染慢性化密切相关。

6. IL-12　IL-12 又称自然杀伤细胞刺激因子(NK cell stimulating factor,NKSF)或细胞毒淋巴细胞成熟因子(cytotoxic lymphocyte maturation factor,CLMF)。IL-12 主要由包括单核细胞、巨噬细胞、树突状细胞在内的抗原提呈细胞(antigen presenting cell,APC)产生。其生物学活性:①促进 T 细胞及 NK 细胞增殖,诱导其释放 IFN-γ、TNF-α、GM-CSF 和 IL-3 等细胞因子;②增强特异性 CTL 及 NK 细胞的细胞毒效应;③促进 Th0 向 Th1 细胞分化,抑制 Th2 细胞发育;④通过促进 IFN-γ 的释放,减弱体液免疫应答,影响 B 细胞产生抗体类型,促进 IgM 转换为 IgG2a,抑制 IgE 及 IgG1 的合成;⑤协同 IL-3、GM-CSF 促进造血干细胞和祖细胞的增殖等;⑥在体内具有抗血管形成的作用,有助于抑制肿瘤的生长和转移。

IL-12 是一个 70kD 的异二聚体分子,由 p35 和 p40 两个亚单位构成。IL-12 家族中其他成员,如 IL-23、IL-27 及 IL-35,含有一个相同 p40 可溶性细胞因子受体亚单位和分子量不同的亚单位(IL-23p19、IL-27 p28 及 IL-35p35)。IL-12 通过 IL-12 受体相结合而发挥作用。IL-12R 由 β1 和 β2 链构成,其中 p40 与 β2 链结合后,介导 p35 与 β1 链相结合而发挥生物学作用。IL-12 在诱导 Th1 细胞免疫应答中起着关键的作用,其在临床抗病毒感染、抗肿瘤及自身免疫病治疗中具有广阔的应用前景。

7. IL-17　IL-17 是一个细胞因子家族,通常所说的 IL-17 是 IL-17A。迄今为止,IL-17 家族已有 6 个成员被发现:IL-17A(IL-17)、IL-17B、IL-17C、IL-17D、IL-17E(亦命名为 IL-25)和 IL-17F。不同成员间氨基酸序列的同源性为 16%~50% 不等,其中 IL-17F 与 IL-17 有较高的同源性(约 50%),其编码基因定位于染色体的同一区段 6p12。IL-17A 在人鼠之间有很高的保守性(62%~88%)。IL-17A 作为 Th17 细胞分泌的特征性细胞因子而备受关注。早期的观点认为,IL-17 主要由活化的 CD4$^+$T 细胞释放;后来证实,胸腺细胞、上皮细胞、血管内皮细胞、NK 细胞、γδT 细胞及中性粒细胞等均可表达 IL-17A。有趣的是,产生 IL-17A 细胞表面的 CD44 分子水平上升,而 LECAM 水平下降。提示,IL-17 分泌与淋巴细胞归巢及记忆性 T 细胞形成有关。

IL-17 家族成员以同源二聚体或异源二聚体的形式与其相应受体结合发挥作用。已知的受体有至少 5 个,即 IL-17R(IL-17RA 或 CD217)、IL-17RH1(IL-17RB 或 IL-25R)、

IL-17RL(IL-17RC)、IL-17RD、IL-17RE等。目前研究比较透彻的是IL-17RA,其配体为IL-17A和IL-17F,表达IL-17RA细胞对IL-17A的反应强于其对IL-17F的反应。IL-17RA与IL-17RC在骨髓基质细胞、表皮细胞、血管内皮细胞、成纤维细胞、巨噬细胞和树突状细胞中都有表达,而T细胞只表达IL-17RA,不表达IL-17RC。IL-17与其受体结合后胞内信号通路尚不明确。已有的研究资料表明,IL-17A、IL-17E及IL-17F是重要的促炎因子,且而IL-17B、IL-17C和IL-17D的功能还尚待研究。

有关IL-17在病毒感染性疾病发生过程中的作用研究相对较少。由于T细胞疱疹病毒表达一个IL-17的同源基因,IL-17被认为是病毒感染的一个致病因素。IL-17信号通路可调节宿主对单纯疱疹病毒产生免疫应答。然而,在泰勒氏鼠脑脊髓炎病毒(Theiler's murine encephalomyelitis virus,TMEV)感染导致脱髓鞘疾病的模型中发现,IL-17通过上调抗凋亡分子使感染的星形细胞难以凋亡,同时减弱CTL细胞毒作用,从而造成病毒持续感染。在某些病毒(如淋巴细胞脉络丛脑膜炎病毒)感染下,IL-17通过促成细胞因子风暴(cytokine storm)起到了事与愿违的致病作用。因此,IL-17参与抗病毒免疫应答,但作为炎症因子和免疫调节分子,其对机体造成影响取决于不同的疾病状态。

RORγτ是控制IL-17分化的关键转录因子。而且当免疫环境存在IL-12时,由Th0转化为Th1,而当免疫环境存在IL-23时,则从Th0转化为Th17。Th1细胞分泌的IFN-γ在促进Th1细胞分化的同时对Th17的分化有明显的抑制作用。Th2细胞也有类似的现象:其分泌的IL-4也明显抑制Th17的分化。

8. IL-18 IL-18最初名为干扰素γ诱生因子(interferon gamma inducing factor,IGIF)或IL-1γ,主要由活化的巨噬细胞及肝脏库普弗细胞产生。IL-18是一种强有力的免疫调节因子,在抗微生物、抗肿瘤,抗自身免疫病等方面发挥重要作用。其主要生物学功能是:①诱导Th1细胞及NK细胞产生IFN-γ;②促进T细胞增殖及Th1细胞的形成;③增强FasL介导的CTL及NK细胞的细胞毒效应;④与IL-12协同作用诱导NK细胞、巨噬细胞、CD8$^+$T、B细胞产生IFN-γ,二者联合作用是诱生IFN-γ最强的因子。在IFN-γ作用下,可诱导单个核细胞产生IL-18结合蛋白(IL-18 binding protein,IL-18BP),IL-18BP能够以高亲和力结合于IL-18并抑制IL-18的生物学活性,从而抑制IFN-γ的释放。IL-18-IFN-γ-IL-18BP构成一个负反馈的调控机制,调节Th1介导的免疫应答,控制机体的炎症反应及感染性疾病的转归。

(三)肿瘤坏死因子的免疫调节作用

肿瘤坏死因子(TNF)为多功能的细胞因子。TNF有α、β两种分子形式。TNF-α由细菌脂多糖活化的单核巨噬细胞产生,可引起肿瘤组织出血坏死,也称恶病质素(cachectin);TNF-β由抗原或丝裂原刺激的淋巴细胞产生,具有肿瘤杀伤及免疫调节功能,又称淋巴毒素(lymphotoxin,LT)。尽管两型TNF有不同的细胞来源,DNA水平上也仅有28%的核苷酸序列同源,但两者结合于相同的膜受体,并且具有非常相似的生物学功能。人TNF-α、β的基因均位于第6号染色体。成熟α的分子量约17kD,而β略呈异质性,为20~25kD。TNF受体存在于几乎所有的有核细胞表面,存在于细胞上的TNF受体主要有两种:TNFR Ⅰ和TNFR Ⅱ,血清中存在的是可溶性的TNFR(sTNFR Ⅰ、sTNFR Ⅱ),它们的相互作用不仅对多种肿瘤细胞有细胞毒作用,还与炎症和发热反应、关节炎、败血症及多发性硬化等疾病有密切关系。

TNF的生物活性与IL-1十分相似,只是TNF的毒性较大,更易引起血管阻塞,抗肿瘤作用更强。低浓度的 TNF-α 主要在局部发挥作用,高浓度可以进入血流,引起全身性反应。其主要的生物学作用如下:①对多种肿瘤细胞均有杀伤或抑制作用,敏感性因肿瘤细胞类型而异;②对 RNA 病毒和 DNA 病毒均有抑制作用,且明显的种属特异性;③具有广泛的免疫调控作用,包括促进 T/B 细胞增殖、促进抗原提呈、促使骨髓释放中性粒细胞和巨噬细胞等;④促进中性粒细胞和单核细胞趋化及活化作用,诱发炎症及急性期反应。现已研制 TNF-α 的抗体和多种免疫拮抗剂,来中和病毒性感染等患者体内 TNF-α,抑制 TNF-α 在组织内的超表达,已成为急慢性炎症性疾病的生物治疗手段之一。

三、固有免疫细胞的抗病毒机制

(一)单核巨噬细胞系统

单核巨噬细胞系统(mononuclear phagocyte system)包括血液中的单核细胞和组织中固定或游走的巨噬细胞,是一群具有吞噬杀伤作用的固有免疫细胞。外周血单个核细胞占白细胞总数 1%~3%,它在血流中仅存留几小时至数十小时,然后黏附到毛细血管内皮,穿过内皮细胞接合处,移行至全身各组织并发育成熟为巨噬细胞。单核巨噬细胞在病毒感染过程中具有直接或间接的抗病毒作用,其可能的作用机制如下:

1. 吞噬杀伤作用 巨噬细胞对大多数病毒有较强的吞噬杀伤能力。巨噬细胞在静息状态时活性较低,当病毒侵入机体时,多种因素可诱导巨噬细胞的活化。活化巨噬细胞在结构和功能发生明显变化,表现为代谢增快、吞噬能力增强、溶酶体酶增加等,并可释放抗病毒和细胞毒性的因子,如 TNF-α、氧自由基等,对吞入的病毒和邻近的病毒感染靶细胞发挥吞噬杀伤作用。肝、脾等各种组织中的巨噬细胞以及血流中的单核细胞在病毒血症时均起着清除病毒的作用。

组织损伤和炎症可加速外周血单个核细胞向组织移行,单核巨噬细胞的活化并被调动到感染部位主要是适应性免疫应答协调的结果。参与此过程的细胞主要是 CD4⁺Th 细胞亚群。当病毒抗原与已致敏的 CD4⁺T 细胞再次接触后,CD4⁺T 细胞可释放多种细胞因子,其中巨噬细胞移动抑制因子(macrophage migration inhibitory factor, MIF)可抑制巨噬细胞的运动,使巨噬细胞停留聚集在感染部位;巨噬细胞趋化因子(monocyte chemotactic protein-1, MCP-1)可吸引巨噬细胞至感染部位;巨噬细胞活化因子(macrophage activating factor, MAF)和 IFN-γ 可使静息状态的巨噬细胞激活成为活化的巨噬细胞。此外,巨噬细胞表面的 IgG Fc 受体或 C3b 受体能与 IgG 抗体 Fc 段或补体片段 C3b 结合,从而增强对包被有抗体或补体片段的病毒颗粒或病毒感染细胞的吞噬杀伤作用,即所谓的调理吞噬作用。以上这些机制都有利于巨噬细胞发挥抗病毒作用。

2. 抗原提呈作用 巨噬细胞作为一类重要的抗原提呈细胞,可加工提呈病毒抗原给 T 细胞,启动适应性免疫应答。巨噬细胞表达 MHC-Ⅱ类分子,可将病毒抗原提呈给 CD4⁺T 细胞,促进 CD4⁺Th 的分化,并释放大量的细胞因子(IFN-γ、MIF、MCP-1 及 MAF 等)反馈作用于巨噬细胞,促进巨噬细胞表达 MHC-Ⅱ类分子而增强其抗原提呈能力。

3. 免疫调节作用 激活的巨噬细胞能分泌多种生物活性物质如 IL-12、TNF-α、IL-1β 等细胞因子,可激活和促进淋巴细胞增殖、分化和成熟,发挥重要的免疫调节作用。

(二)NK 细胞

自然杀伤细胞(natural killer cell,NK 细胞)是一类重要的固有免疫细胞,NK 细胞抗病毒效应发生于适应性免疫应答之前,甚至可以在病毒复制之前识别和杀伤病毒感染细胞,故在机体早期抗病毒中发挥重要作用。

1. NK细胞的亚群及分布 NK细胞是淋巴细胞一个亚群,但其不表达T细胞所特有的表型(TCRαβ、TCRγδ及CD3)或B细胞表型(BCR和CD19)。人NK细胞表面标志为CD19⁻CD3⁻CD56⁺CD16⁺,主要分布于外周血、淋巴结、骨髓、脾脏、肝脏、胸腺和肺组织中。人NK细胞占外周血淋巴细胞总数的5%~10%,根据细胞表面CD56分子表达的密度,人类NK细胞可分为CD56^{bright}和CD56^{dim}两大亚群。CD56^{bright}NK细胞亚群占外周血NK细胞的90%,为终末分化的NK细胞,高表达趋化因子CD62L、CCR7及CXCR4,提示该群细胞极易向次级淋巴组织及非淋巴组织聚集,发挥杀伤功能;CD56^{dim}NK细胞亚群占外周血NK细胞的10%,高表达趋化因子CXCR1、CX3CR1及ChemR23,以释放细胞因子为主,提示其参与免疫调节。小鼠NK细胞没有CD56同源分子的表达。小鼠NK细胞的标志是NK1.1、Ly49及DX5,某些品系的小鼠(如BABL/c鼠)无NK1.1的表达。中国科技大学田志刚课题组长期致力于研究NK细胞。他们与美国Yokoyama院士合作,发现一群肝脏特有的NK细胞,称之为肝脏驻留型自然杀伤细胞(liver-resident NK cell)。小鼠肝脏驻留型NK细胞的表面标志DX5⁻CD49a⁺,这群细胞与传统NK细胞的转录调控网络不同,表现出黏膜固有淋巴细胞(mucosal ILC1)的特征,且具备传统NK细胞不具备的免疫记忆功能。随后,其他课题组也先后报道驻留于不同组织NK细胞的表面分子有所不同。

2. NK细胞的来源及增殖、活化 NK细胞确切的来源还不十分清楚,一般认为由骨髓中的淋巴干细胞分化而来。尽管NK细胞在人类淋巴结中比例很低,但在淋巴结中可测到NK前体细胞(CD34⁺CD117⁺CD161⁻)、不成熟NK细胞(CD127⁺ CD161⁺ CD94⁻)及成熟NK细胞(CD56^{bright} CD16⁻),提示淋巴结可能是人类NK细胞发育成熟的场所。

IL-15在NK细胞发育分化过程中发挥重要作用,IL-15基因缺陷小鼠NK细胞数量和功能异常。TGF-β是NK增殖分化的负调控因子,TGF-β的缺失可导致NK细胞异常扩增。成熟NK细胞表面表达IL-2及IL-12的受体,在IL-2刺激下可发生增殖反应,IL-12活化NK细胞可产生IFN-γ。

3. 识别"自己"和"非己"的机制 NK细胞的杀伤活性无需抗原诱导、无MHC限制,且杀伤靶细胞的作用出现早,故称为自然杀伤细胞。已知NK细胞缺乏抗原特异性受体,可以杀伤不同病毒感染的细胞,而对宿主正常自身组织细胞无细胞毒作用。它是如何识别病毒感染"非己"细胞和正常组织的"自己"细胞?目前的观点认为NK细胞表面具有两种功能相反的受体,两种受体可对其杀伤效应发挥正负调控作用:①杀伤细胞活化受体(KAR):能广泛识别并结合病毒感染细胞和某些肿瘤细胞表面的糖类配体。其胞质内区可转导活化信号,使NK细胞活化产生杀伤作用。目前已知人的NK细胞活化受体有杀伤细胞免疫球蛋白样受体(killer immunoglobulin-like receptor,LIRs)家族中KIR2DL2、KIR2DL3,杀伤细胞凝集素样受体(killer lectin-like receptor,KLR)家族中的CD94/NKG2C、NKG2D,天然细胞毒性受体(natural cytotoxicity receptor,NCR)家族中NKp46/NCR₁、NKp40及NKp30等。②杀伤细胞抑制受体(KIR):此类受体的胞膜外区能够识别表达于自身组织细胞表面的MHC-I类分子(人HLA-C、B、A;小鼠H-2D),其胞质内区能介导抑制信号产生。目前已知人的NK细胞抑制受体有LIRs受体家族中的KIR2DS2、KIR2DS3,KLR家族中的CD94/NKG2A、CD94/NKG2B,免疫球蛋白样转录体受体。

两种受体对NK细胞杀伤作用的调节机制:NK细胞活化受体与病毒感染细胞表面相

应糖类配体结合,传递活化信号,产生杀伤作用;NK 细胞抑制受体与正常组织细胞表面 MHC-Ⅰ类分子结合,传递抑制信号并占主导作用,从而阻断杀伤信号的激活。正常自身组织细胞表面 MHC-Ⅰ类分子表达正常,NK 细胞抑制受体传递的抑制信号占主导地位,导致 NK 细胞不破坏自身组织细胞;病毒感染细胞表面 MHC-Ⅰ类分子表达减少或缺失,影响了 NK 细胞表面抑制受体对相应配体的识别,使杀伤活化受体的作用占主导地位,NK 细胞诱导病毒感染的细胞发生溶解破坏或发生凋亡。总之,NK 细胞是通过检查"自身的缺席"而发挥识别"自己"和"非己"的作用,有别于细胞毒性 T 淋巴细胞(CTL),后者是通过寻找"异己"分子发挥特异性识别作用。

4. NK 细胞抗病毒的效应机制 NK 细胞在病毒感染的早期即适应性免疫应答尚未被激发前即可杀伤病毒感染细胞,不受病毒抗原或 MHC 限制。NK 细胞抗病毒作用的效应机制可概括为:①病毒感染可降低感染细胞表面 MHC-Ⅰ类分子表达,通过阻断抑制性受体的效应,促进 NK 细胞对感染细胞的杀伤效应;② NK 细胞可合成并释放 IFN-γ 和 TNF-α 等抑制病毒复制的细胞因子;③病毒诱导的内源性 IFN-γ 可激活 NK 细胞,增强其杀细胞活性,而激活的 NK 细胞可产生Ⅱ型干扰素(IFN-γ),IFN-γ 可上调病毒感染细胞表面表达 MHC-Ⅰ类分子,NK 细胞和 IFN-γ 呈正反馈调控,从而杀伤病毒感染的靶细胞;④体内产生抗病毒抗体后,NK 细胞可通过抗体依赖细胞介导的细胞毒作用(antibody dependent cellular cytotoxicity,ADCC)而杀伤病毒感染细胞。NK 细胞杀伤病毒感染细胞的杀伤机制与 CTL 相似,如通过穿孔素/颗粒酶溶解细胞及导致细胞凋亡,通过 Fas/FasL 及 TNF/TNF-R1 凋亡途径诱导细胞凋亡。

新近,有学者发现人 NK 细胞中也有一群具有免疫记忆功能的 NK 细胞亚群(CD3⁻ CD56⁺FcRg⁻)。与传统 NK 细胞相比,它们可以释放更多的 IFN-γ 并具有更强的 ADCC 效应。已发现在多种病毒感染性疾病(如人巨细胞病毒、EB 病毒及 HBV 等)患者的外周血中高表达。目前尚未知该免疫特征产生的机制及其调控环节,但毫无疑问 NK 细胞记忆功能提示它在机体抵御病毒等病原体感染过程中可扮演更为重要角色。

(三) NK T 细胞

NK T(natural killer T)细胞是一群细胞表面既有 T 细胞抗原受体(T cell receptor,TCR)又有 NK 细胞受体的特殊 T 细胞亚群。Budd 等在 1987 年首次报道了一群携带恒定的 T 细胞受体(TCRα)和 NK 细胞活化受体 NKR-P1 的特殊免疫细胞。现有的研究证明,与传统的 T 细胞一样,NK T 细胞(natural killer T cell,NKT cell)由 CD4⁻CD8⁻ 胸腺祖 T 细胞发育而来,根据其表面 CD4 及 CD8 分子表达情况,发育成熟的 NK T 细胞可分为 CD4⁻CD8⁻ 细胞、CD4⁺CD8⁻ 及 CD4⁻CD8⁺ 细胞三个亚群。NK T 细胞表面 TCR 缺乏多样性,抗原识别谱窄,可识别不同靶细胞表面 CD1 分子提呈的共有脂类和糖脂类抗原,具有 CD1d 限制性,不受 MHC 限制。目前已经发现 NK T 细胞识别自身抗原时,几乎所有的抗原提呈细胞都是使用的 CD1d 分子,所提呈的抗原为一种糖脂类抗原——脑苷脂 -α- 半乳糖酰基鞘胺醇(α-galactosylceramide,α-Galcer)。多数病毒本身并不表达 α-Galcer,NK T 细胞在抗病毒感染中的作用有赖于其与树突状细胞(dendritic cell,DC)间的相互作用。在感染发生时,首先 DC 经由 Toll 样受体被活化,其分泌的前炎症因子 IL-12 对 NK T 细胞的活化及随后的 IFN-γ 分泌至关重要。NK T 细胞活化后快速分泌大量细胞因子如 IL-4、IFN-γ、TNF-α 等,IFN-γ 可直接抑制病毒的复制,并可激活 NK 细胞及 CD8⁺CTL 杀伤病毒感染的细胞;另一方面,NKT 活化后通过上调 CD40L 表达,与 DC 表面 CD40 相互作用后,促进 DC 的活化并使之释放 IL-12,IL-12 进一步活化 NKT,激发新一轮的 IFN-γ 分泌。鉴于 NK T 细胞在病原体感染时能快速反映,随后活化其他免疫细胞的特性,被看作固有免疫和适应性免疫之间的桥梁。

(四) γδT 细胞

T 细胞根据其表面抗原识别受体(TCR)不同可分为 αβT 细胞和 γδT 细胞两大类。我们通常所提及的 T 细胞为 αβT 细胞,约占外周血 T 细胞总数的 90%,可进一步分为 $CD3^+CD4^+CD8^-$ 及 $CD3^+CD4^-CD8^+$ 两大类。γδT 细胞是在 1986 年发现的一类特殊的 T 淋巴细胞,它在 T 细胞发育的早期即离开了胸腺,TCR 基因重排有限,其 TCR 的多样性较 TCRαβ T 细胞少,识别抗原亦不同于 TCRαβ。根据 TCRγδ 链的种类,目前主要分为两个亚群——Vδ2 和 Vδ1 两个 T 淋巴细胞亚群,分别占人外周血 γδT 淋巴细胞的 50%~90% 和 10%~50%。γδT 细胞主要分布于皮肤和肠道、呼吸道及泌尿生殖道等黏膜和皮下组织,在健康人外周血中只占 $CD3^+T$ 细胞的 0.5%~1%,多数为 $CD4^-CD8^-$ 少数表达 $CD8^+$。γδT 细胞所识别的抗原种类有限,常常是非 MHC 分子非限制性的,主要包括:①热休克蛋白(HSP);②感染细胞表面 CD1 分子提呈的脂类抗原;③某些病毒蛋白或表达于感染细胞表面的病毒蛋白;④细菌裂解产物中的磷酸化抗原,如分枝杆菌的磷酸糖。目前,多数的证据表明,γδT 细胞具有抗感染和抗肿瘤作用,通过释放穿孔素和颗粒酶 B(granzyme B),可直接杀伤感染病毒或胞内菌的靶细胞、异常表达 CD1 分子的靶细胞及某些肿瘤细胞。活化的 γδT 细胞可释放多种细胞因子,如 IFN-γ、TNF-α、IL-4、IL-17、TGF-β 等,参与多种慢性炎症性疾病、肿瘤的发生发展过程。

第二节 适应性免疫应答机制

适应性免疫是指抗原特异性 T 及 B 淋巴细胞接收抗原刺激后,经自身活化、增殖、分化为效应细胞,产生一系列生物学效应的全过程。根据参与免疫应答细胞种类及其机制的不同,可分为 B 细胞介导的体液免疫应答和 T 细胞介导的细胞免疫应答两种类型。体液免疫以产生抗体起作用,尤其是特异抗体的中和作用最为关键,但是抗体只能结合感染细胞外或细胞膜表面的相应抗原,要清除寄生在宿主细胞内的病毒,细胞免疫起着更为重要的作用。

一、病毒抗原的加工与提呈

病毒抗原的加工提呈是适应性免疫应答的启动及效应发挥的前提,尤其是 T 细胞介导的细胞免疫应答与抗原提呈途径密切相关。T 细胞不能直接识别游离抗原,只能识别抗原提呈细胞加工处理过的 MHC- 分子 - 抗原肽复合物。尽管 B 细胞可直接识别某些病毒成分,但 B 细胞的活化和分化有赖于 T 细胞的辅助。因此,抗原有效提呈对机体启动适应性免疫防御机制十分重要。

MHC 分子或称 MHC 抗原是表达于细胞表面的糖蛋白,除作为移植抗原外,还与抗原提呈及免疫应答的调控相关。根据分子结构不同分成三类:即 Ⅰ 类分子、Ⅱ 类分子和 Ⅲ 类分子。人类的 MHC 分子称为人类白细胞抗原(human leucocyte antigen,HLA),亦分为 HLA-Ⅰ、

Ⅱ及Ⅲ三类分子。不同类型病毒抗原可通过MHC-Ⅰ类或Ⅱ类分子途径被加工和提呈给不同类型的T细胞识别,启动细胞免疫应答。

1. MHC-Ⅰ类分子途径　MHC-Ⅰ类分子几乎存在于所有体细胞表面,病毒感染宿主细胞后,其DNA可与宿主细胞基因组DNA整合,进而由宿主细胞表达相应产物,故病毒蛋白属内源性抗原。内源性病毒蛋白由蛋白酶体酶降解为8~12个氨基酸残基的抗原肽,具有免疫原性的抗原肽经抗原转运蛋白(TAP)转运至内质网,与内质网里的MHC-Ⅰ类分子形成稳定的抗原肽-MHC-Ⅰ类分子复合体。该复合体经高尔基体转运至细胞表面,被CD8⁺T细胞的TCR识别,活化的CD8⁺CTL继而对病毒感染的细胞发挥杀伤效应(图3-10-3)。

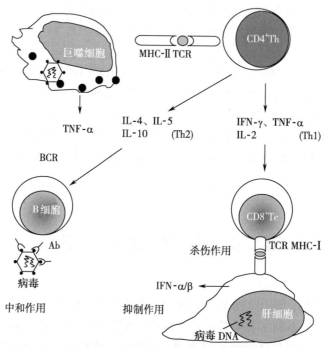

图3-10-3　机体对肝内病毒的免疫应答

游离病毒被巨噬细胞等抗原提呈细胞(APC)摄取,经加工处理后以抗原肽-MHC-Ⅱ类分子的形式表达在APC表面,提呈给CD4⁺T;CD4⁺T识别抗原肽后活化、增殖、分化,成为致敏T细胞,合成和分泌细胞因子,根据分泌细胞因子的不同分成两类(Th1与Th2),其中Th2辅助B淋巴细胞产生抗体,Th1辅助CTL的活化;游离病毒抗原也可由B细胞直接摄取,经与Th2相互作用诱导致抗体产生,部分抗体具有中和病毒的作用;CD8⁺Tc(CTL)可识别与病毒感染细胞表面的抗原肽-MHC-Ⅰ复合物,通过杀伤病毒感染细胞或通过释放细胞因子抑制病毒的复制

2. MHC-Ⅱ类分子途径　MHC-Ⅱ类分子主要分布在活化的T细胞、树突状细胞、巨噬细胞及B细胞等专职性的抗原提呈细胞(antigen presenting cell, APC)膜表面,并结合这些专职性抗原提呈细胞摄取加工处理的外源性抗原片段。细胞外病毒可被吞噬细胞吞饮,而表达于细胞表面的病毒蛋白可被内吞,二者在溶酶体酶酸性囊泡中水解为15~20个氨基酸

残基的肽段,在内质网内合成的 MHC-Ⅱ类分子经高尔基体转移至溶酶体内后,再与抗原肽结合而形成 MHC-Ⅱ类分子 - 抗原肽复合体转移至细胞表面,被 CD4[+]T 细胞的 TCR 识别(图 3-10-3)。CD4[+]T 细胞所识别的抗原肽 -MHC- 复合体不仅限于上述专职性的抗原提呈细胞。某些细胞在细胞因子(如干扰素)的诱导下 MHC-Ⅱ类抗原的表达上调,亦能将抗原提呈给 CD4[+]T 细胞,这类细胞称为非专职性 APC。活化的 CD4[+]Th 通过释放大量的细胞因子调节并活化 CTL 继而发挥抗病毒作用。

在病毒感染中两种提呈方式并非截然分离,可出现交叉提呈的方式。病毒必须在活细胞中增殖,故病毒在感染过程中,主要以 MHC-Ⅰ类分子途径提呈抗原,诱生 CD8[+]CTL 活化为主的细胞免疫应答。此外,感染细胞释放的病毒颗粒或病毒抗原可经 MHC-Ⅱ类分子途径提呈抗原,激活 CD4[+]Th 细胞介导的免疫应答。应用灭活疫苗或纯化的病毒抗原进行免疫时,因缺乏复制性活病毒,完全以外源性抗原形式被提呈,故仅诱导 CD4[+]Th 活化和抗体产生,一般缺乏 CD8[+]CTL 介导的细胞免疫效应。

二、体液免疫应答的作用

一般认为病毒基因编码的所有蛋白均可诱导抗体产生,但只有针对表达于病毒或受染细胞表面糖蛋白的抗体才具有控制病毒感染的作用,这类与病毒结合后能消除病毒感染能力的抗体称为中和抗体(neutralizing antibody)。病毒在细胞内复制的特点决定体液免疫在抗病毒感染中作用有限,且病毒感染诱生的不同类型抗体的作用机制亦不尽相同,其主要机制如下:

1. 中和作用　病毒表面抗原刺激机体产生特异性中和抗体,能与相应病毒结合,阻止病毒吸附于易感细胞,或穿入细胞内,抑制病毒血症,防止病毒向附近组织或全身扩散,并对预防病毒再次感染有重要作用。中和抗体的主要作用对象是游离于细胞外的病毒,后者仅见于感染早期尚未进入细胞的病毒,或因感染细胞裂解或以芽生的方式释放至细胞外的病毒。发挥中和作用抗体的类型包括 IgA、IgG 和 IgM。其中分泌型抗体 IgA(secretory immunoglobulin A, sIgA)存在于黏膜局部,可阻止病毒吸附于呼吸道或消化道黏膜细胞。血清内特异性 IgG 和 IgM 抗体可与病毒结合发挥清除病毒的作用。一旦病毒进入细胞并进行复制,中和抗体则无法发挥作用,不能单独清除已感染的细胞。

2. 调理作用　调理作用(opsonization)是指抗体与病毒抗原形成复合物,通过抗体分子的 Fc 端与吞噬细胞的 Fc 受体结合,而促进吞噬细胞对病毒的吞噬和清除。具有调理作用的抗体主要是血清中 IgM 及 IgG。此外,一些补体的裂解片段亦具有调理作用。

3. 激活补体作用　抗体与病毒抗原形成复合物可通过激活补体经典途径发挥抗病毒作用,主要作用机制如下:①激活补体后形成攻膜复合物(membrane attack complex, MAC)可直接裂解有包膜的病毒;②激活补体过程中所产生的补体片段如 C3a、C5a 等具有趋化功能,趋化吞噬细胞抵达感染局部;③激活补体过程中所产生的补体片段如 C3b、C4b 结合病毒颗粒上,通过其与吞噬细胞的 C3b、iC3b、C4b 受体的结合,可促进吞噬细胞对病毒的吞噬和清除,所谓补体介导的调理作用;④抗体在补体的共同作用下可裂解病毒感染的细胞,该作用只有在细胞表面病毒抗原密度到达 5×10^6 时才能奏效。IgM 激活补体能力最强,其次是 IgG1 和 IgG3,IgG2 激活作用较弱;IgG4 及 IgA 的凝聚物可通过旁路途径激活补体。

4. 抗体依赖细胞介导的细胞毒作用　抗体依赖细胞介导的细胞毒作用(antibody

dependent cellular cytotoxicity, ADCC）是指抗体与感染细胞表面的病毒抗原结合, 通过抗体分子的 Fc 端与 NK 细胞、巨噬细胞表面的 Fc 受体结合, 从而增强了杀伤细胞对病毒感染细胞的细胞毒效应。ADCC 的杀伤活性在细胞表面病毒抗原密度到达 1×10^3 时即可发挥作用。介导 ADCC 作用的抗体主要是 IgG 型, 效应细胞表面的 Fc 受体主要为 FcγR。

三、细胞免疫应答的作用

虽然局部和全身的抗体可阻止溶细胞病毒从被其杀伤的宿主细胞中释放出来后的扩散, 但是仅靠抗体不足以对付从细胞中发芽出来的感染性颗粒, 这些颗粒可能不与抗体接触就蔓延到邻近的细胞。此外, 病毒是专性胞内寄生的病原体。因此, 细胞免疫在清除病毒感染细胞中起着决定性作用。

（一）CD8⁺Tc 细胞的作用

细胞毒性 T 淋巴细胞（cytotoxic T lymphocyte, CTL, Tc）的杀伤性作用具有病毒特异性, 一般出现于病毒感染后 7 天左右。由于病毒在细胞内复制的早期即可表达病毒抗原, CTL 可在病毒尚未装配成完整的感染性颗粒之前发挥识别杀伤靶细胞的作用。CTL 主要作用于病毒复制部位, 清除病毒感染细胞和抑制细胞内病毒复制, 在病毒感染的恢复中起重要作用。

CTL 对病毒感染细胞的特异性杀伤作用须与靶细胞接触, 对旁邻细胞无损害, 并可连续杀伤多个靶细胞。病毒抗原经由 MHC-I 类分子提呈途径提呈给抗原特异性 CD8⁺CTL 识别并活化 CTL。CD8⁺CTL 的充分活化及分化成熟还需 CD4⁺Th 细胞释放的细胞因子和细胞表面协同刺激分子的相互作用。CTL 杀伤效应具有抗原特异性及 MHC-I 类分子限制性。过继转移实验为 MHC 限制的病毒特异的 CTL 的保护作用提供了重要证据。例如淋巴细胞脉络丛脑膜炎病毒（LCMV）感染时, 具有有效免疫功能的动物产生强烈的特异 CTL 应答, 导致病毒的清除。不产生 CTL 应答的小鼠, 例如子宫内或新生期感染者, 在病毒接种后发生产出性感染, 病毒持续存在于实验动物的一生。然而, 过继转移 MHC 限制的 LCMV 特异的 CTL 产生了有效的免疫重构并将病毒从动物体内清除掉。在人的过继转移实验中, 转移 CMV 特异的 CTL 和不发生 CMV 肺炎相关联。

与 NK 细胞杀伤效应机制相似, CTL 主要通过以下几种方式杀伤病毒感染的靶细胞: ①活化的 CTL 向靶细胞释放穿孔素和颗粒酶。穿孔素与颗粒酶的联合作用在诱导靶细胞的凋亡中发挥协同作用, 穿孔素在靶细胞膜上构筑孔道, 有利于颗粒酶进入靶细胞并重新分布, 聚集在裂解的靶细胞部位。颗粒酶 B 亦可通过受体介导的胞吞作用进入细胞, 激发病毒感染细胞凋亡。颗粒酶 B（granzyme B, GraB）是诱发细胞凋亡活力最强的酶, 其主要是通过诱导 caspase 10 和 caspase 8 是诱发细胞凋亡。②活化 CTL 高表达 Fas, 与靶细胞膜表面 Fas 分子相互作用, 经 Fas/FasL 途径启动死亡信号而活化凋亡途径。此外, CTL 还可分泌一系列的细胞因子, 如 TNF-α、IFN-γ 等, 直接杀伤病毒感染细胞并阻止病毒复制, 这些细胞因子还可募集并活化其他类型的免疫细胞, 起着免疫调节的效应。

CTL 在体内的抗病毒作用机制可通过以下实验方案加以验证: ①将特异性 CTL 细胞亚群或 CTL 克隆过继转移到感染的动物, 观察病毒的清除; ②注射特异性单克隆抗体以去除动物体内 CD8⁺ 或 CD4⁺T 细胞, 可观察到病毒感染加剧; 如过继转移 CD8⁺T 细胞或 CD4⁺T 细胞给上述动物, 可以控制病毒感染。此外, 目前已有相应基因小鼠用于阐明免疫系统中抗病毒免疫机制的多重性。

（二）CD4⁺Th 细胞的作用

多数 CD4⁺T 细胞为辅助性 T 细胞（helper T cell, Th），其 TCR 特异性识别并结合抗原提呈细胞表面的 MHC-Ⅱ类分子 - 抗原肽，在特定细胞因子的诱导下，由成熟未致敏的 Th0 细胞分化为 Th1、Th2、Th9、Th17、Th22、Treg 及 Tfh 等不同细胞亚群。这些不同亚群 CD4⁺Th 通过释放不同的细胞因子，在机体内发挥不同的效应功能（图 3-10-4）。其中与病毒感染性密切相关的亚群主要有 Th1、Th2、Th17 及 Treg 等。

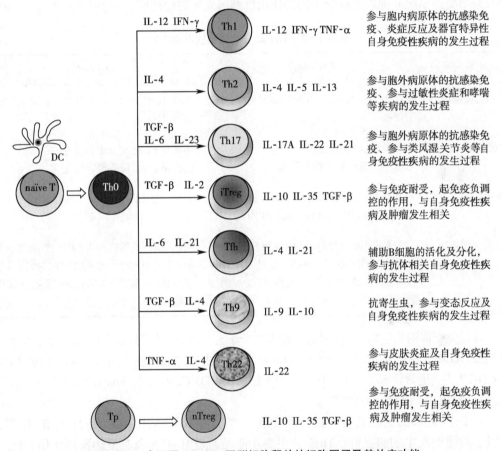

图 3-10-4　人不同 CD4⁺Th 亚群细胞释放的细胞因子及其效应功能

naïve T（初始 T 细胞）；Tp（T cell progenitor，T 细胞前体）；nTreg（natural regulatory T cell，自然调节 T 细胞）；iTreg（inducible regulatory T cell，诱导性调节性 T 细胞）；Th（helper T cell，辅助性 T 细胞）

1. **Th1/Th2 细胞平衡**　Th1 型细胞可分泌 IL-2、IFN-γ 和 TNF-α 等细胞因子，主要与细胞免疫应答的激发相关，如参与巨噬细胞的募集和活化，促进 CTL 增殖、分化，辅助 IgG 2a 亚型抗体的产生；而 Th2 型细胞分泌 IL-4、IL-5 和 IL-10 等细胞因子，与激活 B 细胞和体液免疫有关。生理条件下，机体的 Th1 与 Th2 细胞处于相对平衡状态，一旦平衡失调则发生疾病。Th1 与 Th2 细胞的特征及其介导的生理和病理效应见表 3-10-2。

2. **Treg 细胞负调控作用**　调节性 T 细胞（regulatory T cell，Treg 细胞）是一个广义的概念，指的是一类具有负调节作用的 T 细胞亚群。调节性 T 细胞以免疫负向调节的方式来抑制着自身反应性 T 细胞的作用，对多种刺激呈低反应状态，并能抑制 CD4⁺ 和 CD8⁺T 细胞的活化、增殖及其细胞因子的分泌。调节性 T 细胞种类繁多，根据其来源及作用特征可分为：

①自然调节 T 细胞(natural regulatory T cell, nTreg):直接从胸腺分化而来,占外周血 CD4⁺细胞的 5%~10%;②适应性调节性 T 细胞(inducible regulatory T cell, iTreg)或称为诱导性调节性 T 细胞。由初始 CD4⁺T 细胞在抗原和特定的细胞因子诱导产生,如分泌的转化生长因子 β(TGF-β)为主的 Th3 及分泌 IL-10 为主的 Tr1;③新近发现,CD8⁺T 细胞也存在一群具有抑制 CD4⁺ 效应 T 细胞作用的调节性 T 细胞(如 CD3⁺CD8⁺CD2⁻CD25⁺Treg)。尽管 Treg 的免疫抑制作用已十分肯定,但有关这些不同类型 Treg 特异性表面分子标志、诱生分化过程及其与免疫系统其他细胞及分子间的作用机制等尚未完全阐明。

表 3-10-2　Th1 和 Th2 细胞的不同作用

	Th1 细胞	Th2 细胞
分泌细胞因子	IL-2、IFN-γ、IL-12、TNF-β、IL-3、GM-CSF、TNF-α	IL-4、IL-5、IL-6、IL-9、IL-10、IL-13、GM-CSF、TNF-α
抗感染免疫	细胞免疫,迟发性变态反应 增强宿主抗感染免疫和防御	体液免疫,速发型变态反应 使感染进展、持续和慢性化
免疫防御	利什曼原虫(保护性作用),HIV 感染、疟疾(早期抵抗作用),结核病(保护作用)	疟疾(晚期抵抗作用),妊娠(胚胎保护)
免疫病理效应	自身免疫性脑脊髓炎、1 型糖尿病、自身免疫性甲状腺疾病、Crohn 病、急性移植排斥反应、类风湿关节炎、多发性硬化、习惯性流产	利什曼原虫(易感作用),HIV 感染进展至 AIDS、结核(加重病程)、慢性移植物抗宿主反应、哮喘、春季结膜炎、系统性红斑狼疮

具有免疫抑制效应的 Tregs 表达的标志性分子有多种,但其多数表面标志均为非特异性,如 CD25、GITR(肿瘤坏死因子受体)、CTLA4(细胞毒性 T 淋巴细胞相关抗原 4)、CCR4、CCR7 及 CD127 等。通常情况下,小鼠 Treg 的表面标志为 CD3⁺CD4⁺CD25⁺Foxp3ʰⁱᵍʰ;人 Treg 的表面标志为 CD3⁺CD4⁺CD25⁺CD127ˡᵒʷ/⁻。

3. Th17 亚群的炎症效应　Th17 细胞是一类分泌 IL-17A、IL-17F、IL-21 及 IL-22 等细胞因子的辅助性 T 细胞亚群。Th17 的主要功能是通过 IL-17A 及其受体发挥作用。此外,Th17 细胞还可分泌趋化因子 CCL20,其受体为 CCR6,多表达于树突状细胞及单核巨噬细胞等,在炎症发生时介导这些细胞的迁移并参与 B 细胞的成熟及活化。除了 Th17 外,NK 细胞、NK T 细胞、γδT 细胞等固有免疫细胞也具有释放 IL-17A 的作用。IL-22 属于 IL-10 细胞因子家族成员。IL-22 不仅可以由 Th17 细胞分泌,也可以由 Th22、自然杀伤细胞 22(NK22)等其他细胞产生,参与保护和修复组织损伤以及急性期炎症反应,并在黏膜固有免疫中起重要作用。

RORγt 是 Th17 细胞形成的标志性转录因子。在 TGF-β 以及 IL-6 的共同作用下,人类 Th0 细胞分化为能分泌 IL-17A、IL-17F 的 Th17 细胞,而 IL-23 可促进 Th17 细胞并诱导其释放 IL-22。RORγt 是类固醇核受体家族的一员,它具有三个结构域:一个保守的 DNA 结合结构域(带有两个与 DNA 结合的锌指结构位点)、一个保守的配体结合结构域(带有一个 C 端 AF2 结构,用于招募辅助受体)、一个连接上述两个结构域的中间结构。RORγt 与其配体结合之后,靶向与 DNA 结合,同时招募辅助受体与组蛋白乙酰化酶与甲基化酶,最终刺激

IL-17A 基因的表达。RORγt 是促进 Th17 细胞分化增殖的关键性转录因子,且 RORγt 的表达、稳定性及其活性的动态调节决定了 Th17 的功能发挥。

　　Th17 与多种自身免疫病的发生发展存在密切的关系,如类风湿关节炎、多发性硬化、炎性肠病及银屑病等。已有文献报道,在这些自身免疫病的发病期可在血清中测到 IL-17A 水平的上升,同时在炎症局部病灶也测到 Th17 细胞的浸润。这些证据支持 Th17 细胞与自身免疫病组织炎症发生密切相关。然而,Th17 细胞最初的功能并非诱导自身免疫病,而是参与 Th1 及 Th2 细胞无法抵御的某些特定病原体的清除过程,如大肠埃希菌、沙门菌、肺炎克雷伯菌、百日咳杆菌等细菌及新型隐球菌、白念珠菌等真菌感染均引发机体产生强烈的 Th17 的应答。近年来,越来越多的研究发现病毒也可以诱导 Th17 细胞的应答。在 HBV 慢性感染患者及 HCV 急性感染患者血清中均可观察到 IL-17 水平的升高,可能与乙型肝炎的慢性化和丙型肝炎急性肝损伤相关。在 HIV 感染的早期亦可测到产生 IL-17 的 CD4$^+$T 细胞,但在慢性感染患者体内未测及 Th17 细胞。Th17 细胞对病毒感染性疾病的具体作用机制尚不明确。

　　CD4$^+$T 细胞除了上述亚群外,还有 Th9、Th22、Tfh 等不同亚群。如上所述,不同细胞因子及转录因子在不同亚群 CD4$^+$ 分化过程中起着至关重要的作用,如 IL-12/IFN-γ 与转录因子 T-bet 在 Th1 细胞分化中起重要的调控作用,这些分化的 Th 细胞亚群具有不可逆性。新近,越来越多的数据支持不同 GATA-3 与 Th2 分化密切相关,TGF-β 与 foxp3 调控 Treg 细胞的分化,而 IL-6/TGF-β 与转录因子 RORγt 促进 Th17 细胞分化。既往的观点认 Th 细胞亚群间可相互转化,具有一定的可塑性。2015 年,耶鲁大学的 Richard A.Flavell 课题组在 *Nature* 杂志发表论文提出,Th17 细胞在一定条件下可被诱导分化为 Treg(主要是 Tr1)。在 EAE 模型中发现,介导局部炎症发生的 Th17 细胞可能是一种同时具有释放 IL-17A 和 IFN-γ 的双阳性细胞。此外,近年发现一些 CD4$^+$T 细胞也具有杀伤病毒感染细胞的活性。在麻疹病毒感染中,细胞毒性 CD4$^+$T 细胞可识别表达 MHC-Ⅱ类分子的病毒感染的靶细胞。这些研究使得原有的 Th 细胞亚群的分类方法及其功能变得更加错综复杂。然而,这也给我们提出新的命题,Th 细胞亚群的分化调控及其作用机制尚有很多未知的内容,期待着我们去深入探讨。

(三) 记忆性 T 细胞及长效的免疫保护

　　1. 记忆性 T 细胞的来源、分类及功能　免疫记忆是机体免疫系统功能的重要特征。在抗原诱导适应性免疫应答的后期,多数的效应细胞发生死亡,少数免疫细胞分化为记忆性 T 细胞(memory T cell,Tm)、记忆性 B 细胞(memory B cell,Bm)等。记忆性 T 细胞在体内存活时间可长达数年,甚至终身存在。在机体遭遇相同抗原时,引发机体产生快速而强烈的免疫应答。人的记忆性 B 细胞主要的表面标志为 CD27$^+$IgD$^{+/-}$,分布于脾脏滤泡、淋巴结、派尔集合淋巴结等外周免疫组织中。Bm 表达高亲和力的抗原识别受体,在抗原再次刺激后,能迅速分化为浆细胞,分泌 IgG、IgM、IgA 等五类免疫球蛋白。

　　初始、效应及记忆性 T 细胞主要的表面标志见表 3-10-3,其在人中央型及效应型记忆性 T 细胞表达水平见图 3-10-5。

　　2. 记忆性 T 细胞形成及维持的影响因素　记忆性 T 细胞在机体的免疫系统抵抗相同病原微生物的入侵、抗肿瘤免疫效应及慢性移植排斥反应的发生等过程都发挥极其重要的作用。然而,关于记忆性 T 细胞形成、生存及维持还存有许多疑问,多数的理论尚处于假说阶段。

表 3-10-3 初始、效应及记忆性 T 细胞主要的表面标志

	T_N	T_{EF}	T_{EM}	T_{CM}	T_{SCM}
CD62L	+	−	−	+	+
CCR7	+	−	−	+	+
CD45RA	+	−/+	−	−	+
CD45RO	−	−/+	+	+	−
CD27	+	−/+	−	+	+

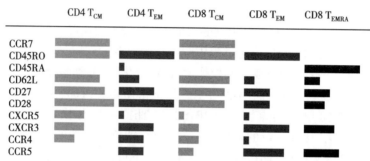

图 3-10-5 人中央型及效应型记忆性 T 细胞表面标志的表达水平

第三节 宿主抗病毒免疫应答规律及时相变化

宿主抗病毒感染的免疫应答类型与病毒在体内扩散方式密切相关。经血扩散的病毒感染(如脊髓灰质炎病毒等肠道病毒),宿主抗病毒免疫应答以体液免疫为主;而经细胞-细胞间扩散的病毒感染(如疱疹类病毒和致癌性病毒等),则以细胞免疫为主;局部病毒感染(如流感病毒)则以局部产生的特异性 sIgA 抗体起主要抵御作用;经血播散的全身性病毒感染可激发特异性体液和细胞免疫,且抗病毒免疫力持久。此外,同一病毒感染不同动物,或用不同途径感染同一动物,其免疫应答类型也不尽相同。如对那些短潜伏期的病毒感染,病毒感染的器官常就是其进入的门户,并不涉及经由体内通道的中间阶段,时间太短以致无法依靠初次免疫应答来清除病毒。此时,在所有的抗感染效应机制中,干扰素的快速产生是抗病毒感染的最主要机制。

不同抗病毒免疫应答效应机制的作用时相见图 3-10-6。

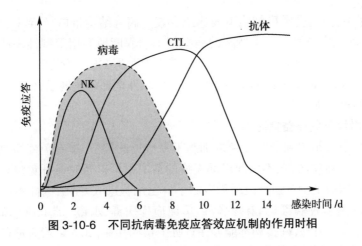

图 3-10-6　不同抗病毒免疫应答效应机制的作用时相

第四节　病毒的免疫逃逸机制

一般来说,病毒的免疫逃逸与病毒本身的特性、宿主的遗传特性以及宿主对病毒的免疫性有关。在病原方面,病毒的若干特性有助于其免疫逃逸,缺乏免疫原性的病毒不能刺激宿主产生免疫应答,因而有些病毒尽管感染剂量很高仍不能诱生抗体;某些病毒基因与宿主染色体整合而免受免疫排斥,随宿主细胞遗传物质的复制而增殖。在受感染的机体方面,宿主的遗传特性对抗病毒免疫力的影响表现于某些病毒感染的特殊人群分布特征。从分子水平上看,免疫应答过程中所必需的 MHC 分子、黏附分子、细胞因子、膜受体以及各种效应分子的任何缺陷均可能导致病毒的免疫逃逸现象。病毒的免疫逃逸机制十分复杂,各种病毒的特性不同,其免疫逃逸机制也不尽相同。

一、病毒在免疫应答启动阶段的干扰作用

在病毒诱导宿主产生免疫应答的启动阶段,病毒可以通过改变自身抗原性躲避免疫系统的识别和攻击,也可在抗原提呈和 T 细胞识别阶段干扰免疫应答的诱导过程。

(一) 病毒抗原的变异

在与免疫系统的持续斗争过程中,病毒不断地改变其表面抗原结构,以逃逸宿主免疫系统的攻击。病毒抗原存在两种改变的形式,分别称为"漂移"和"转换"。以流感病毒为例,流感病毒表面含有血凝素和神经氨酸酶两种主要抗原。病毒基因组的点突变导致血凝素的微小变化称为抗原漂移;病毒通过其他动物宿主的不同病毒储库产生大批的遗传物质对换,从而导致病毒抗原性的明显变化称为抗原转换。流感病毒在感染前通过血凝素黏附到宿主细胞,后者使新形成的病毒从被感染的细胞表面唾液酸中释放。机体可产生针对血凝素的保护性免疫,当血凝素的改变足以使先前建立的免疫失效时,便暴发了流感的流行。

(二) 病毒基因的整合及限制性表达

有些病毒能将 DNA 整合于宿主细胞 DNA 中,而逃逸宿主免疫系统的识别和攻击。如某些逆转录病毒可以在逆转录酶的作用下合成中间 DNA,后者以一定的方式整合入宿主细

胞染色体 DNA 中,使得受感染细胞不表达或少表达病毒结构蛋白,导致宿主长期呈"无抗原"状态,不启动免疫应答。几乎所有的病毒都不同程度地利用限制性表达方式来躲避宿主免疫系统的监视,疱疹病毒和一些逆转录病毒表现尤为突出。例如,一旦单纯疱疹病毒在神经元内潜伏下来,病毒基因组的所有基因除一种以外全部停止转录,使得被感染神经元内几乎没有任何病毒痕迹。

(三)病毒潜伏于免疫豁免区

宿主体内少数的组织和器官是免疫细胞不易接近的部位,享有免疫豁免区的特权。某些病毒潜伏于免疫豁免区,在不引起局部炎症的情况下可以暂时避开免疫系统的监视。如中枢神经系统(CNS)的血-脑脊液屏障限制了淋巴细胞进入 CNS,因此不易被 T 淋巴细胞识别,所以,CNS 是多种病毒(如麻疹病毒、单纯疱疹病毒、水痘-带状疱疹病毒)长期慢性感染和潜伏的器官。另外,许多病毒能够在肾脏中长期存在,如人多瘤病毒(human polyoma virus,BKV)以及人巨细胞病毒(human cytomegalovirus,HCMV)等。虽然人体内并不存在血-肾屏障,大量淋巴细胞经肾脏内经过,但是由于基底膜使受感染基底细胞与宿主免疫细胞无法直接接触,免疫细胞无法及时清除病毒。类似的隔离作用在其他分泌腺中也存在。

(四)病毒产生拮抗性的 T 细胞决定簇

研究发现,HBV 慢性感染患者分离出的病毒表位可发生变异,这种变异的表位能够作为 TCR 的拮抗剂抑制 CTL 的抗病毒作用。那些供 MHC 或者 TCR 识别的决定性残基被修饰的突变可能作为激动剂诱导长久、深度的 T 细胞无能状态。这些情形都可以导致持续感染,其机制是因病毒的突变导致 MHC-多肽-TCR 作用的亲和力发生改变,抑制了特异性淋巴细胞的活化。

(五)病毒干扰宿主细胞加工提呈抗原

宿主细胞加工提呈病毒抗原是适应性免疫应答(尤其细胞免疫应答)启动和效应发挥的前提。抗原的加工提呈基本过程是:抗原分子经加工处理并降解为多肽片段后与 MHC 分子形成抗原肽-MHC-分子复合体,再转移至抗原提呈细胞表面以供 TCR 识别,在协同刺激分子共同作用下激活 T 细胞。不同类型病毒可通过不同手段和策略干扰宿主细胞的抗原提呈过程,使病毒感染细胞表面缺少让 CTL 识别的靶子,不能诱导淋巴细胞的活化和效应发挥。

二、病毒对免疫效应机制的干扰作用

尽管病毒抗原可能诱发宿主的免疫应答,病毒还可以通过不同机制对抗或破坏宿主抗病毒的免疫效应。

(一)病毒逃逸补体的作用

某些病毒具有天然抵抗补体的裂解作用,或通过模拟补体调控蛋白的结构与功能,以封闭和阻断补体活化反应中的关键环节。如牛痘病毒可产生丰富的在结构上与 C4b 结合蛋白(一种抑制 C3 转化酶形成的补体灭活物质)相关的产物,阻遏补体的经典激活途径及其介导的炎症应答和杀病毒作用。Ⅰ 型单纯疱疹病毒(herpes simplex virus,HSV)通过产生 C3 结合分子促进补体替代激活途径中的 C3 转化酶的衰变而阻止补体的级联反应。另有些病毒利用补体受体进入细胞,如 EB 病毒(EBV)通过结合到 CR2 表面受体感染 B 细胞。此外,尚发现,以抗体和补体包被的 HIV 比不经调理的病毒具有更强的毒力。

（二）病毒逃逸 NK 细胞的作用

NK 细胞为固有免疫系统重要组成，能够在病毒感染早期非特异性地杀伤病毒感染靶细胞。正常情况下，NK 细胞表面抑制性受体与自身 MHC- 产物相互作用产生抑制信号，防止 NK 细胞杀伤自身细胞，而"选择性"杀伤 MHC-Ⅰ 类分子表达下调的病毒感染细胞。人巨细胞病毒（HCMV）编码的 UL18 基因产物与 MHC-Ⅰ 类分子同源，可结合 NK 细胞抑制性受体，抑制 NK 细胞对其感染的细胞发挥杀伤作用。故表达 UL18 蛋白 MCMV 的病毒的毒力较强，而不表达 UL18 的突变株易被 NK 细胞清除。

（三）病毒干扰细胞因子的功能

细胞因子（cytokine，CK）是免疫细胞及某些非免疫系统细胞合成、分泌的一类蛋白质或小分子多肽，可调节免疫应答及炎症反应，在抗病毒免疫中发挥重要的调控作用。病毒可通过编码细胞因子类似物、细胞因子受体类似物或编码细胞因子拮抗性蛋白等途径抵抗细胞因子的抗病毒作用。已知干扰素及其介导信号通路在宿主抗病毒免疫中十分重要，许多病毒正是通过破坏此通路来逃避固有免疫系统的攻击。如腺病毒至少表达 4 种可拮抗 IFN 活性的蛋白，导致干扰素应答基因封闭，对干扰素反应性下降。痘病毒家族可编码可溶性细胞因子受体，从而阻断相应细胞因子活性。趋化因子（chemokine）是一组由免疫细胞分泌的多肽，能趋化免疫效应细胞抵达病毒感染的局部，并调控免疫应答。某些病毒可编码趋化因子样或趋化因子受体样分子，从而干扰趋化因子对免疫效应细胞的趋化及调动作用，介导病毒的免疫逃逸。

（四）病毒诱导树突状细胞的功能失活

树突状细胞（dendritic cell，DC）作为专职抗原提呈细胞在免疫应答产生和维持中发挥着关键性作用。外周组织中不成熟 DC 可摄取和处理抗原，随后发生迁移并逐渐分化成熟；成熟 DC 的抗原处理能力减弱而表达 MHC 和协同刺激分子（如 CD80、CD86、CD40 等）的能力增强；迁移到淋巴结的 DC 将抗原提呈给 T 细胞，诱导细胞免疫应答。DC 在病毒感染后早期识别病毒蛋白即可有效诱导针对病毒蛋白的 CTL 应答。目前已发现，多种病毒能通过不同的作用机制导致树突状细胞抗原提呈及激活免疫应答的能力减弱。如感染 MCMV 的 DC 表面 MHC 和协同刺激分子表达减少，对成熟刺激信号无反应，且失去了分泌 IL-12 和 IL-2 的能力，不能诱导有效的 T 细胞应答。HCMV 同样可诱导 DC 功能失活，感染 HCMV 的晚期细胞分泌可溶性细胞因子 TGF-β 等，抑制 DC 的成熟等。新近研究发现，一些病毒还能通过上调树突状细胞表达负性协同刺激分子（如 PD-L1 等），诱导耐受型树突状细胞细胞群的产生。

此外，有些病毒可直接影响 CTL 的杀伤效应，如 β 型副流感病毒通过下调颗粒酶 B 的表达强烈抑制 CTL。

三、病毒诱导机体产生免疫抑制状态

近年研究发现，许多病毒感染可导致机体免疫应答能力下降或暂时性免疫抑制。病毒对宿主免疫系统的直接侵犯而使免疫系统功能受损是部分病毒逃脱免疫攻击、发生持续感染的重要机制。

（一）病毒直接感染并破坏宿主免疫细胞

某些病毒可直接感染淋巴细胞或巨噬细胞，如 HIV 或诱导细胞转化成肿瘤细胞的病毒（如 EBV、人类嗜 T 淋巴细胞病毒 -1）等。当病毒感染处于潜伏期，这些病毒以非感染形式长期于免疫细胞内,一旦病毒所潜藏的细胞被激活,病毒也可能被激活而产生感染性病毒颗粒而导致免疫细胞的死亡。这种免疫抑制效应往往使病毒性疾病加重、持续并使疾病进程复杂化。如麻疹患儿对结核菌素皮肤试验反应低下,或由阳性转为阴性,其可能原因是麻疹病毒侵犯巨噬细胞和 T、B 细胞所致。再如,HIV 感染巨噬细胞和 CD4$^+$T 细胞,早期表现为潜伏感染,随着病程推移,CD4$^+$T 细胞数量大量减少,细胞免疫功能明显低下,最终发生获得性免疫缺陷综合征(AIDS)。

(二)病毒诱导抑制性细胞因子的产生

病毒胞内寄生的特性决定机体抵御病毒感染的有效机制是细胞免疫应答。因此,能够促进 Th1 细胞分化及 CTL 活化的细胞因子具有抗病毒效应,如 IL-2、IL-12、IFN-γ 等。反之,抑制 Th1 分化的细胞因子则具有抑制细胞免疫的作用,如 IL-4、IL-10、TGF-β 等。已发现,有些病毒具有上调抑制性细胞因子表达的作用。如 EB 病毒能产生一种与人类 IL-10 具有 84% 同源性的产物(vIL-10),后者不仅能下调 TAP 及抗原肽 -MHC- Ⅱ 类分子的输送,抑制病毒抗原的有效提呈,还能抑制单核巨噬细胞分泌 IL-12,从而抑制 Th1 细胞的分化及 IL-2、IFN-γ 的分泌,CTL 不能增殖及分化为效应细胞,从而抑制机体产生有效的免疫应答。

(三)病毒诱导抑制性免疫细胞的产生及分化

1. 调节性 T 细胞　已有大量的研究资料显示 Treg 与病毒感染性疾病密切相关,尤其是 CD4$^+$CD25$^+$Treg 亚群在病毒感染中的作用研究较多,但目前尚无法得出肯定的结论。一些研究资料表明,CD4$^+$CD25$^+$Treg 可抑制机体抗病毒的免疫效应。如在单纯疱疹病毒感染之前将 CD4$^+$CD25$^+$Treg 去除,针对 HSV 的特异性细胞免疫应答可提高 2~3 倍,而过继转移 CD4$^+$CD25$^+$Treg 则抑制 CD8$^+$T 细胞的抗病毒效应。另一些研究者提出 CD4$^+$CD25$^+$Treg 免疫抑制效应可能是某些病毒持续性感染和疾病的慢性化的重要机制。CD4$^+$CD25$^+$Treg 的存在使得机体无法充分抵抗病毒,导致慢性感染。如在 HIV、CMV、HCV 等病毒的慢性感染中,均证实慢性感染者外周 CD4$^+$CD25$^+$Treg 数量明显高于健康者及急性感染者。还有一些学者提出,Treg 的出现可能是机体控制过度炎症反应及避免宿主细胞过度受到免疫攻击的"保护性"反馈机制。尽管 Treg 在病毒感染性疾病中的作用还存在一些纷争,但深入研究其具体的作用机制,必将为临床制定有效的抗病毒治疗方案提供重要的思路和线索。

2. 骨髓来源的抑制性细胞　尽管骨髓来源的抑制性细胞(myeloid-derived suppressor cell,MDSC)发现至今已有 20 余年,但由于其来源较复杂且缺乏特征性的表面标志,其作用机制并不十分明确。近年来,有关 MDSC 在病毒感染性疾病中负调控作用的报道逐渐增多。2012 年,Tacke 报道了在慢性 HCV 感染的 PBMC 中测到表型为 CD14$^+$CD11b$^{+/low}$HLA-DR$^{-/low}$ 的 MDSC,CD33$^+$ 单个核细胞经与 HCV 感染的肝细胞共培养后可转变为该表型的 MDSC,而抑制 MDSC 释放活性氧(ROS)可逆转 MDSC 对 T 细胞的抑制作用。由此推测,MDSC 的存在可能是 HCV 持续感染和慢性化的因素之一。

四、免疫检查点分子介导的免疫逃逸机制

目前已发现的免疫检查点抑制性分子主要包括程序性死亡分子 1(programmed death factor 1,PD-1)、细胞毒性 T 淋巴细胞相关抗原 4(cytotoxic T lymphocyte-associated antigen 4,CTLA4)、淋巴细胞活化基因 3(lymphocyte activation gene 3,LAG-3)、B 和 T 细胞衰减器(B and T cell attenuator,BTLA)及 T 细胞免疫球蛋白黏蛋白 3(T cell immunoglobulin domain and mucin-3，Tim-3）等，这些"检验点"分子 CD 编号、配体、可能表达的细胞类型及主要的作用机制见表 3-10-4。

表 3-10-4　免疫检测点分子及其主要作用机制

受体	主要表达细胞类型	已知配体	主要表达细胞类型	主要作用机制
PD-1（CD279）	Ta、Tfh、Ma、TIL	PD-L1（CD274）	Ta、DC、Ma、B、En 及多种肿瘤细胞	抑制活化 T 细胞的增殖及效应功能的发挥，对抗 CD28-B7 途径的作用
PD-1（CD279）	同上	PD-L2（CD273）	DC、Ma 及某些 B 细胞淋巴瘤细胞	抑制活化 T 细胞的增殖，对 CD4$^+$T 细胞的作用强于 CD8$^+$T
CTLA4（CD154）	Ta、TIL	B7.1（CD80）/B7.2/（CD86）	DC、Ma	与 CD28 竞争性结合 B7 分子，抑制 T 细胞增殖及 IL-2 转录
LAG-3（CD223）	Ta、TIL	MHC-Ⅱ	DC、Ma、T	抑制 CD4$^+$T 细胞增殖及活化，与 PD-1/PD-L1 协同维持 CD8$^+$T 处于免疫耐受
BTLA（CD272）	Ta、B	HVEM（CD270）	DC、Ma、Tn、Neu、Mo、某些肿瘤细胞	抑制 T 细胞增殖及 IL-2 的分泌
Tim-3（CD366）	Th1、Th17、Treg、CD8$^+$T、TIL、T 神经小胶质细胞	galectin-9	Ta、DC、多种肿瘤细胞	参与树突状细胞的分化和成熟，下调 Th1 细胞的免疫功能

　*Tn（初始 T 细胞）、Ta（活化的 T 细胞）、Tfh（滤泡性辅助性 T 细胞）、Ma（巨噬细胞）、Mo（单核细胞）、Neu（中性粒细胞）、DC（树突状细胞）、En（血管上皮细胞）、TIL（肿瘤浸润的淋巴细胞）、PD-L1（程序性死亡配体 1）、HVEM（疱疹病毒进入介导体）等

（一）PD-L1/PD-L2-PD-1 抑制性途径

PD-1 是免疫球蛋白超家族 CD28 家族成员，为 50~55kD 的 Ⅰ 型跨膜糖蛋白，属于免疫球蛋白超家族成员。由类似 IgG V 区、跨膜区及胞内区组成。IgG V 结构区是从质膜中分离的 20 个氨基酸区域，与 CTLA4、CD28 及其他共刺激因子具有 22%~33% 的同源性；胞内区具有 2 个酪氨酸基序，即免疫受体酪氨酸抑制基序（immunoreceptor tyrosine-based inhibitory motif，ITIM）和免疫受体酪氨酸转换基序（immunoreceptor tyrosine-based switch motif，ITSM）。ITSM 对于 PD-1 发挥免疫抑制功能十分必要。PD-1 的表达与 T 细胞凋亡无关但与 T 细胞活化状态密切相关。PD-1 受 T 细胞受体（T cell receptor，TCR）信号诱导表达，在慢病毒感染及肿瘤进展患者病灶局部 T 细胞表面 PD-1 表达上调，与肿瘤及病毒的免疫逃逸密切相关。

PD-1 作为免疫抑制性膜分子，与 T 细胞活化发挥杀伤作用、释放细胞因子及发生凋

亡密切相关。在 HBV 感染的不同时期,外周血 HBV 特异性 CTL 表达 PD-1 水平不同: 在 HBV 急性肝炎发病早期升高,恢复期下降,呈现一过性的高表达; 在急性肝衰竭发病过程中,与血浆 ALT 水平升高相比较,PD-1 表达升高表现为滞后现象; 在慢性 HBV 感染过程,PD-1 持续表达在 HBV 特异性 CTL 表面,伴有肝内库普弗细胞 / 内皮细胞及树突状细胞表面高表达 PD-L1 分子。由此推测,在急性 HBV 感染早期 PD-1 的表达升高有利于控制 T 细胞介导的免疫应答,而 PD-1 表达滞后或缺乏,使得免疫应答失控,造成免疫病理损伤,促进肝衰竭的发生。在慢性 HBV 感染过程,PD-1 的持续高表达可抑制 T 细胞的杀伤功能和记忆性 T 细胞的形成,造成病毒不易被清除,发生持续感染。阻断 PD-1 介导的免疫抑制可以恢复 T 细胞的功能,有利于进一步清除病毒。

在 HCV 感染急性期,在外周血及肝组织局部的 HCV 特异性 CTL 表面均可测到 PD-1 表达的上调,且 PD-1 高表达患者组,HCV 呈现持续感染; 同时发现慢性 HCV 感染肝组织内的 CTL 表达 PD-1 水平高于外周血 CTL,由此推测,PD-1 的免疫负调控作用主要在病灶局部发挥作用。用治疗性抗体阻断 PD-1 抑制性途径可恢复 CTL 的杀伤活性,促进病毒的清除。

目前已知,PD-1 存在两个配体(PD-L1 和 PD-L2),其中 PD-L1 有两个受体 PD-1 和 CD80(B7.1)。因此,在利用阻断性抗体进行临床研究和治疗时需考虑以下几个方面的问题: 针对 PD-1 和 PD-L1 的阻断性抗体可阻断 PD-1/PD-L1 抑制性通路,但阻断 PD-1 并不等同于阻断 PD-L1; 抗 PD-1 抗体能阻断 PD-1 与 PD-L1、PD-L2 结合,却不能阻断 PD-L1 与 CD80 相互作用; 抗 PD-L1 抗体能阻断 PD-L1 与 PD-1、CD80 结合,却不能阻断 PD-1 与 PD-L2 的结合。目前已通过美国食品药品管理局(Food and Drug Administration,FDA)认证的 PD-L1/PD-L2-PD-1 抑制性途径的代表性抗体药物有 nivolumab(人源化抗 PD-1 的 IgG4 型单克隆抗体,中文参考译名纳武利尤单抗)、pembrolizumab(人源化抗 PD-1 的 IgG4 型单克隆抗体,亦称 MK-3475,中文参考译名帕博利珠单抗)及 atezolizumab(人源化抗 PD-L1 的 IgG4 型抗体,亦称 MPDL3280A,中文参考译名阿特珠单抗)。nivolumab 和 pembrolizumab 可有效阻断 PD-1 与 PD-L1/PD-L2 的结合; 而 atezolizumab 可高选择性阻断 PD-L1 与 PD-1 的相互作用。这些治疗性抗体在晚期黑色素瘤、非小细胞肺癌及非霍奇金淋巴瘤、肝癌等多种恶性肿瘤治疗领域表现出的显著疗效,备受研究者的关注。但这些抗体是否适合于慢性病毒性肝炎等病毒性感染性疾病的治疗有待进一步深入探讨。

(二) TIM 家族成员及其配体

T 细胞免疫球蛋白黏蛋白(TIM)家族位于人染色体 5q32.2,共包括 3 个基因,分别是 Tim-1、Tim-3 及 Tim-4。已有文献报道,慢性乙型肝炎患者外周血中 CD4[+]T、CD8[+]T 细胞、NK 细胞及和肝脏浸润性淋巴细胞中 Tim-3 表达水平高于健康对照者; 病毒特异性 CD8[+]T 细胞表面 Tim-3 和 PD-1 表达水平均显著升高,并与 CD8[+]T 细胞功能耗竭密切相关。在转染 HBV 表达载体的 NK92 细胞(人恶性非霍奇金淋巴瘤患者的自然杀伤细胞)和 HBV 转基因小鼠体内分离的 NK 细胞中同样可以检测出 Tim-3 表达量增加。与 HepG2 和 HepG2.2.15 细胞相比,用抗 Tim-3 的抗体或者 Tim-3 Fc 融合蛋白阻断 Tim-3 信号可导致 NK92 细胞的细胞毒性增加,同时可促进 IFN-γ 的产生。因此推测,在慢性 HBV 感染过程中,病毒特异性 CD8[+]T 细胞耗竭及 CD4[+]Th1 细胞的功能失调或障碍是机体无法清除体内 HBV 的直接原因。阻断 Tim-3 信号通路能重塑慢性乙型肝炎(chronic hepatitis B,CHB)患者病毒特异性 CD8[+]T 细胞及 CD4[+]Th1 的效应功能,促进病毒的清除。

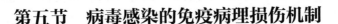

第五节　病毒感染的免疫病理损伤机制

一种特定病毒感染的临床特征主要由哪种细胞被感染以及感染所引起的细胞病理(即细胞溶解或凋亡)所决定。病毒诱导宿主的免疫应答的同时所导致的病理损伤,称为免疫病理作用。许多和病毒有关的疾病的发生实际上是继发于宿主的免疫应答,会累及未被病毒感染的器官组织和细胞。因此,在病毒感染过程中,除病毒复制可直接对宿主细胞造成功能损伤和细胞裂解外,针对病毒抗原的免疫应答也可能造成细胞和组织的损伤。

一、抗体介导的"增强"作用

抗体与病毒结合可促进某些病毒感染细胞,如借助抗病毒抗体 Fc 段可促进病毒感染表达 FcR 的细胞,此为"增强"作用。该作用可见于登革病毒、呼吸道合胞病毒、黄热病病毒等。当抗体与病毒结合后,抗体介导病毒更多地进入巨噬细胞中进行增殖。病毒在细胞内增殖后,细胞膜表面出现病毒抗原成分而激发机体的免疫应答,致使细胞释放蛋白激酶、凝血激酶等多种酶类,进一步激活补体和凝血系统,释放血管通透因子,引起一系列的病理改变,甚至导致出血性休克。故在判断新疫苗效果及进行抗体治疗时,应充分注意抗体这一特殊的负面效应。

二、免疫复合物介导的组织损伤

在病毒持续性感染的情况下,当抗体亲和力较低或抗原 - 抗体的比例不当时,常常在血液循环中或细胞表面形成抗原 - 抗体复合物,抗原 - 抗体复合物沉积于肾脏或血管基底膜,激活补体后可引起Ⅲ型超敏反应,造成局部组织免疫病理性损伤,可发生肾损害、关节炎、肝炎等。

三、T 细胞介导的组织损伤

T 细胞所介导病理作用主要来源于病毒感染所诱发的 CTL 的杀伤效应。CTL 识别并攻击病毒感染的宿主细胞,对于及时清除病毒感染细胞具有重要作用。然而在某些情况下,T 细胞介导的细胞免疫应答过于强烈可造成大量组织损伤,甚可导致宿主死亡。如淋巴脉络丛脑膜炎病毒感染,成鼠感染 LCMV 后因中枢神经系统受损而死亡;如将感染鼠的特异性 T 细胞清除或抑制 T 细胞功能则可使小鼠存活,表现为持续性病毒感染,再次输入特异性 T 细胞则发病死亡。由此提示,该病毒致病机制是由于特异性 T 细胞应答损伤了中枢神经系统,而不是病毒的直接损伤。

四、病毒感染与自身免疫

急性或慢性病毒感染均可诱发、促进或加剧自身免疫病。病毒引起的自身免疫机制十分复杂,目前已知病毒可能通过以下途径诱导自身免疫应答。

1. 自身抗原的修饰或改变　某些病毒感染可使病毒感染细胞膜被修饰或表达新抗原而诱导自身免疫应答。

2. 隐蔽抗原的暴露　在某些病毒感染过程中,由于炎症反应造成组织损伤,使得组织细胞中的隐蔽抗原得以暴露,经抗原处理后提呈给免疫系统,诱发自身免疫应答。

3. 分子模拟　某些病毒的蛋白序列与宿主自身抗原具有同源性,从而打破免疫耐受,诱导免疫系统对自身组织产生免疫应答,如麻疹、腮腺炎病毒感染后发生的脑炎,可能缘于病毒与中枢神经系统间存在共同抗原而引发自身免疫应答所致。

综上所述,病毒的致病机制错综复杂,以上所概括的病毒致病机制及机体抗病毒的防御机制仅仅是一般规律,某种特定病毒的致病机制通常难以"对号入座"。因此,深入的致病机制研究应该是能鉴定在疾病发生与发展整个过程中,包括病原与宿主相互作用中,所涉及的特定的病毒基因及其所编码的蛋白以及宿主的易感细胞表面受体、MHC 分子、凋亡分子的基因及其激活机制。

（张秋玉）

第十一章

肝脏免疫微环境

肝脏是一个独特的器官,不仅是人体最大的代谢、解毒和内分泌器官,还在胚胎期承担造血作用。近年发现,肝脏富含各类免疫细胞,参与固有和适应性免疫应答,是一个特殊的免疫器官。肝脏免疫组织结构及肝内免疫细胞种类不同于外周免疫器官组织。此外,肝脏是多种免疫分子的主要来源,如炎症性细胞因子、补体成分、急性期蛋白及趋化因子等,在病毒性肝炎的发生及转归中扮演着重要的角色。深入认识肝脏免疫微环境对于病毒性肝炎等疾病的防治具有重要的意义。

第一节　肝脏免疫组织结构特征

一、肝脏的血液循环

肝脏的血液循环体系比较特殊,具有双重的血供,80% 血供是通过门脉系统从肠道获得,20% 血供来自肝动脉系统。肝门静脉、肝固有动脉与肝管通过肝门进入肝脏,三者及其各级分支在肝内伴行。三者在肝小叶间结缔组织内的汇集部位称为门管区或汇管区(portal tract)(图 3-11-1)。

肝脏的免疫应答之所以复杂,还在于肝窦状隙(hepatic sinusoid)这个特殊的组织结构。肝血窦是相邻肝板之间的腔隙,是一种无基底膜的特殊的毛细血管。肝血窦壁由肝细胞的细胞膜构成,其通透性较大,不仅有利于免疫细胞的渗出和迁移,也有利于免疫细胞与肝脏细胞、肝星形细胞等进行接触,从而与嗜肝病原体进行多样化的相互作用,包括免疫清除、免疫抑制和免疫耐受的发生。肝血窦内皮细胞与肝细胞之间有一狭窄间隙,称 Disse 腔隙(space Disse),是肝细胞与血浆之间进行物质交换的场所(图 3-11-1)。

二、肝脏的淋巴循环及引流淋巴结

肝脏的淋巴液引流有两条通路:①上行通路,肝小叶中央区域的淋巴液被引流至与肝筋脉并行的淋巴管中,最后进入胸内淋巴结;②下行通路,肝小叶周围 Disse 腔液体进入毛细淋巴管,被引流至门静脉伴行的淋巴管,汇入肝脏淋巴结。约 80% 的肝内淋巴液通过下行通路进入肝淋巴结,进而引流至十二指肠韧带淋巴结。人肝脏淋巴结主要沿着肝门部位的肝总动脉排列。慢性肝炎及某些自身免疫性肝病患者的门脉区常常可见类似淋巴滤泡的组织结构,含有生发中心,是 B 细胞活化增殖及克隆选择的场所,称为门脉相关的淋巴组织(Portal tract-associated lymphoid tissue)。慢性丙型肝炎比慢性乙型肝炎及自身免疫性肝病门脉相关的淋巴组织及生发中心的形成更明显。该区域可能是肝脏局部免疫应答的场所,是肝脏淋巴循环的第一道防线。

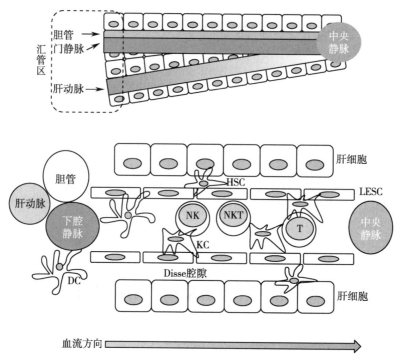

图 3-11-1 肝脏内免疫细胞的种类及肝血窦隙结构示意图

注:肝汇管区由小叶间静脉、小叶间动脉和小叶间胆管汇集,肝内血流从肝动脉和门静脉经过各级分支到汇管区的小叶间动静脉,然后全部汇入肝血窦,血窦的血液从小叶周边汇入中央静脉(参见示意图血流方向)。相邻肝板之间的间隙称肝血窦,肝血窦内富含各类免疫细胞,包括 NK 细胞、NK T 细胞、T 淋巴细胞、DC、KC(库普弗细胞)等。Disse 腔是血窦内皮细胞(LSEC)与肝细胞之间的狭小的间隙,也称窦周间隙,是肝细胞表面和血浆直接进行物质交换的场所。肝星形细胞(HSC)位于 Disse 腔内,胞质内富含维生素 A 和甘油三酯的脂滴,与肝纤维化发生发展相关

第二节 肝脏免疫微环境组成及特点

肝细胞和肝非实质细胞共同构成肝脏免疫微环境由,二者相互左右和相互制约,共同维持肝脏的免疫稳态,在病毒性肝炎及其他肝脏疾病进展中发挥不同的作用。肝非实质细胞中富含各类免疫细胞,占肝脏细胞总量的 20%~40%,包括自然杀伤细胞(natural killer,NK 细胞)、NK T 细胞(natural killer T cell)、T 淋巴细胞、调节性 T 细胞(regulatory T cell,Treg)、B 淋巴细胞、树突状细胞(dendritic cell,DC)、库普弗细胞(Kupffer cell,KC)、肝星形细胞(hepatic stellate cell,HSC)、肝窦内皮细胞(sinusoidal endothelial cell,LSEC)等,构成纷繁复杂的固有免疫和适应性免疫应答景象。根据其参与免疫应答的特征及功能分为固有免疫细

胞、抗原提呈细胞及适应性免疫细胞三大类。

一、肝内固有免疫细胞

肝脏具有独特的循环体系，可以接受从门脉系统及肝动脉来源的多种抗原性物质。因此，肝脏必须拥有一套快速选择性的反应机制以应对这些进入肝脏的各类潜在"危险信号"。固有免疫反应作为入侵病原菌的一线防御机制，在接受各类"危险信号"后，迅速做出应答，通过产生一系列的细胞因子（如干扰素等）、急性期反应蛋白及防御性分子而发挥作用。既往病毒性肝炎的研究重点多关注适应性免疫，尤其是细胞毒性 T 淋巴细胞在急性肝细胞损伤及慢性肝炎进展中的作用。近年来研究发现，肝组织中存在一系列固有免疫细胞，如库普弗细胞、树突状细胞、γδT 细胞、NK T 细胞和 NK 细胞等。在外周血中，NKT、NK 细胞和 TCR γδT 占淋巴细胞的 17%，而这些细胞占肝内淋巴细胞池的 65% 以上。这些细胞在病毒性肝炎进展中发挥着重要的作用。

（一）NK 细胞

在正常人肝脏淋巴细胞池中，NK 细胞占 30%~40%，该比例显著大于其在外周血淋巴细胞中的比例（5%~10%），提示 NK 细胞在病毒性肝炎进展中扮演着重要的角色。NK 细胞通过细胞表面的活化型及抑制型受体与病毒感染的靶细胞或肿瘤细胞的相应配体特异性地识别，启动一系列胞内信号通路，各种信号的整合最终决定 NK 细胞是杀伤靶细胞还是处于抑制状态。早在 1991 年，西班牙学者 Echevarria 等就发现急性乙型肝炎（AHB）患者病程早期外周血 NK 细胞的活性和 IL-2 的水平显著升高，两者成正相关，恢复期两者水平逐渐复常。随后发现，肝内的 NK 细胞可识别 MHC- I 类分子低表达的肝细胞（"非己"识别机制）而被活化，释放 IFN-γ、TNF-α 等细胞因子，通过非溶细胞机制杀伤病毒感染的肝细胞。因此，NK 发挥的细胞毒作用可能是早期控制 HBV 感染的关键因素。在慢性乙型肝炎患者肝脏内富集活化并表达 TRAIL 的 NK 细胞，其肝细胞表达 TRAIL 死亡诱导受体的水平也升高，肝脏 NK 细胞可通过 TRAIL 途径诱导 HBV 感染的肝细胞发生凋亡。在病毒特异性 IgG 抗体存在的条件下，NK 细胞也可以通过表面 IgG Fc 受体（FcγR Ⅲ）介导 γ，通过抗体依赖细胞介导的细胞毒作用（antibody dependent cell mediated cytotoxicity，ADCC），识别杀伤与 IgG 抗体特异性结合的肿瘤或病毒感染的靶细胞。然而，在慢性乙型肝炎的进展过程中，NK 细胞的细胞毒作用及释放 IL-2 及 IFN-γ 的活性均被抑制。在急性 HCV 感染中发现，HCV E2 蛋白可导致 CD81 分子交联，从而抑制 NK 细胞释放 IFN-γ；在慢性 HCV 感染中，NK 细胞表面活化受体 NKp46 和 NKp30 表达均下调；这些机制可能是 HCV 逃逸免疫攻击的重要机制。

新近研究发现，肝脏内存在一群驻留型自然杀伤细胞（liver-resident NK cell）。这群细胞与传统 NK 细胞（conventional NK cell）不同，具有适应性免疫细胞的免疫记忆功能特征。这群细胞的发现有助于揭示 NK 细胞在病毒性肝炎等疾病中新机制。

（二）NK T 细胞

NK T 细胞在肝脏中的含量也十分丰富，小鼠 NK T 细胞占肝脏淋巴细胞的 30%~50%，而其在脾和外周血中的比例只有 0.15% 和 0.11%。NK T 细胞兼有 NK 细胞和传统 T 细胞的表面标志，人 NK T 细胞表达 CD56$^+$CD3$^+$，小鼠 NK T 细胞表达 NK1.1$^+$CD3$^+$。NK T 细胞表面表达 TCR 密度较低，多为 TCRαβ 型，且缺乏多样性。NK T 细胞表面的 TCR 可通过识别靶细胞表面 CD1d 分子（MHC-I 类分子相关抗原）提呈的脂类和糖脂抗原而活化，活化的 NK T 细胞可通过分泌穿孔素或 Fas-FasL 途径杀伤靶细胞。因此,NK T 细胞在肝炎病毒感染早期发挥清除病毒作用。

此外,NK T 细胞在病毒感染时起着固有免疫与适应性免疫之间的桥梁作用。不同于 NK 细胞和 naïveT 细胞,NK T 细胞表达丰富的 IL-12 受体复合物,成为 IL-12 作用的首要目标。DC 分泌 IL-12 对 NK T 细胞的活化及随后的 IFN-γ 分泌至关重要。在小鼠,a-Galcer 是 NK T 细胞活化剂,激活的 NK T 细胞通过释放 IFN-α/β 控制 HBV 转基因小鼠体内 HBV 的复制。活化 NK T 细胞亦分泌 IFN-γ,后者在整个 HBV 及 HCV 的感染过程发挥中重要的作用。IFN-γ 可诱导肝实质细胞及非实质细胞(库普弗细胞、浸润的炎症细胞)表达趋化因子 CXCL9 及 CXCL10,继而趋化一系列表达 CXCR3 的炎症细胞(单核细胞、中性粒细胞等)浸润肝脏,导致肝脏的炎性损伤。在 HBV 慢性感染患者外周血中,NK T 细胞数量随着肝损伤程度的加重而明显减少。

(三) TCRγδ T 细胞

TCRγδ T 细胞是在 1986 年发现的一类特殊的 T 淋巴细胞,其表面的淋巴细胞受体是由 γ 和 δ 链构成。该群细胞仅占外周血淋巴细胞的 1%~5%,主要分布于皮肤的皮下组织及小肠、肺、泌尿生殖器官等黏膜固有层中,是上皮内淋巴细胞(intraepithelial lymphocyte, IEL)的主要成分之一,在黏膜免疫中起着重要作用。已有研究发现,肝脏淋巴细胞也富含 γδT 细胞,在正常小鼠的肝组织 TCRγδ T 细胞占到淋巴细胞总数的 3%~5%,占肝细胞总数的 15%~25%。病毒性肝炎患者肝组织中 TCRγδ T 细胞亦明显高于健康对照者;肝荷瘤小鼠 TCRγδ T 细胞所占的比例亦明显升高。在急性乙型肝炎病毒感染小鼠早期(第 1 及第 10 天)即可观察到 γδT 细胞的水平上升,提示 γδT 细胞参与肝炎病毒感染早期非特异性清除过程。

在人外周血中,γδT 细胞主要分为两个亚群:Vδ2T 细胞亚群占 50%~90%,Vδ1T 细胞亚群占 10%~50%。国内重庆医科大学任红及中国人民解放军总医院第五医学中心的王福生课题组深入研究了人 γδT 细胞不同亚群与 HBV 感染的相互关系。结果显示:与同健康对照和免疫耐受组患者相比,慢性乙型肝炎免疫活化期患者外周血和肝脏的中 Vδ2T 细胞亚群比例均显著降低,Vδ2T 细胞比例且与转氨酶水平酶和肝脏炎症程度显著负相关。体外研究证实,慢性乙型肝炎患者外周血来源 γδT 细胞的杀伤能力及释放 IFN-γ 的能力均较健康对照者低。由此推测,γδT 细胞数量减少和功能障碍可能是 HBV 感染慢性化的重要因素。

二、肝内抗原提呈细胞

肝炎病毒是一类嗜肝性病毒,肝内多种细胞都可作为抗原提呈细胞作用,包括肝细胞、肝血窦内皮细胞、库普弗细胞及树突状细胞等。不同的抗原提呈细胞在肝炎病毒感染的不同时期通过不同的机制发挥作用。

(一) 树突状细胞

树突状细胞(dendritic cell,DC)是目前已知体内抗原提呈能力最强的 APC,是唯一可直接活化 naïve T 细胞(初始 T 细胞)的 APC,广泛分布于脑以外的全身各脏器。树突状细胞在细胞免疫应答的启动、控制和病毒感染的清除过程起着枢纽的作用。人肝脏 DC 最早于 1981 年由 Barbatis 发现,其表达 MHC-Ⅱ 类分子高于库普弗细胞,具有较强的体外扩增和向刺激淋巴细胞组织定向迁移的能力,但不能刺激初始 T 淋巴细胞活化和增殖。肝内 DC 高表达 CD45 分子,但缺乏 DC 特有的表面标志(CD11c 分子)。与脾脏及骨髓来源的 DC 不同的是,肝脏 DC 表达 MHC-Ⅱ类分子水平较低,提示肝脏 DC 处于分化的不成熟阶段,故其无法诱导初始 T 细胞活化。这一特性有利于维持肝脏免疫耐受的微环境。

(二)库普弗细胞

库普弗细胞(Kupffer cell,KC)是肝脏的巨噬细胞,占全身巨噬细胞总数的 80%~90%,是体内最大的巨噬细胞群。库普弗细胞定居于肝血窦,存在于肝血窦内皮细胞之上或之间,并通过突入内皮细胞下 Disse 间隙的胞质突起与肝细胞直接接触,约占肝窦细胞总数的30%。库普弗细胞生存期为 4~16 周,其主要的功能是吞噬清除作用。在生理条件下,库普弗细胞具有吞噬和清除血流中细菌、异物等不可溶性废物的作用。库普弗细胞与脾脏和淋巴结的巨噬细胞不同,不增强抗原免疫原性,反而能消除抗原免疫原性。这一特性促使肝脏的免疫状态倾向于免疫耐受而非免疫反应。

(三)肝血窦内皮细胞

肝血窦内皮细胞(liver sinusoidal endothelial cells,LSEC)是衬附于肝血窦内表面的一层微血管内皮细胞,将肝血窦内的血细胞与肝细胞分隔开,使二者不能直接接触。LSEC 在肝内的含量十分丰富,约占肝内非实质细胞的 50%。LSEC 是最先接触肝脏血流的细胞群,具有很多其他内皮细胞所不具备的特性。LSEC 上有许多直径约为 100nm 的小孔,即窗孔,这些窗孔成簇分布而构成筛网结构,在肝细胞和血液间形成一个通透性屏障。LSEC 筛网结构有利于血液和肝细胞的物质交换,也有利于免疫细胞的渗出和迁移。

(四)肝细胞

肝细胞(hepatocyte)亦可以作为抗原提呈细胞活化 T 淋巴细胞。肝细胞表达 MHC-Ⅰ类分子的含量比其他抗原提呈细胞低得多,需要比其他抗原提呈细胞高 100 倍的抗原含量才能激起相同的 $CD8^+T$ 细胞活化。体外试验表明,肝细胞可以提呈病毒抗原并激活 $CD8^+T$细胞,$CD8^+$ 细胞在激活后第 3~4 天迅速发生凋亡。其可能的原因是肝细胞缺乏协同刺激信号,接触抗原活化后易发生凋亡。肝细胞不仅表达 MHC-Ⅰ类分子,在肝脏发生炎症反应时,肝细胞还表达 MHC-Ⅱ类分子,激活 CD4 表达。与 DC 活化 CD4 细胞不同的是,由于肝细胞不表达协同刺激信号,提呈外源性抗原后,诱导 $CD4^+T$ 处于无能状态。肝细胞低表达MHC-Ⅰ类分子及缺乏协同刺激分子的特性,诱导大量 T 细胞激活后迅速发生凋亡,尤其是与 MHC-Ⅰ类具有高亲和力结合的 $CD8^+T$ 细胞。此外,肝细胞和库普弗细胞还可分泌大量的精氨酸酶 1,导致低精氨酸的肝内环境,抑制 T 细胞等效应的活化。

(五)肝星形细胞

肝星形细胞(hepatic stellate cell,HSC)位于 Disse 腔隙内,紧贴着肝窦内皮细胞和肝细胞,约占肝脏所有细胞的 13%。因其胞质富含维生素 A 和甘油三酯的脂滴,又称为肝贮脂细胞(fat-storing cell,FSC)、脂细胞(lipocyte)、维生素 A 贮存细胞(vitamin A-storing cell)、窦周细胞(persinusoidal cell)、Ito 细胞等。正常情况下,肝星形细胞处于静止状态;当肝脏受到炎症或机械刺激等损伤时,肝星形细胞被激活。目前的观点认为,肝星形细胞的激活与增殖参与肝纤维化及肝再生过程。在肝组织内,静息 HSC 具有储存类视黄醇类物质(如维生素A)及产生胶质纤维酸性蛋白(glial fibrillary acidic protein,GFAP)的作用。在病理条件下,通过旁分泌、自分泌刺激因素的作用,肝星形细胞增殖并激活,激活的 HSC 逐渐失去静息型 HSC 具有的储存类视黄醇类物质的功能,开始表达 α-平滑肌肌动蛋白(α-smooth muscle actin,α-SMA)、波形蛋白(vimentin)及结蛋白(desmin)等基质蛋白,成为肌成纤维细胞(myofibroblast),称之为"激活型"或"转移分化型",同时拥有静止和激活状态特征的过渡期细胞。当肝实质细胞受到损伤时,邻近的肝细胞、库普弗细胞、肝血窦内皮细胞和血小板等通过旁分泌作用释放多种细胞因子,如肿瘤坏死因子 α(TNF-α)、转化生长因子 β(TGF-β)、胰岛素生长因子(IGF-1)、肝细胞生长因子(HGF)、血小板源性生长因子(PDGF)等,激活并促进 HSC 增殖等。激活后的肝星形细胞可自分泌 TGF-β、PDGF 等细胞因子使得 HSC 活化得以持续。肝星形细胞持续活化是肝纤维化发生发展过程中的关键环节。一方面,激活与增生的肝星形细胞通过分泌细胞外基质参与肝纤维化的形成和肝内结构的重建;另一方面,细胞因子使得肝窦内压升高,最终导致肝纤维化及门静脉高压症的发生。

三、肝内适应性免疫细胞

肝脏含有大量肝内淋巴细胞(intrahepatic leukocytes,IHLs)。机体的淋巴细胞总数为 $10^{12}\sim10^{14}$ 个,正常成人肝脏可分离淋巴细胞总数为 $10^{9}\sim10^{11}$ 个,主要分布于肝实质和门静脉内。肝内淋巴细胞种类较多,除了上述 NK T 细胞、NK 细胞、TCRγδ T 细胞等固有免疫细胞外,还有 TCRαβ T 细胞(CD4$^+$Th、CD8$^+$Tc)及 B 淋巴细胞等适应性免疫细胞。

1. TCRαβ T 细胞　肝内 TCRαβ T 细胞约占小鼠肝脏淋巴细胞总数的 35%,CD8$^+$Tc 比例高于 CD4$^+$Th,CD8$^+$Tc 生理条件下多处于耐受状态。肝内的 NK 细胞及 NK T 细胞等固有免疫细胞活化后可释放大量的细胞因子,具有招募外周血 T 细胞的作用,但招募后的淋巴细胞进入肝脏后易发生凋亡。肝内大多数 T 细胞凋亡的原因,有两种假说。第一种称为"墓地假说"。在肝内发生凋亡的 T 细胞在外周已经被激活(高表达 CD25 及 CD69),以一种非特异的方式进入肝脏,由于肝内库普弗细胞及肝细胞高表达 FasL,活化 T 细胞表达 Fas,接受凋亡信号发生凋亡。第二种假说认为可能由于肝细胞具有提呈抗原的功能,但又缺乏协同刺激分子,T 细胞在肝内被激活而迅速发生凋亡。

2. B 细胞　肝内 B 细胞约占小鼠肝脏淋巴细胞总数的 30%,占人肝脏淋巴细胞 10% 左右。肝内 B 细胞表型与脾的 B2 细胞相似(CD5$^-$CD19$^+$)。肝内 B 细胞可以在 T 细胞的协助下,分化成抗体形成细胞,产生的抗体可抵御嗜肝病毒的感染,亦介导病毒性急性重型肝炎及促进肝纤维化等免疫病理损伤。

第三节　肝脏免疫耐受与免疫调节的特性

一、肝脏免疫耐受的形成机制

肝脏是体内最大的免疫耐受器官。肝脏免疫耐受不仅表现在肝脏局部免疫耐受微环境,使得进入肝脏的病原体容易发生慢性感染,更重要的是优先进入肝脏的抗原可诱导全身免疫耐受。主要的临床和实验依据有:①肝移植成功率高,排斥反应相对于其他实质脏器相对弱;②肝脏移植成功后,受者对来自同一供体的其他器官移植排斥反应显著减弱;③在肝细胞异位表达自身抗原甘露糖结合蛋白(mannose-binding protein,MBP)的实验小鼠体内,难以诱导实验性自身免疫性脑脊髓炎模型(EAE);④对 HBV 慢性携带者接种 HBV 表面抗原,不能触发免疫应答。

诱导肝脏产生局部及全身免疫耐受的机制尚不十分明确。肝内有多种不同的抗原提呈细胞,其表达不同的病原体相关分子模式识别受体不尽相同,不同病原体进入肝脏诱导免疫耐受的机制各异。

二、肝脏免疫调节的作用机制

　　肝脏实质细胞及肝内免疫细胞均可发挥免疫调节作用,共同维护肝内环境的稳定。肝内免疫细胞亦可与全身外周免疫细胞相互作用,构成复杂的免疫调控网络。不同类型的细胞免疫调节的作用机制不同。

　　肝脏免疫应答具有固有免疫优势状态及免疫耐受的趋势。深入分析这一独特区域免疫微环境的特性及免疫细胞、免疫分子相互作用机制,对于阐明肝脏疾病发生发展的机制并探索肝病诊疗策略具有重要作用。

(张秋玉)

第十二章

病毒性肝炎抗原的种类及分布

病毒抗原由组成病毒的蛋白亚单位构成。肝炎病毒在宿主细胞内复制过程中产生多种蛋白质,有的直接成为病毒亚单位抗原,有的与细胞膜类脂质结合为脂蛋白抗原,有的在宿主酶作用下产生病毒糖蛋白亚单位抗原。在肝炎病毒免疫中,最重要的抗原是病毒的表面抗原和病毒感染细胞的膜抗原,这些表面抗原的特异性较病毒内部抗原为强。一些表面抗原与相应抗体作用后能中和肝炎病毒的感染力,这种表面抗原称为中和抗原(neutralizing antigen)。所有中和抗原都在病毒表面,但并非所有表面抗原都是中和抗原。随着各型肝炎病毒抗体的相继问世,应用各型肝炎病毒抗体检测肝炎患者血清和肝活检组织中相应的抗原成分,可对不同类型肝炎进行诊断,继而研究这些病毒抗原与各型肝炎机制的关系。

第一节　甲型肝炎病毒抗原

甲型肝炎病毒(HAV)是一种小核糖核酸(RNA)病毒,无包膜,内含单股 RNA。HAV 的衣壳蛋白(VP)是甲型肝炎病毒抗原的主要位点,包括 VP1、VP2、VP3、VP4 四种多肽,其中 VP1 最大,VP1 和 VP3 是构成病毒衣壳蛋白的主要抗原多肽,可刺激机体产生中和抗体。VP1 和 VP3 中起主导作用的免疫原性结构为 B-C 袢(loops),该结构为一八肽的结构域。

在甲型肝炎的显性感染或隐性感染中,甲型肝炎病毒抗原(HAV-Ag)可诱导机体产生抗 -HAV 的 IgM 和 IgG 抗体。抗 -HAV IgM 可作为 HAV 近期感染的指标;抗 -HAV IgG 作为既往 HAV 感染及机体获得免疫力的标志。

甲型肝炎一般不发生慢性化、肝硬化和肝癌,关于甲型肝炎病毒抗原在肝细胞中分布的研究较少。有研究者采用 HAV 单抗检测急性期甲型肝炎患者肝穿刺标本中的抗原分布,阳性率达 53.6%,主要分布于肝细胞胞质中,库普弗细胞和胆管上皮细胞的胞质内也有少量分布。HAV-Ag 抗原的分布与坏死组织的分布相关,提示 HAV 与肝细胞损伤密切相关。

第二节　乙型肝炎病毒抗原

乙型肝炎病毒(HBV)属嗜肝 DNA 病毒,至少有三个抗原抗体系统,即表面抗原抗体系统(HBsAg 和抗 -HBs)、核心抗原抗体系统(HBcAg 和抗 -HBc)、e 抗原抗体系统(HBeAg 和抗 -HBe)。HBsAg 系统中尚应包括 pre-pre-S、pre-S1、pre-S2 等抗原抗体。此外,还有乙型肝炎病毒 X 蛋白抗原抗体系统（HBxAg 和抗 -HBx）。

一、不同类型乙型肝炎病毒抗原的分布

上述已知的不同类型乙型肝炎病毒抗原在肝细胞内的分布不同，在肝炎组织中的检出率亦有所不同，具体如下：

（一）HBsAg、pre-S1 和 pre-S2 在肝细胞及肝炎组织中的分布

乙型肝炎表面抗原（HBsAg）、前 S1（pre-S1）和前 S2 抗原（pre-S2）在乙型病毒性肝炎，特别是慢性乙型病毒性肝炎的肝细胞内的检出率较高，为 50%~70%。各家报道的检出率不同，但对抗原分布的报道基本相同。绝大多数病例 HBsAg、pre-S1 和 pre-S2 抗原阳性存在于同一部位或同一细胞内，甚至在同一肝细胞内 pre-S1 阳性反应比 HBsAg 和 pre-S2 强。但有的病例中三者并非同时出现，也可存在于不同的部位。一些病例 HBsAg 阳性，而 pre-S1 和 pre-S2 阴性；或 HBsAg 阴性，而 pre-S1 和 pre-S2 阳性。少数病例 pre-S1 阳性而 pre-S2 弱阳性或阴性。

（二）HBcAg 和 HBeAg 在肝细胞及肝炎组织中的分布

慢性病毒性肝炎中 HBcAg 的检出率明显低于 HBsAg，为 10%~30%。检出率低的原因可能是由于 HBcAg 和抗 -HBc 在细胞核内形成免疫复合物，HBcAg 被封闭而不易被检测出。

（三）HBxAg 在肝细胞及肝炎组织中的分布

越来越多的研究表明，HBxAg 在肝癌发生中具有潜在的调控作用，HBxAg 已成为乙肝致癌机制的研究热点。在不同类型肝病中 HBxAg 的检出率不同，肝细胞癌组织高达 75%，慢性病毒性肝炎中的检出率为 20%，正常肝组织呈阴性。在炎症活动度高的慢性肝炎，HBxAg 检出率亦较高，可达 40%。

二、IgG 在肝细胞内的分布

应用免疫荧光或免疫酶标法发现在肝炎组织中常存在 IgG，研究发现这种抗体常和 HBcAg 以免疫复合物的形式存在于肝细胞核内，且只见于含有 HBcAg 的肝细胞核内，故推测这种 IgG 可能是抗 -HBc 抗体。这些 IgG 阳性物质在肝炎组织中的分布类型与 HBcAg 相似。

第三节 丙型肝炎病毒抗原

丙型肝炎病毒（HCV）基因组为一线状单股正链 RNA，其编码的抗原成分包括包膜糖蛋白（E1、E2）、核心抗原及非结构蛋白（NS2、NS3、NS4、NS5、p7）等，其中包膜抗原易发生变异。对 HCV 抗原在肝组织及肝细胞中的定位研究表明，HCV 抗原多分布于受感染肝细胞的胞质中。各种 HCV 慢性感染者肝组织中 HCV 抗原多呈小叶内散在分布，也有少数呈现束状局灶性分布。HCV 抗原检出率高于血清 HCV 抗体，部分血清阴性的患者也可检出 HCV 抗原。肝组织 HCV 抗原阳性患者肝小叶内炎性病变和纤维性病变较严重，而且血清转氨酶水平也较高，提示 HCV 抗原的存在与肝损伤有关。

抗 -HCV 的抗体主要存在于患者血清中,检测病毒抗体主要以核心蛋白与 NS3、NS4 及 NS5 区蛋白为抗原,通过 ELISA 法检测血清中的抗 -HCV,可用于筛献血员、诊断或鉴别诊断丙型肝炎及评价疗效。目前第三代 HCV 抗体检测试剂盒,检出率可达 99%,但存在一定的假阳性。因此,HCV 感染的确诊需用免疫印迹法以 HCV 不同蛋白分别检测相应抗体。由于 HCV 基因组易变异而导致抗原性改变,故体内 HCV 抗体保护作用不强,仅对同一毒株攻击有一定的免疫力。在免疫功能低下人群中,可能同时感染 HBV 及 HCV,此双重感染常导致疾病的加重。

应用原位杂交和免疫组化方法检测 HCV 感染者肝组织中 HCV RNA 和 HCV NS5 抗原的分布,研究其与肝组织损伤的关系。发现 HCV RNA 与肝组织中 HCV NS5 抗原表达正相关,但二者在肝组织中的分布存在一定差异。HCV NS5 抗原多分布在肝组织有损伤的部位,说明丙型肝炎病毒在肝组织中的活跃程度与肝损伤有关。

第四节 丁型肝炎病毒抗原

丁型肝炎病毒(HDV)是一种缺陷负链 RNA 病毒,其表面被乙肝病毒抗原(HBsAg)所包裹,内为丁型肝炎抗原(HDAg)及其基因组 RNA。HDAg 是由 HDV RNA 控制编码合成的一种核蛋白。在肝细胞中,HDAg 存在于细胞核和细胞质内,抗原分布以核内为主,呈粒状、小球状或弥散状;胞质中少见,呈散在分布。在慢性中度和重度肝炎组织中,HDAg 阳性细胞主要呈弥散型、片簇状分布于肝小叶内,尤其在门脉周围、坏死灶处较密集。在急性肝炎和慢性轻度肝炎组织中,HDAg 阳性细胞多呈单个或小灶状稀疏分布。因此,采用免疫组织化学法检测肝细胞内的 HDAg 是诊断 HDV 感染最可靠的方法。

抗 -HDAg 的抗体主要存在于患者血清中,IgM 型抗体在临床发病的早期即可测出,于恢复期消失;倘若转为持续感染状态,则可持续阳性。IgG 型抗体出现相对晚,并于 2~18 个月内消失,持续高滴度抗 -HDAg IgG 的存在是慢性持续性 HDV 感染的主要血清学标志。在慢性感染时,由于血清中存在高水平的抗 -HDAg 抗体,血清中的 HDAg 多以免疫复合物的形式存在,须用免疫印迹法分离 HDAg,方可检测到 HDAg-p24 和 HDAg-p27 蛋白。

第五节 戊型肝炎病毒抗原

戊型肝炎病毒(HEV)的基因组为单股正链 RNA,含三个开放阅读框(open reading frame,ORF):ORF1、ORF2 和 ORF3。其中 ORF3 编码的病毒结构蛋白具有较强的免疫原性。与其他类型肝炎相似,戊型肝炎抗原(HEV-Ag)主要分布于感染患者肝细胞的细胞质中,细胞核内未发现 HEV-Ag。HEV-Ag 阳性细胞在肝组织中多呈集中分布,但并不相互邻接形成阳性细胞巢;阳性细胞少数亦呈现散在分布。肝组织变性坏死区及淋巴细胞浸润明显的部位 HEV-Ag 阳性细胞分布较为集中,提示戊型肝炎的肝损害与免疫系统的细胞免疫应答密切相关。

第六节　庚型肝炎病毒抗原

　　HGV 为黄病毒科成员,基因组结构与 HCV 相似,为一线状单股正链 RNA,HGV 编码的抗原研究较多是非结构蛋白抗原(如 NS3、NS4、NS5)等。利用针对这些抗原的抗体测定 HGV 抗原在肝组织中的定位,发现 HGV 主要分布于受感染肝细胞的细胞质中,细胞核分布少见。HGV 抗原阳性染色肝细胞在肝小叶中呈弥漫或大片灶状分布,肝小叶内的间质细胞及炎症细胞均未见阳性染色。应用免疫组织化学方法、抗 -HGV NS5 抗体检测慢性乙型及丙型肝炎患者肝组织中庚型肝炎病毒的存在状况,发现这些慢性肝炎患者肝组织中常合并 HGV 感染,HGV 的总检出率可达 32.7%。另有报道在急、慢性庚型肝炎中,应用 RT-PCR 检测血清 HGV RNA,发现 HGV 感染的血清学模式以重叠 HBV、HCV、HAV 或 HEV 二重感染为主,占 63.6%,单独 HGV 感染者占 36.4%。在我国众多的乙型肝炎患者特殊人群中,HGV 的同时感染或重叠感染可能比 HGV 单一感染有其更广泛的意义。此外,在肝癌患者肝组织中亦可测及 HGV 抗原,表达主要位于癌旁肝细胞,癌巢中未见阳性细胞,有关 HGV 在肝细胞癌发病中的作用仍不明。

（张秋玉）

第十三章

病毒性肝炎的免疫清除机制

　　免疫系统的一个重要的特征就是具有识别"自己"和"非己"成分,对异己有害物质(体外入侵病毒、细菌等或体内产生的损伤细胞和肿瘤细胞等)加以清除,对自身正常组织成分维持免疫耐受,以维持内环境稳定。肝炎病毒感染过程的免疫清除机制十分复杂。不同类型肝炎病毒免疫清除机制不同,同一类型肝炎病毒感染在急性期和慢性期的清除机制亦有所不同。肝炎病毒的清除机制包括固有免疫细胞的作用、适应性免疫细胞的激活、效应细胞的细胞毒作用、细胞因子的非溶细胞作用等不同环节。本章将按照不同类型的肝炎病毒阐述其免疫清除的可能机制。

第一节　甲型肝炎病毒的免疫清除机制

　　甲型肝炎病毒是最常见的引起急性肝炎的病因,多数为自限性疾病,少数发生急性肝衰竭导致死亡。HAV 不引起慢性肝炎,感染后可获得持久的免疫。

　　甲型肝炎病毒主要经粪 - 口途径进行传播。摄食后,HAV 沿胃肠道而下,经血行运输到达肝脏。病毒通过表面受体进入肝细胞,然后脱壳、复制包装成囊泡释放到胆小管中,随后经胆道排泄到肠道中。在病毒感染的初始阶段,HAV 在肝细胞内大量复制,肝细胞损伤并不明显。HAV 抗原主要集中在病毒衣壳上,可诱导机体产生特异性免疫应答。HAV感染患者血清中可测到多种类型的特异性抗体,包括 IgM、IgG 及 IgA。血清中 IgM 型抗体在血清出现 HAV RNA 数天后即可检出,在 2~4 周达高峰,持续 3~6 周后开始下降,3~6 个月消失。IgG 型抗体在起病后 1 个月开始出现,3 个月达高峰,并可维持 20 年以上。因此,IgM 是近期感染的证据,而 IgG 是保护性抗体,具有很强的中和 HAV 的作用,可保护机体免受 HAV 的再次感染。急性期测到的主要是针对 HAV 衣壳蛋白 VP1 的抗体,恢复期则可测及抗 VP3 的抗体。IgA 型抗体在发病早期即可在血清中测到,持续时间较 IgM 长,其滴度随病情的进展及病程的延长而增高,对病情及预后判断具有一定的意义。

　　新近资料表明,某些固有免疫细胞可非特异性溶解 HAV 感染的肝细胞。这些具有细胞毒效应的固有细胞,包括 NK 细胞及 NK T 细胞等,在感染早期病毒清除中起重要作用。细胞毒性 T 淋巴细胞在 HAV 清除过程亦发挥重要的作用。人肝细胞的 HLA-I 类分子与HAV 感染后产生的新抗原相结合并表达在肝细胞表面,具有特异 TCR 的 CTL 克隆识别抗原肽 -HLA-I 类分子复合体,在协同刺激分子和细胞因子的作用下活化,直接攻击感染的肝细胞而达到清除病毒的目的。活化的 NKT、CTL 及 Th1 细胞可释放大量 IFN-γ,后者可增强

NK 细胞及巨噬细胞的活性,促进病毒感染细胞的清除。值得注意的是,上述具有细胞毒效应的免疫细胞在清除 HAV 的同时,亦造成肝细胞的损伤。

第二节　乙型肝炎病毒的免疫清除机制

HBV 是非致细胞病变病毒,其清除需要固有免疫和适应性免疫的协调作用。90% 以上有免疫力的成人,其免疫应答是相当激烈的,这导致急性自限性(self-limited)肝炎、病毒负荷的迅速减少和长时间免疫力的维持。然而,5% 有免疫力的成人和大多数 HBV 垂直感染者发生持续性感染和慢性坏死炎症性肝脏疾病,最终可导致肝硬化和肝癌。固有免疫在病毒感染早期发挥清除病毒的作用,特异性针对病毒蛋白的适应性免疫应答在感染后期显得更重要。HBV 侵入血液循环后,首先感染以肝细胞为主的多种靶细胞,在细胞内复制、转录,并表达分泌 HBsAg、HBcAg 及 HBeAg 等病毒抗原和完整的病毒颗粒,此时,机体固有免疫系统可通过多种途径清除病毒;当肝细胞膜表面的病毒抗原达到一定数量后,可诱导机体免疫应答,直接或间接杀伤靶细胞,使 HBV 自靶细胞释放出来,由细胞免疫应答的 CTL 及体液免疫应答产生的抗 -HBs 抗体等对病毒进行清除。研究显示 IFN-γ 可介导非靶细胞损伤性抗细胞内病毒效应。在大多数感染患者中,几种免疫功能同时发挥对病毒复制的限制作用。

一、固有免疫应答

固有免疫应答效应机制包括补体系统、干扰素系统、NK 细胞、NK T 细胞等多重作用。近几年来,随着研究人员对固有免疫系统及其作用机制研究的深入,人们对固有免疫在 HBV 感染中的作用机制有了较多的认识。

二、适应性免疫应答

固有免疫在感染的起始阶段具有一定的作用,病毒的最终清除及预防再感染需要适应性免疫反应的参与。适应性免疫反应需要特定抗原诱发后方能发挥效应。诱发机体发生适应性免疫应答的 HBV 靶抗原主要包括包膜抗原 HBsAg、核心抗原 HBcAg 以及 HBV 的非结构蛋白 HBeAg。此外,其他包膜抗原(pre-S1、pre-S2 及 S 抗原)、HBx Ag 和 DNA 聚合酶也可成为靶抗原。体液免疫应答和细胞免疫应答所针对的靶抗原可以是相同的,也可以对不同的抗原决定簇各具优势。

三、非溶细胞清除病毒的机制

随着研究的不断深入,人们已经认识到肝脏是重要的免疫器官,肝细胞不仅仅是 HBV 感染、效应 T 细胞攻击的靶细胞,而且是积极的免疫调节细胞,甚至可能是抑制、清除 HBV 的效应细胞之一。目前认为,肝细胞对病毒的制约更像是通过细胞因子介导的细胞内灭活作用而不是通过直接杀伤感染的细胞得以排除。这种非细胞病变的病毒清除机制并非为 HBV 所特有。

肝细胞在 HBV 清除过程中扮演着双重角色：一方面，肝细胞以免疫调节细胞身份积极参与机体抗 HBV 免疫应答。主要通过上调肝细胞膜的 MHC-Ⅰ、MHC-Ⅱ类分子、黏附分子及细胞因子受体的表达，诱导并增强细胞免疫反应等，HBV 感染肝细胞常常成为活化 T 淋巴细胞攻击的靶细胞。另一方面，肝细胞受细胞因子激活后启动细胞内抗病毒机制积极发挥抑制、清除 HBV 作用，除免疫应答过程诱生的细胞因子外，肝细胞自身也可能表达内生性的 IFN-γ 和 TNF-α 等细胞因子。肝细胞非溶细胞的清除病毒机制对于保护肝脏这一重要器官功能的完整性具有重要意义，使之免受大量的免疫介导的细胞破坏。然而，肝细胞内复杂信号通路如何发挥协同作用以及肝细胞与其他肝脏细胞的相互关系等问题均有待于进一步研究。

第三节　丙型肝炎病毒的免疫清除机制

丙型肝炎病毒感染的显著特点是，除少数急性感染者可自发清除 HCV 外，约 80% 可发展为慢性持续性感染，并最终可能进展为肝硬化和肝细胞癌。与 HBV 感染相似，HCV 感染后亦可激发机体的固有免疫系统和适应性免疫系统产生应答。固有免疫系统在病毒感染的早期，通过诱生各类干扰素、激活 NK 细胞及 NK T 细胞等固有免疫细胞，从而发挥抗病毒作用。与此同时，固有免疫可通过不同途径启动适应性免疫应答，诱导抗体产生及效应 T 细胞的活化，在抗病毒感染过程中发挥更重要的作用。

一、固有免疫应答

固有免疫系统是机体抵抗病毒感染的第一道防线。近几年来，有关病毒感染激发和调节固有免疫应答的分子机制不断被发现和证实。HCV 属于 RNA 病毒，在感染过程中会释放出病毒所特有的物质，包括激发固有应答的病原体相关分子模式（pathogen associated molecular pattern，PAMP），例如单链或双链 RNA 以及多尿嘧啶核苷等。病毒感染宿主细胞后，宿主细胞常常表达 PAMP 的受体，称作模式识别受体（pattern recognition receptor，PRR），后者通过结合病毒来源的 PAMP 并启动一系列细胞内反应发挥抗病毒效应。

在肝脏细胞，HCV 的 dsDNA 与肝细胞表面的 PRR 相互作用后可激发下游的干扰素信号通路级联反应，最终诱导干扰素刺激基因（interferon stimulated genes，ISGs）的表达，如图 3-13-1 所示。

二、适应性免疫应答

机体对 HCV 的适应性免疫应答包括抗体和 T 细胞免疫两个方面，并以 CD8+CTL 应答作为制约病毒感染的主要机制。针对 HCV 的特异性免疫应答可引起免疫损伤，这在丙型肝炎发病机制中起决定性作用。

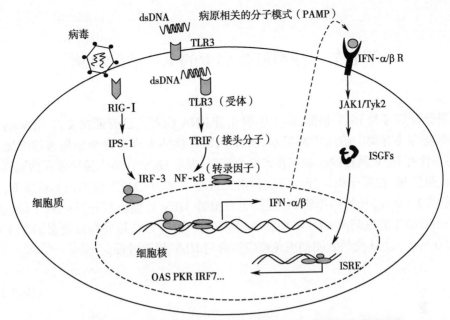

图 3-13-1　HCV dsDNA 诱导 I 型干扰素产生及发挥作用的信号通路

PAMP（pathogen associated molecular pattern，病原体相关分子模式）；dsDNA（double-stranded DNA，双链 DNA）；RIG-I（retinoic acid inducible gene I，视黄酸诱导基因 I）；IPS-1（interferon-β promoter stimulator 1，IFN-β 启动子刺激器 1）；IRF-3（interferon regulatory factor 3，干扰素调节因子 -3）；ISGFs（interferon stimulated genes，干扰素刺激生长因子）；TLR3（Toll like receptor 3，Toll 样受体 3）；TRIF（TIR-domain-containing adapter-inducing interferon-β，TIR 结构域接头分子）；OAS（2′,5′-oligoadenylate synthetase，2′,5′- 寡腺苷酸合成酶）；TYK（tyrosine kinase，酪氨酸激酶）；STAT（signal transducers and activators of transcription，信号传导及转录活化蛋白）。

第四节　丁型肝炎病毒的免疫清除机制

　　丁型肝炎病毒是一种缺陷病毒，它不能独立复制，必须在 HBV 或其他嗜肝病毒的辅助下，随"辅助者"病毒的复制而共同增殖。"辅助者"HBV 为其包膜提供 HBsAg。HDV 与 HBV 伴发感染存在两种方式，即共同感染（co-infection）和重叠感染（super-infection）。共同感染指 HDV 与 HBV 同时感染，而重叠感染指在慢性 HBV 感染基础上感染 HDV。共同感染多呈现急性肝炎，随着 HBsAg 的消失，HDV 不能继续存在，IgM 型抗 -HDV 常短暂存在且滴度低，无继发 IgG 型抗 -HDV 产生，故疾病常为自限性。重叠感染多发生于 HBs 无症状携带者，由于 HBV 持续存在，HDV 大量复制，使得原有的肝组织病变加重。因此，重叠感染常表现为严重的急性肝炎，部分可发展为慢性活动性肝炎和肝硬化。从临床表现可见，合并 HDV 感染的乙型肝炎患者，其急性重型肝炎、慢性活动性肝炎和肝硬化的发病率比单纯的 HBV 感染者大大增高。免疫系统在 HDV 清除中的作用还未完全阐明。

第五节 戊型肝炎病毒的免疫清除机制

戊型肝炎病毒与 HAV 相似,亦为单股正链 RNA 病毒。已有证据支持 HEV 的肝损伤与宿主免疫应答有关。临床资料显示,HEV 病毒血症的出现与肝细胞损害程度无一致关系,且不少含有 HEV 颗粒的肝细胞并未发生病变,提示 HEV 并不直接导致肝细胞损伤。免疫组化检测发现,在肝组织坏死灶浸润的淋巴细胞大多为 CD8[+]T 细胞及 NK 细胞,且可见淋巴细胞与 HEV-Ag 阳性细胞密切接触;另有报道,HEV 急性患者外周 CD4[+]T 细胞数量升高,体外用 ORF2 抗原刺激 CD4[+]T 细胞后,其细胞增殖能力增强并释放更多的 Th1 型细胞因子(如 IFN-γ)。上述资料表明细胞免疫应答参与 HEV 清除过程。

(张秋玉)

第十四章

病毒性肝炎的免疫损伤机制

病毒性肝炎发生、发展受制于病毒(如病毒基因型、病毒变异、病毒复制能力等)、宿主(如年龄、遗传特征、免疫功能状态等)和肝细胞三者及其相互作用。一般认为,肝炎病毒对肝细胞的直接作用不明显或无害。病毒诱导宿主的免疫反应异常是病毒性肝炎发病机制的主要环节。免疫系统功能是一把双刃剑,既可以通过有效免疫应答清除病毒,也可因免疫应答而导致细胞损伤引起肝脏炎症与纤维化等病理改变。不同类型肝炎病毒激发机体免疫应答的类型、强度及参与免疫应答细胞的种类存在较大的差异。本章着重介绍 HAV、HBV 肝炎病毒感染引发的肝损伤机制,有关 HCV 及 HDV 肝炎病毒感染引发肝损伤的机制参见第十篇及第十一篇相关内容。

第一节　甲型病毒性肝炎的免疫损伤机制

甲型病毒性肝炎是由甲型肝炎病毒(HAV)引起的急性传染病。既往认为,该型肝炎是 HAV 直接致肝细胞病变引发肝功能异常。近年研究发现,HAV 在肝细胞内复制的起始阶段对宿主细胞无明显损害,对细胞蛋白质及 mRNA 的合成也无明显的影响。目前倾向认为 HAV 感染所致的肝细胞病变与机体的免疫应答密切相关。

一、CTL 介导的肝损伤

对甲型病毒性肝炎患者肝组织的浸润细胞进行分析,发现其中半数淋巴细胞对 HAV 特异,主要为抗原特异的 $CD8^+T$ 淋巴细胞,而外周血中淋巴细胞只有 1% 对 HAV 特异。另有研究发现,在甲型肝炎的整个病程中 $CD8^+T$ 细胞百分率与肝细胞损伤指标(如 ALT)存在着非常显著的正相关。在 HAV 感染早期可见 $CD4^+T$ 细胞减少,$CD8^+T$ 细胞增多,CD4/CD8 比值降低;在病情的严重期,ALT 及 $CD8^+T$ 细胞百分率都上升到最高值,CD4/CD8 值降至最低点;而恢复期可见 $CD4^+T$ 细胞上升,$CD8^+T$ 细胞下降,CD4/CD8 比值上升,恢复至正常水平。目前认为,$CD8^+CTL$ 对清除病毒及病毒感染的肝细胞有重要作用,CTL 的细胞毒作用亦是造成肝细胞损伤的主要因素。

二、NK 细胞介导的肝损伤

NK 细胞在清除 HAV 感染细胞的同时亦造成肝细胞的损伤。研究发现,NK 细胞活性与甲型病毒性肝炎肝细胞损伤程度密切相关,在肝炎症状最明显、肝损伤最重的急性期活性最高,随着病情的缓解其活性也渐下降。对 NK 细胞活性及 ALT 水平动态的观察发现,在

HAV 感染的整个病程中,NK 细胞活性与血清 ALT 水平之间存在正相关关系。这些结果提示,NK 细胞作为非特异性细胞毒性效应细胞,参与甲型肝炎肝组织的免疫损伤过程。因此,对 NK 细胞活性的动态监测,有助于了解甲型肝炎患者肝组织损伤的情况。

三、NK T 细胞介导的肝损伤

NK T 细胞是另一类具有杀伤效应的固有免疫细胞,它同时表达简单的 T 细胞受体及 NK 细胞表面标志。这群细胞在肝脏中十分丰富,有报道小鼠 NK T 细胞占肝脏淋巴细胞总数的 30%~50%,而其在脾脏和外周血中的比例只有 0.5% 和 0.1%。NK T 细胞表面 TCR 缺乏多样性,抗原识别谱窄,可识别不同靶细胞表面 CD1 分子提呈的共有脂类和糖脂类抗原,且不受 MHC 限制。新近研究发现,HAV 感染诱发重症肝炎的患者与短结构 TIM1/HAVCR1 蛋白(一类 HAV 细胞受体)的高表达密切相关。更有意义的发现是,该蛋白高表达 NK T 细胞,用其中和抗体阻断后,NK T 细胞的杀伤活性降低,提示 NK T 细胞介导的细胞毒效应参与 HAV 感染的肝损伤过程。

第二节　乙型病毒性肝炎的免疫损伤机制

大多数慢性乙型肝炎患者病毒负荷量与肝病的严重性之间没有直接的关系,尤其体现于围生期 HBV 感染的亚洲儿童以及青年成人。这些个体 HBV DNA 水平非常高、肝内病毒负荷非常大,但通常没有症状,血清 ALT 水平正常。大多数血液透析的患者即使检测到很高的 HBV DNA 水平但肝组织学改变轻微。然而,当病毒负荷非常高时,可以发生直接细胞病变。有报道 HBsAg 在内质网积聚可导致肝细胞发生"毛玻璃样变",但免疫介导的损伤则仍是乙型肝炎发病的主要机制。

一、HBV 感染的免疫损伤机制

HBV 感染的免疫肝损伤涉及 CTL 细胞毒效应、固有免疫细胞的细胞毒作用。细胞因子及免疫复合物介导的炎症效应等多个不同机制,且不同机制间相互交错。

二、HBV 感染与肝细胞凋亡

乙型肝炎的特征性病理改变,包括肝小叶内的点状坏死和门管区边缘的嗜酸性坏死:这种病理现象与细胞凋亡有关。从肝组织活检标本的细胞形态学的观察,以及通过原位末端转移标志的分子生物学技术证明,坏死区的肝细胞发生了典型的凋亡病变。实验还表明,肝细胞的凋亡是由细胞膜上的 Fas 抗原介导的,其配体可以是 Fas 的单克隆抗体,也可以是表达有 FasL 的 HBV 特异性 CD8$^+$CTL。

三、HBV 感染后免疫控制和免疫损伤的关系

普遍认为,HBV 诱发的免疫应答,特别是 CTL 介导的细胞免疫,既在控制病毒增殖乃至清除感染中至关重要,又在乙型肝炎的病理损伤中起决定性作用。这种相反的两面性功能可同时存在,甚至归属于同一细胞。例如,在识别被感染的同源细胞上的 MHC-Ⅰ类分子

和 HBV 的抗原多肽复合物后,CD8$^+$T 细胞获得了通过非细胞病变的、细胞因子介导的 HBV 复制的抑制治愈肝细胞,或者通过穿孔素、FasL 及 TNF-α 介导的凋亡途径摧毁这些细胞。这两种功能在急性乙肝消退期都被观察到。然而,从乙型肝炎的临床类型和病程来看,免疫应答的这两面性功能未必呈平行关系,有时表现为此消彼长的动态过程。显然,深入了解在什么条件下、通过哪些机制可以增强感染控制,减低免疫损伤,对乙型肝炎的免疫调节治疗具有十分重大的意义。

(一) 急、慢性乙型肝炎中免疫效应的差别

患急性自限性 HBV 感染的患者特征性地表现出剧烈的、多克隆的和多特异的 Th 和 CTL 应答,这种应答主要针对 HBe 抗原表位、核衣壳 HBs 抗原表位等。这种应答伴发血清 ALT 水平的最大程度的增高、优先清除 HBe 和 HBs 抗原,以及产生中和抗体。相反,在慢性感染的患者血中,HBV 特异的免疫应答检测不到或很弱,虽然个别的、HBV 特异的 T 细胞克隆已经从肝活检被分离到并加以扩增。由于 HBV 被认为是一种非溶细胞型病毒,而肝内炎症细胞浸润被视作慢性乙肝严重程度的组织学标志,有人设想 HBV 特异的免疫应答太弱以致不能清除所有被感染细胞中的病毒,但是却强到足以持续地摧毁被感染的肝细胞并导致持续感染患者的慢性炎症。

在急性乙型肝炎中的病毒清除机制可能阻止了慢性感染患者的完全恢复。对 HBV 复制和抗原表达不充分的肝细胞,可能允许被感染的细胞逃过免疫识别而未能被彻底清除,导致在无肝损害情况下低水平的病毒持续存留状态。这一情形可能反映了在低病毒负荷、肝脏无损害和在持续感染患者的外周血中静止的接受抗原刺激的 T 细胞间明显的平衡关系。

慢性乙肝患者不充分但却有害的免疫应答的原因迄今仍不清楚。目前提出的可能原因如下:肝内和循环中 HBV 特异的 T 细胞绝对数太低以致不能清除早期感染的病毒? 过量病毒负荷而使 HBV 特异的 T 细胞处于免疫无能状态? 慢性感染患者肝内 HBV 特异性 T 细胞与控制了 HBV 复制者的 T 细胞具有不同的效应功能? 在慢性感染者的肝内 T 细胞识别不同的 HBV 决定簇? 功能性 HBV 特异的 T 细胞被出现的 HBV 突变体所拮抗? 随着免疫系统应答机制的不断被阐明,这些问题亦可得到进一步的解析。

(二) 病毒负荷对 HBV 特异的 T 细胞功能的影响

持续性 HBV 感染的患者肝内免疫细胞浸润和病毒的负荷量有什么关系? 在典型的严重的慢性活动性肝炎病例中,病毒高负荷的患者肝内炎症浸润要广泛得多,从肝门区一直延伸到肝实质。然而令人惊奇的是,有报道显示,能与 HBV 核心(HBc)18~27 多肽与 HLA 的四聚体结合的肝内 T 细胞的绝对数量在 HBV 负荷量高低不同的患者之间没有区别,提示其他细胞的募集可能与肝损害有关。其他资料亦表明,具有明显肝损害证据的高携毒的患者肝内 HBV 特异 T 细胞在数量上增多,那么这些肝内 HBV 特异 T 细胞不能发挥有效的抗病毒是如何控制它们处于被抑制状态? 是否存在 HBV 的其他表位特异的 T 细胞群数量上的区别,这些 HBV 非特异的"旁观者"T 细胞是否抑制了 HBV 特异 T 细胞的功能?

已有研究揭示,循环血和肝脏内的 HBV 特异的 T 细胞在活化时其表型及效应功能上存在较大的差异。处于不同感染状态患者体内的 T 细胞的功能效应亦不相同,如细胞毒作用和 IFN-γ 产生能力。从低携毒、正常 ALT 患者外周血中分离的 HBV 特异的 CD8$^+$T 细胞表现为静息表型,但是在体外受抗原刺激时表现为迅速的剧烈的增殖、IFN-γ 产生和细胞毒应答。相反,在高携毒、ALT 增高的患者,外周血中能分离的 HBV 特异的 CD8$^+$T 细胞数量少,且在体外分裂增殖力差。越来越多的研究结果证实,慢性乙型肝炎患者体内存在具有一

群免疫负调作用的调节性 T 细胞(Treg)。Treg 可以分泌抑制性细胞因子和 / 或通过细胞与细胞直接接触的方式下调表位特异性 CTL 的免疫学效应,从而影响病毒的清除,这可能是造成乙肝病毒在患者体内慢性持续存在的重要原因之一。

有报道在淋巴细胞脉络丛脑膜炎病毒(LCMV)和小鼠肝炎病毒嗜神经 JHM 株(JHMV)发现病毒特异的 CD8+T 细胞的功能损伤。在急性病毒感染,当 HBV 或 LCMV 携带量高时观察到病毒特异的 CD8+T 细胞的功能损伤。有趣的是,损伤的功能性 T 细胞应答可能是可逆的。在 HBV 急性相后随着其频率下降及 HBeAg 被清除,HBV 特异的 T 细胞的增殖和细胞毒功能可能恢复。与此类似的是,小部分慢性感染的患者每年经历了一个自发的 HBV DNA 水平的降低和 HBeAg 的清除,随之可能是 HBsAg 的清除、抗 -HBs 抗体的产生及完全康复。曾有一项前瞻性研究支持这样的假设:慢性感染患者外周血中 HBV 特异的 T 细胞应答的激活先于 HBeAg 的自发清除,提示潜在的、免疫介导的清除机制可能在一些个体被自发地激活并最终有助于 HBsAg 的清除和患者的完全康复。但是,另有文献报道 CTL 应答可能是继发于病毒负荷的下降而不是其下降的动因。用抗病毒药物拉米夫定(lamivudine,LAM)治疗 HBV 感染的患者导致病毒负荷的降低,接着是外周血中功能性 HBV 特异的 CD4+ 细胞应答的恢复。该结果提示,通过增加 HBV 特异的 T 细胞应答可能并不足以清除病毒和使得肝病康复,应该设法同时或先期减少病毒负荷。

(三) HBV 非特异 T 细胞在肝损害中的地位

实验显示,对 HBc 18~27 多肽与 HLA 的四聚体特异的 T 细胞的绝对数在肝损害和无损害的患者并未发现有差别,设想不和四聚体结合的肝内其余的 T 细胞可能与肝损害有关。重要的是,在 ALT 水平升高的患者这些四聚体非特异的肝内 T 细胞数目比 ALT 水平正常的患者多。因为这些 HBc 18~27 非特异的细胞浸润或者含有 HBV 特异的但识别其不同决定簇的 T 细胞,或者是 HBV 非特异的"旁观者"T 细胞。

在急性自限性 HBV 感染期间,高水平的 ALT 常伴发肝内 CD8+ 细胞的浸润,提示这些细胞可能介导急性坏死炎症性肝病。这一假设在许多在肝细胞表达 HBsAg 或所有 HBV 蛋白并复制病毒的转基因小鼠的实验中得到证明。静脉注射 HBsAg 特异的 CTL 诱导出急性自限性坏死炎症性肝病,而且所转移的 CTL 对抗原的识别被鉴定为最早可测定的病理现象,接着是个别肝细胞的凋亡。FasL 和穿孔素途径都必须被同样的 CTL 所同时激活以杀伤肝细胞。不过,重要的是,大多数肝细胞损伤并非由 HBV 特异的 CTL 所介导,而是由在其后 4~12h 募集到肝脏的抗原非特异的炎症细胞所介导,这些细胞包围着 HBV 特异的 CTL,形成带有肝细胞坏死的坏死炎症性病灶。由于激发这一级联的转移的 CTL 寿命有限,所诱导的小鼠肝炎一般是一时性的和非致死性的。如果由 HBV 特异的 T 细胞激发的肝内炎症浸润持续下去,如同在慢性乙型肝炎的转基因小鼠上所观察到的那样,这将诱导出慢性坏死炎症性肝病,并最终导致肝细胞癌。如果肝细胞损害主要由非抗原特异性细胞的"旁观者"的作用所致,那么旁观者细胞又是如何被激活,其表型与特异性 T 细胞有何区别,又是通过何种机制对肝细胞及特异性 T 细胞发挥作用,这些问题均有待进一步深入研究。

(四)肝内 T 细胞的募集及其命运

为什么 HBV 非特异性免疫细胞会移动到肝脏?假如大多数四聚体阴性细胞确实如某些学者所发现的那样并非 HBV 特异的,为什么它们会主要地被吸引到持续感染的、HBeAg 阳性的高携毒患者的肝脏而较少被吸引到持续感染但 HBeAg 阴性的低携毒患者的肝脏?它们是否表达吸引它们到肝脏的特异的趋化因子受体?这些问题亦为研究的关键,也就是肝内 HBV 特异的 T 细胞的功能问题。如果肝内 HBV 特异的 T 细胞的绝对数目在这两组患者相差不明显,是否可能它们不但抗病毒效应不同而且募集抗原非特异的细胞的功能也不同? 病毒负荷及 HBeAg 的肝内表达和分泌是否影响到肝内炎症浸润的大小和组分? 在 HBV 特异的和非特异的细胞到达肝脏后它们的命运与寿命如何? 这些肝浸润的 HBV 非特异的 T 细胞的迁移和 / 或功能能否被抑制?

此外,T 细胞募集到肝脏及 T 细胞在肝脏中更新的动力学不能不予以考虑。低速度血流、肝脏血管床的分支结构以及库普弗细胞的移动性通过表达细胞因子和黏附分子促进 T 细胞从外周血中募集。由于一些黏附分子结构性地表达于非炎症肝脏中并在感染期间上调,活化的 CD8⁺T 细胞持续地被捕集于肝脏而与其抗原特异性无关。如在流感病毒感染的小鼠的肝脏检测到高百分比的流感病毒特异的 T 细胞。这些 T 细胞的命运如何? 最近有人报道活化的 CD8⁺ 而非 CD4⁺ 细胞在到达肝脏后的 18h 发生凋亡。确实,肝脏已经被描述为活化 T 细胞的坟场,是病原诱导的抗原特异性 T 细胞克隆扩增后发生凋亡的主要场所。

因此,即便在携毒量高低悬殊的 HBV 感染的患者的肝脏活检中发现等量 HBV 特异的 T 细胞,和 T 细胞的募集与周转的速率不同也不矛盾。在抗原识别和发挥特异的效应之后,病毒特异的效应 CTL 倾向于经历活化诱导的细胞死亡。这一事件的级联可能在高浓度的 HBV 抗原和缺乏足够的协同刺激的情况下迅速发生。特别是,有学者估计在慢性 HCV 感染,每天在肝脏要损失约 2 亿个 T 细胞,占全身淋巴细胞的 0.1%。这样,肝内 T 细胞的加速更新与高携毒患者的抗原特异性体循环细胞的较低频率相一致。相反,如果肝内病毒抗原的浓度及炎症程度较低,HBV 特异的 T 细胞进入肝脏的频率也就较低,并且可能由于细胞因子饥饿死亡发生较慢。严格说来,这些机制在目前还只是推测性的,分析 T 细胞诱导和周转的动力学可能是一个重要的研究领域,特别是如果肝脏为主要的病毒复制器官的话。

(五)肝内专职抗原提呈细胞的功能和作用

已知肝组织中的库普弗细胞和肝窦内皮细胞都可以内化和处理抗原,具有一定的抗原提呈作用,同时可通过分泌多种细胞因子发挥免疫调节作用,是肝内专职抗原提呈细胞。二者的抗原提呈作用受肝内微环境中多种因子的控制。在健康肝组织,这两类细胞通过分泌 IL-10 及 TGF-β,诱导树突状细胞处于免疫耐受状态,这对于保护肝在清除代谢产物时免遭免疫介导的肝损伤具有重要意义。已有研究发现,树突状细胞功能的缺陷与慢性乙型肝炎中 T 细胞与 B 细胞的低应答状态有关。那么,HBV 感染过程中,是否通过库普弗细胞和肝窦内皮细胞抑制肝内树突状细胞的成熟? 其具体的作用机制如何? 这些抗原提呈细胞是否参与启动抗原非特异细胞的募集? 它们在感染的哪个阶段发挥刺激作用而非耐受作用? 这些均是有待深入研究的问题。

第三节 肝衰竭的免疫损伤机制

肝衰竭(重型肝炎)发生机制涉及病毒蛋白的作用、免疫应答失调、肠道微生态失衡及肝细胞凋亡等。早期研究提出细胞免疫应答及超敏反应介导肝损伤假说,目前多数学者认为"二次打击"学说是造成大量肝细胞死亡乃至发生肝衰竭的主要原因。原发性肝损伤是各种致肝损伤因素造成的第一次攻击,如 CTL 攻击表达 HBV 抗原的靶细胞,导致大量肝细胞溶解和凋亡。在此基础上,肠源性内毒素血症激活肝内外巨噬细胞,释放多种炎症介质和细胞因子,造成肝窦内皮细胞损伤,微血栓形成,肝内微循环障碍,肝内大量细胞缺血缺氧坏死和凋亡,形成对肝细胞的第二次打击,导致肝衰竭。病毒特性和宿主本身是造成肝衰竭的主要原因,宿主因素涉及免疫应答失调、肝细胞功能失常、肠道微生态失衡等。

一、病毒方面因素

(一) 病毒蛋白的作用

病毒感染肝细胞后可在宿主细胞内合成大量病毒蛋白质。有资料显示,在肝衰竭患者中,病毒蛋白可以影响宿主细胞的功能,如 HBV 的表面蛋白或大蛋白大量表达并蓄积在肝细胞内,直接引起细胞坏死。在 HBV 感染早期,X 蛋白的表达可使肝细胞对肿瘤坏死因子等更敏感,诱导肝细胞的凋亡,可能与肝衰竭的发病有关。

(二) 病毒的变异

近年来,病毒变异与肝衰竭发病之间的关系越来越受到研究者的关注。在 HBV 引起的急性重型肝炎患者中,HBV 基因组的前 S2 区、X 区、前 C 区及 C 启动子区均有报道存在变异。

二、宿主方面因素

对于肝衰竭具体发病机制的了解还十分有限,具体调控作用有待深入,不同作用机制间相互影响有待阐明,这将为今后临床诊断、寻找新的治疗靶点提供新的理论基础。

(张秋玉)

第十五章

肝炎病毒感染慢性化的免疫学机制

尽管机体具有一套完整的抗病毒免疫效应机制,但HBV、HCV等病毒仍可通过多种机制逃逸机体的免疫监视。非致细胞病变的病毒逃逸免疫攻击而长期存在于宿主细胞中,是导致HBV及HCV等肝炎病毒感染慢性化或持续感染的重要原因。肝炎病毒的免疫逃逸机制比较复杂,涉及病毒本身、宿主免疫功能状态及遗传等多方面的因素。本章着重介绍乙型病毒肝炎的慢性化机制,有关丙型病毒性肝炎慢性化机制参见第十篇第五十五章相关内容。

第一节 肝炎病毒的变异与免疫逃逸

一、肝炎病毒的准种

肝炎病毒准种的变迁可能有三种原因:①肝炎病毒感染人体,随时间变化而自发突变产生;②肝炎病毒复制期间"易错配"(error-prone)的RNA聚合酶导致了序列变异;③病毒适应环境选择压力的结果,如抗病毒药物和免疫应答引起的压力。越来越多的证据表明免疫应答对肝炎病毒准种变异的作用。免疫功能正常的HCV感染者体内HVR1有中度变异;而在丙球蛋白缺乏症的感染者体内HVR1极少变异;而IFN治疗者中由于机体免疫得到加强,HVR1的变异程度最大。慢性丙肝感染患者HCV HVR1变异率明显低于急性HCV感染者,也提示HVR1的变异可能与宿主的免疫压力有关,病毒可借助高变区变异逃避宿主免疫攻击,造成持续感染。所谓"免疫逃逸株"即指在免疫压力(immune pressure)下的迅速出现使得HCV容易逃脱免疫攻击而发生持续性感染的肝炎病毒的变异株。

二、肝炎病毒的基因型及血清型

根据乙肝病毒S基因序列的差异,可将HBV基因型分为A~G 7个基因型;根据HCV基因组5′-NCR、C及NS5B区的核苷酸序列的同源性,可将HCV分为6个主要的基因型。根据HBsAg抗原决定簇的差异,HBsAg可分为10个亚型。HCV合成的病毒蛋白包括4种结构蛋白(C、E1、E2、p)和6种非结构蛋白(NS2~NS5B),其中E1、E2为包膜糖蛋白,是中和抗体的主要靶抗原。包膜糖蛋白是病毒黏附于宿主细胞的关键部位,针对包膜的抗体能阻断病毒和易感细胞结合,也可能通过加强细胞免疫清除病毒,但是大量突变的抗原表位不能被抗体有效地中和。

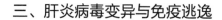

三、肝炎病毒变异与免疫逃逸

HBV 及 HCV 变异可通过多种途径诱骗或抑制免疫系统,从而有效地控制机体免疫应答的发挥。肝炎病毒基因的高变异性导致病毒在感染者体内以准种的形式存在,它们的基因组序列极为相似,但一些位点仍存在差异,这些差异可通过改变中和抗体和效应 T 细胞抗原表位,或通过编码新的变异序列诱骗免疫系统对其他序列的识别,最终导致肝炎病毒逃逸宿主免疫反应,造成病毒持续感染。

第二节 乙型肝炎病毒的免疫逃逸机制

一、HBV 诱导免疫耐受

机体对 HBV 的免疫耐受是 HBV 感染慢性化的主要机制。免疫耐受是指机体免疫系统接受某种抗原作用后产生的特异性的免疫无应答状态。根据慢性 HBV 感染者的免疫应答特点,在临床上可表现为免疫耐受期、免疫活跃期和免疫稳定期。HBsAg 慢性携带者感染后长期处于免疫耐受期(20~30 年)而无任何临床表现。新生儿、婴幼儿经垂直传播感染 HBV 后亦可呈现持续感染状态,其免疫耐受发生机制不同于成人。

(一)新生儿的耐受

新生儿和儿童早期感染 HBV 后持续感染可能与其免疫系统未成熟,HBV 诱发免疫耐受有关。在胎儿期,母体的 HBV 多肽抗原越过胎盘抵达胎儿胸腺,导致胸腺内 T 细胞将 HBV 抗原作为自身抗原加以识别,进而引起 HBV 特异性 T 细胞凋亡和克隆丢失(clonal deletion),形成中枢耐受,表现为感染 HBV 的新生儿对 HBV 不应答,这在感染母亲生育的新生儿的慢性感染中具有重要意义。另外,由于新生儿的免疫系统尚未发育成熟,产后感染可能会诱发一个弱的、不完全的 HBV 特异性免疫反应,但是新生儿对含 HBsAg 的免疫预防针剂反应良好,所以经胎盘感染或可溶性的途径和 / 或特殊的病毒抗原可能使新生儿发生病毒持续感染。

(二)成人的免疫耐受

成人感染 HBV 后形成特异性免疫耐受的机制尚未完全阐明,仍不知道这些免疫耐受的环境如何由肝内特有的抗原提呈细胞(肝窦内皮细胞和库普弗细胞)介导后转化为炎症环境,亦不清楚病毒性肝炎患者肝内存在的 T 细胞如何参与特异性免疫反应,是否 T 细胞的始动仅在淋巴结内进行,以及是否肝细胞在炎症条件下也能始动 T 细胞的免疫反应。肝内免疫耐受微环境的打破及启动免疫反应清除病毒的机制有待进一步深入研究。

二、宿主免疫应答的效能不足

已知机体具有一套完整的抗病毒免疫效应机制,其中固有免疫应答中的干扰素及适应性免疫应答中的 CTL 在抗病毒免疫作用中最为突出。宿主免疫应答的效能不足也是 HBV 持续感染的重要原因之一。

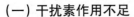

（一）干扰素作用不足

干扰素具有直接抑制病毒和免疫调节双重作用,在宿主抗病毒免疫防御中发挥重要作用。目前干扰素 α 仍是治疗 HBeAg 阳性、活动性肝炎和高水平病毒血症的重要手段,但应用干扰素后引发 HBV 基因突变及耐药性产生也逐渐引起人们的关注。早期有学者报道,与干扰素治疗后 HBeAg 阴转的患者相比,HBeAg 未能阴转或复发的患者中发现更多地在 Pre-C 区和 C 区有错意突变的毒株,突变特别集中在编码 HLA-I 限制性的 CTL 抗原决定簇的基因。因此推测干扰素治疗后诱导 HBV 基因突变有利于 HBV 逃避 CTL 识别和杀伤。此外,HBV 还可多种途径抑制干扰素抗病毒作用,致使干扰素治疗无反应而引发持续感染。 I 型干扰素信号通过 Jak-Stat 激酶通路传递,从而激活 Jak1 和 Tyk2 激酶,再使 STAT1 和 STAT2 磷酸化,最终上调干扰素刺激基因(interferon stimulated genes,ISGs)的表达,从而发挥抗病毒作用。有报道,HBV 多聚酶可以抑制干扰素刺激的反应元件(interferon stimulated response element,ISRE)启动子的转录活性和 IFN 刺激基因如 STAT1 和 ISG15 的表达,从而成为 IFN 信号的主要抑制者。

（二）CTL 效能不足

CTL 特异性杀伤病毒感染细胞的作用是单一的、局部的,而 HBV 对肝细胞的感染则是分散的、随机的,因此 CTL 似乎不能杀伤所有被感染的细胞。现在已认识到,HBV 并不能从感染部位被彻底清除,只是由有效的免疫应答严密地控制着,这一情形与其他一些病毒(如人类嗜 T 淋巴细胞病毒 -1、EBV 或 HS)的持续感染相类似。因此,HBV 特异性 CTL 在正确的时间募集到正确的地方可能是控制 HBV 复制而不引起大量肝细胞破坏的重要因素。一个循环的病毒特异 CD8$^+$T 细胞储库能够进行克隆扩增、移动到肝脏并产生恰当的细胞因子,对于维持病毒控制以及迅速地对病毒复制速率的改变作出反应是必要的。这些参数被定义为 CTL 反应性。HBV 与 CTL 相互作用的模式用以生态学上的捕食者与被捕食者的相互作用进行表达,当捕食者(CTL)将被捕食者(病毒)的数量减少到极低的水平,然后后者反馈性地减少捕食者的数量。与这个理论相符合的发现是,在 HBV 特异性刺激后,CTL 扩增的数量(CTL 反应性)与控制 HBV 的能力有关,比 CTL 绝对数量更加重要;随着 HBV 抗原的逐步清除,大部分的 CTL 发生凋亡(即活化诱导的细胞凋亡)。相反,CD8$^+$T 细胞应答的效率、动力学和分布差异,其不能形成一个多特异细胞库,可能导致相对于感染中的病毒的 CTL 应答不足。这种不足无法控制病毒的复制,导致免疫病理机制的慢性活化和肝损坏。

（三）Treg 细胞介导免疫抑制

调节性 T 细胞(regulatory T cell,Treg)是目前所发现的最重要的专职免疫抑制性功能的调节细胞亚群,占正常人外周血 CD4$^+$ 细胞的 5%~10%。研究发现,慢性乙型肝炎患者 CD4$^+$CD25$^+$Foxp3$^+$ 调节性 T 细胞异常与乙型肝炎慢性化和病毒清除密切相关。慢性重型乙型肝炎患者 Treg 在外周血及肝脏内频率均显著增加,明显高于急性乙型肝炎患者。外周血 Treg 细胞频率与慢性重型乙型肝炎患者血清中 HBV 病毒载量呈正相关,肝内 Treg 频率增加的同时 CD8$^+$CTL 的数量亦明显增多。由此推断,慢性乙肝患者外周血和肝内 Treg 通过抑制 CTL 的活化和增殖,从而使病毒在体内难以有效清除,病情迁延不愈。另有研究报道,作为一种非溶细胞抗病毒作用因子,TNF-α 能够抑制 Treg 的功能,增强 HBV 特异性免疫反应,表明 Treg 本身通过抑制 CTL 杀伤效应有利于减少肝脏损伤,同时伴随机体免疫功能的部分恢复可能受到促炎因子的调控。

三、其他生理因素

近年来的研究提示,患者 HLA 遗传背景是决定 HBV 感染转归的重要因素。有研究发现,注射 HBsAg 疫苗后的宿主反应性及 HBV 感染后宿主清除病毒能力均与 HLA-Ⅱ类抗原的表型相关。

（张秋玉）

参考文献

1. Bertoletti A, Hong M. Age-Dependent Immune Events during HBV Infection from Birth to Adulthood: An Alternative Interpretation. Front Immunol, 2014, 5: 441

2. Birkholz AM, Kronenberg M. Antigen specificity of invariant natural killer T-cells. Biomed J, 2015, 38 (6): 470-483

3. Brichler S. Serological and molecular diagnosis of hepatitis delta virus infection: results of a French national quality control study. J Clin Microbiol, 2014, 52 (5): 1694-1697

4. Calderaro J. Programmed death ligand 1 expression in hepatocellular carcinoma: Relationship With clinical and pathological features. Hepatology, 2016, 64 (6): 2038-2046

5. Cao D. Intrahepatic expression of programmed death-1 and its ligands in patients with HBV-related acute-on-chronic liver failure. Inflammation, 2013, 36 (1): 110-120

6. Conroy MJ. Increased Frequencies of Circulating IFN-gamma-Producing Vdelta1 (+) and Vdelta2 (+) gammadelta T Cells in Patients with Asymptomatic Persistent Hepatitis B Virus Infection. Viral Immunol, 2015, 28 (4): 201-208

7. Coppola N. Clinical significance of hepatitis B surface antigen mutants. World J Hepatol, 2015, 7 (27): 2729-2739

8. Davies JO. Opportunities and limitations of natural killer cells as adoptive therapy for malignant disease. Cytotherapy, 2014, 16 (11): 1453-1466

9. Doherty DG. Immunity, tolerance and autoimmunity in the liver: A comprehensive review. J Autoimmun, 2016, 66: 60-75

10. Du Y. Elevation of highly up-regulated in liver cancer (HULC) by hepatitis B virus X protein promotes hepatoma cell proliferation via down-regulating p18. J Biol Chem, 2012, 287 (31): 26302-26311

11. Ebrahimi H. New Concepts on Pathogenesis and Diagnosis of Liver Fibrosis; A Review Article. Middle East J Dig Dis, 2016, 8 (3): 166-178

12. Fan YH. Role of nucleotide-binding oligomerization domain 1 (NOD1) and its variants in human cytomegalovirus control in vitro and in vivo. Proc Natl Acad Sci U S A, 2016, 113 (48): E7818-E7827

13. Fang Z. Polarization of Monocytic Myeloid-Derived Suppressor Cells by Hepatitis B Surface Antigen Is Mediated via ERK/IL-6/STAT3 Signaling Feedback and Restrains the Activation of T Cells in Chronic Hepatitis B Virus Infection. J Immunol, 2015, 195 (10): 4873-4883

14. Fay NS. Chronic Inflammation and gammadelta T Cells. Front Immunol, 2016, 7: 210

15. Fernandez-Ponce C. Immune modulation by the hepatitis C virus core protein. J Viral Hepat, 2017, 24 (5): 350-356

16. Fujiwara H. Redirected T cell-based antileukemia adoptive immunotherapy using tumor antigen-specific TCR

gene transfer. Rinsho Ketsueki, 2014, 55 (6): 657-669

17. Furusyo N. Hepatitis B Virus Infection: Current Trends and Issues. Rinsho Byori, 2015, 63 (6): 755-761

18. Gagliani N. Th17 cells transdifferentiate into regulatory T cells during resolution of inflammation. Nature, 2015, 523 (7559): 221-225

19. Guicciardi ME. Apoptosis and necrosis in the liver. Compr Physiol, 2013, 3 (2): 977-1010

20. Guidotti LG. Host-virus interactions in hepatitis B virus infection. Curr Opin Immunol, 2015, 36: 61-66

21. Harmon C. Tissue-resident Eomes (hi) T-bet (lo) CD56 (bright) NK cells with reduced proinflammatory potential are enriched in the adult human liver. Eur J Immunol, 2016, 46 (9): 2111-2120

22. Horner SM. Insights into antiviral innate immunity revealed by studying hepatitis C virus. Cytokine, 2015, 74 (2): 190-197

23. Kabacam G. Role of immunohistochemistry for hepatitis D and hepatitis B virus in hepatitis delta. Liver Int, 2014, 34 (8): 1207-1215

24. Kazmierczak J. Virus-Specific Cellular Response in Hepatitis C Virus Infection. Arch Immunol Ther Exp (Warsz), 2016, 64 (2): 101-110

25. Knolle PA. Staying local-antigen presentation in the liver. Curr Opin Immunol, 2016, 40: 36-42

26. Knolle PA. The role of hepatic immune regulation in systemic immunity to viral infection. Med Microbiol Immunol, 2015, 204 (1): 21-27

27. Knolle PA, Wohlleber D. Immunological functions of liver sinusoidal endothelial cells. Cell Mol Immunol, 2016, 13 (3): 347-353

28. Kroy DC. Liver environment and HCV replication affect human T-cell phenotype and expression of inhibitory receptors. Gastroenterology, 2014, 146 (2): 550-561

29. Lamkanfi M, Kanneganti TD. Regulation of immune pathways by the NOD-like receptor NLRC5. Immunobiology, 2012, 217 (1): 13-16

30. Lapierre P, Lamarre A. Regulatory T Cells in Autoimmune and Viral Chronic Hepatitis. J Immunol Res, 2015, 2015: 479703

31. Li HJ. The Role of Immune Cells in Chronic HBV Infection. J Clin Transl Hepatol, 2015, 3 (4): 277-283

32. Lovelace ES, Polyak SJ. Natural Products as Tools for Defining How Cellular Metabolism Influences Cellular Immune and Inflammatory Function during Chronic Infection. Viruses, 2015, 7 (12): 6218-6232

33. Martini H. Apoptotic Epitope-Specific CD8$^+$ T Cells and Interferon Signaling Intersect in Chronic Hepatitis C Virus Infection. J Infect Dis, 2016, 213 (4): 674-683

34. Miao CG. Wnt signaling in liver fibrosis: progress, challenges and potential directions. Biochimie, 2013, 95 (12): 2326-2335

35. Mirzaei HR. Prospects for chimeric antigen receptor (CAR) gammadelta T cells: A potential game changer for adoptive T cell cancer immunotherapy. Cancer Lett, 2016, 380 (2): 413-423

36. Noordeen F. Hepatitis B virus infection: An insight into infection outcomes and recent treatment options. Virusdisease, 2015, 26 (1-2): 1-8

37. Norris BA. Chronic but not acute virus infection induces sustained expansion of myeloid suppressor cell numbers that inhibit viral-specific T cell immunity. Immunity, 2013, 38 (2): 309-321

38. Okazaki A. Severe necroinflammatory reaction caused by natural killer cell-mediated Fas/Fas ligand interaction and dendritic cells in human hepatocyte chimeric mouse. Hepatology, 2012, 56 (2): 555-566

39. Puche JE. Hepatic stellate cells and liver fibrosis. Compr Physiol, 2013, 3 (4): 1473-1492

40. Ren F. The dysregulation of endoplasmic reticulum stress response in acute-on-chronic liver failure patients caused by acute exacerbation of chronic hepatitis B. J Viral Hepat, 2016, 23 (1): 23-31

41. Ren JP. Hepatitis C virus-induced myeloid-derived suppressor cells regulate T-cell differentiation and function via the signal transducer and activator of transcription 3 pathway. Immunology, 2016, 148 (4): 377-386

42. Rybicka M. Current molecular methods for the detection of hepatitis B virus quasispecies. Rev Med

Virol, 2016, 26 (5): 369-381

43. Sachdeva M. Dendritic cells: The warriors upfront-turned defunct in chronic hepatitis C infection. World J Hepatol, 2015, 7 (19): 2202-2208

44. SChildberg FA. Hepatic immune regulation by stromal cells. Curr Opin Immunol, 2015, 32: 1-6

45. Stelekati E. Bystander chronic infection negatively impacts development of CD8 (+) T cell memory. Immunity, 2014, 40 (5): 801-813

46. Tatsumi T, Takehara T. Impact of natural killer cells on chronic hepatitis C and hepatocellular carcinoma. Hepatol Res, 2016, 46 (5): 416-422

47. Tian Y. Viral-load-dependent effects of liver injury and regeneration on hepatitis B virus replication in mice. J Virol, 2012, 86 (18): 9599-9605

48. Timm J, Walker CM. Mutational escape of CD8[+] T cell epitopes: implications for prevention and therapy of persistent hepatitis virus infections. Med Microbiol Immunol, 2015, 204 (1): 29-38

49. Trehanpati N, Vyas AK. Immune regulation by T regulatory cells in HBV related Inflammation and cancer. Scand J Immunol, 2017, 85 (3): 175-181

50. Velazquez VM. Hepatic enrichment and activation of myeloid dendritic cells during chronic hepatitis C virus infection. Hepatology, 2012, 56 (6): 2071-2081

51. Wang Z. Complex Regulation Pattern of IRF3 Activation Revealed by a Novel Dimerization Reporter System. J Immunol, 2016, 196 (10): 4322-4330

52. Weiskirchen R, Tacke F. Cellular and molecular functions of hepatic stellate cells in inflammatory responses and liver immunology. Hepatobiliary Surg Nutr, 2014, 3 (6): 344-363

53. Willcox CR. Cytomegalovirus and tumor stress surveillance by binding of a human gammadelta T cell antigen receptor to endothelial protein C receptor. Nat Immunol, 2012, 13 (9): 872-879

54. Wong MT, Chen SS. Emerging roles of interferon-stimulated genes in the innate immune response to hepatitis C virus infection. Cell Mol Immunol, 2016, 13 (1): 11-35

55. Wyzewski Z. MAVS protein and its interactions with hepatitis A, B and C viruses. Postepy Hig Med Dosw (Online), 2016, 70: 14-24

56. Xi D. Combined adenovirus-mediated artificial microRNAs targeting mfgl2, mFas, and mTNFR1 protect against fulminant hepatic failure in mice. PLoS One, 2013, 8 (11): e82330

57. Yim HC. The kinase activity of PKR represses inflammasome activity. Cell Res, 2016, 26 (3): 367-379

58. Yoneda M. Hepatitis B Virus and DNA Stimulation Trigger a Rapid Innate Immune Response through NF-kappaB. J Immunol, 2016, 197 (2): 630-643

59. Zheng M. NK Cells Help Induce Anti-Hepatitis B Virus CD8[+] T Cell Immunity in Mice. J Immunol, 2016, 196 (10): 4122-4131

第四篇　肝脏病理学

第十六章

肝脏的正常组织胚胎学

　　肝脏(liver)是机体最大的腺体,成人肝约占体重的 2%。肝脏具有复杂多样的生物化学功能。肝细胞产生的胆汁作为消化液参与脂类和脂溶性物质的消化;肝细胞合成多种蛋白质和脂类物质直接分泌入血;由胃、肠吸收的物质在肝细胞内进行合成、分解、转化和贮存;胚胎时期的肝脏有造血功能,成人肝脏除了具有潜在的造血功能外,还参与造血的调节;肝内存在大量的巨噬细胞,可清除从胃、肠进入机体的微生物等有害物质。

　　目前,对于肝脏疾病的诊断,越来越多地应用了肝穿刺活检。近年由于肝脏瞬时弹性成像技术等非侵入性诊断肝纤维化的发展,2017 年欧洲肝病学会(European Association for the study of the Liver,EASL)新指南建议,将此代替肝穿刺活组织检查诊断肝纤维化和肝硬化,但肝活检仍是诊断肝脏纤维化的"金标准",可是由于活检组织小、局限性大,需十分审慎地观察肝活检组织中的各种基本病理变化,熟悉肝脏组织发生和正常肝脏组织学,从胚胎发育的全过程及病变发生发展的特征性形态变化作出正确病理学诊断。

第一节　肝脏的组织发生

一、肝实质的形成

　　人胚胎发育第 4 周初,前肠末端腹侧壁的内胚层上皮细胞增生,向外突起形成一囊状肝憩室(hepatic diverticulum),或称肝芽(hepatic bud),是肝和胆囊的原基。肝憩室迅速增大并长入到原始横隔(septum transversum)内,肝憩室末端膨大并分为头、尾两支,头支较大,形成肝的原基,尾支形成胆囊和胆道的原基。头支生长迅速,上皮细胞增殖,形成树枝状分支并互相吻合呈网状的细胞索,即肝索。肝索随后上下叠加分化成肝板、界板及肝内各级胆管。穿行于原始横隔内的卵黄静脉和脐静脉亦反复分支并互相吻合,在肝索间形成毛细血管网,即肝血窦。大约第 6 周,肝细胞之间出现胆小管。第 9~10 周,呈放射状排列的肝板与肝血窦围绕中央静脉,共同形成肝小叶。

二、肝间质的形成

　　原始横隔中的间充质分化为肝内结缔组织和肝被膜。卵黄管外表面为中胚层细胞,在胚胎演化过程中,这些中胚层细胞大部分变成血管组织并承担胚胎时期的造血功能。另一部分中胚层细胞演变为原始横隔并随后被拉长形成系膜。当肝芽生长伸入横隔间叶组织时,横隔间充质组织则充塞于肝板与肝窦之间,形成肝脏的支持性结缔组织及肝被膜;另一部分间充质细胞分化为血窦内皮细胞、肝巨噬细胞（又称库普弗细胞）和造血细胞。目前认为库普弗细胞是单核巨噬细胞系统的成员，由骨髓造血干细胞分化的单核细胞从血液输送到肝窦中而形成。

三、肝内胆管的形成

在胚胎第 5~6 周时，肝板的肝细胞膜逐渐凹陷，细胞间出现间隙，并互相吻合形成胆小管。同时门管区边缘肝板上的肝细胞再分化形成胆管上皮细胞，它们与肝细胞构成一管道，该管道在靠近肝板一侧衬以胞质红染的肝细胞，在靠近间质纤维组织一侧则衬以肝细胞再分化形成的胆管上皮细胞，胞质淡染。这一管道连接胆小管和小叶间胆管。在形成这一管道时，间叶组织伸入并分隔胆管与肝板，而形成包括小叶间胆管的门管区。肝细胞再分化成为胆管上皮的发育概念，可以解释为何肝细胞癌及胆管细胞癌中混杂有胆管上皮型或肝细胞型的癌细胞。

四、肝内血管的形成

肝内血管最初的起源为各处的间充质细胞，这些间充质细胞先演变成经过及穿过人肝脏的肝外原始血管。然后逐渐演变成肝内动脉和肝内静脉。

1. 肝内静脉　胚胎发育中，来自卵黄囊的左、右卵黄静脉和来自胎盘的左、右脐静脉均穿过原始横膈回流至心的静脉窦。肝在横膈中不断生长及扩展，使部分卵黄静脉和脐静脉被改建成许多细小的窦腔，构成肝窦。肝窦再汇成左、右肝心管，随后左、右肝心管分别演变成肝左静脉、肝右静脉和下腔静脉的肝后部。左、右卵黄静脉在靠近入肝处，形成 3 个横向的交通支，经演变后与新生的肠系膜上静脉及脾静脉沟通，共同组成门静脉，门静脉再通过各级分支注入肝窦。

2. 肝内动脉　在胚胎发育中腹腔动脉逐渐分出肝总动脉，再分出肝固有动脉左、右支穿入肝的间质，并分成小分支，最后移行至肝窦。

第二节　肝脏的组织与细胞结构

肝的结构和功能与其他消化腺不同，肝细胞排列分布特殊，不形成类似唾液腺和胰腺的腺泡；肝内血窦丰富，肝动脉血和门静脉血均汇入肝血窦内。

肝表面大部分覆以浆膜，其下方为一层致密结缔组织被膜。肝门部的结缔组织随门静脉、肝动脉和肝管的分支深入至肝实质，将实质分隔成许多肝小叶。肝小叶之间各种管道密集的区域为门管区。正常肝脏在显微镜下的基本组织结构和功能单位为肝小叶。

一、肝小叶结构

（一）肝小叶

肝小叶（hepatic lobule）为肝的基本结构单位，立体形态呈多角形棱柱体，高约 2mm，宽约 1mm，成人肝有 50 万 ~100 万个肝小叶（图 4-16-1），小叶之间以少量的结缔组织分隔。有些动物（如猪）的肝小叶之间有较多纤维结缔组织，故分界明显，而人的肝小叶之间的结缔组织纤细,相邻的肝小叶常连成一片,分界不甚清晰。肝小叶中央有一条中央静脉(central vein),中央静脉周围是大致呈放射状排列的肝细胞和肝血窦。肝细胞以中央静脉为中心,向周边呈放射状排列成凹凸不平的板状结构,称为肝板(hepatic plate)。相邻肝板吻合连接,形成迷路样结构。在切片中,肝板的断面呈索状,称为肝索(hepatic cord)或肝细胞索(图 4-16-2)。在肝小叶周边的肝板,其肝细胞体积较小,嗜酸性较强,称为界板(limiting plate)。肝板之间的空隙为肝血窦,血窦经肝板上的孔互相通连,形成网状管道。肝细胞相邻面的质膜局部凹陷,形成细微的胆小管。由此,肝板、肝血窦和胆小管在肝小叶内形成各自独立又彼此密切相关的复杂网络。

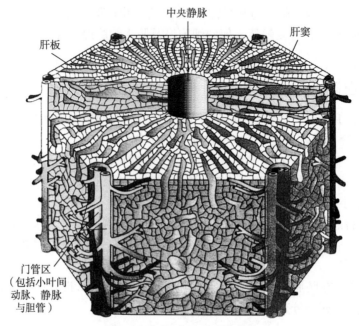

图 4-16-1　经典肝小叶模式图

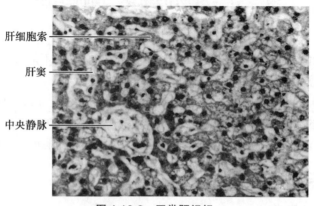

图 4-16-2　正常肝组织

1. 肝细胞(hepatocyte)　是组成肝脏的最主要细胞,占肝内细胞总数的 70%~80%。肝细胞呈多面体形,直径 15~30μm。肝细胞有三种不同的功能面,即血窦面、胆小管面和细胞连接面。血窦面和胆小管面有发达的微绒毛,使细胞表面积增大,有利于同血液进行物质交换。相邻肝细胞之间的连接面有紧密连接、桥粒及缝隙连接等结构。有些肝细胞之间还有贯通的细胞间通道。

肝细胞核大而圆,位于细胞中央。双核细胞较多,为处于再生及有活跃功能活动的细胞。常染色质丰富,核仁一个或多个。肝的特点之一是多倍体肝细胞数量多,成人肝的 4 倍体肝细胞占 60% 以上,这可能与肝细胞长期保持活跃的多种功能有关。

核结构的改变是细胞在衰亡及损伤过程中的重要表征,主要表现为核膜和核染色质的改变。肝细胞坏死时可出现:①核浓缩(染色质在核浆内聚集成致密浓染的大小不等的团块状);②核碎裂(染色质逐渐边集于核膜内层,形成较大的高电子密度的染色质团块,起初核膜尚保持完整,之后则在多处发生断裂,核逐渐变小,最后裂解为若干致密浓染的碎片);③核溶解(致密块状的染色质最后完全溶解消失)。核溶解也可不经过核浓缩或核碎裂而一开始即独立进行。在这种情况下,受损的细胞核很早就消失。上述核结构的改变为细胞不可复性损伤的标志,提示活体内细胞死亡。

肝细胞的胞质丰富,多呈嗜酸性。当蛋白质合成旺盛时,胞质内出现弥散分布的嗜碱性物质。电镜下可见胞质内含有丰富的细胞器和内涵物。

(1)线粒体:线粒体是细胞内主要的能量形成部位,由于肝细胞的功能活跃,需要大量的能量,因此肝细胞胞质内散布多量的线粒体。线粒体多为线状、长杆状、卵圆形或圆形小体。肝细胞线粒体的外界膜内含有的酶较少,主要为单胺氧化酶以及糖和脂质代谢的各种转移酶,而内界膜上的酶较多,主要为呼吸链和氧化磷酸化的酶类。肝小叶周围的肝细胞内线粒体多且长,而近中央静脉附近的则少而短。

线粒体是肝细胞内极为敏感的一种细胞器,无论在生理情况还是病理状态下都具有十分重要的意义。在饥饿、急性缺氧、中毒、肝炎和胆汁淤积等条件下,线粒体可发生数量、大小、形态等方面的改变。线粒体数量减少常见于急性细胞损伤时,线粒体崩解或自溶。缺氧、微生物毒素、各种毒物、渗透压改变等可引起线粒体肿胀,线粒体变大、变圆,基质变淡,嵴变短、变少甚至消失。在极度肿胀时,线粒体可变为小空泡状结构。在急性肝细胞损伤时线粒体嵴常被破坏,在肝细胞慢性损伤时,线粒体的蛋白合成受障碍,可导致线粒体不能形成新的嵴。

(2)粗面内质网:呈板层状成群排列分布于胞核和线粒体周围,合成多种重要的血浆蛋白,包括白蛋白、纤维蛋白原、凝血酶原、脂蛋白和补体等。在病理状态下,肝细胞的粗面内质网可发生量和形态的改变。在细胞再生和病毒感染时,粗面内质网增多。在肝细胞变性和坏死过程中,粗面内质网的池一般出现扩张,较轻的和局限性的扩张只有在电镜下才能见到,重度扩张时则在光学显微镜下可表现为空泡形成。

(3)滑面内质网:由许多散在小管和小泡构成,其膜上有多种酶系规律地分布,如氧化还原酶、水解酶、转移酶、合成酶等。肝细胞摄取的有机物在滑面内质网进行连续的合成、分解、结合和转化等反应,包括胆汁合成、脂类代谢、糖代谢、激素代谢以及从肠道吸收的有机异物(如药物、腐败产物等)的生物转化。在肝细胞损伤时滑面内质网可出现小管裂解为小泡或扩大为大泡状。

(4)高尔基复合体:从粗面内质网合成的蛋白质和脂蛋白中,一部分转移到高尔基复合体加工后,再经分泌小泡由肝细胞血窦面排出。近胆小管处的高尔基复合体尤为发达,与胆小管面质膜的更新及胆汁的排出有关。

（5）溶酶体：是由单层脂蛋白膜包绕的内含一系列酸性水解酶的球形或卵圆形小体。溶酶体功能活跃，其不断与吞饮小泡融合，消化异物，并自噬细胞内退化的线粒体、内质网等结构和某些过剩的物质（如糖原等）。溶酶体在肝细胞结构更新和正常功能的维持中起重要作用，还参与胆色素的代谢转运和铁的贮存过程。在饥饿、肝炎等情况下，溶酶体明显增多。

（6）过氧化物酶体：肝细胞内的过氧化物酶体（微体）发达，其数量和体积较其他细胞的大。过氧化物酶体是由单层界膜包绕的圆形小体，大小不一，常分布于胆小管或高尔基复合体附近。过氧化物酶体内含有多种消化酶，其中以过氧化氢酶和过氧化物酶为主。过氧化物酶体在肝细胞内的主要功能可能是防止产生过量的过氧化氢，以免引起细胞中毒。另外，可能参与肝细胞中脂肪转化为糖类的过程。在病毒性肝炎及慢性酒精中毒等情况下可见过氧化物酶体增多。

（7）内涵物：肝细胞内有糖原、脂滴、色素等内涵物，这些物质的含量可因生理和病理状况的不同而异。进食后肝糖原增多，饥饿时肝糖原减少。正常肝细胞内脂滴很少，肝脏疾病时脂滴可增多。肝细胞胞质内的色素有胆色素、含铁血黄素和脂褐素等。在靠近中央静脉的肝细胞胞质中，可见棕黄色细小颗粒的胆色素，一般在光镜下难以发现。在胆汁淤积情况下，胆色素含量增多易于识别出，在肝移植后常有弥漫性肝细胞内胆色素沉积。细胞内胆色素可用 Van Gieson 法染色显示出棕绿色颗粒，或由胆小管的胆栓存在而证实。

2. 肝血窦　肝血窦（hepatic sinusoid）位于肝板之间的陷窝内，互相吻合成网状管道（图4-16-2）。肝血窦腔大而不规则，无基底膜。肝脏小叶间动脉和小叶间静脉的血液，流经肝血窦后汇入中央静脉。肝血窦内含有 4 种类型细胞：内皮细胞、肝巨噬细胞、大颗粒淋巴细胞和贮脂细胞，总称为血窦细胞（sinusoidal cell）。内皮细胞约占血窦细胞总体积的 44%，是构成肝血窦壁的主要边界成分；肝巨噬细胞约占 33%，位于肝血窦内；贮脂细胞约占 20%，位于窦周隙内。

（1）肝血窦内皮细胞：肝血窦内皮细胞（hepatic sinusoidal endothelial cell）是构成肝血窦壁的主要成分，细胞扁而薄，含核的部分凸向管腔，腔面可见少量微绒毛及小凹陷（图4-16-3）。细胞核呈扁圆形，体积较小，染色深，突向肝血窦腔。内皮细胞间连接松散，电镜观察可见内皮细胞间常有 0.1~0.5μm 的间隙。胞质内细胞器较少，但吞饮小泡较多，说明肝血窦内皮细胞具有较强的物质摄取能力。肝血窦内皮细胞的明显特征是在细胞不含核的扁薄部分有许多窗孔，孔上无隔膜，因此肝血窦的通透性大。内皮细胞窗孔是窦周隙物质交换的重要通道，对维持肝细胞微环境的稳定具有重要意义。在慢性肝炎或肝硬化中，内皮细胞窗孔明显减少，细胞质膜边缘有断续的基底膜形成，使肝血窦逐渐演变为毛细胞血管，导致物质交换障碍。对肝血窦内皮细胞的研究发现，其细胞内含有微管和微丝，参与调节内皮细胞窗孔大小的变化。

肝血窦内皮细胞和毛细血管内皮细胞不仅形态上有别，其表型亦不同。内皮细胞具有很强的吞饮功能，胞质中有丰富的吞饮小泡，它在肝细胞与血液间转运蛋白质、糖蛋白、脂蛋白等血浆成分中起重要作用。它可吞饮多种内源性和外源性颗粒及大分子物质，但它不能吞噬细菌和脂类。近年来的研究发现，体外培养的肝血窦内皮细胞可分泌调节细胞功能的因子，如前列腺素 E_2、血管紧张素转换酶等。另外，肝血窦内皮细胞可能演变为成纤维细胞和肌成纤维细胞，因而认为肝血窦内皮细胞可能与肝胶原纤维增生有关。

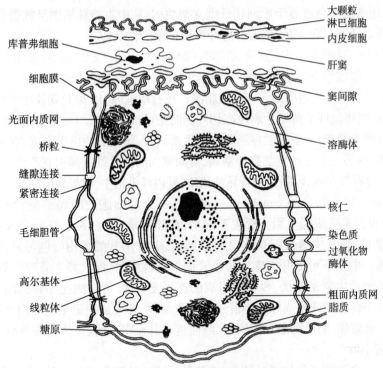

图 4-16-3 肝组织超微结构模式图

（2）肝巨噬细胞：肝巨噬细胞又称库普弗细胞（Kupffer 细胞），是机体定居于组织内的巨噬细胞中最大的细胞群体，约占细胞总数的 50%。Kupffer 细胞体积较大，形状不规则，从胞体伸出许多板状或丝状伪足附在内皮细胞上，或穿过内皮窗孔和细胞间隙伸入窦周隙内。电镜观察见细胞表面有皱襞、突起或微绒毛（图 4-16-3），胞质内溶酶体发达，并常见吞噬体和残余体。肝巨噬细胞来源于骨髓造血干细胞，后者分化为单核细胞，进而分化为肝巨噬细胞。Kupffer 细胞具有强大的吞饮、吞噬及游走功能，可吞噬和清除从胃肠进入门静脉的细菌、病毒和异物，还具有吞噬清除衰老、破碎的红细胞和血小板等功能。此外，肝巨噬细胞还有识别肿瘤细胞特异性抗原及抑制和杀伤体内肿瘤细胞的作用。在各种肝脏疾病中，Kupffer 细胞的形态、数量和功能都可发生变化，在某些疾病的诊断上是一项重要指征。

（3）大颗粒淋巴细胞：肝大颗粒淋巴细胞（large granular lymphocyte，LGL）是肝特有的 NK 细胞，位于肝血窦内，直接与血液相接触，并牢固地附着在内皮细胞或肝巨噬细胞上（图 4-16-3）。细胞表面有短的伪足样突起，突起穿过内皮细胞进入窦周隙中。LGL 胞质内含有较多致密内分泌样颗粒，核深染。肝 LGL 具有 NK 细胞活性，能溶解和杀伤多种肿瘤细胞。慢性活动性肝炎时，LGL 可游出至肝窦周隙中，与肝细胞接触后可能有细胞毒性作用，使肝细胞变性及损伤。

3. 窦周隙 窦周隙（perisinusoidal space）又称 Disse 间隙，是肝血窦内皮细胞与肝细胞之间的狭小间隙（图 4-16-3），宽约 0.4μm。由于肝血窦内皮细胞通透性大，因此窦周隙充满血浆，肝细胞血窦面的微绒毛伸入窦周隙浸于血浆中。窦周隙是肝细胞和血液之间进行物质交换的场所，对肝脏的新陈代谢有重要作用。在某些病理情况或实验条件下肝窦周隙可增宽。

窦周隙中还含有细胞外基质成分，包括纤维连接蛋白（fibronectin）、层粘连蛋白（laminin）、各种糖蛋白，以及Ⅲ、Ⅳ、Ⅴ、Ⅵ型胶原纤维。Ⅲ型胶原纤维是窦周隙壁上胶原纤维的主要成分,用嗜银染色可显示出网状纤维支架结构,从中央静脉周围呈放射状排列。肝窦周隙壁上无弹力纤维存在,用传统的弹力纤维染色呈阴性反应。

窦周隙内有一种形态不规则的贮脂细胞(fat-storing cell),又称 Ito 细胞,位于窦周隙和肝细胞间陷窝内。细胞形态不规则,有突起附于内皮细胞基底面及肝细胞表面,或伸入肝细胞之间。其最主要的特征是胞质内含许多大脂滴。在石蜡包埋 HE 染色切片中贮脂细胞难于识别,用锇酸固定树脂包埋半薄切片和冷冻切片脂肪染色或免疫组织化学染色可清楚显示。贮脂细胞主要有两个功能,一个是贮存脂肪和维生素 A,人体摄取的维生素 A 70%~80% 是贮存在该细胞脂滴中;另一个是产生细胞外基质,窦周隙内的网状纤维即由它产生。在慢性肝炎、慢性酒精中毒等肝脏疾病,贮脂细胞可异常增殖,肝内纤维增生,可导致肝硬化。

4. 胆小管　胆小管(bile canaliculus)是相邻两个肝细胞之间局部胞膜凹陷形成的微细管道,在肝板内连接成网。胆小管腔隙细小,在苏木精 - 伊红染色(hematoxylin and eosin staining,HE 染色)切片中通常不易被识别,用银染法或 ATP 酶组化染色可显示出胆小管的网状分布图像。电镜下可见肝细胞的胆小管面形成许多微绒毛,突入管腔。靠近胆小管的相邻肝细胞膜形成由紧密连接、桥粒等组成的连接复合体,可封闭胆小管周围的细胞间隙,防止胆汁外溢至细胞间或窦周隙。当肝细胞发生变性、坏死或胆道堵塞而内压增高时,胆小管的正常结构被破坏,胆汁则溢入窦周隙,继而进入肝血窦,导致机体出现黄疸。

(二)门管小叶

作为肝的结构和功能单位,除了以中央静脉为中心的经典肝小叶外,有学者还提出了门管小叶和肝腺泡的概念。门管小叶(portal lobule)立体形态大致为三角形柱体,它是以门管区为中轴,即小叶间胆管及伴行的小叶间动脉和小叶间静脉贯穿中轴,这些胆管和血管发出分支进入肝实质形成小叶结构(图 4-16-4),周围以三个相邻的经典肝小叶的中央静脉连线为界。门管小叶的概念着重强调肝的外分泌功能,肝板似腺泡,胆小管似腺泡腔,而小叶间胆管似腺泡的导管。胆汁从门管小叶周边向中央汇集,流向小叶间胆管,构成一个肝外分泌小叶。门管小叶是胆汁分泌功能上的单位,习惯上较少用。

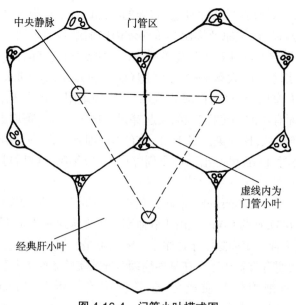

图 4-16-4　门管小叶模式图

(三) 肝腺泡

肝腺泡(liver acinus)是 Rappaport 等在 1954 年提出的肝脏结构单位的一种概念,是基于肝微循环与病理和再生关系而提出的。这一概念将肝结构和功能相结合,提出肝腺泡是肝脏结构和功能的最基本单位。肝小叶的血液来自周围几支终末血管,一个肝小叶分泌的胆汁也分别汇入周围几个胆管,因此 Rappaport 等认为肝小叶不是肝脏功能的最小单位,而提出肝腺泡的概念。肝腺泡体积较小,立体形态似橄榄,纵切面呈卵圆形。肝腺泡以门管区血管及胆管分支的终末支为中轴,两侧以邻近的两个中央静脉为界(图 4-16-5)。每个肝腺泡接受一支终末血管的血供,分泌的胆汁汇入一个终末胆管,因此肝腺泡是肝脏微循环及胆汁分泌的最小结构及功能单位。

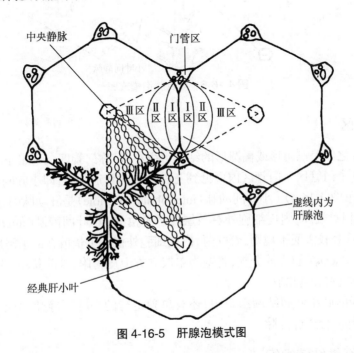

图 4-16-5　肝腺泡模式图

肝腺泡内的血流是从中轴单向性流向外周,根据血流方向和肝细胞获得血供先后优劣的微环境差异,可将肝腺泡分为 3 个区:近中轴血管部分为 I 区;近中央静脉的外侧部位为 Ⅲ区;介于以上两者之间为Ⅱ区。在 I 区,肝细胞优先获得富于氧和营养成分的血液供应,细胞代谢活跃,再生能力强;Ⅲ区血供条件最差,血液成分已发生变化,肝细胞再生能力较弱,对某些有害物质的作用较为敏感,易发生病理性损害;Ⅱ区肝细胞的营养状况、对有害因素的抵抗能力和再生能力等介于 I ~ Ⅲ区。研究表明,I 区和Ⅲ区的肝细胞超微结构和生化代谢存在某些精细的差异。一般 3 个单一的肝腺泡组成一个复合腺泡(complex acinus),它们的中轴是门管区(图 4-16-6),3~4 个复合腺泡组成更大的腺泡团块(acinus agglomerate)。

肝腺泡的结构单位及其病理学意义已被学术界证实和接受。它对肝脏微循环、肝细胞的异质性、肝病理损伤机制的研究均有重要意义。如肝脏血液供应障碍首先影响Ⅲ区肝细胞;中毒性损伤首先累及 I 区肝细胞;病理形态学上所见的桥接坏死是Ⅲ区肝细胞发生坏死;肝脏受损后肝细胞的再生分裂首先出现在 I 区。在对肝脏的研究中还发现,在肝腺泡不同区域的肝细胞,还存在酶活性和分布的差异,进一步说明了肝腺泡这一概念越来越显示出其生命力。

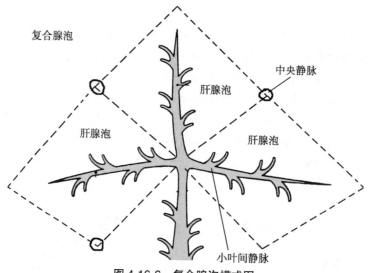

图 4-16-6　复合腺泡模式图

二、门管区

相邻肝小叶之间呈三角形或椭圆形的结缔组织小区,称门管区(portal area),每个肝小叶周围一般有 3~5 个门管区。门管区内可见到三种主要的管道分支,即小叶间动脉、小叶间静脉和小叶间胆管(图 4-16-4)。小叶间动脉(interlobular arteriole)是肝动脉的分支,管径较细,管腔较小,管壁相对较厚,内皮细胞外有数层环形平滑肌;小叶间静脉(interlobular vein)是门静脉的分支,管腔较大而不规则,管壁薄,内皮细胞外仅有少量散在的平滑肌;小叶间胆管(interlobular bile duct)是胆管的分支,管壁为单层立方上皮衬附,管腔狭小,它们向肝门方向汇集,最后形成左、右肝管出肝。

在非门管区的肝小叶间结缔组织中,还有单独走行的小叶下静脉,由中央静脉汇集形成,它们在肝门部汇合成肝静脉。

三、肝的纤维结缔组织

肝的纤维结缔组织主要分布在肝小叶之间的血管和胆管周围,门管区纤维结缔组织呈围管状包绕血管及胆管的分支。这些纤维结缔组织主要为网状纤维,还含有胶原纤维(主要为 I 型胶原)及弹力纤维,偶见成纤维细胞。小叶间纤维结缔组织通常连接着 2 个或 2 个以上的肝小叶。

网状纤维特殊染色显示,肝小叶内肝细胞的周围有网状纤维,电镜观察在窦周隙内也可见到分散的网状纤维。在肝小叶内的网状纤维起着支持肝细胞并使血窦保持开放的作用。

肝损伤时,如果网状纤维支架尚完好,则肝细胞的再生较快,通过肝细胞的再生修复,受损肝组织的结构可基本恢复正常。

四、肝内血液循环

由于肝脏是人体重要的物质代谢器官,所以肝脏的血管分布极其丰富。血流量也大,成人肝血流量每分钟可达 1 500~2 000mL。血液由门静脉和肝动脉流入肝脏,由肝静脉流出肝脏。与其他脏器不同,肝血液循环有三个系统,即动脉系统、门脉系统和静脉系统。

（一）动脉系统

肝动脉是肝的营养性血管,为肝提供氧及其他器官的代谢产物。它进入肝门后分支,至门管区形成小叶间动脉与门静脉的分支小叶间静脉伴行,其终末支穿过界板,通入肝血窦。小叶间动脉还发出小分支营养被膜、间质和胆管。肝动脉及其分支受阻可导致肝脏发生缺氧性病变。

（二）门脉系统

门静脉是肝脏的功能性血管,门静脉的血液来自消化道,含有丰富的营养物质,可供肝细胞代谢、贮存和转化。与肝动脉相似,门静脉进入肝后,沿小叶间结缔组织分支,形成小叶间静脉与小叶间动脉伴行。小叶间静脉又不断分支,形成的终末支穿过界板注入肝血窦。肝窦内的血液自小叶的周边向中央缓慢流动,使肝细胞能充分进行物质交换。

（三）静脉系统

位于肝小叶中轴的中央静脉为肝静脉的终末支,它们收集了肝小叶的静脉血,汇合入小叶下静脉。小叶下静脉单独走行于肝小叶间结缔组织中,进而汇合成 2~3 支肝静脉,出肝后汇入下腔静脉。中央静脉内皮细胞外无平滑肌,只有少量结缔组织。

五、肝的胆汁形成和排出途径

肝细胞吸收血浆中的胆红素后,经滑面内质网内的葡萄糖醛酸转移酶的作用,转化为水溶性的结合胆红素,释放入胆小管,与胆盐及胆固醇等共同组成胆汁。成人每天可分泌胆汁600~1 000mL,胆小管内的胆汁从肝小叶的中央流向周边。胆小管在肝小叶周边移行汇集为若干短小的管道,称闰管或 Hering 管。闰管较细,上皮由立方细胞组成,细胞着色浅,胞质内的细胞器较少。目前认为闰管上皮细胞分化较低,肝细胞再生时闰管上皮细胞增殖并能分化为肝细胞,具有干细胞性质。闰管在门管区汇入小叶间胆管,小叶间胆管向肝门方向汇集,最后形成左、右肝管出肝,在肝外汇合成肝总管,再由胆囊管入胆囊,或经胆总管入十二指肠。

小叶间胆管衬以立方或低柱状上皮细胞,外有基底膜,直径 30~40μm,PAS 染色阳性。角蛋白 CK8 和 CK18 染色在胆管细胞和肝细胞都呈阳性反应,但胆管细胞有角蛋白 CK7 和 CK19 阳性表达,肝细胞则呈阴性反应,表明两种上皮细胞所含的中丝角蛋白的分子结构有所不同,以此可作鉴别。

六、肝的再生

肝的重要特征之一是它具有强大的再生能力。正常人体的肝细胞是一种长寿命细胞,极少见分裂象。但在肝受损伤后,尤其是在肝大部分切除(切除 2/3)后,在残余肝不发生炎症和纤维增生的情况下,肝细胞可迅速出现活跃的分裂增殖,并能精确地调控自身体积的大小,其功能也可完全恢复。动物实验证明,肝脏被切除 3/4 后,肝的生理功能仍可维持,并逐渐恢复原来的重量。肝病患者施行大部或部分肝切除后也具有再生能力,但因病变情况而异,一般可在半年内恢复正常肝体积。

在肝脏病理情况下,肝组织内可出现一种圆形细胞,称卵圆细胞(oval cell),在肝病理性损害后的再生过程中常可见到卵圆细胞的增生。一般认为,卵圆细胞是肝内的干细胞增殖而成的未分化细胞,其结构与终末胆管上皮细胞相似,参与形成肝细胞和胆管细胞。目前已成功制备特异性的单克隆抗体,用以检测卵圆细胞,研究它与肝细胞的分化、再生和癌变的关系。

第三节　儿童和老年肝脏组织学的正常变化

儿童及老年人的正常肝脏,由于其经历了发育或衰老的过程,在组织形态学上与成年肝脏相比可出现某些变化。在进行肝组织病理诊断中,特别在肝穿活检组织中易被误认为是病理性反应。

一、儿童肝脏

在妊娠末期,胎儿肝小叶结构已发育成熟,有正常的中央静脉和门管区结构。胎儿出生后,原来由脐带来的血流中断,使门静脉成为肝脏的主要血流系统。因胚胎期肝脏还具有造血功能,所以新生儿肝组织结构与成人肝脏所不同的最突出特点是肝血窦及门管区可见造血细胞存在,此为髓外造血的残留。出生后,胚胎期的有核红细胞迅速分化成熟为无核形态。在幼儿期,肝小叶的肝板绝大多数是由2~3层肝细胞组成。至4~5岁,才逐渐成为单层肝细胞构成的肝板结构。儿童肝脏中肝细胞及细胞核的大小一致,与成人相比变化小。儿童肝脏门管区周边的肝细胞中,有时可出现丰富的糖原和空泡等变化,这并不是糖尿病引起的。有些肝细胞胞质中可见脂褐素颗粒,一般在10岁以后,应极少见到脂褐素颗粒。

二、老年肝脏

在老年人肝脏的肝小叶中,与成人肝脏相比最突出的特点是肝细胞和细胞核的大小不一,有的细胞核极度增大,核仁增多,出现多倍体核等,但这些细胞不是异型增生的细胞。老年人肝细胞内可见少量脂肪空泡,这些脂肪空泡的出现与肥胖或饮酒无明显关系。部分老年人肝脏有灶性肝细胞水变性、含铁血黄素沉着或核空泡变等,都属于正常现象。老化的肝细胞内有大量脂褐素沉着和肝细胞萎缩。肝脏门管区的纤维结缔组织可随年龄的增长而更加致密,小叶间动脉管壁可增厚,这些形态学变化与老年人肝脏代谢功能变化相一致。

(陈丽红)

第十七章

病毒性肝炎的肝组织损伤与修复

病毒性肝炎的病理学改变主要为肝细胞不同程度的变性、坏死和凋亡。变性包括水变性、气球样变、嗜酸性变、羽毛状变性、毛玻璃样变性、脂肪变性等改变。坏死可表现为灶性坏死、碎屑状坏死、桥接坏死、亚大块坏死和大块坏死等。肝细胞的变性和坏死可见于各种类型的病毒性肝炎，包括各种肝炎病毒引起的急性、慢性肝炎，以及重型肝炎，但病变的程度各不相同。肝细胞凋亡（apoptosis），主要见于急性病毒性肝炎和慢性病毒性肝炎。毛玻璃样变性则见于乙型病毒性肝炎或乙型病毒性肝炎表面抗原携带者。病毒性肝炎除上述在炎症时发生的变质（变性、坏死）改变外，依病毒性肝炎类型的不同，还有不同程度的渗出与增生的改变。

第一节 变 性

变性（degeneration）是指细胞或细胞间质内出现异常物质或正常物质但数量显著增多而形成的形态学改变，伴有结构和功能的改变。但需注意，有时细胞内某种物质的增多是属于生理现象而非病理性改变。变性是肝细胞的一种早期和轻度的损伤，是可复性的改变，当引起损伤的原因消除后，变性细胞的结构和功能仍可恢复。但严重的变性则往往不能恢复而发展为坏死。在病毒性肝炎时，肝细胞出现的主要变性有下述几种。

一、水变性

水变性（hydropic degeneration）是指细胞受损后细胞内的水分比正常明显增多的改变。人体含有大量的水，水约占人体重量的 50%，其中约 1/3 存在于细胞内，约 2/3 存在于细胞外。细胞内外离子的分布和浓度不同，细胞内钠离子少，钾离子多，钠钾泵依靠 ATP 的作用保持着细胞内外正常的离子浓度，以维持正常的晶体渗透压，也影响着细胞内外水的分布。在正常情况下肝细胞内外水分互相交换，处于平衡状态，保持着机体内环境的稳定。但在缺氧、缺血、感染、毒素等损伤因子的作用下，可使肝细胞的能量供应不足、细胞膜上的钠钾泵受损，使细胞膜对电解质的主动运输功能发生障碍，导致钠在细胞内潴留。钠潴留影响了细胞内外的水平衡，造成水在细胞内潴留。此外，为了获取能量，来自糖原的无氧酵解增强，使细胞内乳酸、无机磷酸及嘌呤核苷酸的分解产物增多，造成细胞内渗透压的升高，水在细胞内潴留。以上原因导致肝细胞内水分增多，细胞肿大，形成肝细胞水变性。

在肝细胞水变性的早期，显微镜下可见肝细胞肿胀，体积增大，胞质基质内水分含量增多，胞质内出现伊红色颗粒，肝血窦因肝细胞肿胀而受压变窄。电镜检查发现，胞质内的颗粒是水肿时肿大的线粒体和扩张断裂的内质网。线粒体肿胀、嵴变短、变少，甚至消失。粗面内质网的池出现扩张、互相离散断裂,膜上的颗粒不同程度脱失。滑面内质网也出现扩张断裂。肉眼可见肝脏肿胀,体积增大,边缘变钝,切面失去光泽,小叶结构不清。以往将这种早期的水变性称为混浊肿胀,用以形容细胞肿胀和胞质内出现颗粒而变混浊。

当水变性进一步发展时,细胞膜及细胞器膜的通透性增高,细胞器内水分进一步增多。粗面内质网及滑面内质网可断裂成大小不等的片段和大泡、小泡,发生空泡变,进而线粒体和内质网发生破裂。肝细胞体积更为增大,肝细胞胞质变得透明清亮、淡染,呈不染色的空网状,有时可见肝细胞内有小空泡形成,胞核固缩位于中央(图 4-17-1)。整个肝细胞可膨大变圆,为正常肝细胞的 3~4 倍,形如气球,又有气球样变之称。

急性病毒性肝炎和慢性肝炎活动期时常见肝细胞水变性,水变性通常为细胞中度损伤的表现,当原因消除后仍可恢复正常。但如进一步继续发展,则可能形成其他变性甚或坏死。

二、脂肪变性

正常情况下,除脂肪细胞外,其他细胞内一般不见或仅见少量脂滴。如这些细胞中出现脂滴或脂滴明显增多,则称为脂肪变性(fat degeneration,steatosis)(图 4-17-2,见文末彩图)。脂肪变性以肝最为常见,因为肝是脂肪代谢的重要场所。

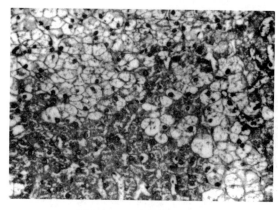

图 4-17-1　肝细胞水变性

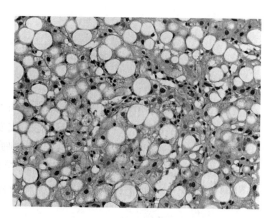

图 4-17-2　肝细胞脂肪变性

肝细胞可从血液中吸收脂肪酸,也可将碳水化合物合成脂肪酸。这些吸收或新合成的脂肪酸仅少部分被肝细胞利用,大部分则在肝细胞中与蛋白质结合,形成脂蛋白,由肝细胞输入血液,或在脂库中贮存,或供其他组织利用。肝细胞脂肪代谢的任一环节发生障碍,均可导致肝细胞发生脂肪变性。肝细胞脂肪变性可由于下列一个或几个原因引起:①肝细胞脂蛋白合成障碍,以致不能将脂肪运输出去,造成脂肪在肝细胞内堆积;②中性脂肪合成过多,超过了肝将其氧化利用和合成脂蛋白输送出去的能力,导致脂肪在肝内蓄积;③肝细胞脂肪酸氧化障碍,使细胞对脂肪的利用下降,脂肪在肝细胞内堆积。

肝发生脂肪变性时,肝肉眼观可见肝体积增大,色变黄,触之质如泥块并有油腻感。电镜下可见脂滴在内质网中形成,为有界膜包绕的圆形均质小体,其电子密度较高。线粒体扩张、变形,滑面内质网增生,粗面内质网数目减少、脱颗粒。初形成的脂滴很小,以后可逐渐融合成较大的脂滴,此时常无界膜包绕而游离于胞质中,可在光学显微镜下观察到。显微镜下,肝细胞胞质内可见大小不等的脂肪空泡。刚发生脂肪变性时,肝细胞内的脂肪空泡较小,多位于细胞核的周围,以后逐渐变大,较密集地散布于整个胞质中,严重时可融合成一大空泡,将细胞核挤向细胞一侧的胞膜下,状似脂肪细胞。脂肪空泡是脂滴所在的部位,脂滴的主要成分为中性脂肪。在石蜡切片中,脂滴被酒精、二甲苯等脂溶剂溶解,故为空泡状。如用冷冻切片、苏丹Ⅲ或锇酸染色,则脂滴分别被染成橘红色或黑色,以此可对脂滴作鉴别。

根据肝细胞内空泡的大小,肝脂肪变性可分为微泡性脂肪变性(microvesicular steatosis)、大泡性脂肪变性(macrovesicular steatosis)及大小泡混合性脂肪变性。微泡性脂肪变性的空泡直径为3~5μm,均匀分布于肝细胞胞质内,细胞核仍然居中。大泡性脂肪变性的空泡直径大于20μm可占据整个肝细胞,细胞核被挤压到边缘,常见于慢性丙型病毒性肝炎。肝脂肪变性一般呈弥漫性,偶尔可见局灶性脂肪变性。根据肝细胞脂肪变性所占比例的多少,可将脂肪变性分为轻度(脂肪变性的肝细胞在5%~33%)、中度(脂肪变性的肝细胞为33%~66%)及重度(脂肪变性的肝细胞在66%以上)。少量肝细胞脂肪变性没有明确意义,可能与年龄有关。肝细胞脂肪变性一般不伴有炎症反应,若出现肝细胞气球样变、小叶炎和窦周纤维化等改变时,称脂肪性肝炎(steatohepatitis)。

三、嗜酸性变

嗜酸性变是肝细胞对缺氧、感染、中毒、营养不良等损伤因子产生的一种反应。肝细胞嗜酸性变可能是由于肝细胞受刺激后某些蛋白质分解,酸性基团暴露,或酸性核糖核酸酶被激活,使胞质中RNA分解。由于细胞膜损伤,变性的肝细胞脱水,细胞萎缩,细胞核也呈脱水改变,形成嗜酸性小体。目前认为嗜酸性小体是肝细胞发生凋亡的一种改变,是非溶酶体的核酸内切酶被激活后裂解双链DNA成核苷酸片段,而后染色质降解。

显微镜下可见肝细胞胞质呈深红色,核发生固缩,进而病变的肝细胞胞体缩小呈圆形,胞质呈均匀致密的深红色,细胞核碎裂、消失。这一嗜酸性变的细胞称为嗜酸性小体,又称为Councilman样小体(图4-17-3,见文末彩图)。该小体可存在于肝索、窦周隙或肝血窦内,可被Kupffer细胞吞噬。电镜下可见细胞质脱水,细胞器的残余体紧密挤在一起,可能由于内质网与线粒体的脱水与密集所致。核糖体消失,胞核固缩后消失。

肝细胞嗜酸性变常见于病毒性肝炎等传染病。

四、羽毛状变性

长时间肝内或肝外淤胆时,肝细胞可发生羽毛状变性(feather degeneration)。细胞肿胀,核固缩,居中,胞质稀疏,呈淡染细网状,并伴有胆色素沉积,形态与肝细胞水样变性相似。电镜下羽毛状变性的改变主要是胆小管旁膜相关肌动蛋白微丝结构破坏,胞质表面形成许多小水泡,线粒体肿胀,内质网和高尔基体扩张。可见于戊型病毒性肝炎。

五、毛玻璃样变性

肝细胞胞质部分或全部呈均匀淡伊红染色,如毛玻璃样而称毛玻璃样变性(ground glass degeneration)(图4-17-4,见文末彩图)。变性的肝细胞核常位于细胞的一侧,细胞膜增厚,胞膜下有时可见透明空晕,犹如胞质内含有一巨大的包涵体。肝细胞毛玻璃样变性是慢性乙型肝炎病毒感染的表现,最常见于慢性乙型病毒性肝炎、乙型病毒肝炎携带者、乙型肝炎后肝硬化。组织化学染色和免疫组织化学染色可证实HBsAg的存在,地依红染色胞质呈棕色,同时HBsAg免疫组化染色胞质呈阳性反应,证实肝细胞质内有乙型肝炎表面抗原的存在。电镜下见滑面内质网显著增生,其中可见大量管状或颗粒状HBsAg。

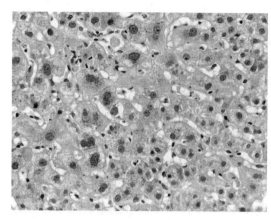

图 4-17-3　嗜酸性小体

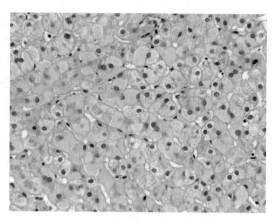

图 4-17-4　肝细胞毛玻璃样变性

　　毛玻璃样变性的肝细胞散在或成群分布,有时也可排列成索状。在坏死及炎症反应轻微的乙型病毒性肝炎中,毛玻璃样细胞多较明显。电镜显示肝细胞胞质滑面内质网中有大量乙型肝炎表面抗原。

六、胆红素沉着

　　胆红素是在吞噬细胞内形成的一种血红蛋白衍生物。在生理情况下,衰老的红细胞在单核巨噬细胞中被破坏。血红蛋白被分解为珠蛋白、铁及胆绿素,后者被还原成胆红素,进入血液。血中胆红素过多时可将组织染成黄色,称为黄疸。胆红素一般呈溶解状态,但也呈小颗粒或团块沉积于组织中。正常肝脏中看不到胆红素的存在,若在显微镜下肝组织内出现,称为胆红素淤积(bilirubinstasis)。在肝炎或胆道阻塞等疾病时,肝组织可发生胆红素沉着。肝组织发生胆红素沉着时,在肝细胞胞质、胆小管内可见许多黄褐色有折光性的小颗粒,为胆红素颗粒。在黄疸明显时,胆红素颗粒明显增多,除见于上述部位外,还可见于Kupffer 细胞内、胆小管上皮细胞内,并可见肾小管管腔内形成胆汁管型。根据胆汁淤积的部位不同,淤胆主要有两种情况。

(一) 毛细胆管淤胆

　　毛细胆管淤胆(canalicular cholestasis)又称急性淤胆(acute cholestasis)。主要表现为肝小叶中央毛细胆管扩张,其中见呈棕色、绿色或黄色的胆汁或胆栓,同时伴有肝细胞和Kupffer 细胞内淤胆。长期的急性淤胆可出现淤胆性玫瑰花结样结构(cholestic rosettes),或称假腺样结构,即由 2~3 个肝细胞形成的假腺样结构。它与相邻的胆小管相通,呈现胆管上皮的免疫表型。玫瑰花结样结构中的胆汁在组织处理过程中往往丢失,因此空心的玫瑰花结样结构常是淤胆的表现。在慢性活动性肝炎也可出现玫瑰花结样结构,它是肝细胞增生的表现,与淤胆不同。急性淤胆常见于大胆管阻塞和急性肝炎。

(二) 慢性淤胆

　　慢性淤胆(chronic cholestasis)亦称胆盐淤积(cholate slasis)。常见于慢性肝脏疾病,特别是慢性胆道系统疾病。慢性淤胆时可有或无明显的胆汁淤积,其主要的形态特征为门管区周围肝细胞肿胀,细胞内铜及铜相关蛋白累及和 Mallory 小体形成。病变进展时肝细胞可以发生羽毛状变性,门管区间质水肿,胆小管样结构增生,炎症细胞浸润和纤维化。胆小管的增生常导致肝界板的破坏,故又称胆小管性碎片样坏死。临床上慢性淤胆不一定具有黄痒和胆红素升高,但血清 ALP 明显升高。

第二节　坏　死

　　活体的局部组织、细胞死亡后出现的形态学改变称为坏死(necrosis)。坏死的组织、细胞的代谢停止,功能丧失,出现一系列特征性的形态学改变。损伤因子作用于机体细胞,只要其作用持续一定的时间或达到一定的强度,使受损组织、细胞的代谢完全停止时,即可引起坏死。在多数情况下,坏死是由组织、细胞的变性逐渐发展而来的;在部分情况,由于损伤因子极为强烈,坏死可迅速发生。坏死是不可复性的改变。

　　细胞发生坏死的主要形态学标志是细胞核的改变,首先染色质在核浆内聚集成致密浓染、大小不等的团块状,称为核浓缩;随后,染色质逐渐边集于核膜内层,形成较大的高电子密度的染色质团块,核膜起初尚保持完整,以后乃在多处发生断裂,核逐渐变小,裂解为若干致密浓染的碎片,称为核碎裂;最后,变致密的结成块状的染色质完全溶解消失,称为核溶解。病变缓慢发生时,上述核的改变可顺序发生。病变急剧时,可迅速发生核溶解。细胞坏死时细胞胞质红染,嗜酸性增强。坏死后一段时间内,间质常无改变。以后在各种溶解酶的作用下,基质崩解,胶原纤维肿胀并崩解断裂或液化。坏死的细胞和崩解的间质融合形成一片模糊的颗粒状、无结构的红染物质。

　　根据肝细胞坏死的范围、分布特点及坏死灶的形态可将肝组织坏死分为点状或灶性坏死、融合性坏死、碎屑状坏死、桥接坏死、亚大块坏死,以及大块坏死等。这些坏死病变是肝组织炎症变质性改变的一部分。

一、点状或灶性坏死

　　点状坏死(spotty necrosis),是指单个肝细胞或少数几个肝细胞坏死。坏死处可以没有肝细胞的残存,而表现为淋巴细胞为主的炎症细胞浸润,网状纤维塌陷形成的致密点。嗜酸性小体是特殊的点状坏死,属凝固性坏死,坏死细胞体积缩小,胞质嗜伊红色,核浓缩、深染或消失,可以伴有或不伴炎症细胞浸润。嗜酸性小体可见于肝索或窦周隙及肝窦内。点状坏死是一种非特异性病变,可以见于许多肝脏疾病。灶性坏死多系微生物感染所致,各种菌血症、病毒血症、真菌血症等均可导致灶性坏死。病毒性肝炎为肝细胞灶性坏死最常见的原因。

二、融合性坏死

　　相邻成群的肝细胞坏死,称融合性坏死(confluent necrosis)。坏死可由嗜酸性小体或凝固性坏死的肝细胞组成。某些情况下,坏死细胞消失,仅留下一个无任何成分的空间或出血区。融合性坏死最常见于病毒性肝炎或药物性肝炎,这种情况的坏死常伴有炎症细胞浸润。

三、碎屑状坏死

　　与门管区或纤维间隔相邻的肝细胞坏死,称碎屑状坏死(piecemeal necrosis)。碎屑状坏死发生在肝小叶和门管区交界的界板处,或在肝小叶和结缔组织之间的交界处,故又称界面肝炎。显微镜下表现为界板肝细胞呈单个或小簇状坏死、脱落,导致小叶界板呈"虫蚀"状,单核细胞、淋巴细胞沿破坏的界板向肝小叶内延伸,并包绕坏死的肝细胞。可见纤维组织增生伸入肝小叶,围绕和分隔单个或小群肝细胞(图 4-17-5)。碎屑状坏死是慢性肝炎处于活动期的主要病变,也可见于活动性肝硬化的病例。

近年来的研究发现,碎屑状坏死较明显时,门管区周围常有贮脂细胞的增生。免疫组化染色证实增生的贮脂细胞内含有胶原合成酶。同时电镜观察也发现在增生的贮脂细胞内,粗面内质网、高尔基复合体及靠近细胞膜的小泡内均有大量的细胞外基质成分沉

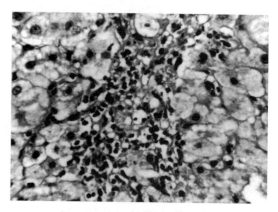

图 4-17-5 肝细胞碎屑状坏死

积。此外,可见在碎屑状坏死区内Ⅱ型胶原纤维增加,同时有大量Ⅳ型胶原围绕在增生的血管和胆小管周围。以上发现提示碎屑状坏死区中增生的贮脂细胞可能参与细胞外基质的形成,并不断排出到细胞外生成纤维结缔组织,使门管区逐渐扩大,形成慢性肝炎的纤维化。

四、桥接坏死

桥接坏死(bridging necrosis)是指连接中央静脉区和门管区、门管区和门管区、中央静脉区与中央静脉区的坏死,中央静脉区与门管区间的桥接坏死常见于病毒性急性肝炎和慢性肝炎恶化;中央静脉区间的桥接坏死见于肝脏低灌注和流出道阻塞;门管区间坏死是慢性肝炎、胆道疾病的表现。桥接坏死发生纤维化后可以引起肝脏结构改变,形成肝硬化。

五、亚大块坏死和大块坏死

亚大块坏死和大块坏死的共同特征是肝细胞大片坏死,可累及Ⅰ区、Ⅱ区和Ⅲ区的肝细胞。肝实质弥漫性溶解性坏死累及肝小叶 2/3 以上,称大块坏死。肝实质弥漫性溶解性坏死累及整个肝小叶 1/4~1/2,称亚大块坏死。大块坏死彻底、迅速,看不到任何坏死过程,仅残留原有的网状支架,网眼中充满红细胞,见于急性重症病毒性肝炎和中毒性肝炎。亚大块坏死的网状支架塌陷形成网状纤维束,残存的肝细胞及胆管增生,见于亚急性重症肝炎、重度慢性活动性肝炎。

肉眼可见肝脏明显缩小,左叶为甚,包膜皱缩,边缘锐利,质软,切面黄色或红褐色,小叶结构消失。显微镜下见大片肝细胞坏死(图 4-17-6),细胞核溶解消失,肝血窦明显扩张淤血、出血。银染色可见网状纤维支架塌陷。度过急性期的患者,其门管区周围有不等量的淋巴细胞、单核细胞浸润以及胆小管增生。部分患者可能逐渐转变为坏死后性肝硬化。

六、全小叶和多小叶坏死

一个小叶或相邻几个小叶的坏死称全小叶和多小叶坏死(panacinar hepatitis,multiacinar necrosis),属溶解性坏死。广泛性坏死使正常肝组织结构破坏,常见门管区集中及单个核细胞浸润,残留肝细胞呈花结状、岛状或腺体样,陷入塌陷的网状支架中,并逐渐向肝硬化过渡。常见于重度慢性活动性肝炎及活动性肝硬化。

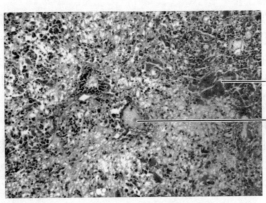

残存肝细胞

中央静脉

图 4-17-6　肝细胞大块坏死

第三节　凋　亡

凋亡（apoptosis）是指细胞程序性死亡。在正常生理过程中，是组织中细胞衰亡更新的表现。近年来的研究认为，凋亡既可见于生理性过程，也可在许多病理性过程中发生。凋亡的发生机制是由细胞的遗传素质决定的，各种细胞衰老或损伤性刺激可改变遗传信息的转录和 / 或翻译，形成死亡蛋白，后者能激活核酸内切酶，引起核染色质 DNA 的降解，进而发生不可复性的胞质改变。

在病毒性肝炎中常见的固缩坏死，现在认为是一种凋亡的改变。肝细胞发生凋亡时，形态表现为染色质沿皱缩的核膜下凝聚，细胞连接松解，微绒毛及细胞突起消失。细胞表面有一些泡状胞质膨隆，可脱落形成凋亡小体，后者可见于肝索、肝窦内，或被周围健康细胞所吞噬。继而内质网池扩大、断裂。线粒体结构虽仍完好，但基质呈絮状致密化。嗜酸性小体属于细胞凋亡。

第四节　炎 性 渗 出

病毒性肝炎是以变质为主的炎症，但同时也伴有炎性渗出和增生的改变。炎性渗出的改变主要表现为，肝坏死病灶区内可见多少不等的淋巴细胞、单核细胞、浆细胞、巨噬细胞浸润，并可见淋巴细胞损害肝细胞的图像。上述炎症细胞还可浸润于门管区及新形成的纤维间隔内，大量淋巴细胞浸润时可形成淋巴滤泡。

一、中性粒细胞浸润

（一）门管区中性粒细胞浸润

大胆管梗阻时门管区可见多量中性粒细胞浸润，同时伴有门管区扩大水肿，门管区周围小叶间胆管增生和扭曲，增生的胆管多数与小叶界板平行，形成所谓"边缘胆管增生"。任何原因引起的胆小管增生总是伴有中性粒细胞浸润,它不表示有感染的存在,而可能是一种化学性损伤;化脓性胆管炎时中性粒细胞浸润出现在胆管腔内或胆管壁上;肝内或肝外脓毒血症时中性粒细胞浸润在含有胆汁的胆管周围;淋巴-浆细胞和中性粒细胞混合浸润可以见于任何原因引起的急性肝炎,而中性粒细胞为主时可能为药物性肝炎;肝移植后的急性排斥反应时门管区可出现混合有中性粒细胞的炎症细胞浸润。

(二)肝实质内中性粒细胞浸润

任何原因引起的广泛性肝组织损伤可以出现肝实质内弥漫性中性粒细胞浸润。肝实质内局灶性中性粒细胞浸润常见,如非酒精性脂肪性肝炎、酒精性肝炎、巨细胞病毒感染、肝移植供肝的保存或再灌注损伤等。外科手术可引起包膜下肝实质内中性粒细胞浸润。

二、淋巴细胞浸润

正常肝脏门管区内可有少量淋巴细胞浸润,大量淋巴细胞浸润伴有明显生发中心形成的情况见于丙型病毒性肝炎、原发性胆汁性胆管炎,自身免疫性肝炎也可出现淋巴细胞浸润,但所形成的生发中心较小,其他慢性肝脏疾病,包括慢性乙型病毒性肝炎,门管区内可出现淋巴细胞的聚集。肝实质内淋巴细胞浸润没有特异性,任何原因引起的肝细胞坏死都可以出现坏死灶的淋巴细胞浸润。弥漫性肝实质或门管区淋巴细胞浸润可能是肝原发或继发性淋巴瘤的表现。

三、浆细胞浸润

门管区和肝实质内浆细胞的浸润最常见于自身免疫相关性肝病,也可见于急性或慢性病毒性肝炎,尤其在甲型病毒性肝炎时可以出现多量浆细胞浸润。自身免疫性肝炎和原发性胆汁性胆管炎时浆细胞是常见的炎症细胞之一。

四、嗜酸性粒细胞浸润

明显的嗜酸性粒细胞浸润见于药物或毒物性肝损伤、全身嗜酸性粒细胞疾病、寄生虫感染及嗜酸性粒细胞肠炎等。慢性病毒性肝炎、原发性胆汁性胆管炎、肝移植后急性排斥反应,也可出现门管区嗜酸性粒细胞浸润。

第五节 再生与增生

病毒性肝炎时,变性和坏死是主要的病理改变。在度过急性期后,特别是慢性肝炎,还常见有再生与增生的改变。再生与增生是一种修复反应,但有时使病情更趋复杂,如肝硬化。病毒性肝炎时再生与增生主要表现为如下几种。

一、肝细胞再生

肝细胞的再生能力很强,当肝组织受损害后,即可发生肝细胞的再生。再生的肝细胞体积较大,胞质嗜碱性增强,有许多具有碱性磷酸酶活性的嗜伊红小体存在。细胞核较大,可为双核或多核,核内 DNA 和 RNA 含量都增多,核仁明显。电镜显示内质网丰富,线粒体增多,细胞表面微绒毛增多,靠胆小管面的胞质内有较多的微体出现。在慢性肝炎活动期,再生肝细胞可围绕被破坏的界板再生,形成小叶周边新生肝细胞环,与正常的肝细胞有明显分界线。在重型肝炎时,再生肝细胞可见于门管区、坏死区及纤维化区等,排列不规则。

肝组织受损伤后,只要网状纤维支架保持完整,从肝小叶周边区再生的肝细胞可沿支架延伸,恢复正常结构。如肝细胞坏死较广泛,肝小叶网状支架塌陷,网状纤维转化为胶原纤维,再生的肝细胞无支架依附;或者由于肝细胞反复坏死及炎症刺激,纤维组织大量增生,形成肝小叶内间隔,此时再生肝细胞难以恢复原来的小叶结构,成为结构紊乱的肝细胞团,如肝硬化时所见的肝细胞再生结节。

二、卵圆细胞增生

卵圆细胞是一种具有多潜能分化的干细胞。细胞形态像胆管上皮细胞,卵圆形,胞质少而淡染,细胞核亦呈卵圆形,核染色淡,有时可见一个小核仁。卵圆细胞一般分布于门管区界板内侧,单个或多个排列成索状。有时可见呈双排排列,但无明显的腔隙,这是向胆小管分化。卵圆细胞也可见于碎屑状坏死区内。一般认为卵圆细胞的增生是肝组织受损伤后的一种抗损伤反应。

三、小胆管增生

在病毒性肝炎中,特别是重型肝炎和慢性肝炎活动期,小胆管的增生很明显。增生的小胆管多见于门管区、小叶间和坏死区,有时增生小胆管可伸向小叶间,形成小胆管桥。增生小胆管可来自卵圆细胞;或是胆管及小胆管的出芽生长;也可起源于具有双向(肝细胞和胆管细胞)分化的衬附 Hering 管的上皮细胞。

四、纤维组织增生

病毒性肝炎在慢性肝炎、慢性重型肝炎时有较多的胶原纤维增生。显微镜下可见肝细胞的坏死区内及小叶间纤维组织分布,门管区明显增宽,表明肝组织内纤维组织增生。纤维组织增生是肝间质增生性反应的结果,是肝组织受损伤后的不完全修复过程。

病毒性肝炎是以变质改变为主的一种炎症,炎症是机体对外界损伤作用产生的抗损伤反应。病毒性肝炎中各种类型的免疫反应,是机体对侵入的病毒作出的应答反应。各种类型的肝组织变性和坏死,是损伤性病变。而肝组织的抗损害反应则表现为凋亡形成、炎症细胞浸润、卵圆细胞增生、肝细胞再生、小胆管增生、纤维组织增生等。但如前所述,有时抗损害反应可产生不良的后果,如纤维组织增生引起肝硬化。

(陈丽红)

第十八章

病毒性肝炎病理形态学改变

第一节　急性病毒性肝炎

传统理论认为,急性病毒性肝炎的病理组织学特征是肝细胞发生点状或灶状坏死,这是经典的急性病毒性肝炎。近年来发现,在一些急性病毒性肝炎病例,也可见到稍大范围的坏死,在组织中有时可见桥接坏死、肝腺泡坏死或门管区旁坏死。因而按照肝组织病变范围的大小、病变的部位以及组织、细胞病变的特点,在病理形态学上可将急性病毒性肝炎分为经典的急性病毒性肝炎、伴有桥接坏死的急性病毒性肝炎、伴有全肝腺泡或多肝腺泡坏死的急性病毒性肝炎以及伴有门管区旁坏死的急性病毒性肝炎。这些构成了急性病毒性肝炎的主要病理组织形态学特征。近年来,随着检测各型肝炎病毒方法的成熟,发现不同肝炎病毒引起的急性病毒性肝炎,其组织学改变既有其共性,又有其个性。因而在分类上,提倡应用结合病毒病因的病理组织学分类。

一、急性病毒性肝炎临床特征

急性病毒性肝炎可以散发或流行,主要传播途径包括粪 - 口传播、血液传播、性接触、母婴途径传播。急性肝炎患者常无症状和体征,部分常表现为无特异性改变。病毒性肝炎的特异性改变早期包括乏力、厌食和恶心,随后出现尿色加深和黄疸,右上腹疼痛或不适,荨麻疹、瘙痒或低热。没有黄疸症状的患者易误诊为胃肠道病毒感染或其他非特异性病毒感染综合征。严重的急性肝炎可出现致命性的肝衰竭。急性肝炎以肝细胞损伤为主要特征,因此肝功能检查时患者的氨基转移酶显著增高,并且常先于胆红素出现。同时,肝脏合成凝血因子水平下降,常使凝血时间延长,iNOS 水平升高,这是急性肝损伤的另一个表现。转氨酶水平升高常持续数周,部分患者由于病毒被清除转氨酶可以在数周或数月后恢复正常。淤胆性肝炎是急性病毒性肝炎的一种临床亚型,以胆道系统功能异常为主要表现。此型主要表现为碱性磷酸酶和胆红素水平升高,淤胆有关的生物学指标异常常持续数周或数月。此型肝炎预后优于伴有显著肝细胞坏死的急性肝炎。同时淤胆性肝炎需要与胆道系统梗阻鉴别。

二、急性病毒性肝炎的病理组织形态学特征

（一）经典的急性病毒性肝炎

经典的急性病毒性肝炎的病理组织学改变是肝细胞损伤,并见淋巴细胞、巨噬细胞等炎症细胞浸润。肝细胞的损伤包括肝细胞变性和坏死。变性主要有三种形式,肝细胞气球样变、嗜酸性变及脂肪变性。显微镜下可见气球样变的肝细胞体积增大、肿胀、变圆,胞质见颗

粒状淡染,甚至空泡状,形似气球。嗜酸性变的肝细胞形状不规则,胞质强嗜酸性,染成深伊红色,可能是凋亡小体的前身,又称为嗜酸小体或 Councilman 小体,这些小体是从肝板上脱落下的体积缩小的肝细胞或其一部分。凋亡小体常为圆形,可含有或不含有固缩的核。虽然在急性病毒性肝炎时可见到大量典型的凋亡小体,但这些凋亡小体并不是急性病毒性肝炎的诊断特征。因为在其他的肝损伤,甚至在正常肝组织中也可见到凋亡小体。部分急性病毒性肝炎可见肝细胞脂肪变性。脂肪变性的肝细胞体积增大、肿胀、变圆,胞质内可见大小不等的脂肪空泡。刚发生脂肪变性时,肝细胞内的脂肪空泡较小,多位于细胞核的周围,以后逐渐变大,较密集地散布于整个胞质中,严重时可融合成一大空泡,将细胞核挤向细胞一侧的胞膜下,状似脂肪细胞。曾有学者认为,凡在组织学水平查见肝细胞中有脂肪空泡,都视为肝炎慢性化的表现。因为大量的急性肝炎活检中,很少见有脂肪空泡。但近年来丙型肝炎肝活检病理组织学检查日益增多,在其急性期也可以观察到肝细胞的脂肪变性,并视为与甲型及乙型肝炎的鉴别要点之一。结合肝细胞气球样变、嗜酸性变、凋亡小体形成、其他肝细胞增生变大、肝细胞失去正常排列结构,有助于对急性病毒性肝炎的诊断。

上述改变可见于整个肝腺泡,但在靠近中央静脉盲端的Ⅲ区损伤最严重。主要发生在Ⅰ区的损伤则较少见,但有时这是甲型病毒性肝炎的特征。Ⅲ区内肝细胞损伤的程度也不同,有的细胞损伤严重,表现为点状或灶状坏死。有些更严重的病例,坏死可更严重。肝血窦塌陷,导致在一些急性病毒性肝炎中所见的门管区扩大。

在急性病毒性肝炎肝中常见胆汁淤积,这是由于肝细胞胆汁分泌及输送功能障碍引起的,有时是由于门管区胆道中胆汁流动障碍引起。胆小管管腔内可见胆栓,但胆管腔不像胆道阻塞时扩张得那么明显。胆汁淤积性肝炎是指临床上持续较长时间胆汁淤积的肝炎,这些患者组织切片上见明显的胆汁淤积,且在其他损伤恢复后,仍见胆汁淤积。

除了肝细胞不同类型的损伤外,还可见肝腺泡炎症细胞浸润,主要是活化的 T 淋巴细胞,淋巴细胞增多可能是由于肝窦内皮细胞上黏附因子表达增多所致。早期也可见浆细胞浸润。Kupffer 细胞变大,特别是在肝腺泡的Ⅲ区,胞质中有棕色、富含脂汁的色素颗粒。

虽然肝实质的损伤是病毒性肝炎最重要的组织学特征,但大多也累及门管区。门管区可见炎症细胞浸润,与肝腺泡炎症细胞浸润一样,主要是淋巴细胞和浆细胞,也常见中性粒细胞、嗜酸性粒细胞和巨噬细胞。炎症细胞浸润常超出门管区的范围,累及邻近的肝实质,可能会与慢性肝炎的碎屑状坏死混淆。门管区旁肝细胞发生凋亡以及炎症细胞浸润区见肝细胞,提示为慢性改变,但通常不易区别,需要将肝腺泡的改变及临床资料加以综合分析。

胆管及胆小管的增生通常不是急性病毒性肝炎的主要特征,除非伴有脓毒血症或非常严重的肝细胞坏死。后者在门管区见胆管及胆小管的增生,似胆管阻塞的改变。但结合整个组织学特点,可作出正确的诊断。在急性病毒性肝炎,特别是丙型病毒性肝炎,常见小叶间胆管上皮损伤,损伤的胆管常在淋巴滤泡浸润的中央或周围。胆管上皮细胞呈灶性复层、形态学改变并呈空泡化。临床资料有助于与原发性胆汁性胆管炎鉴别诊断。肉芽肿的形成并非病毒性肝炎胆管损伤的特征。

(二) 伴有桥接坏死的急性病毒性肝炎

有些急性病毒性肝炎,肝细胞坏死广泛,以致坏死区桥状连接门管区和中央静脉,称为桥接坏死。这种坏死形式代表了整个肝腺泡Ⅲ区的融合坏死。这些坏死桥也称为中央静脉 - 门管区桥,不同于门管区 - 门管区桥,后者主要是由于门管区旁坏死和门管区增宽引起。因而桥接肝坏死在这里仅限于指中央静脉 - 门管区坏死,任何类型的肝炎病毒都可能引起这种坏死。桥接肝坏死表明发生严重的肝炎,这些患者比仅有点状坏死的急性病毒性肝炎更易于在发病后数周内死亡,或发展为慢性肝炎。但如果损伤处充分再生,桥接肝坏死可完全恢复。

坏死桥包括塌陷的结缔组织网,其间有巨噬细胞、其他炎症细胞及血管。坏死桥通常呈弧形,可能反映了肝腺泡Ⅲ区的形态。它们可被误认为慢性肝炎的纤维带,可通过弹力纤维染色加以区别,因为新形成的坏死桥为阴性反应,而形成较久的坏死桥,纤维带为阳性反应。较大量的弹力纤维组织需数月方可形成,但少量的弹力纤维可早在肝炎发病后1~2个月以敏感的维多利亚蓝染色检测出。

(三)伴有全肝腺泡或多肝腺泡坏死的急性病毒性肝炎

在少数患者,融合坏死可扩展至整个肝腺泡(全肝腺泡坏死)或几个相邻的肝腺泡(多肝腺泡坏死)。这一类型特别常见于临床暴发性、产生肝性脑病的肝炎,也可见于较不严重感染的患者,坏死可迅速发展到肝包膜。有时在慢性肝炎肝包膜下可见到类似的病变。在显微镜下,全肝腺泡坏死的肝实质被塌陷的间质、炎症细胞及巨噬细胞取代。在门管区内及其周围,可见增生的管样结构。组成这些结构的部分细胞有内分泌特征,可能代表了一群干细胞向肝细胞分化。这些细胞被认为在肝细胞再生不足时,可开始它的再生活动。极少数的全肝腺泡坏死病例,门管区的改变可似胆管阻塞的特征。

(四)伴有门管区旁坏死的急性病毒性肝炎

虽然大多数的急性病毒性肝炎坏死和炎症最严重的是在肝腺泡Ⅲ区,但一些患者也可主要表现为门管区和门管区旁损伤。门管区炎症细胞浸润和门管区旁肝细胞损伤也可与上述各种病变伴发。门管区旁肝细胞损伤与慢性肝炎的碎屑状坏死很相似,可误诊,但急性病毒性肝炎伴门管区旁肝细胞坏死有可能完全恢复。在急性甲型肝炎或戊型肝炎时,有时也可见到此种病变。除临床流行病学及甲型肝炎病毒或戊型肝炎病毒标志物的检测可作为诊断的重要参考条件外,组织学变化的某些形态也可作为鉴别诊断的依据。一般认为甲型肝炎或戊型肝炎时常见淋巴细胞及浆细胞挤入肝小叶的周边区,甚至出现肝细胞的脱落,出现类似于轻型慢性活动性肝炎的表现,但不会导致慢性肝炎。因此在做肝穿刺病理诊断肝炎时,强调需结合临床和血清学的检查。

三、不同病原病因引起的急性病毒性肝炎

甲、乙、丙、丁、戊、庚等型急性病毒型肝炎的病理变化大部分相似,急性病毒性肝炎的病原分型不能单纯依靠组织学形态确诊,但各型肝炎之间有些不同的特性。组织学形态可能会因为存在两种病毒感染或因酒精等引起另外的肝损伤而混淆。

(一)急性甲型病毒性肝炎

在不严重的甲型肝炎病毒感染引起的急性甲型病毒性肝炎,很少进行肝穿刺检查。做肝穿刺检查可能是为了明确是否同时存在其他肝脏疾病,或用于判断急性肝衰竭患者肝细胞坏死的程度。急性甲型病毒性肝炎的组织学改变主要表现为散在的肝小叶炎症,肝细胞肿胀,呈气球样变或嗜酸性变,部分肝细胞形成嗜酸性小体,肝细胞肿胀使肝窦狭窄;可见肝细胞点状坏死,典型的点状坏死和伴发的再生使肝板排列紊乱;Kupffer细胞增生,细胞体积增大;伴有门管区及门管区旁单个核细胞的浸润。虽然甲型肝炎病毒感染常有门管区旁(肝腺泡Ⅰ区)炎症和坏死,但肝小叶内的病变在中央静脉旁(肝腺泡Ⅲ区)更明显。

急性甲型病毒性肝炎有两种组织学特征,可分别或共同存在。第一种病变特点如上所

述,门管区旁坏死及大量炎症细胞浸润门管区,浸润的细胞主要是淋巴细胞和巨噬细胞,也包括中性粒细胞、嗜酸性粒细胞及浆细胞,门管区由于炎症浸润和伴发的水肿而扩大,易被误诊为慢性肝炎。另一种病变特点为中央静脉旁胆汁淤积,胆汁淤积性肝炎可见胆小管内胆栓形成,而肝细胞变性轻微,多呈小的点状、灶状坏死,易被误诊为阻塞性肝病。以上两种病变是有关联的,胆汁淤积可由于门管区旁坏死导致胆流阻断而引起。也可见其他的肝脏炎症改变,部分患者表现为经典的病毒性肝炎即肝细胞气球样变、溶解性坏死等。可发生融合性坏死,指较大范围的坏死,坏死在肝腺泡内扩展,常发生门管区和中央静脉之间的桥接坏死。更广泛的坏死为亚大块或大块坏死,肝小叶网状支架塌陷,这些坏死常有急性肝衰竭的临床症状,但伴有多肝腺泡坏死的急性重型肝炎很少见。

电镜下可见肿胀的肝细胞电子密度高于正常肝细胞,细胞内滑面内质网增多,大部分肝细胞内胆汁淤积,可见 50~300nm 深浅不等的小圆颗粒,分布在近胆小管周的胞质中。常在丁型病毒性肝炎中所见的广泛肝细胞微囊状改变,也可见于严重的急性甲型病毒性肝炎。

免疫组化染色显示肝细胞内有病毒抗原;病毒 RNA 可用原位杂交法在组织切片中检测出。对甲型病毒肝炎的病理诊断主要通过免疫组化检测出甲型肝炎病毒抗原、免疫电镜下观察到 HAV 颗粒、或原位杂交检测出甲型肝炎病毒 RNA,再结合甲型肝炎的相对组织学特征作出判断。

(二) 急性乙型病毒性肝炎

急性乙型病毒性肝炎也很少做肝穿刺活检,其组织学改变与其他类型的病毒性肝炎大致相同,主要包括肝小叶排列紊乱、肝细胞嗜酸性变、局灶性肝小叶坏死、胆汁淤积、门管区炎症,严重的病例有桥接坏死。各文献中所报道的差别可能主要反映了选择患者的不同,而不是乙型病毒性肝炎的特征。然而,急性乙型病毒性肝炎常见淋巴细胞和巨噬细胞与肝细胞紧密接触,或甚至将肝细胞包入,这可能反映了细胞损伤的免疫特性。肝细胞的细胞核可有中度的多形性。在急性炎症的早期,仅检出很少量的乙型肝炎核心抗原和表面抗原(HBcAg 和 HBsAg),如有较多的阳性染色表明为慢性炎症。在移植后发生的 HBV 感染则例外,两种抗原都大量存在。急性肝炎中未见毛玻璃样肝细胞。在一些母婴传播的肝炎,包括乙型和丙型,在门管区可见双折光性针状物。按照病情的严重程度及肝细胞坏死的程度,可将急性乙型病毒性肝炎分为普通型乙型病毒性肝炎和重型乙型病毒性肝炎。

1. 急性普通型乙型病毒性肝炎　发生急性普通型乙型病毒性肝炎时,可见弥漫性肝细胞肿胀、胞质疏松、透亮,细胞体积增大,变圆,呈气球样变。电镜下可见粗面内质网囊状扩张,部分核蛋白体脱落,滑面内质网及线粒体也扩张。细胞质水分明显增加,细胞器漂浮于胞质中。肝细胞也可表现为嗜酸性变,胞质浓缩呈嗜酸性颗粒,可进一步形成伊红均匀深染的嗜酸性小体。电镜下可见肝细胞质脱水,胞质基质致密度增加,细胞缩小,核皱缩。进而细胞体积更小,细胞器不能辨认,胞核消失,形成嗜酸性小体。肝小叶内可见点状或灶性坏死,肝细胞核浓缩或溶解消失,坏死处网状纤维断裂或塌陷并见淋巴细胞浸润,这些改变以肝小叶中心、中央静脉周围(即肝腺泡Ⅲ区)多见。肝窦充血、水肿,门管区及肝窦内有淋巴细胞和单核细胞浸润。Kupffer 细胞肥大、增生,吞噬功能增强。

肝细胞胞质内可见胆色素淤积,胆小管内可有胆栓形成。淤胆的程度和血清胆红素与胆汁酸浓度有关。淤胆是由于肝细胞受损,不能进行正常的胆色素代谢和排泄,以及胆小管上皮细胞肿胀或受肿胀肝细胞压迫而致阻塞。临床黄疸性肝炎淤胆明显;临床无黄疸性肝炎一般无胆色素沉积;而急性淤胆型肝炎,淤胆为主要病变,胆色素严重沉积。

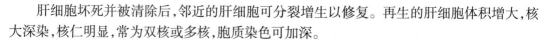

肝细胞坏死并被清除后,邻近的肝细胞可分裂增生以修复。再生的肝细胞体积增大,核大深染,核仁明显,常为双核或多核,胞质染色可加深。

在急性乙型肝炎发作早期,即使患者血清 HBsAg 阳性,肝细胞内一般很难找到 HBV,肝组织中只有少数散在的 HBsAg 和 HBcAg 阳性的肝细胞。

2. 重型乙型病毒性肝炎　病毒性肝炎中,有 1%~3% 的患者可发展为重型肝炎。重型肝炎可由多种病毒引起,但一般认为乙肝病毒是重型肝炎的主要病原。我国的资料表明81.1% 的重型肝炎由乙肝病毒引起。按重型肝炎的病程及病理形态的不同,重型肝炎又可分为急性重型乙型病毒性肝炎和亚急性重型乙型病毒性肝炎。

(1)急性重型乙型病毒性肝炎:肉眼观,肝脏显著缩小,尤以左叶为甚,重量显著减轻至600~800g,肝脏质地非常柔软,包膜皱缩,边缘锐薄。肝脏切面呈斑驳状,黄褐色与红色相间,或以黄褐色为主。肝脏的肉眼改变常称急性红色肝萎缩或急性黄色肝萎缩。

组织学检查,病变主要见于中央区,随着病变的加重,病变可扩展到周边区,此时肝细胞弥漫性大块性或亚大块性坏死,仅在小叶周边残存少量的肝细胞,其间散布着较多的炎症细胞,包括巨噬细胞、淋巴细胞、单核细胞、少数中性粒细胞和嗜酸性粒细胞。嗜银纤维染色证明肝小叶网状支架尚存,此为急性黄色肝萎缩的特征。病变发展,变性坏死的肝细胞被吸收,肝窦扩张充血、出血,Kupffer 细胞增生并吞噬被破坏物质、胆色素和脂褐素等,无肝细胞再生,呈急性红色肝萎缩图像。超过 50% 的病例肝组织内可见淤胆现象,网状支架不塌陷,或少量不完全塌陷,无 I 型胶原形成,可见少量 III 型胶原形成。连续切片免疫组化染色显示多数坏死区周围可出现胆管样或腺泡样肝细胞团,沿着无塌陷网架有序再生。病变极重者,几乎全部的肝细胞溶解而仅残存门管区胆管,患者很快进入深昏迷状态。由此可知肝实质的坏死量与患者的存活率有着密切的关系。坏死 >2/3 者,多不能存活;反之,肝细胞保留50% 以上,肝细胞虽有变性和功能障碍,度过急性阶段,肝细胞再生迅速,可望恢复。如发生弥漫性小泡性脂肪变性,预后往往较差。

(2)亚急性重型乙型病毒性肝炎:多数由急性重型肝炎发展而来,有些由急性普通型肝炎恶化所致。亚急性重型肝炎的组织学特征为肝细胞呈亚大块坏死、桥接坏死、多小叶坏死,且肝细胞再生十分明显。肝组织内出现大小不等、新旧不一的坏死灶,肝小叶结构完全被破坏。坏死灶内网状支架塌陷,门管区集中。肝细胞再生十分明显,因网状支架塌陷使再生肝细胞失去原有的依托,而呈不规则结节状,形似假小叶但非真性假小叶,其周围为塌陷网状支架而不是胶原纤维包绕。再生结节内肝细胞呈不同程度变性及胆汁淤积。有时在再生结节内出现新的坏死灶和新的肝细胞再生,形成了亚急性重型肝炎特有的新老病变交替的组织像。门管区旁及再生结节的附近见卵圆细胞、小肝细胞和小胆管增生。坏死灶及门管区可见淋巴细胞、大单核细胞、浆细胞、中性粒细胞及巨噬细胞浸润。Kupffer 细胞增生、肥大,吞噬胆色素。由于较大范围肝细胞坏死,肝脏体积缩小,重量减轻。由于肝细胞再生明显,肝切面见岛状再生结节凸出,周围为柔软的土黄色松脆的坏死区。肝脏因胆汁淤积呈黄绿色。部分再生的肝细胞呈毛玻璃样,地衣红染色呈阳性反应。电镜观察可见该细胞的滑面内质网内有排列成线状的 HBsAg。

(三)急性丙型病毒性肝炎

通常,丙型病毒性肝炎的组织学特征与其他急性病毒性肝炎相同,其基本病变为肝细胞呈弥漫性变性、坏死、炎性渗出和肝细胞再生。但在急性丙型病毒性肝炎及由于丙型肝炎病毒引起的母婴传播的非甲非乙型肝炎,有两个可区别的特征。第一,有明显的肝窦炎症细胞浸润而没有严重的肝细胞损伤，看起来像传染性单核细胞增生症。第二，在慢性肝炎中所见的特征，如明显的淋巴滤泡形成和胆管损伤，也可见于急性丙型病毒性肝炎发病的几星期或几个月内。脂肪变性相当常见。也可有胆汁淤积，并出现类似原发性胆汁性胆管炎早期病变时的异常胆管上皮，这一特征被认为是丙肝慢性化的重要组织学指标。丙型肝炎病毒引起多肝腺泡坏死的急性重型肝炎非常少见。

在坏死区和门管区浸润的炎症细胞以 CD3$^+$CD8$^+$ 细胞为主，提示细胞毒性 T 细胞对肝细胞的免疫攻击；在恢复期 CD3$^+$CD8$^+$ 细胞明显减少。用免疫组织化学方法可检测组织切片中的 HCV 抗原，阳性物质呈均质颗粒状分布于肝细胞核内（核型）或胞质中（质型）。在胞质中呈弥漫分布者为均质型，聚集成块者为包涵体型。HCVAg 阳性肝细胞呈单个散在型或片状分布，多位于肝小叶周边部，肝小叶中央较少。应用原位分子杂交技术可见肝细胞癌癌旁肝组织中阳性肝细胞内的 HCV RNA 阳性颗粒呈质型和核型，在质内可呈包涵体型。

（四）急性丁型病毒性肝炎

丁型肝炎病毒是一种缺陷型 RNA 病毒，它可与乙型肝炎病毒合并感染引起丁型病毒性肝炎。乙型肝炎如合并或继发丁型肝炎病毒重复感染，可改变乙型肝炎的病程，使病程转慢性并加重。急性丁型病毒性肝炎组织学改变与乙型肝炎所见基本相同，但小叶内坏死及炎症较乙型肝炎显著。常见肝细胞嗜酸性变和微泡状脂肪变性，肝细胞嗜酸性变可伴有单个核细胞浸润。

有 HBV 感染标志的严重急性肝炎的患者，实际上可能是由于慢性 HBV 携带状态重复 HDV 感染。在美国印第安纳州的一次急性丁型病毒性肝炎流行中，显著的特征包括轻度的脂肪变性、淋巴细胞及大量的巨噬细胞浸润肝实质以及门管区。在流行的后期，有广泛的坏死和衰竭。有报道发现肝细胞发生微泡状脂肪变性和嗜酸性坏死。在非免疫抑制患者有 HDV 感染时，肝穿刺标本显示肝实质坏死和炎症。另一方面，在肝移植患者中有时发现有 HDV 感染而无 HBV 的感染，也无肝炎的改变。

丁型肝炎病毒抗原在石蜡切片中用免疫组化方法易于检出，主要见于肝细胞核，在核内可呈斑点状、带状或弥漫性分布，可有细小的颗粒状中心，称为沙粒核。有时也可见胞质和细胞膜染色。病毒 RNA 可在常规切片中用原位杂交检测。

在 HBcAg 和 HDAg 均阳性的肝组织标本中发现，HBcAg 和 HDAg 多分别位于不同的肝细胞中，即使肝细胞内同时有 HDAg 和 HBcAg，也分别位于肝细胞的不同部位。

（五）急性戊型病毒性肝炎

这一型肝炎是由于消化道感染戊型肝炎 RNA 病毒引起，此病在亚洲引起流行，也见于非洲和北美洲。此型感染一般不转向慢性。组织学形态特点类似甲型病毒性肝炎，肝组织活检可见戊型肝炎急性期除具有急性病毒性肝炎的基本病变外，肝细胞水变性中往往夹杂有肝细胞羽毛状变性，易见较明显的胆小管内胆栓和肝细胞内淤胆，易见双核、多核肝细胞，小叶内坏死炎症常较轻微，多以小范围的点状或灶状坏死为主，易见肝细胞凋亡小体。肝窦旁细胞增生活跃，结合免疫组化检测，显示增生的窦细胞主要为 Kupffer 细胞，该细胞于炎症病变明显处增生尤为突出。门管区扩大，易见淋巴细胞、浆细胞浸润。免疫组化检测发现浸润的多为 CD8$^+$ 细胞，部分含 HEV 的肝细胞无变性改变，故认为 HEV 不直接损害肝细胞。电镜观察见肝细胞肿胀，内质网扩张，线粒体形态异常，糖原减少，HEV 颗粒散在分布于胞质基质中。淋巴细胞常与这种肝细胞密切接触，表明本病肝细胞损害可能是由于细胞免疫反应引起。有报道在戊型病毒性肝炎死亡病例的肝中见轻微的门管区炎症、较多的胆汁淤积及严重的静脉炎。在增生的胆小管中电镜下可见病毒颗粒。

（六）急性庚型病毒性肝炎

庚型肝炎病毒是近年发现的肝炎 RNA 病毒,它与同年由另一研究组发现的 GB 病毒 -C 是同一病毒的两个分离株。至于庚型肝炎病毒是否是引起肝炎损伤的真正肝炎病毒尚不明确,仍存在争议。因为庚型肝炎病毒大多数是在其他肝炎病毒引起的肝炎中检测出,或在无肝炎的供血者血中发现;仅有庚型肝炎病毒感染的通常无肝病。有研究发现,在急性甲型病毒性肝炎的肝中发现有庚型肝炎病毒,感染率约为 25%。有合并庚型肝炎病毒感染的肝炎,门管区有较多的炎症细胞浸润。另有一些报道显示,在不明原因的急性重型肝炎中,应用 RT-PCR 检测庚型肝炎病毒 RNA 的 NS3 区,发现有庚型肝炎病毒感染。在急性重型肝炎肝衰竭的患者中,检测出在 NS3 区序列六个核苷酸突变的庚型肝炎病毒突变株,而在对照组及非急性重型肝炎肝衰竭中很少检及此突变株。上述研究提示,庚型肝炎病毒可能与急性及急性重型肝炎有关。但也有报道认为庚型肝炎病毒感染与肝中纤维化、门管区淋巴细胞浸润及临床进程无显著关系。

（七）其他类型的急性肝炎

除了肝炎病毒引起的急性肝炎外,还有其他一些病毒也可引起肝炎。如巨细胞病毒、黄热病病毒、单纯疱疹病毒、风疹病毒、EB 病毒等都可能引起急性病毒性肝炎,这些肝炎常表现为肝细胞坏死、变性及炎症细胞浸润,临床上出现黄疸,有的甚至出现肝衰竭。

有报道显示,在成年人巨细胞肝炎的肝细胞胞质内有副黏液病毒样结构。其他的一些患者,其病因可能是以上所列肝炎病毒之一种,或是一种自身免疫型的肝脏疾病。

1. 急性 EB 病毒性肝炎　EB 病毒为非亲肝病毒、自限性疾病。病理变化为肝小叶炎轻微,肝细胞淤胆不常见,肝窦内单个核细胞呈串珠样排列,汇管区浸润的炎症细胞包括 B 淋巴细胞、T 淋巴细胞和 NK 细胞,可见异型的淋巴母细胞、静脉内皮炎、可伴肝细胞脂肪变、肉芽肿和胆管系统损伤(图 4-18-1,见文末彩图)。EB 病毒编码的小 RNA(EBER)原位杂交证实病毒(图 4-18-2,见文末彩图)。

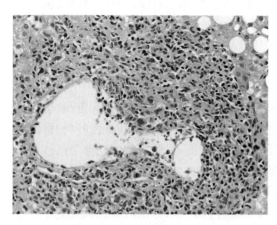

图 4-18-1　EB 病毒性肝炎

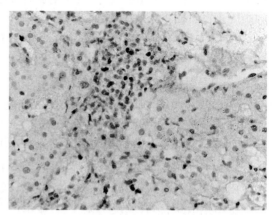

图 4-18-2　肝组织 EB 病毒原位杂交染色

2. 急性腺病毒肝炎　腺病毒肝炎常见于免疫缺陷的儿童或成人,如 HIV 患者,造血系统恶性肿瘤或移植后患者。病理改变主要表现为广泛的肝细胞坏死和轻微的炎症反应,肝细胞内易查见病毒包涵体(图 4-18-3,见文末彩图)。病毒包涵体位于肝细胞核内,圆形、嗜碱性、淡染。此型病毒常引起严重的肝炎，并导致肝衰竭，预后差。腺病毒免疫组化染色（图4-18-4，见文末彩图）和外周血病毒DNA定量可证实病毒感染。

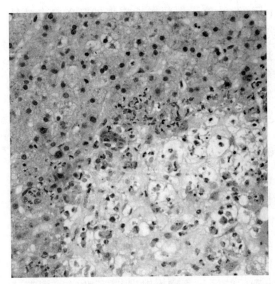

图4-18-3　腺病毒肝炎

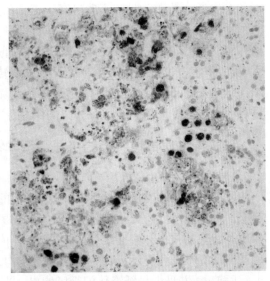

图4-18-4　肝组织腺病毒免疫组化染色

第二节　慢性病毒性肝炎

近30年来，一直使用传统的慢性肝炎病理形态分类法，将慢性病毒性肝炎分为慢性持续性肝炎、慢性活动性肝炎、慢性小叶性肝炎等类型，这一分类法的主要依据是各型慢性肝炎预后的不同。虽然一些慢性持续性肝炎的患者可发展成慢性活动性肝炎，但大多数慢性持续性肝炎患者的预后要比慢性活动性肝炎的好。但目前已认识到，病毒性肝炎的预后和病程明显地受到引起损伤的病毒或其他病因的影响，受病毒复制程度的影响，还受机体对治疗反应的影响。而且，坏死的类型在评估疾病的进程中很重要，但没有在旧的分类中体现出。因为慢性肝炎的病因可能是临床实践中需考虑的最重要因素，所以现在越来越倾向于应用病原作为主要的分类法，再结合组织学的特征。现在比较少用传统病理学分类法的另一个原因是，病理医师在实践中发现在慢性持续性肝炎和轻微的慢性活动性肝炎之间难于作出确诊。此外，近年来越来越清楚地认识到慢性持续性肝炎、慢性活动性肝炎和慢性小叶性肝炎并不是独立的损伤，而是代表了连续病程的不同阶段。有关肝炎病毒的理论及血清学检查发展迅速，将越来越多地应用原位杂交来检测病毒DNA和RNA，因而结合病毒病因进行分类是具有实用意义的。

一、慢性病毒性肝炎临床特征

慢性病毒性肝炎的主要特征是持续的肝源性病毒感染超过6个月，常表现为慢性炎症、肝细胞损伤和进行性的纤维化。常见的病毒包括乙型、丙型和丁型肝炎病毒。慢性病毒性肝炎的临床症状常非特异,主要表现为乏力。患者可表现为右上腹轻度不适、关节疼痛、厌食。随着病变进展,可表现为肌肉萎缩、黄疸、水肿和精神萎靡。与慢性病毒性肝炎有关的特征性生化指标是转氨酶,转氨酶水平常介于正常值与正常值上限(ULN)的 10 倍之间,偶尔在患者病情活动时转氨酶可高于正常值上限的 20 倍。多数慢性病毒性肝炎患者的转氨酶水平常处于正常值范围。慢性病毒性肝炎进展的证据包括血浆白蛋白、国际标准化比值(INR)和胆红素水平升高。肝硬化可以通过出现门静脉高压的症状进行推测,如出现脾大,实验室检查发现血小板减少。天冬氨酸转氨酶(谷草转氨酶,aspartate aminotransferase,AST)与血小板的比值与肝硬化的出现有关。一旦患者被确诊为慢性病毒性肝炎,疾病的严重程度评估非常重要,肝穿刺活检是确保进行慢性肝炎分级、分期和启动抗病毒治疗的关键。

二、慢性病毒性肝炎的主要组织学特征

(一)门管区的改变

除了慢性小叶性肝炎外,多数慢性肝炎的患者都可表现为大部分的门管区有炎症细胞浸润。中度慢性肝炎,炎症细胞浸润完全局限在门管区,肝细胞界板保留完整。可伴有或不伴有肝细胞的损伤和炎症细胞浸润,相当于传统分类中的慢性持续性肝炎。用胶原纤维染色或网状纤维染色显示有完整的肝腺泡结构,门管区和中央静脉形态规则。门管区常由于炎症而扩大,并见少量纤维从门管区伸出。当出现门管区显著增大时,常提示先前有门管区旁的坏死(慢性活动性肝炎),随后肝界板重建。相反,局限于门管区的炎症,由于肝细胞坏死可向肝腺泡内发展。

浸润的炎症细胞主要是淋巴细胞,特别是在慢性丙型肝炎,淋巴细胞可聚集或形成淋巴滤泡,可有或无明显的生发中心。在门管区旁受浸润时,也可见到浆细胞。肝炎病原的不同,可有不同类型、不同数量的炎症细胞。小叶间胆管可出现灶性异常,如部分胆管上皮肿胀、上皮细胞空泡化和淋巴细胞浸润。

(二)肝细胞改变

在慢性肝炎时,肝实质细胞也会发生改变,可发生坏死等损伤,主要表现为两个区域的改变。

1. 门管区旁损伤　在一些较严重的慢性肝炎,炎症细胞浸润可超出门管区,并有肝细胞坏死。这种坏死 - 炎症过程称碎屑状坏死,指慢性活动性肝炎的损伤。这种损伤的另一名称为交界性肝炎,因为它特征性地位于门管区和肝实质之间的交界区。这种肝炎的严重程度不同,最轻度的仅表现为受累的门管区扩大、肝界板稍不规则及存活的肝细胞被围绕在浸润的炎症细胞中。较严重的病例,在低倍镜下清晰可见炎症细胞浸润扩展入肝腺泡,并有明显的纤维化。

2. 肝腺泡内改变　在肝腺泡的深部,上述改变也可伴有肝细胞灶性(点状)或融合坏死,还可见桥接坏死。在门管区炎症浸润但无门管区旁坏死的活检标本中,肝腺泡内坏死通常很轻;而桥接坏死常伴有碎屑状坏死。碎屑状坏死和桥接坏死在肝硬化发病中的相对重要性仍存在争议,两者可能都会影响预后。如同时出现碎屑状、灶状及有时伴有桥接坏死,为慢性肝炎临床病变进展的特征。如有脂肪变性,通常也很轻。少见胆汁淤积,如有胆汁淤积,需考虑其他诊断的可能性。

严重的肝腺泡内坏死,通常表现为桥接或全小叶坏死。在炎症坏死组织中常见有存活的肝细胞形成小腺样结构,这些称为肝细胞玫瑰花环的结构外包绕着结缔组织,玫瑰花环结

构可能是由于再生形成的,一些细胞胞质内可见深伊红色颗粒,这些细胞的意义尚不明确。用乙型肝炎表面抗原染色可将这些细胞与乙型肝炎的毛玻璃样细胞区别。

极少一部分严重慢性肝炎的患者,一些肝细胞融合形成多核巨细胞。巨细胞性肝炎似乎并不是由于单一病因引起,已有报道副黏液病毒也可引起此型肝炎。

偶有报道发现肝腺泡坏死及炎症细胞浸润,但无门管区或门管区旁的改变。这种组织特征与慢性小叶性肝炎相似,如果病变轻微,称为非特异性或轻微肝炎。

三、慢性病毒性肝炎传统病理学分类

(一) 慢性持续性肝炎

慢性持续性肝炎(chronic persistent hepatitis,CPH)临床症状及肝功能损害均较轻,预后较好。乙型肝炎病毒是最重要的病因,丙型肝炎病毒次之,甲型肝炎病毒一般不引起慢性肝炎。

慢性持续性肝炎的病理变化主要表现为门管区炎症,门管区有淋巴细胞、单核细胞和巨噬细胞浸润,门管区可扩大,但边界清楚。肝细胞变性坏死均不明显,肝细胞气球样变和嗜酸性小体少见,偶见少数灶性坏死,但一般无碎屑状坏死。肝小叶结构无明显紊乱。Kupffer细胞轻度肥大。肝小叶内有时有灶性或呈带状的炎症细胞浸润。偶见结缔组织增生或纤维隔形成,自门管区向肝小叶内伸展。肝脏轻度肿大,色暗红或苍白,表面光滑而略粗糙,但无结节,可见扩张的血管。肝包膜常有渗出的白色纤维素沉着,形成条纹样结构。

乙型肝炎病毒引起者,可见有毛玻璃样肝细胞,地衣红染色阳性,免疫组化染色 HBsAg 阳性。免疫电镜检查,见肝细胞胞质内或细胞膜含有 HBsAg 颗粒。

(二) 慢性活动性肝炎

慢性活动性肝炎(chronic active hepatitis,CAH)是指肝脏的炎症持续 6 个月以上,并有可能发展成肝硬化等严重的肝病。慢性活动性肝炎可由肝炎病毒引起,如 HBV、HBV 合并HDV、HCV 等。也可由其他非病毒病因引起,如自身免疫、某些药物、酒精中毒等。

慢性活动性肝炎的病理特征主要表现为肝细胞碎屑状坏死及炎症细胞浸润。肝细胞气球样变和嗜酸性小体较多见,肝小叶结构紊乱,小叶内灶状坏死、碎屑状坏死较多,甚至可出现桥接坏死。炎症细胞浸润门管区、小叶内和小叶间隔,包括淋巴细胞、单核细胞、浆细胞和巨噬细胞等。肝界板由于炎症受到破坏,门管区扩大,边缘不整,呈锯齿状。门管区及小叶间有纤维组织和小胆管增生,并有小肝细胞和再生的肝细胞。早期肝略肿大,色暗红或褐色,表面有轻度凹凸不平的粗糙感。后期肝表面有结节形成。

慢性活动性肝炎免疫组化染色,大多数呈 HBsAg 阳性。部分病例 HCV 或 HDV Ag 呈阳性。

(三) 慢性小叶性肝炎

慢性小叶性肝炎(chronic lobular hepatitis,CLH)是指病程超过 6 个月而肝小叶内仍有坏死和炎症者。1977 年国际会议提出设立此型,但我国 1990 年肝炎病理诊断标准中,将其归入慢性迁延性肝炎的一个亚型。慢性小叶性肝炎的病因主要为 HBV,其次为 HCV,另有少数病例与药物或化学毒物有关。

慢性小叶性肝炎病理组织学的主要特征是肝小叶内有不同程度的肝细胞变性、坏死和炎症反应,而门管区的炎症反应不明显。肝细胞呈气球样变和嗜酸性变,肝窦明显狭窄。肝细胞灶性坏死,有淋巴细胞和单核细胞浸润,Kupffer 细胞增生,轻度胆汁淤积。

慢性小叶性肝炎 HBsAg 免疫组化染色的阳性率，报道各不相同，从 67.5%~100%，主要表现为胞质内包涵体型。

（四）慢性重型肝炎

慢性重型肝炎（chronic fulminant hepatitis，CFH），是在高度活动性的肝硬化或重度慢性活动性肝炎等慢性肝病的基础上发生的，临床表现与亚急性重型肝炎相似，但有慢性活动性肝炎或肝硬化的病史、体征及严重的肝功能损害。慢性重型肝炎的病理改变较复杂，既有肝硬化假小叶形成的特征，又有亚急性重型肝炎坏死严重的特征。肝组织中可见亚大块坏死、桥接坏死及碎状坏死。并见胆管增生、胆栓形成及炎症细胞浸润。慢性重型肝炎与亚急性重型肝炎的主要区别在于：慢性重型肝炎有真正的假小叶形成；而亚急性重型肝炎虽有肝细胞再生结节，但不是真正的假小叶。

1994 年 6 月在墨西哥召开的世界肝病学会学术会议上，推荐以病原作为划分慢性肝炎分类的首要标准，而废弃慢性持续性肝炎、慢性活动性肝炎、慢性小叶性肝炎及慢性重型肝炎等诊断名词。

四、不同病原病因引起的慢性肝炎

（一）慢性乙型病毒性肝炎

慢性乙型病毒性肝炎在我国较常见，而且一部分患者可发展成肝硬化，甚至可发生肝细胞癌。慢性乙型病毒性肝炎的组织学形态，在不同的患者或同一患者疾病的不同阶段有很大的差异。肝活检在判断肝炎的严重程度、判断预后及观察慢性乙型肝炎患者的疗效方面很有价值。慢性乙型病毒性肝炎最常见的特征是门管区炎症和门管区旁坏死。可见门管区旁较严重的坏死，引起界板的破坏。随着肝炎的发展，可发生纤维化，甚至肝硬化。慢性病变常始于病毒复制的高峰期，特征为肝细胞中有大量的 HBV DNA，血清中有 HBeAg。在此阶段，组织损伤可较严重，活检中可见门管区旁和肝腺泡内肝细胞坏死。典型的毛玻璃样细胞单独散在分布于整个肝腺泡中，免疫组化可证实在毛玻璃样细胞中有大量 HBsAg 的

存在，HBsAg 大多见于肝细胞的胞质内（图 4-18-5），HBsAg 免疫组化染色颗粒可散布在胞质中（全质型）、胞膜下（膜型）或浓集在一起（包涵体型）。HBcAg 可见于肝细胞核中，当病毒复制活性高时，也可见于胞质中。肝细胞核中含有大量的核心物质，使核呈淡嗜酸性，又称为沙粒核。相似的形态也可见于有大量的 HDV 时。有报道肝细胞核和细胞质含有大量的 HBcAg 时，用亲苯胺蓝可染成红紫色。除了 HBsAg 和 HBcAg 外，HBeAg 也可用免疫组化的方法检测出。

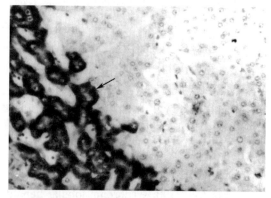

图 4-18-5　肝组织 HBsAg 免疫组化染色

大量病毒复制阶段，血清中有大量 HBeAg。随后进入低复制阶段，血清中无 HBeAg 而出现抗 -HBe 抗体。在低 HBV 复制期，组织学改变较轻微，炎症反应较轻，局限于门管区。此时常见大量的毛玻璃样细胞，通常无 HBcAg。最后 HBsAg 可从血清中消失，感染的征象仅是存在抗体。在 HBsAg 消失后一段时间，可能仍见轻度的炎症。但此时病理医师应注意有无其他病毒重复感染的组织学特征。作为先前坏死及继发改变的结果，肝组织可有严重

的纤维化甚至肝硬化。

在感染了突变株病毒的患者,e 抗原的表达缺陷,即使没有 HBeAg 的存在而有抗 -HBe 的存在,组织学的改变仍很明显。在免疫抑制的患者,虽然没有显著的组织学改变,但可发现大量的 HBcAg。病毒高复制和低复制阶段在临床上可由周期性的病情加重及缓解来区分。在所有的活动性 HBV 感染的标志消失后,患者的肝细胞核内仍含有整合型的 HBV DNA。

除了存在有毛玻璃样肝细胞和 HBV 抗原,慢性 HBV 感染的特征通常是肝细胞核的大小和外观改变,肝细胞和淋巴细胞更紧密接触。这些淋巴细胞常是 CD8$^+$ 型,而门管区浸润的为大量的 CD4$^+$ 型淋巴细胞、B 淋巴细胞和巨噬细胞。在坏死区存在的 CD8$^+$ 淋巴细胞,与肝细胞表达的细胞间黏附分子 1(ICAM-1)有关,与病毒的复制无关。

慢性乙型肝炎的组织学分类传统上分为慢性持续性肝炎、慢性活动性肝炎、慢性小叶性肝炎和肝硬化。组织学分为慢性持续性肝炎和慢性活动性肝炎,先前是用来区别预后的不同,但最近的研究发现患者可从慢性持续性肝炎发展成慢性活动性肝炎,提示这两种肝损伤可见于同一慢性乙肝患者的不同阶段。

近年来,已有几个量化系统用来更客观地表达肝损伤,并可进行统计比较坏死、炎症和纤维化。最著名的系统是 Knodell 组织活性指数,引入了四个指数:门管区旁和桥接坏死,肝小叶内变性和灶性坏死,门管区炎症,以及纤维化。近年有国际统一方案提出慢性肝炎患者的病理组织报告应包括慢性肝炎的病因、坏死炎症的程度以及纤维化的程度。

(二) 慢性丙型病毒性肝炎

在输血后发生的丙型病毒性肝炎,常表现为慢性病程,很多患者可发展成肝硬化,而且常在许多年后或甚至数十年后,最后伴发肝细胞癌。此型慢性肝炎发病时常较轻,仅表现为轻度或无门管区旁病变,组织学变化介于慢性持续性肝炎和慢性活动性肝炎之间。在进展期,则有轻度门管区旁和肝腺泡内碎屑状坏死并伴有炎症,桥接坏死较少见。在疾病的晚期可见门管区内纤维化、门管区之间纤维化或门管区 - 中央静脉间纤维化,偶尔可见肉芽肿形成。肝脏大小正常或稍增大,边缘钝,质较硬,包膜增厚,呈暗红色。肝活检可决定炎症的程度(分级)和纤维化的程度(分期),以及是否存在肝硬化。

慢性丙型病毒性肝炎的组织学改变具有其特征性,主要表现为:门管区淋巴滤泡形成、小叶间胆管损伤和肝腺泡损伤。门管区有大量淋巴细胞浸润,常聚集成堆或形成淋巴滤泡,有些合并有明显的生发中心。这些生发中心含有活化的 B 细胞,周围有滤泡树突状细胞和 B 细胞外套区。在外围 T 细胞区,主要为 CD4$^+$ 细胞。淋巴滤泡不仅只见于丙型病毒性肝炎,也可见于乙型病毒性肝炎、自身免疫性肝炎和原发性硬化性胆管炎。然而,在丙型病毒性肝炎,淋巴滤泡特别常见且明显。在淋巴细胞浸润区内或其一侧,可见损伤的小叶间胆管。胆管损伤的改变包括上皮细胞空泡化、上皮细胞复层化及聚集一起的淋巴细胞浸润等。肝腺泡损伤包括肝细胞嗜酸变性、凋亡形成、大泡性脂肪变性及肝窦中见淋巴细胞。大泡性脂肪变性比其他类型的病毒性肝炎更常见,但由于产生脂肪变性的原因是复杂的,所以这种表现无诊断价值。有学者报道在门管区旁的肝细胞内有集聚的物质似 Mallory 小体。窦周隙有局灶性或弥漫性淋巴细胞浸润,弥漫性浸润呈现串珠样外观。

国外有关丙型病毒性肝炎的病理组织学分类主要有三种,但这些分类法并不能区分临床上的急性或慢性肝炎,只是根据肝炎组织中以哪一种细胞改变为主而命名。这三种分类法为:① Scheuer 分类法(嗜酸性变细胞型、淋巴细胞样型);② Bianchi 分类法(嗜酸小体型、透亮细胞型、单核细胞增多症样型、成人巨细胞性肝炎);③尾关恒雄分类法(嗜酸性细胞型、淋巴细胞为主型、库普弗细胞为主型、透亮细胞型、成人巨细胞型)。单核细胞增多症样型多见于急性丙型病毒性肝炎,而嗜酸性细胞型多见于慢性丙型病毒性肝炎。但有学者认为这些分类临床意义不大。

应用原位杂交可在冷冻切片中检测出病毒 RNA。也有应用免疫组化方法检测病毒抗原,阳性物质呈颗粒状分布于肝细胞核内或胞质中(图 4-18-6),HCVAg 阳性肝细胞呈单个散在或片状分布。

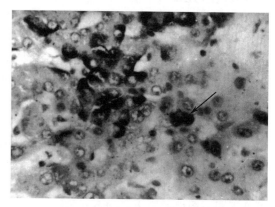

图 4-18-6　肝组织 HCVAg 免疫组化染色

(三) 慢性丁型病毒性肝炎

慢性丁型病毒性肝炎常继发于乙型病毒性肝炎,病程转慢性并加重。慢性丁型病毒性肝炎组织学改变与慢性乙型肝炎基本相同,但坏死及炎症较乙型肝炎显著。病变不仅局限于门管区,可能在门管区旁和肝腺泡的深部都可见坏死和严重的炎症反应。

肝组织的免疫组化染色可检测出 HDV 抗原,肝细胞内检测出 HDAg 被认为是诊断 HDV 的主要标准,HDAg 阳性染色代表了有活动性感染。由于 HDV 依赖于 HBV,所以 HDV 感染时一般均有 HBsAg 的存在。目前临床要确定是否有 HDV 感染,主要依赖于检测血清中抗 -HDV。肝细胞中 HDV RNA 可用原位杂交检测出。

(四) 慢性庚型病毒性肝炎

如前所述,庚型肝炎病毒大多数是在其他肝炎病毒引起的肝炎中检测出,主要在慢性丙型病毒性肝炎及慢性乙型病毒性肝炎中发现。庚型肝炎病毒的感染多在慢性肝炎中发现,临床症状较轻,病情易反复,易慢性化。单纯庚型肝炎病毒感染的肝脏,病理改变较轻,主要表现为慢性迁延性肝炎的病理组织征象。实验发现,恒河猴感染庚型肝炎病毒后,第 2 个月肝组织出现点状、灶性及轻度碎屑性坏死,并持续受损,庚型肝炎病毒感染后 18 个月,肝脏呈慢性病毒性肝炎改变。合并 HGV 及其他类型病毒感染的慢性肝炎,则主要表现为其他类型病毒性肝炎的病理组织征象。似乎庚型肝炎病毒合并感染并不加重乙型及丙型肝炎的肝脏损害,也不影响 HBV、HCV 的复制和病毒血症水平。合并持续性 HGV 感染是较常见的,但这一感染并不改变乙型及丙型肝炎患者的临床进程。庚型肝炎病毒的感染也不导致肝硬化的发生。

应用免疫组化方法检测 HGV NS5 区抗原,发现阳性染色大部分定位于肝细胞胞质中,部分有核着色和膜染色,阳性细胞数量少,大多散在分布,部分呈灶性分布。阳性细胞周围可见较多淋巴细胞浸润,提示免疫损伤可能参与了庚型病毒性肝炎的肝脏损伤机制。应用 RT-PCR 方法可在患者血清中检测出 HGV RNA。

(五) 其他类型的慢性病毒性肝炎

由于应用现有的诊断方法并不能证实所有的慢性病毒性肝炎都是由 HBV、HCV 及 HDV 引起的,因而推测存在慢性非 A、非 B、非 C 和非 D 肝炎。在一些慢性肝病活检中见副黏液病毒样结构,或表现为巨细胞性肝炎,提示还存在其他类型的慢性病毒性肝炎。

五、慢性肝炎病毒携带者

根据流行病学调查发现,在我国及东南亚一带有广泛的 HBV 隐性感染,HCV 感染也有类似情况。据估计在我国至少有三分之一的成年人曾经有过急性无症状 HBV 感染而获得免疫。HBV 和 HCV 的感染常呈现为隐匿的过程,大多数 HBV 和 HCV 感染可无症状。但肝脏组织中可存在轻微的病变,并可发展为进展性损害。临床可出现间歇性疲乏感或其他非肝病所特有的症状。

HBV 无症状携带者的肝活检发现,大部分携带者肝组织有不同程度的炎症改变,主要在肝小叶内,门管区则较轻,肝组织内见散在的毛玻璃样肝细胞。电镜下见毛玻璃样肝细胞滑面内质网增生并呈小泡状弥漫分布,滑面内质网内可见电子密度较高的丝状和颗粒状物质,直径 19~25nm。这些丝状和颗粒状物质是 HBV 在胞质内存在的形式。胞质内并见糖原颗粒明显增多,呈不规则致密颗粒状。粗面内质网可正常或减少,也可呈轻中度扩张。线粒体减少、肿胀,基质密度降低,线粒体嵴减少或消失。Kupffer 细胞及内皮细胞可发生增生。少数携带者肝组织可正常。

HBV 携带者的诊断主要有 3 个指标:①血清携带 HBsAg 持续半年以上;②肝功能基本正常,无临床症状和体征;③少数携带者肝组织正常,多数有轻微的炎症或非特异性变化。肝穿刺组织 HE 染色可见毛玻璃样肝细胞,地衣红染色阳性,免疫组化染色 HBsAg 阳性。

第三节 病毒性肝炎组织学评估

近年来,虽然随着肝脏影像学技术的快速发展,肝脏形态学检查方法如 B 超、CT、磁共振等已应用于临床,但肝脏组织病理学检查仍然是迄今诊断肝脏疾病、评价肝损害程度的"金标准",其结果直接影响到对患者病情的评估、预后的判断和不同的临床处置策略。尤其在一些诊断上可能发生混淆的情况下,如自身免疫性肝炎、原发性胆汁性胆管炎等的诊断,或为了明确某些原因不明的肝功能异常的病因时,肝穿刺活组织检查具有不可替代的作用。在慢性病毒性肝炎患者,通过肝组织学检查明确肝脏炎性反应及纤维化程度,更有效客观地评估疾病所处的阶段,并可将其作为合理选择抗病毒药物治疗的指征,其作用愈加受到关注。

一、1996 年慢性肝炎分类方案

1994 年世界肝病学会学术会议提出了关于慢性肝炎诊断、分级、分期的诊断方案,该方案提出对慢性肝炎的最后诊断必须包括 3 个内容:病原、分级和分期。该方案建议按照感染的病原或其他发病病因,将慢性肝炎分为:①慢性乙型肝炎;②慢性丙型肝炎;③慢性丁型肝炎;④慢性病毒性肝炎(由未定或未知病毒引起);⑤自身免疫性肝炎;⑥慢性肝炎(无法确定病因);⑦慢性药物性肝炎。

上述慢性肝炎的分类及其分级和分期标准,于 1996 年在武汉市召开的全国病毒性肝炎会议上被认可,并开始推广使用。

二、2000 年肝炎分类方案

2000 年 9 月在西安由中华医学会传染病与寄生虫病学会、肝病学分会联合举办的第十届全国病毒性肝炎大会通过了"病毒性肝炎防治方案"中的组织学标准。会议认为病理组织学检查在肝脏疾病的诊断、分类及预后判定上具有重要作用,是衡量炎症活动度、纤维化程度以及判定药物疗效的重要标准。随着国内外肝穿刺活检开展日益广泛,为正确诊断,肝穿刺标本长度须在 1cm 以上(1.5~2.5cm),至少包括 3 个以上门管区。肝穿刺标本应作连续切片,常规行 HE 染色及网状纤维和 / 或 Masson 三色染色,以准确判断肝内炎症、结构改变及纤维化程度,并进行肝组织内病毒抗原或核酸原位检查,以帮助确定病原及病毒复制状态。

会议提出病毒性肝炎病理组织学诊断依病程分为急性与慢性病毒性肝炎。

(一)急性病毒性肝炎

急性病毒性肝炎为全小叶性病变,主要表现为肝细胞肿胀、水样变性及气球样变,夹杂以嗜酸性变、凋亡小体形成及散在的点状、灶性坏死,同时健存肝细胞呈现再生,胞核增大,双核增多或出现多核;Kupffer 细胞增生,窦内淋巴细胞、单核细胞增多;门管区呈轻至中度炎症反应;肝内无明显纤维化。有的肝内可见淤胆,胆小管内形成胆栓,坏死灶及肝窦内有吞噬细胞聚集并吞噬黄褐色色素,临床具有黄疸者,较为明显。

各型急性病毒性肝炎基本病变相似,诊断时需要结合临床及血清病毒学检测进行分类。但不同类型肝炎病毒引起的病变形式及程度具有一些相对特点,在鉴别诊断中有一定参考价值。

1. 急性甲型肝炎　急性甲型肝炎病变多较轻,特点有二:一是门管区炎症,较多淋巴细胞及浆细胞浸润,常波及门管区周围引起小叶周边炎症;二是中央静脉周围淤胆,而肝细胞损伤及炎症相对较轻。少数急性甲型肝炎可发生多腺泡坏死或大片坏死,但不演变成慢性。

2. 急性乙型肝炎　急性乙型肝炎病理改变比较多样,肝细胞弥漫肿胀,气球样变及不同程度肝细胞坏死,门管区炎症较轻。急性乙型肝炎毛玻璃样细胞少见,如有大量 HBsAg 阳性反应则提示为慢性病变。

3. 急性丙型肝炎　急性丙型肝炎小叶内可见灶状大泡脂肪变性,可见嗜酸性小体,肝窦内单个核细胞常排列成串;门管区炎症较重,小胆管损伤、周围淋巴细胞聚集或淋巴滤泡形成较其他型为多见。

4. 急性丁型肝炎　较少见,绝大多数与乙肝相伴,小叶内炎症、坏死往往较重。

5. 急性戊型肝炎　肝细胞肿胀、凋亡、坏死、淤胆常较明显,Kupffer 细胞活跃增生吞噬脂褐素,门管区炎症水肿,常伴门管区周围炎症。

急性病毒性肝炎经过早期阶段,病变发展阶段,之后逐渐消退,残留改变可持续数月,最终多恢复正常。恢复的速度因患者而异,一般黄疸发病后数月作肝穿刺,可接近于正常,难作出急性病毒性肝炎的诊断。但可根据残留的组织学改变,如轻度门管区炎症;在腺泡及门管区见到吞噬色素的巨噬细胞簇集;肝细胞核的大小不一;以及肝窦网状纤维塌陷密集等,提示近期有肝细胞坏死,结合临床可确诊为急性肝炎恢复期。

急性病毒性肝炎有的病变较重,出现桥接坏死,但多可恢复,很少转为慢性。

(二)慢性病毒性肝炎

1. 慢性肝炎的基本病变　慢性肝炎多非全小叶性病变,小叶内除有不同程度的肝细胞变性、坏死外,门管区及门管区周围炎症常较明显,常伴不同程度的纤维化,主要病变为炎症坏死及纤维化。

(1)炎症坏死:常见有点状坏死、灶性坏死、融合坏死、碎屑性坏死及桥接坏死,后二者与预后关系密切,是判断炎症活动度的重要形态学指标。

1)碎屑性坏死(PN):又称界面性肝炎(interface hepatitis),系肝实质与门管区或间隔交界带的炎症坏死,特点为炎症细胞浸润,主要为淋巴细胞或伴浆细胞,肝细胞坏死,肝贮脂细胞增生,致局部胶原沉积、纤维化。依病变程度分为轻、中、重度,是断定小叶炎症活动度的重要指标之一。①轻度:发生于部分门管区,界板破坏范围小,界面性肝炎局限;②中度:大部分门管区受累,界板破坏可达 50%,界面性肝炎明显;③重度:炎症致门管区扩大,碎屑性坏死广泛,炎症坏死深达小叶中带,致小叶边界严重参差不齐,可致门管区周围有较广泛的胶原纤维沉积。

2)桥接坏死(BN):为较广泛的融合性坏死,根据坏死连接部位不同可分为 3 类:①门管区-门管区(P-P)桥接坏死,主要由门管区炎症及碎屑性坏死发展形成;②门管区-小叶中央区(P-C)桥接坏死,沿肝腺泡Ⅲ区小叶中央与门管区炎症、坏死互相融合,常致小叶结构破坏;③中央-中央(C-C)桥接坏死,两个小叶中心带的坏死相融合。桥接坏死常导致桥接纤维化,与预后密切相关。桥接坏死的多少是决定中、重度慢性肝炎的重要依据之一。

(2)纤维化:肝纤维化系指肝内有过多胶原纤维沉积,依其对肝结构破坏范围、程度和对肝微循环影响的大小划分为 1~4 期(S1~S4)。

S1:包括门管区和门管区旁纤维化及局限性窦周纤维化或小叶内纤维瘢痕形成。前者是门管区内炎症及门管区旁界面肝炎的后果,局限性纤维沉积致门管区扩大,或少量纤维组织伸入邻近肝实质中,形成门管区旁纤维化。局限性窦周纤维化及小叶内炎症可导致局限性纤维化,二者均不影响小叶结构的完整性。

S2:纤维间隔即桥接纤维化(bridging fibrosis)主要由桥接坏死发展而来,亦具有 P-P、P-C、C-C 三种形式,S2 虽有纤维间隔形成,但小叶结构大部分仍保留。

S3:大量纤维间隔,分隔并破坏肝小叶,致小叶结构紊乱,但尚无肝硬化。此期一部分患者可出现门静脉高压、食管静脉曲张。

S4:早期肝硬化,肝实质广泛破坏,弥漫性纤维增生,被分隔的肝细胞团呈不同程度的再生及假小叶形成。此期炎症多尚在进行,纤维间隔宽大、疏松,改建尚不充分。与肯定的肝硬化的鉴别要点是后者纤维间隔包绕于假小叶周围,间隔内胶原及弹力纤维经改建而环绕假小叶呈平行排列。

2. 慢性肝炎病变的分级与分期　将炎症活动度及纤维化程度分别分为 1~4 级(G)和 1~4 期(S),前者又将门管区及门管区周围炎症与小叶内炎症分成两项,分别按程度定级,当两项的程度不一致时,总的炎症活动度(G)以高者为准。慢性肝炎的分级、分期标准见表 4-18-1。

3. 慢性肝炎的程度分类　将慢性肝炎按炎症活动度(G)划分为轻、中、重三度,如 S>G,则应予特殊标明。

(1)轻度慢性肝炎(包括原来的慢性迁延性肝炎及轻型慢性活动性肝炎):G1~2,S0~2。①肝细胞变性,点状、灶性坏死或凋亡小体;②门管区扩大,有或无炎症细胞浸润,见或不见局限性碎屑状坏死(界面肝炎);③小叶结构完整。

表 4-18-1 慢性肝炎分级、分期标准

炎症活动度（G）			纤维化程度（S）	
分级	门管区及周围	小叶内	分期	纤维化程度
0	无炎症	无炎症	0	无
1	门管区炎症	变性及少数点状、灶状坏死灶	1	门管区纤维化扩大，局限性，窦周及小叶内纤维化
2	轻度碎屑状坏死	变性，点状、灶状坏死或嗜酸性小体	2	门管区周围纤维化，纤维间隔形成，小叶结构保留
3	中度碎屑状坏死	变性、坏死重或见碎屑状坏死	3	纤维间隔伴小叶结构紊乱，无肝硬化
4	重度碎屑状坏死	桥接坏死，范围广，累及多个小叶，小叶结构失常（多小叶坏死）	4	早期肝硬化

（2）中度慢性肝炎（相当于原来的中型慢性活动性肝炎）：G3，S1~3。①门管区炎症明显，伴中度碎屑状坏死；②小叶内炎症重，融合坏死或伴少数桥接坏死；③纤维间隔形成，小叶结构大部分保存。

（3）重度慢性肝炎（相当于原来的重型慢性活动性肝炎）：G4，S2~4。①门管区炎症重或伴有重度碎屑状坏死；②桥接坏死累及多数肝小叶；③多数纤维间隔形成，致小叶结构紊乱，或形成早期肝硬化。

（4）慢性肝炎的病理诊断：肝炎活检标本病理诊断报告的内容应至少包括以下 4 个方面的信息。①明确作出慢性肝炎的诊断；②病变的程度；③病变分级分期（G、S）的结果；④慢性肝炎明确或怀疑的病因（按照临床血清学或组织内检测结果明确病因）。如当活检标本中出现毛玻璃样肝细胞或免疫染色乙型肝炎表面抗原和核心抗原阳性时则可以明确诊断为慢性乙型肝炎。

慢性肝炎病理报告格式举例：中度慢性乙型病毒性肝炎，G3/S2；重度慢性病毒性肝炎，乙型 + 丙型，G4/S3。

4. 常用国际肝脏评分系统 对于慢性肝炎的分级和分期的标准，国内外尚未统一。目前有多种定量的分级和分期系统，包括 1981 年的 Knodell 评分系统、1991 年的 Scheuer 评分系统、1995 年的 Batts-Ludwig 评分系统、1995 年的 Ishak 评分系统、1996 年的 Metavir 评分系统，一些评分系统比较复杂，目前国际常用的慢性肝炎的评分系统见表 4-18-2~ 表 4-18-6。

表 4-18-2 Knodell 慢性肝炎组织学活动指数（HAI）评分系统

程度	病理改变				评分
	汇管区周围炎伴或不伴桥接坏死	小叶内变性和灶性坏死	汇管区炎	纤维化	
A	无	无	无	无	0
B	轻度 PN	轻度（嗜酸小体，气球样变和 / 或累及 <1/3 小叶或结节的灶性坏死）	轻度（<1/3）的汇管区有炎症细胞浸润	汇管区扩大	1

续表

程度	病理改变				评分
C	中度 PN（累及多数汇管区中不超过 50% 的界板炎）	中度（累及 1/3~2/3 小叶或结节）	中度（1/3~2/3 的汇管区有炎症细胞浸润）	纤维分隔形成（P-P 连接或 P-C 连接）	3
D	中度 PN（累及多数汇管区中超过 50% 的界板炎）	重度（累及 2/3 以上小叶或结节）	重度（超过 2/3 的汇管区有炎症细胞浸润）	肝硬化	4
E	中度 PN+BN				5
F	重度 PN+BN				6
G	多小叶坏死				10

表 4-18-3 改良简化的 Scheuer 组织学评分系统

分级	汇管区及周围	小叶	分期		纤维化程度
0	无或轻微汇管区炎症，没有汇管区周围炎症	无	0		无
1	汇管区炎症，没有汇管区周围炎症	有炎症但没有肝细胞坏死	1		轻微汇管区纤维化，向小叶内扩展只能通过网状纤维染色发现
2	轻度（点灶性）汇管区周围炎（局限于肝板）	局灶性或单细胞坏死	2		早期汇管区周围纤维化或罕见两个汇管区之间纤维间隔形成
3	中度汇管区或汇管区周围炎症，通常累及 <50% 周围肝板	更加广泛的坏死，但没有或很少有桥接坏死	3		组织结构紊乱，纤维间隔形成，结节形成，但非肝硬化
4	炎症汇管区周围炎以及桥接炎症	广泛坏死，包括多病灶融合	4		可能或明确肝硬化

表 4-18-4 Ishak 评分系统

病理改变			
炎症坏死	评分	纤维化	评分
1. 汇管区周围界面炎			
无	0		
轻度界面炎（灶性，极少汇管区受累）	1	无	0
轻/重度界面炎（灶性，多数汇管区受累）	2	部分汇管区扩大，纤维增生，伴或不伴纤维间隔形成	1

续表

病理改变			
炎症坏死	评分	纤维化	评分
中度界面炎(累及多数汇管区中不超过 50% 的界板炎)	3	大部分汇管区扩大,纤维增生,伴或不伴纤维间隔形成	2
中度界面炎(累及多数汇管区中超过 50% 的界板炎)	4	大部分汇管区扩大,纤维增生,偶见汇管区与汇管区型桥接纤维化	3
2. 融合性坏死		大部分汇管区扩大,纤维增生,汇管区与汇管区型和汇管区和中央静脉型桥接纤维化显著	4
无	0	显著的汇管区与汇管区型和汇管区和中央静脉型桥接纤维化,偶见结节形成(不完全硬化)	5
灶性融合性坏死	1	可能或肯定的肝硬化	6
部分腺泡 3 区坏死	2		
部分腺泡 3 区坏死,并偶见汇管区 - 中央静脉型桥接坏死	3		
部分腺泡 3 区坏死,并多量汇管区 - 中央静脉型桥接坏死	4		
多数腺泡 3 区坏死	5		
全小叶或多小叶坏死	6		
3. 点、灶性溶解性坏死、凋亡小体和灶性炎症			
无	0		
<1 个病灶 /10 倍物镜	1		
2~4 个病灶 /10 倍物镜	2		
5~10 个病灶 /10 倍物镜	3		
>10 个病灶 /10 倍物镜	4		
4. 汇管区炎症			
无	0		
轻度,累及部分或全部汇管区	1		
中度,累及部分或全部汇管区	2		
中度 / 显著,累及全部汇管区	3		
显著,累及全部汇管区	4		

表 4-18-5　Metarvir 评分系统——组织学炎症活动度评分

	界面炎	小叶内炎症坏死	炎症活动度
组织学活动度评分 （histologic activity，A）*	0（无）	0（无或轻度）	0（无）
	0	1（中度）	1（轻度）
	0	2（重度）	2（中度）
	1（轻度）	0，1	1
	1	2	2
	2（中度）	0，1	2
	2	2	3（重度）
	3（重度）	0，1，2	3

* 组织学活动度 A 根据界面炎和小叶内炎症坏死程度综合确定。

表 4-18-6　Metarvir 评分系统——纤维化分期评分

	病变	分值
纤维化分期 （fibrosis，F）	无纤维化	0
	汇管区纤维性扩大，但无纤维间隔形成	1
	汇管区纤维性扩大，少数纤维间隔形成	2
	多数纤维间隔形成，但无硬化结节	3
	肝硬化	4

（三）重型病毒性肝炎

重型肝炎的病变基础为肝细胞的急性广泛性坏死（大块、亚大块坏死或桥接坏死）伴或不伴重度肝细胞变性。坏死以Ⅲ区为重，向小叶周边发展，实质的坏死范围与存活肝细胞的比例是决定预后的重要因素。

1. 急性重型肝炎　肝细胞呈一次性大块坏死（坏死面积≥肝实质的 2/3）或亚大块坏死，或桥接坏死，或坏死伴肝细胞的重度变性；坏死 >2/3 者，多不能存活；反之，50% 以上的肝细胞存活，肝细胞虽有重度变性及功能障碍，度过急性阶段后，变性可望迅速恢复。如发生弥漫性小泡性脂肪变性，预后常较差。

2. 亚急性重型肝炎　病理形态学改变与发病阶段密切相关（根据临床经过，将起病 10 天后出现重型肝炎症候者，划归亚急性重型肝炎，与此相对应，亚急性重型肝炎的病理分成早、中、晚期变化）。发病早期可呈新鲜亚大块坏死或见大块坏死，病变比较单一，为一次性打击，犹如急性重型肝炎的改变，或有轻度门管区周围小胆管样增生，此阶段的预后与坏死范围密切相关。中期或进展阶段呈现新、旧（坏死区网状纤维塌陷，并有胶原纤维沉积）不等的亚大块坏死（坏死面积≤ 50%）；小叶周边出现团块状肝细胞再生；小胆管增生，管腔内可有淤胆；常有明显的门管区及中央静脉炎症。晚期肝结节状再生更加明显，胶原沉积亦更加显著，有的可见宽阔纤维间隔分隔再生肝结节。

3. 慢性重型肝炎　病变特点表现为在慢性肝病(慢性肝炎或肝硬化)的病变背景上,出现大块(全小叶性)或亚大块新鲜的肝实质坏死。

（四）肝硬化

1. 活动性肝硬化　肝硬化伴明显炎症,包括间隔内炎症,假小叶周围碎屑状坏死及再生结节内炎症病变。

2. 静止性肝硬化　假小叶周围边界清楚,间隔内炎症细胞少,结节内炎症轻。

（陈丽红）

参考文献

1. 陈杰，周桥.病理学.3版.北京：人民卫生出版社，2015
2. 刘彤华.诊断病理学.3版.北京：人民卫生出版社，2013
3. 邹仲之，李继承.组织学与胚胎学.8版.北京：人民卫生出版社，2013
4. 琳达·D·法瑞尔，桑迪·卡加.肝脏病理学.天津：天津科技翻译出版有限公司，2015
5. 陈东风，孙文静，熊吉.药物性肝损伤的诊断与治疗.中华肝脏病杂志，2013，20 (3): 170-172
6. 马雄.自身免疫性肝病的诊治：从共识到指南.中华肝脏病杂志，2016，24 (1): 3-4
7. 中华医学会肝病学分会药物性肝病学组.药物性肝损伤诊治指南.中华肝脏病杂志，2015，23 (11): 810-820
8. 中华医学会肝病学分会.自身免疫性肝炎诊断和治疗共识 (2015).中华肝脏病杂志，2016，24 (1): 23-35
9. 赵素贤，张玉果，谭普芳，等.药物诱导的自身免疫性肝炎与药物性肝损伤的临床特征对照研究.中华肝脏病杂志，2016，24 (4): 302-306
10. Abbas Z, Shazi L. Pattern and profile of chronic liver disease in acute on chronic liver failure. Hepatol Int, 2015, 3: 366-372
11. Almpanis Z, Demonakou M, Tiniakos D. Evaluation of liver fibrosis: "Something old, something new…". Ann Gastroenterol, 2016, 29 (4): 445-453
12. Cooper C. Hepatitis C treatment highlights from the 2011 American Association for the Study of Liver Disease meeting. Clin Infect Dis, 2012, 55 (3): 418-425
13. Hyams C, Mabayoje DA, Copping R, et al. Serological cross reactivity to CMV Van der Poel WH. Food and environmental routes of Hepatitis E virus transmission. Curr Opin Virol, 2014, 4: 91-96
14. Iwasaki A, Sakai K, Moriya K, et al. Molecular Mechanism Responsible for Fibronectin-controlled Alterations in Matrix Stiffness in Advanced Chronic Liver Fibrogenesis. J Biol Chem, 2016, 291 (1): 72-88
15. Kawashima N, Muramatsu H, Okuno Y, et al. Fulminant adenovirus hepatitis after hematopoietic stem cell transplant: Retrospective real-time PCR analysis for adenovirus DNA in two cases. J Infect Chemother, 2015, 21 (12): 857-883
16. Kerensky T, Hasan A, Schain D, et al. Histopathologic resolution of adult liver transplantation adenovirus hepatitis with cidofovir and intravenous immunoglobulin: a case report. Transplant Proc, 2013, 45 (1): 293-296
17. Katarey D, Verma S. Drug-induced liver injury. Clin Med (Lond), 2016, 16 (Suppl 6): s104-s109
18. Lurie Y, Webb M, Cytter-Kuint R, et al. Non-invasive diagnosis of liver fibrosis and cirrhosis. World J Gastroenterol, 2015, 21 (41): 11567-11583
19. Montano-Loza AJ, Thandassery RB, Czaja AJ. Targeting Hepatic Fibrosis in Autoimmune Hepatitis. Dig Dis Sci, 2016, 61 (11): 3118-3139
20. Mirazo S, Ramos N, Mainardi V, et al. Transmission, diagnosis, and management of hepatitis E: an

update. Hepat Med, 2014, 6: 45-59

21. Patel I, Ching Companioni R, Bansal R, et al. Acute hepatitis E presenting with clinical feature of autoimmune hepatitis. J Community Hosp Intern Med Perspect, 2016, 6 (6): 33342

22. Puustinen L, Boyd S, Mustonen H, et al. Prognostic value of clinical variables and liver histology for development of fibrosis and cirrhosis in autoimmune hepatitis. Scand J Gastroenterol, 2016, 16: 1-7

23. Shigefuku R, Takahashi H, Nakano H, et al. Correlations of Hepatic Hemodynamics, Liver Function, and Fibrosis Markers in Nonalcoholic Fatty Liver Disease: Comparison with Chronic Hepatitis Related to Hepatitis C Virus. Int J Mol Sci, 2016, 17 (9): E1545

24. Sahai S, Kiran R. Acute liver failure in pregnancy: causative and prognostic factors. Saudi J Gastroenterol, 2015, 21 (1): 30-33

25. Tujios SR, Lee WM. Update in the management of chronic hepatitis B. Curr Opin Gastroenterol, 2013, 29 (3): 250-256

26. Vine LJ, Shepherd K, Hunter JG, et al. Characteristics of Epstein-Barr virus hepatitis among patients with jaundice or acute hepatitis. Aliment Pharmacol Ther, 2012, 36 (1): 16-21

27. Yang SI, Geong JH, Kim JY. Clinical characteristics of primary Epstein Barr virus hepatitis with elevation of alkaline phosphatase and γ-glutamyltransferase in Children. Yonsei Med J, 2014, 55 (1): 107-112

28. Wang L, Liu L, Wei Y, et al. Clinical and virological profiling of sporadic hepatitis E virus infection in China. J Infect, 2016, 73 (3): 271-279

第五篇　诊断学

第十九章

临床诊断

病毒性肝炎（viral hepatitis）是由多种肝炎病毒引起的，以肝脏损害为主的一组全身性传染病。各型病毒性肝炎临床表现相似，以乏力、食欲减退、厌油食、肝功能异常为主，部分病例会出现黄疸，临床表现变异很大，包括无症状的隐匿性感染、自限性的急性无黄疸性和黄疸性肝炎、慢性肝炎以及少数发展为肝衰竭的重型肝炎。根据病程长短、病情的严重程度、黄疸出现与否及血液生化学特点将病毒性肝炎可分为急性肝炎、慢性肝炎、重型肝炎、淤胆型肝炎和肝炎肝硬化 5 种临床类型，按照病原学分为甲型、乙型、丙型、丁型和戊型。

第一节　临 床 诊 断

一、临床分型

（一）急性肝炎

1. 急性无黄疸性

2. 急性黄疸性

（二）慢性肝炎

1. 轻度

2. 中度

3. 重度

（三）重型肝炎（肝衰竭）

1. 急性肝衰竭

2. 亚急性肝衰竭

3. 慢性加急 / 亚急性肝衰竭

4. 慢性肝衰竭

（四）淤胆型肝炎

（五）肝炎肝硬化

（六）隐匿性肝炎

二、诊断依据

（一）急性肝炎

1. 急性无黄疸性肝炎　应根据流行病学资料、临床症状、体征、检验及病原学检测综合判断,并排除其他疾患。

(1)流行病学资料:密切接触史指与确诊病毒性肝炎患者(特别是急性期)同吃、同住、同生活或经常接触肝炎病毒污染物(如血液、粪便)或有性接触而未采取防护措施者。注射史指在半年内曾接受输血、血液制品及消毒不严格的药物注射、免疫接种、针刺治疗等。

(2)症状:指近期内出现的持续几天以上的、无其他原因可解释的症状,如乏力、食欲减退、恶心等。

(3)体征:指肝大并有压痛、肝区叩击痛,部分患者可有轻度脾大。

(4)检验:主要指血清 ALT 活性增高。

(5)病原学:肝炎病毒血清标志物或病毒核酸检测阳性。

凡检验阳性并且流行病学资料、症状、体征三项中有两项阳性或检验及体征均明显阳性并排除其他疾病者可诊断为急性无黄疸性肝炎。

凡单项血清 ALT 增高或仅有症状、体征,或仅有流行病学史及(2)、(3)、(4)三项中有一项,均为疑似病例。对疑似病例应进行动态观察或结合其他检查(包括肝活体组织检查)做出诊断。疑似病例如病原学诊断阳性,且除外其他疾病者可确诊。

2. 急性黄疸性肝炎 凡符合急性无黄疸性肝炎诊断条件,且血清胆红素 >17.1μmol/L,或尿胆红素阳性,并排除其他原因引起的黄疸,可诊断为急性黄疸性肝炎。

(二)慢性肝炎

急性肝炎病程超过半年,或原有乙型、丙型、丁型肝炎病史,本次又因同一病原再引起肝炎症状、体征及肝功能异常则可以诊断为慢性肝炎。发病日期不明或虽无肝炎病史,但肝活体组织病理检查符合慢性肝炎改变或根据症状、体征、检验及 B 超检查综合分析亦可作出相应诊断。为反映肝功能损害程度临床可分为:

1. 轻度 临床症状、体征轻微或缺如,生化指标仅 1 项或 2 项轻度异常,B 超检查肝、脾无明显异常改变。

2. 中度 症状、体征、实验室检查居于轻度和重度之间,B 超可见肝内回声增粗,肝脏或/和脾脏轻度肿大,肝内管道走行多清晰,门静脉和脾静脉内径无增宽。

3. 重度 有明显或持续的肝炎症状,如乏力、纳差、腹胀、尿黄、便溏等,伴有肝病面容、肝掌、蜘蛛痣、脾大而排除其他原因且无门静脉高压者。血清 ALT 和/或 AST 反复或持续升高,白蛋白(ALB)降低(≤ 32g/L),血浆总胆红素(TBIL)>正常值上限(ULN)5 倍、凝血酶原活动度(PTA)40%~60%、胆碱酯酶(ChE)<2 500U/L,四项检测中有一项者即可诊断为慢性肝炎重度(表 5-19-1)。

表 5-19-1 慢性肝炎实验室检查异常程度参考指标

项目	轻度	中度	重度
ALT 或/和 AST	≤ 3 × ULN	>3 × ULN	>3 × ULN
胆红素 /(μmol/L)	≤ 34.2	34.3~85.5	>85.5
白蛋白 /(g/L)	≥ 35	32~35	≤ 32
白蛋白/球蛋白	≥ 1.4	1.0~1.4	≤ 1.0
电泳 γ 球蛋白 /%	≤ 21	21~26	≥ 26
凝血酶原活动度 /%	>71	60~71	40~60
胆碱酯酶 /(U/L)	>5 400	4 500~5 400	≤ 4 500

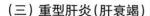

（三）重型肝炎（肝衰竭）

1. **急性重型肝炎（急性肝衰竭）**　急性黄疸性肝炎病情迅速恶化，2周以内出现Ⅱ度以上（按Ⅳ度划分）肝性脑病，凝血酶原活动度低于40%，肝浊音界进行性缩小，黄疸急剧加深，即使黄疸很浅，甚至尚未出现黄疸，而有上述表现者均应考虑本病。

2. **亚急性重型肝炎（亚急性肝衰竭）**　起病后15天至26周出现肝衰竭的临床表现，凝血酶原活动度低于40%，黄疸迅速加深，每天上升≥17.1μmol/L或血清总胆红素大于171μmol/L，以Ⅱ度以上肝性脑病为突出表现者，称脑病型（包括脑水肿、脑疝等）；以腹水、胸水及水肿为突出表现者，称为腹水型；兼有肝性脑病和腹水表现者，称为混合型。

3. **慢性重型肝炎（慢性加急性/亚急性肝衰竭）**　在慢性肝病的基础上出现急性肝功能失代偿，达到重型肝炎诊断标准（凝血酶原活动度低于40%，血清总胆红素大于171μmol/L）。

为便于判定疗效及估计预后，根据临床表现，亚急性和慢性重型肝炎又分为早、中、晚三期。

（1）早期：符合急性肝衰竭的基本条件，如严重的全身及消化道症状，黄疸迅速加深，但未发生明显的脑病，亦未出现腹水；血清胆红素≥171μmol/L，凝血酶原活动度≤40%，或经病理证实。

（2）中期：有Ⅱ度肝性脑病或明显腹水，出血倾向（出血点或瘀斑），凝血酶原活动度≤30%。

（3）晚期：有难治性并发症如肝肾综合征、消化道出血、严重出血倾向（注射部位瘀斑等）、严重感染、难以纠正的电解质紊乱或Ⅱ度以上肝性脑病或脑水肿，凝血酶原活动度≤20%。

（四）淤胆型肝炎

起病类似急性黄疸性肝炎，但自觉症状常较轻，皮肤瘙痒，大便灰白，常有明显肝大，肝功能检查血清胆红素明显升高，以直接胆红素为主，凝血酶原活动度>60%或应用维生素K肌注后一周可升到60%以上，血清胆汁酸浓度、γ-谷氨酰转肽酶、碱性磷酸酶、胆固醇可明显升高，黄疸持续3周以上，并除外其他原因引起的肝内外梗阻性黄疸者，可诊断为急性胆汁淤积型肝炎。

（五）肝炎肝硬化

是慢性肝炎发展的结果。病理检查是诊断肝纤维化及肝硬化的主要依据，特别是对于代偿性肝硬化，必须同时具备弥漫性纤维化及结节形成才能诊断，有时有助于肝硬化的病因诊断及与其他肝胆疾病的鉴别。也可参考影像学检查：B超见肝脏缩小，肝表面明显凹凸不平，锯齿状或波浪状，肝边缘变钝，肝实质回声不均、增强、呈结节状，门脉内径>13mm，脾门静脉内径>10mm，肝静脉变细、扭曲、粗细不均，腹腔内可见液性暗区。肝炎肝硬化范围：

1. **代偿性肝硬化**　指早期肝硬化，一般属Child-Pugh A级。可有轻度乏力、食欲减退或腹胀等症状，尚无明显肝衰竭表现。血清白蛋白降低，但仍≥35g/L，胆红素<35μmol/L，凝血酶原活动度多大于60%。血清ALT及AST轻度升高，AST可大于ALT，γ-谷氨酰转肽酶（GGT）可轻度升高。可有门静脉高压，如轻度食管静脉曲张，但无腹水、肝性脑病或上消化道出血。

2. **失代偿性肝硬化**　指中、晚期肝硬化，一般属Child-Pugh B、C级。有明显肝衰竭征象：血清白蛋白<35g/L，A/G<1.0，明显黄疸，胆红素>35μmol/L，ALT和AST升高，凝血酶原活动度<60%。患者可发生腹水、肝性脑病及门静脉高压引起的食管、胃底静脉明显曲张或破裂出血。

（六）隐匿性肝炎

血清 HBsAg 阴性，但血清和 / 或肝组织中 HBV DNA 阳性，并有 CHB 的临床表现。除 HBV DNA 阳性外，患者可有血清抗 -HBs、抗 -HBe 和 / 或抗 -HBc 阳性，但约 20% 隐匿性慢性乙型肝炎患者的血清学标志物均为阴性。诊断主要通过 HBV DNA 检测，尤其对抗 -HBc 持续阳性者。

第二节　病原学诊断

一、病原学分型

目前病毒性肝炎按病原学分类的有 5 型，即甲型肝炎病毒（HAV）、乙型肝炎病毒（HBV）、丙型肝炎病毒（HCV）、丁型肝炎病毒（HDV）及戊型肝炎病毒（HEV）。关于庚型肝炎病毒（GBV-C）、输血传播病毒（TTV）、Sen 病毒（SENV）是否引起病毒性肝炎未有定论。且目前国内外尚无正式批准的诊断试剂可供检测。另外，还有一些病毒如巨细胞病毒（CMV）、EB 病毒（EBV）等感染也可引起肝脏炎症，但这些病毒所致肝炎是全身感染的一部分，不包括在专门的"病毒性肝炎"的范畴内。

二、诊断依据

（一）甲型肝炎

急性肝炎患者血清抗 -HAV IgM 阳性，可确诊为 HAV 近期感染。在慢性乙型肝炎或自身免疫性肝病患者血清中检测抗 -HAV IgM 阳性时，判断 HAV 重叠感染应慎重，须排除类风湿因子（RF）及其他原因引起的假阳性。接种甲型肝炎疫苗后 2~3 周约 8%~20% 接种者可产生抗 -HAV IgM，应注意鉴别。

（二）乙型肝炎

有以下任何一项阳性，可诊断为现症 HBV 感染：血清 HBsAg 阳性；血清 HBV DNA 阳性或 HBV DNA 聚合酶阳性；血清抗 -HBc IgM 阳性；肝内 HBcAg 和 / 或 HBsAg 阳性，或 HBV DNA 阳性。

1. 急性乙型肝炎　需与慢性乙型肝炎急性发作鉴别，可参考下列动态指标：

（1）HBsAg 滴度由高到低，HBsAg 消失后抗 -HBs 阳转；

（2）急性期抗 -HBc IgM 滴度高，抗 -HBc IgG 阴转或低水平。

2. 慢性乙型肝炎　既往有乙型肝炎病史或 HBsAg 阳性超过 6 个月，现 HBsAg 和 / 或 HBV DNA 仍为阳性者，可诊断为慢性 HBV 感染。根据 HBV 感染者的血清学、病毒学、生物化学试验及其他临床和辅助检查结果，可将慢性 HBV 感染分为：慢性 HBV 携带状态、HBeAg 阳性慢性乙型肝炎、HBeAg 阴性慢性乙型肝炎、非活动性 HBsAg 携带状态、隐匿性慢性乙型肝炎和乙型肝炎肝硬化 6 类：

（1）慢性 HBV 携带状态：多为年龄较轻的处于免疫耐受期的 HBsAg、HBeAg 和 HBV DNA 阳性者，1 年内连续随访 2 次以上均显示血清 ALT 和 AST 在正常范围，肝组织学检查无病变或病变轻微。

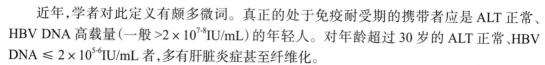

近年,学者对此定义有颇多微词。真正的处于免疫耐受期的携带者应是 ALT 正常、HBV DNA 高载量(一般 >2×10$^{7\text{-}8}$IU/mL) 的年轻人。对年龄超过 30 岁的 ALT 正常、HBV DNA ≤ 2×10$^{5\text{-}6}$IU/mL 者,多有肝脏炎症甚至纤维化。

(2)HBeAg 阳性慢性乙型肝炎:血清 HBsAg 阳性,HBeAg 阳性,HBV DNA 阳性,ALT 持续或反复异常或肝组织学检查有肝炎病变。HBV 在肝细胞内复制并编码、合成和分泌 HBeAg。HBV DNA 整合入肝细胞 DNA,HBeAg 被清除后,HBsAg 仍可持续产生。HBV 基因型以 A 和 D 居多。

(3)HBeAg 阴性慢性乙型肝炎:血清 HBsAg 阳性,HBeAg 持续阴性,HBV DNA 阳性,ALT 持续或反复异常,或肝组织学有肝炎病变。病毒复制而不分泌 HBeAg,常为病毒基因组中前 C 区或前 C 启动子变异,可由 HBeAg(+)感染后期发展而来,也可一开始即为 HBeAg 阴性的 HBV 感染(尤多见地中海国家及中东地区)。C 和 D 基因型居多。

根据生物化学试验及其他临床和辅助检查结果,上述两型慢性乙型肝炎也可进一步分为轻度、中度和重度。

(4)非活动性 HBsAg 携带状态:血清 HBsAg 阳性、HBeAg 阴性、抗 -HBe 阳性或阴性,HBV DNA 低于检测下限,1 年内连续随访 3 次以上,每次至少间隔 3 个月,ALT 均在正常范围。肝组织学检查显示:组织学活动指数(HAI)评分 <4 分或根据其他的半定量计分系统判定病变轻微。

非活动性 HBsAg 携带状态和慢性 HBV 携带状态,两者的相同点是 HBsAg 阳性时间超过 6 个月,均无明显的症状和体征、ALT 和 AST 持续正常。两者最主要的区别是慢性 HBV 携带状态的 HBeAg 阳性,血清 HBV DNA 可检出,而非活动性 HBsAg 携带状态的 HBeAg 阴性,血清 HBV DNA 检测不到。美国、欧洲和亚太地区的乙肝诊治指南或共识中,只提到“非活动性 HBsAg 携带状态”,而无“慢性 HBV 携带者”的概念。由于我国成年人 HBsAg 流行率较高,我国育龄期妇女 HBsAg 流行率处于较高水平,2006 年为 6.61%,其中 23.51% 的 HBsAg 阳性妇女为 HBsAg 和 HBeAg 双阳性,所以 HBV 母婴传播是我国 HBV 感染的主要方式。而感染时的年龄越小,形成慢性 HBV 携带状态的比例越大。因此,将乙肝病原携带者分为“HBV 携带状态”和“非活动性 HBsAg 携带状态”两类,更符合我国的实际情况。

2017 年亚太肝病学会,学者对非活动性 HBsAg 携带状态定义进行了细化,除考虑年龄、家族史等外,还需注意 4 大原则:ALT 正常;HBV DNA ≤ 2 000IU/mL;HBsAg ≤ 1 000IU/mL;瞬时弹性纤维成像 ≤ 6kPa。

(5)隐匿性慢性乙型肝炎:血清 HBsAg 阴性,但血清和 / 或肝组织中 HBV DNA 阳性,并有慢性乙型肝炎的临床表现。除 HBV DNA 阳性外,患者可有血清抗 -HBs 和 / 或抗 -HBe 和 / 或抗 -HBc 阳性,但约 20% 隐匿性慢性乙型肝炎患者的血清学标志物均为阴性。诊断主要通过 HBV DNA 检测,有时需采用多区段套式 PCR 辅以测序确认,因常规荧光定量 PCR 检测灵敏度受限且受引物序列变异影响,可能会存在一定程度的漏检,尤其对抗 -HBc 持续阳性者。诊断需排除其他病毒及非病毒因素引起的肝损伤。

(6)乙型肝炎肝硬化:乙型肝炎肝硬化诊断必须包括以下 3 个条件:①组织学或临床存在肝硬化证据;②病因学明确的 HBV 感染证据;③通过病史或相应检查,明确或排除其他常见引起肝硬化的病因,如 HCV 感染、酒精和药物等。

1)代偿性肝硬化:影像学、生物化学或血液学检查有肝细胞合成功能障碍或门静脉高压症证据,或组织学符合肝硬化诊断,但无食管胃底静脉曲张破裂出血、腹水或肝性脑病等症状或严重并发症。

2）失代偿性肝硬化：患者已发生食管胃底静脉曲张破裂出血、肝性脑病、腹水等严重并发症。

3）并发症 5 期分类法：为更准确地预测肝硬化患者的疾病进展，判断死亡风险，可按 5 期分类法评估肝硬化并发症情况：

1 期：无静脉曲张，无腹水。

2 期：有静脉曲张，无出血及腹水。

1、2 期为代偿性肝硬化。

3 期：有腹水，无出血，伴或不伴静脉曲张。

4 期：有出血，伴或不伴腹水。

5 期：脓毒血症。

3~5 期为失代偿性肝硬化。

1、2、3、4 和 5 期 1 年的病死率分别为 <1%、3%~4%、20%、50% 和 >60%。并发症的出现与肝硬化患者预后和死亡风险密切相关。

（三）丙型肝炎

1. 急性丙型肝炎　急性肝炎患者，血清或肝内 HCV RNA 阳性；或抗 -HCV 阳性，且无其他型肝炎病毒的急性感染标志。

2. 慢性丙型肝炎　临床符合慢性肝炎，血清抗 -HCV 阳性，或血清和 / 或肝内 HCV RNA 阳性。

（四）丁型肝炎

HDV 为缺陷病毒，依赖 HBsAg 才能感染，可表现为 HDV、HBV 同时或重叠感染。

1. 急性 HDV、HBV 同时感染　急性肝炎患者，除急性 HBV 感染标志阳性外，血清抗 -HDV IgM 阳性，抗 -HDV IgG 低滴度阳性；或血清和 / 或肝内 HDVAg，HDV RNA 阳性。

2. HDV、HBV 重叠感染　慢性乙型肝炎患者或慢性 HBsAg 携带者，血清 HDV RNA 和 / 或 HDVAg 阳性，或抗 -HDV IgM 和抗 -HDV IgG 高滴度阳性，肝内 HDV RNA 和 / 或 HDVAg 阳性。

3. 慢性丁型肝炎　临床符合慢性肝炎，血清抗 -HDV IgG 持续高滴度 HDV RNA 持续阳性，肝内 HDV RNA 和 / 或 HDVAg 阳性。

（五）戊型肝炎

急性肝炎患者血清抗 -HEV 阳转或滴度由低到高，或抗 -HEV 阳性 >1 : 20 或斑点杂交法或逆转录聚合酶链反应（RT-PCR）检测血清和 / 或粪便 HEV RNA 阳性。因检测抗 -HEV IgM 的试剂和方法尚未标准化，尚须继续研究，但检测抗 -HEV IgM 可作为诊断参考。

第三节　确立诊断

凡临床诊断为急性、慢性、重型、淤胆型肝炎或肝炎肝硬化病例，经病原学或血清学特异方法确定某一型的患者即为该型确诊病例。两种或两种以上肝炎病毒同时感染者称为同时感染（coinfection）。在已有一种肝炎病毒感染基础上，又有另型肝炎病毒感染者称为重叠感染（super-infection）。

确诊的命名形式为临床分型与病原学分型相结合,有组织学检查者附后。例如:

(1)病毒性肝炎(甲型或甲型乙型同时感染);急性黄疸性(急性无黄疸性)。

(2)病毒性肝炎(HBeAg 阳性或 HBeAg 阴性乙型);慢性(中度);G2S3(炎症活动 2 度,纤维化 3 期)。

(3)病毒性肝炎(丙型);亚急性重型,腹水型,早期(中期;晚期)。

(4)非活动性 HBsAg 携带状态近期感染另一型肝炎时可书写如下:

1)病毒性肝炎(甲型;戊型),急性黄疸性;

2)非活动性 HBsAg 携带状态。

(李东良)

第四节　肝功能评估与预测

肝脏功能评估仍是困扰临床医师的一个问题,尤其是对外科医师的术前评估。肝功能不能以简单的肝脏生化指标代替,因此推出了以下几种方式来评估肝功能,临床多用于手术风险评估、肝移植排名等方面,也用于患者存活期的预测。

一、Child-Turcotte-Pugh 评分

Child-Turcotte-Pugh(CTP)评分系统综合了 5 项与肝脏功能相关的临床及生化指标:胆红素、白蛋白、腹水、肝性脑病和凝血酶原时间(PT)/国际标准化比值(INR),将指标按照病情的严重程度分别计为 1、2、3 分,患者的 5 项分值相加予以分级:5~6 分为 A 级,7~9 分为 B 级,10~15 分为 C 级(表 5-19-2)。CTP 评分是判断肝硬化患者预后较为可靠的半定量方法:A 级代表肝脏功能代偿,其 1 年内发生肝脏功能衰竭相关病死率 <5%;B 级代表肝脏功能失代偿,其 1 年内发生肝脏功能衰竭相关病死率为 20%;C 级代表了肝脏功能严重失代偿,其 1 年内发生肝脏功能衰竭相关病死率为 55%。CTP 评分也被用于预测手术的危险性:A 级提示手术耐受力良好;B 级则必须审慎选择术式,只允许行小量肝切除;C 级手术耐受力差,属手术禁忌。

表 5-19-2　改良 Child-Turcotte-Pugh 评分

	评分		
	1	2	3
总胆红素 /(μmol/L)	<34	34~51	>51
血清白蛋白 /(g/L)	>35	28~35	<28
PT/s	1~3	4~6	>6
或 INR	<1.7	1.71~2.20	>2.20
腹水	无	轻度	中等量
肝性脑病 / 级	无	1~2	3~4

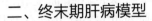

二、终末期肝病模型

终末期肝病模型（model of end-stage liver disease，MELD）评分系统最初用于预测接受经颈静脉肝内门腔内支架分流术的肝硬化患者的短期死亡风险，后被用于评估肝移植的迫切度，也被用于患者短期生存率的评估。方法为：$MELD=9.6 \times \ln[$肌酐 $mg/dL]+3.8 \times \ln[$胆红素 $mg/dL]+11.2 \times \ln[INR]+6.4 \times[$病因：胆汁性或酒精性 0；其他 $1]$。MELD 分值范围从 6（轻微疾病）到 40（严重疾病）范围对应于 90% 至 7% 的 3 个月生存率。由于该评分系统除了考虑肝脏疾患外，还结合纳入分析了肾功能状况，能对病情的严重程度做出较为精细的划分，可以较准确地判定终末期肝病患者病情的严重程度和预后。美国器官共享网络（UNOS）将 MELD 作为美国新的器官分配评分系统用以决定终末期肝病患者肝移植中供肝分配的先后顺序，MELD 分值越高的受体手术紧迫性愈高，享有分配优先权。近年来研究发现 MELD 评分可以用来预测肝硬化患者肝切除术后肝衰竭的风险，当 MELD 评分 >11 分时，患者术后出现肝衰竭的风险很高；当 MELD 评分 <9 分时，患者术后肝衰竭发生风险很低。术后 3~5 天内 MELD 评分升高，患者出现手术后肝衰竭的可能性大大增加。基于 MELD 系统又产生多种改良版，如 MELD-Na 评分系统：$MELD+1.59 \times (135-Na)$ 等。不同改良版本对严重/终末期肝病的近期生存率有相对精确的评估，对病情严重程度有较好的判断，在临床工作中具有较高的实用价值。目前也有学者在评价肝衰竭时除了用 MELD 系统外，还试图引入序贯器官衰竭评分（sepsis-related organ failure assessment，SOFA）系统，在欧洲已被多个医学中心应用。

三、吲哚菁绿排泄试验

（一）原理

肝脏能够特异地摄取外源性染料，经过生物转化后由肝细胞排泄入胆汁。吲哚菁绿（ICG）是一种合成的三羰花青系无毒的红外感光染料，分子量 77 496Da，分子式 $C_{43}H_{47}N_2O_6S_2Na$，遇可见光分解，pH 值 <5 时不稳定。ICG 静脉注入人体后，迅速而完全地与血浆蛋白结合，随血液循环迅速分布到全身血管内，继之被肝细胞所摄取，在肝细胞内无结合，最后全部被排泄入胆汁，且不参与肝肠循环。正常人静脉注入 20min 后 97% 以上从血中排除，通过在不同时间检测血中 ICG 的浓度，可绘出血 ICG 的消失曲线。又称为脉动式 ICG 分光光度仪分析法（PDDG 法），采用脉搏分光光度测定法的原理，即当血液中存在两个不同的吸光物质时，用两个不同的波长照射组织获得透过光的脉冲，可以求出血液中的这两个吸光物质的浓度比。检测在 805nm、940nm 两波长下的吸光度比值。利用脉搏光度法原理就可以求得 ICG 和 Hb 浓度比，将外周血测得的 Hb 浓度值代入就能求得 ICG 浓度值，故称为无创 ICG。经检测可获得肝脏储备功能数据：ICG 15min 滞留率（ICG-R_{15}）、ICG 血浆清除率（K）、ICG 廓清率（ICG-PDR）、早期清除率（ICG$_{K100\sim300}$）和 ICG 最大移除率（ICG-R_{max}）等。

（二）ICG 排泄实验应用

1. 肝脏手术前肝功能的评估　研究认为 ICG-R_{15}<14% 是进行大块肝切除的安全界值；对于年轻、残存肝体积足够的患者，也可放宽至 <17%；ICG-R_{15} 高的患者只能进行有限体积的肝切除术，我国香港地区研究等认为其安全界值为 <22%；日本研究认为允许进行肝切除术的 ICG-R_{15} 上限不得超过 40%。

2. ICG 与 CTP 评分比较 ICG-R$_{15}$ 结果的 K 值随着 CTP 分级的递增而变化,但与 CTP 评分并不完全一致,因为 CTP 级别相同的不同个体的肝脏对 ICG 的生物转化及排泄功能并不完全一致。有研究证明 ICG-R$_{15}$ 能更准确地预测 HCC 手术患者的预后:术前 CTP 评分为 A 级($n=1\,032$)或 B 级($n=39$)的 HCC 患者,术后病死率的差异并无统计学意义;而以 ICG-R$_{15}$ 界值为 10%、14% 和 17% 者,CTP 评分为 A 级或 B 级的 HCC 患者,术后病死率的差异有统计学意义,提示 ICG-R$_{15}$ 比 CTP 评分更准确预测 HCC 手术患者的预后。ICG 检测为更客观的评价指标:CTP 评分中的肝性脑病、腹水等指标主观性较强,故不如 ICG 排泄试验能够更为客观地反映病肝储备功能和整体状态,对外科术式的选择、手术时机的确定起到积极的作用。

3. ICG 与 MELD 评分比较 ICG 排泄试验是评价肝脏储备功能的良好指标,K 值和 R15 与 MELD 评分关系密切,其中 K 值的相关性更为显著。K 值与 MELD 评分呈明显负相关($r=-0.901$),而 ICG-R$_{15}$ 与 MELD 评分则呈明显正相关($r=0.864$)。

4. 肝癌化疗患者肝功能的评估 日本研究认为,ICG-R$_{15}$>10% 的肝癌患者,接受多个疗程 FOLFOX 等化疗方案时,化疗间歇期至少 2~4 周,以降低肝衰竭风险。

5. 其他重症疾患预后评估 ICG-PDR<8%/min 的患者死亡率高,指标评估的准确性优于 APACHE Ⅱ、SAPS Ⅱ 评分系统;脓毒性休克患者 120h 内 ICG-PDR 改善 <5%/min 者预后差。

（三）ICG 实验的临床应用

1. 需要接受手术治疗的肝硬化、肝癌等肝病患者术前、术中、术后肝脏储备功能的定量评估,预测和避免术后肝脏衰竭的发生。

2. 提示肝脏最大可切除范围,协助确定肝脏切除方案。

3. 及时反映肝移植后再灌注损伤水平,早期预测移植肝脏功能。

4. 各种原因肝损伤、肝纤维化、肝硬化患者肝脏储备功能检测。

（四）ICG 检测方法的不足

1. 可受到肝脏血流（如门静脉癌栓、门静脉栓塞术后及肝局部血流变异等）、胆红素水平等因素的影响。

2. 因 ICG 排泌存在障碍而导致 ICG 滞留率显著升高（如 Gilbert 综合征、Dubin-Johnson 综合征等）。

3. 术前无法预测剩余肝功能 总之,肝脏功能评估是一个综合过程,由多个检验指标按积分或权重计算而成,ICG 实验可以从另一个角度提供肝脏储备功能的数据。在临床工作中,建议在重大医疗措施前完善上述检查,以期在术前对肝脏功能及储备功能有个相对精确的评估。

（董 菁）

第二十章

实验室诊断

第一节 生物化学诊断

肝脏疾病相关的生物化学检验具有无创、简便、快速、经济、有效等特点,成为病毒性肝炎诊断不可或缺手段,在临床诊疗中具有重要作用。

一、肝脏功能

肝脏是人体最大的消化腺,具有合成蛋白质、储存糖原、生物转化等重要功能。肝脏由实质细胞(肝细胞)和间质细胞组成。间质细胞主要包括肝窦内皮细胞、Kupffer细胞(即肝内单核巨噬细胞)、肝星形细胞(也叫贮脂细胞、窦周细胞、Ito细胞、脂肪细胞)、胆管上皮细胞和大颗粒淋巴细胞(又名隐窝细胞或Pit细胞,具有NK细胞活性)。每一类细胞对于肝脏发挥功能都是不可或缺的。广义的肝功能可定义为调节血中溶解物浓度,进而影响其他器官如脑、心脏、肌肉和肾脏的功能。这种调节,主要通过吸收、代谢、转化、贮存,进而重新合成、分泌各种内源性和外源性溶解物才能实现。

(一)肝细胞

肝细胞是组成肝小叶的主要细胞,属高度分化细胞。肝小叶横切面上可见放射状排列的肝细胞板(肝板)和肝血窦(图 5-20-1)。

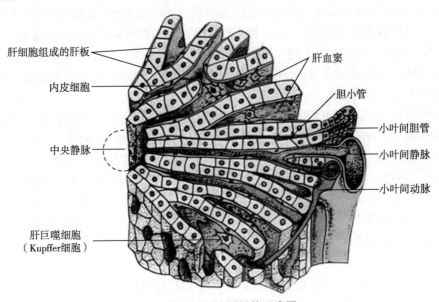

图 5-20-1 肝小叶结构示意图

(二)胆汁生成

胆汁成分包括水、电解质、有机阴离子、脂类、蛋白质、多肽和氨基酸等(表 5-20-1)。

表 5-20-1　胆汁成分及其浓度

成分	浓度 /(mmol/L)	成分	浓度
Na^+	141~165	卵磷脂	140~810(mg/dL)
K^+	2.7~6.7	胆固醇	97~320(mg/dL)
Cl^-	77~117	蛋白质	2~20(mg/mL)
HCO_3^-	12~55	谷胱甘肽	3~5mmol/L
Ca^{2+}	2.5~6.4	谷氨酸盐	0.8~2.5mmol/L
Mg^{2+}	1.5~3.0	天冬氨酸盐	0.4~1.1mmol/L
胆汁酸	3~45	甘氨酸盐	0.6~2.6mmol/L
胆红素	1~2		

肝细胞制造和分泌的胆汁先入胆小管,流向肝小叶周边,汇合成 Hering 管(canal of Hering),胆汁由此输入小叶间胆管。小叶间胆管在肝门处汇集成左右肝管出肝,汇成肝总管。小叶间胆管由立方形上皮细胞组成,直径为 30~40μm,将胆汁输送至肝外胆管、胆囊和十二指肠。构成肝内胆管系统的胆管细胞在形态和功能上各不相同。水和电解质的调控运输主要在中等和较大的胆管中。

成人肝脏每天分泌 700~1 200mL 胆汁,分泌量受食物等多种因素影响。如表 5-20-1 所示,胆汁中主要的阳离子为 Na^+。无机盐在胆汁中的浓度与细胞质中的浓度相似。胆汁的渗透性主要由无机盐产生,因为大部分有机物,如胆汁酸,聚集形成混合微胶粒,失去了渗透性。

胆汁酸是胆汁的主要成分,除了具有调节胆固醇代谢的作用外,胆汁酸还能激活不同的信号转导通路,调节体内能量代谢的作用。胆汁酸主要包括胆酸、鹅脱氧胆酸、去氧胆酸及石胆酸等。前两者由胆固醇转变生成,称为初级胆汁酸。初级胆汁酸流入肠腔后,受肠道细菌作用,形成的胆汁酸成为次级胆汁酸,如去氧胆酸和石胆酸。胆汁酸在肝细胞内均可与甘氨酸或牛磺酸结合形成结合型胆汁酸,使其极性增高,利于排泄。未与甘氨酸或牛磺酸结合的胆汁酸称为游离胆汁酸。

结合胆汁酸,为胆汁中的主要胆汁酸。结合胆汁酸在回肠被主动吸收,而游离胆汁酸仅能通过弥散吸收。结合甘氨酸或牛磺酸的胆汁酸在小肠内运输,对胰酶的水解作用具有选择性抵抗力,使小肠内能积聚足够浓度的胆汁酸,以促进脂肪的消化和吸收。

结合后的胆盐为双亲分子,含亲水区(即羟基取代基团和结合在脂肪酸侧链上的酰胺基团)和亲脂区(即类固醇核)。这使其易与两性分子结合,在临界微胶粒浓度以上,即可形成微胶粒或多分子聚集体。其他双亲分子,如胆固醇和磷脂,可与胆盐微胶粒互溶,形成混合微胶粒。胆汁酸的这种类似去污剂的性质对于保持胆汁生理状态的稳定,促进脂肪的消化吸收有重要作用。

熊去氧胆酸(UDCA)为双羟基胆汁酸,可用于治疗慢性胆汁淤积性疾病。正常条件下,UDCA 只占胆汁酸贮存量的 3% 以下,而其亲水性高于其他一些主要的双羟基胆汁酸,如鹅脱氧胆酸和去氧胆酸。UDCA可刺激胆汁分泌,抑制小肠对内源性胆汁酸的重吸收,从而在长期使用后成为血清和胆汁中的主要胆汁酸,保护胆小管和肝细胞免受脂溶性胆汁酸,如鹅脱氧胆酸、去氧胆酸和石胆酸,以及其他潜伏肝毒素的侵害。

肠肝循环:胆汁酸分泌可以看作分子在肝细胞、胆管系统、小肠、肠上皮细胞和肝门血液之间的循环流动。在肠道内的各种胆汁酸约有95%为肠壁重吸收,其余随粪排出。正常人每天从粪便排出胆汁酸0.4~0.6g。由肠重吸收的胆汁酸(包括初级胆汁酸和次级胆汁酸、结合胆汁酸和游离胆汁酸),经门静脉重新回到肝脏。经过肝细胞进行必要的加工转化之后,连同新合成的初级胆汁酸一起,再排入肠道,这一过程称为"胆汁酸的肠肝循环"(图5-20-2)。

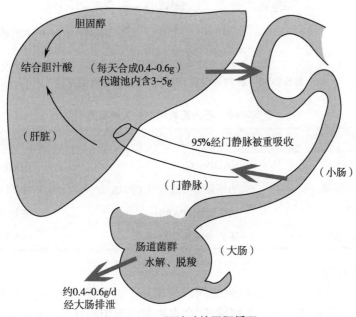

图 5-20-2　胆汁酸的肠肝循环

肝脏除在胆汁代谢中的独特作用外,还是脂类、糖和蛋白质的代谢中心,也与药物代谢密切相关,如图5-20-3所示。

(三)胆固醇和脂蛋白的代谢

肝脏疾病易引起重要的脂质异常。早期胆汁性肝硬化中出现的胆汁淤积可引起下列并发症:主要由游离胆固醇引起的高胆固醇血症,轻度高脂血症的黄斑瘤,重症高脂血症形成的黄色瘤。这些患者血清中过高的胆固醇与一种新的LDL-X脂蛋白颗粒有关,后者很可能代表回流到细胞质中的胆汁囊泡。急性肝炎患者可见高甘油三酯血症、胆固醇酯明显减少、胆固醇总量略有上升。类似的脂质异常在慢性肝病中虽然不很明显,但也可观察到。

(四)药物代谢

药物摄入肝脏后,由定位在内质网、细胞质以及其他细胞器上的几种酶类进行加工或代谢(表5-20-2)。

(五)糖类代谢

进食期与空腹期的肝内糖代谢定位于肝内不同区域各自进行。进食期,肝脏参与葡萄糖合成糖原和糖酵解过程,主要在小静脉周围的肝细胞内进行。吸收后期或空腹期,通过糖原分解和糖原异生,产生葡萄糖,主要在门管区肝细胞。

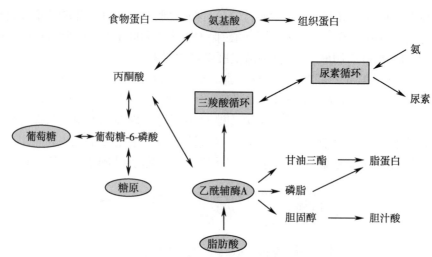

图 5-20-3　肝内蛋白质、糖类和脂类重要代谢途径

表 5-20-2　肝内药物代谢的关键酶类

酶类	辅助因子	细胞内定位
细胞色素 P450	NADPH,O_2	内质网
转葡萄糖醛酸酶	活性葡萄糖醛酸(UDPGA)	内质网
硫酸转移酶	活性硫酸(PAPS)	细胞质
谷胱甘肽转移酶	还原型谷胱甘肽	细胞质和内质网

(六) 脂肪酸代谢

脂肪酸不断地在肝脏和脂肪组织之间进行循环。进食期,肝细胞合成脂肪酸,然后结合成脂蛋白运送到脂肪细胞中。空腹期,贮存在脂肪细胞中的甘油三酯衍生为脂肪酸,运送到肝脏,并在线粒体内氧化为酮体。超长链脂肪酸则在过氧化物酶体内氧化。肝硬化时,即使在非空腹期,脂肪酸首先被作为能量来源。线粒体对脂肪酸的氧化取决于氨基酸肉毒碱。肉毒碱缺失可能对丙戊酸诱导的肝细胞毒性具有一定的作用。微粒体脂肪酸氧化缺陷可引起孕期急性脂肪肝、Reye 综合征和 Jamaica 呕吐病等。

(七) 氨的代谢

肝脏处理氨的代谢产物氨,需通过 Krebs-Henseleit 循环合成尿素。还原型谷胱甘肽(GSH)在氨代谢过程中作用较小。循环中氨的清除在肝脏内单独进行。氨甲酰基磷酸合成酶是氨合成尿素的关键调控酶,该酶在中央静脉区,除一两个细胞以外,所有肝细胞内均有表达。中央静脉区其余的一两个肝细胞相应表达谷氨酰胺合成酶,从循环中清除任何剩余的氨用以合成谷氨酰胺,并释放到终末肝静脉和系统循环中。

(八) 蛋白质的合成

白蛋白是血清中含量最丰富的蛋白质。肝脏每天合成和分泌 12g 白蛋白。除作为许多药物的运输载体外,白蛋白还在细胞质膨胀压的维持中起着关键作用。营养状况、渗透压、系统炎症和皮质类固醇的浓度变化均可对白蛋白的合成进行调控。

(九) 细胞体积的调节

肝细胞功能由水化作用调控。水化作用可被激素、氧化压、氨基酸及胆盐等调控。肝细胞内特殊的运输过程激活后,可调节细胞体积。Na^+-H^+ 和 $Cl^--HCO_3^-$ 交换,促进细胞体积增大;K^+ 和 Cl^- 通道促进细胞体积减小。通过这些调控过程,肝细胞合成蛋白质和糖原,形成胆汁,细胞体积增大。细胞收缩则诱发细胞衰老变性。细胞渗透调节的破坏与许多疾病及其并发症有关。肝细胞体积调控缺失与门静脉高压、慢性病毒性肝炎和肝癌发生有关。

二、试验选择与应用

肝脏疾病的实验室检查,也称为肝功能试验,是指能反映肝脏合成、代谢、转运和免疫调节功能的试验。应根据试验的目的、价值、效能和可行性来选择。

(一)目的

主要是用于确诊有无肝脏疾病,鉴别肝细胞性和胆汁淤积性黄疸,查找疾病原因,判断预后和严重程度。

(二)可行性

常规肝功能试验以简便实用为原则,可分为一、二、三线(表 5-20-3)。

表 5-20-3　常规肝功能试验

第一线	第二线	第三线
血清胆红素	胆汁酸	^{14}C 氨基比林呼吸试验
转氨酶	氨	半乳糖廓清试验
碱性磷酸酶	5'- 核苷酸酶	其他各种肝病标记
白蛋白	GGT	
凝血酶原时间	ICG	
γ 球蛋白	免疫球蛋白	
肝炎和肝癌病因标记	其他肝病标记	

(三)试验分类

肝细胞具有合成、代谢、转运和排泄等“基本”功能。狭义的肝功能试验即指上述功能的检查。广义的肝功能试验尚包括反映肝病现状和疾病的各种“标记”。

三、胆色素试验

胆色素主要是血红蛋白辅基血红素的代谢产物,是胆绿素、胆红素、胆素原及胆素等一类化合物总称。肝脏既是胆色素主要成分胆红素改造及排泄的重要器官,又是胆色素肠肝循环的重要环节。胆色素代谢障碍的一个重要临床表现是黄疸。黄疸时有一系列胆红素和胆汁酸的代谢混乱。黄疸发生的可能原因有:肝细胞的胆红素负荷过高;肝细胞内胆红素摄取和运输障碍;结合缺陷;分泌入毛细胆管的功能损害和肝外胆道梗阻。据此将其分为肝前性、肝细胞性和阻塞性黄疸。

(一)血清胆红素

1. 总胆红素　正常成人血清总胆红素浓度为 3.4~17.1μmol/L,浓度在 17.1~34.2μmol/L 称为“隐性黄疸”,超过 34.2μmol/L 出现肉眼可见的显性黄疸体征。其中总胆红素在 34.2~171μmol/L 为轻度黄疸,171~342μmol/L 为中度黄疸,超过 342μmol/L 为重度黄疸。肝脏疾病中胆红素浓度明显增高常反映有严重的肝细胞损害。

2. 结合胆红素 游离胆红素在肝内与葡萄糖醛酸结合成结合胆红素后,由肝细胞向小叶间胆管排泄入肠道,脂溶性小,不能透过肠黏膜入血。因此,正常人血清内没有结合胆红素。测出的少量结合胆红素,是正常血清内存在的胆汁酸盐、尿素、枸橼酸,使少量的游离胆红素与偶氮试剂呈直接反应的结果。黄疸时则大致反映结合胆红素的水平。正常人血清内结合胆红素浓度为 0~3.4μmol/L,结合胆红素小于总胆红素 20% 时,提示微粒体前黄疸(游离胆红素);大于总胆红素 40% 时,提示微粒体后黄疸(结合胆红素);大于总胆红素 75%~80% 时,提示有胆汁淤积。

在血液循环中,结合胆红素和白蛋白可结合形成 δ 胆红素。临床上 δ 胆红素只有在长期的高结合胆红素血症患者血液内才能被检出。由于其半衰期长,在血液循环中的清除缓慢。δ 胆红素的临床应用主要是与结合胆红素同时检测,用于梗阻性黄疸再通手术是否成功的重要指标:梗阻再通后结合胆红素迅速下降,而 δ 胆红素变化不明显。

3. 同时测定总胆红素和游离胆红素的临床意义

(1)游离胆红素(又称未结合胆红素)增高主要见于溶血性黄疸、新生儿生理性黄疸、先天性非溶血性黄疸、肝炎后高胆红素血症、旁路性高胆红素血症。结合胆红素与总胆红素的比值为 20% 以下。

(2)结合胆红素增高见于轻型病毒性肝炎、代偿性肝硬化、胆道部分性阻塞或肝癌。

(3)结合胆红素与总胆红素的比值大于 50% 见于肝外或肝内胆汁淤积。

(4)先天性非溶血性黄疸分结合型与游离型,结合型患者(Dubin-Johnson 综合征、Rotor 综合征)血清结合胆红素增高。游离型(Crigler-Najjar 综合征、Gilbert 综合征)患者,未见结合胆红素升高。

(5)肝外因素如表 5-20-4 所示。

表 5-20-4 影响血清胆红素浓度的肝外因素

	胆红素增加的因素		胆红素减少的因素
非结合胆红素	绝食、强烈运动、酒精、妊娠		肾上腺皮质激素、紫外线
	雌激素、胆道造影剂、口服避孕药、败血症		去胆胺、苯巴比妥、扑痫酮
结合胆红素	蛋白同化激素、雌激素、口服避孕药、妊娠、月经、肾功能不全		肾上腺皮质激素

(二)尿胆红素定性

因未结合胆红素以白蛋白为载体,分子量大,不能从肾小球滤过;结合胆红素为水溶性,不能透过脂质的肠黏膜进入血液循环中,也不能从尿排出,故正常人尿中无胆红素存在。如果尿中出现胆红素,即表明有肝胆疾患存在。目前测定尿胆红素的常规方法能测出尿中 ≥ 0.85μmol/L 的胆红素。肝炎黄疸时,在血清胆红素升高前,尿中即可查到胆红素,可用于肝炎的早期诊断。肝炎恢复期,尿胆红素可在黄疸尚未完全消退前消失,有助于预后的判断。黄疸病例,如尿胆红素阴性,提示为结合胆红素血症。但在某些类型的游离胆红素血症(如溶血时),血清中有少量结合胆红素存在(可能为在肝外组织中形成的色素 I),并见于尿中。

血清中结合胆红素愈高,尿中胆红素愈多。在某些情况下,尿中胆红素的排泄并不单纯取决于血清中结合胆红素的浓度。如前所述,在黄疸性肝炎的恢复期,尽管血清中结合胆红素仍可升高,但尿胆红素已转为阴性。其他肝病时偶也见到此种现象。

(三)尿中胆素原(尿胆原)测定

正常人肠腔内尿胆原大部分经粪便排泄,每天 40~250mg。经肠黏膜重吸收的尿胆原被肝重新排入胆汁,仅少量从尿中排泄,为 0~6μmol/L。

尿中尿胆原增多见于:①体内过量的胆色素产生(如溶血);②肝细胞功能损害,不能处理自肠道吸收的尿胆原,而从尿中排出;③肠内容物在肠内停留过长(如便秘),尿胆原与肠壁接触时间长,吸收增多;④肠内细菌增多,增加了尿胆原的形成和重吸收;⑤胆道感染,细菌使胆汁内的胆红素转变为尿胆原,吸收入血,从尿中排出。

尿中尿胆原减少见于:①胆汁进入肠道受阻(肝内、外胆道梗阻);②肠内菌群过少;③肠蠕动过速(如腹泻),肠内容物在肠内停留时间过短;④严重贫血,胆色素产生减少;⑤肾功能不全。

(四)黄疸的实验室检测

通过检测上述血清结合胆红素及未结合胆红素、尿液的胆红素及尿胆原,可鉴别溶血性黄疸、肝细胞性黄疸和梗阻性黄疸。如表 5-20-5 所示。

表 5-20-5　黄疸的实验室诊断

	类别	正常 /(μmol/L)	溶血性黄疸	肝细胞性黄疸	梗阻性黄疸
血液	未结合胆红素	1.7~17.1	明显增加	增加	不变 / 微增
	结合胆红素	0~6.8	正常 / 微增	增加	明显增加
尿液	胆红素	阴性	阴性	阳性	强阳性
	胆素原	0.84~4.2	强阳性	不定	减弱 / 阴性
粪便	颜色	棕褐色	变深	变浅	白陶土样

四、蛋白质测定

血浆的主要成分是蛋白质。除了免疫球蛋白外,血浆蛋白质均由肝脏内合成。通过醋酸纤维膜电泳可将血浆蛋白分为前白蛋白、白蛋白、α_1 球蛋白、α_2 球蛋白、β 球蛋白和 γ 球蛋白六类。每类均包含一种或多种蛋白质(图 5-20-4)

(一)前白蛋白

前白蛋白在电泳中位于白蛋白之前,包括视黄醇转运蛋白和甲状腺素转运蛋白,分别运输视黄醇和甲状腺素 T_4。前白蛋白由肝合成,是反映肝脏合成障碍或分解加速的灵敏指标。参考区间 4.55~7.28μmol/L(200~400mg/L)。其变化机制与白蛋白相似,主要与蛋白代谢有关。负氮平衡时,前白蛋白下降。但由于其半衰期仅 1.9 天,肝病时其血清水平下降早,变化更明显。

(二)白蛋白

白蛋白是血浆中含量最多的蛋白。肝是合成白蛋白的唯一场所。白蛋白一旦在肝细胞粗面内质网合成后,便从高尔基体分泌入肝窦。正常成人血浆白蛋白值为 40~55g/L。肝功能损害时,血清白蛋白水平下降。

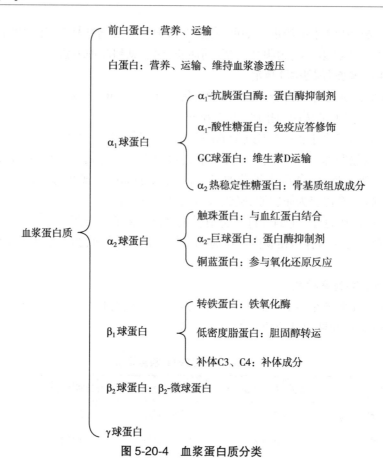

图 5-20-4 血浆蛋白质分类

（三）α₁- 抗胰蛋白酶（α₁-AT）

为 α₁ 球蛋白的最主要成分，广谱蛋白酶抑制剂。其生物学作用在于抑制胰蛋白酶、糜蛋白酶、透明质酸酶、纤溶酶、强力蛋白酶、皮肤胶原酶、肾素、尿激素、Hageman 因子辅酶和多形核白细胞中性蛋白酶等。体内半衰期 5.6 天。分子量小于白蛋白，易于从血液循环进入组织和体液。

（四）α₁- 酸性糖蛋白

又称类黏蛋白、小酸性糖蛋白、α₁- 酸性浆液黏蛋白。是血浆中黏蛋白的主要成分。用免疫比浊法测定血清类黏蛋白含量为 0.55~1.40g/L，平均 0.90g/L。类黏蛋白在肝内合成，生理功能不详，属于急性时相反应物，在各种组织损伤或炎症、癌肿时升高。肝实质性疾病时降低，黄疸后 2 周内，血浆类黏蛋白常进行性下降，慢性活动性肝炎和亚急性重型肝炎时降低最明显。但在各种急性、亚急性或慢性胆道梗阻时，含量正常或升高，即使在转为严重的胆汁性肝硬化时，其血清中含量仍不降低。测定血清类黏蛋白，有助于鉴别肝细胞性黄疸和胆汁淤积性黄疸。

（五）GC 球蛋白

GC 球蛋白由肝细胞合成，是结合与运送维生素 D 及其代谢产物的工具。能和 G- 肌动蛋白结合，抑制 G- 肌动蛋白聚合为 F- 肌动蛋白，是肌动蛋白的主要清除剂。GC 球蛋白参考区间为 0.25~0.37g/L。急性肝炎恢复期和慢性非活动性肝炎时有增高倾向。

（六）α_2- 热稳定性糖蛋白（α_2-HS）

含糖质 13.4%，免疫电泳上位于 GC 球蛋白和结合珠蛋白之间。血中半衰期 4~5 天。测定血清 $\alpha_{2h}S$ 有助于判断肝损害的严重度和预后。正常人血清含量为 0.69~0.064g/L。亚急性重型肝炎，平均为（0.24±0.093）g/L，明显低于正常，急性肝炎时为（0.743±0.16）g/L，与正常无明显差异，有助于早期诊断亚急性重型肝炎。

（七）触珠蛋白

又称结合珠蛋白，属于糖蛋白，为组成 α_2 球蛋白的主要成分之一。由肝脏合成，每天生成量约 0.5g。血中半衰期 3.5~4 天。在血液中，该蛋白与血红蛋白结合成一稳定复合物，阻止血红蛋白从肾小球排出阻塞肾小管，既贮存铁又保护肾小管免受游离血红蛋白的损害。测定方法有免疫法、电泳法、过氧化物酶法、葡萄糖凝胶法等。正常血清中含量约 0.5~2.2g/L，平均 1.6g/L。电泳上泳动于 α_2 球蛋白位置。

肝病时结合珠蛋白下降，可作为肝脏蛋白合成的灵敏指标之一。肝癌时约 75.8% 的病例上升，但特异性不强，胃癌亦有 47.4% 的病例增高。急性炎症和结缔组织疾病时均可升高（属急性时相反应物之一）。但在肝硬化基础上发生肝癌的病例中，该蛋白常降低。

（八）α_2- 巨球蛋白

血清中有两种，一种为 α_2- 巨球蛋白（α_2-macroglobulin，α_2-MG），另一种为 IgM。两者分子量均甚大，所含碳水化合物量也相似，但电泳速率不同，抗原性质也不同。α_2- 巨球蛋白无免疫功能。

α_2- 巨球蛋白在血清中含量：男性 2.4g/L（1.5~3.5g/L），女性 2.9g/L（1.75~4.70g/L），儿童期偏高。α_2- 巨球蛋白增高以肾病时最明显，血色病和肝硬化也升高，急性肝炎大致正常。

（九）铜蓝蛋白

铜蓝蛋白（ceruloplasmin，Cp）又称铜氧化酶。为一种含铜的糖蛋白，分子量为 132kD。碳水化合物占 8%~9.5%。电泳位置在 α_1 和 α_2 球蛋白之间，一般把它划为 α_2 球蛋白。血清中约 90% 的铜与铜蓝蛋白结合。是铜的无毒性转运载体和储存库。铜蓝蛋白由肝脏合成，一部分由胆道排泄。尿中含量甚微。参考区间成人为 0.15~0.30g/L（男性）；0.16~0.45g/L（女性）。

（十）转铁蛋白（transferrin，TRF）

TRF 是血浆中 β_1 球蛋白与铁结合成的一种复合体，电泳位于 β_1 球蛋白位置。分子量 79.6kD。体内半衰期 12 天。1mg 转铁蛋白能结合 1.25μg Fe^{3+}。转铁蛋白在体内主要功能是转运铁质，作为一种铁的传递体，从肝实质细胞和肠上皮细胞等处把铁运送给骨髓的铁生成细胞。

肝内转运蛋白有两种。一种是将物质转运到胆汁或血液中去，另一种是转入蛋白，为肝脏摄入物，在肝脏内代谢，再排出肝脏。正常血清铁为 3~3.6g/L 时，转铁蛋白浓度为 2.40~2.80g/L。血浆中的 β_1 球蛋白并不完全与血清铁相结合，仅以其总量的 1/3 结合成运铁蛋白。能够与血清铁相结合的 β_1 球蛋白总量，称为总铁结合力。血清铁（μg/dL）÷ 总铁结合力（μg/L）×100%= 转铁蛋白饱和度（%）。正常人转铁蛋白饱和度为 31.2%±8.7%。运铁蛋白主要在肝脏合成，又能促进肝细胞再生。运铁蛋白可作判断肝病预后的一个指标，它与白蛋白一样，亦属急性期反应物。在各种急、慢性炎症、肿瘤、血色病、再生障碍性贫血、慢性溶血性贫血时常下降；上升除见于某些急性肝炎外，主要见于缺铁性贫血。

（十一）蛋白质代谢产物测定

1. 血浆氨测定　肝脏在蛋白质代谢过程中会产生许多中间产物和终末产物，这些代谢产物反映出肝脏蛋白质代谢功能是否正常。血浆氨测定是临床常见的蛋白质代谢产物检测项目之一。氨是有毒物质,正常人体内含少量游离氨,主要是氨基酸、蛋白质及尿素经肠道菌群脱氨基作用吸收入血肿。氨在人体内主要通过鸟氨酸循环合成尿素,再由肾脏排出。正常人血浆氨浓度为 18~72μmol/L(酶法)。肝衰竭或肝硬化有广泛侧支循环时,血氨浓度往往增高。但在急性重型肝炎,肝细胞严重坏死,由氨到尿素的转变减少,血氨浓度增高,但不显著;门静脉高压患者行门 - 腔静脉吻合术后(特别在进食蛋白质,服利尿剂后),血氨浓度往往增高。

2. 血浆游离氨基酸测定 肝病时变化仅见于严重肝损害。无肝性脑病的慢性肝病无明显改变。并发肝性脑病时,必需氨基酸中有三种支链氨基酸(亮氨酸、缬氨酸、异亮氨酸)明显降低,而苯丙氨酸和甲硫氨酸升高,几乎达正常的 300%,色氨酸轻度升高(140%)。在非必需氨基酸中,天冬氨酸、谷氨酸、酪氨酸明显升高,其他则正常或轻度降低。急性重型肝炎伴肝性脑病时,血浆氨基酸改变与慢性肝病伴肝性脑病时不同,支链氨基酸多数正常或轻度降低(为正常的 80%),其他必需和非必需氨基酸则均明显升高,甚至可高达正常的 700%,升高最显著者为苯丙氨酸、酪氨酸、甲硫氨酸、谷氨酸和天冬氨酸。

五、血清酶测定

肝细胞内酶含量十分丰富,约占肝蛋白总量的 1/3。几乎所有的酶都多少不等的存在于肝细胞中。肝细胞内所含的酶是血浆(清)酶类的主要来源。血清酶活性测定对判断肝细胞的各种代谢功能和病理改变有一定价值。

(一)血浆特异酶

又称血浆功能酶,在血浆中发挥催化作用。血浆中的浓度明显高于其他组织。包括:①凝血因子和纤溶酶原:多数凝血因子和纤溶酶原都是血浆特异酶,主要有凝血酶原(第Ⅱ因子)、前激肽释放酶和纤维蛋白溶解原;②脂蛋白代谢的两种酶包括脂蛋白脂肪酶和卵磷脂胆固醇酰基;③铜蓝蛋白;④肾素(即血管紧张肽原酶);⑤血浆胆碱酯酶,由肝脏合成并存在于血浆之中,生理功能可能是水解干扰乙酰胆碱酯酶(真性胆碱酯酶)的一些化合物。

(二)非血浆特异酶

1. 外分泌酶 来源于外分泌腺,有极少量溢入血浆。如淀粉酶(唾液腺和胰腺)、蛋白酶(胃底腺及胰腺)、脂肪酶(胰腺)及酸性磷酸酶(前列腺)等。它们在血浆中的浓度和腺体的分泌功能密切相关。当腺体中酶合成量增多时,分泌到腺体导管中的酶量增加,进入血液的酶量也相应增多。

2. 细胞酶 细胞酶是指在细胞和组织中参与物质代谢的酶类。这些酶自身不断地进行合成与分解,在细胞内浓度很高,进入血浆的量很少,在血浆中也没有重要的催化作用。在讨论细胞酶时,一要注意酶在细胞内的分隔分布,二要重视酶的组织器官专一性分布。如天冬氨酸转氨酶(AST)为线粒体中的酶;丙氨酸转氨酶(ALT)、鸟氨酸氨基甲酰转移酶(ornithine carbamyl transferase,OCT)、精氨基琥珀酸裂解酶(ASAL)、黄嘌呤氧化酶和乙醇脱氢酶等,主要存在于肝细胞质中。

(三)同工酶在肝细胞内的分布

肝病诊断上应用价值较大的同工酶见表 5-20-6。

表 5-20-6　肝病诊断的同工酶

酶	同工酶及其临床意义
乳酸脱氢酶（LDH）	肝细胞损伤或坏死时，LDH_5 大量释放进入循环血液，而 LDH_4 不增，$LDH_5/LDH_4 > 1$
天冬氨酸转氨酶（AST）	m-AST（线粒体 AST 同工酶）；活性显著升高，提示肝线粒体崩解，肝损害严重
5′- 核苷酸磷酸二酯酶（5′-NPDasee）	HBsAg 阳性者，5′-NPDase V 检出率高。同时检测 α-FP 和 5′-NPDase V，原发性肝癌检出阳性率可提高到 95.4%

（四）肝脏疾病的血清酶变化

病理情况下肝脏的酶含量常有改变，并可反映在血液内。根据血清内酶活力的增高或减少，可了解肝脏病变的性质和程度，辅助诊断肝胆系疾病。酶在血清内的含量极微，难以测定其绝对值，通常采用测定酶活力的方法，来衡量血清内酶的改变。在测定酶活力时，可因操作方法和条件的变动，影响其数值。现统一用国际单位制（sI），以 nmol/s 表示酶活性单位，即每秒酶促反应转化的底物的量。原用国际单位（IU）或 U 者，可按（IU）×16.67＝（nmol/s）换算。诊断肝病的血清酶见表 5-20-7。

表 5-20-7　肝病血清酶变化

（1）反映肝细胞损害为主的酶类：
1）肝细胞损害时活力增高的酶：
丙氨酸转氨酶、天冬氨酸转氨酶
异柠檬酸脱氢酶、乳酸脱氢酶、山梨醇脱氢酶、谷氨酸脱氢酶、谷胱甘肽 S- 转移酶、鸟氨酸氨基甲酰移换酶、精氨琥珀酸裂解酶、精氨酸酶、腺苷脱氨酶、醛缩酶、1- 磷酸果糖醛缩酶、鸟嘌呤酶、奎宁氧化酶、葡萄糖醛酸苷酶
2）肝细胞损害时活力降低的酶：
胆碱酯酶、卵磷脂 - 胆固醇酰基转移酶
（2）反映胆汁淤积为主的酶类：
碱性磷酸酶、5′- 核苷酸酶
γ- 谷氨酰转肽酶、亮氨酸氨肽酶
（3）反映肝内纤维组织增生的酶：
单胺氧化酶、脯氨酸羟化酶

（五）病毒性肝炎的血清酶测定

1. 主要反映肝细胞损害的酶类

（1）转氨酶及其同工酶：转氨酶及其同工酶是体内氨基酸代谢过程中必不可少的催化剂。血清天冬氨酸转氨酶（aspartatetransferases，AST）和丙氨酸转氨酶（alanine aminotransferase，ALT）活性，是迄今为止国内外应用最为广泛的反映肝细胞损害的试验。AST 和 ALT 在肝细胞中的活性分别是血清中的 7 000 倍和 3 000 倍。ALT 只存在于细胞质中，而 AST 在细胞质内只占 20%，其余 80% 存在于线粒体中。在肝细胞质内，AST/ALT 之比为 0.6∶1，在整个肝细胞内两者之比为 3∶1。肝内 AST 绝对值超过 ALT。

ALT 和 AST 特征见表 5-20-8。

表 5-20-8　ALT 和 AST 比较

	ALT	AST
细胞内来源	细胞液	线粒体和细胞液
肝小叶分布	门管区周围	腺泡各区
肝特异性	+++	+
诊断意义	病变的活动性	病变的严重性
假阳性		糖尿病酮症、红霉素
假阴性	酒精	氮质血症

临床上常使用 AST/ALT 比值估计肝脏损伤程度、协助鉴别诊断病毒性肝炎、酒精性肝病和慢性肝病等。各种肝脏疾病 AST/ALT 比值如表 5-20-9 所示。

表 5-20-9　引起转氨酶增高的因素及 AST/ALT 比值

疾病	酶活力为ULN 倍数	ALT/AST	疾病	酶活力为ULN 倍数	ALT/AST
肝病			胆汁性	<8	1.0 左右
急性病毒性肝炎	10~100	<1	淤血性	<2	>1
急性酒精性肝炎	<5	>1	胆汁淤积性肝病	2~8	肝外>1 肝内<1
中毒性肝炎			肝癌		
四氯化碳	>25	<1	原发性	<8	>2
四环素	<5	<2	继发性	<5	>1
水杨酸	<7	<3	脂肪肝	<2	
异烟肼	<2	<4	其他疾病		
慢性中 - 重型肝炎	5~50	<1	心肌梗死	1~10	
肝硬化			心力衰竭	10~20	
酒精性	<4	>2	休克	1~30	
肝炎后性	2~5	>1	传染性单核细胞增多	2~3	

(2) 腺苷脱氨酶(adenosine deaminase,ADA)及其同工酶:ADA 系核酸分解酶,以同工酶形式存在于肝、肾、肺、心和红细胞中,以淋巴细胞中活性最高,肝细胞内 90% 存在于胞质内,当肝细胞炎症、坏死时,酶逸出至血中。血细胞内酶活性为血清的 40~70 倍,检测时应避免溶血。ADA 对肝炎患者的阳性检出率明显高于 AST、TBIL、DBIL、GGT、TBA 的检出率,可明显提高肝炎患者阳性检出率。

(3) 乳酸脱氢酶(LDH)及其同工酶:LDH 是一种糖酵解酶,广泛存在于人体组织内,以心肌、肾、横纹肌、肝、脑等组织内含量较多,肿瘤组织及正常人血中也可测得此酶。

(4) 谷氨酸脱氢酶(glutamate dehydrogenase,GLDH):该酶主要存在于肝线粒体中,为一种线粒体酶。参考值为 4.5IU/L。可作为肝损害的特异性指标。该酶是一种异构蛋白，为六聚体结构，由 6 种相同的亚基组成。分子量为 336kD。存在于细胞线粒体基质中，以肝脏含量最高，其次为肾脏、胰腺、脑、小肠黏膜及心脏等器官，在肝细胞中的分布也有所不同，小叶中央静脉周围肝细胞中活性为周边细胞的 1.72 倍。

(5) 血清谷胱甘肽 S- 转移酶（GST）：GST 是一组与肝脏解毒功能和结合功能有关的小分子蛋白，又称胆红素结合蛋白，存在于细胞质，半衰期短。由于分子量较 ALT 小，更易透过肝细胞入血流，反映肝细胞损伤比 ALT 更敏感。参考区间为 13.6IU/L ± 5.81IU/L。GST 增高幅度：重型肝炎 > 慢性肝炎 > 急性肝炎 > 肝硬化 >HBV 携带者。重型肝炎 GST 水平持续升高，ALT 进行性下降，出现 "GST/ALT" 分离现象，是预后不良的表现，有预测严重肝坏死的价值。

(6) 醛缩酶（aldolase，ALD）：ALD 通常指糖酵解途径中的果糖 -1,6 二磷醛缩酶。该酶以 1,6 二磷酸果糖（FDP）为底物，使其分解为 3- 磷酸甘油醛和磷酸二羟丙酮，亦称为FDPALD，而以果糖磷酸（F-1-P）为底物时，ALD 则称为 F-1-PALD。ALD 共有九型同工酶，包括三种纯聚体（A4、B4、C4）和六种杂化体（A3B、A282、AB3、AC3、A2C2、A3C），ALD-A（A4）催化 FDP 分解的活力比催化 F-1-P 分解的活力大 50 倍。ALD 分布全身各组织中，以骨骼肌的活力最高，脑、心肌、肝次之，血清最低，红细胞中活力比血清高 15 倍，在正常人肝脏中，以 B 型为主，A、C 型很少。

(7) 异柠檬酸脱氢酶（isocitrate dehydrotenase，ICD，ICDH）：ICD 是体内重要的有脱羧作用的氧化还原酶，系统名为苏（糖型）-D- 异柠檬：辅酶氧化还原酶。各种肝病 ICD 均升高，升高程度由高到低，急性肝炎 > 肝癌 > 慢性活动性肝炎 > 肝硬化 > 慢性迁延性肝炎。急性肝炎时，ICD 升高比 ALT 敏感性更高出现更早，升高程度更高。ICD 可用于肝癌与肝外恶性肿瘤的鉴别诊断，肝癌时 ICD/ALT 比值显著增高，肝外恶性肿瘤不变或降低。

2. 主要反映胆汁淤积的血清酶

(1) 碱性磷酸酶（alkaline phosphatase，AKP，ALP）及其同工酶：肝脏中 ALP 由肝细胞合成分泌，自胆道排泄，半衰期为 3 天。儿童 ALP 活性可达正常成人的 2~5 倍。餐后（尤以高脂餐）小肠分泌的 ALP 进入血中，一般可增高 30U/L 或更高，在 B 型或 O 型血的人中可持续 12h。妊娠 3 个月胎盘即可产生 ALP，9 个月达高峰，可达 2~3 倍正常值上限（ULN），分娩后 1 个月恢复正常。

(2) γ- 谷氨酰转肽酶（γ-glutamyl transferase，γ-GT，GGT）：GGT 广泛分布于人体组织中，肾内最多，其次为胰和肝。正常人血清 GGT 主要来自肝脏。在肝脏，它由肝细胞线粒体产生，局限于细胞质及肝内胆管上皮中，从胆道排泄。半衰期为 7~10 天，酒精相关性疾病半衰期可达到 28 天。在大多数情况下 GGT 与 ALP 的变化一致，但骨病时 GGT 正常。GGT 活性在不同肝病中增高程度为：肝外胆道梗阻 > 原发性肝癌 > 肝内胆汁淤积 > 急性肝炎 > 肝硬化 > 慢肝中、重度。

(3) 亮氨酸氨肽酶（leucine aminopeptidase，LAP）：不同的肝病，LAP 活性增高程度不同。由高至低为：肝癌 > 汁淤积 > 急性肝炎 > 肝硬化 > 慢性活动性肝炎 > 肝脓肿，肝癌阳性检出率最高。LAP 的活性与肝病的部分酶类呈正相关：在急性肝炎中，LAP 与 ALT、AST 以及LDH 呈正相关；在肝硬化中，LAP 与 GGT 呈正相关；但 LAP 比 CCT 反映肝脏疾病更加灵敏。酒精性肝炎时，LAP 明显增高，甚至超过肝癌。

(4) 5'- 核苷酸酶（5'-NT）：5'-NT 在肝细胞内主要存在于胆小管和窦状隙面的肝细胞膜

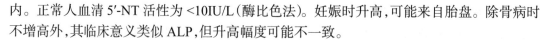

内。正常人血清 5′-NT 活性为 <10IU/L（酶比色法）。妊娠时升高，可能来自胎盘。除骨病时不增高外，其临床意义类似 ALP，但升高幅度可能不一致。

3. 肝细胞损害时活力降低的酶

（1）胆碱酯酶（cholinesterase，ChE）：分为两大类，真性胆碱酯酶也称乙酰胆碱酯酶（AChE），存在于红细胞、肺、脑组织、交感神经节等处，主要作用是水解乙酰胆碱；假性胆碱酯酶（PChE）存在于血清或血浆中，除可作用于乙酰胆碱外，还可作用于其他胆碱类化合物，血清中的胆碱酯酶来源于 PChE，目前实验室检测的也多为 PChE。成人血清 PChE 参考区间：5 000~12 000U/L（速率法）。

（2）血清卵磷脂-胆固醇酰基转移酶（LCAT）：LCAT 由肝合成，分泌入血。肝病时 LCAT 合成减少，血清酶活性降低，且与肝损害程度相一致。在反映肝储备功能方面，优于胆碱酯酶。

4. 反映肝内纤维组织增生的酶 　①单胺氧化酶（monoamine oxidase，MAO）；②脯氨酸羟化酶（PH）。

5. 酶学在肝病诊断中的展望 　当前肝功能检测项目越来越多，如何正确和合理地使用这些指标，既能准确地诊断或监测病情，又能减少患者的负担，是每个临床医师必须考虑的问题。肝病酶学指标的作用和意义，对我们来说并不陌生，但如何以循证医学为基础，把它系统和合理的结合在一起，提高它们对肝病的诊断和监测能力，形成更加明确、有效的诊断标准，为临床建立更加合理的诊断流程，更好地发挥临床实验室的作用等方面，还有很多工作要做，这也是未来检验医学发展的方向之一。

六、肝纤维化试验

肝纤维化是各种原因导致的肝内结缔组织增生。肝细胞损伤后激活肝星形细胞（hepatic stellate cell，HSC），后者分泌大量 I 型胶原导致肝脏细胞外基质（extracellular matrix，ECM）过度沉积，是肝纤维化的发生机制。判断肝纤维化程度的"金标准"——肝穿刺活组织检查，是评估炎症与纤维化、明确诊断的重要手段。其局限性包括取样误差（取样部位不同影响纤维化程度的判断）、具有创伤性等。目前较成熟的无创性肝纤维化检测技术主要包括血清学检测及超声影像学检查。

肝纤维化的生物标志物及其试验

肝纤维化生物标志物主要分为两大类：一类为直接标志物，主要检测 ECM 及相关代谢产物；另外一类为间接标志物，主要通过生化指标的检测间接反映肝纤维化程度。

1. 直接标志物 　目前临床上应用最多的直接标志物包括透明质酸（HA）、层粘连蛋白（LN）、Ⅲ型前胶原氨基端肽（procollagen Ⅲ N-terminal peptide，P ⅢNP 或 P ⅢP）和Ⅳ型胶原。某些细胞因子如 TGF-β1、结缔组织生长因子（CTGF）等也可用于评估肝纤维化程度。这些指标虽与肝纤维化程度相关，然而并非属于肝脏特有，缺乏肝脏特异性，在临床诊疗中应予以鉴别。

2. 间接标志物 　间接标志物数量近几年迅速增加，出现了大量的生物化学诊断指标和多参数联合应用诊断模式，主要是通过各种统计方法和数学方法如多因素 logistic 回归分析完成的。这类标志物更适用于判断是否发生纤维化，而对于反映肝纤维化程度意义欠佳。

凝血酶原时间（PT）：肝纤维化肝功能失代偿时，PT 时间显著延长。这是一项肝纤维化简便而实用的指标，应作为常规肝功能实验项目，尤其是作为肝纤维化的一项指标来检测。

肝衰竭时 PT 也显著延长,但 PT 延长不一定是肝衰竭。

　　PGA 指数如表 5-20-10 所示,PGA 即 PT-GGT-Apo A1 指数计 0~12 分。当 PGA 指数 <2,肝硬化的可能性为 0,肝组织学正常或轻度异常的可能性为 83%;PGA 指数 >9 时,肝组织学正常或轻度异常的概率为 0,肝硬化的可能性为 86%。PGA 指数有助于慢性肝病纤维化和肝硬化的诊断。

表 5-20-10　PGA 指数计分标准

计分	PT(INR)	GGT/(IU/L)	Apo A1/(g/L)
0	<12.5	<20	≥ 200
1	12.5~14.1	20~49	175~199
2	14.2~16.5	50~99	150~174
3	16.6~19.9	100~199	125~149
4	≥ 20	≥ 200	≤ 125

　　3. 联合应用　联合应用多项指标固然具有一定诊断优势,但同样也存在一些问题。常规的临床化学参数检测结果变异系数通常在 3%~6%,而透明质酸、Ⅲ型前胶原氨基端肽和其他的基质代谢相关参数等变异系数为 4%~12%,甚至更高,且不同实验室采用的检测系统不同,参考范围也不尽相同,缺乏标准化方法来确定统一的临界值和计算方法,多参数联合应用的评价系统存在相对更高的变异。

七、脂质和脂蛋白测定

　　脂质是血浆中胆固醇、甘油三酯、磷脂、糖脂、游离脂肪酸、脂溶性维生素及固醇类激素的总称。脂质与蛋白质的结合物,称脂蛋白。肝脏是合成、贮存、转运、分解脂质的场所,具有促进脂类消化吸收,脂肪酸分解、合成和改造,胆固醇代谢,磷脂、脂蛋白合成等功能。脂肪的吸收又有赖于胆汁的作用。肝胆疾患必然影响到脂质代谢的正常进行,测定血清脂质和脂蛋白的变化可反映肝胆系统的情况。

(一) 血清胆固醇和胆固醇酯

　　血清胆固醇为游离胆固醇和胆固醇酯的总和,与肝内胆固醇处于动态平衡之中。正常人血清总胆固醇含量的理想范围为 <5.18mmol/L(酶法),因年龄、性别和膳食习惯有所差异。胆道阻塞、动脉粥样硬化、肾病、妊娠、糖尿病、甲状腺功能减退等,可使血清总胆固醇含量增加;新生儿、肝硬化、急性传染病、急性胰腺炎及甲状腺功能亢进时,总胆固醇含量减少。肝细胞疾患时,胆固醇酯下降,常小于 70%。肝细胞损害越重,胆固醇酯的降低也越严重。急性重型肝炎时,血清胆固醇酯含量可减至极低甚至消失,为预后险恶的表现。急性肝炎恢复期,胆固醇酯上升。胆汁淤积性黄疸时血清胆固醇含量升高,常超过 8.7mmol/L。

(二) 卵磷脂胆固醇酰基移换酶(LCAT)

　　由肝脏合成,可将卵磷脂分子上的脂肪酸与胆固醇结合成胆固醇酯。肝病时,该酶与胆固醇酯降低一致,而胆固醇增高。

(三) 磷脂

　　正常人血清中磷脂含量为 1.4~2.7mmol/L,主要为卵磷脂。胆道梗阻时,尤其是肝内胆汁淤积或胆管损伤性狭窄时,血清内磷脂浓度常明显升高,其升高幅度可超过胆固醇。

(四) 血清甘油三酯

肝脏为内源性甘油三酯的唯一合成场所。肝脏不断地摄取血中游离脂肪酸(可来源于肠道吸收的脂类和糖类)以合成内源性甘油三酯,又不断地以脂蛋白的形式将其运送入血液,正常人血清甘油三酯浓度为 0.56~1.70mmol/L。各种肝病时血清甘油三酯往往升高,尤其在急性病毒性肝炎时,病初多数升高,一个月后逐步下降。肝性脑病时,血清甘油三酯则多不升高,甚至低于正常。脂肪肝时甘油三酯的变化取决于其病因,一般由肥胖、饮食过量、高甘油三酯血症、糖尿病等引起者,甘油三酯升高。

(五) 血清游离脂肪酸(FFA)

血清中 FFA 有两个来源:①血清乳糜微粒中甘油三酯(外源性)在脂蛋白酯酶作用下,分解为 FFA;②饥饿时,脂库中甘油三酯(包括外源性和内源性)在激素敏感酯酶的作用下,分解为 FFA,然后释放至血液。血液中 FFA 可被肝脏摄取,一部分被用于合成磷脂、胆固醇酯和甘油三酯(内源性),一部分被氧化。正常人血清 FFA 为 (768 ± 42) μmol/L(Stormont)或 (14.21 ± 1.38) mg/dL。几乎所有类型的肝病均升高。升高的机制有:①肝细胞自血中摄取 FFA 减少;②肝利用 FFA 减少,包括利用 FFA 合成胆固醇酯或氧化 FFA 的功能降低;③脂肪组织中 FFA 动员增加。

(六) 载脂蛋白(apo)

载脂蛋白的特性如表 5-20-11 所示。

表 5-20-11 载脂蛋白的特性

载脂蛋白	大小	参考区间 /(g/L)	脂蛋白载体	功能	合成部位
A I	29 000	1.37 ± 0.25	CM、HDL	LCAT 辅助因子,激活其活性	肝、小肠
A II	17 400	0.32 ± 0.06	CM、HDL	抑制 LCAT、稳定 HDL	肝、小肠
B100	512 700	0.79 ± 0.2	VLDL、IDL、LDL	转运胆固醇、甘油三酯、识别 LDL 受体	肝、小肠
B48	240 000			运输甘油三酯	
C II	8 900	0.034 ± 0.013	CM、VLDL、HDL	LPL 辅助因子,激活其活性	肝
C III	8 800	0.075 ± 0.03	CM、VLDL、HDL	抑制 LPL 活性	肝
E	34 000	0.041 ± 0.012	CM、VLDL、HDL	运输甘油三酯、促进 IDL 摄取	肝

CM:乳糜微粒;VLDL:极低密度脂蛋白;LDL:低密度脂蛋白;IDL:中密度脂蛋白;HDL:高密度脂蛋白。

(七) 血清脂蛋白

脂质不溶于水,血清中游离脂肪酸与血清白蛋白结合,甘油三酯、游离胆固醇、胆固醇酯和磷脂则与不同载脂蛋白结合成脂蛋白。脂蛋白按分子大小、密度不同分为高、低、极低密度脂蛋白和乳糜微粒四种。根据颗粒所带电荷不同,用电泳可将其分为 α、β、前 β 移动和原点四条区带,分别与高、低、极低密度和乳糜微粒相对应。高密度脂蛋白主要含 apoA I 和

AⅡ,其他脂蛋白主要含 apoB。

肝脏是合成血清脂蛋白的主要场所,脂蛋白的变化与血清脂类的升降相平行,但肝脏疾病时血清脂质的变化与脂蛋白不完全平行,可能与肝脏影响到载脂蛋白的合成及其与脂质的结合有关。

八、凝血因子和凝血试验

血浆凝血因子除Ⅷ和 Ca^{2+} 外,多在肝内合成。肝脏内单核巨噬细胞能清除激活的凝血因子及纤溶酶等。由于肝脏具有调控凝血与纤溶的功能,若肝组织发生病变,势必会影响机体的凝血及抗凝系统。测定血凝和纤溶系统的各种因子及有关凝血试验,对于判断肝合成功能具有重要意义。

PT 正常说明凝血过程的外途径健全,PT 延长提示一种或多种凝血因子异常。APTT 正常说明凝血内途径健全。PT 正常而 APTT 延长说明因子Ⅻ、Ⅺ、Ⅸ或Ⅷ中单个或合并异常;PT 延长而 APTT 正常提示Ⅶ因子缺乏,两者均延长提示因子Ⅹ、Ⅰ缺陷。若血中存在循环凝血抑制物,可引起所有凝血因子试验延长。

九、胆汁酸测定

胆汁酸是肝脏对胆固醇的代谢产物。就肝负荷而言,胆汁酸是胆红素的约 100 倍。胆汁酸池远大于胆红素池。当肝功能损害时,血清胆汁酸升高往往比胆红素早而明显,能更敏感地反映肝损害。

血清胆汁酸测定是一项对肝胆病具有中度敏感性和特异性的试验。该试验除诊断肝胆病外,主要用于:①鉴别肝胆疾病和先天性或溶血性黄疸,后两种疾病血清胆汁酸正常;②肝病随访,判断治疗反应;③证实某些酶试验(如碱性磷酸酶、转氨酶)异常的肝源性;④胆酸 / 鹅脱氧胆酸比率测定有助于鉴别肝细胞性和胆汁淤积性黄疸。

十、肝功能定量试验

肝功能定量试验指根据肝脏对物质清除率差异设计的肝功能试验,能定量反映有功能的肝细胞数及评估肝细胞受损严重程度。肝脏对物质的清除率与肝血流量和肝脏对物质的提取率(ER 0~1 之间)成正比。ER 可分为高(ER 0.7~1.0)、中(ER 0.2~0.7)、低(ER<0.2)三类。提取率高的物质通过肝脏时可以被瞬间清除。其肝脏清除率受肝血流量影响大,称流量限定性物质(如吲哚菁绿、利多卡因、半乳糖、色氨酸);而提取率低的物质,清除率受肝血流量影响小,主要取决于肝脏药酶代谢功能,称能力限定性物质(如氨基比林、安替比林、咖啡因)。

作为肝功能检查的药物应具备以下条件:无毒;肝脏是其唯一的排泄器官;肝病时其代谢会受到影响;给药方便,胃肠道吸收完全且迅速;易于测定。观察的指标有半减期测定、药物清除率、呼吸试验及肝脏内在清除率等。

十一、肝癌标志物

理想的肝癌诊断标志物必须有以下特点:①对肝癌具有高度特异性,在肝不典型丧生结节及其他器官肿瘤中检测不到;②敏感性高;③方法简便、结果稳定、重现性好;④取样少,检测创伤小。为找到这样的肝癌诊断标志物,国内外学者付出了艰苦努力,发现了许多潜在的分子标志物,如磷脂酰肌醇蛋白聚糖(GPC)-3、异常凝血酶原(DCP)、HSP-70(热休克蛋白70)、谷氨酸转移酶、高尔基磷酸蛋白 2、高尔基蛋白(GP)-73 等,并初步证实了它们的临床应用价值,几种标志物联合应用有助于提高肝癌诊断的敏感性和准确性。

与肝癌相关的 microRNA(miRNA)是一种非编码的短链 RNA。miRNA 通过多种信号通路调节细胞凋亡、增殖、分化,在肝癌的发生发展过程中具有重要作用。与肝癌诊断及治疗相关的 miRNA 如表 5-20-12 所示。

表 5-20-12 与肝细胞癌相关的 miRNA

miRNA	分布	表达	临床意义
miR-16,miR-199a	血清	减少	在肝癌早期诊断中具有高度敏感性
miR-92a	血清	增高	肝癌发生发展的早期标志物
miR-21,miR-122,miR-223	血清	增高	肝脏疾病的生物标志,并非仅在肝癌时表达
miR-221	血清	增高	与肝癌患者预后不良相关
miR-500	血清	增高	与肝癌组织活检的病理学分型相关
miR-885-5p	血清	增高	肝脏疾病的生物标志,并非仅在肝癌时表达
miR-139	组织	减少	与肝癌患者预后不良相关
miR-126	组织	增高	与转移性肝细胞肿瘤相关
miR-34	组织	增高	肝癌转移的生物标志

HCC 联合检测血清甲胎蛋白(α-fetoprotein,AFP)、AFP-L3 以及 DCP,不但可以提高HCC 的诊断率,也有助于判断患者的预后。在今后工作中,应在既往研究工作基础上,建立多中心的协同研究网络,在同一组大样本的 HCC、肝硬化、病毒性肝炎患者以及正常对照组中,联合检测上述多种肿瘤标记物,以组织病理学诊断为"金标准",从中筛选出一组最具诊断价值的标记物,综合分析其诊断价值,期望总体敏感性和特异性大幅提高,并用于筛查肝癌高危人群,提高肝癌的整体诊疗水平。

(欧启水)

第二节 血清学诊断

肝炎病毒的血清学诊断主要是各型肝炎病毒相关抗原、抗体的检测。其方法包括胶体金免疫层析法(GICA)、酶联免疫吸附试验(ELISA)、微粒子化学发光免疫测定(CMIA)、电化学发光免疫测定(ECLIA)、时间分辨荧光分析法(TRFIA)等。

一、甲型肝炎病毒血清学诊断

甲肝病毒的血清学检测包括 HAV 抗原、抗 -HAV IgM 及 IgG 的检测。

(一)HAV 抗原

HAV 抗原是甲型肝炎感染的特异性标志。急性甲肝病毒感染后,发病前 1~15 天,粪便中 HAV 抗原阳性率最高。采用免疫电镜、免疫荧光、病毒分离等技术可检测 HAV 抗原或 HAV 颗粒。标本中检测出 HAV 抗原,提示甲肝急性感染。但由于病毒抗原持续时间短、技术设备要求高、目前尚缺乏商品化试剂,临床上难以常规开展。

(二) HAV 抗体

HAV 抗体包括抗 -HAV IgM 和抗 -HAV IgG。检测方法主要为 ELISA 和 CMIA。前者经济简便,无需大型仪器,在一般实验室即可开展。后者为仪器全自动操作,大幅提高了灵敏度和特异性,减少了手工加样造成的误差。抗 -HAV IgM 是 HAV 感染后患者血清最早出现的衣壳抗体,能在血中维持 3~6 个月,是甲型肝炎诊断的重要指标,也是临床最常用的特异性指标。抗 -HAV IgM 阳性可确诊甲肝急性感染。抗 -HAV IgG 为保护性抗体。感染甲肝病毒后 6~10 天迅速上升,6 个月后达高峰,抗体可长期维持。监测抗 -HAV IgG 滴度变化,有助于了解既往感染及疫苗接种效果。单份血清抗 -HAV IgG 阳性,说明机体对 HAV 有免疫力,适用于流行病学调查。双份血清(采集时间间隔 2~3 个月)抗 -HAV IgG 滴度增高 4 倍以上有诊断意义。感染 HAV 后粪便中可出现特异性 IgA 抗体,持续 4~6 个月。因此检测患者粪便中抗 -HAV IgA 可作为血清学检测的补充试验。

二、乙型肝炎病毒血清学诊断

HBV 血清标志物是临床最常用的 HBV 感染病原学诊断方法。完整的 HBV 颗粒 (Dane particle)如图 5-20-5 所示,其外膜主要由乙型肝炎表面抗原(HBsAg)组成,还含有前 S 蛋白。核壳内含乙型肝炎核心抗原(HBcAg),乙型肝炎 e 抗原(HBeAg)为核壳的可溶性成分。HBV 基因组位于核壳内。

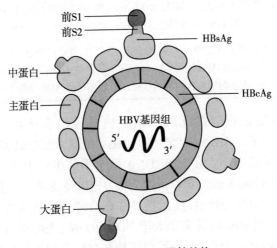

图 5-20-5 Dane 颗粒结构

(一) 外膜抗原及其抗体

1. 乙型肝炎表面抗原(HBsAg) HBsAg 为 HBV 感染后首先出现的血清标志物,HBsAg 阳性一般可诊断为乙型肝炎病毒感染。急性患者体内 HBsAg 常于 4~6 个月后消失,若 HBsAg 持续阳性超过 6 个月,则转为慢性感染。

以往 HBsAg 的检测主要用于诊断 HBV 感染。近年来随着 HBsAg 的定量检测技术的成熟,不同检测方法其相关性良好($r > 0.96$),检测结果不依赖特定的诊断平台。更重要的是,由于 HBsAg 能准确反映 cccDNA 的转录过程,因此可将其作为可靠的参考指标用于乙肝感染的用药指导、预测病情进展和预后转归(表 5-20-13、表 5-20-14)。

表 5-20-13 HBV 感染的不同阶段 HBsAg 定量检测的意义

	免疫耐受阶段	免疫激活阶段	非活动携带阶段
HBeAg 阳性的慢性乙型肝炎	HBsAg>25 000 易导致肝纤维化(阳性预测值 >90%)	低水平的 HBsAg(<3.85 $\log_{10}IU/mL$)与肝纤维化相关	n.a.
HBeAg 阴性的慢性乙型肝炎	n.a.	HBsAg<1 000IU/mL 更不易于发生肝细胞癌	HBsAg<1 000IU/mL 且 HBV DNA <2 000IU/mL 提示病毒处于非活动阶段(阳性预测值 =87.9%)

表 5-20-14 HBsAg 定量在 CHB 患者不同治疗过程中的预测价值

药物	治疗前	治疗过程
干扰素	低水平的 HBsAg 对 IFN 疗效应答佳	HBeAg 阳性 CHB 患者: 24 周时 HBsAg<300IU/mL 能预测持续病毒学应答; 12 周时 HBsAg<1 500IU/mL 能预测 HBeAg 的血清学转换(阳性预测值为 57%)及表面抗原的清除(阳性预测值为 17.6%) HBsAg 在治疗第 12 周时未降低更不易发生 e 抗原血清学转换;HBsAg> 20 000IU/mL 则不易发生 e 抗原血清学转换(阴性预测值为 100%) HBeAg 阴性 CHB 患者: 12 周时 HBsAg 下降大于 0.5 $\log_{10}$ 提示对 IFN 治疗有应答(阳性预测值为 89%) 治疗过程 HBsAg 未降低且 HBV DNA 下降小于 2 $\log_{10}$ 提示对 IFN 应答不佳
核苷(酸)类似物	n.a.	治疗 48 周 HBsAg 下降 >1 $\log_{10}$ 易发生表面抗原转阴 治疗 96 周 HBsAg 下降 >0.5 $\log_{10}$ 易发生表面抗原转阴 治疗结束时 HBsAg<100IU/mL 能预测持续病毒学应答

上述提及,HBsAg 定量可间接反映肝细胞内共价闭合环状 DNA(covalently closed circular DNA,cccDNA)水平。HBsAg 定量还可预测 e 抗原血清学转换,HbsAg < 1 000IU/mL 提示发生 HBeAg 阴转的概率高。在 HBV DNA 低水平的患者中,HBsAg 水平可显著预测肝癌的发生。在干扰素(interferon,IFN)治疗患者中,基线及治疗过程中的 HBsAg 可以预测 HBsAg 的清除及治疗初期的疗效,从而指导临床合理选择抗病毒药物。HBeAg 阳性患者应用 IFN 治疗第 24 周时 HBsAg 定量仍大于 20 000IU/mL,意味对 IFN 应答不佳,需改用其他抗病毒药物。此外,HBsAg 基线水平还可预测核苷(酸)类似物的病毒学应答。因此,监测 HBsAg 的动态变化可帮助优化治疗方案,是慢性乙型肝炎(chronic hepatitis B,CHB)患者个体化治疗的有效管理工具。表 5-20-15 列举了 HBsAg 几种常见的 cut-off 值及相应的临床意义。

目前,HBsAg 的检测方法主要有胶体金免疫层析法(GICA)、电化学发光免疫测定(ECLIA)、微粒子化学发光免疫测定(CMIA)及酶联免疫吸附试验(ELISA)。笔者实验室通过对 116 455 份血清评价上述四种方法的一致性发现,GICA 适合用于 HBsAg 的阳性初筛,ELISA 可用于 HBsAg 的定性筛查,CMIA 与 ECLIA 则可用来定量检测,各实验室可根据自身情况和患者的实际需要选择合理、经济的检测方法。

表 5-20-15　HBsAg 的 cut-off 值及相应的临床意义

	HBsAg cut-off 值 / (IU/mL)	临床意义
未经治疗的患者	50~100	能预测 HBsAg 自发清除
自然进程	<1 000	诊断为非活动期 HBV 携带状态
e 抗原阳性患者接受 IFN 治疗后第 12 周或第 14 周	>20 000	提示对 IFN 无应答
e 抗原阴性患者 IFN 治疗结束前	50~1 000	提示对 IFN 应答
e 抗原阴性患者应用核苷(酸)类似物治疗前	<1 000	易发生 HBsAg 清除

　　HBsAg 的自动化定量检测是目前各实验室较常规的检测方法。Architect HBsAg-QT 最早应用于临床 HBsAg 定量检测,主要采用微粒子化学发光免疫测定,将每一 HBsAg 单位转换成发光单位,并通过校准曲线对其进行定量。Elecsys HBsAg Ⅱ Quant 在 2011 年逐渐应用于临床,采用电化学发光免疫测定。而 LIAISON XL murex HBsAg Quant 主要采用化学发光免疫测定对 HBsAg 定量。

　　2. 乙型肝炎表面抗体(抗 -HBs)　抗 -HBs 是机体对 HBV 感染的保护性抗体,含量越高,机体抵抗 HBV 入侵的能力越强。抗 -HBs 小于 10mIU/mL,无保护作用;浓度在 10~100mIU/mL,对 HBV 免疫力弱,不能预防 HBV 的感染。WHO 推荐抗体浓度小于 100mIU/mL 时应注射 HBV 加强剂量疫苗。

　　抗 -HBs 阳性见于既往 HBV 感染及 HBV 疫苗接种成功者。临床上有患者出现 HBsAg 与抗 -HBs 同时阳性的情况,其发生率介于 2.43%~32%。可能原因为:①由于 HBV Pre S/S 区的基因突变导致 HBsAg 抗原性质改变或破坏了 B 细胞与 T 细胞的识别位点,从而发生免疫逃逸,最终造成 HBsAg/ 抗 -HBs 双阳性。有学者对 48 例 HBsAg 与抗 -HBs 同时阳性的病例研究发现,其原因与乙肝基因组前 S 区缺失相关。②不同血清型(见下文)的 HBV 感染:有研究证实无论是体内还是体外相同血清型的 HBsAg 和抗 -HBs 无法共存,而异质性的 HBsAg 和抗 -HBs 能够共存,因此认为不同血清型的 HBV 感染可能是导致 HBV 感染者 HBsAg/ 抗 -HBs 双阳性的原因。③检测体系的差异:不同检测体系间由于灵敏度、特异性、检测方法等方面存在差异,因此在 HBsAg 和抗 -HBs 的定量检测上存在一定差异。有学者对三种常见的自动化检测仪器(Architect HBsAg-QT、LIAISON XL murex HBsAg Quant 和 Elecsys HBsAg Ⅱ Quant)的性能比对中发现,三种仪器对 HBsAg 和抗 -HBs 双阳性标本的一致性仅为 65%。因此对于 HBsAg 和抗 -HBs 双阳性标本的检测结果应谨慎对待。

　　3. 前 S 蛋白和抗前 S 蛋白　Dane 颗粒的外膜由大蛋白、中蛋白和主蛋白构成(图 5-20-5)。其中大蛋白除了 HBsAg,还含有前 S 蛋白(包括前 S1 蛋白和前 S2 蛋白)。前 S1 蛋白位于病毒最表面,其末端第 21~47 位氨基酸片段能被肝细胞受体特异性识别。该序列高度保守,突变病毒只要该段序列完整就具有传染性。前 S2 蛋白由 55 个氨基酸组成,突变常发生在起始密码子。与 HBeAg 类似,前 S 蛋白亦能反映 HBV 复制情况。

　　前 S 蛋白在急性 HBV 感染时最早出现,长期存在提示病情转为慢性。其浓度与 HBsAg 正相关,转阴较 HBsAg 发生早,预示病情好转。慢性乙型肝炎患者在肝炎急性发作时,常在 ALT 升高前前 S 蛋白就明显升高,提示常规检测前 S 蛋白对预测乙肝急性发作有临床价值。前 S 蛋白可对 HBV 复制做出定量判断,动态观察有助于急、慢性乙型肝炎预后的判断。

抗前 S 蛋白在前 S 蛋白出现后产生,是感染阶段最早出现的抗体,也是观察肝炎病情发展、预后、乙肝疫苗免疫效果的又一可靠观察指标。过去认为抗前 S 蛋白在体内只是短时存在,迅速被抗 -HBs 所代替而外周血不易检测到;现认为抗前 S 蛋白也可长期存在。短期存在的往往是 IgM 型,IgG 型抗体可作为中和抗体在外周血中长期存在,甚至可与 IgM 型抗前 S 蛋白同时存在,在急性或慢性肝炎中均有类似情况。抗前 S 蛋白反映 HBV 的清除,预示病情康复。

4. 血清乙型肝炎表面大蛋白(LHBs) 如上所述,HBV 外膜蛋白由大蛋白、中蛋白和主蛋白构成。与中蛋白和主蛋白不同,大蛋白含有的前 S 蛋白可作为病毒反式作用因子,可导致患者病情反复,因而检测 LHBs 在预测抗病毒治疗效果中具有一定作用。不仅如此,LHBs 与 HBsAg 和 HBV DNA 等指标的相关性好(有研究表明 LHBs 与 HBsAg 相关性系数 $r = 0.979$,与 HBV DNA 相关性系数 $r = 0.923$)。LHBs 结合 HBV DNA、HBsAg 等临床指标,可用于低水平的 HBV DNA 载量的 CHB 患者体内病毒复制的监测及判断抗病毒疗效和预后。

5. HBsAg 亚型 HBsAg 的组抗原决定簇"a"是共同的;亚型决定簇根据编码氨基酸残基的不同,分为四个主要亚型:adw、adr、ayw、ayr(如表 5-20-16 所示)。临床上可用于:①判断疾病预后:患者血清中若检出两种亚型或是混合亚型,对患者的病程和预后不利。②流行病学意义:亚型的分布有明显的地区性,并与种族有关。我国感染 HBV B 基因型主要以 adw 为主,C 基因型主要以 adr 为主。③各亚型间有交叉保护作用,乙型肝炎疫苗可通用。若能根据本国、本民族亚型制备疫苗,无疑将提高疫苗的有效果性。

表 5-20-16 决定 HBsAg 亚型的氨基酸残基

位置	氨基酸	特异性
122	Lys(K)	d
	Arg(R)	y
160	Lys(K)	w
	Arg(R)	r

(二)乙型肝炎核心抗原(HBcAg)、核心相关抗原(HBcrAg)及核心抗体(抗 -HBc)

HBcAg 是 HBV 核壳的组成成分,通常包裹在病毒中。由于 HBcAg 易与抗 -HBc 结合形成免疫复合物,难以从血清中检出。乙型肝炎病毒核心相关抗原(HBcrAg)由 HBcAg、HBeAg 及 p22cr 三种蛋白质组成,可通过化学发光酶免疫技术检测其在血清中的含量。研究发现 HBcrAg 与乙肝 cccDNA、血清 HBV DNA 显著相关,因此可将血清 HBcrAg 联合 HBsAg 定量作为肝内 cccDNA 的替代产物。

抗 -HBc 不是保护性抗体,是 HBV 感染的标志。感染 HBV 的个体均会产生抗 -HBc,因此抗 -HBc 是临床 HBV 诊断及流行病学调查最有价值的血清标志物之一。抗 -HBc 检测多采用竞争法进行检测,假阳性是临床实践过程遇到的主要问题,有文献提示我国有 10% 的正常人群可检出单一抗 -HBc,其中 20% 的结果无法重复。抗 -HBc 阳性的临床意义:①高滴度的抗 -HBc 提示现行感染,常伴有 HBsAg 阳性及血清 ALT 升高;②低滴度抗 -HBc 提示既往感染,常伴有抗 -HBs 阳性;③在 HBV 急性感染恢复早期,血清 HBsAg 消失而抗 -HBs 尚未出现,抗 -HBc 是唯一能检出的 HBV 特异性指标;④抗 -HBc IgM 是 HBV 感染早期出现的抗体,有助于急性乙型肝炎的诊断;⑤抗 -HBc IgA 与肝细胞炎症病变相关,故能反映肝脏的功能。

抗 -HBc 定量亦具有重要的临床价值。《慢性乙型肝炎防治指南(2015 年版)》指出基线抗 -HBc 水平对 HBeAg 阳性 CHB 患者,采用聚乙二醇干扰素(PEG-IFN)或核苷(酸)类似物(NAs)治疗时,有一定的疗效预测价值。最新的研究表明,抗 -HBc 水平与 ALT 水平相关,而且基线抗 -HBc 水平可预测 HBeAg 血清学转换。动态监测抗 -HBc 水平可以预测 HBeAg 阳性 CHB 患者 IFN 治疗的应答情况。不仅如此,抗 -HBc 定量检测联合其他临床检验指标还可以预测 CHB 患者的病情发展及预后。因此,重视抗 -HBc 定量的临床意义,有望为今后 CHB 个体化诊疗提供新的思路。遗憾的是,当前临床实验室缺少抗 -HBc 标准化的定量检测体系,应加强这方面的研究和产业化。

(三)乙型肝炎 e 抗原(HBeAg)及 e 抗体(抗 -HBe)

乙型肝炎 e 抗原(HBeAg)是核心抗原的分泌蛋白,一般见于 HBsAg 阳性的患者。HBeAg 和 HBcAg 有近 75% 的共同氨基酸序列。因此,与肝细胞内检出 HBcAg 一样,在血清中检出 HBeAg 表明病毒复制活跃,传染性强。急性乙肝患者,若血清 HBeAg 持续阳性超过 3 个月,病情有慢性化倾向。

HBeAg 阳性持续时间长对病情的发展转归不利。研究表明,年龄大于 40 岁 HBeAg 仍持续阳性,其发生肝硬化及肝细胞癌的风险均较 HBeAg 阴性患者高。

抗 -HBe 一般在机体 HBeAg 转阴后出现,是 HBeAg 的特异性抗体。血清 e 抗原转换定义为 HBeAg 消失,同时检出抗 -HBe,且 HBV DNA 载量降至 2×10^3IU/mL。抗 -HBe 出现多为病情稳定、预后好的标志。HBeAg 与抗 -HBe 同时阳性说明正处于血清转换期,两者阴性可能为 HBV 的前核心区发生变异或机体缺乏产生 e 抗体的 B 淋巴细胞。

抗 -HBe 的临床意义:①出现抗 -HBe 大多提示病毒复制停止,病变活动静息;②抗 -HBe 不是保护抗体,抗 -HBe 阳性患者可检出 HBV DNA,表明病毒复制,且具有传染性;③与甲胎蛋白阳性相关,应警惕原发性肝癌的存在;④由于 HBV 基因突变造成的 HBeAg 阴性,抗 -HBe 阳性,病毒仍可复制,且病情仍有发展的可能。少数患者可发生血清逆转,重新出现 HBeAg。其原因可能 HBV 前 C 区及基本核心启动子区(basic core promoter,BCP)突变造成。

(四)急性乙型肝炎感染时血清标志物的变化

急性乙型肝炎感染时血清标志物的变化如图 5-20-6 所示,HBV 血清标志物组合模式及临床意义如表 5-20-17 所示。

三、丙型肝炎病毒血清学诊断

丙型肝炎病毒(hepatitis C virus,HCV)感染呈世界性分布。全球 HCV 感染率平均为 2.8%,约 1.85 亿人感染 HCV。而我国普通人群丙型肝炎抗体的阳性率 0.43%。北方(0.53%)高于南方(0.29%)。各型 HCV 感染的患者中,急性肝炎占 8.24%,慢性活动性肝炎占 17.78%,慢性迁延性肝炎占 8.87%,慢性重型肝炎(慢加急性肝衰竭)占 15.63%,肝硬化占 23.78%,肝细胞癌占 20%。结果表明,随着肝脏疾病的加重,HCV 检出率也逐渐增高。

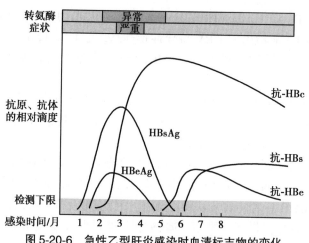

图 5-20-6　急性乙型肝炎感染时血清标志物的变化

表 5-20-17　HBV 血清标志的模式和临床意义

模式	HBsAg	抗 -HBs	HBeAg	抗 -HBe	抗 -HBc	临床意义
1	+	−	−	−	−	急性乙肝潜伏期后期；少数不出现抗 -HBc 的慢性感染
2	+	−	+	−	−	急性乙肝早期,传染性强
3	+	−	+	−	+	急性或慢性乙肝,病毒复制,传染性强
4	+	−	−	−	+	急性或慢性乙肝
5	+	−	+	+	+	急性或慢性乙肝,由 HBeAg 向抗 -HBe 过渡,传染性中度
6	+	−	−	+	+	急性期,无症状慢性携带者,传染性低
7	−	−	−	−	+	既往感染过 HBV；急性 HBV 感染窗口期；假阳性
8	−	−	−	+	+	乙肝的现症或 HBV 近期感染,HBsAg 量少而检测不出；急性 HBV 感染恢复,尚未产生抗 -HBs
9	−	+	−	+	+	乙肝恢复阶段,开始产生免疫力
10	−	+	−	−	+	与 9 相似,但抗 -HBe 持续时间短,已消失
11	−	+	−	−	−	疫苗接种,或近期乙肝免疫球蛋白注射；远期感染；假阳性
12	−	−	+	−	−	罕见,可能为 HBV 变异,HBsAg 量少测不出；假阳性
13	−	−	−	+	−	假阳性,难证实
14	−	+	+	−	+	抗 -HBs-HBsAg 复合物,且抗 -HBs 过量
15	+	+	−	+	+	有抗 -HBs-HBsAg 复合物；也可能 HBsAg 与抗 -HBs 为不同亚类
16	+	+	+	−	+	存在 HBsAg 免疫复合物,不同亚型的再感染

丙型肝炎病毒检测主要包括检测 HCV 核酸、HCV 抗原及 HCV 抗体。HCV 检测一般分为筛查试验和补充试验。筛查试验常用酶联免疫吸附试验（ELISA）和化学发光免疫测定（CIA）。ELISA 重复性强,成本低,适合用于基层医院开展检测。HCV 筛查试验存有一定比例的假阳性,有报道指出,HCV 感染率 <10% 的人群（如自愿献血者、卫生服务工作者等）,抗 -HCV ELISA 检测假阳性率约为 35%,免疫抑制人群,其检测假阳性率约 15%。抗 -HCV ELISA 假阳性主要原因包括:血液中存在高浓度非特异性 IgG 或类风湿因子吸附于固相载体或包被的抗原;受检样本中超氧化物歧化酶的干扰;用于制备试剂的 HCV 抗原不纯。CIA 技术实现了仪器自动化,避免手工操作引起的误差,精密度好。相比 ELISA 法,CIA 技术假阳性率有所降低,目前已广泛用于临床。然而仍不能依靠单一的抗 -HCV 筛查阳性结果作为诊断依据,应采用补充试验作为报告依据。

补充试验常用的是条带免疫法（SIA）如重组免疫印迹法（RIBA）以及 HCV RNA 检测。RIBA 检测特异性较 ELISA 高,但灵敏度不足,且 RIBA 在操作上较 ELISA 复杂、耗时、成本高,不利于其在临床上的应用。美国 HCV 检测实验室指南建议,根据筛查试验的 S/CO 比值（signal-to-cut-off）,确定是否需要做补充试验的替代方案。英国和澳大利亚的检测策略则没有将 RIBA 作为补充检测,只是作为推荐试验。HCV RNA 是 HCV 感染的直接证据,,主要采用实时荧光定量 PCR 和分支链 DNA 信号技术检测,在感染窗口期检测 HCV RNA 具有重要意义。目前对检出 HCV 抗体阳性的患者一般按图 5-20-7 的流程做进一步检验。

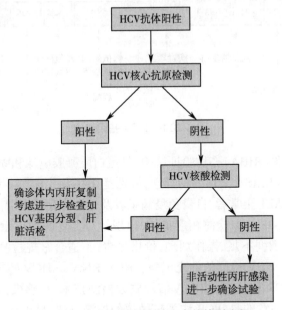

图 5-20-7　HCV 抗体阳性患者的检测流程

（一）抗 -HCV IgG

HCV 为单股正链 RNA,全长约 9 600bp。可分为 5′ 末端非编码区（341bp）、开放阅读框（9 050bp）、3′ 末端非编码区（200bp）。如图 5-20-8 所示,HCV 编码 10 种结构蛋白（核心蛋白 C、包膜糖蛋白 E1 和 E2）和非结构蛋白（P7、NS2、NS3、NS4A、NS4B、NS5A、NS5B）。NS3/4A、NS5A 及 NS5B 是直接抗病毒药物（direct-acting antiviral agent,DAA）作用的主要靶点。HCV 诊断试剂抗原基本有两类,其中一类为基因工程重组抗原,即表达抗原,其抗原覆盖位点少,但易纯化。第一代酶免疫测定(enzyme immunoassay,EIA)试剂于 1990 年经美国 FDA 批准上市,应用酵母表达的 C100-3 抗原作为主要原料,假阳性率高,灵敏度较低。美国随后推出了第二代 EIA 试剂,该试剂的抗原包括核心蛋白 C22、非结构蛋白 NS3、NS4(C200)等,我国的丙型肝炎诊断试剂为主要为第三代,以核心区(C 区)及非结构区(NS3、NS4、NS5 区)的蛋白作为抗原,通过间接法检测 HCV 抗体。灵敏度和特异性均有所提高,大大提高了 HCV 的检出率,且抗体出现提早到 16~60 天,明显减少了输血后丙型肝炎的发生。但仍有不足之处,主要是由于通过抗人 IgG 检测血清 HCV 抗体,检测过程中仍有许多假阳性及不确定的结果,也无法区分是急性还是慢性感染、新近感染还是既往感染。有报道表明,急性 HCV 感染患者中约 72% 的病例抗 -HCV 阳性,13% 的患者 6~9 个月才可检测到抗体,仍有 2% 的病例始终无法检测出抗体。近来国内外一些公司开发了第四代丙型肝炎诊断试剂盒,主要通过双抗原夹心法直接检测 HCV 抗体,相比第三代检测试剂盒提高了灵敏度的同时,改进了检测方法(由间接法改为直接法)使得假阳性率有所下降。感染后至抗体出现,第二代试剂间隔为 9~10 周,第三代和第四代为 6~8 周。抗 -HCV 的早期检测价值仍不及 HCV 核心抗原及 HCV RNA。

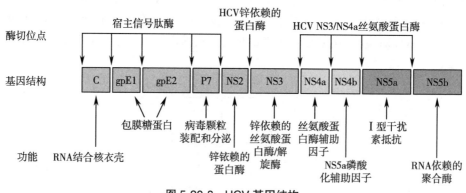

图 5-20-8 HCV 基因结构

重组免疫印迹试验(RIBA)亦称验证试验,是蛋白质凝胶电泳和固相免疫测定相结合的新方法,用来确认标本 ELISA 阳性的特异性,特别是那些未暴露危险因素的 HCV 抗体阳性感染者(自愿献血者、ALT 正常者、自身免疫病患者及长期冻存的血清标本)。用 HCV 5-1-1、C-100 抗原、C-22 与 C-33 抗原检测相应抗体,出现针对上述四种抗原的任意两种抗原反应的即为阳性。但其灵敏度不足、操作烦琐、价格昂贵,不适合常规检测,目前已逐渐被 HCV RNA 检测所替代作为 HCV 检测的补充试验。HCV RNA 是 HCV 感染的直接证据,主要方法为实时荧光定量 PCR 和分支链 DNA 信号放大检测技术,在感染窗口期检测 HCV RNA 具有重要价值。值得注意的是,PCR 法为较敏感的检测方法,易出现假阳性或假阴性结果。引物设计、标本处理、实验室内污染、操作方法等环节均可影响实验结果,因此,亟需建立 HCV 核酸检测的标准化程序(详见第十篇第五十八章相关内容)。

(二) 抗 -HCV IgM

理论上抗 -HCV IgM 的检测有重要意义,特别是对指导抗病毒治疗有一定价值。随着抗 -HCV IgG 检测的发展,许多学者也探讨了抗 -HCV IgM 抗体的检测。但直到目前,仍无质量可靠、稳定的试剂盒。

主要用于早期诊断,急性期 IgM 抗体阳性率略高于 IgG 抗体。抗 -HCV IgM 抗体一般在发病 2~4 天出现,最早于发病的第一天即可检测到,7~15 天达到高峰。其持续时间一般在 1~3 个月。持续阳性常可作为转为慢性肝炎的指标,或是提示病毒持续存在并有复制。慢性丙型肝炎检出抗 -HCV IgM 常与 ALT 异常及肝病活动有关,可作为抗病毒疗效指标。输血引起的急性丙肝患者,抗 -HCV IgM 检出率达 95% 以上,常于输血后 3~40 天出现。自限性肝炎,持续时间为 4~21 周,若大于 6 个月,常表示转为慢性。

(三)HCV 核心抗原

抗 -HCV 抗体出现晚,HCV 感染治愈或康复后仍可检出阳性,因而难以区分现行感染和既往感染,也无法根据抗 -HCV 抗体进行早期诊断,对抗病毒疗效的监测效果也不足。HCV 核心抗原是近年发展的 HCV 感染检测指标。其在血清中出现早,与 HCV 病毒载量相关性好,病情康复后消失等特点,可应用于 HCV 感染的临床诊疗、献血者筛查及高危人群监测。

HCV 核心抗原检测试剂目前已发展至第三代,以化学微粒发光法为基础,实现了检测的自动化。HCV 核心抗原检测过程仅需 36min,较 HCV RNA 检测时间大幅缩短,而结果与 HCV RNA 高度一致(相关系数为 0.614~0.984)。化学微粒发光法的检测下限为 0.003 8~0.055pg/mL,灵敏度与特异性高,且不受 HCV 基因型的影响。

HCV 核心抗原检测的临床应用主要为:①HCV 感染的早期诊断及献血员筛查:感染 HCV 后至血清中出现 HCV 抗体的时间约为 60 天,而 HCV 核心抗原在感染 HCV 后 12~15 天即可在血清中被检测出。因此,HCV 核心抗原检测在 HCV 早期诊断及保障输血安全方面具有重要作用。②慢性 HCV 感染诊断:若 HCV 抗体阳性持续 6 个月以上且 HCV 核心抗原阳性,即为慢性 HCV 感染。当宿主免疫功能障碍导致 HCV 抗体无法合成而检测 HCV 核心抗原阳性,病情持续 6 个月以上仍可诊断为慢性 HCV 感染。③抗病毒疗效的预测和监测:有研究表明,应用干扰素联合利巴韦林治疗的丙肝患者中,第 12 周时 HCV 核心抗原水平下降大于 2 $\log_{10}$ fmol/L 可预测持续病毒学应答(sustained virological response,SVR)。更有甚者,治疗前 HCV 核心抗原浓度越低,出现 SVR 的概率越高。④其他应用如高危人群的监测、鉴别既往感染或现症感染及对免疫功能障碍人群 HCV 的感染诊断等。

HCV 病毒载量联合 HCV 核心抗原定量检测可作为重要的临床参考指标用于丙肝抗病毒治疗的监测。例如聚乙二醇干扰素联合利巴韦林治疗过程中,这些指标可早在治疗第 3 天、第 1 周或第 2 周时预测抗病毒疗效。更重要的是,当治疗过程中 HCV 病毒株发生突变时,HCV 核心抗原的定量检测相比 HCV RNA 更能代表体内 HCV 的实际水平。表 5-20-18 归纳了各文献报道的 HCV 核心抗原对抗病毒疗效的预测价值。

除了在血清中能检出 HCV 核心抗原,外周血单个核细胞(peripheral blood mononuclear cell,PMBC)、肝脏组织内也可检出 HCV 核心抗原。研究表明,HCV 核心抗原主要定位在肝细胞质内,免疫组化分析表现为胞质均质型分布,呈现包涵体样或环绕核周分布。肝内 HCV 核心抗原阳性的细胞可出现不同程度的变性,然而 HCV 核心抗原表达与肝脏损伤及病变程度并无相关联系。在外周血单个核细胞内可检出病毒核心抗原及 HCV 核酸正、负链,表明 HCV 可存在于外周血细胞胞质内,并能在其中复制。尚不明确 HCV 感染 PMBC 是否会影响其功能,不利于病毒清除。值得注意的是,在抗病毒治疗后,血清中 HCV RNA 已无法检出时,仍可在 PBMC 检出 HCV RNA 及核心抗原,表明外周血细胞已成为 HCV 逃逸场所,这也是抗病毒药物治疗后复发的因素之一。

表 5-20-18　HCV 核心抗原对抗病毒治疗效果的预测

参考文献	样本数	基因型	时间点	HCV 核心抗原 cut-off 值	阳性预测值	阴性预测值
Wada 等	64	2	第 1 周	100fmol/L	96%（SVR）	100%（SVR）
Tedder 等	41	未知	第 12 周	HCV RNA 下降大于 2 log₁₀	70%（ETVR）	74%（ETVR）
				HCV 核心抗原阴性	85%（ETVR）	93%（ETVR）
			2 周内	HCV RNA 下降大于 2 log₁₀	86%（ETVR）	72%（ETVR）
				HCV 核心抗原下降大于 1 log₁₀	75%（ETVR）	76%（ETVR）
Vermehren 等	160	1	第 1 周	/	90.9%（RVR）	92.8%（RVR）
			第 2 周	/	79.4%（RVR）	97.6%（RVR）
			第 4 周	/	47.6%（RVR）	100%（RVR）
Tamai 等	106	1b	第 2 周	HCV RNA 下降大于 1 log₁₀	65%（SVR）	90%（SVR）
			第 2 周	HCV 核心抗原下降大于 1 log₁₀	64%（SVR）	97%（SVR）
			第 2 周	HCV RNA 下降大于 2 log₁₀	86%（SVR）	67%（SVR）
			第 2 周	HCV 核心抗原下降大于 2 log₁₀	93%（SVR）	69%（SVR）
Ross 等	29	1/4	第 12 周	HCV 核心抗原下降大于 2 log₁₀	45%（SVR）	100%（SVR）
	9	2/3	第 12 周	HCV 核心抗原下降大于 2 log₁₀	87.5%（SVR）	1/1（SVR）
Fujino 等	60	1b	第 3 天	500fmol/L	96.7%（SVR）	46.6%（SVR）
			第 7 天	500fmol/L	90%（SVR）	76.7%（SVR）
			第 14 天	500fmol/L	96.7%（SVR）	53.3%（SVR）
			第 28 天	500fmol/L	100%（SVR）	26.7%（SVR）

　　SVR：sustained virological response，持续病毒学应答（治疗结束后 HCV RNA 不可测）；RVR：rapid virological response，快速病毒学应答（治疗第 4 周 HCV RNA 不可测）；ETVR：end-of treatment virological response，治疗结束时病毒学应答（治疗结束时 HCV RNA 不可测）。

　　除 PBMC、唾液腺、精液外，有研究表明在其他肝外组织中，如外周淋巴结、脾细胞、胰腺、骨髓细胞、肾脏、肾上腺和甲状腺内均可检出 HCV RNA 和 HCV 核心抗原，并证实存在 HCV RNA 负链。然而这些组织内抗原分布少，感染细胞病变不明显。HCV 的肝外感染及肝外复制场所的意义尚待进一步研究。

四、丁型肝炎病毒血清学诊断

丁型肝炎病毒（hepatitis D virus，HDV）为一大小约 36nm 的球形颗粒。病毒颗粒由外壳和核衣壳结构组成。外壳主要是由 HBV 提供的表面蛋白（HBsAg），核衣壳为球形结构，内含 HDV 抗原（HDAg）和长约 1 750bp 的 HDV RNA。HDV 是一种缺陷 RNA 病毒，必须在 HBV 感染存在时才能感染宿主。乙型肝炎合并丁型肝炎感染常使病情加重，甚至发展为急性重型肝炎。

丁型肝炎病毒（HDV）感染的血清学检测对于确定 HDV 感染为现症感染还是既往感染，区别 HBV 与 HDV 同时感染还是重叠感染，估计预后等具有重要意义。急性丁型肝炎的早期诊断不易，丁型肝炎病毒抗原（HDAg）的免疫原性很弱，抗 -HDV 抗体产生迟，出现短暂，需连续采取 2~3 份标本检测整套血清标志：HDAg、抗 -HDV IgM、抗 -HDV IgG 和 HDV DNA。

（一）丁型肝炎病毒抗原（HDAg）

HDAg 是 HDV 颗粒的内部组分。血清中若检出 HDAg，是诊断 HDV 感染的最好而又直接的证据。在病程早期几乎都有抗原血症，抗原持续时间一般为 3~83 天，平均 21 天。相当部分患者，HDAg 是其血清中唯一的感染 HDV 标志。慢性 HDV 感染，由于有持续而高滴度的抗 -HDV，HDAg 多以免疫复合物的形式存在，常规方法很难检出。

（二）HDV 总抗体、抗 -HDV IgM 和抗 -HDV IgG

血清 HDV 总抗体是宿主对 HDV 感染后的体液免疫反应。急性 HDV 感染时，血清 HDV 总抗体出现较晚，多在发病后 3~8 周间，滴度较低（小于 $1:100$），重复测定有助于诊断。慢性 HDV 感染时，血清 HDV 总抗体多呈持续高滴度（大于 $1:10^4$）。HDV 总抗体不是保护性抗体，高滴度抗 -HDV 阳性，提示 HDV 感染持存在，一旦 HDV 感染终止，HDV 总抗体滴度将下降甚至转阴。

抗 -HDV IgM 是宿主对 HDV 的特异性免疫反应。抗 -HDV IgM 在急性自限性丁型肝炎为暂时性升高，出现较迟；持续高滴度则提示慢性感染，其滴度与 HDV 复制和疾病严重程度相关。在急性 HDV 感染时，其出现时间早于抗 -HDV，甚至可与血清 HDAg 同时被检出，部分患者抗 -HDV IgM 可能是 HDAg 和抗 -HDV 间唯一的"窗口"指标，一般持续 2~20 周，其滴度高于抗 -HDV，在急性 HDV 感染时多小于 $1:5\,000$（$1:1\,000$ 为阳性）；在慢性 HDV 感染时，抗 -HDV IgM 常呈高滴度（高达 $1:10^7$），且常与高滴度抗 -HDV 同时存在。抗 -HDV IgM 存在是肝炎处于进展阶段，抗 -HDV IgM 持续存在，滴度在 10^4~10^7，一旦 HDV 感染终止，抗 -HDV IgM 滴度可迅速下降，甚至检测不出。连续观察血清抗 -HDV IgM，若其滴度下降或消失，预示临床改善。抗 -HDV IgM 也是区别现症感染和既往感染的唯一指标。

抗 -HDV IgG 一般出现在抗 -HDV IgM 下降时，在慢性 HDV 感染过程中常保持高滴度。在病情康复后仍可持续数年。常采用竞争抑制法检测抗 -HDV IgG。

HDV 常与乙型肝炎病毒同时存在，通常 HDV 感染都可检出 HBsAg，但既然有 HBsAg 阴性的 HBV 感染，HDV 感染亦可呈 HBsAg 阴性，而 HDV 抑制 HBV 复制和表达可能与 HBsAg 阴性有关。

五、戊型肝炎病毒血清学诊断

戊型肝炎病毒（HEV）属于杯状病毒科，为单股、正链 RNA 分子，由 7 200 个核苷酸组成,含有三个开放阅读框——ORF1、ORF2 及 ORF3。由于 HEV 的体外培养技术尚不成熟,基因重组或化学合成是目前 ELISA 诊断试剂的主要抗原来源。戊型肝炎病毒抗体诊断试剂选用重组抗原和合成抗原肽抗原,主要是 HEV 的线性表位,因而缺少机体抗 HEV 体液免疫应答的优势表位,所检测的 IgM 抗体灵敏度较低,特异性较差,尤其是检测其他急性病毒性感染,如甲型肝炎、肾综合征出血热等标本时,容易出现假阳性,可能与这些感染者血液中同样存在大量 IgM 抗体有关。

目前国内外报道的 HEV 构象性表位抗原主要有昆虫杆状病毒系统表达的 55kD 抗原、大肠埃希菌表达的 ORF21 抗原和大肠埃希菌表达的 NE_2 抗原三种。NE_2 抗原位于 HEV ORF2aa394~606 区域,分子量 23kD,NE_2 抗原能够在溶液中形成从二聚体到至少六聚体的多种蛋白聚合形式,具有良好的免疫原性。与普通线性抗原相比,利用 NE_2 抗原建立的捕获法 IgM 试剂和间接法 IgG 试剂具有良好的敏感性和特异性。捕获法和 NE_2 抗原的使用极大提高了临床 HEV-IgM 的检测灵敏度,使得 IgM 试剂适用于临床急性戊型肝炎的诊断。NE_2 构象抗原制备的 HEV-IgG 试剂盒,可在 HEV 感染 10 年后,在绝大多数患者体内检测出特异性 IgG 抗体。

(一) HEV 抗原

人感染 HEV 后,可随粪便排出 HEV。一般于潜伏期末和急性期初粪便排出 HEV 率最高,然后随病程延长而下降,于发病后 2 周不再排出 HEV。病毒血症一般于感染后 7~20 天阳转,持续 1~2 周,少数患者可持续阳性 4 周或更长。HEV 抗原(HEV-Ag)在 ALT 升高和 HEV 抗体出现之前就能检测到并可持续数周。血清中的 HEV 抗原和粪便中的 HEV RNA 几乎同时出现,单前者出现时间短。HEV 抗原检测主要通过免疫电镜及免疫荧光法检测。

(二) HEV 抗体

ELISA 是检测 HEV 抗体(抗 -HEV)常用的方法。用于检测 HEV 的抗原有三种:组织培养全病毒抗原、合成肽抗原和表达抗原。目前备受重视的表达抗原有:ORF2、ORF3 及 ORF2、ORF3 编码产物的重组表达抗原,后者用于检测抗 -HEV 抗体敏感性和特异性最好。

1. 抗 -HEV IgM   抗 -HEV IgM 抗体出现早、消失快,一般在发病后 3 个月内消失,很少持续至 6 个月以上。可作为早期诊断和近期感染的指标。对诊断急性戊型肝炎特异性较好,但灵敏度较低,可能与检测试剂不敏感有关。抗 -HEV IgM 阳性可诊断为急性 HEV 感染,但抗 -HEV IgM 阴性不能排除 HEV 感染,应加测抗 -HEV IgG,若抗 -HEV 滴度较高(大于 1:40),或双份血清动态变化(由低滴度升至高滴度),也应诊断为急性 HEV 感染。

2. 抗 -HEV IgG   人感染 HEV 后血清抗 -HEV IgG 持续时间,尚存争议。有研究认为于发病后 6~12 个月阴转,也有认为抗 -HEV IgG 持续时间常,于发病 4~5 年,甚至 14 年仍为阳性。

抗 -HEV IgG 出现较早,持续时间相对长,特异性差。仅抗 -HEV IgG 阳性,而无肝功能异常及肝炎的临床表现,很可能只是既往感染的标志,仅根据一次抗 -HEV IgG 阳性就诊断戊型肝炎是不可靠的,应该动态观察其消长情况,如由阴性转为阳性,则可诊断为急性戊型肝炎。由于抗 -HEV IgG 并非终身存在,不能完全反映人群的 HEV 既往感染水平。

3. 抗 -HEV IgA   戊型肝炎患者抗 -HEV IgA 阳性较抗 -HEV IgM 阳性持续时间长,同时检测这两种抗体可提高急性戊型肝炎诊断的特异性,且比 HEV RNA 检测特异性更强,持续时间更长。

对戊型肝炎的诊断应慎重,最好应首先排除其他肝炎病毒急性感染。诊断急性戊型肝炎不能仅凭抗 -HEV IgM 或 IgG,必须根据其流行病学史、临床表现及实验室检测结果综合评价。

(欧启水)

第三节　基　因　诊　断

基因诊断(gene diagnosis)是指利用分子生物学的理论和技术,检测人体内基因及其表达产物的存在状态,从而对疾病作出诊断的方法,通常又称为分子诊断(molecular diagnosis)。与传统医学诊断技术相比,基因诊断可以直接对个体基因状态进行检测,具有高特异性、高灵敏度、早期预警、应用广泛等特点。目前,病毒性肝炎常用的基因诊断技术主要有核酸分子杂交、聚合酶链反应核酸扩增、单链构象多态性检测、限制性片段长度多态性分析、基因序列测定、单核苷酸多态性分析、基因芯片技术等。利用上述技术可以实现肝炎病毒的准确定量、基因分型及耐药性分析,这对于患者的早期诊断、动态监测病毒负荷量、耐药性变化以及抗病毒疗效观察等尤为重要。本节主要介绍各型肝炎病毒的基因诊断,旨在帮助临床医生在病毒性肝炎的诊断、预防和治疗中做出合理决策,为病毒性肝炎的个体化诊疗提供理论和技术依据。

一、乙型肝炎病毒的基因诊断

HBV 的基因诊断已在临床上广泛开展,主要包括 HBV DNA 定量检测、HBV 基因分型、HBV 耐药突变检测、乙型肝炎预后相关人类基因多态性检测等。

(一) HBV DNA 定量检测

HBV DNA 定量检测是慢性乙型肝炎(chronic hepatitis B,CHB)患者诊断、治疗和预后的重要指标。三大主要肝病学会——美国肝病研究协会(American Association for the Study of Liver Diseases,AASLD)、欧洲肝病学会(European Association for the Study of the Liver,EASL)、亚太肝病学会(Asian Pacific Association for the Study of the Liver,APASL)以及中国的《慢性乙型肝炎防治指南(2015 年版)》(以下简称:2015 乙肝指南)均推荐将 HBV DNA 定量检测用于临床抗病毒治疗的监测中。

1. HBV DNA 定量检测的方法　HBV DNA 定量检测的方法主要有两类:一类以聚合酶链反应(polymerase chain reaction,PCR)为基础,如聚合酶链反应 - 酶联免疫吸附试验(PCR-enzyme linked immunosorbent assay,PCR-ELISA)和实时荧光定量 PCR(real-time fluorescence quantitative PCR,RT-qPCR);另一类以核酸杂交为基础,如斑点杂交和分支 DNA(branched DNA,bDNA)技术等。近年来,高灵敏 HBV 定量检测和 HBV cccDNA 检测也开始应用于临床。

(1)聚合酶链反应 - 酶联免疫吸附试验(PCR-ELISA):RT-qPCR 法还未广泛应用之前,国际上具有参比价值的 Cobas Amplicor 等检测方法是美国食品药品管理局(Food and Drug Administration,FDA)唯一批准的、国际公认的 HBV DNA 定量检测的"金标准",该系统利用荧光标记的特异性单克隆抗体定量检测 HBV DNA 的 PCR 产物,并将标本处理、PCR 扩增、ELISA 检测三个过程实现一体化。该方法具有灵敏度高、特异性强、稳定性好的优点，但由于其试剂价格昂贵，且必须采用封闭式检测系统，故在我国难以推广使用。

（2）实时荧光定量 PCR：为目前普遍应用于 HBV DNA 定量检测的方法，该方法的原理是在 PCR 反应体系中加入荧光染料或荧光探针，利用荧光信号的积累实时监测 PCR 扩增过程，最后通过 Ct 值和标准曲线的关系对起始模板进行定量分析。通常 RT-qPCR 中的引物是依据 S、C、P 和 X 基因中的高度保守序列进行设计的，因而大大地提高了 HBV DNA 检测的灵敏度和特异性。RT-qPCR 的标记方法有两种：非特异性荧光标记，如 SYBR Green I，利用荧光染料或特殊设计的引物来指示扩增产物的增加；特异性荧光标记，如 TaqMan 探针、分子信标等，利用与靶序列特异杂交的探针来指示扩增产物的含量。前者简便易行、检测成本较低，后者由于增加了探针的识别步骤，特异性更高，但成本相对较高，其中又以 TaqMan 探针为基础的实时荧光定量 PCR 应用最为广泛。

为确保所测数值具有可比性，HBV DNA 定量检测的结果一般采用国际单位 IU/mL 表示，但也有些实验室仍然使用"拷贝 /mL"表示（1IU/mL ≈ 5 拷贝 /mL）。原国家食品药品监督管理总局（China Food and Drug Administration，CFDA）已批准多个实时荧光定量 PCR 的 HBV DNA 定量检测试剂盒，非高灵敏度试剂盒定量范围为 10^3~10^9IU/mL。

（3）分支 DNA（bDNA）：bDNA 是近年兴起的一种连续放大 DNA 杂交信号的定量检测技术，该技术不需要实时荧光定量 PCR 仪，不易受实验条件及环境制约，操作简便，假阳性率低，已被用于人类免疫缺陷病毒 1 型、丙型肝炎病毒、流感病毒、前列腺癌特异基因检测。笔者所在实验室以微孔形式对 HBV DNA 杂交信号级联放大，产生的化学发光信号与 HBV DNA 载量成正比，最后计算机将样本信号值与标准品产生的信号曲线进行比对，从而计算出实际标本的 HBV DNA 载量，这一技术的灵敏度为 3×10^3~3×10^6IU/mL。与其他 PCR 原理的检测手段相比，信号放大定量分析虽然具有许多优点，但该分析方法是将特定核苷酸序列信号增强，而不是直接扩增目标片段，从而其灵敏度要低于靶基因扩增定量分析方法。

（4）高灵敏度核酸检测技术：原 CFDA《乙型肝炎病毒基因分型检测试剂技术审查指导原则》中建议 HBV DNA 的最低检测限应 ≤ 30IU/mL。而 AASLD 及 EASL 指南中则要求 HBV DNA 的最低检测限应 ≤ 10IU/mL，因此，使用更高灵敏度的 HBV DNA 检测技术已成为必然趋势。大量的研究结果证实，采用磁珠法提取核酸可显著提高核酸的检测灵敏度。磁珠法的技术原理是通过超顺磁性颗粒与核酸分子特异性识别并高效结合，在外加磁场作用下，把血液等样本中的核酸分离出来。基于磁珠法提取血清样品中 HBV DNA 的 PCR-荧光探针法检测下限可达 10~12IU/mL，定量范围为 2.0×10^1~2.0×10^9IU/mL，被誉为"高敏 HBV DNA 检测技术"。目前，国内外均有高敏 HBV DNA 的诊断试剂盒，各试剂盒检测性能有一定差别。

（5）HBV cccDNA 检测：共价闭合环状 DNA（covalently closed circular DNA，cccDNA）是 HBV 基因组复制中间体 mRNA 和前基因组 RNA 的转录模板，在 HBV 持续感染中起着关键的作用。cccDNA 被认为是判断有无病毒复制的"金标准"，只有清除了细胞核内的 cccDNA，才能彻底消除乙肝患者病毒携带状态，是抗病毒治疗的目标。因此，cccDNA 水平监测有助于了解 HBV 慢性感染机制、评价抗病毒治疗疗效、判断停药时机以及在肝移植术后移植肝脏是否出现再感染。近年来关于 HBV cccDNA 的研究逐渐增多，已建立了不少灵敏度及特异性较高、重复性较好的检测方法，如实时荧光定量 PCR 法、套式 PCR（nested PCR）法等。

2. HBV DNA 定量检测的意义　HBV DNA 是病毒复制及具有传染性的标志,是病毒感染最直接、特异和灵敏的指标。HBV DNA 定量检测的临床意义主要有:

(1)HBV 感染窗口期的检测:在 HBV 急性感染早期,血清 HBV DNA 检测可直接反映患者病毒血症水平,且较 HBsAg 出现更早,有助于 HBV 感染的早期诊断。HBV DNA 定量检测能够将窗口期从 60 天缩短至 20 天左右,大大降低了经输血和血制品传播 HBV 的风险。因此,HBV DNA 定量检测是 HBV 早期筛查及控制感染传播的重要手段。

(2)妊娠及喂养指导:对于 HBV 感染的育龄女性,怀孕前进行 HBV DNA 定量检测,有助于选择有利的怀孕时机。2015 乙肝指南中指出妊娠患者血清 HBV DNA 高载量是母婴传播的高危因素之一,母亲有效的抗病毒治疗及高危新生儿标准主、被动联合免疫预防可显著降低 HBV 母婴传播的发生率。在妊娠中后期,如果 HBV DNA 载量 $>2 \times 10^6$ IU/mL,在与患者充分沟通并权衡利弊后,可于妊娠 24~28 周开始给予替诺福韦、替比夫定或拉米夫定进行抗病毒治疗,建议于产后 1~3 个月停药,停药后可以进行母乳喂养。

(3)病毒活动程度及传染性的评估:HBV DNA 是直接反映 HBV 活动程度及传染性的最佳指标。HBV DNA 载量升高($>10^5$ IU/mL)说明病毒复制活跃,此时病毒传染性强,且传染性与含量的大小成正比;相反地,HBV DNA 载量较低($\leqslant 10^5$ IU/mL)或低于检测下限则说明病毒复制得到抑制或复制缓慢甚至停止复制,此时病毒传染性弱。但 HBV DNA 定量数值只能说明游离在血液中的病毒含量,与病情严重程度没有直接关系,肝脏是否有损伤或损伤的程度应结合临床症状、影像学检查、肝功系列指标和 / 或肝活检等结果进行综合判断。

需要特别指出的是,无论 HBV DNA 载量高低,即使低于高灵敏核酸检测技术的检测下限,也会引起输血后感染,因为血液中只要有 3~169 个病毒体即可发生感染。

(4)抗病毒治疗起点与终点的判断:2015 乙肝指南中明确提出:HBeAg 阳性患者,HBV DNA $\geqslant$ 20 000IU/mL(相当于 10^5 拷贝 /mL);HBeAg 阴性患者,HBV DNA $\geqslant$ 2 000IU/mL(相当于 10^4 拷贝 /mL)且 ALT 水平持续高于正常值上限 2 倍超过 3 个月则应开始接受抗病毒治疗。对于肝硬化患者,该指南与 EASL 指南均强烈推荐通过监测 HBV DNA 的水平来判断抗病毒治疗的起点。对于持续 HBV DNA 阳性患者,当存在肝硬化的客观依据时,无论 ALT 和 HBeAg 情况,均建议积极抗病毒治疗。

除 HBV DNA 在基线治疗中的作用外,对于抗病毒药物治疗终点的指示作用也不容忽视。2015 乙肝指南对于是否可以停药具有明确规定,无论是 HBeAg 阳性患者还是 HBeAg 阴性患者,HBV DNA 水平低于检测下限都可作为重要的评估指标。2015 乙肝指南中更是将抗病毒治疗期间长期维持病毒学应答(即 HBV DNA 低于检测下限)作为抗病毒治疗基本的终点。

(5)抗病毒药物疗效的监测:HBV DNA 定量结果是评价 HBV 抗病毒药物疗效的直接监测指标,抗病毒治疗过程中应多次动态地观察患者 HBV DNA 水平。目前 HBV 抗病毒药物疗效的评估指标主要包括病毒学应答、部分病毒学应答、原发性无应答、病毒学突破和病毒学复发等几种类型(表 5-20-19)。

此外,HBV DNA 结合 HBsAg 定量检测还可预测 CHB 患者对 PEG-IFN-α 治疗的应答效果。2015 乙肝指南指出,如果 HBeAg 阴性 CHB 患者经过 12 周治疗后 HBsAg 未下降且 HBV DNA 水平下降 $<2 \log_{10}$ IU/mL,应考虑停止 PEG-IFN-α 治疗。因此,HBsAg 滴度和 HBV DNA 水平是治疗过程中、停药后应答效果的预测因素,将其二者联合使用,可以更好地明确患者对治疗的应答,从而制订个体化治疗方案,优化慢性乙肝的治疗。同时,各大指南均指出,延长抗病毒治疗疗程可减少病毒学复发。

表 5-20-19　HBV 抗病毒药物疗效的主要评估指标

评估指标	定义
完全应答	持续病毒学应答(即停止治疗后 HBV DNA 持续低于检测下限)且 HBsAg 阴转或伴有抗 -HBs 阳转
应答不佳或部分病毒学应答	治疗 24 周时 HBV DNA 较基线下降幅度 >1 $\log_{10}$ IU/mL,但仍可检测到
原发性无应答	治疗 12 周时 HBV DNA 水平下降幅度 <1 $\log_{10}$ IU/mL 或 24 周时 HBV DNA 水平下降幅度 <2 $\log_{10}$ IU/mL
病毒学突破	依从性良好的患者,在未更改治疗的情况下,HBV DNA 水平比治疗中最低值上升 >1 $\log_{10}$ IU/mL
病毒学复发	获得病毒学应答(治疗过程中,血清 HBV DNA 低于检测下限)的患者停药后,间隔 1 个月两次检测 HBV DNA 均大于 2 000IU/mL

(6)隐匿性慢性乙型肝炎的诊断：近几年,隐匿性慢性乙型肝炎逐渐引起关注。隐匿性慢性乙型肝炎是指血清 HBsAg 阴性,但血清和 / 或肝组织中 HBV DNA 阳性,并具有慢性乙型肝炎的临床表现。除 HBV DNA 阳性外,患者可有血清抗 -HBs、抗 -HBe 和 / 或抗 -HBc 阳性,但约 20% 的隐匿性慢性乙型肝炎患者的血清学标志物均为阴性。其诊断主要通过 HBV DNA 检测,但因常规荧光定量 PCR 检测灵敏度受限且受引物序列变异的影响,可能会存在一定程度的漏检。因此,在排除其他病毒及非病毒因素引起的肝损伤后,尤其对抗 -HBc 持续阳性患者,建议使用高灵敏度的 HBV DNA 定量技术进行隐匿性慢性乙型肝炎的诊断。

(二) HBV 基因分型

HBV 具有很高的复制率,高达 $10^{12} \sim 10^{13}$ 拷贝 /24h。在复制过程中 HBV 必须经过 RNA 中间体的逆转录,即 DNA-RNA-DNA 的复制过程。逆转录过程需利用病毒本身的 DNA 聚合酶,但此酶缺乏校对活性,会造成复制过程中逆转录失真,导致 HBV 变异率比其他 DNA 病毒高,约为 $1/10^5$,这使得 HBV 在长期复制过程中容易产生自发点突变,造成子代病毒基因序列之间存在微小差别。上述特点决定了每一 HBV 感染者体内的 HBV 基因序列并非完全一致,即每一 HBV 感染者体内的 HBV 都是由有微小基因序列差别,但序列十分相近的 HBV 组成的病毒群。随着 HBV 的不断复制,这一病毒群时刻处于动态变化之中,人们将 HBV 的这种存在状态称为"准种(quasispecies)"。准种概念强调的是同一患者血清中不同拷贝病毒之间的微小差别、遗传相似性、动态变化、病毒群四个要素,使人们对 HBV 存在状态的认识产生了从"单一病毒"到"病毒群"、从"静态"到"动态"变化的两个飞跃。

基因型(genotype)是指根据不同个体之间基因序列的规律性而分成的不同类型,它可以用来描述基因本身的特征,也可以用于鉴定个体或病毒株之间的差异。根据 HBV 全基因组核苷酸序列差异 ≥ 8% 或者 S 基因序列差异 ≥ 4% 的标准,HBV 至少可以分为 9 种基因型,分别命名为 A~I。HBV 各基因型存在着明显的地域、种族差异,我国的 HBV 基因型主要是 B 型和 C 型,其中南方以 B 型为主,北方则以 C 型为主,另有少量的 A 型、D 型和混合型。这些基因型的分布会随着世界人口流动量的增加而发生变化。依据 HBV 全基因组核苷酸序列异质性 ≥ 4% 且 <8% 的原则,HBV 同一基因型病毒株又可进一步分为不同的基因亚型(表 5-20-20)。

表 5-20-20　HBV 基因分型

基因型	亚型
A	A1（Aa）、A2（Ae）、A3（Ac）
B	B1（Bj）、B2（Ba）、B3、B4、B5、B6、B7
C	C1（Cs）、C2（Ce）、C3、C4、C5、C6
D	D1、D2、D3、D4、D5、D6
F	F1、F2、F3、F4

近年来,在抗病毒治疗的 HBV 感染者中发现了"基因型漂移"的现象,表明 HBV 基因型是会变化的,也正符合上述 HBV 时刻变化的"准种"特点,这提示我们有必要实时动态监测 HBV 基因型。

1. HBV 基因分型的方法　目前常用的 HBV 基因分型方法主要有:①基因序列测定法(sequence-based typing,SBT);② PCR-RFLP 分析法;③基因型特异性引物 PCR 法(PCR-sequence specific primer,PCR-SSP);④线性探针反向杂交法(line probe assay,INNO-LiPA);⑤基因芯片法(gene chip)等。

(1)基因序列测定法(SBT):根据所测序列的不同,SBT 检测 HBV 基因分型可分为 HBV 全基因组序列分型和 S 区基因序列分型两种。它是目前为止最可靠、最直接及最准确的 HBV 分型方法,为 HBV 基因分型检测技术的"金标准"。由于 HBV 全基因组序列差异分析过程烦琐、成本高,因此临床上根据 S 区基因序列差异 ≥ 4% 的标准代替全基因组序列进行基因分型。其 HBV 基因分型的原理是设计与 HBV 基因组保守区特异的引物扩增 S 基因区(s101~s237)和重叠的 P 基因区(rt99~rt280),然后用两个荧光标记的 DNA 引物对 PCR 扩增产物进行双向测序,将测得的序列与 A~I 基因型的参考序列进行比对而确定 HBV 的基因型。但是对于 HBV 混合基因型,SBT 只能检测出主要的基因型,因此不适于流行病学调查。

(2)聚合酶链反应 - 限制性片段长度多态性(PCR-RFLP)分析法:该方法的原理是根据不同 HBV 基因型序列而选择专一的限制性内切酶,此酶可酶切 HBV 基因组 S 基因区,不同基因型序列所产生的限制性片段数目和长度不同,然后进行 PCR 扩增,再通过琼脂糖凝胶电泳分离酶切后扩增的片段就可实现 HBV 基因分型。该方法解决了传统 RFLP 所需样本 DNA 量大和检测周期较长的问题,大大地提高了工作效率和检测精度,但由于 HBV 基因组的高度变异常导致分型错误甚至无法确定其型别,影响因素较多。

(3)线性探针反向杂交法(INNO-LiPA):该方法的原理是利用生物素标记的引物 PCR 扩增 HBV 基因组中 S/pre-S 基因区的保守序列,将得到的 PCR 产物与固相上的特异性探针杂交而确定 HBV 基因型。该方法不仅可以检测单一的基因型,也可以检测混合的基因型,是一种灵敏度较高的快速检测 HBV 基因型的反向杂交方法。

(4)基因型特异性引物 PCR 法(PCR-SSP):该方法利用各 HBV 基因型的差异序列设计一系列的特异性引物进行巢式 PCR,首先用共用引物扩增 S 基因区,再加入型特异性引物的混合物进行第二轮扩增,最后根据扩增片段的长度不同分型。该方法操作较简单、结果准确,提高了 HBV 分型的灵敏度和特异性,适用于检测 HBV DNA 载量较低的标本。

(5)基因芯片法:基因芯片技术具有快速、高效、高通量分析生物信息等特点,可平行、快速进行多位点和多态性分析检测。其原理是将 HBV 型特异性探针有序且高密度地排列固定于固相载体上,然后与荧光标记的 PCR 扩增产物按碱基互补配对的原则进行杂交,然后通过激光共聚焦系统检测杂交信号强度,最后经计算机分析处理得到检测结果。

除上述方法外,还有型特异性线性探针检测法、微板核酸分子杂交 -ELISA、单克隆抗体酶联免疫测定法等方法可用于 HBV 基因分型。笔者所在实验室也积极地探索更为简便、快速、准确的 HBV 基因分型方法。

(1)PCR 熔解曲线法:针对我国 HBV 基因型以 B 型和 C 型最为常见的特点,笔者所在实验室自行设计了 B、C 型的型特异性引物,建立了基于 SYBR Green I 的 PCR 熔解曲线法,可检测 HBV B、C 及 B/C 混合基因型。该方法根据 T_m 值判断 HBV 基因型,其灵敏度、特异性、重复性等检测效能指标均与市售试剂盒相一致,已获国家发明专利:一种 HBV 基因分型的 PCR 检测方法(专利号:201110024107.6)。

(2)双重分子信标实时 PCR 法:笔者所在实验室将型特异性引物整合到实时荧光 PCR 平台上,选择型特异性碱基聚集区而设计针对 B 基因型和非 B 基因型的 Taqman 探针,建立了双重分子信标实时 PCR 法。该方法是一种能在 1 个反应体系中同时对 HBV DNA 进行定量检测并且能区分 B 基因型和非 B 基因型的新方法,灵敏度为 10^3 IU/mL,线性范围为 $10^3 \sim 10^{11}$ IU/mL,具有灵敏度高、准确性好、线性范围宽和简便快捷等特点。该方法已获国家发明专利:可区分 HBV B 型和非 B 型的双探针实时定量 PCR 法(专利号:ZL201310332853.0)。

2. HBV 基因分型的意义 监测 HBV 基因型,可动态指导抗病毒治疗,及时调整治疗方案,实现个性化地预测疗效、预后及转归。

(1)预测疾病的进展及转归:HBV 感染人体后的临床表现有显著的个体差异,可分别表现为一过性的病毒血症、自愈性急性肝炎、无症状的慢性病毒携带状态、慢性乙型肝炎、进行性肝损害甚至肝硬化或肝癌,这与 HBV 本身基因组的多态性(即基因型)有一定的关系。不同基因型 HBV DNA 及其抗原在肝脏细胞内积累的程度不同,其所诱导的细胞损伤也不同。相对于 C 型而言,B 型 HBV 感染者有较低的 HBeAg 阳性率和更快的 HBeAg 转换率。而 C 型感染者炎症活动频繁,易于发生肝硬化和肝细胞癌(hepatocellular carcinoma,HCC),可作为 HCC 高危指标之一(表 5-20-21)。A 型与肝脏的慢性炎症相关,D 型则与急性自限性肝炎相关。

表 5-20-21　B、C 基因型疾病进展及转归情况比较

特征	B 基因型	C 基因型
流行性	低	高
HBeAg 阳性率	低	高
HBeAg 自然清除时间	短	长
HBV DNA 载量	低	高
致病性	轻	重
HCC 发生率	低(低年龄组高)	高(高年龄组高)
肝癌手术治疗预后	好	差
癌栓栓塞治疗效果	好	差

（2）指导治疗药物的选择：各大指南均指出不同基因型对抗病毒治疗的应答效果可能不同。在干扰素（interferon，IFN）治疗过程中，A型的应答率最高，其次是D型，B型较C型有更好的应答，而C型感染者基本核心启动子突变率比其他型高，对IFN的应答率最低。HBV基因型与核苷（酸）类似物的耐药突变之间存在一定关联，使用拉米夫定治疗时，A型耐药发生率较高，其次是C和D基因型，B型的发生率最低，其中B型以YVDD变异为主，C型以YIDD变异为主。D型感染者更易发生阿德福韦酯耐药突变。因此，在抗病毒治疗前监测HBV基因型，可指导临床制订治疗方案，实现个体化诊疗。

（3）流行病学调查：HBV基因型的分布在不同地区和人群中有所不同。目前已发现的9种HBV基因型中，A型主要存在于白种人中；B型和C型主要存在于亚洲人群中；D型主要分布在中东、北非和南欧；E型主要分布在西非；F型主要见于中南美洲的土著人中；G型主要分布在美国、法国；H型由F型转化而来，主要分布于美国中部印第安人居住地区；I型则于近期发现于老挝等地。我国流行的主要是B型和C型，长江以北C型为主，长江以南B型为主，D型主要见于少数民族较多的地区。混合感染的类型主要以B和C型混合为主（表5-20-22）。通过调查不同国家、不同地区和人群中流行的HBV基因型的分布情况，可指导临床选择有效的抗病毒药物及进行病程预测。

表 5-20-22　HBV 基因型的世界分布

基因型	分布的国家和地区
A	西欧、北欧、北美、中非
B	东南亚、中国、日本
C	东亚、中国、日本、波利尼西亚等
D	南欧、地中海、印度
E	西非
F	美国土著人、波利尼西亚、中南美
G	美国、法国
H	尼加拉瓜、墨西哥、美国
I	老挝

（三）HBV 耐药突变检测

抗病毒治疗是慢性乙型肝炎最核心的治疗措施，积极有效的抗病毒治疗不仅可以抑制肝内外病毒的复制，而且可以调节患者机体抗病毒的免疫能力，阻止肝脏疾病的进一步发展，改善肝组织学的各项指标，降低肝纤维化、肝硬化和肝癌的发生率。目前，抗病毒治疗的药物主要分为两类：一是调节宿主免疫应答的干扰素（interferon，IFN）类，我国已批准普通干扰素（IFN）和聚乙二醇干扰素 α（PEG-IFN-α）用于治疗 CHB；二是直接作用于 HBV DNA 逆转录酶区（RT 区）而阻止 HBV 复制的核苷（酸）类似物（nucleotide analogues，NAs）。NAs 主要包括拉米夫定（lamivudine，LAM）、阿德福韦酯（adefovir dipivoxil，ADV）、恩替卡韦（entecavir，ETV）、替比夫定（telbivudine，LdT）和替诺福韦（tenofovir disoproxil fumarate，TDF）等。

但是,随着 NAs 的广泛应用以及应用时间的不断延长,应答不佳和耐药已经成为一个十分严峻的问题。耐药发生的主要机制是:NAs 抗病毒的作用靶点为缺乏校正活性的 HBV 逆转录酶(reverse transcriptase,RT)区,在药物选择性压力下,CHB 患者 RT 区的氨基酸序列发生改变并影响其空间构象,最终导致 NAs 与该区结合能力明显下降,产生耐药性突变。RT 区由 344 个氨基酸残基组成,其中与 HBV 耐药有关的常见突变位点多位于 RT 区的 B、C、D 结构域内。HBV 耐药变异以国际通行的氨基酸单字母加变异位点并加前缀 rt 来标记,书写格式为 "rt- 野生型氨基酸缩写 - 相对于 RT 区起点的氨基酸变异位点 - 变异后的氨基酸缩写",如 rtM204V 表示 RT 区的第 204 位由甲硫氨酸(M)变异为缬氨酸(V)。

1. 核苷(酸)类似物常见的耐药突变位点及耐药发生率(图 5-20-9、表 5-20-23)

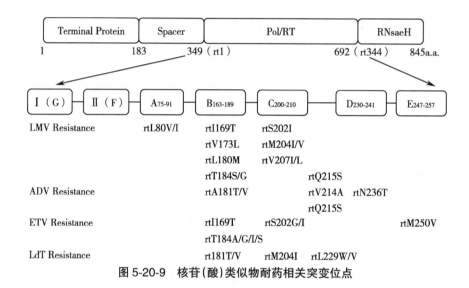

图 5-20-9 核苷(酸)类似物耐药相关突变位点

表 5-20-23 核苷(酸)类似物耐药数据　　　　　　单位:%

药物	第 1 年	第 2 年	第 3 年	第 4 年	第 5 年
LAM	24	38	49	67	70
ADV	0	3	11	18	29
ETV	0.2	0.5	1.2	1.2	1.2
LdT	4	22			

(1)与拉米夫定耐药相关的变异:LAM 常见耐药相关变异与 rtM204I/V 突变和补偿性突变 rtL80V/I、rtI169T、rtV173L、rtT184S/G、rtS202I 以及 rt215S 有关;其中 rtM204V 多与 rtL180M 变异联合出现,rtM204I 变异可单独出现。根据已公布的 LAM 治疗核苷(酸)类似物初治患者的关键性临床试验(pivotal trials)数据计算的 1~5 年累计耐药发生率分别为 24%、38%、49%、67% 与 70%。

(2)与阿德福韦酯耐药相关的变异:ADV 常见耐药相关变异与 B 区 rtA181T/V 或 D 区 rtN236T 有关,两个位点变异可单独或联合出现;此外,位于 C、D 间区的 rtV214A 或 rtQ215S 及两点的联合变异也与耐药相关;根据已公布 ADV 治疗核苷(酸)类似物初治患者的关键性临床试验数据计算的 1~5 年累计耐药发生率分别为 0、3%、11%、18% 与 29%。

(3) 与恩替卡韦耐药相关的变异：ETV 具有高耐药基因屏障，其耐药机制通过"二次打击"发生，即在 rtM204V + rtL180M 变异基础上，增加以下一个或多个位点：B 区 rtI169T 或 rtT184A/G/I/S、C 区 rtS202g/I 以及 E 区 rtM250V 的氨基酸替代变异。根据已公布 ETV 治疗核苷（酸）类似物初治患者的关键性临床试验数据计算的 1~5 年累计耐药发生率分别为 0.2%、0.5%、1.2%、1.2% 与 1.2%。

(4) 与替比夫定耐药相关的变异：LdT 的耐药基因屏障低，病毒耐药发生率高，其耐药的最主要突变类型是 rtM204I 伴随或不伴随二次突变 rtL80I/V 或 rtL180M，另有报道 rt181T/V、rtL229W/V 亦可引起其耐药。根据已公布 LdT 治疗核苷（酸）类似物初治患者的关键性临床试验数据计算的第 1 与第 2 年累计耐药发生率分别为 4% 与 22%。需要说明的是，以上各种药物所涉及的慢性乙型肝炎的人群和设计均有所不同。

最近几年，陆续发现了一些新的突变位点。这些位点当中，有些被证实属于 HBV DNA 本身的多态性，如 rtV173M、rtQ215h、rtN238h；有些尚不能确定与耐药有确切的关系，如 rtV84M、rtI133V 等；有些为耐药发生的独立危险因素，如 rtE218g、rtL217P 等；有些则需建立在经典耐药突变位点的基础上，如 rtA181S、rtL229M 等。

2. HBV 耐药突变检测的方法　HBV RT 区基因序列发生一些明确的突变而形成新的病毒基因序列，即当病毒变异株成为优势株时产生的耐药现象，称为基因型耐药（genotypic resistance），通常基因型耐药比表型耐药（phenotypic resistance）要早 1~3 个月出现。因此在临床上对 HBV 进行耐药基因型的检测有助于医生及时给出或调整治疗方案，延缓或阻止表型耐药的发生，使 CHB 的治疗更加规范、合理、科学。

近年来，准种现象在 HBV 疾病进展和抗病毒耐药中的作用逐渐被认识。这些病毒群在遗传学上高度相关，但个体之间又存在着微小差别，它是由常见的代表性序列即主序列（野生株）和一组不同的但又密切相关的序列（变异株）所组成。HBV 突变株与野生株的动态变化会影响抗病毒疗效，因此在抗病毒药物治疗过程中动态监测二者比例，分析二者演变规律，寻找发生临床耐药时突变株所占比例阈值，对于指导临床合理用药至关重要。

由此可见，选择特异性好、敏感性高的 HBV 耐药基因检测技术，将成为研究 HBV 基因突变和准种特性的重要手段。目前，临床上用于检测 HBV 耐药基因检测的常用方法有基因序列测定法（SBT）、聚合酶链反应 - 限制性片段长度多态性（PCR-RFLP）分析法、实时荧光 PCR 法、基因芯片技术及质谱技术等，不同的方法在灵敏度和特异性等方面各有优缺点。

(1) SBT：DNA 序列分析是检测基因突变最直接、最可靠的方法，不仅可以确定突变的部位，还可确定突变的性质，是所有其他检测变异技术的基础。目前临床上广泛使用的 Sanger 测序法作为 HBV 耐药突变检测的"金标准"，其可检测 HBV 逆转录酶 A~E 区全部可能的耐药突变位点，但只有当突变株占 HBV 准种池比例 >20% 时才能被检出，且其测序通量小、费时费力、操作烦琐、无法对突变型 DNA 的比例进行定量。

(2) PCR-RFLP 分析法：该方法的原理是利用特定的限制性内切酶特异性识别并切割经 PCR 扩增后的 HBV 基因组 DNA，将酶切后的产物进行电泳，根据 DNA 片段的数目和长度大小来判断目的基因是否具有与突变位点相同的特异性序列。该方法的优点是：简便、快速、廉价，无需特殊仪器，具有较高的灵敏度，可检测出占 HBV 准种池比例 >5% 的突变株，能有效地鉴别野生株和变异株，曾是国内实验室检测 YMDD 变异、rtA181V 等阿德福韦酯耐药、基本核心启动子（basal core promoter，BCP）变异位点等最常用的方法。该方法的缺点是：只能检测单位点突变，但随着多种 NAs 的相继问世、新的 HBV 耐药变异位点及联合耐

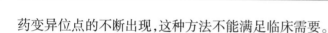

药变异位点的不断出现,这种方法不能满足临床需要。

(3)实时荧光 PCR 法:实时荧光 PCR 法是近期国内应用较多的 HBV 耐药突变检测方法,该方法能计算突变株比例,与测序法符合率非常高,可作为检测 CHB 长期服用拉米夫定耐药的有效手段。笔者所在实验室在国内首次将 RT-qPCR 技术和扩增阻滞突变系统(amplification refractory mutation system,ARMS)技术结合起来,建立了一种可同时、一步、快速地对 rtM204 准确定量的 RT-ARMS-qPCR 技术。利用该方法可对野生型 YMDD 和突变型 YVDD(rt M204V)模板进行准确定量,在患者发生病毒学突破前的 12~48 周就能检出最低比例为 1% 的 rt M204V 突变,具有灵敏度高、线性范围宽、快速便捷等优点,有望确定引发拉米夫定耐药的突变型 rtM204V/I 的阈值。该技术已获国家发明专利:一种检测乙肝病毒 YMDD 耐药突变的方法(专利号:201110135296.4)。

(4)基因芯片技术:又称为 DNA 微探针阵列(microarray),其原理是在芯片表面集成大量不同的探针分子,将有荧光标记的待测样品分子与这些探针进行特异性杂交,通过检测杂交信号的强度而获取样品分子的数量和序列信息。基因芯片技术由于其具有高通量、快速、高效、灵敏、平行化和自动化的优点,已在生物学的各个领域中得到广泛的应用。但其成本昂贵,具有一定的假阳性和假阴性率,且实验结果不容易解释,检测不出新的突变位点。

(5)质谱技术:质谱(mass spectrometry,MS)技术的基本原理是分析样品在特定的条件下转变为高速运动的离子,这些离子根据质量/电荷比的不同在静电场和磁场的作用下得到分离,用特定的检测器可以记录各种离子的相对强度并形成质谱,与标准质谱图对比,从而确定检测物质的结构。基质辅助激光解吸电离-飞行时间质谱(matrix-assisted laser desorption ionization-time of flight mass spectrometry,MALDI-TOFMS)技术可同时检测目前我国临床应用的 4 种 NAs 的多个耐药位点,具有高灵敏度、准确度、分辨率,能够发现占 HBV 准种池比例 <1% 的突变株,但设备昂贵。

HBV 耐药突变检测技术不断向高灵敏度、高特异性、高通量、一次检测多位点、低成本等方向发展。近年来人们相继研发了许多高灵敏度的检测方法,如焦磷酸测序(pyrosequencing)技术、拉链核酸(zip nucleic acids,ZNA)检测技术、AllGlo 探针实时荧光 PCR 技术、量子点 DNA 荧光共振能量转移(quantum dots DNA fluorescence resonance energy transfer,QDs-DNA-FRET)传感器技术、PCR 侵入(PCR invader)技术、PCR 夹(PCR clamping)技术、焦磷酸解激活的聚合反应(pyrophosphorolysis-activated polymerization,PAP)技术等。笔者所在实验室也尝试建立"基于少量突变的检测技术"用于 HBV 耐药突变位点检测,并取得了一些成果。

(1)等位基因特异性锁核酸实时荧光定量 PCR 技术(RT-AS-LNA-qPCR):依据等位基因特异性 PCR 原理结合实时荧光定量 PCR 平台及锁核酸修饰的特异性引物建立一种新型的实时荧光定量 PCR 技术,将该技术用于 CHB 患者阿德福韦酯耐药的典型位点 rtA181V 和 rtN236T 的突变检测,检测灵敏度均为 10^{-5}。锁核酸(locked nucleic acid,LNA)是一种新型的寡核苷酸衍生物,与普通核苷酸相比,部分或完全修饰的 LNA 寡核苷酸链与模板 DNA 杂交亲和力强,可使引物 T_m 值提高 1~8℃,显著增加了引物的特异性。引物的 3′ 端经 LNA 修饰后,可显著提高错配识别能力,因此扩增效率和扩增特异性均能得到良好的保证。

(2)低变性温度下的复合 PCR(co-amplification at lower denaturation temperature-PCR,COLD-PCR):COLD-PCR 就是利用关键性变性温度(T_c)优先扩增含有突变的扩增子的一种新形式的 PCR 技术,它将突变富集之后再进行下游检测,从而能使突变 DNA 实现最大程度的扩增,可以弥补常规 PCR 检测低水平突变时灵敏度不足的缺陷。笔者所在实验室率先建立了 COLD-PCR 法联合 Sanger 测序的 HBV 耐药突变检测技术,该技术对突变株 HBV DNA 的最低检出限为 $5.0 \times 10^1 IU/mL$,最低检出突变株的比例为 0.5%,而常规的 Sanger 测序法只有当突变株超过 HBV 准种池 20% 时才能被检出,容易出现假阴性结果。该技术已获国家发明专利:一种可同时检测多个 HBV 耐药突变位点的新方法(专利号或申请号:201310249437.4)。

耐药突变的早期检测对于临床医生及时、准确地调整治疗方案具有十分重要的意义。上述这些高灵敏度和特异性的少量突变检测技术将是检测 HBV 耐药突变检测的临床应用新方向。

3. HBV 耐药检测的意义　发生耐药是 CHB 患者长期服用 NAs 过程中难以避免的现象,耐药可引发病毒学突破、生化学突破、病毒学反弹及肝炎发作,少数患者可出现肝脏失代偿、急性肝衰竭,甚至死亡。2015 乙肝指南中明确指出,NAs 治疗过程中一旦发生病毒学突破,应进行基因型耐药检测,并尽早改变治疗方案,启动挽救疗法。因此,对乙型肝炎病毒的耐药性分析对于指导临床合理选择抗病毒药物、监测抗病毒药物的药效并及时调整治疗方案具有重要意义。

近几年的研究结果表明,准种群中突变株的比例改变是与耐药相关的一个重要因素,例如在产生 LMV 表型耐药的患者体内,rtL180M 与 rtM204V 突变株的比例均大于 60%。此外,体外试验表明,各种突变的耐药性强弱顺序依次为:rtM204I>rtL180M+204V>rtM204V>rtL180M。因此,借助一些高灵敏耐药突变检测方法,在 NAs 治疗期间定期检测 HBV 突变,便可能于治疗早期预测病毒学突破和生物化学突破,对调整治疗方案、降低耐药发生率、提高疗效及实施个体化治疗具有显著意义。

过去,对 HBV 的耐药认识忽略了其准种特点,只注意到"耐药"或"耐药变异"这一结局,没有意识到耐药发生是体内"野生株"和"耐药株"动态消长的结果。准种概念的提出使我们明确,正是在 NAs 的选择压力和个体的免疫压力的双重作用下,处于"准种"状态的 HBV 群逐步由"野生株"占优势向"耐药株"占优势方向转变,逐步出现了"耐药株"占优势的结果,并最后导致表型耐药、临床耐药的发生。以上提示我们,基于 HBV 的准种特点,在临床耐药发生之前动态监测基因型耐药的演变过程,探清基因型耐药 - 表型耐药 - 临床耐药之间的关系,并确定导致表型耐药的突变株的比例或阈值,是有效避免表型耐药的重要手段。

(四)乙型肝炎预后相关人类基因多态性检测

临床上治疗 CHB 主要应用 NAs 和 IFN。NAs 能抑制 HBV 的复制,控制病情的发生发展,但无法防止 HBV cccDNA 的合成,更严重的是,应用 NAs 过程中,普遍出现的耐药现象可导致治疗失败。相反,IFN 相对于 NAs 来说,其优势在于不仅可以直接发挥抗病毒作用,而且能通过免疫调节来清除病毒,且在清除病毒过程中不会发生耐药。IFN 治疗结束后可出现持久的病毒学应答、HBeAg 的血清学转换,甚至是 HBsAg 的清除和 / 或血清学转换。然而,IFN 并非对所有的 CHB 患者治疗都有效。临床发现,一些患者对 IFN 无应答或部分应答,即发生干扰素抵抗(interferon resistance)现象,可见,IFN 治疗效果存在很大的个体差异。

HBV 易感与转归的因素较多,主要包括环境因素(饮食、黄曲霉素等)、病毒因素(HBV 的基因型、HBV 基因突变等)和宿主因素。众多的研究均表明,宿主基因多态性是影响 IFN

治疗 CHB 患者疗效的主要因素。因此,如能在治疗前确定 CHB 患者是否适合选用 IFN 进行治疗,必将减少患者经济支出并避免不良反应的发生。目前各个指南中均未提及具体的宿主基因多态性与 HBV 易感性、治疗及转归的关系,但国内外已有许多关于 HBV 基因多态性的研究报道,备受关注的主要有:①人类白细胞抗原(human leucocyte antigen,HLA);②钠离子 - 牛磺胆酸协同转运蛋白(sodium taurocholate cotransporting polypeptide,NTCP)基因;③ CYP27B1 基因;④黏病毒抗性蛋白 A(myxovirus resistance A,MxA)基因;⑤细胞因子基因:如肿瘤坏死因子 α(tumor necrosis factor-α,TNF-α)、白介素 -10(interleukin-10,IL-10)、干扰素 γ(interferon-gamma,IFN-γ)、白介素 -28B(interleukin-28B,IL-28B)基因等;⑥ 2′,5′- 寡腺苷酸合成酶(2′,5′-oligoadenylate synthetase)基因;⑦干扰素 α 受体(IFNAR)基因;⑧真核细胞起始因子 2α(eIF-2α)基因。除此之外,还有趋化因子受体 5(CC chemokine receptor 5,CCR5)、甘露糖结合蛋白(mannose-binding protein,MBP)等基因。

(1)HLA 基因多态性:人类的主要组织相容性复合体(major histocompatibility complex,MHC)被称为 HLA 复合体或 HLA 基因,编码产物为 HLA 抗原或 HLA 分子,定位于人类第 6 号染色体短臂 6p21.31 区域。HLA 复合体是迄今已知的人体最复杂的基因体系,表现为多基因性和多态性,在免疫应答过程中起重要作用。现已发现,HLA 基因多态性与干扰素的疗效相关,在 HLA-DR 基因中,等位基因 HLA-DRB1*14 与 CHB 患者对 IFN 治疗高应答率呈正相关,HLA-DRB1*04、HLA-DRB1*08 与 IFN 治疗低应答率甚至不应答相关;在 HLA-DQ 基因中,HLA-DQA1*0303、HLA-DQB1*0303、HLA-DQB1*07 可能与 IFN 治疗低应答率相关;在 HLA-DP 基因中,与 IFN 治疗高应答率呈正相关的等位基因有 HLA-DPA1(rs3077)GG 基因型及 HLA-DPB1(rs9277535、rs9277378)GG 基因型。此外,HLA 基因多态性也与 HBV 感染存在相关性,如中国的山东、陕西、哈尔滨人群和韩国、印度人群的 HLA-DRB1*07 均与 HBV 的持续性感染呈正相关性,然而另一些等位基因的一致性较差,如中国南方人群的 HLA-DRB1*12 为 HBV 感染负相关基因,但在北方人群中为感染正相关基因。

笔者所在实验室在福建人群中亦证实 HLP-DP 基因多态性与 HBV 感染慢性化存在相关性。研究结果表明,HLP-DPA1 基因 rs3077A 等位基因、HLP-DPB1 基因 rs9277535A 等位基因是慢性 HBV 感染的保护因素,有助于 HBV 感染的清除。这提示宿主基因多态性对 HBV 感染的结局具有重要影响,并为揭示中国汉族人群的 HBV 易感性提供了遗传依据。

(2)NTCP 基因多态性:NTCP 由我国学者李文辉发现,其表达于人肝细胞表面,为 HBV 感染肝细胞的特异性受体,有种属特异性,是 HBV 感染机制研究中的重大突破。近年来的研究表明,NTCP 多态性位点 S267F 的多态性与乙肝慢性化相关、NTCP 基因 rs7154439 的 AA 基因型与 HBV 清除相关、NTCP 基因 rs4646287 的 AA 基因与肝癌的发生相关。笔者实验室亦发现 NTCP 基因 rs2296651、rs12882299 多态性与 HBV 易感性相关。这些结果提示 NTCP 基因多态性与 HBV 易感、转归有关,如能在临床实验室中开展多中心的研究,明确 NTCP 与我国不同民族人群、不同基因型 HBV 感染的关系,将进一步揭示 HBV 感染及其转归的分子生物学机制,有助于找到 HBV 及其感染控制的新方法,为发展新的抗病毒药物提供基础。

(3)CYP27B1 基因多态性:CYP27B1 基因位于人类第 12 号染色体长臂 12q13.1-q13.3 区域,全长 7 587bp,编码产物为 25(OH)VD_3-1α 羟化酶(1α-hydroxylase,1α-OHase),该酶在肾脏近曲小管催化维生素 D_3(vitamin D_3,vitD_3)的前体 25(OH)VD_3 转化为 1,25(OH)$_2VD_3$。1,25(OH)$_2VD_3$ 通过激活 IFN 信号传导通路以及上调 β-IFN 和 IFN 刺激基因(如 MxA)的

表达而发挥抗病毒作用。当 CYP27B1 基因发生突变时，不同的 CYP27B1 基因型会影响 1α-OHase 的活性，从而影响 1,25(OH)$_2$VD$_3$ 的活性，引起相关疾病。有报道指出 CYP27B1 基因 rs4646536 基因多态性与聚乙二醇干扰素（PEG-IFN）治疗 HBeAg 阴性 CHB 患者的疗效存在相关性。

（4）MxA 基因多态性：MxA 蛋白是一种由 IFN 诱导产生、MxA 基因编码的抗病毒蛋白，被认为是特异性最强的 IFN 作用指标，它可以直接抑制 HBV 的复制。MxA 启动子 -88G/T 位点存在 TT 型、GT 型和 GG 型 3 种基因型。研究显示，与 HBV 慢性感染者相比，自限性感染者 MxA 启动子 -88 位点携带的 GG 基因型或 G 等位基因频率较低，但携带的 TT 基因型或 T 等位基因频率较高，表明 MxA 启动子 -88 G/T 位点多态性与 HBV 感染后的结局有关，其中 TT 基因型或 T 等位基因的存在可能有利于感染后 HBV 的清除。此外，MxA 启动子 -88 G/T 等位基因与 IFN 应答相关，MxA-88 G/T 多态性有望成为 HBV 感染预防和药物治疗应答的预测指标。

（5）TNF-α 基因多态性：TNF-α 基因位于人类第 6 号染色体 HLA-Ⅲ类基因区，介于 HLA-B 和 HLA-DR 之间。TNF-α 是 HLA-Ⅲ类基因编码的重要前炎症细胞因子，具有多功能免疫调节作用。研究表明，TNF-α-308 位点 A 等位基因的存在或 -863 位点 A 等位基因的缺失与 HBV 的长期感染密切相关；TNF-α 基因位点 A 等位基因与 HBV 宫内感染的易感性相关，宫内感染 HBV 的患者其 TNF-α-238A 等位基因的频率显著高于未感染者。

（6）IL-10 基因多态性：IL-10 基因位于人类第 1 号染色体，其编码的 IL-10 是一种很强的抗炎症细胞因子，是细胞免疫的潜在抑制因子。研究表明，IL-10 基因启动子多态性与 HBV 感染后的疾病严重程度及干扰素治疗疗效相关，启动子 -1 082、-819 和 -592 位点 ATA 单倍型在无症状 HBV 携带者中的频率显著高于慢性乙型肝炎和肝硬化患者；启动子 -592 位点等位基因 A 对干扰素治疗的应答率明显增高，所以 IL-10 基因多态性也可能用于预测 CHB 患者 IFN 疗效。

（7）IL-28B 基因多态性：IL-28B 基因位于人类第 19 号染色体长臂 19q13.13 区域，全长 1.34kb，编码 Ⅲ 型 IFN（即 interferon-λs，IFN-λs）家族成员 IFN-λ3，主要通过 JAK-STAT 信号传导通路，诱导下游基因磷酸化，激活干扰素刺激基因（interferon-stimulated genes，ISGs）的表达，上调抗病毒蛋白 OAS1 和 MxA 的表达，从而发挥抗病毒效应。最近研究发现，IL-28B 基因型与 CHB 患者对 PEG-IFN 治疗的应答相关。IL-28B 基因 rs12979860 CC 基因型在高加索人中与 IFN 治疗应答负相关，而在意大利人中为正相关基因，并且更有机会发生 HBsAg 的血清学转换；rs12980275 AA 基因型和 rs8099917 TT 基因型与高加索人 PEG-IFN 治疗的低应答率相关，却是亚洲人获得高应答率的正相关基因。因此，IL-28B 基因多态性也具有预测抗 HBV 治疗的价值。

（8）OAS 基因多态性：2′,5′-寡腺苷酸合成酶（OAS）是由位于人类第 12 号染色体上的 OAS 基因编码的抗病毒蛋白，能够促进病毒 mRNA 的降解和受感染细胞的凋亡。OAS 基因家族包括 OAS1、OAS2、OAS3 与 OASL 4 个基因，具有相类似的结构和功能。研究发现 OAS3（rs2072136）TC 基因型与 IFN 应答呈正相关，TT 基因型与 IFN 应答呈负相关；还有人报道 G-T-G-A（OAS1、OAS2、OAS3、OASL）单倍型在 IFN 治疗 CHB 的完全应答组中的频率显著高于无应答组和部分应答组，故认为 G-T-G-A 单倍型与 IFN 疗效呈正相关。

（9）IFNAR 基因多态性：Ⅰ型 IFNAR 由 IFNAR1 与 IFNAR2 组成。IFN 与 IFNAR 结合后激活 JAK-STAT 信号转导通路，进一步激活下游相应基因的转录和表达。研究发现，

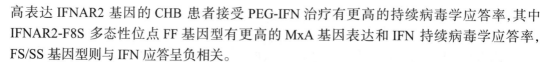

高表达 IFNAR2 基因的 CHB 患者接受 PEG-IFN 治疗有更高的持续病毒学应答率,其中 IFNAR2-F8S 多态性位点 FF 基因型有更高的 MxA 基因表达和 IFN 持续病毒学应答率, FS/SS 基因型则与 IFN 应答呈负相关。

(10)eIF-2α:eIF-2α 调节区 2(eIF-2α-reg2)基因 A/G 位点存在 AA 型、GG 型和 AG 型 3 种基因型。研究表明,eIF-2α 基因 AG 杂合子患者对 IFN 治疗无应答。

综上所述,把握 IFN 疗效差异的关键因素,在治疗前检测宿主基因多态性,可为预测 CHB 患者使用 IFN 的疗效与转归提供依据,有利于及时选择合适的抗病毒药物,减少无应答 CHB 患者使用 IFN 带来的副作用和经济负担,真正实现个体化治疗。

二、丙型肝炎病毒的基因诊断

按照 2014 年 12 月正式实施的《丙型病毒性肝炎筛查及管理》标准中对于提高 HCV 感染筛查率的要求,临床基因扩增实验室已广泛开展 HCV 相关的基因诊断,主要包括 HCV RNA 定量检测和 HCV 基因分型。一些有条件的实验室还开展了 HCV 耐药相关基因检测和宿主 IL-28B 基因多态性等检测。

(一) HCV RNA 定量检测

HCV RNA 定量检测是慢性丙型肝炎(chronic hepatitis C,CHC)患者诊断、治疗和预后的重要指标。欧洲肝病学会(EASL)《丙型肝炎治疗指南(2014 版)》(以下简称:EASL 指南)、美国肝病研究协会(AASLD)《丙型肝炎治疗指南(2015 版)》(以下简称:AASLD 指南)、中国《丙型肝炎防治指南(2015 年版)》(以下简称:2015 丙肝指南)均推荐将 HCV RNA 定量检测用于临床抗病毒治疗监测中。

1. HCV RNA 定量检测的方法　HCV 基因组中的 5′ 端非翻译区(untranslated region, UTR)是整个基因组中最保守的区域,所以常选择该区域的基因序列作为基因扩增的靶序列,可检出目前已知的所有基因型 HCV。临床上最常使用的 HCV RNA 定量检测技术是 RT-PCR(reverse transcription polymerase chain reaction)即逆转录 PCR,它是将 RNA 的逆转录(RT)和 cDNA 的聚合酶链式扩增反应(PCR)相结合的技术。此外,套式 PCR、核酸杂交、bDNA、基因芯片法等方法也应用在 HCV RNA 定量检测中,肝组织内 HCV RNA 检测还可应用原位斑点杂交技术。但由于这些方法具有操作烦琐、灵敏度及特异性不高,难以标准化、特别是线性范围窄等局限性,WHO 推荐采用实时荧光定量 PCR 技术用于检测 HCV RNA 定量检测。HCV RNA 定量检测结果采用 IU/mL 表示,非高灵敏度试剂盒检测下限为 500~1 000IU/mL,线性范围为 10^3~10^7IU/mL。

与 HBV 相比,HCV 感染者血液循环中的病毒含量通常很低,采用高灵敏度的 HCV RNA 检测有助于提高检测灵敏度,以更准确地鉴定 HCV 感染。非高灵敏检测易将"延迟病毒学应答"误判为"早期病毒学应答",这可能是导致 HCV 感染"复发率"升高的原因之一。因此,EASL 及 AASLD 指南均明确指出急性、慢性丙型肝炎的诊断应基于敏感的 HCV RNA 检测结果(<15IU/mL),从而为确定抗病毒疗程提供更可靠的依据。2015 丙肝指南亦指出在 CHC 治疗前及治疗中应采用高灵敏度实时定量 PCR 方法监测 HCV RNA 以评估病毒学应答指导治疗。原 CFDA 已批准多个高灵敏度 HCV RNA 定量检测试剂盒上市,检测下限为 20~25IU/mL,定量范围为 5.0×10^1~1.0×10^8 IU/mL。

HCV RNA 可直观反映病毒的存在,但由于 HCV 包膜容易受到破坏,一旦 HCV RNA 释放出来,即可被外界的 RNA 酶降解,造成 HCV RNA 定量结果偏低甚至出现假阴性。因此,标本的采集、运送及保存过程中都应避免 RNA 降解,如果被检标本处理不当(例如反复冻融或在核酸提取过程中未使用无 DNA 酶、无 RNA 酶的耗材)都将影响检测结果的准确性。《医学实验室质量和能力认可准则——在基因扩增检验领域的应用说明》中规定 HCV RNA 扩增检测的血样品应尽快(3h 内)分离血浆(清),以避免 RNA 的降解。

2. HCV RNA 定量检测的意义　HCV RNA 定量检测有助于 HCV 现症感染的确认、抗病毒治疗前基线病毒载量分析,以及抗病毒治疗过程中及治疗结束后的应答评估。

(1)HCV 感染的早期诊断:HCV 的感染较隐匿,大多数的 HCV 感染者无明显临床症状。这些隐匿的、未被诊断的人群,也形成了一个极具危险性的传染源,在 HCV 的传播中起着十分重要的作用。为了能够及时发现 HCV 感染者,原国家卫生和计划生育委员会发布《丙型病毒性肝炎筛查及管理》标准,明确规定了 HCV 感染高危人群、准备进行特殊或侵入性医疗操作的人群、肝脏生化检测不明原因异常者应进行 HCV 筛查。

目前,临床实验室检查中用于 HCV 感染的病原学诊断指标主要包括:抗丙型肝炎抗体(anti-hepatitis C virus,抗 -HCV)和 HCV RNA 检测。其中,抗 -HCV 是人体免疫细胞对 HCV 感染所做出的反应而产生的,可在外周血液循环中长期存在。抗 -HCV 检测因操作简便、价格便宜,应用最为广泛,但其无法严格区分 HCV 现症感染和既往感染。而 HCV RNA 检测作为病毒感染、传染性及病毒复制的标志,可直接反映患者病毒血症水平,且较抗 -HCV 出现更早,能够将窗口期从 6~8 周缩短至 10 天左右,是 HCV 早期筛查及控制感染传播的重要手段。此外,在一些自身免疫病患者中可出现抗 -HCV 假阳性;血液透析、免疫功能缺陷或合并 HIV 感染的患者中则可能出现抗 -HCV 假阴性。而 HCV RNA 检测采用的 RT-PCR 技术具有灵敏度高、特异性好、线性范围宽的优势,能够为临床提供可信任的精准定量检测结果,以明确 HCV 感染诊断,改变我国 HCV“高隐匿、高漏诊”的防治现状。

(2)HCV 感染的防控:HCV 感染尚无有效疫苗,也没有有效的治愈方法。因此,控制丙型肝炎只能从传染源和传播途径入手。HCV 主要通过血液途径传播,常见的方式有输血或血制品(如血浆、白蛋白、凝血因子、球蛋白、成分血制品等)、手术操作(包括各种外科手术、内镜检查、牙科治疗、文身、美容等)、血液透析、医务人员职业暴露、性行为传播、母婴传播、器官移植(供者为 HCV 感染者)等。目前我国筛查献血员 HCV 感染的主要指标是抗 -HCV,但由于试剂灵敏度的原因或感染者本身的缘故,一些 HCV 感染的献血员不能测出抗 -HCV,输入这部分献血员的血液或血液制品仍然可能感染 HCV。我国于 2015 年开始对抗 -HCV 阴性献血员筛查 HCV RNA,大大降低了经输血和血制品传播 HCV 的风险。育龄妇女也应进行 HCV 筛查,HCV RNA 阳性的母亲在分娩时将 HCV 传播给新生儿的危险性高达 4%~7%,病毒载量越高,传播的危险性可能越大。因此,HCV 检测技术离不开快速、准确和有效这些原则。HCV RNA 检测相比抗 -HCV 而言具有灵敏度高、精密度高和准确性好等优势,是防控 HCV 传染源、阻断传播途径的有效手段。

(3)治疗决策的重要依据:准确判断应答指导治疗(response guide therapy,RGT)关键时间点的 HCV RNA 载量,是慢性丙肝 RGT 治疗决策的重要依据。聚乙二醇干扰素 α(PEG-IFN-α)联合利巴韦林(ribavirin,RBV)(简称 PR 方案)是我国现阶段 HCV 感染者接受抗病毒治疗的主要方案,可应用于所有基因型 HCV 现症感染。2015 丙肝指南提出在接受 PR 方案治疗过程中应根据治疗中病毒学应答情况进行个体化治疗;治疗前(基线)及治疗 4、12、24 周应采用高灵敏度技术监测 HCV RNA 水平,作为治疗方案进行调整的重要依据(图 5-20-10、图 5-20-11)。因此 HCV RNA 检测作为 RGT 策略的保障,可帮助医生确定停药终点。

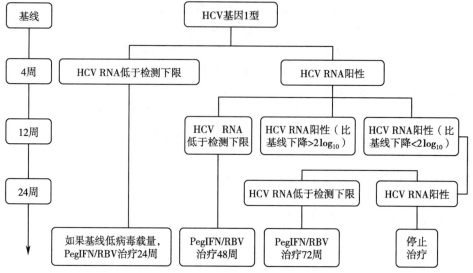

图 5-20-10　HCV 基因 1 型患者接受 PR 治疗过程中的 RGT 策略

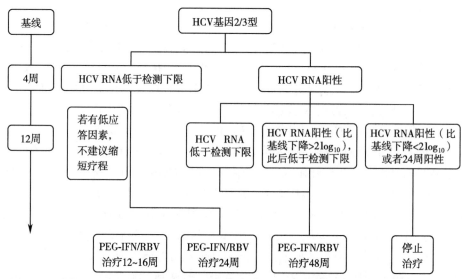

图 5-20-11　HCV 基因 2/3 型患者接受 PR 治疗过程中的 RGT 策略

(4)疗效的监测:HCV 抗病毒治疗的目的是清除或持续抑制体内的 HCV,以改善或减轻肝损害,阻止进展为肝硬化、肝衰竭或肝癌,并提高患者生活质量。EASL 和 2015 丙肝指南均提出 PR 治疗的疗程应根据治疗 4 周和 12 周时的病毒学应答情况决定。获得持续病毒学应答的可能性与 HCV RNA 的消失速度直接相关,并且治疗早期 HCV RNA 水平降低程度是持续病毒学应答的预测因素。同时指南还指出治疗的终点应为治疗结束后第 12 周和 24 周采用最敏感的方法也无法检测到血液中的 HCV RNA,因为非高灵敏试剂可能影响病毒学应答的判断,也会影响对患者疗效的预测和疗程的确定。

HCV RNA 水平与疗程和疾病转归有关,是观察治疗应答情况的核心指标。疗效的主要评估指标主要包括:快速病毒学应答(rapid virological response,RVR)、早期病毒学应答(early virological response,EVR)、延迟病毒学应答(delayed virological response,DVR)、持续病毒学应答（sustained virological response，SVR）、部分应答（partial response，PR）、无应答（null response，NR）等（表 5-20-24）。

表 5-20-24 HCV 抗病毒药物疗效的主要评估指标

评估指标	定义
RVR	治疗第 4 周 HCV RNA 低于检测下限
EVR	治疗第 12 周 HCV RNA 较基线下降幅度 >2 $\log_{10}$ IU/mL，仍可测或不可测
DVR	治疗第 12 周 HCV RNA 较基线下降幅度 >2 $\log_{10}$ IU/mL，但仍可测；第 24 周 HCV RNA 不可测
SVR	治疗结束后第 12 周和 24 周 HCV RNA 不可测
部分应答	治疗第 12 周 HCV RNA 较基线下降幅度 >2 $\log_{10}$ IU/mL，且第 12 周和第 24 周 HCV RNA 仍可测
无应答	治疗第 12 周 HCV RNA 较基线下降幅度 <2 $\log_{10}$ IU/mL
病毒学突破	在实现病毒学应答后，治疗过程中出现 HCV RNA 水平反弹
病毒学复发	在实现病毒学应答后，治疗结束 24 周内 HCV RNA 可测

（二）HCV 基因分型

HCV 是 RNA 病毒，因其复制所依赖的 RNA 聚合酶缺乏校对功能，易发生碱基错配，从而导致 HCV 基因组序列变异性大，基因型也很多。目前 HCV 至少可分为 6 个基因型及 80 多个亚型。按照国际通行的方法，以阿拉伯数字表示 HCV 基因型，以小写的英文字母表示基因亚型（如 1a、2b、3c 等）。其中 NS5B 在不同型 HCV 中同源性较低，可作为 HCV 分型依据。HCV 基因分型的原则是：各分离株 HCV 全基因组核苷酸序列差异 >30% 为不同的基因型；核苷酸序列差异 15%~30% 为不同的基因亚型；核苷酸序列差异 <15% 为同一亚型。在我国，HCV 基因型主要为 1b 型（56.8%），其次为 2a 型（24.1%），还有其他较少见的型别，如 3 型（9.1%）、6 型（6.3%）等，未见 4 型和 5 型的报道。

1. HCV 基因分型的方法 HCV 基因分型选择的检测区域主要有 NS5B 区、核心蛋白编码区（C 区）、E1 区和 5'- 非翻译区（5'-UTR）。5'-UTR 区域高度保守，且具有良好的限制性片段长度多态性特征，但 5'-UTR 不适合用于亚型的检测及 1 型与 6 型的区分。NS5B 区和 C/E1 区变异较大，包含可区分 HCV 基因型及亚型的序列信息。但是，这些区域较高的异质性常导致引物结合失败，从而增加 PCR 扩增失败的概率。因此，联合两个以上的区域如 5'-UTR 与 C 区或 E1 与 NS5B 区进行 HCV 基因分型，可提高分型准确率。

常用的 HCV 基因分型方法主要包括分子生物学分型和血清学分型方法。分子生物学分型法主要有基因序列测定法（SBT）、聚合酶链反应 - 限制性片段长度多态性（PCR-RFLP）分析法、基因型特异性引物 PCR 法（PCR-SSP）、线性探针反向杂交法（INNO-LiPA）、PCR- 荧光探针法（PCR-fluorescence probing）等。血清学分型方法则是通过合成 HCV 特异性多肽来检测相应抗体，以区分基因型。

（1）SBT：该方法是检测 HCV 基因型最准确的方法，通常被认为是 HCV 基因分型的"金标准"，其采用特异性 PCR 引物扩增 HCV 基因组区域，最大程度地获得序列信息后联合

GenBank 中已上传的 HCV 基因序列进行序列比对后,确定 HCV 的基因型。主要缺点是技术要求较高、耗时长,而且对 HCV 混合感染不易确定。

(2)PCR-RFLP 分析法:不同 HCV 基因型在某一区段(主要是 5′-UTR 或 NS5B 区)存在个别碱基变异,这将直接导致某些酶切位点的改变。采用 PCR 扩增目的 DNA 片段后,用 3~5 种限制性内切酶识别并切割特异的序列,不同的基因型或亚型可以得到大小不同的酶切片段。然后,根据酶切后电泳所表现的片段大小及多态性进行 HCV 基因分型。该方法具有快速、经济等优点,但仅用少数几个内切酶,检测基因型别有限,且不能发现新的基因型。

(3)PCR-SSP:根据 HCV 不同基因型在某一区段(主要是 C 区和 NS5B 区)关键的几处碱基的差异,设计一系列型特异性引物,不同 HCV 基因型可通过 PCR 扩增出长度大小不同的片段,并以此分型。因为该方法相对简便、易操作,但对 PCR 引物的设计要求较高,且灵敏度及准确性都较低,不适合大样本量检测。

(4)PCR-荧光探针法:该方法分型区域为 5′-UTR 和 NS5B 区,其原理为选取 HCV 各基因型的保守区域,设计相应的特异性引物和探针,运用一步法 RT-PCR 技术和 Taqman 荧光探针技术,进行多重 PCR 反应。反应在扩增 HCV 各基因型保守基因部分片段的同时,实时检测各基因型特异性探针的荧光信号,根据探针信号的检测结果进行 HCV 基因分型。

2. HCV 基因型检测的意义　各大指南明确指出:在抗病毒治疗之前应当进行 HCV 基因分型,从而为 HCV 的诊断、治疗、预防等提供理论依据。目前,PR 方案和直接抗病毒药物(DAA)是现阶段 CHC 主要的抗病毒治疗方案。不同 HCV 基因型患者,采用的抗病毒治疗方案和疗程均不相同。因此,患者抗病毒治疗前应监测 HCV 基因型,以动态地指导抗病毒治疗,及时调整治疗方案,实现个性化的预测疗效、预后及转归,这也是个体化诊疗的重要举措。

(1)疗效预测:大量临床研究表明,相同的治疗方法对不同基因型 HCV 感染的治疗效果确实存在差异,特别是在 IFN 治疗过程中尤为明显。HCV 1b 及 1a 基因型持续病毒学应答(SVR)比 2 型或 3 型差。1 型 CHC 患者接受 PR 治疗 48 周后,其 SVR 率为 40%~54%;2 型或 3 型接受 PR 治疗 24 周后,其 SVR 率为 76%~82%,且 3 型 SVR 率略低于 2 型。因此,各大指南指出,在 HCV 慢性感染者治疗前,应检测 HCV 基因型以预测 PR 方案的治疗效果,为调整用药剂量及治疗时间,制定个体化抗病毒治疗方案提供指导。

(2)治疗方案选择:指南指出,结合 HCV 基因型和患者治疗前和治疗过程中的 HCV RNA 载量可用于治疗方案的选择和用药的调整,实现个体化治疗。2 型或 3 型的患者首选 PR 疗法,在治疗过程中根据不同应答给予调整,或在医师指导下选择 DAA 治疗;在 PR 方案治疗 1 型、2/3 型患者中,不同基因型患者的 RBV 用量不同,应答指导治疗(RGT)的调整策略也不一样;在 DAA 治疗方案中,HCV 基因型及亚型是确定不同 DAA 方案的基础,但随着泛基因型 DAA 及 DAA 组合的应用,基因型对治疗方案选择的作用有可能逐渐减弱。

(3)流行病学调查:HCV 感染呈全球性分布,各种基因型和亚型在全球分布和流行性存在明显的地域差异,6 种主要基因型分布广泛。在我国西部和南部地区,1 型比例低于全国平均水平;西部地区 2 型和 3 型比例高于全国平均水平;南部(包括我国香港、澳门地区)和西部地区 3 型和 6 型比例高于全国平均水平,混合基因型较少见(约 2.1%),多为 1 型与 2 型混合。通过调查不同国家、不同地区和人群中流行的 HCV 基因型的分布情况(表 5-20-25),可指导临床选择有效的抗病毒药物及进行病程预测。

表 5-20-25　HCV 基因型的世界分布

基因型	分布的地区
1 型、2 型	全球流行
3 型	亚洲、北美及欧洲部分地区
4 型	中非、中东和欧洲地区
5 型	非洲和欧洲部分地区
6 型	东南亚和北美地区

（三）HCV 耐药相关基因检测

由于 HCV 复制所依赖的 RNA 聚合酶缺乏校对活性,病毒复制可发生随机突变,最终导致 HCV 的高度变异,HCV RNA 的突变率是原核和真核 DNA 复制突变率的 10^6 倍。HCV 基因组内各区域的突变率是不同的,其中 E2 区的突变率最高,E1、E2 和 NS2 的突变率其次,C 区和 NS3 区最低。与 HBV 相似,HCV 也存在准种现象,即一组自身复制的 RNA 分子,它们是彼此不同,但又密切相关的变异株。这些变异株有多种生物功能,如逃避免疫应答、耐抗病毒药物、增强病毒的适应性、引起持续性感染等。

以 DAA 为基础的抗病毒治疗方案包括 DAA 联合 PR、DAA 联合 RBV 以及不同 DAA 联合或复合制剂,这三种治疗方案几乎涵盖了所有类型的 HCV 感染者,DAA 单药治疗更容易导致耐药的发生,因此不推荐。DAA 主要包括 NS3/4A 蛋白酶抑制剂、NS5A 抑制剂、NS5B 聚合酶核苷(酸)类似物抑制剂、NS5B 聚合酶非核苷(酸)类似物抑制剂等,其作用的主要靶点为 NS3/4A 蛋白酶、NS5A 和 NS5B 聚合酶。与 NAs 相同,DAA 今后应用的最大问题是耐药突变问题,已有研究发现,DAA 存在天然耐药现象,因为在未使用 DAA 的患者中发现 1 个或多个 DAA 耐药突变位点。目前已确认的耐药相关突变位点主要有:① NS3/4A 靶点相关:V36M、T54A、Q80K、R155K、A156T 和 D168V;② NS5A 靶点相关:M28T、Q30E/H/R、L31M、H58D 和 Y93 H/N;③ NS5B 靶点相关:S282T、C316N/H/F、M414T、A421V、P495L/S 和 S556G 等。

1. HCV 耐药相关基因检测的方法　HCV 耐药相关基因的检测主要采用基因序列测定法,包括 PCR 产物直接测序法、新一代深度测序法和体外表型分析法。体外表型分析法即测定抑制病毒复制所需的药物浓度,如 EC_{50} 或 EC_{90}。目前 DAA 引起的耐药突变尚处于临床实验研究阶段,未进入临床实验室的常规检测,商品化检测的试剂也未完全建立。

2. HCV 耐药相关基因检测的意义　研究表明,耐药突变的检测可用于 DAA 疗效预测:在基线时存在 Q80K 耐药突变株的 1a 型 HCV 感染者对新一代 NS3/4A 蛋白酶抑制剂西咪匹韦(simeprevir)联合 PR 治疗的应答不佳。因此 2015 丙肝指南建议,1a 型 HCV 感染者采用上述联合治疗时应在治疗前检测是否存在耐药突变以预测疗效;但对于未采用西咪匹韦联合 PR 治疗的 1a 型 HCV 感染者及其他基因型感染者,由于基线时的耐药株不会影响 DAA 疗效,因此认为没有必要在抗病毒治疗前进行耐药突变检测。

（四）丙型肝炎疗效相关人类基因多态性检测

HCV 的易感性与感染后转归的相关因素较多,其慢性化的预测指标包括:男性、年龄 >25 岁、感染后无明显症状、种族(非洲裔美国人)、HIV 感染者、免疫抑制患者。除此之外,宿主基因的多态性也与疾病易感、疗效及转归相关,主要包括:①人类白细胞抗原(HLA):如 I

类分子 HLA B57、Ⅱ类分子 HLA DRB1 和 DQB1 的等位基因多态性；② CYP27B1 基因多态性：CYP27B1 基因多态性与丙型肝炎的 IFN 疗效相关，该基因编码 25（OH）VD_3-1α 羟化酶（1α-OHase），该酶可将前体 25（OH）VD_3 转化为 1，25（OH）$_2VD_3$。1，25（OH）$_2VD_3$ 能明显提高 IFN-α 刺激 STAT 磷酸化的能力，最终导致表达的抗病毒蛋白水平升高；③ IL-28B 基因多态性：全基因组关联分析（genome wide association study，GWAS）已经证实位于 IL-28B 基因附近的单核苷酸多态性（single nucleotide polymorphism，SNP）与 HCV 的清除和持续感染密切相关。因此，2015 丙肝指南推荐：在实施 PR 治疗方案前可进行 IL-28B 基因多态性检测，以预测抗病毒疗效。

1. IL-28B 的基因多态性　国内外学者发现 IL-28B 基因的单核苷酸多态性（SNP）与 1 型和 4 型 HCV 感染者的自发病毒清除、慢性肝炎发病率和 PEG-IFN 联合 RBV 疗效密切关联。迄今为止，已明确的与抗 HCV 治疗相关的 IL-28B SNPs 主要有 3 种：SNP rs12979860（CC 型、CT 型和 TT 型）、SNP rs8099917（GG 型、GT 型和 TT 型）、SNP rs12980275（AA 型、AG 型和 GG 型）。我国 HCV 感染者的 IL-28B 基因型以 SNP rs12979860 CC 型为主，占 84.1%。

2. IL-28B 基因多态性的检测　目前检测宿主 IL-28B 基因多态性的方法有 SBT、高分辨率熔解曲线法（high-resolution melting analysis，HRM）、扩增受阻突变体系 -PCR 法（ARMS-PCR）、基因芯片法、杂交探针法（hybridization probe，HP）和 PCR Invader 法等。

（1）SBT：该方法是 IL-28B 基因多态性检测的"金标准"，其优点是可以检测所有突变位点，缺点是费时费力且灵敏度不高。

（2）HRM：利用实时监测升温过程中荧光染料与 PCR 扩增产物的结合情况，从荧光强度与时间曲线上找出 SNP 的位置，通过熔解曲线的峰形判定不同的 SNP 位点、纯合子与杂合子。该方法的优点是可以检测所有突变位点，缺点是需要用 SBT 法对结果进行确认。

（3）ARMS-PCR：其基本的原理遵循 3′ 端错配原则，即在进行扩增反应时若引物的 3′ 端碱基与模板碱基形成错配，链延伸反应就会因 3′，5′- 磷酸二酯键形成的障碍而受阻。只用当模板链是特定的等位基因时，才会检测出特异的扩增产物。ARMS-PCR 法特异性高，操作简便，是一种快速、简便、经济、准确的基因分型方法。

（4）基因芯片法：利用 PCR 技术扩增特定的基因片段，再与芯片上的特异性核酸探针进行杂交以检测特定的基因位点序列，然后结合基因芯片阅读仪使杂交信号放大到肉眼判读水平，便于结果判读。

3. IL-28B 基因多态性检测的意义　IL-28B 基因多态性的发现为临床医生预测疾病转归及个体化治疗提供了一定的参考。目前 IL-28B 与 HCV 感染后自愈、抗病毒疗效预测以及肝硬化、肝癌发生发展的相关性已趋明确。

（1）病毒自发清除相关：研究发现，携带 SNP rs12979860 CC 型可明显加强宿主对 HCV 的清除能力。SNP rs12979860 CC 型发生病毒自发清除的可能性是 SNP rs12979860 TT 型感染者的 2 倍以上，说明 IL-28B 基因在 SNP rs12979860 位点 CC 型有利于病毒清除，而 TT 型病毒清除率低。

（2）疗效预测：许多研究显示 IL-28B 基因上游的 SNP 位点与丙型肝炎患者标准化治疗方案（PR 方案）的抗病毒疗效密切相关。IL-28B 基因型是 HCV 1 型患者接受 PR 方案疗效以及结合蛋白酶抑制剂三联治疗获得 SVR 率的预测因素。

SNP rs12979860 是目前已知的与 HCV 感染者的 SVR 情况最相关的指标，预测价值优于治疗前检测 HCV RNA 载量水平、肝纤维化分级、年龄和性别等。该位点的 CC 型与 SVR

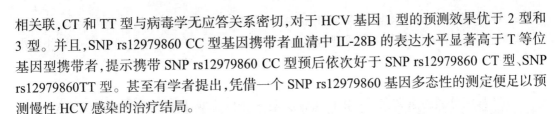

相关联,CT 和 TT 型与病毒学无应答关系密切,对于 HCV 基因 1 型的预测效果优于 2 型和 3 型。并且,SNP rs12979860 CC 型基因携带者血清中 IL-28B 的表达水平显著高于 T 等位基因型携带者,提示携带 SNP rs12979860 CC 型预后依次好于 SNP rs12979860 CT 型、SNP rs12979860TT 型。甚至有学者提出,凭借一个 SNP rs12979860 基因多态性的测定便足以预测慢性 HCV 感染的治疗结局。

SNP rs8099917 是与病毒学无应答最相关的指标。SNP rs8099917 TT 型为保护性基因型,GT 型与 GG 型为非保护性基因型,其中 SNP rs8099917 GG 型基本无效或者无显著效果。有研究表明,SNP rs8099917 GT 等位基因也可用于预测 SVR,而且还可以单独作为判定 HCV 免疫应答情况的指标。此外,SNP rs8099917 能提高 SNP rs12979860 CT 型的病毒学无应答的预测价值。但是,SNP rs8099917 与 SNP rs12979860 合用并不能提高 SNP rs12979860CC 基因型对 1 型 HCV 应用 PR 治疗的预测价值。

SNP rs12980275 也可用于预测 1 型 HCV 感染者应用 PR 方案治疗的效果,其 AA 型为保护性基因型,AG 型与 GG 型为非保护性基因型,但对于 2/3 混合型 HCV 感染者来说,该 SNP 并无预测价值。

三、其他肝炎病毒的基因诊断

甲型、丁型和戊型肝炎病毒的诊断主要依赖于血清学检测,基因诊断技术多用于其科研、流行病学调查等方面,因此在本节简略介绍。

(一) 甲型肝炎病毒

HAV 的实验室诊断以血清学检测为主,其基因诊断主要包括 HAV RNA 检测和 HAV 基因分型。

1. HAV RNA 检测

(1)HAV RNA 检测的方法:主要包括核酸分子杂交、逆转录聚合酶链反应(RT-PCR)、基因芯片法。

1)核酸分子杂交法:其原理为利用非放射性核素(如地高辛、生物素、荧光物质等)或放射性核素(如 ^{32}P、^{14}C 等)标记的 HAV 基因片段作为探针进行杂交反应,通过检测杂交信号判断标本中是否存在 HAV RNA。

2)RT-PCR 法:RT-PCR 法将 RNA 的逆转录和 cDNA(complementary DNA)的聚合酶链反应相结合,其原理为将 HAV RNA 逆转录成 cDNA,然后依据 5'-NCR 中的保守序列设计引物对 HAV 特异性 cDNA 进行 PCR 扩增,PCR 扩增产物经琼脂糖凝胶电泳后进行溴化乙锭染色或经 Southern 杂交或斑点杂交鉴定。

3)基因芯片法:基因芯片技术因其信息量大、高效、快速、准确、可平行化等优点,在多种疾病的诊断和传染病病原体的筛查和诊断方面发挥着越来越重要的作用。其原理是根据人类致病病毒科和属的基因组序列中保守性基因序列,设计针对致病微生物的特异性基因探针,制备基因芯片。快速筛查到病毒核酸水平的基因芯片技术对于突发疫情的病原体筛查、确诊十分重要。

(2)HAV RNA 定量检测的意义:①检测粪便排毒情况;②早期检测污染的水源与食物,有利于及时监测和预防甲型肝炎的暴发;③检测甲型肝炎减毒活疫苗的病毒载量:实时荧光定量 RT-PCR 法具有快速、灵敏、特异、重复性好等优点,可应用于甲型肝炎减毒活疫苗生产过程中病毒载量测定及指导疫苗成品的配制。

2. HAV 基因分型　根据 HAV VP1/2A 基因区核苷酸序列的差异,目前可将 HAV 分为 7 个基因型(Ⅰ~Ⅶ),其中Ⅰ~Ⅲ、Ⅶ型为感染人 HAV,我国主要为基因Ⅰ型,Ⅳ~Ⅵ型为感染猿猴 HAV。针对不同基因型设计不同的引物,利用 RT-PCR 法可扩增出相应的病毒基因组序列。

HAV 基因分型的意义在于:由于 HAV 只有一个血清型,因此基因分型可为 HAV 流行病学调查,病毒变异和制定病毒防控策略提供理论和技术依据。

(二) 丁型肝炎病毒

HDV 的实验室诊断以血清学检测为主,其基因诊断主要包括 HDV RNA 检测和 HDV 基因分型。

1. HDV RNA 检测

(1)HDV RNA 检测的方法:常用 RT-PCR 和核酸分子杂交法检测,敏感性和特异性均较高。逆转录聚合酶链反应(RT-PCR)选择 HDV 基因组保守区序列设计引物,具有快速、简便、特异和敏感等优点,且操作易于自动化。实时荧光定量 PCR 的出现,逐步取代了斑点杂交、原位杂交等技术。

(2)HDV RNA 检测的意义:HDV RNA 是病毒存在的直接证据,其阳性提示存在 HDV 感染及病毒复制,是丁型肝炎确诊和疗效观察最直接的指标。

1)通过检测 HDV 感染的血清学标志物以及 HBV RNA,结合 HBV 感染的检测,可作出 HDV 感染的实验室诊断。

2)在急性患者血清中检测到 HDV RNA,是判断 HDV 在体内复制和具有传染性的指标。

3)在抗病毒治疗期间,HDV RNA 可用于监视病情变化和判断预后。

2. HDV 基因分型　许多丁型肝炎肝病毒株已被分离并测序,根据基因组核苷酸序列之间的差异,可将 HDV 分为 3 个基因型:Ⅰ型、Ⅱ型和Ⅲ型。Ⅰ型又分为ⅠA、ⅠB 和ⅠC 三个亚型,包含了大部分的病毒分离株,呈全球分布,病程多样化;Ⅱ型主要分布在亚洲,如日本、我国台湾地区等地,病程相对较轻;Ⅲ型主要分布在南非,可引起暴发性肝炎。我国 HDV 基因分型是在克隆我国不同省市 HDV 抗原编码区基因的基础上,与国外不同基因型的代表株进行核苷酸序列同源性比较,证明我国 HDV 病毒株属于基因Ⅰ型,其中河南、台湾地区以ⅠA 亚型病毒株为代表,四川、广西以ⅠB 亚型病毒株为代表,上海以介于ⅠA 和ⅠB 亚型间的中间过渡亚型病毒株为代表。在非洲,主要流行的为ⅠC 亚型。

HDV 基因分型的意义:①不同基因型的 HDV 感染者的临床预后和治疗效果不同。Ⅱ型比Ⅰ型、Ⅲ型致病性低,Ⅲ型与暴发性肝炎密切相关。②不同国家和地域的人群感染 HDV 的基因型不同,有利于流行病学的调查。

(三) 戊型肝炎病毒

戊型肝炎病毒(hepatitis E virus,HEV)属于嗜肝病毒科戊型肝炎病毒属,是一类直径为 30~32nm 的 RNA 病毒,其基因组为单股正链 RNA(+ssRNA),结构为 5′-NCR-NS-S-NCR-Poly(A)-3′,全长约 7.5kb。全基因组含有 3 个在部分区域有互相重叠的 ORF,其中 ORF1 的核苷酸序列相对比较保守,主要编码与病毒 RNA 复制有关的非结构蛋白;ORF2 的核苷酸序列最保守,其中与 ORF3 重叠的部分又是 ORF2 中最保守的部分,主要编码病毒的衣壳蛋白;ORF3 包含在 ORF2 中,主要编码结构蛋白,编码产物为一种与细胞骨架相结合的磷酸化蛋白,参与病毒的复制、组装及免疫逃逸等多个过程。不同地区来源的 HEV 基因组结构基本相似,但基因组序列有一定的差异,同一地区的基因序列相对保持稳定。

HEV 的实验室诊断以血清学检测为主,其基因诊断主要包括 HEV RNA 检测和 HEV 基因分型。

1. HEV RNA 检测

(1)HEV RNA 检测的方法:核酸检测是戊型肝炎诊断的"金标准",近年来 HEV RNA 检测的方法主要包括:逆转录聚合酶链反应(RT-PCR)、实时荧光 RT-PCR 和环介导等温扩增 PCR 等。这些 PCR 方法的优点是可检测患者血清及粪便中是否存在 HEV RNA,对潜伏末期和急性早期的戊型肝炎患者进行早期诊断;但缺点是成本较高,标本前处理烦琐,且容易引起假阳性。其中荧光定量 RT-PCR 法快速、便捷、灵敏度且重复性好、特异性较高。

(2)HEV RNA 定量检测的意义:①早期诊断 HEV 感染;②对血清学检测结果进行确证:个别戊型肝炎患者血清抗 -HEV IgM 和 IgG 阴性,但粪便或血清 HEV RNA 阳性;③判断患者排毒期限;④分子流行病学研究;⑤检测戊型肝炎减毒活疫苗的病毒载量;⑥隐匿性 HEV 感染(无症状 HEV RNA 阳性)的诊断:在低流行国家和地区,器官移植供体以及血制品供体并不一定需要检测 HEV,但在 HEV 流行地区或供体是可疑 HEV 暴露者,应当检测 HEV RNA;⑦评价和监测慢性戊型肝炎患者的抗病毒疗效。

2. HEV 基因分型　根据 HEV 全基因组或 ORF2 的核苷酸序列的差异,可将感染人的 HEV 分为 4 个基因型:Ⅰ～Ⅳ型。Ⅰ型和Ⅱ型是在人体中发现的,目前尚未发现动物宿主,仅感染人,可造成人群间戊型肝炎大流行;Ⅲ型和Ⅳ型为人畜共患病原体,其自然宿主包括猪等多种野生哺乳动物,可引起急性散发性戊型肝炎。HEV 基因型又可进一步可分为若干亚型(表 5-20-26)。

表 5-20-26　感染人的 HEV 基因分型及世界分布

基因型	亚型	分布的地区
Ⅰ	1a、1b、1c、1d、1e	亚洲和非洲
Ⅱ	2a、2b	中美和非洲
Ⅲ	3a、3b、3c、3d、3e、3f、3g、3h、3i、3j	世界各地
Ⅳ	4a、4b、4c、4d、4e、4f、4g	东亚地区

最近,在 HEV 基因Ⅳ型中又发现了 4h、4i、4l、4m、4n 亚型,但是目前为止 HEV 仅有 1 个血清型。

HEV 基因分型的意义:因为 HEV 仅有 1 个血清型,所以对其进行基因分型研究是十分必要的,可以深入了解 HEV 起源及其进化进程,有助于发现新的 HEV 基因型及开展流行病学调查,了解 HEV 各基因型之间毒力的强弱可为临床决策提供判断依据。

(1)流行病学调查:由于同一地区的 HEV 基因序列相对保守,而不同地区的 HEV 基因变异较大,因此其分布具有一定的区域性。HEV 基因分型的研究,有助于更好地了解 HEV 变异性和流行病学特征。HEV 感染具有明显的地理分布特征。从世界范围来看,基因Ⅰ型主要分布于亚洲和非洲;基因Ⅱ型局限分布在中美洲和非洲;基因Ⅲ型广泛分布于世界各地;基因Ⅳ型主要分布于东亚地区。我国主要流行基因Ⅰ型、Ⅲ型和Ⅳ型,其中基因Ⅰ型主要分布在新疆和北京地区;基因Ⅲ型分布在上海及江苏;基因Ⅳ型是 HEV 优势基因型,地理分布尤为广泛,主要分布地区包括东北、华中、西北和华东等。

（2）感染后转归预测：截至目前，HEV慢性感染的基因型均为Ⅲ型。基因Ⅲ型是原发于动物的人类条件致病病毒，偶然突破物种屏障后感染人体，并可出现慢性化病程，但同属人畜共患的基因Ⅳ型目前仍未发现慢性感染病例。

（3）诊断试剂盒及疫苗等的研发：HEV基因分型的研究，可以为找HEV的共同抗原和通用性PCR引物，研制更加敏感、特异的HEV诊断试剂盒，研制行之有效的HEV基因工程疫苗及对HEV感染的预防和临床治疗提供重要的背景资料。

（江 凌）

第二十一章

影像学诊断

第一节 超声诊断

一、概述

(一)超声医学定义

超声(ultrasound,US)医学是声学、医学、光学及电子学相结合的学科。凡研究高于可听声频率(高于 20 000Hz)的声学技术在医学领域中的应用即超声医学,包括超声诊断学、超声治疗学和生物医学超声工程,具有医、理、工三结合的特点,为临床交叉学科,涉及内容广泛,在预防、诊断、治疗疾病中有很高的临床应用价值。超声诊断仪器向人体组织中发射超声波,遇到各种不同的物理界面时,产生不同的反射、散射、折射和吸收衰减的信号差异,利用超声波在人体组织中的这些传播特性,将不同的信号差异加以接收放大和信息处理,显示各种可供分析的图像,提取所需要的医学信息,从而进行医学诊断。

超声医学是医学影像学的一个重要分支,尽管其成像原理与方法不同,但均系人体内部结构和器官形成影像,以达到诊断和治疗的目的。

(二)超声技术

诊断用超声仪器由主机、显示器和探头三部分组成,其中主机包含发射电路、接受电路、扫描电路、主控电路和标距电路等部分。

1. 灰阶超声 采用灰度调制显示(brightness modulation display)声束扫查人体解剖切面产生的图像,简称 B 超。其原理是超声仪器发射脉冲超声进入人体,然后接收各层组织界面的回声和脏器内部散射回声,并将回声脉冲电信号放大后送到显示器,构成二维断面图像,通过对超声图像断面的分析做出诊断。不同的组织有不同的声衰减和声阻抗,因此产生不同的回波强度,从而在显示器上显示不同灰阶强度的图像,利用这些回波来传达人体组织和脏器解剖形态和结构方面的信息。二维灰阶成像是超声在临床诊断中最基本和最常规的诊断模式,彩色多普勒血流成像(color Doppler flow imaging,CDFI)、彩色多普勒能量图(color Doppler energy,CDE)或其他血流图、三维超声成像(3-dimensional ultrasound,3-D US)、超声造影(contrast enhanced ultrasound,CEUS)、介入性超声治疗(interventional ultrasound,IUS)以及高强度聚焦超声(high-intensity focused ultrasound,HIFU)等超声诊断和治疗技术都必须建立在二维灰阶成像的基础上。因此,二维灰阶图像质量的好坏直接影响其他图像的质量。对肝脏检查而言,常规检查使用实时 B 超仪,凸阵或线阵探头,频率2.5~5.0MHz,根据不同的体形和病情进行相应的调节。

2. 多普勒超声 多普勒效应是由奥地利数学、物理学家 Christian Andreas Doppler 于

1842 年首先提出,用以阐述振动源与接收器之间存在运动时,所接收的振动频率因运动而发生改变的物理现象。①振动源与接收器相对运动时,接收器收到的振动频率增高;②相互背离运动时,接收器收到的振动频率减低;③振动源不动,接收器向振动源运动,收到的振动频率增高;④振动源不动,接收器背离振动源运动,收到的振动频率减低;⑤接收器不动,振动源运动,所接收到的振动频率变化规律与第③④相同,取决于运动的方向。多普勒技术包括彩色多普勒和频谱多普勒技术,前者包括 CDFI 和 CDE,后者包括脉冲多普勒(pulse wave Doppler,PWD)、连续多普勒(continuous wave Doppler,CWD)等技术。

(1)多普勒效应公式为 $f_d=f_r-f_0=2V\cos\theta\cdot f_0/c$,式中 f_0 为发射超声频率,f_r 为接收超声频率,f_d 为多普勒频移,c 为声速,θ 为入射声速与运动方向之间的夹角,V 为运动速度。利用多普勒频移的解调效应可以检测血流速度。

(2)彩色多普勒血流成像:又称彩色多普勒超声,以红、蓝、绿三基色及三基色混合产生的二次色显示人体组织器官及病灶内的血流信息。通常人为设定红色表示血流朝向探头,蓝色表示血流背离探头。色彩的灰度显示速度的大小,越亮表示血流速度越快,色彩越暗表示血流速度越慢。应用彩色多普勒技术可以检出人体组织器官及病灶内的血流信息,鉴别脏器内管道的性质,判断动脉或静脉,显示血管的起源、走向、时相和管腔内血流的性质,观察血管有无狭窄、梗阻、扭曲或动静脉畸形和心腔内异常通道形成,引导频谱多普勒取样位置的放置。根据肿瘤内部血管的分布、血管数目的多少可用以鉴别肿瘤的良恶性。通常瘤体血供越丰富,其恶性程度越高。

(3)彩色多普勒能量图:CDE 技术主要是依据血管内运动的红细胞多普勒能量的总积分,即多普勒信号强度或能量为成像参数,故可弥补彩色多普勒超声的不足,彩色血流的分布显示不受血流方向等因素的限制,因此能显示出比彩色多普勒超声所见更为细小的血管,对肿瘤血管的显示比彩色多普勒超声更优越,有助于肿瘤良恶性的鉴别。

(4)频谱多普勒血流的检测方式:

1)脉冲多普勒:以频谱图的方式显示血流。调整取样容积的大小及位置,可检测感兴趣区或靶区血管某一点的血流动力学指标,如最大血流速度(V_{max}),平均血流速度(V_{mean})、最低血流速度(V_{min})、血流阻力指数(resistive index,RI)、血流搏动指数(pulsative index,PI)及血流量等。同时可判断血流方向:频谱位于基线上方为朝向探头的血流,反之则为背离探头方向的血流。对门静脉血流动力学指标的监测,可早期诊断门静脉高压症,并随访治疗效果。对肝动脉及肝脏肿瘤血流动力学指标的检测有助于判断病灶的良恶性。

2)连续多普勒:探头内有两个超声换能器,一个连续发射超声信号,另一个连续接收超声信号,无选择检测深度的功能,但可测高速血流,不会产生混叠现象。

3. 超声造影 超声显像为现代医学影像技术的重要组成部分,在肝脏疾病的诊断治疗中发挥重要作用,然而常规灰阶仅提供组织结构的回声,无法准确判断疾病的特征性表现。彩色多普勒超声虽可用于评估组织器官和病灶的血流灌注,提供血流动力学信息,但对病灶内微小血管的低速血流的评估能力是有限的,特别是肝内小病灶以及体内深在病灶内的微小血管由于红细胞散射的不足,难以探测到微小的多普勒信号,超声对病灶性质的判断仍存在不足。实时超声造影技术主要是利用了造影剂微气泡非线性特性的谐波成像能力,由于造影剂微气泡的非线性效应强于组织几十倍乃至上百倍,故其产生的二次谐波信号要明显强于组织的二次谐波信号。因此在造影条件下,主要接收造影剂产生的二次谐波信号,不受组织在基波水平上产生的杂波干扰,可以获得鲜明的造影效果。近二三十年来,随着高效、稳定的新型造影剂的不断研发、应用,以及造影剂成像相关技术的飞速发展,超声造影技术取得了突破性的进展,可以实时观察造影剂微泡在组织器官的灌注情况,从而揭示器官组织以及病灶的血流灌注特征,增加了信噪比,弥补了彩色多普勒超声对病灶内微小血管低速血流信号低敏感性的问题,较好地显示病灶内的血管分布,反映和观察正常组织和病变组织的血流灌注情况,提高了诊断的敏感性、准确性及特异性,已成为超声诊断重要的诊断手段。此外,以造影剂微泡为载体实现基因、药物的靶向转移和释放的治疗目的,将大大拓展了超声造影在临床的应用。

由于肝脏组织有着特殊的血供模式,由肝动脉(25%~30%)和门静脉(70%~75%)提供双重血供,使用造影增强超声可以观察到三个血管时相,即早期 - 动脉期、中期 - 门脉期、晚期 - 延迟期或称肝实质期(表 5-21-1)。目前我国使用的造影剂多为注射用六氟化硫微泡(SonoVue),采用团注法注入外周静脉,根据肝脏病灶内造影剂增强(wash in)与消退(wash out)的模式和时间差异,可以对病灶作出特异性诊断。

表 5-21-1 肝脏超声造影的血管相(注射后时间)

时相	显影开始 /s	显影结束 /s
动脉相	10~20	25~30
门脉相	30~45	120
延迟相	>120	微泡消失

4. 介入性超声 介入性超声技术为现代超声医学的重要分支,指在实时超声的监视或引导下,完成各种穿刺活检、X 线造影以及抽吸、插管、肿瘤消融、注药治疗等操作,可以避免某些外科手术,并达到与外科手术相当的效果。

广义的介入性超声包括腔内超声(经气管超声、经食管超声、胃镜超声、经直肠超声、经尿道超声、经阴道超声)、细径导管超声(血管内超声、胃肠镜超声)、术中超声(腔镜超声、开放性手术术中超声引导)等均纳入其范畴。

二、肝脏超声检查适应证及正常声像图

超声诊断技术是各种肝病的首选检查方法。二维实时超声显像主要用于肝脏形态及质地的变化,彩色多普勒血流显像则用于肝脏血管病变与血流动力学检查。超声检查显示肝脏的病变图像,属于声学物理的性质变化。同一病变,病程发展的不同阶段,超声图像表现不同;而不同病变,如其声学物理性质相似,超声图像的表现可能相同。因此,超声不能提示病理解剖学的诊断。新型造影剂和超声造影技术的发展,使肝脏的超声影像正在发生巨大的变化。当静脉注射不同类型的超声造影剂时,微泡通过肺循环,在特定的影像程序下,不仅可以增强多普勒信号、改善灰阶超声图像的质量,而且可以实时观察微血管及组织的血流灌注,在肝脏疾病的诊断和治疗中可提供至关重要的信息。肝占位性病变必要时可在超声定位下行肝脏穿刺活检或其他影像检查。临床医生对超声检查提示的结果,应密切结合临床表现及其他检查所见,全面分析后做出诊断。

(一)检查前准备

为保证检查图像清晰显示,患者于检查当天应禁早餐。如当天同时进行胃肠钡餐或胃镜检查,则应先行超声检查。若腹内积便或积气较多,宜于检查前夜服用泻药以促使排除粪

便和消化道积气,以保证图像质量。

仪器调节

1. 灰阶超声　肝脏超声检查以二维灰阶超声为基础,选用凸阵探头,探头频率2.5~4MHz,检查过程实时灰阶显示(帧频≥8f/s),高分辨率,高灰阶(灰阶级≥128)。对于小儿、体瘦者或病灶位于肝脏浅部可选用更高频率或高频线阵探头,频率5~7MHz。

2. 多普勒超声　在良好的二维灰阶图像基础上使用彩色多普勒观察断面的血管走向、病变区血流和周围血流的关系,利用频谱多普勒测量血流速度,计算血流量。取样框适当大小以保证帧频,适当调节彩色增益、壁滤波、量程等调节键,使得血流清晰显示,充盈良好又无明显噪声;选择合适的量程,频谱多普勒测量尽量减小声束与血流方向的夹角,使之<60°。

(二)检查适应证

1. 肝的大小、形态、位置,解剖变异。

2. 肝脏弥漫性病变　脂肪肝、肝硬化、肝纤维化、血吸虫肝病、淤血肝等。

3. 肝脏囊性占位性病变　肝囊肿、多囊肝、肝脓肿、肝周脓肿、肝包虫病等。

4. 肝实质性占位性病变　肝脏原发性良、恶性肿瘤、肝脏转移性肿瘤、肝脏局灶性病变。

5. 肝脏外伤、破裂、血肿等。

6. 肝血管性疾病　门静脉血栓与癌栓、Budd-Chiari综合征、先天性肝血管畸形、肝动脉瘤等。

7. 肝脏门静脉、肝动脉、肝静脉血流动力学监测。

8. 肝移植术前评估及术中、术后监测。

9. 肝脏介入性超声诊断与治疗　超声引导下穿刺肝组织学和细胞学检查;肝脏脓肿穿刺引流及治疗;肝囊肿穿刺引流及硬化剂注射治疗。超声引导下肝脏肿瘤药物、酒精注射治疗;经皮肝内胆管穿刺引流、造影术;经皮肝门静脉穿刺造影术;肝脏肿瘤消融术等。

10. 肝脏术中超声。

11. 超声造影在肝脏疾病诊断和治疗中的应用。

(三)肝脏正常声像图表现

1. 肝脏的形态和轮廓　正常肝脏形态横切面上呈楔形,肝右叶和后缘较厚而圆钝,左叶、左缘和前下缘锐薄。肝脏轮廓光滑、整齐、清晰,被膜呈纤细线状强回声带包绕整个肝脏,膈面呈弧形,左叶和右叶交界处,可出现弯曲和切迹变化。肝脏的形态可因体型不同而变化,也可以有变异。

2. 肝脏的实质回声　肝脏实质回声为细小点状回声,分布均匀,呈中低强度回声,回声强度介于肾实质与胰腺实质回声强度之间,即比肾实质回声强而低于胰腺实质回声强度。

3. 肝内管道结构　门静脉系统、胆道系统及肝静脉系统的三级分支均能在声像图上显示,并作为肝脏分叶的定位标志。肝固有动脉及左右分支在肝门处可显示,依搏动的血管结构及多普勒频谱来确定。

(四)肝脏超声常用正常值

1. 肝脏超声测量

(1)肝右叶最大斜径:右肋缘下扫查显示第二肝门,以肝右静脉和肝中静脉汇入下腔静脉的肝脏斜切面为标准测量切面,测量右肝前后缘最大垂直距离,正常值10~14cm。

(2)肝右叶前后径:第5或第6肋间肝脏最大切面为标准切面,显示门静脉主干和下腔静脉之间肝脏回声,测量右肝前后缘最大垂直距离,正常值8~10cm。

(3)肝左叶前后径和上下径:标准测量切面为通过腹主动脉长轴显示左肝矢状面,在此切面测量肝左叶最大前后径和上下径,前后径不超过 6cm,上下径不超过 9cm,肝脏有变异时,需综合考虑。

2. 肝内管道结构的超声测量　肝内管道结构的超声测量如图 5-21-1~ 图 5-21-3 所示:

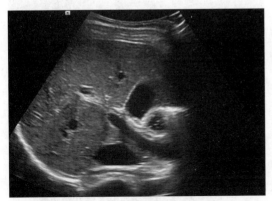

图 5-21-1　肝右叶前后径测量切面

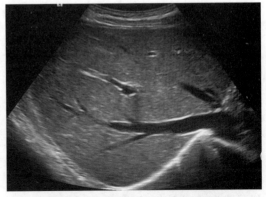

图 5-21-2　肝右叶最大斜径测量切面

(1)门静脉主干内径:正常值 1.0~1.3cm,小于 1.4cm。正常平均血流速度 15~25cm/s。

(2)肝动脉内径:正常值 0.4~0.5cm,收缩期峰值血流速度正常为 40~60cm/s,阻力指数0.50~0.70。

(3)肝静脉内径:肝右静脉或肝中静脉内径正常为 0.7~1.0cm,不超过 1.1cm,不小于 0.7cm。左肝静脉因比较细小,常汇入肝中静脉后再汇入下腔静脉。

(4)胆管系统:正常肝内胆管直径 0.2~0.3cm;肝总管长 3~4cm,直径 0.4~0.6cm;胆总管长 4~8cm,直径 0.6~0.8cm。

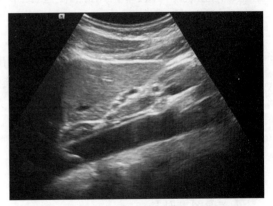

图 5-21-3　肝左叶前后径和上下径测量切面

三、肝脏弥漫性病变

(一)脂肪肝

1. 弥漫性脂肪肝

【声像图表现】

(1)灰阶超声:①肝形态正常,轻、中度脂肪肝大小正常或增大,重度脂肪肝肝体积可增大;轻、中度脂肪肝肝实质内回声弥漫性致密增强,即所谓"明亮肝"。②前半部回声细密,由浅至深回声逐渐减弱。轻度:后半部回声稍衰减,深面肝包膜回声可见;中度:肝深面 1/3 回声明显减低,可呈低回声,深面肝包膜回声不显示,提高增益可显示;重度:肝深面 2/3 回声明显减低,深面肝包膜回声不显示。③肝内管道结构回声减弱,分支不易显示,中度和重度者血管结构显示不清。

(2)彩色多普勒超声:重度脂肪肝患者肝内血管血流不易显示。

需要注意的是,超声图像判断脂肪肝的程度无量化标准,检查者及使用仪器不同会得出不同结论,随着仪器设备的进步,脂肪肝深面实质可无明显衰减,因此脂肪肝轻重与否需要结合患者的血脂和肝功能状况综合进行判断。

2. 局限性脂肪肝

【声像图表现】

局限性脂肪肝超声像图表现如图 5-21-4 所示:

(1)灰阶超声:也称为叶段型脂肪肝,肝实质脂肪变分布在某一肝叶或肝段,或呈斑片状或结节状,回声明显增强,境界清晰,无占位效应,肝内管道结构正常。

(2)彩色多普勒超声:脂肪变的肝叶或段内血管无受压及推移,血流可正常显示。

(3)超声造影表现:局灶性脂肪变性结节样异常区在动脉相、门脉相及延迟相与正常肝组织增强表现一致,未见异常灌注区,结节样回声消失。

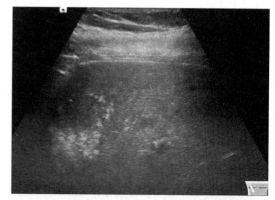

图 5-21-4　局限性脂肪肝二维灰阶图像

3. 弥漫性非均匀性脂肪肝

【声像图表现】

(1)灰阶超声:回声致密增强的肝实质内出现圆形或不规则形片状低回声区,边界清,多位于右肝前叶和左肝内叶的胆囊床附近,为典型或非典型的假性结节样回声。

(2)彩色多普勒超声:肝实质内低回声区无占位效应,其内及周边肝内血管走行正常,无受压及推移。

(3)超声造影表现:同局限性脂肪肝。

（二）病毒性肝炎

1. 急性病毒性肝炎　急性肝炎指病程 6 个月以内者,常见为甲型和乙型病毒性肝炎。

【声像图表现】

(1)轻度急性肝炎肝脏超声显像无明显变化。

(2)中重度急性肝炎肝脏不同程度增大,肝缘角变钝,肝脏实质回声减低,切面回声均匀呈密集细点状,后方回声可增强;肝内管道回声清晰,门静脉、脾静脉无增宽伴管壁回声增强;脾正常大小或轻度增大;部分患者可见胆囊缩小、胆壁黏膜水肿而成弱至中等的点状回声;肝门处可见数目不等的、大小为 1~2cm 的椭圆形淋巴结。

2. 慢性病毒性肝炎　由急性肝炎迁延而来,病程超过 6 个月,常见于乙型肝炎和丙型肝炎。

【声像图表现】

(1)轻度慢性肝炎肝脏超声显像无明显变化。

(2)中度慢性肝炎肝脾可稍增大,实质回声增粗,增大或清晰,包膜平整,肝内回声增粗、增多,分布尚均匀,肝内管道回声清晰,门静脉、脾静脉无增宽。

(3)重度慢性肝炎肝大小一般正常,包膜欠光整,肝脏实质回声增粗、增多,肝内管道回声欠清晰;门静脉、脾静脉可增宽,脾轻度增大;胆囊壁黏膜水肿增厚呈"双层征",部分患者肝门处可见数目不等的、大小为 1~2cm 的椭圆形淋巴结。

（三）肝硬化

肝硬化(cirrhosis of liver,CL)是肝纤维化的终末阶段,由一种或多种病因长期或反复作用形成的弥漫性肝损害。在我国大多数为肝炎后肝硬化,少部分为酒精性肝硬化和血吸虫性肝硬化。早期无明显症状,后期可出现不同程度的肝功能不全和门静脉高压。超声检查有一定的图像特征能提示明确诊断,但不能区分门脉性、坏死后性肝硬化和胆汁性肝硬化,需结合肝胆系统病史提示。

【声像图表现】

1. 早期肝硬化 超声声像图无特异性表现,肝大小变化不明显或轻度增大,肝包膜尚光滑,内部回声密集、增多,分布较均匀,肝内结节形成不明显,血管纹理与多普勒超声检测基本正常。

2. 典型肝硬化

(1)形态轮廓:肝脏缩小,肝右叶上下径变短,肝边缘角变钝或不规则。部分病例随病程进展显示肝右叶明显萎缩,左叶轻微萎缩或有肿大倾向,肝尾叶可代偿性增大。肝包膜增厚,回声增强,厚薄不均。肝表面不平整,呈锯齿状或波浪状,肝前有腹水时显示更清晰。

(2)肝脏实质回声:多表现为普遍增高、增粗、增多,分布不均匀,肝小叶被纤维组织所分隔,形成众多假小叶,再生结节明显时,肝内布满圆形或类圆形稍高或稍低回声结节,大小为0.1~0.5cm,少数超过1.0cm。

(3)肝血管:肝内血管网变少。①门静脉高压:门静脉系统血管粗细与门静脉压力呈正相关。门静脉主干内径≥1.4cm,彩色多普勒显示门静脉色彩暗淡,严重者门静脉内显示双向血流或离肝血流,频谱多普勒超声检测正常的轻度波动消失,血流频谱低平或双向、反向血流,峰值流速一般低于20cm/s,同时脾静脉(内径≥0.8cm)及肠系膜上静脉增宽(内径≥0.7cm),有时可见呈瘤样扩张或脾肾静脉分流,部分患者可见门脉血栓形成及海绵样变性。②肝静脉可受挤压变细或粗细不均,血流频谱。部分肝静脉变细,纹理紊乱,仅见粗细不均、迂曲的蓝色血流。多普勒频谱曲线 S<D 峰,或 S、D 峰相连呈驼峰。③肝内动脉:肝硬化后,由于门静脉循环障碍,可使肝动脉代偿性扩张和增生,并与门静脉吻合支沟通。结果使肝动脉血流量增加,二维灰阶显示肝动脉内径增宽,彩色多普勒超声显示肝门部与门静脉并行的搏动性血流信号,脉冲多普勒超声可测得较高的峰值血流速度。④侧支循环开放:脐静脉重新开放使圆韧带内已闭塞的脐静脉分离而出现管状无回声区,自门静脉左支囊部延向腹壁。彩色多普勒检查门静脉左支彩色条状管道沿圆韧带方向一直通向肝表面,并穿过肝包膜及肌层至腹壁。重新开放的脐静脉血流多少与门静脉高压的严重性呈正相关。⑤胃左静脉扩张:内径≥0.5cm,血流速度增快,血流方向向肝、离肝或双向。门静脉高压患者伴有胃左静脉扩张提示存在食管胃底静脉曲张。⑥脾大:多为中度或重度肿大。脾静脉在脾门部和脾实质内有扩张的征象,脾实质回声无明显变化或轻度增强。腹水:肝前、脾周围、肝肾间隙、腹侧、盆腔出现液性无回声区,形态不定,且随体位改变而有相应变化,最大径可超过10cm。肝硬化肝血管超声声像图表现如图5-21-5~图5-21-7(见文末彩图)所示。

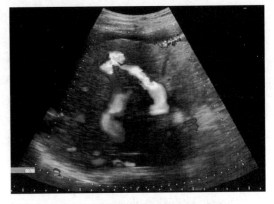

图 5-21-5 肝硬化门静脉扩张、腹水、门静脉 - 肝静脉瘘彩色多普勒图像

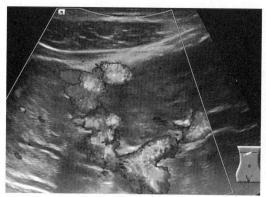

图 5-21-6 肝硬化脐静脉扩张彩色多普勒图像

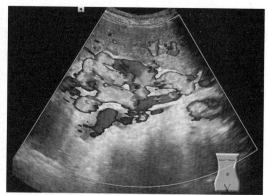

图 5-21-7 肝硬化脾肿大伴脾静脉曲张
彩色多普勒图像

（4）胆道系统：因低蛋白血症、腹水和门静脉压力增高、淋巴液回流受阻等因素导致胆囊壁增厚、水肿，出现均匀性水肿样增厚，呈双层改变，一般无肝内胆管扩张。

（5）其他类型肝硬化超声表现：①胆汁性肝硬化者可见一些有关征象，如肝内胆汁淤积引起者，肝外胆道及胆囊常难显示。肝外胆道阻塞引起者可探及胆系扩张及相关原因的征象。②血吸虫病肝硬化者肝实质回声常有特征性图像，即"龟背纹"或"网格状"图像特征。③淤血性肝硬化者可见下腔静脉和肝静脉明显增宽。

（6）超声造影评估肝硬化：在肝硬化中，由于肝组织结构的变化，纤维结缔组织的增生，窦周间隙的胶原化，累及肝窦的毛细血管样通道，导致血管空间的减少，通常伴有血流动力学紊乱，肝内多发动静脉分流，其肝静脉显影时间早于正常人群及非肝硬化人群。Albrecht等提出了一种利用声学造影诊断肝硬化的方法，即测量静脉内注射造影剂到肝静脉内出现造影剂信号的时间。肝硬化患者组的超声造影时间-强度曲线显示造影剂度越时间（transit time，TT）明显异于正常组和非硬化性弥漫性肝病组，肝硬化组平均通过 TT 为 18s，继而出现一个早而陡的多普勒强度上升，正常组和非硬化组 TT 分别为 52s、39s，而后出现一个较迟而缓慢的多普勒信号上升，推测造成肝硬化通过时间缩短的原因可能是肝内动静脉短路。在有明显的肝动脉和门静脉短路时，动脉相和门静脉相几乎同时出现。Abbattiasta 等研究表明肝静脉显影时间 17s 为诊断肝硬化的阈值，且显影时间与肝弹性检查密切相关，弹性值越大，肝静脉显影时间越早。

（7）超声弹性成像评估肝硬化的临床应用：超声弹性成像是一种新型超声诊断技术，基本原理是对组织施加一个内部或外部的动态或静态与准静态的激励，在弹性力学、生物力学等物理规律的作用下，利用压迫前后接受的超声波信号变化，结合数字信号、数字图像处理技术，反映组织内部弹性模量的差异。目前临床广泛应用的主要有瞬时弹性成像（transient elastography，TE）、声辐射力脉冲弹性成像（acoustic radiation force impulse，ARFI）、实时超声弹性成像（real-time tissue elastography，RTE）及剪切波成像（shear wave elastography，SWE）技术等。国内外研究表明，弹性模量值与肝纤维化病理分级、门静脉高压程度呈正相关，为当前肝硬化超声医学研究的热点。

（四）血吸虫肝病

血吸虫性肝病（schistosomiasis japonca）是日本血吸虫寄生在门静脉系统所引起的疾病。基本病变为肝与结肠由虫卵引起的肉芽肿性反应。根据临床表现分为急性期、慢性期和晚期。

1. **急性血吸虫病肝** 病变以炎性渗出和虫卵沉着所致的嗜酸性结节为主。

【声像图表现】

(1)灰阶超声:肝脏常有轻度肿大,左叶明显,肝边缘角圆钝,实质回声稍增高、增密,分布不均匀,有时可见散在分布的不均质片状低回声。脾大小正常或轻度肿大。

(2)彩色多普勒超声:肝内血流可无异常。

2. **慢性及晚期血吸虫病** 少量多次感染尾蚴,不引起机体明显病变或急性期自然退热,急性期治疗不彻底,都可转为慢性血吸虫病。

【声像图表现】

(1)灰阶超声:肝脏形态正常或失常。右叶常缩小,左叶增大,左肝边缘角圆钝,表面呈波浪状或凹凸不平。肝实质回声根据增生的程度不同,可有以下声像图改变:①鳞片状回声分布:肝内弥漫分布稍强纤细带状回声将肝实质分隔呈小鳞片状,境界不清,同时有较粗大斑片状强回声在其内分布。②网格状回声:肝内由较细而均匀的纤维带状回声将肝实质分隔成大小不一的网格状回声,网格境界不清,内部呈低回声或等回声。③粗网格状回声:网格回声增强、增粗、不均匀,所分隔肝实质境界清楚,近似圆形,回声较低,易误诊为肝癌。肝内门静脉壁回声增强,管壁增厚、毛糙、回声增强,肝内门静脉管腔扭曲变细,肝外门静脉主干及其属支均有不同程度的扩张。晚期伴有脾肿大、腹水。

(2)彩色多普勒超声:肝内血流可无异常。并发门静脉高压时,门静脉血流速度减慢,并可显示侧支循环血流。并发血栓形成时,可见彩色充盈缺损。

(五)淤血肝

指血液经过下腔静脉从肝脏回流到心脏,因某些原因使这种回流受阻,导致血液在肝静脉内淤滞的状态,常见病因为右心衰竭、缩窄性心包炎或肝静脉血栓。

【声像图表现】

1. **灰阶超声** 表现为:①下腔静脉及肝静脉及其属支内径明显增宽,下腔静脉内径大于2.0cm,肝静脉内径测值大于1.0cm,管腔内可出现"云雾"状回声。②下腔静脉及肝静脉壁及其属支管腔内径随心动周期和呼吸变化不明显或消失。③肝脏肿大,肝脏实质因充血回声减低。④脾肿大、腹腔积液及右心功能不全相应的超声表现。

2. **彩色多普勒超声** 下腔静脉及肝静脉超声血流回流严重受阻时,可血流反向,呈向肝血流。下腔静脉、肝静脉血流频谱三相波消失,可呈向肝或离肝等单向血流频谱。

四、肝脏含液性病变

(一)肝囊肿

肝脏常见良性疾病,囊壁由胆管上皮组成,囊壁菲薄,囊内分泌透明浆液,可单发或多发,随年龄增长发病率上升。

【声像图表现】

肝囊肿超声声像图表现如图5-21-8所示。

1. **灰阶超声** 肝脏形态、大小多正常,肝内可见一个或数个圆形或椭圆形无回声区,部分因囊肿体积增大而导致肝脏增大。

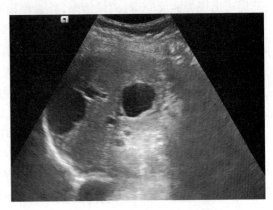

图5-21-8 肝囊肿二维灰阶图像

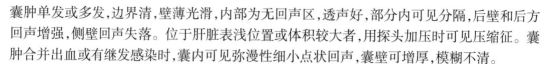

囊肿单发或多发,边界清,壁薄光滑,内部为无回声区,透声好,部分内可见分隔,后壁和后方回声增强,侧壁回声失落。位于肝脏表浅位置或体积较大者,用探头加压时可见压缩征。囊肿合并出血或有继发感染时,囊内可见弥漫性细小点状回声,囊壁可增厚,模糊不清。

2. 彩色多普勒超声　囊肿内无彩色血流信号,囊壁偶见短条状彩色血流信号。

3. 超声造影表现　囊内造影全程无造影剂微泡灌注,呈边界清晰的三期无增强团块,囊壁呈等增强。

(二)多囊性肝病声像图表现

为常染色体显性遗传性疾病,由于肝内多余胆管未发生退化和吸收导致胆管囊状和分节状扩张,可分布于全肝或一侧肝叶,部分患者尚伴有多囊肾、多囊脾、多囊胰等其他内脏的多囊性病变,亦可并发原发性肝癌。

【声像图表现】

1. 灰阶超声　肝脏普遍性肿大,切面形态失常,表面不规则。轻型者,肝脏形态、大小及切面形态大致正常。肝内可见大小不等,形状不一的无回声区弥漫分布于整个肝脏,无回声区之间的肝组织回声增强,分布不均匀,有较多"小等号"状回声。严重者肝实质及肝内管道结构显示不清。如囊内有出血或感染时可见部分囊肿透声性减低,内有絮状物漂浮。

2. 彩色多普勒超声　肝内管道结构受压变细,难以显示正常管道结构。囊肿内部无彩色血流信号,囊壁偶见短条状彩色血流信号。

3. 超声造影表现　同单纯性囊肿。

(三)肝脓肿

分为细菌性、阿米巴性及真菌性肝脓肿三类,其中真菌性肝脓肿罕见。细菌性肝脓肿多继发于胆道感染、其他化脓性疾病或血糖控制不良的糖尿病患者,病情急骤,全身脓毒症症状明显,有寒战、高热,脓液涂片和培养可发现细菌。阿米巴性肝脓肿常继发于阿米巴痢疾后,起病较缓慢,病程较长,可有高热,或不规则发热、盗汗,白细胞计数可增加,血清学阿米巴抗体检测阳性,脓液和粪便镜检有时可找到阿米巴滋养体,若无继发性细菌感染,血液细菌培养阴性。

【声像图表现】

超声声像图表现视脓肿的不同阶段而异。

1. 灰阶超声

(1)脓肿早期:由于脓腔尚未形成,肝内显示局限偏低回声区,边界不清,囊壁不明显,或其周边出现炎症反应带(内缘清晰,外缘模糊不清),回声不均匀,内部可呈中低回声,并有较粗大点状强回声。细菌性肝脓肿内可见散在的气体增强回声,后伴彗星尾征。

(2)脓肿形成期:此时脓肿部分开始液化,其外形逐渐变圆,脓肿壁形成。脓肿表现为无回声区,边界清,边缘不光滑,其内有较多粗大点状强回声,分布不均匀,后方回声轻度增强。脓肿壁显示为厚壁高回声,内缘不平整,呈"虫蚀"样改变,脓腔内有分隔者可见分隔带或蜂窝样回声改变。脓肿较大者可致肝脏轮廓改变和肝内血管及邻近器官受压移位。细菌性肝脓肿有时可见肝内多发性散在小液性无回声区或低回声区,已融合者可稍大,形态不规则。脓肿内部因液化程度不同及脓液性状可有不同的超声表现:①脓液稀薄:液性无回声区内透声好。②脓液稠厚:液性无回声区内可见密集细小低回声,有坏死肝组织碎片时,可见斑片状强回声。典型脓肿常有伴随征象,如右侧膈肌活动受限和反应性右侧胸腔积液。

(3)脓肿恢复期:脓肿内无回声区逐渐缩小,边界清晰,回声逐渐增高,最后消散吸收与正常肝组织回声相同。

2. 彩色多普勒超声　肝脓肿早中期病变区处于充血阶段,血流量增多,脓肿周边和 / 或内部可探及点状或短线状彩色血流信号;脓肿形成期,周边及囊壁可见较多彩色血流信号,细菌性肝脓肿较阿米巴脓肿血供更丰富,后者血流信号较稀少或不能探及。脓肿液化部分无彩色血流信号显示。

3. 超声造影表现　炎症充血期,动脉期病灶整体快速蜂窝状增强,呈等增强或轻度高增强,无增强区呈细小点状无回声;脓肿形成期病灶内液性部分增大,动脉期呈簇状、蜂窝状或片状无增强区,脓腔后期成熟后可形成较大脓腔,超声造影可见不规则分隔带或"花瓣"征,实质部分门脉期及延迟期呈等增强,少数病例可轻度消退;脓肿恢复期,超声造影显示脓腔缩小,表现与脓肿早期类似,直至恢复正常。肝脓肿超声造影动脉期、静脉期及延迟期超声像图表现如图 5-21-9~ 图 5-21-11(见文末彩图)所示。

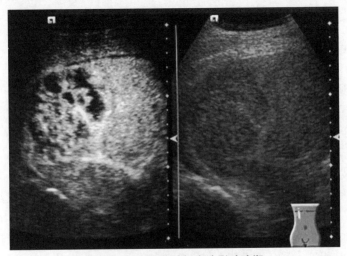

图 5-21-9　肝脓肿超声造影动脉期

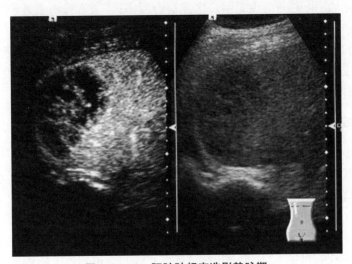

图 5-21-10　肝脓肿超声造影静脉期

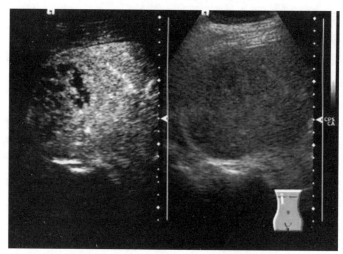

图 5-21-11　肝脓肿超声造影延迟期

（四）外伤性肝血肿

根据损伤的程度和部位分为三型。

【声像图表现】

1. 肝包膜下血肿　肝实质的表面破裂,而肝包膜尚完整,则血液聚积在包膜下。灰阶超声显示肝包膜下的不定形或不规则的无回声区,或呈广泛的扁条状分布。彩色多普勒超声:肝血肿内一般无明显的血流信号。

2. 肝真性破裂　肝实质的中央部分损伤破裂,表层组织仍完整,常伴有肝血管和胆管的断裂,形成较大的肝内血肿和胆汁潴留,压迫组织造成广泛坏死,也可以继发感染或与大的肝内胆管沟通,并发胆道出血。灰阶超声显示肝包膜回声连续中断,肝实质内血肿声像图呈混合回声,由血凝块的强回声及血液积聚区的无回声形成,无明显腔壁。腹腔及盆腔可探及积血所致的腹腔积液。彩色多普勒超声:肝血肿内一般无明显的血流信号。

3. 肝中央破裂型　肝实质和肝包膜均破裂,血液和胆汁直接流入腹腔,但损伤程度和病理改变差别很大。肝中央出现无回声区或混合回声区,通常伴有腹腔积液。彩色多普勒超声:肝血肿内一般无明显的血流信号。

超声造影有助于外伤性肝血肿的诊断和鉴别诊断,肝血肿部位造影全程无增强,如有活动性出血,超声造影可见射流束;如继发感染则与肝脓肿声像图相似;慢性血肿可机化,肝内可见不规则的回声增强区,需注意与肝内其他占位相鉴别。

五、肝脏实性占位性病变

（一）肝脏良性局灶性实质病变

1. 肝血管瘤　血管瘤是肝脏最常见的良性肿瘤,为肝血管的先天畸形,胚芽错构所致。

【声像图表现】

（1）二维灰阶图像:典型的肝血管瘤二维超声图像为均一的高回声,通常直径小于 3cm,圆形或卵圆形,边界清晰,周围无晕环,可位于肝血管旁,仔细查看结节内部有筛网状的结构,运用高频探头探查可见瘤体与肝组织间有小血管的管道相通。有的肝血管瘤后方可有增强(可能系内部丰富血窦血液所致)。在脂肪肝背景下,肝血管瘤可表现为低回声,边界清晰、规则，外周可有相对较厚的带状高回声环绕，厚度较为均匀，其内也可见不规则"等号"状血管断面回声，当其位于瘤体边缘时可形成所谓的"边缘裂隙征"，瘤体后方回声稍增强；直径大于 5cm 的较大海绵状血管瘤多呈混合性回声，周围可见线状高回声环绕，可不完整或厚薄不甚一致，瘤体内可见低回声、高回声及不规则无回声区混合存在。瘤体内部回声的强弱，是瘤内血管腔、血管壁及血管间隙之间纤维隔的多少和薄厚的综合回声特征。若瘤内血窦较大或丰富时，瘤体后方回声可轻度增强。若血管内产生血栓、纤维化、钙化等改变，则内部回声更为复杂。肝血管瘤二维灰阶图像如图 5-21-12 所示。

　　(2)彩色多普勒超声：尽管血管瘤内血管丰富，但血流速度极为缓慢，彩色多普勒可显示部分血管瘤内部或周边的斑状或短线状血管，频谱均为低速血流。对小血管瘤，尤其位于肝脏深部者则难以检测到血流信号。

　　(3)超声造影表现：血管瘤典型的超声造影表现为：动脉相周边结节样或环状高回声增强，门静脉相和延迟相造影剂进行性向心性填充，填充可以是完全性的或部分性，60%~80% 的肝血管瘤表现为这一典型特征。造影剂填充的速度根据血管瘤的

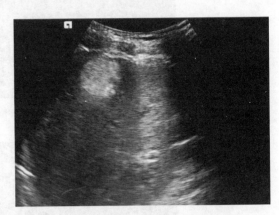

图 5-21-12　肝血管瘤二维灰阶图像

大小而不同，小血管瘤只需 1min，大的可能需要 10min。20%~30% 肝血管瘤内含有丰富的动静脉短路，充填时间会减短到 1min 甚至几秒，因此造影后的 60 秒内观察肝血管瘤的增强特征是非常重要的。如果瘤内有纤维化或栓塞，造影剂填充不完全，这种情况也可能发生在较小的血管瘤。如果有典型的造影增强行为可以诊断血管瘤，而不需进一步其他影像检查。肝血管瘤超声造影动脉期、静脉期及延迟期超声声像图表现如图 5-21-13~图 5-21-15（见文末彩图）所示。

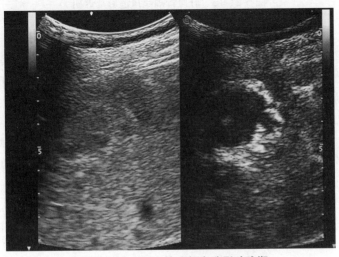

图 5-21-13　肝血管瘤超声造影动脉期

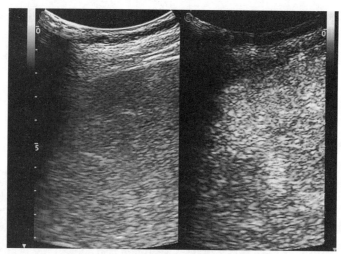

图 5-21-14 肝血管瘤超声造影静脉期

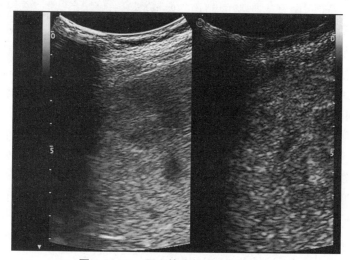

图 5-21-15 肝血管瘤超声造影延迟期

2. 肝脏局灶性结节增生 局灶性结节增生(focal nodular hyperplasia,FNH)发生率只有1%~3%,多见于年轻女性。通常为无症状的偶尔发现的圆形、无包膜、单发的病灶。组织学FNH 成分包括正常肝细胞、Kupffer 细胞、胆管成分和纤维结缔组织,有 50% 的病例中心有一个星状纤维瘢痕。

【声像图表现】

(1)灰阶超声:局灶性结节的声像图特征多变,肝内单个或多个病变,圆形或类圆形,境界清晰,无包膜,外周无声晕,常规灰阶超声多表现为低回声及均匀的实质回声,部分可有浅淡暗环,偶见低回声的星状瘢痕,总体上缺乏较特异声像图表现。

(2)彩色多普勒超声:显示病变内外血供较丰富,可见一粗大的动脉血流伸入病灶中央并形成放射状或轮辐状排列,脉冲多普勒为低阻动脉血流频谱。具体如图 5-21-16(见文末彩图)所示。

(3)超声造影表现:动脉早期为高灌注性,因病灶大小有所差异,较大 FNH 动脉早期特征性轮辐状高增强,而后整体增强,较小 FNH 动脉早期整体高增强,大多数 FNH 门静脉相和延迟相时较周围肝组织呈高回声或等回声增强,少数病例延迟期可见造影剂轻度消退,主要与肝腺瘤、纤维层状肝细胞癌进行鉴别诊断。

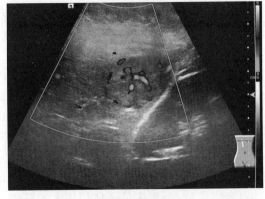

图 5-21-16　肝脏局灶性结节增生彩色多普勒图像

3. 肝脏腺瘤　为一种少见的良性肿瘤,好发于青壮年女性。

【声像图表现】

(1)灰阶超声:小腺瘤不引起肝脏形态改变,且边界清楚,可见高回声纤维包膜,内部回声略高于周围肝脏组织,分布不均。大者肝腺瘤边界可不清晰、不规则,内回声不均匀,可见大小不等的团状高回声。瘤体内出血坏死液化时,可出现不规则无回声区。瘤体破裂,其周围甚至腹腔可见液性无回声区。

(2)彩色多普勒超声:显示为肿块内有较丰富的门脉样血流及低速动脉样血流。

(3)超声造影表现:由于以动脉高血流灌注为主,因此典型肝腺瘤表现为早期动脉相完全增强,不增强的区域可能是出血灶或钙化灶。与 FNH 增强方式相比,二者较难鉴别,只是肝腺瘤不表现为轮辐状造影增强方式。

4. 炎性假瘤　各类致炎因子引起的以炎性结节增生为特征的非肿瘤性改变,常为间叶组织增生,无临床症状,多为体检过程中偶然发现。

【声像图表现】

(1)灰阶超声:肝内 1.0~3.0cm 的低回声结节,内部回声不均匀,无细小管道样结构,境界欠清晰,无特征性表现。

(2)彩色多普勒超声:偶可见点状彩色血流信号。

(3)超声造影表现:为多样性,坏死型炎性假瘤三期均无增强,部分病例动脉期早期呈外周环形或结节整体增强,门脉期和延迟期增强消退,回声强度低于周围肝实质,与肝脏恶性肿瘤较难鉴别,必要时穿刺活检明确诊断。

(二)肝脏恶性局灶性实质病变

1. 原发性肝癌

【声像图表现】

(1)肝细胞癌(hepatocellular carcinoma,HCC):是肝脏最常见原发性恶性肿瘤,绝大部分病例与乙、丙型肝炎和肝硬化有关,占肝恶性肿瘤的 80%~90%,男性多见,与乙肝和黄曲霉素相关,分为块状型、结节型、弥漫型及小癌型。在肝硬化的患者中,小的局灶性病变几乎代表着早期肝细胞癌或增生结节。小肝癌二维灰阶图像如图 5-21-17 所示。

1)灰阶超声:

A. 肝脏外形:常随病变的部位及大小而变,较小者且位于肝实质内的肿瘤不引起肝

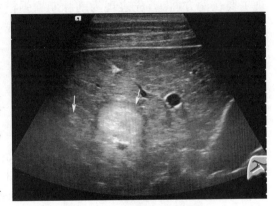

图 5-21-17　小肝癌二维灰阶图像

脏体积及轮廓的改变。较大者或位于肝脏表面者可引起肝脏体积的增大或肝包膜局限性隆起形成"驼峰征",使肝脏形态失常。约 80% 的原发性肝癌患者伴有不同程度的肝硬化,肝脏表面呈"锯齿样"改变。

B. 包膜:多数癌结节具完整或不完整包膜。

C. 肿块内部回声类型:①低回声型:肿瘤回声低于周围肝组织。常呈圆形或类圆形,边界较清,具有细包膜,病变较小,常仅 1~2cm,内部回声欠均匀,后方回声略增强。②高回声型:肿瘤回声高于周围肝组织,内部回声多不均匀。外形可为圆形或不规则分叶状,部分有假包膜形成者界限清晰。此型癌肿多较大。③等回声型:此型回声肝癌与周围肝组织密度相似,仅有微弱分界,易漏诊。对可疑病灶可使用高频超声进行检查,增加病灶检出率。④混合回声型:此型多见于体积较大的肝癌,癌肿内可同时出现多种类型回声,多种回声交织混合成为一体;如癌肿内出现不规则无回声区,其内可见点状或斑状高回声,多为癌肿内出血、坏死或液化。⑤弥漫型:癌肿数目众多,呈弥漫散布于整个或局部肝脏,直径多在 1cm 左右。内部回声高低不均匀。该类癌肿常伴有肝硬化,在声像图上有时很难与肝硬化结节鉴别,但弥漫型肝癌易伴发门静脉及肝静脉内癌栓和肝脏深部组织回声衰减。

D. 癌肿肝内转移征象:"卫星"灶癌结节,肝组织内巨块癌肿周围可见低回声结节,直径多在 2cm 左右。门静脉癌栓,门静脉主干或其分支内可见实质性回声。肝静脉与下腔静脉内癌栓。常见肝癌晚期,在静脉腔内可见均匀中、低回声团块,但管壁回声多为正常。

E. 癌肿对周围组织的挤压征象:较大肿块可导致肝内血管形态失常,走行移位;肝内胆管扩张;位于肝脏膈面者可引起右侧横膈抬高或局限性隆起;位于肝表面者也可压迫右肾或胆囊等脏器,使之移位。

2)彩色多普勒超声:多血管型肝癌可显示结节周围血管围绕,外周血管进入结节内部,结节内部血流丰富,分布如树枝状。少血管型肝癌仅结节周围血管围绕,结节内部常无血流探及。频谱多普勒测及动脉搏动型曲线,常为高速高阻血流信号。较大病灶液化坏死部分无彩色血流信号出现。门静脉、肝静脉及下腔静脉癌栓时可见血管腔内彩色血流信号充盈缺损。

3)超声造影表现:HCC 绝大多数为肝动脉供血,门静脉供血减少,超声造影表现为造影剂微泡动脉期快速进入肿瘤微血管内,使肿瘤快速增强,增强模式与增强 CT/MRI 检查类似,典型 HCC 超声造影表现为快进 - 快退,即动脉期高增强,门静脉期与实质期由于门静脉血供减少,并且由于病灶内缺乏 Kupffer 细胞或 Kupffer 细胞功能不全,不能摄取造影剂,而呈低增强。HCC 非典型超声造影表现主要在两方面:首先表现为动脉期增强模式,肿瘤超声造影达高峰时非均匀性增强或环形增强;其次表现为增强时相上表现为慢进 - 慢出,即肿瘤开始增强时间晚,与肝实质同步,或消退时间晚,门静脉相及延迟相未减退。非典型增强模式多为分化较好的 HCC,因其以门静脉供血为主,使得诊断困难,需要穿刺进行组织学进一步判断。肝细胞癌超声造影动脉期、静脉期及延迟期声像图表现如图 5-21-18~ 图 5-21-20(见文末彩图)所示。

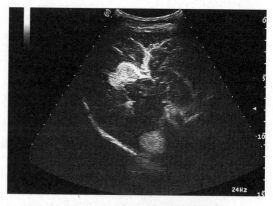

图 5-21-18　原发性肝细胞癌超声造影动脉期呈高增强

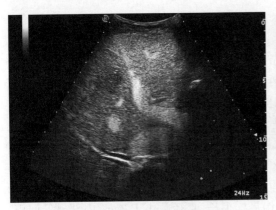
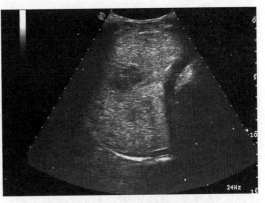

图 5-21-19 原发性肝细胞癌超声
造影静脉期呈低增强

图 5-21-20 原发性肝细胞癌超声
造影延迟期呈低增强

4)穿刺活检:凡是超声显示肝内局限性病灶,结合临床其他检查结果仍不能对其作出明确良、恶性鉴别诊断者,原则上都有指征进行细胞学检查或组织学检查。在超声引导下穿刺检查很大程度上减少了盲目性,可提高诊断阳性率。

(2)胆管细胞性肝癌(intrahepatic cholangiocarcinoma,ICC):是由肝内胆管被覆上皮发生的一种原发恶性肿瘤,远较肝细胞癌少见,占原发性肝恶性肿瘤的 5%~10%,常沿胆管浸润性生长,与肝内胆管结石、Caroli 病、华支睾吸虫感染等有关,少数患者伴有胆汁性肝硬化。

【声像图表现】

1)灰阶超声:通常无肝硬化背景,肿块回声与肝细胞癌类似,质硬无包膜。肝内胆管癌也可表现为肝内实性结节,这种胆管癌发生于周边小胆管,原发肿瘤结节周围可有小卫星灶。生长于肝门部胆管的胆管癌又称为 Klatskin 瘤,可伴有胆囊、胆总管及肝内胆管均可有相应增大或增宽。仅从二维超声来确诊肝内胆管癌一般较困难,需结合肝活检来确诊。肝胆管细胞癌二维灰阶图像如图 5-21-21 所示。

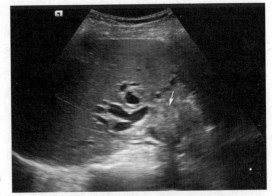

图 5-21-21 肝胆管细胞癌二维灰阶图像

2)彩色多普勒超声:肝内胆管癌的彩色多普勒表现可不同,大部分肿瘤表现为较丰富的血流信号。

3)超声造影表现:早期动脉相的增强方式可不同,但大部分表现为高灌注状态,也就是整体完全增强或病灶周边环状增强,门脉期和延迟期表现为低回声,病灶造影表现为快进-快出增强模式,部分病例肿瘤较大,中央伴有大片坏死区,造影显示中央部分坏死,中央部分造影无增强。

2. 转移性肝癌 发生在肝外的恶性肿瘤,通过血行播散或淋巴管转移至肝脏,为肝脏最常见的恶性肿瘤之一,多表现为累及全肝的大小不等的多发性结节,少数病例为弥漫性或为单发结节,病理形态与原发癌相似,较大肿块常伴变性坏死。

【声像图表现】

(1)分布部位:早期多位于肝脏边缘或肝包膜下,常随病程进展数目增多,散在或弥漫分布全肝,单发少见。

(2)包膜:转移性肝癌病灶通常无包膜。

(3)灰阶超声:①"牛眼征"或"靶形"结节:即癌结节周边有较宽的低回声晕环;内部为较均匀的高回声或等回声;高回声中央部有小片状无回声区或低回声区,为出血或坏死所致。"牛眼征"被认为是转移性肝癌的典型声像图特征。此型可出现于任何转移性肝癌,但多见腺癌肝转移。②高回声型:癌肿边界清楚,形态欠规则,内部回声显著高于周围肝组织,甚至伴有钙化,后方回声可有衰减。各部位恶性肿瘤肝转移常表现为高回声型。③混合型:癌肿边界清楚,形态较规则。内部以高回声或等回声为主,近癌肿中心区因组织坏死出现范围较大的不规则无回声区。鳞癌肝转移有发生中心坏死的倾向。④低回声型:圆形、椭圆形或稍不规则形,癌肿边界清楚,可向周围组织伪足样生长,直径常小于3cm,内部呈低回声,与低回声型原发性肝癌相似,可见于各种肿瘤的肝转移。⑤无回声型:较少见,圆形、椭圆形或稍不规则形,癌肿边界清楚,内部可见稀疏的微弱回声,增大增益可出现微弱回声,后方回声增强,多见于淋巴瘤、乳腺癌、胰腺癌、卵巢癌、黑色素瘤及肉瘤等疾病。癌肿大部分溶解坏死时声像图表现酷似肝囊肿,但病灶边界多不规则,且常为多房性,其隔膜回声呈不规则增厚,少数肿瘤内壁有乳头状突起。⑥周围组织的继发征象:转移性肝癌罕见有门静脉、肝静脉或下腔静脉癌栓出现,此点与原发性肝癌易向门静脉播散的特点不同。此外,转移癌肿不断增大时,可发生与原发性肝癌类似的肝内肝外挤压征象。转移性肝癌二维灰阶图像如图5-21-22所示。

(4)彩色多普勒超声:无特异性,转移性肝癌肿块内血流信号稀少,病变外侧或边缘处可探及少许血流信号。

(5)超声造影表现:根据原发病灶的不同特性而表现各异,在超声造影三个时相中表现出不同的特性。乏血供的转移性肝癌病灶中央常出现坏死灶,病灶在动脉期呈低增强和/或环形增强,富血供的转移性肝癌动脉期均匀性高增强,门脉期或延迟期低或无增强。主要表现以下三种形式:①动脉早期整体快

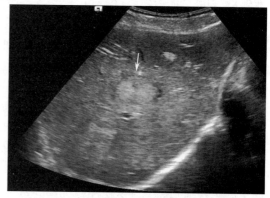

图5-21-22　多发性肝转移癌二维灰阶图像

速高增强,消退较周边肝实质迅速,动脉晚期、门静脉期和延迟期呈低增强,②病灶周边呈环形快速高增强,消退较周边肝实质迅速,门静脉期和延迟期呈低增强;③动脉期、门静脉均匀等增强,消退较周边肝实质迅速,延迟期呈低增强。多发性肝转移癌超声造影动脉期、延迟期声像图表现如图5-21-23(见文末彩图)、图5-21-24(见文末彩图)所示。

3.肝淋巴瘤

【声像图表现】

(1)灰阶超声:肝淋巴瘤在超声影像上常表现为单发或多发低回声或极低回声,形态规则或不规则,单发者边界尚清,多发或弥漫者边界多不清,肿块小者回声多均匀,大者回声多不均匀。淋巴瘤肝转移,甚至可表现为无回声,伴后方回声增强。高回声的肝淋巴瘤罕见。

(2)彩色多普勒超声:内部多有丰富的血流信号,也有研究者认为内部血流信号可多可少,阻力指数不具有特异性。肝淋巴瘤内的血流信号多稀疏于正常肝组织。还可观察到突然中断的血管及动静脉短路。

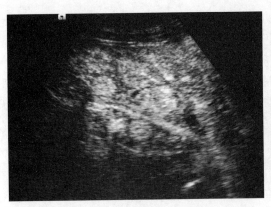 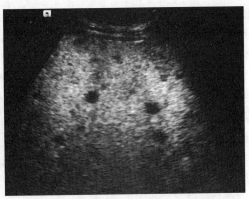

图 5-21-23　多发性肝转移癌超声造影动脉期 　　图 5-21-24　多发性肝转移癌超声造影延迟期
　　　　　　　呈高增强 　　　　　　　　　　　　　呈低增强

（3）超声造影：早期动脉相的增强方式各种各样，在门静脉相增强减慢，可呈现为负性显影（由于血供较少），与正常肝组织相比回声不均匀。

（4）穿刺活检：当临床发现肝脏肿瘤，特别是对于临床上无肝炎、肝硬化病史，癌胚抗原（CEA）、AFP 阴性且怀疑肝恶性肿瘤的患者，如果具有发热、盗汗、体重减轻、乳酸脱氢酶增高等表现时，要警惕原发或继发肝淋巴瘤，应建议行超声引导下穿刺活检。

六、肝血管性病变

（一）门静脉梗阻

1. 急性门静脉血栓　　急性门静脉血栓是指门静脉血栓形成的早期。主要危险因素：肝硬化、腹部器官恶性肿瘤、腹部炎性病灶、腹部外科手术（特别是脾切除）、骨髓组织增殖性疾病、凝血酶原因子Ⅱ基因突变等。主要临床表现：腹痛和系统性炎症反应，严重者可发生肠梗死。持续的无名热和腹痛，血浆急性期反应物升高，早期肝功基本正常，部分患者血清转氨酶一过性轻度升高。

【声像图表现】

（1）灰阶超声：门静脉及其分支扩张，血栓形成早期管腔内可见低回声或等回声团块阻塞血管，血栓后期机化呈实质性高回声充填管腔，具体如图 5-21-25 所示。

（2）彩色多普勒超声及超声造影：显示门静脉内缺乏血流信号或充盈缺损。

2. 门静脉海绵样变性　　门静脉海绵样变性是指门静脉主干或分支完全、部分栓塞，而后由其侧支静脉形成或管腔的再通所致。引起门静脉阻塞的常见原因是癌栓，其次是血栓。门静脉右支发生率高。临床上主要表现

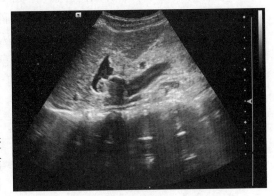

图 5-21-25　门静脉癌栓二维灰阶图像

为门静脉高压症状，如脾大、腹水甚至胃肠道静脉曲张性出血。

【声像图表现】

（1）灰阶超声：肝门区结构紊乱，肝外门静脉周围或管腔内可见多条弯曲成团的血管，呈

蜂窝状或网格状无回声区结构,在结构紊乱的肝门部仔细辨认可见管腔狭窄、壁增厚回声增强的门静脉管道,管腔内可见癌栓或血栓,部分可压迫胆道系统造成肝内外胆管扩张。可出现继发门静脉高压声像图改变,如脾肿大、脾静脉及肠系膜上静脉增宽,严重者可见腹水。

(2)彩色多普勒血流显像:在肝门区蜂窝状或网格状无回声区结构内充满色彩暗淡的彩色血流信号;门静脉狭窄者于门静脉内探及少许连续性彩色血流通过,其周围蜂窝状液性无回声区呈红、蓝相间的不连续彩色血流信号;完全闭塞或栓子充填的门静脉内则无彩色血流信号显示;如图 5-21-26 所示。

(3)频谱多普勒表现:门静脉海绵样变性区域于蜂窝状或迂曲的管状无回声区内均可探及门静脉样连续状低速血流频谱;如图 5-21-27(见文末彩图)所示。

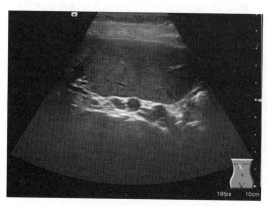

图 5-21-26　门静脉海绵样变性二维灰阶图像

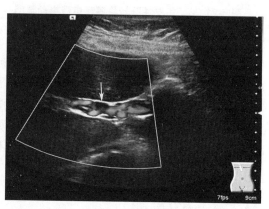

图 5-21-27　门静脉海绵样变性彩色多普勒图像

门静脉海绵样变性的侧支循环有别于门静脉高压的侧支循环:前者侧支循环是不固定的,而后者的侧支循环则有固定分支;前者侧支循环血流流入肝内,而后者侧支循环则是将门静脉内血流分流至肝外体循环系统。

(二)门静脉闭塞症

肝门静脉闭塞而引起肝内门静脉、肝动脉和肝静脉的形态学和血流动力学的广泛改变。其病因分为原发性和继发性。原发性是指门静脉结构先天性发育异常,门静脉管壁缺失,狭窄或闭锁,或脐肠系膜和肝静脉之间的静脉丛异常增生而来。继发性者原有正常门静脉的管腔结构,由于门静脉癌栓和血栓形成或门静脉内膜炎导致门静脉纤维化,此外,原发性肝癌或转移性肝癌以及周围脏器癌肿直接压迫门静脉也可引起此病。

【声像图表现】

1. 灰阶超声

(1)门静脉平行管壁和完整的管腔消失,管径变细、扭曲、阻塞形成大量侧支循环呈虫蚀样、海绵样改变,甚至主干闭塞。肝实质回声增强,分布不均匀。

(2)肝动脉代偿性扩张,呈蛇行样改变。

(3)脾明显肿大,甚至出现腹水。

(4)继发于肝肿瘤者门静脉周边可见实性肿块。

2. 彩色多普勒超声　门静脉血流频谱呈断续状,血流速度降低,血流量明显减少,甚至无血流频谱,处于完全闭塞状态;肝动脉血流加速,血流量明显增加。

根据肝动脉扩张的程度可分为Ⅰ、Ⅱ、Ⅲ度。Ⅰ度:肝内部分扩张;Ⅱ度:肝内明显扩张,肝固有动脉不扩张；Ⅲ度：肝动脉全程扩张。

(三) 巴德 - 基亚里综合征

巴德 - 基亚里综合征（Budd-Chiari syndrome，BCS），是指因畸形、肿瘤压迫、肝静脉血栓形成或先天性膜性畸形造成不同程度的肝静脉或 / 和肝段下腔静脉部分或完全阻塞，引起肝静脉回流不畅，而造成淤血性肝肿大和门静脉高压症候群。BCS 根据阻塞的原因分为原发性和继发性。原发性是静脉本身的原因，原因不明或先天性的肝静脉和 / 或下腔静脉狭窄、闭塞、膜狭窄或膜闭锁等所致；继发性为静脉外的因素，继发于肝原性或肝外疾患，如肿瘤、感染、造血系统疾病导致肝静脉的压迫或侵犯。本病发病男女比例约为 2：1，青壮年患者多见。BCS 临床根据下腔静脉或肝静脉作为分型依据，以肝静脉作为分型可分为如下四型：

Ⅰ 型：肝静脉阻塞型，占 10%~20%，南方较北方多见。本型中段肝下腔静脉常有长条状狭窄，为肝尾状叶肥大所致的假性狭窄；可分 a、b 两种亚型，a 型：肝静脉近心端膜性狭窄，远心端扩张；b 型：肝静脉广泛狭窄闭塞。

Ⅱ 型：下腔静脉阻塞型，占 50%~70%。主要为肝段下腔静脉狭窄，而主肝静脉开口在狭窄段的远心端，肝静脉血回流困难，甚至出现逆流。

Ⅲ 型：肝、腔静脉阻塞型，占 20%~30%。是上述 Ⅰ、Ⅱ 型的综合体。

Ⅳ 型：肝小静脉闭塞型，为肝小静脉广泛阻塞，主肝静脉和下腔静脉通畅，而肝静脉楔压降低，极少见。

【声像图表现】

1. 灰阶超声

（1）肝脏弥漫性肿大，尤以肝尾状叶增大明显，以肝尾状叶及右肝肿大为主，随病程进展可有肝硬化表现。

（2）下腔静脉近心段（肝后段）狭窄或闭塞，如图 5-21-28 所示。表现为局部管腔变细、消失，管腔内有膜性、实质性梗阻物或腔外有肿瘤压迫。肝段或肝后段下腔静脉膜性狭窄者管腔内探及线状低回声隔膜斜行，根据隔膜上有无孔分为膜狭窄型和膜闭塞型，远段下腔静脉及肝静脉扩张。

（3）肝静脉间交通支形成、扩张，副肝静脉开放扩张，如图 5-21-29、图 5-21-30 所示。

（4）伴见脾肿大、腹水、胆囊增大。

2. 彩色多普勒超声　彩色多普勒可见下

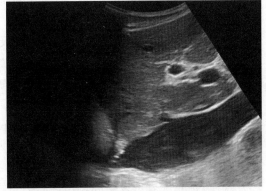

图 5-21-28　原发性 BCS：下腔静脉膜性梗阻二维灰阶图像

腔静脉、肝静脉狭窄处近侧呈花色血流信号，流速增快，膜狭窄局部可探及喷射状高速血流信号，闭塞时管腔内无血流信号（正常下腔静脉内血流速度一般为 5~25cm/s，Budd-Chiari 综合征时血流明显加速，呈五彩镶嵌色，可超过 100cm/s）。狭窄或闭塞远侧管腔扩张，血流淤滞，彩色多普勒信号暗淡，频谱显示三相波消失呈平直形，血流方向异常或速度减慢，闭塞时部分节段可探及逆向血流信号频谱；周围侧支循环丰富，血流方向异常流入侧支致侧支静脉曲张。继发性 BCS 的左肝静脉、下腔静脉及右心房癌栓致肝静脉、下腔静脉阻塞的超声图像如图 5-21-31 所示。

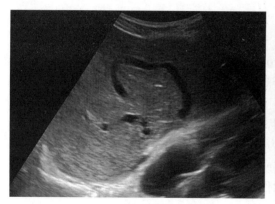

图 5-21-29　原发性 BCS：肝静脉
发育异常二维灰阶图像

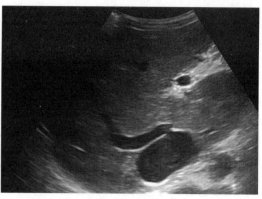

图 5-21-30　原发性 BCS：副肝静脉二维
灰阶图像

（四）先天性肝血管畸形

先天性肝血管畸形较为罕见,其导致通过肝脏血流的异常分流。分三种类型:肝动静脉间(肝动脉至肝静脉)分流,肝动脉 - 门静脉间(肝动脉至门静脉)分流,门静脉 - 肝静脉间(门静脉至肝静脉)分流。胎儿发育过程中血管形成的改变导致畸形,可以是孤立性的病灶,也可是系统性疾病的一部分。如遗传性出血性毛细血管扩张症三种类型可同时存在。临床表现根据分流的类型和程度而不同。

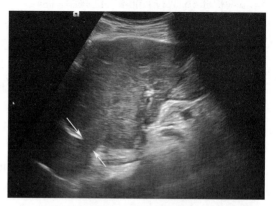

图 5-21-31　继发性 BCS：左肝静脉、下腔静脉
及右心房癌栓致肝静脉、下腔静脉阻塞

1. 先天性肝脏血管畸形　孤立性先天性肝血管异常分流可再分为高流量分流,如动静脉畸形(arteriovenous malformations,AVM)和低流量分流(门静脉体静脉分流,淋巴管畸形)。

（1）先天性肝动静脉畸形(congenital hepatic arteriovenous malformations,HAVM):一种先天血管畸形,分流的血液直接从肝动脉进入肝静脉,造成回心血量增加,异常血管之间无肿瘤组织。肝动静脉瘘通常发生在肝脏的某一叶段,多数患者临床症状不明显,多因体检偶然发现;分流量大者可发生高输出性心力衰竭、肺动脉高压、肝肿大、全身水肿、消耗性凝血病、贫血、门静脉高压等,死亡率达 50%~90%。

【声像图表现】

肝实质回声减少代之以巢状扭曲增粗扩张的血管,病变处动脉血流流速下降,血流阻力指数减低;而静脉流速增高,频谱呈搏动性。超声可进行产前诊断,在胎儿肝脏中探及多个增大扭曲的血管。

（2）先天性肝动脉门静脉畸形(congenital hepatic arterioportal malformations,HAPM):一种先天血管畸形,分流的血液直接从肝动脉进入门静脉,导致门静脉高压,发病罕见,在婴儿期和幼童时期所致的门静脉高压是可治疗的。先天性 HAPM 分为三种类型:①单支型(动脉血供为右肝动脉、左肝动脉或肝脏中动脉之一);②双支型(动脉血供为右肝动脉、左肝动脉或肝脏其他动脉分支中的两支);③复合型(动脉血供除肝动脉外还可有其他动脉,如胃动脉等,所形成的动脉血管丛)。临床表现为婴儿期和儿童期反复严重的上消化道出血,进行性肝脏杂音和脾肿大,也可产生腹水。单分支型约占总病例的 50%,平均发病年龄约 3 岁(1周岁~16 岁),单支型发病明显晚于双支型及复合型。

【声像图表现】

灰阶超声为肝动脉增粗,病变处节段性门静脉扩张,门静脉内测及搏动性血流,瘘口周围的肝实质可出现彩色斑点(振动伪像)。

(3)先天性门静脉肝静脉分流(congenital portosystemic shunts,CPSS):一种先天血管畸形,是门静脉与体静脉之间的分流,是门静脉系统发育异常所致,发病罕见,常无门静脉高压,从解剖学上分为肝内、肝外分流。此病常伴有肝脏肿瘤,包括局灶性结节增生、肝腺瘤以及肝细胞癌。当分流量达到一定程度临床表现为门体静脉分流性脑病,部分患者存在高半乳糖血症、高氨血症、精神病学障碍、智力发育迟缓。

【声像图表现】

腹部超声显示肝静脉与门静脉之间可见囊性或管状无回声结构连接。多普勒超声是确定血管性质和分流率的最有效工具,当门静脉和脾静脉为三相或二相频谱时,应仔细观察是否有门体静脉分流的存在,一般认为门体静脉分流率小于 24%~30% 时不会引起肝性脑病,即使是肝硬化的患者。

2. 累及肝脏的遗传性出血性毛细血管扩张症(hereditary hemorrhagic telangiectasia,HHT) 为血管壁发育异常的常染色体显性遗传性疾病,又称为 Rendu-Osler-Weber 病,是一种全身血管发育不良性疾病,其主要病理特点为皮肤黏膜的毛细血管、小动脉、小静脉血管壁变薄,有的部位仅由一层血管内皮细胞所组成,周围缺乏弹性结缔组织支撑,以致形成血管的扭曲扩张,并可形成血管瘤,病变可累及皮肤、黏膜及全身各脏器,其中有 8%~31% 的病例可累及肝脏,临床表现为肝脏受累,弥漫性动静脉畸形。因流经肝动静脉瘘的血流量增多而出现肝肿大,可有肝区疼痛及一定程度的压痛,局部有时可触及搏动性肿块,触之有震颤,能闻及连续性血管杂音。动 - 静脉分流可产生高动力循环状态,并可产生高排量充血性心力衰竭,可因肺的动静脉瘘而引起低氧血症、继发性红细胞增多症。肝局部缺血,门静脉高压,慢性失血或频繁而大量出血可致缺铁性贫血。

【声像图表现】

(1)灰阶超声:①肝动脉显著增宽,肝总动脉扩张内径 >0.7cm,由于肝内血管过度扩张形成,肝内动脉增多扩张;②门静脉、肝静脉扩张;③肝脏肿大,患者可有肝硬化声像图改变,及其他一些局灶性病灶,如肝血管瘤、肝囊肿、局灶性结节增生、肝内动脉瘤等。

(2)多普勒超声:肝内血管增多,肝门部动静脉增宽,流速增高,肝固有动脉血流速度 >110cm/s,肝固有动脉 RI<0.6,门静脉最大血流速度 >25cm/s。

3. 肝动脉、肝静脉及门静脉栓塞 肝动脉血栓常发生在肝脏移植的病例,而门静脉较易发生血栓和癌栓,血栓和癌栓发生率介于肝动脉和门静脉之间。

【声像图表现】

(1)灰阶超声:病变血管腔狭窄或闭塞,管腔内为实质性回声;病变血管近端(下腔静脉则为远心端)血管内径可增宽。

(2)彩色多普勒超声:显示病变部位彩色血流束不同程度变细且不规则,甚至消失,病变血管血流速度减慢。

4. 肝动脉瘤 本病少见,以肝外为主,肝内少见,病因多为动脉粥样硬化、感染、外伤或动脉壁中层先天性发育不良。声像图表现:

(1)灰阶超声:显示肝外动脉一侧瘤样或梭形外凸,可有颈部与肝动脉相通,呈波动性囊状无回声区,壁薄,较大者可见附壁血栓回声。肝内动脉瘤表现为圆形或不规则无回声区,有时内部显示细小点状回声。

(2)多普勒超声:显示瘤体与肝动脉相通,瘤体内可见杂乱的彩色信号,频谱显示瘤体内为搏动性湍流频谱,可与肝脏囊性病灶相鉴别。

(五)经颈静脉肝内门腔内支架分流术

经颈静脉肝内门腔内支架分流术(transjugular intrahepatic portosystemic stent-shunt, TIPSS)为经颈静脉途径,在肝静脉/下腔静脉与门静脉之间建立一条有效的分流通道,使一部分门静脉血直接进入体循环的放射介入性治疗技术,以达到降低门静脉压力、控制和防止食管胃底静脉曲张破裂出血和促进腹水吸收的目的。

【声像图表现】

1. 灰阶超声 肝门静脉与下腔静脉之间显示置管区强回声管道结构,管腔内透声清晰,如图 5-21-32 所示。若血栓形成,可在支架内探及实性回声团块。

2. 多普勒超声 彩色多普勒超声显示置管内花色血流信号,频谱多普勒显示为连续性、高速、宽频带血流信号,流速可达 70~200cm/s 的入肝血流。若血栓形成,置管腔内可见充盈缺损甚至无血流信号通过。

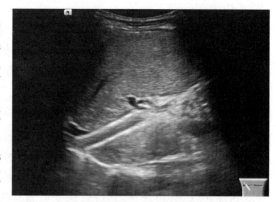

图 5-21-32 TIPSS 二维灰阶图像

七、肝移植

肝脏移植术是治疗终末期肝病的唯一有效的方法。1963 年 Starzl 施行了第 1 例成功的肝脏移植术,随着外科技术的进步,新型免疫抑制剂尤其是环孢素的问世,肝脏移植术取得了划时代的飞速发展,对于没有合理的内科或外科疗法选择的、不可逆的急性或慢性肝功衰竭的许多疾病都可进行肝脏移植术,已成为治疗终末期肝病的首选方法。肝脏移植术最主要的适应证是:肝硬化、淤胆性肝病、先天性代谢异常、暴发性肝衰竭和肿瘤。其中,肝硬化患者中肝炎后和乙醇性肝硬化是进行肝脏移植术最常见的类型。术后患者 1 年和 5 年生存率分别达到 80% 和 65%,术后最长生存者已超过 30 年。超声医学检查具有无创、简便、直观、定位准确及可动态监测观察等优点,在肝移植术前受体评估、术中血管分离和重建、术后并发症诊断和疗效监测的过程中发挥重要作用,对临床及早治疗、保证肝移植成功具有重要的作用,是移植后监测的首选影像学检查方法。

(一)肝移植术后超声检测指标

1. 移植肝大小、形态及实质回声、有无局灶性病变、有无脓肿及肝梗死。

2. 肝动脉内径、管壁结构和回声、频谱、收缩期峰值流速、舒张末期流速和血管阻力指数,检测肝动脉血流有无增快或血流信号中断等改变。

3. 肝门部门静脉最大内径、最大流速、平均血流速时间;肝静脉及下腔静脉血流频谱形态的观察,注意有无狭窄、异常频谱及血流中断。

4. 下腔静脉血流通畅情况及门静脉、肝静脉和下腔静脉吻合口内径、平均流速及频谱。

5. 胆总管内径、肝内外胆管有无狭窄或扩张、管腔内透声及吻合口连接情况。

6. 肝脏周围、胸腔及腹腔有无积液。

7. 脾脏、肾脏的形态、大小和内部结构回声及血流分布情况。

(二) 声像图表现

1. 移植肝正常表现

(1) 肝移植后早期出现移植肝脏轻度增大,实质回声稍增强,回声分布欠均匀,约 2 周可恢复至正常回声。

(2) 移植后胆管多在正常范围,少数可轻至中度扩张。

(3) 肝门处肝动脉因重建通常扭曲,内径 2~5mm,血流速度 30~100cm/s,搏动指数 0.80~1.50,收缩期加速度 <0.08s,阻力指数根据术式不同而略有差异,端 - 端吻合阻力指数 0.40~0.70,端 - 侧吻合阻力指数 0.50~0.80。

(4) 肝门部门静脉 8~14mm,吻合口处管壁可见高回声,管腔内径 >7mm,远端略扩张。移植术后门静脉管壁呈强回声,管壁较厚,管腔内未见异常回声,彩色多普勒显示血流充盈良好,早期可呈红蓝相间的双向螺旋形血流信号,1~2 周后恢复为入肝的单向血流信号。

(5) 肝移植术后肝静脉通常显示良好,术后早期肝静脉内径略细,频谱多普勒超声显示为三相或双向波。

(6) 下腔静脉吻合口处可见管壁缝线高回声信号,吻合口处内径略小于缝合处近、远端,频谱形态受心脏搏动的影响,近心端频谱多普勒超声显示为三相或双向波。

2. 肝移植术后常见并发症

(1) 急性排斥反应的症状可不明显。彩色多普勒超声判断标准:①肝移植后,肝静脉频谱形态变钝,呈低沉的单相波,可能与肝肿胀顺应性降低及中央内皮炎有关,但其他原因引起的肝细胞水肿也会产生类似波形的衰减,如胆道炎症、肝炎和上方的下腔静脉吻合口狭窄等。②移植后最初诊断正常者,后出现频谱变钝,对急性排斥反应诊断敏感性高达 92%。经抗排斥药物有效治疗后,静脉波形可恢复原有的三相波,峰值速度增高。③肝内胆管及胆总管扩张。④肝动脉阻力明显减低者。总之,彩色多普勒超声不能确诊排斥反应,但能提示排斥反应的存在,并追踪其转归,急性排斥反应确诊需依靠穿刺活检。

(2) 肝动脉血栓是肝移植后最严重的并发症之一,通常发生在移植后的 5~10 天。其发生与移植手术技术、血管细小、排斥反应、内膜分离、吻合口缩窄和成角等因素有关。肝动脉血栓的治疗效果主要取决于能否早期发现,彩色多普勒血流成像常能在移植肝出现明显肝功能损害前发现该并发症。肝动脉血栓或狭窄最可靠的诊断指标为阻力指数降低、收缩期加速度时间延长和频谱曲线形态改变。文献报道以肝动脉栓塞下游阻力指数(RI) <0.50,收缩期加速时间 ≥ 0.08s 诊断肝动脉栓塞和狭窄,诊断敏感性为 66%~81%,特异性为 76%~86%。此外,门静脉可代偿性增宽、流速增快。Nolten 等提出了彩色多普勒血流成像诊断肝动脉血栓的 5 条标准:①肝动脉血流信号完全消失。②在肝外动脉分支内直接看到动脉血流信号的突然消失。③肝外动脉消失,肝内动脉信号搏动降低。④延迟出现的上游动脉信号提示肝动脉血栓形成伴侧支循环形成。⑤在肝门区看到动脉侧支循环形成。

(3) 肝移植后并发门静脉、下腔静脉、肝静脉狭窄、血栓的发生率,以下腔静脉狭窄、血栓为最多,彩色多普勒血流成像对下腔静脉血栓的诊断较容易作出诊断。门静脉血栓发生率约 2%,原因与术中门静脉排列不良或残留段过长导致扭曲或狭窄、移植前已有门静脉血栓、

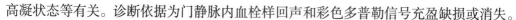

高凝状态等有关。诊断依据为门静脉内血栓样回声和彩色多普勒信号充盈缺损或消失。

（4）胆道并发症亦是肝移植后常见的并发症之一，发生率为 7%~38%，包括胆道梗阻、胆漏和胆道弥漫性改变，其中胆道梗阻最常见。胆泥是由浓缩、稠厚的胆汁和／或受损的胆管壁脱落的坏死组织集聚成带状梗塞物或铸型物。胆泥可引起胆道梗阻和上行性胆管炎，目前的发生率在 10%~29%，是肝移植后危及生命的并发症。肝移植后胆泥形成的原因尚不清楚，有学者认为肝动脉栓塞、排斥反应和严重感染是引起胆泥的病因；还有学者认为供肝冷缺血时间超过 10h，肝移植后初期的胆道水肿或胆道狭窄，以及后来形成的胆道梗阻亦是引起胆泥的主要原因。

八、超声造影在肝脏疾病诊断治疗中的应用

（一）肝局灶性病变良恶性的鉴别诊断

彩色多普勒显像对于显示肝肿瘤内的血管和判断良恶性具有重要价值，目前已广泛应用于肝脏肿瘤的检查和诊断，但对于一些流速低、血供少的肝脏肿瘤，彩色多普勒超声不能提供满意的、有价值的血流信息，超声造影剂弥补了它的不足，提高了超声检查和良恶性判断的敏感性及特异性。肝局灶性病变的组织病理学基础决定了其在影像学上表现多样性和复杂性，病灶血流灌注和增强模式的评估有助于良恶性病灶的鉴别。超声造影可以实时显示肝局灶性病变血流灌注在不同时相中表现出的特征性和特异性的血管模式，与增强 CT 及 MRI 在不同血管时相采集对比增强图像的方式相似。因其能连续动态观察肝脏病灶组织的血流灌注过程，显著提高了肝局灶性病变超声诊断的准确性。增强模式有：①快进快出：动脉期部分或整体快速增强，门脉期或延迟期快速消退呈低增强。②快进慢出：动脉期部分或整体快速增强，门脉期、延迟期消退慢于或等于肝实质，呈轻度高增强或等增强。③慢进快出：动脉期部分增强或呈等增强，门脉期快速消退。④慢进慢出：动脉期部分增强、环状增强或呈低增强，门脉期或延迟期与肝实质同步增强、消退。⑤低增强：动脉期、门脉期、延迟期均呈低增强。⑥等增强：动脉期、门脉期、延迟期与肝实质同步增强、消退。

恶性病灶超声造影动脉相多表现为弥漫或环状增强，延迟相增强信号消退；与之相反，多数良性病灶延迟相仍持续增强。常见肝局灶性病变的超声造影特征见表 5-21-2。

表 5-21-2　常见肝局灶性病变造影特征

	动脉期	门静脉期	延迟期
肝细胞癌	高增强	低或等增强	低增强
胆管细胞癌	高增强	低增强	低增强
转移性肝癌	高或低增强	低增强	低增强
局灶性结节增生	轮辐状高增强	高或等增强	高或等增强
血管瘤	环形、向心增强	高增强	高增强

（二）介入治疗的引导与评估

1. 经皮介入治疗　介入消融治疗肝脏肿瘤已广泛应用于临床，如：经皮无水乙醇注射（percutaneous ethanol injection，PEI）、经导管动脉栓塞术（transcatheter arterial embolization，TAE）、射频、微波、激光等热消融以及氩氦刀冷冻消融治疗，其中影像诊断和引导介入治疗

起主导作用。主要用于：①病灶的探查和患者的选择；②治疗方案的选择；③准确引导电极针置入靶目标；④即时评估消融的效果；⑤远期效果的随访。肝脏肿瘤的消融治疗，通常是在超声的引导下完成，介入治疗过程中超声造影能实时、动态显示肿瘤的血液微循环，使得病灶更清晰、消融更准确，同时可以发现常规超声怀疑或未发现的病灶，在超声造影的引导下可进行准确活检，提高活检的准确率和检出率，并可在超声造影的引导下进行即时消融。由于增强 CT 和 MRI 一般不能在消融的同时进行监测，很难区分是凝固性坏死还是有活性的肿瘤组织以及残余的肿瘤病灶，而超声造影可以即时评估消融的效果，如有残余病灶，有典型的肿瘤超声造影表现，即刻进行再次治疗，增加一次性消融肿瘤的成功率。并且，超声造影极大地改善了局部消融肿瘤的各个步骤，使患者得到最佳处理和疗效。在肝硬化的患者中，肝实质回声不均匀，阻碍了常规超声对结节性病变的辨认，而且对 TAE 和 PEI 治疗后残余肿瘤和坏死组织无法区分，超声造影可以清楚地显示肿瘤的位置及肿瘤的血管以及治疗后残留的肿瘤，而且评估肿瘤的治疗效果不受碘油沉积的影响，这点明显优于其他影像诊断。

2. 肝脏肿瘤术中超声造影 术中超声是评估局限性肝脏病灶最准确的技术，对肝脏肿瘤的手术方式有着很大的影响，且比 CT 和 MRI 有更好的空间分辨率。然而术中超声也有它的缺陷，不能确定病灶的良恶性和分化程度，不能提供肿瘤的血管和组织微循环的信息，不能发现很小的肝脏直结肠转移灶。而术中超声造影检查，可以提供局灶性结节的血管分布信息，并评估其良恶性和分化程度，其特异性和准确性都有很大的提高。特别是肝硬化的患者，可使病灶的发现率提高 50%，从而影响着外科切除的手术方案。

(三) 肝脏移植中的应用

在急性和慢性肝衰竭没有其他治疗方法时，肝移植是唯一的选择。准确的术前和术后肝脏血供的影像评估对增加肝移植成功率是非常重要的。彩色多普勒超声是肝脏、移植肝脏血流是否正常的首选探查方法，在肝移植术前后可以很好地评估肝脏的血管，但在晚期肝硬化时，由于技术自身原因彩色多普勒检查门静脉、肝静脉、肝动脉系统常常被阻碍。超声造影的发展，进一步改善了异常血流的探查率，减少了介入检查。超声造影剂可增强血管多普勒信号，术前发现是否存在门静脉栓子或门静脉海绵样变，并可区分是新形成的血栓还是低回声的低速血流，以便医生确定手术的方式，在肝移植的评估中起着重要角色。肝移植术后可以综合评估移植肝脏的排斥反应、肝动脉栓塞形成、肝动脉狭窄和假性动脉瘤的形成。使进一步的介入影像检查减少或推迟。

(四) 肝脏影像报告与数据系统

肝脏影像报告与数据系统 (The Liver Imaging Reporting and Data System, LI-RADS) 是美国放射学会 (American College of Radiology, ACR) 为了使肝脏影像征象描述和诊断报告标准化，减少报告的模糊性与多样性，加强与临床科室的沟通，于 2011 年发布了 CT 和 MRI 肝脏成像报告和数据系统 (LI-RADS)，主要对具有危险因素的肝脏病变发展为肝细胞癌的可能性进行分类，为肝细胞癌 (HCC) 的筛查、监测、诊断和治疗反应评估提供了标准化建议。10 年来，LI-RADS 进行了多次更新，增加了超声与超声造影肝脏影像报告与数据系统 (US LI-RADS 及 CEUS LI-RADS) 的内容，并被专业临床组织认可，2018 年被美国肝病研究协会 (American Association for the Study of Liver Diseases, AASLD) 纳入 HCC 临床实践指南。LI-RADS 的最新版本包括四种算法：常规超声 (US) 用于 HCC 监测、超声造影 (CEUS) 用于 HCC 诊断、计算机断层扫描 (CT) / 磁共振成像 (MRI) 用于诊断和分期以及治疗反应的评估。

超声相关 LI-RADS 主要有：

1. 超声肝脏成像报告和数据系统（US LI-RADS）

US-1 类：阴性，超声检查无 HCC 证据。定义：没有观察到或只有绝对良性的观察结果，如：①单纯性囊肿；②胆囊窝周围局灶性肝脂肪沉积；③先前确认的血管瘤。

US-2 类：亚阈值，检测到可能需要超声短期监视的观察结果。定义：直径小于 10mm 的病灶，不一定是良性。如：实性结节（任何回声）<10mm。

US-3 类：阳性，检测到的观察结果有必要进行多时相对比增强成像影像学检查。定义：局灶性病灶≥直径 10mm，不一定是良性或静脉内新栓子。如：①实性结节（任何回声）≥ 10mm；②实质变形；③静脉栓子，以前未确认为良性。

2. 超声造影肝脏影像学报告及数据系统（CEUS LI-RADS）

CEUS LI-RADS 1 类：明确良性。定义：影像学特征诊断为明确良性的肝脏病灶或者随访过程中明确发现病灶自发消失。如：①单纯囊肿；②典型血管瘤；③明确的局灶性肝脏脂肪浸润；④明确的局灶性肝脏脂肪缺少。

CEUS LI-RADS 2 类：良性可能性大。定义：影像学特征提示但非诊断良性的肝脏病灶结节，如可能为肝硬化再生结节或低级别不典型增生结节。标准：①各期均为等强化（a. <10mm 的明确实性结节，b. 任意大小的非明确实性结节）；②既往探查为 LI-RADS 3 类，2 年以上未增大。

CEUS LI-RADS 3 类：HCC 中度可疑。定义：不符合其他 LI-RADS 分类标准的明确实性结节。标准：①直径≥ 10mm，动脉期等强化、无任何类型廓清（各时相均为等强化）的明确实性结节；②动脉期低强化、无任何类型廓清、任意大小的明确实性结节；③直径 <20mm，动脉期等 / 低增强、轻微 / 延迟廓清的明确实性结节；④直径 <10mm、APHE（全部或部分，非轮状或周边不连续球形强化）、无任何类型廓清的明确实性结节。

CEUS LI-RADS 4 类：HCC 可能性大。定义：影像学特征提示但非诊断 HCC 的明确实性结节。标准：①直径≥ 20mm，动脉期低 / 等强化、轻微 / 延迟廓清的明确实性结节；②直径 <10mm、APHE（全部或部分，非环状或周边不连续球形强化）、轻微 / 延迟廓清的明确实性结节；③直径≥ 10mm、APHE（全部或部分，非环状或周边不连续球形强化）、无任何类型廓清的明确实性结节。

CEUS LI-RADS 5 类：明确 HCC。定义：影像学特征诊断为 HCC 的明确实性结节。标准：≥ 10mm，APHE（全部或部分，非环状或周边不连续球形强化）、轻微 / 延迟廓清的明确实性结节。

CEUS LI-RADS 5V 类：明确静脉内癌栓。分类：①静脉内明确的增强软组织，不论是否探及实性肿块 / 结节；②必须要有动脉期一定程度的明确强化，伴随廓清（不论廓清开始时间及程度）。

CEUS LI-RADS M 类：明确或可疑恶性病灶，但不特指 HCC。定义：具备 1 个或多个非 HCC 的恶性肿瘤影像特征的明确实性结节。分类：①至少动脉期存在一定强化（不论增强的形态特征和强化程度）的明确实性结节，且具备下述 1 项或 2 项：a. 相对肝脏，在造影剂注射后 60 秒内发生早期廓清；b. 廓清显著造成"凿孔样"外观。②动脉期环状强化伴随廓清（不论廓清开始时间及程度）。

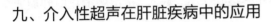

九、介入性超声在肝脏疾病中的应用

介入性超声为介入性放射学的组成部分,指在实时超声的监视或引导下完成病灶的穿刺活检、抽吸、置管引流、肿瘤消融或注药治疗、X线造影等操作,避免某些外科手术而达到与外科手术相媲美的效果,其中肿瘤消融术是当前肝肿瘤的治疗热点,包括物理消融(微波、射频、激光和冷冻)和化学消融(无水酒精和醋酸)。同时,超声介入治疗在实时、可视状态下进行操作,从而能避免对大血管、邻近脏器的损伤,治疗过程安全性高,患者痛苦少。当前开展的项目主要有:

(一) 超声引导注射疗法

1. 超声引导细针注射疗法　在超声引导下经皮、腹腔镜或剖腹术中将治疗介质注入肿瘤间质内,造成肿瘤细胞及间质组织溶解、变性、凝固坏死,达到原位灭活肿瘤的目的。细针穿刺安全,并发症少,依其液性制剂的不同可分为以下几种方法:PEI 和经皮瘤内醋酸注射疗法。适应证主要是为小于 < 3cm 的小肝癌患者,尤其适用于因肝硬化,或心、肝、肺、肾功能不全,或肿瘤位置不当等,或是因病灶多而不能手术切除的患者。对于 >3cm 以上、具有较完整的包膜者的肝癌或术后肿瘤复发者,可作为相对适应证。两者 1、3、5 年生存率分别为 95%、70%、50% 和 90%、81%、61%。

2. 经门静脉栓塞化疗　肝癌常侵犯门静脉引起门静脉癌栓或肝动脉门静脉瘘,这是肝内播散转移的主要因素之一。预防和治疗门静脉癌栓对延长患者生存期具有重要作用,由于细针穿刺安全,超声又不需对比造影术即可显示肿瘤与门静脉之间的关系,进而可实现对门静脉的高度选择性栓塞化疗术,这样可达到既治疗肿瘤又不影响正常肝组织血供的目的。

3. 经导管动脉化疗栓塞术(transcatheter arterial chemoembolization,TACE)　目前,TACE 主要在 X 线影像引导下实施,超声引导下行 TACE 的治疗对象主要为瘤周或瘤内存在扩张肝动脉的中、晚期肝癌患者,对直径 2mm 以上肝内肝动脉分支的经皮穿刺成功率可达 100%。

4. 超声引导内放射疗法　超声引导下经皮穿刺将放射性核素准确导入肿瘤间质内部,利用放射性核素衰变过程中释放的各种射线束杀死肿瘤细胞,当前主要放射性粒子有 ^{90}Y、^{32}P 和 ^{131}I 等,可有效避免损伤肿瘤周围的正常肝组织,最大限度的保护肝脏功能。

(二) 超声引导能量导入疗法

超声引导下将微波、激光、电能等各种物理能量准确导入肿瘤组织内部并在肿瘤间质内转化为热能,利用高温来促使肿瘤组织发生凝固性坏死。本法也包括直接导入低温来杀死肿瘤组织。

1. 经皮微波固化治疗(percutaneous microwave coagulation therapy,PMTC)　PMTC 为国内研究热点。在生物体中,机体的细胞内外液中含有大量的离子和水及蛋白质等极性分子,受到微波照射后,在微波场即交变电场的作用下,发生极化旋转或振动而导致组织自身生热,蛋白质发生凝固。从而达到肿瘤治疗的目的。

2. 经皮射频消融疗法(radiofrequency ablation,RA)　RA 为在超声引导下把治疗用射频电极针刺入肿瘤间质内部,当射频电流达到一定频率时,引起组织内带电荷的离子运动,在电场中剧烈振荡摩擦而产生热能,使局部的温度迅速升高达 60~115℃,造成组织的凝固性坏死,以达到破坏肿瘤细胞和周围组织的目的。治疗途径有经皮、经腹腔镜和经手术三种方式,引导方式有超声、CT、MRI 以及近几年发展迅猛的融合成像,其中超声引导下射频消融作为小肝癌的首选治疗可达到与手术切除相似的疗效,也可用于良性实体瘤的治疗。有报道应用这种方法一次消融治疗肿瘤完全坏死率达到 75%,接受二次消融治疗的肿瘤完全坏死率达到 90% 以上。

3. 经皮激光肿瘤消融术　激光是局部热疗的一种,其基本原理是将光能转变为热能而被组织吸收,局部组织升温高达 45℃以上并保持 30min 即造成肿瘤的不可逆坏死。与其他介入性治疗方法相比,激光消融最大的特点是光纤纤细,只有 0.3mm。与传统的射频、微波消融相比,激光消融技术具有定位精准、效果显著、不产生焦痂、易于止血、周围组织热损伤小、不刺激组织增生等特点,能够快速安全的达到消融目的,但现有条件下激光消融凝固范围(约 1.5cm),故对直径 >3cm 以上的肿瘤,单针难以达到肿瘤的完全性坏死。

(罗晓莉)

第二节　X 线诊断

目前应用于肝胆疾病的影像学检查较多,主要的方法包括:普通放射、CT、MRI、PET/CT、超声、核素、血管造影、胆道造影及功能成像等方法。

一、常规平片检查

(一)体位
常规采取仰卧前后位(图 5-21-33A),必要时取直立前后位和侧位。

(二)检查范围
上包膈顶,下至肝下缘盆腔。

(三)用途
X 线平片对肝胆疾病诊断价值有限且阳性率低,目前其临床应用明显受限。平片可大概了解肝脏的大小、形态、位置、密度和胆道系统的阳性结石。肝脏增大多见于肝炎、肝硬化早期、肝脏肿瘤、肝脓肿、肝寄生虫、血液系统疾病和巴德 - 基亚里综合征(Budd-Chiari syndrome,BCS)等,可表现为膈顶的升高、结肠肝曲、脾区下移,胃受压移位等。肝区密度异常:肝区高密度影包括肝内钙化灶和胆道系统阳性结石;肝区低密度影主要为肝内胆管积气、部分为肝实质内及门脉系统内积气等。

二、消化道钡剂 / 碘水造影

目的在于进一步了解肿大肝脏对胃、十二指肠和结肠肝曲的压迫和移位情况。肝癌患者常伴发肝硬化,应行钡餐检查除外食管、胃底静脉曲张,以及阻塞性黄疸与胃肠道的关系等。

检查前准备:行胃肠道钡餐患者常规均应检查前禁食和禁水 6h 以上,检查前 3 天不服用含铁、铋、钙等不透 X 线元素的药物,以免残留在肠道内影响观察。常规采用钡剂检查(图 5-21-33B、图 5-21-33C),如有新鲜消化道出血患者禁行钡剂检查,必要时可行泛影葡胺等碘水检查。

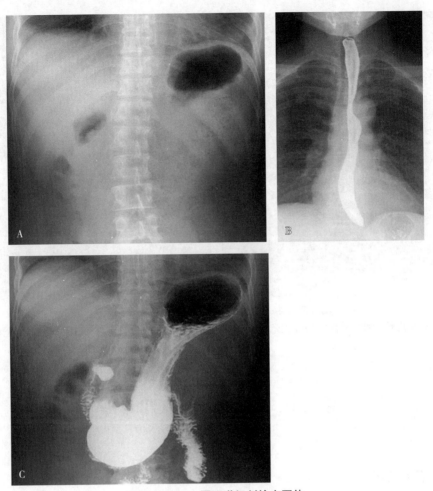

图 5-21-33 胃肠道钡剂检查图片

A. 正常上腹部仰卧前后位,可见胃及肠管内少量积气;B. 正常食管充盈像;C. 正常站立位胃充盈像。

三、食管胃底静脉曲张的 X 线表现

常规腹部平片对肝硬化诊断价值非常有限,但胃肠道钡餐检查可显示中晚期肝硬化患者食管、胃底蚯蚓状扩张的静脉。食管静脉曲张是门静脉高压的重要并发症,最主要见于肝硬化、门脉系统的血栓形成及上腔静脉综合征。

上消化道钡餐检查可见食管及胃底多发串珠状或蚯蚓状充盈缺损,食管腔轻度扩张,管壁蠕动减弱,病变常始于食管下段,后延及食管中段及胃底,极少数可波及食管上段。按静脉曲张的范围、程度及食管蠕动功能分为轻度、中度、重度。①轻度:静脉曲张最初局限性于食管下段,表现为黏膜皱襞稍增宽,可呈浅锯齿样表现。管腔可收缩排空。②中度:随着静脉曲张的发展,曲张范围超过下段累及中段。静脉增粗迂曲突向管腔,正常平行的黏膜皱襞消失,代之以纵行粗大结节样条状影,进一步表现为串珠状或蚯蚓状充盈缺损,食管边缘凹凸不平,由于黏膜下明显静脉曲张,食管腔被撑开而略显增宽,食管收缩欠佳,排空稍延迟。③重度(图 5-21-34):后期静脉曲张扩展到中上段,甚至食管全长。严重的曲张静脉占据食管壁,并使肌层受压迫而退变,食管明显扩张,不易收缩,腔内见形态不一的圆形、环状或囊状充盈缺损,管壁蠕动明显减弱,排空延迟,但管壁仍柔软可扩张。

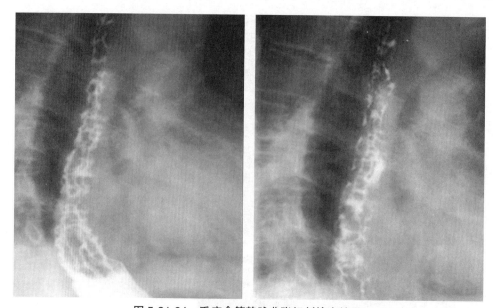

图 5-21-34　重度食管静脉曲张钡剂检查结果

食管全长可见不规则蚯蚓状和结节状充盈缺损,食管明显扩展,蠕动明显减弱,排空延迟,管壁尚柔软

第三节　CT 及 PET/CT 诊断

一、CT 诊断

(一)肝脏的解剖

肝脏是人体最大的腺体,也是体内最大的消化腺,参与蛋白质、脂肪、维生素等物质的合成、分解;分泌胆汁;吞噬、防御功能及胚胎时期造血。

1. 大体解剖　肝脏呈不规则楔形,分上、下两面,前、后、左、右四缘。第一肝门:在肝脏的脏面,有 H 形的 3 条沟,横沟内门静脉、胆总管、肝动脉出入肝脏的位置,称为第一肝门。第二肝门:腔静脉沟上端肝左、中、右静脉注入下腔静脉处。第三肝门:来自右半肝脏面的副肝右静脉和尾状叶的小静脉在腔静脉沟下段汇入下腔静脉。肝脏面 H 形的沟、裂、窝将肝脏分为:左叶、右叶、方叶、尾状叶。

2. 肝脏的分叶分段

(1)肝静脉系统:肝左、中、右静脉,肝右后静脉及尾状叶静脉。

(2)Glisson 系统:血管周围纤维囊包绕肝门静脉、肝动脉和肝管,三者在肝内分布、走行基本一致;

(3)肝 8 段划分法(图 5-21-35):Couinaud 根据门静脉及肝静脉的分布将肝脏分为 8 段,门静脉分布于肝段内,肝静脉分布于肝段间。8 分段法是临床外科和影像最为常用的分段法。以肝中静脉为界分为左、右半肝;以肝左静脉为界将左半肝分为左内(Ⅳ段)和左外叶(Ⅱ段 + Ⅲ段);左外叶以门静脉左支为界水平分为上(Ⅱ段)下(Ⅲ段)两段;以肝右静脉为界分右半肝为前叶(Ⅷ段 + Ⅴ段)和后叶(Ⅵ段 + Ⅶ段);以门静脉右支为界将右肝横向分为上下两段分别为右前上段(Ⅷ段)、右前下段(Ⅴ段),右后下段(Ⅵ)和右后上段(Ⅶ段);肝尾状叶为单独一段(Ⅰ段)。

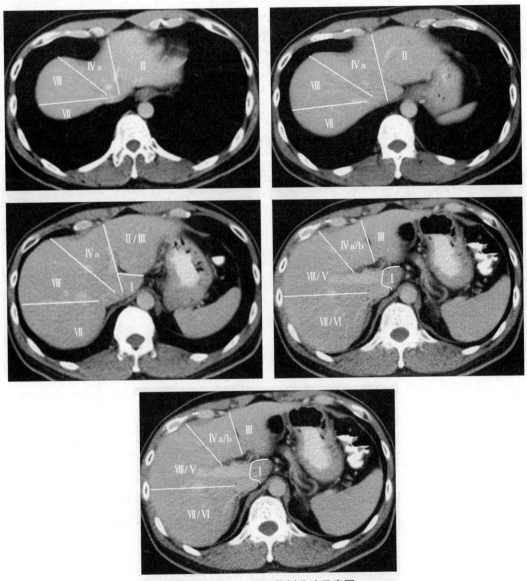

图 5-21-35　肝 8 段划分法示意图

(二) 肝脏的 CT 检查及其正常表现

1. 肝脏 CT 检查方法

(1)检查前准备:检查当天空腹,一般禁食 4~6h。扫描前 30min 口服 1.5%~3% 泛影葡胺 500~800mL,扫描前再口服 200mL 泛影葡胺,使胃和中上腹小肠适当充盈造影剂,便于辨认器官间毗邻关系,避免与腹部肿块相混淆。检查前需训练患者呼吸,以保证肝脏顺次扫描而无遗漏的区域。胃肠道内残留大量硫酸钡患者应排空后再行检查。

(2)扫描方法:分 CT 平扫、多期增强扫描和 CT 血管造影(CT angiography,CTA)。常规体位为仰卧位,扫描范围包括全肝即肝脏上缘至肝角下缘。目前 CT 增强扫描一般采用非离子型碘对比剂,因其过敏反应发生率低,一般不主张行碘过敏试验,但必须有完备的抢救器材和药品,以及完备急救方案和人员预练。有过敏反应高危因素的患者,可检查前 30min 预先注射地塞米松 10mg。一般非离子型碘造影剂无绝对禁忌证,但严重肝肾疾病患者、孕妇等慎用。增强方法目前多采用高压注射器静脉团注法,扫描动脉期、门脉期、静脉期及延迟期等期相。注意:由于碘过敏试验不能预测对比剂是否会发生严重或致命反应,所以建议不进行碘过敏试验。

2. 正常肝脏 CT 表现

(1)肝脏大小、形态:在不同层面 CT 横断面图像,肝脏形态各异。在靠近横膈肝顶部,呈类圆形或椭圆形,面积小,占据腹腔的右半(图 5-21-36A);在肝中部或肝门附件,近似楔形,面积较大,占据右侧腹腔(图 5-21-36B);在肝下部形态类似于梭形或半月形(图 5-21-36C)。

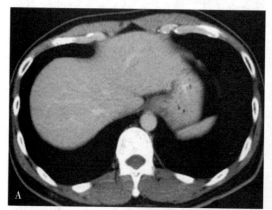
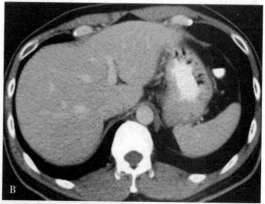
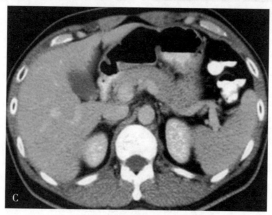

图 5-21-36 正常肝脏 CT 表现

(2)肝脏各叶结构:正中裂位于肝膈面,自胆囊切迹向后上方至肝左静脉入下腔处,此裂是区分肝左右的标志;在正中裂平面肝中静脉通过,该静脉在正中裂顶端注入下腔静脉,肝中静脉可作为肝顶部区分左、右叶的标志。左叶间裂又称圆韧带裂或纵裂,自脐切迹向后上方至肝左静脉入下腔静脉处,肝左静脉可单独或与肝中静脉汇合后注入下腔静脉右侧缘,其叶间支在裂内走行,是区分肝左内、外叶的标志。肝右静脉在后叶间裂地上部呈冠状走行,注入下腔静脉右侧缘,分隔肝右前、后叶。横裂由静脉韧带和肝门共同组成,呈左后斜向右前的低密度裂隙,其前方为左叶,后方为尾叶。

(3)肝脏实质密度:正常肝实质密度较均匀,平扫 CT 值范围为 40~70HU,高于脾脏、胰腺、肾脏,主要是因为肝细胞内含有高浓度糖原的结果。脂肪肝时平扫 CT 值低于脾脏。增强扫描能清楚显示肝左、中、右静脉及门脉主干及肝内主要分支,这些血管强化呈高密度影。门脉主干由肠系膜上静脉和脾静脉汇合而成,汇合点位于胰腺头部和颈部交界后方,向右上方斜行,通过肝十二指肠韧带进入肝门,分为门脉左右支入肝。

CT 显示肝脏与周围脏器关系优于其他影像学检查。肝脏左侧脏面有胃以及胰腺等器官毗邻;右侧脏面有下腔静脉、十二指肠、胆囊、横结肠、右肾及右肾上腺等器官毗邻。在肝脏轮廓上可呈现这些脏器相应压迹。

(三)与病毒性肝炎相关的常见肝脏病变的 CT 诊断

肝硬化是一种由多个病因引起的肝脏弥漫性病变,其特征为弥漫性的肝纤维化、细胞坏死、变性伴假小叶及再生结节形成。因此,肝硬化确诊的必备条件是肝的纤维化和再生结节。

1. 肝硬化 CT 表现

(1)肝脏大小和形态:肝脏内的脂肪浸润及肝硬化再生结节使得肝脏体积增大,中、晚期肝硬化由于纤维组织增生又使得肝脏体积缩小,以肝裂增宽为主,胆囊窝扩大,肝脏表面呈波浪状改变。通常肝右叶缩小明显,而尾状叶及左叶则可出现代偿性的增大(图 5-21-37)。

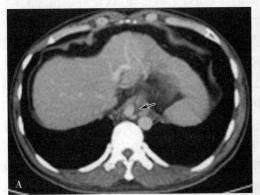
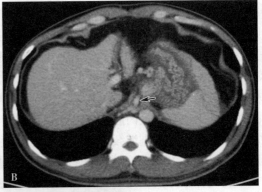
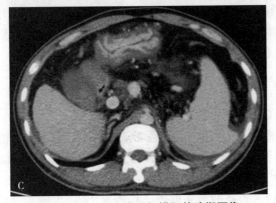

图 5-21-37　CT 增强扫描门静脉期图像

可见肝脏形态异常,肝裂增宽,肝叶比例失调,肝脏体积缩小,肝包膜增厚,肝脏边缘呈波浪状改变,门静脉主干管径增宽,直径约 1.8cm。脾脏体积明显增大,脾静脉增粗,同时可见食管胃底静脉曲张(箭头),肝周、脾周可见弧形液性密度影

(2)肝脏密度：肝硬化产生的纤维化、再生结节使得密度增高，肝细胞坏死及脂肪浸润使肝组织密度减低，局部脂肪组织浸润可出现局灶性的密度减低区。

(3)继发性改变：包括门静脉高压所引起的脾肿大，腹水和食管胃底静脉曲张等。

2. 肝细胞癌(hepatocellular carcinoma，HCC)的 CT 表现 目前，肝癌检查的影像方法主要包括彩超、CT、MRI、数字减影血管造影(digital subtraction angiography，DSA)及 PET/CT 等。超声对肝癌也具有一定的诊断价值，由于检查方便、价格便宜，可作为普查和初筛的首选方法，但定性诊断不如 CT 和 MRI。平扫加多期动态增强扫描的 CT 和 MRI 检查是目前诊断肝癌最常用、最有效、最安全、最可靠的检查手段，尤其是薄层扫描，对小肝癌的检出率明显较其他方法高，可诊断直径 5mm 左右的小肝癌。DSA 尽管是有创性检查，但可行经导管动脉化疗栓塞术(TACE)而兼具有治疗作用，其诊断灵敏度达 96%，但对再生性结节、小病灶和硬化伪影的诊断和鉴别诊断上仍有难度。PET/CT 主要临床价值在于对肝癌患者的临床分期，而非肝癌本身的诊断。

(1)原发性肝细胞癌影像表现可分为四种类型：①弥漫型：癌结节较小，弥漫分布于全肝，常伴有肝硬化，有时与肝硬化小结节难以区分；②肿块型：癌肿直径 >5cm，如果肿瘤直径 >10cm 者称为巨块型；③结节型：病灶直径 <5cm；④小癌型：单个病灶直径 <3cm，或相邻 2 个癌结节直径之和小于 3cm 者。

(2)CT 表现：巨块型和结节型平扫表现为单发或多发、圆形、类圆形或不规则形肿块，呈膨胀性生长，绝大多数肝癌边缘有假包膜，因而多数瘤灶边界清楚，这是肝细胞癌 CT 诊断重要征象；弥漫型者结节分布广泛，境界不清；小肝癌表现为肝实质内 3cm 以下类圆形肿块。肿块多数为低密度，少数表现为等密度，或在脂肪肝背景衬托下可呈高密度。巨块型肝癌可发生中央裂隙状坏死而出现更低密度区，合并出血或发生钙化，则肿块内表现高密度灶；有时肿块周围出现小的结节灶，称为子灶。多数肝癌主要由肝动脉供血，增强扫描动脉期，病灶通常出现明显的斑片状、结节状早期强化；在门静脉期，门静脉和肝实质明显强化，而肿瘤无或仅少量门静脉供血则强化程度迅速下降；平衡期，肝实质继续保持较高程度强化，肿瘤强化程度则继续下降而相对低密度表现，增强过程表现典型的"快进快出"的特征性改变(图 5-21-38)。少数肝癌为门静脉供血为主者，其强化方式相对不典型。如在动态 CT 系列图像上分别测定 CT 值并绘制时间 - 密度曲线，可见肝癌强化的时间 - 密度曲线呈速升速降形曲线。肿瘤的假包膜一般呈延迟强化表现。有门静脉、肝静脉或下腔静脉癌栓者则增强门脉期或静脉期出现静脉内低密度充盈缺损，部分患者可见转移性腹膜后和肝门区的淋巴结肿大，以及远处转移。

二、肝脏的 PET/CT 诊断

(一)肝脏的 PET/CT 检查方法

1. 检查前准备 检查当天空腹，患者通常于检查前禁食 6~8h，糖尿病患者血糖应控制在 11mmol/L 以内。静脉注射显像剂 ^{18}F-FDG 5.55MBq/kg，休息约 60min 后进行 PET/CT 扫描。进入检查室前饮水 500~800mL。

2. 扫描方法 受检者检查时要求仰卧于检查床上，双手抱头，保持平静呼吸。CT 扫描层厚 5mm，必要时减薄为 1.25mm；PET 采用 2D 数据采集方式，层厚为 5mm，扫描范围从肝脏上缘扫至肝脏下缘，包含全肝脏，一般采集 2 个窗位。数据采集后行图像迭代法重建，获得肝脏局部或全身的冠状位、矢状位和横断位的系列图像。

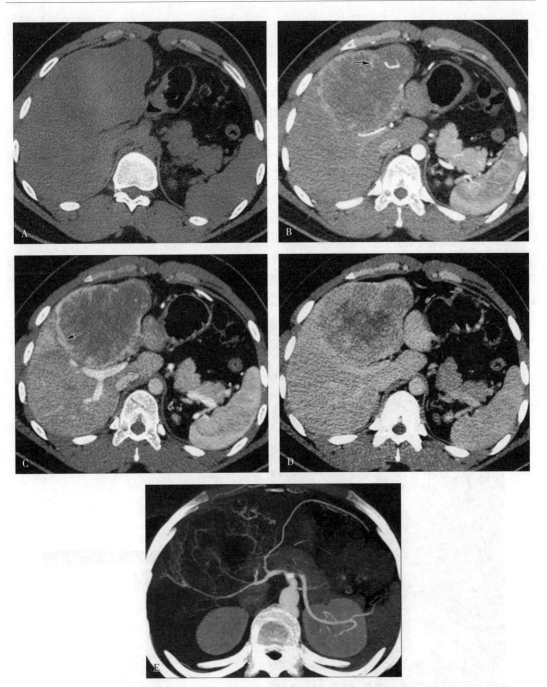

图 5-21-38 HCC 患者的 CT 平扫及增强图像

A. CT 平扫图像,肝右前叶内可见巨块状稍低密度影,大小约 10.5cm×8.3cm,CT 值为 36~46HU,其内密度不均,界限欠清,病灶内可见更低密度影;B. 增强扫描动脉期,病灶不均匀强化,CT 值约 69HU,并见多量小刷状不成熟肿瘤血管影(箭头);C. 增强扫描门脉期图像,病灶密度略低于肝脏实质,CT 值约 68HU,病灶假包膜厚薄不均(箭头);D. 3min 延迟期图像,随着时间的延长,病灶密度低于肝脏实质,CT 值 64HU,中央低密度区未见明显强化;E. 动脉期最大密度投影法重建图像示肝动脉分支明显增多供应病灶

(二) 肝脏 PET/CT 正常表现

^{18}F-FDG PET/CT 显像见肝脏放射性分布均匀、一致,SUV_{max} 为 2~3,其内未见异常放射

学分布稀疏、缺损及浓聚改变。若采用 ^{11}C- 乙酸盐 PET/CT 显像肝肾皮质显影清晰,肝脏放射性分布均匀、一致,其内未见异常放射学分布稀疏、缺损及浓聚改变。

多数文献报道对于早期肝癌的诊断价值,^{11}C- 乙酸盐示踪剂要优于 ^{18}F-FDG 示踪剂。^{11}C- 乙酸盐和 ^{18}F-FDG 示踪剂联合应用可以提高 PET/CT 显像对肝癌诊断的准确率,减少假阳性和假阴性,为肝癌患者的治疗方案选择及随访提供可靠的诊断依据。

(三) HCC 的 PET/CT 表现

肝细胞癌因肿瘤细胞分化程度不同而对 FDG 摄取的差别较大。主要由于正常肝细胞内葡萄糖 -6- 磷酸酶活性较高(K_4 较大),可使 6- 磷酸 FDG 在肝内去磷酸再成为 FDG 而逸出肝细胞。低分化和高恶性的肝细胞癌中 K_4 往往减小,导致肝细胞癌灶 FDG 摄取活跃。而高分化和低恶性的肝细胞癌,则多少保留些正常肝细胞的功能,导致癌灶摄取 FDG 不高(图 5-21-39,见文末彩图)。因此,PET 显像可以帮助评价肿瘤的分化程度,尤其在检查肝内、肝外转移灶具有独特的优势,以及疗效评判具有很大价值。联合应用 FDG 和 ^{11}C- 乙酸盐的 PET/CT 检查,可明显提高对肝癌诊断的灵敏度和特异性,但费时又费用高。目前,如何解决任何单一示踪剂的特异性不高及扫描中假阴性、假阳性的问题,是学者们研究的重点。

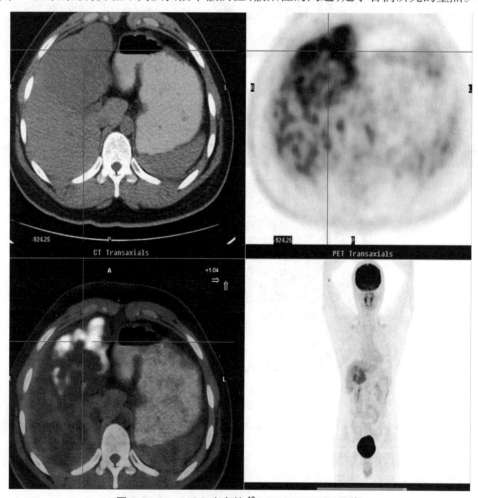

图 5-21-39　HCC 患者的 ^{18}F-FDG PET/CT 图像
肝左、右叶团块状、结节状稍低密度影,边缘尚清,较大者大小约 10.7cm×8.8cm,
CT 值约 45HU,PET 显像见异常放射性浓聚,SUV_{max}7.1

第四节　MRI 诊断

一、肝脏的 MRI 检查方法

（一）检查前准备

检查前应空腹，一般禁食 4~6h。对需行屏气扫描的患者，宜现训练屏气方法，并告知大约屏气时间。对需行增强患者可预置非金属套管针及抗凝导管。

（二）扫描方法

常规采取仰卧位，将肝脏部分放置在体部线圈中央，用腹带加压上腹部，减少由腹式呼吸引起的伪影。扫描范围包括全肝即肝脏上缘至肝角下缘。平扫常用扫描序列：T_1WI、T_2WI 横断面和冠状面，根据需要加矢状面，脂肪抑制 T_1WI、T_2WI，T_1WI 双回波的正反相位、弥散加权成像（DWI）。增强扫描：一般选 T_1WI 快速扫描系列，观察病灶增强后动脉期、门脉期、平衡期及延迟期等不同时相。注意：含钆对比剂应避免用于慢性、严重肾脏疾病、急性肾损伤、肝移植手术围手术期患者及孕妇，对碘过敏患者一般可行 MRI 增强检查。

二、肝脏 MRI 正常表现

MRI 图像，正常肝脏蛋白质含量丰富，自由水含量较少，肝组织的 T_1、T_2 弛豫时间短，T_1WI 呈中等强度的灰阶，与脊髓及胰腺相仿，肝脏信号相对高于脾脏及肌肉（图 5-21-40A）；T_2WI 则低于脾脏（图 5-21-40B）。肝内血管和胆管在 T_1WI 通常表现为低信号，T_2WI 胆管呈高信号。第二肝门处 3 根静脉在肝实质衬托下呈"鸡爪状"向腔静脉聚集。正常肝总管及左右肝管一般不被显示，在扩张情况下表现为门脉前方与之伴行的管道结构，信号略高于门脉。MRI 上观察肝脏是否正常，一般要从肝脏形态、大小、信号是否异常，肝的分叶分段是否俱全、轮廓是否光整、表现是否光滑、肝裂是否增宽、质地是否细腻、信号是否均匀、血管纹理是否走行自然等多方面去评价。

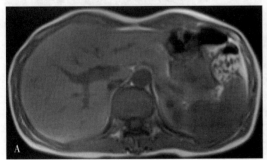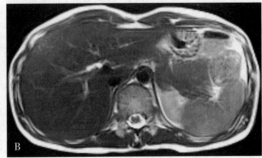

图 5-21-40　正常 T_1WI 及 T_2WI 图像
A. 正常 T_1WI 图像；B. 正常 T_2WI 图像

三、与病毒性肝炎相关的常见肝脏病变的 MRI 诊断

临床怀疑病毒性肝炎患者合并肝硬化或肝癌，且无 MRI 检查禁忌证者可首选 MRI 检

查。肝硬化早期即肝纤维化中早期阶段所引起的肝脏和脾脏形态学改变多数不明显,因此以解剖形态结构成像为主的常规影像检查无法提供有价值的诊断。近几年功能和分子磁共振成像技术快速发展,尤其是功能磁共振成像新序列的不断开发与应用,比如弥散加权成像(diffusion weighted imaging,DWI),体素内非相干性运动成像(intravoxel incoherent motion,IVIM)的 DWI 序列和水通道蛋白(aquaporins,AQPs)DWI 以及扩散峰度成像(diffusion kurtosis imaging,KDI)序列来研究肝纤维化分期。动态增强磁共振(dynamic contrast-enhanced magnetic resonance imaging,DCE-MRI)、磁共振波谱成像(magnetic resonance spectroscopy,MRS)、磁共振灌注技术(perfusion weighted imaging,PWI)及磁共振弹性成像(magnetic resonance elastography,MRE)等新技术已逐步在临床上开展,多数已进入临床实质性的应用,在诊断和评估肝纤维化方面的应用前景将十分广泛,与肝穿活检有很好的一致性,优势日益突出,可应用于高危人群的监测随访,有良好的临床应用远景,有望成为真正无创的功能检查。除了功能和分子磁共振外,超声弹性成像也在临床应用较为广泛。

1. 肝硬化的 MRI 表现 肝硬化的 MRI 表现(图 5-21-41)在形态学改变方面与 CT 相似。肝硬化再生结节 T_1WI 一般表现为稍高或等信号,T_2WI 表现为稍低信号或等信号,该信号改变与再生结节中含铁血黄素沉积有关,再生结节 T_2WI 表现低信号,且 DWI 呈等或稍低信号较为特征,借此可与结节性肝癌或血管瘤鉴别。如发现低信号灶内出现高信号或原有的 T_2WI 低信号再生结节灶转变为高信号,或 DWI 上信号增高,多提示结节癌变。门静脉高

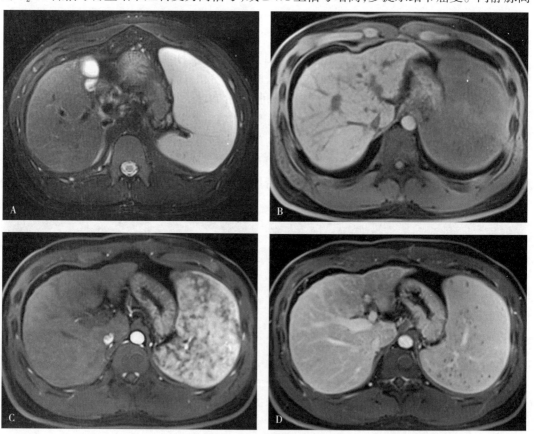

图 5-21-41 肝硬化的 MRI 表现

A. 肝硬化脂肪抑制 T_2 加权像;B. T_1 加权像;C、D. 增强扫描动脉期及门脉期图像:肝脏体积缩小,肝裂增宽,脾明显增大,T_1WI 图像可见多发略高信号肝硬化再生结节,门脉期示门静脉主干增宽

压表现为门脉主干扩张,其表现类似 CT 表现。侧支循环由于其内的流空效应,表现为明显扭曲扩张的血管或结节呈低信号灶。梯度回波序列则表现为高信号。无需使用造影剂即可识别,较 CT 平扫更具特征性。目前可通过静脉注射 GD-DTPA 后行门静脉 MRI 检查,可较清楚地显示扩张的门静脉,并能显示脾静脉及其门 - 体静脉周围侧支循环。

2. HCC 的 MRI 表现　HCC 最常见的 MRI 表现为 T_1WI 呈略低信号,T_2WI 呈略高信号,DWI 呈高信号(图 5-21-42)。有文献报道 T_1WI 呈等信号者,多为分化较好的早期 HCC,而脂

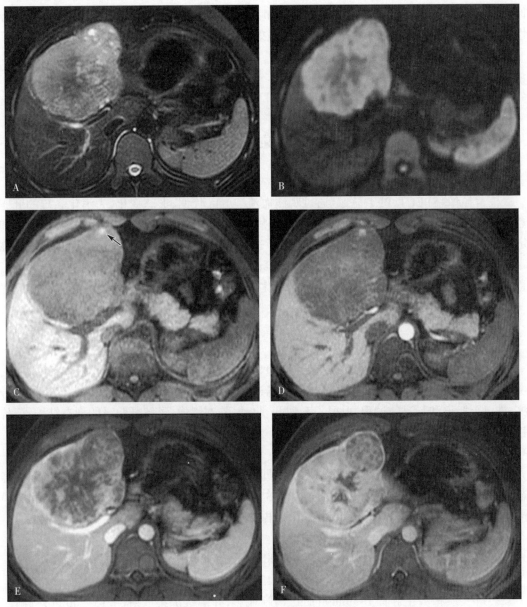

图 5-21-42　HCC 患者的 MRI 图像

A. T_2WI 脂肪抑制图像,可见肝右前叶内较大略高信号为主的病灶,内有点状更高信号影及中央低信号区,边界较清楚;B. 600s/mm² 时 DWI 图像,可见病灶为略高信号为主,中央略低信号;C. 脂肪抑制图像,可见病灶为低信号影,边界较清楚,其内有一高信号影(箭头),为出血信号;D. 增强扫描动脉期图像,可见病灶内轻微强化;E. 可见门脉期图像病灶不均匀强化;F. 可见延迟期图像病灶大部强化,中央无强化,假包膜清楚

肪变、出血、坏死、细胞内糖原沉积或铜沉积可导致病灶在 T_1WI 上呈高信号,此外,在肝血色病基础上发生的 HCC,由于肝实质在各脉冲序列图像上信号均很低,病灶一般都呈相对高信号。肿瘤假包膜可见于 40%~70% 的结节型和巨块型 HCC。Gd-DTPA 增强较为特征性的强化形式是对比剂"快进快出",其原理为这些病灶 70% 的血供来自肝动脉,延迟相上出现宽0.5~3mm 的包膜强化也颇具特征。采用特异性肝细胞摄取的对比剂,比如钆塞酸二钠(Gd-EOB-DTPA,普美显)不仅有其他钆类对比剂同样的动态增强外,在静脉注射 10~30min 内约有50% 被正常肝细胞摄取,而不含正常肝细胞的 HCC 则很少或基本不摄取,而在肝特异性期呈低信号。有助于小 HCC 与肝硬化再生结节和其他良性病变的鉴别。大多数 HCC 在肝特异性期呈现相对低信号,但约 10% 的分化程度较好的 HCC 亦可呈等或高信号。

(许尚文)

第五节 放射性核素诊断

核素显像(SPECT、PET 显像)通过观测血流、功能、代谢、形态变化,为消化系统的肝胆器官、组织的生理功能和发病机制的研究、疾病的诊断等提供重要信息。通过定性、定位和定量分析,为肝胆疾病的诊断提供有效手段。迄今为止,对于病毒性肝炎的诊断主要依靠临床和实验室检查,核素显像一般不作为常规检查手段。但是,认识病毒性肝炎的核素诊断信息,有助于判断肝炎严重程度、明确有无肝硬化以及排除肝癌。

一、放射性核素肝胆动、静态显像

(一)原理

肝细胞自血液中选择性摄取放射性肝胆显像药物,并通过近似于处理胆红素的过程,将其分泌入胆汁,继而经由胆道系统排泄至肠道。应用肝胆显像可观察药物被肝脏摄取、分泌、排出至胆道和肠道的过程,取得一系列肝、胆动、静态影像,了解肝胆系的形态结构,评价其功能。

(二)检查方法

患者平卧,静注 ^{99m}Tc-EHIDA 74MBq,立即行肝胆动态显像。60s 1 帧,共 30 帧,1h 行静态显像,若 1h 肠道无放射性,再分别于 2、4、8、12、24h 行延迟静态显像,观察肝摄取和胆道排泄功能,若肠道无显像,经治疗 10~15 天后再次肝胆显像检查。

(三)正常影像

按其动态显像顺序,可分为血流灌注相、肝实质相、胆管排泄相和肠道排泄相四期:

1. 血流灌注相   静脉注射后即刻至 30~45s。心、肺、肾、大血管、肝脏依次显影。

2. 肝实质相   注射后 1~3min 肝脏已清晰显影,并继续浓集放射性,15~20min 达高峰。此期以肝细胞的摄取占优势。以后肝影逐渐变淡。

3. 胆管排泄相   随着肝细胞将放射性药物分泌入胆道,注射后 5min 胆管内即可出现放射性。逐次显现左、右肝管、肝总管和胆囊管、胆囊影像。胆囊一般在 45min 内已显影。胆系影像随肝影变淡而更清晰,有时可见"胆道树"结构。

4. 肠道排泄相　放射性药物被排至肠道。一般不迟于 45~60min。使用胆囊收缩素评价胆囊收缩功能,若以 0.2~0.3Ug/kg 肌注,注射后 15min 排胆分数(GBEF)的正常值在 35% 以上。

(四)肝胆动静态显像在病毒性肝炎的应用

1. 乙型病毒性肝炎　由于乙型病毒性肝炎患者肝细胞受到不同程度损害,肝脏摄取和清除显像剂能力均存在障碍,乙型肝炎患者的肝管显像、胆囊显像、胆总管显像、肠道显像时间与正常人比较均显著延长,提示患者有明显胆道动力学异常。

2. 淤胆型婴儿巨细胞病毒(CMV)性肝炎与肝外胆道闭锁鉴别诊断　淤胆型婴儿 CMV 肝炎核素肝胆显像表现为肝实质显像不清晰,心、肾放射性增加,肝脏持续显像,胆系显示不清晰,部分患者肠道延迟显像或肠道无显像,对肠道无显像者经治疗 10~15 天后再次显像检查均为肠道延迟性显像,随着黄疸逐渐减退,从而排除胆道闭锁。

3. 肝脏位置、形态、大小以及肝功能评价　弥漫性肝病、肝内占位性病变包括肝癌等肝脏可以呈不同程度的肿大,肝硬化晚期时肝脏外形缩小。当肝功能受损时,随受损程度的不同,肝影呈现程度不同的模糊不清改变。

二、肝血流量、肝动脉和门静脉成分的定量测定

肝脏是唯一接受双重血供的器官,流入肝脏的血量 20%~30% 来自肝动脉,70%~80% 来自门静脉。在许多生理、病理和药物条件下,总肝血流量以及肝动脉和门静脉对肝血流的贡献均会发生改变,因而分别测定总肝、肝动脉和门静脉血流量以及门静脉 - 腔静脉分流分数具有重要意义。目前主要采用两类放射性药物,即能为肝脾主动摄取的 ^{99m}Tc- 胶体和不为肝脾主动摄取的 ^{99m}Tc- 高锝酸盐。^{99m}Tc- 胶体和 ^{99m}TcO$_4^-$ 显像评价肝血流动力学的主要优点是经济、无创、敏感、易获得,因而应用最广。

1. 慢性肝病和肝硬化　作为总肝血流指标的胶体清除率正常人为 0.369min^{-1},肝硬化者为 0.28min^{-1},可见明显降低,但酒精性肝病者为 0.368min^{-1},与正常人无显著差异。因此,总肝血流对肝病的诊断仅具有限的意义。目前一致认为 AF(肝动脉灌注分数)和 PF(门静脉灌注分数)诊断价值更高,许多患者在总肝灌注出现异常之前就有 AF 和 PF 明显改变。PF 正常人为 66%,而相应于血管造影Ⅰ、Ⅱ、Ⅲ、Ⅳ度的肝硬化患者则分别为 52%、37%、15% 和 3%。经直肠门静脉分流指数(SI)对慢性肝病提供了较好的鉴别,正常人 SI 为 4.1%,肝炎为 7.1%,肝硬化为 52.9%,有脑病者较无脑病者高($p<0.001$),常常能发现无症状的轻度门静脉循环的异常。

2. 门静脉高压　测定总肝血流量,了解 AF 和 PF,对门静脉高压术前患者筛选、预后估计和术后疗效随访均有重要价值。SI 不但能测定门静脉循环的异常程度,某些患者甚至可在影像上显示门静脉侧支循环的部位。脾斜率 / 高度比值是观察脾血流出口阻塞的敏感指标。正常人该比值为 −3.4 ± 0.4,未手术的门静脉高压组和术后分流阻塞的患者明显增高(1.1 ± 0.5),而术后分流通畅者比值正常。

3. 肝新生物　无论原发或继发性肝癌,其生长和存活均依赖于动脉血供。因而通过动态闪烁血管显像可显示动脉血化增强的肝内新生物,确定其部位和范围,增强了常规肝显像诊断占位性病变的特异性。假若进一步计算 AF,则可使敏感性明显增加。Leveson 报道 AF 诊断肝转移癌的敏感性为 96%。

三、肝脏肿瘤阳性显像

以放射性浓聚区("热区")显示肝肿瘤病灶,是放射性核素肝肿瘤阳性显像的特征。其

特点是利用与肝癌组织具有特殊亲和力的某些放射性核素、标记化合物或肿瘤特异抗体在肝癌组织中大量浓聚,病变组织呈阳性显像,直接显示肝癌,并显示其部位、大小、数量和形态,用于肝脏肿瘤包括原发性肝癌和转移性肝癌的定性和定位诊断。

(一) 亲肿瘤核素显像

目前用于阳性显像的"亲"肝肿瘤放射性核素有 ^{67}Ga、^{201}Tl 及 ^{111}In 等。

1. ^{67}Ga 肝肿瘤显像 约 90% 的肝细胞癌可选择性浓聚 ^{67}Ga。^{67}Ga 在肿瘤内积聚的机制尚有待阐明。作肝肿瘤 ^{67}Ga 显像时特别注意对肝区放射性的观察,并与肝静态显像的结果相比较。正常肝组织本身可摄取 ^{67}Ga,故可显示肝脏影像。肝静态显像所示放射性降低或缺损区有 ^{67}Ga 填充,其放射性等于或高于相邻正常肝组织者为阳性结果。

2. ^{201}Tl 肝肿瘤显像 ^{201}Tl 也能在肿瘤组织中大量浓聚。尽管 ^{201}Tl 亲肿瘤的机制尚不清楚,但目前认为与细胞膜上 Na^+-K^+-ATP 酶有关,^{201}Tl 的生物学行为与 K^+ 类似,因而能被摄入肿瘤细胞。^{201}Tl 肝肿瘤显像的注意事项同 ^{67}Ga 肝肿瘤显像。

(二) 标记药物肝肿瘤阳性显像

标记抗肿瘤化疗药物如标记博来霉素,以及标记化合物 ^{99m}Tc- 葡庚酸盐(^{99m}Tc-GH)、五价锝标记的二巯基丁二酸 [^{99m}Tc(V)-DMSA]、^{99m}Tc- 甲氧异腈(^{99m}Tc-MIBI)等被用来作肝癌阳性显像。

(三) 肝肿瘤放射免疫显像

免疫学和肿瘤相关抗原单克隆抗体技术的发展,促进了肿瘤放射免疫显像的迅速开展。近年来肿瘤放射免疫显像迅速成为研究热点,它是以放射性核素标记抗肿瘤抗体作为阳性显像剂的肿瘤定位、定性诊断方法。

(四) PET 显像

^{18}F-FDG 正电子发射断层显像除用于诊断肝癌外,亦用来估计肝癌患者的肿瘤存活情况和寻找肝外转移灶。恶性组织糖利用增强,^{18}F-FDG 是一种类似糖类的物质,可浓聚于代谢旺盛的肝肿瘤组织,摄入后用于 PET 成像。存活的肿瘤组织可主动摄取这一标记的参与代谢物质,而坏死组织则不能。使用另一种显像剂 ^{11}C- 乙酸可提高肝癌诊断的阳性率。Ho CL 等联合应用 ^{11}C- 乙酸与 ^{18}F-FDG 扫描对肝癌诊断的效率进行对比研究,结果显示,^{11}C- 乙酸的探测灵敏度为 87.3%,^{18}F-FDG 为 47.3%。联合应用 ^{11}C- 乙酸与 ^{18}F-FDG 扫描,可克服 ^{18}FDG PET 诊断肝细胞癌上的不足,明显提高诊断原发性肝癌的灵敏度。胆管细胞癌病灶一般无 ^{11}C- 乙酸高代谢,却有明显的 FDG 摄取,能鉴别胆管细胞癌与肝细胞癌,提高 PET 检查的特异性。PET 对肝癌的诊断、术后复发及转移灶的检测和分期,以及疗效评价具有重要的临床价值。

四、肝受体显像

利用放射性核素标记的配体与相应的特异性受体相结合进行器官或组织显像,是近年来发展起来的核医学显像新技术。早在 20 世纪 60 年代后期就发现肝细胞膜上的肝结合蛋白(HBP)是血浆糖蛋白的受体,它们从肝血中结合血浆糖蛋白并将其转运到肝溶酶体。后来发现,血浆糖蛋白的碳水化合物部分多数终止于唾液酸,只有在酶的作用下去除唾液酸暴露处于倒数第二位的半乳糖残基,糖蛋白才能与 HBP 结合。因此,半乳糖残基是这种受体 -配体结合的决定因素,应用 ^{99m}Tc- 新半乳糖白蛋白或 ^{99m}Tc- 半乳糖人血清白蛋白进行肝受体显像可以直接评价肝细胞功能,还可以应用于肝脏良、恶性病变的鉴别诊断和恶性病变恶性程度的评价,是核素肝显像的重要进展。

五、¹⁴C- 氨基比林呼气试验评价肝功能

¹⁴C 标记的氨基比林进入体内后即经肝脏代谢被 P450 酶氧化产生甲醛,甲醛进一步氧化变成甲酸,最后以 $^{14}CO_2$ 的形式呼出体外。氨基比林的代谢与 P450 酶的数量和活性有关,主要取决于肝细胞的数量。肝细胞数量的多少直接反映肝脏储备功能。受试者空腹,称体重后嘱呼气收集本底 CO_2,然后口服氨基比林胶囊一粒(1μCi),收集 2h 后呼出的 CO_2。计算 2h 排出率。2h 排出率 $>(7.5 \pm 1.5)\%$ 为正常。氨基比林试验能灵敏地反映各种原因引起的肝硬化、急慢性肝炎时的肝损情况,并可作为肝移植患者肝功能的评价。

(高荣光)

第六节　胆管和血管造影诊断

通过观察肝内胆管和血管的形态、位置及流动力学的状况是诊断肝胆管和血管疾病常用的方法之一,但常规的 X 线透视或摄片检查,不能显示肝内的胆管和血管。因此,需要将对比剂充盈到胆管或血管内,以显示肝内的胆管和血管,观察胆管和血管的位置、形态和胆汁或血流动力学情况,即为胆管和血管造影。肝脏炎症及其相关性疾病,如胆管炎、肝硬化和肝癌等,可有肝胆管和血管的异常,行胆管和血管的造影检查可显示肝胆管和血管的形态和病理生理的变化,为诊断和鉴别诊断提供依据。根据肝胆管和血管的解剖、生理和病理学特点,其造影的方法不同。

一、胆管造影

胆管是肝细胞分泌胆汁后排泄到肠道的通道。口服和静注对比剂,通过肝细胞分泌到胆管,或将对比剂通过插管直接注入胆管(如内镜逆行胰胆管造影和经皮肝穿刺法),都可显示胆管。前者为无创的检查方法,但对比剂进入胆道系统的量有限,且受常规 X 线分辨力的限制,胆管系统显示欠佳,现已被超声、CT 和 MRI 检查所取代。插管将对比剂直接注入胆管,虽有创,但它可以清晰地显示胆道系统,还可观察胆汁的流动力学,为胆道疾病的微创治疗提供通道,仍是临床上常用的胆道检查方法。

(一)口服法胆道造影

通过口服对比剂,经胃肠道吸收后,通过肝细胞排泌到胆管和胆囊内,以显示胆管和胆囊的方法。具体方法为:检查前一天,患者宜吃多脂肪的饮食,使胆囊内陈旧胆汁排出,晚 8 时口服蓖麻油 25~30mL,以排净大肠内的粪便。检查时再口服国产碘番酸 3g,服药后 14h 取常规俯卧位拍胆区片,胆囊显影满意后,进脂餐,此后患者取俯卧右后斜 10°~20° 位置,分别于半小时、1h、2h 及 3h 拍胆区片,观察胆囊排出功能和胆总管显影情况。正常胆管在 X 线片看起来边缘光滑、整齐,可以看到左右肝管和一些小分支,胆总管的直径不超过 1cm,向下逐渐变细如鹅毛管状,还可以看到造影剂进入十二指肠。胆囊常为茄形或梨形致密影,长 7~10cm,宽 3~4cm,位于右上腹肝下缘下方(图 5-21-43)。如胆管显影不良通常可判断

为病理性胆管。对于严重肝功能损害、黄疸为禁忌证，不宜进行此检查。

（二）静注法

将对比剂从静脉注入体内，肝脏能将这种对比剂经胆汁排入胆道，而使胆管显影。目前常用的胆道对比剂为胆影葡胺。本法进行胆囊和胆道造影往往比口服法要清楚。适用于口服造影时胆囊不显影者、有胃肠道疾病造影剂不易进入肠道或在肠道内不能很好吸收者。具体方法为：检查前的准备与口服法相同。检查时将对比剂采用滴注或者推注的方法，在20min内注入静脉，每隔半小时摄片，一共4张。如患者未做过胆囊切除，胆囊显影良好，可进脂肪餐，然后再拍片，以观察胆囊的收缩情况。一般在注药后30~40min胆总管及肝总管显示较为清楚，以后渐不清晰。于1~2h胆囊显影良好，密度均匀。正常胆管和胆囊的形态同口服法造影（图5-21-44）。静注法适用于观察胆管形态以及口服法胆管造影不良者。对于碘过敏、甲状腺功能亢进、严重心肝肾功能不全和恶性肿瘤引起的重度阻塞性黄疸者为禁忌证。

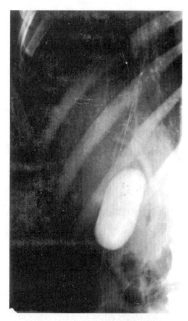

图 5-21-43 口服法胆道造影
口服胆囊造影下可显示胆囊大小形态及肝总管、胆总管，二级分支及以下显影欠清晰

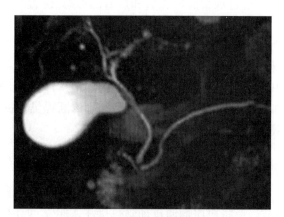

图 5-21-44 静注法胆道造影
静脉胆道造影下可清晰显示胆囊及胆系树枝状影像

（三）内镜逆行胰胆管造影

内镜逆行胰胆管造影（endoscopic retrograde cholangiopancreatography，ERCP）指将十二指肠镜插至十二指肠降部，找到十二指肠乳头，由活检管道内插入造影导管至乳头开口部，注入造影剂后进行X线透视和摄片，以显示胰胆管的技术。临床上是显示胰胆管的主要方法之一。它使成像的胆管系统可达到最大可能的范围，若插管成功，注入造影剂，可见内镜逆行胰胆管造影（图5-21-45）。同时可以进行各种治疗程序。如胆总管结石的诊疗中，以往需要外科手术治疗，存在手术创伤大、术后恢复慢、结石残余或复发等难题。在采用ERCP后只需通过十二指肠乳头小切口，即可对肝外胆管结石（图5-21-46）进行碎石、取石、清理等操作。ERCP最早的报道在1968年，随着器械和技术的进步，而在临床上得到推广应用。目前，临床上应用ERCP并不是单纯为了诊断胆管系统的疾病，因为已有了更微创和有效

的手段,如磁共振胰胆管成像(magnetic resonance cholangiopancreatography,MRCP)和超声内镜(endoscopic ultrasound,EUS),而主要应用在处理胆道的疾病。适应证主要有胆道梗阻引起的黄疸,如急性胆管炎、胆总管结石、胆道狭窄、胆漏、胆道出血和 Oddi 括约肌功能紊乱等。内脏穿孔为绝对禁忌证,凝血功能异常、无并发症的急性胰腺炎和心肌梗死都是相对禁忌证。以下简述其技术方法:

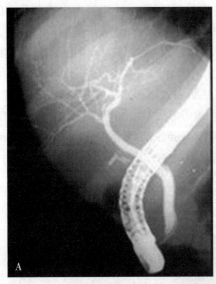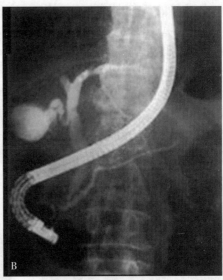

图 5-21-45　内镜逆行胰胆管造影法示胰胆管
可见胆囊及胆系树枝状影像,并清晰显示胰管走行

1. 术前准备　仔细复习患者的临床资料,包括所有的影像学检查。术前 8h 禁食、禁水。告知手术的必要性、基本步骤和风险,并签署手术同意书。选择合适的麻醉和镇静的方法,并签署同意书。对有胰胆管梗阻的患者,可以术前预防性应用抗生素。监测生命体征的变化,包括:心率、血压、呼吸和肢端血氧饱和度等。

2. 技术方法　ERCP 采用有侧视(side-viewing)的十二指肠镜,经口送入十二指肠后,通过灯光观察到十二指肠乳头,并且可以侧视孔插管进入胆总管内。操作需要在透视下完成。胆管插管成功后,可以注入造影剂显示肝内外胆管(图 5-21-47)。正常胆总管直径小于 6mm。胆囊切除术后和年龄大于 70 岁者,胆管直径可能达到 9~10mm。也可以引入导丝和其他器械,以进行诊断和治疗。应用括约肌切开器切开十二指肠乳头,有利于其他器械引入到胆管内。

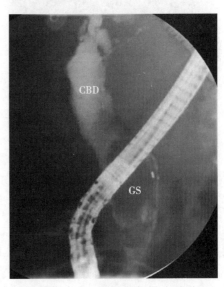

图 5-21-46　内镜逆行胰胆管造影法示肝外
胆管结石
可见胆总管(CBD)内结石(GS)影像(直径
大于 2cm)

3. 技术成功率和并发症　有经验的内镜医生 ERCP 的成功率可达 90%~95%,行 Billroth Ⅱ 胃肠吻合术后,技术成功率可下降到 60%。ERCP 不成功的患者,可以选择经皮肝

穿刺胆道造影。ERCP 也是一种有创的手段,且可发生并发症,最常见是急性胰腺炎,发生率为 2%~5%。另外,还可能有出血或穿孔等,发生率均低于 1%。

(四)经皮肝穿刺法

经皮肝穿刺法(percutaneous transhepatic cholangiography,PTC):即使用细穿刺针,自右腋中线或剑突下径路,在超声或 X 线监视引导下,穿刺入肝内胆管,再注入造影剂以显示肝内外胆管,可了解胆管的形态、胆管病变部位、程度和范围,观察胆汁的胆管内流动和分布的情况,为诊断胆管病变提供影像学证据(图 5-21-48)。PTC 是一种具有悠久历史的检查方法,最早于 1937 年被报道。但随着器材和引导技术的进步,直到近 30 年在临床上才得到广泛重视。PTC 主要用于梗阻性黄疸患者,以了解胆管梗阻部位、范围和原因。不能纠正的出凝血功能严重障碍是本术的禁忌证。近期心肌梗死病史,间位结肠和大量腹水患者是相对禁忌证。本术系有创性检查,亦可造成腹腔出血、胆瘘、胆汁性腹膜炎等并发症。目前,临床上已少用 PTC 单纯诊断胆管病变,而是为后续的经皮肝穿刺胆道引流(percutaneous transhepatic cholangial drainage)或进行其他的胆道疾病的处理打下基础。以下简述其技术方法:

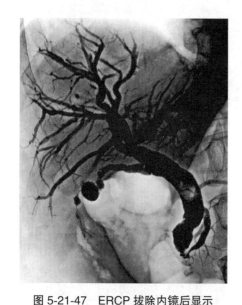

图 5-21-47 ERCP 拔除内镜后显示肝内外胆管及胰管

拔除内镜后可见肝内外胆管和胰管显影。胆总管内结石影,直径大于 6mm

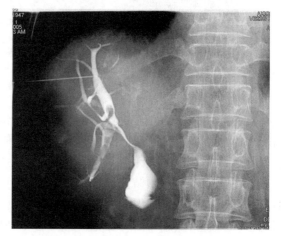

图 5-21-48 经皮肝穿刺法胆管造影

胆囊切除胆肠吻合术后,经皮肝穿刺法(PTC)获得的肝内外胆管形态影像,并可观察到肝胆管内结石和胆汁在胆管内流动的情况。

1. 术前准备 基本与 ERCP 相同。行本术还需密切关注患者的出凝血功能。凝血时间延长者,术前予以改善,如给予维生素 K,输注新鲜血浆和血小板等。

2. 技术方法 皮肤进针点的确定多优先选择右腋中线,如果患者扩张大胆管主要在左叶,或者大量腹水和间位结肠等原因,可以选择剑突下入路。常规消毒铺巾局麻后,选用 21gauge(0.7mm)穿刺针(Chiba 针)穿刺外周(3~4 级分支)的扩张胆管。穿刺可选择超声或者透视引导下完成。成功后,注入少量的对比剂,显示胆管及其对比剂的流动方向。明确后引入导丝和导管,再次注入对比剂,以观察肝内外胆管的情况。通道亦可以扩张后(可达 12~16F),引入其他器械,以进行诊断和治疗。

3. 技术成功率和并发症 胆管扩张的患者成功完成 PTC,可达 95% 以上。采用超声引导,或者结合透视引导,成功率会提高。胆瘘和胆道出血是本术较为常见的并发症。胆管内留置合适的引流管和建立通畅的胆汁引流途径,可以减少其发生。提高一次穿刺胆管的成功率是减少并发症的关键。穿刺时造成肝动脉或者门静脉的损伤,形成肝动脉胆道瘘或者门静脉胆道瘘是胆道出血的常见原因。肝动脉胆道瘘者,需要行肝动脉造影,明确后行栓塞治疗。肝门静脉胆道瘘者多可自愈。因皮肤或者肠道的细菌进入胆道,可造成感染,严重者可造成败血症和感染性休克。需要建立良好的胆汁引流通道和抗生素治疗。

4. PTC 和 ERCP 的比较 两者均为插管进入胆管内,注入对比剂,以直接观察肝内外胆管的方法。一般认为 ERCP 较 PTC 具有更加小的侵袭性,而 PTC 具有较高的成功率,两者具有很强的互补性。多数学者认为 ERCP 作为一线的方案。但胆管梗阻部位较高,如肝门部或者 2 级以上分支,或者已行胃肠道胆道手术后解剖位置改变者,可首选 PTC。

二、血管造影

无创的影像学检查方法,如超声、增强 CT 和 MRI 等,可以较清楚地显示肝脏的血管。但诊断的"金标准"仍然是肝的血管造影。血管造影可以更加清晰和全面显示肝脏的血管,且可以观察血流动力学情况,为诊断提供更加准确和全面的信息,亦可以为治疗建立通道,在临床上得到了广泛的应用。

(一) 动脉造影

采用 Seldinger 技术穿刺股动脉成功后,插管入肝总动脉,行动脉造影,常规采用非离子碘对比剂,以 6~8mL/s,总量 20~30mL 的速率注入,并连续摄片 12 秒以上,以观察肝总动脉及其分支,动脉供养器官的实质期和静脉回流的情况(图 5-21-49)。如需要进一步观察肝脏的情况,可以超选择插管进入肝固有动脉或者肝左、右动脉。如经股动脉插管不成功,亦可选择经肱动脉和桡动脉等上入路。显示肝动脉和肝实质及回流静脉的情况,可有:①常规 X 线摄片检查,已被数字减影血管造影(digital subtraction angiography,DSA)取代;② DSA,是应用计算机辅助成像。动脉插管成功后,注入造影剂之前,首先进行第一次成像,并用计算机将图像转换成数字信号储存起来。注入造影剂后,再次成像并转换成数字信号。两次数字相减,消除相同的信号,得知一个只有造影剂的血管图像。这种图像可以更清晰和直观显示血管结构。显示血管的情况,除插管进入动脉后注入对比剂外,亦可经静脉注入对比剂后,根据对比剂的循环时间观察其显示的相应的血管。如 CT 动脉造影(CT angiography,CTA),将 CT 增强技术与薄层、大范围、快速扫描技术相结合,通过合理的后处理,清晰显示全身各部位血管细节,具有无创和操作简便的特点,对于血管变异、血管疾病以及显示病变和血管关系有重要价值。

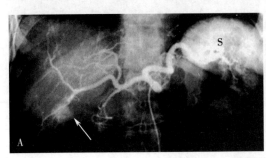
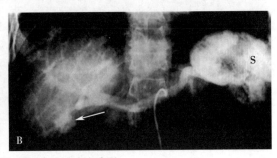

图 5-21-49 经股动脉穿刺行肝总动脉造影
A. 可观察肝总动脉及其分支,动脉期可见肝右下富血供性占位病变(白色箭头);
B. 静脉期可见脾静脉和门脉干及其分支显示

本节主要介绍的是临床上常用的DSA。其适应证主要是：①观察肝脏动脉和门静脉等血管的病变和解剖变异，如血管畸形、动静脉瘘、血管狭窄或动脉瘤。②为肝脏占位性病变的位置和性质的诊断提供影像学证据（图5-21-50）。对富血供的病变，有可能发现直径小于5mm的病灶。③为经肝动脉的治疗建立了途径。如肝肿瘤的化疗栓塞、出血动脉的栓塞等。其禁忌证是相对的，主要是出凝血功能严重障碍和肾功能衰竭。肝动脉造影虽然是有创的检查，但其严重并发症的发生率低于1%。主要与动脉穿刺插管、对比剂的应用等相关。

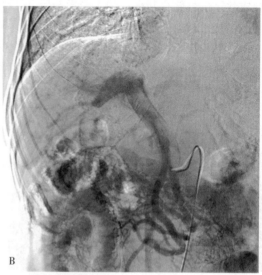

图 5-21-50　肝动脉造影

显示肝癌并门脉右支及主干癌栓，动脉期可见供养静脉癌栓的数条并行细小动脉（条纹征），为癌栓的供养动脉。RHA：肝右动脉；GDA：胃十二指肠动脉；SA：脾动脉。

（二）门脉造影

对比剂进入并显示门脉系统的形态分布，包括：门脉属支（肠系膜上、下静脉和脾静脉及其分支）、门脉干和门脉的分支（门脉左支和右支及其分支），同时可以观察门脉血流动力学状况。门脉造影可以为门脉相关疾病的诊断提供依据，也为经门脉的治疗提供解剖学基础和途径。根据对比剂进入门脉的方法不同，可有以下3种途径：

1. 间接门脉造影　间接门脉造影即插管入脾动脉和/或肠系膜上动脉后，注入4~5mL/s，总量25~30mL造影剂，延长观察时间，不仅观察动脉期和实质期，还要观察对比剂回流后显示的门静脉期（图5-21-51）。间接门脉造影的操作相对简单，但通过对比剂的回流显示门脉，可受门脉循环时间和对比剂量的影响，且无法用来测量门脉压力。

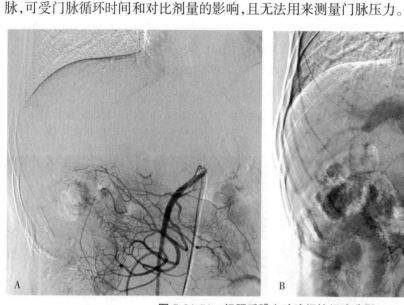

图 5-21-51　经肠系膜上动脉间接门脉造影

A.插管入肠系膜上动脉注入造影剂；B.经肠系膜上静脉回流后，可显示肠系膜上静脉、门脉干和门脉的分支

2. 直接门脉造影　直接门脉造影即通过穿刺插管进入门脉的属支或门脉干,然后注入对比剂,造影观察门脉系统的情况和门脉血流动力学,可作为诊断门脉病变的"金标准",也可作为门脉系统病变的治疗途径。其入路有:①经皮肝途径。多首选经右腋中线附近,采用21~22g的穿刺针穿刺门脉的右支及其2~3级分支,成功后引入导管进入门脉干。困难时,亦可选择经剑突下穿刺门脉左支及其分支(图5-21-52)。②经左腋中线附近采用21~22g的穿刺针穿刺脾静脉分支,然后插管进入门脉干(图5-21-53)。③经颈静脉,采用特殊的穿刺针经肝静脉穿刺肝内门脉分支[transjugular intrahepatic portosystemic stent-shunt(TIPSS)途径,图5-21-54]。④其他少用途径。如通过外科手术的方法,分离出肠系膜上静脉的分支,然后直视下插管入门脉等。常用的是经皮肝入路。穿刺可以在超声或(结合)透视引导下完成。门脉插管成功后,可注入适量的对比剂,行门脉DSA,显示门脉的情况,同时可经导管测量门脉的压力。采用导管导丝技术,可行超选择性插管进入门脉的属支或者门脉的分支内,同时可造影和测压。本法虽有一定的创伤,但是诊断门脉病变的"金标准"。其适应证为:①观察门脉系统,包括:门脉属支、门脉干及其分支血管的病变和解剖变异,如门静脉瘤、门静脉狭窄或闭塞、门静脉侧支循环的开放和门静脉海绵样变等。②为门静脉高压的诊断提供证据。测量门静脉压力持续升高(>10mmHg),即为门静脉高压。③为经门静脉的治疗建立了途径。如肝恶性肿瘤区域门静脉的栓塞以促进正常肝的代偿,出血门静脉分支的栓塞,建立肝内门静脉和腔静脉的分流道(TIPSS)以降低门静脉压等。其禁忌证是相对的,主要是出凝血功能严重障碍和肾功能衰竭。门脉系统慢性完全性闭塞并血管成条索状改变,可能导致门脉穿刺插管失败。本法的并发症主要来源于穿刺插管途径的损伤造成的出血,栓塞造成的门脉血栓形成等。采用有效的方法准确的栓塞肝内的穿刺入路,可减少出血的发生,如用明胶海绵条、钢圈和组织胶等。穿刺过程中损伤肝动脉的分支亦是术后出血的原因之一,必要时行肝动脉造影明确和行栓塞术。

3. CO_2 间接门脉造影　经颈静脉导管(多用球囊导管)送入并楔入肝静脉内,然后通过专门设计的二氧化碳注射装置,注射一定量黏滞性极低的对比剂 CO_2(多为20mL),CO_2 通过肝实质逆行进入门脉内,并在门脉内弥散,通过 DSA 可显示门脉系统。亦可通过 21~22g 的穿刺针,直接穿刺肝实质,然后注入 CO_2。完成造影后,CO_2 气体会迅速与血红蛋白结合,通过肺部进行呼吸交换排出体外。CO_2 造影具有无毒性、无致敏性、可溶解等优点,而且经济实惠、创伤小。但图像有时不如碘对比剂显示清晰。多用于 TIPSS 中,行"侦查性"显示门脉系统的解剖位置,以利于门脉的穿刺。

（三）肝静脉造影

穿刺插管进入肝静脉后造影可以显示肝静脉系统并测静脉压,包括:肝左静脉、肝中静脉、肝右静脉和肝短静脉等(图5-21-55)。其入路有:经颈静脉、经股静脉和经皮肝穿刺。主要用于诊断和鉴别诊断巴德-基亚里综合征和心源性门静脉高压等。

肝静脉压力梯度(hepatic venous pressure

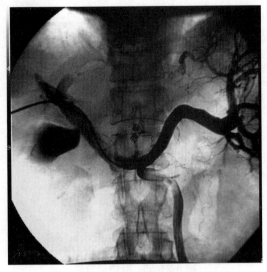

图5-21-52　经皮肝途径门脉造影
经皮肝穿刺门脉干成功后,引入导管,造影显示脾静脉、肠系膜下静脉和门脉干及其分支。并行钢圈栓塞胃冠状静脉

gradient, HVPG）：经颈静脉插管测定肝静脉楔压与游离压，两者之差即为 HVPG，反映门静脉压力的大小。正常 HVPG < 5mmHg，若 HVPG > 10mmHg 则为门静脉高压。其方法为：常采用经颈静脉途径，穿刺成功后，在导丝的引导下，将导管选择性插入肝右静脉或肝中静脉，由于肝中静脉斜行汇合到下腔静脉，往往易于插管成功。然后，经导丝更换 Fogarty 导管（5~7F）引入到肝中静脉，注入稀释的碘对比剂充盈 Fogarty 导管的球囊，阻断肝静脉的血流（图 5-21-56）。经 Fogarty 导管的尾端测量肝静脉楔压。然后抽瘪球囊，恢复肝静脉的血流，再次经 Fogarty 导管的尾端测量肝静脉压（即游离压）。

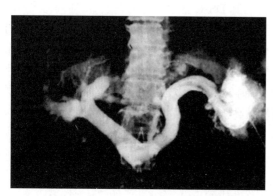

图 5-21-53 经皮脾穿刺门静脉造影
经皮脾穿刺行门脉造影，可显示脾静脉、
门脉干及其分支

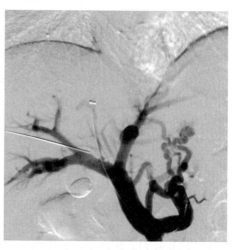

图 5-21-54 经 IPS 途径门静脉造影
经 TIPSS 途径穿刺门脉成功后，置管于脾静脉造影。可清晰观察门脉系统及其侧支的情况及门脉血流动力学状况

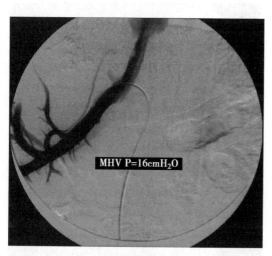

MHV P=16cmH$_2$O

图 5-21-55 肝静脉造影
经股静脉途径插管进入肝中静脉（MHV）行造影，可观察肝静脉形态、血流动力学的情况。

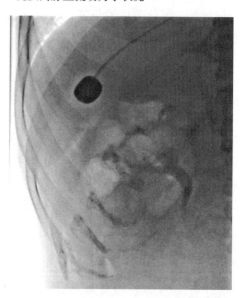

图 5-21-56 肝静脉压力梯度（HVPG）测定方法
Fogarty 导管送入肝中静脉，其球囊被稀释的造影剂充盈，阻断肝静脉的血流。可测量肝静脉压力梯度

（陈　勇）

第七节 肝脏纤维化非侵入诊断

肝纤维化是各种病因导致肝组织慢性损伤与修复反应的共同重要病理过程。目前肝纤维化的诊断主要依靠肝穿刺活组织检查、血清学及影像学。作为肝纤维化的"金标准"的肝穿刺活组织检查,因存在取样误差、观察者偏倚、不适合多次进行等缺点限制了其临床应用。血清学单一指标及构建多个指标的无创预测模型,因其特异性低,无法准确地反映肝纤维化程度。B超、MRI等影像学手段无法对肝纤维化定量,且灵敏度不高。近年来,基于肝脏瞬时弹性成像(transient elastography,TE)的FibroScan技术,通过肝脏硬度值(liver stiffness measurement,LSM)检测来判断肝纤维化,已广泛应用于临床。

一、应用概述

(一)原理及历史

瞬时弹性成像仪是基于超声原理和瞬时弹性图技术,探头前端的超声转换器是固定在电动力转换器上的,电动力转换器产生瞬时的震动,产生剪切波,低频瞬时剪切波在不同硬度的组织中传播速度有明显不同,通过低频检测剪切波速度与组织硬度正相关的特征,来准确定量地计算组织硬度,从而反映纤维化程度。TE技术检测肝脏组织的范围相当于肝穿刺活组织检查取材标本量范围的100倍,在反映肝脏纤维化病变程度上更有代表性。由于其无创、快速、定量、可重复的优点,该技术已经被广泛应用于肝纤维化的诊断中。目前瞬时弹性成像技术已经被欧洲肝病学会、美国肝病研究协会、亚太肝病学会以及中华医学会肝病学分会列入临床指南。法国某公司最初在2002年研制的一维瞬时弹性成像系统称为FibroScan,2003年法国学者首先报道利用肝脏瞬时弹性成像技术测量肝脏硬度值(LSM),对肝纤维化程度进行定量评估。早期TE缺点是:检测位置选择依赖于操作者经验;无法很好地避开大血管等影响因素;对于肥胖患者检测失败率高等。近年来,XL-TE型探头瞬时弹性仪解决了部分肥胖患者因肋间隙窄或脂肪厚度原因导致的检测失败,提高了成功率。

2013年研发了新一代瞬时弹性成像技术,结合B超影像技术定位的肝纤维化诊断仪(FibroTouch)用于临床,降低了对于肥胖患者的检测失败率高的问题。它的特点是,二维影像引导可以帮助操作者避开大血管、囊肿、结节等影响因子,选择均匀、厚度合适的肝组织进行弹性检测,使得检测结果准确性和成功率都得到提升。第三代瞬时弹性成像算法,在提高计算准确度的同时,将单次肝脏测定时间缩短至1秒之内;宽频探头技术保证了信号对皮下脂肪的有效穿透,从而保证了对于高体重指数(BMI)患者的检测成功率。此外,FibroTouch利用声能量衰减与肝组织脂肪含量的关系,定量给出肝组织脂肪变参数,有助于脂肪肝患者脂肪变和肝纤维化的并行定量检测。目前FibroTouch也得到了临床的验证。

(二)有效评估及检测要求

1. 评估的结果以LSM和四分位间距(interquartile range,IQR)表示。可靠的TE评估应符合以下3个特征:①至少测量10次;②测量成功率≥60%;③IQR和中位数的比值(IQR/M)≤0.3。并且建议每一位患者至少进行10次有效测量。

2. TE检测应按照与现有指南一致的标准方案进行操作,患者取仰卧位,右臂完全外

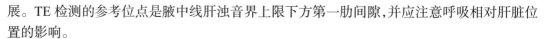

展。TE 检测的参考位点是腋中线肝浊音界上限下方第一肋间隙,并应注意呼吸相对肝脏位置的影响。

3. TE 和禁食 FibroScan 的早期操作说明中不要求禁食。但近来研究提示进食可影响肝脏硬度,确切机制不明,可能与进食后门静脉和肝动脉血流改变等因素有关。进食后LSM 的增加值与肝纤维化程度有一定的相关性。无论肝纤维化程度如何,肝脏硬度在进食后 2h 均能回归基线水平。

二、在临床中的应用

(一)在慢性肝病中评估肝纤维化程度

1. TE 检测与 CHC 肝脏纤维化评估 2003 年首次研究中对照了 91 例 HCV 患者肝活检以及 TE 检测结果,研究者观察到:TE 在肝硬化患者中一致性达 99%,在进展期肝纤维化患者中有效性达 88%。通过 TE 数值的评估表明肝脏硬度测定和 Metavir 肝纤维化评分密切相关。2008 年另一项研究对照了 150 例 CHC 患者肝活检及 TE 检查结果,发现在判断F ≥ 2、F ≥ 3 或者肝硬化的患者中,其工作特征曲线下面积(AUROC)值分别为 0.91、0.99和 0.98。另一项纳入 1 202 例 HCV 患者的研究中,采用 TE 来判断肝纤维化程度,结果提示判断 F1、2、3、4 的 AUROC 分别为 0.879、0.889、0.941 和 0.970。多中心研究及荟萃分析(meta 分析)显示:在 HCV 患者中 TE 判断明显纤维化的 AUROC 为 0.86,灵敏度和特异性分别为 75% 和 84%;而在判断肝硬化方面,AUROC 为 0.94,灵敏度和特异性分别为 86% 和89%。欧洲肝病学会(EASL)关于 CHC 的处理指南指出:TE 可用来评估 CHC 患者的肝纤维化;联用多种血液学试验,或联用 TE 和一种血液学试验,有助于提高诊断准确性,减少肝穿刺活组织检查的必需性,从而解决诊断不确定的问题。

2. TE 检测与 CHB 肝脏纤维化评估 曾对 161 例 CHB 患者比对肝脏活组织检查和TE 测量值,研究结果显示 F0 期的 AUROC 是 0.85,≤ F2 期的 AUROC 是 0.87,≤ F3 期的 AUROC 是 0.93;另一项研究发现采用 TE 来判断肝纤维化,判断 F ≥ 2、F ≥ 3 和 F=4的 AUROC 分别为 0.85、0.91 和 0.90。一项荟萃分析显示,TE 判断 F ≥ 2、F ≥ 3 和 F=4 的AUROC 分别为 0.859、0.887 和 0.929,灵敏度分别为 74.3%、74.0% 和 84.6%,特异性分别为78.3%、63.8% 和 81.5%。但在实际工作中,多数国内医师认为 TE 对 CHB 患者肝纤维化的判断准确率不可靠:对于明确肝硬化患者 TE 处于高值区域,但对于纤维化 2~3 级的患者测量 TE 可信度较差。此外,ALT 升高等多种情况均影响到 TE 值的测量,更降低了 TE 的可靠性。

3. TE 检测与非酒精性脂肪性肝病肝脏纤维化评估 一项对 234 例非酒精性脂肪性肝病(non-alcoholic fatty liver disease,NAFLD)[目前国际专家共识已用"代谢相关脂肪性肝病(MAFLD)"取代"非酒精性脂肪性肝病"的名称。本书暂时沿用非酒精性脂肪性肝病一词。]患者进行肝纤维化评估的研究结果显示,FibroScan 诊断肝纤维化的有效性仅 52.56%;另一项前瞻性研究纳入 219 例 NAFLD 患者,结果表明 TE 对肝纤维化诊断的可靠性比CHC 患者低。TE 对 NAFLD 患者显著肝纤维化的评估,其 AUROC 是 0.80,灵敏度是 76%,特异性是 80%;对肝硬化的 AUROC 是 0.94,灵敏度是 78%,特异性是 96%。值得注意的是,对于严重肝纤维化(F3)和严重脂肪变性(≥ 33%)的 NAFLD 患者来说,LSM 的值比预期的要低,却和轻度的肝纤维化(F1)及很少的脂肪变性(<33%)的患者相似。在 NAFLD 患者中 LSM 的界定有待于更多的研究证实。

（二）抗 HBV 治疗评估效果

许多研究提示在 CHB 抗病毒治疗后 LSM 下降。但由于多数研究缺乏再次肝穿刺活组织检查，因而难以区分抗病毒治疗后 LSM 的改善与肝脏坏死性炎症活动度下降和肝纤维化改善各自的相关性。有研究对 53 例经肝穿刺活组织检查或临床证实的进展性肝纤维化和肝硬化患者进行抗病毒治疗平均 51 个月，结果发现所有肝硬化患者在入组时 LSM ≥ 11.0kPa，而在治疗后 LSM<7.2kPa、8.1~10.9kPa 和 ≥ 11kPa 的比例分别约为 35%、12% 和 53%。我国台湾地区小样本（71 例）研究表明 CHB 患者 LSM 的下降并非肝纤维化组织学改善的可靠标志。因此，澳大利亚肝病学会关于 TE 在 CHB 患者中的应用中建议：肝纤维化评估仅是决定处理策略、治疗建议和随访计划的诸多因素之一，TE 结果的解读应当只作为专科医师需要了解的信息之一。

（三）对 HCC 发生风险进行评估

日本学者研究以 FibroScan 手段对 516 例输血后 CHC 患者随访，试图确定 TE 测量是否可以用于预测 HCC 发生，研究发现共 225 例在随访期发展为 HCC。未进展至 HCC 的 CHC 患者，其 TE 值与疾病进程有关；进展到 HCC 的 CHC 患者 TE 值明显高于未患肝细胞癌的患者。我国台湾地区一项前瞻性队列研究建立 LSM-HCC 评分模型以预测 HCC 发生可能性，指标包括 TE、年龄、白蛋白和 HBV DNA 水平，研究发现 LSM-HCC 评分系统可预测 HCC 的发生。因此 TE 也可预估 HCC 风险，但这方面仍需要进一步研究 LSM 在预测中的权重。

（四）预测 / 评估门静脉高压

门静脉高压是慢性肝病常见的并发症之一，评估门静脉高压的方式包括内镜检查及肝静脉压力梯度测量值。TE 作为一种非侵入性方法用来评估门静脉高压是一种新颖的尝试，LSM 和 HVPG 及食管静脉曲张的出现有很好的相关性。曾有研究对 183 例肝硬化患者进行 FibroScan 及胃镜同时检测，肝硬化患者 LSM 中位数为 33.66kPa，存在重度食管静脉曲张患者 LSM（51.24kPa ± 1.61kPa）明显高于其他患者（9.81kPa ± 1.82kPa）。另一项 117 例代偿性肝硬化患者的横断面研究中，发现 LSM 对于鉴别临床显著的门静脉高压的患者（HVPG >10mmHg；AUROC 0.88）是最佳的非侵入性诊断变量。需要指出的是，这些研究的可靠性尚需进一步证明。

三、TE 的不足之处

尽管目前国内外临床资料显示超声弹性成像是一种较有价值的无创诊断肝纤维化的手段，但超声弹性成像好坏取决于仪器性能、操作者水平等因素；在肥胖、肋间隙狭窄、腹水等患者操作的失败率较高，患者的转氨酶与胆红素水平对肝脏硬度值的准确性也会产生影响。目前 FibroScan 对纤维化分期的数据有较大的重叠，对限定值的划分不统一，需进一步加大采集样本资料。其能在多大程度上取代肝穿刺活检尚无统一的定论。

（曾达武　董　菁）

第二十二章

肝穿刺活组织检查

肝穿刺活组织检查(liver biopsy)是用穿刺针吸取少量肝脏组织进行病理检查的一种有创检查方法,是临床急、慢性肝病,未明原因肝功能异常,未明原因肝脾肿大,肝内占位病因诊断及选择治疗方案的重要工具。肝脏活检不仅有助于各种肝病的诊断与鉴别诊断,还可用于肝脏疾病临床疗效的评价。*Guideline on the Use of Liver Biopsy in Clinical Practice* 指南首次全面阐述了肝脏活检的方法、适应证、禁忌证及并发症。近年来,随着医学技术的飞速发展,特别是影像技术及药物疗法(如病毒性肝炎的抗病毒药物治疗)的进步和肝移植术等,大大促进了肝脏疾病的诊断和治疗,由此,也使得作为肝病诊断重要手段的肝脏活检技术取得了新的进步,临床应用也更加广泛。

目前临床最常用的肝脏活检方法包括经皮肝穿刺活检、经颈静脉肝穿刺活检和腹腔镜下肝脏活检3种。临床上最常使用的是经皮肝穿刺活检,特殊情况下采取经颈静脉肝穿刺活检,腹腔镜下肝脏活检一般是术中或需要观察肝脏表面形态色泽时才采取的一种肝活检方法。

第一节　经皮肝穿刺活检

经皮肝穿刺活检(percutaneous liver biopsy,PLB)是目前最普遍、最快速、临床应用最多的肝活检技术,已成为不少医院的常规检查方法。操作是在利多卡因局麻下进行,要求患者在呼气末短暂屏住呼吸,之后迅速进针。

一、穿刺方法

经皮肝穿刺活检所用的穿刺针有吸取活检针(Menghini 针、Surecu 针、Klatskin 针、Jamshidi 针)、切割活检针(Tru-cut 针、Vim-Silverman 针)和有可调式弹射机械装置的切割针(ultra-cut needle)即自动活检针。自动活检装置即活检枪发明于 20 世纪 80 年代初,使组织学活检技术取得很大进展。活检枪快速穿刺术安全快捷,易于操作,目前广泛用于临床。其中,Menghini 针和 Tru-cut 针是最常用的两种穿刺针,临床通常使用的穿刺活检针可分为外径 ≥ 1.0mm［14~19gauge(0.9~1.6mm)］的粗针和外径 <1.0mm［≥ 20gauge(0.8mm)］的细针。不同的穿刺针需要采取不同的穿刺方法。

(一)抽吸法

采用 Menghini 针 1 秒负压抽吸法,在穿刺针进出肝脏的同时依靠抽吸注射器(用橡皮管与穿刺针连接)产生负压将肝组织吸入穿刺针内,并保持在注射器的针芯中。由于穿刺和抽吸均在同一时间完成,传统上是双人操作,需要术者和助手熟练配合,容易出现取材不理想或穿刺失败。改良单人 Menghini 针抽吸法,为单人操作,简单易行,穿刺针在肝内停留时间较短,穿刺成功率和取材满意度均优于传统的 Menghini 针 1 秒负压抽吸法。抽吸法的优点是设备简单(只需要有穿刺针和注射器)、费用比较低,在基层医院就可以开展。另外,Menghini 针的针尖相对较钝,遇到结缔组织丰富的大血管、胆管可以将其推开,因此,引起出血和胆道损伤的风险较低,并发症相对较少。其缺点是对操作者技术要求较高,操作不熟练者有时会出现组织堵塞针道、深度不够、停留时间过短、拔针过快或未保持负压状态退出等现象,致使不能抽吸到肝组织或抽吸肝组织甚少;若抽吸负压过大又易导致肝组织破碎,也会影响肝组织标本的质量;肥胖患者、肝缩小的患者一次穿刺成功率相对下降,肝硬化患者往往不能取到满意组织,且不能 B 超引导穿刺,目前逐渐被切割活检所取代。

(二)切割法

切割法肝活检是应用切割活检针进行的肝组织活检。依据切割装置的不同可将切割法肝活检分为 3 种,即手动切割法、半自动切割法和全自动切割法。由于手动切割慢,切割针在肝内停留时间较长,发生并发症的风险也增加。目前,提倡自动切割法。目前临床常用的自动活检针有两种,即有可调式弹射机械装置的切割针(ultra-cut needle)和与活检枪连接的一次性 Tru-cut 切割针,采取半自动或全自动切割法活检。对操作者要求较低,创伤更小,能精准定位穿刺,取到可疑病变组织,此外,还可有效地避免交叉感染。另外,与 Menghini 针相比,Tru-cut 针由于在穿刺针上有一个 20~25mm 的凹槽,能够得到更大、更少碎片的标本。

二、定位方法

(一)盲穿活检

盲穿是通过叩诊确定肝脏的区域后,使用吸引针手动负压吸引活检或使用切针手动活检,是比较传统的肝活检方法,随着 B 超技术的普及,该穿刺活检技术在临床已经基本淘汰。

(二)超声定位肝活检

超声定位肝活检,即用 B 超确定穿刺点,测量皮肤到肝包膜的距离,然后移开超声探头,沿着超声探测的方向进针,即所谓的"半盲穿",在"半盲穿"中,超声可以准确地测量进针点从皮肤到肝包膜的距离及进入肝实质的深度,避开大血管及肝脏附近的脏器如胆囊、结肠。这种 B 超定位下的"半盲穿"最好在患者床边,由掌握肝脏超声检查技术的医生一人独立完成。定位后患者如果改变体位,其体表标记与肝脏的对应位置会发生改变,因此,定位和穿刺必须连续一次性完成。床边活检避免对患者的搬动和转运,可以降低出血发生率。

(三)超声引导肝活检

超声引导肝活检可在超声直视下看到穿刺针进入肝包膜和肝实质,把自动活检针接上有可调式弹射机械装置的活检枪(biopsy gun)进行穿刺活检。更准确地避开上述结构,此技术尤其适用于肥胖者、不合作者及有异常肝脏解剖结构者。目前多采取 B 超引导下活检枪穿刺活检。肝穿刺后需要对患者观察一段时间,因为并发症最易出现在穿刺后的最初几小时内,尤其是要预防出血。在肝穿刺前行应行 MRI、CT、B 超检查,有助于发现肝脏肿瘤(良性或恶性)、囊肿、腹水、肝内胆管扩张或肝脏解剖学变异等,提倡在超声引导下肝脏穿刺活检,能够帮助操作者避免刺入邻近的重要器官和肝内大血管及胆道系统,减少并发症发生。一项对 165 例患者进行的前瞻性研究发现,有 21 例患者(12.7%)由于应用了超声检查而改变了预先穿刺位点。对于肥胖的肝硬化患者和慢性阻塞性肺疾病（chronic obstructive pulmonary disease，COPD）患者，超声的应用显得更为重要。

三、适应证

即使对于非常熟练的操作者，经皮肝穿刺活检仍具有其内在的危险，尽管这种危险性很小。因此，仅在明确肝脏的组织学改变对患者的益处超过活检所承受的风险时，肝活检才是必要的。然而，由于新的治疗措施不断涌现，如病毒性肝炎的抗病毒治疗和肝移植等，活检的益处亦需不断再评价。

（一）病毒性肝炎

急性病毒性肝炎通常无肝活检的必要。慢性肝炎患者肝活检可以比较准确地反映肝脏炎症和纤维化的发展阶段和严重程度，能够指导治疗，评估疗效和预后。尤其是丙氨酸转氨酶（ALT）正常（每3个月检查一次），年龄>30岁，伴有肝硬化或HCC家族史的慢性乙型肝炎患者，《慢性乙型肝炎防治指南》建议行肝穿或无创性检查明确肝脏纤维化情况后给予抗病毒治疗。

PCR检测丙型肝炎病毒阳性的慢性丙型肝炎患者应考虑行抗病毒治疗，肝活检对丙型肝炎的诊断、炎症活动度和肝纤维分期评价、疗效和预后判断等方面有至关重要的作用，但近年来随着肝纤维化非侵入性诊断技术的应用，肝活检在丙型肝炎方面的应用逐渐减少，临床除非与其他疾病相鉴别，通常不行肝活检。活检标本对于评估自身免疫性肝炎（autoimmune hepatitis，AIH）以及区分易混淆疾病如酒精性肝炎、血色病等是十分有益的。

（二）药物性肝损伤

药物性肝损伤（drug-induced liver injury，DILI）的诊断，迄今仍属排他性诊断，明确诊断往往极具挑战性。肝活检在药物性肝损伤的诊断中具有重要价值。一般下列情况应考虑肝组织活检：①经临床和实验室检查仍不能确诊DILI，尤其是AIH仍不能排除时；②停用可疑药物后，肝脏生化指标仍持续上升或出现肝功能恶化的其他征象；③停用可疑药物1~3个月，肝脏生化指标未降至峰值的50%或更低；④怀疑慢性DILI或伴有其他慢性肝病时；⑤长期使用某些可能导致肝纤维化的药物，如甲氨蝶呤等。

（三）遗传代谢性疾病

尽管基因分析可帮助鉴别血色病、Wilson病和其他原因导致的肝铁负荷增加等疾病，但对于血清铁升高或疑为铜代谢紊乱的患者，肝活检可提供标本以供分析肝实质内的铁及铜含量，对这类疾病的诊断有非常重要的价值。糖原贮积症（glycogen storage disease）、卟啉病（porphyria）等累及肝脏的遗传代谢性疾病肝组织活检也有重要意义。

（四）肝内胆汁淤积

对于因原发性胆汁性肝硬化（又称原发性胆汁性胆管炎，PBC）及原发性硬化性胆管炎（primary sclerosing cholangitis，PSC）所致的肝内胆汁淤积患者是否需要肝活检仍有较多争论。一方面，有人认为，血清抗线粒体抗体（anti-mitochondrial antibody，AMA）阳性并持续升高即可确认PBC的诊断，也就意味着早期典型的PBC患者无需行肝活检；而另一方面，对于进展性的PBC，肝活检对于准确判断疾病的分期又非常有帮助。PSC相关胆汁淤积的诊断常可通过内镜逆行胰胆管造影（ERCP）或磁共振（MRI）胆管造影获得，而且具有诊断意义的组织学特征在细针活检标本中常常难以见到，因而此类患者通常不被列为肝活检的常规指征之一。

（五）肝功能异常

肝活检亦常用于肝脏酶异常患者的病因诊断,但必须兼顾其他检查、检验结果及患者的详细资料,以助诊断。如单项 ALP 升高对于 25 岁和 80 岁的患者来说意义有显著的不同,GGT 活性升高被认为是酗酒者的一项敏感指标,而单项 GGT 的升高大多与肝脏的病理无关,此时肝脏酶异常则不能作为肝活检的合适指征。

（六）肝占位性病变

经皮肝穿刺活检在局灶性肝脏病变中的作用很大程度上取决于临床提供的特征。多数肝细胞癌患者 CT、MRI 及血清 AFP 检查已能确定诊断。同样,如有结肠切除术病史出现肝脏孤立性占位性病灶并伴有血清癌胚抗原(CEA)升高者,可能也不需要以肝活检来诊断切除后转移的可能。而且,肝活检理论上亦冒着活检通道种植肿瘤的危险,尽管这种可能性有多大尚不明确。但是,对于影像学特征不是很典型的肝内占位性病变常常需要通过肝活检确诊。

（七）肝移植患者

肝移植术后引起肝功能异常的病因复杂,临床准确诊断十分困难,常见的原因有急性排斥反应、药物性肝损伤、肝炎复发、巨细胞病毒感染、移植肝缺血再灌注损伤等。由于不同病因引起的移植肝的损伤,其病理学改变也有所不同,通过肝活检可以使一部分患者明确病因诊断。

（八）其他疾病

肝活检在自身免疫性肝病、酒精性肝病、非酒精性脂肪性肝炎的诊断和严重程度评估中均是非常有益的。另外,对于不明原因的肝脾肿大、不明原因的发热,肝活检亦有很大帮助。活检物培养对于如结核等感染的诊断亦有帮助。

四、禁忌证

目前许多经皮肝穿刺活检的禁忌证都是在早些年研究中定义的,那时肝活检的临床应用远不如现在广泛。当时的研究结论定位在自动活检穿刺技术出现之前,并且穿刺针的直径也比现在更粗。其中很大一部分禁忌证似乎变成了常识,被医学教科书作为教条引用,其实它们很少有证据支持。

（一）不能配合的患者

在经皮肝穿刺活检中,当穿刺针进入肝实质时,可能造成疼痛、挤压和大量出血,患者必须保持镇静不动。如果患者过度紧张,可以给予口服咪达唑仑片等镇静。如果患者仍然不能配合,获取肝组织又对患者诊断非常重要,可考虑在全身麻醉下进行肝活检。

（二）肝外胆道梗阻

肝外胆道梗阻常被认为是肝活检的禁忌证,因为有并发胆道腹膜炎、感染性休克和死亡的风险。但在一项研究中指出:在经皮肝穿刺活检的患者中,至少 2% 的患者发生严重并发症(包括胆汁性腹膜炎),另外 4% 的患者发生了更重大的并发症。当前的影像学技术较为发达(尤其是 ERCP 和 MR 胆管成像技术),胆道梗阻的患者行肝活检,应该仅适用于那些诊断有异议或者活检带给患者的益处大于其风险的情况下。在这些情况下经颈静脉肝穿刺活检的方法更合适(见本章第二节)。

（三）细菌性胆管炎

由于有并发腹膜炎和感染性休克的风险,胆管炎成为肝活检的相对禁忌证。然而,在给胆道系统感染的患者行肝活检后,肝脏病理学组织也可以提供有意义的病原学信息,尤其是在考虑是结核菌感染和不明原因发热的情况下。

(四) 凝血功能异常

关于哪一项凝血功能异常作为经皮肝穿刺的禁忌证,目前的观点还存在很大的争议。一些学者证明,肝脏穿刺部位出血的程度(通过腹腔镜观察)与外周血液凝血指标(如下文提及的几项参数)适度升高无明显相关。其中一些学者认为这种肝脏穿刺点出血时间的反常现象,可能是由于穿刺后肝脏固有弹性填补穿刺道以及肝脏内局部高水平的凝血因子的共同作用。但值得我们注意的是,在经皮肝穿刺活检的时候,肝脏不是唯一被穿刺的组织,皮肤和皮下组织(偶尔其他器官)也会出血,所以我们在穿刺前仍必须考虑外周凝血指标。

1. 凝血酶原时间 几个大型研究显示凝血酶原时间比对照值高 4 秒并没有增加出血的风险。迄今关于经皮肝穿刺活检最大规模的回顾性研究,仍没有发现凝血酶原时间较对照值延长 7 秒和发生出血并发症的相关性。但也有一些其他研究显示凝血功能障碍的患者经皮肝穿刺活检后更容易并发出血。1991 年英国胃肠病学会(BSG)对英国 189 家医疗卫生单位的活检操作进行了统计,证明伴随着 INR 的升高穿刺出血风险增加。INR 在 1.3~1.5 时出现出血率为 3.3%,当 INR>1.5 时出血率为 7.1%,这意味着约 90% 的出血发生在 INR>1.3 的患者,让我们进一步认识到 INR 和凝血酶原时间正常并不能保证患者穿刺后不会出血。

2. 血小板减少症 据已发表的数据,目前还没有血小板低到何种水平的明确标准作为经皮肝穿刺活检的禁忌证。被大家公认的英国文献中提出血小板计数超过 80×10^9/L,而经调查大多美国医疗中心机构认为血小板计数高于 50×10^9/L 更合适。一项对 87 例患者的研究发现,那些血小板计数低于 60×10^9/L 的患者在经皮肝穿刺活检后较血小板计数高于此值的患者更容易出血。不考虑血小板的功能异常,目前针对血小板截断值的证据仍然稀少。另外,需要注意的是,脾功能亢进引起的血小板减少与骨髓再生障碍造成的血小板减少相比,其出血的情况还没有被详细研究,显然不同疾病引起血小板减少对穿刺后出血的影响不同。因为,血小板功能正常与否也是影响出血的重要因素。据一个小型研究报道,血液透析的终末期肾衰竭患者经皮肝穿刺活检出血风险增高(高达 50%)。

综述所述:关于凝血功能的安全上限,没有统一的标准和共识,参照大多数文献,当 PLT<50.00×10^9/L 和 INR>1.5 时,患者行经皮肝穿刺活检应谨慎。对于慢性肾衰竭患者应该从严把控。对于凝血功能障碍的患者为了安全起见可采用充填式 PLB,即通过鞘内注射形成穿刺道的栓塞或经颈静脉肝穿刺活检。

(五) 腹水

大量腹水,被许多文献认为是经皮肝穿刺活检的禁忌证。原因是有人认为,腹壁距离肝脏较远,有可能得不到想要的肝脏组织,也有人认为由于腹水可导致出血难以控制。虽然这些理由看似正确,但是并没有在临床随机对照研究中被证实。有证据指出,在 CT 或超声引导下进行有腹水的肝活检不影响并发症发生率。尽管认为临床上大量腹水的患者行肝活检则有多种选择,但最多进行的是经皮活检。其他选择包括影像学引导下活检、经颈静脉肝穿刺活检或腹腔镜活检。

(六) 囊性病变

现代影像技术通常可以识别良性的肝脏囊性病变,因此某些情况下减少了肝活检的需要。肝脏囊性病变可与肝内多种结构相关,比如胆道系统,因此存在肝活检后出现胆汁性腹膜炎的风险。

肝棘球蚴病(肝包虫病)是肝囊肿中最常被认为是经皮肝穿刺活检的禁忌证,因为棘球蚴可能会播散至整个腹腔,以及造成过敏反应。但是在治疗肝棘球蚴病的最新进展中指出,目前情况已经和以前不同了,在超声引导下使用 19~22 号细针对肝棘球蚴病穿刺,不仅安全,而且可以用于诊断和治疗,如在阿苯达唑使用的情况下注射高渗盐水或 95% 乙醇。

(七) 淀粉样变性

1928 年首次使用肝活检诊断肝脏淀粉样变性。Volwiler 和 Jones 报道了第一例肝淀粉样变性患者肝活检后因出血死亡的病例。这一例报道以及之后的淀粉样变性患者还有肝穿后出血的报道,导致淀粉样变性的肝病作为经皮肝穿刺活检的禁忌证。迄今为止,并没有大型对照研究显示肝脏淀粉样变性的患者肝活检后出血风险增加。

(八) 肥胖

肥胖的患者比较难通过叩诊来定位肝脏,在 B 超定位后超声引导下活检,肥胖不应视为禁忌证。

五、并发症预防

虽然 PLB 是一项较安全的操作,但还是约有 6% 的患者会出现不同程度的并发症,甚至有 0.04%~0.11% 的患者会出现危及生命的并发症。最常见的并发症有疼痛、出血(腹腔出血、肝内或被膜下血肿和胆道出血)、感染、气胸和误穿其他腹膜内器官。并发症的发生率取决于穿刺技术和患者两方面因素。技术因素主要包括:①操作人员的经验(如每年穿刺活检超过 100 例的科室并发症发生明显减少);②肝脏活检是否在超声引导下进行;③穿刺针的类型(细针穿刺的并发症较少);④进针的次数。而患者因素主要包括:肝病的性质,例如:肝脏血管疾病(例如 Budd-Chiari 综合征)、肝硬化等并发出血的风险加大。因此,应做好充分的术前准备。认真熟悉患者的临床资料,了解病情。与患者及其家属充分沟通,并签署知情同意书。所有经皮肝穿刺活检患者应查血常规、血型(并保留血清,以备输血时做血交叉)、PT(或 INR)、血小板计数。若 PT 延长超过 4s(或 INR>1.5)则应设法纠正后再行活检。血小板计数在 $50 \times 10^9/L$ 以上可能并不增加并发症发生率,常用改善凝血指标的药物有维生素 K_1、冻干血浆和血小板等。焦虑的患者可予咪达唑仑镇静。镇静可参考内镜检查。但对于肝病患者,镇静剂的使用应谨慎。

六、术后观察和标本处理

(一) 术后观察

决定非直视下经皮肝穿刺活检后留院时间的长短有赖于多种因素,然而主要的是可能发生并发症的时间。研究显示,活检后主要并发症多发生在活检后 3h,患者应于活检后留院 6h。Piccininio 等统计 68 276 例肝活检患者资料显示,活检后主要并发症发生率按时间依次为:2h 61%,10h 82%,24h 96%。

活检后患者采取何种体位尚无研究。一般取仰卧或右侧卧位。标准的经皮肝穿刺活检后观察包括最初 2h 监测生命体征,15min 一次。随后 2h 每 30min 一次,其后改 1h 一次至 6h。一周内避免剧烈运动或重体力劳动。

(二) 标本质量

从诊断水平讲,长度 ≥ 15mm 的 PLB 标本对于慢性肝脏疾病的准确诊断是必要的,原则上应分析 6~8 个完整汇管区（CPT）以助于提高诊断的准确性。由于受取材标本大小以及 CPT 数量的限制，有限的标本很难确切地反映整个肝脏的病理损伤情况。而且，随着对慢性病毒性肝炎纤维化程度等评价指标需求增加以及对炎症分期和纤维化分级精确性的提高，对肝脏组织标本的需求亦越来越多。但是为了达到"金标准"，临床上就要进行多次穿刺取材，这样就增加了并发症的风险。

七、伦理原则

肝活检是一种有创检查，有一定的并发症，甚至是危及患者生命的并发症，如非病情诊治所需，尽量减少不必要的肝活检。坚决反对为了科研之目的让患者遭受不必要的痛苦和风险。患者的安全和健康必须高于对科学和社会利益的考虑。

第二节　经颈静脉肝穿刺活检

肝活检在肝脏疾病的诊断和治疗中起着非常重要的作用，但是对于有大量腹腔积液及严重凝血功能异常的患者，应用经皮肝穿刺活检发生腹腔内出血的风险很高，为其禁忌证。在这种情况下，经颈静脉入路肝活检则是一种理想的替代和补充。经颈静脉肝穿刺活检（transjular liver biopsy，TJLB）是一种得到确认的获取肝组织标本的技术。尽管与经皮肝穿刺活检比较，TJLB 操作复杂，需要训练有素的医务人员，花费更多的时间和更高的费用，但在一些特殊的临床情况下却是一种安全的替代技术，可获得充足的肝组织进行病理诊断以确定进一步治疗方案。

一、适应证

TJLB 是应用于弥漫性肝病合并严重凝血功能障碍和 / 或腹腔积液患者的肝活检。TJLB 适应证主要是大部分 PLB 的禁忌证：①凝血障碍（血小板计数 $<50 \times 10^9/L$，凝血酶原时间延长 >4s）；②大量腹腔积液；③严重肥胖；④血管性肿瘤或肝紫癜；⑤需要进行其他血管操作（血流动力学研究、门静脉造影）；⑥PLB 失败；⑦行经颈静脉肝内门腔内支架分流术（TIPSS）同时行肝、肾活检；⑧肝脏、肾脏、心脏移植前后的评估（+）；⑨Budd-Chiari 综合征；⑩肝萎缩；⑪PLB 不能配合的患者。其中凝血障碍和 / 或中度、重度腹腔积液是最常见指征。

二、禁忌证

①包虫囊肿和其他囊肿性病变。由于一次偶然的穿刺，可能会导致过敏性休克。其他囊肿性病变存在穿刺后与静脉沟通、出血的潜在风险。②胆总管阻塞、肝内胆管扩张，存在胆管出血的风险。③心脏异常，可能会引起心律失常者。④颈部有创伤瘢痕者。

三、操作过程

（一）术前准备

1. 患者准备

（1）术前患者应进行血常规、血型、肝肾功能、凝血功能及心电图等检查，充分了解患者身体的一般情况；

（2）影像学检查：彩超、CT、MRI 等影像学检查，充分了解肝脏及其血管的影像学改变；

（3）术前 4~6h 禁食禁水；

（4）过度紧张的患者，可于术前 1~2h 给予口服盐酸羟嗪片等镇静剂和止痛剂；

（5）肘正中静脉留置针。

2. 器材准备　TJLB 套装，9F 导管鞘（11cm），导管（单弯、Cobra 或猎人头），导丝（0.89mm 导引导丝和超滑导丝）。

（二）穿刺过程

TJLB 需要有经验的介入医生进行操作，患者仰卧于 DSA 检查床，常规予心电、血压及血氧饱和度监测。头左偏暴露右侧颈静脉区域，常规消毒、铺巾；2% 利多卡因 5mL 局部麻醉后，采用 Seldinger 技术穿刺右侧颈内静脉，引入 9F 导管鞘（头端预成形为弯形），导管导丝配合将导管鞘经右心房进入下腔静脉；首先行下腔静脉 DSA 确认无明显下腔静脉狭窄，再将导管鞘进入肝静脉（常规选择肝右或肝中静脉），再造影确认肝静脉无明显狭窄闭塞（图 5-22-1），其间分别检测右房、下腔静脉及肝静脉压力；将导管鞘头端进一步深入肝右静脉远端、距离下腔静脉 3~4cm 处，经鞘引入 7F 肝穿活检针；确认位置后嘱患者屏住呼吸，旋转导管鞘头端指向正下方，开启活检枪完成肝实质活检（图 5-22-2）；退出活检针，视获得肝组织大小决定是否再次获取肝组织，最后行肝静脉造影排除明显异常。术后患者平卧并监测心电、血压、血氧饱和度 4h，术后 24h 复查血常规、凝血功能等指标。

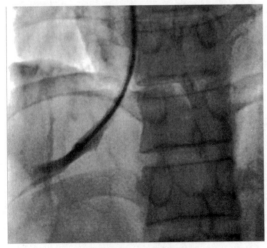

图 5-22-1　肝静脉造影

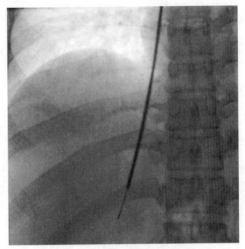

图 5-22-2　经颈静脉肝穿刺活检

四、并发症

并发症可以分为轻微和严重并发症。由于 TJLB 常用于严重凝血功能障碍和大量腹腔积液患者，其经颈静脉、肝静脉途径获得肝实质标本，任何穿刺都会存在出血的风险，虽然 TJLB 的出血仍然流入肝静脉，这样减少了出血风险，但同时也存在一定数量的并发症。Kalambokis 等系统分析了 64 篇文献共 7 649 例 TJLB，总的并发症发生率为 7.1%，轻微并发症的发生率为 6.5%，主要有发热、颈部血肿、颈部出血、误穿颈动脉、Horner 综合征、发音困难、上臂麻木或麻痹、室上性心律失常、低血压、腹痛、肝包膜穿孔、肝内小血肿、肝静脉门静脉瘘、肝动脉瘤、胆瘘、胆管出血；其中最多见的为腹痛（1.6%）和肝包膜穿孔（1.4%）。严重并发症的发生率为0.5%，主要有大的肝内血肿、腹腔内出血、下腔静脉损伤、肾静脉损伤、室性心律失常、气胸、呼吸抑制。因TJLB导致死亡的发生率为0.1%，死亡原因是腹腔内出血、室性心律失常。严重的出血多发生在术后数小时，延迟的出血可以发生在术后几天或十几天，存在较高的死亡风险。

五、术后监测

TJLB术后，压迫穿刺点10min以避免颈部血肿，患者卧床休息至少4h，并进行心电血氧监护4~24h，患者的监测没有统一标准，如果出现腹痛或血红蛋白水平降低，应继续监测血红蛋白水平，进行腹部B超检查有无腹腔积液、肝内出血，然而腹部CT扫描也是经常进行的检查。

（李东良）

第二十三章

免疫学检测

目前已知,固有和适应性免疫应答的多个环节均可能参与乙型肝炎慢性化的过程。机体免疫系统对不同类型的肝炎病毒发生应答的能力不同,参与应答的免疫细胞与免疫分子亦存在差异。因此,通过不同的免疫学检测指标,可以反映患者机体的免疫功能状态,有助于病毒肝炎发病阶段的判定并为临床制定治疗方案提供参考。

第一节　T 细胞亚群及其功能的检测

一、外周血 T 细胞亚群及其比例的测定

T 细胞是一个功能和表现型都很复杂的细胞群。按 T 细胞抗原受体(T cell receptor, TCR)分类,可分为 $\alpha\beta$T 细胞和 $\gamma\delta$T 细胞;按表面分子分类,分为 $CD4^+$T 细胞、$CD8^+$T 细胞和 NK T 细胞;按功能分类,分辅助性 T 细胞、杀伤性 T 细胞、调节性 T 细胞等;按分泌细胞因子分类,分为 Th1、Th2、Th3、Th17 细胞等;按接触抗原分类,分为初始 T 细胞(naïve T cell)、效应 T 细胞(effector T cell)或记忆性 T 细胞。常用检测细胞表面分子方法为分为非流式细胞仪测定法及流式细胞术两种。流式细胞术分析 T 细胞亚群具有快速、多参数、可定量、操作简便等优点,目前已被广泛应用于临床及科研实践中。

(一) $CD4^+$ 及 $CD8^+$T 细胞亚群比例的测定

应用 CD4 和 CD8 单克隆抗体可将外周淋巴器官或外周血中的 T 细胞分为 $CD4^+CD8^-$ 和 $CD4^-CD8^+$ 两个主要的亚群。每个亚群按照某些表面标志和功能又可分为不同的功能亚群。年龄对 CD4/CD8T 细胞亚群比例有一定影响,婴幼儿 CD4 较高、CD8 较低;老年人 CD3、CD8 较低,男、女性 T 细胞数与亚群无显著差异,但女性 CD4/CD8 比值明显高于男性。健康人群 T 细胞表面标志的参考值:CD3 细胞阳性率为 $(71.5 \pm 6.2)\%$;CD4 为 $(45.7 \pm 5.3)\%$;CD8 为 $(27.9 \pm 5.0)\%$;CD4/CD8 为 1.66 ± 0.33。

(二) CD4/CD8 比值检测的临床意义

1. CD4/CD8 比值降低的疾病　见于以下几种疾病:①甲型肝炎、乙型肝炎及部分慢性肝炎、肝硬化,CD4 细胞减少,CD8 细胞增多,CD4/CD8 比值明显降低。CD4/CD8 比值降低亦见于其他病毒感染疾病,如麻疹、水痘、传染性单核细胞增多症等;②肿瘤如消化道肿瘤、肝癌、肺癌患者等,CD4 细胞明显减少,CD8 细胞明显增加,CD4/CD8 明显降低,CD3 细胞亦明显减少;③再生障碍性贫血和粒细胞减少患者,CD4 细胞减少,CD8 细胞增高,CD4/CD8 比值下降。

2. CD4/CD8 比值增高的疾病　见于自身免疫病,如系统性红斑狼疮(SLE)、类风湿关

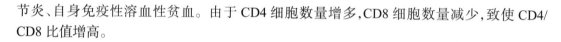

节炎、自身免疫性溶血性贫血。由于 CD4 细胞数量增多,CD8 细胞数量减少,致使 CD4/CD8 比值增高。

二、抗原特异性 T 淋巴细胞的测定

T 淋巴细胞是免疫应答的中心环节,因其识别抗原的过程极其复杂,如何检测抗原特异性 T 淋巴细胞,一直是免疫学界长期探索的关键性问题。首先,T 淋巴细胞利用 T 细胞抗原受体(TCR)识别抗原,TCR 本身如同抗体一样具多态性。TCR 识别的抗原必须与主要组织相容性复合体(MHC)或 HLA 在一起。MHC 也存在多样性,每个 MHC 分子只与抗原蛋白中的 8~10 个氨基酸短肽(或称 T 淋巴细胞表位)结合,而 1 个抗原蛋白又由成百上千个氨基酸(含有不同的 T 淋巴细胞表位)组成。随着基因工程学、生物信息学等技术的不断完善,这个谜团才逐渐被解开。目前,主要的检测抗原特异性 T 淋巴细胞的方法有以下 2 种。

(一)MHC- 肽多聚体技术

1996 年 Altman 建立了用 MHC-Ⅰ类分子 - 肽四聚体复合物测定 CTL 的流式细胞仪检测法。该测定 CTL 的技术如同"钓鱼",MHC 是"鱼钩",抗原是"鱼饵",抗原特异性 T 淋巴细胞就是"鱼"。最早报道的 MHC- 肽四聚体技术(tetramer 技术),被赞为研究抗原特异性 T 淋巴细胞及记忆性 T 细胞领域的一场技术革命,目前已成为定量检测特异性 CD8[+]T 细胞的"金标准"。多个公司参与合成和构建针对不同抗原特异性 T 细胞的 MHC- 肽多聚体染色试剂盒,检测的技术从最早的四聚体扩展到多聚体(multimer),检测抗原从病毒类抗原延伸到肿瘤特异性抗原及免疫动物所用的多肽抗原(如 OVA 等)。该方法比传统流式细胞术检测敏感性高,可以检测所有抗原特异性 T 细胞,无论是祖细胞还是效应细胞,无论其是否具有功能。新近,将 MHC- 肽多聚体技术与不同 T 细胞表面标志分子(如 CD3、CD4、CD8 等)、胞内效应分子染色(如各种细胞因子、趋化因子等)结合,可以更好地界定抗原特异性 T 细胞所属的亚群,用于评价抗原特异性 T 细胞的活化、增殖及效应机制。值得注意的是,一些抗体(如 CD8 抗体)会干扰或抑制阳性 T 细胞与标记的 MHC- 肽多聚体结合,需选择非阻断性的标记抗体。

迄今为止,MHC- 肽多聚体技术已被用于研究病毒感染性疾病及肿瘤等,如 HIV、EBV、人类嗜 T 淋巴细胞病毒(HTLV)、HCMV 感染及白血病等。国内韩亚萍等尝试应用 MHC- 肽五聚体技术检测 HBV 抗原特异性 T 淋巴细胞,显示了 HBV 抗原肽与 T 淋巴细胞受体结合亲和力。

(二)酶联免疫斑点试验

酶联免疫斑点试验(enzyme-linked immunospot assay,ELISPOT assay)是将传统的 ELISA 技术与细胞培养技术相结合,实现在单细胞水平检测细胞因子或抗体的分泌情况。其检测抗原特异性 T 细胞的基本技术原理是:将针对某种待测细胞因子(如 IFN-γ)的抗体包被在细胞培养板上,加入外周血单个核细胞并用抗原肽进行刺激,通过检测抗体捕获培养液中特异性 T 细胞分泌的细胞因子,并以酶联斑点显色的方式将其表现出来。通过分析细胞的含量可间接反映产生该细胞因子的抗原特异性 T 淋巴细胞水平。目前,各种常见细胞因子的检测都有了商业化的试剂盒。我国多个课题组使用 ELISPOT 试验检测 HBcAg 或 HBsAg 刺激 PBMC 分泌 IFN-γ 的水平反映 HBV 感染患者不同时期的免疫应答状态。

三、T 细胞增殖功能的测定

检测淋巴细胞增殖能力的实验方法包括 CFSE 染色法、^{3}H-TdR 掺入法、BrdU 法和单向

混合淋巴细胞反应等,各有优缺点。在临床实践中因涉及细胞培养较少使用。在科研工作中,常结合 HBV 或其他肝炎病毒特异性抗原肽的刺激作用,用于观察病毒特异性淋巴细胞的增殖水平。

四、T 细胞杀伤功能的测定

杀伤功能是机体免疫功能的一个重要方面,免疫系统中有多种具有杀伤功能的效应细胞,如自然杀伤细胞(NK 细胞)、NK T 细胞、细胞毒性 T 淋巴细胞(CTL)、具有 ADCC 作用的单核细胞巨噬细胞等。

检测效应细胞杀伤效率的方法除了传统 ^{51}Cr 释放法及 LDH 释放法外,新近发展了报告基因转染、荧光检测法及 GrB ELISPOT 试验法等方法。

在 HBV 特异性杀伤性 T 细胞的细胞毒试验中,效应细胞为被检者外周淋巴细胞,靶细胞为自身的体外培养的肝细胞,共同培养时,靶细胞被 HBV 致敏的细胞毒性 T 淋巴细胞杀伤。除了传统的 ^{51}Cr 释放法外,已有文献报道 ELISPOT 试验法测定 IFN-γ 的水平,间接反映 HBV 特异性活化 CTL 的杀伤效率。由于影响 CTL 杀伤活性的影响因素多,如分离外周血淋巴细胞的活力、抗原特异性 CTL 的含量、效应细胞和靶细胞比例的不同(E/T=20∶1～100∶1)等。因此,目前 HBV 特异性 CTL 细胞毒作用的参考值尚无法作为临床乙型肝炎患者诊断或疗效的评断指标。

五、淋巴细胞表面 HLA 抗原表达水平的测定

微量淋巴细胞毒试验,属于人类白细胞抗原(HLA)分型中的血清学测定方法。应用已知型别的 HLA 抗血清在微量反应盘中与人的淋巴细胞作血清学反应以测定被试人的 HLA 抗原型别。此试验用于 I 类基因 A、B、C 位点的抗原和 II 类基因 DR(包含 DQ、DP)位点的抗原测定。淋巴细胞毒试验为依赖补体的反应,此试验分为两个阶段,第一阶段是使试验对象的淋巴细胞与已知型别的 HLA 抗血清作用,第二阶段是加入补体与之作用,如果淋巴细胞膜上的 HLA 抗原与特异性抗体相应,就相互结合,活化补体而引起细胞膜损伤,渗透性改变,一些活性染料(如伊红 Y)透过细胞膜进入细胞,使细胞被染色。在相差显微镜下可明显地与活细胞区别开来,当被检查细胞有 50% 损伤时,这种细胞即被认为具有和抗血清相应的 HLA。

HLA-I 类抗原在肝炎患者的单核细胞上的量有显著变化,与病毒复制和组织学活性密切相关。在 HBeAg 阳性的慢性活动性肝炎患者中表现最强,也可用于药物疗效的观察。CD4 阳性 HLA-II 类抗原限制的 CTL 可以集中在实体瘤和其他组织的单核细胞渗出物中。慢性乙肝患者的细胞渗出物中,除 CD4 阳性 HLA-II 类抗原限制的 CTL 外,还包括 CD8 阳性的 T 细胞。在提呈病毒抗原到细胞毒性 T 细胞上,HLA-II 类抗原的表达可能比 HLA-I 类抗原更重要。

六、淋巴细胞表面抗原受体谱的测定

成熟 T 细胞表面具有特异性识别抗原并与之结合的分子结构,称为 T 细胞抗原受体(T cell receptor, TCR)。TCR 是一种双肽链分子,按肽链编码基因不同可分为两类:①TCRαβ,大多数成熟 T 细胞(95%)表达这类受体;②少数成熟 T 细胞表达 TCRγδ。TCRβ 链基因座是由 V、D、J 基因片段和 C 基因组成,分别编码 β 链的可变区(variable region, V 区)和恒定

区(constant region,C 区)。TCRVβ 由 3 个互补决定区(CDR1、CDR2、CDR13)和间隔的四个骨架区(FR1~FR4)组成,其中以 CDR3 变异最大,决定 TCR 的抗原特异性。一种 CDR3 序列代表一个 T 细胞克隆。识别不同抗原表位的 T 细胞克隆具有不同序列或不同长度的 CDR3 基因,形成多样性的 CDR3 基因谱型,反映 TCR 表达谱的变迁。测定 CDR3 表达频率可以反映特定 T 细胞克隆扩增的程度,从而反映 T 细胞功能状态。在 TCRβ 链上,这些基因的不同排列组成了 24 个 Vβ 基因家族(其中 Vβ10 和 Vβ19 为无功能基因)。目前,检测抗原受体谱的方法主要有巢式 PCR 法、基因扫描技术、高通量测序法和流式细胞术。上述方法用于鉴定 T 细胞的 TCR 抗原识别谱的单克隆或多克隆扩增反应,可反映不同抗原特异性 T 淋巴细胞在体内增殖及其变迁。通过比对健康人群和不同疾病状态 TCR 谱的差异和变化,反映机体细胞免疫应答的能力。已有大量文献报道多种自身免疫病患者疾病进展期存在特异性 TCR 谱的改变及寡克隆的扩增,如类风湿关节炎、系统性红斑狼疮、全身性硬皮病等。T 淋巴细胞介导的细胞免疫在慢性乙型肝炎的发病机制中具有重要作用,针对 HBV 特异性抗原产生的克隆性增生主要见于 CD8$^+$T 细胞而非 CD4$^+$ 细胞。国内张光文等对慢性乙型肝炎病毒携带者及炎症活动期患者外周血 T 淋巴细胞 TCR 受体谱系进行分析发现:所有患者外周血 T 细胞 TCRVβ 的 CDR3 基因谱系出现偏移并呈现单克隆或寡克隆增生;不同患者中出现不同 Vβ 亚家族的克隆性增生。熊英等研究证实慢性乙肝活动期患者 TCRVβ 的 CDR3 基因亚家族均出现一个或一个以上单克隆或寡克隆增生,其中 Vβ8、Vβ11、Vβ12 出现单克隆增生的频率相对较高;而正常对照组则均为多克隆性,未出现克隆性增生改变。这些研究结果提示,在 HBV 感染的活动期 T 淋巴细胞存在明显克隆性增生,在 HBV 特异性抗原的刺激下,TCR Vβ 基因存在优势性取用倾向。

第二节 NK 细胞杀伤活性的测定

一、NK 细胞杀伤活性的测定

NK 细胞的细胞毒效应,无需抗原的刺激,不依赖抗体与补体,也不受人类主要组织相容性复合体(MHC)基因复合物的限制。经非特异性活化,能直接杀伤多种肿瘤细胞。既往用 ^{51}Cr 释放法和乳酸脱氢酶释放法可测定 NK 细胞活性,新近有文献报道使用荧光检测法。检测人的 NK 细胞活性常用的靶细胞为体外传代细胞株 K562。检测小鼠 NK 细胞活性常用的靶细胞是 YAC-1 细胞株。

(一)正常值

^{51}Cr 释放法测定乙肝患者外周血而 NK 细胞杀伤活性为(30.78 ± 11.98)%。

(二)临床意义

1. 急性乙型肝炎活动期 NK 细胞活性明显增高,恢复期恢复正常。慢性乙型肝炎、肝硬化、原发性肝癌,NK 细胞活性明显下降。在慢性 HBV 感染的不同阶段,NK 细胞功能不全,可能使 HBV 清除不足,而 NK 细胞功能增强,可引起慢性进行性肝损害。

2. NK 细胞活性降低 可见于各种恶性肿瘤、自身免疫病、病毒感染、免疫抑制剂的应用等。

3. 年龄与性别 NK 细胞活性随年龄增长而减退,女性月经期也可见降低。

二、ADCC 试验

NK 细胞可以通过 Fc 受体与结合在靶细胞上的抗体 Fc 段结合,杀伤靶细胞,这一过程即为抗体依赖细胞介导的细胞毒作用(antibody dependent cell mediated cytotoxicity,ADCC),既往常用 ^{51}Cr 释放法测定。

(一) 正常值

根据各实验室条件,依靶细胞不同而异。靶细胞若为鸡红细胞,正常值为(51.7 ± 9.6)%或(79.2 ± 1.7)%;如为 P815 细胞,为(61.4 ± 11.6)%;人红细胞(免抗人)为(34.8 ± 11.2)%;人 A 型红细胞(人抗 A 抗体)为(46.9 ± 10.7)%,人 B 型红细胞(人抗 B 抗体)为(31.9 ± 11.0)%。

(二) 临床意义

用于诊断免疫缺陷病,反映组织器官移植后的排斥反应和估计恶性肿瘤患者的细胞免疫功能状态。肿瘤、肝衰竭、慢性乙型肝炎等,ADCC 活性明显降低,活动性肺结核、ADCC 活性增高。

第三节 血清中免疫球蛋白的测定

免疫球蛋白是指一组结构上与抗体相似的血清蛋白。抗体能特异性与抗原相结合,从而有效地清除入侵的病原体,中和其产生的毒素,或清除某些自身衰老的细胞,是免疫系统的重要组成部分,又是进行自我调节的重要因素。所有抗体均是 Ig,而 Ig 并非全是抗体。肝脏是体内蛋白质代谢场所,直接或间接地影响与调节机体免疫状态。Ig 检测,可在一定程度上反映肝脏的疾病与损伤,随访免疫球蛋白水平及类型的变化对判断病情和疗效有一定帮助。一般说来,当机体受肝炎病毒侵袭时,IgM 首先增加,继之 IgG 增加。在慢性活动性肝炎、肝硬化病例,IgG、IgA、IgM 常都增加。本节主要介绍不同类型免疫球蛋白的主要特征及其在肝病发展过程的水平变化,有关不同肝炎病毒血清学诊断相关的 Ig 变化水平参见本篇第二十章第二节相关内容。

一、IgG

IgG 是唯一能通过胎盘的免疫球蛋白,与抗原结合后形成的免疫复合物能激活补体的经典途径,活化效率依次为 IgG3>IgG1>IgG2。IgG4 则能激活补体的替代途径。IgG 是再次体液免疫应答产生的主要免疫球蛋白,易通过毛细血管壁,在体内分布极广。慢性肝炎时,IgG 增高,以活动性慢性肝炎为著。IgG 和肝组织的炎症反应呈正相关,IgG 的持续升高是肝脏活动性炎症的证据。

二、IgM

在肝炎早期,测定 IgM 水平有助于重型肝炎的诊断;肝炎慢性期,连续观察 IgM 值的变化,对判断慢性肝炎属活动性和非活动性、肝硬化是代偿期或失代偿期具有一定意义。此外,原发性胆汁性胆管炎时 IgM 常明显升高,肝外梗阻黄疸或氯丙嗪引起的肝内胆汁淤积时大多正常,这有助于鉴别诊断。

三、IgA

急性和慢性肝炎时,IgA 仅轻度增高,且缺乏特征性变化。肝硬化特别是酒精性肝硬化时,IgA 显著增加,IgA 升高可能与肝脏的纤维化有一定关系。IgG/IgA 比值正常或增大提示病毒性肝炎,比值低于正常提示肝硬化。

四、IgD

IgD 在血清中含量极低,而且很不稳定,易被蛋白酶降解。IgD 是 B 细胞主要的膜免疫球蛋白,与 B 细胞的活化和 B 细胞发育阶段有关。IgD 也是 B 细胞抗原受体之一,在 B 细胞对抗原处理中有一定的作用。IgD 在肝病中的临床意义,国内尚少报道。陈紫榕等曾对96 名健康人和 157 例病毒性肝炎进行了血清 IgD 测定。健康人、急性肝炎、慢性迁延性肝炎、慢性活动性肝炎、肝硬化和重型肝炎的 IgD 值分别为 32.9IU/mL、39.3IU/mL、45.7IU/mL、22.6IU/mL、51.5IU/mL 和 37.1IU/mL,除慢性迁延性肝炎外各型肝炎均较健康人高,以肝硬化为著。

五、IgE

IgE 主要由黏膜下淋巴组织内的浆细胞分泌,具较强的亲细胞性,可结合肥大细胞和嗜碱性粒细胞表面的 FcεR,促使这些细胞脱颗粒,释放生物活性介质,引起 I 型变态反应。IgE 又称反应素或亲细胞抗体,正常人血清中含量仅 0.1~9mg/L,一般需放射免疫测定才能测出。陈紫榕等用 RPHA 法对健康人、急性乙型肝炎、慢性迁延性肝炎、慢性活动性肝炎、肝炎肝硬化和重型肝炎测定血清 IgE 值分别为 552.2IU/mL、1 082.5IU/mL、1 777.4IU/mL、1 863.9IU/mL、1 648.0IU/mL 和 2 690.5IU/mL,各型肝炎均升高,以重型肝炎为著。

第四节 血清中细胞因子的测定

细胞因子是指一类由免疫细胞(淋巴细胞、单核巨噬细胞等)和相关细胞(成纤维细胞、内皮细胞等)产生的、能调节细胞功能的、高活性、多功能的蛋白质或多肽,不包括免疫球蛋白、补体和一般生理性细胞产物。在调节机体免疫、炎症反应组织细胞生长、发育、修复乃至肿瘤形成中均具有十分重要的作用。目前正式命名的有数十种之多,与免疫学诊断密切相关的分为四类:①抗病毒活性细胞因子:主要是 IFN。②免疫调节活性细胞因子:包括IL-2、IL-4、IL-5、IL-7、IL-9、IL-10、IL-12 和 TGF-β 等。③炎症介导活性细胞因子:包括 TNF-α、IL-1β、IL-6 及 IL-8 等。④造血生长活性细胞因子:包括 IL-3、集落刺激因子(CSF)、促红细胞生成素(EPO)、干细胞因子(SCF)等。肝脏是多功能的重要脏器,多种细胞因子参与肝脏生理及病理过程。细胞因子的检测,对病毒性肝炎诊断、转归及预后判断具有十分重要意义。

一、常用检测细胞因子的方法

检测细胞因子的技术,大致可分为检测细胞因子含量和细胞因子活性两大类型。检测细胞因子含量除了传统的 ELISA 双抗体夹心法外,还可利用流式细胞仪进行细胞因子微球检测技术(CBA)。

二、与肝病有关细胞因子的种类

(一) 干扰素 γ

干扰素 γ(IFN-γ)是一种重要的具有免疫调节作用的细胞因子,主要由活化的 T 细胞和 NK 细胞产生。应用 ELISA 或生物活性测定方法检测,急性肝炎、慢性肝炎、重型肝炎和原发性肝癌均可见 IFN-γ 诱生能力低下。慢性丙型和丁型肝炎外周血单个核细胞体外诱生 IFN-γ 能力更明显下降。这与产生 IFN-γ 的活性细胞功能降低、病毒感染影响 IFN-γ 的诱生能力及 IL-2 分泌减少有关。

(二) 肿瘤坏死因子

肿瘤坏死因子(TNF)有 TNF-α、TNF-β 两种分子形式,为多功能细胞因子。具有杀伤肿瘤细胞及病毒感染细胞、增强巨噬细胞吞噬和杀伤功能、诱发炎症反应等不同的功能。其检测方法有生物学法、ELISA、微量酶反应比色法等,各种方法各有优缺点,取决于实验和检测目的。

(三) 白介素家族成员

白介素是由多种细胞产生、作用于多种细胞的一类细胞因子。目前已发现 39 个白介素,按发现顺序分别命名为 IL-1 至 IL-39,新的 IL 还在不断发现,对病毒性肝炎诊断具有实用价值的,主要有 IL-1、IL-2 与 IL-2R、IL-4、IL-5、IL-6、IL-8、L-10、IL-12、L-18 等。

(四) 转化生长因子 β

转化生长因子 β(TGF-β)是一类多肽生长因子,通过与其受体结合发挥生物学作用。TGF-β 在肝纤维化形成过程中的主要作用是促进细胞外基质的合成,同时抑制其降解。其机制可能与其通过不同途径增加胶原基因表达和刺激肝星形细胞增殖有关。慢性肝炎患者血清 TGF-β 浓度升高与肝纤维化组织学程度平行,与血清Ⅲ前胶原Ⅳ端肽、Ⅳ胶原 7S 碎片及Ⅳ胶原中心三螺旋结构呈正相关。

第五节　血清中自身抗体的测定

一、病毒性肝炎与自身免疫应答

急性或慢性肝炎患者,无论 HBsAg(+)还是 HBsAg(−),都可能检出血清抗肝特异性脂蛋白(LSP)活性。肝衰竭检出率可达 75%,慢性肝炎 45%。对 LSP 的细胞免疫多见于有明显肝功损害的患者,似与病情轻重相关。自身免疫性肝炎由于自身免疫性所致。更多的肝脏疾病,包括病毒性肝炎,只是有程度不等的自身免疫现象,可能是对肝损伤释放的自身抗原的应答,是肝损伤后才出现的。乙型肝炎的一些合并症也可能有自身免疫参与。

自身抗原(交叉反应性抗原)可刺激一些自身反应性 B 细胞产生自身抗体,交叉反应的自身抗原也可刺激自身反应性 T 细胞增殖应答。特异抗原并不能作用于这类自身反应性 T 细胞,表现为免疫学的无识别性,被 HLA-Ⅱ(DR)抗体阻断。在免疫保护的个体只对个别肽

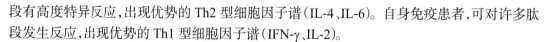

段有高度特异反应,出现优势的 Th2 型细胞因子谱(IL-4、IL-6)。自身免疫患者,可对许多肽段发生反应,出现优势的 Th1 型细胞因子谱(IFN-γ、IL-2)。

虽然乙型肝炎肝细胞损害的主要机制,是 CD8$^+$CTL 对感染肝细胞的细胞毒效应,但也可能涉及对自身抗原的免疫应答,包括自身抗体应答和自身反应性 T 细胞应答。

二、自身抗体的分类

病毒性肝炎常伴自身免疫性组织损伤,常能检出自身抗体。疾病严重程度和预后,也与自身抗体相关。分为两类:一类是非器官特异性自身抗体,主要有抗核抗体(ANA)、抗线粒体抗体(AMA)、抗平滑肌抗体(SMA)、抗肝/肾细胞微粒体Ⅰ型抗体(ALKM Ⅰ)、抗 GOR 抗体和抗可溶性肝细胞抗原抗体(抗 SLA);另一类是器官特异性自身抗体,主要有抗甲状腺球蛋白抗体(anti-TG,抗 -TG)、抗甲状腺微粒抗体(抗 -TM)和抗骨骼肌抗体(抗 -actin)。

三、正确认识检测自身抗体的临床意义

在许多自身免疫病的国际或国内诊断标准中,常常把相关的自身抗体作为重要的指标之一。美国风湿病学会在 20 世纪 70 年代初就制定了 SLE 诊断标准,二十多年中经过多次修改,唯一改动之处就是增加了相关的自身抗体检测,如抗 dsDNA 抗体、抗 Sm 抗体、抗磷脂抗体及抗核抗体。可以预测,今后如果要进一步修改诊断标准,自身抗体仍然是重点之一。通常而言,检测自身抗体最大的临床意义是对自身免疫病进行辅助诊断。毫不夸张地说,抗线粒体抗体Ⅱ型(AMA-M2)阳性是诊断原发性胆汁性胆管炎的最重要指标。甚至有人提出如果 AMA-M2 持续强阳性,即使肝功能正常,也强烈提示已经发生或将会发生原发性胆汁性胆管炎;当然,在 AMA-M2 阳性或阴性的原发性胆汁性胆管炎中,也会出现多种其他自身抗体,如抗 gp210、抗 gp100、抗早幼粒细胞性白血病(PML)抗体等。有些自身抗体,如抗 gp210 抗体甚至与疾病的严重程度(肝衰竭)有关。值得关注的是,最近有人提出"预测性自身抗体"的概念,即某些自身抗体的出现预示着将来很可能会发生自身免疫病。如原发性胆汁性胆管炎中的抗 gp210 抗体、AMA-M2,又如糖尿病中的抗谷氨酸脱羧酶(GAD)抗体、抗胰岛细胞抗体、抗胰岛素抗体,都具有预测性自身抗体的特性。通过回顾性研究发现,诊断糖尿病之前多年,甚至十多年前,常有一些自身抗体的存在;从自身抗体出现到临床诊断糖尿病的时间,往往随自身抗体数量的增加而缩短。很早就有人提出了副肿瘤综合征,即肿瘤发生后出现了原发肿瘤部位以外的组织或器官的功能受损,而这些功能受损与自身抗体相关。许多肿瘤患者中检测到各种自身抗体,是机体对肿瘤免疫应答的结果,可作为肿瘤早期诊断或预测性指标,同时也为肿瘤治疗的靶分子筛选提供了有针对性的手段。当然,在检测自身抗体时,应考虑到少部分正常机体也存在自身抗体,且随年龄的增长而增多。

第六节　组织中免疫复合物的检测

抗原和相应抗体结合形成的复合物称为免疫复合物(IC)。在正常情况下,体内免疫反应产生的 IC 可被单核巨噬细胞系统(MPS)的吞噬细胞吞噬清除。但如果 IC 因某种原因不被迅速清除,则在局部沉积,从而激活补体,产生活性介质,并在血小板、中性粒细胞等参

与下,引起一系列连锁反应而导致组织损伤,出现临床症状,称为免疫复合物病(ICD)。肝脏是最大的 MPS 器官,血流量最多,肝循环血压最低,血窦巨细胞的接触面大,所以绝大部分 IC,均被肝内的库普弗细胞及脾、肺淋巴结等截留、吞噬和清除,在急、慢性肝脏疾病时,MPS 的清除功能降低,往往导致 ICD。检测循环免疫复合物(CIC)对肝脏疾病尤为重要。目前,检测 CIC 方法尚无标准化程序,评价也有困难,常采用几种方法来联合检测 CIC,以提高阳性检出率。

（张秋玉）

参考文献

1. 胡维新.医学分子生物学.2版.北京:科学出版社,2014

2. 李艳,李金明.个体化医疗中的临床分子诊断.北京:人民卫生出版社,2013

3. 倪语星,尚红.临床微生物学检验.5版.北京:人民卫生出版社,2012

4. 施红,蒋天安.实用超声造影诊断学.北京:人民军医出版社,2013

5. 王家,李绍白.肝脏病学.3版.北京:人民卫生出版社,2013

6. 中华人民共和国国家卫生和计划生育委员会.丙型病毒性肝炎筛查及管理.传染病信息,2015 (1):1-2, 22

7. 陈新月,窦晓光,Hu D,等.丙型肝炎病毒核心抗原实验室检测及其临床意义.中国病毒病杂志,2013 (01):12-16

8. 陈宇,姚新生,邱隆敏,等.抗病毒治疗对 CHB 患者外周血 TCRβ 链 CDR3 谱系的影响.中国免疫学杂志,2014, 30 (1): 100-104

9. 程力.彩色多普勒超声在肝脏良恶性肿瘤中的应用.中国现代普通外科进展,2013, 16 (10): 892-895

10. 洪勇强.实时剪切波弹性成像在慢性乙型肝炎肝纤维化和炎症分级中的应用价值.中国慢性病预防与控制,2014, 22 (6): 737-739

11. 李德忠,曾勇彬,苏明宽,等.监测 HBsAg 浓度对 HBeAg 阳性的慢性乙型肝炎患者恩替卡韦治疗反应的预测价值.中华检验医学杂志,2014, 37 (2): 96-99

12. 罗泽龙,冯超,赵剑波.颈静脉肝穿刺活检术 12 例.介入放射学杂志,2015, 24 (5): 446-448

13. 欧启水.核苷酸衍生物相关技术在分子诊断中的应用与展望.实用检验医师杂志,2013, 5 (3): 133-136

14. 汪月娥,张天嵩,范清琪,等.瞬时弹性成像技术对慢性丙型肝炎肝纤维化和肝硬化患者诊断价值的 Meta 分析.中华传染病杂志,2014, 32 (10): 616-621

15. 王炜,陈晓,江凌,等.HBV DNA 定量与基因分型双重分子信标实时 PCR 方法的建立及初步应用.中华检验医学杂志,2013, 36 (4): 333-338

16. 许尚文,陈自谦,夏加林,等.扩散加权成像与超声弹性成像诊断乙型病毒性肝炎肝纤维化分级的对比研究.中华放射学杂志,2016, 50 (7): 518-521

17. 曾勇彬,刘灿,欧启水.建设 HBV 耐药突变和基因分型实验诊断平台.中华检验医学杂志,2014, 37 (2): 87-89

18. 中华医学肝病学分会,中华医学会感染病学分会.丙型肝炎防治指南 (2015 年版).中国肝脏病杂志 (电子版),2015, 7 (3): 19-35

19. 中华医学会肝病学分会,中华医学会感染病学分会.慢性乙型肝炎防治指南 (2015 更新版).中华传染病杂志,2015, 33 (11): 641-662

20. 中华医学会肝病学分会,中华医学会感染病学分会.慢性乙型肝炎防治指南 (2015 年版).中国肝脏病杂志 (电子版),2015, 7 (3): 1-18

21. 中华医学会肝病学分会, 中华医学会感染病学分会. 慢性乙型肝炎防治指南 (2015 年版). 中华实验和临床感染病杂志 (电子版), 2015, 9 (5): 570-589

22. American Association for the Study of Liver Diseases, European Association for the Study of the Liver. Hepatic Encephalopathy in Chronic Liver Disease: 2014 Practice Guideline by the European Association for the Study of the Liver and the American Association for the Study of Liver Diseases. Journal of Hepatology, 2014, 61 (3): 642-659

23. Zoller B, Spanaus K, Gerster R, et al. ICG-liver test versus new biomarkers as prognostic markers for prolonged length of stay in critically ill patients-a prospective study of accuracy for prediction of length of stay in the ICU. Ann Intensive Care, 2014, 4 (19): 2-5

24. An C, Rakhmonova G, Choi JY, et al. Liver imaging reporting and data system (LI-RADS) version 2014: understanding and application of the diagnostic algorithm. Clin Mol Hepatol, 2016, 22 (2): 296-307

25. Bohte AE, de Niet A, Jansen L, et al. Non-invasive evaluation of liver fibrosis: a comparison of ultrasound-based transient elastography and MR elastography in patients with viral hepatitis B and C. Eur Radiol, 2014, 24 (3): 638-648

26. Bülow R, Mensel B, Meffert P, et al. Diffusion weighted magnetic resonance imaging for staging liver fibrosis is less reliable in the presence of fat and iron. Eur Radiol, 2013, 23 (5): 1281-1287

27. Cece H, Ercan A, Yildiz S, et al. The use of DWI to assess spleen and liver quantitative ADC changes in the detection of liver fibrosis stages in chronic viral hepatitis. Eur J Radiol, 2013, 82 (8): e307-e312

28. Chin JL, Pavlides M, Moolla A, et al. Non-invasive Markers of Liver Fibrosis: Adjuncts or Alternatives to Liver Biopsy? Front Pharmacol, 2016, 7 (1): 159

29. De Sio I, Iadevaia MD, Vitale LM, et al. Optimized contrast-enhanced ultrasonography for characterization of focal liver lesions in cirrhosis: A single-center retrospective study. United European Gastroenterol J, 2014, 2 (4): 279-287

30. Di Costanzo GG, Tortora R, D'Adamo G, et al. Radiofrequency ablation versus laser ablation for the treatment of small hepatocellular carcinoma in cirrhosis: a randomized trial. J Gastroenterol Hepatol, 2015, 30 (3): 559-565

31. Dyvome HA, Galea N, Nevers T, et al. Diffusion-weighted imaging of the liver with multiple b values: effect of diffusion gradient polarity and breathing acquisition on image quality and intravoxel incoherent motion parameters--a pilot study. Radiology, 2013, 266 (3): 920-929

32. Facciorusso A, Serviddio G, Muscatiello N. Local ablative treatments for hepatocellular carcinoma: An updated review. World J Gastrointest Pharmacol Ther, 2016, 7 (4): 477-489

33. Filingeri V, Francioso S, Sforza D, et al. A retrospective analysis of 1. 011 percutaneous liver biopsies performed in patients with liver transplantation or liver disease: ultrasonography can reduce complications ? Eur Rev Med Pharmacol Sci, 2016, 20 (17): 3609-3617

34. Hope TA, Fowler KJ, Sirlin CB, et al. Hepatobiliary agents and their role in LI-RADS. Abdom Imaging, 2015, 40 (3): 613-625

35. Hu KQ. Advances in clinical application of cryoablation therapy for hepatocellular carcinoma and metastatic liver tumor. J Clin Gastroenterol, 2014, 48 (10): 830-836

36. Jacobs A. Radiofrequency Ablation for Liver Cancer. Radiol Technol, 2015, 86 (6): 645-664

37. Kemp W, Levy M, Weltman M, et al. Australian Liver Association (ALA) expert consensus recommendations for the use of transient elastography in chronic viral hepatitis. J Gastroenterol Hepatol, 2015, 30 (3): 453-462

38. Kim MN, Kim SU, Kim BK, et al. Long-term changes of liver stiffness values assessed using transient elastography in patients with chronic hepatitis B receiving entecavir. Liver Int, 2014, 34 (8): 1216-1223

39. Leporq B, Dumortier J, Pilleul F, et al. 3D-liver perfusion MRI with the MS-325 blood pool agent: a noninvasive protocol to asses liver fibrosis. J Magn Reson Imaging, 2012, 35 (6): 1380-1387

40. Liu C, Chen T, Lin J, et al. Evaluation of the performance of four methods for detection of hepatitis

B surface antigen and their application for testing 116, 455 specimens. Journal of Virological Methods, 2014, 196: 174-178

41. Liu C, Lin J, Chen H, et al. Detection of hepatitis B virus genotypic resistance mutations by coamplification at lower denaturation temperature-PCR coupled with sanger sequencing. Journal of Clinical Microbiology, 2014, 52 (8): 2933-2939

42. Mhatre S, Madkaikar M, Ghosh K, et al. Rapid flow cytometry based cytotoxicity assay for evaluation of NK cell function. Indian J Exp Biol, 2014, 52 (10): 983-988

43. Mitchell DG, Bruix J, Sherman M, et al. LI-RADS (liver imaging reporting and data system): summary, discussion, and consensus of the LI-RADS management working group and future directions. Hepatology, 2015, 61 (3): 1056-1065

44. Mizuguchi T, Kawamoto M, Meguro M, et al. Preoperative liver function assessments to estimate the prognosis and safety of liver resections. Surg Today, 2014, 44 (1): 1-10

45. Mu D, Yan L, Tang H, et al. A sensitive and accurate quantification method for the detection of hepatitis B virus covalently closed circular DNA by the application of a droplet digital polymerase chain reaction amplification system. Biotechnol Lett, 2015, 37 (10): 2063-2073

46. Pathak K, Gopinath M, Salgotra KR. Transjugular liver biopsy. Med J Armed Forces India, 2013, 69 (4): 384-387

47. Piccinino F, Sagnelli E, Pasquale G, Complications following percutaneous liver biopsy. A multicentre retrospective study on 68, 276 biopsies. J Hepatol, 1986, 2 (2): 165-173

48. Platon ML, Stefanescu H, Feier D, et al. Performance of unidimensional transient elastography in staging chronic hepatitis C. Results from a cohort of 1, 202 biopsied patients from one single center. J Gastrointestin Liver Dis, 2013, 22 (2): 157-166

49. Sarin SK, Kumar M, Lau GK, et al. Asian-Pacific clinical practice guidelines on the management of hepatitis B: a 2015 update. Hepatology International, 2016, 10: 1-98

50. Shin SK, Kim YS, Choi SJ, et al. Contrast-enhanced ultrasound for the differentiation of small atypical hepatocellular carcinomas from dysplastic nodules in cirrhosis. Dig Liver Dis, 2015, 47 (9): 775-782

51. Singal AK, Kamath PS. Model for End-stage Liver Disease. J Clin Exp Hepatol, 2013, 3 (1): 50-60

52. Takkenberg RB, Menting S, Beld MG. Validation of a sensitive and specific real-time PCR for detection and quantitation of hepatitis B virus covalently closed circular DNA in plasma of chronic hepatitis B patients. Methods Mol Biol, 2012, 903: 113-128

53. Tedder RS, Tuke P, Wallis N, et al. Therapy-induced clearance of HCV core antigen from plasma predicts an end of treatment viral response. Journal of Viral Hepatitis, 2013, 20 (1): 65-71.

54. Ura K, Furusyo N, Ogawa E, et al. Serum WFA (+)-M2BP is a non-invasive liver fibrosis marker that can predict the efficacy of direct-acting anti-viral-based triple therapy for chronic hepatitis C. Alimentary pharmacology & therapeutics, 2016, 43 (1): 114-124

55. Vermehren J, Susser S, Berger A, et al. Clinical utility of the ARCHITECT HCV Ag assay for early treatment monitoring in patients with chronic hepatitis C genotype 1 infection. J Clin Virol, 2012, 55 (1): 17-22

56. Wada Y, Tamai H, Uno A, et al. Prediction of efficacy to pegylated interferon-alpha-2b plus ribavirin in patients with genotype 2 hepatitis C virus using viral response within 2 weeks. Hepatology Research: the Official Journal of the Japan Society of Hepatology, 2014, 44 (2): 179-186

57. Wakiya T, Kudo D, Toyoki Y, et al. Evaluation of the usefulness of the indocyanine green clearance test for chemotherapy-associated liver injury in patients with colorectal cancer liver metastasis. Ann Surg Oncol, 2014, 21 (1): 167-172

58. Xu WS, Qiu XM, Ou QS, et al. Red blood cell distribution width levels correlate with liver fibrosis and inflammation: a noninvasive serum marker panel to predict the severity of fibrosis and inflammation in patients with hepatitis B. Medicine, 2015, 94 (10): e612

59. Yang N, Ekanem NR, Sakyi CA, et al. Hepatocellular carcinoma and microRNA: new perspectives on thera-peutics and diagnostics. Advanced Drug Delivery Reviews, 2015, 81: 62-74

60. Zeng Y, Li D, Wang W, et al. Establishment of real time allele specific locked nucleic acid quantitative PCR for detection of HBV YIDD (ATT) mutation and evaluation of its application. PLoS One, 2014, 9 (2): e90029

61. Zeng Y, Yang B, Wu Y, et al. Clinical significance of periodic detection of hepatitis B virus YVDD muta-tion by ultrasensitive real-time amplification refractory mutation system quantitative PCR during lamivudine treatment in patients with chronic hepatitis B. Journal of Medical Microbiology, 2015, 64 (Pt 3): 237-242

第六篇 治疗学

乙肝、丙肝、肝衰竭、肝癌、脂肪肝、药物性肝炎及自身免疫性肝病等的防治,近年取得了一定进展。目前全球约 20 亿人感染乙型肝炎病毒(HBV),其中 2.57 亿人为慢性感染者;每年 88.7 万人死于 HBV 相关疾病,肝硬化和原发性肝细胞癌(HCC)分别占 52% 和 38%,是全球重大公共卫生威胁。我国一般人群 HBsAg 流行率为 5%~6%,慢性乙型肝炎(CHB)2 000 万例 ~3 000 万例。慢性 HBV 携带状态免疫耐受期 HBV DNA 的诊断界值应为 $\geq 2 \times 10^7$IU/mL;HBeAg(+),ALT 正常。HBV DNA 2×10^5~2×10^6IU/mL 者,并非免疫耐受期,系 HBeAg 阳性慢性乙型肝炎。及早干预才能降低病毒性肝炎发病率和病死率。凡血清 HBV DNA 阳性、排除其他原因所致 ALT 持续异常(≥正常值上限);血清 HBV DNA 阳性的代偿期乙肝肝硬化;HBsAg 阳性失代偿期乙肝肝硬化;以及血清 HBV DNA 阳性、ALT 正常,有下列情况之一者,均应进行抗病毒治疗:①肝组织学检查提示明显炎症和 / 或纤维化(G ≥ 2 和 / 或 S ≥ 2);②年龄 >30 岁,有乙肝肝硬化或肝癌家族史;③年龄 >30 岁,肝纤维化无创检查有明显肝脏炎症或纤维化;④年龄 >30 岁,HBV DNA 2×10^5~2×10^6IU/mL;⑤有 HBV 相关肝外表现(如 HBV 相关性肾小球肾炎)等。首选核苷(酸)类似物(NAs)的恩替卡韦(ETV)、替诺福韦(TDF)或丙酚替诺福韦(tenofovir alafenamide fumarate,TAF)单药或干扰素,不推荐拉米夫定、阿德福韦和替比夫定,后者仅用于母婴传播阻断及肾功能损害者。NAs 治疗 48 周,若 HBV DNA $\geq 2 \times 10^3$IU/mL,排除依从性和检测误差后,应换药:应用 ETV 者换用 TDF 或 TAF,用 TDF 或 TAF 者换用 ETV;也可 ETV、TDF(或 TAF)联合,或这三者之一联合聚乙二醇干扰素 α(PEG-IFN-α)-2a。所有接受化疗、免疫抑制剂治疗者,治疗前都应常规筛查 HBsAg、抗 -HBc。HBsAg 阳性者,在开始治疗前 1 周或同时,应用 ETV 或 TDF 或 TAF。HBsAg 阴性、抗 -HBc 阳性者,若使用 B 细胞单克隆抗体或造血干细胞移植,应同时用 ETV 或 TDF 或 TAF。慢性 HBV 感染者准备近期妊娠,或妊娠期间有抗病毒指征时,可以使用 TDF。抗病毒治疗期间意外妊娠者,若使用 TDF,可继续妊娠;若使用 ETV,可不终止妊娠,但应换用 TDF。应用干扰素治疗者,应向孕妇和家属充分告知风险,若继续妊娠应换用 TDF。妊娠中后期 HBV DNA $\geq 2 \times 10^5$IU/mL,可于妊娠第 24~28 周开始应用 TDF 或替比夫定,免疫耐受期孕妇于产后或 1~3 个月后停药。应用 TDF 治疗,可母乳喂养。停药后应至少每 3 个月检测一次肝功能和 HBV DNA,直至产后 6 个月,发生肝炎活动者应再启动抗病毒治疗。男性干扰素 α 治疗患者,停药后 6 个月方可考虑生育;应用 NAs 者,目前尚无证据表明 NAs 对精子有不良影响,可考虑生育。进展期肝病或肝硬化患儿,应及时进行抗病毒治疗,但需考虑长期治疗的安全性及耐药性。1 岁及以上可用普通干扰素 α,2 岁以上可选用 ETV 或 TDF,5 岁以上可选用 PEG-IFN-α-2a,12 岁以上可选用 TAF 治疗。慢性肾病、肾功能不全或肾脏替代治疗者,可用 ETV 或 TAF,或可根据患者情况选用替比夫定,不可用 ADV 或 TDF。存在肾脏损伤高危风险的 CHB 患者,应用任何

NAs 抗病毒均需监测肾功能变化。已应用 ADV 或 TDF 的患者发生肾脏或骨骼疾病或存在高危风险时，应改用 ETV 或 TAF。

慢性 HBV 感染不易彻底清除；病毒控制也不等于疾病控制；慢性乙肝难以完全治愈（病毒学治愈）。临床治愈（功能性治愈，免疫学治愈）即 HBsAg 阴转、肝脏功能及肝组织病理改善，与长期预后好转相关，是目前理想的治疗目标。NAs 停药指征为：在 HBsAg 清除伴或不伴抗 -HBs 血清学转换后；非肝硬化 HBeAg(+) 者，获得稳定的 HBeAg 血清学转换，HBV DNA 检测不出，巩固治疗至少 12 个月后，能保证密切监测者；非肝硬化 HBeAg(−)，应用 NAs 治疗获得长期(≥ 3 年)病毒学抑制后，能保证密切监测者。NAs 或免疫调节剂如 PEG-IFN-α 单用，临床治愈作用有限。两者合理联用有可能产生协同和互补效应，对部分优势人群(青少年，女性，HBsAg、HBeAg 和 HBV DNA 载量低)可有较好疗效。血清 HBV DNA 和 HBV pgRNA 的共同持续消失可能成为新的病毒学应答和安全停药标准。丙肝治疗已迈入直接抗病毒药物(DAAs)时代，不再推荐干扰素，DAAs 联合利巴韦林可增加持续病毒学应答率，发生贫血和减少剂量对持续病毒学应答率影响小。HCV 和 HBV 合并感染者应用 DAAs 治疗时，若 HBsAg 阳性，需给予 NAs 预防 HBV 再激活，直至 DAAs 治疗结束 12 周后；HBsAg 阴性、抗 -HBc 阳性者应用 DAA 期间，需密切监测 HBV DNA 和 HBsAg，如阳转，建议应用 NAs 治疗。HBV 和 HIV 合并感染者，应选择对两者均有效的抗病毒药物组合。HBV 相关急性、亚急性、慢加急性和慢性肝衰竭者，若 HBsAg 阳性，建议用 ETV、TDF 或 TAF 抗病毒治疗。

去除或控制嗜肝病毒感染、药物、毒物、酒精、肝内脂肪沉积造成代谢及自身免疫紊乱等病因，是治疗肝硬化的重要手段。病因治疗后肝病仍存在或进展时，可考虑抗炎抗纤维化等治疗。降低门静脉压力是防治肝硬化并发症的关键；肝性脑病应避免限制蛋白质的摄入，特别要注意夜间和清晨含蛋白质碳水化合物食物的加餐；治疗方案大多数都是去氮。肝癌应多学科联合诊疗，乙肝相关肝细胞癌三个亚型(代谢驱动型、微循环失调型和增殖驱动型)划分的预后价值，可能优于 TNM 分期。基于循环 miRNA 模型的肝癌检测试剂盒及循环肿瘤细胞等肝癌新型标志物已用于临床。肝移植为公认的早期 HCC 根治性治疗；介入为中期 HCC 的主要手段；仑伐替尼是晚期 HCC 的一线药物，疗效优于索拉非尼，瑞戈非尼为二线靶向药。靶向治疗联合免疫检查点治疗或为晚期肝癌未来方向。零重力可杀伤肿瘤细胞；空间站提供了长期微重力环境或可突破目前肿瘤治疗的困境。HBV 相关肝细胞癌患者，若 HBsAg 阳性，肝移植前应开始应用 ETV 或 TDF 或 TAF。CHB 患者常伴肝脂肪变，后者更易发生肝硬化和肝细胞癌。原发性胆汁性肝硬化更名为原发性胆汁性胆管炎，对所有不明原因的胆汁淤积患者都应检查抗线粒体抗体(AMA)和 AMA-2，后者阳性具很高的特异性，AMA ≥ 1∶40 伴碱性磷酸酶升高，也可对非全身性疾病的胆汁淤积性疾病做出诊断。自身免疫性肝炎治疗，泼尼松初始剂量可减为 20mg。药物性肝损伤是全球一大公害，"天然即无毒"的误识，使中草药、膳食补充剂和替代疗法所致的肝损伤屡见不鲜，对乙酰氨基酚过量，静脉注射乙酰半胱氨酸的标准治疗可缩短为 20h。非酒精性脂肪性肝病是 21 世纪最重要的公共健康问题之一，生活方式改变，包括健康教育、饮食控制和积极运动至关重要。

第二十四章

从"心"开始恢复心身健康

人的心与身之间,意念与躯体之间,存在着奇异而隐秘的联系。很多人生病后,不是死于疾病本身,而是死于对疾病的无知和恐惧。当你认为自己不行时,也许真的就不行了;当你认同医院诊断只能活3个月时,3个月有可能就是死期……这是一个看似荒诞,却又很现实的事实。生理病理会引起心理的变化,心理更能导致生理病理的改变;心随境转,身随心移。从"心"开始,帮助患者树立坚强的信念、不被负面情绪牵动,恢复健康才有可能!但是,目前很多疾病的治疗,都还达不到这一目的。感染性疾病,只要症状、体征消失,实验室检查正常,微生物清除,就算治愈了。但是,微生物清除了,还有可能复燃;就算不复发,患者也可能忧心忡忡,一方面,担忧再发,另一方面,长期被疾病所困带来的精神心理创伤和思想包袱,不易随着疾病的"痊愈"而在短期内消除。

目前,乙肝病毒 cccDNA 还不能清除,慢性乙肝还不能治愈。人一旦感染 HBV,或将终身感染。对 HBV 感染者更应从"心"开始,终身随访和/或治疗。但是,目前各国慢性乙肝指南并无"恢复身心健康"目标,患了"重视躯体,轻视心理""重视病毒,轻视患者"的"高度近视症","拾了芝麻,丢了西瓜",有可能导致医生和患者放松对乙肝复发和疾病进展的及早发现及诊治,或造成不可挽回的损失。

第一节　认识亚健康

病原携带状态,如乙肝表面抗原(HBsAg)、结核菌、伤寒菌及某些病毒携带者等,均为亚健康。

我诊治过的原发性肝癌患者,大多有乙肝表面抗原携带史或家族史。若在携带病原的亚健康状态干预,及早发现和治疗慢性乙型肝炎,大多可防止肝硬化。肝硬化早治疗也可减少或防止肝癌,即使发展成肝癌,肿瘤小,没转移,大多也可手术切除治愈。及时检出和干预亚健康,早期发现并治疗,十分重要。

第二节　干预亚健康

一、健康享受每一天

健康虽不是一切,但失去健康,就失去一切!糊涂一点、潇洒一点,是智慧与慈悲的体现，为心灵良药。"天天微笑容颜俏，七八分饱人不老，相逢莫问留春术，淡泊宁静比药好"。一种药只能治几种病，智慧与慈悲能治多种疾苦。每天人体可产生上千个癌细胞，可被"自然杀伤细胞"杀灭，但若心态不好，该细胞功能可降低20%以上。度量大些，风格高些，不计较鸡毛蒜皮的小事，可使该细胞保持旺盛的杀癌功能。莫忘：知足才快乐，遗忘能自由，关怀得朋友，放下感自在，珍惜有幸福，放心就轻松，才能健康享受每一天。

二、不沉溺于过去

过去经验要总结，未来风险要防范，过于看重地位、财产、待遇和名誉，会失去快乐。今日心、今日事、今日人，才是真实美好的。学会看淡得失，笑着承受，学会对过去说再见，没什么了不起！爱情使人忘记时间，时间也会使人忘记爱情，不要让太多的昨天占据你的今天，请相信：是你的不管你怎样任性他都不会离开；失去的其实从未真正属于过你。茶凉了，就别再续了，再续杯，也不是原来的味道了；人走了，就别再留了，再留下，也不是原来的感觉了；情没了，就别回味了，再回味，也不是原来的心情了。慢慢地都会远，渐渐地都会淡，拥有时，好好珍惜，离开了，默默祝福！人生的旅途，没有人陪你走到最后！那些，擦肩的缘，路过的份，付出的真情，遇到的真诚，曾经的感动，真情的动容，都是记忆深处一朵清浅的花，即使瞬间绽放，也会暖流满心。善意看别人，也要善眼看世界。善眼看世界，总有可爱处；恶眼看世界，无处不残破。自己的心痛自己疗，也许你的地狱是别人的天堂。善良是做人的基本，不要为了名利而失去本性，要学会善良、学会宽容，一点宽容会让别人感激一生。珍惜你认为值得珍惜的，别让生命留下惋惜。

三、不过于计较别人的评价

没有一幅画不被别人批评，没有一个人不被别人评论，要用心做自己喜欢做的事，做生活的主人。人不能活在别人的眼光里，也不能活在别人的舌头底下。善良是自己人生的财富，不要用得和失、高和低来平衡，我爱这么活，我愿意选择善良，我无怨无悔。

四、不要活得太累

生活要有张有弛，不与别人盲目攀比就会悠然自得，不刻意祈求完美就远离痛苦，不苛求自己就活得自在，不吹毛求疵就轻轻松松。

五、不做欲望的奴隶

人心不足蛇吞象，恶念越多，痛苦越深。排除杂念，轻松愉快生活。

六、不一味讨好别人

讨好每个人等于得罪每个人，刻意讨好只会使别人厌恶。

七、喜欢自己

了解自己比了解别人更难，喜欢自己比喜欢别人更不易。学会自我欣赏，才能获取快乐的金钥匙。欣赏自己不是孤芳自赏、唯我独尊、自我陶醉、故步自封，而是自己给自己一些自信、一点愉快，经常给自己过节，寻找愉快心情。人生短短数十载，最要紧的不是讨好他人，而是取悦自己。人生最美妙的风景是淡定从容的内心，让自己过得舒心。苹果最光辉的时刻,就是砸在牛顿头上;相信自己是最好的,说不准下一个被砸的就是你。要学会自我欣赏,学会自己照顾自己,没有人会搀扶你一辈子。自己是一切的根源,要想改变一切,首先要改变自己! 学习是改变自己的根本。其实,你爱的是你自己,你喜欢的亦是你自己,你爱的、你恨的,都是你自己,你变了,一切就都变了,你的一切都是你创造出来的,你是阳光,你的世界充满阳光;你是爱,你就生活在爱的氛围中;你是快乐,你就沉浸在笑声里;同样的,你每天抱怨、挑剔、指责、怨恨,你就生活在地狱中;你心在哪,成就就在哪。所有的一切都是自己造成的,所有的因因果果都跟你自己有关。

八、正向思维

人生本来就是有输有赢,输了又何妨。只要真真切切地为己为人而活,这才叫真正的"生命"。有些人因不肯接受挫折而重新开始,越输越多,终至不可收拾。每一个烦恼的根源都在自己这里,每一次烦恼都是一个寻找改正自己缺点的机会。正向思维,才不怨天尤人、苦无出路;才能止步停损、看见光明;才有乐观的情绪、向上的力量和无限的希望。悔恨无益,只会更糟。木已成舟要顺其自然,要心平气和地处理遗留问题。祸兮福所倚,福兮祸所伏,不要走极端。极端者总失败。每天沉浸在工作与生活爱好中,能忘却外来的烦恼,陶醉在快乐世界中。

九、一日生活巧安排

(一) 晨醒赖床

人在睡眠时,血液黏稠,血流缓慢,心脏供血不足,醒后如立即下床,最容易诱发心脑血管疾病。早晨醒来要赖床5~10min,采取仰卧姿势,进行心前区和脑部自我按摩,做深呼吸、打哈欠、伸懒腰、活动四肢,然后慢慢坐起1分钟,站立1min,再逐步开始行走、活动。

(二) 吃好三餐,坚持活动

能吃能喝未必健康,胡吃滥喝要遭殃,会吃会喝才是健康。中国科学院动物研究所专家2020年在 Cell 发表文章称,从中年期的大鼠开始对其进行"七分饱"(任意进食量70%的卡路里摄入量)干预,可降低其组织、细胞和分子水平的衰老指征,延长寿命。《中国居民膳食指南(2016)》提出了符合我国居民营养健康状况和基本需求的膳食指导建议:食物多样,谷类为主;吃动平衡,健康体重;多吃蔬果、奶类、大豆;适量吃鱼、禽、蛋、瘦肉;少盐少油,控糖限酒;杜绝浪费,兴新食尚。每天的膳食应包括谷薯、蔬菜、水果、畜禽鱼蛋奶、大豆坚果等食物。平均每天摄入12种、每周25种以上食物。谷类(主食)为主是平衡膳食的重要特征,每天谷薯类食物250~400g,碳水化合物提供能量应占总能量的一半以上。各年龄段人群都应天天运动,保持健康体重。坚持日常身体活动,每周至少5天中等强度活动,累计150min以上,平均每天主动活动6 000步。减少久坐时间,每小时起来动一动。

吃饭顺序最好是先喝汤,再吃菜,再吃蛋白质,最后吃碳水化合物。喝汤先垫一垫胃,然后再通过咀嚼蔬菜来刺激饱腹中枢,接着用鱼、肉等蛋白质满足味觉和胃口,最后吃的碳水化合物即使量不多也已饱了。

一日三餐重点是早餐和午餐,各应占40%,晚餐宜少些,占20%就够了。最重要的是,进食时一定要保持愉悦的心情,高高兴兴,享受食物。如果一天到晚怀疑吃的粮食是转基因产品、蔬菜里有农药、肉里有毒素,会影响人的消化吸收功能,有碍健康和长寿。

值得注意的是,食物各有优缺点。我们应追求食物质量,而不仅看营养素。肉除了含有脂肪,还有锌、铁、维生素 K_2 和维生素 B_{12},可补充碳水化合物的短板。吃较多的水果和豆类,心血管、非心血管和总死亡的风险会比较低。"吃水果"与"控制血糖"两不误。蔬菜生吃最好,可降低总死亡率,做熟了的菜对死亡降低的贡献有限。加工的碳水化合物和精制的食物是心血管病风险增加的原因,甜饮料对身体有害;而没有深加工的全麦对身体有好处。食品是没有绝对安全的,只是风险大小而已。转基因食品并不比普通的食品风险高,经批准上市的可以放心食用。

每天需要食物口诀:7(两)谷8菜6果奶,1两肉蛋和水产,糖油控制半两内,3豆2坚1钱盐。

(三)学习和工作

人属于动物,一定要动,不能"享清福"。"无所事事的头脑是魔鬼的作坊",那"魔鬼"便是老年痴呆症。要不断学习,多学些专业知识和电脑、手工艺、园艺相关知识或别的内容,绝不能让脑子闲着。学习、工作每 45min,要休息、活动 15min。避免过度使用和依赖电脑,预防辐射、眼疾、颈椎病、腰椎病和精神心理性疾病。避免长时间处在空调环境而成"温室人",预防机体调节和抗病能力下降。

(四)就寝和午睡

睡好 8h,中午小睡,不但能提高人的精力和警觉性,还可使心血管系统变得更舒缓,人体紧张度降低。晚上 10 点前睡觉,最迟不超过 11 点。睡觉时建议将手机、电子钟、收音机、电视、计算机、无绳电话等放在离床 4~6m 远的地方,以免电磁波对精神状态和睡眠的干扰。

(五)锻炼和交友

晨练宜缓不宜猛,以免意外。午后 4 时至黄昏,空气新鲜,为锻炼的最好时间。若能与朋友一起,边走边谈,既活动筋骨,又交流情感,一举两得。每天运动 30min,大笑 30min,与人和睦相处。

(六)学会生气

不生气是不可能的,但要学会生气:适度、短时、避开。夫妻互说三句对方喜欢听的话。最好的伴侣是夫妻。

(七)戒烟限酒

吸烟是人类最坏的嗜好,终身吸烟的人有可能少活 11 岁,吸一支烟少活 11min。对一个无肝病的健康人,每天至多只能喝一两白酒或二两红酒、半斤啤酒;醉酒一次等于一次急性肝炎。有肝病的患者应戒酒。

十、变老的时候

关于变老,有一首诗是这样写的:"变老的时候,一定要变好 / 要变到所能达到的最好 / 犹如瓜果成熟,焰火腾空 / 舒缓地释放出最后的优美 / 最后的香与爱意 / 最后的,竭尽全力……"

我们提倡变老有八项注意:①工资多花少攒,切勿过分节俭。适当留点存款,以防意外风险。②物质生活从简,精神生活丰满。吹拉弹唱表演,琴棋书画消遣。③饭菜不要挑拣,早饭多吃稀软。中午吃好填满,晚饭不要太晚。④衣服宁长勿短,颜色尽量新鲜。不求名牌新款,只求舒适保暖。⑤白发切勿乱染,发型不要太散。秃顶也有美感,尽量保持"原版"。⑥行动勿急要缓,独行不要太远。小偷跑了别撵,注意安全保险。⑦筋骨经常舒展,锻炼不要偷懒。养好肠胃肝胆,衰老可以延缓。⑧社会闲事少管,别对现实不满。是是非非躲远,切勿说长道短。

第三节 从"心"治疗,恢复心身健康

在我国,HBV 感染是急慢性肝炎、肝硬化、肝衰竭和原发性肝细胞癌的主要病因,还可引起肾炎、糖尿病、肾病综合征、肝性脑病等肝外疾病;甚至还可引起诸如自杀率上升,男女性别比例失调等心理障碍所致的社会问题。遗憾的是,如此严重的 HBV 感染,迄今尚无特效疗法,治疗必须从"心"治疗,加强心理"营养",恢复心理健康。

心理健康和躯体健康一样,需要不断补充"营养",而且要合理,过多则"肥胖",过少则"营养不良"。

一、健康定义及标准

(一) WHO 健康定义
躯体上、精神上及社会适应上的完好状态,不仅是没病及虚弱。

(二) 躯体上的完好状态
"没病""不虚弱",身体各个器官的结构与功能正常。

(三) 精神上及社会适应上的完好状态
包括心理健康、情绪健康及道德健康。

1. 心理健康 摆正自己在社会生活中的位置,辨真伪、善恶、美丑、荣辱;一分为二,处变不惊,性情温和,性格开朗,意志坚强,豁达乐观。关注心灵健康和灵性生活。杜绝一切堕落及害人的行为。

2. 情绪健康 对工作、学习和生活,始终保持饱满、乐观、向上的状态。心灵的快乐莫高于身体的快乐。

3. 道德健康 思维客观,自控力强,人际关系好,大公无私,心胸坦荡,不损害他人利益,按社会行为规范约束自己。"上善若水""水善利万物而不争,处众人之所恶,故几于道"。

二、健康保证

健康的保证是善良的品性、淡泊的心境。善良正直、心地坦荡,出于公心,想着他人。一切身体和精神上的快乐就是善,一切导致身体和精神上的痛苦便是恶。最高的善就是幸福。对宇宙,少一些破坏,多一些敬畏;少一点戾气,多一份善良;少一点冷漠,多一些关爱:消弭贪欲,舒缓焦躁,顺应自然。

三、健康实用指标

(一) 快食
吃得痛快。吃起来津津有味,能快速吃完一餐,食欲与进餐时间基本相同。快食并不是狼吞虎咽,不辨滋味,而是吃饭时不挑食,不偏食,吃得顺利,没有过饱或不饱感。

(二) 快眠
睡得舒畅,一觉睡到天亮。醒后头脑清醒,精神饱满。睡得快,重要的是质量,如睡的时

间过多,睡后仍感乏力不爽,则是心理、生理的病态表现。快眠说明神经系统的兴奋、抑制功能协调,内脏无病理信息干扰。

（三）快便

便意来时,能快速排泄大小便,轻松自如,便后没有疲劳感。

（四）快语

说话流利,表达准确,有中心思想。头脑清楚,思维敏捷,中气足,心肺功能正常。无不想说话的疲倦感和头脑迟钝、词不达意现象。

（五）快行

行动自如、协调,迈步轻松、有力,转体敏捷,反应迅速,动作流畅,证明躯体和四肢状况良好,精力充沛旺盛。因诸多病变导致身体衰弱,均先从下肢开始。人患有内脏疾病时,下肢常有沉重感;心情焦虑,精神抑郁,往往感到四肢乏力,步履沉重。

（六）良好个性

温柔和顺,言行举止得众人认可,能很好地适应不同环境,没有经常性的压抑感和冲动感。目标坚定,意志持衡,感情丰富,热爱生活和人生,乐观豁达,胸襟坦荡。

（七）良好处世技巧

看问题,办事情,以现实、自我为基础,与人交往能被大多数人所接受。不管人际风云如何变幻,都能始终保持稳定、永久的适应性,保持对社会外环境和身体内环境的平衡。

（八）良好人际关系

言谈举止恰到好处,与人相处自然融洽,不孤芳自赏、不寂寞独处,交际广、知心朋友多。众人乐于向其倾诉心中喜乐,珍视友情,尊重他人人格,待人接物能宽大为怀,既善待自己,自爱、自信,又能助人为乐,与人为善。气不和时少说话,有言必失;心不顺时莫做事,做事必败;事莫虚应,应则必办,不办便结怨;愿莫轻许,许愿必还,不还便成债;万物在说法,看你如何着眼;一切是考验,试你如何用心。知足是富人,平常是高人,无事是仙人,无心是圣人。想开了自然微笑,看破了肯定放下。

四、心理健康“营养素”

当代很多人70岁以上患的是“心身疾病”。我国多数人精神上或社会适应上欠完好,健康需从“心”开始,去掉“心”对“身”的不良干扰。积极的心态和思维方式,天天补充心理“营养素”和“家常菜”,并坚持到底,可使疾病控制变得简单,充满成就感。若把修身养性理解为“上刑罚”,则痛苦不堪,容易半途而废。一个人对疾病的态度、对生活质量的感受,会对健康和疾病的预后产生很大影响。如果对健康和疾病抱着无所谓的态度,会使亚健康变成疾病,使疾病在不知不觉中逐渐加重;如果对健康和疾病过度关注,则会导致焦虑、抑郁,甚至病急乱投医,不利于健康和疾病的恢复。

我国改革开放后,人民生活水平不断提高,不少人为求“长生不老”,长期服补药,体质越来越差。只有善良的品性,淡泊的心境,处处为公,时时想着他人,才能促进神经 - 内分泌 - 免疫功能调节到最佳状态,促进心身健康。我曾接诊过多位患者,黄疸、乏力、食欲减退、肝肾功能异常,经各种检查,排除其他原因引起的肝炎和肾炎,诊断为“中草药肝炎”和 / 或“中草药肾炎”,经停药和对症处理后迅速痊愈。这使我深深体会到,滥补无益,危害不浅。

医生在诊治过程中,不仅要治病,还要护心。医生给患者的第一张处方应该是“关爱”,

诊治最重要的内容应该是"谈心""规劝"。一边诊治,一边结合患者情况,用简短的几句说理,对中年人戒烟限酒和克服不良嗜好,对青少年心理素质培养和心理健康维护,对老年人修身养性和治疗,常可起到家人起不到的独特作用,使患者树立战胜疾病的信心,逐渐建立健康的生活方式和饮食习惯,不断补充心理健康"营养素"和"家常菜"。

(一)爱

多年的临床工作,使我深深体会到,疾病主宰是患者本身,而非其他。把治病寄托在求神拜佛上是愚昧的,把健康寄托在医生和药物上是软弱的。健康的前提是"爱",只有爱才是唯一的保健品,才是健康的根由、全缘、全因之首。只有爱,才能健康长寿,享尽天年。正如冰心所说,"有了爱就有了一切""爱在左,同情在右,走在生命路的两旁,随时撒种,随时开花,将这一径长途,点缀得香花弥漫,使穿枝拂叶的行人,踏着荆棘,不觉痛苦,有泪可落,但不觉是悲凉""有了这份纯洁的爱情,这份真挚的友情,再加上一份浓浓的亲情,一定会使你的生命之树常青,翠绿茂盛,花红遍野,无论是在灿烂的阳光下,还是在凄冷的风雨中,都可以让你的生命闪耀出亮丽的光彩,完美你的一生"。

人类文明史以爱为本。博爱、兼爱、仁爱,伴随人的一生,永不止息,是心理"营养"最重要的"营养素"。童年是培养人心理健康的关键时期,若得不到充足和正确的父母之爱,就将影响其一生的心理健康。少年时代增加了伙伴和师长之爱,青年时代情侣和夫妻之爱尤为重要。中年人社会责任大,同事、亲朋和子女之爱缺一不可,可使中年人在事业、家庭上倍添信心和动力,让生活充满欢乐和温暖。老年人更要爱人、爱己、爱家、爱国。患病后更要有爱心,爱医生、爱护士、爱病友、爱清洁工,"敬人者人恒敬之,爱人者人恒爱之"。

爱应恒久忍耐,恩慈;不嫉妒,不自夸,不狂妄,"不做心里过不去的事",不求自己益,不轻易发怒,不计较好恶,厌恶不义,只求真理;凡事包容、盼望、忍耐;"己所不欲,勿施于人",摒弃反文明的"阶级斗争"。

一个人的伟大,首先是灵魂的伟大、博爱,其次才是才华的出众和取得的成就。甘地一次上火车时,一只鞋被挤下了车,火车开动时,把另一只鞋朝鞋掉下的地方扔了去,以便路人可捡到一双鞋;爱因斯坦从不让人给他画像,但却破例答应亟须卖画为生者。我们这些人,不一定有多大的才华和成就,但只要有博爱之心,就表明有一个纯洁的心灵,是一个有用的人,是一个有益于国家和人民的人。

爱就像阳光,无所不在,无边无际。我在医院里,几乎天天都可看到爱的故事,有长者的爱、恋人的爱、儿女之爱、陌生人的爱。当然,也有一些相识多年的恋人因发现一方感染乙肝病毒而分道扬镳,相守数载的夫妻因对方肝病迁延不愈而劳燕分飞;但,更多的是,夫妻之爱唤醒了沉睡多年的植物人,父女之爱坚定了瘫痪长者活下去的决心,医护之爱呵护着患者的生命,延长了不治之症者的生命,减少了悲痛欲绝者的痛苦。这真真切切地诠释着爱的力量和生命的坚强。爱没有时效,历久弥新,比药更灵。

我们多数中国人,一谈到爱,就羞羞答答。我到美国探亲时,情人节一早起来,子孙都向我和妻子两位老人祝贺"情人节快乐",我开始诧异:"我怎么是你的情人呢?"片刻,我恍然大悟:他们真正懂得爱的含义,是文明、博爱的体现。爱的范围很广,不仅包含爱情,也包含母爱、父爱、友情、亲情,广而博之为博爱,爱天下所有的人、事和物,包括灵魂或心灵的爱、对法律与组织的爱、对食物的爱、对动植物的爱、对金钱的爱、对科学的爱、对劳动的爱,由近而远,由内而外,由自己而别人,从家庭、亲朋、小区,慢慢扩展到社会,祖国,直至整个地球的每个角落,不是亲人胜似亲人。对敌人和"魔鬼",当他放下屠刀后,医生也要"救死扶伤,实行

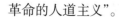

革命的人道主义"。

每当我需要温暖和力量时,《爱的奉献》旋律总会在我耳边响起:"这是心的呼唤,这是爱的奉献,这是人间的春风,这是生命的源泉,再没有心的沙漠,再没有爱的荒原,死神也望而却步,幸福之花处处开遍,啊,只要人人都献出一点爱,世界将变成美好的人间。"

是啊,爱是人间的春风,生命的源泉,健康的护身符。有人说过:"时光荏苒,生命短暂。别将时间浪费在争吵、道歉、伤心和责备上。用时间去爱吧,哪怕只有一瞬间,也不要辜负。"

(二) 宣泄和疏导

过日子取决于个人,快乐是一天,悲伤也是一天,拥有聪明才智的我们,怎能把自己的灵魂禁锢起来呢? 倒不如打开心扉,让阳光进入心窗;把亮丽可期、安定不坠的好心情,调到最高阶,在"自助、人助、天助"的定理下,享受否极泰来的安舒与自在。有些人患病后怨天尤人,心理负担重,若长期得不到宣泄或疏导,会加重心理矛盾。无论转移回避还是设法自慰,都只能暂时缓解,适度的宣泄才具治本作用。宣泄应当是良性的,不损害他人、不危害社会,否则会造成恶性循环,带来更多的不快。

(三) 批评

一个人长期得不到正确的批评,势必会滋长骄傲自满、固执、傲慢等毛病。批评应讲究策略和善意,过于苛刻的批评和伤害自尊的指责,会使人产生逆反心理。对这种"心理病毒",应提高警惕,增强心理免疫能力。

(四) 信念与理想

信念与理想犹如心理平衡器,帮助人们保持平稳的心态,度过坎坷与挫折,防止偏离人生轨道。人格的力量不只是一种强大的精神力量,更是一种强大的物质力量。在一定条件下,人格魅力完全可以转换成一种突破困境的生产经营要素。

(五) 宽容与谦逊

宽容是脱离种种烦扰,减轻心理压力的法宝,是生存智慧,生命艺术,能缓解精神紧张、减轻心理压力,使朋友百年同舟、夫妻千年共枕。不要轻易去指责别人,因为我们没有足够的智慧,去知道别人的喜怒哀乐,真正体谅别人的酸甜苦辣。每个人立场不同,环境不同,很难了解别人的感受。换个角度,你会发现,你不是这个世界的主角,每个人都经历着不同的故事,谁都会有眼泪、有悲伤……学会欣赏和悲悯,学会善待他人。罗斯福家中失窃后,反而感谢上帝:"窃贼只窃物不害命,窃部分非全部,窃贼是他不是我。"

有的人才华横溢,有的人功名卓著,但无论是身经百战的将军,还是名震一方的高官、名流,都要谦虚为怀,尽早回归到普通百姓的身份中去。沉溺于过去,和群众没有交集,人们会把你供在那里不理不睬,你会觉得被冷落,生闷气。

(六) 交友与交谈

长期独处会造成社会、心理压力,使内分泌和免疫功能紊乱。生病后要特别注意结交朋友,多与医生、护士和病友交谈,使口腔、咽喉活动,耳咽管畅通,眼肌和三叉神经兴奋,调动记忆功能和语言能力。谈话时少抱怨,多宽容;少讽刺,多尊重;少拒绝,多关怀;少命令,多商量;少批评,多赞扬。良言一句三冬暖,恶语伤人六月寒。

五、心理健康"家常菜"

(一) 天人合一

又称天人合德或天人相应,是一道"有机生菜",又是一味"高营养品",是我国古代哲学的主要基调,中医的哲学理念之一,对当代人的医疗保健有重要指导意义。人生长在天地之中,必须适应大自然的变化,日出而作,日落而息,顺应天地之气。

天,就是大自然;人,就是人类;合一,就是不二、浑然一体。天人合一,就是天人相融而相通、万物相系而平等,人和大自然高度统一,和谐共处。人类的政治、伦理等社会现象是自然的直接反映;物质绝对运动,思维反映存在,与时俱进。这和达尔文的进化论、赫胥黎的"物竞天择,适者生存"学说及印度的"梵我一如"不谋而合。中国将大自然或者宇宙称作"天",而印度则称之为"梵"。中国的"人",印度称之为"我"(阿特曼)。中国讲"天人",印度讲"梵我"。东方先哲告诫我们,人类只是天地万物中的一个部分,人与自然是息息相通的一体,天、人、地和谐统一、缺一不可;重视亲情,强调仁爱,"老吾老以及人之老,幼吾幼以及人之幼""血浓于水",重团圆,以享受天伦之乐为人生之大喜。中国传统文化中的"仁义礼智信""以和为贵""自强不息"等普适性文化元素要大胆地发扬光大,西方文化中包含的科学精神、民主思想、法制观念等文明成果,我们要吸收、消化,使之中国化。我们祖国,纵有千古,横有八荒。有"入世"的儒家,追寻人与社会和谐;有"出世"的道家,探求人与自然和谐;有"遁世"的佛家,构筑人与内心和谐。她既是我们的国,也是我们的家。天人合一的具体表现为,人与天地相应,与四时相符,天地相参,天与人有着统一的本原、属性、结构和规律。人作为"小宇宙"与天地这个大宇宙相应,生命过程及其运动方式与自然规律相参,人的存在与自然存在统一。

天人合一认为,天之道在于"始万物",地之道在于"生万物",人之道在于"成万物";天道曰阴阳,地道曰柔刚,人道曰仁义,人与大自然共同创造美好的人性世界。强调人和宇宙和谐。这应该算是科学的"第一原理",即便是当代最著名的科学家,如霍金、温伯格、杨振宁等,也相信宇宙的和谐,追求"终极理论之梦",讨论"人择原理"。

阴阳五行,是中国古代认识自然和社会的重要概念和理论,在一定程度上摆脱了过去的神学和巫术,用"自然主义"的概念来认识世界。

"格物致知"出自《大学》。"格物"就是对事物进行分类研究,是认识事物的最基本的方法。17世纪以来,西方科学传入中国,我们还经常用"格致"来译"科学"。

我国古代至今,很多技术领先于西方,但却只限于应用,一直没创立科学。西方文明的优点在于,不断地发明、创造、追求、向外扩张,是"动"的文化。中国文化和哲学的优点在于和平、平稳、调和,犹如长城,处于守势,是"静"的文化。现在许多西方学者都认为,地球就这样大了,无止境地追求、扩充,是不可能的,也是不可取的。今后还应倡导中国的文化和哲学,天人合一,要平衡、要和谐,民族与民族之间相互协作,避免战争。

新型冠状病毒肺炎暴发流行给世人敲响了警钟:自然资源的不断掠夺,野生动物的肆意捕杀,已威胁到人类的生命安全。新型冠状病毒肺炎防治应抱着"天人合一"的信念,"格物致知"的方法,"阴阳五行"的概念和理论,平衡阴阳,和谐五行,借天之力,还以人力,顺四时而适寒暑,节阴阳而调刚柔,和喜怒而安居处,从中国传统文化和哲学中,探寻防治方法,早日扑灭疫情,创新现代医学科学。

天人合一,平衡、和谐、团结的哲学思想和心理状态可能是解决目前个人类问题的关键。19世纪世界的经济中心在伦敦,20世纪初转到了纽约,到了战后七八十年代转到了东京,而21世纪肯定要转到北京或上海。作为未来世界经济中心的我们,特别要注意下列四点:

1. 顺应自然　2017年诺尔贝生理学或医学奖获奖理由是,解释了许多动植物和人类是如何让生物节律适应昼夜变换的。简而言之,他们研究的就是我们平常所说的"生物钟",

最接地气的解释就是:天人合一,人和大自然高度统一,不要熬夜! 中国古代养生讲究"顺应自然",现代生活中人体也有它最喜欢的节奏和规律。如果我们顺应了身体的生物钟规律,摸准薄弱那一刻,拾遗补缺,身体就能被调校到最佳状态。而反之,则会产生各种问题,危害健康。

顺应自然的一日生活大致可作如下安排,尤其适合中老年人。

(1)5~6点醒来,不妨尽量让自己多睡会儿,闭目养神,按摩腹部、揉搓双手,空腹喝水,补充一个晚上呼吸、出汗和尿液丢失的水分,稀释血液,防止心血管事件发生。

(2)6点半做伸展运动:每天早上简单锻炼10~20min即可,以轻缓柔和的运动为主,如伸展运动、散步、瑜伽、太极拳等。

(3)7~8点吃一份高营养早餐:包子、油条、烧饼等淀粉类食物是多数人早餐桌上的主力军。但是,除了淀粉类食物外,再来一杯牛奶或者豆浆、一个鸡蛋、一小份水果,则更加健康。

(4)10点吃一小把坚果:上午10点左右,吃一小把坚果,对心脑血管健康有好处。花生、核桃、杏仁、松子等都是不错的选择。

(5)11~12点半享受"杂牌"午餐:午餐食物一定要种类多样。午餐一定要"杂",炒菜时尽量多放几种食材。比如,炒青菜时放点蘑菇,做肉菜时放点胡萝卜丁、黄瓜丁,每种菜量不大,但种类、颜色要尽可能丰富。

(6)13点小睡30min:午饭后半小时,疲劳感来袭,此时不妨先喝一杯水,然后打个盹儿。午睡对降低血压、保护心脏、增强记忆力、提高免疫力等都有好处。但是,午睡时间不宜过长,20~30min即可。

(7)14点喝杯绿茶:午觉醒来之后,人总会有些倦怠,此时来杯绿茶对身体非常好,研究表明绿茶能降低患癌风险。

(8)15点晒晒太阳:如果天气好,可以去户外锻炼,此时阳光和煦,是晒太阳的好时机。若下雨或者太阳高挂,则可在家做做健身操、身体拉伸等。

(9)16点来杯酸奶:下午4点,人的血糖开始升高,此时,可以再加个餐,喝杯酸奶或吃两片全麦面包。

(10)18~20点与家人分享"慢"晚餐:晚餐一定要清淡,对一天的营养进行查漏补缺。晚饭不能吃得太晚,否则影响睡眠。晚餐时间一般相对充裕,可以和家人一起慢慢享用,细嚼慢咽,聊聊天,无疑是一段幸福的家庭时光。

(11)20点站一刻钟:吃完晚饭,很多人便立刻窝在沙发里看电视,这十分伤害肠胃。晚饭后最好站立15min,或一边走动一边给久违的朋友打个电话,也可以浇浇花、洗洗碗。

(12)21点提前刷牙:刷牙时间最好放在晚上9点,这样可以保证自己晚上9点后,不再吃东西。也可以利用这段时间,做点自己喜欢的事情,比如看看书等。

(13)22点调低卧室温度:人的最佳睡眠时间是22点,最晚不超过23点。科学研究显示,卧室保持低温可以降低患糖尿病和其他代谢疾病的风险,入睡前最好将房间温度稍微调低一点,再喝杯温开水。

"衰老是一个被灌输的概念,老年人的虚弱、无助、多病,常常是一种习惯性无助,而不是必然的生理过程。"比如说人老了,记忆就一定衰退吗? 答案并不是绝对的! 真正抑制我们潜能的是我们身处一个崇拜青春而厌弃老年的社会。我们固执地认为衰老和能力减弱有着必然的联系,这种思维定势极具杀伤力。如果我们对自己的生活有更多的控制权,由自己决定娱乐节目,自己照顾房间里的植物,就会比那些被全方位照顾的老人更加快乐、年轻和长寿。

2. 仁——同情友爱为仁　人与人关系和谐亲善。医者和患者都应怀着仁爱之心，同情友爱对方。患者选择医者要以其德为重，"非正人不可托"，医者"正人必先正己"，对每个患者都应一视同仁，"救死扶伤，实行革命人道主义"。

3. 义——道德规范和生活准则为义　应把社会价值观作为个人价值观，以礼义适应社会，适应自然。"要坚持正确义利观，做到义利兼顾，要讲信义、重情义、扬正义、树道义"，铁肩担道义。人生价值，既包含着个人成就，也包含着社会价值。自我的超越和升华，应通过对客观世界的改造来完成。

4. 爱　伴随人的一生，既是"营养素"，也是"家常菜"，是心理健康最重要的要素。爱是一种发自于内心的，主动给予的，无条件地尊重、支持、保护和满足对方的幸福感；是医生最伟大的财富，也是唯一货真价实的财富。医生热爱本职和患者，光喜欢不够，一定要上升为爱，为之付出物质、时间、情感，甚至倾其所有。对患者来说，爱也是求医不可或缺的情感基础，非你爱的医生不可托。爱永远是人类不灭的追求和真理，是化解医患矛盾的利器，是获取健康的金玉。

"临床"就是到病床，临床医师就是直接接触患者并给予诊疗和防治的医生。临床医学与社会科学和自然科学都有密切联系，是科学门类中少有的文理兼备、精雕细刻的缜密科学，也是艺术创作中精妙绝伦、惟妙惟肖的精湛艺术，更是《管子·七法》中"实，诚，厚，施，度，恕"的精诚心术。临床医生应集科学家、艺术家、心理学家为一身，对每位患者"胜似亲人"，给每个患者"关爱处方""非义之富贵，远之如垢污；不幸而贱贫，甘之如饴蜜"。

临床之美，就是博爱之美。"医乃仁术"，医者应有父母心，精诚双备，德艺双馨，既治病又救人，既懂病也爱人。

临床之成，就是博爱之成。医患双方充满爱，看重自我价值，重视别人生命和尊严，尊敬、赞美一切人性世界，共同将每一个器官组织的"破碎花瓶"修复一新，天人合一、医患愉悦。

5. 创造人性世界　以哲人的态度接受自我，接受人生，接受社会，接受自然、现实和疾病；使疾病早日治愈，使冲突、挫折和威胁得到解决。人与大自然表面上不可调和，实际上是合作而非斗争，人与天高度统一。医生和患者在诊治疾病和实现人生价值中，不但看重自我价值，也重视别人的生命和价值，医患共同治病，共同创造和谐社会，创造尊敬、赞美一切人性的世界。如果这样，医患之间就不会有什么矛盾，更不会有冲突甚至恶性事件发生。

（二）新陈代谢，永葆诞生

1. 诞生是过程　人们常认为，诞生就是出生，字典、词典也都这样注释。其实，诞生不只"出生"这一短程行动，而是贯穿着整个人生过程。人的组织细胞无时无刻不在新陈代谢，推陈出新，新生不止，诞生不断。疾病本身也是一个诞生过程。只有诞生，受损组织细胞才能修复新生。但是，从心理学上看，我们大多数人却在到达某一点后就不再诞生。生命延续在于完全诞生，每一分钟都在诞生。一旦诞生停止，死亡也就来临。有些人完全就是死胎，生理上继续活着，心理上却犹如返回到子宫、大地、黑暗和死亡。另有许多人在生命的道路上继续向前，但依然不能把脐带完全剪断，对父母、家庭、种族、国家、地位、金钱等仍有着共生性的依附。他们从未完全成为他们自己，从而也就从未完全诞生。

2. 永葆诞生　要幸福安宁，就应完全诞生、永葆诞生。新生儿尚未感知世界，与母亲的乳头合为一体。儿童仅能感觉我与非我的不同，如愿望没有实现，便大发脾气，通过父母的中介,迫使世界符合他的愿望。神经症者要求现实必须符合他的观念;若事与愿违,要么迫使事实符合愿望,去做无法办到的事;要么垂头丧气,精神抑郁。这样的自由观是一种自恋式的全知全能观。一个完全诞生的人,他的自由观是认识现实及其规律,按规律办事,建设性地把自己与世界联系起来。患者应接受现实,主动认识疾病及其防治方法,通过治疗,把自己的疾病与疾病发生发展规律联系起来,发挥人的主观能动性,调动机体免疫力,去除病因,修复病损。

(三) 爱情、婚姻和家庭

我在诊疗过程中,常遇到一些患者因爱情、婚姻和家庭烦恼或受冲击而病情加重。为治疗疾病,重获健康,我觉得各种年龄段的人都要善待这人生重要课题。

1. 爱情和婚姻　爱情是一种奇妙的东西,尴尬在于:爱你的人你不爱,你爱的人不爱你。能够找到真正彼此相爱、永不分离的那种情感相当困难。即使找到了,也有可能随时夭折。爱情需要用心呵护。

爱情虽然脆弱,但释放出的能量却是巨大的。它有可能使一个卑微的灵魂焕发人性的美德,也有可能使一个原本善良的灵魂变成恶魔。

再美满的婚姻也有疲倦时,尤其身处逆境或慢性疾病时。这时需要给婚姻注入养料——理解、宽容甚至包容。包容心是一个好女人和一个好男人必须具备的品格。

婚姻有时更像一部黄金跑车和劳斯莱斯银魅,需要不断细心地保养和维护,哪怕是一颗松动的螺丝,都应该及时发现并拧紧,否则车毁人亡的事故也许已经不远。爱情里少不了眼泪,而婚姻里需要的却是理解。有时一个眼神远远胜过彻夜长谈。适当争吵是婚姻的调味品,但这争吵犹如给菜里放盐,无则无味,多而苦涩。

美满的婚姻首先要把住结婚关。结婚之后,来自不同地方、不同家庭、不同背景、不同习惯、不同观念的两个人结合在一起,婚姻和谐如鼓琴瑟,确实不易!

过去男女的婚姻,一直受着传统文化的束缚。现今时代不同了,维护男女婚姻关系的要件,已不是过去的门当户对、媒妁之言。五十年前结婚考虑对方钱财,四十年前问学历,三十年前看身体健康,二十年前以信仰为主,十年前重视的是职业,现在则讲究对方的幽默感,婚姻观越来越不一样了。

结婚是一辈子的事,要郑重其事。如果把对方估计错误,勉强结合,经不起时间考验,难免以离婚收场。星云大师的"结婚三阶段",颇有道理:①恋爱前,用双眼把对方看个清楚。恋爱前,没有什么承诺,也不必遵守任何誓言,可以千挑万选,要把对方看清楚,近视远观,统统都合己意,才可进入第二阶段。②恋爱时,要用一个眼睛看。爱情常会冲昏理智,双眼看,有时会走样。木匠做工,用一个眼睛目测标尺、吊线。看得直、看得准,不会出差错。③结婚后,闭起双眼,不必再看。男女双方既已结婚,彼此一体,何必再睁大眼睛去看耳朵、眉毛、鼻子、嘴巴呢?不看,才会相安无事。只有用爱心、体贴来尊重、包容对方,爱其优点,也爱其缺点,那才是婚姻的最高境界。

2. 家庭　家庭是社会的细胞、成长的土壤、避风的港湾。功能良好的家庭应有阶层化结构,双亲比儿童行使更大权力,年长儿比年幼手足拥有较多责任和特权。若孩子常与父母、兄妹争吵,或孩子过分依赖父母,无法分开;或者恰恰相反,家人各行其是,互不关心,甚至离异或出走等,就将引起家庭冲突、经济纠纷。不同的人生观、价值观,生活态度迥异,处理问题刻板,性格不合等,都会导致家庭冲突。家庭有一个自然的形成、发展、消亡的周期,也要经历各种生活压力的考验。家庭中增加新的成员,家庭成员离家、上学、出国、生病等都

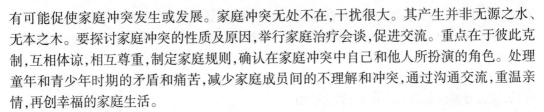

有可能促使家庭冲突发生或发展。家庭冲突无处不在,干扰很大。其产生并非无源之水、无本之木。要探讨家庭冲突的性质及原因,举行家庭治疗会谈,促进交流。重点在于彼此克制,互相体谅,相互尊重,制定家庭规则,确认在家庭冲突中自己和他人所扮演的角色。处理童年和青少年时期的矛盾和痛苦,减少家庭成员间的不理解和冲突,通过沟通交流,重温亲情,再创幸福的家庭生活。

(四) 生活和工作

生活、工作和疾病相互影响。生活、学习和工作可能会影响其疾病恢复,疾病也会影响生活、学习和工作。

1. 生活风格　个人的生活,就像一首诗。诗由字组成,但它的意义却远较它所用的字为多,必须在诗的字里行间去推敲其意义。生活风格也是诗,一种最丰富、最复杂的作品。我们必须学会在其表现中推敲,学会欣赏生活意义的艺术。生活的意义多在童年时获得,其方法是在黑暗中摸索,像瞎子摸象,凭感觉捕捉到一点暗示后,做出自己的解释。立志要成为医生的人,会在他的活动中,表现出对自己和别人的特殊兴趣,训练自己帮助他人并限制在一定程度上。有高度社会地位感的教师,会以平等心态对待学生,真正想对人类的福祉有一番贡献。医生之间和教师之间的差异非常大,不仅是能力和兴趣所致,其目标也有很重要的影响。当目标被具体化之后,某些潜能会被节减并限制,整个目标的原型会在这些限制之下扶摇前进,不管在任何情况下,都会找出方法来表现他赋予生活的意义,争取优越的最终理想。对每一个人,我们都必须看他表面下的东西。我们必须找出其潜在的一致性和人格的整体。这个整体无论是用什么方式表现,它总是固定不变的。把一个不规则三角形放在不同位置,会给我们不同三角形的印象;但如仔细观察,这个三角形始终是一样的。个人的整个目标也是如此,它的内涵不会在一种表现中表露尽净,应从它的各种表现中认出它的庐山真面目。对优越感的追求是极具弹性的。一个人愈健康,愈接近正常,受挫时就愈能另找新法。

2. 克服自卑　我们人类的全部文化可能都是以自卑感为基础的。它是人类进步的原因。科学的兴起就是因为人类感到他们的无知和对未来的需要,控制自然、努力奋斗的成果。人类比任何其他动物,更需广泛及深刻的合作。如果未曾学会合作之道,必然会走向悲观之途,发展成牢固的自卑情结。即使是对最合作的个人,生活也会不断向他提出待解决的问题。没有哪一个人会认为,自己所处的地位已经接近能够完全控制其环境。生命太短,躯体太软弱,生活却不断要求更圆满、更完美。我们不停地找到答案,却绝不会满足于自己的成就而止步不前,但只有合作的人才会作出充满希望、贡献更多的奋斗,才能真正地改善我们的共同处境。我们永远无法达到我们生命的最高目标。如果我们想象一个人或人类整体,已经到达了一个完全没有任何困难的境界,那他在这种环境中的生活一定是非常沉闷的。我们生活中的乐趣,主要是由我们的缺乏肯定性而来的。如果我们对所有的事都能肯定,如果我们知道了每件事情,那么讨论和发现就已经不复存在,科学也已经走到尽头。幸好,生活并不是这么容易就消耗殆尽的。人类的奋斗一直持续未断,我们也能够不停地发现新问题,并创造出合作和奉献的新机会。正常人,对问题有逐渐改进的解决之道,能克服自卑,接受新问题,提出新答案,并乐于奉献。他不甘落于人后而增加同伴的负担,不需要、不要求特别的照顾,独立而勇敢地解决他的问题。

山有山的高度,水有水的深度,没必要攀比。每个人都有自己的长处。风有风的自由,云有云的温柔,没必要模仿。每个人都有自己的活法,没必要去复制。有的人表面风光,暗地里却不知流了多少眼泪;有的人看似生活窘迫,实际上却过得潇洒快活。幸福没有标准答案,快乐也不止一条道路。自己喜欢的日子,就是最好的日子;自己喜欢的活法,就是最好的活法。别和小人计较,别和家人生气,别和自己过不去,别让心情不美丽。活一天,开心一天,过一天,舒服一天,破事不放心里,两耳不听碎语。您认为快乐的,就去寻找。您认为值得的,就去守候。您认为幸福的,就去珍惜。

3. 不恋直觉 一般人认为,女性的直觉总是特别准。尤其在感情问题上,女性似乎特别爱用直觉做判断,并常常八九不离十。情感表达由念头、措辞、眼神、声调、表情等各方面协作完成。当人心口不一时,总有某一个方面会表现不自然,联想丰富、心思细腻的女人就像测谎仪一样,能捕捉到他的心跳和血压。直觉是一种模糊的经验判断。某种经验积累得多了,一旦看到某种类似的或者反常的现象,就会联想到可能的结果——"直觉"。与其说女人的直觉准确,不如说女性更迷恋直觉,愿意相信自己的直觉很神奇。男人对直觉的神秘性总抱着一种敬畏态度,大多数情况下不太拿它当回事。这才是对待直觉恰到好处的态度。女性对直觉的迷恋,很大程度上是社会长期以来对男女不同角色分工导致的。社会要求男性坚决果断,有准确的思维和判断力。他们想要了解一个真相时,往往依靠逻辑进行推理,一旦逻辑中断,他们就无法继续前进。而女性多年来一直处于弱势地位,对一些事情显得无能为力,更愿意相信有某种超自然的力量帮她们去判断事物。渐渐地,男女都越来越习惯这种"分工",女性会下意识地自动屏蔽掉直觉不准的事例,只要直觉判断对了一次,大脑就会将这个瞬间"咔嚓"定格,产生"直觉真准"的想法。直觉虽然有时准确,但不能迷恋,否则它就会变成一种错觉。感情上有蹊跷时,要找对方谈,把疑惑告诉他,给他解释的机会。直觉是在搜集了大量繁杂信息后,对某一现象做出的瞬间本能判断。反之,当某一现象反复、大量出现时,就不能再迷信直觉。

4. 找准定位 身处职场,有的人,才能平平而工作如火如荼;有的人,才华横溢而工作平平。职业上的成功与才华横溢没有必然的正比关系,才华横溢只是职业成功的千万个必要条件中的一个,甚至还不是主要的。在合适的职位上,你的智慧才能发挥出应有的价值,才有可能获得足够让社会认可你的成功,若遇到一个"拿红缨枪当烧火棍使"的领导,你的才华和智慧只会让你过得比别人更痛苦!

5. 发挥潜能 职场上,才华不仅仅指"腹有诗书"的才富五车,也不单单指"运筹帷幄"的学高八斗。不管你是经商,还是为官;不管你是装卸工人,还是编程人员;也无论你是才华横溢,还是斗字不识;只要能在工作中把才华的最大潜能发挥出来,即使你没有惊人的事业或不名一文,你仍然是一个成功的人。调动你最大的能动性,充分体现你的人生价值,你就没白活一回! 经商的你只要童叟不欺,遵纪守法,挣多都是你劳动所得。假若你只会算个小账,却又能吃苦耐劳,你可以搞个小本买卖,早出晚归,挣钱虽不多但心安理得,全家照样乐融融地过日子。你若经济学原理懂得多一点,有远见,有才识,有魄力,市场经济有你施展才能的地方,股市、房地产、高科技,你放开膀子干,发挥你最大的潜能去赚钱,你肯定是一个成功的商人。为官的你,只要尽自己的才能为国家、为政府,忠心耿耿,全心全意为人民服务,人民会记住、回报你的。你若自量水平不高,那就安心做一个小职员,尽职尽责,完成领导交给的工作,一辈子也平安快乐。做大事的人,有定国安邦之策,你就得在领导岗位上多操心,指点江山,只要克己奉公,你为国家、社会所做的贡献会得到人们认可。发挥了最大潜能的你同样不比别人逊一筹。若你虎背熊腰,不善诗书,那找力气活干,别人扛 100 斤,你能扛 300 斤,就比他成功。

6. 建立情商　职场上,才华横溢只是成功的诸多要素之一,要融于一个团队之中,与其他人的才华形成 1+1 大于 2 的合力效应,才能真正取得成功。在这个"融于"的过程中,人和人之间的差异相当明显。才华横溢的人,往往会有意无意地表现出恃才傲物,缺少与周围环境的良好亲和力,像油与水一样难以相融。与此相对应的是,一些才智平平的人却由于懂得如何与人相处,如何把握机遇,把有限的才智用在最该用的地方,平步青云也就不难理解了。才华横溢的人,有时并不清楚目前所处的环境是不是真的适合自己,还有没有可能以自己的主观努力变换一个新的环境,使之更适合自己。有的人,聊起自己的专业来神采飞扬,可涉及直接关乎自己前程的、专业之外的"琐事",却又除了叹息就是无奈。职场上不太得志的精英们,只要拿出其才华的一小部分,投入到"情商建设"上,离真正的成功就不会太遥远。高情商的人一般不批评、指责别人,不抱怨,不埋怨;富有热情和激情,让好的情绪伴随每天的生活工作;能包容和宽容,心胸宽广。心有多大,眼界有多大,舞台就有多大。

7. 养成好习惯　人握手时,可多握一会儿。说话常用"我们"开头,少用"我"作主语。不向朋友借钱。不"逼"客人看你的家庭相册或不愿做的事。与人打"的"时,抢先坐在司机旁。多说好话,别担心这好话传不到当事人耳朵里。有人在你面前说某人坏话时,你只微笑,少评论。开小车不要和一个骑自行车的同事打招呼。抽空探望同事时,要很自然地坐在他病床上,回家再认真洗手。不要把过去的事全让人知道。尊敬不喜欢你的人。对事无情,对人有情;做人第一,做事其次。自我批评比自我表扬能让人相信。为每一位讲者、表演者鼓掌,不吝惜掌声。要感恩,不要把别人的好,视为理所当然。慎言,言多必失,人多的场合少说话。把未出口的"不"改成:"这需要时间""我尽力""我不确定""当我决定后,会给你打电话"。喜欢自己,不要期望所有人都喜欢你,那是不可能的,让大多数人喜欢就是成功的表现。表演或讲演时,只要有一个人在场也要用心,没人喝彩也要演,这是你成功的道路,成功的摇篮。你不是要听众和观众成功,而是要你成功。回复不屑一顾的信函,会给人继续前进的勇气,会给人很大的激励。同时也会让人感激你。

8. 锤炼能力　生活和工作不得苦干、蛮干,而要锤炼自己的能力。一个才华横溢的人,无论是专才还是全才,都可以称得上是人才。就如一件积聚人类智能的高科技产品,只有显现其应用价值,才能算作有用。科学技术要转化为生产力,才能发挥最大效益。人才的价值,成功的标准,又何尝不是如此呢?崇尚以人为本的时代,造就了很多才华横溢的英雄。他们以自身卓越不凡的能力,担当其各自领域的先锋,尽显才华。然而,又有多少才华横溢之人,无用武之地,甚至为生活所困。究其原因,无不是一个"能力"所致。才华横溢的人未必能力横溢;而能力横溢的人也不见得才华横溢。现实的尺度在自觉不自觉地使人们认识到,才华与能力两者之间并不等同。不要忘记锤炼你的能力,让横溢的才华找到发挥的空间。很多人以为成功很难,付出太多,很痛苦,不去想,不追求。事实上,不成功才真的更难。有的人不肯付出努力去博取成功,却甘愿用尽一生的耐心去面对失败。生活在贫困线上的人,面对的是吃饭、穿衣、生存这样的大事,甚至可以用健康、犯罪、甚至是生命去拼。他们付出的代价是巨大的,他们又何以轻松呢?追逐成功的人,是为了获得更好的生活,更高的地位,更大的成就,有梦想,肯奋斗,不用为生存发愁。你是选择创造、追求成功,还是安于现状、不思进取、得过且过?你有权力选择你要的生活。不思成功,生活并不因此而轻松。追逐成功,生活一定会更好。

无论是 20 个超导量子比特的芯片开发,量子卫星的翱翔太空,还是天宫二号的凌空一射,"神威太湖之光"的慨然登顶,还是"新型冠状病毒肺炎"的迅速征服,一定程度上,都说

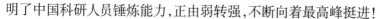

明了中国科研人员锤炼能力,正由弱转强,不断向着最高峰挺进!

9. 放下 "糊涂一点"是大智,"装聋作哑"是摆脱,只要不涉及原则问题,该放的就得放下了;放下了,心才能静,心静了,身体才能健康。

10. 忌满 自古人生最忌满,半贫半富半自安;半命半天半机遇,半取半舍半行善;半聋半哑半糊涂,半智半愚半圣贤;半人半我半自在,半醒半醉半神仙;半亲半爱半苦乐,半俗半禅半随缘;人生一半在于我,另外一半听自然。

第四节 及时防治躯体疾病

为免耽误疾病干预的最好时机,人人都要克服"没病就是健康"的陈腐观念,及时防治躯体疾病。"夫病已成而后药之,乱已成而后治之,譬犹渴而穿井,斗而铸锥,不亦晚乎"。

传染病的出现早于人类,对人类的毁灭,远过于战争,动辄死亡上千万。但人们对它的防控,远非战备周详。新型冠状病毒病炎(COVID-19)是新型冠状病毒(2019-nCov)引起的传染病,是近百年来传播速度最快、感染范围最广、防控难度最大的突发公共卫生事件,是我们这一代人所面对的最大危机和考验。目前仍处于第 3 波大流行阶段,德尔塔变异株已成为全球控制疫情的最大障碍,必须持续聚焦抗疫,保持警惕,尽可能减少感染,提供基本医疗服务,拯救更多生命。无症状感染患者在新型冠状病毒肺炎患者中的占比在 20%~40%,其重要特点是有比较强的感染性,需要非常重视。如果发生不明来源的聚集性发病时,社区内进行全民的逆转录聚合酶链反应(RT-PCR)筛查是必要的。患者治愈后可能再感染,但并非普遍现象。原因可能有二:一是首次感染后产生的抗体迅速下降;二是首次感染时没有或仅产生极弱的抗体应答,无法抵抗第二次感染。至本书成稿时,国际社会仍面对严峻的困难和挑战。全球疫情防控战,已经成为维护全球公共卫生安全之战、维护人类健康福祉之战、维护世界繁荣发展之战、维护国际道义良知之战,事关人类前途命运。人类唯有战而胜之,别无他路。

面对城市老龄化、耐药细菌感染蔓延、输入性疾病增加与未知感染性疾病的难控,我们要像备战那样备疫,常备不懈;像防控新型冠状病毒肺炎那样,全民战"疫",织牢一道道防线;这对人类的贡献将是备战备荒无可比拟的。传染病将和人类长久共存,为实现中华复兴,人类命运共同体践行,促进"健康中国"早日实现,携手全球打赢关系各国人民生命安全和身体健康的保卫战,我们必须强化卫生健康现代化,打造一流队伍,配备一流人才,演练一流战备,使中国成为全球"保卫战"的武器库和狙击手。

躯体疾病可防,也可治。控烟防肺癌,乙肝疫苗防肝癌,已成为不争的事实。即使是"癌前病变"有些也是可逆的,宫颈涂片筛查宫颈癌,X 线钼靶摄片筛查乳腺癌等,都是可行的一、二级防癌措施;原位癌不会转移,若能及时施治,也能治愈;原位癌发展成浸润癌及转移癌,过程漫长,乳腺癌需 6~10 年,宫颈癌需 10~20 年,可通过筛查检出。恶性肿瘤,及早发现和治疗,大多可以提高治愈率。或手术、消融和介入,或放疗、化疗和靶向治疗,或人工智能应用,各有选择;要标本兼治,攻补兼施,提升机体自身免疫力。

（陈紫榕）

第二十五章

抗病毒治疗

一、急性病毒性肝炎

急性病毒性肝炎(如甲型肝炎、戊型肝炎等)一般为自限性,多可完全康复,以一般治疗及对症支持治疗为主,一般不需采用抗病毒治疗,但急性丙型肝炎(acute hepatitis C,AHC)除外,因 AHC 易转变为慢性,应早期应用抗病毒药物治疗降低慢转率。可选用干扰素或长效干扰素,加用利巴韦林(ribavirin,RBV)治疗。

二、慢性病毒性肝炎

主要以抗病毒治疗为主。其目的是最大限度地抑制病毒复制,减少传染性;改善肝功能;减轻肝细胞炎症坏死及肝纤维化;提高生活质量;减少或延缓肝硬化、肝衰竭和 HCC 的发生,延长存活时间。符合适应证者应尽可能进行抗病毒治疗。

抗病毒治疗适应证:①乙型肝炎:见第九篇乙型肝炎相关内容。②丙型肝炎:对于所有HCV RNA 阳性的患者,只要有治疗意愿,无治疗禁忌证,均应接受抗病毒治疗。药物治疗主要方案如下:

(一) 慢性乙型病毒性肝炎

慢性乙型病毒性肝炎(chronic hepatitis B,CHB)的抗病毒手段主要为核苷(酸)类似物和干扰素。前者主要包括拉米夫定(lamivudine,LAM)、恩替卡韦(entecavir,ETV)、替比夫定(telbivudine,LdT)、阿德福韦酯(adefovir dipivoxil,ADV)、替诺福韦(tenofovir disoproxil fumarate,TDF)等,后者包括普通干扰素(conventional interferon)及聚乙二醇干扰素(pegylated interferon,PEG-IFN)。EASL 新指南明确提出对初治患者优先选用 ETV、TDF 或 PEG-IFN,一线治疗药物的提出能够进一步促进 CHB 的规范治疗。目前 NAs 或 PEG-IFN 单独抗病毒治疗方案可使大多数 CHB 患者获得持续病毒控制,但长期疗效并不令人满意,主要表现为 HBsAg 清除率较低、难以清除 cccDNA。因此,目前正在开发 CHB 治疗的新型药物,主要包括免疫调节剂、cccDNA 靶向药物、核衣壳装配抑制剂、多聚酶抑制剂、RNA 干扰药物(siRNA)、治疗性疫苗、HBsAg 释放抑制剂、HBV 入胞抑制剂等。其中免疫调节剂包括 Toll 样受体激动剂,如 GS-9620,以及抗 PD-1 单克隆抗体(如 BMS-936559),此外,还有 CYT107、GI13000和疫苗疗法;治疗性疫苗包括 GS-4774 等,但其治疗前景并不乐观;HBsAg 释放抑制剂包括 REP,有研究显示,REP2139+PEG-IFN 可大幅度降低乙肝患者的 HBsAg 和 HBV RNA,试验结束后 6 个月,80% 患者的 HBsAg 维持阴性,且一定比例患者出现乙型肝炎表面抗体(HBsAb);HBV 入胞抑制剂包括脂肽,如 Myrcludex-B,其靶向阻断 HBV 入胞受体钠离子 - 牛磺胆酸共转运蛋白,目前 Myrcludex-B 已进入 II 期临床试验;cccDNA 靶向药物包括杂芳基二氢嘧啶(heteroarylpyrimidines,HAPs)和染色体修饰酶,目前部分药物已进入 I 期临床试验;HBV 核衣壳组装抑制剂,该类药物主要是通过影响核壳蛋白包装信号从而抑制核壳蛋白,而现有的 NAs 没有此治疗效果;多聚酶抑制剂包括新型核苷(酸)类似物,如丙酚替诺福韦(tenofovir alafenamide fumarate,TAF)、氨多索韦(amdoxovir)和 MIV-210,其中有研究显示 25mg TAF 与 300mg TDF 疗效相当,且患者耐受性好,目前该药在中国已进入Ⅲ期临床研究;干扰 RNA,主要代表药物为 ARC-520。一项Ⅱ期多中心随机对照研究表明,对于接受 ETV 治疗后病毒载量控制的 HBsAg 阳性(>1 000IU/mL)、HBeAg 阴性患者ARC-520 1mg/kg 治疗可使 HBsAg 下降 39%,第 85 天平均下降 31%,增加剂量或可增加疗效。

(二)慢性丙型病毒性肝炎

PEG-IFN 联合 RBV(PR)方案仍然是我国现有治疗 HCV 感染的标准方案。但干扰素治疗副作用较多,且 RBV 也可能导致重度贫血等不良反应。近年来,直接抗病毒药物(DAA)迅速发展,为 HCV 抗病毒治疗提供了强有力的武器,应用 DAA 后约 90% 的丙肝已可被治愈,DAA 适用范围广,禁忌证少,有很好的疗效及安全性。目前 DAA 在多个国家已有多种药物获批上市,美国和欧洲国家广泛使用全口服、无干扰素方案治疗丙型肝炎,SVR 率达到 80%~100%,病程缩短,不良反应明显降低,依从性有很大提高。虽然部分DAA 在我国尚处于临床试验阶段,尚未上市。但一部分对 PR 方案治疗失败,或有 IFN 治疗禁忌证的丙肝患者以及不愿意使用 IFN 治疗患者,可自行通过各种途径获得 DAA 并进行治疗。DAA 根据作用于 HCV 的位点分为 NS3/4A 蛋白酶抑制剂、聚合酶抑制剂(核苷类 NS5B 聚合酶抑制剂,非核苷类 NS5B 聚合酶抑制剂)和 NS5A 抑制剂。NS3/4A 蛋白酶抑制剂上市的药物包括替拉瑞韦(telaprevir)、波普瑞韦(boceprevir)、西美瑞韦(semiprevir)、阿舒瑞韦(asunaprevir)、帕利瑞韦(paritaprevir)及格拉瑞韦(grazoprevir),核苷类 NS5B 聚合酶抑制剂索非布韦,非核苷类 NS5B 聚合酶抑制剂包括上市的达沙布韦(dasabuvir)及申请注册中的 beclabuvir(BMS-791325),NS5A 抑制剂包括已上市的达卡他韦(daclatasvir)、雷迪帕韦(ledipasvir)、奥比他韦(ombitasvir)、依巴司韦(elbasvir)及申请注册中的韦帕他韦(velpatasvir)(GS-5816)。DAA 的治疗方案需根据患者的 HCV 基因型、基础肝脏疾病状况及其他伴随疾病等情况而定(详见第十篇第六十章相关内容)。

(三)其他抗病毒药物

除上述常见治疗 CHB、CHC 的药物外,研究发现部分中药亦可用于病毒性肝炎的治疗。如苦参素(氧化苦参碱)系从中药苦豆子中提取,已制成静脉内和肌肉内注射剂及口服制剂。临床研究表明,本药具有改善肝脏生化指标及一定的抗 HBV 作用,但其抗 HBV 的确切疗效尚需进行严格的多中心随机对照临床试验加以验证。

三、重症肝炎(肝衰竭)

肝衰竭的内科治疗主要是支持性的,目的是赢得肝细胞再生的时间。

急性肝衰竭患者常有广泛的肝细胞坏死,肝内病毒也随肝细胞的坏死而消亡。从而使得急性肝衰竭患者血清中病毒水平急剧下降,一般只有 3~4log$_{10}$ 拷贝 /mL,有时出现 HBeAg(+),而 HBV DNA(–)的分离现象。然而,肝内少量病毒仍是炎症坏死的激发因子,应予抗病毒治疗。炎症坏死病变平息后,大量肝细胞再生,给予病毒很大容量的复制空间,若此时未予抗病毒治疗,多数患者病毒复制水平将逐渐回升。

急性肝衰竭患者,即便有深度黄疸也可耐受核苷(酸)类似物治疗。

对于慢性 HBV 感染自发性加重形成的暴发性肝衰竭患者中，及早抗病毒治疗可降低病死率。对活动性肝硬化发生急性肝衰竭的病例，可能使肝衰竭缓解。尤其对于 HBV 复制活跃（HBV DNA ≥ 10^4 拷贝 /mL）的患者，应尽早抗病毒治疗。抗病毒治疗药物选择以核苷类药物为主，一般不主张使用干扰素类；抗病毒治疗对患者近期病情改善不明显，但对长期治疗及预后有重要意义。

（王贵强）

第二十六章

抗炎保肝治疗

第一节　抗炎保肝药物

肝脏炎症坏死及其引起的肝纤维化是慢性乙型肝炎进展的主要病理学基础,如能有效抑制肝组织炎症,可减少肝细胞破坏和延缓肝纤维化的发展。护肝抗炎是综合治疗的一部分,不能取代病因治疗。

祛除病因是治疗各种肝病的关键。肥胖和高脂血症等引起的非酒精性脂肪肝重点在改变生活方式,控制饮食和适当运动。酒精性肝病则戒酒和营养支持。药物性肝损伤必先停止使用损肝药。自身免疫性肝炎,应免疫抑制。病毒性肝炎则要抗病毒。

肝脏炎症,无论是否存在有效的病因疗法,均有必要实施抗炎保肝治疗。对于缺乏有效病因治疗或暂不能进行病因治疗者,更应抗炎保肝。抗炎保肝药物的药理作用各有特点,应结合各种肝脏炎症的特点和不同药物的药理作用适当选择,联合应用有可能起到更理想的抗炎保肝效果,包括抗炎类保肝药(甘草酸类制剂)和非抗炎类保肝药,如肝细胞膜稳定剂(多烯磷脂酰胆碱等)的联合应用。对于各类急慢性肝脏炎症,血清 ALT 水平显著升高或肝组织学有明显炎症坏死者,在及时进行病因治疗的同时,应给予适当的抗炎保肝治疗。同时使用的抗炎保肝药物一般不宜过多,通常选用 1~2 种,不选用主要成分相同或相似的药物。疗程应根据不同病因及病情而定,逐渐减量,维持治疗,缓慢停药,以免病情反复。适当休息,合理饮食,养成良好生活方式,控制或避免各类肝损害因素,定期体检和发现肝脏病情变化尤为重要。目前临床常用的抗炎保肝治疗药物品种繁多,应根据其作用机制针对性使用。

一、常用抗炎保肝药物分类

(一)抗炎类
甘草酸类制剂具有类似糖皮质激素的非特异性抗炎作用而无抑制免疫的不良反应。

(二)肝细胞膜稳定剂
多烯磷脂酰胆碱、多元不饱和磷脂胆碱等。

(三)解毒类
分子中含巯基,如谷胱甘肽、N-乙酰半胱氨酸、硫普罗宁等。

(四)抗氧化类
水飞蓟素类和双环醇等。

(五)利胆类
S-腺苷蛋氨酸、熊去氧胆酸等,促进肝内淤积胆汁的排泄。

二、常用抗炎保肝药物

（一）甘草酸制剂

甘草酸二铵、异甘草酸镁、复方甘草酸苷等是常用的抗炎保肝药物。甘草酸是甘草的主要药理成分，由一分子甘草苦质酸和二分子葡萄糖醛酸组成。具有多重药理作用及较强的抗炎护肝功能。

（二）水飞蓟素类

可明显保护及稳定肝细胞膜，对四氯化碳等毒物引起的各类肝损伤具有不同程度的保护和治疗作用，增强细胞核仁内多聚酶 A 的活性，从而刺激细胞内的核糖体核糖核酸（rRNA），增加蛋白质的合成。通过抗氧化和直接抑制各种细胞因子对肝星形细胞的激活，达到抗纤维化作用。最常用于毒蕈中毒。

（三）双环醇

通过抗氧化作用，抑制自由基与膜大分子的共价结合，捕捉自由基，从而维持肝细胞膜的稳定性。对线粒体及细胞核具有保护作用，并可促进蛋白质合成，抵抗正常肝细胞的凋亡，显著减轻多种实验性肝损伤所致 ALT、AST 的升高；减轻肝细胞炎症坏死，从而保护肝细胞，减轻炎症损伤。

药物性肝损伤，可能是肾移植术后肝功能异常的主要原因，在所有出现肝损伤的患者中，药物性肝损伤的比例达 70% 左右。肾移植后的肝损害多见于术后前 3 个月，可能与术后早期服用钙调素抑制剂（CNI）剂量较大有关。林俊等对常规预防后仍出现肝损害的患者随机给予双环醇片和硫普罗宁片治疗后，两组患者肝功能均有不同程度改善，但双环醇组更为显著，明显优于硫普罗宁组。

双环醇对利福平和异烟肼的吸收和代谢，不存在明显影响，因此，双环醇防治抗结核药物所致的肝损伤是有效而安全的。对紫杉醇所致的 MCF-7 细胞凋亡调节蛋白 Bcl-2 和 Bax 蛋白的变化也无明显影响（$p>0.05$）。

（四）苦参素

可降低四氯化碳等毒物所致的血清肝酶升高，降低肝脏中羟脯氨酸含量，具有保护肝细胞的作用。可降低鸭 HBV DNA 水平。对射线和丝裂霉素等引起的鼠白细胞减少症有明显提升白细胞的作用。

（五）还原型谷胱甘肽（GSH）

GSH 是含有巯基（SH）的三肽类化合物，在人体内具有活化氧化还原系统，参与体内三羧酸循环和糖代谢，促进体内产生高能量，起到辅酶作用。GSH 是甘油醛磷酸脱氢酶的辅基，又是乙二醛酶及磷酸丙糖脱氢酶的辅酶，能激活体内 SH 酶等，促进碳水化合物、脂肪及蛋白质的代谢，以调节细胞膜的代谢过程，并能与亲电子基、氧自由基等毒性物质结合。当外源性（病毒、酒精、抗肿瘤药等）和内源性毒性物质在体内产生有毒代谢物质而导致肝细胞膜脂质过氧化，在肝细胞坏死过程中，可为谷胱甘肽过氧化物酶提供还原剂，从而抑制或减少自由基的产生，保护肝细胞膜免受氧自由基的损害，减轻组织损伤，促进修复，还能保护肝脏的合成、解毒、灭活等功能，促进胆酸代谢，有利于消化道吸收脂肪及脂溶性维生素。

（六）S-腺苷蛋氨酸

腺苷蛋氨酸为存在于人体内的一种生理活性分子，能使质膜磷脂甲基化来调节肝细胞膜的流动性,并参与转硫基反应,促进解毒过程中硫化产物的合成,从而有助于肝细胞功能修复,促进肝内淤积胆汁的排泄,防止肝内胆汁淤积。对黄疸性急、慢性病毒性肝炎特别伴胆汁淤积者具有较好的退黄作用。用于治疗肝内胆汁淤积性肝病,在改善瘙痒症状及降低血清胆红素、碱性磷酸酶、γ-谷氨酰转肽酶、ALT 方面均有较好疗效,特别是伴有焦虑症状的慢性肝病,S-腺苷蛋氨酸可同时改善肝内胆汁淤积及焦虑症状,避免使用抗抑郁药物对肝脏的不良影响。S-腺苷蛋氨酸的不良反应轻微、短暂,耐受性良好,长期使用无明显不良反应。

(七)熊去氧胆酸(UDCA)

UDCA 为二羟胆酸,是机体正常胆汁酸的一部分,占 1%~3%。有化学合成制剂和生物提取两种制剂。具有亲水性,口服吸收后能替代亲脂性、去污剂样的毒性胆汁酸,使亲水性胆汁酸成为总胆汁酸的主要成分,提高胆汁中胆汁酸和磷脂的含量,改变胆盐成分,减轻疏水性胆汁酸的毒性,促进肝细胞的胆汁分泌、增加胆汁流量,无细胞毒性而有细胞保护作用。用于治疗胆固醇性胆结石、PBC、PSC、囊性纤维性慢性肝病、某些药物性肝损害及各种慢性肝炎等。UDCA 作用机制包括:①中和疏水性胆汁酸,防止其对肝细胞膜的破坏(促进有害胆汁酸的分泌和排泄,促进胆汁酸的代谢,减轻内源性胆盐毒性,利胆,抑制肠道内源性胆盐的重吸收,抑制有毒内源性胆盐进一步分泌至胆汁,通过改变细胞代谢减少胆盐的毒性);②保护线粒体,抗细胞凋亡(减轻线粒体膜通透性改变,阻止 Bax 移位);③免疫调节作用(影响肝脏 HLA-Ⅰ类抗原的表达,抑制细胞毒性 T 淋巴细胞对胆管的破坏,抑制 B 细胞,降低免疫球蛋白,抑制 Th2 细胞产生 IL-1、IL-6 等,抑制 Th1 细胞产生 IL-2 等,抑制 γ-IFN 产生);④影响细胞内信号传导(UCDA 及其结合物是有效的肝细胞内 Ca^{2+} 拮抗剂,刺激肝细胞内钙外流,减少细胞损伤,影响肝细胞内蛋白激酶活化,刺激胆汁的细胞外渗作用)。急性胆囊炎、胆道阻塞者、妊娠和哺乳者禁用。对于溃疡性结肠炎和原发性硬化性胆管炎患者,高剂量熊去氧胆酸与直结肠肿瘤发生相关,应密切观察。

第三代胆汁酸药牛磺熊去氧胆酸,是牛磺酸与 UDCA 的共轭体,是 UDCA 的生理活性形式,比其具有更高的安全性和生物利用度,分泌和转运更快,水溶性更好,毒性更低,有溶解结石、保护肝脏、降低胆固醇等作用。

(八)前列腺素 E_1

前列腺素 E_1 对肝细胞的保护机制为抑制免疫反应,提高肝细胞 cAMP,抑制磷酸酯酶活性,保护肝细胞膜及溶酶体膜,有防止肝细胞变性及促进肝细胞再生的作用,同时具有扩张血管、改善肝脏微循环及利胆退黄等作用。该药不良反应较多,可出现血管炎、头痛、腹痛、腹泻等。经改良的新药前列地尔(凯时),以脂微球为载体,使前列腺素 E_1 不易失活,且靶向性强,减少了前列腺素 E_1 的注射剂量,降低了不良反应率。严重心力衰竭者、孕妇禁用。

(九)磷脂酰胆碱

多烯磷脂酰胆碱可进入肝细胞,并以完整的分子与肝细胞膜及细胞器膜相结合,增加膜的完整性、稳定性和流动性,使受损肝功能和酶活性恢复正常,调节肝脏的能量代谢,促进肝细胞的再生,并且将中性脂肪和胆固醇转化成容易代谢的形式。有减少氧应激与脂质过氧化,抑制肝细胞凋亡,降低炎症反应和抑制肝星形细胞活化,防治肝纤维化等功能,从多方面保护肝细胞免受损害。可用于各种急慢性肝病如病毒性肝炎、酒精性肝病、脂肪肝的治疗。

(十)硫普罗宁

能够防止四氯化碳、毒蕈粉及对乙酰氨基酚对肝脏的损害,并可预防由于四氯化碳而导致的肝坏死;加快乙醇和乙醛的降解、排泄,防止甘油三酯的堆积,对酒精性肝损伤有显著修复作用；可增强肝脏对抗各种损害的抵抗能力；可保护药物代谢酶、乳酸脱氢酶和琥珀脱氢酶的活性，使细胞免受损害，从而具解毒作用；具有促进肝细胞再生的作用。临床上广泛应用于肝脏疾病的治疗。不良反应以过敏性休克多见，多发生在给药后较短时间内，病情较重，须及时发现抢救，偶见皮疹、皮肤瘙痒、发热等。

（十一）N-乙酰半胱氨酸（NAC）

NAC 是还原型谷胱甘肽（GSH）的前体，是肝细胞膜抗氧化的主要因素，能刺激 GSH 合成，促进解毒，维持细胞内膜性结构稳定，改善微循环障碍，增加血液对组织的氧输送和释放，纠正组织缺氧，防止细胞进一步坏死，保护 GSH 缺失时的肝损伤，减轻缺血再灌注性肝细胞损伤。

（十二）五味子类制剂

五味子的主要生物活性成分是木脂素和多糖等。木脂素对四氯化碳和半乳糖胺肝损害均有抑制或减轻作用，可降低肝炎患者血清 ALT 水平，具抗氧化作用。

三、抗炎保肝药的应用

（一）病毒性肝炎

干扰素 α 及核苷（酸）类似物或相应的蛋白酶、聚合酶抑制剂可以有效抑制 HBV、HCV 的复制，有效减轻肝脏炎症坏死，延缓疾病进展，减少肝硬化的发生，降低原发性肝细胞癌的发生率。因此抗病毒治疗是乙、丙型肝炎抗炎保肝的基础。下列情况，还可应用抗炎保肝药物：①应用干扰素 α 抗病毒治疗时，若 ALT>10 倍正常值上限、总胆红素 >50μmol/L 的患者；②应用干扰素 α 过程中 ALT 或 AST 继续上升 >10 倍正常值上限者；③应用核苷（酸）类似物过程中少数 ALT 持久波动或 ALT 复升（除外耐药因素）者（必要时寻找其他病因，相应处置）；④在各种抗病毒药物足量、正规疗程中，ALT、AST 仍异常者（必要时寻找其他病因，相应处置）；⑤暂不适宜应用干扰素 α 及核苷（酸）类似物的慢性乙、丙型肝炎，肝硬化代偿或失代偿患者，ALT、AST 异常者；⑥根据病情和患者意愿结合经济状况适当选用。应用抗病毒治疗的慢性乙型肝炎患者，不一定同时应用抗炎保肝药物，因为随着 HBV 复制的抑制，ALT、AST 甚至 GGT 常常也会随之下降、正常。处于免疫耐受期肝酶正常的 HBV 携带者，不必应用抗炎保肝治疗，这样可及时发现患者 ALT 的变化，及早采用抗 HBV 治疗。

（二）脂肪性肝病

治疗原则是控制原发疾病、改善不良生活习惯（如嗜酒、懒动等）、纠正不良饮食行为（如贪食、暴饮暴食、不吃早餐、睡前加食、不合理的膳食搭配等），科学、合理地调整饮食，加强锻炼，选择适宜个人的运动疗法使体重达标，在此基础上，一些轻度 ALT 升高的患者常可恢复正常；如在增加运动锻炼和调整饮食的基础上或在戒酒后仍有 ALT、AST 及 GGT 升高，可适当选用肝细胞保护剂及抗氧化剂药物，如多烯磷脂酰胆碱、水飞蓟素、维生素 E 和维生素 C 等制剂。法国心脏病协会随机对照临床试验证明，阿托伐他汀 20mg 联合抗氧化剂治疗非酒精性脂肪肝 4 年能减少肝脂肪变性 71%。

（三）药物性肝病

治疗原则是停用该药物。尽可能清除体内可能残存的药物，如有相应解毒剂争取及时应用。重症患者进行监护，加强支持治疗，维持水、电解质平衡，促进肝细胞再生，防治已发生或可能发生的并发症。在此基础上进行保肝抗炎、退黄及预防肝纤维化治疗。保肝治疗药物不可停用太早，应在 ALT、AST、GGT 均恢复正常后才开始缓慢减量，逐步停药。要重

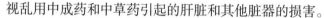

视乱用中成药和中草药引起的肝脏和其他脏器的损害。

（四）自身免疫性肝病

对于不能耐受糖皮质激素或／和硫唑嘌呤或治疗无效的自身免疫性肝炎患者；不适宜应用其他免疫抑制剂者；临床症状轻微、炎症指标轻度异常、肝组织学改变轻度及有糖皮质激素应用禁忌证的自身免疫性肝炎患者可以应用抗炎、保肝药物治疗。采用熊去氧胆酸治疗后肝酶仍未能复常的原发性胆汁性胆管炎患者也可加用上述相应的抗炎保肝药物治疗。如甘草酸制剂具有类固醇样作用，使用安全。其他抗炎保肝药物也可选用。

（五）活动性肝炎肝硬化

抗 HBV 治疗和综合治疗基础上采用抗炎保肝、退黄治疗。其他病因所致肝硬化患者在病因治疗的基础上，如有肝功能异常亦可予相应的抗炎保肝、退黄治疗。在应用抗肝纤维化药物治疗过程中，少数患者肝酶水平上升，在除外病毒复制的诱因后，此时可减量或停用抗肝纤维化药物，加用抗炎保肝治疗。

（六）其他

如多种病因诱发的系统性疾病发生肝脏损害时，首先应治疗原发病，同时可进行抗炎保肝治疗。对于工业污染、职业病、环境中毒性肝病在针对病因处置后仍有肝功能异常者，应辅以适当保肝抗炎治疗。对于原因不明的肝酶升高患者，在不影响检查确诊的同时，可适时适量选用有效的抗炎保肝治疗。

四、应用抗炎保肝药原则

目前可供临床使用的各种护肝药物种类繁多，但至今仍缺乏特效的药物，相当一部分药物的治疗价值尚有争议，而且大多数药物需通过肝脏代谢，某些药物还具有一定的不良反应，应按照循证医学原则合理选用。

（一）根据病情选择用药

1. 转氨酶轻度升高　观察为主，不宜轻易使用降酶类保肝药。

2. 转氨酶升高显著　可适量补充多种维生素类药物，以促进消化功能、提高食欲，同时可选用 1~2 种降酶药及其制剂如双环醇、联苯双酯、垂盆草、肝炎灵（山豆根）等，以改善肝细胞功能及临床症状。

3. 胆红素升高　可选用 1~2 种退黄、利胆药，如丁二磺酸腺苷蛋氨酸、丹参、甘草酸制剂等，黄疸较深、病情较重时可选用一些帮助肝脏解毒的药物，如还原型谷胱甘肽等。

4. 肝纤维化或肝硬化　没有发展为肝硬化的慢性肝炎患者，甚至在早期肝硬化患者，体内的肝脏 II 相代谢酶并不缺乏，因此使用那些旨在提供结合代谢产物的保肝药意义不大。

5. 药物性肝损伤　以免疫损害占大多数，适当选用抑制免疫，具有激素样作用的甘草酸制剂既可以轻度抑制免疫又可以抗炎保肝，具有双重保肝效果。

6. 炎症性肝损伤　占肝损害的大多数，可选用具有抑制炎症反应的保肝药物。但是对于处于免疫激活状态（包括使用干扰素治疗者）的慢性乙型肝炎患者的保肝治疗，如果使用甘草酸制剂应更多地考虑第 4 代产品，或选择其他抗炎保肝药物。

7. 误区

（1）转氨酶异常才反映肝损害：转氨酶正常而胆红素异常的慢性乙型肝炎患者不认为是抗病毒治疗的指征。胆汁代谢尤其是胆红素代谢异常是肝细胞损害的表现之一，包括胆红素在内的胆汁成分最初形成于肝细胞，最初的"胆管"实际上是肝细胞膜的一部分；胆红素

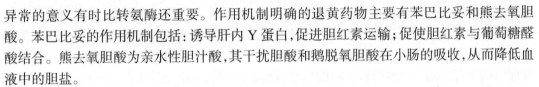

异常的意义有时比转氨酶还重要。作用机制明确的退黄药物主要有苯巴比妥和熊去氧胆酸。苯巴比妥的作用机制包括：诱导肝内 Y 蛋白，促进胆红素运输；促使胆红素与葡萄糖醛酸结合。熊去氧胆酸为亲水性胆汁酸，其干扰胆酸和鹅脱氧胆酸在小肠的吸收，从而降低血液中的胆盐。

（2）以黄退黄：外观为黄棕色的植物制剂不一定有退黄作用，临床上比较明确的降酶药物有多烯磷脂酰胆碱和甘草酸制剂。目前公认这两类药物能够有效降低肝脏转氨酶的水平，但是，确切的降酶机制一直存在争议。争议点主要是降酶药的作用究竟是直接抑制转氨酶活性还是通过保护肝脏细胞达到降酶的效果。五味子对实验性肝损伤动物确实能降低 ALT 活性，但病理组织学检查并无相应的明显改善，这也难以解释其保肝作用。转氨酶轻度升高者不提倡使用，尤其不应把降酶药视为常规保肝药物而过多使用。

（3）促肝细胞生长素就能使肝细胞再生：这不一定。对于轻中度慢性肝炎，促进肝细胞再生的必要性不强。肝衰竭，如果不能有效抑制严重肝损害的级联反应，肝细胞生长的环境没有得到根本改善，那么促进肝细胞再生的作用就非常有限。与肝硬化以及慢性肝炎患者相比，原发性肝癌患者血清中肝细胞生长因子的浓度显著升高，且与原发性肝癌发生的风险增高明显相关。

（4）抗病毒治疗要停用保肝药待转氨酶再度升高后再启动：慢性乙、丙、丁型肝炎患者，一旦发生清除肝炎病毒的免疫应答，无免疫抑制作用的保肝药物不可能逆转这个过程；只要有抗病毒指征，就应抗病毒治疗，不必停用原有的保肝药让转氨酶再度升高后进行。

（5）仍在使用药效不确切的药物：如葡醛内酯、肌苷、细胞色素 C、ATP 等。

（二）联合用药少而精

不同药物作用机制和位点不同，联合应用可更好地发挥保肝作用。如甘草酸制剂和抗氧化剂联合，可分别作用于炎症因子产生前、后各阶段，可减少炎症因子的继续产生，避免肝损伤的继续加重，中和已产生的炎症因子，减轻已产生的肝损伤。抗炎药（甘草酸和谷胱甘肽等）与细胞膜保护剂联合从不同环节起作用；以膜损伤为主的酒精性肝病比较适合多烯磷脂酰胆碱等。但种类不宜过多，因为大多数药物都在肝脏分解、转化、解毒，慢性肝炎患者的肝脏代谢和解毒的能力已经降低，即使有些药物的常用量亦可增加肝脏负担，扰乱人体正常的免疫功能，甚至诱发药物性肝病。对慢性肝炎患者的治疗应当严格把握用药剂量及种类，药物应尽量精简。一般只用 1~2 种，最多不宜超过 3 种。

“是药三分毒”。保肝药物也要经过肝脏代谢，药物不仅加重肝脏代谢负担，代谢产物也可能有毒性。任何药物都是有机或无机化学物质，两种以上药物在体内相互作用或化学反应后的产物是很难预测的，原药与原药、原药与产物、产物与产物之间会发生难以计数的化学反应，根本就无法对使用多种药物后的体内的化学过程做出判断。药物的赋形剂或溶解剂可能有轻微毒性。药物生产过程烦琐，中间环节很多，也很难确保药物的高纯度。临床上普遍存在使用保肝药物品种过多的问题，忽略了保肝药物本身的负面作用，从而有可能使保肝的意义走向反面。

（三）病因治疗和抗纤维化更重要

任何保肝治疗和抗纤维化措施，都不能也不应该排斥病因治疗。病因治疗是防治和逆转纤维化的最佳手段；纤维化过程是肝损害的严重表现，抗纤维化治疗是很好的保肝疗法。但是，不同慢性肝病肝纤维化发生机制可能不同，很难寻找和制备“通用”抗纤维化药物。任何旨在抗纤维化的治疗措施，都不应该给肝细胞带来进一步损害，药物安全性的问题必须得到足够的重视。

国内上市和应用甚广的几种抗纤维化药物是多种植物或动物组织集成的中成药,机制和疗效都是有争议的。传统中医根据"活血化瘀、健脾散结、疏肝理气"的理论,也形成了多种配伍的中药方剂,以治疗肝纤维化甚至肝硬化。但是,无论是单味药物的选择,还是混合药物的剂量和使用疗程,或是治疗效果,均需要积累更多的现代循证医学证据级别较高的研究资料。迄今,具有结构明确、原理清楚、作用确实的抗纤维化化学药物尚未问世,早先研究较多的秋水仙碱,由于其不良反应太大没有被批准用于临床;某些在体外试验证实的具有抑制纤维化的细胞因子或信号转导通道的某些物质等还处于实验研究阶段。

(四) 维持生命才有机会保肝

肝衰竭是最严重的肝病,病理表现为肝细胞大块或亚大块坏死,肝组织严重破坏,残存肝细胞不足以维持正常肝脏功能,尤其是营养物质和化学物质(包括内源性代谢产物和外源性化学物质的摄入)代谢功能的严重减退,导致全身各器官功能减退,内环境严重紊乱,未经过肝脏有效处理的代谢产物在血液内不断蓄积,进一步恶化肝细胞再生的环境,形成恶性循环,死亡率很高。此时挽救生命是第一位的,死亡后就无从保肝。血液制品和人工肝在挽救患者生命有重要作用。

白蛋白由肝细胞合成,是组织细胞的重要营养物质。肝衰竭患者白蛋白合成功能减退,与疾病严重程度成正比。补充白蛋白、纠正低白蛋白血症不仅是非常重要的肝功能替代疗法,而且也是救助残存肝细胞、促进肝细胞自身修复和再生的重要治疗手段,白蛋白还有结合胆红素、转运某些药物的能力。因此,要纠正输注白蛋白仅仅是为了维持胶体渗透压、防止水肿、利尿和减少腹腔积液的片面认识,尽可能使肝衰竭患者的血清白蛋白维持在正常或接近正常的水平。也可酌情选用其他血液制品如全血、血浆等,不仅可作肝功能替代疗法,而且有维持血压、补充凝血因子、补体和抗体等维持生命的重要作用。但是将人或动物的胚肝或胎盘制备成药物,直接用于肝病患者,临床意义值得商榷。

机械人工肝通过有效吸附或过滤体内代谢产物和过多蓄积的胆红素等,可以在一定程度上维护和改善内环境的稳定,同时也能够改善残存肝细胞修复和再生的环境,是各型肝衰竭有肯定疗效的替代疗法。但是,与人工肾不同,肝脏的功能远远不止清除代谢产物,现有的人工肝替代疗法实际上不可能完全替代肝脏行使功能,不应过度夸大人工肝的实际应用价值。

(五) 注意毒副作用

在选择护肝药物前要充分熟悉它的不良反应,尤其是药物有否对肝脏产生损害。目前临床上的护肝药物大多数为中草药及其制剂,而某些药物可直接或通过其代谢过程中的产物引起肝损害,也可诱发变态反应引起肝损害,如硫普罗宁可致发热、皮疹等不良反应。

(六) 个体化

目前还没有一种药物可适用于所有的慢性肝炎患者,而必须针对每一个患者的具体情况包括病情、体质、年龄的差异,制订个体化的治疗方案。

(七) 疗程

界定保肝药物的疗程是非常困难的。迄今没有严格的、符合循证医学要求的有关保肝药物疗程的对照研究报道;肝病的病因迥异,不同病期和不同个体肝损害程度差异很大;目前生化检测标志不能敏感和全面地反映和评判肝损害程度。一般认为,保肝药应用 4~12 周后根据肝功能复常情况酌情调整用法、用量及疗程;取得疗效后逐渐减量,而后缓慢停药,以免反弹,尤其是甘草酸制剂,对于脂肪肝疗程通常需 6~12 个月。

保肝药物尤其是降酶药物停止使用后往往"反弹",常被无限期使用,这是不科学的。保肝治疗不是病因治疗,用药过程中肝损害因素是持续存在的;降酶药物使用后肝外组织中的酶被药物抑制或灭活,肝细胞的损害一直没有停止过,"肝酶"持续释放到血流,降酶药物一旦撤除,血液中的"肝酶"随即升高。停用降酶药之后出现的"反弹"不过是"原貌"的再现。

(八) 养成良好的生活方式

1. **休息** 急性尤其是有重症倾向者应卧床休息,症状改善后逐渐活动,饭后宜安静休息 1~2h,使血液集中于胃肠和肝部,以利肝脏血液循环,已婚者应节制性生活频度,育龄妇女不宜怀孕。

2. **营养** 食欲不佳时宜清淡饮食,不宜进食高脂、高蛋白、高糖食物,否则不仅不能吸收利用,反而易产生有害代谢物质,增加肝脏负担。慢性肝病患者应补充高质量蛋白质和维生素,但量不宜过多。

3. **养成和保持良好生活方式** 避免酗酒、吸烟和滥用药物;控制和避免各类损肝因素,定期体检,及时发现肝脏病情变化并及时防治。

五、加强研究

保肝治疗长期以来认识不足,国内外学者争论不休,必须加强以下研究。

(一) 炎症机制

深入研究肝脏炎症机制,特别是包括炎症介质在内的炎症小体等的研究,探讨抗炎保肝防治新途径。

(二) 炎症指标

包括肝脏生化指标、肝纤维化扫描等对于炎症判断的意义。

(三) 转氨酶正常值

国外正常值上限普遍调整为男 30U/L,女 19U/L。

(四) 保肝药作用机制

探讨用药适应证、原则及疗程。

(五) 临床试验

组织保肝药物防治的多中心、随机、对照、双盲研究,探讨联合用药方案等。

第二节 一 氧 化 氮

一氧化氮(NO)是普遍存在于脊椎动物各种细胞中的一种生物介质,是细胞间信息传递的重要调节因子,作为第二信使和神经递质起着各种不同的功能。NO 合成酶抑制剂氨基胍,能明显减轻对乙酰氨基酚诱导的肝细胞损伤,具有良好的肝细胞保护作用。

NO 对肝脏作用的强弱主要取决于 NO 的浓度和 NO 的细胞来源,浓度在一定范围内以及来源于内皮细胞者对组织器官起保护作用,否则起毒性作用。所以,临床工作中如何把握好这两种作用,正确使用 NO 抑制剂及 NO 供体,对肝病的诊断及治疗有重要意义。

第三节 内皮素受体拮抗剂

内皮素（ET）是由血管内皮细胞等合成与分泌的血管活性物质，主要在肝内降解。

近年来，对 ET 受体（ET-R）拮抗剂在脑血管痉挛（CVS）预防和治疗中的作用进行了实验和临床研究，取得了一定的疗效，对治疗肝病有一定的启示。

第四节 甘草酸制剂

甘草酸（glycyrrhizin，GL）是甘草中最主要的活性成分，具明确的多种保肝作用，广泛用于各类肝损伤治疗。自然界的甘草酸以 α 体和 β 体两种构型存在，由一分子甘草苦质酸和二分子葡萄糖醛酸组成，α 体含量低于 β 体 5%。市场上应用的甘草酸制剂主要有 18α 体甘草酸二铵盐、18β 体甘草酸单铵盐和纯 18α 异构体的异甘草酸镁。

一、甘草甜素

甘草甜素是甘草根提取的葡萄糖醛酸与甘草次酸的结合物。在临床上广泛用于抗消化性溃疡、抗过敏和抗炎。它还具肾上腺皮质激素样作用及去偶合作用，可能还有诱导干扰素之效。用它作为保肝药，主要是因其能抑制肾上腺皮质的活性化，增强肾上腺皮质激素在血中浓度，抑制 TNF 的分泌，抑制 Fas 系统介导的肝细胞凋亡与 CTL 的细胞毒活性，使 ALT 和 AST 以及血清胆红素同时降低，血清白蛋白增加。但对乙肝病毒标志物却无作用。副作用主要是低钾、水肿、高血压、心肌乳头肌溶解和贫血。用法：每天 40mL 复方甘草甜素静滴，或甘草甜素片 6 片，分 3 次口服。复方甘草甜素注射液含甘草酸一铵、甘氨酸和半胱氨酸。复方甘草甜素片成分同注射液，但以甲硫氨酸代替半胱氨酸，组成上与强力新相似。

二、甘草酸二铵肠溶胶囊和甘草酸二铵胶囊

甘草酸二铵肠溶胶囊（天晴甘平）和甘草酸二铵胶囊（甘利欣）的主要成分是 18α 体甘草酸二铵（αGA），强力宁和甘草甜素为 18β 体甘草酸单铵（βGA）。GL 的作用主要来自βGA。后者结构与皮质类固醇类似，其药理作用也与糖皮质激素相似，通过抑制 11- 羟皮质素脱氢酶，体内氢化可的松蓄积而发挥抗炎作用，还可选择性抑制补体系统的激活直接抗炎，调节免疫。αGA 对补体无激活作用。

三、异甘草酸镁

异甘草酸镁是新型甘草酸制剂，是临床上治疗药物性肝损伤的第 4 代甘草酸制剂，是一种全新结构的手性化合物，纯 18α 异构体甘草酸制剂含量接近 100%，具有较强的亲脂性，患者在使用后很容易与体内的靶细胞受体结合，具有明显的抗炎、保护肝细胞膜、抗生物氧化和恢复肝脏功能等效果，在药学方面的优势明显，临床应用的效果高于其他药物。与前

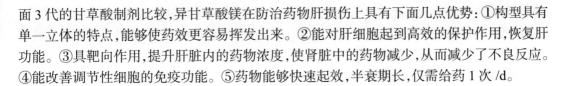

面 3 代的甘草酸制剂比较,异甘草酸镁在防治药物肝损伤上具有下面几点优势：①构型具有单一立体的特点,能够使药效更容易挥发出来。②能对肝细胞起到高效的保护作用,恢复肝功能。③具靶向作用,提升肝脏内的药物浓度,使肾脏中的药物减少,从而减少了不良反应。④能改善调节性细胞的免疫功能。⑤药物能够快速起效,半衰期长,仅需给药 1 次 /d。

四、复方甘草酸苷

本品为复方制剂,每片含甘草酸苷 25mg、甘草酸单胺盐 35mg、甘氨酸 25mg、蛋氨酸 25mg 和盐酸半胱氨酸。

第五节 具有膜稳定作用的药物

细胞膜内外适当的离子浓度差是细胞兴奋性的基础,膜内外离子浓度差的异常改变是细胞由可逆性损伤向不可逆性损伤进展的关键,因此,调整细胞膜内、外离子分布的药物是肝细胞保护的另外一个研究立足点。

一、Ca^{2+} 通道阻滞剂

钙是人体内最丰富的金属元素之一,对维持体内环境稳定和心血管的正常生理功能有重要作用。正常情况下,钙以离子形式存在于体内,而离子进入细胞是由细胞膜上的一种具有不同结构的蛋白质来完成的,这种蛋白质称为离子通道。每一个通道只能允许一种离子通过,被称为该离子的专属通道。钙通道就是钙的专属通道。钙拮抗剂是一种能作用于细胞的钙通道,阻滞钙离子进入细胞,发挥保护作用的药物。

细胞内 Ca^{2+} 浓度的升高可以激活 Ca^{2+} 依赖性蛋白激酶,使细胞骨架结构损伤;激活磷脂酶促进花生四烯酸的代谢及氧自由基的生成。内毒素性、酒精性及缺血再灌注性肝细胞损伤伴有明显的细胞内 Ca^{2+} 的升高。Ca^{2+} 拮抗剂对肝细胞损伤具有保护作用。在毒素性肝损伤的大鼠模型上,地尔硫革和尼群地平均已显示了良好的肝细胞保护作用,Ca^{2+} 拮抗剂的肝细胞保护作用可能与其调节细胞内外的离子分布和改善微循环有关。

二、袢利尿剂

缺血再灌注性细胞性损伤时,肝细胞内 Na^+ 的浓度变化发挥更重要的作用,将肝细胞培养液中的 Na^+ 换成 Cl^-,则缺氧诱导的肝细胞损伤能明显减轻。Fiegen 等发现呋塞米等袢利尿剂能明显减轻缺血再灌注性肝细胞损伤的程度,并认为这与呋塞米等抑制肝细胞膜上的 Na^+-K^+-$2Cl^-$ 的协同转运有关,从而抑制了缺血时肝细胞内 Na^+ 浓度的升高。

三、甘氨酸与 γ- 氨基丁酸受体阻滞剂

肝细胞膜上 Cl^- 的内流是与 Na^+、Ca^{2+} 内流相伴发生的,甘氨酸能抑制细胞膜上 Cl^- 的内流,从而减轻肝细胞损伤,对缺血性和毒素性肝细胞损伤有明显的保护作用。也有人认为甘氨酸的肝细胞保护作用与其抑制 Ca^{2+} 依赖性非溶酶体酶的活性有关。

γ- 氨基丁酸(GABA)也是氨基酸类抑制性神经递质,能明显促进 Cl^- 的跨膜流动。

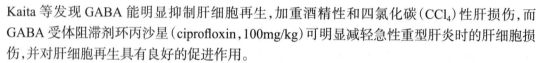

Kaita 等发现 GABA 能明显抑制肝细胞再生,加重酒精性和四氯化碳(CCl_4)性肝损伤,而 GABA 受体阻滞剂环丙沙星(ciprofloxin,100mg/kg)可明显减轻急性重型肝炎时的肝细胞损伤,并对肝细胞再生具有良好的促进作用。

多年来的研究表明,视网膜神经节细胞(RGC)接受来自无长突细胞(AC)和/或网间细胞(IPC)的 GABA 能,或甘氨酸(GLY)能的抑制性输入,并且这些输入参与了 RGC 感受野形成等许多重要功能的实现。

第六节　慎用中草药和膳食补充剂

中草药和膳食补充剂(HDS)泛指任何可能导致肝损伤的补充剂:①天然草本或植物类补充剂及其制剂;②维生素、矿物质、氨基酸和蛋白质等食品补充剂;③含有蛋白同化甾类、能增强体能和健美效果的补充剂。这些 HDS 不需按药品要求研发和审批,安全性和疗效常不明确。

我国中成药、中药饮片虽按《药品生产管理规范》(GMP)和《药品经营质量管理规范》(GSP)进行生产和销售,但中药汤剂和膏方作为处方药,医生可以开出不同组合的传统中药(TCM)和天然药(NM)而无需批准。很多属于非处方药的 TCM-NM 和民间 TCM 验方应用十分普遍。在美国,绝大多数保健品(health products,HP)、膳食补充剂(dietary supplements,DS)未按照药品标准研发,无需临床前和临床安全性及有效性验证,也无需通过食品药品管理局(FDA)批准即可上市。欧盟已要求 HDS 应严格按照《欧盟传统草药产品指令》注册后方可上市。

近 20 年,有关中草药引起的药物性肝损伤的报道逐渐增多。李治等报道药物性肝损伤 575 例,中草药位居众药之首,占 37.7%,2004—2006 年的 3 年中,中草药所致肝损伤比例从 3.9% 上升为 5.7%。对我国 13 个地区 16 家医院的多中心回顾性调查中,2000—2005 年 1 142 例急性药物性肝损伤病例,中草药所致的急性肝损伤占 21.5%,被列为第二位,仅次于抗结核药物。中国人民解放军总医院第五医学中心确诊为药物性肝损伤患者 100 例的临床资料中,中药类占 24%,为各种导致肝损伤药物种类之首。

一、中草药致肝损伤的发生机制

(一)特异质反应性肝损伤

特异质反应,是指遗传和非遗传因素,两者之一或两者结合导致了罕见的患者对药物中毒的易感性,与变态反应、免疫机制及细胞色素 P450 药物代谢酶的遗传多态性有关。根据其发生机制的不同分为代谢异常和过敏反应两类,即代谢特异质和免疫特异质。免疫特异质肝损伤有以下特点:发病不可预测,发生率低,不能复制动物模型,潜伏期长短不一,常伴肝外表现,如发热、皮疹及嗜酸性粒细胞增加。而代谢特异质肝损伤常在较长给药时间后出现,不伴过敏症状,且多与细胞色素 P450 相关,常因药物代谢酶遗传多态性造成代谢能力低下,致药物原型或中间代谢产物蓄积而发病。以往认为特异质反应性肝损伤与药物剂量无关,但最近研究显示大剂量药物引起的特异质反应性肝损伤程度更重,预后更差。引起特异质反应性肝损伤的中草药有麻黄、雷公藤、穿山甲、何首乌、蜈蚣粉、苍耳子、金不换等。

（二）含有直接导致肝损伤的毒性成分

这类药物引起的肝损伤往往可以预测,发生率较高,可以复制相应的动物模型,肝损伤的发生及严重程度与药物剂量有明显的相关性,潜伏期相对较短,常同时伴有肾脏或其他脏器的损伤,目前已知与中草药含有的成分有关。

1. 吡咯里西啶类生物碱(pyrrolizidine alkaloids,PAs)　我国的中草药中有 38 种属于这类植物,其中临床常用的有野百合、猪屎豆、千里光、款冬、佩兰、山紫菀、菊三七、泽兰、紫草、狗舌草等。PAs 由千里光次碱和千里光次酸组成,其中有毒的 PAs 属于不饱和型,最主要的毒性是肝损伤,因此 PAs 又被称为肝毒吡咯里西啶类生物碱,可呈现急性、亚急性和慢性过程。急性肝毒性常因大量摄入 PAs 引起,表现为以急性腹痛、腹胀、急剧肝大、迅速出现腹水为临床特征的肝小静脉闭塞病。慢性肝损伤由长期摄入小剂量 PAs 引起,表现为肝巨细胞症、肝纤维化和肝硬化,与其他疾病引起的肝硬化临床特点无明显差别。PAs 中毒剂量的范围为 0.1~10mg/kg,成人发生肝毒性的 PAs 摄入量为每天数毫克至数百毫克。而世界卫生组织在调查紫草使用情况时,认为 PAs 造成肝毒性的最低摄入量为 0.015mg/kg,相当于 70kg 的人一天摄入量。

2. 毒蛋白类　植物毒性蛋白具有细胞原浆毒作用,主要存在于药用植物种子中,如五倍子、石榴皮、苍耳子、蓖麻子、天花粉等。苍耳子含有苍耳子油、毒性蛋白等成分,能损伤心、肝、肾等器官,尤以肝损伤为重,并可继发脑水肿,其所致的惊厥可能成为直接死亡原因。

3. 含有蛋白同化甾类、能增强体能和健美效果的补充剂　常在服用 1~6 个月后出现黄疸和瘙痒,胆红素和转氨酶升高,ALP 则正常或轻度升高,肝组织显示胆小管胆汁淤积,与雄激素引起的肝损伤一致。

4. 绿茶提取物　体外研究显示能抑制脂肪生成、抗氧化、加强多种代谢等效果,但前瞻性临床试验并未显示明确的减肥,引起的肝损伤却令人惊讶。2006 年以来,已有 50 多份文献报道其引起的急性黄疸性肝炎。美国 DILIN 前瞻性研究中,送检 97 份肝损伤相关产品,有 49 份检出儿茶素,其中 29 份产品并未标注含有绿茶提取物。

5. 马兜铃酸遗传毒性导致肝癌和肾衰竭　我国肝癌发病率高,以往多把其归咎为与我国病毒性肝炎的广泛传播和粮食贮藏不当、黄曲霉素污染有关。2017 年 10 月 18 日《科学》杂志旗下《转化医学》(*Science Translational Medicine*)以封面故事的形式,发布一篇题为"*Aristolochic acids and their derivatives are widely implicated in liver cancers in Taiwan and throughout Asia*"的研究论文,发现马兜铃酸是一种可能危害更大的直接病因。论文通过病理标本测序的方法,证明在亚洲(特别是我国),肝癌的发生与马兜铃酸导致的突变密切相关。它还是肾衰竭、肿瘤背后的"黑手"。1956 年,巴尔干的波斯尼亚、保加利亚、克罗地亚等地区流行一种"慢性间质性肾炎",这种肾炎会导致肾功能减退。当地很多农民患有这种疾病,但无人知晓这病由何而起。1964 年,中国曾报道了两例"极型肾衰竭"病例,中国学者吴寒松发现这两例患者曾服用过草药关木通煎剂,但这一报道并未在我国医学界引起重视,仅被视为个例。直到 20 世纪 90 年代,上述疾病才找到"幕后黑手"。在匈牙利,当年一批服用草药进行减肥的年轻女性,突然大量出现肾衰竭,引起了当地政府和卫生部门的重视,最终确认是由于减肥药中,有一种叫"广防己"的植物,导致了这一事件。而在我国同一时间段,也出现了著名的"龙胆泻肝丸"事件,据新华社报道仅中日友好医院,在 1999—2001 年,就有超过 100 名患者因尿毒症就诊。最终所有矛头指向了这些草药背后的马兜铃酸。同时有研究显示,马兜铃酸不但可以导致尿毒症,还会导致肾癌、膀胱癌、尿道上皮肿瘤

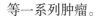

等一系列肿瘤。

6. 其他 苦楝子所含的苦楝素、苦楝萜酮内酯可刺激并损害胃肠黏膜,吸收后不仅能损伤肝脏,还能引起神经系统和心血管系统损伤,甚至出现休克和呼吸中枢麻痹。

二、中草药致肝损伤的影响因素

(一) 与患者相关的因素

1. 盲目应用 既不辨证,又无明确剂量的草药偏方,或因剂量过大、用药时间过长而致肝损伤。因此加强对中草药不良反应的认识,特别是对群众进行宣教,是减少中草药不良反应的一个关键问题。

2. 个体差异 即使应用标准剂量亦有发生中毒者。

(二) 与中草药相关的因素

1. 认识不够 对中草药的毒理学缺乏深入研究,即使是一些以往被认为"无毒"或"小毒"的中草药,长期或大量应用也可出现不良反应。

2. 品种不同 药物产地、种植、采收季节、加工炮制、运输贮存等条件不同,不但可影响其成分和药效,而且能改变其不良反应。中草药同名异物、同物异名的现象相当严重,如菊科囊吾属多种植物的根或根茎(含肝毒吡咯里西啶类生物碱)在西南、东北地区统称为"山紫菀",常作中药紫菀代用品。

3. 说明书简单 许多保健品和减肥药物中也含有中草药成分,但其说明书中没有明确标明成分、含量及不良反应。一些中草药说明书内容也有一定倾向、即一种成药可以治疗多种疾病而不提及所治证型,少提或不提及不良反应。

(三) 医源性因素

1. 辨证失误或不辨证用药 适得其反。

2. 剂型、剂量、配伍和服用方法 苦楝子所含的苦楝素有明确的肝毒性,而"一贯煎"(组方中含有苦楝子)作为临床治疗肝病常用方剂,在动物实验中证实有良好的抗肝损伤效果,在临床中也未发现加重肝损伤的现象。然而与一般的化学性药物不同,大多数中草药制剂成分复杂,增加了中草药配伍研究的难度,也使药物上市前难以通过随机对照实验证明其有效性和安全性。

3. 联合应用 正确的联用可以获得较好的疗效,也可以减轻一些化学性药物如化疗药物的不良反应,而不合理联用可能发生中草药与化学性药物间相互作用,增加药物肝损伤的危险性。

三、中草药致肝损伤的病理特点

(一) 肝细胞损伤

肝细胞损伤是药物性肝病的主要病理表现,表现为肝细胞混浊肿胀、脂肪变性和急性出血性坏死,主要由毒性中间代谢产物引起。如小柴胡汤、麻黄可引起自身免疫性肝炎;大白屈菜、石蚕属植物可引起慢性肝炎;中草药金不换,中成药牛黄解毒片、小柴胡汤及其类方提取制剂可造成肝硬化。

(二) 肝内胆汁淤积、胆管损伤

是肝细胞分泌胆汁功能受到药物及其代谢产物的破坏,不能将胆汁排出细胞(小叶内淤胆),或由于胆小管内胆汁流速减慢以及免疫反应引起小叶间胆管进行性的破坏和减少,胆汁在小叶间聚集(小叶间淤胆)的结果。导致肝内胆汁淤积的中草药如大黄、泽泻、川楝子等。

(三)肝血管病变

含肝毒吡咯里西啶类生物碱的中草药引起的肝小静脉闭塞病,病理基础是终末肝小静脉和肝窦内皮细胞损伤、中央静脉周围肝细胞破坏,其特征为肝小叶内直径 <300μm 的小静脉(包括中央静脉和小叶下静脉)内皮损伤、内膜肿胀、内膜增生增厚和纤维化,形成非血栓性闭塞。分为三期:早期表现为肝小静脉内皮的肿胀,纤维沉积,中央静脉周围肝窦扩张,肝细胞缺血和损伤,随之肝细胞坏死。中期的特点包括肝窦胶原的沉积,小静脉内层胶原的进一步沉积,小静脉壁硬化,中央静脉周围纤维化,尚未形成假小叶。晚期类似心源性肝硬化改变。

四、中草药致肝损伤的临床表现和诊断

(一)临床表现

中草药所致肝损伤的临床表现和实验室检查无特异性,并且易被原发疾病所掩盖,故临床上易误诊或漏诊。应用非法合成的雄激素衍生物等同化甾体类物质所引起的肝损伤,临床上具有高度特征的黄疸。由特定某一植物类产品或传统草药(如绿茶)引起的急性肝损伤,因果关系不难辨别。复合组分营养补充相关肝损伤,是当前主要病因,因其造成肝损害的具体成分不明确,还可能混有合成的化学物质或未知的毒性植物,诊治和预防面临许多挑战。

(二)临床分型

国际医学科学组织理事会(CIOMS)1990 年提出分类标准,美国食品药品管理局药物肝毒性指导委员会对其进行了修订,分类标准为:①肝细胞损伤型,ALT>3 倍正常值上限且 R>5(R=ALT 超过正常值上限倍数 /ALP 超过正常值上限倍数);②胆汁淤积型,ALP>2 倍正常值上限且 R<2;③混合型,ALT>3 倍正常值上限,ALP>2 倍正常值上限,且 2<R<5。

(三)诊断标准

药物性肝损伤诊断(图 6-26-1)主要依据用药史,发病时间和临床表现,并排除其他因素。再次给药阳性反应是一项非常强的药物性肝病评价依据,是诊断药物性肝病的"金标准",但不可故意给予可疑的致肝损伤药物,因重新给药可能引起急性重型肝炎。

目前常用的量化评分系统是 1993 年国际共识会议 RUCAM 评分系统和 1997 年 Maria 和 Victorinol 提出的药物性肝损伤诊断评分(CDS)。Aithal 等回顾性评价了 138 例药物性肝病患者,许建明等回顾性评价了国内 112 例药物性肝病患者,两者同样应用 RUCAM 评分系统,国内资料中明确诊断为药物性肝损伤为 23.2%,明显低于 Aithal 的 37.60%,未能确定的药物性肝损伤为 54.5%,明显高于 Aithal 的 15.2%。汪月娥等分析 82 例中草药及相关保健品致药物性肝损伤患者的研究中,CDS 评分确诊 54 例,未能确定 22 例,排除 6 例,评分结果诊断率为 66%,低于 Maria 和 Victorinol 报道的 84%。这可能与国外所致肝损伤药物以西药为主,且服药时间较短有关,而中草药所致肝损伤,服药时间相对较长。此外,上述两种评分标准相差甚大,一级符合率仅为 18%。

五、中草药致肝损伤的治疗方法和预后

(一)治疗原则

脱离中毒物质,清除残留毒物和促进体内毒物清除。

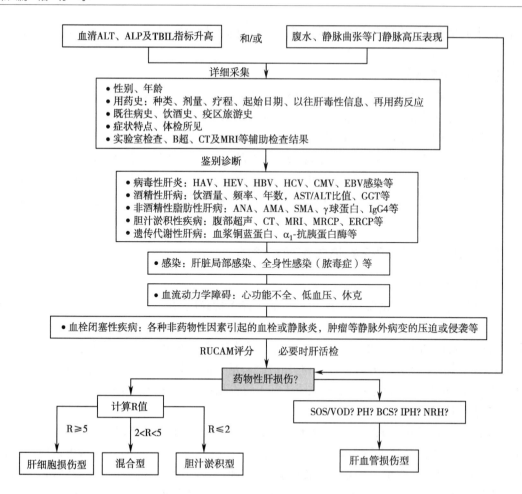

图 6-26-1 药物性肝损害诊断流程图

(二) 治疗方法

1. 停用致病药物　一旦明确诊断,应立即停用有关药物,并防止再次使用此类药。

2. 早期清除和排泄体内药物　服药 6h 内可以通过洗胃、吸附等清除胃肠残留的药物,也可采用渗透性利尿、血液透析等促进药物的排泄。

3. 一般治疗　卧床休息,给予高热量、高蛋白(无肝性脑病先兆时)、丰富维生素及低脂肪酸饮食。

4. 肝细胞损伤的保护与治疗　还原型谷胱甘肽分子中的巯基可参与中和氧自由基、解毒等重要功能,自由基损伤是组织损伤的重要分子机制之一,许多疾病的损伤机制中都有自由基的参与。还原型谷胱甘肽是非酶性抗氧化剂,是细胞合成的抗氧化剂,通过其巯基氧化 - 还原肽的转换,作为可逆的供氢体,主要在细胞内的水相提供抗氧化保护。甘草酸制剂具有肾上腺皮质激素样作用,有抗炎、保护肝细胞膜、防治肝纤维化、防止肝细胞癌发生的作用及免疫调节作用。S- 腺苷蛋氨酸主要作为甲基供体和生理性巯基化合物的前体,参与各种酶促转甲基和转巯基过程,是必需氨基酸如半胱氨酸以及牛磺酸、谷胱甘肽的前体。通过巯基反应促使胆汁酸经巯酸化的途径转化,改善胆汁酸代谢系统的解毒功能,还可以防止或减轻毒物和胆汁酸的氧自由基对肝细胞的损害。中药苦参碱类、生物碱五味子类制剂、水飞蓟素、丹参等均已证实有肝细胞损伤的保护与治疗作用。

5. 糖皮质激素治疗　对有明显肝细胞损伤及胆汁淤积表现者可短期应用,尤其适用伴有发热、皮疹、关节疼痛等药物过敏表现者。

6. 人工肝支持系统。

7. 肝移植。

（三）预后

绝大多数患者如能早期诊断、及时停药,病情可恢复。肝损伤程度不同,病情恢复快慢不一,短则几周,长则数月甚至数年,少数严重的肝损伤预后不佳。

六、合理用药

药物的不良反应与药物本身的特性、服用药物的方法以及个体特异反应有密切关系。从患者角度讲,正确合理地用药应注意以下几点:

（一）树立正确的用药观念

我国每年有近 20 万人死于用药不当。因此,安全用药首先要走出用药误区,破除"中药取于自然界,没有毒副作用,吃多了也不要紧""中草药有病治病,无病健身""新药、贵药、补药、进口药就是好药"等错误观念。

（二）严格掌握用药指征

遵从医嘱,不要随意增加剂量、延长疗程,切不可认为"用药时间长,保险系数大",一剂中药吃不停。

（三）严格掌握用药方法

对处方上注明的特殊煮法,如先煎、后下、内服、外用等要认真对待,不可随意改变。先煎的药物一般为矿物类药和动物类药,煎的时间长些才能浸出其有效成分;而薄荷、肉桂等含有挥发油的草药需后下,这样才能保持其有效成分。通过消化道吸收;外用药物比内服药的毒性大,切不可混用。

（四）处方配药

中药按作用可分为君、臣、佐、使,有主次之别,各施其能,如果方中缺药,不可随便用其他药物代替,也不能使用"同名异物"者。如大黄,因产地不同成分会有差异;茵陈,因生长期不同其药效则大相径庭。

（五）妥善保存

应在低温干燥条件下保存药物,用药之前应注意检查是否有发霉、变质、变味的现象。

（六）处方服药

不要轻信偏方、验方、秘方,应在正规医院医生的指导下用药。

（七）注意过敏

一旦有瘙痒、发热、红斑、胸闷、气喘、全身不适等异常症状,应立即停药,避免发生严重不良反应。

（陈紫榕）

第二十七章

防治真菌感染在肝病中的紧迫性

侵袭性真菌病(invasive fungal diseases,IFD),是一种播散快,感染率高、病死率高,认知率低、确诊率低、治愈率低的疾病。近年随着糖皮质激素和抗生素的广泛应用及广谱抗生素长期、大剂量、联合使用,该病有增多趋势。面对这一千变万化、远超我们认识的疾病,医生诊治如履薄冰,比严重细菌感染还棘手。重症肝病,免疫功能多低下,常并发真菌感染,死亡者多与此相关。近年来,"超级真菌"耳念珠菌感染又在多国暴发,多重耐药、病死率高,防治真菌感染尤为紧迫。我们除加强学习临床真菌学基础和临床知识外,还须对此保有丰富的经验和高度警惕。

真菌、动物、植物并列为生物三界。真菌属有核细胞型微生物,有细胞壁和真核结构,不分根、茎、叶,不含叶绿素,以寄生或腐生方式存于自然界,有性或无性繁殖。有记载的真菌达 10 万种,与人类有关的约 400 种。

医学真菌包括致病性深部真菌和条件致病性深部真菌两类。致病性深部真菌包括:组织胞浆菌、球孢子菌、副球孢子菌、皮炎芽生菌和孢子丝菌。条件致病性深部真菌含:念珠菌(念珠菌)、隐球菌、曲霉、毛霉和肺孢子菌。根据生物学分类,它们又可分为:酵母型(念珠菌属);酵母样型(隐球菌属);丝状(霉)菌型(球孢子菌属、组织胞浆菌属、孢子丝菌属、芽生菌属和地丝菌属);双相型(曲霉属、毛霉属、青霉属)。

医学真菌虽只占真菌中少数,但其引起的疾病在临床诊疗中占有重大比例,皮肤科门诊高达 1/4 以上为真菌病,感染、肝病、肿瘤、血液等科系,并发深部或浅部真菌感染者,亦屡见不鲜,近年已增长 3~5 倍。

浅部真菌病主要侵犯含有角质的组织,如皮肤、毛发和指甲等处,引起各种癣病。

深部真菌病就是本章将要论述的侵袭性真菌病,包括深部组织感染(系统性真菌病)和真菌血症两类。侵袭性真菌病不包含真菌寄生和过敏所致的深部组织真菌感染。侵袭性真菌感染(invasive fungal infection,IFI),则包含 IFD 和真菌寄生及过敏所致的深部组织真菌感染。其特点是:①系统性:致病性真菌侵犯皮下组织、黏膜和内脏,如肝、肺、脾、脑、肾等。②全身播散(真菌败血症)。③临床表现无特异性,易误诊、漏诊。④大多发生在有严重基础疾病如肝衰竭的患者,症状严重,死亡率高达 50%~90%。念珠菌病病死率可达 40%,侵袭性曲霉病(invasive aspergillosis,IA)病死率高达 50%~100%。⑤抗真菌药物不良反应较大。⑥及早预防、诊断和治疗,是降低病死率的最好措施。

侵袭性真菌感染,病种复杂,老年患者,基础疾病多,血糖异常,营养不良,免疫力低,长期使用糖皮质激素,反复应用广谱抗生素以及有创诊疗操作,是侵袭性真菌感染的高危因素。抗生素的不合理使用是主要原因,还与长期住院、各种侵入性操作及全肠外营养的广泛应用有关。胃管、气管插管或切开、留置导尿管、动静脉置管等侵入性诊疗操作,一方面造成解剖生理结构屏障的完整性破坏,另一方面容易给真菌移位提供便利条件,增加深部真菌感染风险。

院内侵袭性真菌感染以重症监护病房(ICU)患者最为常见,其中肺部真菌感染占深部真菌感染的50%~60%,常见的病原菌为念珠菌和曲霉,其中念珠菌多部位定植是重症患者发生侵袭性真菌感染的独立危险因素。未经治疗的肺部真菌感染患者的病死率达30%~80%,临床上不少医师对深部真菌感染的危害性缺乏认知,以致ICU患者往往继发真菌感染,比细菌感染更难治疗,危害更大。控制血糖,纠正营养不良,使用各种免疫增强药,尽量减少有创操作,对于预防深部真菌感染有积极意义。

侵袭性真菌感染的早期诊断困难,部分感染只有在尸检时才能明确。早期诊断在治疗及预后中特别重要。但真菌培养法一般需要3~5天才能出报告,真菌的抗原、抗体及代谢产物的血清学检查只需2h左右,已用于深部真菌感染的实验室检测,并成为这一领域的研究热点。其中,(1,3)-β-D-葡聚糖抗原检测(G试验),是目前诊断真菌感染常用的微生物学检测方法,有较好的灵敏度和特异性,快速、简便,可在拟诊早期提供感染的可靠信息,并能提示抗真菌药物疗效,是一种实用的真菌感染早期诊断方法。欧洲已将G试验连续2次阳性作为诊断标准。

侵袭性真菌感染治疗策略是:①预防性治疗:针对尚无真菌感染的高危患者;②驱动(抢先)治疗:针对高危患者有真菌感染征象但无临床表现的患者;③经验性治疗:针对有感染性发热、广谱抗生素治疗无效、尚未确诊的高危患者;④目标治疗:针对已确诊的侵袭真菌感染者。

侵袭性真菌感染的高感染率、高病死率以及诊断方法滞后提示,经验性治疗很重要。常见真菌对抗真菌药物的敏感性,依次为两性霉素B、制霉菌素、益康唑、克霉唑、酮康唑、咪康唑、氟胞嘧啶、伊曲康唑、氟康唑和灰黄霉素。

第一节　流行病学和病原耐药

一、概述

真菌是自然界中数量庞大的真核细胞微生物,寄生或腐生方式生存,有性或无性繁殖,不含叶绿素而有真正的细胞核和细胞器,可产生孢子。除少数类群为单细胞外,绝大多数都有丝状体,是具有细胞壁的一类有机体。人类生存的环境中,侵入人体可导致真菌性疾病的真菌有300多种。这些致病菌多为条件致病性真菌。条件致病菌为引起人类侵袭性肺部真菌感染最常见的一类。

(一)常见的侵袭性真菌病

1. 念珠菌病　原发与继发,急性、亚急性或慢性;黏膜感染有口腔、泌尿道、阴道、食管、胃肠道和支气管感染;侵入性感染有血液、心内膜、脑膜感染;浅表感染含皮肤、指甲和头皮感染,血培养阳性率超过5%。耳念珠菌人传人已超过百例。

2. 曲霉病　在血液病和恶性肿瘤患者感染率可达30%,分毒素,过敏,定植;肺或其他器官的侵入性炎症、肉芽或坏死;系统性、致病性播散病。

3. 隐球菌病　急性、亚急性或慢性;含肺、系统或脑膜感染,皮肤、骨和其他内脏感染,艾滋病患者感染率为10%。

4. 接合（毛霉）菌病　多见于糖尿病和烧伤患者。近年由于免疫受损人群,包括恶性肿瘤、恶性血液病、艾滋病、SARS、禽流感、埃博拉出血热、糖尿病、自身免疫病、严重烧伤和创伤、化疗诱发的中性粒细胞减少症、接受免疫抑制治疗的器官移植患者、长期吸毒、人口老龄化等,以及广谱抗生素、皮质类固醇激素和免疫抑制剂的广泛使用,导管插管和器官移植等新技术的开展,使机会性侵袭性真菌感染的感染率急剧上升。

（二）常见侵袭性真菌感染

念珠菌和曲霉占真菌感染的 90% 左右。20 世纪 90 年代末,念珠菌病的感染率达到了一个高峰,之后又有了比较显著的下降,这可能是氟康唑的问世及广泛应用的结果。值得注意的是,曲霉的感染率有稳定上升的趋势。在引起感染的方式上,念珠菌和曲霉具有显著差异。侵袭性念珠菌病发病的一个非常重要的前提因素就是念珠菌定植,尤其是在呼吸道、胃肠道,以及支气管穿刺点附近的定植。而曲霉发病的过程与念珠菌完全不同,它主要以孢子的形式通过空气吸入人体,在正常情况下,几乎不存在曲霉定植的情况。

由于医疗条件的进步,现在有更多的患者成为真菌感染的高危人群。血液系统疾病患者（包括白血病和接受造血干细胞移植）中,曲霉感染的发病率最高。疾病早期,患者出现曲霉病的危险因素是粒细胞缺乏;晚期发病的危险因素是移植物抗宿主病（GVHD）。在各类移植受者中,接受肺移植的患者侵袭性曲霉病的发病率最高,而接受造血干细胞移植的患者,按照自体和异体来分,发生侵袭性曲霉病的概率也不同,其中患病风险最高的是接受非亲源性异体造血干细胞移植的患者,而接受自体干细胞移植的患者曲霉病发生率最低。

（三）发病机制

当真菌侵入人体时,人体的免疫防御系统与真菌相互作用,若机体自身免疫力下降,或者真菌释放的毒力强或数量多,能战胜宿主的各种防御机制,最终导致真菌感染。真菌本身的致病作用和宿主方面的防御机制在真菌性疾病的感染过程中均起到重要作用。

真菌可以通过以下几种机制作用于宿主,最终导致真菌感染:①真菌侵入支气管 - 肺组织后,在机体自身免疫力与真菌抗衡失败后,在支气管 - 肺组织生长繁殖的真菌阻塞支气管,破坏宿主组织细胞;②真菌侵入宿主后产生内毒素、酶类等物质,宿主若免疫力下降不能抵抗真菌释放的物质,导致机体组织细胞被真菌释放的毒素等物质破坏。机体的防御机制包括两方面:

（1）非特异性免疫:①气道的黏液和黏液纤毛清除系统,气道黏膜分泌糖蛋白、脂质、溶菌酶、蛋白聚糖等成分,共同组成生物屏障保护气道,阻止真菌在气道内生长繁殖;②肺泡内巨噬细胞和中性粒细胞对真菌孢子起到吞噬的作用;这两种细胞可以释放白介素、肿瘤坏死因子等物质,活化周围各种相应的效应细胞。

（2）特异性免疫:在机体所有的防御机制中,对真菌感染最重要的防御机制是特异性免疫,包括细胞免疫和体液免疫。①细胞免疫:是机体对真菌感染最重要的防御机制。吞噬细胞激活 Th1 的优势应答,补体和抗体增强细胞的吞噬作用,并杀伤在吞噬细胞内寄生的真菌,诱导机体发生迟发型超敏反应,降低肺部真菌感染的发生率。②体液免疫:真菌侵入时,体液免疫可产生针对特定真菌抗原的特异性抗体。

（四）分类

美国变态反应和感染性疾病协会真菌病研究组、欧洲癌症研究和治疗侵袭性真菌感染协作组的诊断标准,将侵袭性肺部真菌感染的诊断标准分为:确诊、拟诊和疑诊三个级别。国内将侵袭性肺部真菌感染的诊断级别分为:确诊、临床诊断、拟诊三种。

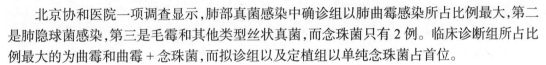

北京协和医院一项调查显示,肺部真菌感染中确诊组以肺曲霉感染所占比例最大,第二是肺隐球菌感染,第三是毛霉和其他类型丝状真菌,而念珠菌只有2例。临床诊断组所占比例最大的为曲霉和曲霉+念珠菌,而拟诊组以及定植组以单纯念珠菌占首位。

(五)危险因素

单因素分析3种及3种以上广谱抗生素应用≥2周、年龄≥60岁、住院天数、空腹血糖升高>6.1mmol/L、低白蛋白血症<35g/L、侵入性操作(中心静脉导管、导尿管、气管插管等)、多器官功能障碍综合征7项指标,可能为影响侵袭性肺部真菌感染患者预后的危险因素。将以上指标纳入统计学logistic回归模型分析结果显示:年龄≥60岁、低白蛋白血症、侵入性操作种类、多器官功能障碍综合征、3种及3种以上广谱抗生素应用≥2周5项指标有统计学意义。

1. **宿主因素**　细胞免疫在抵抗、防御真菌感染时起到关键作用。真菌侵入机体后,自然杀伤细胞、中性粒细胞等被激活,释放相应细胞因子、酶类等产物。当宿主出现免疫功能低下时,尤其在细胞免疫功能低下的人群中,侵袭性肺部真菌感染急剧上升。

(1)高危人群:接受骨髓干细胞移植,特别是出现移植物抗宿主病者。肿瘤患者:自身免疫力较低下,接受放疗、化疗后导致中性粒细胞减少。接受器官移植患者:与器官移植前和移植后的患者情况和全身基本情况、移植术和移植脏器的类型及应用大剂量激素有关。血液系统疾病患者:见于大剂量放、化疗及细胞免疫功能低下者。糖尿病患者:侵入宿主的真菌与血糖控制欠佳的糖尿病患者相互影响。由于糖尿病患者长期出现高血糖,内环境紊乱,抵抗力较低,容易出现多脏器感染,使患者处于持续高应激状态,容易造成患者血糖升高,临床上难以控制升高的血糖。

(2)抗生素的大剂量应用:抗生素大剂量应用可造成菌群失调,是诱发真菌感染的主要因素。临床常用的抗菌药物主要包括β-内酰胺类、氨基苷类、大环内酯类、喹诺酮类、四环素类。β-内酰胺类抗生素中继发真菌感染最多的药物是头孢唑肟、头孢特仑酯和头孢曲松。这三种药均属于三代抗生素,长期应用这些药物容易引起菌群失调,不断促使细菌产生耐药酶,产生耐药性,又通过加大剂量等不断刺激,逐渐诱发真菌感染。喹诺酮类最常见于环丙沙星和诺氟沙星,属于广谱、高效抗菌药。

(3)主要部位:泌尿道(41.82%)和呼吸道(24.54%)。

(4)感染途径:气道吸入为毛霉最常见的感染途径,其次是经口食入致病菌或外伤导致毛霉感染。肺与鼻窦为最常受累的部位。

2. **真菌因素**　条件致病菌多侵犯免疫功能受损机体。念珠菌、隐球菌、曲霉、毛霉是引起侵袭性真菌感染最常见的病原菌。引起侵袭性肺部真菌感染主要的病原体包括念珠菌与曲霉。

(1)致病性念珠菌:念珠菌是条件致病性真菌中引起侵袭性肺部真菌感染最常见的一类真菌。自然界中广泛存在的念珠菌属,大多没有致病性。当宿主的防御机制受到损伤时,宿主的正常念珠菌菌群趁机而入,导致侵袭性真菌感染。念珠菌属有毒力,由念珠菌与组织的黏附性等许多因素共同作用而产生。

(2)致病性曲霉:曲霉孢子容易在空气中悬浮,宿主通过吸入曲霉孢子后可引起肺部曲霉病,在宿主的肺和鼻窦部位最容易受累,根据宿主的免疫状态,可有不同的曲霉病临床类型。

(3)致病性隐球菌:新生隐球菌是最常见的致病菌。健康人有正常的免疫系统,该菌不易侵入机体致病。当免疫力降低时,该菌最常侵犯中枢神经系统,也可引起严重的肺部疾病,主要的感染途径为呼吸道。

(4)致病性毛霉：最为常见的为毛霉。

3. 医源性因素

(1)各种侵入性操作：留置中心静脉导管、导尿管、气管插管 >48h、气管切开、血液透析治疗等。

(2)药物治疗：使用大于或等于 3 种抗生素，疗程长、糖皮质激素、免疫抑制剂的应用，成分输血，肠外营养，静脉高营养疗法。

(3)腹部外科手术：反复出现消化道穿孔，时间 >24h、腹壁切口裂开、腹腔镜等。

医源性相关因素，破坏人体免疫系统，为真菌感染创造条件，加上呼吸机的应用、气管切开又增加了侵袭性真菌感染的概率。

4. 诱发因素　真菌一般不产生外毒素，其致病作用可能与真菌在体内繁殖引起的机械性损伤以及所产生的酶类、酸性代谢产物有关。真菌及其代谢产物具有弱抗原性，在人体内可引起变态反应导致组织损伤。真菌的致病力一般较弱，与其致病力有关的因素是感染量、毒力、感染途径和机体免疫状态。只有当机体抵抗力降低时才能侵入组织。造成机体抵抗力降低，诱发深部真菌病的因素有以下几种：①慢性消耗性疾病：恶性肿瘤、糖尿病和尿毒症等。②长期使用广谱抗生素：敏感的细菌被抑制，消除了正常菌群中与真菌相拮抗的细菌，使真菌得以大量繁殖。有些抗生素可促进某些真菌的生长，如金霉素可促进念珠菌生长。③肾上腺皮质激素：可抑制炎症反应和纤维细胞增生，并可稳定细胞内溶酶体的膜，阻止其中酶的释放，影响中性粒细胞和巨噬细胞溶解杀灭微生物的作用。肾上腺皮质激素还能破坏淋巴细胞，使抗体形成减少。④大剂量 X 线照射、抗肿瘤药物和免疫抑制剂：能抑制骨髓，使中性粒细胞和巨噬细胞减少，机体的免疫功能和抵抗力降低。这些药物并可损伤正常组织和细胞，引起消化道黏膜坏死、出血，为真菌侵入创造条件。⑤静脉插管，留置导管和大手术：可引起局部损伤，成为真菌侵入的门户，机体抵抗力低下时在体内繁殖致病。

（六）预后

肺部真菌感染的预后较差、病死率较高。钟南山等研究表明：肺部感染念珠菌的患者病死率可达到 30%~40%，肺部感染曲霉患者的病死率高达 50%~100%，而患有真菌血症的患者，直接死于真菌感染或基础疾病者可达 50% 以上。

（七）预防

临床诊治过程中，应考虑各方面因素，首先，早期进行抗真菌感染的预防，加强机体营养，增强免疫力，治疗基础疾病；其次，要尽量减少或避免侵入性操作，对糖皮质激素和免疫抑制剂治疗的患者，要密切观察患者的临床症状、体征及相关检查，从而判断有无多重感染；最后，务必加强合理使用广谱抗菌药物，及时送检感染性标本进行微生物学相关的检查，尽量选择窄谱抗生素，早期诊断、治疗，有效预防和减少真菌感染。

二、侵袭性念珠菌感染

（一）流行病学

自氟康唑被广泛地用于防治免疫缺陷患者的侵袭性真菌感染以来，全球白念珠菌血症的发生率持续下降，而其他非白念珠菌感染相应增加。其中，光滑念珠菌成为新兴的重要条件致病真菌，光滑念珠菌血症发生率占美国所有念珠菌血症的 20%、欧洲国家 15%、亚洲国家 10%、南美洲国家 5%。我国与其他亚洲国家相似。耳念珠菌感染已在全球五大洲 20 多个国家发生。

（二）危险因素

侵袭性念珠菌感染的危险因素,包括应用多种广谱抗生素、长期大量的糖皮质激素和静脉插管等。其中静脉插管是发生念珠菌血症的主要因素(61.9%),其次为尿道插管(12.7%)。多元 logistic 回归分析显示死亡的危险因素为,年龄 ≥ 65 岁(OR=7.2)、严重胃肠功能障碍(OR=10.6)、急性肾功能衰竭(OR=7.6)、气管插管(OR=7.7)和恶性血液病,后者是侵袭性念珠菌感染早期死亡(发生菌血症后 3~7 天内死亡)的危险因素(OR=3.5)。服用抗真菌药物和移除中央静脉导管,为保护因素(OR=0.2),对降低死亡率尤其重要。预防性应用氟康唑,能降低侵袭性念珠菌感染的发生率(预防组 8%,对照组 27%)。高龄患者非白念珠菌感染死亡率最高,其中克柔念珠菌感染者死亡率高达 100%。新生儿侵袭性念珠菌感染的好发季节是 2 月至 9 月。干细胞移植与实性器官移植接受者相比,更易继发侵袭性念珠菌感染。

（三）白念珠菌与非白念珠菌血流感染危险因素

念珠菌血流感染是血流感染(BSI)的常见类型,发病率逐年增加,病死率为 30%~40%,危害严重。近年来,念珠菌 BSI 致病菌种中的白念珠菌比例下降,而光滑念珠菌、克柔念珠菌等非白念珠菌比例明显升高。后者对氟康唑等抗真菌药物耐药现象日趋严重,部分抗真菌药物对其疗效欠佳。了解白念珠菌血流感染和非白念珠菌血流感染发生危险因素的差别,有助于临床医师初步判断念珠菌类型,指导真菌药物使用。

（四）激素治疗大疱性疾病引起真菌感染

自糖皮质激素治疗以来,大疱性疾病患者的死亡率明显降低,糖皮质激素已成为该类疾病的首选治疗。然而,激素治疗所带来的不良反应也日益凸显,尤其是真菌感染问题,已成为皮肤科临床医务工作者面临的重要课题。美国国家院内感染检测中心的结果显示,真菌感染在过去 10 年中大约增加了 2 倍,而以念珠菌属为多见,占 78.5%。非念珠菌 7.5%,曲霉 1.2%,其他 13.4%。糖皮质激素用量越大时间越长,机会感染率越高。抗生素使用时间过长、频繁更换、联合应用及不合理选用抗生素,既可造成对药物耐受性增加,更易引起菌群失调,是真菌感染的主要诱因。免疫抑制剂、抗生素应用和糖尿病病史是继发真菌的独立危险因素,真菌感染患者糖皮质激素的初始剂量、最大剂量、累积剂量和用药时间均明显大于未感染患者,提示严格掌握糖皮质激素剂量、使用时间和治疗时间极为关键。

（五）耐药情况

白念珠菌、近平滑念珠菌和热带念珠菌,对伏立康唑、雷夫康唑(ravuconazole)和氟康唑皆敏感(耐药率 ≤ 1.3%),而光滑念珠菌对氟康唑耐药率升高(约 20%)。克柔念珠菌对氟康唑高耐药,对两性霉素 B 敏感性降低(表 6-27-1)。在南美洲,光滑念珠菌对雷夫康唑和两性霉素 B 耐药率分别为 33% 和 27%,较北美洲的 17% 和 13% 高。近年发现,耳念珠菌对唑类、多烯类和棘白霉素类都耐药。光滑念珠菌对卡泊芬净耐药,最低抑菌浓度(minimum inhibitory concentration,MIC)可达正常者的 64 倍。皱褶念珠菌普遍对多烯类耐药,但对新型三唑类抗真菌药物和卡泊芬净敏感。对氟康唑和伊曲康唑均耐药的白念珠菌和光滑念珠菌,对雷夫康唑和伏立康唑敏感性降低,仅对氟康唑耐药的菌株,保留其对新型唑类药物的敏感性。然而,克柔念珠菌在两组中均表现高敏感性,提示不同种类的念珠菌间存在不同的耐药机制。

三、霉菌感染

（一）流行病学

引起侵袭性霉菌感染的主要病原体是曲霉,其次为根霉(*Rhizopus*)和镰刀菌(*Fusarium*)。

表 6-27-1 念珠菌血症病原真菌的耐药情况 [例 (%)]

药品种类	药敏结果	白念珠菌	热带念珠菌	光滑念珠菌	近平滑念珠菌	克柔念珠菌	高里念珠菌	葡萄牙念珠菌	合计
例数		42	32	23	18	3	3	1	122
两性霉素 B	敏感	42(100)	32(100)	23(100)	18(100)	3(100)	3(100)	1(100)	122(100)
	中间	0(0)	0(0)	0(0)	0(0)	0(0)	0(0)	0(0)	0(0)
	耐药	0(0)	0(0)	0(0)	0(0)	0(0)	0(0)	0(0)	0(0)
伊曲康唑	敏感	16(38.1)	11(34.4)	9(39.1)	18(100)	0(0)	3(100)	1(100)	58(47.5)
	中间	2(4.8)	5(15.6)	4(17.4)	0(0)	2(66.7)	0(0)	0(0)	13(10.7)
	耐药	24(57.1)	16(50.0)	10(43.5)	0(0)	1(33.3)	0(0)	0(0)	51(41.8)
伏立康唑	敏感	23(54.8)	21(65.6)	18(78.3)	18(100)	3(100)	3(100)	1(100)	87(71.3)
	中间	2(4.8)	3(9.4)	0(0)	0(0)	0(0)	0(0)	0(0)	5(4.1)
	耐药	17(40.4)	8(25.0)	5(21.7)	0(0)	0(0)	0(0)	0(0)	30(24.6)
氟康唑	敏感	21(50.0)	14(43.8)	8(34.8)	18(100)	0(0)	3(100)	1(100)	65(53.3)
	中间	1(2.5)	7(21.7)	5(21.7)	0(0)	0(0)	0(0)	0(0)	13(10.6)
	耐药	20(47.6)	11(34.4)	10(43.5)	0(0)	3(100)	0(0)	0(0)	44(36.1)
氟胞嘧啶	敏感	42(100)	31(96.9)	23(100)	18(100)	2(66.7)	3(100)	1(100)	120(98.4)
	中间	0(0)	0(0)	0(0)	0(0)	0(0)	0(0)	0(0)	0(0)
	耐药	0(0)	1(3.1)	0(0)	0(0)	1(33.3)	0(0)	0(0)	2(1.6)

易继发于干细胞移植术后,3个月死亡率为68%,明显高于实性器官移植者的29%。引起曲霉感染的病原体,依次为烟曲霉(56%)、黄曲霉(18.7%)、土曲霉(16%)、黑曲霉(8%)和杂色曲霉(1.3%)。亦有研究指出,链格孢霉(*Alternaria*)是引起血液肿瘤患者侵袭性霉菌感染的第二大病原体。土曲霉在引起侵袭性曲霉感染病原体中占3%~12.5%,是导致真正曲霉血症的原因。对于接受器官移植治疗患者,尖端赛多孢(*Scedosporium apiospermum*)和多育赛多孢(*Scedosporium prolificans*)在非曲霉致霉菌感染中占有重要比例,死亡率分别高达55%和90%。免疫缺陷者,并发接合菌病日渐增多,主要病原体为根霉、毛霉和犁头霉,尤其容易导致糖尿病酮症酸中毒和感染,总体死亡率为70%~100%,最常累及肺部(64%)、面部眶窦(24%)和大脑(19%)。镰刀菌是引起免疫缺陷患者侵袭性肺部感染或播散性感染的最常见原因之一。

(二)危险因素

预防性应用氟康唑,与曲霉感染发生率升高有关(预防组29%,对照组18%)。在监护病房,呼吸道分泌物中发现曲霉,大部分与侵袭性曲霉感染有关,应作为本病标记。阿仑珠单抗(alemtuzumab)是一种免疫调节剂,主要用于干细胞和实性器官移植中抑制淋巴细胞CD52抗原,能导致T细胞缺失,可能增加侵袭性霉菌感染发病的危险;干细胞异体移植者3个月死亡率为84.6%,高于自体移植者的53.8%。巨细胞病毒肺炎,在未作移植的白血病患者中,是侵袭性曲霉感染的危险因素。分子流行病学研究证实,医院内水源的菌株与曲霉病和镰刀菌病患者菌株相关,说明医院内水源为院内侵袭性霉菌感染的潜在传染源。土曲霉能在组织和血液中形成酵母样孢子或粉状分生孢子,在相关组织、肺部活检样本和痰液样本中,若发现粉状分生孢子,可确定其感染。干细胞移植者,多育赛多孢比尖端赛多孢更易引起早期感染和霉菌血症。长期应用伏立康唑防治侵袭性真菌感染可能是接合菌病发病的危险因素。

(三)耐药情况

烟曲霉对伊曲康唑和雷夫康唑耐药率较高,分别为52%和38%;对伏立康唑(耐药率11%)相对敏感。曲霉体外试验表明,氟胞嘧啶和卡泊芬净、卡泊芬净和两性霉素B联合用药,有极良好的协同作用。土曲霉和尖端赛多孢均对两性霉素B耐药,但对新型三唑类和棘球白素抗真菌药物敏感。多育赛多孢对所有系统性抗真菌药物均耐药,联合应用伏立康唑和特比萘芬可有效治疗其感染。接合菌对两性霉素B敏感,而对多数三唑类和棘球白素抗真菌药物不敏感,其中泊沙康唑(posaconazole)杀真菌活性作用最高。镰刀菌对两性霉素B耐药,对新型三唑类药物亦不敏感。伏立康唑可用于治疗对两性霉素B耐药的镰刀菌病。

四、隐球菌感染

(一)流行病学

奥地利、德国和瑞士曾报道77例新发隐球菌感染,22%为亚洲人,南美洲人和非洲人分别占6.5%和5%。

(二)危险因素

在欧美,68%~89%隐球菌感染患者为HIV感染者,原发隐球菌感染仅占3%。非艾滋病患者继发隐球菌感染的危险因素,包括器官移植(主要为肾移植)、恶性血液病、恶性肿瘤、长期应用皮质类固醇等。除了鸽粪外,尤加利树(Eucalyptus)和杏仁树为新生隐球菌重要传染源,寒冷地区更为流行。非洲人比白人艾滋病患者,更多继发隐球菌感染。器官移植后应用他克莫司,能减少新生隐球菌感染者出现中枢神经系统症状。格特变种隐球菌感染严重程度与年龄无关。

(三)耐药情况

Sar 等利用 E-test 法监测 2 年内 402 株新生隐球菌对两性霉素 B 和氟康唑的敏感性,对氟康唑耐受的菌株,从首年的 2.5% 增加到第 2 年的 14%,MIC 亦明显上升至 ≥ 256mg/L,两性霉素 B 则保持稳定,伏立康唑和氟胞嘧啶对新生隐球菌的活性均较氟康唑高。

五、暗色丝孢霉病

暗色丝孢霉病是指由暗色真菌引起的皮肤、皮下组织甚至系统性感染,其病原菌在寄生组织内主要以暗色分隔菌丝为特征。外瓶霉是暗色真菌的一个属,被称为“褐色酵母”,一般为腐生性,但可引起人类的暗色丝孢霉病。

暗色丝孢霉病临床表现多样,可分为浅表感染、皮肤和皮下组织感染及系统性感染等临床类型,以皮肤和皮下组织型多见。最常见的临床表现是皮肤和皮下组织发生的逐渐扩大的炎症性斑块,中心坏死,多位于四肢暴露部位。典型皮损可为群集性小丘疹或小结节,逐渐蔓延、融合成片或形成斑块状肉芽肿,周围有卫星状丘疹或结节,也可形成黑褐色痂皮,痂下有增殖性肉芽肿形成,可见脓性分泌物。系统性感染在国内外均鲜见报道,多由皮肤、皮下组织感染经血行播散而致,可累及肺、骨骼、脑、肝、脾等,在这些器官内形成脓肿或肉芽肿。临床特点是持续发热、进行性加重的呼吸困难和低氧血症。影像学表现为双肺间实质性炎症。尽管在欧洲,皮炎外瓶霉为囊性纤维化患者肺部常分离到的病原真菌之一,但大多数为定植菌,非侵袭性,很少导致死亡。

暗色真菌在全球分布较广,可引起皮肤或系统性感染,对人类健康危害大。作为机会性真菌感染疾病,暗色丝孢霉病在世界各地都有散在病例报道,但多见于热带。我国山东、东北和湛江等地有散发病例报道,但迄今为止,尚未有明确的流行病学资料。

六、罕见双相真菌感染

球孢子菌病由粗球孢子菌(*C.immitis*)和 *C.posadasii* 引起。两种菌在形态学上相同,但遗传学和流行地区各异。粗球孢子菌主要存在于美国加利福尼亚州,而 *C.posadasii* 则分布于美国西南部、墨西哥和南美洲。年龄 ≥ 65 岁、冬季(9 月至来年 2 月)、黑种人、菲律宾人、妊娠晚期和免疫缺陷患者均为危险因素。在拉丁美洲,诊断球孢子菌病主要依靠微生物学检查。脑膜炎在肺外型球孢子菌病中发生率为 0.15%~0.75%,一旦发生可危及性命。

第二节 诊 断

一、诊断方法

诊断真菌病有 4 种基本方法:临床表现、真菌学、免疫学和病理学。最直接的证据是,真菌存在于患者组织中或渗出物中。病理组织学的改变只有少数病变具有特征性。找到真菌,费时过长,往往延误诊断和治疗。临床上,对易感人群要预防治疗,有可疑表现者作经验

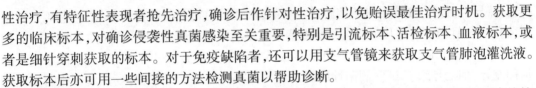

性治疗,有特征性表现者抢先治疗,确诊后作针对性治疗,以免贻误最佳治疗时机。获取更多的临床标本,对确诊侵袭性真菌感染至关重要,特别是引流标本、活检标本、血液标本,或者是细针穿刺获取的标本。对于免疫缺陷者,还可以用支气管镜来获取支气管肺泡灌洗液。获取标本后亦可用一些间接的方法检测真菌以帮助诊断。

真菌感染的实验室诊断分为常规检查和特殊检查两类。前者包括形态学检查(直接镜检、染色镜检)、真菌培养和组织病理学检查;后者包括血清学、分子生物学和其他方法。

(一) 直接镜检

是最简单、最实用的诊断方法,阳性结果可确定诊断,阴性结果亦不能排除。在无菌体液的直接镜检中发现真菌成分,常可确立深部真菌病诊断,但一般在有菌部位则只有发现大量真菌菌丝方可作出诊断。通过镜检一般可区分念珠菌、曲霉、隐球菌、毛霉和毛孢子菌感染。

(二) 真菌培养

1. 常用培养基　沙堡弱培养基(SDA)、土豆培养基(PDA)、脑心浸汁(BHIA)、玉米培养基(CMA)和察氏培养基(CDA)等。

2. 培养时间　真菌培养 5~7 天,少见和疑难菌株为 4 周。

3. 培养、鉴定和药敏　无菌部位真菌感染以白念珠菌为主,两性霉素 B 与氟胞嘧啶具有较强的抑制真菌作用,临床医生应重视实验室真菌培养与鉴定结果,合理使用抗真菌药物。

(三) 真菌鉴定

1. 科玛嘉显色培养基　只能区别最常见的念珠菌。

2. API200AUX　基于碳氮源化合物同化反应的酵母菌鉴定系统。

3. 全自动生物鉴定系统　如 VITEK 2 Compact YST 卡酵母菌鉴定系统等。

4. 分子生物学鉴定　已有多项技术,如聚合酶链反应(PCR)、分子探针、限制性片段长度多态性、DNA 指纹图谱、随机扩增多态性 DNA 等用于真菌感染的诊断和分型。其中,以 PCR 技术为基础的方法有较高敏感性和特异性,特别是对于生长缓慢和难以培养的真菌,是一项非常有希望的技术,但目前大部分仍处于实验室手工提取 DNA 阶段。下列因素限制了该技术的临床推广:①假阳性以及不能鉴别感染与定植:多数病原真菌在自然界广泛存在而造成样本污染,特别是使用非特异性真菌作为引物,并针对高度保守的 rRNA 基因时更易出现假阳性;同时真菌在皮肤、黏膜或其他体腔定植,难以与感染鉴别;②假阴性:如真菌细胞壁阻碍其释放 DNA、存在 PCR 抑制剂、体内真菌负荷低且 DNA 样本量小或技术本身无法识别的真菌等;③缺乏实验室标准化,如 DNA 提取、选择最佳样本、确定检测基因等。非培养技术在非移植、非粒细胞缺乏患者侵袭性真菌感染诊治中有了长足进步,但其确切作用有待进一步研究证实。在广泛开展前,必须掌握技术规范和影响因素,同时选择适宜人群及检测时机,并联合多种技术,才能为制订个体化抗真菌治疗策略提供帮助。26Sr DNA D1/D2 区和 ITS 序列分析对念珠菌进行鉴定,ITS-5、Br RNA-ITS2 测序对曲霉鉴定等已在临床使用。

(四) 真菌血清学诊断

1. (1,3)-β-D- 葡聚糖　(1,3)-β-D- 葡聚糖广泛存在于除接合菌、隐球菌外的真菌细胞壁中,占真菌壁成分的 50% 以上。酵母菌中含量最高。其他微生物(如细菌、病毒、动物和人体细胞)无该成分。在侵袭性真菌感染时,吞噬细胞吞噬处理真菌后,释放入血液或其他体液,特异性激活自鲎变形细胞溶解产物中的凝血因子 G 因子,故称为 G 试验,适用于除隐球菌和接合菌(毛霉)外几乎所有深部真感染的早期诊断,具有较高的特异性(80%~99%)和灵敏度(50%~85%)。目前,国内外使用的 G 试验试剂盒种类繁多,存在原料、检测方法及阈值的差异,加之导致 G 试验假阳性的因素众多且难以避免,严重影响 G 试验在诊断真菌感染中的应用。2 次或 2 次以上阳性可降低假阳性率,高危患者每周检测 1~2 次,动态监测。假阳性见于血液透析、腹膜透析(应用纤维素膜)、某些抗肿瘤药物如香菇多糖和磺胺类药物、患者输入白蛋白、球蛋白、脂肪乳、凝血因子、某些细菌败血症(尤其是链球菌败血症)及手术中使用棉纱和棉拭子等。假阴性见于隐球菌、接合菌感染。

(1)G 试验试剂盒:日本及欧美经食品药品监督管理局批准上市的 G 试验试剂盒共有 4 种,分别是 Fungitell(MA)、Fungitec-G、Wako 和 Maruha,后 3 种为日本生产。Fungitec-G 和 Maruha 试剂盒使用中国鲎试剂,Wako 和 Fungitel 试剂盒使用美洲鲎试剂。Wako 试剂盒采用动态比浊法测定,其余试剂盒均采用比色法测定,其中 Fungitec-G 和 Fungitell 试剂盒采用动态比色法,Maruha 试剂盒采用终点比色法。Fungitell 试剂盒仅用于检测血清标本,其余试剂盒对血清血浆标本均可检测。由于采用的鲎试剂不同,检测方法也略有差别,这 4 种试剂盒的检测结果及阳性阈值(cut-off 值)各不相同,甚至同一种试剂盒的阳性阈值在不同文献报道中也存在较大差异。Wako 和 Maruha 试剂盒的阈值为 2~11ng/L,最常用阈值为 11ng/L;Fungitell 试剂盒的阈值为 31~500ng/L,最常用阈值为 60~80ng/L;Fungitec-G 试剂盒的阈值为 20~80ng/L,最常用阈值为 20ng/L。

(2)G 试验的影响因素:导致 G 试验假阳性的因素众多,且难以避免,使得 G 试验的临床实际应用价值受损。导致 G 试验假阳性的因素包括革兰氏阳性菌感染、铜绿假单胞菌感染、菌血症、血液透析、空气中的尘埃、输注白蛋白及免疫球蛋白、抗凝药物、血液标本接触纤维材料及使用非无热原试管。众多抗生素,包括多黏菌素、头孢唑林、头孢噻肟、头孢吡肟、磺胺异噁唑、厄他培南及阿莫西林/舒巴坦,均会导致 G 试验假阳性。

G 试验的检测过程对标本、耗材、操作条件和环境的要求也极其严格,这些因素均会对 G 试验结果产生影响。血清标本在血液自然凝固过程中排除了纤维蛋白丝和残留细胞的干扰,故 G 试验采用血清标本检测优于血浆标本。溶血标本、脂血症标本、乳糜血症标本及严重黄疸患者的血标本均不适合 G 试验检测。需使用无热原真空试管采血,3h 内送检,标本需冷藏在 4~8℃,长期保存需 -70℃冻存,反复冻融标本会严重影响检测结果。操作过程中需使用专用试管和吸头,不能有细菌和真菌污染,需在洁净环境中或生物安全柜内全程无菌操作。此外,G 试验是定量检测,由于各个实验室的环境或检测仪器的厂家不同,故 G 试验不能使用厂家说明书中提供的均值和标准差,必须在各自检测条件和环境下重新标定,并在检测前重新制作标准曲线,以消除环境因素对试验结果的影响。更换不同批次试剂时,也需要重新制作标准曲线,以消除不同批次试剂造成的误差。

(3)G 试验的诊断价值:G 试验的临床研究多为回顾性病例对照研究,多数研究报道的 G 试验敏感性为 38%~90%,特异性为 45%~100%,阳性预测值为 30%~89%,阴性预测值为 73%~97%。荟萃分析结果显示,血液病和干细胞移植患者的 G 试验特异性和阳性预测值更好,但各个研究的异质性极大,故 G 试验对 IFI 的诊断价值总体评价为中等。造成异质性的原因除前述 G 试验的各种影响因素外,还与各研究对照组的设置差异及检测试剂盒的不同有关。

(4)体液 G 试验的诊断价值:体液 G 试验最先用于检测支气管肺泡灌洗液(BALF)中

BG 水平。国外学者报道，BALF 中 BG 的阳性预测值极低（20%），阴性预测值为 84%。但国内学者发现 BALF 中 BG 检测的敏感性和特异性均为 90% 左右，阳性预测值高达 94%，远超过血清 G 试验。脑脊液中 BG 检测也有学者做了初步探索，5 例患者中 4 例明显升高，该学者提出了脑脊液中 G 试验的应用前景。但体液 G 试验的阳性阈值采用的均为血清或血浆 G 试验的阳性阈值，加之体液中 BG 代谢的不稳定性，体液 G 试验的诊断价值能否超越血液尚待进一步研究证实。

（5）G 试验在经验性抗真菌治疗中的作用：G 试验在经验性抗真菌治疗中的作用尚缺乏大规模的临床研究。G 试验可能是经验性治疗 ICU 内 IC 患者的良好筛选指标，有针对 ICU 内患者的研究发现其敏感性和特异性均高于定植指数和念珠菌评分，且较血培养阳性早。一项用 G 试验筛选 ICU 内 IC 患者，并采用阿尼芬净抢先治疗的研究发现，G 试验的敏感性为 100%，特异性为 75%，阳性预测值为 30%，阴性预测值为 100%，是较好的 IC 筛选指标。

（6）G 试验判断真菌感染患者预后的价值：G 试验与真菌感染患者预后及抗真菌疗效间关系尚无定论。基础 BG 和治疗后 BG 的下降程度可能为棘白菌素类抗真菌药治疗 IC 的疗效和预后的预测指标。

（7）G 试验在 ICU 人群中的应用研究：Posteraro 等率先比较了（1,3）-β-D- 葡聚糖、念珠菌评分和真菌定植指数对 ICU 内非移植、非粒细胞缺乏的高危患者侵袭性真菌感染的预测作用。重要发现是（1,3）-β-D- 葡聚糖联合念珠菌评分能显著改善诊断灵敏度和阴性预计值（均达 100%），而联合真菌定植指数并未显示额外优势，被认为是 ICU 领域的里程碑式研究。再者是应用指导抗真菌治疗时机的研究。

应特别注意在 ICU 重症患者中多种因素可导致 G 试验假阳性。如体液中的蛋白酶可干扰检测结果，抗肿瘤药物中的多糖、半合成青霉素、含葡聚糖成分的滤器、纱布、血制品、某些类型的血流感染以及操作过程污染等。另外，隐球菌、接合菌感染时可呈假阴性。同时，还应了解不同的试剂盒（来自于不同种的鲎提炼的 G 因子）的诊断阈值不同，目前主要有 Fungitec（日本）和 Fungitell（美国）两种，前者诊断阈值多推荐为 20ng/L，后者为 60ng/L 或 80ng/L。更重要的是，G 试验仅仅是辅助临床早期诊断侵袭性真菌感染的手段之一，它不能区分真菌种属，故仍需其他手段鉴定。目前 G 试验在 ICU 领域的研究刚刚起步，进一步应建立临床操作及检测过程规范，联合多项血清学技术有助于降低假阳性。同时，应探索适宜的检测时机。由于常规筛查作用有限，甚至受假阳性的误导，目前建议在具备多种危险因素或结合念珠菌评分筛选出的高危人群中动态监测，更符合成本 - 效益原则。更进一步联合 G 试验与临床疾病特征建立 ICU 抗真菌治疗分层管理策略。如 G 试验具有较高的阴性预计值，单次（1,3）-β-D- 葡聚糖阴性具有较高的排除诊断价值，指导终止抗真菌治疗；而（1,3）-β-D- 葡聚糖持续增高并排除假阳性后指导抢先治疗，但需要注意的是不能仅停留在针对阳性的治疗，应借助其他实验室技术进一步明确诊断。荟萃分析提示，G 试验诊断真菌感染的敏感性和特异性较好，但受原料、检测方法和其他难以避免的影响因素制约，针对 G 试验诊断真菌感染的研究异质性极大，故对其诊断价值的总体评价为中等，多数学者认为临床考虑 G 试验结果的意义时需结合实际情况。

2. 半乳甘露聚糖（galactomannan） 简称 GM 试验，用小鼠的单克隆抗体来检测人血清中的半乳甘露聚糖，对深部真菌病的诊断具有较高的灵敏度和特异性，尤其在骨髓移植和血液病等免疫抑制剂的患者。假阳性见于应用哌拉西林 / 他唑巴坦、阿莫西林 / 克拉维酸、谷类食物和脂质甜点中的 GM 抗原、肠道中定植的曲霉释放 GM 进入血液循环，与皮炎芽生菌、拟青霉、马尔尼菲青霉、链格孢等有交叉反应。定量检测,可检测多种致病真菌感染,如念珠菌、曲霉、肺孢子菌、镰刀菌、地霉、组织胞浆菌和毛孢子菌感染,不能用于隐球菌和接合菌感染,诊断时间比临床诊断平均早 4 天,血浆、尿液、脑脊液、胸腔积液和腹水均可检测。GM 试验是当前一个标准的、已经确证的用于检测曲霉的方法,可以作为筛选指标之一。样本可以是血清,血浆或支气管肺泡灌洗液。GM 试验荟萃分析显示,对于接受化疗的成人患者该试验的实用性最佳,但是对儿童、接受造血干细胞移植的患者、ICU 的患者并不适用。对高危人群应动态监测,并结合影像学和培养结果综合分析。

荟萃分析显示,其对不同人群的诊断价值不同。在实体器官移植者中的灵敏度显著低于造血干细胞移植受者(20%~60% 对 61%~70%)。另外,阳性率还与人群发病率有关,如在发病率 5%~10% 的人群中,阳性预计值仅为 23%~53%。在 ICU 领域的研究也证实了上述特点,敏感性较低(约 50%),与感染部位、释放半乳甘露聚糖的量、前期抗真菌药物应用等降低真菌负荷以及患者对半乳甘露聚糖的清除有关。上述局限性推动了测定肺泡灌洗液半乳甘露聚糖的研究,主要基于感染部位的标本有可能提高诊断敏感性这一假设。GM 值 0.5 作为阳性界值对侵袭性肺曲霉病(invasive pulmonary aspergillosis,IPA)诊断有着良好的敏感性及特异性。GM 试验在非粒缺合并慢性肺基础疾病的患者中诊断价值较高。GM 试验与影像学检查、体液培养等传统检测方法相比,具有更高的敏感性及特异性,联合诊断能够提高 IPA 的临床诊断率。

3. 甘露聚糖抗原　是组成酵母菌细胞壁的主要成分,约占细胞干重的 7%,感染时释放入血。早先应用的 Cand Tec 试剂盒,因敏感性和特异性不一,且类风湿因子导致假阳性,限制了其发展。目前的试剂盒主要有 ELISA 法抗原检测和流式细胞术。Prella 等研究显示,流式细胞术对重症患者侵袭性念珠菌病诊断的敏感性略高(82% 对 53%),特异性相似(96% 对 93%)。同时,敏感性还与真菌种类有关,如白念珠菌较高,近平滑念珠菌略低,特别是应用 ELISA 法抗原检测时。甘露聚糖抗原半衰期短,血中很快出现抗甘露聚糖抗体,故在高危患者建议同时检测抗体。试剂盒 Platelia Candida Antibody 诊断侵袭性念珠菌病的敏感性 59%,特异性 83%,当联合甘露聚糖抗原后,敏感性可达 83%。目前甘露聚糖抗原和抗体检测被 SSC 颁布的新指南列为 2C 级推荐,较低的推荐级别提示有待进一步大规模研究。

4. 隐球菌荚膜抗原(cryptoco ccuscapsular antigen,CCA)　典型的新型隐球菌为正圆形芽生酵母型细胞,具有一坚硬的细胞壁,包被一层厚厚的荚膜。其主要成分为葡聚糖、荚膜多糖[葡萄糖醛酸吡喃甘露聚糖(GXM)]等。多糖荚膜不仅赋予其毒力特性,而且可用于划分特异性血清型。毒力与血清型的关系可能与荚膜主要多糖抗原有关。至今,仍根据多克隆抗体吸收试验确定隐球菌血清型。然而,目前的研究发现一些特定隐球菌血清型的化学结构尚有细微差别。不同隐球菌菌株间毒力不同可能是由于这些分子结构差异所致。多糖荚膜可能与补体激活、吞噬作用、免疫耐受、细胞因子激活、细胞和体液免疫应答以及促进人类免疫缺陷病毒(HIV)感染外周淋巴细胞有关。隐球菌荚膜多糖抗原检测是近年来用于隐球菌脑膜炎早期诊断和治疗监测的新指标,与传统的墨汁染色、真菌培养及隐球菌抗体检测相比,有更高的敏感性和良好的病程相关性。乳胶凝集法检测隐球菌荚膜多糖抗原,简便、敏感、快速和有效,特异性和可靠性达 100%,敏感性高,脑脊液阳性率达 99%。对确定隐球菌感染有重要意义。如脑脊液中滴度 >1∶8 即可确诊为活动期隐球菌型脑膜炎。

(五)微孔板反向杂交检测

皮肤感染性肉芽肿临床诊断极为困难。分子诊断的研究多数针对单一菌种,尚少见针

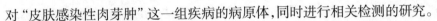

对"皮肤感染性肉芽肿"这一组疾病的病原体,同时进行相关检测的研究。

(六) 早期 CT 检查

胸部高清晰 CT(HR-CT)检查较胸部 X 线检查能更早诊断肺部的 IFI。在高危患者,HR-CT 的阴性预测价值达 100%。

(七) 病理诊断

数据统计显示,健康状况较差的人群中真菌抗体 MUC5B 及念珠菌检出率高于健康状况良好的人群;MUC5B 真菌阳性检出率显著高于 PAS 染色;真菌阳性检出率明显高于传统真菌检测方法;采用 PAS 与 MUC5B 及念珠菌探针联合应用能提高真菌阳性检出率及达到对真菌的初步分类。

二、诊断标准

新标准以宿主因素、临床特征和真菌学为依据。如果患者有宿主高危因素,也有临床特征表现,但是没有任何真菌学诊断依据,则定义为拟诊。如果患者有宿主高危因素,也有临床特征表现,同时有任何真菌学诊断依据,则定义为临床诊断。确诊病例仍然是需要获得患者的组织学标本,或者是直接镜检,或者是通过培养获得阳性结果。确诊患者的诊断,不需要有任何的宿主高危因素或者其他的临床特征。

(一) 名称

侵袭性真菌感染,调整为侵袭性真菌病,更加强调这是由真菌感染引起的疾病。

(二) 拟诊

宿主因素加上侵袭性真菌病特异的临床特征和表现、无真菌学检查依据、无法获得标本或者获得标本的检查结果阴性。

(三) 宿主因素

保留中性粒细胞缺乏、类固醇激素治疗 2 项,增加了 3 个新的宿主因素:接受异体造血干细胞移植、接受明确的 T 细胞免疫抑制剂的治疗,先天性重度免疫缺陷。将原来标准中的 3 项,如体温,4 天以上持续的发热及 GVHD 剔除。

(四) 临床特征

新标准中不分主要和次要临床标准。

(五) 真菌学检查

新标准中,真菌学的检查即包括直接或细菌标本的镜检,增加了血中抗原的测定,如已经被标准化的 GM 试验。

三、主要侵袭性真菌病的诊断

(一) 念珠菌

念珠菌病(candidiasis)是由念珠菌引起的一种常见的真菌病。念珠菌是一种酵母样菌,种类很多,在自然界中广泛存在。最常见的致病菌种为白念珠菌(Candidaalbicans),常存在于正常人的口腔、皮肤、阴道和消化道内。念珠菌病可为急性或慢性,病变多样,可发生在身体各个部位。耳念珠菌主要感染有严重慢性基础病、免疫抑制、肿瘤、手术、插管、留置导管或使用广谱抗生素的患者。

皮肤和黏膜的浅部念珠菌病较常见。温暖、潮湿环境有利于真菌生长,因此皮肤念珠菌病多发生在腋窝、腹股沟和指(趾)间、肛门周围等处。有时并可侵犯指甲引起甲床炎和甲沟

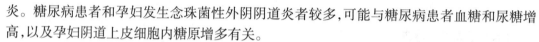

炎。糖尿病患者和孕妇发生念珠菌性外阴阴道炎者较多,可能与糖尿病患者血糖和尿糖增高,以及孕妇阴道上皮细胞内糖原增多有关。

深部念珠菌病多为继发性,常继发于慢性消耗性疾病、体弱婴儿、严重的营养不良及恶性肿瘤等。在恶性肿瘤中,尤其是急性白血病并发念珠菌病者较多见。

念珠菌引起的病变大致有三种:①在病变部经常有数量多少不等的单核细胞、淋巴细胞和中性粒细胞浸润,部分有小脓肿形成;②真菌侵犯的组织发生坏死,形成大小不等的坏死灶,其中炎症细胞较少;③肉芽肿性反应,这种病变比较少见,除一般炎症细胞浸润外,并有多核巨细胞和类上皮细胞形成结节状肉芽肿。以上病变可单独存在,也可同时发生。病变组织内并可见念珠菌的芽生孢子和假菌丝。念珠菌为圆形或椭圆形生芽的酵母样菌,壁薄,直径 $2\sim5\mu m$。由芽管延长而形成的假菌丝细长而直,有分隔,有时有少数分支。细长的假菌丝常侵入组织的深层,并可侵入血管。在组织切片内同时见到芽生孢子和假菌丝可诊断为念珠菌病。这些孢子和菌丝在 HE 染色切片中呈蓝色,如用革兰氏染色或镀银法则显示更为清晰。

皮肤和黏膜念珠菌感染常在皮肤和黏膜表面形成不规则的白色片状假膜状物。口腔黏膜的念珠菌病称为鹅口疮。全身性念珠菌病多发生在消化道和呼吸道、心、肾、脑、肝、脾等处。消化道的念珠菌以食管下端和胃最多见。黏膜表面有灰白色假膜,并常有溃疡形成。黏膜内和溃疡底部有大量真菌孢子和菌丝,常向深部生长,侵入黏膜下层和肌层。支气管和肺念珠菌病常继发于肺结核病和支气管扩张症,临床症状与支气管炎和肺炎相似,并可形成小脓肿,晚期可引起纤维化和肉芽肿形成。临床上对支气管及肺念珠菌病的诊断必须审慎,单纯从痰中分离出念珠菌不能作为念珠菌病的诊断根据。因念珠菌常存在于正常人痰及唾液中,故需多次培养阳性,再结合其他表现才能确定诊断。

肾和泌尿道念珠菌感染可引起肾盂肾炎。念珠菌性心内膜炎可发生于风湿性心瓣膜病变和人工心瓣膜手术后患者。损伤的心瓣膜上有大的赘生物形成。念珠菌可侵犯脑膜及脑,引起脑膜炎,并在脑组织内形成肉芽肿和小脓肿。念珠菌侵入血流可引起念珠菌性败血症和播散性念珠菌病,全身各脏器皆可受累,常为患者的致死原因。

(二)隐球菌病

隐球菌病(cryptococcosis)是新生隐球菌引起的一种亚急性或慢性真菌病。最常见于中枢神经系统,也可发生于肺、皮肤、骨和其他器官。

中枢神经系统隐球菌病主要表现为脑膜炎。脑膜增厚,以脑底部最明显,蛛网膜下腔内有大量稠厚的胶冻样物质和少数巨噬细胞。有时细胞渗出物较多,并有肉芽肿形成。脑膜可与脑组织粘连,影响脑脊液循环。感染可沿血管周围间隙侵入脑组织,有时可在脑组织内(主要在灰质和基底节)形成许多小囊腔。镜下可见囊腔为扩大的血管周围间隙,腔内充满隐球菌及其所排泌的胶样物质。其中的血管细小,有时可有血管内膜炎和血栓形成。周围脑组织可因缺血而发生软化。胶质细胞可有轻度增生。后期,肉芽肿性病灶可发生在脑膜、脑实质和脊髓。隐球菌性脑膜炎起病缓慢,临床症状与结核性脑膜炎相似,很容易误诊。脑实质病变范围较大时,常与脑的占位性病变混淆,脑脊液检查寻找病原体可确定诊断。

许多隐球菌性脑膜炎,都有肺部感染病史,有些隐球菌脑膜炎患者的肺部同时也有病变。因此,一般认为原发病灶在肺,病原体乃通过血道播散到脑、脑膜、皮肤、骨、内脏和身体其他部位;也有人认为鼻咽部隐球菌感染可通过淋巴道播散到脑。

肺隐球菌病可在肺组织内形成肉芽肿结节,大小不等,直径 1~8cm,可为单个或多个。多数在胸膜下形成单个小结节,有时可误诊为结核病或肺癌。镜下可见肉芽肿内有多数隐球菌和巨噬细胞。有时巨噬细胞排列在病灶周围甚似结核结节结构。有时病变为进行性，形成多数粟粒性肉芽肿结节和大的胶冻样病灶。

（三）曲霉病

支气管和肺的曲霉病表现为支气管炎或支气管肺炎。在支气管黏膜或肺组织引起小脓肿形成和肺梗死。曲霉常在肺组织原有的空洞性病变，如肺结核空洞、支气管囊性扩张或肺脓肿等的空腔内繁殖。大量孢子形成团块，称为曲霉球。一般为发生在上叶或下叶尖段。曲霉球逐渐增大，并可在空腔内移动，可引起咳痰和反复咯血。

过敏性支气管肺曲霉病，临床表现类似支气管哮喘，痰黏稠，痰液内可分离出曲霉。血及痰内嗜酸性粒细胞增多。血清 IgE 增高，并有抗曲霉抗原的沉淀抗体。发病机制可能与曲霉抗原引起变态反应，使支气管痉挛、分泌亢进有关。主要病变为近端小支气管破坏，引起中心性或近端支气管扩张。晚期造成肺组织纤维化。过去认为这种过敏性支气管肺曲霉病很少见，但近年来发现在接触大量曲霉孢子的人员中并不少见，并逐渐增多，值得注意。此病早期治疗可以恢复，可防止发展到晚期引起严重的支气管扩张和肺纤维化。

鼻窦的曲霉病可直接蔓延到眼眶和脑及脑膜。脑及脑膜的曲霉病也可由血源播散而来。曲霉易侵犯血管，引起小动脉和静脉坏死性脉管炎。当患者抵抗力低下时，可引起血源播散到心肌、脑、肾、消化道、肝、脾等器官，形成小脓肿和肉芽肿性病变。曲霉性心内膜炎可在心房或心室内膜及瓣膜上形成大的赘生物。消化道曲霉病多发生在小肠、胃、食管和舌，其黏膜表面坏死，形成溃疡。

（四）毛霉病

毛霉病（mucormycosis）由毛霉引起。与其他真菌病之多呈慢性经过不同，毛霉病多表现为急性炎症，发展很快，常引起广泛播散，并常侵袭血管引起血栓形成和梗死。尤其是脑毛霉病可在短期内造成死亡。

毛霉常在霉烂的水果、蔬菜、干草、肥料内大量繁殖。因此土壤、空气内常有大量毛霉。毛霉孢子在空气中飞扬可通过呼吸进入鼻窦和肺。有时并可随食物进入消化道。但毛霉极少在健康人中引起疾病，毛霉病几乎全为继发。

毛霉病的病变主要为急性化脓性炎症。毛霉侵袭性很强，很快向邻近组织扩散，并且常侵犯血管，引起血栓形成和血道播散。毛霉侵犯血管比曲霉严重，造成血管阻塞和梗死者也较多。因此，组织的严重坏死、化脓可能是毛霉直接作用和霉菌栓子阻塞血管所共同造成的后果。有时病变可为慢性，可见多数巨噬细胞和异物巨细胞，其间有多量中性粒细胞和嗜酸性粒细胞浸润，间质纤维组织增生，毛细血管壁增厚。病变部分包括坏死区、血管壁、血管腔和血栓内都有大量毛霉菌丝。毛霉菌丝粗大，壁厚，直径 5~60μm，大多数直径在 10~15μm 之间。不分隔，有时可形成皱褶，易误认为分隔。分支较少而不规则，常呈钝角或直角分支。在组织内一般无孢子，菌丝在 HE 染色切片中容易被苏木素着色，因此明显可见。PAS 反应效果反而不好。巨噬细胞和异物巨细胞胞质内也可见吞噬的菌丝。

头面部毛霉病病情凶险，发展迅速，故早期诊断非常重要。当患者出现糖尿病酸中毒、单侧眼眶周围感染和脑膜脑炎三联症时要特别注意。此时可做鼻黏膜刮片培养或取黏膜做活检，检查毛霉。病原体侵入支气管黏膜，穿过支气管壁，侵犯肺门部组织、肺动脉和肺静脉，可引起肺动脉血栓形成和肺梗死。毛霉孢子随食物进入消化道，侵犯黏膜和血管可引起食管、胃和小肠坏疽、溃疡形成或穿孔。有时病变蔓延到肝、横膈或肠系膜。病原体由头颅部或肺部病灶侵入血流可引起全身播散，在多数器官形成急性炎症和栓塞性病变。

（五）放线菌病

放线菌病病变为慢性化脓性炎症。局部组织水肿,有大量中性粒细胞和单核细胞浸润,其间逐渐出现许多大小不等的坏死区,形成多数小脓肿,周围纤维组织增生。脓肿大小不等,常相互融合,并向邻近组织蔓延,形成许多窦道和瘘管。脓肿壁和窦道周围肉芽组织内有大量中性粒细胞、淋巴细胞和单核细胞浸润,有时并有少数多核巨细胞,部分可见大量吞噬脂类的巨噬细胞,因此肉眼观常带黄色。放线菌在脓肿壁、窦道壁和脓腔内繁殖,形成菌落。有时肉眼可见脓液内有细小的黄色颗粒,直径 1~2mm,称为“硫黄颗粒”。取硫黄颗粒直接压片或在组织切片中可见颗粒由分支的菌丝交织而成。在 HE 染色的组织切片中,颗粒中央部分染蓝紫色,周围部分菌丝排列成放线状,菌丝末端常有胶样物质组成的鞘包围而膨大呈棒状,染伊红色,所以称为放线菌。有时组织切片中菌丝不明显,可作革兰氏染色,放线菌菌丝体为革兰氏阳性,胶样鞘为革兰氏阴性,据此可确诊为放线菌病。

放线菌病常同时合并其他细菌感染。病变常迁延不愈。

腹内放线菌病多发生于阑尾和结肠,在黏膜下层形成小脓肿。病变常穿透肠壁引起局限性腹膜炎,并可侵入邻近肠袢、腹膜后组织和腹壁,形成排脓的窦道。有时并可通过淋巴管或血道,或直接蔓延到肝引起多发性肝脓肿,进一步可引起膈下脓肿,最后可破入胸腔引起胸腔内感染。感染也可沿腰肌蔓延到肾周围组织和腰椎,并可引起腰肌脓肿。

胸内放线菌病因吸入放线菌引起,或由腹部放线菌病蔓延而来,常形成肺脓肿,逐渐扩散可形成肺胸膜瘘或脓胸。进一步可侵犯胸壁及肋骨,引起胸壁瘘管。有时可蔓延到心包引起化脓性心包炎。

（六）肺组织胞浆菌病

肺组织胞浆菌病（pulmonary histoplasmosis）是一种原发性真菌病,呈地区性流行,流行区域包括美国密西西比河和俄亥俄河流域以及拉丁美洲、非洲、亚洲的部分地区,在我国多为散发病例,临床症状轻重不一,90%~95% 的患者无症状,有症状者可表现为发热、咳嗽和胸痛,重者可出现呼吸困难,胸部影像学表现为结节、实变及空洞等病变。输入型肺组织胞浆菌病例的流行病史、流感样症状、双肺多发结节样病变等临床表现有重要的诊断价值,如果排除其他原因,即使无明确病原,根据临床表现、组织病理和对抗真菌治疗的良好反应也可诊断。

第三节 治 疗

一、真菌感染的相关背景

医疗水平的提高,在延长了许多患有严重疾病患者寿命的同时也导致患真菌感染性疾病的风险增加,特别是长期中性粒细胞减少、应用糖皮质激素治疗、骨髓移植和器官移植的患者真菌感染的概率明显增加。大量研究表明,侵袭性真菌感染患者病死率超过 50%。尽管一些抗真菌药物控制了真菌感染的进展,但是随着真菌对抗真菌药物耐药性的出现以及患者对标准化抗真菌治疗的效果不明显,增加了临床治疗难度,严重影响了深部真菌感染患者的预后,促使人们对真菌的耐药机制进行研究。这需要深入研究宿主的免疫状况、机体对

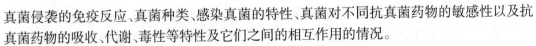

真菌侵袭的免疫反应、真菌种类、感染真菌的特性、真菌对不同抗真菌药物的敏感性以及抗真菌药物的吸收、代谢、毒性等特性及它们之间的相互作用的情况。

（一）临床上常见的条件致病真菌

1. 念珠菌属　常见致病念珠菌按致病力强弱排序为白念珠菌、热带念珠菌、类星形念珠菌、假热带念珠菌、近平滑念珠菌、克柔念珠菌、季也蒙念珠菌、光滑念珠菌等。

2. 曲霉属　曲霉能够产生真菌毒素导致食物中毒；孢子及菌丝导致机体的变态反应；在肺部感染形成曲霉球等。曲霉作为条件致病真菌主要感染血液病、恶性肿瘤、骨髓移植、慢性肉芽肿病和艾滋病（AIDS）患者。

3. 隐球菌属　新型隐球菌及其变种可以导致人类致病，新型隐球菌病好发于细胞免疫功能低下患者，如恶性肿瘤、AIDS、糖尿病及大剂量使用糖皮质激素患者，但约有半数患者并无明显的免疫功能低下疾病。隐球菌主要侵犯中枢神经系统和肺，以中枢神经系统感染最为常见。

4. 接合（毛霉）菌属　毛霉能够侵犯全身各个脏器，引起发病急、进展快、病死率极高的系统性真菌感染。好发于糖尿病性酸中毒、严重烧伤、白血病和淋巴瘤患者。

5. 组织胞浆菌属　组织胞浆菌属是一种双相型真菌，其中荚膜组织胞浆菌对人类致病。在有蝙蝠或鸟类的洞穴中易流行组织胞浆菌病，故又称该病为"洞穴热"。组织胞浆菌主要侵犯网状内皮系统和淋巴系统，引起肉芽肿性疾病。

（二）针对真菌细胞壁的高效低毒药物

真菌细胞壁是真菌的特有结构，大多数真菌细胞壁含有几丁质、β- 葡聚糖或 α- 葡聚糖和各种甘露蛋白等成分，维持细胞内的膨胀压力，保持菌体的完整性，其细胞壁的破坏必然导致菌体的溶解。而哺乳动物的细胞中不含细胞壁，因此针对真菌细胞壁的药物具有高效低毒的特点。

1. 棘白菌素类药物　这类药物目前开发的有以下三种：卡泊芬净（caspofungin）、米卡芬净（micafungin）和阿尼芬净（anidufungin）。

2. 新唑类药物　继氟康唑和伊曲康唑后，近年来又研制出系统用药，伏立康唑（voriconzole，UK109,496）、泊沙康唑（posaconazole，SCH56592）和雷夫康唑（ravuconazole，BMS207147）等。

3. 新的外用制剂

（1）舍他康唑（sertaconazole）：广谱抗真菌的唑类药物，对酵母菌、皮肤癣菌和一些条件致病菌均有较好的抗菌活性，皮肤中的药物浓度很高，且安全性好，是一种理想的外用药物。

（2）布康唑（butoconazole）：新的抗阴道念珠菌感染的唑类药物。

（3）氟曲康唑（flutrimazole）：为一种新的咪唑类衍生物，其抗菌活性优于克霉唑，在体内外对皮肤癣菌和酵母菌（包括马拉色菌）都有效，同时还具抗炎活性，局部用药耐受性好。

（三）分级治疗

早期治疗侵袭性真菌感染是降低深部真菌感染病死率的关键，但确诊十分困难。预防性及经验性治疗将导致耐药菌增多，何时开始抗真菌治疗存在较大争议。

英国抗感染化疗会议对 ICU 病房中具有高危因素的患者制订了抗真菌感染分级治疗方案：①对缺乏真菌感染证据的患者进行预防治疗；②对发热患者用抗生素无效、不能排除真菌感染时抗真菌治疗；③对胸部 CT 晕征或出现不能用其他肺病解释的征象并具下列任意一项时进行抢先治疗：痰涂片有真菌菌丝或孢子、痰培养真菌阳性、血清学阳性者；④确诊后针对性治疗。

对于何时进行预防性应用抗真菌药物,何时进行针对性治疗临床的观点并不一致。应该通过综合分析患者临床症状、影像学表现及实验室检测结果,对高度可能真菌感染患者给予抢先治疗,这样有可能避免延误治疗而降低病死率。对于具有高危因素且不能排除真菌感染的患者,应缜密观察,不宜盲目地给予一级预防治疗,以防真菌过早产生耐药性。对于确诊为侵袭性真菌感染的患者,不仅应根据真菌药敏试验结果立即给予积极的针对性治疗,而且要保证必要的疗程。

二、常用的抗真菌药物

(一)多烯类抗真菌药物

常用的多烯类抗真菌药物有两性霉素 B。其作用的靶位点是真菌细胞膜上的麦角固醇,通过直接结合于真菌细胞膜上的麦角固醇,与麦角固醇相互作用形成甾醇-多烯复合物,在细胞膜上形成许多微孔,使细胞膜对单价和二价阳离子的通透性增加,导致细胞膜内外的离子梯度改变,最终导致真菌死亡。此外,多烯类化合物也具有细胞膜氧化损伤的作用。几丁质是真菌细胞壁的重要组成部分,性质柔软,有弹性,可保护真菌不受外环境有害物质的破坏,高浓度的多烯类化合物可以抑制定位在细胞膜上的几丁质合成酶,减少几丁质的合成,破坏真菌的稳定性,抑制真菌的生长。由于人的细胞膜含有胆固醇,结构与真菌细胞膜的麦角固醇相似,两性霉素 B 能够与人细胞膜上的胆固醇相互作用,产生药物的不良反应,当人的肾小球滤过率降低时,可使这种不良反应增加。

(二)唑类抗真菌药物

根据化学结构分为咪唑类和三唑类,现临床上用得较多的是三唑类抗真菌药。近年来,这类药物发展较快,由第一代三唑类抗真菌药如氟康唑、伊曲康唑发展到以泊沙康唑、伏立康唑和雷夫康唑为代表的新上市或处于临床研究的第二代新三唑类药物。真菌细胞色素 P450 能够催化羊毛甾醇 14 位脱 α-甲基成为麦角固醇,麦角固醇是真菌细胞膜上的主要成分。唑类药物通过与细胞色素 P450 结合抑制甾醇 14α-去甲基酶(CYP51),导致 14α-甲基化甾醇的积累,诱导细胞的通透性发生变化,破坏细胞膜的渗透性,继而造成真菌细胞的死亡。唑类抗真菌药物具有良好的抗真菌谱、药动学和安全性,在临床上广泛应用。

(三)棘白菌素类抗真菌药物

临床常用的棘白菌素类药物主要有卡泊芬净、阿尼芬净、米卡芬净等。棘白菌素类药物是一种新型抗真菌药物,其作用机制不同于唑类抗真菌药物。真菌细胞通过 β-1,3-葡聚糖合成酶合成细胞壁的重要多糖组分 β-1,3-葡聚糖。卡泊芬净通过非竞争抑制真菌 β-1,3-葡聚糖合成酶,抑制细胞壁的 β-1,3-葡聚糖合成,破坏真菌细胞壁的结构,达到抑制、杀灭真菌的目的。哺乳动物细胞内并不存在 β-1,3-葡聚糖合成酶,棘白菌素类药物具有特有的选择性优势。棘白菌素类药物抗真菌谱广、毒性低、无交叉耐药性,对多种念珠菌、地方性真菌、曲霉及卡氏肺孢子菌均有效,并且对唑类抗真菌药物的菌株具有较好的抗真菌作用。

(四)核酸抑制剂类抗真菌药

常用于抗深部真菌治疗的核酸抑制剂类抗真菌药物有氟胞嘧啶(5-FC)。它是一种人工合成的抗真菌药物,是胸腺嘧啶合成酶的抑制剂,能够依靠胞嘧啶通透酶的作用进入真菌细胞内,经胞嘧啶脱氨酶转变成氟尿嘧啶,之后转变成氟尿苷一磷酸,整合到真菌 RNA 中去,阻断蛋白质的合成。氟尿嘧啶还能够转变成氟脱氧尿苷一磷酸,竞争性抑制胸腺嘧啶核苷酸合成酶,影响 DNA 的合成,从而抑制真菌细胞的生长。5-FC 具有吸收好、毒性小的特点,对血脑屏障有很好的穿透性,脑脊液里浓度高,可以用来治疗神经系统的真菌感染。

三、近年开发的新药

有效控制真菌感染是降低该病死亡率的关键,开发高效、低毒、价廉的抗真菌药物始终是努力的方向。

(一)多烯类抗真菌药

1. 两性霉素 B 含脂复合制剂 两性霉素 B(AmB)用于临床已近半个世纪,该药对多种真菌均有高度抗菌活性,临床治疗深部真菌感染疗效确切,耐药菌株少见。但因其抑制真菌细胞膜麦角固醇的合成的同时,也破坏人体正常细胞细胞膜,毒副作用大,尤其是肾毒性显著;另一缺点为必须静脉给药,组织穿透力弱,不易透过血脑屏障。为克服上述缺点,已先后研制并上市了三种含脂类两性霉素 B 制剂,即两性霉素 B 脂质复合体(ABLC)、两性霉素 B 胆固醇硫酸钠复合物(ABCD)和两性霉素 B 脂质体(L-AmB)。三者的抗菌谱和抗菌作用与AmB 常规制剂相同,但上述脂类制剂在人体内多分布于网状内皮组织丰富的肝、脾和肺组织中,而在肾组织中分布较少,故肾毒性低,发热等即刻反应减轻,耐受性改善。目前含脂两性霉素 B 尚不宜作为一线用药,仅适用于对两性霉素 B 常规制剂无效或不能耐受者。

2. 制霉菌素脂质体(liposomalnystatin) 制霉菌素脂质体的抗菌谱及抗菌活性与制霉菌素相仿,对念珠菌属、新型隐球菌、曲霉属、镰孢菌及毛霉等均具抗菌活性,对某些耐AmB 株亦有效。本品在人体内呈非线性药动学,正常人滴注 2~5mg/kg 的血药峰浓度为4.8~24.1mg/L,药物半衰期随给药剂量增加而延长,为 2.5~5.5h。本品尚处于Ⅲ期临床试验阶段。常见不良反应有低钾血症、肾功能损害,快速静滴可致寒战、发热。

(二)吡咯类抗真菌药

吡咯类抗真菌药是近些年发展起来的一类合成抗真菌药。本类药物包括咪唑类和三唑类。其作用机制为影响麦角甾醇合成,使真菌细胞合成受阻,影响真菌细胞膜的稳定性,导致真菌细胞破裂而死。它们作用的靶位主要是抑制羊毛固醇第 14 位 C 脱甲基作用,使麦角固醇不能合成。

1. 咪唑类 主要包括酮康唑、克霉唑、咪康唑和益康唑等。本类药物几年前还用于内服注射或注射,因毒性较大,并有了毒性小的三唑类药物问世,目前多用于浅表真菌感染或皮肤黏膜念珠菌的局部感染。如咪康唑,它能使真菌细胞膜渗透性增加,导致细胞内容物渗漏而死亡。其适应证为念珠菌引起的皮肤、指(趾)甲感染、口角炎、外耳炎、外阴道炎。仅外用,不内服,剂型有咪康唑乳膏。治疗期间要定期限检查血象,血清转氨酶等。不良反应较轻,偶见过敏、水疱、烧灼感、充血或其他皮肤刺激症状。酮康唑的作用机制和咪康唑一样,其适应证主要为治疗慢性皮肤黏膜念珠菌感染,除阴道念珠菌病仅需 5 天外,疗程一般为 2周。治疗芽生菌病、组织胞浆菌病、粪球孢子菌病有较好疗效,疗程 3~6 个月或更长。甲癣(局部治疗无效者)虽然疗效好,但疗程需长,肝毒性大,现已不用。

2. 三唑类

(1)氟康唑:为合成的氟代三唑类抗真菌药,其化学结构中有两个五元三唑环取代了一个咪唑环,苯环上有两个氟,从而增加了抗菌活性和抗菌谱,有了良好的药动学活性并降低了对机体的毒性。本品的抗菌机制是与真菌细胞膜上细胞色素 P450 酶的铁原子结合而导致真菌死亡,且结合力远高于哺乳类,因此对人不易出现肝毒性。其适应证为念珠菌病、隐球菌脑膜炎、球孢子菌病、芽生菌病和组织胞浆菌病。滴眼液用于真菌性角膜炎。可静脉注射和口服。有片剂、胶囊、注射剂、滴眼剂供临床使用。不良反应为恶心、呕吐、腹泻、皮疹、剥脱性皮炎、中性粒细胞减少、血小板减少、肝和肾功能异常等。对本品或其他咪唑类药物有过敏史者和肝、肾功能损害者忌用。用药期间需监测肝、肾功能。

(2)伊曲康唑:为新一代三唑类广谱口服抗真菌药,本品为脂溶性化合物,与食物同时服用其吸收程度较空腹服用要高30%。它直接损伤真菌的细胞膜,使其通透性发生改变,使细胞内重要物质受到影响或漏失而使真菌死亡。它的适应证为系统真菌疾病如曲霉病、念珠菌病、隐球菌病和组织胞浆菌病。可静脉注射和口服,有胶囊、注射液供临床使用。不良反应为恶心、厌食、腹痛、便秘;可逆性氨基转移酶升高、月经紊乱、过敏反应;低钾血症、水肿、脱发等。肾功能损伤的患者肌酐清除率 <30mL/min 时,不得使用本品的注射液。肾功能异常的患者要慎用,治疗过程中胃肠反应重者,要检查肝功能,出现异常应停药。当发生神经系统症状时应终止治疗。

(3)伏立康唑:伏立康唑是一个新型的广谱抗真菌药,作用机制和酮康唑同为选择性抑制真菌依赖的 P450 去甲基酶,具广谱抗真菌作用,适应证为侵袭性曲霉,对氟康唑耐药的念珠菌引起的严重侵袭性感染,由隐球菌属、放线菌属和镰刀菌属引起的严重感染。口服生物利用度为 96%,血浆蛋白结合率为 58%,组织分布广,脑脊液中药物浓度为同期血药浓度的 50%,主要由肝脏代谢,<2% 的药物以原型经尿排出,口服 200mg 后消除半衰期为 6h。其主要适应证为侵袭性曲霉病;不能耐受其他药物或其他药物治疗无效的足放线病菌和镰孢菌严重感染。主要应用于治疗免疫功能减退患者进行性的、可能危及生命的感染。口服给药体重 ≥ 40kg 者,200mg,每 12h 一次(首日加倍),空腹或餐后 1h 口服。静脉滴注给药念珠菌感染 3mg/kg,每 12h 一次;曲霉、足放线病菌及镰孢菌等感染 4mg/kg,每 12h 一次(首日负荷剂量均为 6mg/kg,每 12h 一次)。最常见不良反应为视力障碍,约 30% 的用药者出现视觉改变、视力模糊、色觉改变或畏光,但停药后可完全恢复;其他常见不良反应为发热、皮疹、肝功能异常、胃肠道反应等。

(4)雷夫康唑:是日本一公司开发的新型抗真菌药,对多种致病真菌有较高的活性。本品为氟康唑衍生物,对念珠菌属、曲霉属、新型隐球菌、球孢子菌属、组织胞浆菌属、毛孢子菌属等均具抗真菌作用。健康志愿者 800mg 每天 1 次,给药 14 天,耐受性良好。在大范围的比较研究中发现,本品对念珠菌的活性高于氟康唑、伊曲康唑,并且对氟康唑耐药的白念珠菌、克柔念珠菌等具有较高的活性。对烟曲真菌本品的活性与两性霉素 B 相当,但要高于伊曲康唑。目前还没有发现对雷夫康唑耐受的菌株。

(5)泊沙康唑:本品为伊曲康唑衍生物,与伊曲康唑有相似的结构。其抗真菌活性优于其他三唑类药物,与 AmB 相仿,对念珠菌属、曲霉属、新型隐球菌、球孢子菌属、组织胞浆菌属以及毛孢子菌属等均具良好作用。它的作用是直接损伤真菌的细胞膜,使其通透性发生改变,从而使细胞内重要物质受到影响或流失而使真菌死亡。它对克柔念珠菌及光滑念珠菌,以及对耐氟康唑和伊利康唑等的作用较差,对两性霉素 B、伊曲康唑或伏立康唑耐药的曲霉仍有一定疗效外,对其他多种真菌具有较好活性。本品对真菌有抑菌和杀菌的双重作用,它能抑制念珠菌属,对隐球菌有杀菌作用;对念珠菌属为抑菌剂;其作用优于棘白菌素类。根据它对真菌活性的研究证明,在体外的情况下和氟康唑、伊曲康唑和酮康唑对比,对大多数真菌有相对高的活性。高脂饮食后口服,本品吸收可增加 3.4 倍,组织分布广,半衰期为 25~31h。Ⅱ 期临床试验中,本品用于侵袭性真菌病、中枢神经系统真菌感染、组织胞浆菌病等,包括其他抗真菌药耐药或治疗无效者,本品治疗均取得良好疗效。其推荐给药方案为 200mg 每天 4 次口服。

(6)Syn2869：是一种正在研究中的抗真菌的新型三唑类药物，口服有效，在体外和体内对多种致病性真菌有活性。在实验室内对临床分离的酵母菌、丛霉科菌株的活性研究表明，它的活性优于氟康唑，与伊曲康唑、两性霉素 B 的活性类似。由日本开发的 TAK187，实验室的研究结果证明，它的多种活性和抗菌谱均优于其他的三个异构体，它对白念珠菌和新型隐球菌的活性明显高于氟康唑。研究还发现，它在血清和脑脊液中浓度较高，有较好的体内分布。

(三) 棘白菌素类

棘白菌素化合物发现于 20 世纪 70 年代，是一类具有六元肽环和不同脂肪酸侧链的微生物次级代谢产物，因为其结构中包含了一个稳定的缩醛胺位点和一个与 N 相连的长链脂肪链，所以能够特异性地作用于真菌细胞壁，非竞争性地抑制真菌细胞壁 $(1,3)$-β-D- 葡聚糖合成酶的活性，从而能够起到抗菌效果，且不对人体产生影响。这种明显不同于两性霉素或氮唑类这类传统抗生素药物的作用机制，使棘白菌素类具有广谱性强、耐药性小、副作用小、药物间相互作用小的特点，成为了未来低毒、安全、广谱性的新型抗生素的发展方向。经美国 FDA 批准的此类新药目前已有卡泊芬净、米卡芬净和阿尼芬净。纽莫康定 B（pneumocandin B）的半合成衍生物卡泊芬净是首个被报道的棘白菌素类化合物，2001 年被美国 FDA 批准用于曲霉感染的治疗。目前，卡泊芬净已成为全身用抗真菌药市场的王牌药物，2011 年全球销售额达到 6.4 亿美元，且排在抗真菌药物的第 4 位，各受人们关注。

1. 卡泊芬净　本品为棘白菌素类的第一个品种，杀菌剂，具广谱抗菌作用，对曲霉属、念珠菌属具优良抗菌活性，对丝状真菌和一些双相真菌具一定抗菌活性，新型隐球菌对其天然耐药。对镰孢菌属、足放线病菌作用差。其消除半衰期为 9~10h，静脉给药量的 35% 从粪便排泄，41% 经尿液排出，其中约 1.4% 为原型，表明本品以肝脏代谢为主。本品适应证为：①念珠菌败血症及念珠菌所致腹腔脓肿、腹膜炎、胸腔感染；②食管念珠菌病；③难治性或不能耐受其他抗真菌药物的侵袭性曲霉病。不良反应发生率较 AmB 低，常见不良反应为发热、恶心、呕吐及肝、肾功能异常，血钾降低等。常用给药方案为首日负荷剂量 70mg，继以每天 50mg，缓慢静滴 1h。

2. 米卡芬净　本品对念珠菌属包括耐氟康唑及伊曲康唑菌株具杀菌作用，对曲霉属具良好抗菌作用。对新型隐球菌、镰孢菌属、毛孢子菌作用差。本品蛋白结合率高（>99%），呈线性动力学特征，消除半衰期为 10~15h，主要经肝脏代谢，少部分由肾脏排出。在多个临床试验中本品治疗食管念珠菌病、深部真菌感染包括念珠菌血症及曲霉病取得良好疗效。给药方案为每天 100~150mg 静脉滴注治疗食管念珠菌病，每天 50mg 预防深部真菌感染。主要不良反应为恶心、呕吐、胆红素升高及肝功能异常。

3. 阿尼芬净　本品对酵母菌包括对氟康唑耐药的念珠菌属、曲霉属等具良好抗菌作用，对新型隐球菌无效。与伏立康唑及伊曲康唑联合对曲霉属具协同作用。本品消除半衰期为 30h，可每天一次给药。治疗食管真菌病的疗效与氟康唑相仿，治疗念珠菌血症取得良好疗效。静脉给药，成人首剂 50mg，继后每天 25mg 静滴。

四、药动学和药效学

目前常用的抗真菌药物共有 4 类，它们是多烯类（两性霉素 B）、唑类（氟康唑、伊曲康唑、伏立康唑）、嘧啶类（氟胞嘧啶）及棘白菌素类（卡泊芬净、米卡芬净、阿尼芬净）。除抗菌谱不同外,抗真菌药物的治疗效果还受其他一些因素的影响,如给药途径影响,用药的可行性与依从性,药物排泄途径影响其是否可用于肝肾功能不全的患者。因此,抗真菌药物药动学(PK)和药效学(PD)理论对于指导临床正确用药有很高价值。

(一)抗真菌药物的药动学

PK 是定量研究药物在生物体内吸收、分布、代谢和排泄规律,并运用数学原理和方法阐述血药浓度随时间变化规律的一门学科。评价抗真菌药物效力最重要的 PK 指标为血药峰浓度(C_{max})和药物浓度 - 时间曲线下面积(AUC)。

1. 吸收 自用药部位进入血液循环的过程称为吸收。这一过程受药物溶解度、给药剂量、给药途径的影响。一些抗真菌药物的口服生物利用度非常低,如多烯类、棘白菌素类。直至 20 世纪 90 年代早期,静脉给药仍是治疗侵袭性真菌感染唯一的选择。直到唑类药物的出现才为口服给药带来了可行性。氟康唑口服吸收好,并且不受进食和胃酸的影响。其口服血药浓度可达到静脉给药的 90%。伊曲康唑的吸收取决于不同的剂型。伊曲康唑胶囊在有胃酸的环境中吸收更好,因此不可和增加胃酸 pH 值的药物同时使用,如质子泵抑制剂和 H_2 受体拮抗剂。由于进食可以刺激胃酸的分泌,因此可以提高伊曲康唑胶囊的口服生物利用度。通常来说环糊精溶液比胶囊更容易吸收,AUC 提高 30% 左右。此外,环糊精溶液制剂的吸收还不受抗酸药物的影响。但是由于进食降低了血药浓度,在一定程度上会影响该制剂的吸收。伏立康唑在空腹情况下吸收更好,口服生物利用度在空腹时可达到 90%。然而泊沙康唑却在高脂饮食时更易吸收。

2. 分布 药物吸收后从血液分布至细胞间液或细胞液的过程称为分布。由于多数抗真菌药物的分子量较大,血浆蛋白结合率高,不能良好地穿透血脑屏障、血眼屏障等组织屏障。然而组织药物浓度与侵袭性真菌感染的疗效密切相关。氟胞嘧啶、氟康唑和伏立康唑的血浆蛋白结合率低,生物利用度高,半衰期长,穿透中枢神经系统的能力也最强,其在中枢神经系统中的药物浓度可达到血药浓度的 50% 左右。而作为治疗隐球菌性脑膜炎的首选药物,两性霉素 B 在中枢神经系统中的浓度仅可达到血药浓度的 2%~4%。除此以外,多烯类和大部分唑类药物(除外伏立康唑和氟康唑)的血浆蛋白结合率超过 90%,棘白菌素类如阿尼芬净、米卡芬净和卡泊芬净也在 85%~99%,这部分药物在肝脏、肾脏、肺以及骨骼肌肉等组织中的浓度远高于血药浓度。这使得药物易于浓集于感染组织的同时也减缓了药物从肾脏排泄的速度。

3. 代谢和排泄 代谢又称生物转化,是药物在体内不可逆的化学变化;排泄是药物或其代谢产物从体内消除的过程。两性霉素 B 的代谢和排泄途径仍不明确。除了氟胞嘧啶以原型通过尿液排泄外,肝脏是大部分药物最主要的代谢场所。所有唑类药物均不同程度地通过肝脏代谢。氟康唑对肝脏代谢的依赖程度不强,但伊曲康唑、伏立康唑和泊沙康唑则很大程度依赖肝脏代谢。伊曲康唑一般不在肝功能异常患者中使用,除非治疗的必要性超过肝损坏的危险性。若必要服药,建议监测伊曲康唑的血浆浓度并采用适宜的剂量。除伊曲康唑的代谢产物羟基伊曲康唑,大部分药物代谢后失活,没有抑菌或杀菌活性。氧化是唑类主要的代谢途径,部分药物如泊沙康唑还依赖葡萄糖醛酸化代谢。在棘白菌素类代谢和排泄的过程中,卡泊芬净是通过肝脏的水解作用和氮乙酰化,米卡芬净则通过非氧化代谢,而阿尼芬净不依赖肝脏,通过非酶途径降解。

4. 系统性抗真菌药物在器官功能障碍患者中的使用 虽然肝肾功能障碍会影响药物的消除,大部分系统性抗真菌药物并不需要调整用药剂量。对于肌酐清除率低的患者,仅在使用氟康唑和氟胞嘧啶时需调整剂量。但需要注意的是,由于伊曲康唑、伏立康唑的静脉制剂中的环糊精成分会在肾脏中累积,当肌酐清除率分别小于 50mL/min、30mL/min 时,这两种药物的使用需要格外小心。中重度肝硬化的患者在使用唑类药物时,伏立康唑需要进行剂量调整。而当患者伴有非常严重的肝脏疾病时,卡泊净芬是棘白菌素类抗真菌药物中唯一需要调整用药剂量的。

(二) 抗真菌药物的 PD/PK 研究及其应用

PD 是研究药物对机体或机体内的微生物的作用,即研究药物作用的机制和原理以及药物剂量与效应关系。PD 与药物和机体两方面因素均密切相关,如药物剂型、给药途径、用药者的年龄性别等。过去制定抗真菌药物的给药方案仅依据 PK 参数。现今一些关于临床 PD 的研究将 C_{max} 和 AUC 等 PK 参数与抗菌药物的最低抑菌浓度(MIC)结合,产生 3 个 PK/PD 参数:24h 药时曲线下面积与最低抑菌浓度的比值(24h AUC/MIC)、峰浓度与最低抑菌浓度的比值(C_{max}/MIC)以及血药浓度超过最低抑菌浓度的时间(T>MIC)。临床应用某种抗真菌药物时,需根据其特定 PK/PD 参数及其相应目标值调整给药方案,以避免药物剂量不足所导致的无效治疗和药物过量带来的毒性反应。

1. 多烯类 多烯类中的两性霉素 B 虽然有严重的红细胞毒性和肾小管上皮细胞毒性,但由于其广谱抗菌活性,并且不容易导致和其他抗真菌药物的交叉耐药,它仍然是临床上治疗侵袭性真菌感染的重要选择。在体外试验中两性霉素 B 表现为浓度依赖的杀菌活性并有一定的抗真菌后效应。当药物浓度大于 2 倍 MIC 时其具有杀菌活性,当处于 4~8 倍 MIC 时活性逐步增强并达到最大。而在两性霉素 B 脱氧胆酸盐用于侵袭性念珠菌或侵袭性曲霉感染的临床研究中,当血药浓度达 4~10 倍 MIC 时药物效应最强。对于两性霉素,提高血药浓度可提高杀菌活性,因此在每天总的给药剂量不变的前提下,单次给药优于多次给药。在一定范围内提高给药剂量也可提高疗效。但这并不意味着药物剂量越高越好,由于药物溶解度有限,并且游离药物与组织结合的可逆性,两性霉素 B 的杀菌活性在血药峰浓度达到一定程度后会处于高原平台期。此时继续增加给药剂量不能提高疗效,却带来毒性反应。

2. 唑类 唑类为时间依赖的抑菌活性,并有一定的抗真菌后效应。氟康唑在用于治疗新生隐球菌感染时,当血药浓度达到 4 倍 MIC 之后,提高给药剂量并不能增强抑菌强度,而用药 24h 后,即血药浓度降至 MIC 以下,其对真菌的抑制作用依然可以维持一段时间。由于唑类药物具有抗真菌后效应和较长的生物半衰期($T_{1/2}$),增加给药频率并不能提高疗效,而理想的给药方案与给药总量密切相关。因此血浆 24h AUC/MIC(AUCI)是用于预测疗效的最佳 PK/PD 参数。氟康唑的 AUCI 大于 25 时治疗深部念珠菌感染效果显著,近期一个对 600 名侵袭性念珠菌感染患者的研究表明,当氟康唑的 AUCI 大于 25 时,临床治疗成功率在 70% 以上,相比之下,若达不到该值,治疗成功率仅 47%。美国临床实验室国家标准协会(CLSI)依据不同菌株 MIC 计算出的氟康唑 PK/PD 参数 AUCI 值在肾功能正常患者中的给药剂量标准。

3. 嘧啶类 氟胞嘧啶为时间依赖的抑菌活性,也就是说机体暴露于药物的有效时间越长,临床疗效越好。T>MIC(指血药浓度大于最低抑菌浓度的时间)是用于预测该药疗效的最佳 PD/PK 参数。在肾脏曲霉感染的小鼠模型试验中,当 T>MIC 达到总时间的 40% 以上,氟胞嘧啶能发挥有效的抑菌活性。而全身播散性念珠菌病的小鼠试验表明,可通过增加给药频率,延长 T>MIC,提高疗效。

4. 棘白菌素类 棘白菌素为浓度依赖的抗菌活性,并有一定的抗真菌后效应。AUCI、

C_{max}/MIC 是预测药物体内效应的最佳参数。在念珠菌或曲霉感染的小鼠模型试验中,棘白菌素在 $C_{max}/MIC \approx 10$ 或组织 24h AUCI >250 时效应最佳。对念珠菌感染的临床病例研究显示,当感染菌株 MIC<0.5mg/L,AUCI>285 时治疗有效率几乎可达到 100%。值得注意的是,由于棘白菌素血浆清除的主要机制是药物分布而不是排出或生物转化,因此当血药浓度小于 MIC 时,感染的组织局部药物浓度仍可保持在治疗所需浓度之上。这一特点使得给药频率可在一定范围内减少。对念珠菌血症的鼠类模型研究显示,卡泊芬净每周一次给药与每天给药的疗效相同。研究抗真菌药物 PK/PD 特征对于指导其在临床上安全有效的应用具有重要的意义。

五、侵袭性真菌病免疫治疗策略

真菌免疫机制研究和免疫治疗方法的探索都取得了巨大进步。热休克蛋白 90 单克隆抗体不仅具有抗真菌作用,更可以减少真菌耐药性的产生,具有临床应用价值。细胞因子治疗和中性粒细胞输注疗效仍存在争议,有待大规模的临床研究进一步验证。T 淋巴细胞治疗和真菌疫苗发展迅速,但目前许多研究尚处于体外试验和动物实验阶段,距离临床应用仍有很长的路要走。真菌免疫治疗的发展有望在将来为免疫抑制的侵袭性真菌病高危人群提供有效的免疫防御措施,从而有效减少侵袭性真菌病的发病率和病死率。

(一) 真菌免疫治疗

机体抗真菌免疫主要包括非特异性免疫和特异性免疫。非特异性免疫是指在感染初期免疫活性细胞(如中性粒细胞、单核细胞、单核巨噬细胞、NK 细胞、DC)、炎性介质、天然抗体对真菌的杀伤作用。特异性免疫是指真菌刺激机体免疫系统后,T、B 淋巴细胞(主要是 T 淋巴细胞)及其介质参与的免疫效应。Th 在真菌抗原作用下可分化为 Th1 和 Th2,Th1 分泌的炎性介质(如 IL-2、干扰素、TNF、CSF 等)促进炎性反应,吞噬、杀灭真菌;而 Th2 分泌的炎性介质(如 IL-4、IL-5、IL-10 等)抑制 Th1 的增殖及分泌功能,使病情转为慢性,甚至恶化。真菌免疫治疗主要是通过提高宿主的防御机制来发挥抗真菌作用。

(二) 细胞因子治疗

1. 骨髓生长因子 骨髓生长因子具有促进骨髓原始细胞增殖、分化及向外周释放的作用,最初用于血液系统恶性疾病及化学治疗后促进骨髓恢复。Roilides 等在细胞和动物实验中发现,粒细胞集落刺激因子(granulocyte colony stimulating factor,G-CSF)、粒细胞 - 巨噬细胞集落刺激因子(granulocyte-macrophage colony stimulating factor,GM-CSF)可以预防环磷酰胺、糖皮质激素诱导的免疫抑制患者的侵袭性真菌病,并且可增强中性粒细胞对真菌菌丝的抑制作用。

GM-CSF 抗真菌感染的机制主要有:①促进骨髓原始细胞增殖、分化和向外周血动员;②延长成熟中性粒细胞和单核细胞的生存时间,增强其抗真菌作用;③逆转激素诱导的免疫抑制状态。研究表明,G-CSF 和 GM-CSF 可以有效地降低恶性淋巴瘤、乳腺癌患者严重中性粒细胞减少以及中性粒细胞减少伴发热的发生率,但对感染相关病死率无影响。一项纳入 19 个随机对照试验的分析表明,对于急性粒细胞性白血病,化学治疗前使用 CSF 不能降低细菌、真菌感染的发生率,未能提高生存率和完全缓解率,对复发率亦无影响。欧洲癌症研究和治疗组织、德国血液及肿瘤协会感染性疾病工作小组建议:治疗血液系统恶性肿瘤继发侵袭性真菌病时应慎用 CSF,并应采取个体化治疗,推荐级别为ⅢB。

2. 干扰素 γ 越来越多的研究表明,干扰素 γ 应答与侵袭性真菌病易感性密切相关。

干扰素γ可以增强机体对真菌的清除作用,主要机制有:①直接抑制曲霉丝生长;②促进单核细胞诱导因子的表达,提高单核细胞对真菌菌丝的杀伤作用;③预激素介导的中性粒细胞免疫抑制中性粒细胞分化。早期NK细胞产生的干扰素γ是小鼠曲霉免疫应答的重要环节,干扰素γ敲除的小鼠更容易感染曲霉。肾移植后部分患者有干扰素γ应答受损,这部分患者更易发生侵袭性真菌病,而干扰素γ辅助治疗能够改善临床预后。Jarvis等使用干扰素γ联合标准抗真菌方案治疗HIV相关的隐球菌脑炎,与单用标准抗真菌治疗方案相比,病原体清除率显著提高,且未增加不良反应。Delsing开展的一项单中心前瞻性随机开放Ⅲ期临床研究表明,标准抗真菌药物辅以干扰素γ(100μg,3次/周)治疗2周,可部分恢复侵袭性念珠菌病和侵袭性曲霉病患者的免疫功能,使人类白细胞抗原(HLA)-DR位点表达<50%患者的HLA-DR阳性单核细胞增加10%~40%,白细胞产生促炎性细胞因子(IL-10、TNF-α、IL-17、IL-22)的能力增强。研究表明,对于标准抗真菌治疗失败的白血病或造血干细胞移植继发严重侵袭性真菌病患者可考虑干扰素γ联合CSF治疗。美国食品药品管理局已批准干扰素γ用于治疗慢性肉芽肿病的细菌和真菌感染,但在肿瘤、移植后、艾滋病中的使用,尚有待更多大规模的临床研究予以评估。

(三)单克隆抗体治疗

Marot-Leblond等于2000年首次报道,采用间接免疫荧光筛选的方法制备抗白念珠菌芽管单克隆抗体,鉴定念珠菌感染的特异性为100%,因而该技术开始用于侵袭性真菌病的诊断。近年研究发现,单克隆抗体除用于鉴定抗原外,还可诱导有效的体液免疫,达到治疗目的。

1. 葡萄糖醛酸木糖甘露聚糖结合鼠单克隆抗体　葡萄糖醛酸木糖甘露聚糖结合鼠单克隆抗体-18B7是一种新生隐球菌荚膜多糖的单克隆抗体,Ⅰ期临床研究在HIV感染合并隐球菌脑膜炎患者中进行,其剂量安全窗较窄,单次有效剂量注射作用持续时间仅3个月。与两性霉素B相比,核素标记的^{213}Bi-18B7和^{188}Re-18B7对小鼠肺组织和脑组织中的隐球菌清除效果更好。

2. 热休克蛋白90单抗　热休克蛋白90是存在于真菌细胞壁的一种分子伴侣,对真菌活性具有重要作用,在活体器官或细胞受到刺激之前即可大量表达。mycograb是热休克蛋白90单克隆抗体,研究表明,mycograb与卡泊芬净、两性霉素B合用可有效抑制大部分念珠菌。一项Ⅲ期临床试验结果显示,mycograb作为两性霉素B的辅助治疗,与单用两性霉素B相比,可显著提高治疗有效率(84%比48%,$p<0.01$),降低归因病死率(4%比18%,$p<0.01$)。mycograb的临床前研究显示,其对氟康唑耐药的白念珠菌亦有协同抗菌作用。进一步的研究发现,热休克蛋白90和钙调磷酸酶在念珠菌、曲霉耐药的发生发展中发挥了重要作用。热休克蛋白90抑制剂格尔德霉素与卡泊芬净或他克莫司联用对耐三唑类和耐棘白菌素类的曲霉有显著的协同抗真菌作用。但由于安全性尚不明确,mycograb未被人类使用医药制药委员会(CHMP)批准上市。Louie等开发了mycograb的变体C28Y,但目前的动物研究尚未显示其在抗真菌辅助治疗中的有效性。

(四)细胞治疗

1. 获得性T淋巴细胞免疫治疗　真菌抗原特异性的Th1应答表型与真菌感染的严重程度和预后密切相关。多种化学治疗药物和激素可显著抑制体外培养的抗曲霉特异性Th1的增殖,降低干扰素γ和CD154的表达。同种造血干细胞移植患者输入供者血诱导的曲霉特异性T淋巴细胞克隆,可早期恢复移植后的高干扰素γ、低IL-10的T淋巴细胞应答,从患者外周血中分离得到的特异性曲霉 T 淋巴细胞,可有效溶解曲霉丝。曲霉、念珠菌、球孢子菌和毛霉细胞壁成分存在 T 淋巴细胞交叉反应,基于这一原理,多种抗原特异性的 T 淋巴细胞免疫治疗成为可能,通过细胞因子捕获系统(γ 干扰素)和免疫磁珠分选(CD154),大规模制备多功能的 T 淋巴细胞,已在体外试验中取得成功。小规模的临床研究表明,获得性 T 淋巴细胞免疫治疗能够有效预防多种真菌感染,并且不增加移植物抗宿主病(GVHD)的发生率,但有待大规模、多中心临床研究进一步证实。

2. 中性粒细胞输注治疗　中性粒细胞缺乏是侵袭性真菌病发生发展的独立危险因素。理论上认为,移植、化学治疗及血液系统恶性肿瘤的中性粒细胞缺乏患者,输注中性粒细胞可以提高非特异性免疫功能,改善临床预后。2008 年以前的系列随机对照试验结果显示,中性粒细胞输注不能改善侵袭性真菌病的预后。这是因为早期的研究受到技术限制,中性粒细胞输注剂量较小且不统一,此后建议中性粒细胞输注最低剂量应加大。科技发展使中性粒细胞高剂量采集和储存成为可能,但一项Ⅲ期临床随机对照多中心研究表明,中性粒细胞输注并未带来临床获益。另一项临床研究表明,中性粒细胞输注治疗并未提高患者对抗真菌治疗的反应,并且病死率更高。因此,德国血液及肿瘤协会感染性疾病工作小组 2014 年癌症患者侵袭性真菌病治疗指南认为,中性粒细胞输注治疗的有效性和安全性有待进一步研究。

(五)真菌疫苗

由于真菌细胞壁结构的特殊性及疫苗研发的成本巨大,真菌疫苗的研发远远落后于细菌疫苗和病毒疫苗。真菌疫苗主要包括菌体疫苗、亚单位疫苗和 DNA 疫苗等。真菌疫苗主要的作用机制有:①调节 Th1/Th17 平衡;②调理吞噬、补偿活化;③中和黏附素;④阻止免疫逃避;⑤直接杀伤。传统的菌体疫苗由于安全性和标准化等问题,未达到真菌疫苗的理想剂型。亚单位疫苗是指将真菌的特异性抗原进行提纯,从而制成疫苗。亚单位疫苗具有较好的安全性和标准化方式,但免疫原性较差,往往需要佐剂来达到长期持续的保护性免疫作用。前期实验比较成功的亚单位疫苗主要有:念珠菌疫苗(重组 Als3p、重组 Sap2p、Hyr1p、β- 甘露聚糖肽共轭物)、隐球菌疫苗(葡萄糖醛酸木糖甘露聚糖 CRM197 : 交叉反应物质 197 共轭物、肽模拟表位)、曲霉疫苗(AspF、Crf1)和交叉疫苗等(海带多糖 -CRM197 共轭物),其中念珠菌疫苗重组 Als3p 已进入临床研究阶段。重组 Als3p 念珠菌疫苗的 Ⅰ 期临床研究在 40 名健康人中开展,结果显示 30μg 和 300μg 的剂量安全可耐受,免疫球蛋白水平在接种疫苗后 14 天达到高峰,并且能够促进外周血单个核细胞产生保护性的细胞因子。目前处于研究阶段的真菌疫苗众多,但在动物和人类中尚需更多研究验证其安全性和有效性,高质量的真菌疫苗将大大减少侵袭性真菌病所带来的死亡和医疗负担。

六、抗真菌药增效剂及增效机制

目前常用的抗真菌药物有氟胞嘧啶、多烯类、棘白菌素和唑类等,然而耐药菌株与交叉耐药菌株的出现以及抗真菌药物的自身缺陷(例如肝毒性、高成本等)导致上述药物使用受限,学者在不断开发新型抗真菌药物的同时,也在不断探索抗真菌药增效剂。

增效剂是一类本身无或有较弱的生物活性,但与某种抗菌药物混用时,能以特定的机制在一定浓度范围内提高抗菌药物药效的助剂。

(一)钙离子通道阻断剂

钙离子通道和钙泵在白念珠菌的形态、应激反应和毒力中起重要作用。维拉帕米属于苯烷基胺类钙通道阻滞剂,广泛用于治疗高血压和心绞痛。维拉帕米单独使用或者与氟康唑、衣霉素联合使用的体外试验表明,维拉帕米浓度 >20mg/L 时对生物膜的形成有显著的抑制作用,显微镜下观察发现,生物膜密度和菌丝在维拉帕米高浓度下显著降低,表明维拉帕米对白念珠菌生物膜的形成和成丝产生影响。此后,维拉帕米在预成的广泛耐药的生物膜实验中也表现出了同样的作用。当维拉帕米 / 氟康唑、维拉帕米 / 衣霉素联合使用时,维拉帕米对生物膜形成及预成生物膜形成的 50% 最低抑菌浓度(MIC_{50})分别从 160mg/L 下降到 20mg/L 和 5mg/L,从 320mg/L 下降到 80mg/L 和 40mg/L,氟康唑的 MIC_{50} 从 >256mg/L 下降到 0.5mg/L,衣霉素的 MIC_{50} 从 8mg/L 下降到 2mg/L。此外,维拉帕米单独 / 或与氟康唑 / 衣霉素组合,能使生物膜形成重要基因 ALS3 的转录水平显著下降,钙离子通道阻断剂可能阻止和破坏生物膜的形成。

(二)钙调磷酸酶途径抑制剂

真菌的钙调神经通路作为一个重要的"电路"维持真菌细胞的稳态,抵消抗真菌药物对细胞膜和细胞壁的破坏作用,是真菌耐药机制之一。他克莫司是钙调磷酸酶途径的抑制剂,广泛应用于实体器官和异基因造血干细胞移植后预防排斥反应和调节移植物抗宿主病。Sun 等发现他克莫司与氟康唑联用对唑类耐药白念珠菌有协同作用;Uppuluri 等的体内外实验显示白念珠菌生物膜对单独的氟康唑或他克莫司耐药,而对氟康唑 / 他克莫司组合敏感。同样作为钙调磷酸酶途径抑制剂的环孢素,可以降低特比萘芬有效浓度 100 倍。光滑念珠菌和克柔念珠菌固有或获得对唑类药物耐药,唑类药物与两者联用,可以产生强大的杀菌活性。

(三)氯喹

Shinde 等将氯喹分别与氟康唑、伏立康唑、两性霉素 B、卡泊芬净联合应用,观察到在不同浓度氯喹的存在下,4 种药物对悬浮白念珠菌的 MIC_{50} 无明显降低。氟康唑,伏立康唑在高浓度(128mmol/L 和 8mmol/L)时对生物膜形成及成熟生物膜仍然无效,当加入 250mmol/L 氯喹后,两种唑类的 MIC_{50} 下降至 4mmol/L 和 0.25mmol/L($p<0.05$),分级抑制浓度指数(FICI)分别为 0.156 和 0.187,提示有协同作用。而在卡泊芬净和两性霉素 B 中没有观察到该现象,运用 X1Tr 生物膜抑制代谢法和电子显微镜观察法得出一致的结论。然而在 Islahudin 的实验中,他们发现亚抑制浓度的氯喹和卡泊芬净在抗致病真菌(白念珠菌、光滑念珠菌等)体外试验中有协同作用,主要作用机制为氯喹由于外部碱化导致的铁剥夺,他们得出氯喹最低增效浓度为 125mmol/L,然而实际中用氯喹治疗的患者血浆中氯喹浓度低于 5.9mmol/L,该最低增效浓度远超过了临床应用浓度,此外,浓度为 32mmol/L 的氯喹被认为对人类细胞系的生长有抑制作用。以上实验提示氯喹可能有减少现有抗真菌药物剂量的作用。

(四)胺碘酮

胺碘酮(AMD)是用于治疗房颤的经典药物。各种研究表明胺碘酮有多种抗菌活性,包括白念珠菌、新型隐球菌等真菌。一些体外试验表明,低剂量的胺碘酮与唑类药物组合对新生隐球菌、白念珠菌和烟曲霉有协同作用。最近的研究表明该药物与氟康唑的组合有广泛的抗真菌活性,da Silva 等发现胺碘酮可能通过改变真菌细胞膜的完整性、改变氧化应激、损失线粒体功能以及损伤 DNA 诱导细胞凋亡来增加氟康唑对耐药热带念珠菌的效用。

(五)抗生素

临床上真菌感染合并细菌感染的病例并不少见,需要考虑联合用药。三氯生是一种有氯化联苯结构的抗菌剂,采用微量稀释法、时间-杀菌曲线法和琼脂扩散试验测定氟康唑与三氯生的相互作用,两者组合能提高白念珠菌耐药株对氟康唑的敏感性。另一种具有广谱抗菌和抗原虫活性的抗生素多西环素与氟康唑联用在白念珠菌生物膜形成中表现出强烈的协同作用。这种现象是铁稳态变化导致的真菌代谢改变的结果。Beggs等研究了利福平与两性霉素B协同抗白念珠菌的作用,相似地发现利福平可能通过阻碍真菌RNA合成来发挥抑菌作用,而两性霉素B仅需极低的浓度即可以发挥作用。多黏菌素B在较高浓度时对多种病原真菌表现出一定的抗真菌作用,Zhai等观察到在酵母菌、霉菌和隐球菌,尤其是耐药菌株中,多黏菌素B能使氟康唑杀菌效力增加。

(六)非甾体类

非甾体抗炎药(NSAIDs)是一类不含有甾体结构的抗炎药,包括阿司匹林、对乙酰氨基酚、布洛芬等。对于各种念珠菌分离株,布洛芬对氟康唑均具有强协同作用,当其浓度增加时,布洛芬能作用于真菌细胞膜及钾代谢,起到降低氟康唑MIC值的作用。

(七)植物药成分增效剂

1. 汉防己甲素　为从天然药用植物粉防己根中提取出的双苄基异喹啉类化合物。其对氟康唑、酮康唑抗白念珠菌、联苯苄唑或益康唑抗毛癣菌、伊曲康唑抗烟曲霉有增效作用,主要机制与抑制真菌药物外排泵相关基因如MDR1等的表达有关。此外,汉防己甲素也能影响白念珠菌的生长、生物膜的形成以及酵母向菌丝形态的过渡,从而表现出抑菌活性。

2. 其他成分　如萜烯类化合物、黄酮类化合物、土槿乙酸和小檗碱等在体外均显示具有一定的抗菌增效活性。

药物的增效作用有助于耐药菌的治疗。其增效机制多与抑制真菌生物膜形成、破坏真菌稳态维持、阻碍真菌RNA合成以及损伤真菌DNA、诱导真菌凋亡等有关。但要注意其在增效的同时也可能有增加副作用的潜在危险以及药物的相互作用问题。

七、治疗依据

异体造血干细胞移植、急性髓细胞白血病化疗、激素治疗患者等侵袭性真菌感染的高危人群,如果出现以下四个因素之一:筛选试验阳性、胸片异常、出现肺部感染的症状和体征、持续发热,应做胸透或CT。如果CT有异常病灶,应作支气管镜、活检或取支气管肺泡灌洗标本。此后运用上述欧洲癌症研究和治疗组织(European Organization for Research on Treatment of Cancer,EORTC)标准确定诊断。如果患者有真菌病的临床特征,也有部分真菌学检查的阳性结果,那么就可以定义为临床诊断。对于临床诊断的侵袭性曲霉病(大约占所有病例的10%),常用的抗真菌药物是伏立康唑。如果患者患有真菌病的临床特征,但是没有任何真菌学的检查依据,那么就可以确定为拟诊患者。此类患者占所有病例的30%,对于此类患者常用的一线治疗药物是伊曲康唑。对于没有任何临床症状的患者,不管真菌学检查结果是阴性还是阳性,都不太可能归为侵袭性真菌病,治疗策略就是随访观察。

八、经验性治疗

经验性治疗主要针对长时间、严重粒细胞缺乏,伴广谱抗生素治疗无效、原因不明的持续发热,而不能完全排除侵袭性真菌感染的患者。经验性治疗的目的是为患者争取一定的时间。经验性治疗时必须密切跟踪,积极寻找患者侵袭性真菌感染的依据。如果7天以后没有任何真菌学感染的证据,就要停止经验性治疗。如果在7天之内发现患者有侵袭性真菌感染的依据,则继续抗真菌治疗。

(一) 伊曲康唑

伊曲康唑是目前唯一批准用于经验性治疗的唑类药物。按照处方推荐的方法静脉输入伊曲康唑,血药浓度可快速达到 500μg/L,只有序贯每天 200mg 2 次口服伊曲康唑,血液浓度才能够维持在非常理想的水平。如果治疗开始给予口服用药,则需要更长的时间(3~4 天)使血药浓度达到 500μg/L。此后给予维持剂量的静脉输注伊曲康唑,以使血药浓度维持在适当的水平。伊曲康唑非常独特的优势是,口服用药和静脉用药之间转换非常灵活,可以先静脉用药,然后转口服;当不能耐受口服给药时,还可再转回静脉滴注。Nimenjen 血液学中心,对 10 例造血干细胞移植接受伊曲康唑治疗患者,进行了一项非常有意义的研究,静脉给药 7 天左右,血药浓度才达到 500μg/L,当用药 14 天后,才达到最终稳定的血药浓度的高峰。

(二) 两性霉素 B 脂质体

两性霉素 B 脂质体是唯一可以选择的二线治疗药物。但不同类型的两性霉素 B 脂质体不良反应也不相同。两性霉素 B 可以引起非常严重的输液反应(发热和寒战),以及严重的肾毒性。两性霉素 B 脂质体复合物注射剂的不良反应,比两性霉素 B(安浮特克)明显降低。

九、联合用药

联合治疗至今未有明确的结论,学界一直存在争议。理论上,由于卡泊芬净可使细胞壁通透性增加,有利于两性霉素 B 和唑类穿过细胞壁而作用于细胞膜,因而可能与其他类抗真菌药物合用而起到协同作用。但至今为止还没有明确的循证医学证据提示,联合用药可提高 IFI 治愈率和患者的总生存率。联合用药通常用于危重症患者和难治患者。这些患者的预后极差,所以统计数据显示,联合用药者的总生存率较单药治疗者差。但这仅能说明危重IFI 患者的治疗极为棘手,而联合用药是否存在优势还需要进一步研究。有研究认为,在移植患者的念珠菌血症中,卡泊芬净的治疗应答率(74%)与氟康唑(72%)和两性霉素 B(79%)相当,而患者死亡率(30%)略低。合并中性粒细胞减少症的肺曲霉病患者联合使用粒细胞集落刺激因子(G-CSF)和卡泊芬净(70~50mg/d),应答率为 56%。在对两性霉素 B 和两性霉素 B 脂质体抵抗的肺部曲霉感染治疗中,给予卡泊芬净 70~50mg/d 补救治疗,应答率为40%。在侵袭性曲霉病的治疗中,与单独应用伏立康唑的患者相比,伏立康唑与卡泊芬净联用在治疗 30~240 天的生存率高,但 240 天以后两者趋同。多中心研究发现,在实体器官移植的曲霉病治疗中,与两性霉素 B 脂质体历史对照 90 天死亡率(50%)比较,伏立康唑与卡泊芬净联用的死亡率(26%)下降。有研究认为,联合应用多烯类和唑类抗真菌药,对念珠菌可能会产生拮抗作用,应当注意两者使用顺序。我国的环境污染和抗生素滥用严重,患者多重感染的概率较高,采用联合治疗挽救了部分危重症患者,应根据患者的临床表现灵活运用抗真菌药物,必要时可以联合用药。

十、治疗时机的选择

如何选择治疗时机至关重要。134 例念珠菌感染的抗真菌治疗结果发现,12h 之内给予药物治疗的患者死亡率 <10%,48h 以后死亡率升高到 >30%。对于浸润性肺部感染的曲霉病,早期治疗的生存率可以达到 40%(*n*=330),而对于播散性的生存率仅为 18%(*n*=144)。

（一）预防治疗

是指深部真菌感染高危期间给予的治疗。虽有一定作用，但因该治疗理念，使绝大多数无真菌感染的患者，暴露在药物的毒副作用中，应严格控制。

（二）经验性治疗

患者持续性高热，无法排除真菌感染，可给予经验性治疗，但药物的选择不单要考虑药物的确切疗效，更重要的是考虑药物的安全性。

IFI 经验性治疗，最常使用的药物是两性霉素 B 脂质体（L-AmB）、唑类、卡泊芬净与两性霉素含脂复合体（C-AmB）。多项临床研究比较了 L-AmB、唑类、卡泊芬净与 C-AmB 相比治疗 IFI 的疗效，结果显示，这些药物疗效至少与 C-AmB 相当，但毒性较小。在这些研究中，由 Walsh 等进行的 3 项研究最引人注目，包括 L-AmB 与 C-AmB 比较（1999 年），L-AmB 与伏立康唑（VCZ）比较（2002 年），L-AmB 与卡泊芬净（CAS）比较（2004 年）。这 3 项研究结果均发表于 *N Eng J Med* 上，对真菌药物治疗的选择产生了广泛和深远的影响。其中发表于 2002 年的一项比较 VCZ 和 L-AmB 用于经验性治疗的研究结果显示，伏立康唑在治疗成功率上低于两性霉素 B，因此美国 FDA 未批准伏立康唑用于经验性治疗。

Walsh 等在这 3 项研究中设立了 5 个基本的终点目标，包括对基础 IFI 的成功治疗，对治疗后 7 天突破性 IFI 感染的预防，因缺乏疗效或者药物不良反应而停药，中性粒细胞减少患者 48h 内退热；治疗后 7 天生存率；5 项终点目标综合起来计算得总成功率。结果显示，L-AmB 与 C-AmB、CAS 与 L-AmB 相比，总成功率无明显差异，而 VCZ 总成功率显著低于 L-AmB。对基础 IFI 的成功治疗方面，CAS 优于 L-AmB；对于预防突破性 IFI 感染和治疗 7 天的生存率结果，3 项研究均未显示出明显差异；在退热方面，VCZ 疗效较 L-AmB 为差，而 L-AmB 与 C-AmB 相比，CAS 与 L-AmB 相比均无显著差异；在因不良反应而停药方面，CAS 优于 L-AmB。CAS 与 L-AmB 治疗组的总生存曲线，结果 CAS 组优于 L-AmB 组。

从以上的研究结果可以看出，卡泊芬净在 IFI 经验性治疗方面存在显著的优势，其治疗成功率高，不良反应小，多个国家或地区的治疗指南中，被推荐为 IFI 经验性治疗的一线药物。

（三）抢先治疗

放射学或实验室检查高度怀疑为 IFI 患者的早期治疗。在经验性治疗的基础上，使用早期诊断技术，确诊率有所提高，但因诊断成本的增加，在总体治疗成本上和经验性治疗相差无几。选择抢先治疗还是经验性治疗，应注意疾病的严重情况和患者对药物的耐受程度。

（四）确诊治疗

确诊后进行针对性的抗真菌感染治疗。对于严重念珠菌感染，卡泊芬净是一线用药。对于曲霉感染，伏立康唑是良好的选择，但由于伏立康唑的毒副作用（呕吐、过敏、幻觉和视觉效应等）及与多种药物的配伍禁忌，在使用上受到限制。

十一、抗真菌治疗的选择

（一）第三代抗真菌药

氟康唑和伊曲康唑为代表的第三代抗真菌药物，是目前临床上治疗肺部真菌感染的首选药物。但是咪唑类抗真菌药物同时能够作用于人体的多个细胞色素 P450，特别是人类细胞色素 P450 酶中的 3A4 酶，而细胞色素 P450 中的 3A4 及 2C8~2C10 酶是成人肝脏中主要的酶，有较严重的不良反应，发生率高达 10%~16%。氟康唑广泛应用已 20 余年，除曲霉及毛霉外,对其他真菌,特别是念珠菌感染,有满意疗效。实验室研究证明氟康唑的MIC<0.04~3.12mg/L,目前在一般情况下是治疗肺部真菌感染(敏感菌株)的首选。

1. 氟康唑 具有抗菌谱广、毒性较低、半衰期长(约30h)、蛋白结合率低(约12%)、口服吸收生物利用度高(90%左右)、血液循环中非结合型药物水平高等特点,特别在痰液中药物浓度与血浆浓度相近,非常适合于治疗肺部真菌感染。另外,连续使用14天时药物可进入所有体液、组织中。氟康唑大约有90%从尿中排出,其中80%为药物原型,10%为代谢产物,肾功能不全者药物清除率明显降低。氟康唑的药物不良反应主要有恶心、呕吐、腹痛、腹泻、头痛、皮疹,偶见剥脱性皮炎,常见一过性无症状血清转氨酶升高伴肝功能损害。国内使用氟康唑治疗各种念珠菌感染时剂量普遍比较保守,首次为200~400mg/d,维持剂量为100~200mg/d。国外学者则主张单独用药时使用大剂量,一般第1天用400mg,用2次,以后每天用量逐渐增至1 200mg、1 600mg、2 000mg。国外学者对900例患者每天用大于或等于800mg的氟康唑治疗播散性念珠菌病或其他真菌病有效率为90%以上。治疗肺部真菌感染不宜单独使用此药。具体疗程应根据临床实际情况而定,实验室检查指标正常后应再使用2周,以防止复发。治疗粒细胞低下者发生的肺部真菌感染,应尽可能提高感染者的粒细胞数量及其功能。粒细胞持续低下的感染者疗效较差且需大剂量给药、联合用药,疗程宜长(一般为数月)。如需要较长时间使用氟康唑,应密切观察各种生化指标的变化,一旦发现肝功能持续异常或出现肝毒性临床症状时,应立即停用。血液透析可降低血药浓度。

2. 伊曲康唑 遇到耐氟康唑的耐药念珠菌时,可选用伊曲康唑。该药对念珠菌属及酵母菌、霉菌、皮肤癣菌和曲霉、隐球菌、孢子丝菌、组织胞浆菌、芽生菌等致病性真菌具有活性,抗菌谱比氟康唑更广,除毛霉外,目前对其他真菌感染的有效率在80%以上,不良反应低于氟康唑。血浆蛋白结合率为99.8%,主要在肝脏内代谢并对肝脏有损害。常用剂型有胶囊剂、口服溶液和注射液。胶囊剂主要用于治疗浅表性真菌感染。口服溶液具有较高的生物利用度,可有效用于深部真菌感染的预防。静脉注射液对于不能接受口服药物治疗并需持续高血药浓度的重症患者是唯一可选的方式。用于治疗深部真菌感染时主要是针对曲霉或酵母菌感染,也可用于对氟康唑耐药或两性霉素B难治性患者的预防和治疗。通常采用先静脉连续给药10天左右,达到稳态目标血药浓度后改用口服溶液维持血药浓度,以达到安全、有效、经济的治疗效果。伊曲康唑耐受性良好,最常见的不良反应为胃肠道反应,头痛、头晕、皮肤瘙痒和过敏性皮炎少见。有关研究结果显示,接受伊曲康唑注射液治疗的患者多数于14天后临床症状得到改善,综合疗效半数以上,但真菌清除率较低。国内外推荐的治疗肺部真菌感染剂量:初始剂量为200mg,一天2次,连续使用2天;维持剂量为200mg,一天1次,共5天,以后可改为口服溶液200mg,一天1次,疗程为1~3个月,个别情况下疗程可延长到6个月。

3. 伏立康唑 是氟康唑衍生物,主要用于治疗侵袭性曲霉病。可注射或口服给药。对各种念珠菌、丝状真菌、曲霉具有广谱活性,对抗致病性真菌与氟康唑相似。对耐氟康唑的念珠菌属(如克柔念珠菌、光滑念珠菌、白念珠菌耐药菌株)、新型隐球菌和毛孢子菌均有良好的抑制活性。对使用氟康唑治疗无效的曲霉属与伊曲康唑作用相似,但比两性霉素B强,对曲霉属真菌有杀菌作用,对荚膜组织胞浆菌、皮炎芽生菌、足分枝菌属、粗球孢子菌、丝状子囊菌等真菌也有抗菌活性,因此具有广谱杀菌活性,其MIC范围为0.03~1μg/mL。特别适用于免疫受损者如危重住院患者、癌症患者、器官移植患者和艾滋病患者深部真菌感染。口服给药后迅速吸收,血浆达峰时间为1~2h,生物利用度高达96%。食物可影响伏立康唑的吸收。吸收后广泛分布于组织和体液中。与血浆蛋白结合率约为65%;唾液浓度约为血浆浓度的2/3,在脑脊液中的浓度与血浆相同,消除半衰期为6h。伏立康唑是一种相对安全的药物,不良反应少见,偶见肝转氨酶升高(10%~15%)、皮疹(1%~5%)和短暂的剂量相关性视觉障碍(8%~10%),停药后可恢复。有肝或视觉障碍的患者需严密监护。受其价格的影响,目前临床上使用很少,主要用于治疗隐球菌属、曲霉属及念珠菌属引起的严重深部感染。推荐剂量为:①静脉给药:400mg,每12h一次(负荷剂量),第2天改为维持剂量,4mg/kg,每12h一次。②口服给药:体重>40kg者200mg,每12h一次;<40kg者100mg,每12h一次(负荷剂量);维持剂量减半,均为每12h一次。伏立康唑最常见的不良反应为可逆性视觉障碍,发生率为10%~30%。治疗肺部真菌感染的疗程取决于临床实际情况,检验结果转为阴性后再使用2周(可口服给药)。伏立康唑是一种很有前途的抗真菌药物,应用前景良好。

(二)两性霉素 B 含脂制剂

两性霉素 B 有多种剂型,包括普通 AmB 和 AmB 含脂制剂。近年来,AmB 含脂制剂已经广泛应用于临床,其不良反应明显减少,而抗真菌作用并未降低。供临床选用的 AmB 含脂制剂有脂质体(L-AmB)、胆固醇硫酸钠复合物(ABCD)和脂质复合体(ABLC)。目前我国使用较多的 AmB 含脂制剂是 L-AmB。

AmB 属于多烯类抗真菌药物,是治疗侵袭性真菌感染的主要药物,但众多的不良反应也限制了其在临床的广泛应用。L-AmB 是用脂质体将 AmB 包裹而成的药物,在保留与AmB 相似的抗真菌疗效的同时,减少了毒副作用。L-AmB 具有抗真菌谱广、疗效稳定以及不易诱导真菌耐药等优点,可用于念珠菌病、曲霉病、隐球菌病、马尔尼菲青霉病、组织胞浆菌病以及毛霉病等真菌病的治疗,尤其适用于重症患者、孕妇以及因基础疾病而不适合使用或不能耐受 AmB 的患者,在对三唑类药物耐药的真菌感染和存在较多药物间相互作用的情况下,也可作为经验性抗真菌治疗的药物选择及高危人群侵袭性真菌感染的预防性用药。

(三)两性霉素 B 胆固醇硫酸钠复合物

两性霉素 B 具有很强的广谱抗真菌效果,从而使其成为抗真菌治疗的"金标准"。由于两性霉素 B 的水溶性差,早期上市的静脉给药制剂采用去氧胆酸钠增溶(即普通两性霉素B,AmB)。但 AmB 具有严重的不良反应,尤其是肾毒性,从而限制了其在临床治疗真菌感染中的应用。为了降低两性霉素 B 的肾毒性,应用制剂技术或新型递药系统,制备成新型制剂,如两性霉素 B 脂质体(ambisome)、注射用胆固醇硫酸钠复合物(amphotec 或 amphocil,简称 ABCD)、酰磷脂酰胆碱和二肉豆蔻酰磷脂酰甘油(DMPC&DMPG)脂质复合物(abelcet)以及脂质体(fungisome)。这些新型制剂药物可显著降低不良反应。

(四)新开发的抗真菌药

1. 氨基酸　β- 氨基酸、2- 氨基环己烯羧酸和顺 -2- 氨基环己烯羧酸是一类新的抗真菌药物,通过抑制异亮氨酸 tRNA 合成酶作用于蛋白质的生物合成。Petraitis 等研究证实免疫功能低下的兔子在口咽和食管的白念珠菌感染治疗方面具有耐药性,而对(1S,2R)-2- 氨基 -4- 亚甲基 - 环戊烷羧酸(icofungipen,PLD-118)有较好的疗效,其作用机制是对异亮氨酸tRNA 合成酶的抑制,从而抑制蛋白质的合成和真菌细胞的生长;体外研究表明,PLD-118 对白念珠菌有较高的抗菌活性(半数抑菌浓度为 0.13μg/mL)。

2. sordarins　是新一类抗真菌药物,通过竞争性抑制真菌蛋白质的合成来发挥抗真菌作用。该类药物在体外表现出抗真菌活性强、抗菌谱广的特性,而且某些化合物还具有较强的体内活性。Martinez 等证实 sordarins 中的 GM193663 和 GM237354 在治疗系统性白念

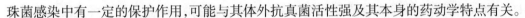

珠菌感染中有一定的保护作用,可能与其体外抗真菌活性强及其本身的药动学特点有关。

3. 其他 新的苯并噻唑衍生物 FTR1335 能够抑制 N-肉豆蔻酰基转移酶的活性,对白念珠菌(包括耐氟康唑的菌株)和热带念珠菌具有较强的抗菌活性。Ebara 等证实 FTR1335在体外有较强的抗真菌活性,其白念珠菌的最小杀菌浓度为 0.78μmol/L。

(五)植物成分协同抗真菌作用及其机制

抗真菌药物常用的主要有多烯类、唑类、氟胞嘧啶和棘白菌素类等,由于药物自身的毒副作用和真菌耐药菌株的出现,在一定程度上限制了药物的进一步使用。新药研发成本高、周期长,而联合用药具有增强药物治疗效果,提高其安全性及降低真菌耐药性等优点。因此联合用药方案是临床药物治疗的理想选择。近年来,国内外不少实验室研究发现,许多植物成分也能与现有的抗真菌药物发挥协同作用,可以提高其抗真菌活性,并可降低真菌的耐药性。由于植物成分具有来源广、副作用低、不易产生耐药等特点,将其开发成新型药物,联合现有的抗真菌药物协同发挥抗真菌作用将具有重要的临床意义。

植物成分的抗真菌作用已得到明确证实,其协同抗真菌的研究也逐渐增多。目前,针对临床上真菌对药物的耐药性,植物成分的抗真菌研究已取得一定进展,但是其联合临床上抗真菌药物共同抗菌能否比单独用药起到更好的药理作用依然是一个值得探索的问题。虽然已在体外药敏试验中证实了某些药物组合能起到协同作用,但是动物实验和大规模、多中心随机对照临床试验尚较少,且相关机制的研究也开展得不够深入。所以,在未来的研究中应该对联合用药进行更为深入的研究,旨在为新型抗真菌药物的研究提供依据。此外,植物单体成分基于其结构和化学性质的特点,有的可以凭借药物化学手段进行结构修饰或改造,从而得到安全、有效、可控的抗真菌药物或增效剂,最终为单用或联合用药提供更多的药物来源。综上所述,从植物成分中筛选活性成分联合抗真菌药物用于各种真菌感染的治疗具有重要的科学意义和临床价值。

(六)已经或将要进入临床试验的新靶点药物

侵袭性真菌感染的发病率正逐年上升。现有抗真菌药物由于抗菌谱有限、副作用大等原因,致使临床应用受限。因此,基于新靶点的抗真菌药物成为治疗真菌感染的迫切需要。利用宿主与病原体蛋白结构差异,研发可选择性识别真菌靶蛋白且毒性较低的化合物,是研发新靶点抗真菌药物的重要策略。计算机辅助设计、基因组学和蛋白质组学等技术的日趋成熟,有助于推动新靶点抗真菌药物研发。寻找新的能协同现有抗真菌药物发挥抗耐药真菌活性的新化合物值得关注。从中药资源中寻找抗真菌中药或中药成分也可能发现有效的抗真菌新药。

近年来,抗真菌药物研究取得较大了进展。其中,抑制真菌细胞壁合成的药物(如E1210 和 D11-2040)、抑制蛋白激酶或蛋白磷酸酶信号通路的药物(如 KP-372-1、17-AAG、mycograb)、靶向真菌毒力因子的单克隆抗体(如 C7、^{213}Bi-18B7、^{188}Re-18B7)、激活宿主免疫系统的疫苗[如 PEV7 和 β-(Man)3-Fba-TT]等,正引起人们的关注。将要或已经进入临床试验阶段的新靶点药物有下述几类。

1. 抑制真菌细胞壁合成的药物 细胞壁作为真菌的重要组成结构,不仅参与维持菌体完整性、平衡细胞内外压力、提供与宿主相互作用界面,还在真菌黏附及生物被膜形成中起重要作用。真菌细胞壁主要由多糖(甘露聚糖、葡聚糖和几丁质等)及蛋白质组成,其中,碳水化合物占细胞壁干重的 80%~90%,促进细胞壁生长的酶、结构蛋白及胞外酶等占10%~20%,其余为类脂、无机盐等小分子物质。真菌细胞壁中,β-1,6-葡聚糖与几丁质通过

β-1,3- 葡聚糖还原末端连接形成三维网络结构,此外,某些 β-1,6- 葡聚糖也可直接与几丁质相连。细胞壁蛋白中,糖基磷脂酰肌醇(GPI)锚定蛋白与内部重复蛋白(Pir 蛋白)分别通过 β-1,6- 葡聚糖及 β-1,3- 葡聚糖共价连接于真菌细胞壁多糖骨架上,其余为非共价连接的细胞壁蛋白。由于哺乳动物细胞没有细胞壁,因此细胞壁成为备受瞩目的抗真菌靶点。

2. 抑制蛋白激酶或蛋白磷酸酶信号通路的药物 作为真核生物,真菌拥有类似哺乳动物的信号转导通路。蛋白激酶与蛋白磷酸酶作用相反,分别控制底物磷酸化及去磷酸化,对真菌信号转导及调控起重要作用。因此某些抑制真菌蛋白激酶或蛋白磷酸酶信号通路的化合物,具有抗真菌作用。

3. 靶向真菌毒力因子的单克隆抗体 真菌毒力因子包括在真菌感染过程中直接导致宿主病理损伤的因子;与毒力因子表达及功能发挥相关的因子;促进真菌在宿主体内定植,逃避宿主免疫,促进胞内生存或者募集宿主因子促进病原菌存活相关的因子等。真菌毒力因子常通过黏附、形态转换、分泌色素、增加耐药性等作用,使真菌产生致病性。因此,靶向真菌毒力因子的单克隆抗体,可能具有抗真菌活性。

4. 激活宿主免疫系统的疫苗 控制真菌感染的手段之一是预防。真菌菌体内的糖类和蛋白质等物质,可作为抗原,刺激机体产生相应抗体,在宿主免疫系统抗真菌过程中起重要作用。因此,以真菌抗原成分为基础研发出的疫苗接种于机体后,可使机体产生免疫力,有望保护患者免受真菌感染。目前,以接种疫苗的方式预防真菌感染,已成为对抗真菌感染的新策略。

5. 其他抗真菌药物 由于新药研发成本高,联合用药已成为治疗真菌感染的新思路。研究表明,一些本身不具有抗菌活性或抗菌活性较低的化合物与临床常用药物合用后,不但显示出抗菌增效作用,还可减少药物用量、降低毒副作用,如盐酸小檗碱(BBR)与氟康唑(FLC)合用具有协同抗耐药白念珠菌作用。

(七)抗真菌药物监测

部分抗真菌药物的血药浓度与疗效和毒性密切相关。为了避免患者个体用药差异或血药浓度超出安全范围而引起不良反应,应对这些抗真菌药物进行治疗药物监测(TDM)以提高药物治疗效果。

因抗真菌药物品种相对较少,治疗窗窄、安全性低,临床合理应用也存在较多问题:①多数抗真菌药物 PK/PD 特点不够明确;②大多数患者病情复杂,抗真菌药物疗效与患者的疾病及免疫力等有关;③在药物血药浓度与效应关系不确定的情况下,其血药浓度很难代表不同组织中药物浓度及产生毒性反应器官中的浓度。虽然许多抗真菌药物药效学/药动学资料尚欠缺,其血药浓度监测临床实践尚处于早期,但在临床用药最佳剂量选择、减轻毒性反应、保证安全性等方面显示了重要作用,这说明对某些抗真菌药物进行 TDM 是非常必要的。

三唑类抗真菌药物药动学个体差异大。氟康唑的血药浓度具有可预测性,且在肾功能正常的患者中呈现线性药动学特征,因此无需进行常规血药浓度监测。但在白血病、发热、肾功能障碍的患者中,其表现出独特药动学特征,药动学参数发生改变。因此,在这类特殊人群中需要对其进行血药浓度监测。伊曲康唑广泛应用于治疗条件性真菌感染,其口服制剂吸收个体差异大。伊曲康唑的浓度与疗效之间有密切关系。由于伊曲康唑的剂量与浓度相关性不大,人体吸收不规则等原因,无论是在真菌感染的预防还是在治疗中,口服制剂都需要进行 TDM 来指导临床用药。伏立康唑血药浓度个体差异大,其原因除了吸收差异还有药物代谢的差异。有研究表明，在造血干细胞移植患者中，因药物代谢个体差异而导致药物谷浓度范围从 0.2mg/mL 到 6.8mg/mL 不等。伏立康唑药效学研究已经证明血药浓度与疗效间的关系。如因曲霉感染而使用伏立康唑的患者中，AUC/MIC<25 的患者中有 52%~60% 获得临床疗效，而 AUC/MIC>32 的患者中有 80% 获得临床疗效。此外，伏立康唑的血药浓度还与药物毒性作用相关。这些研究均表明，伏立康唑的血药浓度具有高可变性，且其浓度与疗效和安全性有很大关联，因此对其进行 TDM 是很有必要的。泊沙康唑是新型三唑类抗真菌药物，其血药浓度与疗效之间具有相关性，药动学亦存在个体差异。但是泊沙康唑的相关研究还不够全面，因此需要对其 TDM 进行进一步研究。

两性霉素 B 为浓度依赖性和具有抗生素后效应的多烯类抗真菌药物。此种药物的安全性低，不良反应严重，其肾毒性多与蓄积量有关。由于其疗效与毒性和剂型、患者基础疾病及病原体有关，两性霉素 B 的 TDM 一般不常规进行。氟胞嘧啶一般与两性霉素 B 联用治疗隐球菌脑膜炎，其治疗指数窄，安全范围低，血药浓度与疗效及毒性具有相关性，所以推荐对其进行血药浓度测定。

（八）抗真菌药物研发趋势

1. 组蛋白脱乙酰胺酶抑制剂　目前对组蛋白的多重翻译后修饰（包括乙酰化、磷酸化、甲基化泛素化和腺苷二磷酸核糖基化等）均有研究，尤其是对组蛋白脱乙酰胺酶抑制剂的研究最为深入，可作为抗真菌增殖药物而成为研发的趋势。

2. 基因组学研究　基于基因组学的方法学研究在药物研究中的应用不断增多，其中应用最广的是自动化合成分析技术以及对已知靶点进行药物的筛选等。该方法作为研究药物的工具，寻找药物治疗的靶点。

目前基因组学研究最理想的抗真菌药物靶点将是：Chs3 编码的壳多糖合成酶Ⅲ催化亚基，壳多糖合成酶Ⅴ，可能存在的 β-1,6- 葡聚糖合成酶，Fks1、Fks2、Rho1 编码的 β-1,3- 葡聚糖合成酶，*Vrg4* 基因编码的高尔基体与鸟苷二磷酸（GDP）甘露糖苷传输蛋白，*eEF3* 基因编码的真核翻译 EF3。

3. 生物膜　真菌性生物膜由具有黏附作用的真菌群体形成，其生物膜形成可使真菌对宿主防御机制抵抗性增强，对抗真菌药物的敏感性下降。植入医疗器械上的念珠菌生物膜的形成是弥散性白念珠菌感染的一个主要来源。真菌生物膜未来的研究应重点放在生物膜生长的基因调控和耐药基因表达的研究上。王焕丽等报道大蒜素对体外白念珠菌生物膜有较强的抑制作用。

（九）美国感染病学会治疗方案

1. 侵袭性念珠菌病和曲霉病　美国感染病学会（IDSA）2008 年推荐的侵袭性念珠菌病和曲霉的治疗方案见表 6-27-2~ 表 6-27-4。随着新型三唑类和棘白菌素类抗真菌药物的出现，目前有关念珠菌病和曲霉的诊疗指南常推荐首选此类药物，而 AmB 和 L-AmB 常用于重症病例或作为上述抗真菌药物治疗无效或不能耐受时的补救治疗措施。

2016 年，在时隔 8 年后，IDSA 重新修订了曲霉病指南。疑诊曲霉病时，在诊断评估的同时，应尽早开始抗真菌治疗，强烈推荐伏立康唑为主要用药。确诊曲霉病时，应用伏立康唑和棘白菌素联合治疗至少 6~12 周。治疗中出现不良反应则应用两性霉素 B 脂质体、艾沙康唑或两性霉素 B 其他脂质体替代治疗。对粒细胞减少患者，建议减少免疫抑制剂用量，用粒细胞集落刺激因子或粒细胞输血。对于成功治疗，且后续仍须维持免疫抑制状态者，应行二级预防以防复发。对于慢性肉芽肿病，推荐用重组干扰素 γ；强烈推荐个体化治疗。对于病灶易于清除者,考虑手术。补救治疗策略一般包括:更换抗真菌药物类别;在可能的情况下削弱或逆转免疫抑制状态;对特定病例选择手术切除坏死病灶。儿童治疗方案同成人,但剂量应调整。

表 6-27-2　IDSA 推荐的念珠菌病的治疗方案

感染类型	治疗	
	首选	可选
念珠菌血症(非中性粒细胞减少的成人患者)	氟康唑、棘白菌素类	AmB 含脂质制剂、AmB、伏立康唑
念珠菌血症(中性粒细胞减少的成人患者)	AmB 含脂质制剂、棘白菌素类	氟康唑、伏立康唑
有症状的膀胱炎	氟康唑	AmB、氟胞嘧啶
慢性播散性念珠菌病	AmB 含脂质制剂、AmB、氟康唑	棘白菌素类
念珠菌骨髓炎	氟康唑	棘白菌素类 AmB 含脂质制剂、AmB
中枢神经系统念珠菌病	AmB 含脂质制剂	氟康唑
念珠菌眼内炎	AmB+ 氟胞嘧啶	AmB 含脂质制剂、伏立康唑、棘白菌素类
念珠菌心内膜炎	AmB 含脂质制剂、AmB、棘白菌素类	稳定后可改为氟康唑
念珠菌心包炎或心肌炎	AmB 含脂质制剂、氟康唑、棘白菌素类	稳定后可改为氟康唑
新生儿念珠菌病	AmB、氟康唑	AmB 含脂质制剂

表 6-27-3　IDSA 推荐的曲霉的治疗方案

感染类型	治疗	
	首选	可选
侵袭性肺曲霉	伏立康唑	AmB 含脂质制剂、卡泊芬净、米卡芬净、泊沙康唑、伊曲康唑
气管支气管曲霉、侵袭性副鼻窦曲霉、慢性坏死性肺曲霉、中枢神经系统曲霉、慢性空洞性肺曲霉	伊曲康唑、伏立康唑	卡泊芬净、米卡芬净、泊沙康唑、AmB 含脂质体
变应性支气管肺曲霉	伊曲康唑	伏立康唑、泊沙康唑
心脏、骨髓、关节曲霉	无统一推荐意见,可选用 AmB、伏立康唑	AmB 含脂质制剂、卡泊芬净、米卡芬净、泊沙康唑、伊曲康唑

对于隐球菌脑膜炎而言,美国感染病学会(IDSA)的诊疗指南推荐首选 AmB 或 L-AmB 进行治疗,在诱导期强调联合使用 AmB 或 L-AmB 和氟胞嘧啶的重要性。对于重症隐球菌肺炎则按照隐球菌脑膜炎来治疗。一项研究比较了 AmB 和 L-AmB 治疗艾滋病合并隐球

菌脑膜炎的疗效,发现使用 L-AmB 的患者脑脊液隐球菌培养转阴的时间明显短于 AmB 组(分别为 14 天和 >21 天),治疗 14 天时,L-AmB 组脑脊液培养转阴率高于 AmB 组(分别为67% 和 11%)。然而,两组在临床治疗应答时间及失败率方面并无差异。临床上应根据隐球菌病患者的病情、基础状况、不良反应、肝肾功能、药物可及性和可接受性来选择 AmB 或L-AmB。L-AmB 也是治疗毛霉病、马尔尼菲青霉病、组织胞浆菌病及毛霉病的主要药物。毛霉病的治疗原则是:治疗基础疾病,早期给予大剂量 AmB 辅以外科手术治疗。近年来推荐 AmB 含脂质制剂作为毛霉病的初始治疗药物。目前推荐治疗马尔尼菲青霉病的方案:先静脉滴注 L-AmB 2N,而后再口服伊曲康唑 10N:病情较轻的患者可口服伊曲康唑 8 周;也可使用伏立康唑治疗本病。对于组织胞浆菌病而言,临床研究显示 L-AmB 的疗效优于AmB。对于严重的组织胞浆菌病应静脉使用 L-AmB 2 周以上或直至病情缓解,对此治疗反应良好者,再口服伊曲康唑进行维持治疗。对于伴有脑膜炎的患者,应将 L-AmB 的使用时间延长到 4~6 周。对于其他的新发真菌感染如镰孢霉属感染、球孢子菌病、副球孢子菌病及芽生菌病等也可使用 AmB 或 L-AmB 进行治疗。

2. 可疑念珠菌病和曲霉病 IDSA 推荐的可疑念珠菌病和曲霉病的经验抗真菌治疗方案见表 6-27-4。

表 6-27-4 IDSA 推荐的可疑念珠菌病和曲霉病的经验抗真菌治疗方案

感染类型	治疗	
	首选	可选
可疑念珠菌病(非中性粒细胞减少的成人患者)	氟康唑、棘白菌素类	AmB 含脂质制剂、AmB
可疑念珠菌病(中性粒细胞减少的成人患者)	AmB 含脂质制剂、卡泊芬净、伏立康唑	氟康唑、伊曲康唑
可疑侵袭性曲霉病(中性粒细胞减少的患者)	AmB 含脂质制剂、伊曲康唑、伏立康唑	卡泊芬净

(十) IDSA2016 年版曲霉病诊治指南

IDSA2016 年曲霉病诊治指南,发表在 *Clinical Infectious Diseases* 杂志上,包括流行病学、诊断、治疗和预防等七个部分。

1. 易感者的预防

(1)应将住院的异体造血干细胞移植(HSCT)接受者安置在受保护的环境中,以减少霉菌暴露机会。

(2)对其他严重免疫功能低下的、易发生侵袭性曲霉病(IA)的高危患者也应给予相应防护措施,如急性白血病正在接受诱导 / 再诱导化疗方案治疗者。

(3)若住院无法提供防护病房的条件,推荐此类患者入住单独病房,且病房远离施工场地,也不允许将绿植或鲜花带入病房。

(4)建议对 IA 高危门诊患者采取合理防护措施,以减少霉菌暴露机会,包括避免园艺、施肥劳作或密切接触装修或施工场地。

(5)白血病诊疗中心与移植中心应当定期监测侵袭性霉菌感染。若发现霉菌感染率超过基线水平,或者非高危人群发生侵袭性霉菌感染,应当立即对医源性感染情况进行评估。

2. 诊断

(1) 在临床实验室推广使用分子生物学诊断技术以前,推荐采集足量组织和体液样本同时送检组织病理学/细胞学检查与真菌培养。如果分离培养得到非典型菌株或考虑存在耐药,可采用分子生物学实验方法进行菌种鉴定。

(2) 对于采用 PCR 法化验血检测 IA 尚存争议。

(3) 建议临床医生根据个案情况谨慎使用 PCR 试剂盒检测感染,根据具体试剂盒方法学与检测特点解读化验结果。使用该方法诊断时,应结合其他诊断性检测结果及临床具体情况。

(4) 对于特定患者亚群(血液系统恶性肿瘤、HSCT),推荐使用血清和支气管肺泡灌洗液(BAL)中的半乳甘露聚糖(GM),作为诊断 IA 的精确标志物。

(5) 不建议对接受抗真菌治疗或预防性治疗的患者常规筛查血液 GM,但可对这类患者的支气管镜样本检测 GM。

(6) 不建议对实体器官移植(SOT)接受者或慢性肉芽肿病(CGD)患者筛查 GM。

(7) 推荐对于高危患者(血液系统恶性肿瘤、HSCT),使用血清试剂盒检测 (1,3)-β-D- 葡聚糖诊断 IA,但不具有曲霉特异性。

(8) 当临床怀疑侵袭性肺曲霉病(IPA)时,无论胸片结果如何,推荐行胸部 CT 检查。

(9) 不建议在行胸部 CT 检查时常规使用造影剂。当结节或肿块靠近大血管时,推荐使用造影剂。

(10) 建议在治疗至少 2 周以后行胸部 CT 检查,以评估 IA 对治疗的反应;如果患者临床病情恶化,提示更早期进行 CT 评估。当结节靠近大血管时,可能需要更加频繁地监测。

(11) 推荐对 IPA 疑似病例行 BAL 支气管镜检查。患有重大合并症者不宜行 BAL 检查,如低氧血症、出血、需输注血小板的难治性血小板减少症。对于患有外周结节性病变者,BAL 回收量较低,应考虑行经皮或经支气管肺活检。推荐标准化 BAL 采集过程,并将 BAL 样本常规送检行真菌培养和细胞学检查,以及行以非培养法为基础的各项检查(如 GM)。

3. 抗真菌药治疗及预防

(1) 两性霉素 B 脱氧胆酸盐及其脂质衍生物,是曲霉感染初始治疗以及伏立康唑无法给药时补救治疗的适宜选择。

(2) 对于长期中性粒细胞减少患者及肺移植接受者,可考虑使用两性霉素 B 雾化吸入制剂进行预防性治疗。

(3) 棘白菌素是补救治疗 IA 的有效药物(单用或联合用药),但不建议作为 IA 常规单药治疗用药。

(4) 多数患者可优选三唑类药物防治 IA。

(5) 唑类用药者血药浓度达到稳态时,推荐进行治疗药物监测(TDM)。

(6) 临床医生应当了解唑类抗真菌药(伊曲康唑、伏立康唑、泊沙康唑、艾沙康唑)血清谷浓度及可能的药物交叉反应,如与环孢素、他克莫司和西罗莫司(及其他 CYP3A4 底物如酪氨酸蛋白激酶抑制剂)的相互作用,以优化疗效并避免潜在毒性作用。

(7) 多烯类或唑类药物与棘白菌素联合用药,可发挥药物协同或加强作用。然而,目前试验研究尚未得到确切结论。

(8) 不建议在初始感染阶段对分离菌株常规抗真菌药敏试验,而应作为疑似唑类耐药、抗真菌药治疗无反应者或用于流行病学研究时的参考方法(强烈推荐;证据级别中等)。

4. 治疗方案和辅助治疗方法

(1) 推荐使用伏立康唑作为主要治疗用药。

(2) 对于强烈怀疑 IPA 的患者,有必要在进行诊断性评估的同时,尽早开始抗真菌治疗。

(3) 替代治疗用药包括两性霉素 B 脂质体、艾沙康唑或两性霉素 B 其他脂质制剂。

(4) 对于确诊为 IPA 的患者,可考虑使用伏立康唑和棘白菌素的联合抗真菌治疗。

(5) 不建议使用棘白菌素作为主要治疗用药。当唑类和多烯类抗真菌药禁用时,可使用棘白菌素(米卡芬净或卡泊芬净)治疗。

(6) 建议持续治疗 IPA 至少 6~12 周,治疗时间很大程度上取决于免疫抑制程度及持续时间、病灶部位和病情改善的证据。

(7) 对于成功治疗 IPA 且后续仍需维持免疫抑制状态者,应当进行二级预防治疗用来防止复发。

(8) 在可行的情况下,建议在抗曲霉治疗的过程中减少免疫抑制剂用量或不用药。

(9) 对于确诊或疑似 IA 的患者,出现中性粒细胞减少可考虑给予细胞集落刺激因子。

(10) 若中性粒细胞减少的 IA 患者行标准治疗无效,或预计该状态可能会持续超过 1 周,可考虑行粒细胞输血治疗。

(11) 对于慢性肉芽肿病患者,推荐使用重组干扰素 γ 作为预防治疗用药。

(12) 对于病灶易于清除的患者,应当考虑手术治疗曲霉病(如侵袭性真菌性鼻窦炎或局部皮肤病)。

(13) IA 并非欲行化疗或 HSCT 者的绝对禁忌证。

(14) 确诊为曲霉病后,在决策何时进行辅助化疗或 HSCT 时,应当综合考虑感染病专家、血液病专家 / 肿瘤学专家的意见。如果延迟治疗,必须权衡考虑抗肿瘤治疗期间曲霉病进展风险与因恶性肿瘤死亡风险孰轻孰重。

(15) 推荐排除新发病原体感染,并根据患者病情进展速度、严重程度、感染范围及合并症情况,进行个体化治疗。补救治疗策略一般包括:更换抗真菌药物类别;在可能的情况下削弱或逆转免疫抑制状态;对特定病例选择手术切除坏死病灶。

(16) 在补救治疗时,可在当前方案中添加其他抗真菌药,或联合使用与初始方案类别不同的抗真菌药。

(17) 对于正在接受某种抗真菌药治疗而因此表现出不良反应者,推荐改为替代类别的抗真菌药,或使用不会造成不良反应叠加的替代药物(强烈推荐;证据级别低)。

(18) 补救治疗可选药物包括两性霉素 B 脂质制剂、米卡芬净、卡泊芬净、泊沙康唑或伊曲康唑。使用三唑类药物进行补救治疗时,应当综合考虑到之前抗真菌治疗影响、宿主因素、药动学及可能耐药性等多个因素。

(19) 特定患者亚群(血液系统恶性肿瘤、HSCT)可进行 GM 连续检测,以监测病情进展、治疗反应并预测结局。

(20) 关于使用 (1,3)-β-D- 葡聚糖预测 IA 患者结局,尚未广泛开展相关研究。

(21) 曲霉病患儿治疗同成人患者;但用药剂量有所不同,且一些抗真菌药物可用的儿童剂量尚不清楚。

(22) 气管 - 支气管曲霉病(TBA)出现真菌定植时,无需进行抗真菌治疗,除非患者有症状或处于免疫功能低下状态。治疗包括支气管镜去除黏液堵塞。若免疫功能低下患者存在侵袭性疾病无法根除的可能时,推荐使用具有抗霉菌活性的三唑类药物。

(23)支气管中心性肉芽肿病的治疗同变应性支气管肺曲霉病(ABPA)。

(24)TBA 出现侵袭性疾病时,可采用具有抗霉菌活性的三唑类药物或静脉给予两性霉素 B 脂质制剂治疗。还建议在可行的情况下,尽量削弱或逆转免疫抑制状态,并对特定病例的气道病变行支气管镜清创(强烈推荐;证据级别低)。

(25)对于肺移植接受者,推荐全身性抗真菌治疗包括定植状态在内的 TBA。另外,对于 TBA 合并支气管吻合口缺血或缺血再灌注损伤者,采用两性霉素 B 吸入剂进行辅助治疗。抗真菌治疗至少持续 3 个月,或直到完全清除 TBA 为止。

(26)推荐使用伏立康唑作为中枢神经系统曲霉病的主要治疗用药。对于伏立康唑不耐受或耐药的患者,可使用两性霉素 B 脂质制剂治疗。

(27)对于曲霉感染性眼内炎患者,推荐伏立康唑口服或静脉给药全身治疗 + 玻璃体内伏立康唑或两性霉素 B 脱氧胆酸盐局部给药治疗。

(28)推荐治疗侵袭性曲霉感染性鼻窦炎时,既可采用手术治疗,也可采用两性霉素 B 脂质制剂或全身伏立康唑治疗,但当鼻窦存在曲霉真菌球时,只采用手术治疗。可能需要扩大鼻窦造口,以改善引流并预防复发。

(29)对于曲霉感染性心内膜炎患者,推荐早期手术干预并联合抗真菌治疗,以防止发生栓塞并发症和瓣膜功能失代偿。推荐初始治疗采用伏立康唑或两性霉素 B 脂质制剂。在手术置换感染受累瓣膜后,应考虑进行终身抗真菌治疗。

(30)对于曲霉感染性骨髓炎和关节炎患者,在可行的情况下,建议进行手术干预联合伏立康唑治疗。

(31)皮肤病变可能提示发生播散性感染,推荐使用伏立康唑治疗,此外,还需评估感染的主要病灶。

(32)对于烧伤或大面积软组织创伤部位的曲霉病,建议进行手术清创联合抗真菌治疗。

(33)对于曲霉感染性腹膜炎患者,建议立即拔除腹膜透析导管,同时进行伏立康唑全身抗真菌治疗。

(34)对于食管、胃肠道和肝曲霉病患者,建议使用伏立康唑治疗并进行手术咨询,以预防并发症如出血、穿孔、梗阻或梗死。

(35)对于肝曲霉病患者,建议使用伏立康唑或两性霉素 B 脂质制剂作为初始治疗用药。对于肝外、肝周胆道梗阻或局部病变耐药者,应考虑进行手术干预。

(36)对于肾曲霉病患者,建议采用药物治疗与泌尿系统管理相结合的方式治疗。一侧或双侧输尿管梗阻时,可能情况下应当进行减压处理,并局部给予两性霉素 B 脱氧胆酸。肾实质疾病最好使用伏立康唑治疗。

(37)对于非侵袭性曲霉感染性外耳炎患者,应对外耳道进行彻底清洗,随后局部使用抗真菌药或硼酸治疗。

(38)建议临床医生在治疗耳部 IA 时延长伏立康唑全身用药时间,一般可联合手术治疗。

(39)对于曲霉感染性角膜炎患者,推荐使用 5% 那他霉素眼用混悬液或局部伏立康唑用药治疗。

(40)对于非移植患者的曲霉感染性支气管炎,可对呼吸道分泌物(一般为痰液)检出曲霉进行诊断,采用 PCR 法结合 GM 检测比单纯培养法敏感性要高得多。

(41)建议在口服伊曲康唑或伏立康唑治疗时,进行治疗药物监测。

5. 预防性治疗方案

(1)预防性治疗推荐用药包括泊沙康唑、伏立康唑和／或米卡芬净,卡泊芬净也可能有效。预防用伊曲康唑有效,但可能受限于药物吸收和耐受性限制。三唑类药物不应与其他已知具有可能同样毒性的药物(如长春碱)同时使用。

(2)HSCT 接受者患移植物抗宿主病(GVHD)具有发生 IA 的高风险,推荐采用泊沙康唑进行预防治疗。

(3)对于慢性免疫抑制的 GVHD 患者,推荐在整个免疫功能低下的期间持续进行抗真菌治疗。

(4)对于接受肺移植的患者,推荐在手术后进行抗真菌预防治疗,可采用全身三唑类用药如伏立康唑、伊曲康唑或两性霉素 B 吸入制剂持续治疗 3~4 个月。

(5)对于肺移植接受者,若肺移植前后发现存在霉菌定植、被移植的肺存在霉菌感染、鼻窦真菌感染以及单肺移植接受者,建议采用伏立康唑或伊曲康唑全身用药治疗,而不采用两性霉素 B 吸入制剂治疗。

(6)对于肺移植接受者,若使用胸腺细胞免疫球蛋白、阿仑珠单抗或大剂量糖皮质激素进行免疫抑制强化治疗,推荐重新开始进行抗真菌预防治疗。

(7)对于实体器官移植接受者,推荐在医疗结构感染流行病学和个体风险因素评估的基础上,制定预防治疗策略。

(8)对于突发性感染者,建议综合考虑感染进展速度、严重程度及当地流行病学情况,进行个体化治疗。原则上,推荐使用支气管镜和／或 CT 引导下肺周病变活检,进行积极而及时的确诊。

6. 经验性治疗

(1)对于长期合并中性粒细胞减少的高危患者,若在应用广谱抗菌药物治疗的情况下仍然发热,推荐进行经验性抗真菌治疗。可选抗真菌药物包括两性霉素 B 脂质制剂、棘白菌素类(卡泊芬净或米卡芬净)或伏立康唑。

(2)对于预计短期中性粒细胞减少者(持续时间 <10 天),不建议进行经验性抗真菌治疗,除非存在提示侵袭性真菌感染的指征。

(3)检测血清或 BAL 中的真菌标志物如 GM 或(1,3)-β-D- 葡聚糖,有助于减少无症状或发热的高危患者接受不必要的抗真菌治疗比例。

(4)对于强烈怀疑 IPA 的患者,有必要在进行诊断性评估的同时尽早开始抗真菌治疗。

(5)对于疑似或已确诊的突破性 IPA 患者,有关唑类药物预防性治疗或经验性抑制治疗的效果尚无临床试验数据证实,但建议可改用其他类别的药物进行治疗。

(6)对于没有进行抗霉菌预防治疗的肺移植接受者,在术后 6 个月内或接受免疫抑制强化治疗避免排斥反应的 3 个月内,若出现呼吸道曲霉无症状定植,建议先行抗霉菌治疗。

(7)肺移植 6 个月以后,以及近期无免疫抑制强化治疗时,停用抗真菌治疗曲霉气道定植应慎重。

7. 慢性曲霉病、过敏综合征或非侵袭性综合征的处理

(1)诊断慢性空洞性肺曲霉病(CCPA)要求满足以下条件:①慢性肺部症状、慢性肺病或进展性影像学异常,如空洞、胸膜增厚、空洞周围浸润及偶有真菌球;②曲霉 IgG 抗体升高或其他微生物学证据;③没有或少见免疫功能低下,通常合并一种或多种基础肺病。其中,曲霉 IgG 抗体检测是最灵敏的微生物学试验。PCR 法检测痰液中曲霉比培养法更敏感。

(2)CCPA 患者若无以下情形,可不进行抗真菌治疗,而是每 3~6 个月随访一次,即未合并肺部症状、无体重减轻或明显疲劳、肺功能无重大损伤或渐进性减弱。

(3)CCPA 患者、具有全身症状或肺部症状者、肺功能进行性减弱或影像学检查病变进展者,应当至少进行 6 个月的抗真菌治疗。

(4)口服给药优选伊曲康唑和伏立康唑;对于治疗出现不良反应或临床治疗失败者,可选用泊沙康唑作为三线治疗药物。

(5)治疗咯血可采用以下方法,即口服氨甲环酸(较弱推荐;证据级别低)、支气管动脉栓塞(强烈推荐;证据级别中等)或抗真菌治疗以预防复发(强烈推荐;证据级别低)。采用上述方法治疗失败者,需进行手术切除。

(6)对于治疗失败者、三唑类耐药者和 / 或具有不良反应者,给予米卡芬净、卡泊芬净或两性霉素 B 静脉给药有一定效果,疗程可能需要延长。

(7)对于病灶局限、药物治疗无效(包括广泛唑类耐药烟曲霉感染或支气管动脉栓塞下仍持续性咯血)者,可选用手术切除治疗。

(8)对于疾病呈进展性、长期甚至需终身抗真菌治疗者,可能需要控制病情并持续检测药物毒性和耐药性。

(9)无症状单一曲霉肿患者,以及空洞大小在既往 6~24 个月无进展者,应当继续进行病情观察。

(10)有症状者特别是严重咯血者,合并单一曲霉肿时,应当在没有禁忌证的情况下将其切除。

(11)不常规要求围手术期 / 术后进行常规抗真菌治疗,但如果术中曲霉肿破裂风险中等,建议采用伏立康唑或棘白菌素预防曲霉脓胸。

(12)针对曲霉的 IgE 和总 IgE 水平升高,可确诊变应性支气管肺曲霉病,同时有助于筛查感染。

(13)对伴有支气管扩张症或黏液阻塞的有症状的哮喘患者,除了口服或吸入糖皮质激素治疗,建议还应口服伊曲康唑,并进行治疗药物监测。

(14)对于囊性纤维化频繁发病和 / 或第一秒用力呼气量(FEV$_1$)下降者,建议在治疗药物监测下采用口服伊曲康唑治疗,并尽量减少使用糖皮质激素。如果血药浓度不能达到治疗水平,要考虑使用其他抗霉菌唑类药物。

(15)患者存在鼻息肉伴嗜酸性粒细胞黏蛋白增多、黏液可见菌丝,同时血清抗曲霉 IgE 抗体阳性或皮肤点刺试验阳性者,推荐确诊为变应性真菌性鼻窦炎。

(16)对于变应性真菌性鼻窦炎患者,推荐行息肉切除和鼻窦冲洗,以控制症状并诱导缓解,但容易复发。

(17)推荐鼻局部使用类固醇药物,以减轻症状并延长复发时间,特别是在手术后给药。

(18)对于难治性感染和 / 或迅速复发者,建议口服三唑类药物抗真菌治疗,而该方法仅部分有效。

(十一) IDSA 念珠菌病诊治指南

详见本章第四节。

(十二) 胸腺素

1. 提高机体免疫功能　树突状细胞(DC)作为高度专职化的主要抗原提呈细胞,在诱导针对相关抗原的高效、特异性 T 细胞免疫应答中起到关键作用,特别是在调节 CD4$^+$T 细胞向 Th1 细胞发展中起重要作用。复旦大学附属中山医院近年研究发现,糖皮质激素对曲霉感染致病机制是通过对 DC 的抑制作用而实现的。胸腺素 α_1($T\alpha_1$)可激活人类 DC,使之发挥吞噬作用,并分泌细胞因子,从而对曲霉孢子产生免疫应答,感染期体外试验可观察到 DC 吞噬真菌孢子和菌丝,并且证实曲霉孢子产生的刺激不足以诱导激活 DC。胸腺素 α_1 还改善了肺部的炎症病理状况。此外,胸腺素 α_1 可成功获得抗真菌的固有免疫和保护性 Th1 细胞免疫应答反应。该研究亦显示,胸腺素组保留人工气道的时间明显缩短,得到较高的治愈率(53.85%)和存活率(76.92%)。由此可见,胸腺素 α_1 能显著改善慢性阻塞性肺疾病(COPD)合并侵袭性肺曲霉病(IPA)患者的免疫功能,提高临床疗效,抑制有害炎症介质产生,增加机体抗真菌能力。但仍需大样本量的临床观察、更长时间的应用及随访来评价其对生存期的影响。

2. 胸腺素在 COPD 合并侵袭性肺曲霉病中的应用 COPD 是一种常见病、多发病,由于患者年龄较大、糖皮质激素及广谱抗生素的应用、慢性感染致气道黏膜受损、营养不良等多因素影响,发病者常伴有免疫功能异常。而曲霉作为一种条件致病菌,在机体抵抗力降低的基础上容易致病。除恶性肿瘤、器官移植外,COPD 成为侵袭性曲霉病的第三大易患因素。侵袭性曲霉病特别是 IPA 的患者,预后差,病死率达 50%~100%。治疗 IPA 除应用敏感抗真菌药物外,因免疫防御机制在宿主抗感染中的重要作用,逆转免疫抑制状态成为一项重要的抗感染辅助治疗方法。华北理工大学附属医院(原河北联合大学附属医院)为探讨胸腺素 α_1 在 COPD 合并 IPA 中的临床疗效,改善临床预后提供依据,选择 COPD 合并 IPA 患者 50 例,随机分为常规组和胸腺素组,胸腺素组于常规治疗外加用胸腺素 α_1,每天 1 次,共 6 周。两组治疗前后分别观察 $CD4^+$ 亚群比例、$CD4^+/CD8^+$ 比值水平及细胞因子 IFN-γ、IL-12 水平变化,观察两组人工气道保留时间,治疗第 12 周的治愈率、存活率。结果经治疗后,胸腺素组 $CD4^+$、$CD4^+/CD8^+$、IFN-7、IL-12 水平均明显升高,与治疗前及与常规组治疗后比较差异均有统计学意义(均 $p<0.05$);胸腺素组人工气道保留天数少于常规组,而治愈率、存活率明显高于常规组,差异均有统计学意义(均 $p<0.05$)。结论:在 COPD 并 IPA 的临床治疗上,除进行抢先抗真菌治疗外,提高免疫功能可明显改善患者预后。

目前已经明确,COPD 急性发作时机体的免疫力失调。COPD 患者既存在免疫功能的降低,又存在 T 细胞亚群相互制约的平衡失调,导致机体免疫功能紊乱,加之 COPD 患者气道黏膜受损,黏膜纤毛运动功能减退,清除功能下降,曲霉易侵入气道壁内,致使 COPD 患者发生 IPA 的可能性增大,其真实患病率可能为临床所低估。据报道,入住呼吸 ICU 的重症慢性气道疾病患者中 COPD 合并 IPA 的发生率 >10.0%,同时 COPD 合并 IPA 的病死率较高,因此需要提高警惕,及时发现并给予强有力的治疗,从而改善患者预后。侵袭性曲霉感染的患者在治疗过程中应注意自身免疫功能的调节。$CD4^+$ 和 $CD8^+$T 细胞数量和适当比例是免疫调节的关键,$CD4^+$ 和 $CD8^+$T 细胞彼此相互调节是免疫系统的核心,$CD4^+$ 反映辅助细胞,$CD8^+$ 反映抑制细胞,$CD4^+/CD8^+$ 被称之为免疫调节指数,两者协调维持着机体的正常免疫应答,在一定程度上反映机体的细胞免疫状态。胸腺素组分 5(TF5)是由 28 个氨基酸组成的多肽,能作用于 T 淋巴细胞的分化发育及成熟过程,通过增加 $CD4^+$T 细胞的数量及功能,降低 $CD8^+$T 细胞的数量,提高机体的细胞免疫状态,从而增强患者的呼吸道防御功能,增强机体抗曲霉的疗效。该研究的结果也证明了这一点。从细胞因子水平看,近年来发现 T 淋巴细胞在曲霉的适应性免疫中有非常重要的作用。Th1 型细胞因子如 IFN-γ 和 IL-12,具有抵抗曲霉病的保护性作用,Th2 型细胞因子如 IL-4 和 IL-10,其与曲霉感染和疾病进展相关。

3. 无脊椎动物 β- 胸腺素（β-thymosin） 是肌动蛋白单体（G-actin）的锚定因子,它可以阻止后者多聚化形成微丝。当前关于 β- 胸腺素的研究主要集中在脊椎动物中,发现其在淋巴系统的发育、维持免疫系统的平衡、中枢神经系统的发育等生命过程中起着重要作用。人体中胸腺素 $β_4$（thymosin $β_4$, T$β_4$）参与了机体抗菌过程,并且能促进伤口愈合,组织、器官的修复重塑。在无脊椎动物中,也发现了 β- 胸腺素,与 T$β_4$ 具有一定的相似性,但是在结构及功能上却比 T$β_4$ 更为复杂。

（十三）光动力疗法在真菌感染性疾病中的应用

光动力疗法（PDT）是一种选择性、非侵入性的微创医学治疗方法。作为一种日趋成熟的靶向新型疗法,其具有损伤小、安全可靠、重复性强、副作用低等特点。临床上可用来治疗真菌、细菌及病毒感染性疾病,特别是对那些耐药菌株以及皮肤黏膜的反复性真菌感染性疾病。其原理是在适当波长的光照射下,依靠氧的参与,通过Ⅰ型、Ⅱ型反应产生的以单线态氧为代表的一系列毒性活性产物,对细胞产生毒性作用,诱发病变组织发生坏死或损伤,最终达到治疗作用。但由于受到光敏剂、光源等诸多方面的影响,目前其主要用于抗真菌的辅助治疗。随着技术的发展,其在抗真菌治疗上有较大的发展空间。

第四节　念 珠 菌 病

念珠菌感染是由念珠菌属,尤其是白念珠菌引起的一种真菌性广谱病变。该病病原菌既可侵犯皮肤、黏膜和指（趾）甲等引起浅部念珠菌病,又能累及内脏器官系统甚至播散导致深部念珠菌感染。随着免疫受损或低下人群的不断扩大,机会性念珠菌病继续增多,迄今仍是医学真菌领域研究的热点。

一、病因学

（一）常见致病念珠菌

念珠菌是一种芽生的酵母状真菌,一种典型的条件致病菌。致病的常见念珠菌有: 耳念珠菌、白念珠菌、热带念珠菌、近平滑念珠菌、克柔念珠菌、类星形念珠菌、季也蒙念珠菌和光滑念珠菌等八种。

（二）致病因素

念珠菌病起因可能多为内源性的。促使该病发生的因素很多。

（1）基础疾病:最主要的有糖尿病、肺结核、肿瘤和艾滋病、严重烧伤、脏器移植等。

（2）宿主防御功能减退:①局部防御屏障受损烧伤、创伤、手术、某些介入性操作造成皮肤、黏膜的损伤,使病原体易于透过人体屏障而入侵。②免疫系统功能缺陷。

（3）提供病原体侵袭机会:各种手术、留置导尿管、静脉穿刺导管、内镜检查、机械通气等的应用,使病原体有了入侵机体的通路,从而可能导致感染。

（4）抗生素广泛应用:①广谱抗菌药物可抑制人体各部的正常菌群,有利于念珠菌的定植。②对抗生素敏感的菌株被抑制,使念珠菌这种条件致病菌大量繁殖,容易造成医院感染细菌的传播和引起患者发病。

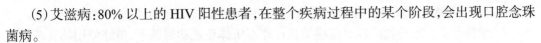

（5）艾滋病：80% 以上的 HIV 阳性患者，在整个疾病过程中的某个阶段，会出现口腔念珠菌病。

（三）白念珠菌与细菌跨界相互作用

白念珠菌是人体的共生菌群，可寄生在人体的体表、口腔、咽喉、肠道、阴道黏膜等部位，可引起皮肤局部感染甚至是危及生命的严重全身感染。人们发现，白念珠菌黏附在人体内形成的生物膜中，可常伴有铜绿假单胞菌、金黄色葡萄球菌的混合感染。目前认为两者之间存在高度的关联性，共同决定着对人体的致病性、对抗生素或是抗真菌药物的耐药性，然而其中的机制极为复杂。包括三种主要机制：

（1）念珠菌和细菌通过生物膜相互作用。如铜绿假单胞菌及鲍曼不动杆菌都可以抑制白念珠菌生物膜的形成，从而限制念珠菌的致病性。而混合生物膜中白念珠菌可增强铜绿假单胞菌的黏附能力，促进其生物膜形成，增强其致病性。

（2）念珠菌和细菌通过信号分子相互作用。细菌与念珠菌的跨界相互作用依赖于各自分泌的信号分子，感知彼此的存在并作出相应反应，影响彼此的致病性。

（3）通过影响宿主的免疫。如白念珠菌会引起宿主免疫防御应答，从而抑制肺泡巨噬细胞对细菌的清除作用。

这三种机制可互相协调促进共同作用于念珠菌与细菌的跨界相互作用。念珠菌常见跨界相互作用的细菌有铜绿假单胞菌、鲍曼不动杆菌、大肠埃希菌、葡萄球菌以及其他致病细菌，如伤寒沙门菌、洋葱伯克霍尔德菌、口腔链球菌等。

二、诊断

PCR 技术对深部念珠菌病的快速诊断已成为关注的焦点。分子生物学技术包括分子探针、限制性片段长度多态性（RFLP）、DNA 指纹图谱、随机扩增多态性 DNA（RAPD）等，已用于深部念珠菌感染的诊断。耳念珠菌可通过质谱和分子生物学技术鉴定。

三、治疗

真菌细胞壁是真菌的特有结构，大多数真菌细胞壁含有几丁质、β- 葡聚糖或 α- 葡聚糖和各种甘露蛋白等成分，维持细胞内的膨胀压力，保持菌体的完整性，其细胞壁的破坏必然导致菌体的溶解。而哺乳动物的细胞中不含细胞壁，因此针对真菌细胞壁的药物具有高效低毒的特点。

（一）抗念珠菌药

1. 棘白菌素类药物　这类药物目前开发的有以下三种：卡泊芬净、米卡芬净和阿尼芬净。

2. 新唑类药物　继氟康唑和伊曲康唑后，近年来又研制出系统用药，伏立康唑、泊沙康唑和雷夫康唑等。

3. 新的外用制剂

（1）舍他康唑（sertaconazole）：系广谱抗真菌的唑类药物，对酵母菌、皮肤癣菌和一些条件致病菌均有较好的抗菌活性，皮肤中的药物浓度很高，且安全性好，是一种理想的外用药物。

（2）布康唑（butoconazole）：新的抗阴道念珠菌感染的唑类药物。

（3）氟曲康唑（flutrimazole）：为一种新的咪唑类衍生物，其抗菌活性优于克霉唑，在体内外对皮肤癣菌和酵母菌(包括马拉色菌)都有效,同时还具抗炎活性,局部用药耐受性好。

4. 细胞因子 条件致病性真菌感染往往伴有机体免疫功能低下,单纯使用抗真菌剂有时难以奏效,故免疫抑制状态的逆转十分重要。

（二）IDSA2015 年念珠菌病诊治指南

2015 年 12 月 15 日 IDSA 发布最新念珠菌病诊治指南,由阿拉巴马大学伯明翰分校(University of Alabama at Birmingham)感染性疾病科的内科学教授 Peter Pappas 医生领导的专家组称,自从 2009 年上一版指南发布后,有关确诊或可疑的侵袭性念珠菌病的诊断、预防及治疗已有很多新的数据,治疗推荐意见需要有重大的改变。指南推荐采用棘白菌素类药物(如卡泊芬净)替代氟康唑作为一线药物治疗念珠菌血症。这是因为棘白菌素类药物对于念珠菌是杀菌剂而非抑菌剂。建议感染性疾病专科医生会诊,以便早期鉴定不同的念珠菌,开始抗真菌治疗,改善患者预后。指南涵盖了多个问题,从念珠菌血症、新生儿念珠菌病、血管内感染到 ICU 的预防,中枢神经系统受累以及黏膜感染等。面对抗真菌药物耐药日益严峻的问题,指南还建议,对于有临床意义的念珠菌分离株,检测唑类敏感性;对既往曾使用过棘白菌素类药物以及罹患光滑念珠菌或近平滑念珠菌感染的患者,还应考虑检测棘白菌素的药敏。新指南还推荐采用下阶梯治疗方法,即使用静脉抗真菌药物(如卡泊芬净)进行初始治疗,然后转换为氟康唑口服治疗。根据新指南,如果患者病情恶化却没有明显原因,或不明原因发热,白细胞升高,近期曾接受腹部手术,或留置中心静脉插管,应考虑念珠菌病的可能。对于念珠菌血症患者,如果怀疑导管是感染来源且可以安全拔除,应尽早拔除导管和其他血管内装置。

对于念珠菌血症患者而言,开始适当治疗的时间对预后有明显的影响。采用安全有效的预防策略可能使高危患者获益良多。特别需要指出的是,对于侵袭性念珠菌病患病率超过 5% 的 ICU,针对某些高危患者可能需要采取抗真菌预防措施。侵袭性念珠菌病是一种常见的医院获得性感染,与细菌引起的菌血症患者相比,念珠菌血症患者病死率更高,部分研究报道念珠菌血症患者的病死率可高达 47%。超过 90% 的致命性深组织感染是由 15 种真菌中的 5 种引起,包括白念珠菌、光滑念珠菌、热带念珠菌、近平滑念珠菌和克柔念珠菌。

1. 非中性粒细胞减少患者念珠菌血症的治疗 推荐初始治疗方案选用棘白菌素类(卡泊芬净:首剂 70mg,继以 50mg/d;米卡芬净 100mg/d;阿尼芬净:首剂 200mg,继以 100mg/d)。静脉或口服氟康唑,首剂 800mg(12mg/kg),继以 400mg/d(6mg/kg),可以作为棘白菌素类初始治疗的替代方案,但仅限于非危重症及考虑不可能为氟康唑耐药念珠菌感染的患者。对所有血源性和其他临床相关念珠菌分离株进行唑类药物敏感性检测;对于先前使用过棘白菌素类药物和感染光滑念珠菌或近平滑念珠菌的患者,应考虑进行棘白菌素类药物敏感性检测。对于临床症状稳定,分离株对氟康唑敏感(如白念珠菌),初始抗真菌治疗后复查血培养结果转阴的患者,将棘白菌素类更换为氟康唑(通常在 5~7 天内)。对于光滑念珠菌感染者,只有当分离株对氟康唑或伏立康唑敏感时,才考虑将治疗方案调整为更高剂量的氟康唑 800mg/d(12mg/kg)或伏立康唑 200~300mg(3~4mg/kg),一天 2 次。若无法耐受、无法获得其他抗真菌药物或对其他抗真菌药物耐药,选用两性霉素 B 脂质体每天 3~5mg/kg 作为替代治疗方案。对于临床症状稳定,分离株对氟康唑敏感,初始抗真菌治疗后复查血培养转阴的患者,推荐两性霉素 B 脂质体治疗 5~7 天后调整为氟康唑。对于疑似唑类和棘白菌素类药物耐药的念珠菌感染,推荐选用两性霉素 B 脂质体每天 3~5mg/kg;伏立康唑 400mg(6mg/kg)一天 2 次,使用 2 剂,继以 200mg(6mg/kg)一天 2 次,可以有效治疗念珠菌血症,但作为初始治疗方案与氟康唑比较无明显优势。推荐口服伏立康唑作为克柔念珠菌感染菌血症的下阶梯治疗方案。所有非中性粒细胞减少的念珠菌血症患者应在诊断后的 1 周内进行细致的眼科检查，最好由一名眼科医生执行。血培养应每天或隔天进行，以明确念珠菌血症被清除的时间。无明显播散性并发症念珠菌血症的治疗疗程为 2 周，自血培养转阴和症状消失后开始计算。若考虑中心静脉导管为感染源且导管可被安全拔除，推荐尽早拔除中心静脉导管。但该决定仍需个体化。

2. 中性粒细胞减少念珠菌血症患者的治疗 初始治疗方案选用棘白菌素类（卡泊芬净：首剂 70mg，继以 50mg/d；米卡芬净 100mg/d；阿尼芬净：首剂 200mg，继以 100mg/d）。两性霉素 B 脂质体每天 3~5mg/kg 是一个有效的方案。但由于具有潜在毒性，其仅作为次选方案。氟康唑，首剂 800mg（12mg/kg），继以 400mg/d（6mg/kg）可作为非危重症和未使用过唑类药物患者的备选治疗方案。氟康唑 400mg/d（6mg/kg），可作为持续中性粒细胞减少且临床稳定患者的下阶梯治疗方案。这些患者应为敏感菌株感染且病原菌在血中已明确被清除。伏立康唑，首日 400mg（6mg/kg）每天 2 次，继以 200mg（6mg/kg）每天 2 次，可应用于需要覆盖曲霉的情形；对于中性粒细胞减少的念珠菌血症患者，若临床稳定，念珠菌在血中已明确被清除和分离株对伏立康唑敏感者，伏立康唑可作为下阶梯治疗方案。对于克柔念珠菌感染，推荐选用棘白菌素类、两性霉素 B 脂质体或伏立康唑。推荐无明显播散性并发症念珠菌血症的治疗疗程为至少 2 周，自念珠菌从血中被清除和临床症状缓解后开始计算。在中性粒细胞减少恢复之前，眼科检查发现脉络膜和玻璃体感染非常少见。因此，扩瞳眼底检查应在中性粒细胞恢复后 1 周内进行。在中性粒细胞减少患者中，念珠菌病的感染源并非主要来自中心静脉导管（如消化道），是否拔除中心静脉导管应个体化。对于持续性念珠菌血症患者，若预期中性粒细胞会持续减少，可以考虑输注粒细胞集落刺激因子（G-CSF）。

3. 慢性播散性念珠菌病的治疗 推荐初始治疗方案为两性霉素 B 脂质体每天 3~5mg/kg 或棘白菌素类（米卡芬净 100mg/d；卡泊芬净：首剂 70mg，继以 50mg/d；阿尼芬净：首剂 200mg，继以 100mg/d），治疗数周。对于非氟康唑耐药株感染的患者，可以调整为口服氟康唑 400mg/d（6mg/kg）。疗程应持续至复查影像学证实病灶消散，常需数月。过早停止抗真菌治疗可导致复发。若需要化疗或干细胞移植，由于存在慢性播散性念珠菌病上述治疗不应被推迟。在整个高复发风险时期，抗真菌治疗需要全程使用。若患者存在持续发热，可以考虑在短期内（1~2 周）使用非甾体抗炎药或糖皮质激素。

4. ICU 非中性粒细胞减少患者疑似侵袭性念珠菌病经验性治疗 具有感染侵袭性念珠菌病风险和不明原因发热的危重症患者，应结合临床危险因素、侵袭性念珠菌病指标物和/或无菌部位的培养结果等情形，考虑经验性抗真菌治疗。对于具有上述危险因素和存在感染性休克临床症状的患者，应尽早启动经验性抗真菌治疗。ICU 非中性粒细胞减少患者疑似念珠菌病首选的经验性治疗方案为棘白菌素类药物（卡泊芬净：首剂 70mg，继以 50mg/d；米卡芬净 100mg/d；阿尼芬净：首剂 200mg，继以 100mg/d）。对于近期未使用过唑类药物和未感染唑类耐药念珠菌的患者，氟康唑首剂 800mg（12mg/kg），继以 400mg/d（6mg/kg）可以作为备选方案。若无法耐受其他抗真菌药物，两性霉素 B 脂质体每天 3~5mg/kg 可作为备选方案。对于病情好转的疑似侵袭性念珠菌病患者，推荐经验性治疗的疗程为 2 周，与念珠菌血症的疗程相同。对于经验性抗真菌治疗 4~5 天临床无改善，开始经验性治疗后发现侵袭性念珠菌病证据不足，或具有基于具有较高阴性预测值的非培养诊断的患者，可以考虑停止抗真菌治疗。

5. ICU 是否需要预防侵袭性念珠菌病？ 在侵袭性念珠菌病发生风险较高(发生率>5%)的成人 ICU 中,具有高危因素的患者可以应用氟康唑,首剂 800mg(12mg/kg),继以400mg/d(6mg/kg)。备选治疗方案为棘白菌素类(卡泊芬净:首剂 70mg,继以 50mg/d;米卡芬净 100mg/d;阿尼芬净:首剂 200mg,继以 100mg/d)。ICU 患者可以考虑每天用氯己定清洗,因为其可以降低包括念珠菌血症在内的血流感染的发生率。

6. 新生儿念珠菌病(含中枢神经系统感染)的治疗

(1)侵袭性念珠菌病与念珠菌血症的治疗:推荐两性霉素 B 去氧胆酸盐每日 1mg/kg 治疗新生儿播散性念珠菌病。对于先前未使用氟康唑预防治疗的患者,氟康唑静脉或口服每天 12mg/kg 是合适的备选方案。两性霉素 B 脂质体每天 3~5mg/kg 是一种备选方案,但应慎重选择,尤其是对于侵及尿路者。棘白菌素类应慎重选择,通常这类药物被限制用于补救治疗或因耐药或毒性而不能使用两性霉素 B 去氧胆酸盐或氟康唑的情形。对于血培养或尿培养念珠菌阳性的新生儿,推荐行腰椎穿刺和扩瞳视网膜检查。对于血培养念珠菌持续阳性的患者,应进行泌尿生殖系统、肝脏和脾脏的 CT 或 B 超检查。强烈建议拔除中心静脉导管。对于无明显播散性并发症的念珠菌血症患者,推荐的治疗疗程为 2 周,从念珠菌自血中被清除和症状改善时开始计算。

(2)新生儿中枢神经系统感染的治疗:推荐初始治疗方案为静脉注射两性霉素 B 去氧胆酸盐每天 1mg/kg。备选方案为两性霉素 B 脂质体每天 5mg/kg。对于两性霉素 B 治疗不佳者,可以加用氟胞嘧啶 25mg/kg,一天 4 次,作为补救治疗,但不良反应较为常见。对于氟康唑敏感的分离株,若初始治疗有效,推荐选择氟康唑每天 12mg/kg 作为降阶治疗方案。疗程应持续到目前存在的所有症状、体征、脑脊液和影像学异常得到改善。若条件允许,感染的中枢神经系统装置,包括脑室造口引流和分流管应尽可能移除。

(3)ICU 新生儿预防的推荐:在侵袭性念珠菌病发生率大于 10% 的托儿所,推荐出生体重小于 1kg 的新生儿可以预防性地静脉注射或口服氟康唑 3~6mg/kg,每周 2 次,治疗 6 周。对于初始体重小于 1.5kg 的新生儿因无法使用或耐药而不能选用氟康唑的,口服制霉菌素 10 万 U,1 天 3 次,治疗 6 周可作为备选治疗方案。口服牛乳铁蛋白 100mg/d 对体重小于 1.5kg 的新生儿可能有效,但目前在美国的医院并不可行。

7. 腹腔内念珠菌病的治疗 对于临床上有证据支持存在腹腔内念珠菌感染和念珠菌感染高危因素的患者,包括近期腹腔手术、吻合口漏及坏死性胰腺炎,应考虑行经验性抗真菌治疗。腹腔内念珠菌感染的治疗应包括控制感染源、适当引流和 / 或清创。腹腔内念珠菌感染的抗真菌治疗方案与治疗念珠菌血症或 ICU 经验性治疗非中性粒细胞减少患者的方案是相同的。腹腔内念珠菌感染的治疗疗程取决于原发灶是否控制以及临床治疗反应。

8. 呼吸道念珠菌分离株需要抗真菌治疗吗？ 呼吸道分泌物中培养出念珠菌通常为定植菌,很少需要抗真菌治疗。

9. 心内膜炎和心脏植入物感染的治疗

(1)念珠菌心内膜炎的治疗:对于自身瓣膜心内膜炎,推荐初始治疗方案包括两性霉素 B 脂质体每天 3~5mg/kg 单用或联合氟胞嘧啶 25mg/kg 一天 4 次;或大剂量的棘白菌素类(卡泊芬净 150mg/d,米卡芬净 150mg/d 或阿尼芬净 200mg/d)。对于敏感念珠菌,临床稳定和血中念珠菌已被清除的患者,推荐应用氟康唑 400~800mg(6~12mg/kg)作为下阶梯治疗方案。对于氟康唑耐药,但对伏立康唑或泊沙康唑敏感的分离株,可以将口服伏立康唑 200~300mg(3~4mg/kg)每天 2 次或泊沙康唑片 300mg/d 作为下阶梯治疗方案。推荐行瓣膜

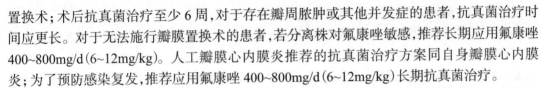

置换术;术后抗真菌治疗至少 6 周,对于存在瓣周脓肿或其他并发症的患者,抗真菌治疗时间应更长。对于无法施行瓣膜置换术的患者,若分离株对氟康唑敏感,推荐长期应用氟康唑 400~800mg/d(6~12mg/kg)。人工瓣膜心内膜炎推荐的抗真菌治疗方案同自身瓣膜心内膜炎;为了预防感染复发,推荐应用氟康唑 400~800mg/d(6~12mg/kg)长期抗真菌治疗。

(2)心脏植入装置念珠菌感染的治疗:对于起搏器和植入式心脏除颤仪感染,应移除所有装置。抗真菌治疗方案与推荐的自身瓣膜心内膜炎的治疗方案相同。对于局限于发生器囊袋的感染,推荐移除装置后继续抗真菌治疗 4 周。于侵及导线的感染,推荐移除导线后继续抗真菌治疗至少 6 周。对于心室辅助装置无法移除的,抗真菌治疗方案同推荐的自身瓣膜心内膜炎的治疗方案;若分离株对氟康唑敏感,只要装置在位,推荐长期应用氟康唑治疗。

(3)化脓性血栓性静脉炎的治疗:若条件允许,推荐拔除导管,切开引流或行静脉切除术。若存在念珠菌血症,推荐自念珠菌血症从血中被清除后使用两性霉素 B 脂质体每天 3~5mg/kg 或氟康唑 400~800mg/d(6~12mg/kg)或棘白菌素类(卡泊芬净 150mg/d,米卡芬净 150mg/d 或阿尼芬净 200mg/d)治疗至少 2 周。对于初始两性霉素 B 脂质体或棘白菌素类治疗有效并达到临床稳定状态,分离株对氟康唑敏感的患者,应考虑应用氟康唑 400~800mg/d(6~12mg/kg)下阶梯治疗。若临床和培养结果支持,血栓溶解可作为停止抗真菌治疗的依据。

10. 念珠菌骨关节感染的治疗

(1)念珠菌骨髓炎的治疗:推荐氟康唑 400mg/d(6mg/kg)治疗 6~12 个月或棘白菌素类(卡泊芬净 50~70mg/d,米卡芬净 100mg/d 或阿尼芬净 100mg/d)治疗至少 2 周,继以氟康唑 400mg/d(6mg/kg)治疗 6~12 个月。两性霉素 B 脂质体每天 3~5mg/kg,治疗至少 2 周,继以氟康唑 400mg/d(6mg/kg)治疗 6~12 个月可作为次选方案。推荐有条件的病例行外科清创术。

(2)化脓性关节炎的治疗:推荐氟康唑 400mg/d(6mg/kg)治疗 6 个月或棘白菌素类(卡泊芬净 50~70mg/d,米卡芬净 100mg/d 或阿尼芬净 100mg/d)治疗 2 周,继以氟康唑 400mg/d(6mg/kg)治疗至少 4 周。两性霉素 B 脂质体每天 3~5mg/kg,治疗 2 周,继以氟康唑 400mg/d(6mg/kg)治疗至少 4 周可作为次选方案。所有化脓性关节炎患者通常需要外科引流。若化脓性关节炎侵及人工装置,推荐移除装置。如果人工装置无法移除,同时分离株对氟康唑敏感,推荐长期应用氟康唑 400mg/d(6mg/kg)。

11. 念珠菌眼内炎的治疗

(1)念珠菌眼内炎的常规治疗方案:所有念珠菌血症患者均应行扩瞳视网膜检查,最好由眼科医生执行。对于非中性粒细胞减少患者,应于 1 周内检查以确定是否存在眼内炎。对于粒细胞减少患者,推荐检查时间推迟至中性粒细胞水平恢复。眼部感染的严重程度(脉络膜视网膜炎是否侵及黄斑,是否伴有玻璃体炎)当由眼科医生判定。抗真菌治疗和手术干预应由眼科医生和感染科医生共同决定。

(2)不伴玻璃体炎的脉络膜视网膜炎的治疗:对于氟康唑或伏立康唑敏感菌株,推荐氟康唑首剂 800mg(12mg/kg),继以 400~800mg/d(6~12mg/kg)或伏立康唑首剂静脉注射 400mg(6mg/kg)每天 2 次,继以静脉注射或口服 300mg(4mg/kg),每天 2 次。对于氟康唑或伏立康唑耐药菌株,推荐静脉注射两性霉素 B 脂质体每天 3~5mg/kg 单用或联合氟胞嘧啶 25mg/kg 每天 4 次。若侵及黄斑,推荐在上述抗真菌治疗方案的基础上,玻璃体内注射两性霉素 B 去氧胆酸盐(5~10μg 溶于 0.1mL 无菌注射用水)或伏立康唑(100μg 溶于 0.1mL 无菌

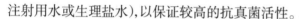

注射用水或生理盐水),以保证较高的抗真菌活性。

(3)伴玻璃体炎的脉络膜视网膜炎的治疗:推荐在以上不伴玻璃体炎脉络膜视网膜炎治疗方案的基础上,加上玻璃体内注射两性霉素 B 去氧胆酸盐(5~10μg 溶于 0.1mL 无菌注射用水)或伏立康唑(100μg 溶于 0.1mL 无菌注射用水或生理盐水)。为了减少组织屏障,使得全身性抗真菌药物难以到达的真菌脓肿部位得以清除,应考虑玻璃体切割术。治疗疗程至少 4~6 周,具体疗程的应根据眼科检查,视损伤的改善情冴而定。

12. 中枢神经系统念珠菌病的治疗 推荐初始治疗方案为两性霉素 B 脂质体每天 5mg/kg 单用或联合氟胞嘧啶 25mg/kg,一天 4 次。对于初始治疗有效者,推荐氟康唑 400~800mg/d(6~12mg/kg)下阶梯治疗方案。治疗应持续至所有症状、体征、脑脊液及影像学异常得以恢复。感染的中枢神经系统装置,包括脑室造口引流和分流管、刺激器、神经假体重建装置、释放化疗药物的生物聚合晶片应尽可能移除。对于脑室内装置无法移除的患者,可以通过装置脑室内给予两性霉素 B 去氧胆酸盐 0.01~0.5mg(溶于 2mL 5%GS)。

13. 念珠菌尿路感染的治疗

(1)无症状念珠菌尿的治疗:若条件允许,推荐去除诱发因素,如导尿管。不推荐应用抗真菌药物治疗,除非患者属于具有较高播散可能的高危人群。这些高危人群包括:中性粒细胞减少患者、出生体重极低(<1.5kg)婴儿和需行泌尿系手术患者。中性粒细胞减少患者和出生体重极低婴儿的推荐治疗方案同念珠菌血症的治疗。泌尿系手术的患者应在手术前后数天内予以氟康唑口服 400mg/d(6mg/kg)或两性霉素 B 去氧胆酸盐每天 0.3~0.6mg/kg。

(2)有症状念珠菌膀胱炎的治疗:若病原菌对氟康唑敏感,推荐口服氟康唑 200mg/d(3mg/kg)治疗 2 周。于氟康唑耐药的光滑念珠菌,推荐两性霉素 B 去氧胆酸盐每天 0.3~0.6mg/kg 治疗 1~7 天或口服氟胞嘧啶 25mg/kg,一天 4 次,治疗 7~10 天。对于克柔念珠菌,推荐两性霉素 B 去氧胆酸盐每天 0.3~0.6mg/kg,治疗 1~7 天。若条件允许,强烈推荐拔除导尿管。对于氟康唑耐药菌株,如光滑念珠菌和克柔念珠菌引起的膀胱炎,两性霉素 B 去氧胆酸盐(溶于无菌注射用水配成 50mg/L)膀胱冲洗治疗 5 天可能有效。

(3)有症状的念珠菌上行引起的肾盂肾炎的治疗:对于氟康唑敏感菌株,推荐口服氟康唑 200~400mg/d(3~6mg/kg)治疗 2 周。对于氟康唑耐药的光滑念珠菌,推荐两性霉素 B 去氧胆酸盐每天 0.3~0.6mg/kg,治疗 1~7 天单用或联合口服氟胞嘧啶 25mg/kg,一天 4 次。对于氟康唑耐药的光滑念珠菌,可以考虑单用氟胞嘧啶口服 25mg/kg,一天 4 次,治疗 2 周。对于克柔念珠菌,推荐两性霉素 B 去氧胆酸盐 0.3~0.6mg/(kg·d),治疗 1~7 天。强烈推荐解除尿路梗阻。若条件允许,对于留置肾盂造瘘管或输尿管支架的患者,可以考虑拔除或更换。

(4)真菌球相关念珠菌尿路感染的治疗:对于成人患者,强烈建议进行手术干预。推荐的抗真菌方案同上文所述膀胱炎、肾盂肾炎的治疗方案。有肾盂造瘘管,推荐两性霉素 B 去氧胆酸盐(25~50mg 溶于 200~500mL 无菌注射用水)经肾盂造瘘管冲洗。

14. 外阴阴道念珠菌病的治疗 对于非复杂性念珠菌性外阴阴道炎,推荐局部应用抗真菌药物。各种局部用抗真菌药物疗效相近。推荐单剂量口服氟康唑 150mg 作为非复杂性念珠菌性外阴阴道炎治疗的备选方案。对于严重的急性念珠菌性外阴阴道炎,推荐氟康唑 150mg,每 72h 1 次,共 2~3 剂。于口服唑类药物不敏感的光滑念珠菌性外阴阴道炎,将硼酸置于明胶胶囊内,经阴道局部应用,600mg/d 治疗 14 天可作为备选方案。对于光滑念珠菌感染的另一个备选方案为制霉菌素阴道栓剂 10 万 U/d 治疗 14 天。对于光滑念珠菌感染的第三种选择是局部单用 17% 氟胞嘧啶软膏或联用 3% 两性霉素 B 软膏治疗 14 天。对于复发的外阴阴道炎念珠菌病,推荐起始局部用药物或口服氟康唑治疗 10~14 天,继以氟康唑 150mg,每周 1 次,治疗 6 个月。

15. 口咽部念珠菌病的治疗　若病情较轻,推荐克霉唑锭剂 10mg,每天 5 次,或咪康唑口腔黏膜黏附片 50mg 一天 1 次,置于犬齿窝上方的口腔黏膜表面,治疗 7~14 天。病情较轻者的备选治疗方案包括制霉菌素混悬液 4~6mL,一天 4 次(10 万 U/mL),或制霉菌素片 1~2 片(20 万 U/片)每天 4 次,治疗 7~14 天。对于中重度患者,推荐口服氟康唑 100~200mg/d,治疗 7~14 天。对于氟康唑难治性疾病,推荐伊曲康唑口服液 200mg,一天 1 次,或泊沙康唑混悬液 400mg,一天 2 次,治疗 3 天,继以 400mg,一天 1 次,总疗程为 28 天。对于氟康唑难治性疾病的备选治疗方案包括伏立康唑 200mg,一天 2 次,或两性霉素 B 去氧胆酸盐口服混悬液 100mg/mL,一天 4 次。对于难治性疾病的其他备选治疗方案包括静脉注射棘白菌素类(卡泊芬净:首剂 70mg,继以 50mg/d;米卡芬净 100mg/d;阿尼芬净:首剂 200mg,继以 100mg/d)或静脉注射两性霉素 B 去氧胆酸盐每天 0.3mg/kg。长期治疗通常是没有必要的。对于已经复发感染需要长期治疗者,推荐氟康唑 100mg,每周 3 次。对于 HIV 感染患者,强烈推荐进行抗逆转录病毒治疗以降低感染复发率。对于牙托相关的念珠菌病,推荐对牙托进行消毒,同时进行抗真菌治疗。

16. 食管念珠菌病的治疗　通常需要全身性应用抗真菌药物治疗。在进行食管检查前进行诊断性的抗真菌治疗是恰当的。推荐口服氟康唑 200~400mg/d(3~6mg/kg),治疗 14~21 天。对于无法耐受口服药物治疗的患者,推荐静脉注射氟康唑 400mg/d(6mg/kg)或棘白菌素类(米卡芬净 150mg/d;卡泊芬净:首剂 70mg,继之 50mg/d;阿尼芬净 200mg/d)。对于无法耐受口服药物治疗者,次选治疗方案为两性霉素 B 去氧胆酸盐每天 0.3~0.7mg/kg。若患者可以耐受口服,可以考虑逐步过渡至口服氟康唑 200~400mg/d(3~6mg/kg)。于氟康唑难治性疾病,推荐伊曲康唑口服液 200mg/d 或静脉注射或口服伏立康唑 200mg,一天 2 次,治疗 14~21 天。对于氟康唑难治性疾病的备选治疗方案为棘白菌素类(米卡芬净 150mg/d;卡泊芬净:首剂 70mg,继以 50mg/d;阿尼芬净 200mg/d)治疗 14~21 天或两性霉素 B 去氧胆酸盐每天 0.3~0.7mg/kg 治疗 21 天。对于氟康唑难治性疾病,可以考虑泊沙康唑混悬液 400mg,一天 2 次或泊沙康唑缓释片 300mg 一天 1 次。对于食管炎复发的患者,推荐的长期治疗方案为氟康唑 100~200mg,每周 3 次。对于 HIV 感染患者,抗逆转录病毒可降低感染复发。

17. 耳念珠菌病的治疗　棘白菌素对部分菌株仍然有效。

第五节　肺部真菌感染

一、概况

肺部真菌感染的发病率不断增高,越来越受到临床的重视。肺真菌病的致病菌繁多,不同菌种的影像学表现既有相同征象又有不同征象,主要征象包括肿块、结节、实变、空洞、晕征等,但是特异性征象相对较少,常常误诊为周围型肺癌或肺结核,导致过度治疗或延误治疗。所以肺真菌感染的诊断与鉴别诊断具有重要的临床意义。

肺是深部真菌感染最常见的靶器官之一。目前尚无肺部真菌感染发病率的确切资料。总体而言,我国肺部真菌感染中绝大多数为条件致病性真菌,以念珠菌和曲霉最常见,其次为新生隐球菌和毛霉及孢子丝菌。肺部侵袭性真菌感染近年发病率增加,致死率高,是呼吸科疾病治疗的一项挑战。治疗早期尽量选用覆盖面广、有效率高、机体毒性小的药物。卡泊芬净可覆盖念珠菌和曲霉感染,为肺部真菌经验性治疗一线用药。患者耐受性良好,不良反应少,与其他药物联合用药前景广阔。曲霉感染在免疫功能低下人群中的高发病率及高致死率应受到重视。免疫缺陷患者,包括各种原因造成的粒细胞缺乏、化疗、血液系统和实体瘤、造血干细胞移植、应用大剂量激素或细胞抑制剂等患者,是肺曲霉感染主要危险人群。但近年来研究显示,它也可发生于非免疫缺陷患者中,尤其是慢性阻塞性肺疾病及 ICU 重症患者。念珠菌肺炎确诊病例减少,可能与临床疗效好、活检机会少有关,因此仍需引起临床关注。肺部真菌感染难以及时、准确诊断并区分致病菌,治疗成功的关键在于早期诊断,尽早使用抗真菌药物,纠正免疫缺陷状态。

二、临床诊治难点和困惑

(一)特异性少

肺部真菌感染临床和影像学征象大多缺乏特征性(除曲霉外),诊断特异性更少。继发性肺真菌病往往被其严重的基础疾病或治疗药物(激素、免疫抑制剂量)所混淆或掩盖。

(二)二重感染

肺部真菌感染常为二重感染,本身也可以是复合性真菌所致,而常规实验室检查很难揭示所有致病微生物,常导致处理上的偏颇。

(三)真菌定植

上呼吸道存在条件致病性真菌的定植,通常的咳痰标本甚至经纤支镜或经人工气道吸引标本分离到此类真菌很难确定其临床意义,由于严重基础疾病或已属于终末期感染,很少能耐受侵袭性诊断技术。

(四)病理学诊断困难

肺活检组织病理学诊断是重要手段,但必须同时作组织标本的真菌培养,临床医生却很少了解这一基本要求。组织学上主要根据菌丝形态作为鉴别的基本依据,但有时在切片中见到孢子,菌丝不完整或缺如,则其鉴别十分困难。由于孢子深染,经验不足的病理科医师容易将其与肿瘤细胞混淆。

(五)治疗难

治疗可选用药物相对较少,而不良反应相对较多。不少肺部真菌感染抗真菌治疗的合理疗程迄今没有定论。基础疾病或原有的细菌性感染评价困难,激素免疫抑制剂和抗生素能否停用难以决策。

三、临床处理和预防控制的思考

1. 策略上的考虑

(1)临床处理程序:已如上述。

(2)预防和治疗新概念的引入:①预防治疗(如骨髓、肝、肺移植者);②靶向预防(如高危患者卡氏肺孢子菌);③经验性治疗;④预测或先发治疗(pre-emptive therapy);⑤靶向治疗。

2. 制定指南。

3. 预防医院内真菌感染,尤其肺曲霉。

四、诊断

肺真菌感染由于致病菌不同,其影像学表现呈多样性,又有着较多的重叠,部分病变缺少特异性。但是肺真菌感染也有其较鲜明的特征,如曲霉感染霉菌球的"新月征";磨玻璃影、"晕征"也是真菌感染病灶较具特征性的表现;此外,双肺多发病灶,征象多样,且变化快,也提示真菌感染。尽管部分肺真菌感染缺少特异性,但是,如果密切结合临床资料,认真分析 CT 征象,能够提高肺真菌感染诊断的准确性。

肺真菌感染与肺癌、肺结核的鉴别诊断:临床诊断及治疗过程中,肺真菌感染常常需要与肺癌、肺结核等疾病相鉴别。

(1)肺真菌感染与肺癌鉴别:①孤立结节或肿块病灶需与周围型肺癌鉴别。周围型肺癌常见于中老年男性,有痰中带血史,分叶、空泡、毛刺、空洞及胸膜凹陷征等征象较常见,部分伴有纵隔及肺门淋巴结肿大及胸水;肺真菌感染结节或肿块多位于胸膜下,多见空洞和晕征,部分出现支气管充气征,胸膜凹陷征极少见,肺门及纵隔淋巴结一般不肿大。②实变型真菌感染需与细支气管肺泡癌鉴别。细支气管肺泡癌 CT 表现为片状、斑片状实变影,密度不均,多见空泡及支气管充气征,部分有磨玻璃改变、胸水、肺门及纵隔淋巴结肿大、支气管充气征多出现在病灶内部;肺真菌感染病变位于肺野外中带,以外带为主,表现为单侧或双侧片状或斑片状密度增高影,实性部分密度比较一致,多累及一个肺叶或肺段,类似细菌性肺炎表现,4 例病灶可见厚壁小空洞,2 例病灶出现斑点状钙化影,7 例病灶内出现支气管充气征,多位于病灶近边缘部分,且大部分多于一支,5 例病灶与相邻增厚胸膜粘连;部分病灶周围密度明显变淡而稀疏,形成晕征。③多发结节真菌感染须与肺转移瘤鉴别,转移瘤一般有原发病史,病灶密度较高,边缘规整、清晰,少有毛刺、分叶、胸膜粘连等征象。

(2)肺真菌感染与肺结核鉴别:肺真菌感染实变型需与干酪性肺炎鉴别,两者均为大片实变影,前者密度比较一致,后者密度多不一致;前者空洞多为厚或薄壁小空洞,后者为多房无壁空洞;前者多出现空气支气管征,后者一般不出现。肺真菌感染的结节病灶须与结核球及血行播散型肺结核鉴别,前者结节相对较大,实性部分密度多一致,深分叶,长毛刺;后者结节一般较小,多为粟粒性小结节,少见分叶及毛刺,结节周围多见卫星灶,可见钙化灶,临床症状、体征较典型。此外,以实变影为主的肺真菌感染还须与细菌性肺炎鉴别。在增强扫描检查中,大部分周围型肺癌病灶呈轻中度强化,密度多不均匀,既往研究亦提示肺癌病灶增强 CT 值增加范围为 21~60HU;而多数肺真菌感染病灶多呈中重度明显强化,增强 CT 值增加范围多为 41~80HU;肺结核病灶强化程度一般较低,多在 40HU 以下,部分为41~60HU。研究表明:①对于明显强化尤其 CT 增加值超过 60HU 的病灶,肺真菌感染的可能性明显大于肺癌与肺结核;②对于轻中度强化,CT 增加值小于 40HU 的病灶,肺癌、肺结核的可能性大于肺真菌感染,且肺结核病灶的强化程度相对较低;③增强 CT 值在 41~60HU范围内,三者的强化程度鉴别意义不大,需要综合其他征象。

五、治疗

早期预防和治疗是降低肺部真菌感染病死率的关键。骨髓、肝、肺移植者应预防治疗,高危患者卡氏肺孢子菌作靶向预防,更要注意经验性治疗、抢先治疗及确诊治疗。预防医院内真菌感染,尤其肺曲霉,应从调节机体免疫力着手。治疗方法已如上述。

英国抗感染化疗会议对 ICU 病房中具有高危因素的患者制订了抗真菌感染分级治疗方案:①对缺乏真菌感染证据的患者进行预防治疗;②对发热患者用抗生素无效、不能排除真菌感染时抗真菌治疗;③对胸部 CT 晕征或出现不能用其他肺病解释的征象并具下列任意一项时进行抢先治疗:痰涂片有真菌菌丝或孢子、痰培养真菌阳性、血清学阳性者;④确诊后针对性治疗。

六、预防

呼吸系统疾病真菌感染率为 22.8%,并呈逐年增长趋势,平均年增长 6.9%,真菌感染正成为呼吸系统疾病的主要致病菌。目前大部分医师在临床治疗中,一般抗生素治疗无效时,仅仅考虑可能是抗生素使用种类不正确,而反复更换,没有给予感染菌谱的检验,从而导致真菌感染的发生率增加。必须加强对激素的应用指征的掌握,坚决杜绝激素滥用的出现。老年患者、慢性病及抗生素滥用是导致呼吸系统疾病真菌感染的重要因素,临床应当加强预防,在诊断时给予积极有效的辅助检查,杜绝药物滥用,确保疗效,避免真菌感染的发生,促进患者早日康复。

七、原发性肺隐球菌病

肺隐球菌病(pulmonary cryptococcosis,PC)是一种少见的肺部真菌感染性疾病,新型隐球菌是主要致病菌,格特隐球菌是某些地区隐球菌感染的主要病原菌,逐渐受到重视。新型隐球菌单独侵犯肺部者,称为原发性肺隐球菌病。

新型隐球菌广泛分布于自然界,在鸽子或禽类排泄物污染的土壤和灰尘中大量存在,正常人群的口腔、鼻腔、消化道、呼吸道也可以检出,通过空气传播,与其他机会性真菌一样,易侵袭免疫功能低下者,侵入机体的途径以皮肤和呼吸道最为常见。

原发性肺隐球菌病可以无任何临床症状,确诊主要依靠病理检查(包括外科肺活检、经皮肺穿刺活检、经支气管肺活检)。隐球菌的厚荚膜内有特异抗原性的多糖体,约 90%PC 患者的血清或脑脊液中可测出这一抗原或相应抗体,隐球菌荚膜多糖抗原检测对于隐球菌感染具有非常好的灵敏度和特异性,可作为隐球菌感染诊断的主要手段。

原发性肺隐球菌病,经过墨汁染色或真菌特异性染色,病灶内发现隐球菌病原体有诊断意义。X 线与 CT 表现多种多样,病变可为单发或多发,累及 1 个或几个肺叶。影像学表现无特异性。纤维支气管镜活检、经皮超声或 CT 引导下穿刺活检、开胸活检或手术切除获得组织找到新型隐球菌,可以确诊。

肺隐球菌病的治疗依赖于患者的免疫状态。患者免疫状态正常时,病情不重的原发性肺隐球菌病一般不需要治疗,部分患者可以自愈。多数人认为,患者确诊后即使无症状也应抗真菌治疗。因隐球菌易造成神经系统播散,特别是对于长期使用激素及免疫抑制剂的患者,有学者推荐抗真菌维持预防治疗。原发性肺隐球菌病的治疗包括手术切除和药物治疗。手术切除具有局部切除彻底、疗程短等优点,并且原发性肺隐球菌病在正常宿主常表现为结节样,多数不能排除肺癌,因此应作为首选手术。手术切除以局部切除为宜,术中发现淋巴结肿大多数情况下为反应性肿大,可以不切除。药物治疗用于已经明确隐球菌病诊断的病例,特异性抗真菌药物包括两性霉素 B、氟胞嘧啶、酮康唑、氟康唑等。单纯药物治疗治愈原发性肺隐球菌病比较困难。手术后的患者是否需要继续抗真菌治疗仍然有争议。

八、肺接合菌病

接合菌病（zygomycosis），曾为毛霉病（mucormycosis），是由接合菌门真菌（Zygomycota）引起的一类急性、亚急性或慢性感染性疾病。接合菌作为条件致病菌不仅可以感染免疫缺陷的个体，也可侵犯无基础疾病的正常宿主。近年来，随着器官移植、肿瘤化疗以及激素和免疫抑制剂的广泛应用，接合菌病的发病率呈逐年上升的趋势。根据感染部位的不同，接合菌病常分为鼻脑型、肺型、皮肤型和播散型等四种临床类型，其中肺接合菌病发病率仅次于鼻脑型，居第2位。在肺部真菌感染中，肺接合菌病的发病率远远低于曲霉与念珠菌等常见致病感染真菌，但病情凶险，预后较差。

肺接合菌感染多见于恶性肿瘤、糖尿病、骨髓或实体器官移植以及去铁胺治疗患者，我国肺接合菌病的易感人群以糖尿病、HIV感染、病毒性肝炎以及长期应用激素或免疫剂最为常见。病毒性肝炎患者罹患肺接合菌病的死亡率高达91.67%。

接合菌具有明显的血管侵袭性，可形成血栓和缺血性坏死，一旦出现血痰、咯血等症状，就应对接合菌感染保持高度警惕。影像学检查是肺接合菌感染的重要辅助诊断方法，可表现为渗出、空洞、实变等常见感染征象，晕轮征与新月征更具特异性，像侵袭性曲霉病一样具有重要的提示作用。初次CT扫描出现肺内多发结节（≥10个）伴胸腔积液更有利于肺接合菌病的诊断。

肺接合菌病进展迅速，病情凶险，如不进行及时有效的治疗，死亡率达100%。因此，临床上一旦高度怀疑接合菌感染时，及早启动治疗尤其重要。除了对小克银汉霉（*Cunninghamella* spp.）和部分临床株最小抑菌浓度增高外，两性霉素B对大多数接合菌均具有较好的体内外抗菌活性，是当前接合菌感染的一线治疗药物，其脂质体具有相同疗效但毒副作用显著减少，是两性霉素B理想的替代药物。单用两性霉素B（或脂质体）组生存率显著高于单用唑类药物组，唑类药物如氟康唑、伏立康唑等，抗接合菌活性较差，伊曲康唑体外药敏试验对部分菌种有效，唯有泊沙康唑对多种接合菌显示较好的抗菌活性，可作为有效的替补治疗方案。早期病灶切除是肺接合菌病另一个重要的治疗手段，接合菌感染进展较快，一旦血栓形成、组织坏死，将不利于药物抗菌作用，抗真菌药物联合外科治疗能显著改善患者的预后。加强高危患者保护，及时逆转潜在的易感因素，纠正糖尿病酮症酸中毒、抗病毒和保肝治疗，提高宿主的免疫力，是获得良好疗效的重要基础。

九、孢子丝菌病

孢子丝菌病临床表现多样，皮肤淋巴型是最常见的临床表现，其次为固定型。也可发生严重的播散性感染及不典型的临床表现。本病呈全球性分布，在过去的10年间，发病率一直在上升，特别是在拉丁美洲等热带和亚热带地区，有地域性分布特点。

过去认为孢子丝菌病是由单一菌种即申克孢子丝菌引起，近年来分子生物学研究已证实形态学上划分为申克孢子丝菌的菌株间具有高度遗传学上的变异。过去所称的申克孢子丝菌是一种复合体，除包括狭义的申克孢子丝菌（*Sporothrix schenckiisensttstricto*）外，还包括巴西孢子丝菌、球形孢子丝菌、墨西哥孢子丝菌、卢艾里孢子丝菌和白孢子丝菌，形成复合体的菌种往往从表型上很难区分，它们的临床表现和感染的身体部位甚至宿主都各不相同。各种分子学方面的研究已证明它们在基因水平上往往比原先认为的更加复杂。

孢子丝菌的体外药敏试验应用最多的是液基稀释法,即美国临床与实验室标准化研究所公布的 M38-A2 方案。抗真菌药物敏感性试验研究证实孢子丝菌临床分离株对不同抗真菌药物最低抑菌浓度(minimum inhibitory concentration,MIC)具有较大的范围。

孢子丝菌属于自然界广泛分布的腐生菌,从土壤和植物碎片中就能分离到,感染多仅限为皮肤损害,但近年来这种疾病的严重临床类型的报道逐渐增多,尤其见于免疫功能低下的患者如人类免疫缺陷病毒感染,但也有免疫力正常的个体发生播散型孢子丝菌病的报道。药物治疗方案包括碘化钾、伊曲康唑、特比萘芬、氟康唑和两性霉素 B。基于个体的临床条件、皮损范围、药物相互作用的评估、不良反应及系统受累情况选择不同的治疗方案,患者有可能出现恶心、呕吐、腹泻、头痛、腹痛、过敏反应和肝功能不全等不良反应。对于固定型和淋巴皮肤型孢子丝菌病,首选伊曲康唑 100~200mg/d,反应不好的患者可以增加到 400mg/d,儿童推荐剂量 5~10mg/(kg·d)。

对于孢子丝菌病,菌株的鉴定和抗真菌药敏试验的评价非常重要。有利于帮助确定患者最佳的治疗方案。在孢子丝菌病的治疗和免疫预防方面,除了传统的治疗方案外,基于单克隆抗体的预防和治疗方法也同样令人期待。

第六节　肝衰竭和肝移植术后侵袭性真菌病

近年来,侵袭性真菌病(IFD)的发病率呈上升趋势,其中主要是曲霉的感染。侵袭性曲霉病不仅常见于急性白血病、骨髓干细胞移植、实体器官移植、恶性肿瘤化疗等传统的免疫功能低下患者,也常见于肝衰竭、肝移植术后和严重感染者。

一、肝衰竭并发侵袭性肺曲霉病

继发感染是肝衰竭的主要并发症之一。随着免疫抑制剂、广谱抗生素及各种侵入性操作等诊疗措施的应用,肝衰竭并发院内真菌感染的发生率明显增加,导致治疗难度增大,疗程延长,病死率增高。因此,重视真菌感染已成为进一步提高重型肝炎患者生存率的重要目标和突破口。

肝衰竭患者代谢-营养不良、免疫紊乱、肠黏膜屏障功能不全,容易继发细菌或真菌感染,治疗过程中应用广谱抗生素和激素、进行侵入性操作或人工肝治疗等,增加了并发侵袭性肺曲霉病的危险。临床上,肝衰竭患者出现发热、咳嗽、咳痰、气促、胸闷等症状,抗生素使用无效时,应通过影像学、病原学检查等确定是否并发 IFD。

(一) 危险因素

多因素 logistic 回归分析显示,患者年龄 >60 岁、长期应用广谱抗生素、进行侵袭性操作是重型肝炎继发真菌感染的独立危险因素。其中年龄 >60 岁的危险系数最高,表明年龄越大,合并真菌感染的危险性越大,治疗效果差、病死率高。

重型肝炎合并真菌感染后,病情加重,导致病死率增高,应合理、正确使用抗生素,减少不必要的侵袭性操作,以降低院内真菌感染的风险;加强对老年患者真菌感染相关指标的检测,及早发现、及时治疗,对提高其临床疗效有着重要的现实意义。

（二）临床表现

患者以男性、中老年人为主，中老年人为真菌感染的易感人群。应用广谱抗生素和激素、血白细胞减少、疾病严重程度、侵入性诊疗操作与重型肝炎并发深部真菌感染密切相关。真菌感染部位以呼吸道、胃肠道、腹腔为主，多个部位都可发生真菌或者和其他细菌的感染，临床表现复杂，感染难以控制，从而加重了基础疾病，使住院时间延长，往往形成恶性循环，导致严重的后果。

对于重型病毒性肝炎患者，临床上除积极抗真菌治疗外，应积极治疗原发病，注重患者整体状况对预后的影响，及时给予全身营养支持、输血、血浆、白蛋白、氨基酸、免疫调节治疗，对易感者应积极采取预防措施，加强消毒隔离，严格无菌操作技术，合理应用抗生素，慎用激素，防止肠道菌群失调。

（三）治疗

美国感染病学会2016年新版曲霉病指南强调，疑似IFD时应尽早开始抗真菌治疗，确诊后应用伏立康唑和棘白菌素类联合治疗至少6~12周；出现不良反应应用两性霉素B脂质体、艾沙康唑或两性霉素B其他脂质体替代治疗；对于慢性肉芽肿病用重组干扰素γ；对于易于清除的病灶应行手术治疗。儿童治疗方案同成人，剂量应调整。

1. 氟康唑 应用于终末期肝病继发真菌感染患者的安全性：几乎所有的唑类抗真菌药均有肝脏毒性，而氟康唑对肝肾功能的影响相对较轻，是目前临床最常用的抗真菌药。终末期肝病患者免疫功能低下，又常有深静脉置管等侵入性操作的高危因素，合并细菌感染而应用广谱抗菌药物，这些都是这类患者易发生真菌感染的原因。如果不能够有效控制感染，则可引起级联反应，对肝脏造成二次打击，进一步加重肝损伤，出现肝肾综合征，甚至多脏器功能衰竭。《重症患者侵袭性真菌感染诊断与治疗指南》中指出，对于肝功能不全患者应用唑类药物应密切监测肝功能。国内回顾性分析2012年1月至2013年11月收治的64例终末期肝病继发真菌感染患者（失代偿性肝硬化27例、原发性肝癌21例、肝衰竭16例）的临床资料：氟康唑首剂0.4g/d静脉滴注，之后0.2g/d静脉滴注。结果氟康唑疗程4~62天，中位时间为15天，应用氟康唑第1、2、5、6周后患者血清$(1,3)$-β-D-葡聚糖指标明显下降（$p<0.05$），ALT、AST、TBIL、GGT、ALP、TC、CHE用药前后无明显变化。肾功能指标尿素氮（BUN）、肌酐（Cr）及肾小球滤过率（eGFR）在用药前后无明显变化，血红蛋白在用药第3周后较用药前明显下降（$p<0.05$）；血小板在用药8~14天明显下降，较用药前及其他时间的差异有统计学意义（$p<0.05$），患者的凝血功能无明显变化。4例（6.25%）患者出现与氟康唑密切相关的不良反应，3例表现为恶心、呕吐，1例为腹泻，停药后恢复。结论：终末期肝病继发真菌感染患者应用氟康唑安全，不良反应少，无明显肝肾毒性，用于终末期肝病患者并不加重肝肾功能损伤。

2. 耐药株 首选两性霉素B：真菌感染菌种以白念珠菌为主，其次是热带念珠菌和克柔念珠菌。药敏试验以两性霉素B敏感性最高，其次为氟康唑、伊曲康唑、氟胞嘧啶、伏立康唑，少数菌株对多种唑类药物耐药，存在交叉耐药。对氟康唑耐药株主要集中在克柔念珠菌、光滑念珠菌等，其中克柔念珠菌对氟康唑耐药。氟康唑对白念珠菌依然敏感，不失为治疗白念珠菌感染的首选药物，对于真菌耐药株，首选两性霉素B。

二、肝移植术后真菌感染

真菌感染的发生率占医院获得性感染的8%~15%。重症患者，尤其是实体器官移植患

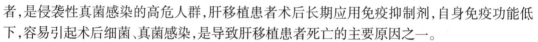

者,是侵袭性真菌感染的高危人群,肝移植患者术后长期应用免疫抑制剂,自身免疫功能低下,容易引起术后细菌、真菌感染,是导致肝移植患者死亡的主要原因之一。

（一）危险因素

中山大学附属第一医院 2003 年 1 月至 2010 年 11 月 94 例肝移植术后真菌感染,与同期未发生真菌感染的肝移植患者 603 例作对照,采用 X^2 检验和 t 检验对可能存在的真菌感染危险因素进行分析。结果肝移植术后真菌感染率为 13.5%(94/697),真菌感染病死率为 86.2%(81/94),白念珠菌居多,肺部为主。乙肝肝硬化、合并糖尿病患者比例高于对照组(23.4% 比 11.6%、9.6% 比 2.8%),器官功能不全、持续肠外营养时间较长、血糖控制不佳、机械通气及抗生素应用时间较长的患者比例均高于对照组($p<0.01$)。术前原发病与术后病情危重程度、长期高血糖、长期抗生素应用和机械通气等,是肝移植后真菌感染的重要危险因素。目前,用于真菌感染预防和治疗的药物中,卡泊芬净较好,伊曲康唑也有效果。

（二）胆道真菌感染病原菌特性及预后

成人原位肝移植术后早期感染是影响患者生存的重要因素。接受移植手术的患者,由于自身免疫功能异常,发生感染时临床症状常不典型。一旦病情凸显则迅速恶化,常合并多重、混合感染,即便应用敏感性药物,能否取得满意疗效仍为未知。这就使得早期识别感染部位和感染菌别,进行针对性用药显得至关重要。胆道在解剖结构上与肠道相通,免疫状态低下时病原菌可经此途径逆行播散至胆道,加上抗生素、激素的长期大量应用,胆道并发症引起的胆汁淤积,T 管和胆道支撑管的留置,以及各种侵入性胆道操作的实施等,均使得胆道成为肝移植术后仅次于肺部的病原菌感染好发部位。以往文献报道念珠菌感染比例在 63%~83%,曲霉属占 15%。天津医科大学第一中心临床学院 2003 年 1 月至 2013 年 9 月送检的肝移植患者术后胆汁标本中,56 例 113 份真菌阳性菌株的胆汁培养结果和药敏试验结果,表明肝移植术后胆道真菌感染几乎全部由念珠菌属引起。肝移植术后胆道真菌感染主要由白念珠菌引起,术后 1 个月内是感染高发期,胆道外感染和感染性休克与病死率显著相关。对于怀疑胆道真菌感染的患者要及时用药以挽救患者的生命。

（三）伏立康唑比氟康唑更适合术后

肝移植患者术后免疫功能低下,使用抗真菌药物时应注意其对肝肾功能的影响以及药物的相互作用,权衡利弊后选择用药。用药前详细询问患者既往史,包括与其他三唑类药物的交叉过敏史;对较长时间用药患者定期检测肝肾功能,如发现肝肾功能异常与所用药物相关时立即停药。除此之外,还应注意易感因素对伏立康唑和氟康唑的影响,尤其是老年人、器官功能不全患者以及孕妇、儿童、哺乳期妇女等均要慎用或禁用。天津比较了氟康唑和伏立康唑对肝肾功能的影响,结果显示,在肝功能方面,两组用药后 TP、ALP、GGT 均明显升高,表明两药均能影响肝功能。治疗前两组 TBIL 水平均高于正常值,给予熊去氧胆酸利胆治疗后,TBIL 水平均降低,且伏立康唑组 TBIL 降低更明显,其具体机制需进一步研究证实。肾功能方面,氟康唑组治疗后虽然 Scr 升高,但不影响 BUN 水平,因此 BUN/Scr 降低;伏立康唑组中 BUN、Scr 均明显升高,BUN/Scr 升高并逐渐趋于正常值。表明伏立康唑对肾功能的影响比氟康唑小,可用于治疗曲霉感染,但该药对肝脏的影响较大。

（四）米卡芬净更适宜器官移植患者

肝移植术后患者由于免疫抑制剂和广谱抗生素的使用,易出现机体免疫力降低,导致条件致病性真菌感染。尤其是深部真菌感染的死亡率为 30%~70%,是导致早期肝移植术后患者死亡的重要原因。肝移植术后避免免疫抑制剂血药浓度大幅波动,对维持肝功能稳定非常重要。许多药物可影响免疫抑制剂代谢。三唑类抗真菌药由肝脏细胞色素 P450 同工酶、CYP2C19、CYP2C9 和 CYP3A4 代谢,与西罗莫司、环孢素、他克莫司等多种药物存在相互作用。文献报道伏立康唑可影响患者他克莫司血药浓度,抑制他克莫司在肝脏微粒体中的代谢,同时应用伏立康唑和他克莫司可显著升高肝移植受者的他克莫司血药浓度(大约 10 倍)。因此,对于肝移植受者,在采用三唑类抗真菌药治疗时,应密切监测他克莫司血药浓度并随时调整用量。寻找高效低毒的抗真菌药物对于提高移植患者的长期存活十分重要。

中山大学附属第三医院研究结果显示,米卡芬净治疗肝移植术后合并 IFD 的总效率为 93.7%。米卡芬净的作用机制与传统的作用于真菌细胞膜的三唑类抗真菌药物不同,因此无交叉耐药性,对人体正常细胞影响较小,因不良反应停药者比较少见,安性明显优于两性霉素 B,用于存在肝肾功能损害的患者不会加重肝肾功能受损。

(陈紫榕)

第二十八章
胸腺因子在肝病中的应用

胸腺因子(thymic factor,TF)系指胸腺上皮细胞分泌,能进入血液循环,作用于外周血靶细胞,以维持机体平衡和功能调节的因子。通常称为胸腺素、胸腺激素和胸腺肽。实际上这些名称并不确切。因为胸腺上皮细胞除分泌胸腺素外,尚分泌许多其他活性物质,性质与细胞因子类似,高活性、多功能,应含"因子"二字;因其来自胸腺,应含"胸腺"的元素,故称胸腺因子。

病毒性肝炎抗病毒治疗只可抑制新的病毒合成,免疫调节剂才能调动机体免疫功能,破坏受病毒感染肝细胞,促进病毒清除;或通过非溶细胞途径清除病毒。因胸腺是细胞免疫中枢,免疫调节剂,尤其是胸腺制剂和特异性细胞免疫调节剂,在病毒性肝炎治疗中具有特殊作用。

第一节　胸　腺　结　构

胸腺是 T 细胞分化、成熟的场所。骨髓来源的前胸腺细胞,即前 T 细胞(Pre-T)进入胸腺后成为胸腺细胞,在胸腺微环境中发育分化,经过阳性选择和阴性选择,最后分化为能识别自身 MHC 分子和异己抗原的成熟 $CD4^+$ 或 $CD8^+$T 淋巴细胞。胸腺基质细胞分泌的胸腺因子、细胞因子及黏附分子,构成胸腺细胞发育极其重要的微环境,并与神经内分泌系统构成互相调节的网络。胸腺因子对胸腺细胞的分化生长具有重要的调节作用。巨噬细胞和树突状细胞也参与胸腺内微环境的形成。胸腺培育出的各种初始型 T 细胞,经血流输送至周围淋巴器官和淋巴组织。

胸腺表面有结缔组织被膜伸入实质形成小梁,将胸腺分隔成许多胸腺小叶,是胸腺的基本结构单位。胸腺小叶的外周是皮质,中心为髓质,皮质又分为外皮质层(即浅皮质层)和深皮质层。胸腺实质是由胸腺细胞和胸腺基质细胞组成。前者属于不同发育阶段的 T 细胞,后者则包括上皮细胞、树突状细胞和巨噬细胞等。

胸腺在胚胎早期由鳃沟外胚层和咽囊内胚层的上皮发生而成,故其早期原基是含有外胚层和内胚层的上皮组织;在淋巴干细胞迁入后,渐变为一种特殊的淋巴组织。小儿胸腺为薄片状粉红色软组织,分左右两叶,表面有薄层结缔组织被膜(capsule)。被膜结缔组织成片状伸入胸腺实质形成小叶间隔(interlobular septum),将胸腺分成许多不完整的小叶。每个小叶分为皮质和髓质两部分。皮质内胸腺细胞密集,故着色较深;髓质含较多的上皮细胞,故着色较浅。小叶髓质常在胸腺深部相互连接。

一、皮质

皮质(cortex)以上皮细胞为支架,间隙内含有大量胸腺细胞和少量巨噬细胞等。

1. 胸腺上皮细胞　皮质的上皮细胞有被膜下上皮细胞（sub-capsular epithelial cell）和星形上皮细胞（stellate epithelial cell）两种。

（1）被膜下上皮细胞：与结缔组织相邻的一侧呈完整的扁平上皮状，有基膜，相邻细胞间有许多桥粒连接，细胞的另一侧则有一些突起。有的细胞的胞质较丰富，胞质内含有一些内吞的胸腺细胞，类似胸腺分离细胞中所见的哺育细胞（nurse cell）。哺育细胞为一种大的圆形或椭圆形细胞，胞质内含有数个乃至数十个胸腺细胞，有的还进行有丝分裂，它们是 Th 细胞的前身。被膜下上皮细胞能分泌胸腺素和胸腺生成素。

（2）星形上皮细胞：即通常所称的上皮性网状细胞（epithelial reticular cell），细胞多分支状突起，突起间以桥粒相互连接成网，细胞表面标志不同于被膜下上皮细胞，但与胸腺小体上皮细胞的相同。表面具有大量的 MHC 抗原。此种细胞不分泌激素，其质膜紧贴胸腺细胞，有诱导胸腺细胞发育分化的作用。

2. 胸腺细胞　细胞的前身，它们密集于皮质内，占胸腺皮质细胞总数的 85%~90%。淋巴干细胞迁入胸腺后，先发育为体积较大的早期胸腺细胞（约占 3%）。它们经增殖后成为较小的普通胸腺细胞，其特点为开始出现 T 细胞抗原受体（TCR），且渐表达 CD4 和 CD8 抗原，此种细胞约占胸腺细胞总数的 75%，它们对抗原尚无应答能力。普通胸腺细胞正处于被选择期，凡能与机体自身抗原相结合或与自身 MHC 抗原不相容的胸腺细胞（约占 95%）将被灭活或淘汰，少数选定的细胞则继续分化，从而建立符合机制需要的淋巴细胞 TCR 库。进一步成熟的普通胸腺细胞，其 CD4 和 CD8 之中有一种增强，另一种减弱或消失，结果 $CD4^+$ 的细胞约占 2/3，$CD8^+$ 的细胞占 1/3。

二、髓质

髓质（medulla）内含大量胸腺上皮细胞和一些成熟胸腺细胞、树突状细胞和巨噬细胞。

1. 上皮细胞

（1）髓质上皮细胞（medullary epithelial cell）：呈球形或多边形，胞体较大，细胞间以桥粒相连，间隙内有少量胸腺细胞。髓质上皮细胞是分泌胸腺激素的主要细胞。

（2）胸腺小体上皮细胞（thymic corpuscle epithelial cell）：构成胸腺小体（thymic corpuscle），或称哈氏小体（Hassall's corpuscle），胸腺小体直径 30~150μm，散在分布于髓质内，由上皮细胞呈同心圆状包绕排列而成，是胸腺结构的重要特征，是胸腺发育正常的标志。小体外周的上皮细胞较幼稚，细胞核明显，细胞可分裂；近小体中心的上皮细胞较成熟，胞质中含有较多的角蛋白，核渐退化；小体中心的上皮细胞则已完全角质化，细胞呈嗜酸性染色，有的已破碎呈均质透明状，中心还常见巨噬细胞或嗜酸性粒细胞。胸腺小体上皮细胞不分泌激素，功能未明，但缺乏胸腺小体的胸腺不能培育出 T 细胞。

2. 成熟胸腺细胞　髓质内的胸腺细胞数量虽少，但均已成熟，并具有免疫应答的能力。

3. 树突状细胞和巨噬细胞　髓质内只有少数散在分布，Th 细胞常群集于树突状细胞附近。巨噬细胞也参与胸腺内微环境的形成，其分泌物能促进胸腺细胞的分化。

三、胸腺的血液供应及血 - 胸腺屏障

几条小动脉从胸腺四周穿越被膜进入小叶间隔，在皮质与髓质交界处形成微动脉，并发出许多毛细血管分布于皮质。这些毛细血管又汇入皮髓质交界处的毛细血管后微静脉，其中有部分微静脉是高内皮的，它是胸腺内淋巴细胞进出血流的主要通道。髓质的毛细血管

常为有孔型,汇入微静脉后经小叶间隔及被膜出胸腺。据统计,大鼠胸腺静脉血液中的淋巴细胞数量约为动脉血的1.5倍。血液内的大分子物质,不易进入胸腺皮质内,皮质的毛细血管及其周围结构具有屏障作用,称为血 - 胸腺屏障(blood-thymus barrier)。血 - 胸腺屏障由下列数层构成:①连续性毛细血管,其内皮细胞间有完整的紧密连接;②内皮基膜;③血管周隙,其中含有巨噬细胞;④上皮基膜;⑤一层连续的上皮细胞。

胸腺被膜内的毛细血管是有孔的,血内含有的各种自身抗原分子易经此渗出,进入靠近被膜的胸腺皮质内。这些微量的自身抗原与未成熟的普通胸腺细胞的相应抗原受体结合后,可导致该细胞的灭活或淘汰,从而使胸腺产生的某些T细胞对自身抗原具有免疫耐受性或无应答性。髓质血管的周隙较大,其中有多种细胞成分,如T细胞、B细胞、浆细胞、肥大细胞、嗜酸性粒细胞、成纤维细胞和脂肪细胞等;大的血管周隙内还可含有毛细淋巴管,内含较多的淋巴细胞,可能是胸腺输出淋巴细胞的另一条通路。

四、胸腺的神经末梢

胸腺内有丰富的神经末梢,终止于胸腺细胞之间或上皮细胞及巨噬细胞附近。胸腺细胞表面有多种神经递质的受体,表明神经对胸腺细胞的发育分化有调节作用。

五、胸腺的微环境

胸腺是T细胞发育成熟的主要部位,故称之为中枢免疫器官。胸腺微环境为T细胞发育分化创造了条件。对T细胞发育分化的研究主要是在小鼠体内进行的,并由此推论至人类。

胸腺微环境主要由胸腺基质细胞(thymic stromal cell, TSC)、细胞外基质(extracellular matrix, ECM)和细胞因子等组成。当T祖细胞(pro-T)自胚肝或骨髓进入胸腺后,在胸腺微环境作用下,可诱导其发育分化。在其分化成熟过程中,可先后发生各种分化抗原和各种细胞受体的表达,并通过正和负选择过程,最终形成T细胞库。最后成熟T细胞迁移出胸腺,定居于周围淋巴器官,参与淋巴细胞再循环,分布于全身组织。

(一)胸腺基质细胞

胸腺基质细胞可包括起源于胸腺胚基内胚层的上皮细胞和来源于骨髓的巨噬细胞、树突状细胞(dendritic cell, DC)、成纤维细胞、网织细胞和肥大细胞等。在基质细胞中以上皮细胞数量最多、分布最广,可分为皮质上皮细胞和髓质上皮细胞。它们在T细胞分化不同阶段都起重要作用,上皮细胞主要与正选择过程相关,而巨噬细胞等则与负选择过程相关。

(二)细胞外基质T细胞

在胸腺内的发育是由皮质向髓质移行的过程中完成的。在此过程发育中的T细胞即胸腺细胞需与胸腺基质细胞直接相互接触,或是通过细胞外基质介导两种细胞间接触,在T细胞的分化发育中起重要作用。现已确定的细胞外基质有胶原蛋白(collagen)、网状纤维、葡糖胺,以及一些糖蛋白如纤维粘连蛋白(fibronectin, FN)、层粘连蛋白(laminin, LN)等。

(三)细胞因子

胸腺细胞和胸腺基质细胞都能分泌细胞因子,并都有一些细胞因子受体,可相互调节胸腺细胞与胸腺基质细胞的分化发育和维持胸腺微环境的稳定(表6-28-1)。

表 6-28-1　胸腺细胞和上皮细胞产生的细胞因子及受体

	胸腺细胞细胞因子	上皮细胞受体	上皮细胞细胞因子	胸腺细胞受体
IL-1	+	+	+	+
IL-1ra			+	+
IL-2	+	+		
IL-3	+	−	+	
IL-4	+	+	−	+
IL-6	+	+	+	+
IL-7	+	+	+	+
IL-8		−	+	−
IFN-γ	+	+	−	+
IFN-α	+	+	+	+
TGF-α	−	+		
sCD23	−	−	+	+
GM-CSF	−	−		
M-CSF	−			
G-CSF			+	

（四）胸腺在免疫系统中的作用

胸腺的正常结构在 T 细胞的成熟过程中发挥着重要作用,它可促使形成功能完整的自身耐受性 T 细胞并清除自身反应性 T 细胞。胸腺皮质上皮细胞(cTECs)和胸腺髓质上皮细胞(mTECs)对 T 细胞的正常发育都十分重要。在正常发育过程中,T 细胞前体或胸腺细胞必须穿过胸腺的皮髓质交界处而进入皮质和髓质。胸腺皮质为 T 细胞进行阳性选择的区域。在阳性选择过程中,那些不与 MHC- Ⅱ类分子相结合的 T 细胞会发生凋亡。只有经过阳性选择的 T 细胞才能与自身限制性 MHC 分子结合的外源性抗原发挥一定作用,正在发育的 T 细胞随后进入胸腺髓质进行阴性选择,清除与自身抗原过度结合的 T 细胞。在胸腺组织中,T 细胞前体的主要分化阶段是由细胞表面 CD4 和 CD8 分子的出现情况决定的。初期,T 细胞前体不表达这些分子,称之为双阴性(double negative,DN)细胞。随后,当 T 细胞前体表面出现两种分子时,称之为双阳性(double positive,DP)细胞。最后,T 细胞表面只表达 CD4、CD8 中的一种分子,并发育成熟进入外周循环,称之为单阳性(single positive,SP)细胞。T 细胞前体经过皮髓交界部分进入胸腺成为 DN 胸腺细胞。DN 胸腺细胞迁移到胸腺皮质与 CD4 和 CD8 分子结合成为 DP 胸腺细胞。诱导机体形成 CD4$^+$ 和 CD8$^+$ 细胞的自身抗原肽,由 cTECs 以一系列复杂的传递过程提呈给胸腺 T 细胞。在阳性选择过程中只有一小部分与自身抗原肽 -MHC 复合物结合的 DP 胸腺细胞才能存活并继续发育。经过阳性选择后的胸腺细胞成为 CD4$^+$ 或 CD8$^+$ 的 SP T 细胞。而不能与自身抗原肽 -MHC 复合物结合的胸腺细胞则发生凋亡。随后,SP T 细胞进入胸腺髓质进行阴性选择,这一过程在阻止自身免疫病发生方面起着关键作用。胸腺髓质包含 mTEC 和具有抗原提呈作用的树突状细胞(DC),这两种细胞可相互结合将组织特异性自身抗原(tissue-specific self-antigens,TSAs)提呈给处于发育中的 T 细胞。胸腺 T 细胞可与大量 TSAs 相互结合,而那些与 TSAs 结合出现反应过度的 T 细胞会被清除。自身免疫调节因子(AIRE)基因调控着 mTECs 的 TSAs 的差异表达。在 mTECs 分化晚期阶段有 AIRE 的表达,AIRE 阳性的 mTECs 具有一种快速翻转作用,最终导致细胞凋亡。mTECs 凋亡后释放的 TSA 被 DC 摄取,将其提呈给处于发育中的淋巴细胞。调节性 T 细胞(regulatory T cell,Treg)通过抑制普通 T 细胞的增殖及功能来调节自身免疫。Treg 被视为免疫系统的"安全网"。而胸腺髓质在 Treg 的正常发育过程中发挥着重要作用。Treg 细胞的发育过程也包括胸腺皮质的阳性选择和胸腺髓质的阴性选择。

第二节　胸　腺　功　能

胸腺是中枢免疫器官,通过胸腺因子,对免疫系统的发育和免疫功能的调节起关键作用。

一、构成 T 细胞分化成熟微环境

(一)培育 T 细胞

胸腺是 T 细胞发育的主要场所。骨髓来源的前 T 细胞在胸腺微环境作用下逐步发育成熟。胸腺微环境是指由胸腺基质细胞及其所分泌因子组成的哺育 T 细胞成熟的胸腺内环境。现已知胸腺基质细胞由多种细胞组成,包括胸腺上皮细胞、巨噬细胞、树突状细胞、并指状细胞、哺育细胞、成纤维细胞和网状细胞等,它们具有各自的功能,并相互连接成网状结构,形成胸腺微环境,培育具有免疫活性的 T 细胞并将其诱导分化为各种 T 细胞亚群。

(二)产生胸腺因子

胸腺上皮细胞为主的胸腺基质细胞,产生多种肽类胸腺因子,如胸腺素(thymosin)、胸腺生成素(thymopoietin)、胸腺刺激素(thymulin)、淋巴细胞刺激因子(lymphocyte stimulating factor)和胸腺体液因子(thymic humoral factor)等。这些胸腺因子作用于胸腺细胞,诱导 T 细胞表面标志的出现,促使胸腺细胞成熟为 T 细胞并分化成亚群而获得免疫活性。

(三)分泌细胞因子

胸腺基质细胞还可分泌多种细胞因子,如 IL-1、IL-3、IL-6、IL-7、白血病抑制因子和集落刺激因子(CSF)等,它们也都有促使胸腺细胞增殖、分化和成熟的功能,此外,胸腺细胞自身也可分泌多种因子(如 IL-1、IL-2、IL-4 和 IL-6 等)对细胞的分化进行调节。

(四)表面分子相互作用

胸腺除分泌上述介质外,胸腺基质细胞与胸腺细胞之间通过表面分子的相互作用,影响胸腺细胞的发育、成熟和获得功能。例如膜表面表达主要组织相容性复合体(MHC)分子的哺育细胞,与胸腺细胞相互作用,使 T 细胞获得 MHC 限制性和区分"自己"与"异己"的功能。另外,胸腺基质细胞上表达的许多黏附分子(如 ICAM-1),与 T 细胞表面相应配体(如 CD2、LFA-1)相互作用,在促进 T 细胞的分化发育中起重要作用。

二、提供 T 细胞分化成熟场所

(一)胸腺细胞的发育阶段

当来自胚肝或骨髓的前 T 细胞(pre-T)进入胸腺后,T 细胞在胸腺的发育可分为三个阶段。第一阶段早期 T 细胞发育为双阴性细胞,其主要表型为 CD4⁻ 和 CD8⁻,故称为双阴性(DN)细胞。第二阶段在皮质区受胸腺哺育细胞(TNCs)哺育开始按顺序重排 γ、δ、β、αT 细胞受体(TCR)基因,最终产生两个主要的 T 细胞群:TCRγδ T 细胞和 TCRαβ T 细胞,前者继续保持双阴性,离开胸腺后在三级淋巴组织中进一步分化,后者转化为双阳性(DP)细胞,其表型为 CD4⁺ 和 CD8⁺。第三阶段为 DP 细胞经阳性和阴性选择过程,分化为具有免疫功能的成熟 T 细胞,只表达 CD4⁺ 和 CD8⁺,故称为单阳性(SP)细胞,然后迁出胸腺,移居于周围淋巴器官。

(二)胸腺选择过程

主要发生在 DP 阶段,此时 TCRαβ 基因重排、转录及表达,形成 TCRαβ-CD3 复合分子,并具有识别配基(自身 MHC 分子 + 自身抗原分子)的功能。DP 细胞与不同胸腺基质细胞相互作用,可导致不同的结果。

1. 阳性选择　主要发生在 DP 细胞与皮质型上皮细胞之间的相互作用。凡 TCR 与自身 MHC 分子有亲和性的胸腺细胞可与之结合导致克隆增殖,而无亲和性的胸腺细胞将导致死亡。在此过程中大部分 DP 细胞死亡,只有小部分 DP 细胞存活并增殖。此过程可排除所有非己 MHC 限制性 T 细胞克隆,保存自身 MHC 限制性 T 细胞克隆和潜在有害的自身反应性 T 细胞克隆。阳性选择可使 DP 细胞分化为 SP 细胞(CD4⁺CD8⁻ 或 CD4⁻CD8⁺)。

2. 阴性选择　主要发生于 DP 细胞与胸腺内巨噬细胞、树突状细胞或髓质上皮细胞间的相互作用。胸腺细胞 TCR 与上述细胞上的自身抗原 - 自身 MHC 复合物有高亲和性者结合,可导致自身反应性 T 细胞克隆死亡并排除,称为克隆排除(clonal deletion)或克隆存在,但受抑制不能活化,则称为克隆不应答(clonal anergy)。经胸腺阴性选择作用后,排除了自身反应性 T 细胞克隆,只有识别非己抗原与自身 MHC 分子结合的 T 细胞克隆存活,并由 DP(CD4⁺ 和 CD8⁺)细胞分化为具有功能的单阳性(SP)细胞(CD4⁺ 和 CD8⁺T 细胞)。所以成熟的 T 细胞库表现为自身 MHC 限制性和自身耐受两种性征。

经过胸腺的阳性选择和阴性选择以后,95% 以上的胸腺细胞通过凋亡的途径死亡,只有不到 5% 的胸腺细胞最后发育为成熟的 CD4⁺ 和 CD8⁺T 细胞,最后迁移出胸腺,进入外周淋巴组织或循环,具有正常的免疫功能。

三、胸腺 - 神经内分泌网络

免疫系统与神经内分泌系统之间存在双向调节关系,胸腺作为免疫系统中枢器官和内分泌器官的双重角色在神经内分泌网络中有特殊重要的作用。近年来,随着对胸腺和神经内分泌系统研究的深入,提出了胸腺 - 神经内分泌网络的概念。

(一)神经系统对胸腺功能的调控作用

胸腺有较复杂的神经分布,主要受自主神经支配。迷走神经、膈神经、喉下神经和舌下神经降支均发出纤维到达胸腺。人胎儿 11 周时胸腺中即出现神经纤维,22 周时皮质和髓质均有神经纤维分布,出生后至少可维持 15 年。胸腺的神经分布对胸腺功能有重要意义,当生理性退化或因严重疾患导致胸腺意外退化时,总伴有神经纤维分布缺失。体外培养的胸腺细胞用儿茶酚胺处理后,可影响胸腺细胞的分化和生长。裸鼠胸腺不能正常发育与交感神经的抑制作用有关,新生鼠用 β 受体阻断剂处理后可阻止胸腺的正常发育。已证明胸腺细胞具有 β- 肾上腺素受体,胸腺上皮细胞有乙酰胆碱受体,这从另一方面提示了自主神经对胸腺的调节作用。中枢神经系统对免疫功能也有调控作用,并且脑的不同部位对胸腺功

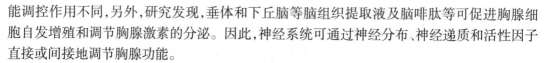

能调控作用不同,另外,研究发现,垂体和下丘脑等脑组织提取液及脑啡肽等可促进胸腺细胞自发增殖和调节胸腺激素的分泌。因此,神经系统可通过神经分布、神经递质和活性因子直接或间接地调节胸腺功能。

(二)内分泌系统对胸腺功能的调节作用

垂体及其激素对胸腺具有重要调节作用,去垂体大鼠或先天性垂体低下症的 Snell 侏儒小鼠,均有胸腺萎缩和外周 T 细胞功能降低;用生长激素(GH)治疗垂体低下症患者可恢复其低下的细胞免疫功能。外源性 GH 能有效地重建衰老的胸腺功能。甲状腺功能低下或亢进可分别使胸腺体积缩小或增大,正常动物给予甲状腺制剂后,中枢及外周淋巴器官体积增大,胸腺向外周输出的 T 细胞增多。另外,三碘甲腺原氨酸(T_3)在体外能促进胸腺上皮细胞分泌活性因子,说明甲状腺激素对胸腺的免疫功能和内分泌功能均有促进作用。胸腺细胞和胸腺上皮细胞均有糖皮质激素受体,应激时肾上腺皮质激素增加可使胸腺和淋巴组织萎缩,皮质激素处理正常动物可使胸腺细胞排空,而摘除肾上腺后胸腺则增生。性激素可影响胸腺的功能,胸腺上皮细胞等基质细胞中有性激素受体,性激素与这些受体结合后可调节胸腺激素的产生以致影响胸腺细胞的分化成熟。

(三)胸腺也是神经内分泌器官

胸腺可以影响神经内分泌系统的功能,新生期去胸腺小鼠或裸鼠下丘脑组织的激素含量改变,甲硫脑啡肽含量降低。青年猴去胸腺后血浆 β- 内啡肽降低,注射 TF5 可使 β- 内啡肽增加。给新生期去胸腺小鼠或裸鼠注射胸腺提取物或移植胸腺,可使垂体组织学异常得到改善,垂体激素含量增加。一般认为,胸腺对于下丘脑 - 垂体系统的神经内分泌功能的正常发育是不可缺少的,这在生命的早期显得更加重要。胸腺对甲状腺也有作用,注射胸腺提取物使甲状腺增生,去胸腺使甲状腺重量减轻,甲状腺激素 T_3、T_4 水平降低。胸腺通过下丘脑 - 垂体 - 肾上腺皮质轴对肾上腺皮质功能有间接影响。新生期去胸腺小鼠或裸鼠生殖功能明显降低,青春期延迟,卵巢重量减轻,血清性激素水平和受孕率降低,胸腺激素能提高血清性激素水平,胸腺对生殖系统有重要影响,胸腺的存在对雌性动物的生殖内分泌是必不可少的。此外,胸腺本身也产生神经内分泌激素,大鼠的胸腺提取物中有阿片肽样肽类成分,人胸腺中存在加压素和催产素的 mRNA,这两种神经激素是在胸腺上皮细胞中合成的。胸腺也可看成神经内分泌器官。

四、胸腺异常可导致胆固醇升高

人们总是把血清中胆固醇升高归罪于不良的饮食习惯。殊不知血清胆固醇含量和胸腺的功能有密切关系。胸腺分泌一系列激素参与包括胆固醇在内的机体有机物质的代谢调节。胸腺性疾病是引起高胆固醇血症的主要原因之一。胸腺功能低下的人中有 25%~50% 患有不同程度的高胆固醇血症;有一成的高胆固醇血症患者伴有胸腺功能低下。高胆固醇血症者,应该先检查胸腺功能是否正常。美国临床内分泌医师协会发起了一个称之为"用脖子(含胸腺)来控制胆固醇"的计划,旨在让人们了解胸腺与胆固醇之间的联系。我国更有理由发起"用脖子来控制肝炎"的计划,让人们了解胸腺与肝炎之间的联系。

五、生长激素降低可使胸腺萎缩

人在深度睡眠中会制造出生长激素(HGH),分泌的方式是用脉冲方式进行的。40 岁以后,或因精神压力及疾病造成深度睡眠减少时,生长激素的分泌减少或停止分泌。35 岁以上的人,生长激素分泌比年轻时减少近75%,可导致人体内脏各器官的衰退和萎缩,也导致大多数人的脂肪堆积,肌肉松弛,免疫功能下降等。

人的寿命应是性成熟期的5~7倍,性成熟期为20~25岁,理论上人可以活到100~175岁,然而大多数人活不到这一年龄。主要原因是,35岁以上的人,生长激素的分泌减少,使人体各脏器,尤其是胸腺器官的萎缩,造成免疫功能降低,感染机会增多,癌症、心脑血管疾病、糖尿病等发病率上升。

第三节 胸腺功能重建

一、成年胸腺仍起作用

1. 胸腺在人的一生都持续产生T细胞　以前的研究显示,胸腺只在儿童期具有活性,而后萎缩。1998年得克萨斯大学西南医学中心的研究者在《自然》上报道说,胸腺在人的一生都持续产生T细胞。

2. 胸腺帮助成人再生免疫系统

(1) 自体同源骨髓移植的研究:《柳叶刀》杂志报道,34岁到66岁接受自体同源骨髓移植的患者(化疗后接受了自己的骨髓),胸腺再生了免疫系统。

(2) 同种异体移植患者的研究:从婴儿到成人的67名接受同种异体移植的患者研究发现,胸腺在成年期继续发挥作用,并影响接受异源干细胞移植患者的恢复。研究者观察了白血病患者接受异源骨髓或干细胞移植治疗后胸腺所起的作用。这些患者因化疗而损失大量T细胞,经过同种异体移植后,胸腺的确帮助再生了新的免疫系统,特别是儿童,胸腺的贡献巨大,胸腺产生T细胞,抗感染,帮助移植患者恢复。

3. 抑制免疫药物并不抑制胸腺分泌　移植物抗宿主病可完全阻断胸腺新细胞的生成,但用抑制免疫药物能治疗移植物抗宿主病,却并不抑制胸腺的分泌。移植物抗宿主病经早期积极的治疗,不损坏胸腺分泌。

二、年龄和应激对胸腺功能的影响

(一)年龄对胸腺的影响

年龄增长对免疫系统的影响,特别是对胸腺的影响非常明显。新生儿胸腺重量为10~15g,出生后2年迅速增大,至青春期达高峰,可重达30~40g,青春期后开始缓慢退化,至中年前一直保持每年3%的速度递减,中年后则以每年不到1%的速度减少,85岁以后的胸腺,皮质很少,120岁以后完全退化。随着年龄增长、胸腺体积缩小的同时,伴随着胸腺结构的变化,儿童的胸腺结缔组织和脂肪细胞少,而老年人的胸腺组织则大部分由结缔组织和脂肪组织代替,此时尽管老年人的胸腺重量还有15g以上,但真正的胸腺细胞很少,随着年龄的增长,胸腺细胞数量减少比重量更为明显。胸腺萎缩以皮质最为明显,皮质中CD4$^+$CD8$^+$胸腺细胞数量下降,髓质中CD4$^+$CD8$^+$胸腺细胞也下降。除胸腺萎缩、细胞减少外,残留的胸腺组织效率低下,胸腺细胞IL-2受体(IL-2R)表达下降,对丝裂原的增殖反应减弱,产生的T细胞减少,如老年鼠(24个月龄)的胸腺产生的T细胞仅是新生鼠的0.7%。因此,胸腺萎缩可使外周的 T 细胞数量减少,从而使细胞免疫功能下降。

胸腺随着年龄增长而退化的机制尚未明了,可能与神经内分泌有关。性成熟期胸腺开始退化,而去除性腺可使胸腺增生肥大,正常动物给予性激素可使胸腺萎缩,说明胸腺退化可能与性激素分泌有关。用生长激素(GH)和甲状腺激素治疗也可使老年动物的胸腺功能恢复,而随着年龄的增长,GH 和甲状腺激素分泌下降,也可能与胸腺退化有关。

胸腺萎缩时,胸腺细胞及胸腺基质细胞减少,分泌活性明显衰退,体内胸腺激素水平随之下降,免疫功能低下,易发生肿瘤及自身免疫病,对各种感染的抵抗力下降。给老年动物移植新生期胸腺或注射胸腺激素(胸腺素、胸腺生成素等),可使因衰老而降低的免疫功能恢复活力。

(二) 应激对胸腺的影响

各种应激,如严重感染、HIV 和 HBV 感染、创伤、高温、高渗、缺氧、辐射和氧化应激等都能引起免疫器官的损伤。胸腺对应激很敏感,应激损伤能影响胸腺细胞发育,诱导胸腺细胞凋亡,引起胸腺萎缩,胸腺细胞数量下降,其中胸腺皮质萎缩最明显,减少的胸腺细胞主要为 $CD4^+CD8^+$ 双阳性胸腺细胞。

应激时胸腺细胞减少,可能与以下几个因素有关:①应激引起的骨髓多能干细胞减少,进入胸腺的前 T 细胞(pre-T)从而减少;②应激时产生的糖皮质激素(GC)、前列腺素 E_2(PGE$_2$)、TNF-α、活性氧等多种效应分子,介导胸腺细胞凋亡;③通过神经酰胺途径,介导胸腺细胞凋亡;④诱导胸腺细胞表达 CD95(Fas)分子,通过 CD3 介导胸腺细胞凋亡。

应激除造成细胞损伤外,还能诱导一些保护胸腺细胞的机制。应激时合成的热休克蛋白,能降低细胞对应激损伤的敏感性,增强细胞对应激损伤的抵抗力。应激也通过神经酰胺信号途径,激活视网膜母细胞瘤基因产物(Rb),导致受损细胞生长周期停止,分化增殖中断,使受损的细胞得以修复,防止应激状态进一步损伤细胞。另外,应激信号激酶(stress-signaling-kinase)Sek1 能保护胸腺细胞免于 Fas 和 CD3 介导的凋亡。这提示,Sek1 是介导 T 细胞发育过程中免于死亡的信号。一氧化氮既能诱导胸腺细胞凋亡,也能抑制胸腺细胞凋亡,其对凋亡的抑制可能与热休克蛋白的合成有关。

应激造成的胸腺细胞损伤,可通过减少糖皮质激素的分泌及作用,提高超氧化物歧化酶(SOD)水平等加以保护。大鼠烧伤应激前,给予糖皮质激素阻断剂 Ru486 或切除肾上腺,能抑制烧伤诱导的胸腺细胞凋亡。

(三) 胸腺增龄性萎缩分子机制

胸腺是哺乳动物重要的中枢免疫器官,是 T 细胞发育、分化、成熟和输出场所,是自身免疫耐受的中心。胸腺受年龄因素影响明显,在青春期后开始萎缩,胸腺这种随着年龄增长发生明显萎缩的现象,称为胸腺增龄性萎缩(age-related thymic atrophy),属于生理性萎缩。其特征为腺体变小,重量减轻,细胞结构破坏,脂肪细胞积累,细胞增殖能力下降。胸腺增龄性萎缩严重影响了免疫系统对抗原的应答性,增加了老年人罹患自身免疫病及病原感染的风险。虽然胸腺发生了增龄性萎缩,但是来源于骨髓的淋巴干细胞仍持续不断地迁移至胸腺分化、成熟,因此,胸腺作为 T 细胞成熟场所和"储蓄池"的功能仍持续一生。胸腺增龄性萎缩成为免疫衰老的直接原因和主要表现。所以,了解胸腺增龄性萎缩的发生机制将会对延迟免疫系统的衰老提供相关理论依据和实践基础。

1. 胸腺增龄性萎缩相关机制的假说 自认识到胸腺的重要性并发现胸腺增龄性萎缩的现象以来,人们开始不断探讨胸腺增龄性萎缩的机制,由此产生了许多假说。

（1）激素等外源因子的影响引发胸腺增龄性萎缩：研究证实，在神经内分泌免疫网络中，胸腺细胞和胸腺基质细胞表达了广泛的激素受体，以及神经递质和神经肽，激素和神经递质等影响了胸腺细胞的成熟。垂体产生的生长激素（growth hormone，GH）在青春期的时候最多，而此时的胸腺增长也是最快的，随着年龄的增长，GH 和甲状腺激素（thyroid hormone，TH）逐渐减少导致了胸腺停止生长，并发生萎缩。Chen 等用 GH 和 TH 治疗老龄动物可使其胸腺功能恢复。Morrhaye 等发现啮齿类动物分泌的生长激素（GH）和胰岛素样生长因子 -1（insulin-like growth factor-1，IGF-1）扭转了胸腺增龄性萎缩，增强了胸腺近期输出的功能，老龄动物使用生长激素 1 个月后胸腺功能完全或部分恢复。相反的性激素（sex hormone，SH）及其他类固醇激素在性成熟时的分泌往往伴随着胸腺萎缩退化的开始，而去除性腺可使胸腺增生，正常动物给予性激素可使胸腺萎缩，表明胸腺萎缩可能与性激素的分泌有关。

上述的外源性因子作用只说出了胸腺增龄性萎缩的可能原因和现象，究其内部的分子机制，这类外源因子的作用是直接对胸腺细胞还是通过改变胸腺微环境中的胸腺基质细胞（TSC）/ 胸腺上皮细胞（thymic epithelial cell，TEC）而发挥作用，目前尚无定论。

（2）骨髓来源的早期 T 细胞前体内在缺陷或招募不足引发胸腺增龄性萎缩：据推测，淋巴造血祖细胞（LPC）包括造血干细胞（hematopoietic stem cell，HSC）和早期 T 细胞前体（early T cell progenitor，ETP），LPC 的老化是由于其自身存在的缺陷。研究发现，老龄萎缩胸腺的募集 LPC 并没有缺陷。LPC 产生的总量没有随年龄增加而减少，老龄萎缩胸腺 TEC 表达的趋化 LPC 从骨髓迁移至胸腺的趋化因子 P- 选择素和 CCL25 及其受体（CCR9）在萎缩过程中变化不明显。这可以间接认为老龄萎缩胸腺从骨髓募集的胸腺 LPC 是没有减少的。由此 ETP 数量不足或 ETP 内在的缺陷并不是胸腺萎缩的主要原因。

（3）胸腺微环境内胸腺基质细胞的缺陷引发胸腺增龄性萎缩：胸腺增龄性萎缩主要由胸腺微环境改变引起，胸腺微环境内细胞主要是骨髓淋巴干细胞起源的胸腺细胞（thymocyte）和非骨髓淋巴干细胞起源的 TSC。TSC 是构成胸腺微环境支持的细胞群体，其中 TSC 的组成主要是 TEC。因此 TSC/TEC 的增龄性变化可能导致胸腺萎缩。有假说认为胸腺萎缩与皮质的胸腺基质细胞的减少有关。最近的小鼠实验证明，胸腺基质细胞数目没有发生显著性的变化，而是由于与其相关基因表达的变化，产生细胞因子（特别是 IL-7）的能力降低有关。

如上所述，胸腺萎缩是由于 TSC/TEC 的改变还是胸腺细胞的改变，或是两者同时改变所引起的目前还存在争论，目前国内外关于胸腺增龄性萎缩的发生机制主要有两种理论，一种认为随着年龄增长，骨髓来源的早期 T 细胞前体自身衰老导致功能降低，继而引发胸腺细胞的改变导致胸腺萎缩；另一种理论认为随着增龄，胸腺的 TSC/TEC 首先改变，使抚育成熟 T 细胞的功能减退导致胸腺萎缩。胸腺萎缩这些发生理论均指向一点：由于内源和外源的因素影响，引起胸腺微环境的改变是胸腺萎缩衰老的主要原因。由于胸腺微环境的多样性和复杂性，需要进一步深入研究。

2. 胸腺增龄性萎缩的分子调节机制　　胸腺微环境是一个高度异质性的三维网络结构，胸腺基质细胞、细胞外基质和细胞因子等成分构成 T 细胞赖以生存和发展的内环境。胸腺内 T 细胞生成、发育、输出、胸腺激素分泌等各种功能主要是由胸腺微环境执行和体现的。随着年龄增长输出的幼稚（naïve）T 细胞数量下降和外周 T 细胞受体（TCR）组分收缩，其主要原因是由于萎缩胸腺微环境内的一些关键因子和因素变化引起的。

(1)胸腺增龄性萎缩中免疫调控转录因子Foxnl的作用:Foxnl是翼状螺旋/叉头转录因子家族成员,Foxnl转录因子在皮肤和TEC所表达的与胸腺发育、萎缩相关。在胸腺器官发生中促进TEC表达并调控TEC的分化和增殖。*Foxnl*基因缺失导致了严重的胸腺发育不全和免疫缺陷。胸腺生长、发育及萎缩是与胸腺微环境的变化密切相关的,胸腺微环境是由TEC和非上皮性基质细胞交互排列形成胸腺内高度有序的三维网络结构。*Foxnl*基因在胸腺器官早期发生中促进TEC表达并调控TEC分化和增殖,据报道,*Foxnl*缺失裸鼠,TEC的发育受阻。TEC表达Wnt糖蛋白,Wnt1和Wnt4缺陷小鼠胸腺细胞结构异常,而Wnt与丝、苏氨酸激酶Akt(PKB)联合经自主分泌和旁分泌作用调控Foxnl的表达,调节胸腺的发育和功能。Soza-Ried等发现,小鼠胸腺TEC中调控*Foxnl*基因表达是Bmp的信号。在胸腺中Stop4信号也能上调Foxnl和FgfR-2Ⅲb的表达,从而影响胸腺细胞的发育。另有研究发现,Foxnl还参与了胸腺增龄性萎缩的分子调节。Sun等构造了一种小鼠,其Foxnl表现为增龄性减少直至消失,3~6个月小鼠的胸腺开始萎缩,其胸腺形态、大小类似于野生小鼠的18~22个月,为野生老龄小鼠胸腺提供外源性Foxnl的cDNA,结果部分缓解了胸腺萎缩和外周CIM细胞功能减退。因此Foxnl的表达下调引发了TEC细胞的恶化,破坏了有序的胸腺微环境,引发了胸腺增龄性萎缩。

(2)胸腺增龄性萎缩中细胞因子的作用:胸腺基质细胞分泌的可溶性细胞因子和胸腺细胞表面分子协同作用紧密调节促使淋巴细胞发育和成熟,然而,随着年龄增长,这些细胞因子的表达模式发生变化。TEC能产生一些造血细胞因子,如集落刺激因子(colony stimulating factor,CSF)、干细胞因子(stem cell factor,SCF)、转化生长因子β(transforming growth factor β,TGF-β)、抑瘤素M(oncostatin M,OSM)、白血病抑制因子(leukemia inhibitory factor,LIF)、IL-1、IL-3、IL-6和IL-7等。胸腺及机体生产这些强效细胞因子的复杂过程,控制胸腺细胞分化成熟进程和胸腺萎缩,而活化的胸腺细胞能分泌IL-2、IL-3、IL-4、IFN-γ和TNF-α等。据报道,一些细胞因子如IL-6、SCF、LIF和OSM的含量对胸腺萎缩有影响。那么增龄性萎缩的胸腺中细胞因子含量能否影响输出胸腺细胞的数量呢？ Sempowski等给小鼠静脉注射IL-6、SCF、LIF、OSM和M-CSF,观察这些因子对预期的胸腺急性萎缩的诱导情况,结果证实了这些因子可促进胸腺的萎缩、阻碍胸腺细胞分化成熟的进程。对人体胸腺和脂肪组织RNA的表达的研究表明,IL-6、SCF、LIF、OSM和M-CSF以及IL-7都是由胸腺上皮细胞和脂肪细胞产生的,对正常人已萎缩的胸腺组织分析也表明IL-6、SCF、LIF、OSM和M-CSF的mRNA表达量也随年龄增长而升高。但发育不同阶段的胸腺细胞其增殖及分化所涉及的细胞因子仍不够清楚。

(3)细胞因子对增龄性萎缩胸腺功能恢复的调节:尽管胸腺发生了增龄性萎缩,但它作为T细胞成熟场所和储蓄池的功能却维持一生。机体免疫功能恢复的关键是胸腺功能恢复,促进胸腺细胞分化成熟进程和加强naïveT细胞输出功能,对老年个体免疫功能恢复至关重要。已经发现某些细胞因子和其他信号传导对老龄小鼠胸腺的刺激作用。①角质细胞生长因子(KGF):KGF是由不同来源的间质细胞分泌的单链多肽,通过旁分泌途径刺激上皮细胞(其靶细胞)增殖的细胞因子。KGF能促进细胞的分裂、迁移、分化、抗凋亡等,特别在组织修复中发挥重要的作用。分析KGF的cDNA基因序列及蛋白肽链结构表明,KGF隶属成纤维细胞生长因子(fibroblast growth factor,FGF)家族,也称FGF7。胸腺中的基质细胞和各个不同发育阶段的T细胞包括CD3、CIM、CD8$^+$(TN)、CD4$^+$CD8$^+$(DP)和CIM$^+$或CD8$^+$单阳性T细胞中都发现有高水平KGF的存在。在胸腺基质中KGF主要是由胸腺成纤维细胞生产。FGF2Ⅲb作为KGF的特异性受体主要在上皮细胞表达。在胸腺,FGF2Ⅲb在胸腺上皮细胞表达,而在发育中的T细胞不表达。重组人KGF(rh-KGF)已由美国FDA批准用于治疗恶性血液病患者由高剂量放化疗导致的口腔黏膜炎。KGF对胸腺的刺激作用已用于胸腺萎缩小鼠模型研究,表明它是一个可行的加速免疫功能恢复治疗的药物。在接受环磷酰胺、地塞米松或照射处理的轻龄和老龄小鼠中,KGF处理组与对照组比较胸腺细胞显著增加。KGF治疗组老龄胸腺微环境的破坏也有所扭转,胸腺细胞多样性持续增加,老龄小鼠外周T细胞数量增加和功能恢复。KGF治疗轻龄小鼠TEC短期的扩增和幼稚TEC分化导致胸腺细胞发育增强和T细胞输出的增加。KGF预处理的同基因和异基因小鼠骨髓移植(BMT)导致胸腺输出质和量增强及外周T细胞重建。同样,KGF处理恒河猴外周血祖细胞CD34$^+$移植,可恢复胸腺结构和改善胸腺依赖性T细胞重建。具体来说,在KGF治疗组随着幼稚(naïve)T细胞和T细胞受体重排删除环(TREC)数量增加外周T细胞的功能不断恢复。②IL-7:IL-7不仅是早期B细胞的生长因子,而且也是胸腺早期T细胞的维持生长因子,天然IL-7是主要产生于骨髓基质细胞和胸腺基质细胞分泌的分子量约为25kD的糖蛋白,在角蛋白细胞和肠细胞也有产生。IL-7必须与其受体结合才能诱发生物学效应,IL-7R表达于常见的淋巴前体、发育中的B细胞、三阴(TN)和单阳(SP)的胸腺细胞,胸腺树突状细胞(DC)和CD4$^+$T细胞、CD8$^+$T细胞、γδT细胞和单核细胞、非造血细胞如角蛋白细胞和肠上皮细胞。IL-7R是由α链(CD127)和γc链(γc)构成,α链为胸腺基质淋巴蛋白的受体,γ链为IL-2、IL-4、IL-9和IL-15的共同链。Alves等研究表明,IL-7随着年龄增长的下调表达引发了胸腺增龄性萎缩,IL-7治疗成为扭转小鼠胸腺增龄性萎缩方法。有报道称,IL-7可降低T细胞凋亡频率。IL-7可促进凋亡抑制基因*Bcl-2*表达,从而维持胸腺细胞存活。体外试验显示,在IL-7表达缺陷时,DN细胞内的促凋亡蛋白Bax易于转位到线粒体,引发细胞凋亡。抗凋亡因子髓样细胞白血病-1(MCl-1)是*Bcl-2*家族的抗凋亡成员之一,T细胞特异性*MCl-1*基因切除可导致胸腺萎缩、DN细胞凋亡增加,而IL-7可以促进MCl-1的表达。因此,*Bcl-2*和*MCl-1*均作为IL-7的下游信号分子促进DN细胞存活。虽然仍有关于IL-7表达水平是否随着增龄而改变的争议,但给予免疫缺损的患者IL-7治疗,增强T细胞重建是清楚的。

　　如上所述,胸腺内细胞因子众多,在调控胸腺细胞分化、发育的不同阶段相互作用,互为因果,这些促进胸腺细胞因子研究的发展,无论其增加还是减少,对胸腺萎缩研究都起到了至关重要的作用。然而,这些研究仅仅是对一个出生后的复杂组织生理过程的干涉。为了充分阐明胸腺细胞分化成熟调控和胸腺增龄性萎缩的因素,需要用更广泛的系统的生物学方法来确定胸腺中关键蛋白质及其在胸腺的位置和其信号分子传导调节途径。

　　胸腺增龄性萎缩是胸腺微环境与免疫系统之间相互作用的结果,同时也是免疫系统和神经内分泌网络之间相互制约、相互调节的结果,胸腺处于复杂的调控网络当中,增龄性胸腺功能与状态调控的复杂性毋庸置疑。一旦人们掌握了免疫衰老的机制,那么就有可能阻断或延迟衰老,为人类的延年益寿做出贡献。延缓胸腺萎缩,预防衰老,是21世纪人类关注的几大科学热点之一,已受到国内外专家的高度关注,随着免疫学的进步和分子生物学的发展,胸腺增龄性萎缩的研究会更加深入。

三、胸腺易损易复

　　胸腺是易受损害的器官。急性疾病、肿瘤、大剂量照射或大剂量类固醇药物等均可导致胸腺的急剧退化,胸腺细胞大量死亡与衰竭;但病愈或有害因子消除后,胸腺的结构可逐渐恢复。若切除新生小鼠的胸腺,该动物即缺乏 T 细胞,不能排斥异体移植物;周围淋巴器官及淋巴组织中无次级淋巴小结出现,机体产生抗体的能力也明显下降。若在动物出生后数周再切除胸腺,因已有大量处女型 T 细胞迁至周围淋巴器官和淋巴组织内,能行使一定的免疫功能,短期内看不出影响,但机体的免疫力仍会逐渐下降。若给切除胸腺的新生动物移植一片胸腺,则能明显改善该去胸腺动物的免疫缺陷状态。

第四节　命名和分类

迄今尚无统一命名和分类方法,本节根据其性质和功能作如下尝试。

一、命名

1966 年 Goldstein 等首先从小牛胸腺中分离到有促进淋巴样细胞增生、具有免疫活性的蛋白类物质并命名为胸腺素,将它注入胸腺摘除的新生小鼠体内,可以恢复细胞免疫功能,具有与胸腺相同的生理作用。1975 年,他又改进了提纯方法,提取了胸腺素组分 5(TF5)的方法。此后,国内外均采用此法或在此基础上略加改进,从胸腺组织和血液中获得了多种具有激素样功能的提取物。但认识得最清楚的还是胸腺素组分 5(TF5)。近年来,虽有大量胸腺素 α_1 治疗病毒性肝炎的报道,但多为亚洲地区特别是中国的文章,只获亚太地区和中国肝病学会的认可,欧美肝病学会至今仍未将其列入治疗病毒性肝炎的药物。另外,从其结构和性质上来说,α_1 只是 TF5 一个片段,对其评价应极其慎重。

TF5 含有 40~50 种热稳定性多肽物质,分子量 1 000~15 000Da。根据等电点(pI)的不同,可以将 TF5 的成分分成 3 类。pI 小于 5.0 者称为胸腺素 α,pI 介于 5.0~7.0 者称为胸腺素 β,而 pI 大于 7.0 者则称为胸腺素 γ。根据发现先后顺序,又将其分成若干亚型,如 α_1、β_4 等。目前常用的胸腺制剂至少有 26 种,命名较为混乱,如胸腺素、胸腺激素、胸腺肽、胸腺因子等,颇不一致。"激素",易令人误解和生畏,寓意过泛。"肽",意又太"窄",不能代表全貌。

胸腺上皮细胞具多种功能。既分泌上述胸腺激素,又分泌 IL-1、IL-2、IL-3、IL-6 和 LIF、G-CSF、M-CSF、GM-CSF 等细胞因子。另外,它又通过主要组织相容性复合体(MHC)在上皮细胞膜上表达,使细胞与细胞之间保持联系。它是一种生物反应调节剂。胸腺提取物,不仅含多种多肽和活性物质,如胸腺素、白介素、前列腺素、肿瘤坏死因子、粒细胞集落刺激因子、肝细胞再生刺激物质等,还含氨基酸、核苷酸、微量元素和其他活性成分。"肽"难以包括这些成分。再者,胸腺分泌的这些成分,实为体细胞分泌的一群高活性、多功能物质,主要功能是平衡、调节,与细胞因子(cytokine)近似。胸腺因子之名,代表了其来源、成分、性质和功能,与国际上细胞因子的命名一致。

二、分类

(一)制剂种类
10 年来用于治疗的胸腺制剂主要有 26 种,如表 6-28-2 所示。

表 6-28-2　常用胸腺制剂及其分子量

制剂名称	性质	分子量 /Da
胸腺素组分 5（TF5）	酸性多肽	1 000~15 000
胸腺素（TM）	多肽混合物	1 000~15 000
胸腺素 α 原	109 肽	12 500
胸腺素 α$_1$	纯化或合成的 28 肽	3 108
胸腺素 α$_7$	酸性多肽	2 500
胸腺素 β$_4$	43 肽	4 982
胸腺素 β$_{10}$	38 肽	4 396
胸腺肽	多肽混合物	7 000~9 600
胸腺体液因子中的 r2（THF-r2）	8 肽	3 200
胸腺血清因子（thymulin，FTS）	9 肽（含锌）	857
胸腺生成素 Ⅱ（TP Ⅱ）	49 肽，胸腺上皮分泌物	9 562
胸腺生成素 Ⅲ（TP Ⅲ）（脾脏素）	49 肽，脾脏提取，同 TP Ⅱ	9 526
胸腺合成素（TPe）（胸腺喷丁）	5 肽	680
脾脏合成素（SPe）	5 肽，人工合成	680
胸腺五肽（TP5）	5 肽，人工合成	680
胸腺因子 X	多肽	4 200
胸腺刺激素（T5）	多肽混合物	<10 000
自身稳定胸腺激素	糖肽	1 800~2 500
胸腺多肽制剂	多肽和氨基酸混合物	
胸腺上皮上清液	粗提液	
淋巴细胞生成因子 LSHh	多肽	15 000
淋巴细胞生成因子 LSHr	多肽	8 000
低血钙和淋巴细胞生成物质	多肽	
胸腺因子	多肽	1 000
胸腺多肽 A	多肽	
胸腺因子 D（TFD）	多肽混合物	<14 000

（二）分类

1. 根据制剂类型和生化成分可分成三类：

（1）复合胸腺制剂：如小牛、小羊和猪胸腺提取物，包括蛋白质、多肽和其他器官物质的混合物。分子量（M）从小于 1.0kD 到 15kD。制剂主要有 Goldstein 最初提取的胸腺素组分 5、胸腺上皮上清液、胸腺调节素（thymomodulin），我国的猪胸腺素及胸腺因子 D。

（2）胸腺肽片段：分子量小于 10kD。如 thymoorgam（TPX），胸腺刺激素（TS），胸腺因子 X，自身稳定胸腺激素，胸腺多肽制剂，淋巴细胞生成因子 LSHh、LSHr，低血钙和淋巴细胞生成物质,thymoject,thymuvocal,thymus mucos R,thymalinum 及我国的胸腺肽和胸腺多肽 A。

(3)已知化学结构的多肽:包括胸腺素 α 原(ProTα,109 肽),胸腺素 α_1(Tα_1,28 肽),Tβ_4(43 肽),Tβ_{10}(38 肽),胸腺血清因子(FTS,又名 thymulin,含锌,9 肽),胸腺体液因子(THF,31 肽),THFr2(THF 中 8 肽片段),胸腺生成素 Ⅱ(TP Ⅱ,49 肽),胸腺生成素 Ⅲ(TP Ⅲ,又名脾脏素,脾脏提取,性质同 TP Ⅱ),胸腺合成素(TPe,又名胸腺喷丁,5 肽;TP5,人工合成),脾脏合成素(SPe,5 肽,人工合成)。

临床实验表明,胸腺提取的复合胸腺制剂比单一胸腺肽和胸腺肽片段的疗效好,这已成为国际同行的共识。

2. 根据理化性质及生物学功能分为 6 类

(1)胸腺素:1972 年 Goldstein 从小牛胸腺提取出的胸腺组分 5(TF5)是一类对热稳定的肽类物质,分子量为 1 000~15 000Da,由 10 种主要肽类及至少 30 种次要肽类组成,呈现广泛的生物学活性,如引发 T 细胞分化、增强动物及人免疫功能;提升促肾上腺皮质激素(ACTH);释放 β 内皮素及糖皮质激素;刺激单核细胞对转移因子(MIF)、人 T 细胞生长因子(TCGF)、白介素 -2(IL-2)、干扰素 α、干扰素 γ 及其他淋巴因子生成等。

胸腺素是最早发现能促进 T 细胞成熟的胸腺因子,属复合胸腺制剂,兼有神经内分泌功能。TF5 中有许多完整的活性多肽,但提取过程中丢失不少分子量小于 1.0kD 的活性成分。

1)胸腺素 α 族:①胸腺素 α_1(Tα_1):是从小牛 TF5 中高酸性区分离提纯得到的第一个多肽,由 28 个氨基酸残基组成,分子量为 3 108Da,pI 为 4.2,人、猪、绵羊的 Tα_1 氨基酸序列与牛的完全一致,具有多种生物学功能如抗肿瘤、抗凋亡、免疫调节等。Tα_1 的前体是大分子(M=12.5kD)的胸腺素 α 原(ProTα),含 109 个氨基酸残基,比其氨基末端的 Tα_1 具有更强的免疫活性。将来,ProTα 受体有可能通过静脉注射来治疗肿瘤。Tα_1 最初是通过离子交换层析和凝胶过滤法从 TF5 中分离得到的,后来改用高效液相色谱法分离,近年又通过基因工程方法制备。Tα_1 约占 TF5 总量的 0.6%。胸腺内表达 Tα_1 的部位随着年龄增长而有所不同,随着青春期以后胸腺的退化,Tα_1 水平也随之下降。应用基因重组技术已经成功地在大肠埃希菌(E.coli)中表达了 Tα_1,但这种表达的 Tα_1 由于没有氨基端的乙酰基而无生物学功能。近年我国许多企业通过基因重组等技术制备 Tα_1,便于药理分析,但对临床治疗,因其只是胸腺素片段,不能使 T 淋巴细胞成熟分化,疗效极为有限,亚太地区用它治疗病毒性肝炎获效的报道评价大多与实际疗效偏高,有待斟酌。②胸腺素 α_5(Tα_5)及 α_7(Tα_7):以相同步骤从 TF5 中分离出来的 Tα_5 及 Tα_7,分子量分别约为 3 000Da 和 2 200Da,pI 均约为 3.5,属高度酸性多肽。③胸腺素 α_{11}(Tα_{11}):Tα_{11} 与 Tα_1 有高度同源性,含 35 个氨基酸残基,其氨基端的 28 个氨基酸残基序列与 Tα_1 完全一致,羧基端增加的 7 个氨基酸序列为 Gly-Arg-Glu-Ala-Pro-Ala-Asn-OH。在增强易感小鼠抗感染能力方面,活性是 TF5 的 30 倍。④胸腺素 α 原(ProTα):含有 111 个氨基酸残基,前 28 位氨基酸序列与 Tα_1 完全一致,广泛分布在哺乳动物的各种组织中,以胸腺和脾中含量最高,根据种属不同,为含有 109~113 个氨基酸残基的小蛋白,分子量约为 12 500Da。由于含有大量天冬氨酸和谷氨酸(约占残基总数的 50%),使得 ProTα 高度亲水且酸性很强,pI 为 3.55。ProTα 具有胞外免疫调节活性和胞内促进细胞增殖作用,其细胞免疫增强活性优于 TF5 及 Tα_1,同等剂量下,ProTα 增强小鼠抗白念珠菌感染能力是 Tα_1 的 10~20 倍,其刺激单核细胞对 MIF 释放的作用也比 Tα_1 强 10~20 倍。

2)胸腺素 β 族:①多肽 β_1:由 74 个氨基酸残基组成。分子量为 4 851Da,pI 为 6.7,在体内外均无显著的生物学活性。②胸腺素 β_3(Tβ_3)及 β_4(Tβ_4):分子量分别为 5 500Da 和

4 982Da,pI 分别为 5.2 和 5.1,两者的氨基酸残基序列氨基端一致,羧基端有所不同。Tβ4 由 43 个氨基酸残基组成,在体内及体外显著增强小鼠或去胸腺小鼠骨髓细胞末端脱氧核苷酸转移酶(TdT)的活性。刺激 LH-RH(LRF)及 LF 释放,抑制巨噬细胞转移,在体内及体外促进人脐静脉内皮细胞定向移动至损伤区域,促进血管生成。③ Tβ4 : 在抗细胞凋亡、抗炎症反应、血管生成、心脏损伤修复、促进组织再生等生理和病理过程中扮演着极为重要的角色。④其他胸腺素 β 族:目前为止,通过组织提取、蛋白水解变性、固相萃取浓缩提取物中脱盐、根据 pI(等点聚焦和色谱聚焦)及亲水性(反相 HPLC)进行分离纯化等步骤,从脊椎动物及无脊椎动物体内得到的其他 20 多种胸腺素 β 族异构体,含有 40~44 个氨基酸残基,分子量约为 5 000Da,与 Tβ4 相比均有 70%~80% 的同源性。人体内主要存在 3 种,分别为 Tβ4、Tβ10 和 Tβ15。

(2)胸腺因子 D: 胸腺因子 D 人工肾透析器和高温灭菌法制备的胸腺素,收集了分子量小于 14.0kD 的全部活性成分,使产品包含全部胸腺激素,并同时破坏了易使生物制品酶解的各种酶,这不仅使产品活性大大提高,还解决了高分子物质分离纯化的浓差极化问题,又把生物制品的无菌制备变为灭菌制备,易于生产、运输和保存,活性比 Tα1 强,甚至比胸腺素 α 原强,广泛用于慢性乙型肝炎、丙型肝炎、免疫缺陷病、自身免疫病、严重感染、免疫抑制及化疗引起的免疫功能低下及恶性肿瘤的辅助治疗。因而获得国家知识产权局两项发明专利和 3 项军队科学技术进步奖二等奖。

(3)胸腺生成素:从小牛胸腺中分离得到的胸腺生成素 I 和 II,两者仅相差 2 个氨基酸残基,其中胸腺生成素 II 由 49 个氨基酸残基组成,分子量约为 9 562Da,pI 为 5.5,其氨基酸序列 32~36 位的 5 肽(Arg-Lys-Asp-Val-Tyr)命名为胸腺五肽(TP5),作为单一组分药物用于治疗慢性乙型肝炎、先天性免疫缺陷病、自身免疫病、免疫功能低下疾病、外科手术严重感染及肿瘤的辅助治疗。

(4)胸腺肽:胸腺肽原指含锌的胸腺血清因子(FTS),由囊下皮质及髓质胸腺上皮细胞产生,含有 9 个氨基酸残基,分子量为 876Da,pI 为 7.5,与 Zn 等物质的络合,可促进胸腺前体细胞成熟和分化、增强 T 细胞及 NK 细胞活性,促进垂体对黄体生成素、促肾上腺皮质激素、生长激素、催乳素 / 促甲状腺素以及促性腺激素的释放。1982 年报道的小牛胸腺肽类因子,包括 A、B、C、D、E 等,分子量估计在 1.0kD 左右。目前市售胸腺肽,鱼目混珠,实际产品大相径庭,无论是小牛还是猪提取物,或人工合成制剂,分子量 7 000~9 600Da,均小于 10.0kD,为胸腺肽片段,丢失了胸腺素 α 原一类活性极强的物质。

胸腺五肽(人工合成的 TP5),与胸腺生成素 II(thymopoietin II,分子量 9 562Da)的 32~36 位氨基酸顺序相同,是胸腺生成素 II 的片段,分子量 680Da,能使机体失衡的免疫功能正常化,促进胸腺细胞的生长和分化,TP5 可调节因年龄或其他因素减退的胸腺功能。

化学致癌剂 9,10- 二甲基 -1,2- 苯并蒽(DMBA)造成的胸腺损伤与因年龄关系形成的胸腺变化十分相似,表现为 T 细胞 IL-2R 表达下降,胸腺细胞丝裂原反应减弱;细胞免疫和体液免疫受到抑制;胸腺淋巴细胞亚群 CD4+CD8+、CD4+CD8- 细胞数量下降,胸腺体积缩小,以胸腺皮质萎缩最明显,微环境遭到破坏。由于胸腺功能低下,免疫监视功能削弱,DMBA 能诱导 60%~70% 的大鼠形成乳腺癌。但如在 DMBA 灌胃前一周开始皮下注射 TP5,则能明显改善 DMBA 造成的免疫功能低下和抑制肿瘤生长,表现为胸腺细胞和脾细胞对 ConA 和 PHA 刺激的增殖反应加强,胸腺 CD4+CD8+ 和 CD4+CD8- 淋巴细胞亚群数量以及 IL-2R 表达量增加,几乎能完全阻止 DMBA 引起的胸腺萎缩,并能明显延迟肿瘤的出现和生长。可见 TP5 对年龄和各种损伤造成的胸腺萎缩及功能减退具有重要的调节作用。

（5）胸腺体液因子：胸腺体液因子是从胸腺组织中得到的一种粗制品，是诱导 T 细胞亚群克隆增殖、分化和成熟过程所必需的。从粗制品中纯化得到的活性组胸腺血清因子是已知化学结构、性质明确、需锌结合才有活性的多肽。其分泌受多种激素和细胞因子控制，如催乳素、生长因子、白介素 -1α、白介素 -1β、类鸦片活性肽、β- 内啡肽和 β- 脑啡肽等。胸腺血清因子是神经内分泌和免疫系统之间的介质。

（6）胸腺素 α 原（ProTα）：ProTα 是一个小的高度保守的酸性蛋白。分布极其广泛，淋巴组织和非淋巴组织均含有，以胸腺含量最高。它是含 109 个氨基酸残基的多肽，N 端前 28 个氨基酸残基为 $Tα_1$，前 35 个氨基酸残基为 $Tα_{11}$ 序列，故称 ProTα。从胸腺组织提取的 ProTα 活性比 Tα 高。还可刺激 T 淋巴细胞分泌 IL-1、IL-2R，并促进单核细胞分泌 TNF 和 IFN-γ，在增强免疫及抗瘤活性方面具多方位全面的效应。它还作为核蛋白参与细胞增殖，在哺乳动物快速增殖的细胞尤其是瘤细胞中表达量极高，可用以诊断、预测及治疗肿瘤，还与 REV/REX-mRNA 复合体、细胞分化和非增殖依赖的细胞程序性死亡有关。

（7）其他胸腺激素：其他从胸腺中提取得到的胸腺激素还包括胸腺刺激素（thymostimulin）、胸腺因子 X（TFX）等。胸腺刺激素 M，分子量小于 10 000Da，具有促进 T 淋巴细胞分化的生物学功能，对成熟淋巴细胞包括 NK 细胞在内有免疫调节活性。胸腺因子主成分 M，分子量为 4 200Da，可增加血液中 T 细胞的数量。

（三）制剂存在问题

1. 原材料　胸腺肽注射剂系自健康猪或小牛胸腺中提取的分子量小于 10 000Da 的多肽溶液加适量的辅料制成的无菌溶液或冻干品。但原料来源不同，紫外鉴别项下供试品溶液最大吸收波长有较大差异，以牛胸腺为原料的制剂最大吸收波长在 257~263nm，以猪胸腺为原料的制剂最大吸收波长在 251~254nm。大部分企业未提供原料采集资料，极少企业对原料采集有所描述但也非常笼统，产品包装、标签及说明书上也未对原料来源有任何说明。由于原材料的质量直接决定终产品的质量。因此有必要严格控制原材料的来源，如对动物的饲养环境、种属、年龄、健康状况、采集时间、采集方法、保存和运输条件等进行限定，并制订原材料的质量控制标准。

2. 生产工艺　不同企业生产的胸腺肽注射剂在溶液的澄清度与颜色、高分子物质的含量及特征图谱方面存在较大差异。究其原因可能在于生产工艺的不同。由于胸腺肽注射剂为多组分生化药品，组分复杂，其组成、质量与原材料和制备工艺密切相关。有文献报道，胸腺肽溶液制备工艺不同可导致质量标准中 $Tα_1$、多肽含量及活性项测定结果的不同，这就提示我们，应在规范原材料的来源的基础上统一生产工艺，尽可能控制制备工艺对最终产品质量的影响。

3. 质量标准　部分企业生产的胸腺肽注射剂存在降压反应。不同企业生产的胸腺肽注射剂的特征图谱差异较大，表明不同企业的腺肽注射剂产品在质量方面存在一定的差异。因此在质量标准方面应进一步完善，如增加必要的安全性指标和产品的专属性鉴别项，保证该产品的安全性及不同生产企业生产的药品质量的一致性。$Tα_1$ 是胸腺肽注射剂质量标准中的一项检查，标准规定 $Tα_1$ 的含量不得低于 1.0%。评价性抽验结果显示，部分企业生产的胸腺肽注射剂 $Tα_1$ 的含量不符合标准规定。但活性测定仍符合标准规定。这提示我们，胸腺肽注射剂中发挥活性作用的可能不单单是 $Tα_1$，有可能还有胸腺激素范围内或外的其他物质在发挥活性作用，这就提示我们做进一步工作争取取得活性物质对照品，并在质量标准中补充其他活性物质的检查项。

4. 运输、保存　在胸腺肽制剂的运输保存过程中,注射剂严格保存于 2~8℃冷藏条件,冻干粉针剂密闭凉暗处保存;在冻干粉针剂配制成药液过程中若出现混浊、絮状物等异常情况,应立即禁用。

5. 临床应用　有报道显示,胸腺肽所致过敏性休克与药物剂量、原患疾病等关系不大,与制剂纯度、患者过敏体质有关,且有可能皮试阴性但连续注射几次后突发过敏反应,故每次静脉给药前应严格皮试、按照说明书阐述的给药途径给药,更要在注射过程中密切观察,一旦出现轻度反应,需立即停药并及时进行抢救。

6. 日常监管　由于胸腺肽注射剂为多组分药品,生产企业众多,应用面较广,起始原料的来源与质量直接影响最终成品的质量。因此建议日常监管中重点对所使用的胸腺原材料的来源及质量情况进行监督检查,从源头保证产品的安全性。

第五节　生物学特性

TF 对细胞因子的分泌、淋巴细胞表面标志及淋巴细胞功能都有影响,是一种生物反应调节剂(BRM)。表 6-28-3 概括了 TF 的生物学作用。

表 6-28-3　TF 的主要生物学作用

主要生物学作用	
体外作用	促进致敏细胞生成淋巴因子,如 IFN-α、IFN-γ、IL-2
	增强细胞因子如 IL-2 高亲和力受体的表达
	调控骨髓干细胞、胸腺前体细胞和胸腺细胞末端脱氧核苷酸转移酶(TdT)表达
	增强前 T 细胞表面标志 Thy-1、2 和 Lyt-1、2、3(CD5、CD8a、CD8b)的表达
	加速 NK 细胞的生成,促进 NK 细胞的活性增强辅助性 T 细胞的活性
	拮抗胸腺细胞成熟过程中的凋亡,对未成熟的 $CD4^+$ 细胞和 $CD8^+$ 细胞起保护作用
体内作用	在老年小鼠中,可以促进有丝分裂原刺激的淋巴细胞分泌 IL-2 和表达 IL-2 受体
	增强宿主抗感染能力,清除单纯疱疹病毒、李斯特菌、白念珠菌和铜绿假单胞菌
	在土拨鼠肝炎模型中,促进病毒清除
	在老年和免疫抑制动物中,重建免疫功能
	增强疫苗接种效应,提高肿瘤治疗效果

如表 6-28-3 所示,TF 既能促进免疫细胞的形成,也能促进外周血淋巴系统的活化;TF 或者 TF 与其他药物联合应用,对治疗肿瘤,增强疫苗效应,重建免疫受损患者和老年人的免疫功能以及抗病毒治疗等,均具一定价值。

一、诱导 T 淋巴细胞的分化成熟

按照细胞发育分化的现代观点,每一种体细胞源于相应的干细胞或祖细胞。干细胞在其发育分化进程中每前进一步,都需活性因子诱导以控制其分化方向。随着细胞的发育分化会出现某些新的特征,如细胞表面标记的变化、酶谱的改变、特异功能蛋白质的出现等。

图 6-28-1 显示了 T 淋巴细胞的成长史和一些胸腺因子在 T 细胞成熟过程中假定的作

用位置。T淋巴细胞前体,来自骨髓干细胞,进入胸腺后,发育成熟为T淋巴细胞。胸腺是T细胞生长的摇篮,而真正起"保姆"作用的则是由胸腺上皮细胞合成的多种胸腺因子。图6-28-1的下半部同时标出T淋巴细胞分化过程中表面标志的变化。可以看出,胸腺因子能分别或共同作用于T细胞分化成熟的各个阶段。某些因子可同时作用于几个环节而具有多效性和重叠性。如TFD、TF5能作用于T细胞分化成熟的各个阶段,几乎对所有T细胞功能均有影响。而α_1、α_7、β_3、β_4和γ_1只能对某一环节起作用。

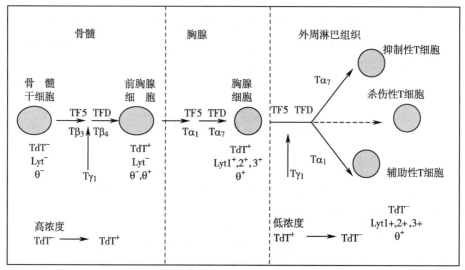

图 6-28-1　胸腺因子在 T 细胞成熟中可能扮演的角色

从分子水平研究胸腺因子的作用机制刚刚开始,初步推测胸腺因子的作用方式,需要通过第二信使传递。即胸腺因子与靶细胞表面特异的受体结合,触发核苷酸环化酶的活化,合成环核苷酸(cAMP 或 cGMP),使遮蔽基因的蛋白质阻遏,从而活化特异基因,经转录,翻译成 T 淋巴细胞表面的特异标志。幼稚细胞发展成哪一种 T 细胞是受某些特异基因控制的,哪一种基因被相应的胸腺因子激活,就发育分化为相应特定的一种淋巴细胞亚群。cAMP可能是胸腺细胞发育早期的第二信使,而 cGMP 则可能在分化的较晚阶段起重要作用。

二、增强细胞免疫反应

FTS 能使先天性免疫缺损的 NZB 小鼠和切除胸腺的动物,对 PHA 和 / 或 ConA 的反应恢复正常。预先使用 TF5 能增强鼠胸腺细胞对 ConA 的反应,但对 PHA 的反应无影响。在小鼠的衰老过程中,$T\alpha_1$ 能使显著降低的 T 细胞功能得到恢复,并明显促进其抗羊红细胞的血凝反应。$T\alpha_1$ 能促进 T 细胞分化,出现相应的淋巴细胞表面标记,能使巨噬细胞移动抑制因子(MIF)生成增多。Dosa 等发现,在实验性慢性肾功能不全小鼠,胸腺萎缩,胸腺细胞内 $T\alpha_1$ 含量下降,外周血中淋巴细胞比率下降。Ho 等将 TF5 和 $T\alpha_1$ 与取自人脐带血的淋巴细胞共育 40h 后,能使脐血淋巴细胞向成人型淋巴细胞分化。将鼠胸腺细胞与 TF5 共育,可使细胞毒性 T 淋巴细胞反应增加 2 倍。$T\alpha_1$ 和 TP1 能显著增强自然杀伤细胞的活性。$T\alpha_1$ 与干扰素合用能使小鼠恢复被环磷酰胺抑制的自然杀伤细胞的活性。

上述资料表明,胸腺激素不仅能诱导 T 细胞分化发育的各个阶段,促进 T 细胞成熟,而且能增强成熟 T 细胞对抗原或其他刺激物的反应。胸腺因子还能调节 T 细胞依赖性抗原的抗体生成,刺激人外周血、淋巴结及脾的淋巴细胞多克隆抗体的合成。这种作用仅见于 T 细胞依赖性抗原,似乎与胸腺素增强 TH 活性有关。另外,胸腺素还能降低增高的抗体水平,说明胸腺素是一种生物反应调节剂(biological response modifier,BRM)。

三、调节机体的免疫平衡

机体内存在着许多功能不同的 T 细胞亚群,如辅助性 T 细胞(Th)、抑制性 T 细胞(Ts)、细胞毒性 T 淋巴细胞(Tc)等。在抗原刺激下,这些 T 细胞不仅能发起细胞性免疫,也能通过 Th 和 Ts 来调整体液免疫,保证免疫系统既能及时识别并排斥异物,又能在异物被排斥后迅速地恢复到平衡状态。如果某一 T 细胞亚群功能有缺陷,机体就会出现免疫缺陷或免疫失调。由于胸腺因子能诱导各个 T 细胞亚群的分化成熟,也能增强各 T 亚群细胞的反应性能,所以它们在调节机体的免疫平衡中起着重要作用。

机体发生自身免疫反应的主要原因可能是 T 淋巴细胞的缺陷。NZB 小鼠是一种胸腺过早衰退的品系,它们的 T 细胞发育不正常,常产生一种与人红斑狼疮相似的自身免疫病,其中 10% 还发生与慢性淋巴细胞白血病相似的恶性淋巴瘤。用胸腺素治疗后,血液中无标志的"无效细胞"减少,正常 T 细胞增多。移植胸腺或注射 FTS 也能纠正其异常的免疫功能。

随着年龄的增长,胸腺逐渐萎缩,血清中胸腺因子的浓度也逐渐降低。有人认为老年人之所以易患传染病、肿瘤、自身免疫病,与体内胸腺因子水平的下降有很大关系。例如,致癌病毒(MSV)诱发的实验性肿瘤在正常动物体内常迅速退化,而在免疫系统缺损的动物体内则迅速生长,导致动物死亡。注射胸腺素(TM)能明显排斥 MSV 诱发的肉瘤。Bach 等发现,切除胸腺并经照射的小鼠体内生长的肉瘤,注射 FTS 可使 85% 的肿瘤退化。胸腺因子是通过调节机体的免疫功能而产生抗肿瘤效应的。

四、与神经内分泌系统和其他活性因子的联系

TM、TF5 能增加血浆 ACTH、β- 内啡肽和可的松的浓度,但对其他腺垂体激素的血浆浓度无影响。切除幼年动物的胸腺则导致血浆 ACTH、β- 内啡肽和可的松的减少。由此认为,胸腺能分泌某种活性因子,作为免疫介导物在免疫发育和垂体 - 肾上腺轴之间建立起生理性免疫调节通路。

裸鼠是一种无胸腺小鼠,它的血液甲状腺浓度往往很低,肾上腺皮质网区严重增生。移植胸腺到裸鼠体内,就可以使肾上腺皮质的结构正常化。注射甲状腺素,可使胸腺增大。

脑垂体切除可导致胸腺的皮质部萎缩;注射腺垂体生长激素,则可使胸腺重量增加,刺激淋巴细胞繁殖。如给年轻小鼠注射抗脑垂体血清或抗生长激素血清,即出现生长抑制、胸腺萎缩,出现与新生期胸腺切除动物相似的消耗综合征,提示在胸腺发育中生长激素可能起着重要作用。胸腺可能是垂体激素的靶细胞之一,胸腺因子的生成和释放显然受垂体激素,可能还有下丘脑和其他外围激素(如性激素、甲状腺素等)的控制和影响。最近有实验指出,TF5 能刺激 GH3 大鼠垂体释放催乳素。Tβ4 能刺激雌鼠下丘脑分泌黄体激素释放激素。

当鼠胸腺细胞与同种抗原刺激细胞一起培养时,TF5 可引起 2~3 倍的增殖效应和白介素 -2 的合成,以及 3~7 倍的集落刺激因子(CSF)合成。加入纯化的 Tα1 或 Tβ4 则无此作用。看来,TF5 中含有一种或多种活性成分,能调节成熟 T 细胞的活性和淋巴活素的合成。TF5 还能显著增加 PHA 刺激的正常人外周血淋巴细胞 T 细胞生长因子(TCGF)的产生。

Tα_1 可刺激小鼠白介素 -3 的合成,间接地促进造血前体细胞克隆的形成。

切除胸腺的成年小鼠的脾细胞用 TF5 处理,能使具免疫活性的前列腺素 E$_2$(PGE$_2$)快速释放。PGE$_2$ 的释放与抗原的诱导相关。去胸腺动物淋巴细胞释放 PGE$_2$ 的能力可因给予 TF5 和 Tα_1 而增加。胸腺因子和 PGE$_2$ 形成之间的相关性提示:胸腺因子的生物学作用有可能由 PGE$_2$ 介导。

胸腺在调节干扰素的生物合成中起重要作用。TP5 能抑制 ConA 刺激的人淋巴细胞的增殖,促使这些细胞大量合成干扰素 γ。TF5 与丝裂原 ConA 合用也能增加人外周血淋巴细胞干扰素 α 的合成。小鼠经 TF5 处理后,其抗原诱导的干扰素合成比对照组高 3 倍。

如前所述,胸腺因子的合成受神经系统和某些内分泌激素的调节,而胸腺因子又能对一些内分泌激素施加影响。胸腺因子还对某些淋巴活素如干扰素、白介素、CSF、TCGF、MIF 等生物合成具有调节能力。鉴于生物是一个统一的整体,生物体内各活性成分之间往往会出现错综复杂的相互影响和制约,所以对胸腺因子这个多肽群体具有多方面生物学效应的现象也就不难理解了。这也可以解释关于胸腺因子生物学效应的一些结果不一致甚至矛盾的报道。胸腺因子的作用不但取决于制剂的来源、分子量大小、剂量和使用途径,也与使用对象的种族、遗传体质、机体的免疫功能状态等众多因素有密切的关系。

五、抗感染及调节免疫耐受

造血干细胞移植(HSCT)是治疗血液系统恶性肿瘤及某些非恶性肿瘤的有效方法,但移植后的排斥、感染仍是主要的移植相关死亡原因。有研究表明胸腺素 α$_1$ 可提高受者的抗感染能力,同时诱导免疫耐受,避免受者产生移植物抗宿主病(GVHD)。

第六节 临床前研究

1. 年龄与应答有关 Chretien 复习了两组自身免疫病有安慰剂对照的研究资料显示,Tα_1 合并流感疫苗注射,只在年龄较大的一组人群中有保护性抗体应答。

2. 参与细胞凋亡与聚合 Tα_1 和 ProTα 具有抗细胞凋亡的作用。敏感细胞是 CD4$^+$、CD8$^+$ 胸腺细胞。Tβ_4 是许多组织中的主要肌动蛋白(多价螯合分子),可通过防止肌动蛋白在血中的聚合,降低急性重型肝炎、败血症、急性呼吸窘迫综合征和 F- 肌动蛋白毒性相关疾病如囊性纤维化的病死率。

3. 抑制肿瘤生长 Tα_1 能促进血管生成,可抑制非小细胞肺癌的生长。

4. 调节免疫 ProTα 具强有力的免疫调节作用。Eckert 根据 ProTα 对黑色素瘤和直肠结肠癌外周血淋巴细胞及单核细胞的免疫细胞毒活性的体外试验,提出 ProTα 单用或与白介素 -2 或干扰素 γ 联用,可使免疫缺陷正常化,尤其对肿瘤细胞的早期阶段更为明显。大鼠实验性肿瘤治疗也证明了 ProTα 的体内活性。

5. 生物反应调节剂 胸腺因子作为生物反应调节剂正为大家认可。这是因为细胞分裂需要 ProTα,胸腺因子在细胞增殖分化 G1 期起重要作用。胸腺因子不仅可在体内诱导产生肿瘤特异性 T 淋巴细胞,还可增强外周巨噬细胞吞噬白血病细胞的能力,提高 NK 细胞和 LAK 细胞活性,诱导产生 IL-2 和 TNF-α,影响脑垂体激素释放,恢复衰老小鼠内分泌功能,

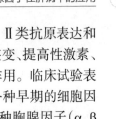

血浆和红细胞 LPO 水平,增强红细胞膜上 Na^+-K^+-ATP 酶活性,促进 MHC-Ⅱ类抗原表达和促使 RNA 聚集。胸腺因子 D 不仅可调节免疫功能,还有清除自由基、抗突变、提高性激素、稳定生物膜、维持细胞内钙稳态、抗动脉硬化、抗应激、耐缺氧和提高智能作用。临床试验表明,胸腺提取物往往比单一胸腺肽有更好的效应。在血细胞发育过程中,一种早期的细胞因子可诱导下一个因子的受体,使其发生应答。T 淋巴细胞的成熟分化需多种胸腺因子(α、β 和 γ)协同作用才能完成。因此,复合胸腺制剂肯定比单一胸腺肽(如 $T\alpha_1$)和胸腺肽片段(如胸腺肽)有效。在氢化可的松免疫抑制小鼠的免疫治疗中,用重组白介素 -1、白介素 -2 和 $T\alpha_1$ 的天然细胞因子混合物(NCM),可恢复其 T 细胞数量和功能。

6. 终止乙肝病毒复制　目前的抗病毒药只能抑制病毒复制,对 cccDNA 无作用。已有一些报道认为,TF5 和 $T\alpha_1$ 可终止乙肝病毒复制,促进慢性病毒性肝炎患者的康复。

第七节　临 床 研 究

一、选择病例和预测疗效

近年用胸腺因子治疗感染、病毒性疾病、肿瘤、免疫失调和免疫缺陷病已取得了明显疗效。但从临床前和临床研究看,选择对胸腺因子具有最佳疗效的病例是十分必要的。例如,人类肿瘤只有当缩小到最小可能体积时,新淋巴细胞才能通过胸腺因子克隆,出现最佳免疫效果。在使用胸腺因子治疗疾病前,应对其可能的应答进行预测。$CD4^+T$ 细胞计数是艾滋病治疗的预测因素,对免疫缺陷,尤其是肿瘤的预测结果尚有争议。比较一致的意见是:淋巴细胞计数、丝裂原诱导的淋巴细胞增殖、体液免疫和迟发型超敏反应的测定,与疾病进程,尤其是肺、卵巢、胃、头颈部癌和肉瘤的消长有密切关系。另一预测因素是,在肿瘤生长和转移的早期进行治疗,可防止或减缓肿瘤的生长。

二、艾滋病和肿瘤

(一)艾滋病

联用齐多夫定(AZT)、$T\alpha_1$ 和干扰素 γ 治疗艾滋病的随机非盲试验已证实了其有效性和可耐受性。但 $CD4^+$ 细胞 <200/μL 时,$T\alpha_1$ 联用聚乙二醇 - 白介素 -2 是无效的。

(二)肿瘤

肺癌恶性胸腔积液是晚期肺癌的重要并发症,产生机制主要包括:原发灶或肿大的淋巴结压迫淋巴管,或癌细胞扩散阻塞淋巴道,使其回流受阻;癌细胞阻塞毛细血管,使其毛细血管压增高导致渗出增加;肺癌侵袭胸膜,大量的癌细胞分泌的递质促使毛细血管通透性增加及再生;癌瘤体表血管自身也分泌液体等。胸腔积液量多时导致患者出现呼吸困难、胸闷等压迫症状,而单纯的胸腔积液引流只能临时缓解症状,反复抽液不仅增加患者的痛苦,而且可导致蛋白质大量丢失、肿瘤种植转移、感染等并发症,因此恶性胸腔积液治疗对减少胸腔积液、改善症状以及提高生存质量都是十分重要的,胸腔内药物注入可以增加药物有效浓度并直接杀伤癌细胞,使阻塞的毛细血管、淋巴管再通,促进胸腔积液吸收,提高疗效。

奥沙利铂作为第 3 代铂类化疗药物,是新一代铂类衍生物,是公认的治疗晚期肿瘤最有效的单药之一,药理机制主要是通过代谢产物与 DNA 交联,损伤 DNA、抑制 DNA 和 RNA 合成,诱导肿瘤细胞的凋亡,触发机体的免疫学反应来发挥细胞毒性作用和抗肿瘤活性。Mir 等研究显示,奥沙利铂治疗Ⅳ期非鳞状非小细胞肺癌的有效率为 55.3%,且具有良好的耐受性,Belvedere 等研究结果显示,多西他赛联合奥沙利铂治疗非小细胞肺癌的治疗效果优于单药多西他赛,并可延长患者的中位生存期。肿瘤的发生与机体的免疫功能状况密切相关,当机体免疫功能下降、免疫监视和免疫清除能力降低时,就会出现肿瘤细胞逃逸,就可能形成肿瘤。而抗肿瘤免疫中细胞免疫发挥关键作用,在肿瘤免疫中 T 淋巴细胞起着中心调控作用。胸腺肽是由胸腺组织上皮细胞分泌的多肽激素,有效组分主要包括:胸腺素 α_1、胸腺生成素、胸腺体液因子、血清胸腺因子等,可促进 T 细胞的成熟,同时参与免疫系统和神经内分泌系统的交互作用,激活细胞免疫。顾爱琴等研究显示,胸腺肽联合化疗治疗晚期非小细胞肺癌后,$CD4^+$ 和 NK 细胞活性较化疗前明显提高且高于对照组化疗后水平,提高患者的免疫功能,改善生存质量。近期研究显示,奥沙利铂联合胸腺肽胸腔灌注治疗肺癌恶性胸腔积液有效率可达 87.5%。且经过治疗后,治疗组患者 $CD3^+$、$CD4^+$、$CD4^+/CD8^+$ 水平较治疗前均有明显提高,乏力改善,精神好转,体重下降症状有明显改善,KPS 评分明显提高,胸腔积液中 IL-6、TNF-α 水平较治疗前降低,且低于对照组化疗后水平,表明这两种药物联合应用可以抑制炎性因子、减轻炎性反应,减轻疼痛。奥沙利铂联合胸腺肽胸腔灌注治疗肺癌恶性胸腔积液具有协同抗肿瘤作用,控制胸水增长具有良好的效果,提高患者细胞免疫功能,抑制炎性因子、减轻炎性反应,改善患者的生存质量,且患者的不良反应发生率低。

三、神经性皮炎

TP1 和 TP5 在对神经性皮炎双盲安慰剂对照的前瞻性、多中心研究显示有明显疗效。

四、病毒性肝炎

(一) 乙型肝炎

非特异性(固有)免疫应答在 HBV 感染初期发挥重要作用,启动后续特异性(适应性)免疫应答。后者在清除 HBV 中起主要作用。$CD8^+$ 细胞毒性 T 淋巴细胞可诱导病毒感染肝细胞凋亡,也可通过分泌干扰素 γ,以非细胞溶解机制抑制肝细胞内 HBV 基因的表达和复制。慢性感染时,HBV 特异性 T 细胞易凋亡,产生细胞因子和增殖能力显著降低,功能耗竭,可能是导致 HBV 持续感染的机制之一。血清和肝组织中存在大量 HBsAg,而 HBsAg 特异性细胞毒性 T 淋巴细胞数量缺乏和 / 或功能不足,是导致慢性 HBV 感染者发生免疫耐受的重要原因。病毒和宿主免疫应答之间复杂的相互作用对成功清除病毒和肝脏病变形成有着十分重要的作用。

1. 胸腺肽单药治疗 美国 Wayne 大学 Mutchnick 首先对慢性乙型肝炎患者进行了随机、双盲、安慰剂对照的临床试验。12 例患者随机分为 TF 治疗组和安慰剂对照组。7 例和 5 例患者分别接受 TF 和安慰剂治疗,每周 2 次,疗程 6 个月。完全应答标准是 HBV DNA 阴转和 ALT 复常或接近正常。治疗组 7 例患者有 6 例完全应答,占 86%,而对照组 5 例患者中只有 1 例应答,为 20%。应答者还伴有 HBV DNA 转阴,肝组织 HBcAg 阴转,外周血 CD3 和 CD4 阳性淋巴细胞数和体外 IFN-γ 诱生水平上升。在此基础上,Mutchnick 与迈阿密大学 Schiff、南加州大学 Lindsay 合作开展一项多中心的随机、对照的Ⅲ期临床试验。所有入选患者均有 HBV DNA 和 HBsAg 阳性持续半年以上，HBeAg 阳性及持续 ALT 异常。49 例被随机分入治疗组，接受 Tα$_1$（1.6mg）治疗，每周 2 次，持续 6 个月。48 例被编入对照组，接受 6 个月安慰剂治疗。疗程结束后，每个月随访一次，共半年。治疗组中的 38 例和对照组中的 32 例随访了 1 年以上，平均随访时间分别是 23 个月 ±7 个月和 22 个月 ±7 个月。本试验的结果不如 II 期的临床试验理想，在 1 年的试验期内和随后的随访中，治疗组有 12 例（25%）、对照组有 6 例（13%）呈稳定的 HBV DNA 和 HBeAg 阴转。我国台湾地区慢性乙型肝炎的 III 期临床试验报道：Tα 对 98 例 CHB 患者治疗 6 个月、18 个月和安慰剂对照组的 HBV DNA 及 HBeAg 阴转率分别为 40.6%、26.5% 和 9.4%。

2. 胸腺肽与干扰素的联合应用　研究显示，干扰素（IFN-α）与胸腺肽联合治疗 CHB 能提高抗病毒疗效。崔建军等按随机对照原则对 80 例 HBV DNA、HBeAg 阳性的 CHB 患者，按 1:1 随机分配进入单一聚乙二醇干扰素 α-2a（PEG-IFN-α-2a）和 PEG-IFN-α-2a 联合胸腺肽 α$_1$ 治疗组。治疗 6 个月时，联合治疗组 HBeAg 血清转换率明显高于单一治疗组。停药 6 个月后，持续的 HBeAg 血清转换率分别为 57.5%、35.0%，持续的 HBV DNA 阴转率分别为 62.5%、40.0%。治疗 6 个月和停药 6 个月后，两组的丙氨酸转氨酶（ALT）复常率差异有统计学意义。治疗 6 个月，联合治疗组完全应答率（62.5%），明显高于单一组（40.0%），停药后 6 个月，持续应答率分别为 67.5% 和 30.5%。联合治疗组有 4 例患者 HBsAg 阴转，而单一组仅有 2 例患者 HBsAg 阴转。两组有相似的不良反应，不良反应间差异无统计学意义，两组治疗过程中均无发生重要的不良的事件。以上研究表明，联合治疗 HBeAg 阳性的 CHB 不良反应少，疗效优于单一用药。近年研究显示 IFN-α 与胸腺肽联合治疗 CHB 具有明显的协同作用，可明显改善肝功能，抗病毒效果好。也有认为 IFN-α 与胸腺肽联合治疗与 IFN-α 单药治疗无统计学差异。Lim 等选择 HBeAg、HBV DNA 阳性，ALT 水平在 1.5~10 倍正常值上限的 CHB 患者 98 例。其中 48 例联合治疗，50 例单药治疗。胸腺素 α$_1$ 1.6mg 每周 3 次，干扰素 5mIU，每周 3 次，共用 24 周。72 周为第 1 个治疗终点，出现 HBeAg 消失，第 2 个治疗终点是 HBeAg 血清转换、ALT 复常、HBV DNA、肝脏组织学改变有所恢复。联合治疗组和单一用药组 HBeAg 的消失率分别为 45.8% 和 28.0%。在治疗的第 2 个终点，HBeAg 的血清学转换、组织学的改变、ALT 的复常和 HBV DNA 检测情况无显著统计学意义。CHB 久治不愈以及治疗后的复发，除与体内 HBV DNA 不能彻底清除有关之外，还与 CHB 患者存在免疫功能低下，特别是 HBV 特异的免疫功能低下和免疫耐受有关。干扰素具有抗病毒和免疫调节的双重作用，在多年的临床应用中表现出对 HBeAg 阴转有较好的疗效，但是对于 HBV DNA 的清除不尽如人意。胸腺肽可以促进细胞毒性 T 淋巴细胞及 NK 细胞的分化与成熟，并可促进病毒感染细胞表达病毒抗原，有利于 HBV 感染的清除。二者联用治疗 CHB 可以增强机体的细胞和体液免疫，同时也有利于 HBV DNA 的清除。Yang 等分析胸腺素 α$_1$ 在 CHB 治疗后血清学和病毒学的完全应答有逐步升高的趋势。Dqqi 等认为，在 HBeAg 阴性 CHB 患者外周血单个核细胞系统中胸腺肽可以增加抗病毒蛋白的合成，同时联合干扰素可以刺激白介素 -2 的合成，抑制 IFN 诱导白介素 -10 的产生，从而增强机体免疫反应，清除病变细胞。胸腺肽和干扰素联合应用治疗 CHB，其疗效优于单用组，是一种较为安全有效的方法。胸腺肽和干扰素的联合应用在今后的 CHB 治疗中可能大有作为。

上海将 36 例 CHB 患者随机分为 A、B 两组。A 组采用 Tα$_1$ 和 IFN 联合治疗；B 组单用 Tα$_1$，疗程均为 6 个月。结果：治疗结束时，ALT 水平在 A、B 两组分别下降至 72.1U/L ±4.77U/L

和 73.7U/L ± 37.9U/L，较治疗前 226.7U/L ± 219.4U/L 和 170.1U/L ± 165.6U/L 明显下降（p=0.002 7 和 0.000 3）。HBV DNA 水平在 A、B 两组分别下降到 130mEq/mL ± 283mEq/mL 和 373mEq/mL ± 825mEq/mL，较治疗前 807mEq/mL ± 1 222mEq/mL 和 883mEq/mL ± 1 438mEq/mL 明显下降（p=0.001 9 和 0.019）。治疗后 6 个月，ALT 完全反应者，A、B 组分别为 8 例（44%）和 9 例（50%），HBV 清除者，A 组 8 例（44.4%），B 组 7 例（38.8%）。结论：采用 $T\alpha_1$ 或 $T\alpha_1$ 联合 IFN-α-1b 治疗 CHB，均能取得较好的效果；联用对病毒清除更有效。

3. 胸腺肽与拉米夫定的联合应用　吴金国等报道，筛选前 HBsAg 阳性，HBeAg 阴性至少 6 个月或以上，筛选时 HBV DNA 阳性，定量 >1.0×10^5 拷贝/mL，筛选前 3 个月内血清 ALT 值超过正常值上限的 2 倍。按等比例将 60 例患者随机分配到治疗组与对照组。治疗组患者用胸腺素 α_1 1.6mg 皮下注射，每周 2 次，联用 6 个月，同时拉米夫定 100mg 口服，每天 1 次，联用 2 年；对照组单服拉米夫定 100mg，每天 1 次，联用 2 年。治疗终点时，治疗组与对照组 HBV DNA 阴转率分别为 73.3% 和 56.6%，二者比较差异无统计学意义。在第 48、96 周时 HBV 发生 YMDD 变异率在治疗组分别为 13.3% 和 36.6%，对照组分别为 13.3% 和 63.3%，96 周时治疗组 YMDD 变异率显著低于对照组。治疗前血清 ALT 均高于正常值 2 倍，治疗组第 3、6、9、12、18 和 24 个月时 ALT 复常率分别为 56.6%、70.0%、76.6%、83.3%、73.3% 和 63.3%，对照组 ALT 复常率依次为 50.0%、66.6%、70.0%、73.3%、56.6%、53.3%，二者比较差异无统计学意义。该研究可以看出，联合干扰素和拉米夫定治疗 CHB 与单用拉米夫定治疗相比，虽然没有获得明显的病毒学突破和 ALT 的复常，但是大大减低了拉米夫定耐药的发生率。张虹等报道将 96 例 CHB 患者分为两组，实验组 48 例口服拉米夫定 100mg，1 次/d，服 48 周，同时口服胸腺肽肠溶片每次 6mg，3 次/d，服 12 周；对照组 48 例单服拉米夫定 48 周。于治疗第 12、24、48 周及停药后 20 周分别检测两组患者 HBV 血清标准物、HBV 基因组定量、ALT 等，并观察不良反应。实验组 48 周及停药后 20 周 ALT 的复常率分别为 92% 和 87%，高于对照组的 78% 和 50%；实验组治疗后第 12、24、48 周及停药后 20 周的 HBeAg 阴转率分别为 30%、32%、43%、35%，高于对照组的 7%、10%、17% 和 15%，差异均有统计学意义；实验组治疗 48 周及停药后 20 周的 HBV 基因组阴转率分别为 88% 和 82%，高于对照组 86%、47%。两组均未发现严重不良反应。该报道提示胸腺肽和拉米夫定联合应用治疗 CHB 比单用拉米夫定治疗能有效提高 ALT 复常率、降低血清 HBV 基因组水平、提高 HBeAg 阴转率，不良反应较轻。应用拉米夫定能快速清除血清中的 HBV DNA，但停药后往往发生病毒的再度复制。长期应用拉米夫定抗病毒治疗虽然可以增加疗效但是容易导致 HBV 基因变异。胸腺肽诱导 T 细胞分化成熟，增强巨噬细胞吞噬能力，提高自然杀伤细胞活力，提高人体白介素 -2 产生水平及受体表达水平，从而增强免疫功能特异性破坏 HBV 感染细胞，使残留于肝细胞内的 HBV 共价闭合环状 DNA 减少，达到根除 HBV 感染、减少复发的作用。从以上报道可以看出，联合用药可以减少病毒耐药的发生率，有利于肝炎病毒的清除和疾病的恢复。

4. 胸腺肽与阿德福韦酯的联合应用　王煜等报道，将 32 例患者随机分为两组，联合治疗组即胸腺素 α_1+ 阿德福韦酯组 16 例；单一治疗组即阿德福韦酯组 16 例。联合组用阿德福韦酯联合胸腺素 α_1，给予阿德福韦酯 10mg 口服，每天 1 次，疗程为 12 个月，同时给予胸腺素 α_1 1.6mg 皮下注射，前 4 天为每天 1 次，之后每周 2 次，连续 6 个月。阿德福韦酯组给予阿德福韦酯 10mg 口服，每天 1 次，疗程为 12 个月。两组病例治疗结束后均随访 12 个月，治疗开始后于第 1、3、6、9、12 个月进行临床评估及实验室检查，随访期于第 3、6、12 个月进行临床评估及实验室检查。两组治疗及随访期间血清 ALT 复常率在各时间段联合治疗组显著高于阿德福韦酯组，血清 HBV DNA 阴转率高于阿德福韦酯组，但差异无统计学意义。在随访 6 个月和随访 12 个月时间段两组比较差异有统计学意义。各时间段联合治疗组血清 HBeAg 阴转率显著高于单用阿德福韦酯组，各时间段联合治疗组 HBeAg/ 抗 -HBe 血清转换高于单用阿德福韦酯组。本研究表明联合治疗组治疗 CHB 患者，治疗 6 个月后及随访期内血清 ALT 复常率、血清 HBeAg 阴转率及 HBeAg/ 抗 -HBe 血清转换率均显著高于阿德福韦酯组，整个治疗及随访期间联合治疗组血清 HBV DNA 阴转率均高于阿德福韦酯（尽管在治疗 6、12 个月时间段差异无统计学意义）。汤茂刚报道，45 例 HBeAg 和 HBV DNA 均阳性的 CHB 患者被随机分为两组。阿德福韦酯联合胸腺素 α_1 组治疗 18 个月，另一组只给阿德福韦酯治疗。联合组治疗的患者在治疗结束时血清 HBeAg 转阴率（30%）明显高于阿德福韦酯治疗的患者，但两组 HBV DNA 阴转率和血生化指标的改善无统计学意义。治疗及随访期间，联合组患者未发现病毒基因变异，而阿德福韦酯治疗组出现 1 例 HBV DNA A181V 和 N236T 点突变。阿德福韦酯联合胸腺素 α_1，联合治疗 CHB 无明显不良反应，疗效优于单一治疗。胸腺肽作为一种免疫增强剂，可以促进 CHB 细胞免疫和抗原提呈作用，从而抑制 HBV 复制或清除 HBV。联合治疗可以克服阿德福韦酯起效较慢的特点，同时可以减少停药后反跳现象。二者联合治疗是一种安全有效的方案。

5. 胸腺肽与恩替卡韦的联合应用　HBV 和 HIV 治疗之间有相似性，根据治疗 HIV 经验可知，使用任何单一的药物来永久控制或消除慢性 HBV 感染无法实现。Economou 等与单独使用拉米夫定相比，拉米夫定和联合干扰素治疗 12 个月可以防止或延缓 YMDD 变异的发生及病毒突破。胸腺素 α_1 与拉米夫定或干扰素联用可增强疗效。Zhang 等已证实，胸腺素 α_1 与拉米夫定联用可以提高 ALT 复常率、病毒学应答率及 HBeAg 血清学转换率。恩替卡韦能有效选择性抑制 HBV 复制，阻断复制的 3 个环节：抑制 HBV 多聚酶的启动、抑制前基因组 mRNA 逆转录负链的形成、抑制 DNA 依赖的 DNA 合成。因此恩替卡韦抗病毒活性强，是核苷（酸）类似物中抗病毒活性最强的化合物之一。胸腺素 α_1 是胸腺提取物的主要活性成分，它与恩替卡韦有一定的协同作用，恩替卡韦可以快速抑制 HBV 的复制，胸腺素 α_1 则通过刺激机体细胞免疫，抑制 HBV 前基因组 RNA 的转录和逆转录，有利于清除低水平复制的 HBV，弥补恩替卡韦不能直接清除肝细胞核内 HBV 的不足，达到控制 HBV 感染、减少疾病复发的目的。渠亚超等检索 93 篇国内恩替卡韦联合胸腺素 α_1 治疗慢性乙型肝炎疗效的文献荟萃分析显示，恩替卡韦和胸腺素 α_1 联用可以提高血清 ALT 复常率、血清 HBV DNA 阴转率、HBeAg 阴转率及 HBeAg/ 抗 -HBe 转换率，且无明显不良反应，但由于胸腺素 α_1 长期用药价格相对昂贵，且需要进行注射给药，不利于经常出差或长时间在外地人员使用，存在患者长期应用时依从性欠佳等问题。

为防止病情进展及肝硬化、肝细胞癌等的发生，对于慢性乙肝患者，抗病毒治疗尤为重要。核苷（酸）类似物以其使用方便、安全、有效的优势，被广泛应用于临床。胸腺素 α_1 能通过刺激细胞的分化及减少 T 淋巴细胞的凋亡，增加 NK 细胞、细胞毒性 T 淋巴细胞（CD8）和 Th（CD4）的产生，从而发挥免疫调节作用，还可通过增加受病毒感染细胞的主要组织相容性复合体 - I 类分子的表达和抑制病毒复制，从而发挥抗病毒作用。其在抗肿瘤、抗感染、重症肝炎中被广泛应用。李珍杰发现，对于 HBeAg 阳性的慢性乙肝患者，在治疗 24、48 周时，胸腺素 α_1 联合恩替卡韦治疗组比恩替卡韦治疗组获得更高的完全病毒学应答率；在治疗 48、96 周时，前者比后者获得更高的 HBeAg 血清学转换率；在停药后 24、48 周，前者的复发率低于后者；但是胸腺素 α_1 联合恩替卡韦治疗并不能增加生物化学应答率。对于 HBeAg 阴性的慢性乙肝患者，在治疗 12、24 周时（治疗早期），胸腺素 α_1 联合恩替卡韦治疗组比恩替卡韦治疗组获得更高的完全病毒学应答率；在治疗 48 周时，两组完全病毒学应答率无差异；两组在治疗 12、24 周和 48 周时的生物化学应答率差异均无统计学意义（$p>0.05$）。考虑胸腺素 α_1 作为一种免疫调节因子，其通过增强机体免疫力，减少 HBV DNA 复制，从而增强血清学及病毒学应答，并减少停药后的复发。胸腺素 α_1 联合恩替卡韦治疗组和恩替卡韦治疗组的不良反应发生率差异无统计学意义（$p>0.05$），说明胸腺素 α_1 并未增加不良反应的发生，慢性乙肝患者采用恩替卡韦联合其治疗是安全的。对于 HBeAg 阳性的慢性乙肝患者，胸腺素 α_1 联合恩替卡韦治疗有助于增加患者的 HBeAg 血清学转换率及病毒学应答率，并可降低复发率。对于 HBeAg 阴性的慢性乙肝患者，胸腺素 α_1 联合恩替卡韦治疗能增加早期的病毒学应答率。尤红团队研究显示，联合治疗有助于抑制 HCC 的发生。且不增加不良反应的发生率，如患者经济条件许可，可考虑联合应用。

6. 胸腺素 α_1 联合替比夫定治疗 HBV 感染　HBV 感染人体后，病毒的清除主要依赖特异性 T 淋巴细胞介导的抗病毒免疫应答，进入人体的 HBV 抗原刺激机体产生 Treg，体内增多的 Treg 进一步抑制 $CD4^+T$ 淋巴细胞和 $CD8^+T$ 淋巴细胞的活化增殖，以致较弱的细胞免疫不能使机体有效地清除 HBV，造成感染慢性化。替比夫定有望在降低 Treg 水平方面起作用，研究者单用替比夫定治疗组 44 例，从治疗第 4 周起出现 HBV DNA 转阴病例，并随治疗时间推移 HBV DNA 转阴率逐渐上升，第 54 周时达到 81.82%（36/44）；第 12 周出现 HBeAg 血清学转换，随着治疗时间延长 HBeAg 血清学转换率亦随之提高，第 54 周 HBeAg 血清学转换率是 36.00%（9/25），高于一般文献报道。同时显示，Treg 表达水平亦随治疗时间延长而下降。分析其可能存在的机制：替比夫定是一种合成的胸腺嘧啶核苷（酸）类似物，能够强效而有选择性地抑制 HBV DNA 聚合酶的活性，从而显著抑制 HBV DNA 的复制，同时亦可使 Treg 上调的抗原刺激因素减少，Treg 比例显著降低，从而调节 Treg/Th17 比例，减少对 $CD4^+T$ 淋巴细胞和 $CD8^+T$ 淋巴细胞免疫抑制，使体内免疫激活，改善机体的免疫功能，实现较高的 HBV DNA 转阴和 HBeAg 血清学转换率。但有文献报道替比夫定随着治疗时间的延长，HBV 对其变异耐药发生率也增加，因此如何优化治疗、降低耐药发生率也是亟需解决的问题。胸腺素 α_1 与替比夫定具有协同作用，在抑制 HBV 复制的同时发挥免疫调节作用，因而两者联合使用有利于提高疗效。分析其原因可能与以下机制有关：①胸腺素 α_1 可通过 Th1 产生多种细胞因子，激活巨噬细胞系统进而强力诱导 $CD4^+T$ 淋巴细胞分化成 Th1 辅助细胞，Th1 反应伴随着显著的抗病毒反应，促进 HBV 的清除；②胸腺素 α_1 可激活 p38 丝裂原活化蛋白激酶（mitogen activated protein kinase，MAPK）和核因子 κB（NF-κB），可调节 DC 的分化和功能；③胸腺素 α_1 可增加 IFN-γ、IL-2 及 IL-3 的产生，也能通过丝裂原或抗原的激活增加 IL-2 受体的表达；④胸腺素 α_1 能促进 T 淋巴细胞的协同刺激分子 CD28 的表达。通过上述机制胸腺素 α_1 提高免疫系统对受感染细胞的识别，增强肝脏内 HBV 特异性细胞毒性 T 淋巴细胞和自然杀伤 T 淋巴细胞的数量和活性，抑制病毒复制等，最终达到促进 HBV 清除和 HBeAg 血清学转换的目的。本研究中替比夫定联合胸腺素 α_1 治疗组随治疗时间延长，HBV DNA 转阴率、HBeAg 血清学转换率亦逐渐提高，比单药治疗有更好的临床疗效。替比夫定联合胸腺素 α_1 治疗对 $CD4^+CD25^+CD127^{low/-}$ Treg 表达水平的降低作用更为明显，其 HBV DNA 转阴率、HBeAg 转换率更高，是否可作为更优化的一种治疗方案，值得我们进一步思考和研究。

7. 抗 HBV-DC 联合胸腺素 α_1 治疗 HBeAg 阴性慢性乙型肝炎　抗 HBV-DC 联合胸腺素 α_1 在 HBeAg 阴性慢性乙型肝炎患者中使用较多,并取得阶段性进展。抗 HBV-DC 是临床上使用较多的一线药物,DC 是人体最强的抗原提呈细胞,这种细胞专职负责摄取、加工、处理以及传递病原微生物以及癌变细胞等非己抗原信息给下一级免疫细胞,能够启动机体的抗感染以及抗肿瘤免疫。根据研究结果显示:体外诱导扩增自身 PBMC 来源的 DC,并经 HBsAg 致敏后的抗 HBV-DC 静脉回输,可显著降低并清除 HBsAg,抑制 HBeAg 阴性而 HBV DNA 阳性的慢性 HBV 感染者的 HBV 复制,能够有效地减少病毒载量,清除病毒,从而治愈慢性 HBV 感染者。胸腺素 α_1 也是临床上使用较多的一线药物,这种药物是一种酰基化的含有 28 个氨基酸的多肽激素类药物,这种药物抗病毒活性相对比较强,能够有效地降低病毒复制的水平,从而能够有效地提高主要组织相容性复合体(MHC)的表达能力。同时,胸腺素 α_1 的使用更加有利于加强患者机体抗感染能力,减少对肝脏细胞的损伤,从而能够达到修复目的,起到保护机体肝脏作用。临床上,将抗 HBV-DC 联合胸腺素 α_1 治疗 HBeAg 阴性慢性乙型肝炎效果理想,能够发挥不同药物治疗效果,改善患者症状,提高患者肝功能,并且药物能够加强机体免疫调节作用,加强乙型肝炎病毒的清理效果,提高临床疗效。

柯成能等对南方医科大学 2013 年 4 月—2014 年 4 月 80 例 HBeAg 阴性慢性乙型肝炎患者,随机分为两组,每组 40 例。对照组采用抗 HBV-DC 治疗。取 50mL 患者肝素抗凝的外周静脉血,以密度梯度离心及贴壁法获得单个核细胞,在 37℃ 及 5%CO$_2$ 浓度下采用含有粒细胞 - 巨噬细胞集落刺激因子及白介素 -4 等细胞因子的 RPMI1640 培养基诱导外周血单个核细胞(PBMC)中的贴壁细胞,扩增出树突状细胞(DC)。于培养第 6 天给予含有 30μg HBsAg 的商用乙型肝炎疫苗致敏 DC,使其成为具有特异性治疗 CHB 的 DC 疫苗,简称抗 HBV-DC;于培养第 7 天收获 DC,将以 2mL 生理盐水悬浮的抗 HBV-DC 皮下和静脉各注射 1mL,1 次 /2 周,共 6 次。实验组联合胸腺素 α_1 治疗,方法如下:根据患者临床症状、病史等皮下注射 1.6mg 胸腺素 α_1,2 次 / 周,连续使用半年。抗 HBV-DC 方法同对照组。结果:实验组治疗总有效率为 95.0%,明显高于对照组 85.0%,差异具有统计学意义($p<0.05$)。实验组 AST 指标为(34.62 ± 0.48)U/L、ALT 指标为(52.16 ± 21.47)U/L,低于对照组,差异具有统计学意义($p<0.05$)。采用抗 HBV-DC 联合胸腺素 α_1 治疗效果理想,能够提高临床疗效,改善患者肝功能,值得推广使用。

8. 低病毒载量慢性 HBV 感染　HBV 感染者中,除肝硬化患者外,低病毒载量(HBeAg 阳性者 HBV DNA<10^3 拷贝 /mL,HBeAg 阴性者 HBV DNA<10^4 拷贝 /mL),ALT<2 倍正常值上限(ULN),均不符合我国《慢性乙型肝炎防治指南(2015 年版)》的抗病毒标准。在临床实践中发现,对于此类患者如果采用免疫调节剂进行干预,可能会促进 HBV DNA 转阴。低病毒载量慢性 HBV 感染多为免疫清除期或低复制期患者机体未能完全清除病毒的一种状态,存在 HBV DNA 反弹升高及临床症状加重的风险。2009 年欧洲肝病学会(EASL)已将核苷和核苷酸类药物及干扰素抗病毒治疗适应证修改为 HBV DNA>10^4 拷贝 /mL、ALT>1×ULN,抗病毒指征放宽,但仍难以满足低病毒载量慢性 HBV 感染者的治疗愿望。胸腺素 α_1 能促进早期 NK 细胞的增加并增强其介导的细胞毒作用,并增加肝脏的 NK 细胞和 CD8$^+$ 细胞毒性 T 淋巴细胞,促进 T 细胞成熟,产生 Th1 型细胞因子,特别是能显著增加乙型肝炎患者抗病毒蛋白的合成和细胞因子的分泌,具有双向的免疫调节及直接抗病毒作用,从而抑制 HBV 复制。临床研究表明,胸腺素 α_1 能显著提高干扰素、核苷和核苷酸类药物的抗 HBV 疗效及患者生存质量。在治疗乙型肝炎的疗程结束后病毒清除效应仍可继续增加,具有疗效持久、使用安全的特点。

孙建民随机选取 2011 年 6 月—2013 年 6 月诊治的低病毒载量慢性 HBV 感染者 76 例为治疗组,41 例为对照组。治疗组给予胸腺素 α_1 1.6mg,皮下注射,每周 2 次,治疗 3 个月 HBV DNA 阴性者可停药,阳性者治疗至 6 个月;对照组不进行药物治疗。观察 3、6 个月时 HBV DNA 转阴情况。结果治疗 3、6 个月时治疗组 HBV DNA 转阴率显著高于对照组 ($p<0.01$)。治疗 6 个月时,治疗组 HBV DNA$<10^4$ 拷贝 /mL、HBeAg 阳性与 HBeAg 阴性,两者比较 HBV DNA 转阴率差异无统计学意义 ($r=0.02, p>0.05$),但显著高于 HBV DNA $\geq 10^4$ 拷贝 /mL 者。本资料显示,治疗 3、6 个月时,治疗组 HBV DNA 转阴率均显著高于对照组 ($p<0.01$);提示胸腺素 α_1 能够显著促进低病毒载量慢性 HBV 感染者 HBV DNA 转阴。6 个月时治疗组 HBV DNA$<10^4$ 拷贝 /mL 且 HBeAg 阳性者 HBV DNA 转阴率与 HBeAg 阴性者差异无统计学意义 ($p>0.05$),但显著高于 HBV DNA $\geq 10^4$ 拷贝 /mL 者 ($p<0.01$);提示 HBV DNA 转阴率与 HBeAg 状态无关,与 HBV DNA 载量呈负相关。本研究中,治疗组在治疗过程中累计发生一过性 ALT 水平轻度升高 12 例(15.79%),对照组 3 例(7.32%),均未行药物干预,考虑对照组 ALT 升高原因可能为机体自发免疫清除过程中的 ALT 波动,而治疗组除此之外主要为胸腺素 α_1 激发机体免疫功能增强所致。对于治疗组 37 例治疗结束后未获得病毒学应答的患者,在与患者充分沟通并签订知情同意书后,13 例给予了小剂量干扰素 α 治疗,10 例给予核苷和核苷酸类药物治疗,其余患者停药随访。结论:胸腺素 α_1 能显著促进低病毒载量慢性 HBV 感染者 HBV DNA 转阴,转阴率与 DNA 载量呈负相关,与 HBeAg 状态无关。

(二) 丙型肝炎

1. HCV 基因型 1b 感染　有人以 $T\alpha_1$ 和 IFN 联合治疗 HCV 基因型 1b 感染,也有较好的疗效。患者先接受 1 周的负荷量,然后分别注射 $T\alpha_1$ 1.0mg,2 次 / 周,IFN 3MU,3 次 / 周,持续 52 周,治疗结束后随访 6 个月。15 例患者中,4 例为对 IFN 治疗无应答者,13 例 HCV 基因型为 1b。治疗结束时,11 例患者(73%)的 HCV RNA 阴转(PCR 法),其中 2 例为干扰素无应答者。随访 6 个月时仍有 6 例患者持续 HCV RNA 阴性,长期有效率为 40%(6/15)。6 例 HCV RNA 阴转的患者中,5 例 ALT 正常。12 例患者治疗前后均做过肝组织活检,发现肝组织学活动度有明显减低($p<0.001$)。

2. 失代偿期丙型肝炎肝硬化　周智宏将 67 例失代偿期丙型肝炎肝硬化患者随机分为 3 组。A 组 21 例,给予传统治疗;B 组 23 例,给予传统治疗 + 干扰素 γ;C 组 23 例,给予传统治疗 + 干扰素 + 胸腺素 α_1;3 组患者治疗并观察 12 个月,分析对比其疗效。结果表明,失代偿期丙型肝炎肝硬化患者抗病毒治疗,能抑制丙肝病毒复制,同时应用胸腺素 α_1 调节免疫治疗可有效地改善患者肝功能及肝纤维化。

另有报道,42 例失代偿期丙型肝炎肝硬化患者经 48 周治疗后,临床症状改善和 Child-Pugh 评分均有明显变化。观察组同对照组在不同时间点肝功能指标变化亦有所区别:ALT 在治疗 24 周和 48 周时与同时期对照组相比差异有统计学意义($p<0.05$),TBIL 在治疗 48 周时与同时期对照组相比差异有统计学意义($p<0.05$),ALB 在治疗 24 周和 48 周时与同时期对照组相比差异有统计学意义($p<0.05$)。这一结果提示,苦参素联合胸腺素 α_1 对失代偿期丙型肝炎肝硬化患者具有改善肝功能意义($p<0.05$),在治疗 12 周和 48 周时与同时期对照组相比差异有统计学意义($p<0.05$),而 12 周时无统计学意义,可能与样本量小、导致差异

不能被检测到有关。对照组治疗前及治疗 48 周后 HCV RNA 无变化,观察组治疗前及治疗 48 周后 HCV RNA 有变化,说明该治疗方法可以减少 HCV RNA 表达。聂青和等对国外应用胸腺素 α_1 治疗慢性丙型肝炎的随机对照试验进行临床荟萃分析,认为胸腺素 α_1 单用或联合用药治疗慢性丙型肝炎与干扰素加利巴韦林治疗相比较,不仅能有效地减少 HCV RNA 的复制,不良反应少,而且能持续清除 HCV RNA,使血清 ALT 恢复正常,与本研究结果一致。

(三) 对流感疫苗和乙肝疫苗的免疫增强作用

老年人和透析患者接种乙肝疫苗或流感疫苗后,使用 $T\alpha_1$ 可提高机体应答水平,增强免疫效果。

(四) 预防肝衰竭并发感染

占国清治疗 125 例肝衰竭患者,被随机分为治疗组(65 例)和对照组(60 例),对照组接受综合治疗,治疗组在此基础上加胸腺素 α_1 及培菲康(口服双歧杆菌、嗜酸乳杆菌、肠球菌三联活菌散)治疗,疗程 4 周。比较两组感染发生率、感染严重程度、感染部位、肝功能和凝血功能、T 细胞亚群、细胞因子、并发症、预后及药物不良反应。结果:肝衰竭患者感染率为 53.6%,治疗组感染率和严重感染发生率分别为 41.5% 和 6.15%,明显低于对照组(66.7% 和 18.3%)($p<0.05$,$p<0.01$),其抗感染治疗时间(7.8 天和 3.5 天)明显短于对照组(11.5 天和 6.0 天);感染部位主要为腹腔、肺部、肠道和上呼吸道,两组在腹腔和肠道感染差异有统计学意义($p<0.05$,$p<0.01$);与对照组比较,治疗组治疗后天冬氨酸转氨酶(AST)、丙氨酸转氨酶(ALT)、总胆红素(TBIL)降低,清蛋白(ALB)、凝血酶原活动度(PTA)升高(均 $p<0.01$);治疗组白介素(IL-2、IL-10)较治疗前和对照组升高,而肿瘤坏死因子 α(TNF-α)、IL-6、C 反应蛋白(CRP)较治疗前和对照组降低(均 $p<0.01$),CD3$^+$、CD4$^+$、CD4$^+$/CD8$^+$ 较治疗前和对照组升高,而 CD8$^+$ 较治疗前和对照组降低($p<0.05$,$p<0.01$);治疗组自发性细菌性腹膜炎、肝性脑病(HE)、肝肾综合征(HRS)发生率分别为 27.7%、23.1%、7.7%,低于对照组的 46.7%、40.0%、20.0%(均 $p<0.05$);肝衰竭患者病死率为 52.8%,感染者病死率(70.1%)高于非感染者(32.8%)($p<0.01$),治疗组病死率(43.1%)低于对照组(63.3%)($p<0.05$);两组均无明显不良反应。结论:感染是肝衰竭患者病情加重和死亡的重要原因,胸腺素 α_1 联合微生态制剂可以提高肝衰竭患者机体免疫功能,减少其感染发生,改善其肝功能和凝血功能,提高生存率。

肝衰竭患者机体免疫功能低下,易并发感染尤其是自发性细菌性腹膜炎(spontaneous bacterial peritonitis,SBP)。国内报道各种肝衰竭感染率高达 89.3%,仅很少的患者无感染的发生。感染常为病情恶化的诱因,可发展为感染性休克、多脏器功能衰竭,成为患者主要的死亡原因。抗菌药物是控制感染的重要手段,然而长期大剂量使用导致不同程度的肠道菌群失调,引起耐药菌不断增加和真菌二重感染,成为临床医生抗感染治疗所面临的难题。研究表明,胸腺素 α_1 和微生态物如双歧杆菌属及乳杆菌属均能增强机体的特异与非特异性免疫功能,提高机体抗感染能力,与抗菌药物有协同治疗作用。但胸腺素 α_1 联合微生态制剂预防肝衰竭并发感染鲜见报道。在综合治疗基础上,采用胸腺素 α_1 联合微生态制剂培菲康治疗肝衰竭患者 65 例,取得满意的疗效。

肝衰竭容易并发感染可能与以下因素有关。肝衰竭时 Kupffer 细胞功能障碍,不易清除肠道的病原体和内毒素;于肝衰竭时常伴门静脉高压和脾功能亢进,外周血白细胞减少、肠黏膜屏障作用减弱致肠道微生态失衡,细菌上移;诊断和治疗中一些侵袭性操作增加了感染机会；抗菌药物不合理应用导致菌群失调，肝衰竭时细胞免疫功能抑制引起 $CD4^+$ 降低、$CD8^+$ 升高，内毒素血症引起促炎性细胞因子 TNF-α、IL-6 等增加。因此，维持肠道微生态平衡，提高机体免疫功能，减少肠道细菌过度增殖及定植转移是预防感染特别是 SBP 的重要方法之一。胸腺素 $α_1$ 是胸腺中提取的有生物活性的多肽，是一种强有力的免疫调节剂，具有免疫系统的双向调控作用。一方面，它能诱导 T 淋巴细胞分化成熟，增加 $CD4^+/CD8^+$ 比值和 NK 细胞数量与活性，促进内源性干扰素及 IL-2 的产生，增强机体免疫功能；另一方面，它抑制有害炎症递质的产生，有助于控制强烈的炎症反应和严重感染，清除诱因，还可促进肝细胞的再生和肝组织的重建。胸腺素 $α_1$ 已广泛用于治疗各种原发性或继发性 T 细胞缺陷病、某些自身免疫病、各型重症肝炎、慢性活动性肝炎、慢性迁延性肝炎及肝硬化等。微生态制剂是有益于宿主的正常微生物群成员及促进这些生理菌群生长的制剂，具有调节肠道菌群平衡，防止细菌易位，增强免疫等作用。培菲康是由双歧杆菌、嗜酸乳杆菌、肠球菌三联菌组成的微生态制剂。其作用包括提高肠道有益菌的菌群优势，修复肠道菌膜屏障，抑制潜在致病菌过度生长；参与多种维生素如叶酸、烟酸、维生素 B 族等合成；产生非特异的免疫调节因子和抗菌物质，提高机体免疫力和抑制致病菌等。黄培宁等报道慢性肝衰竭患者服用双歧三联活菌制剂后，其肠球菌属、双歧杆菌属和乳杆菌属明显增多，酵母样真菌菌落数显著降低，而对照组肠道菌群无明显变化，同时患者血浆内毒素、IL-1、IL-6 及 TNF-α 水平也明显降低。肝衰竭患者存在不同程度的细胞免疫功能下降，表现为 CD4 T 淋巴细胞减少及外周血中 $CD4^+/CD8^+$ 比值下降，IL-6、TNF-α 等细胞因子增高，IL-2、IL-10 等细胞因子降低，免疫功能受抑制。本试验结果表明，治疗后治疗组 $CD4^+T$ 细胞数及 $CD4^+/CD8^+$ 明显升高，血清 TNF-α、IL-6 和 CRP 水平降低，IL-2、IL-10 水平升高，治疗组较对照组更显著地改善肝功能和凝血功能，降低并发症 SBP、HE、HRS 发生率。以上表明，胸腺素 $α_1$ 联合微生态制剂在提高机体细胞免疫功能的同时，也抑制有害炎症递质产生，减轻对肝脏的免疫病理损伤，有利于患者肝功能的恢复和减少 SBP、HE、HRS 等并发症发生。

（五）骨髓干细胞移植

骨髓干细胞是指一类具有自我更新和分化能力的细胞，其增殖及定向分化具有巨大的应用潜能，其定向分化为功能细胞，并且应用于器官损伤的治疗，已成为细胞生物学以及整个生命科学的研究热点。近年研究发现，骨髓干细胞能分化为多种组织细胞，如肝细胞、神经细胞、心肌细胞和骨骼肌细胞等。骨髓干细胞是肝细胞的重要肝外来源，自体骨髓干细胞移植后，在自身内环境下分化为肝细胞，替代损伤肝细胞，并促进受体内源性肝细胞增殖，从而促进肝功能修复和肝细胞再生。肝衰竭患者血中内毒素、TNF-α、IL-6 等水平升高，经胸腺素 $α_1$ 处理后它们的活性均降低，说明胸腺素 $α_1$ 能降低重型肝炎时的内毒素水平，抑制促炎性细胞因子的活性，减低肝损伤的程度。此外，胸腺素 $α_1$ 通过增强细胞免疫，调理单核巨噬细胞的吞噬和杀菌功能，有助于防治继发细菌感染和真菌感染。采用骨髓干细胞移植联合胸腺素 $α_1$ 治疗慢性乙型肝炎肝衰竭，以患者自体骨髓干细胞作为供体，在体外分离纯化后移植到体内，并联合胸腺素 $α_1$ 皮下注射。结果表明，联合移植 4 周后，患者 ALT、TBIL 下降，ALB、ChE 升高，肝功能明显改善，较单纯骨髓干细胞移植组及对照组均有统计学差异，且大多数患者临床症状明显改善，未发现严重不良反应及并发症。表明人自体骨髓干细胞移植联合胸腺素 $α_1$ 皮下注射对肝衰竭患者生化指标改善、症状缓解等有明显效果，治疗慢性乙型肝炎肝衰竭安全、有效。

五、自身免疫性肝炎

自身免疫性肝炎（autoimmune hepatitis，AIH）是一种由于机体自身免疫系统攻击肝组织而产生的慢性进展性肝炎。诱发 AIH 的环境因素有病毒、毒素及药物等。由药物触发自身免疫反应而引起的肝细胞损伤，即为药物诱导的自身免疫性肝炎（drug-induced autoimmune hepatitis，DAIH）。但长期以来，AIH 的发生被认为与遗传有关。药物的诱发作用一直未受到重视，过去由于临床认识及技术水平不足等原因，部分药物诱导自身免疫性肝炎的患者得不到及时正确的治疗而延误了病情。河北联合大学将 86 例药物诱导的自身免疫性肝炎患者随机分为 3 组，A 组 27 例，给予传统治疗；B 组 31 例，给予传统治疗＋异甘草酸镁；C 组 28 例，给予传统治疗＋异甘草酸镁＋胸腺素 α_1；3 组患者疗程均为 4 周。结果 A 组患者肝功能指标好转，血清肝纤维化指标下降，但与治疗前比较，差异无统计学意义（$p>0.05$）。B 组患者肝功能指标好转，与治疗前比较，差异有统计学意义（$p<0.01$），血清肝纤维化指标和血清球蛋白水平与治疗前比较，差异无统计学意义（$p>0.05$）。C 组患者肝功能指标、血清肝纤维化指标和血清球蛋白水平下降程度均优于 A 组和 B 组（$p<0.01$）。结论：药物诱导自身免疫性肝炎患者，给予异甘草酸镁，同时应用胸腺素 α_1 调节免疫治疗可有效改善患者肝功能及肝纤维化指标。

六、肺结核

肺结核为临床常见感染性疾病，结核分枝杆菌为其主要诱因，患者患病后机体免疫力处于持续降低状态。为强化临床疗效，一定要确保患者体内免疫力增强。随着临床抗生素的广泛应用与人们生活习惯的改变，肺结核发生率不断升高、结核耐药菌株不断增加，给临床治疗肺结核带来了挑战。由于治疗方案缺乏规范性或不彻底，化疗失败后诱发复治涂阳肺结核。在肺结核细胞免疫中，免疫保护为主要机制，只有促使细胞免疫强度增强才能够对 T 淋巴细胞的功能与数量予以控制。当前临床逐渐应用免疫治疗剂治疗结核病，如胸腺肽或灵芝、人参等。经研究证实，胸腺肽可促使机体细胞免疫功能全面增强，促使机体对于结核分枝杆菌产生免疫反应，对化疗药物产生协同。72 例肺结核患者，按照治疗方式不同将患者分为对照组和观察组，各 36 例。其中对照组应用基本化疗方案，观察组基于对照组加用胸腺肽治疗，对照组吸收总有效率为 80.6%，明显低于观察组的 97.2%，差异有统计学意义（$p<0.05$）；对照组不良反应发生率为 19.4%，观察组为 22.2%，两组对比差异无统计学意义（$p>0.05$）。结论：胸腺肽联合抗结核药治疗肺结核临床疗效明显，可提升转阴率，减少复发现象。

七、脓毒症

脓毒症是感染诱发的全身炎症反应综合征（SIRS），其发病率和病死率高。重症监护病房（ICU）患者脓毒症的发生率为 75%，其中有 24% 进展为严重脓毒症，病死率为 30%~50%，进展为感染性休克患者的病死率则高达 70%。目前脓毒症的治疗已有新的进展，拯救脓毒症指南（SSC）的实施使病死率下降到 30%~35%，但脓毒症的病死率仍然比较高，其发病机制复杂，机体通过不同途径同时造成特异性免疫系统抑制和非特异性炎症反应亢进，处于一种免疫紊乱状态，采用免疫调理治疗是目前治疗脓毒症的新方向。胸腺素 α_1 具有增强细胞免疫、抗炎、抗氧化、改善体液免疫等功能，应用胸腺素 α_1 进行个体化的免疫

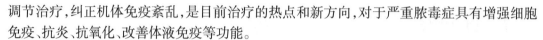

调节治疗,纠正机体免疫紊乱,是目前治疗的热点和新方向,对于严重脓毒症具有增强细胞免疫、抗炎、抗氧化、改善体液免疫等功能。

(一)脓毒症与免疫抑制

炎症反应、免疫抑制、二次打击、氧化应激、细胞凋亡、凝血紊乱等,共同构成了脓毒症发生发展的复杂病理机制,感染引起的免疫应答紊乱是疾病的发病机制之一。在病理损伤的打击下,机体通过不同途径,同时造成特异性免疫系统抑制和非特异性炎症反应亢进,主要表现为:促炎/抗炎反应失衡、抗原提呈细胞功能下降、淋巴细胞增殖能力下降、淋巴细胞凋亡增加,导致机体免疫功能紊乱。脓毒症患者的免疫应答各不相同,有的表现为过度的免疫应答,而有的患者表现为免疫抑制,严重脓毒症患者,全身炎症反应和免疫抑制共存。研究者曾采用抗内毒素抗体、肿瘤坏死因子(TNF)拮抗剂、白介素-1(IL-1)受体拮抗剂等治疗脓毒症,并未取得预期效果,经过对促炎抗炎药物的临床评估,很少发现可以明显减少患者的病死率。以前认为过多释放的炎症反应和它所诱导的器官损伤是导致脓毒症患者死亡的主要原因,但越来越多的证据表明,患者并非死于最初的脓毒症感染,而是由免疫抑制引发的二次或三次打击。$CD14^+$单核细胞白细胞抗原DR(mHLA-DR)<30%阈值能够可靠选出脓毒症免疫抑制的患者,此外,免疫抑制的程度和持续时间与较差的临床结果和医院内感染的增加风险有关。脓毒症患者免疫抑制在临床上可表现为:皮肤的无反应性、低体温、白细胞减少、易感染、清除感染能力下降、甚至因严重感染而死亡。其机制是:抗炎性细胞因子占优势,T淋巴细胞亚群数量和功能的改变,$CD4^+CD25^+$Treg比例明显升高,免疫细胞代谢紊乱,细胞微环境改变诱导的基因表达修饰,细胞内氧化还原反应,吞噬细胞、循环髓系树突状细胞和浆细胞样树突状细胞均明显减少等。其中免疫效应细胞的凋亡在脓毒症诱导的免疫抑制中起了关键作用,多重独立研究表明,防止淋巴细胞凋亡可以改善脓毒症的预后。研究发现,脓毒症患者淋巴细胞凋亡增加,且淋巴细胞凋亡程度与脓毒症严重程度及患者预后有关,随着病情加重,淋巴细胞计数和淋巴细胞比值呈下降趋势,同时降低的$CD4^+/CD8^+$比值与创伤患者严重脓毒症的发展和多器官功能衰竭(MOF)发生有关。关于免疫抑制发生的时间,研究发现,术后患者在脓毒症发生即刻出现免疫抑制,该原发免疫抑制状态与T淋巴细胞、单核细胞功能缺陷有关。目前,被广泛认可的脓毒症免疫紊乱过程为:在最初的24h,脓毒症极早期或小鼠的内毒素血症时,过度的或无控制内源性和外源性炎症介质的释放,后期为脓毒症免疫抑制阶段。

(二)胸腺素 α_1 治疗脓毒症

胸腺素α_1能有效逆转脓毒症患者的免疫抑制状态,增强机体的免疫防御作用,胸腺素α_1治疗组与对照组相比,胸腺素α_1可降低任何原因引起的重症脓毒症患者的28天病死率和院内病死率,相对死亡风险为0.74(95%置信区间为0.54~1.02,$p<0.05$),减少住院后发生器官功能障碍的时间,且胸腺素α_1联合传统治疗可改善严重脓毒症的临床预后。目前,胸腺素α_1广泛应用于调节脓毒症的免疫紊乱,是脓毒症治疗的新方向。但是目前胸腺素α_1的作用机制尚不明确,可能与以下机制有关:

1. 胸腺素 α_1 与固有免疫细胞 机体固有免疫细胞包括单核细胞、粒细胞、树突状细胞、NK细胞等,脓毒症可引起固有免疫细胞大量凋亡。单核细胞在固有免疫中具有必不可少的抗微生物感染能力,脓毒性免疫麻痹的首要特征为单核细胞吞噬作用失活,促炎因子释放,抗原提呈能力下降(可能由于单核细胞白细胞抗原DR表达的下降),持续的免疫抑制状态与致死风险的增加有关。同时,在脓毒症小鼠与患者中均发现树突状细胞显著减少,由于树突状细胞高表达主要组织相容性复合体(MHC)分子,并且可以激活 T 细胞,是重要的抗原提呈细胞,胸腺素 α_1 可提高机体的固有免疫,体内试验表明,使用胸腺素 α_1 可恢复白细胞、树突状细胞数量及活性。研究发现,胸腺素 α_1 激活补体受体介导的人类单核细胞来源的巨噬细胞的吞噬作用,胸腺素 α_1 是早期和有力的激活固有免疫的免疫调节剂。同时胸腺素 α_1 可以抑制中性粒细胞延缓凋亡,激活树突状细胞、巨噬细胞,阻止糖皮质激素诱导的胸腺细胞凋亡,使用胸腺素 α_1 显著扩大了淋巴结、脾脏、循环中树突状细胞池,尤其是在内毒素刺激 72h 后血液中树突状细胞量显著增加,实验表明应用胸腺肽使树突状细胞增多,确实逆转了内毒素小鼠的免疫缺陷状态。

2. 胸腺素 α_1 与 T 淋巴细胞 T 淋巴细胞亚群是免疫系统内最重要的细胞群,T 细胞的免疫调节作用主要由 $CD4^+$ 和 $CD8^+$ 完成。脓毒症患者 T 淋巴细胞及 $CD4^+/CD8^+$ 比值均低于正常水平,对 5 项随机对照试验(198 例患者)的荟萃分析表明:胸腺素 α_1 可以提高 $CD4^+$T 淋巴细胞[加权平均差(WMD)=6.24,95% 置信区间为 1.12~11.36,$p<0.05$]、$CD4^+/CD8^+$T 淋巴细胞比值(WMD=0.14,95% 置信区间为 0.03~0.25,$p<0.05$),从而恢复机体的细胞免疫功能,可改善患者的免疫状态。体内试验表明,使用胸腺素 α_1 可提高 $CD3^+$、$CD4^+$T 淋巴细胞的数量以及活性,使用胸腺素 α_1 治疗后 7 天,Marshall 评分明显降低,单核细胞白细胞抗原 DR(mHLA-DR)水平、$CD3^+$、$CD4^+$、$CD8^+$T 淋巴细胞均明显升高,且增加 $CD4^+/CD8^+$ 比值。实验发现,使用胸腺素 α_1 时淋巴细胞停留在 G2 期的数量增加,表明在氧化应激增加时,胸腺素 α_1 刺激淋巴细胞增殖,胸腺素 α_1 刺激淋巴细胞增殖与蛋白激酶通路无关,但是与其他通路,例如 P38 丝裂原活化蛋白激酶或者核因子 κB(NF-κB)通路有关。Shao 等研究发现,口服胸腺素 α_1 转基因双歧杆菌的患者能显著促进胸腺和淋巴结增生,刺激 $CD4^+$、$CD8^+$T 淋巴细胞增生和成熟,显著增加辅助性 T 淋巴细胞 1(Th1)的产物,如干扰素 γ(IFN-γ)、IL-2、IL-3,减少辅助性 T 淋巴细胞 2(Th2)细胞的产物,如 TNF、IL-4、IL-10。调节性 T 淋巴细胞(Treg)可以减轻炎症引起的损伤,但同时可以导致继发的免疫抑制,胸腺素 α_1 促进 Treg 的凋亡,增加脓毒症小鼠的生存率。实验结果发现,在胸腺素 α_1 干预盲肠结扎穿孔小鼠后,72h 生存率得到改善,$CD4^+CD25^+Foxp3^+$T 淋巴细胞减少,$CD4^+CD25^+$T 淋巴细胞凋亡率增加;同时促炎因子 IL-2、TNF-α 和抗炎因子 IL-10、TGF-β 得到改善。

3. 胸腺素 α_1 与抗炎 胸腺素 α_1 具有保护免疫功能,调节神经内分泌细胞因子网络的作用,从而减轻细胞因子所致炎性损害,改善感染导致的高代谢状态,并达到阻止蛋白质分解、保护蛋白质的目的。胸腺素 α_1 的生物学功能包括刺激 IL-2、IFN-α、IL-6,激活 p38 丝裂原活化蛋白激酶和 NF-κB 通路,抗真菌和抗细菌。研究表明,胸腺素 α_1 可作用于外周淋巴细胞,与下丘脑 - 垂体 - 肾上腺轴双向偶联,可成为潜在的抗炎药物,用于心脏瓣膜置换术围手术期的患者,可缓解全身炎症反应。胸腺素 α_1 可以上调人类原代培养巨噬细胞的MHC- I 类分子的表达和 Toll 样受体 2、5、8、9,通过髓样分化依赖途径保护小鼠免受侵袭性曲霉损害。此外,胸腺素 α_1 可增加 IL-12、IL-2、IFN-γ 分泌呈现出抗菌作用,增加 IL-10、调节性 T 淋巴细胞控制炎症反应。可见,胸腺素 α_1 作为免疫调节剂,在调整脓毒症患者自身免疫的前提下,促使促炎性细胞因子下降,调节抗炎因子释放,减轻炎症介质所致损伤反应。

4. 胸腺素 α_1 与氧化应激 脓毒症时氧自由基的大量产生及其清除能力的下降,以及脂质过氧化物的增多,直接损害膜脂、膜蛋白、DNA 等大分子,引起线粒体功能障碍,是导致炎症性损伤、SIRS 甚至多器官功能障碍综合征的重要环节之一。研究发现,H_2O_2 可以诱导胸腺细胞凋亡,活性氧应激可诱导不同的生物反应,包括短暂的生长停滞和适应,增加细胞的增殖,永久的生长停滞或者衰老、凋亡、坏死。实验证明,胸腺素 α_1 可降低活性氧水平,增加谷胱甘肽水平,通过延迟自由基的产生和减少谷胱甘肽的消耗以拮抗淋巴细胞成熟过程中的凋亡,可能阻止免疫细胞凋亡,改善免疫抑制状态。脓毒症的发病机制复杂,机体始终处于一种免疫紊乱状态。动态监测机体的免疫状态,应用胸腺素 α_1 进行个体化的免疫调节治疗,纠正机体免疫紊乱是目前治疗的新方向。目前研究发现胸腺素 α_1 可改善机体免疫抑制状态,但在脓毒症中,胸腺素 α_1 应用的时间及剂量、疗程尚不明确,需要进一步研究探讨,以便更好地指导临床使用。

5. 胸腺素 α_1 干预脓毒症患者促炎性细胞因子表达 脓毒症是临床常见急危重症,常继发于创伤、休克、感染和大手术后,虽然近年来对脓毒症发病机制和治疗的研究取得一定进展,但患者发病率和死亡率仍较高。如何降低脓毒症患者的发病率和死亡率成为目前该领域的研究热点。脓毒症理论本质在于机体过度释放大量炎症介质引起炎症反应失控和免疫功能紊乱,二者直接影响脓毒症的发生、发展,部分患者最终出现免疫麻痹状态,故在常规使用抗感染、机械通气、扩容补液、器官支持治疗外,对机体免疫功能的动态监测和免疫调节治疗亦至关重要。胸腺素 α_1 作为一种免疫增强剂,它通过刺激内源性 IFN-γ 分泌,促进 T 淋巴细胞分化、增殖、成熟而发挥免疫调节作用,Martignoni 等研究也证实,脓毒症时 $CD4^+T$ 淋巴细胞可能依赖 IFN-γ 调节中性粒细胞功能而发挥清除细菌的作用,具有作用位点高、范围广、无发热副作用等优点。胸腺素 α_1 作为一种生物反应调节因子,能改善机体免疫状态,有助于增强机体的免疫防御作用,提高患者的生存机会,在治疗脓毒症中具有较高的临床研究价值和应用前景,为脓毒症的免疫调理治疗提供理论依据。张保军收集 2012—2013 年 ICU 的脓毒症患者 60 例,随机分为对照组(30 例)和治疗组(30 例),在治疗第 1 天和第 5 天两组患者均采用流式细胞术检测外周血 Th17 比例(Th17/$CD4^+T$),应用酶联免疫吸附试验(ELISA)检测血浆 IL-17 和 IL-6 的表达水平。结果:应用胸腺素 α_1 治疗第 1 天和第 5 天后的脓毒症患者外周血 Th17 比例均明显低于未应用组($p<0.01$);血浆 IL-17、IL-6 的表达亦显著低于未应用组(p 均 <0.01)。治疗组 APACHE II 评分亦降低。结论:应用胸腺素 α_1 治疗的脓毒血症患者外周血中 Th17 比例降低,血浆 IL-17 及 IL-6 表达水平亦降低,30 例患者应用胸腺素 α_1 治疗第 1 天和第 5 天后,促炎性细胞因子 IL-17 和 IL-6 表达降低,临床症状体征好转,提示胸腺素 α_1 对脓毒症患者免疫调理作用可能与提高机体的细胞免疫状态有关,提示胸腺素 α_1 能有效改善脓毒症患者的免疫状态。

6. 胸腺肽联合血必净治疗老年肺部感染合并脓毒症 南京医科大学收集 2012—2014 年附属南京医院 ICU 老年肺部感染合并脓毒症患者 60 例作为治疗组,应用胸腺肽联合血必净免疫调节治疗,采集入院时和第 7 天留取外周血,用流式细胞仪检测 Th1、Th2 细胞和 Treg 细胞,同时送检降钙素原(PCT)、C 反应蛋白(CRP);以 7 天死亡为终点,将治疗组再分成两组,其中 17 例死亡患者为死亡组,存活的 43 例为生存组。以同期 ICU 的老年肺部感染合并脓毒症未用胸腺肽和血必净治疗的 19 例患者为对照组。结果:①治疗组第 7 天 Th1、Th2 细胞高于入院时及对照组治疗前后(p 均 <0.05);治疗组第 7 天 Th1/Th2 高于入院时及对照组治疗前后(p 均 <0.01);治疗组第 7 天 Treg 细胞低于入院时($p<0.01$),与对照组治疗前后比较差异无统计学意义($p>0.05$)。②生存组治疗第 7 天 Th1、Th2 细胞高于死亡组(p 分别 <0.01、<0.05),Treg 细胞低于死亡组($p<0.01$)。③ 60 例患者入院时 CRP、PCT 和 APACHE II 评分与对照组比较差异无统计学意义($p>0.05$)。④治疗组住 ICU 时间短于对照组($p<0.05$);两组病死率比较,差异无统计学意义($p>0.05$)。结论:老年肺部感染合并脓毒

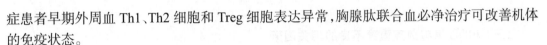

症患者早期外周血 Th1、Th2 细胞和 Treg 细胞表达异常,胸腺肽联合血必净治疗可改善机体的免疫状态。

广东医学院(现名广东医科大学)将 68 例重症肺炎合并脓毒血症患者随机双盲分为研究组和对照组,每组 34 例。所有患者均给予抗感染和支持治疗,研究组患者在此基础上给予胸腺素 α_1 1.6mg,皮下注射,1 天 2 次,连用 5 天。对照组给予安慰剂皮下注射,1 天 2 次,连用 5 天。比较两组患者的临床疗效、转归时间、体温、呼吸、心率、白细胞计数、血浆降钙素原、白介素 -6(IL-6)、肿瘤坏死因子 -α 和 T 淋巴细胞亚群变化。结果研究组患者治疗显效率为 97.06%,显著高于对照组的 82.35%($p<0.05$),研究组患者血管活性药停用时间、休克逆转时间和机械通气停用时间显著低于对照组($p<0.01$)。治疗后研究组患者除体温外,其他生理指标均显著优于对照组($p<0.01$)。治疗后研究组患者血清炎症因子水平显著低于对照组($p<0.01$),而免疫因子水平显著优于对照组($p<0.01$)。两组患者不良反应发生率无统计学差异($p>0.05$)。结论:胸腺素 α_1 运用于重症肺炎合并脓毒血症患者的治疗效果显著,有效改善患者的免疫失衡和炎症反应,具有临床运用价值。

八、HIV/AIDS 患者免疫重建

高效抗逆转录病毒治疗(highly active antiretroviral therapy,HAART)治疗可以显著降低 HIV/AIDS 患者的病毒复制,提高 CD4[+]T 淋巴细胞的数量,重建患者免疫功能。但仍有部分患者在病毒抑制的情况下不能取得良好的免疫重建,发生免疫重建不良现象。免疫重建不良的发生机制主要涉及骨髓造血功能降低和胸腺输出减少造成的 CD4[+]T 细胞产生减少、免疫活化和凋亡增加造成的 CD4[+]T 细胞破坏增多及体内 IL-7 等细胞因子水平紊乱等。目前,对免疫重建不良尚未有成熟有效的干预措施,及早开始 HAART 治疗是预防免疫重建不良的关键,其余各种干预措施也在一定程度上改善了 HIV/AIDS 患者的免疫重建状态。然而,免疫重建不良的机制尚未完全清楚,目前尚未找到行之有效的解决方法,在攻克艾滋病的道路上,免疫重建不良仍然是一个重要的研究领域。

(一) HIV/AIDS 患者免疫重建不良的定义

高效抗逆转录病毒治疗可显著降低 HIV/AIDS 患者的病毒复制,提高 CD4[+]T 淋巴细胞的数量,重建患者免疫功能,降低病死率。然而,不同患者对抗病毒治疗的免疫反应不同。约 20% 的 HIV/AIDS 患者在病毒抑制(<50 拷贝 /mL)情况下不能取得良好的免疫重建。这种现象称为免疫重建不良,这类患者被称为免疫无应答者。目前,对免疫重建不良尚无明确定义。一些研究将 HAART 后,CD4[+]T 细胞计数 <200 个 /μL 或 CD4[+]T 细胞数量的增长不足基线的 20% 的现象定义为免疫重建不良;但目前国内外对判定免疫重建不良的治疗时间尚无共识。既往研究多关注 AIDS 患者短期免疫重建不良,对长期接受 HAART 后仍出现免疫重建不良的患者研究较少。2013 年美国健康和人类服务部(Department of Health and Human Services,DHHS)的 AIDS 治疗指南根据目前的研究指出,AIDS 患者经 4~7 年 HAART 后,CD4[+]T 淋巴细胞数仍未达到 350 个 /μL 或 500 个 /μL,可认为是免疫重建不良。

(二) AIDS 患者免疫重建不良的后果

免疫无应答者容易发生机会性感染,长期发病率和病死率也较高。除外 AIDS 相关的疾病和死亡,免疫无应答者发生非艾滋病相关疾病和死亡的概率也较高。研究证实,低 CD4[+]T 细胞计数可增加心血管疾病的发病率和病死率,还与 AIDS 相关或非相关的肿瘤以及 HIV 相关的神经认知疾病的发生密切相关。因此,免疫无应答者应该引起临床工作者的

高度重视。

（三）AIDS 患者免疫重建不良的相关因素

HIV/AIDS 患者免疫重建不良的相关因素很多。许多研究对免疫重建不良的患者进行了回顾性研究，这些研究观察显示，年龄、基线 CD4$^+$T 淋巴细胞水平、HCV 共感染等因素均可影响患者的免疫重建。除外这些临床观察研究，许多实验室研究对免疫重建不良的内在机制进行了探讨。目前的研究认为，免疫无应答者的 CD4$^+$T 细胞数之所以较低，主要原因在于 CD4$^+$T 细胞的产生与破坏的失衡，破坏的 CD4$^+$T 细胞不能得到有效补充。

1. 骨髓造血功能降低　CD4$^+$T 细胞由骨髓的造血干细胞产生，在胸腺中成熟后输出至外周。研究已经证实，HIV 感染能够影响患者的造血功能，且免疫重建不良与患者的造血功能耗竭有关。在这一理论基础上，研究者尝试了 CCR5 缺陷的造血干细胞移植和静脉输注脐带血间充质干细胞，前者清除了患者体内的 HIV，后者提高了免疫无应答者循环中纯真和中枢记忆性 CD4$^+$T 细胞数量，恢复了 HIV-1 特异性 IFN-γ 和 IL-2 的生成，改善了患者的免疫重建状态。

2. 胸腺输出减少　胸腺输出功能的降低也被认为是免疫重建不良的一个重要机制。研究认为 HIV/AIDS 患者接受抗病毒治疗后 CD4$^+$T 细胞恢复的程度不同是由于胸腺输出纯真 CD4$^+$T 细胞不同。研究者通常使用 T 细胞受体重排删除环（TREC）、CD31、纯真 T 细胞数目等指标代表胸腺输出功能；其中，CD4$^+$T 细胞中 TREC 的含量越大，代表细胞越幼稚，胸腺输出功能越好。胸腺是产生表达 TCRαβ 的 T 细胞的主要部位。胸腺体积随着年龄增长而萎缩，与之相伴的是胸腺功能的下降。由此推测，胸腺年龄相关的萎缩可能会影响 HIV 感染时 CD4$^+$T 细胞的重建。但是研究发现，成人 HIV 感染者使用 HAART 后，纯真 CD4$^+$T 细胞数目逐渐升高。通过测定 TREC 来评估胸腺输出后发现，尽管胸腺功能随着年龄增加而降低，重要的胸腺输出功能一直持续到成人后期。大多数 HAART 的成人，胸腺输出均有快速而持续的增加。这些结果提示，在 HAART 后成人胸腺能辅助免疫重建。此外，通过 CT 检查发现，胸腺体积较大患者的免疫重建情况优于体积较小者，较大的胸腺体积与较高的 CD4$^+$T 细胞计数和较高的 TREC 量相关，并且胸腺组织较丰富的患者拥有更广泛的免疫储备功能。AIDS 患者接受抗病毒治疗后，伴随调节性 T 细胞亚群的变化，其纯真 T 细胞亚群能够逐渐恢复，同时，CD31 表达比例也逐步增加，意味着 HAART 能够重建 AIDS 患者胸腺功能；另外，开始治疗之前具有较高纯真 T 细胞比例的患者，HAART 后期 CD4$^+$T 细胞计数和胸腺输出功能重建显著优于基线纯真 T 细胞比例较低的患者。

3. 免疫激活　除外造血功能降低和胸腺功能输出下降，CD4$^+$T 细胞耗竭的另外一个重要原因就是破坏增多。研究表明，免疫激活是 HIV 感染和疾病进展的主要特征之一。免疫激活的原因多且复杂，一种观点认为 HIV 感染者通过 HAART 的应用获得病毒学抑制后，其血浆和单核细胞等病毒储存库中仍有低水平的 HIV 持续存在，这可能造成了持续的免疫活化；且在 CD4$^+$T 细胞重建较差的患者中，这种低水平的病毒血症存在更为普遍。另一种观点认为，HIV/AIDS 患者肠黏膜破坏造成菌群移位，炎性介质不断进入循环，形成了慢性的免疫激活。T 细胞活化增高对 HIV 感染的疾病进展有预测价值。持续的免疫活化可能使纯真 T 细胞池受损并导致 CD4$^+$T 细胞耗竭。免疫活化主要通过 T 细胞的表面标志 CD38 和 HLA-DR 的表达水平来代表，免疫无应答者的免疫活化程度较高。与之相对应的是，疾病长期不进展的 HIV/AIDS 患者的 T 细胞活化水平较低。

4. 凋亡增加　有研究观察到了 HIV 感染者 T 细胞的老化现象，特征是增殖能力降低，

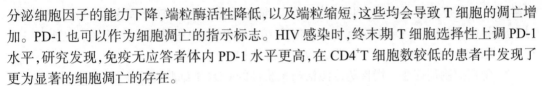

分泌细胞因子的能力下降,端粒酶活性降低,以及端粒缩短,这些均会导致 T 细胞的凋亡增加。PD-1 也可以作为细胞凋亡的指示标志。HIV 感染时,终末期 T 细胞选择性上调 PD-1 水平,研究发现,免疫无应答者体内 PD-1 水平更高,在 CD4⁺T 细胞数较低的患者中发现了更为显著的细胞凋亡的存在。

5. 细胞因子水平紊乱 白介素 -7(IL-7)对 T 细胞稳态的维持十分重要,IL-7 的反应性决定于 IL-7 受体的存在。有研究发现,在 HIV 感染者中,IL-7 的水平升高而 IL-7 受体的水平下降,IL-7 水平与 CD4⁺T 细胞水平呈负相关关系。免疫重建不良者纯真 CD4⁺T 细胞的减少与 IL-7R 的表达减少及血清 IL-7 水平升高有关。同样作为 γ- 链细胞因子家族的成员,IL-2 和 IL-15 在 HIV 感染者体内则是下降的,且免疫无应答患者外周血刺激产生 IL-2 的能力降低。

6. T 细胞亚群稳态失衡 HIV 感染的一个关键特征是持续的免疫活化,CD4⁺T 细胞的一个亚群——调节性 T 细胞(Treg)因其抑炎活性而备受关注。由此推测,Treg 可能涉及免疫重建不良患者的免疫高活化。Treg 本身是 CD4⁺T 细胞,能够感染 HIV,HIV/AIDS 患者的 Treg 绝对数降低,但其比例却升高。有研究发现,免疫重建不良患者的 Treg 比例较高但 HIV 特异性免疫抑制功能降低。健康对照组 Treg 与活化的 CD8⁺T 细胞的出现呈很强的负相关,但在 HIV/AIDS 患者中未发现此种相关。免疫重建不良患者的 Treg 与纯真 CD4⁺T 细胞呈负相关,在健康对照和免疫重建良好的对照中未发现此种相关。且 Treg/ 纯真 CD4⁺T 细胞的值在免疫重建不良患者中较高。从这个角度来看,Treg 似乎在抑制纯真 CD4⁺T 细胞增殖起到了更大作用,而非抑制免疫活化。除外 Treg 细胞,目前在 HIV 感染中研究较多的还有 Th17 细胞。Th17 细胞是一种特殊的辅助性 T 细胞,其分泌的 IL-17 能够作为一种趋化因子吸引中性粒细胞到达感染和炎症部位,因此是一种促炎性细胞因子。Th17 细胞能够在黏膜组织中富集并具有保护黏膜屏障完整性和维持黏膜部位免疫稳态的作用。Th17 细胞在 HIV 感染的早期即丢失,这与细菌移位有关。应用 HAART 后,Th17 细胞并不能够从早期的破坏中恢复。研究发现,Th17 与 Treg 细胞的比例失衡是 HIV/AIDS 患者免疫紊乱的重要一环,HIV 感染者中的控制良好者较好地保持了二者比例的平衡。目前,已经证实能够分泌 IL-17 的 CD4⁺T 促炎性的 Th17 细胞在调节 HIV 感染中十分重要,但对 HIV 感染者 Tc17 细胞的研究较少。有研究选择治疗两年达到病毒学抑制的 3 组患者:免疫无应答者(CD4<200 个 /µL)、中等程度免疫应答者(CD4 为 200~500 个 /µL)及免疫应答良好者(CD4>500 个 /µL),分别检测其外周血 CD3⁺CD8⁺CD¹⁶¹ ʰⁱᵍʰ 的 Tc17 的水平。研究发现,免疫无应答者的 Tc17 水平低于中等程度应答者、应答良好者及健康对照。所有 HIV 感染者的 Tc17 水平均低于健康对照组。因此证实,Tc17 细胞在 HIV 感染时发生了耗竭,且与免疫重建的水平相关。

(四)AIDS 患者免疫重建不良的干预措施

及早开始 HAART:患者基线 CD4⁺T 细胞水平与免疫重建状况密切相关,因此,及早进行 HAART 对改善 AIDS 患者的免疫重建十分必要。有研究证实,只有基线 CD4⁺T 细胞计数 >350 个 /µL 的患者才能在 HAART 后恢复正常的 CD4⁺T 细胞计数。2013 年的 WHO 抗病毒治疗指南建议在 CD4⁺T 细胞数在 500 个 /µL 时即开始进行 HAART。针对目前认识到的免疫重建不良的发生机制,研究者提出了一些积极的干预措施如下。

1. 生长激素疗法 一项随机、双盲、安慰剂对照的实验证实,每天应用低剂量(0.7mg)的重组人生长激素 40 周后,胸腺再生明显,胸腺体积、密度及输出均增加。这是重组人生长激素应用于免疫重建不良患者以提高 CD4$^+$T 细胞数量及恢复 TCR 库多样性的有力佐证。对于应用 HAART 后 CD4$^+$T 细胞低于 350 个 /μL 的患者,应用重组人生长激素也能在一定程度上提高患者的纯真 CD4$^+$T 细胞计数和胸腺体积。

2. 免疫抑制剂疗法 慢性免疫激活与系统性的 CD4$^+$T 细胞耗竭相关。羟基脲、吗替麦考酚酯和环孢素等免疫抑制药物应用于 HIV/AIDS 患者均在一定程度上降低了病毒载量、提高了 CD4$^+$T 细胞数量并降低了免疫活化程度。免疫抑制剂的作用位点是 HIV 的靶细胞而并非病毒的酶类,这就避免了病毒耐药菌株的产生,有其有利的一面。然而,这些方法的长期安全性和临床收益还不得而知,需要大规模、长期的临床试验来验证。

3. 细胞因子疗法 许多研究者在 HAART 的基础上加用细胞因子治疗以期获得更好的免疫重建,研究最多的细胞因子是重组 IL-2。IL-2 不但能显著提高免疫重建不良患者的 CD4$^+$T 细胞计数,而且能够提高重建不良患者淋巴 - 单核系细胞对病原感染的应答功能。然而,也有研究显示,与单用 HAART 相比,同时加用皮下注射重组 IL-2 的患者的 CD4$^+$T 细胞计数虽较高,但从两组人群的机会性感染或死亡的风险比来看,IL-2 并没有显示出更好的临床收益。IL-7 疗法也是研究较为深入的一种治疗方法。IL-7 能够增加 CD4$^+$T 细胞数量,但是尚未弄清合适的剂量与治疗机制。一项随机、多中心、安慰剂对照,为期 1 年的 I / II a 期临床研究显示:20μg/kg IL-7,安全、无明显不良反应;每周 3 次 IL-7 治疗可导致剂量依赖的 CD4$^+$T 细胞增加,尤其以纯真和中枢记忆性 T 细胞增加为主,同时并提高了某些患者的 TCR 多样性,增加了胸腺输出能力。

(五)中医中药疗法

中医药的特点在于调整人体功能状态,加强机体的反应性和适应性,促进免疫重建起积极作用。王阶等观察到中药免疫 2 号方能够提高免疫重建不良患者 CD4$^+$T 细胞绝对计数,提高免疫重建有效率,改善部分患者的临床症状和体征。目前,中医药研究者研制出艾灵颗粒、爱康胶囊等多种复方制剂应用于 HIV/AIDS 患者,对患者的免疫重建均有不同程度的改善。

第八节 胸腺因子 D

我国胸腺因子的研究,开始于刘士廉等用改良法制成 TF5,接着又提纯了胸腺肽。金以丰等首先从猪胸腺提取了猪胸腺制剂,以后又提纯了猪胸腺素 T1。张天民等的胸腺素也获成功。这些制剂的共同生物学活性都是增加 E 花环形成率。刘培楠等成功地提取了胸腺多肽 A,可提高小鼠 cAMP 水平。北京、江苏、山东、广东、湖南、湖北、吉林、甘肃、四川等省市为胸腺激素治疗免疫缺陷病、自身免疫病、感染、肿瘤等开辟了一条新途径。陈紫榕等在学习国内外先进经验的基础上,大胆革新了胸腺激素的制备工艺,于 1986 年研制成新型免疫调节剂——胸腺因子 D(TFD)。30 多年来,全国各地对其理化性质、药理作用和临床应用进行了深入研究,取得了可喜进展。

一、提取

取新鲜猪胸腺制成匀浆,加酸性生理盐水搅拌抽提,加热去蛋白,清液用透析器去除大分子成分,收集分子量小于 15.0kD 的全部活性物质,除菌灌封,灭菌。产品为可透析的多肽类物质,故称 TFD。

二、组成

用反相高效液相色谱法(HPLC)分析,TFD 含 8 个组分。其中 4 个主要组分分别占 35.46%、27.66%、12.03% 和 12.69%,保留时间分别为 6.18min、7.42min、9.60min、10.06min。对注射用胸腺肽和胸腺素注射液等多种国内胸腺制剂和美国胸腺因子(peninsulalaboratories) HPLC 分析结果表明,TFD 与这些制剂的组成组分及各组分相对含量均不相同,含多种胸腺素 α、β 和 γ,其中含胸腺素 α_1 8%,并含活性比 α_1 强的胸腺素 α 原。而胸腺肽含胸腺素 α_1 仅 0.6%,不含胸腺素 α 原。

三、理化性质

TFD 的主要成分是多肽,为无色或微黄色澄明液体。在 250nm ± 2nm 波长处有最大吸收峰。对热稳定,室温贮藏 3 年不变性失活。pI 值 6.0~7.5。分子量 14.4kD 以下。不含核糖和己糖。含 17 种氨基酸。以谷氨酸最多,赖氨酸、脯氨酸和丙氨酸次之。经酸水解成氨基酸后,失去活性。蛋白质定性试验阴性,双缩脲试验阳性。

四、临床前研究

TFD 可调节乙肝病毒、宿主遗传、免疫及肝细胞三者关系,有显著抗乙肝病毒作用:

1. 抑制乙肝病毒复制　与用药剂量、时间相关,但达一定量后再加大量,作用不再增强;时间延长,抑制率渐增,停药后有延迟效应;与干扰素比较,TFD 对 HBsAg 抑制作用明显,对 HBeAg 抑制较弱,对慢性乙型肝炎患者 ALT 复常率、HBeAg 转阴率和 HBV DNA 检测不到率,比对照组显著高,对 HBsAg 的抑制作用比干扰素明显。

2. 增强固有免疫　加强 NK 细胞、LAK 细胞和巨噬细胞功能,促进 MHC-Ⅰ、Ⅱ 类抗原在淋巴和非淋巴系细胞的表达和 RNA 聚集,沟通细胞之间的联系。

3. 提高适应性免疫　提高受染肝细胞 MHC-Ⅰ 分子与 HBV 抗原肽结合的亲和力、多态性和特异性,提高 CD3、CD4、CD4/CD8 的水平及 CTL 活性,通过 CTL Fas 配体(FasL)和感染 HBV 的肝细胞膜上的 Fas 受体结合,诱导感染 HBV 的肝细胞凋亡;通过穿孔素,在 HBV 感染的肝细胞膜上打孔,注入颗粒酶等效应物质,直接导致 HBV 感染的肝细胞裂解,与 HBV 同归于尽。

4. 阻止乙肝慢性化　TFD 加强巨噬细胞功能,促进 CD4$^+$T 细胞偏向 Th1 表型分化,提高 Th1/Th2 比率和相应细胞因子合成,通过提高机体自身内源性 IL-2、IFN-γ、IL-12、TNF-β、IL-3、GM-CSF 等细胞因子合成,以非细胞接触的、远程的、非细胞裂解的方式,清除肝细胞中的 HBV;TFD 还可减少 CD4$^+$ 细胞向 Th2 表型分化,降低 IL-4、IL-5、IL-6 水平,防止感染进展、持续和慢性化。体外重组的 IFN-γ、TNF-α 等细胞因子,并不能达到同样清除 HBV 的目的,干扰素治疗慢性乙肝疗效欠佳可能与此有关。

5. 调节神经内分泌代谢功能　胸腺对维持下丘脑 - 垂体系统的神经内分泌功能是不可缺少的,还分泌一系列激素参与机体有机物质的代谢。可能存在"胸腺 - 神经 - 内分泌 - 免疫 - 代谢 - 自由基网络"和"胸腺 - 神经 - 内分泌 - 肝脏通路",通过下丘脑 - 垂体 - 靶腺轴及其相应靶腺激素,平衡神经、免疫、细胞基因和内分泌网络(NICE 网络),调节机体乙肝病

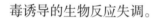

毒诱导的生物反应失调。

6. 参与肝细胞修复、再生,激发肝细胞抗 HBV 能力 肝细胞再生需胸腺素尤其是前胸腺素 α 参与。TFD 含全胸腺素包括前胸腺素 α,直接参与肝细胞再生。TFD 的抗自由基作用还可清除自由基引起的器官功能异常和组织病变,防止生物膜、蛋白质和核酸的损伤,修复与活性氧接触频繁、DNA 损伤率极高、修复率较低的肝细胞线粒体及肝微粒体氧损伤后 DNA 结构和功能的破坏。TFD 还提高胸腺淋巴细胞环核苷酸 cAMP 和 cGMP 含量,介导 T 细胞分化,诱发一系列胞内反应,激发肝细胞抗 HBV 能力。

7. 预防肝硬化和肝癌 加强 NK、LAK、Φ 细胞功能,直接杀死活化而非休眠的肝星形细胞,通过产生 IFN-γ,以一种转录信号转导子和激活子 -1 依赖的方式诱导肝星形细胞增殖周期中止和凋亡,抑制肝纤维化,促进 Th1 增殖,产生细胞因子 / 生长因子,调节星形细胞活化、金属蛋白酶及其抑制剂的产生和肝纤维化形成,防御肝脏原发性和转移瘤。

五、临床治疗

TFD 注射液已广泛用于治疗原发性和继发性免疫缺陷病、急慢性病毒性肝炎、难治性肺结核、银屑病、恶性肿瘤、白血病、支气管哮喘、系统性红斑狼疮、类风湿关节炎等疾病以及延缓衰老,取得了较好疗效。剂型有肌内注射、静脉滴注和口服颗粒剂。用药剂量从 5mg/d 已逐渐增到 50~100mg/d。不良反应有轻度头晕、低热、皮疹、注射局部疼痛等,可不作特殊处理。若 ALT 和总胆红素持续上升,应密切观察。过敏体质者应慎用。

(一)病毒性肝炎

全国 17 所医院协作组用随机方法对 110 例慢性病毒性肝炎作了前瞻性研究。TFD 组(简称 D 组)首月肌内注射 TFD 5mg/d,第 2~3 个月每周肌注 2 次,每次 5mg,除应用酵母片、维生素和对症药物外,不用其他抗病毒药、护肝降酶药和免疫制剂;对照组(简称 C 组)用中西医综合治疗。3 个月治疗后,D 组对慢性迁延性肝炎(慢迁)和慢性活动性肝炎(慢活)的疗效较 C 组为优。好转率:慢迁 D 组(83.4%)优于 C 组(64.9%),有显著性差异($p<0.05$);慢活 D 组(50.0%)与 C 组(21.8%)比较,有非常显著性差异($p<0.01$)。好转天数:慢迁 D 组(51 天 ±33 天)优于 C 组(67 天 ±49 天),慢活 D 组(93 天 ±63 天),也优于 C 组(117 天 ±68 天),均有显著性差异($p<0.05$)。

空军福州医院自 1981 年至 2011 年,坚持 30 年以 TFD 治疗慢性病毒性肝炎,共 1 145 例,与同期不用 TFD 的对照组比较(ALT 复常、HBeAg 和 HBV DNA 转阴称应答),应答率:治疗 3~6 个月,TFD 组 27.11%(比 IFN29.41% 稍低),比对照组 11.61% 高;停药 5 年后 TFD 组为 43.75%,较对照组 11.67% 明显提高,有延迟效应;TFD 并用 IFN 则为 41.38%,与国外胸腺素 α₁+IFN 相当;5 年后肝硬化发生率 9.43%,比对照组 20.5% 低。疗效好,无毒性,副作用轻。轻度 CHB 应采取 TFD 大剂量治疗,而中、重度小剂量即可;15 岁以下和抗 -HBe(+)者应答率低;15~40 岁,女性,有急性发作史,无家族史,CD4 ≥ 40%、IgG ≥ 24g/L、ALT 2~8 倍升高、OT/PHA 皮试(+)、HBeAg(+)、HBV DNA 水平低者疗效好。

(二)恶性肿瘤

临床试验业已表明,TF5 和胸腺素 α₁ 可提高癌症和免疫缺陷患者的免疫功能,增强特异性淋巴细胞反应。福建医学院协和医院等对 125 例肺、肝、胃癌和急性淋巴细胞白血病,用 TFD 治疗,im,5~10mg/d,连用 3~6 个月,除 12 例晚期肺癌和 4 例晚期肝癌无效外,其余 103 例均获不同程度缓解。单独应用 TFD,虽可改善症状,肿块缩小,但不能治愈。若能与放疗及化疗配合,则可起到增效作用,且能减轻放疗及化疗的副作用。对 10 例肝癌采用经皮穿刺门静脉及肝动脉双介入性插管,灌注顺铂、多柔比星、丝裂霉素、LAK 细胞和大剂量 TFD(一次 50~100mg),连续 10 次后,部分缓解 3 例、好转 4 例、稳定 3 例。肿瘤内液化坏死灶 1cm×1cm 以上 5 例,门静脉瘤栓明显减少 4 例。9 例 AFP 阳性患者,4 例下降一半以上,一例转阴。患者症状改善,肝功好转,黄疸消退,生活质量提高。

第九节　胸　腺　肽

胸腺肽,又称胸腺多肽,是一类性质不完全相同的多肽总称。一般是指分子量为 7 000~9 600Da 的多肽混合物。包含:①49 肽的胸腺生成素 Ⅱ(TP Ⅱ)、胸腺生成素 Ⅲ(TP Ⅲ,脾脏素);②多肽混合物,如胸腺因子 X、胸腺刺激素(T5)、自身稳定胸腺激素、胸腺多肽制剂、胸腺上皮上清液、淋巴细胞生成因子 LSHh、淋巴细胞生成因子 LSHr、低血钙和淋巴细胞生成物质、胸腺因子和胸腺多肽 A 等;③9 肽胸腺血清因子(thymulin,FTS,分子量为 857Da,含锌);④8 肽胸腺体液因子中的 γ2(THF-γ2,分子量为 3 200Da)。⑤还包含 109 肽的胸腺素 α 原(分子量为 12 500Da)、酸性多肽胸腺素 α_7(分子量为 2 500Da)、43 肽胸腺素 β_4(分子量为 4 982Da)、38 肽胸腺素 β_{10}(分子量为 4 396Da)。⑥最常用的是 28 肽(胸腺肽 α_1,分子量 3 108.37Da)和 5 肽,如胸腺合成素(TPe,胸腺喷丁,即促胸腺生成素)、脾脏合成素(SPe)和胸腺五肽(TP5),这些 5 肽分子量为 680Da。

胸腺生成素(thymopoietin,TP)是从人胸腺组织中分离出的一种 49 个氨基酸的多肽,具有促进胸腺细胞和外周 T 细胞及 B 细胞分化发育,调节机体免疫功能等生物活性。TP 的 32~36 位氨基酸是 TP 重要的功能活性部分。人工合成的胸腺五肽(TP5)、胸腺四肽(TP4)和胸腺三肽(TP3),分别与 TP 的 32-36、32-35 和 32-34 位氨基酸残基顺序相同,即 Arg-Lys-Asp-Val-Tyr、Arg-Lys-Asp-Val、Arg-Lys-Asp。这三种寡肽是胸腺生成素 Ⅱ(49 肽)的片段,与 TP 具有相似的生物学活性。

TP5 能促进胸腺和外周 T 细胞的分化和发育,对机体的免疫功能具有双向调节作用,能使过高或过低的免疫反应趋向正常,对免疫功能低下和自身免疫病患者的免疫功能具有重要的调节作用。

胸腺五肽剂型采用冻干制剂,每支冻干制剂内含纯 TP5(纯度大于 98%)1mg。TP5 具有剂量选择性,超越特定的剂量范围难以提高疗效。

第十节　胸腺素 β

β- 胸腺素(β-thymosin)是肌动蛋白单体(G-actin)的锚定因子,它可以阻止后者多聚化形成微丝。

目前,已经发现了 20 多种 β 族胸腺肽异构体,人体内主要存在 3 种,分别为 $T\beta_4$、$T\beta_{10}$、$T\beta_{15}$,其中 $T\beta_4$ 占 70%~80%。近年来的研究表明,$T\beta_4$ 在抗细胞凋亡、抗炎症反应、血管生成、心脏损伤修复、促进组织再生等生理和病理过程中扮演着极为重要的角色。目前,已经有临床Ⅰ期研究证明了其在急性心肌梗死方面应用的安全性,并开始进行Ⅱ期临床试验。这表明 $T\beta_4$ 应用于心血管修复具有广阔的前景。近年来,对卒中的治疗着重强调"神经血管单元"的治疗。$T\beta_4$ 作为一种兼有抑制炎症、促血管和神经轴突再生、影响胶质细胞分化的多肽,在卒中后对"神经血管单元"治疗的药用价值不容忽视。随着对 $T\beta_4$ 在卒中后作用和机制的深入研究,$T\beta_4$ 可能成为治疗卒中的又一重要靶点。

胸腺素 β_{10}($T\beta_{10}$)是胸腺素 β 家族的一员,是一种与细胞运动有关的肌动蛋白单体结合蛋白。研究发现 $T\beta_{10}$ 与甲状腺癌、乳腺癌、食管癌、胰腺癌、胆管癌、卵巢癌等恶性肿瘤关系密切。虽然恶性肿瘤的多学科综合治疗已经为患者获取了更长的生存期及无疾病进展时间,但总体治愈率仍处于较低水平。目前 $T\beta_{10}$ 在人类肿瘤发生发展中的功能和具体作用机制尚不明确。

$T\beta_{10}$ 与恶性肿瘤的关系:$T\beta_{10}$ 与多种恶性肿瘤关系密切,与甲状腺癌、乳腺癌、食管癌、胰腺癌等恶性肿瘤的病理类型、分化程度、淋巴结转移及预后密切相关。$T\beta_{10}$ 也有可能成为一种新的、有效的抗肿瘤药物,是否可以通过调节 $T\beta_{10}$ 的表达或功能而实现治疗控制恶性肿瘤的目的。同时,对其深入的研究有助于进一步了解 $T\beta_{10}$ 在肿瘤侵袭转移中的发生机制,挖掘其在恶性肿瘤早期诊断、疗效预测、预后判断及治疗中的潜在应用。

$T\beta_{10}$ 与肝癌的关系:曹骥等研究发现 $T\beta_{10}$mRNA 在正常肝组织及癌旁肝组织中的表达水平明显高于在肝癌组织中的表达。研究观察到 $T\beta_{10}$mRNA 在无门静脉癌栓、单个肿瘤和肿瘤直径 <5cm 这些相对早期的患者中的表达水平明显高于中晚期,表明 $T\beta_{10}$mRNA 在癌旁肝组织和肝癌发展的早期阶段表达相对增高,随肝癌的进展抑癌作用减低。

在肿瘤转移这个复杂过程中,早有研究证明细胞运动能力的增强与转移潜能的演进具有相关性。刘从容等研究结果发现 $T\beta_{10}$ 的 mRNA 和蛋白表达水平在高转移潜能的人类肺癌、黑色素瘤和乳腺癌细胞中高于相应的不转移或低转移能力的肿瘤细胞。研究中 $T\beta_{10}$ mRNA 和蛋白表达水平与肿瘤的转移能力呈正相关,肿瘤转移潜能的增高伴有肌动蛋白多聚体的丢失和微丝结构的解聚,微丝骨架的变化与 $T\beta_{10}$ 的表达增高具有相关性。提示 $T\beta_{10}$ 可能对细胞微丝骨架的改变起着重要的作用,证明 $T\beta_{10}$ 对肿瘤转移具有的是正性作用。

第十一节 尚待解决的问题

一、命名

目前胸腺制剂多称胸腺肽,似不妥。胸腺制剂中,除含有胸腺肽外,还含白介素、前列腺素、肿瘤坏死因子、粒细胞集落刺激因子、肝细胞再生刺激物质、氨基酸、核苷酸、微量元素和其他未明活性物质,不能以"肽"概括其余。因其从胸腺提取或用人工合成胸腺物质,名称中应有"胸腺"一词;又因其作用与细胞因子相似,名称中应含"因子"二字,两种元素组合,故称为"胸腺因子"较为确切。

二、功能

胸腺因子有多种生理功能和药理作用，以维持机体平衡和功能调节，是一种生物反应调节剂。

三、复合制剂比单一肽好

复合胸腺制剂（TF5、胸腺因子 D）含胸腺素 α_1 和胸腺素 α 原及胸腺素 β 和 γ，比单一胸腺肽（胸腺素 α_1）和胸腺肽片段（胸腺肽、胸腺五肽等）的组分全，疗效好。

四、联合应用较好

治疗病毒性肝炎，胸腺因子和白介素 -2 或其他抗病毒药物联用，疗效更佳，毒副作用更小。

五、疗效预测

选择对胸腺因子具有最佳疗效的病例是十分必要的。肿瘤只有当缩小到最小可能体积时，新淋巴细胞才能通过胸腺因子克隆，出现最佳免疫效果。$CD4^+T$ 细胞计数是艾滋病治疗的预测因素，对免疫缺陷，尤其是肿瘤的预测结果尚有争议。比较一致的意见是：淋巴细胞计数、丝裂原诱导的淋巴细胞增殖、体液免疫和迟发型超敏反应的测定，与疾病进程，尤其是肺、卵巢、胃、头颈部癌和肉瘤的消长有密切关系。细胞免疫和体液免疫功能低下者，疗效较差。另一预测因素是，在肿瘤生长和转移的早期进行治疗，可防止或减缓肿瘤的生长。

六、剂量和疗程

依病情而定，轻型 CHB 需大剂量、长疗程（6~12 个月），中、重型只需小剂量、短疗程（3~6 个月）。无 HBV 感染家族史，有急性发作史，CD4>40%、HBeAg 阳性、ALT 2~8 倍升高者疗效好。

七、疗效

TF 对慢性乙型肝炎的疗效一般不超过 30%，副作用少，有延迟效应。$T\alpha_1$ 治疗 CHB，美国 II 期和 III 期的结论不尽一致，其反应率分别为 75% 和 25%。意大利的资料表明，停药后 1~5 个月内仍可使 78% 病例保持疗效。上海报道，$T\alpha_1$ 联合 IFN-α-1b、单用 $T\alpha_1$ 治疗 CHB 的结果，ALT 复常率相似（44% 和 50%），但对 HBV DNA 水平下降，联用（44.4%）比单用（38.8%）好。笔者以 TFD 治疗慢性乙肝 17 年共 1145 例，应答率（ALT 复常、HBV DNA 和 HBeAg 转阴）为 27.11%，并用 IFN-α-1b 为 41.38%。

八、优势

TF 是一个副作用较少的药物，单独治疗 CHB 可使 ALT 和 HBV DNA 水平下降，治疗对象较 IFN 更广泛，不仅可以治疗体质较弱、不能使用和不能耐受干扰素的患者，还可增强机体免疫力，有一定清除病毒功效。对 HBsAg 携带者或免疫耐受伴 HBeAg 和 HBV DNA 阳性者，可先应用 TF 提高机体免疫功能，再采用 IFN 治疗，或两者同时应用。

九、修订胸腺制剂质量标准

建议国家相关专门机构和精通业务人员修订胸腺制剂质量标准,广泛征求全国各地专家意见,研究胸腺因子的生物学功能及其与受体的相互作用、免疫和非免疫反应、应答和非应答人群、配伍药物、长效剂和口服剂等。

十、避免"被精准"和"伪精准"

胸腺制剂并非神药,将其作为治疗药物时,一定要合理筛选患者,选对制剂,规范应用。近年胸腺因子的研究,与抗 PD-1 抗体[免疫检查点抑制剂——帕博利珠单抗(pembrolizumab)]的研究一样,似乎误入了歧途。肝细胞癌(HCC)组织中,程序性死亡配体 1(PD-L1)表达率约 74%,表达水平与术后复发、长期生存有关,抗 PD-1 抗体(免疫检查点抑制剂 pembrolizumab),尤其是纳武利尤单抗(nivolumab),在晚期肝癌治疗中有良好的潜力,有望延长生存时间。"替尼"类药物(酪氨酸激酶抑制剂,PTKs)在肿瘤及非肿瘤领域均有着重要治疗作用。但它不是神药。肿瘤病因未明,检测方法不够精准,疗效的评估难以精准。

胸腺肽 α_1($T\alpha_1$)是由 28 个氨基酸残基组成、分子量为 3 108Da 的多肽,在胸腺肽制剂中含 $T\alpha_1$ 0.6%,作为国家胸腺肽质量的标准。近年来,学术界和医药企业急功近利现象在蔓延,"浅阅读"参考文献,不深钻研原始资料,更不用说经典文献了,不求甚解者众,独立思考者寡,急于求成,贪图眼前的成效和利益,研究成果科学性和实用性不强,以讹传讹。例如,不少研究机构和医药企业热衷于基因工程重组技术生产重组人 $T\alpha_1$,有些产品将获批上市。但无论是采用固相合成法、生物提取法还是基因工程重组技术生产,产品都是 $T\alpha_1$,但它只是胸腺肽片段,不含胸腺素 α 原和其他多种胸腺肽 α,更不可能含胸腺肽 β 和 γ。而 T 淋巴细胞成熟分化,需胸腺素 α、β、γ 各种成分共同作用才能完成,使用单一 $T\alpha_1$,很难使 T 细胞成熟分化,难以使机体免疫重建,疗效可想而知。为何不研究复合胸腺素呢? 主要是因复合物在药理研究时不易分析,标准品只有 $T\alpha_1$,不易获批上市。若能打破瓶颈,制成含胸腺因子 α、β、γ 的复合制剂,疗效将会大大提高。学术界早有共识,复合制剂疗效比单一肽好。

精准医学仅限于解决分子基因相关疾病,当病因未明或检测方法不精准时很难实现"精准",在精准热潮中,我们需要冷静思考,以免"被精准"和"伪精准"。

(陈紫榕)

参考文献

1. 曹创杰, 杜文军, 窦橙云, 等. 替比夫定治疗初治慢性乙型肝炎患者 T 淋巴细胞亚群的变化与早期应答的关系. 中华传染病杂志, 2012, 30 (3): 170-174

2. 曹江, 白艳, 王冬, 等. 抗真菌药物的 TDM 文献计量分析. 中国药物应用与监测, 2015, 12 (3): 184-186

3. 陈慧娟, 赵守松, 蒋玖. 乙型肝炎病毒感染者外周血 $CD4^+CD25^+CD127^{low/-}$ 调节性 T 淋巴细胞与肝脏病理的关系. 中华传染病杂志, 2013, 31 (10): 603-607

4. 陈少华, 秦莲, 林华, 等. 胸腺因子 D 对肝炎患者外周血淋巴细胞离体培养微核频率的影响. 福建药学杂志, 1993, 5 (2): 4-5

5. 陈紫榕, 付美丽, 刘小朋, 等. 鸭 2 型肝炎病毒 cccDNA TacMam 荧光定量 PCR 的建立. 中华微生物学与免疫学杂志, 2007, 27 (7): 656-659

6. 陈紫榕, 李龙洋, 刘小朋, 等. 胸腺因子 D 的研究. 福建医药杂志, 1988, 10 (4): 25-26

7. 陈紫榕, 刘小朋, 张国安, 等. IPTAK 细胞的免疫活性. 中国人兽共患病杂志, 1996, 12 (3): 32-34

8. 陈紫榕, 刘小朋, 张国安, 等. 口服胸腺因子 D 的免疫调节作用. 中华微生物学和免疫学杂志, 1996, 16 (2): 124

9. 陈紫榕, 刘小朋, 张国安, 等. 胸腺因子 D 对白血病 IL-6 和 TNF 的调控作用. 免疫学杂志, 1999, 15 (3): 190-191

10. 陈紫榕, 刘小朋, 张国安, 等. 胸腺因子 D 对小鼠免疫抑制阻断作用. 上海免疫学杂志, 1996, 16 (4): 223

11. 程丹, 刘文涛, 黄新造. 恩替卡韦联合 α1 胸腺肽治疗 HBeAg 阳性慢性乙型肝炎疗效及安全性分析. 实用肝脏病杂志, 2012, 15 (4): 350-351

12. 邓西龙, 陈志敏, 黄煌, 等. 肝衰竭患者合并侵袭性肺曲霉菌病临床分析. 国际医药卫生导报, 2012, 18 (11): 1548-1550

13. 丁文, 陈紫榕, 刘小朋, 等. 胸腺因子 D 对高密度脂蛋白和低密度脂蛋白的影响. 氨基酸杂志, 1992, 2, 9-10: 9-10

14. 董璇. 胸腺肽 α1 对糖尿病合并肺结核患者临床疗效的影响. 中国老年学杂志, 2015, 15: 4258-4260

15. 杜斌, 张海涛. 3447 例尸检病例的深部真菌感染分析. 实用医学杂志, 2015, 31 (13): 2136

16. 冯小兵, 李月敏, 李杨. 骨形成蛋白信号通路在胸腺 T 细胞分化发育中的作用. 解放军医学院学报, 2014, 35 (9): 961-965

17. 高飞, 贾霖, 杜小波, 等. 胸腺肽 α1 对 II、III 期老年食管癌患者新辅助化疗及手术后免疫功能的影响. 现代肿瘤医学, 2015, 23 (7): 954-957

18. 公丕花, 曹照龙, 穆新林, 等. 输入型肺组织胞浆菌病的临床和影像及病理学特征. 中华结核和呼吸杂志, 2015, 38 (1): 23-26

19. 辜依海, 周庆元, 侯轩, 等. 两例荚膜组织胞浆菌肺部染患者诊治研究. 中华医院感染学杂志, 2014,

24 (10): 2477-2479

20. 何肖敏，黄坚. 肝纤维化血清学标志物研究进展. 中华肝脏病杂志，2015, 23 (11): 874-877

21. 贺小圆，赵明峰. 白念珠菌耐药相关信号通路的研究进展. 中华传染病杂志，2015, 33 (7): 439-442

22. 胡仁静，严子禾，胡锡池. 血浆 1, 3-β-D 葡聚糖检测在侵袭性真菌感染中的诊断价值. 中华医院感染学
　　杂志，2012, 22 (17): 3920-3922

23. 黄鑫，刘颖，陈思敏，等. 基于新靶点的抗真菌药物研究进展. 中国真菌学杂志，2015, 10 (3): 175-181

24. 纪宇，许兰平，黄晓军. 血液肿瘤患者抗真菌经验治疗与抢先治疗首选药物的现况调查研究. 中华血
　　液学杂志，2013, 34 (6): 473-477

25. 贾娜，许晓东，施红. 老年患者长期应用胸腺肽 α1 对免疫功能作用的临床分析. 中国老年医学杂志，
　　2013, 32 (11): 1221-1222

26. 姜楠，汪根树，李华，等. 米卡芬净治疗肝移植患者侵袭性真菌感染的应用研究. 中国肝胆外科杂志，
　　2012, 18 (5): 330-334

27. 柯成能，刘勇，肖红刚. 抗 HBV-DC 联合胸腺肽 α1 治疗 e 抗原阴性慢性乙型肝炎的初步临床研究. 中
　　国实用医学杂志，2015, 10 (17): 49-51

28. 柯阳，钟鉴宏，游雪梅，等. 抗病毒治疗对乙型肝炎病毒相关性肝细胞癌患者根治性术后的影响. 中国
　　肿瘤临床，2013,(19): 1184-1188

29. 孔媛媛，尤红，贾继东，等. 世界卫生组织《慢性乙型肝炎病毒感染预防、关怀和治疗指南》制定方法
　　学和核心建议点评. 中华肝脏病杂志，2015, 23 (7): 485-487

30. 李芳秋. 重新认识特异性抗体对侵袭性真菌病的诊断价值. 医学研究生学报，2012, 25 (4): 337-340

31. 李华伟，张临友. 胸腺瘤病人免疫系统相关改变的研究进展. 中国免疫学杂志，2016, 32 (2): 275-278

32. 李火炎，杨兆辉，马丽丽，等. 替比夫定与干扰素 α 治疗 HBeAg 阳性慢性乙型肝炎患者临床疗效的对
　　比观察. 临床肝胆病杂志，2015, 31 (4): 526-529

33. 李培，苏欣，施毅. 1, 3-β-D 葡聚糖检测诊断真菌感染的价值. 中华结核和呼吸杂志，2015, 39 (1):
　　62-65

34. 李强，黄玉仙，陈良. 含直接抗病毒药物的治疗方案治疗慢性丙肝的疗效预测. 中华传染病杂志，
　　2016, 34 (1): 810-820

35. 李旭红，赖江琼，张小曼. 等. 干扰素联合胸腺肽 α1 再治疗干扰素治疗失败的 HBeAg 阳性慢性乙型
　　肝炎. 实用肝脏病杂志，2013, 16 (6): 542-544

36. 李珍杰，李建生，张金平. 胸腺肽 α1 联合恩替卡韦治疗慢性乙型肝炎的临床分析. 中华消化杂志，
　　2015, 35 (2): 127-130

37. 厉小梅. 系统性红斑狼疮合并真菌感染的特点及诱因. 实用医学杂志，2015, 31 (13): 2134-2137

38. 梁俊生，曾仲刚，朱刚明，等. 肺真菌感染的 CT 表现及鉴别诊断. 中国 CT 和 MRI 杂志，2015, 13 (7):
　　29-32

39. 梁青，崔云甫. 胰腺癌淋巴结微转移的研究进展. 中华消化外科杂志，2013, 12 (2): 158-160

40. 梁义，卢丽明，陈勇，等. 5- 氨基酮戊酸光动力疗法对白念珠菌抑制效应的实验研究. 海南医学，2013,
　　24 (10): 1407-1411

41. 梁泳荣，柯阳，钟鉴宏. 胸腺肽 α1 对肝细胞癌根治性手术预后的影响. 中国肿瘤临床，2014, 41 (14):
　　925-1029

42. 林苏，张文宏，翁心华，等. 隐球菌性脑膜炎并发颅神经损伤的危险因素及预后因素分析. 中华传染病
　　杂志，2013, 31 (3): 155-157

43. 刘传斌，吕双红，张孝忠. 胸腺肽 β4 在心脏损伤修复中的作用研究进展. 中华临床医师杂志：电子版，
　　2014, 8 (1): 141-144

44. 刘慧琳，刘桂花，田兆兴. 脓毒症患者血中淋巴细胞水平的变化. 中华危重病急救医学，2014, 26 (3):
　　148-152

45. 刘建春，杜敬华，王晓军，等. 胸腺肽在糖尿病合并肺结核患者中的应用. 临床肺科杂志，2014,
　　19 (10): 1838-1841

46. 刘向欣，尹素凤，刘运秋，等 . 下呼吸道真菌感染菌群分布及耐药性分析 . 中华医院感染学杂志，2013，23 (8)：1972-1974

47. 刘小朋，陈紫榕，张国安，等 . 不同温度处理对胸腺激素 D 活性的影响 . 上海免疫学杂志，1996，16 (3)：172

48. 刘小朋，陈紫榕，张国安，等 . 复合细胞因子的初步研究 . 中国人兽共患病杂志，1994，10 (6-A)：253-254

49. 刘小朋，陈紫榕，张国安，等 . 鉴定胸腺激素免疫活性的新方法 . 免疫学杂志，1996，12 (4)：264-265

50. 刘小朋，陈紫榕，张信 . 复合细胞因子的制备及特性 . 基础医学与临床，1995，15 (4)：71

51. 鲁凤民，王杰，陈香梅，等 . 乙型肝炎病毒 RNA 病毒样颗粒的发现及其对抗病毒治疗临床实践的潜在影响 . 中华肝脏病杂志，2017，25 (2)：105-110

52. 鲁巧云，余进，高露娟，等 . 实时荧光定量 PCR 诊断侵袭性真菌病方法的建立及应用 . 中华医学杂志，2012，92 (12)：822-826

53. 陆建国 . 聚乙二醇干扰素 α-2a 联合胸腺肽 α1 治疗对慢性乙型肝炎患者生存质量的影响 . 临床肝胆病杂志，2013，29 (12)：922-925

54. 陆俊杰，葛志军，戴吉 . 脓毒症患者外周血调节性 T 细胞变化及其临床意义 . 中华危重病急救医学，2013，25 (4)：242

55. 马春芳，孙倩倩，李芳秋，等 . 133 例念珠菌血症临床与实验室分析 . 临床检验杂志，2013，31 (2)：145-147

56. 马英杰，陈焕永，张新 . 重型肝炎合并院内真菌感染相关因素分析 . 中华肝脏病杂志，2015，23 (5)：376-377

57. 买佳，王静 . 常用抗深部真菌感染药物及真菌对其耐药机制的研究进展 . 中国感染与化疗杂志，2015，15 (4)：395-398

58. 毛永平，顾瑛，等 . 光动力疗法在食管白色念珠菌感染中的应用 . 中国激光医学杂志，2012，21 (5)：334-336

59. 蒙冲 . 不同免疫状态下肺隐球菌感染 . 中国老年学杂志，2014，34 (15)：4323-4326

60. 倪杰，张均，房宇，等 . 生脉联合胸腺 α 对高龄医院获得性重症肺炎患者细胞免疫功能及预后的影响 . 现代中西医结合杂志，2012，21 (29)：3193-3195

61. 彭咏麟，杨良勇，刘立君 . 重症监护室多重耐药铜绿假单胞菌产 OXA 酶基因的研究 . 中国抗生素杂志，2013，38 (10)：791-794

62. 彭宗根，陈紫榕 . 胸腺因子 D 对老龄大鼠氧自由基及抗氧化剂作用 . 中国应用生理杂志，2003，19 (4)：344，358，409

63. 屈晶晶，胡成平，顾其华，等 . 侵袭性肺真菌感染的临床与病原学分析 . 中国呼吸与危重监护杂志，2012，11 (6)：545-549

64. 渠亚超，田洲，鲍旭丽，等 . 恩替卡韦联合胸腺肽 α1 治疗慢性乙型肝炎疗效的 Meta 分析 . 现代中西医结合杂志，2015，24 (9)：913-916

65. 饶振华，谢小梅 . NODs 蛋白及其与 TLRs 相互调控在机体抗病原真菌感染中的作用 . 中华微生物免疫学杂志，2012，32 (2)：281-284

66. 任先杰 . 胸腺肽 α1 辅助治疗多重耐药铜绿假单胞菌肺炎的临床观察 . 临床肺科杂志，2015，20 (7)：1287-1290

67. 戎荣，吴本清 . 新生儿侵袭性真菌感染研究进展 . 中华实用儿科杂志，2015，30 (10)：790-795

68. 阮巧玲，张文宏 . 非人类免疫缺陷病毒感染者潜伏性结核分枝杆菌感染的预防性治疗策略再思考 . 中华传染病杂志，2016，34 (1)：1-5

69. 闫晓培，孔辉，胡松解，等 . 侵袭性真菌病免疫治疗策略与研究进展 . 中华传染病杂志，2015，33 (4)：250-253

70. 孙红芝，李新军 . 胸腺肽 α1 结合抗凝与单纯抗凝治疗深静脉血栓形成的对比研究 . 中国循环杂志，2015，30 (6)：556-559

71. 孙建民. 胸腺肽 a1 治疗免疫清除或低复制期低病毒载量慢性 HBV 感染者的疗效观察. 临床肝胆病杂志, 2015, 31 (2): 202-205

72. 孙江利, 张正良, 裴红红. ICU 深部真菌感染现状及其防治. 创伤与急危重病医学, 2015, 3 (2): 379-383

73. 孙倩倩, 李芳秋, 等. 133 例念珠菌血症临床与实验室分析. 临床检验杂志, 2013, 31 (2): 145-147

74. 孙晓叶, 刘懿禾, 等. 肝移植术后胆道真菌感染病菌特性及预后分析. 中华肝胆外科杂志, 2014, 20 (10): 710-714

75. 孙长寿, 丁文荣. 探讨胸腺肽联合抗结核药治疗肺结核的临床疗效. 中国实用医学杂志, 2016, 11 (3): 181-182

76. 索桂英, 付萍. 白念珠菌氟康唑耐药机制的研究进展. 皮肤病与性病, 2013, 35 (2): 90-91, 94

77. 谭静, 吴银, 郭明好. 胸腺肽 α1 对激素耐药型肾病综合征患儿细胞免疫功能的影响. 中华实用儿科临床杂志, 2014, 29 (5): 399-400

78. 唐晓丹, 吴菊芳, 章强强, 等. 侵袭性真菌病 111 例临床特点及体外药敏. 中国感染与化疗杂志, 2013, 13 (6): 420-427

79. 王昊, 吴大玮, 韩辉, 等. 白念珠菌与非白念珠菌血流感染危险因素、抗菌药物应用及预后比较. 中华传染病杂志, 2014, 32 (8): 474-478

80. 王俊忠, 杨东亮. 免疫调节治疗慢性乙肝病毒感染的研究进展. 中华肝脏病杂志, 2015, 23 (3): 227-230

81. 王峻瑶, 刘玉兰. 肝性脑病研究现状与展望. 中华肝脏病杂志, 2014, 22 (2): 81-83

82. 王乐民, 余奇. 获得性静脉血栓栓塞症发生必要条件的新认识. 中国循环杂志, 2013, 28: 164-166

83. 王莉, 吴建华. 抗真菌药增效剂的研究现状及展望. 中国真菌学杂志, 2013, 8 (3): 188-191

84. 王麟, 王民, 贾继东, 等. 2015 年欧洲肝病学会与拉丁美洲肝病学会无创检查评估肝脏疾病严重程度及预后临床指南解读. 中华肝脏病杂志, 2015, 23 (7): 488-492

85. 危华玲, 罗淑萍, 杨青. 胆道感染的病原菌及药物敏感性研究. 中华医院感染学杂志, 2013, 23 (17): 4303-4307

86. 中国疾病预防控制中心. 全国人群乙肝血清流行病学调查结果 [EB/OL]. (2008-04-23)[2020-08-29]. http://www. chinacdc. cn/dcbg/200804/t20080423_34870. htm

87. 文朝, 蔡成平. 老年住院患者非呼吸道侵袭性真菌感染的流行病学及危险因素分析. 中国老年学杂志, 2014, 34 (12): 3329-3330

88. 文细毛, 任南, 吴安华, 等. 2010 年全国医院感染横断面调查感染病例病原分布及其耐药性. 中国感染控制杂志, 2012, 11 (1): 1-6

89. 吴霖, 刘晓颖, 周敏, 等. 院内获得性真菌血症的临床特点及预后危险因素分析. 内科理论与实践, 2013, 8 (1): 39-44

90. 吴晓庆, 万红. 恩替卡韦联合胸腺肽 α1 治疗慢性乙型肝炎近期疗效观察. 实用肝脏病杂志, 2012, 15 (16): 568-569

91. 吴真, 林东昉, 肖舒心, 等. 念珠菌血症 88 例临床分析. 中国感染与化疗杂志, 2014, 14 (3): 177-181

92. 谢新生, 邓敏, 丁韧烨, 等. 替比夫定联合胸腺肽 α1 治疗慢性乙型肝炎的疗效观察及对外周血 CD4$^+$CD25$^+$CD127$^{low/-}$ 调节性 T 细胞表达水平的影响. 中华临床感染病杂志, 2015, 8 (5): 459-461

93. 胸腺因子 D 研究协作组. 胸腺因子 D 治疗病毒性肝炎 427 例疗效分析. 实用内科杂志, 1987, 7 (6): 289-290

94. 郇京宁, 杨惠忠, 孙珍, 等. 卡泊芬净治疗严重烧伤并发真菌感染的临床分析. 中华烧伤杂志, 2013, 29 (2): 170-172

95. 闫超, 许珂玉. 胸腺肽对哮喘大鼠的调节及机制的研究. 中国生化药物杂志, 2015, 35 (12): 32-35

96. 闫桢桢, 姜海琴, 孙建方, 等. 皮肤感染性肉芽肿常见病原菌微孔板反向杂交检测法的研究. 中华皮肤科杂志, 2014, 47 (9): 633-636

97. 杨春华, 何晓顺, 陈娟, 等. 肝移植术后真菌感染危险因素分析. 中华医学杂志, 2012, 92 (14): 980-981

98. 杨鸿, 黄文祥. 真菌感染的流行病学及检测方法的研究进展. 医学综述, 2013, 19 (16): 2956-2958

99. 杨龙, 蒋雪花, 陈芳妹. 恩替卡韦联合胸腺肽 α1 治疗慢性乙型肝炎临床研究. 肝脏, 2012, 17 (6):

445-446

100. 杨小艺, 蒋俊俊, 叶力, 等. 伊曲康唑预防艾滋病患者真菌感染有效性的 Meta 分析. 中国真菌学杂志, 2013, 8 (6): 352-357

101. 姚超, 李孳, 林文红, 等. 胸腺肽 + 阿莫西林克拉维酸钾在耐多药肺结核中的疗效观察. 临床肺科杂志, 2015, 20 (7): 1221-1223

102. 姚秀娟, 陈愉生. 29 例不同免疫状态肺隐球菌病临床分析. 临床肺科杂志, 2012, 17 (3): 415-417

103. 尤红, 欧晓娟, 贾继东. 无创检查评价肝病严重程度和预后. 中华肝脏病杂志, 2015, 23 (7): 483-484

104. 于华生, 陈紫榕. 胸腺多肽肠吸收的初步研究. 中国生化药物杂志, 1994: 15 (1): 32-34

105. 于华生, 李炳秀, 沈莉, 陈紫榕. 胸腺多肽胶囊的研制. 中国生化药物杂志, 1998, 19 (3): 146-147

106. 袁茜悦, 周佳, 朱晓东. 儿童临床常用抗真菌药物的药动药效学特点及其应用进展. 中华小儿急救医学, 2015, 22 (7): 515-518

107. 岳银刚, 陈太银, 张先强. 胸腺肽联合利巴韦林治疗小儿疱疹性咽峡炎疗效观察. 临床合理用药, 2015, 8 (4A): 109-110

108. 詹良敏, 黄亮, 曲俊彦, 等. 成人念珠菌血症 122 例临床分析. 中华医学杂志, 2015, 95 (33): 2090-2094

109. 张保军, 吴铁军, 曲爱君, 等. 脓毒症患者炎性细胞因子表达及胸腺肽的干预作用. 中国急救医学, 2014, 34 (7): 22-24

110. 张斌, 王炜, 刘凤奎, 等. 成人念珠菌血症 33 例临床特点分析. 临床和试验医学杂志, 2012, 11 (15): 1190-1194

111. 张彩萍, 丁克云, 王洪生, 等. PCR-RELP 法直接检测分枝杆菌皮肤感染的临床应用. 中华皮肤科杂志, 2013, 29 (3): 158

112. 张国安, 刘小朋, 陈紫榕, 等. 胸腺因子 D 对 LAK 细胞活性诱导的影响. 中华微生物学和免疫学杂志, 1994, 14 (3): 173-175

113. 张路坤, 曹廷智, 孙丽琴, 等. 深圳地区 500 例 HIV/AIDS 患者口腔真菌定植状况及药敏研究. 中华实验和临床感染病杂志 (电子版), 2013,(1): 100-103

114. 张培荣, 晏斌林, 徐加誉, 等. 微创下早期诊断真菌感染的临床研究. 中华临床医师杂志 (电子版), 2014, 8 (3): 461-465

115. 张笑影, 刘正印, 李太生. 真菌感染状态下免疫抵抗和免疫耐受的平衡机制. 中华医学杂志, 2013, 93 (6): 477-479

116. 赵成松, 赵顺英, 刘钢, 等. 非血液肿瘤和儿科重症监护病房内儿童侵袭性真菌病的高危因素分析. 中华儿科杂志, 2013, 51 (8): 598-601

117. 赵体真, 曹亚辉, 陈艳琼, 等. 高剂量氟康唑治疗难治性隐球菌脑膜炎的安全性与疗效. 中华传染病杂志, 2015, 33 (3): 146-148

118. 中华医学会肝病学分会药物性肝病学组. 药物性肝损伤诊治指南. 中华肝脏病杂志, 2015, 23 (11): 810-820

119. 中华医学会感染病学分会, 肝脏炎症及其防治专家共识委员会. 肝脏炎症及其防治专家共识 (2014 年). 中华肝脏病杂志, 2014, 22 (2): 94-103

120. 中华医学会感染病学分会肝衰竭与人工肝学组, 中华医学会肝病学分会重型肝痛与人工肝学组. 肝衰竭诊治指南 (2012 年版). 中华肝脏病学杂志, 2013, 21: 177-183

121. Alvarez-Lerma F, Rodriguez M, Soriano MC, et al. Effectiveness of liposomal amphotericin B in patients admitted to the ICU on renal replacement therapy. Rev Esp Quimioter, 2013, 26 (4): 360-368

122. Amacher DE, Chalasani N. Drug induced hepatitis steatosis. Semin Liver Dis, 2014, 34 (2): 205-214

123. Angus DC, van der Poll T. Severe sepsis and septic shock. New Engl and Journal of Medicine, 2013, 369 (9): 840-851

124. Antunes AM, Teixeira C, Corvo M L, et al. Prophylactic use of liposomal amphotericin B in preventing fungal infections early after liver transplantation: a retrospective, single center study. Transplant Proc, 2014, 46 (10): 3554-3559

125. Armstrong-James DM, Brown GD. A neglected epidemic: fungal infections in HIV/AIDS. Trends Microbiol, 2014, 22 (3): 120-127

126. Asmundsdottir LR, Erlendsdottir H, Gotffredsson M. Nationwide Study of candidemia, antifungal use, and antifungal drug resistance in Iceland, 2000 to 2011. J Clin Microbiol, 2013, 51 (3): 841-848

127. Ballot DE, Bosman N, Nana T, et al. Background changing patterns of neonatal fungal sepsis in a developing country. J Tmp Pediatr, 2013, 59 (6): 460-464

128. Bartelink IH, Wolfs T, Jonker M, et al. Highly variable plasma concentrations of voriconazole in pediatric hematopoietie stem cell transplantation patients. Antimicrob Agents Chemother, 2013, 57 (1): 235-401

129. Benjamin DK Jr, Hudak ML, Duara S, et al. Effect of fluconazole prophylaxis on candidiasis and mortality in premature infants: a randomized clinical trial. JAMA, 2014, 311 (17): 1742-1749

130. Bisson GP, Molefi M, Bellamy S, et al. Early versus delayed antiretroviral therapy and cerebrospinal fluid fungal clearance in adults with HIV and cryptococcal meningitis. Clin Infect Dis, 2013, 56 (8): 1165-1173

131. Bjornsson ES. Epidemiology and risk factors for idiosyncratic drug-induced liver injury. Semin Liver Dis, 2014, 34 (2): 115-122

132. Bradley JS, Nelson J, Nelsons. Pediatric Antimicrobial Therapy. 19th ed. New York: American Academy of Pediatrics, 2013: 104-105

133. Cecinati V, Guastadisegni C, Russo FG, et al. Antifungal therapy in Children: an update. Eur J Pediatr, 2013, 172 (4): 437-446

134. Celik IH, Demirel G, Oguz SS, et al. Compassionate use of voriconazole in newborn infants diagnosed with severe invasive fungal sepsis. Eur Rev Med Pharmacol Sci, 2013, 17 (6): 729-734

135. Chalasani NP, Hayashi PH, Bonkovsky HL, et al. ACG Clinical Guideline: the diagnosis and management of idiosyncratic drug-induced liver injury. Am J Gastroenterol, 2014, 109 (7): 950-966

136. Bunchormtavakid KC, Reddy R. Drug hepattoxcity never agents. Drug Hepatotoxicity, 2017, 21 (1): 1-50

137. Chang YJ, Choi IR, Shin WS, et al. The control of invasive Candida infection in very low birth weight infants by reduction in the use of 3rd generation cephalosporin. Korean J Pediatr, 2013, 56 (2): 68-74

138. Chen Y, Chauhan SK, Sadrai Z, et al. Th17-derived IFN-γ +IL-17 Effect or sex acerbate dryeye disease. Invest Ophthalmol Vis Sci, 2014, 55 (13): 4604

139. Cheon SA, Jung KW, Bahn YS, et al. The unfolded protein response (UPR) pathway in Cryptococcus. Virulence, 2014, 5 (2): 341-350

140. Choi Decroos E, Hobson-Webb LD, Juel VC, et al. Do Acetylcholine receptor and striated muscle antibodies predict the presence of thymoma in patients with myasthenia gravis. Muscle Nerve, 2014, 49 (1): 30-34

141. Cohen J, Opal S, Calandra T. Sepsis studies need new direction. Lancet Infect Dis, 2012, 2 (7): 503-505

142. Condotta SA, Cabrera-Perez J, Badovinac VP, et al. T-cell-mediated immunity and the role of TRAIL in sepsis-induced immunosuppression. Crit Rev Immunol, 2013, 33 (1): 23-40

143. Connor LM, Tang SC, Camberis M, et al. Helminth-conditioned dendritic cells prime CD4[+] T cells to IL-4 production in vivo. J Immunol, 2014, 193 (6): 2709-2717

144. Corcoran AE, Feeney AJ. Editorial overview. Lymphocyte development. Curr Opin Immunol, 2012, 24 (2): 129-131

145. Coste A, Turner V, Ischer F, et al. A mutation in Tac1p, a transcription factor regulating CDR1 and CDR2, is coupled with loss of heterozygosity at chromosome 5 to mediate antifungal resistance in Candida albicans. Genetics, 2016, 172 (4): 2139-2156

146. Da Silva CR, de Andrade Neto JB, Sidrim JJC, et al. Synergistic effects of amiodarone and fluconazole on Candida tropicalis resistant to fluconazole. Antimicrobial Agents and Chemotherapy, 2013, 57 (4): 1691-1700

147. Day JN, Chau TT, Wolbers M, et al. Combination antifungal therapy for cryptococcal meningitis. N Engl J Med, 2013, 368 (14): 1291-1302

148. DelaRoche M, Ritter AT, Angus KL, et al. Hedgehog signaling controls T cell killing at the immunological synapse. Science, 2013, 342 (6163): 1247-1250

149. Dellinger RP, Levy MM, Rhodes A, et al. Surviving sepsis campaign: international guidelines for management of severe sepsis and septic shock, 2012. Intensive Care Medicine, 2013, 39 (2): 165-228

150. Delsing CE, Gresnigt MS, Leentjens J, et al. Interferon-gamma as adjunctive immunotherapy for invasive fungal infections: a case series. BMc Infect Dis, 2014, 14: 166

151. Dlemos AS, Foureau DM, Jacobs C, et al. Drug-induced liver injury with autoimmune features. Seminarsin Liver Disease, 2014, 34: 194-204

152. EI-Muzghi AA, Mirkov I, Djokic J, et al. Regional cytokine responses to pulmonary aspergillosis in immunocompetent rats. Immunobiology, 2013, 218 (12): 1514-1523

153. Evoli A, Lancaster E. Paraneoplastic Disorders in Thymoma Patients. J Thoracic Oncol, 2014, 9 (Suppl 2): S143-S147

154. Fan CQ, Crawford IM. Sinusoidal obstruction syndrome (hepatic venoocclusive disease). J Clin Exp Hepatol, 2014, 4 (4): 332-346

155. Farolti A, Melegari E, Aquihna M, et al. Trastuzumab induced cardiotoxicity in early breast cancer patients are prospective study of possible risk and protective factors. Heart, 2013, 99 (9): 634-639

156. Feihl F, Waeber B, Liaudet L. The hemodynamics of septic shock: a historical perspective. Current Vascular Pharmacology, 2013, 11 (2): 133-138

157. Fontana RJ, Hayashi PH, Gu J, et al. Idiosyncratic drug-induced liver injury is associated with substantial morbidity and mortality with in 6 months from onset. Gastroenterology, 2014, 147 (1): 96-108

158. Fontana RJ. Pathogenesis of idiosyncratic drug-induced liver injury and clinical perspectives. Gastroenterology, 2014, 146 (4): 914-928

159. Fu ML, Lin Q, Chen ZR, et al. Detection of the covalently closed circular DNA of duck hepatitis B virus by Taq-Man fluorescent quantitative PCR assay. J Microbiol Immunol, 2007, 5 (1): 35-39

160. Furmanski AL, Saldana JI, Ono M, et al. Tissue-derived hedgehog proteins modulate Th differentiation and disease. J Immunol, 2013, 190 (6): 2641-2649

161. Gane EJ, Lim YS, Gordon SC, et al. The oral toll-like receptor-7 agonist GS-9620 in patients with chronic hepatitis B virus infection. J Hepatol, 2015, 63 (2): 320-328

162. Garulli C, Kalogris C, Pietrella L, et al. Dorsomorphin reverses the mesenchymal phenotype of breast Cancer initiating cells by inhibition of bone morphogenetic protein signaling. Cell Signal, 2014, 26 (2): 352-362

163. Giannella M, Ercolani G, Cristini F, et al. High dose weekly liposomal amphotericin B antifungal prophylaxis in patients undergoing liver transplantation: a prospective phase II trial. Transplantation, 2015, 99 (4): 848-854

164. Girl S, Kindo AJ, Kalyani J, et al. Candidemia in intensive care Unit patients: a one year study from a tertiary care center in SouthIndia. J Postgrad Med, 2013, 59 (3): 190-195

165. Goldstein A, Hannappel E, Sosne G, et al. Thymosin β4: a multifunctional regenerative peptide. Basic properties and clinical applications. Expert Opin Biol Ther, 2012, 12 (1): 37-51

166. Goudjil S, Kongolo G, Dusol L, et al.(1-3)-beta-D-sluean levels in candidiasis infections in critically ill neonate. J Matern Fet M Neonatal Med, 2013, 26 (1): 44-48

167. Gullo FP, Rossi SA, Sardi Jde C, et al. Cryptococcosis: epidemiology, fungal resistance, and new alternatives for treatment. Eur J Clin Microbiol Infect Dis, 2013, 32 (11): 1377-1391

168. Hayashi PH, Fontana RJ. Clinical features, diagnosis, and natural history of drug-induced liver injury. Semin Liver Dis, 2014, 34 (2): 134-144

169. Saithanyamurthi H, Faust AJ. Drug-induced liver disease: clinical course. Drug Hepatotoxicity, 2017, 21 (1): 1-20

170. Hirokawa M, Miyauchi A, Minato H, et al. Intrathyroidal epithelial thymoma/carcinoma showing thymus-

like differentiation; comparison with thymic lymphoepithelioma-like carcinoma and a possibility of development from a multipotential stem cell. APMIS, 2013, 121 (6): 523-530

171. Hu H, Merenstein DJ, Wang C, et al. Impact of eating probiotic yogurt on colonization by Candida species of the oral and vaginal mucosa in HIV infected and HIV-uninfected women. Mycopathologia, 2013, 176 (3-4): 175-181

172. Hu T, Shi J. Nonspecific immunity therapeutics of thymopeptide in cancer. Drug Evaluation, 2012, 9 (18): 16-19

173. Hundalani S, Pammi M. Invasive fungal infections in newborns and current management strategies. Expert Rev Anti Infect Ther, 2013, 11 (7): 709-721

174. Hussein YM, Alzahrani SS, Alharthi AA, et al. Association of serum cytokines levels, interleukin 10-1082G/A and interferon-γ+874T/A polymorphisms with atopic asthma Children from Saudi Arabia. Cell Immunol, 2014, 289 (1-2): 21-26

175. Jenkinson SR, Williams JA, Jeon H, et al. TRAF3 enforces the requirement for T cell cross-talk in thymic medullary epithelial development. Proc Natl Acad Sci USA, 2013, 110 (52): 21107-21112

176. Jeon BJ, Yang Y, Kyung Shim S, et al. Thymosin beta-4 promotes mesenchymal stem cell proliferation via an interleukin-8 dependent mechanism. Exp Cell Res, 2013, 319 (17): 2526-2534

177. Joachim E, Goldenberg NA, Bernard TJ, et al. The methylenetetrahydrofolate reductase polymorphism (MTHFR c. 677C>T) and elevated plasma homocysteine levels in a U. S. pediatric population with incident thromboembolism. Thromb Res, 2013, 132: 170-174

178. Johnston SA, May RC. Cryptococcus interactions with macrophages: evasion and manipulation of the phagosome by a fungal pathogen. Cell Microbiol, 2013, 15 (3): 403-411

179. Jung KW, Kang HA, Balm YS. Essential roles of the Kar2/BiP molecular chaperone downstream of the UPR pathway in Cryptococcus neoformans. PLoS One, 2013, 8 (3): e58956

180. Juyal D, Sharma M, Pal S, et al. Emergence of non-albicans Candida species in neonatal candidemia. N Am J Med Sci, 2013, 5 (9): 541-545

181. Kakudo K, Bai Y, Ozaki T, et al. Intra thyroid epithelial thymoma (ITET) and carcinoma showing thymus-like differentiation (CASTLE): CD5-positive neoplasms mimicking squamous cell carcinoma of the thyroid. Histol Histopatho, 2013, 28 (5): 543-556

182. Ke Y, Zhong JH, You XM, et al. Antiviral, therapy for hepatitis B virus-related hepatocellular carcinoma after radical hepatectomy. Chin J Clin Oncol, 2013 (19): 1184-1188

183. Kelly P, Saloojee H, Chen JY, et al. Noncommunicable diseases in HIV infection in low-and middle-income countries: gastrointestinal, hepatic, and nutritional aspects. J Acquir Immune Defic Syndr, 2014, 67 (Suppl 1): S79-S86

184. Khayhan K, Hagen F, Pan W, et al. Geographically structured populations of Cryptococcus neoformans variety grubii in Asia correlate with HIV status and show a clonal population structure. PLoS One, 2013, 8 (9): e72222

185. Kim Y, Lee S, Kim YS, et al. Regulation of Th1/Th2 cells in asthma development: a mathematical model. Math Biosci Eng, 2013, 10 (4): 1095-1133

186. Kleiner DE. Hepatic Histological Findings in Suspected Drug-Induced Liver injury: Systematic Evaluation and Clinical Associations. Hepatology, 2014, 59 (2): 661-670

187. Kootte M, Siegel AM, Koorenh M. Generalised peliosis hepatis mimicking metastases after long-term use of oral contraceptives. Neth J Med, 2015, 73 (1): 41-43

188. Korean Association for the Study of the Liver. KASL clinical practice guidelines: management to chronic hepatitis B. Clin Mol Hepatol, 2012, 18 (2): 109-162

189. Lao X, Liu M, Chen J, et al. A tumor-penetrating peptide modification enhances the antitumor activity of thymosin alpha 1. PLoS One, 2013, 8 (8): e72242

190. Lee GJ, Jung TY, Choi SM, et al. Cerebral aspergillosis with multiple enhancing nodules in the right cerebral hemisphere in the immune-competent patient. Korean Neurosurg Soc, 2013, 53 (5): 312-315

191. Lehrnbecher T, Schmidt S, Tramsen L, et al. Immunotherapy of invasive fungal infection in hematopoietic stem cell transplant recipients. Front Oncol, 2013, 3 (7): 1-5

192. Leise MD, Poterucha JJ, Talwalkar JA. Drug-induced liver injury. Mayo Clin Proc, 2014, 89 (1): 95-106

193. Lestner J, Hope WW. Itraconazole: an update on pharmacology and clinical use for treatment of invasive and allergic fungal infections. Expert Opinion Drug Metab Toxicol, 2013, 9 (7): 911-926

194. Li TY, Yang Y, Zhou G, et al. Immune suppression in chronic hepatitis B infection associated liver disease: A review. World J Gastroenterol, 2019, 25(27):3527-3537

195. Liaw YF, Kao JH, Piratvisuth T, et al. Asian-Pacific consensus statement on the management of chronic hepatitis B: a 2012 update. Hepatology International, 2012, 6 (3): 531-561

196. Liu G, Wang L, Pan T, et al. Umbilical cord-derived mesenchymal stem cells regulate thymic epithelial cell development and function in Foxn1 (−/−) mice. Cell Mol Immunol, 2014, 11 (3): 275-284

197. Lorda-Diez CI, Montero JA, Choe SA, et al. Ligand-and Stage-Dependent divergent functions of BMP signaling in the differentiation of embryonic skeletogenic progenitors in vitro. J Bone Miner Res, 2014, 29 (3): 735-748

198. Luo T, Cui S, Bian C, et al. Cross talk between TGF-β/Smad3 and BMP/BMPR 2 signaling pathways via miR-17-92 cluster in carotid artery restenosis. Mol Cell Biochem, 2014, 389 (1-2): 169-176

199. Martinez MA, Vuppalanchi R, Fontana RJ, et al. Clinical and histologic features of azithromycin-induced liver injury. Clin Gastroenterol Hepatol, 2015, 13 (2): 369-376

200. Mata Essayag S, Delgado A, Colella MT, et al. Epidemiology of sporotrichosis in Venezuela. Int J Dermatol, 2013, 52 (8): 974-980

201. Montagna M, Coretti C, Rella A, et al. The role of procalcitonin in neonatal intensive care unit patients with candidemia. Folia Microbiol (Praha), 2013, 58 (1): 27-31

202. Montravers P, Dupont H, Eggimann P. Intra-abdominal candidiasis: the guidelines forgotten non-candidemic invasive candidiasis. Intensive care medicine, 2013, 39 (12): 2226-2230

203. Murakami E, Wang T, Park Y, et al. Implications of efficient hepatic delivery by tenofovir alafenamide (GS-7340) for hepatitis B virus therapy. Antimicrob Agents Chemother, 2015, 59 (6): 3563-3569

204. Naylor PH, Mutchnick MG. Immunotherapy for hepatitis B in the direct acting antiviral era: Reevaluating the thymosin α1 efficacy trials in the light of a combination therapy approach. J Viral Hepat, 2018, 25(1):4-9

205. Navarro VJ, Khan I, Bjornsson E, et al. Liver injury from herbal and dietary supplements. Hepatol, 2017, 65 (2): 363-373

206. Nishinakamura R, Sakaguehi M. BMP signaling and its modifiers in kidney development. Pediatr Nephrol, 2014, 29 (4): 681-686

207. Outram SV, Chen D, Umukoro C. BMP signals: Mediated by stromaor thymocytes. Cell Cycle, 2014, 13 (4): 505-506

208. Payen D, Monneret G, Hotchkiss R. Immunotherapy a potential new way forward in the treatment of sepsis. Crit Care, 2013, 17 (1): 118

209. Petterson TF, Thompson GR 3rd, Denning DW, et al. Practice Guideline for the Diagnosis and Management of Aspergillosis: 2016 update by the Infectious Diseases Society of America. Clin Infect Dis, 2016, 63 (4): e1-e60

210. Pierce CG, LopezRibot JL. Candidiasis drug discovery and development: new approaches targeting virulence for discovering and identifying new drugs. Expert Opin Drug Discov, 2013, 8 (9): 1117-11126.

211. Potenza L, Vallerini D, Barozzi P, et al. Characterization of Specific immune responses to different Aspergillus antigens during the course of invasive Aspergillosis In hematologic patients. PLoS One, 2013, 8 (9): e74326

212. Romano R, Palamaro L, Fusco A, et al. FOXN1: a master regulator gene of thymic epithelial development program. Front Immunol, 2013, 4: 187

213. Romeo O, Criseo G. What lies beyond genetic diversity in sporothrix schenckii species complex？: New insights into virulence profiles, immunogenicity and protein secretion in S. schenckii sensu stricto isolates. Virulence, 2013, 4 (3): 203-206

214. Roux D, Gaudry S, Khoy-Ear L, et al. Airway fungal colonization compromises the immune system allowing bacterial pneumonia to prevail. Crit Care Med, 2013, 41 (9): e191-e199

215. Saijo T, Chert J, Chert SC, et al. Anti-granulocyte-macrophage colony-stimulating factor autoantibodies are a risk factor for central nervous system infection by Cryptococcus gattii in otherwise immunocompetent patients. MBio, 2014, 5 (2): e00912-914

216. Santi L, Beys-da-silva WO, Berger M. et al. Proteomic profile of Cryptococcus neoformans biofilm reveals changes in metabolic processes. J Proteome Res, 2014, 13 (3): 1545-1559

217. Sanvitale CE, Kerr G, Chaikuad A, et al. A new class of small molecule inhibitor of BMP signaling. PLoS One, 2013, 8 (4): 62721

218. Habib S, Shaikh OS. Drug-induced acute liver failure. Drug Hepatotoxicity, 2017, 21 (1): 151-162

219. Shane AL, Stoll BJ. Recent developments and current issues in the epidemiology, diagnosis, and management of bacterial and fungal neonatal sepsis. Am J Perinatol, 2013, 30 (2): 131-141

220. Shinde RB, Raut JS, Chauhan NM, et al. Chloroquine sensitizes biofilms of Candida albicans to antifungal azoles. Brazilian Journal of Infectious Diseases. 2013, 17 (4): 395-400

221. Srikanta D, Santiago-Tirado FH, Doering TL. Cryptococcus neoformans: historical curiosity to modem pathogen. Yeast, 2014, 31 (2): 47-53

222. Stockmann C, Spigarelli MG, Campbell SC, et al. Considerations in the pharmacologic treatment and prevention of neonatal sepsis. Paediatr Drugs, 2014, 16 (1): 67-81

223. Storm L, Lausch KR, Arendrup MC, et al. Vertebral infection with Candida albicans failing caspofungin and fluconazole combination therapy but successfully treated with high dose liposomal amphotericin B and flucytosine. Med Mycol Case Rep, 2014, 6: 6-9

224. Tissot F, Lamoth F, Hauser PM, et al. B eta-glucan Antigenemia Anticipates Diagnosis of Blood Culture-Negative Intraabdominal Candidiasis. American journal of respiratory and critical care medicine, 2013, 180 (9): 1100-1109

225. Ville S, Talarmin JP, Gaultier-Lintia A, et al. Disseminated mucormycosis with cerebral involvement owing to Rhizopus microsporus in a kidney recipient treated with combined liposomal amphotericin B and posaconazole therapy. Exp Clin Transplant, 2016, 14 (1): 96-99

226. Wilke MH. Invasive fungal infections in infants-focus on anidulafungin. Clin Med Insights Pediatr, 2013, 7: 7-11

227. Williams E, Embleton N, Bythell M, et al. The changing profile of infant mortality from bacterial, viral and fungal infection over two decades. Acta Paediatrica, 2013, 102 (10): 999-1004

228. Wu X, Shi Y, Zhou J, et al. Combination of entecavir with thymosin alpha-1 in HBV-related compensated cirrhosis: a prospective multicenter randomized open-label study. Expert Opin Biol Ther, 2018, 18(sup1): 61-69

229. Yang T, Wu XM, Qiu HQ, et al. Adverse drug interactions as a high risk factor for lethal post transplant complications in Chinese population. Clin Transplant, 2013, 27 (2): 255-260

230. Yanto S, de Buer, Avereil H. Herbal and dietary supplement-induced liver injury. Drug Hepatotoxicity, 2017, 21 (1): 135-150

231. Yeo W, Chan HL. Hepatitis B virus reactivation associated with anti-neoplastic therapy. J Gastroenterol Hepatol, 2013, 28 (1): 31-37

232. Yu Q, Ding X, Xu N, et al. In vitro activity of verapamil alone and in combination with fluconazole or tunic-

amycin against Candida albicans biofilms. Intenational Journal of Antimicrobial Agents, 2013, 41 (2): 179

233. Yu X, Wan Z, Zhang Z, et al. Phenotypic and molecular identification of sporothrix isolates of clinical origin in Northeast China. Mycopathologia, 2013, 176 (1-2): 67-74

234. Yu Y, Du L, Yuan T, et al. Risk factors and clinical analysis for invasive fungal infection in neonatal intensive care unit patients. Am J Pennatol, 2013, 30 (7): 589-594

235. Ziakas PD, Kourbeti IS, Mylonakis E. Systemic antifungal Prophylaxis after hematopoietic stem cell transplantation: a meta-analysis. Clin Ther, 2014, 36 (2): 292-306

第七篇　免疫治疗和干细胞治疗

第二十九章

免疫治疗策略及应用

免疫疗法(immunotherapy, IT)已逐渐发展成为一门崭新的学科。近年来,癌症免疫治疗领域的临床试验取得了长足进步,极大地推动了免疫疗法在临床各类疾病的推广应用及其作用机制的研究。2013年, *Science* 杂志将抗肿瘤免疫治疗列为10大科学突破排行榜榜首。2018年,美国免疫学家James P.Allison和日本免疫学家Tasuku Honjo凭借其在抗肿瘤免疫治疗领域开创性的重要贡献摘得诺贝尔生理学或医学奖。抗肿瘤免疫疗法已成为当前抗肿瘤研发的主流,针对程序性死亡蛋白1和阻断程序性死亡配体蛋白1(PD-1/PD-L1)通路的治疗性抗体药物目前已用于20余种的肿瘤治疗,肿瘤客观缓解率高达20%左右。

广义的免疫疗法就是通过特定方法调控机体免疫系统的功能,防治疾病。它包括两方面的内容,一是免疫调节,即用物理、化学和生物学手段调节机体的免疫功能,使原有的免疫功能增强或减弱;二是免疫重建,即将免疫功能正常个体的造血干细胞或淋巴细胞移植给患有免疫功能缺陷的个体,使后者的免疫功能全部或部分得到恢复。

第一节　免疫治疗的方法

常用的免疫治疗的方法除了细胞因子、胸腺因子的免疫细胞因子疗法外,还包括治疗性疫苗、基因工程抗体及过继免疫细胞治疗等。治疗性疫苗及过继免疫细胞治疗在恶性肿瘤治疗领域的进展令人振奋。

一、治疗性疫苗

(一) 治疗性疫苗的概念

治疗性疫苗是指利用分子生物学和现代免疫学技术,通过调节机体特异性免疫应答,达到治疗疾病或防止疾病恶化的一种独特生物制品。治疗性疫苗不同于传统的预防性疫苗:首先,治疗性疫苗成分复杂,包括天然制剂、人工合成多肽、基因重组技术表达的产品及改造的细胞等,可根据治疗目的采用不同方案,提高机体对病原体的免疫应答,最终达到治疗疾病的目的;其次,治疗性疫苗通常更强调佐剂的选用、接种途径及接种次数的优化、不同疫苗的联合应用等。

(二) 治疗性疫苗的应用

目前,针对大量病原微生物引起的持续性感染(如乙肝、艾滋病、结核病等)以及肿瘤、自身免疫病等难治疾病,全球都在积极地进行治疗性疫苗的研发,国内研究亦逐年增多。在细菌方面,已有用麻风菌素治疗麻风菌感染、用布鲁氏菌素治疗布鲁氏菌感染、用灭活的自身菌疫苗治疗金黄色葡萄球菌皮肤反复感染等；病毒方面开展了针对人类免疫缺陷病毒（HIV）、单纯疱疹病毒（HSV）、尖锐湿疣、乙肝病毒（HBV）感染等的治疗性疫苗研制。如法国华裔科学家卢葳和同事安迪约等，利用灭活 HIV 孵育的树突状细胞研发了一种治疗性艾滋病疫苗。Ⅰ期临床试验表明，40% 的艾滋病患者接种该疫苗 1 年后，体内的艾滋病病毒数量减少了 90% 以上。针对自身免疫病和肿瘤的治疗性疫苗，也受到广泛关注。我国目前有两种 HBV 治疗性疫苗正在临床试验中，分别是闻玉梅院士研究的免疫复合物治疗性疫苗和吴玉章等研发的多肽治疗性疫苗。

二、基因工程抗体

（一）基因工程抗体的概念

基因工程抗体（gene engineered antibody）又称重组抗体（recombinant antibody），是指利用重组 DNA 及蛋白质工程技术对编码抗体的基因按不同需要进行加工改造和重新装配，经转染适当的受体细胞所表达的抗体分子。30 余年来，随着基因工程技术的进步及抗体生产工艺的不断优化，越来越多的基因工程抗体被研发并投入临床应用。

随着抗体人源化程度的提高、不良反应的减低及疗效的增加，基因工程抗体逐步被应用于感染性疾病、心血管疾病、自身免疫病等难治性疾病中的诊疗中。近年来，针对免疫调控分子的抗体在肿瘤治疗中的突出效果大大激发了科研工作者和生物制药公司研发该类抗体的热情。目前，单抗类药物的品种数量居各类生物技术药物的前列。

（二）基因工程抗体的种类

基因工程抗体的种类根据其人源化程度的不同可分为嵌合抗体、人源化抗体及完全人源化抗体；根据其分子结构的不同可分为单链抗体、Fab 片段、双特异性抗体、多价抗体及偶联抗体等。不同类型的基因工程抗体各有优势，应用范畴不同。

1. 嵌合抗体（chimeric antibody） 最早研制的基因工程抗体，将鼠源单克隆抗体的可变区基因与人抗体的恒定区基因拼接在一起，减少鼠源性抗体引发的不良反应。

2. 人源化抗体（humanized antibody） 为了进一步降低嵌合抗体的鼠源性，利用 CDR 嫁接技术，仅保留鼠源性抗体可变区的 CDR 部分，为了确保改型后的抗体结合抗原分子的亲和力，对人免疫球蛋白的骨架区也进行了适当调整。

3. 完全人源化抗体（fully humanized antibody） 利用转基因小鼠技术和噬菌体展示技术获得完全人源化的抗体，目前，完全人源化抗体是研发和获批最快的一类基因工程抗体。

4. 抗体单链可变片段（single chain fragment of variable region，ScFv） 利用人工合成的短肽将单克隆抗体可变区的 VH 和 VL 头尾相接形成，保留其完整的结合抗原表位的能力；因其分子量小、在体内代谢速度快、在靶分子上结合时间短等特点，在免疫诊疗中有广泛的应用前景。

5. 双特异性抗体和多价抗体 将识别不同抗原表位的抗体通过化学偶联、双杂交瘤或基因重组的方法连接在一起，可同时识别两个或多个不同的抗原分子，促使表达不同抗原分子的靶细胞和效应细胞彼此靠近，提高杀伤效果。

6. 偶联抗体 通过化学偶联或基因重组的方法，使得抗原与多种具有细胞毒或示踪作用的分子相结合，俗称"生物导弹"，结合的分子包括放射性核素、毒素、细胞毒性药物、酶、小肽等，这些修饰的抗体已被应用于肿瘤的诊疗实践中。近年来，鼠源性单抗、嵌合型单抗研发逐渐减少，完全人源化单抗、抗体偶联药物及双特异性抗体等成为研发热点。

（三）美国 FDA 批准的抗体类药物

截至 2020 年 12 月，美国 FDA 共批准 100 个抗体类药物（含 5 个鼠源性抗体、10 个人鼠嵌合型抗体、40 个人源化抗体、37 个完全人源化抗体及 8 个抗体偶联药物）和 8 个融合蛋白。2019 年全球销售额超过 10 亿美元的药物累计有 140 个，其中抗体药物有 28 个（表 7-29-1 标注 *）；抗体药物市场规模超过 1 400 亿美元，增长率 14.2%。基因工程抗体药物迅猛发展的主要原因有：①抗体药物具有特异性结合靶向分子的特点，治疗效果普遍优于小分子药物；②研发和生产的复杂性难以被效仿，在市场中受同类产品影响小；③上市后普遍具有较高回报率。目前，全球有多家公司投身于抗体药物的研发，有 300 多种抗体正在研发中，其中 100 多种已进入临床试验阶段，占全球生物药品研发总数的 1/3。2018 年美国 FDA 批准上市的药物有 59 个，其中有 12 个为抗体药物；2019 年批准上市的药物有 48 个，其中有 8 个为抗体药物；2020 年批准上市的药物有 53 个，其中有 12 个为抗体药物。

表 7-29-1 美国 FDA 已经批准上市的抗体药物及抗体融合蛋白药物（截至 2020 年 12 月）

通用名	商品名	中文名(*)	作用靶点	适应证	批准年份	备注
鼠源性单抗（murine monoclonal antibody）5 株						
muromonab-CD3	OKT3	莫罗单抗	CD3	肾移植急性排斥	1986	
ibritumomab	Zevalin	替伊莫单抗	CD20-Y90	淋巴癌	2002	
tositumomab	Bexxar	托西莫单抗	CD20	非霍奇金淋巴瘤	2003	[131]I- 标记
blinatumomab	Blincyto	博纳吐单抗	CD3 CD19	复发或难治性 Ph 染色体阴性前 B 细胞急性淋巴细胞白血病（ALL）	2014	首个获批的双特异性抗体
moxetumomab pasudotox-tdfk	Lumoxiti		CD22	成年复发或难治性毛细胞白血病	2018	
嵌合型单抗（chimeric monoclonal antibody）10 株						
abciximab	ReoPro	阿昔单抗	GP Ⅱb/ Ⅲa	血小板凝集	1994	
rituximab*	Rituxan （美罗华）	利妥昔单抗	CD20	非霍奇金淋巴瘤	1997	
basiliximab	Simulect	巴利昔单抗	CD25	肾移植急性排斥	1998	
infliximab*	Remicade	英夫利昔单抗	TNF-α	类风湿关节炎、强直性脊柱炎、银屑病、克罗恩病	1998	
cetuximab*	Erbitux （爱必妥）	西妥昔单抗	EGFR	结直肠癌	2004	
siltuximab	Sylvant	司妥昔单抗	IL-6	多中心 Castleman 病（MCD）	2014	
dinutuximab	Unituxin		GD2	高风险神经母细胞瘤	2015	
obiltoxaximab	Anthim		保护性抗原	吸入性炭疽感染	2016	
isatuximab	Sarclisa	赛诺菲	CD38	多发性骨髓瘤	2020	
margetuximab	Margenza		HER2	HER2 阳性转移性乳腺癌	2020	Fc 工程单克隆抗体

续表

通用名	商品名	中文名(*)	作用靶点	适应证	批准年份	备注
人源化单抗（humanized monoclonal antibody）40 株						
daclizumab	Zenapax	达克珠单抗	CD25	肾移植急性排斥	1997	
palivizumab	Synagis	帕利珠单抗	RSV-F	呼吸道合胞病毒感染	1998	
trastuzumab*	Herceptin（赫赛汀）	曲妥珠单抗	HER2/Neu	HER2 阳性乳腺癌	1998	
alemtuzumab	Campath	阿仑珠单抗	CD52	慢性淋巴细胞白血病	2001	
omalizumab*	Xolair	奥马珠单抗	IgE	中度至严重顽固哮喘	2003	
efalizumab	Raptiva	依法珠单抗	CD11a	银屑病	2003	2009 年退市
bevacizumab*	Avastin（阿瓦斯丁）	贝伐珠单抗	VEGF	直结肠癌 / 非小细胞肺癌	2004	
natalizumab*	Tysabri	那他珠单抗	整合素 -α4	多发性硬化	2004	2006 退市
ranibizumab	Lucentis	兰尼单抗	VEGF	年龄相关性黄斑变性	2006	
eculizumab*	Soliris	伊库珠单抗	补体 C5 蛋白	阵发性睡眠性血红蛋白尿症	2007	
certolizumab*	Cimzia	赛妥珠单抗	TNF-α	克罗恩病	2008	
tocilizumab	Actemra	托珠单抗	IL-6R	类风湿关节炎	2010	
pertuzumab*	Perjeta	帕妥珠单抗	HER2	HER2 阳性乳腺癌	2012	
obinutuzumab	Gazyva	阿托珠单抗	CD20	慢性淋巴细胞白血病	2013	
vedolizumab*	Entyvio	维多珠单抗	整合素 α4β7	克罗恩病	2014	
pembrolizumab*	Keytruda	帕博利珠单抗	PD-1	晚期黑色素瘤、非小细胞肺癌	2014	
idarucizumab	praxbind		dabigatran	接受达比加群酯治疗的患者	2015	
mepolizumab	Nucala	美泊利单抗	IL-5	严重哮喘	2015	
elotuzumab	Empliciti	埃罗妥珠单抗	SLAMF7	多发性骨髓瘤	2015	
atezolizumab*	Tecentriq	阿特珠单抗	PD-L1	膀胱癌	2016	
ixekizumab	Taltz		IL-17A	中重度银屑病	2016	
reslizumab	Cinqair		IL-5	成人重度哮喘	2016	
daclizumab	Zinbryta		CD25	成人复发性多发性硬化	2016	
ocrelizumab*	Ocrevus		CD20	复发性多发性硬化	2017	
benralizumab	Fasenra	贝那利珠单抗	IL-5 Rα	12 岁以上严重嗜酸粒细胞性哮喘患者	2017	

续表

通用名	商品名	中文名(*)	作用靶点	适应证	批准年份	备注
emicizumab	Hemlibra		凝血因子IXa和凝血因子X	存在凝血因子Ⅷ抑制物的A型血友病患者	2017	全球首个双特性抗体
ibalizumab-uiyk	Trogarzo		CD4	成人HIV感染者	2018	
tildrakizumab	Ilumya		IL-23 p19	成人中重度斑块型银屑病	2018	
fremanezumab-vfrm	Ajovy		CGRP	偏头痛	2018	
mogamulizumab-kpkc	Poteligeo		CCR4	复发或难治性蕈样真菌病	2018	
galcanezumab-gnlm	Emgality		CGRP	偏头痛	2018	
ravulizumab	Ultomiris		补体蛋白C5	阵发性睡眠性血红蛋白尿症	2018	
caplacizumab-yhdp	Cablivi	卡普赛珠单抗	vWF	成人获得性血栓性血小板减少性紫癜	2019	首个纳米抗体
romosozumab-aqqg	Evenity		骨硬化蛋白(sclerostin)	绝经后妇女中骨折风险增加的骨质疏松症	2019	首个靶向sclerostin
risankizumab-rzaa	Skyrizi		IL-23 p19	成人中重度斑块型银屑病	2019	
brolucizumab-dbll	Beovu		VEGF-A	与年龄相关的湿性黄斑变性	2019	
crizanlizumab-tmca	Adakveo		P-selectin	镰状细胞贫血	2019	首个靶向P-selectin
eptinezumab-jjmr	Vyepti		CGRP	偏头痛	2020	
inebilizumab-cdon	Uplizna		CD19	AQP4抗体阳性的视神经脊髓炎系障碍	2020	
satralizumab-mwge	Enspryng	沙妥珠单抗	AQP4	AQP4抗体阳性的视神经脊髓炎系障碍	2020	

全人源单抗(human monoclonal antibody)37株

adalimumab*	Humira	阿达木单抗	TNF-α	类风湿关节炎	2002	
panitumumab	Vectibix	帕尼单抗	EGFR	结直结肠癌	2006	
golimumab*	Simponi	戈利木单抗	TNF-α	类风湿关节炎、强直性脊柱炎、银屑病	2009	
canakinumab	Ilaris	卡那单抗	IL-1β	Cryopyrin蛋白相关综合征	2009	
ustekinumab*	Stelara	优特克单抗	IL-12/IL-23	银屑病	2009	
ofatumumab*	Arzerra	奥法木单抗	CD20	难治性慢性淋巴细胞白血病	2009	

续表

通用名	商品名	中文名(*)	作用靶点	适应证	批准年份	备注
denosumab	Prolia/Xgeva（迪诺塞麦）	地诺单抗	RANKL	骨质疏松/预防骨折	2010	
belimumab	Benlysta	贝利木单抗	BLyS	系统性红斑狼疮	2011	
ipilimumab*	Yervoy	易普利单抗	CTLA4	晚期黑色素瘤	2011	
ustekinumab	Stelara		IL-12、IL-23	银屑病关节炎、银屑病	2013	
obinutuzumab	Gazyva	阿托珠单抗	CD20	慢性淋巴细胞白血病	2013	
golimumab	Simponi Aria	戈利木单抗	TNF-α	类风湿关节炎	2013	
nivolumab*	Opdivo	纳武利尤单抗	PD-1	晚期黑色素瘤、非小细胞肺癌	2013	
ramucirumab	Cyramza	雷莫芦单抗	VEGFR2	化疗失败的晚期胃癌或胃食管结合部腺癌	2014	
secukinumab*	Cosentyx	苏金单抗	IL-17A	中重度斑块性银屑病	2015	
alirocumab	Praluent		PCSK9	原发性高胆固醇血症,混合型高脂血症	2015	
evolocumab	Repatha	依洛尤单抗	PCSK9	原发性高胆固醇血症,混合型高脂血症	2015	
daratumumab*	Darzalex	达雷妥尤单抗	CD38	多发性骨髓瘤	2015	
necitumumab	Portrazza		EGFR	晚期非小细胞肺癌	2015	
olaratumab	Lartruvo		PDGFα	软组织肉瘤	2016	
ibezlotoxumab	Zinplava		艰难梭菌毒素 B	艰难梭菌感染	2016	
brodalumab	Siliq; Lumicef		IL-17AR	中重度斑块性银屑病	2017	
avelumab	Bavencio		PD-L1	转移性默克尔细胞癌	2017	
dupilumab*	Dupixent	度伐利尤单抗	IL-4 Rα	中重度湿疹	2017	
durvalumab*	Imfinzi		PD-L1	晚期或转移性尿路上皮癌	2017	
sarilumab	Kevzara		IL-6R	中重度关节炎	2017	
guselkumab	Tremfya	特诺雅	IL-23 p19	成人中重度斑块型银屑病	2017	
burosumab-twza	Crysvita		FGF23	罕见佝偻病	2018	
erenumab-aooe	Aimovig		CGRP	偏头痛	2018	

续表

通用名	商品名	中文名(*)	作用靶点	适应证	批准年份	备注
lanadelumab	Takhzyro	拉那芦人单抗	plasma kallikrein	遗传性血管性水肿	2018	首个预防 HAE 发作抗体
cemiplimab-rwlc	Libtayo	西米普利单抗	PD-1	晚期皮肤鳞状细胞癌	2018	重组抗体
emapalumab-lzsg	Gamifant		IFN-γ	原发性噬血细胞性淋巴组织细胞增多症	2018	
enfortumab vedotin-ejfv	Padcev	恩诺单抗	Nectin-4	局部晚期或转移性尿道癌	2019	
teprotumumab-trbw	Tepezza		IGF-1R	甲状腺眼病	2020	首个甲状腺眼病药物
tafasitamab-cxix	Monjuvi		CD19	成人复发/难治性弥漫性大 B 细胞白血病	2020	
atoltivimab, maftivimab, and odesivimab-ebgn	Inmazeb	扎伊尔埃博拉病毒糖蛋白		埃博拉病毒感染	2020	首个治疗埃博拉病毒感的抗体混合物
naxitamab-gqgk	Danyelza		GD2	复发/难治性高危神经胶质母细胞瘤	2020	
ansuvimab-zykl	Ebanga			埃博拉病毒感染	2020	幸存者分离抗体筛选

抗体偶联药物(antibody-drug conjugate)8 株

通用名	商品名	中文名(*)	作用靶点	适应证	批准年份	备注
gemtuzumab ozogamicin	Mylotarg	吉妥珠单抗奥加米星	CD33	急性髓细胞白血病	2000	
brentuximab vedotin	Adcetris	/	CD30	霍奇金淋巴瘤、系统性间变性大细胞淋巴瘤	2011	
ado-trastuzumab emtansine	Kadcyla	曲妥珠单抗	HER2	HER2 阳性乳腺癌	2013	Fc 工程单克隆抗体
Inotuzumab ozogamicin	Besponsa	奥英妥珠单抗	CD22	成人复发或难治性前 B 细胞急性淋巴胞白血病	2017	
polatuzumab vedotin-piiq	Polivy		CD79b	靶向弥漫性大 B 细胞淋巴瘤	2019	
fam-trastuzumab deruxtecan-nxk	Enhertu		HER2	HER2 阳性转移性乳腺癌	2019	
sacituzumab govitecan-hziy	Trodelvy	赛妥珠单抗	Trop-2	转移性三阴性乳腺癌	2020	结合拓扑异构酶抑制剂
belantamab mafodotin-blmf	Blenrep		BCMA	复发或难治性多发性骨髓瘤	2020	结合微管抑制剂

续表

通用名	商品名	中文名(*)	作用靶点	适应证	批准年份	备注
融合蛋白(fusion protein)13 株						
etanercept*	Enbrel	依那西普	抗 TNF	类风湿关节炎	1998	
denileukin	Ontak	地尼白介素	DAB389-IL-2	皮肤 T 细胞淋巴瘤	1999	
alefacept	Amevive	阿法赛特	LFA-3	中重度慢性银屑病	2003	2011 年退市
abatacept*	Orencia	阿巴西普	CD80/CD86	类风湿关节炎	2005	
rilonacept	Arcalyst	列洛西普	IL-1	Cryopyrin 蛋白相关综合征	2008	
belatacept	Nulojix	倍他西普	CD80/CD86	肾移植急性排斥	2011	
aflibercept*	Eylea	阿柏西普	VEGF	湿性年龄相关性黄斑变性	2011	
romiplostim	Nplate	罗米司亭	TPO	成人免疫性血小板减少症	2011	
ziv-aflibercept	Zaltrap	ziv-阿柏西普	VEGF	直结肠癌	2012	
dulaglutide	Trulicity	度拉鲁肽	GLP-1-Fc	糖尿病	2014	
albiglutid	Tanzeum	阿必鲁肽	GLP-1-HSA	糖尿病	2014	
tagraxofusp-erzs	Elzonris		IL-3-F c-DT	儿童浆细胞样树突状细胞肿瘤	2018	
luspatercept-aamt	Reblozyl		hIgG1-Fc-ActRIIB	输血依赖性 β-地中海贫血	2019	

ActRIIB：绵羊激活素受体；BCMA：B 细胞成熟抗原；BLyS：B 淋巴细胞刺激因子；CGRP：降钙素基因相关肽；DT：白喉类毒素；Fc：免疫球蛋白 Fc 段；FGF23：成纤维细胞生长因子 23；GLP-1：胰高血糖素样肽 -1；GD2：神经节苷脂 2；HER2：表皮生长因子受体 2；IGF-1R：胰岛素样生长因子受体；LFA-3：白细胞功能相关抗原 -3；PCSK9：前蛋白转化酶枯草杆菌蛋白酶 /Kexin9 型；P-selectin：P-选择素；RANKL：NF-κB 受体活化因子配体；RSV-F：Rous 肉瘤病毒 F 蛋白；SLAMF7：信号转导淋巴细胞活化分子家族成员 7；Trop-2：人滋养细胞表面抗原；TPO：血小板生成素；VEGF：血管内皮生长因子；VEGFR：血管内皮生长因子受体；vWF：血管性血友病因子。

*2019 年销售额超过 10 亿美元的抗体类药物。

(四)我国上市的抗体类药物

我国自 20 世纪 80 年代开始单克隆抗体的研究开发,起步较晚,基础相对薄弱。经过 30 年多年发展,我国单抗药物的研发能力基本有所储备。近年来,国家在生物技术方面给予了越来越多的关注和重视,单克隆抗体药物研究已被列入国家"863"计划和国家重点攻关项目。截至 2019 年 12 月,我国国家药品监督管理局(原国家食品药品监督管理总局)已批准 40 多个抗体用于临床,其中有进口药物 25 个及我国自主研发的抗体药物 15 个(表 7-29-2)。目前,中国生物药研发数量目前仅次于美国,位居世界第二。目前,PD-1、PD-L1 靶点抗体的研发备受关注。2010 年至 2015 年,我国获批上市自主研发抗体仅 10 个。2018 年 6 月至 2020 年 6 月,国家药品监督管理局批准 8 款 PD-1、PD-L1 靶点抗体在国内上市,包括 4 款国产 PD-1(特瑞普利单抗、信迪利单抗、卡瑞利珠单抗及替雷利珠单抗),2 款进口 PD-1 [纳武利尤单抗(O 药)、帕博利珠单抗(K 药)]和 2 款进口的 PD-L1 [Tecentriq(T 药)和度伐利尤单抗(I 药)]。目前,仍有 20 余家药企的 PD-1、PD-L1 靶点抗体处于临床研究中。

表 7-29-2　国家药品监督管理局已经批准上市的抗体药物（截至 2020 年 12 月）

批准上市时间	商品名	通用名	适应证	抗体类型
进口的抗体药物 25 个				
1999	爱欧山	莫罗单抗 -CD3 注射液（muromonab-CD3）	器官移植排斥	鼠源性单抗
2000	美罗华	利妥昔单抗注射液（rituximab）	非霍奇金淋巴瘤	嵌合抗体
2000	赛尼哌	达利珠单抗（daclizumab）	器官移植排斥	人源化抗体
2002	赫赛汀	曲妥珠单抗单抗注射液（trastuzumab）	HER2 阳性乳腺癌	人源化抗体
2004	舒莱	巴利昔单抗注射液（basiliximab）	器官移植排斥	嵌合抗体
2005	爱必妥	西妥昔单抗注射液（cetuximab）	结直肠癌	嵌合抗体
2007	Remicade	英夫利昔单抗（infliximab）	类风湿关节炎、强直性脊柱炎、银屑病、克罗恩病	嵌合抗体
2010	Enbrel	依那西普（etanercept）	类风湿关节炎	抗体融合蛋白
2010	Avastin	贝伐珠单抗注射液（bevacizumab）	结直肠癌 / 非小细胞肺癌	人源化抗体
2011	Humira	阿达木单抗注射液（adalimumab）	类风湿关节炎	全人源化抗体
2011	Lucentis	兰尼单抗注射液（ranibizumab）	年龄相关性黄斑变性	人源化抗体
2013	Actemra	托珠单抗注射液（tocilizumab）	类风湿关节炎	人源化抗体
2018.1.4	欣普尼（Simponi）	戈利木单抗注射液（golimumab）	中重度活动性类风湿关节炎；活动性强直性脊柱炎	全人源化抗体
2018.6.15	欧狄沃（Opdivo）	纳武利尤单抗注射液（nivolumab）	EGFR 阴性和 ALK 阴性转移性非小细胞肺癌	全人源化抗体
2018.6.20	泰毕安（Praxbind）	依达赛珠单抗注射液（emicizumab）	逆转达比加群酯的抗凝效应	人源化抗体
2018.7.26	可瑞达（Keytruda）	帕博利珠单抗注射液（pembrolizumab）	经一线治疗失败的不可切除或转移性黑色素瘤	人源化抗体
2018.7.31	瑞百安（Repatha）	依洛尤单抗注射液（evolocumab）	原发性高胆固醇血症，混合型高脂血症	全人源化抗体
2018.9.5	舒立瑞（Soliris）	依库珠单抗注射液（eculizumab）	阵发性睡眠性血红蛋白尿症和非典型溶血性尿毒综合征	人源化抗体
2018.11.30	舒友立乐（Hemlibra）	艾美赛珠单抗注射液（emicizumab）	存在凝血因子Ⅷ抑制物的 A 型血友病患者	人源化抗体
2018.12.17	帕捷特（Perjeta）	帕妥珠单抗注射液（pertuzumab）	HER2 阳性早期乳腺癌患者的辅助治疗	人源化抗体
2019.5.28	狄诺塞麦（Prolia/Xgeva）	地舒单抗注射液（denosumab）	高骨折风险的骨质疏松症	全人源化抗体

批准上市时间	商品名	通用名	适应证	抗体类型
2019.7.5	Darzalex	达雷妥尤单抗（daratumumab）	复发性或难治性多发性骨髓瘤	全人源化抗体
2019.5.28	安维汀（Avastin）	贝伐珠单抗注射液（bevacizumab）	结直肠癌/非小细胞肺癌	人源化抗体
2019.12.10	英飞凡（Imfinzi）	度伐利尤单抗注射液（durvalumab）	同步放化疗后未进展的不可切除Ⅲ期非小细胞肺癌	全人源化抗体
2020.2.13	特善奇（Tecentriq）	阿特珠单抗（atezolizumab）	一线治疗广泛期小细胞肺癌	人源化抗体
自主研发的抗体药物　15 个				
2010.9.30		注射用抗人 T 细胞 CD3 鼠单抗	器官移植排斥	鼠源性单抗
2006.8.31	唯美生	碘［131I］肿瘤细胞核人鼠嵌合单克隆抗体注射液	肝癌治疗	嵌合抗体
2010.8.30	恩博克	抗人白介素/8 单克隆抗体乳膏	银屑病	鼠源性单抗
2011.1.12	健尼哌	重组抗 CD25 人源化单克隆抗体注射液	抗移植排斥	人源化抗体
2011.4.11	强克	注射用重组人Ⅱ型肿瘤坏死因子受体/抗体融合蛋白	强直性脊柱炎	Fc 融合蛋白
2011.5.18	利卡汀	碘［131I］美妥西单抗注射液	晚期肝癌	鼠源性单抗
2012.12.25	泰欣生	尼妥珠单抗注射液（EGFR 单克隆抗）	（EGFR 阳性的Ⅲ/Ⅳ期鼻咽癌	人源化抗体
2013.11.27	郎沐	康柏西普眼用注射液（血管生长因子受体/抗体融合蛋白）	湿性年龄相关性黄斑变性	Fc 融合蛋白
2015.1.27	益赛普	注射用重组人Ⅱ型肿瘤坏死因子受体/抗体融合蛋白	类风湿关节炎等	Fc 融合蛋白
2015.4.9	安佰诺	注射用重组人Ⅱ型肿瘤坏死因子受体-抗体融合蛋白	中度-重度活动性类风湿关节炎、活动性强直性脊柱炎	Fc 融合蛋白
2018.12.17	拓益	特瑞普利单抗注射液（toripalimab）	既往接受全身系统治疗失败后的不可切除或转移性黑色素瘤患者	嵌合抗体
2018.12.27	达伯舒	信迪利单抗注射液（sintilimab）	至少经过二线系统化疗的复发或难治性经典型霍奇金淋巴瘤	嵌合抗体
2019.2.22	汉利康	利妥昔单抗生物类似药	复发或耐药的滤泡性中央型淋巴瘤	嵌合抗体
2019.5.31	艾立妥	卡瑞利珠单抗注射液（camrelizumab）	复发或难治性经典型霍奇金淋巴瘤	人源化抗体
2019.12.27	百泽安	替雷利珠单抗注射液（tislelizumab）	复发或难治性经典型霍奇金淋巴瘤	全人源化抗体

三、过继免疫细胞治疗

过继免疫细胞治疗(adoptive cell therapy,ACT)是指将体外激活的自体或异体免疫效应细胞输注给患者,以提高或改善患者的免疫应答能力,达到治疗肿瘤及感染性疾病的目的。利用免疫细胞直接进行治疗的方法最早始于 20 年代 80 世纪中期,主要用于肿瘤的治疗。体外分离患者的免疫细胞,进行活化或基因改造后再回输到体内。根据体外处理方案的不同,可分为 LAK 细胞、DC、细胞因子诱导的杀伤细胞(CIK 细胞)、嵌合抗原受体 T 细胞(CAR-T)及新近提出的 T 细胞受体修饰的 T 细胞(TCR-T)等不同类型。

(一) LAK 细胞

LAK 细胞即淋巴因子激活的杀伤细胞(lymphokine activated killer cell,LAK cell),将外周血淋巴细胞在体外经 IL-2 等淋巴细胞活化试剂激活 3~5 天而扩增为具有广谱抗瘤作用的杀伤细胞。1982 年,美国国立卫生研究院癌症研究所 Rosenberg SA 等人率先将 LAK 细胞用于治疗多种的晚期恶性肿瘤。1988 年,Rosenberg SA 等总结 222 例 LAK 细胞治疗肿瘤患者的临床效果,结果显示:16 例患者转移癌完全消退,25 例瘤体缩小 50% 以上,该疗法对转移性肾癌、黑色素瘤、结肠癌及非霍奇金淋巴瘤等疗效较突出,引起人们的极大兴趣。随后,被推广应用于放疗、化疗等常规疗法无效的肿瘤患者的治疗手段。

(二) CIK 细胞及 DC-CIK 细胞

2016 年 5 月初,原国家卫生和计划生育委员会召开会议,要求对包括细胞免疫疗法在内的第三类医疗技术进行第三方审核管理,并明确提出细胞免疫治疗仍然属于临床研究阶段,应按照相关程序操作。魏则西事件使得公众对新近兴起的肿瘤免疫疗法产生质疑。但从专业角度分析,肿瘤免疫治疗仍是未来有望攻克癌症的重要手段。从 DC-CIK 细胞概念提出至今已有 10 余年,但由于杀伤性、靶向性及免疫细胞向肿瘤局部定向迁移等关键问题没有取得很大的突破,疗效不是很理想,有待进一步改进。DC-CIK 细胞疗法最大的,也是最根本的问题在于,以这种方法培养的免疫活性细胞靶向性不强。在肿瘤免疫应答中,DC加工提呈的抗原是一段针对肿瘤细胞特异性的短肽。DC-CIK 细胞用肿瘤组织来源的裂解物多数为行使正常功能的基因产物,肿瘤特异性抗原的分子及蛋白含量极少甚至缺失,用肿瘤裂解物处理 DC 并不能达到预期目的。相对理想的方法是寻找肿瘤特异性的抗原肽刺激DC 并与 CIK 细胞共培养,以期增强 CIK 细胞杀伤的靶向性。迄今为止,发现针对某种特定肿瘤的特异性抗原数量极少且不同个体间还存在表达水平上的差异。

(三) DC

树突状细胞(dendritic cell,DC)是 1973 年首先从小鼠脾组织中分离发现的,因其形态具有树突样或伪足样突起而命名,目前已知,DC 分布十分广泛,不同组织的 DC 在形态和功能上存在较大差异。在组织局部摄取抗原后能迁移至淋巴结,刺激初始 T 细胞(naïve T cell)发生活化及增殖,被视为机体免疫反应的始动者。2010,美国 FDA 批准 Provenge(以树突状细胞为基础的肿瘤疫苗)应用于晚期前列腺癌的治疗。基于此,在 2011 年,DC 的发现者Steinman 被授予诺贝尔生理学或医学奖,他本人也是 DC 疫苗过继转移疗法的受益者。他患有恶性程度极高的胰腺癌,一般平均生存时间为 6~8 个月,他使用自己研发的 DC 疫苗治疗,存活时间延迟至 5 年。遗憾的是,通知他领奖时,他已经去世 3 天了,他成为唯一一位过世后获诺贝尔奖的学者。目前已知,肿瘤患者 DC 提呈抗原能力减弱,DC 过继免疫治疗主要的作用机制是:①在体外应用肿瘤抗原专一性地冲击致敏并激活 DC,负载抗原的 DC 表达高水平的 MHC Ⅰ、Ⅱ类分子,提呈丰富的肿瘤抗原肽,使相应的 T 细胞受体(TCR)被充分占据,利于抗原提呈;②活化 DC 可提供协同刺激分子 B7.1(CD80)、B7.2(CD86)、CD40 分子等,可充分激活 T 细胞;③ DC 与 T 细胞结合后,大量分泌 IL-12,激发 T 细胞增殖,诱导特异性细胞毒性 T 淋巴细胞(CTL),主导 Th1 型的免疫应答,利于肿瘤细胞清除;④ DC 还能分泌趋化因子,专一性地趋化初始型 T 细胞,促进 T 细胞聚集,增强机体对 T 细胞的激发。

(四) CAR-T

嵌合抗原受体 T 细胞(chimeric antigen receptor T cell,CAR-T)疗法是新近发展十分迅猛的肿瘤过继免疫治疗的新手段,具有诱人的应用前景。CAR 是基于已知 T 细胞受体(TCR)的结构,通过基因重组的方法,人工设计出可以特异性结合肿瘤细胞的一类 T 细胞受体。

CAR 技术是将免疫细胞治疗与单克隆抗体治疗完美结合的一种全新的肿瘤治疗手段,其构建的基本策略是:将识别肿瘤相关抗原的单链抗体和 T 细胞的活化基序相结合构建 CAR,通过基因转导将识别肿瘤细胞的特异性抗体锚定在 T 细胞上,从而赋予 T 细胞更好的肿瘤靶向性、更强的杀伤活性和持久的存活能力。CAR 的结构由胞外抗原结合区、铰链区、跨膜区和胞内信号区四部分组成。胞外抗原结合区由针对肿瘤特异性抗原的抗体单链可变片段(single chain fragment of variable region,ScFv)构成,胞内信号区(cytoplasmic signaling elements,CSE) 由共刺激分子(costimulatory molecular,CM)和免疫受体酪氨酸活化基序(immunoreceptor tyrosine-based activation motif,ITAM)组成。根据 CSE 组成和活化信号的不同,CAR 的发展经历了第一、第二及第三代。第二代、第三代 CAR 分别引入了共刺激分子信号序列 CD28(第二代)和 CD28 及 CD137(第三代)的信号区,可引起 T 细胞的持续增殖,提高了 T 细胞对肿瘤免疫抑制微环境的抵抗能力(图 7-29-1)。2010 年,美国国立癌症研究所的 Rosenberg、纪念斯隆 - 凯特林纪念癌症中心 Sadelain 及美国贝勒医学院 Malcolm Brenner 等人带领的科研团队开展了 CD19 CAR-T 的临床试验工作,他们选择 CD28 分子作为共刺激信号,为第二代 CAR。Carl June 和美国田纳西州孟菲斯圣裘德儿童研究医院肿瘤学家 Dario Campana 带领的科研团队设计的 CAR-T 带有 41BB(CD137)共刺激信号,为第三代 CAR。

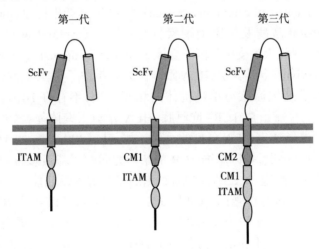

图 7-29-1　三代嵌合型抗原受体结构示意图
第一代 CAR(左)由单链抗体通过跨膜区域与胞内信号传导区(ITAM)相连,ITAM 通常为 CD3ζ 或 FcεR Ⅰγ;第二代 CAR(中)的胞内信号转导区引入了共刺激分子 CM1,主要为 CD28 分子;第三代 CAR(右)引入了双共刺激分子(CM1 和 CM2),主要为 CD28 分子加上 CD134 或 CD137

目前为止，CAR-T 细胞免疫疗法在肿瘤治疗中的主要优势可归纳为：①靶向性强：ScFv 可直接结合肿瘤细胞表面的靶分子，不需要以 MHC- 抗原肽 - 复合物三联体形式识别抗原，避免了肿瘤细胞下调 MHC 表达导致脱靶问题；②抗肿瘤能力强：构建的 CAR 包含共刺激分子和胞内活化基序，赋予 T 细胞持续性的活化和杀伤能力，并能抵抗肿瘤免疫抑制的环境；③具有免疫记忆效应：CAR-T 不仅可以识别并杀伤肿瘤细胞，并可针对肿瘤抗原产生记忆性 T 细胞，防止肿瘤的复发和转移，有望完全治愈肿瘤；④应用范围广：靶抗原不限于 TCR 识别的抗原肽。基于上述 CAR-T 细胞免疫疗法理论上的优势，该疗法目前被视为最具颠覆性潜力的新药技术之一。针对 CD19 的 CAR-T 细胞对 CD19 阳性的复发难治性白血病患者的客观缓解率高达 95% 以上。2017 年 8 月 31 日，美国 FDA 批准靶向 CD19 的 CAR-T 细胞疗法的药物 Kymriah（tisagenlecleucel）上市，用于治疗复发或难治性（R/R）B 细胞急性淋巴细胞白血病（ALL）的儿童和年轻成人（25 岁以下）患者。2017 年 10 月 18 日，美国 FDA 批准 CD19-CAR-T 细胞疗法的药物 Yescarta（axicabtageneciloleucel）上市。目前国内亦有多家企业致力于研发 CD19 的 CAR-T 细胞疗法并开展临床研究工作。然而，CAR-T 细胞疗法应用于实体瘤的治疗尚无实质性的进展。

（五）TCR-T

T 细胞受体（TCR）修饰的 T 细胞（TCR-engineered T cell，TCR-T）是通过基因重组及转染方法获得高表达针对某种抗原特异性 TCR 的 T 细胞。相对于 CAR-T 而言，TCR-T 的研究及临床应用尚存较多亟待解决的问题。首先，是 TCR 结合肿瘤细胞靶点的选择。理想的靶点是肿瘤特异性的抗原，该抗原在肿瘤细胞中高表达，且在正常组织中表达极低。由于肿瘤细胞是机体正常细胞突变转化而来，极少表达其专属的特异性抗原。目前已知，可设计为基因修饰 TCR 的靶点主要分为 4 类。①肿瘤相关抗原（tumor associated antigen，TAA）：，如黑色素瘤相关抗原（MART）-1 及 gp100、癌胚抗原（carcino-embryonic antigen，CEA）、酪氨酸相关蛋白（tyrosinase related protein，TRP）1 与酪氨酸相关蛋白 2 等；②肿瘤 - 睾丸抗原（cancer testis antigens，CTA）家族中的 MAGE-A1、MAGE-A3 及 NY-ESO-1（New York esophageal squamous cell carcinoma antigen）等；③肿瘤新生抗原（tumor neo-antigens）：如 P53 突变蛋白、B-Raf 激酶及细胞周期素依赖激酶 -4（cyclin-dependent kinase4，CDK4）等；④肿瘤过表达的抗原：人表皮生长因子受体 2（human epidermal growth factor receptor 2，HER2）及生存素（survivin）等。其次，HLA 限制性大大制约了 TCR-T 的临床应用。CAR-T 与肿瘤细胞的结合借助抗原肽与单链抗体的相互作用，不存在 HLA 的限制性。然而，TCR-T 与肿瘤细胞结合需形成 TCR- 抗原肽 -HLA 分子三聚体复合物。因此，针对某种抗原肽的 TCR-T 需选择特定 HLA 分型的个体。如，针对 MART-1 的 TCR-T 仅能应用于 HLA-A*0201 的患者。再次，基因修饰 TCR 的亲和力问题。基因修饰 TCR 治疗肿瘤的策略就是增强过继转移 T 细胞 TCR 结合肿瘤细胞的亲和力和杀伤能力。因此，基因修饰的 TCR 技术也被称为"亲和力增强的 TCR"（affinity-enhanced TCR）技术。在设计和筛选 TCR 时要避免形成 TCR-α/α 和 TCR-β/β 同源二聚体。同时还要考虑内源性 TCR 的干扰效应。与 CAR-T 相似，TCR-T 在治疗过程中也面临着"脱靶效应"造成的对正常细胞的攻击及引发自身免疫病的风险。

第二节 免疫治疗的疗效评价

当前,肿瘤免疫治疗已经成为抗肿瘤新药研发的新的热点,如何正确评价其疗效是临床评价中的重要内容。与传统的放疗及抗肿瘤化疗药物的作用机制不同,肿瘤免疫治疗是通过将肿瘤疫苗、免疫调节性细胞因子、特异性单克隆抗体及多种活化效应细胞输入肿瘤患者体内,以诱导机体产生特异性抗肿瘤免疫应答,通过激发有效的杀伤性免疫细胞和效应分子,最终达到抑制或清除肿瘤细胞的作用。相比常规化疗和放射治疗,免疫治疗出现临床疗效通常需要较长的时间,多呈现"滞后效应"。因此,沿用传统的疗效评价体系评价免疫治疗的疗效,常常由于观察时间不足或评价指标不客观而得出错误的结论。我们需要重新审视并深入探讨适用于免疫治疗的肿瘤疗效评判指标。肿瘤疗效评判标准的发展大致经历了WHO标准、实体瘤疗效反应评价标准(response evaluation criteria in solid tumor,RECIST)、免疫相关疗效评价标准(immune related response criteria,irRC)等。

一、世界卫生组织标准

20世纪60年代,美国国立卫生研究院(National Institutes of Health,NIH)就组织专家制定了实体肿瘤临床试验的标准与规范,并提出以观察肿瘤的大小(测量长、宽、高3个径)来作为治疗有无缓解疗效的依据。具体指标见表7-29-3。此后,WHO标准成为过去20年间肿瘤界所遵循的疗效评价标准。

表 7-29-3　WHO 实体瘤疗效评价标准(1979 年)

疗效	可测量病灶	不可测量病灶	骨转移
CR	肿瘤完全消失	肿瘤完全消失	X线片或骨扫描显示肿瘤完全消失
PR	肿瘤缩小50%以上 (1)单个肿瘤面积(肿瘤最长径和其最大垂直直径之乘积) (2)多个肿瘤面积(多个肿瘤面积之和)	估计肿瘤总量缩小50%以上	(1)溶骨病灶缩小及部分钙化 (2)成骨病灶的密度降低
SD 或 NC	肿瘤面积减少不到50%或增大未超过25%	肿瘤总量约减少不到50%或增大未超过25%	X线片或骨扫描无明显变化
PD	肿瘤增大超过25%或出现新病灶	估计肿瘤增大超过25%或出现新病灶	X线片或骨扫描有肿瘤增加或出现新转移灶

注:WHO标准规定疗效需在4周后确认。NC(nochange),RECIST取消此项评价。

二、实体瘤疗效反应评价标准

尽管WHO标准在对于实体肿瘤相关治疗的疗效评价方面简单、客观、易行。然而,随着螺旋 CT、MRI 及 PET/CT 等新的检测方法的出现，WHO 标准的弊端越来越突显。WHO 的标准主要存在如下问题：①WHO 将可评价的和可测量大小病灶混为一体，在判断各研究组间的疗效不准确；②对最小病灶的大小及病灶的数量亦无明确的规定，对一些肿瘤数目相对较多且直径较小的肿瘤病灶难以准确评价；③PD 的定义在涉及单个病灶还是全部肿瘤（可测量肿瘤病灶的总和）不明确。因此，多年来运用 WHO 标准来评价肿瘤治疗疗效，造成了对于单个药物、联合化疗方案及治疗方法各研究组之间疗效评价存在差异而难以比较，往往导致不正确的结论。

1999 年，James 等提出了以肿瘤最长径的长度代替面积来代表肿瘤大小的一维测量法（或称单径测量法，unidimensional），并提出肿瘤长轴的直径与肿瘤细胞数量的变化关系比肿瘤双径乘积与肿瘤细胞数量的变化关系更为密切。这一观点随后得到其他研究团队的认可。2000 年，欧洲癌症研究和治疗组织（European Organization for Research on Treatment of Cancer，EORTC）、美国国立癌症研究所（National Cancer Institute of America，NCI）和加拿大国立癌症研究所（National Cancer Institute of Canada，NCIC）对 WHO 标准进行修改和补充，提出了以单径测量的实体瘤疗效反应评价标准（response evaluation criteria in solid tumor，RECIST）。RECIST 保留了 WHO 标准的慢性期（CP）、部分缓解（PR）、疾病稳定（SD）、疾病进展（PD），以尽可能使以前的评定结果和新的判定标准的结果相对应。相比于 WHO 标准，RECIST 对实体肿瘤疗效评估更实用，疗效评价更为全面、客观、准确，现已成为国际公认的实体瘤疗效评价标准。针对 WHO 标准的缺陷，RECIST 明确界定了一系列有关肿瘤测量的指引和选择测量的标准，作为临床医师进行肿瘤测量时的参考依据。治疗开始前基线测量和疗效评价均应用同样的技术和方法评估病灶，并以 X 线、CT 和 MRI 等可重复性强、资料易于保存的测量方法进行测量。

WHO 标准与 RECIST 评价肿瘤疗效的比较见表 7-29-4。

表 7-29-4　WHO 与 RECIST 疗效评价标准比较

	WHO 标准（两个最大垂直径乘积变化）	RECIST（最长径总和变化）
CR	肿瘤完全消失，并维持 4 周	肿瘤完全消失，并维持 4 周。
PR	肿瘤缩小 50% 以上（未达到 CR），并维持 4 周	肿瘤缩小 30% 以上［未达到完全缓解（CR）］，并维持 4 周
SD	非 PR/PD	非 PR/PD
PD	肿瘤病灶增加 25%，病灶增加前非 CR/PR/SD	肿瘤病灶增加 20%，病灶增加前非 CR/PR/SD

WHO 及 RECIST 对肿瘤的临床疗效评价以肿瘤大小的变化作为评价标准。RECIST 明确规定了目标病灶和非目标病灶的评价指标，因此，肿瘤治疗疗效以最佳总疗效（best overall response）作为最终的评判标准。最佳总疗效是指从治疗开始直至疾病进展 / 复发时所记录到的最小测量值，以记录到的最小测量值作为确认疾病进展的参考值，见表 7-29-5。

表 7-29-5　RECIST 的最佳总疗效评价

总疗效	目标病灶	非目标病灶	新病灶
CR	CR	CR	无
PR	CR	SD 未达 CR	无
PR	PR	非 PD	无
SD	SD	非 PD	无
PD	PD	任何	有 / 无
PD	任何	PD	有 / 无
PD	任何	任何	有

三、临床试验评价疗效指标

临床试验评价疗效包括生存疗效评价指标及肿瘤反应的疗效评价指标两大部分。临床治疗肿瘤以肿瘤大小的变化作为疗效评价的主要指标,这也是 WHO 及 RECIST 通用的评价方法。近年来,这一观念在逐渐改变,改善患者生活质量已成为肿瘤临床治疗的终点目标之一,对患者生活质量评估成为目前临床疗效评价系统的重要组成部分。

肿瘤反应的疗效评价指标包括:①客观缓解率(objective response rate,ORR):指肿瘤缩小达到一定量并且保持一定时间的患者的比例,包括 CR+PR 的病例,作为Ⅱ期临床疗效主要的评判指标;②疾病控制率(disease control rate,DCR):肿瘤缩小稳定并且保持一定时间的患者的比例,包括 CR+PR+SD 的病例;③总缓解率(overall response rate,ORR):经过治疗 CR+PR 患者总数占对于总的可评价病例数的比例。

生存疗效评价指标包括:①总生存期(overall survival,OS):从随机化开始至因任何原因引起死亡的时间,被认为是肿瘤临床试验中最佳的疗效终点;②总缓解期(duration of overall response,DOR):从第一次出现 CR 或 PR,到第一次诊断 PD 或复发的时间;③无病生存期(disease-free survival,DFS):从随机化开始至疾病复发或(因任何原因)死亡之间的时间,常用于根治性手术或放疗后的辅助治疗的研究;④治疗失败时间(time to failure,TTF):从随机化开始至治疗中止 / 终止的时间,包括任何中止 / 终止原因,如患者拒绝、疾病进展、患者死亡、不良事件或使用新治疗等;⑤无疾病进展生存期(progression-free survival,PFS):从入组开始到肿瘤进展或死亡之间的时间);⑥疾病进展时间(time to progression,TTP):是指从随机化开始至出现疾病进展或死亡的时间。

临床研究发现某些患者治疗后病灶虽然无变化(SD)或缩小未达到 CR/PR 标准,但患者的生存期和生存质量均有所提高。而 WHO 标准却未能体现这一情况,在 RECIST 中增加了无疾病进展生存期、疾病进展时间等新的指标来体现。2009 年更新了 RECIST 至 1.1 版,较前 1.0 版本的主要不同是:①减少每例患者和每个器官靶病灶数目的测量(每个脏器最多 5 个病灶缩减到 2 个,测量总病灶数目由 10 个缩减到 5 个);②病理性淋巴结的测量(将测量靶淋巴结的长径改为短径,短径 ≥ 15mm 被认为是转移性病灶);③澄清了小肿瘤负荷的 PD(绝对增大需达 5mm)。

四、免疫相关疗效评价标准

免疫相关疗效评价标准(immune related response criteria, irRC)恢复使用 WHO 基于两个最大垂直径乘积之和(sum of products of the two greatest perpendicular diameters, SPD)的测量方法并沿用四级疗效评定法。irRC 中的疗效评定是根据观察点比较总肿瘤负荷与基线肿瘤负荷增加或减少的程度,并通过间隔不少于 4 周的两个连续观察点进行重复确认来划分。四级的标准如下:irCR——所有病变均完全消失;irPR——在连续的检测中,与基线肿瘤负荷相比降低大于或等于 50%;irSD——并不符合 CR 和 PR 的标准,并未出现 PD;irPD——与基线肿瘤负荷相比增加大于或等于 25%。

irRC 的创新之处在于启用总肿瘤负荷的概念,修改了靶病灶和非靶病灶的定义,增加了所有可测量病灶数量(每个脏器 10 个病灶或 5 个皮肤病灶)。由所有可测量病灶得出总肿瘤负荷再进行评估,新发病灶计入总肿瘤负荷计算。与传统标准相比较,新指南在四级评价标准中存在以下方面的不同:①对于新发现的可测量病灶($\geqslant 5mm \times 5mm$),WHO 标准评价为肿瘤进展,而 irRC 则为非靶病灶,只要总肿瘤负荷并没有增加 25% 以上,也可不认定为疾病进展,需进一步排除。②对于部分缓解(PR),WHO 标准需在至少间隔 4 周的两次连续评价中均证实,SPD 较基线下降 $\geqslant 50\%$,且未见新发病灶或其他病变进展。而 irRC 中,仅需在至少间隔 4 周的两次连续的评价均证实,总肿瘤负荷较基线肿瘤负荷下降 $\geqslant 50\%$。③对于疾病稳定(SD),WHO 的标准是同样在不出现新的病灶前提下,肿瘤 SPD 减少在 25%~50%;而 irRC 是肿瘤总负荷的变化。④对于疾病进展(PD),WHO 或 RECIST 评价中一旦发生 PD 应立即停止治疗。而对于 irRC 而言,如果肿瘤患者在初次评价时已达 irPD,在病情没有急剧恶化的情况下仍需继续治疗并进行二次评价,因为肿瘤很有可能在 irPD 确定后 4 周内开始缩小,只有连续两次评价肿瘤负荷均有增加,并且大于 25% 才被认定为 irPD。而对于那些肿瘤负荷下降缓慢,虽然超过 25% 但不足 50% 的 irPD 患者,irRC 认为他们同样属于临床获益人群。irRC 与 WHO 标准的不同之处见表 7-29-6。

表 7-29-6　irRC 与 WHO 标准的比较

	WHO 标准	irRC
新发现可测量病灶(如 $\geqslant 5mm \times 5mm$)	永远代表疾病进展(PD)	需要纳入总肿瘤负荷在评价是否属于疾病进展
新发现不可测量病灶(如 $\leqslant 5mm \times 5mm$)	永远代表疾病进展(PD)	不定义为疾病进展
CR	在间隔时间不少于 4 周的两次连续的观察点均证实所有病灶消失	在间隔时间不少于 4 周的两次连续的观察点均证实所有病灶消失
PR	在至少间隔 4 周的两次连续的观察点均证实所有可测量病灶直径较基线下降 50% 及以上,未见新发病灶或其他病变进展	在至少间隔 4 周的两次连续的观察点均证实总肿瘤负荷较基线下降 50% 及以上
SD	在至少间隔 4 周的两次连续的观察点证实测量病灶直径较基线下降不足 50%,或肿瘤直径增大不足 25%,未见新发病灶或其他病变进展	在至少间隔 4 周的两次连续的观察点证实总肿瘤负荷径较基线下降不足 50%,或增加不足 25%

	WHO 标准	irRC
PD	在任一观察点检测到病灶直径较基线增加至少 25% 和 / 或出现新发病灶和 / 或出现其他病变进展)	在至少间隔 4 周的连续两次观察点的任一时间检测到总肿瘤负荷较基线肿瘤负荷增加至少 25%

第三节　慢性病毒性肝炎免疫治疗的理论基础

HBV 和 HCV 是引起慢性病毒性肝炎的两大主要原因。长期以来,有关 HBV、HCV 感染慢性化的机制尚不十分明确。目前的观点是,机体抗病毒免疫效应不足及病毒持续复制可能是造成 HBV、HCV 持续感染的主要原因。机体抗病毒免疫效应不足的原因是多方面的,包括固有免疫和适应性免疫应答的各个环节,并与患者的遗传背景及年龄等因素相关。鉴于肝炎病毒为胞内感染的病原体,适应性免疫应答中的细胞免疫应答,尤其是病毒特异性 T 细胞介导的免疫应答过程在控制肝炎病毒感染和清除病毒中发挥核心作用,该过程包括抗原有效提呈、特异性 T 细胞的活化、杀伤、记忆性 T 细胞的形成及适度的免疫调节等。肝炎病毒感染的慢性化源于这些环节中的一个或多个效应机制的不足、缺陷或不适当。这些因素常常相互叠加,互为因果,造成 T 细胞对 HBV、HCV 感染处于免疫耐受和免疫耗竭状态。

一、DC 成熟障碍及抗原提呈功能缺陷

DC 作为免疫系统的前哨,对于启动抗病毒的细胞免疫应答起着关键的作用。如前所述,肝脏内的 DC 多表现为不成熟的表型,与抗原提呈及 T 活化相关膜分子表达水平低,如 CD80、CD86、CD83、CD11c 及 MHC- Ⅱ类分子等。HCV 感染时,HCV-E2 可诱导 DC 成熟,上述膜分子表达上调,该作用可被抗 -HCV E2 的抗体所抑制。除了 DC 成熟障碍外,病毒抗原加工、提呈及转运到 MHC- Ⅰ 及 MHC- Ⅱ 分子这一过程的功能障碍也是造成 HBV、HCV 持续感染的原因。有研究观察 HBsAg 及 HBeAg 阳性患者,发现其表达 TAP1、TAP2 及 LMP 等抗原提呈相关分子的表达水平低于健康对照者。Larsson 等人在 HCV 慢性感染的黑猩猩体内发现 DC 的表型缺失和功能障碍。另有学者研究发现,HCV 患者与健康受试者外周血 DC 数量明显减少,其激活 CD4$^+$T 细胞及分泌 IFN-γ 及 IL-12 细胞因子等功能下降。HCV 感染后,病毒基因诱导表达的 HCV 核心蛋白、NS3、NS5A、NS5B 等均能抑制 DC 的成熟并诱导 DC 发生凋亡。此外,DC 的分化成熟及抗原提呈作用受 CD4$^+$T 细胞及 NK 细胞释放细胞因子(如 IFN-γ)的调控,效应细胞功能不足亦可逆向影响 DC 的抗原提呈过程。

在慢性乙型肝炎患者的肝脏 DC 存在不同程度的成熟障碍和功能异常,导致其无法有效提呈抗原给 Th 细胞和 CTL,从而无法激活特异性细胞免疫应答,这可能是慢性乙型肝炎患者长期携带病毒的主要原因。造成慢性病毒性肝炎患者体内 DC 功能障碍的可能原因:①慢性乙型肝炎患者的肝脏 DC 表达 HLA-DR、CD86、CD80 和 CD1a 等共刺激分子的水平均低于正常人,释放 IL-12 及 IFN-γ 等细胞因子水平亦低;②HBV 可直接感染 DC,DC 前体

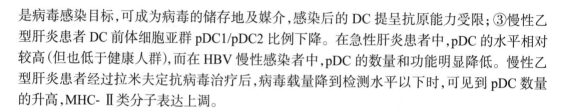

是病毒感染目标,可成为病毒的储存地及媒介,感染后的 DC 提呈抗原能力受限;③慢性乙型肝炎患者 DC 前体细胞亚群 pDC1/pDC2 比例下降。在急性肝炎患者中,pDC 的水平相对较高(但也低于健康人群),而在 HBV 慢性感染者中,pDC 的数量和功能明显降低。慢性乙型肝炎患者经过拉米夫定抗病毒治疗后,病毒载量降到检测水平以下时,可见到 pDC 数量的升高,MHC-Ⅱ类分子表达上调。

二、CD8⁺CTL 数量减少和功能减退

HCV 特异性 CD8⁺CTL 是病毒特异性细胞免疫的关键角色。CTL 介导的细胞毒机制,是病毒清除的主要原因。CTL 不仅能通过穿孔素及 Fas-FasL 介导的凋亡途径来清除病毒感染的细胞;而且能分泌 IFN-γ、TNF-α,可通过非溶胞途径,清除肝内的病毒复制中间产物。CD8⁺CTL 数量与活性与 HBV、HCV 病毒载量呈负相关。CD8⁺T 细胞缺失的黑猩猩接种 HBV 后呈持续感染状态,直到 CD8⁺T 细胞恢复至正常水平后感染才被控制;对感染 HBV 的转基因小鼠输入特异性 CD8⁺T 细胞后,小鼠肝细胞中的 HBV 转录下降。血清 HBV DNA 呈低水平复制的慢性感染者,其外周血可测到 HBV 特异性的 CD8⁺T 细胞,而血清 HBV DNA 呈高水平复制的慢性感染者则不能被测出。在急性 HBV 感染患者体内诱发强烈的、多克隆的、多特异性(针对 HBsAg、HBsAg、聚合蛋白酶)的 CTL 免疫应答,病毒最终被清除。然而,在慢性 HBV 感染者中,针对 HBV 特异性的 CTL 应答较弱甚至无法测出。在 HCV 感染患者体内观察到类似的现象,急性自限性 HCV 感染者体内测到持续增强的 CD8⁺CTL 应答;而在慢性 HCV 感染过程,CD8⁺CTL 数量较少且存在功能障碍。

造成慢性病毒性肝炎患者体内特异性 CD8⁺CTL 数量减少的可能原因:①由于病毒变异或 DC 抗原提呈障碍等原因,激活病毒特异性 CD8⁺CTL 数量有限;②CD8⁺CTL 的活化、增殖需要双信号,抗原提呈细胞(包括 DC 和肝细胞)表达第二信号分子的缺失,可导致 CTL 无能,甚至凋亡;③激活的 CD8⁺T 细胞表达 Fas,可与表达 FasL 的 NK 细胞或库普弗细胞相互作用,诱导活化 CD8⁺T 细胞自身凋亡(AICD)而发生“免疫耗竭”;④有报道,慢性 HBV 患者体内 IL-10、HBeAg 及 HBcAg 可直接诱导淋巴细胞发生凋亡;⑤高浓度的包膜抗原直接作用下,CD8⁺CTL 处于麻痹状态。在慢性 HBV 感染时,除了数量减少外,肝内病毒特异性的 T 细胞大部分失去了增殖、释放细胞因子的能力,CTL 的杀伤功能也减低,这一现象被称为 T 细胞的功能耗竭(T cell exhaustion)。病毒的持续存在与抗原长期刺激是导致 T 细胞功能耗竭的原因之一。此外,可能与一系列的抑制性受体和抑制性免疫细胞亚群的作用有关。

三、CD4⁺Th1、Th2 比例失衡

早期观点,CD4⁺辅助性 T 细胞(Th)细胞可根据其释放细胞因子的不同分为 Th1 和 Th2 两个亚群。二者相互制约,维持机体正常的免疫应答。急性自限性 HBV 感染,Th1 型细胞占优势,其释放的 IFN-γ、TNF-α、IL-2、IL-12 等细胞因子辅助效应性细胞(CTL、NK 及 NKT 细胞)发挥杀伤病毒感染的靶细胞,同时协助 B 细胞活化并产生中和抗体,最终清除病毒。在 HBV 感染慢性化的过程中,Th1/Th2 细胞因子平衡紊乱,Th2 型细胞因子合成增加(IL-4、IL-6、IL-9、IL-10、IL-13 等),CTL 及 NK 细胞功能低下,使病毒不易清除。有报道,病毒的不同抗原成分可诱导不同的 Th 细胞活化。HBcAg 常常诱导 Th1 细胞的活化,而 HBeAg 诱导 Th2 细胞的活化。当 HBeAg 诱导 Th2 细胞活化超出 HBcAg 诱导的 Th1 细胞,也可导致感染的慢性化。基于这一理论,纠正 Th1/Th2 的平衡有助于慢性感染患者的治疗。

四、记忆性 T 细胞形成障碍

CD4$^+$ 记忆性 T 细胞与 CD8$^+$T 记忆性 T 细胞是控制再次感染的关键因素。根据归巢特征、增殖能力、产生细胞因子类型和效应功能等不同,可将记忆性 T 细胞分为中央型记忆性 T 细胞(central memory,T$_{CM}$)和效应型记忆性 T 细胞(effector memory,T$_{EM}$)两大亚群。人初始 T 细胞、中央型记忆性 T 细胞(T$_{CM}$)、效应型记忆性 T 细胞(T$_{EM}$)及终末分化效应细胞(TT$_{EM}$)的表面标志如表 7-29-7。从表中可见,所有的记忆性 T 细胞(CD4 T$_{CM}$、CD4 T$_{EM}$、CD8 T$_{CM}$ 和 CD8 T$_{EM}$)皆为 CD45RO$^+$,但 CD8 T$_{CM}$ 中有一个亚群为 CD45RO$^-$CD45RA$^+$,特称为 CD8 T$_{EMRA}$;CCR7 和 CD62L 这两种表面分子,T$_{CM}$ 为阳性,而 T$_{EM}$ 为阴性。目前的观点是,T$_{EM}$ 通常迁移至外周炎症组织,在再次应答中行使速发性效应功能;T$_{CM}$ 则定居在外周淋巴器官的 T 细胞区,不直接发挥效应作用,但可在抗原再次刺激时,重新分化成为效应细胞,参与再次应答。

表 7-29-7　人中央型及效应型记忆性 T 细胞表面标志的表达水平

细胞类型	CD4$^+$T 细胞	CD8$^+$T 细胞
纯真细胞(naïve cell)	CD45RA$^+$CD62L^{high}CCR7$^+$	CD45RA$^+$CD27$^+$CCD7$^+$
中央记忆细胞(TCM)	CD45RA$^+$CD62L^{high}CCR7$^+$	CD45RO$^+$CD27$^+$CCD7$^+$CD45RA$^+$
效应记忆细胞(TEM)	CD45RA$^+$CD62L$^{low\ or\ indefinite}$CCR7$^+$	CD45RO$^+$CD27$^{+/-}$CCD7$^+$CD45RA$^+$
终末分化效应细胞(TT$_{EM}$)	—	CD45RA$^+$CD27$^+$CCD7$^+$CD62L$^+$

Walker 实验室在感染 HCV 黑猩猩体内发现:在初次感染消除后,HCV 特异性的记忆性 T 细胞的数量很快固定,尽管在几年内存在明显的病毒复制但记忆性细胞数基本不变。有关记忆性 T 细胞表型与 HBV 感染的报道较少,王福生课题组在急性自限性乙型肝炎患者外周血观察到:在病毒清除后,CTL 高表达记忆性分子 CCR7、CD45RA 和 CD127,而低表达活化标志物 CD38,提示病毒清除后记忆性 CD8T 淋巴细胞形成。肝炎病毒持续存在与缺乏有效保护性的记忆性 T 细胞密切相关。IL-7 受体 α 链(CD127)是影响记忆性 T 细胞 IL-2 分泌和抗凋亡分子 BCL-2 表达的关键分子,是记忆性 T 细胞的重要标志。HCV 感染慢性化的患者 T 细胞表达 CD127 表达明显下调,提示 HCV 慢性感染者体内存在记忆性 T 细胞形成及功能障碍。

五、调节性 T 细胞的抑制作用

调节性 T 细胞(Treg)是具有免疫抑制功能的一类 T 细胞群体。自 1995 年 Sakaguchi 等发现该类细胞以来,Treg 一直是免疫研究者关注的焦点,新的亚群不断被发现,目前已知的亚群包括 CD4$^+$CD25$^+$foxp3$^+$T 淋巴细胞、Th3 细胞、Tr1 细胞及具有免疫调节功能的 CD8$^+$ 细胞等。目前已知的表面标志包括 CD25、foxp、CTLA4、GITR、等。研究较多的人 Treg 细胞的表型为 CD4$^+$CD25$^+$CD127$^{low/-}$,它在健康人外周血 CD4$^+$T 细胞的 5%~10%,在维持机体免疫耐受和免疫自稳方面具有非常重要的作用,也参与肿瘤免疫应答的抑制作用。有报道指出,CD4$^+$CD25$^+$Treg 细胞可通过细胞间接触机制抑制 HCV 特异性 T 细胞应答,导致感染慢性化。在慢性肝炎急性发作期,可以观察到 HBV 特异性的 Treg 细胞数量的减少,同时特

异性 CTL 比例升高,造成肝损伤。在慢性重型肝炎患者中亦可观察到肝内 Treg 细胞数量的增加并与肝脏的炎症的严重程度相关,提示 Treg 可能具有抑制细胞免疫应答,继而防止肝损伤的作用。

六、免疫负调控分子的抑制作用

新近,有关膜型免疫负调控分子在病毒感染及肿瘤免疫应答中的作用备受研究者的关注。CD8$^+$CTL 在清除病毒感染的肝细胞的同时,不同程度造成了肝细胞的损伤。在启动免疫应答后,活化 T 细胞膜表面表达一系列的抑制性膜分子,抑制 T 细胞的过度活化,避免肝细胞过度损伤。这些膜分子包括程序性死亡分子 1(programmed death factor 1,PD-1)、细胞毒性 T 淋巴细胞相关抗原 4(cytotoxic T lymphocyte antigen 4,CTLA4)、T 细胞免疫球蛋白域黏蛋白 -3(T cell immunoglobulin and mucin domain-containing molecule 3,Tim-3)、淋巴细胞活化基因 -3 分子(lymphocyte activation gene-3,LAG3,又称 CD223)及 2B4(CD244)等。这些抑制性膜分子与相应的配体相互作用(如 PD-L1),可显著抑制效应 T 细胞的活化和杀伤作用。PD-1 对 CD8$^+$T 淋巴细胞的下调也是 HBV 持续感染的重要机制。已有研究发现,在慢性 HBV 感染者外周血中 mDC 及单核细胞膜表面 PD-L1 表达水平高于健康人;肝浸润T 细胞 PD-1 分子与 PD-L1 分子的相互作用可导致 HBV 特异性 CD8$^+$ 淋巴细胞功能耗竭,从而导致慢性感染。在小鼠肝组织中,PD-L1 分子(PD-1 的配体之一)组成性地表达在肝脏中的抗原提呈细胞表面,如树突状细胞(DC)、肝窦内皮细胞(LSEC)及库普弗细胞和肝星形细胞等,PD-1/PD-L1 信号途径通过削弱过强的 T 细胞应答,避免细胞介导的免疫病理损伤。若其正常工作,可有效阻止高度活化的抗病毒 T 细胞或自身反应性 T 细胞介导的免疫损伤;若其抑制作用一旦被突破,过强的 T 细胞反应可能会导致自身免疫性肝炎或病毒诱导的肝衰竭。由此可见,T 细胞免疫应答、病毒复制和肝脏病理损伤三者存在复杂相互作用。因此,利用 PD-1/PD-L1 信号途径拮抗剂(如阻断抗体)治疗病毒慢性感染时,应密切关注阻断该信号途径引起的免疫失调带来的不良后果。

除了膜型免疫抑制分子外,可溶性抑制性细胞因子,如 TGF-β、IL-10 等细胞因子及精氨酸酶(arginase),在诱导 T 细胞发生免疫耐受过程中起重要作用。在慢性乙肝感染中,高浓度的病毒抗原长期作用是诱导 T 细胞免疫耐受和特异性 T 细胞耗竭的直接原因,T 细胞免疫功能受损直接导致病毒持续性感染和病毒难以清除,二者相互促进,最终导致病毒感染发生慢性化。

七、其他因素

造成肝炎病毒感染慢性化原因十分复杂。除了上述细胞免疫应答有关的环节外,患者 HLA 复合体等位基因多态性、肾、胰腺、睾丸等免疫盲区病毒持续释放;NK、NKT 细胞及γδT 细胞等固有免疫细胞功能低下及细胞因子及病毒受体基因变异等因素均与病毒持续感染和肝炎慢性化相关。

总之,肝炎病毒的慢性化是一个多因素相互促进和相互制约的复杂过程,涉及病毒复制和突变、机体的遗传和生理因素、机体免疫应答三大方面的因素。其中机体对 HBV、HCV 的免疫应答效应不足可能是感染慢性化的主要原因。随着固有免疫和适应性免疫应答机制的进一步深入研究,各类免疫细胞的作用机制及相互关系的进一步阐明,免疫治疗有望成为治疗 HBV、HCV 慢性持续性感染的重要手段。

第四节　免疫治疗在慢性病毒性肝炎中的应用及研究

　　肝脏是一个较为特殊的器官,其富含各类免疫细胞。因此,如何选择有针对性的免疫疗法应用于肝脏相关性疾病是一个值得深入探讨的问题。肝炎病毒感染的临床转归与个体的免疫应答强度、宽度和持续时间密切关联。当机体免疫系统被病毒激活,固有免疫和适应性免疫应答协调一致,不同功能的免疫细胞各司其职、相互配合,不仅有效清除病毒,还能够建立起长期的免疫保护,这种情况多见于急性自限性肝炎的患者。反之,由于一个或多个抗病毒免疫应答机制的不足、缺陷或不适当,病毒感染未得到及时控制,病毒则长期存在,肝细胞持续损伤,造成肝炎病毒感染的慢性化。因此,增强机体抗病毒的免疫效应是治疗急慢性乙型和丙型肝炎的关键所在。目前已知,导致机体针对 HBV、HCV 感染免疫应答效应不足的原因是多方面的:DC 数量不足及功能缺陷、NK 细胞及 NKT 细胞功能低下、Th 细胞应答的失衡、CTL 耗竭、Treg 细胞亚群及抑制性免疫分子的负调控作用等。但迄今为止,并未明确针对 HBV、HCV 感染的免疫应答过程中哪一个应答环节或步骤是关键性因素。因此,对 HBV 的免疫治疗措施也是多方面、齐头并进的,其重点仍然是提高效应细胞的免疫杀伤能力。治疗目的是,在未出现不可逆性肝损害前,重建有效的 T 细胞免疫,促使 IFN-α、IFN-γ、IL-2 及 IL-15 等细胞因子的产生。除了干扰素及胸腺素在临床应用外,其他多数免疫治疗方法尚处于临床前研究,个别项目刚刚进入临床试验阶段,安全性和疗效还不确切。

一、治疗性疫苗在慢性病毒性肝炎中的应用

　　应用肝炎治疗性疫苗目的是,对已经存在 HBV 或 HCV 感染的机体,即慢性肝炎或肝炎病毒携带者,通过弥补或激发机体免疫反应,达到清除病毒的治疗效应。分为特异性和非特异性两种,前者主要激活 T、B 细胞及单核细胞,促进 NK 细胞的杀伤活性;后者作用机制尚不清楚。它们与预防性疫苗有所区别,主要用于免疫功能低下的病毒持续感染者,故而在实际应用中选择较严格,疗效评价需用特殊的评价指标;常伴有免疫损伤,有一定副作用;因治疗的需要,其组分往往经过各种组合及调整。

(一) 乙型肝炎治疗性疫苗

　　乙肝慢性化机制复杂,涉及病毒基因整合,特殊病毒株诱生的免疫特性,病毒感染免疫细胞,抗体亲和力低下无中和作用,病毒感染致特异杀伤细胞(CTL)低下,病毒诱生干扰素(IFN-α/β)低下,HBV 抗原特异性诱生的细胞因子低下,NK 细胞或 NKT 细胞功能低下,树突状细胞(DC)等抗原提呈细胞不识别或不能正确加工提呈 HBV 抗原,T 记忆细胞功能低下,TLR2、TLR4 等低下及特异性免疫耐受等问题。目前,治疗性乙肝疫苗主要分为蛋白疫苗、DNA 疫苗、树突状细胞疫苗及新型佐剂疫苗。其中蛋白疫苗又包括重组蛋白疫苗、免疫复合物疫苗及表位多肽疫苗。

　　1. 重组蛋白疫苗　利用基因重组技术生产重组蛋白,主要包括 HBsAg、pre-S1、pre-S2 及 HBc Ag 蛋白等组分。用标准 HBsAg 疫苗这种特异性免疫治疗,可以使约 50% 的慢性携带者的 HBV 复制下降或清除。这类 HBsAg 特异性反应(至少已识别了 3 种表位)是由 CD4$^+$T 细胞介导的。HBV 特异性 T 细胞属于 Th1 亚群,可产生大量的 IFN-γ。在疫苗

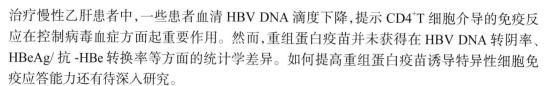

治疗慢性乙肝患者中,一些患者血清 HBV DNA 滴度下降,提示 CD4⁺T 细胞介导的免疫反应在控制病毒血症方面起重要作用。然而,重组蛋白疫苗并未获得在 HBV DNA 转阴率、HBeAg/ 抗 -HBe 转换率等方面的统计学差异。如何提高重组蛋白疫苗诱导特异性细胞免疫应答能力还有待深入研究。

2. 免疫复合物疫苗 国内闻玉梅院士等研制的免疫复合物型疫苗,即利用酵母表达系统构建 HBsAg 和免疫球蛋白组成的抗原 - 抗体复合物(HBs AG-HBIG),亦称乙克(yeast-derived recombinant HBsAg-anti-HBs immunogenic complexes,YIC)。该治疗性疫苗利用抗原 - 抗体复合物中抗体的 Fc 段,提高抗原提呈细胞捕获和加工处理抗原的能力,从而提高 HBsAg 的免疫原性,诱生有效的免疫应答,消除机体对 HBV 的免疫耐受状态。目前已完成 Ⅰ、ⅡA、ⅡB 临床研究及 450 例Ⅲ期临床研究入组工作。Ⅰ 期临床研究发现 YIC 安全性好,且能诱生高效价的抗 -HBs 抗体、IFN-γ 及 IL-2;Ⅱa 期临床研究提示 60μg YIC 治疗 24 周(每 4 周注射一次),50% 患者(5/10 例)出现血清 HBV DNA 下降,并伴有 HBeAg 转阴及抗 -HBe 出现;Ⅱb 期临床研究病例增加到 242 例,治疗组和安慰剂组在血清 HBV DNA 消失、HBeAg 转换及抗 -HBe 出现等病毒应答指标方面无明显差异。2013 年报道了Ⅲ期临床的初步结果,YIC 治疗方案中增加免疫次数(多于 6 次),结果发现 HBeAg 血清转换率反而降低(从 21.8% 降至 14.0%),提示免疫方案的选择对治疗性疫苗疗效至关重要。新近研究报道,YIC 可进入抗原提呈细胞的晚期内体,有效地将抗原提呈给 T 细胞,YIC 免疫小鼠的 CD8⁺ 及 CD4⁺T 细胞产生 IFN-γ 及 TNF-α 水平高于对照组。随着乙肝发病机制研究的深入,相信 YIC 在治疗慢性乙型肝炎的疗效将会得到进一步分析和评估。

3. 表位多肽疫苗 相对于抗原 - 抗体复合物制备烦琐而言,短肽疫苗的合成与修饰则更简便,且短肽疫苗去除了结构蛋白中的无效序列和免疫抑制性序列,仅包含免疫有效成分,更加高效,针对性强,副作用低。在表位锚着基序、侧翼序列影响表位亲和力、切割、提呈效率,表位优化及组合、串联方式等研究,取得更多经验基础上,多表位短肽疫苗完全可以实现高提呈效率,应答类型可控,糖基、脂质修饰或辅以适当佐剂基础上克服其免疫原性弱的固有缺陷,成为有实用价值的高效预防或治疗性疫苗。我国第三军医大学吴玉章教授率领研究小组长期从事乙型肝炎病毒多肽疫苗的研制,2003 年启动 Ⅰ 期临床研究,2010 年后开展 Ⅱ 期临床研究。多肽疫苗在小鼠体内疗效突出,但在 CHB 患者并未获得预期的效果,其原因是多方面,有待深入探讨。

4. DNA 疫苗 这种"DNA 疫苗"是 20 世纪 90 年代利用基因重组 DNA 技术开发的新型疫苗。它以肌内注射编码 HBV 抗原的 DNA 质粒为基础,直接引入编码 HBV 序列的 DNA 后,在机体局部表达相应的抗原蛋白,并以类似自然感染的方式提呈抗原,诱导针对体外合成抗原的免疫反应。这种新的免疫策略,可克服以抗原为基础的传统疫苗的缺陷,提供安全、有效的预防和治疗性疫苗。1999 年,Tacket 首次公布了针对 HBV 的 DNA 疫苗的 Ⅰ 期临床试验结果,6 例患者中仅有 1 例接种后测到持续高滴度的抗 -HBsAg 抗体。Mancini-Bourgine 等应用 pre-S2+S 的 DNA 疫苗也显示一定的治疗效果。目前尚未公布 Ⅱ 期临床试验结果,故其安全性和免疫效果还有待进一步评价。

5. 树突状细胞疫苗 HBV 慢性感染者体内,外周循环中的 HBsAg 不能引起完全的免疫应答,免疫调节机制和抗原提呈功能不足;而在体外用病毒相关抗原冲击致敏 DC,再回输体内,可以把 HBV 抗原提呈给 T 细胞,提高 CTL 和 CD4⁺Th 功能,打破免疫耐受、恢复细胞免疫应答,有效清除 HBV。DC 用于病毒性肝炎的免疫治疗,主要是通过体外病毒抗原冲击致敏 DC，再回输体内，诱导出病毒抗原特异性 CTL，杀伤病毒感染的细胞。DC 的来源、负载抗原的种类、回输 DC 的次数等直接影响 DC 疫苗的疗效。

Thomas 和 Morse 先后从外周血分离培养出 DC，为 DC 应用于临床提供了依据。通常采用外周血单个核细胞（PBMC）或骨髓和血液中的 CD34 细胞作为前体细胞，加入 GM-CSF、TNF-α、IL-4、IL-6 和 PGE$_2$ 后，经过扩增和诱导成熟两个阶段而最终得到成熟 DC，与 HBV 抗原（HBeAg/HBc Ag）共培养，可得到 HBV 致敏的 DC 疫苗。其他一些细胞因子和物质，如 CD40R、FLT3R、SCF 和 IL-12 等也可以促进 DC 的成熟。Chisari 实验室用 HBV 转基因小鼠研究发现，用含 HBsAg DNA 疫苗只能在一部分小鼠刺激抗体反应，但无特异 CTL 反应出现，而用 IL-4，GM-CSF 活化骨髓来源的 DC 疫苗，在所有小鼠均能刺激脾细胞 CTL 反应。

激活 DC 的方法有多种，通常用病毒抗原肽或蛋白直接冲击 DC。对致敏 DC 的抗原研究发现，HBcAg 致敏的 mDC，表面分子表达、刺激淋巴细胞增殖能力的提高，较用 HBsAg 致敏的 mDC 强。有的学者还探讨了自体乙肝疫苗致敏的 DC 对慢性乙型肝炎免疫治疗的作用：取患者外周血 20mL，分离单个核细胞，加入重组人 GM-CSF 和 IL-4 进行 DC 体外扩增，培养第 5 天加入 50mg/L 乙型肝炎疫苗，7 天收获细胞，皮内回输 DC，每周 1 次，连续 8 次；回输 DC 后总应答率 58.8%（20/34），CHB 患者血清 HBV DNA 显著低于对照组，降低幅度与感染病毒时间和 / 或患者年龄有一定关系。重庆医科大学李用国等应用慢性乙型肝炎患者自体 DC 负载 HBsAg，制成抗原特异性的 DC 疫苗回输患者体内。研究结果显示，19 例患者中 11 例出现应答，其中 3 例 HBV DNA 转阴；发现经抗原负载的 DC 可以有效抑制 HBV 的复制，降低血浆病毒载量，清除 HBeAg 和促进 HBeAg/ 抗 -HBe 的血浆转化，ALT 低于 2×ULN 的患者对 HBsAg-DC 治疗同样也可出现应答反应。另有研究显示，DC 疫苗与拉米夫定联合应用，可更有效清除 HBV。为了使 DC 能持续加工提呈病毒抗原多肽，可将病毒抗原多肽基因导入 DC，使 DC 能持续表达基因产物于细胞表面，从而有效地诱导出特异性 T 细胞反应。

上述研究预示，树突状细胞（DC）疫苗用于治疗慢性乙型肝炎可行、有效，在治疗一些慢性感染性疾病中有良好的应用前景。然而，DC 疫苗治疗慢性乙型肝炎是个体化的免疫治疗方式，需要合理的方案及标准化的治疗方法。MHC- 肽复合物半衰期较短，决定了 CTL 反应的效率，要保持高水平的、持久的抗病毒免疫效应，需要以致敏的 DC 反复刺激机体。因此，除了 DC 的来源及负载抗原种类外，DC 疫苗的剂量、注入途径、注入间隔时间均可影响其临床应用的效果。

6. 新型佐剂疫苗　重组活病毒疫苗是利用病毒载体如牛痘活腺病毒表达 HBsAg，接种黑猩猩的实验提示，其诱导产生的抗体效价明显低于上述重组蛋白疫苗。

（二）HCV 的治疗性疫苗

针对包膜糖蛋白 E1、E 的治疗性疫苗在临床应用中的研究也在如火如荼地进行，如 C、gpE1、gpE2、NS3、NS5 区等；其中，针对重组胞膜蛋白 E1 的治疗性疫苗的临床试验结果显示：2 个疗程（每个疗程肌内注射 20μg 重组 E1 蛋白，共 6 剂）的免疫接种后，35 例慢性丙型肝炎患者中，多数患者显示肝脏转氨酶水平的下降，但血清 HCV RNA 水平保存不变。另有报道将包含 7 个 HCV 相关 T 细胞表位的合成多肽疫苗（IC41）用于 IFN 治疗无效或复发的 62 例慢性丙型肝炎患者。结果证实，该多肽疫苗可激发 HCV 特异性的 Th 细胞应答，但无法改善 HCV 病毒持续存在。目前，HCV 治疗性疫苗研发的主要困难是如何克服和规避

HCV 病毒的高度变异性及免疫逃逸的发生。

（三）治疗性疫苗与其他免疫相关的治疗联合应用

已有文献报道,拉米夫定联合乙肝治疗性疫苗慢性乙型肝炎患者取得一定效果。72 例患者应用拉米夫定 12 个月,其中 15 例（9 例 HBeAg 阳性、6 例 HBeAg 阴性）接受 20μg 乙肝疫苗皮下注射,每 2 周 1 次,共 12 次,联合组 9 例 HBeAg 阳性者 HBV DNA 阴转,而拉米夫定组 31 例 HBeAg 阳性者中仅 15 例阴转；联合组血清转换发生率为 56%,拉米夫定组为16%；拉米夫定组 57 例患者,停药后 10 例 HBV DNA 阳转,4 例出现肝炎发作,联合组未发现此现象,提示疫苗联合拉米夫定治疗可提高持久应答和血清转换率。

综上所述,治疗性疫苗的出现为慢性病毒性肝炎的治疗提供了新的思路。然而,由于慢性肝炎复杂的免疫学致病机制,以及疫苗治疗尚缺乏个体化及标准化的评价体系等问题的存在,迄今为止,HBV 和 HCV 各类治疗性疫苗的安全性和疗效尚无肯定和充分的临床试验数据支持,近期内尚难以应用于临床治疗。临床医生和慢性乙型肝炎的患者因遵循 2015 年《WHO 慢性乙型肝炎预防、关怀和治疗指南》,立足于长期抗病毒治疗,切不可盲目期待治疗性疫苗而延误病情。

二、基因工程抗体在慢性病毒性肝炎中的应用

尽管基因工程抗体已广泛应用于全身各类疾病的诊疗中,如肿瘤、器官移植、血液性疾病、变态反应性疾病、感染性疾病、中毒性疾病、自身免疫病等,但其在病毒性疾病中的应用仍存在一定的局限性。由于病毒感染易产生免疫逃逸的突变株,研发的抗体中仅有少量具有中和相应病毒感染的活性。第一株用于治疗病毒性疾病的抗体是 1998 年美国 FDA 批准上市的帕利珠单抗（Synagis）,用于控制严重的呼吸道合胞病毒感染（RSV）。乙型肝炎病毒、丙型肝炎病毒抗原特异性基因工程抗体的研究是探索新型的抗 HBV、HCV 治疗的重要手段。早在 20 世纪 90 年代末就有关于 HBV、HCV 基因工程抗体研究的报道。Zhai 等和 Chan 等报道了 HCV E2 的基因工程抗体的筛选研究结果,Songsivilai 等报道了 HCV 核心蛋白的筛选结果,国内中国人民解放军总医院第五医学中心基因治疗研究中心也报道了一系列 HBV、HCV 人源化基因工程抗体筛选、鉴定、表达的研究结果。然而,目前尚无针对肝炎病毒的治疗性抗体应用于临床实践。2012 年,我国北京生命科学研究所李文辉教授的课题组在体外试验中发现人肝细胞的一种胆汁酸受体——钠离子 - 牛磺胆酸协同转运蛋白（NTCP）是乙肝病毒的受体。这一突破性的研究结果为抗 HBV 新药研发提供了新靶标。随着 HBV、HCV 发病的免疫机制研究的不断进展,必将阐明 HBV、HCV 中和抗体的抗原表位及阻断肝炎病毒入侵靶细胞的关键分子。因此,深入研究针对病毒关键抗原表位或病毒受体的特异性的人源化抗体有望成为抗 HBV、HCV 治疗的有效手段。

对于各类慢性 HBV、HCV 感染者至今尚无有效的治疗措施。HBV 慢性携带者的例数有逐年增加的趋势,成了庞大的传染源,增加了控制与预防乙型肝炎的困难。因此,HBV 感染后慢性化的机制及其治疗对策,成了当前治疗学和流行病学急待解决的课题。肝炎病毒感染的慢性化的机制复杂,现多数研究者认为免疫耐受为 HBV、HCV 感染慢性化的主要机制。近 3 年来,针对免疫抑制分子 PD-L1/PD-1 的治疗性抗体在肺癌、黑色素瘤、胃癌、肝癌等实体肿瘤治疗的临床试验中取得突破性进展。来自不同实验室的研究结果均证实,慢性 HBV 感染患者外周血 PBMC 及肝浸润免疫细胞 PD-1 和 PD-L1 表达明显上调。阻断PD-L1 与 PD-1 间相互作用可有效逆转 HBV 特异性 $CD8^+T$ 的耗竭状态,促进其表达 IFN-γ

和 IL-2 等效应性的细胞因子。更有意义的发现是,中和 PD-1/PD-L1 通路对肝内 HBV 特异性 CD8⁺T 的逆转效应强于外周血特异性 CD8⁺T 细胞,提示 PD-1/PD-L1 主要在肝脏组织微环境发挥抑制免疫应答作用,导致 HBV 感染的慢性化。除了 PD-1 外,HBV 慢性感染患者肝内 HBV 特异性 CD8⁺T 细胞表面 CTLA4、TIM-3、CD224 等抑制性分子表达水平均明显升高,这些膜分子相对应的配体是 CD28、galectin-9、CD48。已有文献报道:阻断 CD224 与 CD48 间相互作用可增强 HBV 特异性 CD8⁺T 的增殖能力,阻断 TIM-3/galectin-9 或 CTLA4/CD28 通路间相互作用可促进 HBV 特异性 CD8⁺T 细胞释放细胞因子并增强其杀伤活性。针对这些抑制性膜分子的治疗性抗体能否通过调控肝脏免疫微环境而激发机体抗病毒效应,目前尚无相应的临床试验结果的报道。

目前,在肿瘤研究领域,以 PD-L1/PD-1 为主免疫调控分子的基因工程抗体在实体瘤方面已经取得了很大进展,并逐步揭示了这类治疗性抗体的作用机制。随着 HBV、HCV 等肝炎病毒感染和免疫应答效应机制的深入研究,这些免疫调控分子的基因工程抗体必将对 HBV、HCV 的治疗产生积极影响。

三、过继免疫细胞治疗在慢性病毒性肝炎中的应用

过继免疫细胞治疗(adoptive cellular immunotherapy,ACI)是指转输具有生物活性的免疫细胞,诱导机体产生特异性或非特异性的免疫应答,增强机体抗病毒的免疫效应,达到杀伤病毒感染的细胞和清除肝炎病毒的目的。近年来的基础和临床研究表明,慢性 HBV 感染者大多存在免疫耐受,通过特异性的细胞过继免疫,能够打破其免疫耐受,激发充分的免疫应答,从而清除 HBV。在临床上已尝试的有 LAK、DC、CIK、DC-CIK 免疫细胞的疗法。

早在 1987 年,研究者就开始使用 LAK 细胞治疗慢性乙型肝炎,时至今日已有 30 年历史。有一些比较性研究报道:临床上有反复轻度肝功减损、ALT 轻度升高、HBeAg 阳性或 HBV DNA 阳性但滴度较低的患者效果最佳,而对治疗前 HBV DNA 阴性、HBeAg 阴性、肝功正常的患者效果不明显;LAK 与 IL-2 合用比单用 LAK 效果好,因为经 IL-2 激活的 LAK 在输入人体后仍需 IL-2 才能维持其杀伤活性;通过肝动脉导管联合输入 LAK 细胞及 IL-2 效果大大优于单纯静脉输注 LAK 细胞。尽管如此,由于 LAK 细胞来源于人外周血单个核细胞,在体外 IL-2 或 PHA 作用下扩增,其作用无特异性,其杀伤病毒感染细胞和免疫激活效应十分有限。目前的研究表明,活化 LAK 细胞多为 NK 细胞,也有少量 CTL 发挥作用。再者,慢性乙型肝炎患者的机体免疫状态不同,LAK 细胞治疗效果的个体差异较大,极难建立标准化治疗方案。

乙肝病毒免疫清除机制是 CTL(细胞毒性 T 淋巴细胞)通过杀伤病毒感染的肝细胞和释放抗病毒的细胞因子来清除乙肝病毒。在急性感染的患者能产生强大的 CTL 清除病毒;而持续感染患者只能产生极少量的 HBV 特异性 CTL,尽管血中存在高浓度的病毒抗原,慢性乙肝患者也无法启动有效的免疫,处于免疫耐受状态。1997 年,Kurose 等人用 HBV 转基因小鼠模型研究后发现,机体对 HBV 的耐受状态并不是因为淋巴细胞功能缺陷,而是由于抗原提呈功能缺陷,特别是 DC 功能缺陷引起。1998 年,Shimizu 等人使用 HBV 转基因小鼠模型中亦发现,HBsAg 的 DNA 疫苗与细胞因子活化的 DC 联合应用后,免疫小鼠 CTL 杀伤 HBV 感染细胞能力大大增强。由此可见,诱导成熟的 DC 进行过继免疫细胞治疗对重建慢性乙肝患者的细胞免疫有重要的意义。DC 用于抗病毒的免疫治疗主要方案是通过体外病毒抗原冲击致敏 DC,再将致敏 DC 回输体内,诱导出病毒抗原特异性的 CTL 杀伤病毒

感染细胞。用病毒抗原致敏 DC 的方法有多种：①可通过病毒抗原肽或蛋白直接冲击 DC；②用灭活的病毒疫苗与 DC 共同孵育；③用阳离子脂质体携带病毒蛋白冲击 DC；④用携带 HBV 病毒片段表达载体的腺相关病毒转染 DC。为了能保持高水平而持久的抗病毒免疫应答。使 DC 能持续地提呈病毒抗原多肽，可用病毒抗原多肽基因修饰 DC，使 DC 表面能持续表达基因产物。DC 过继免疫治疗在抗肿瘤领域的临床研究已有较多报道，但用于乙肝抗病毒治疗方面尚无大范围的研究开展，其主要的原因是 HBV 病毒慢性化的机制十分复杂，尚有较多的机制未十分明确。此外，DC 的来源、负载抗原的种类、回输 DC 的次数、注入途径及注入间隔时间均可影响其 DC 治疗 HBV 慢性感染的临床疗效，DC 的过继免疫同样面临难以建立标准化治疗方案的问题。

LAK 细胞作用具有一定的杀伤作用，用 IFN-γ、IL-1β 等不同细胞因子与抗 CD3 单抗联合处理的免疫活性细胞的杀伤效能大大超过 LAK 细胞，称为细胞因子激活的杀伤细胞（CIK）。外周血或脐带血来源的 LAK 细胞及 CIK 细胞均存在特异性不强的缺点。鉴于病毒抗原冲击的 DC 具有激活机体特异性的免疫应答继而增强 CTL 的杀伤能力。研究者尝试将二者共孵育，获得的免疫活性细胞为自体树突状细胞与细胞因子活化的杀伤细胞（DC-CIK 细胞）。目前 DC-CIK 细胞已经开始试用于治疗慢性乙型肝炎。有报道认为，采用大容量培养法（用 1 000mL 培养袋大量扩增患者自体 CIK 细胞）可使自体 CIK 细胞扩增总量达 1.0×10^{10} 以上，回输 CIK 细胞使患者 PBMC 的杀伤活性明显增加，并且未出现毒副作用，其杀伤效能大大超过 LAK 细胞。尽管 DC-CIK 细胞应用于多种晚期恶性肿瘤的辅助治疗的临床研究较广泛，但 CIK 细胞用于临床治疗慢性乙型肝炎的经验和报道仍然很少，其清除病毒的机制和效果尚需更多的研究来阐明。

（张秋玉）

第三十章

肝脏干细胞与肝脏再生

第一节　干细胞的概述

干细胞的研究始终是生命科学领域最引人瞩目的热点之一，1999 年和 2000 年干细胞研究进展两度被 *Science* 评选为年度世界十大科学进展之首。肝干细胞具有强大的再生能力和分化潜能，亦是近年来研究的热点。虽然目前尚不能替代肝脏移植和人工肝治疗，但随着细胞生物学与基因工程技术研究的不断深入，在不远的将来，肝干细胞的移植技术有望为肝衰竭治疗带来新的希望。

一、干细胞分类及特性

(一) 干细胞定义

干细胞(stem cell，SC)是一类特殊的细胞，其生物学的基本特征是既具有自我更新的能力(self-renewal)，又具有多向分化的潜能(multi-lineage differentiation)。干细胞自我更新的特性赋予其在体内整个生命活动中具有无限期分裂的能力，产生表现型与基因型均和自己完全相同的子细胞；在适当条件下或给予适当信号，某些干细胞可定向分化、发育成熟为一种特定的细胞，可用于修复器官中退化或者损伤的细胞和组织，给再生医学带来巨大的希望。

(二) 干细胞分类

从最原始的干细胞分化发育为成熟细胞经历了多个分化阶段。

1. 根据其分化潜能进行分类

(1) 全能性干细胞(totipotent stem cell)：具有自我更新和分化为机体任何类型细胞的能力。迄今为止，只有受精卵才符合这样的定义。囊胚期的胚胎干细胞(embryonic stem cell，ESC)是否具有全能性仍存在很大争议。

(2) 多能干细胞(pluripotent stem cell)：它们将分化为几种特定的组织细胞，例如造血干细胞将分化为血细胞，肝脏干细胞将分化为肝细胞。

(3) 单能干细胞(unipotent stem cell)：它们只能分化只能向单一方向分化、产生一种类型的细胞；也称为专能干细胞或祖细胞(progenitor)。许多已分化组织中的成体干细胞是单能干细胞，如上皮组织基底层的干细胞、肌肉中的成肌细胞、神经组织中的神经干细胞等。很多成人组织含有干细胞，当组织受到外伤、老化、疾病时，这些细胞就增殖分化，产生新的组织来代替它们，以保持机体的稳态平衡。

2. 根据个体发育中出现的次序和发育潜能进行分类

(1) 胚胎干细胞(embryonic stem cell，ES 细胞)：胚胎干细胞是早期胚胎(原肠胚期之前)

或原始性腺中分离出来的一类细胞。胚胎干细胞是一种高度未分化细胞,具有发育的全能性。无论在体外还是体内环境,ES 细胞都能被诱导分化为机体几乎所有的细胞类型,包括生殖细胞。研究和利用 ES 细胞是当前生物工程领域的核心问题之一。

(2)成体干细胞(adult stem cell): 成体干细胞存在于已分化组织中的未分化细胞,可以自我更新,同时在一定的条件下也可以分化,产生各种特异的细胞类型。按其组织发生的名称,成体干细胞可分为造血干细胞(hematopoietic stem cell,HSC)、骨髓间充质干细胞(bone marrow mesenchymal stem cell,BMSC)、神经干细胞(neural stem cell,NSC)、肝脏干细胞(hepatic stem cell,HSC)、乳腺干细胞、胰腺干细胞、骨骼肌干细胞等。

(三) 干细胞的特性

目前认为,干细胞应具备以下几点主要生物学特征

1. 多能性或全能性　细胞具有分化为多种细胞类型的潜能,但不同干细胞的分化潜能有所不同。胚胎干细胞具有全能性,可分化发育成构成机体任何一部分组织器官的能力。在动物体内,ES 细胞不仅可分化为中胚层细胞,还可分化为内胚层及外胚层细胞,表明干细胞可以跨系、跨胚层分化,具有强大的可塑性。而多能干细胞,如神经干细胞具有多能性,即一个干细胞能产生出几种不同类型的细胞。例如,将从成年动物海马获得的神经干细胞扩增后移植回海马,则能产生出新的神经元和神经胶质;若将同样的干细胞移植到嘴侧的迁移流,则能产生嗅球神经元;若将同样的干细胞移植到成年动物通常不产生神经元的区域(如完整的大脑),则不能产生神经元,但在受损时能产生神经胶质细胞。神经干细胞的研究不仅说明成年干细胞具有多能性,而且提示其多向分化的潜能与其所处的微环境有绝对的关系。

2. 自我更新能力　机体细胞在分化过程中,往往由于高度分化而完全失去了再分裂的能力,最终衰老死亡。干细胞一旦形成,在机体终身都具有自我更新能力,通过不均一分裂进行自我更新和产生分化祖细胞,维持自身在体内的含量。具有多向分化潜能的干细胞,即可发育为各种胚层组织的细胞(如胚胎干细胞)或可分化成本系统来源细胞(如成体干细胞)。成体干细胞不仅具有生理性的自我更新能力,也可具有对损伤或疾病的反应与修复能力(如皮肤间质干细胞)。

3. 高度增殖能力　高度增殖是干细胞的生物学特性之一,也是干细胞研究及应用的前提和关键。在体内,成体干细胞的高度扩增亦具有重大意义,如造血干细胞通过高速扩增,可补充由于细胞正常衰老死亡而丧失的血细胞。胚胎干细胞在细胞周期中缺少 G1 检查点,大多数处于 S 期,不需要外界的刺激即可大量合成 DNA 并发生分裂。干细胞分裂能力可维持相当长时间,也可持续终身(如肠黏膜干细胞)。

成体干细胞的自我更新能力和高度增殖能力对于维持机体组织器官组织内环境稳态以及修复具有重要的作用。此外,干细胞具有化学趋向性。临床可将这些特性,用于治疗各种细胞或组织损伤性疾病,如肝硬化、糖尿病、自身免疫病及神经组织的修复等。

二、干细胞的临床应用及潜在问题

(一) 人干细胞的来源

目前,人干细胞的主要来源或潜在来源如下:

(1)胚泡: 来源于人类胚胎胚泡期内细胞群干细胞为全能干细胞,这些干细胞可分化成为人体任何组织。

（2）胎儿组织：包括胎儿的骨髓、脂肪、羊膜、新生儿胎盘以及脐带等，可以提供多能或专能干细胞。如从胎盘组织中分离的间充质干细胞，在治疗糖尿病、肝硬化、心血管疾病、神经系统疾病、自身免疫病等临床疾病中具有潜在的应用价值。

（3）脐带血：从新生儿脐带血液中分离提取的干细胞，可以提供专能干细胞。从脐带血分离得到的干细胞主要是造血干细胞，在体内可向红细胞、血小板等各种血液细胞分化，在治疗白血病、再生障碍性贫血等血液系统疾病中具有应用价值。

（4）成人组织：长期以来，有关成体组织中是否存在干细胞颇具争议。目前，研究人员已经在多种组织和器官内发现有成体干细胞的存在。研究人员认为，在成年个体组织的特定区域内存在极少量的干细胞，它们在正常情况下大多处于休眠状态——也就是保持不分裂的状态，直到组织受到损伤或特殊刺激时，可发生分裂增殖，促进发生不同程度的组织再生。已经报道的含有干细胞的成体组织包括：脑、骨髓、外周血液、血管、骨骼肌、皮肤和肝脏。

（二）人干细胞临床应用及潜在问题

目前无法治愈的多数疾病都是机体内某种特定类型的细胞丢失或功能缺失所致，如阿尔茨海默病、帕金森病、糖尿病、骨关节炎等疾病。某些急性病变亦是细胞损伤所引发，如脑卒中、心肌梗死、烧伤及脊髓损伤等。干细胞移植可以从根本上解决这一难题，具有广阔的应用前景。

由于胚胎干细胞取材于人类胚胎胚泡期内细胞群，有关人类胚胎干细胞的研究曾引发目前为止最为激烈的伦理之争。由于胚胎干细胞存在伦理学、导致畸胎瘤及免疫排斥等因素的影响，临床应用受到了限制。而成体干细胞是存在于胎儿和成体不同组织内的多潜能干细胞，具有自我复制能力，能够发挥生理性的细胞更新和修复组织损伤的作用。尽管目前大多数的成体干细胞尚未进入临床试验或处于临床试验的早期阶段，但成体干细胞的应用不可限量。与胚胎干细胞相比，成体干细胞具有以下优点：①理论上，成体干细胞不具有分化胚胎干细胞的，从而避免了胚胎干细胞移植常常导致的畸胎瘤问题，所受伦理学争议较少，便于临床应用；②源于患者自身的成体干细胞在应用时不存在组织相容性问题，避免了移植排斥反应和使用免疫抑制剂；③成体干细胞来源于胎儿的羊膜、胎盘、脐带血及成人的骨髓等，取材相对容易。

目前已应用于临床的成体干细胞包括：外周血干细胞、骨髓血干细胞及脐带干细胞。临床上常说的造血干细胞移植主要包括骨髓移植、外周血干细胞移植、脐血干细胞移植。早在1959年，骨髓血干细胞就被用于临床。经过50余年的研究和临床应用，造血干细胞是所有干细胞研究中最为深入的细胞，并已广泛应用于临床，在治疗自身免疫病、造血系统恶性疾病（白血病及淋巴瘤）等方面，发挥着不可忽视的作用。来自异己的骨髓及外周血的造血干细胞均为未纯化的混合细胞，含有足量识别宿主并产生免疫反应的淋巴细胞，可引发移植物抗宿主病（graft versus host disease，GVHD）。因此，配型问题仍然是临床应用的主要障碍。来自脐带血的T细胞在单个核细胞中的比例显著低于成人外周血，而且所含功能不成熟的淋巴细胞，其抗原性弱，在一般情况下不会产生严重的GVHD，故脐带干细胞的应用前景更广泛。1988年，法国一家医院进行了世界上第一例脐带血移植。1991年又为一个患慢性粒细胞白血病的儿童进行了脐带血移植。这两次移植的成功为用脐带血移植代替骨髓移植治疗疾病打开新篇章。近几年，我国北京市、上海市、天津市等地先后成功开展了脐血移植。目前，我国已建成有北京市、上海市、天津市、浙江省、山东省、广东省、四川省七家合法的脐血库。

第二节　肝脏干细胞的来源与分化

肝脏不同于其他器官,具有巨大的潜在再生能力,成熟的肝细胞仍然具备分裂、增殖的能力。因此,正常肝脏是否存在干细胞是一个长期以来颇有争议的问题。近年来,随着发育生物学和干细胞生物学的飞速发展,肝脏干细胞的研究取得了一定的进展。与其他干细胞类似,肝脏干细胞的基本特征可以概括为两点:一是具有双向分化能力,属于前体细胞,即可向肝细胞和胆管细胞分化;二是与其他干细胞一样具有自我更新能力。根据起源的不同,肝脏干细胞可分为肝源性肝干细胞和非肝源性肝干细胞,前者包括卵圆细胞、分化的肝细胞、小肝细胞、胚肝细胞和胆管上皮细胞等,后者主要来源于胚胎干细胞、骨髓造血干细胞及胰腺上皮干细胞等。

一、肝源性肝干细胞

肝源性肝干细胞来源于前肠内胚层,在胚胎发育过程中以成肝细胞 / 肝母细胞(hepatoblast)的形式存在,在成年哺乳动物的肝内主要以卵圆细胞的形式存在(表 7-30-1)。此外,成年人的肝细胞在正常情况下保持着很低的有丝分裂相,有 1/3 000~1/2 000 的肝细胞出现分裂和增生,以维持正常肝脏的生理状态。因此,肝源性肝干细胞主要包括胆管源性卵圆细胞和分化的肝细胞这两类。

表 7-30-1　肝卵圆细胞的表面标记

表面标记	肝胚细胞	卵圆细胞	肝细胞	胆管细胞
CK7	–	–	–	+
CK8	+	+	+	+
CK18	+	+	–	+
CK19	+	+	–	+
CK14	+	+	–	–
ALB	+	+/–	–	–
AFP	+	+	–	–
GGT	+	+	–	+
OV6	(+)	+	–	+
OV1	(+)	+	–	+
BDS7	+	+	–	+
BD1	–	–	–	+
BPC5	+	–	–	–
HES6	–	–	+	–

续表

表面标记	肝胚细胞	卵圆细胞	肝细胞	胆管细胞
OC2	+	+	−	+
OC3	+	+	−	+
H.1	−	−	+	−
H.2	+(暂时)			
HBD.1	+	−	+	+
A6	+/−	+	−	+

二、非肝源性肝干细胞

2000 年,Theise ND 的研究发现,1 例女性患者在接受了男性的骨髓移植后些肝细胞和胆管上皮细胞核内均可见 Y 染色体标志物的表达,该研究首次提示肝的外源性干细胞可以在体内生成肝细胞。随后几年的研究纷纷指出,肝外的干细胞参与了肝脏的再生、修复。非肝源性干细胞主要指具有一定向肝脏干细胞及肝细胞分化能力的干细胞,主要包括胚胎干细胞及造血干细胞(HSC)、骨髓间充质干细胞(bone marrow mesenchymal stem cell,BMSC)和成人多能祖细胞(multipotent adult progenitor cell,MAPC)等非肝源性成体干细胞。

(一)胚胎干细胞

胚胎干细胞(embryonic stem cell,ESC)的来源主要是选择性流产的人类胚胎组织、不孕症治疗后剩余的胚胎组织、人工授精创造的胚胎。新近,Omiecinski CJ 实验室利用一种新诱导分化的方法从人类胚胎内胚层的 ESC 中培养出纯度高达 70% 的类肝细胞。这些被诱导分化细胞的分化表型均一,可以渐进性地持续表达肝细胞的分子标记(如核转录因子 FOXA1、C/EBPα、HNF1 及肝细胞特征性白蛋和转铁蛋白等),并且具有肝细胞所具有的功能。体内实验表明,将这些类肝细胞移植给急性肝损伤的小鼠时,它们可以在小鼠体内分化成肝细胞并修复损伤的小鼠肝脏。胚胎干细胞是全能型干细胞,有能力分化成人体的任何组织,因而被誉为“万能细胞”。其缺点是定向分化条件不好控制,且牵涉到对人胚胎的损毁,存在社会伦理、宗教甚至政治层面的争议。这些非科学技术因素在相当大的程度上阻碍了 ESC 的研究和使用。

(二)非肝源性成体干细胞

除了胚胎干细胞外,目前研究证实,非肝源性成体干细胞亦可以向肝脏干细胞乃至成熟肝细胞分化。骨髓来源的成体干细胞是研究最为深入的非肝源性成体干细胞,包括骨髓造血干细胞、骨髓间充质干细胞及骨髓多能祖细胞等。体内外实验证明,造血干细胞和骨髓间充质干细胞均具有分化为肝脏细胞的潜能。

1. 造血干细胞　造血干细胞(hemopoietic stem cell,HSC)是最早被认识的组织特异性干细胞,也是目前人们认识最深入的一种胚胎外干细胞。HSC 最初是从骨髓中分离出来的,随后从外周血、脐带血中也分离出了造血干细胞。在所有干细胞中,HSC 是应用较成熟的一类。HSC 移植用于临床已有多年历史,在治疗血液系统恶性疾病、实体肿瘤以及遗传性免疫缺陷方面已取得了举世公认的成就。

2. 骨髓间充质干细胞　骨髓间充质干细胞具有以下特性:①可作为种子细胞:BMSC

具有强大的增殖能力和多向分化潜能,连续传代培养和冷冻保存后仍具有多向分化潜能,可作为理想的种子细胞用于衰老和病变引起的组织器官损伤修复。②具有免疫调节功能:通过细胞间的相互作用及产生细胞因子抑制 T 细胞的增殖及其免疫反应,不存在免疫排斥的特性,促进组织修复;临床应用于多种血液系统疾病、心血管疾病、肝硬化、神经系统疾病、膝关节半月板部分切除损伤修复等,在治疗自身免疫病等方面取得了重大突破,在神经系统修复及更多方面具有长远的发展前景。③来源方便:目前为止,已从多种组织中分离出间充质干细胞,包括成体骨髓、皮肤、滑膜、胰腺、肝脏及脂肪组织等;分离的 BMSC 在体外易于培养、扩增和纯化。脐带间充质干细胞表达多种胚胎干细胞的特有分子标志,具有分化潜力大、增殖能力强、免疫原性低、取材方便、无道德伦理问题的限制、易于工业化制备等特征,有可能成为最具临床应用前景的多能干细胞。

多个研究证明,间充质干细胞在体外和体内有分化为肝实质细胞的能力,且间充质干细胞所处微环境对其转化为肝细胞起着重要作用。在体外,人间充质干细胞与肝细胞共培养可以促进其向肝细胞转化。在体内,多个慢性肝病动物模型证实了 BMSC 治疗的有效性。Oyagi 等在体外将 MSC 和肝细胞生长因子(HGF)共同培养 2 周,然后将其注入 CCl₄ 致肝损伤的大鼠体内,4 周后检测到体内白蛋白水平仍稳定,转氨酶水平和纤维化程度均下降,肯定了 HGF 诱导后 BMSC 在体内的治疗作用。另有报道,成体小鼠骨髓 BMSC 移植可以治疗延胡索酰乙酰乙酸水解酶阴性小鼠(FAH$^{-/-}$),结果发现,移植后的缺陷鼠肝脏几乎被正常的肝细胞完全取代。这些结果提示,骨髓 MSC 在体内可向肝细胞分化,参与肝损伤的修复过程。

3. 成人多能祖细胞 2002 年,美国明尼苏达州州立大学干细胞研究所 Verfaillie CM 带领的科研团队在骨髓基质干细胞中发现了一种新的干细胞亚型,称之为成人多能祖细胞(multipotent adult progenitor cell,MAPC)。MAPC 它比传统的骨髓基质干细胞拥有更强的分化能力,在体外能分化成中胚层、外胚层、内胚层细胞。当把 MAPC 重新注入早期胚胎时,它几乎能产生机体的全部细胞类型,并可在体外扩增 120 代以上而不出现衰老,分化能力也不会随传代次数的增加而受到影响。另外,与 BMSC 不同的是,MAPC 在一定条件下可向造血细胞分化。2002 年,Verfaillie CM 课题组已证实,来自小鼠、大鼠及人骨髓的 MAPC 在体外可被诱导成肝细胞样细胞,诱导后细胞渐进性表达肝细胞的分子标记(如核转录因子HNF-3、HNF-1、HNF-4、CK18、甲胎蛋白、甲状腺素运载蛋白等),且诱导分化的肝细胞都具有功能性特征。

4. 其他成人干细胞 也有文献报道不同类型组织间干细胞的横向分化。如体外试验中得到证实,胰腺细胞可以向肝细胞转化。Kerakowski 等报道经角质化细胞的生长因子诱导,胰腺上皮细胞分化为肝细胞;Shen 等报道在体外地塞米松和抑瘤素(oncostatin)共同作用下,胰腺上皮细胞可分化成为肝细胞。

第三节 肝脏干细胞与肝脏再生及修复

一、肝脏修复及再生的分子机制

肝脏是体内再生力最强的器官,当各种原因(手术、创伤、中毒、感染、坏死等)造成肝损伤后,残存肝组织可迅速再生和修复,最终达到肝组织结构的重建及肝功能恢复。肝脏再生是一个包括多种细胞增殖,是由多条信号通路、多种因素共同参与的一种复杂而又精确的调控过程。影响肝脏再生的因素有肝脏的供血、营养、年龄和药物等。肝脏再生过程涉及各种不同细胞及细胞因子与细胞外基质、代谢及激素等不同因素之间的相互作用,其调控机制复杂且尚未完全清楚。深入研究肝脏再生的分子机制,可为寻找肝损伤时促进肝再生的治疗策略提供重要的理论依据,指导临床早期干预并治疗肝损伤相关的疾病。

（一）参与肝脏再生的效应细胞

肝脏是由包括肝细胞、库普弗细胞、肝窦内皮细胞、肝星形细胞、胆管细胞和干细胞在内的多种细胞类型所组成的。这些细胞通过密切的相互作用在肝内构成了一个复杂的网络。参与肝脏再生的效应细胞包括肝细胞、窦内皮细胞、胆道上皮细胞和库普弗细胞等,其中肝细胞是调节肝脏再生的主要效应细胞。正常生理状态下,具有再生能力的肝细胞非常少,在肝脏疾病患者或行肝切除术后,剩余肝组织中成熟的肝细胞获得可再生的特性而迅速扩增,从而补充和修复缺失的肝组织,使得肝脏恢复病变前的形态。大鼠 2/3 肝切除术后 7~10 天可完全恢复缺失肝组织,其间各种效应细胞迅速进入有序增殖状态。肝细胞最先进入细胞周期,术后 24h 达到增殖高峰,胆管细胞、库普弗细胞、肝窦内皮细胞分别在术后 48h、72h、96h 达到增殖高峰。研究显示,肝细胞和不同类型的非实质细胞可分泌多种活性物质,共同调控肝细胞增殖及肝脏再生过程。肝脏轻度损伤时,主要由肝实质细胞(肝细胞)增殖修复损伤,而肝脏受到严重损伤且肝细胞再生障碍时,肝组织还能启动干细胞增生反应,由于肝细胞和干细胞对损伤的反应不同,可能存在因子和信号途径的特异性调控。

（二）参与肝脏再生的细胞因子及其信号通路

肝脏再生是一个多基因、多信号通路参与和多步骤协同的复杂过程。目前为止,已知有200 多个基因参与肝脏再生的过程。其中,生长因子和细胞因子在此期间发挥精确及强大的调控作用。生长因子主要包括转化生长因子 β（transforming growth factor β, TGF-β)、肝细胞生长因子（hepatocyte growth factor, HGF)、成纤维细胞生长因子（fibroblast growth factor, FGF)、肝刺激物质（HSF）等,它们都能诱导肝细胞发生增殖反应。细胞因子和 / 或炎性因子主要包括 IL-6、TNF-α 及 IFN-γ 等。生长因子和细胞因子可立即并同步地激发多种肝脏再生所必需的细胞事件,并最终将信号转导至肝细胞。

1. 参与肝脏再生的细胞因子及其信号通路　目前已知,9 条信号通路在肝脏再生过程中发生特异性激活,包括细胞因子和趋化因子介导的信号通路、酶联受体介导的信号通路、G蛋白偶联受体介导的信号通路等。不同细胞因子或生长因子可通过激活不同信号通路发挥作用。

2. 肝脏再生的过程　根据信号通路激活的时相,可人为将肝脏再生过程分为 3 个阶段：①启动阶段；②增殖阶段；③终止阶段。每个阶段中都有一些特征性的细胞及分子事件发生。迄今为止,这些肝细胞的精确信号通路及其功能性作用仍未完全搞清。

（三）肝脏微环境对肝脏再生的影响

肝脏微环境由胞外基质、肝脏非实质细胞(肝星形细胞,Kupffer 细胞,窦状内皮细胞等）、招募的炎症细胞以及不同的生长调控因子构成。肝脏微环境对肝脏干细胞增殖分化有重要作用。肝卵圆细胞被认为是肝脏干细胞到成熟肝细胞的中间体,其激活及增殖均受肝脏微环境的影响。肝星形细胞（hepatic stellate cell, HSC）可分泌的多种蛋白质参与构成胞外基质,主要成分是 I 型、IV 型胶原,层粘连蛋白（laminin）,纤维连接蛋白（fibronectin）,硫酸肝素多糖等。有研究表明,在胶原或者层粘连蛋白表面培养可抑制肝卵圆细胞凋亡,长期保持细胞旺盛的增殖状态。肝胞外基质还可通过调节生长因子的作用对肝脏干细胞的增殖分化产生影响。Kupffer 细胞(KCs)在肝再生早期释放 TNF-α、IL-6 等细胞因子,促进肝干细胞的增殖分化;在肝再生后期还可以分泌抑制性细胞因子 TGF-β、IL-1 及 IL-10 等,抑制细胞分裂,使肝脏在质量可以满足代偿之后停止增生。有报道,在炎症刺激和肝损伤情况下,KCs 细胞分泌的 IL-6 可激活 HSC,促进 HSC 增殖和 α-平滑肌肌动蛋白、I 型胶原纤维、TIMP-1 等蛋白的表达,影响细胞外基质的合成与降解的平衡,进而影响卵圆细胞的增殖分化。目前对肝脏干细胞增殖分化调控因素的研究主要集中在单一的细胞因子,而肝脏微环境的其他组成成分的研究尚未展开,深入研究肝微环境对肝脏干细胞的调控机制,对于推动肝干细胞在肝脏替代、重建治疗中的应用具有重要的意义。

(四)激素等肝外系统对肝脏再生的影响

肝脏再生是由多种细胞因子与激素、多个系统参与调节的复杂过程。除了细胞因子、生长因子和肝内微环境外,肝外器官和系统通过释放一些激素(如胰岛素、糖原、甲状腺素、去甲肾上腺素和生长抑素)和生长因子(如 EGF、VEGF)调控肝脏的再生过程。肝外系统包括甲状腺、肾上腺、胰腺、十二指肠和自主神经系统等,肝内外系统构成一个有机的调控网络精确地调节肝细胞的功能及行为,完成肝脏组织结构的重塑。

二、研究肝脏再生的实验模型

(一)肝脏再生的动物模型

部分肝切除(partially hepatectomized,PH)是研究肝再生的主要动物模型,许多细胞因子与肝再生的相关性都是在 PH 模型中获得认知的。小鼠和大鼠是常用的实验动物。大鼠肝 2/3 切除的模型中可观察到:肝小叶内的汇管区周围的肝细胞最早发生增生,并在 36~48h 拓展至中央静脉周围区域;术后 3~4 天增生的肝细胞围绕毛细血管形成细胞团,随后肝星形细胞伸入肝细胞团分泌层粘连蛋白;肝细胞团被分隔成肝细胞板状结构,毛细血管转化成真正的肝窦;术后第 7 天,肝小叶直径较再生前增大,肝细胞板多呈双排;2 周左右肝功能可完全恢复,其肝脏的体积及重量也能恢复到同术前相仿的程度。

(二)肝干细胞体外培养模型

肝干细胞体外模型有多种,尚有较多的问题有待解决。首先,由于肝干细胞缺乏特异性标志,研究者只能利用近十余种的肝细胞和胆管上皮细胞特异性抗体对原代分离的肝干细胞进行初步鉴定,再通过肝干细胞的分化潜能作进一步的确认。其次,肝干细胞的来源问题尚不明晰:卵圆细胞被认为是肝内源性干细胞,其体外培养和定向分化的研究最多;胚胎干细胞造血干细胞、骨髓间充质干细胞和成人多能祖细胞等非肝源性成体干细胞亦可在一定条件下诱导分化为肝细胞。再者,选择合适的培养基是体外培养肝干细胞的关键;它不仅要为肝干细胞的体外增殖和自我更新提供营养及生长微环境,还需抑制肝干细胞的分化;目前常添加的促增殖细胞因子有 SCF/HGF 及 EGF 等;常用的分化抑制物有饲养层(原代小鼠胎儿成纤维细胞、Buffalo 大鼠肝细胞饲养层和胚胎成纤维细胞饲养层等)、条件培养基和分化抑制因子等。如不添加分化抑制因子或定向分化诱导因子(如丁酸钠、DMSO 等),肝干细胞能自发分化为多种混杂细胞。研究者曾尝试通过基因敲除技术(如小鼠 p53 基因敲除),建立永生化的肝干细胞系。然而,这种永生化的肝干细胞在体外极易转化为肿瘤细胞。人的肝干细胞在体外生长缓慢且容易分化,尚无法建立稳定的细胞系。因此,有关肝干细胞的分

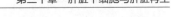

离、纯化、鉴定、体外扩增、定向诱导分化及永生化等环节都有待研究者做更为深入的研究。

三、肝脏干细胞在肝脏再生修复中的作用

肝脏再生包括肝实质细胞的再生和肝组织结构的重新构建,其中肝细胞的再生最为主要。不同于皮肤和骨髓等其他成年期的组织和器官再生修复的机制,肝脏的再生并不十分依赖于干细胞。肝细胞约占肝脏细胞总数的 70% 和肝容量的 80%,是维持肝脏功能和体积的主要细胞。成熟肝细胞不是终末分化细胞,肝细胞本身可以通过几乎无限制的增生能力修复肝组织的损伤。在肝脏轻度受损时,成熟肝细胞恢复其增殖能力,经过几次有丝分裂,使肝脏体积与功能得以恢复。当肝组织存在先天性功能缺失或因疾病(如各类肝衰竭)导致其功能严重受损时,肝内的前体细胞(也称卵圆细胞)可以定向分化为成熟的肝细胞,补充受损伤的肝细胞,代偿肝脏的功能。通过观察人急性大块肝坏死的肝组织发现,卵圆细胞首先出现在小叶周边的界板区域,大约在肝损伤第 4 天,卵圆细胞转化为肝细胞。

上述参与肝脏修复及再生的肝细胞和前体细胞都是肝脏的内源性干细胞。理论上,肝脏外源性干细胞,如骨髓成人多能祖细胞和骨髓间充质干细胞也会进入肝脏,在肝脏的修复中发挥重要作用。然而,在各种肝修复或再生有关的干细胞移植实验结果表明,肝外源性干细胞在肝脏停留并生长和重建肝结构的能力远较肝内源性干细胞低。不同实验室的研究结果均显示,骨髓衍生的肝细胞样细胞在骨髓移植后的再生能力非常有限,其原因尚不明了。

第四节　肝脏干细胞在肝病治疗中的应用及挑战

急慢性肝衰竭是多种急慢性肝病导致的临床综合征,是大多数肝硬化等肝脏疾病的转归。急性肝衰竭内科治疗病死率高达 80%,慢性肝衰竭的病死率也很高。治疗终末期肝病最理想的方法是原位肝移植,然而供体肝缺乏、免疫排斥反应、器官移植费用昂贵等因素限制了肝移植的广泛开展和应用。鉴于肝脏强大的再生能力,肝干细胞移植有望成为临床治疗肝病的有效手段。

一、肝脏干细胞临床应用的依据

(一)肝脏干细胞与急性肝衰竭

有关肝脏干细胞在急性肝损伤中的作用多来源于动物模型的研究结果。正常动物肝脏组织并无肝干细胞分裂增生的迹象,而在受损肝组织中普遍观察到肝干细胞的分化与增殖。在急性肝损伤小鼠模型中,观察到肝内卵圆细胞开始增生并分化为肝细胞和胆管上皮细胞,补充丢失或死亡的细胞,参与肝组织的重构。在大鼠肝切除后第 3 天,可以观察到在小肝细胞样祖细胞(SHPC)的增殖。该类细胞小于正常肝细胞,它们能在肝细胞再生受抑制时快速增生、分化、发育成成熟的肝细胞来补充肝组织的缺损。目前,有关临床肝衰竭中肝脏干细胞功能状态的研究较少。在人类肝病肝细胞早期,门静脉周围的肝细胞具有祖细胞表型,表达 OV6、CK6、CK17 等,表明肝干细胞参与肝脏再生过程。急性及亚急性重症肝损伤患者的肝活组织检测结果显示,肝组织中肝干细胞数量和成熟肝细胞增生能力与临床肝损伤程度和预后密切相关。病程迁延较长的亚急性或慢性肝衰竭,肝脏干细胞活化水平逐渐升高;且

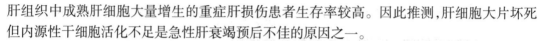

肝组织中成熟肝细胞大量增生的重症肝损伤患者生存率较高。因此推测，肝细胞大片坏死但内源性干细胞活化不足是急性肝衰竭预后不佳的原因之一。

多种不同急性肝衰竭动物模型的研究结果均表明，肝干细胞的移植可以缓解肝脏病理损伤并有效改善肝功能。2008 年，Khan 等报道了将分离肝祖细胞通过肝动脉注入 1 例胆管闭锁肝功能严重受损的 1 岁女孩体内，短期内患儿各项肝功能指标均有明显改善。由此可见，通过补充肝干细胞或调动肝脏自身再生重建机制，可帮助急性肝衰竭患者度过危险期，为肝移植或其他治疗方法争取时间。

（二）肝脏干细胞与慢性肝衰竭

在临床实践中，急性肝组织的损伤引发肝干细胞再生较不常见，临床常常面临的问题是慢性肝炎所造成的反复而持续的肝细胞损伤以及在这种状态下肝细胞的代偿性增殖。临床研究发现，在慢性乙型肝炎和丙型肝炎患者肝组织内均可见典型或不典型的胆小管增生，以慢性活动性肝炎出现最多。在慢性乙型、丙型肝炎、酒精性肝病、肝硬化及肝细胞癌等不同慢性肝病患者肝组织中均发现卵圆细胞的存在，而且数量随着病情严重程度增多，提示肝干细胞增殖与慢性肝病密切相关。肝卵圆细胞主要存在于慢性病毒性肝炎患者的汇管区和纤维隔内，卵圆细胞数与慢性肝病中炎症的严重程度密切相关。随着肝纤维化程度的加重，其细胞数显著增加，尤其在肝硬化组织中数量最高。

由于缺乏理想的慢性肝衰竭的动物模型，有关肝干细胞在慢性肝衰竭中应用的研究报道相对较少。目前国内外有关干细胞治疗慢性肝衰竭的临床试验多使用自体骨髓干细胞移植。在慢性乙型、丙型肝炎、肝硬化患者进行自体骨髓干细胞移植的结果表明，移植后没有明显的免疫排斥反应，患者的肝功能得到一定的改善。

（三）肝干细胞在生物人工肝制备中的作用

生物人工肝（bioartificial liver, BAL）支持系统是近年来国内外治疗肝衰竭和重型肝炎的研究热点。其主要的原理是利用患者血浆在体外通过附着有大量代谢活性肝细胞的生物反应器进行循环，给患者提供代谢支持，可暂时替代肝脏功能。国外有关生物人工肝系统的研究起步早，部分已完成了 Ⅱ/Ⅲ 期临床试验，并取得了一定的疗效。我国生物人工肝的临床研究从 20 世纪 90 年代末开始，主要为应用中空纤维型生物反应器和原代猪肝细胞治疗重型肝炎患者，包括急性、亚急性和慢性中重型肝炎的患者。

肝细胞是构成细胞型生物人工肝的核心材料。为了达到临床治疗效果，至少需要 1×10^{10} 个肝细胞用于填充人工肝的生物反应器。因此，生物人工肝关键技术之一是要获得更接近正常人肝细胞功能、对人体无害、足够数量的肝细胞。目前国内外许多研究机构已用于或可用于生物人工肝的细胞主要有高度分化的人肝细胞、人肝肿瘤细胞株及动物肝细胞等。

1. 成人肝细胞　成人肝细胞是生物人工肝中最理想的细胞材料，主要体现在安全性好、细胞生物学功能相同并能提供同源的生物活性物质。但它来源匮乏、分离和体外长期维持培养尚存在困难。

2. 人胎肝细胞　相对于成人肝细胞，其分离及培养较为容易，是生物人工肝良好的细胞材料。但受来源及伦理等因素的限制，胎肝细胞作为生物人工肝细胞材料的研究较少。

3. 猪肝细胞　作为与人接近的猪肝细胞在生物人工肝的研究中起着重要作用。迄今为止，猪肝细胞是生物人工肝支持装置中应用最多的细胞，临床应用报道愈来愈多，对重型肝炎肝衰竭患者具有一定的治疗效果。新近，我国科学家惠利健课题组报道，其设计基于

"hiHep 细胞"生物人工肝可显著提升肝衰竭猪的存活率(80%),并在临床应用中成功救治了一位肝衰竭患者。但猪肝细胞组织相容性的问题大大限制了其在临床上的广泛应用。

4. 永生化的人肝细胞株　由于原代肝细胞均存在体外培养条件严格、存活时间有限、难以传代等缺点,人们开始尝试采用肝细胞株作为生物人工肝的细胞材料。最常用于生物人工肝研究的细胞株是 HepG2-C3A 细胞株。该细胞具有正常细胞的大多数功能,包括白蛋白的合成、P450 活性和尿素的代谢等。但肿瘤来源细胞难于排除病毒感染和致癌隐患,阻遏了其在临床中的应用。

5. 人肝干细胞　肝干细胞具有强大的增殖能力及定向分化潜能,是生物人工肝的理想的种子细胞。迄今为止,肝干细胞尚未正式用于构建生物人工肝支持系统。肝干细胞的研究尚处于起步阶段,如何有效地分离自体肝干细胞、微环境和细胞因子对肝干细胞的定向分化及增生有怎样的影响、在疾病环境下肝干细胞能否替代病损肝脏维持正常的生理功能等问题均有待进一步深入研究和解析。如何使肝干细胞在体外分化成具有功能的肝细胞并扩增至 10^7 数量级以上,这是其临床应用的最大瓶颈问题。

大规模的体外细胞培养是生物人工肝应用的一个挑战。为了尽可能保持细胞的活性及功能,人们不断改进细胞的培养方法,包括细胞悬液培养、单层贴壁培养、微载体培养、微囊化培养、反应器培养及共培养等多种模式。为了最大限度地模拟体内环境及保持细胞活性,培养基的成分也是研究者有待探索和改进的重要内容。

二、肝干细胞制备方法及移植的途径

尽管肝干细胞治疗肝病的研究尚处在初期阶段,但从肝干细胞的发现到分离、纯化、全面鉴定、体外培养、定向分化及临床试验等方面,研究者对其的认识已经有了长足的进步,但仍存在许多细节问题有待更深入的探讨和研究。

三、肝脏干细胞移植临床应用存在的问题

尽管肝干细胞具有广泛的应用前景,但要真正将肝干细胞移植广泛应用于临床还有很多的问题需要进一步探究。如何有效地分离自体肝干细胞?影响肝干细胞的增生及定向分化的关键性的细胞因子和微环境因素有哪些?在疾病环境下肝干细胞能否替代病损肝脏维持正常的生理功能?影响肝干细胞临床应用的关键环节如下:

1. 肝干细胞的体外扩增及诱导分化　肝脏干细胞来源有限,而生物人工肝或肝干细胞移植均需要大量可靠的肝干细胞。探讨一个有效的培养体系和扩增方法是临床应用的首要条件。传统单层平板培养存在较大的局限性,不利于肝干细胞的扩增及功能的发挥。三维培养是目前发现行之有效的体外扩增肝干细胞的手段,能较好地模拟出细胞在组织体内接近真实的生存状况。但其支架材料及培养基的种类等均有待深入研究。目前有关肝干细胞诱导分化的条件等研究还十分不成熟,多数仍局限于动物实验研究。因此,需要研究并建立稳定的肝干细胞体外诱导平台,不仅推动其在临床应用,也保证不同研究结果之间具有可比性。

2. 移植肝干细胞的归巢　经皮经肝的门静脉移植可能是治疗肝衰竭最简单的有效途径,如何预防移植后血栓的形成是一个较重要的课题。此外,肝干细胞在不同肝脏疾病中的归巢和定植还有待于进一步研究。目前所使用的氧化铁或放射性核素观测标记细胞行踪的方法都得到了一定的探索,但这些方法都不适合临床应用。寻找一种良好的示踪剂成为肝

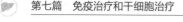

干细胞移植必须攻克的难题。通过建立无创性细胞移植后活体示踪技术,动态监测移植细胞在体内的分布与存活情况,有利于开展肝干细胞移植治疗肝病的疗效评价和安全性评估。

3. 移植后的监测手段 卵圆细胞不仅具备基本的肝干细胞性质,而且与肝癌发生关系密切,被认为是具有双向分化潜能的肝干细胞,是最接近肝癌干细胞的成体干细胞。已有报道,将分离培养卵圆细胞移植入免疫缺陷小鼠中,形成在表型上似肝细胞癌的肿瘤,提示肝干细胞可能会参与肝细胞癌形成。干细胞移植体内后的分化增殖、分化后功能性评价及诱导分化后的致瘤性尚缺少切实可行的监测手段。

随着自体肝干细胞分离方法的简化和体外扩增速度的加快及加强对肝干细胞诱导分化机制的研究、防止向肿瘤细胞分化等问题的逐一攻克,必然推动肝干细胞移植的临床应用。

第五节 其他来源干细胞疗法在肝脏疾病中的应用

除了肝源性肝脏干细胞,前期大量的动物实验及临床试验结果表明,非肝源性肝脏干细胞移植亦可改善肝纤维化及持续的肝损伤。骨髓内存在大量的成体干细胞,包括造血干细胞、骨髓间质干细胞、骨髓源性基质细胞等,甚至有人认为存在残余的胚胎干细胞,故有人将其称为"自体损伤细胞修复库"。因此,多个实验室尝试将骨髓干细胞移植用于治疗失代偿性肝硬化患者,以骨髓造血干细胞和骨髓间充质干细胞的研究报道较多。

无论是肝干细胞还是骨髓干细胞移植治疗肝脏疾病基本都还处在试验阶段,要真正过渡到临床使用还有许多难题等待我们去解决。不同类型肝脏疾病的病因不同、发病机制错综复杂。因此,对于不同病理学改变的终末期肝病,用于移植的干细胞种类、比例、种植途径、细胞数量和频率均可能对治疗效果产生影响。如何建立有针对性的、恰当的治疗方案?如何提高肝干细胞移植临床应用的安全性? 如何有效分离和扩增自体干细胞满足急性肝衰竭患者的需要? 这一系列问题的解答必将为肝纤维化及肝衰竭的治疗带来一场革命。

(张秋玉)

参考文献

1. Azoury SC, Straughan DM, Shukla V. Immune Checkpoint Inhibitors for Cancer Therapy: Clinical Efficacy and Safety. Curr Cancer Drug Targets, 2015, 15 (6): 452-462

2. Barnes E. Therapeutic vaccines in HBV: lessons from HCV. Med Microbiol Immunol, 2015, 204 (1): 79-86

3. Barrett DM, Grupp SA, June CH. Chimeric Antigen Receptor-and TCR-Modified T Cells Enter Main Street and Wall Street. J Immunol, 2015, 195 (3): 755-761

4. Carreno BM, Magrini V, Becker-Hapak M, et al. Cancer immunotherapy. A dendritic cell vaccine increases the breadth and diversity of melanoma neoantigen-specific T cells. Science, 2015, 348 (6236): 803-808

5. Caviglia GP, Abate ML, Pellicano R, et al. Chronic hepatitis B therapy: available drugs and treatment guidelines. Minerva Gastroenterol Dietol, 2015, 61 (2): 61-70

6. Chen JH, Perry CJ, Tsui YC, et al. Prostaglandin E2 and programmed cell death 1 signaling coordinately impair CTL function and survival during chronic viral infection. Nat Med, 2015, 21 (4): 327-334

7. Dandri M, Petersen J. Latest developments in the treatment of hepatitis B. Minerva Gastroenterol Dietol, 2016, 62 (1): 88-102

8. Fox IJ, Daley GQ, Goldman SA, et al. Stem cell therapy. Use of differentiated pluripotent stem cells as replacement therapy for treating disease. Science, 2014, 345 (6199): 1247391

9. Garfall AL, Maus MV, Hwang WT, et al. Chimeric Antigen Receptor T Cells against CD19 for Multiple Myeloma. N Engl J Med, 2015, 373 (11): 1040-1047

10. Garfall AL, Stadtmauer EA, June CH, et al. Chimeric Antigen Receptor T Cells in Myeloma. N Engl J Med, 2016, 374 (2): 194

11. Hosseinzadeh S, Bolhassani A. Immunostimulant properties of chemical delivery systems in vaccine development. Curr Drug Deliv, 2015, 12 (4): 360-368

12. Ishikawa E, Takano S, Ohno T, et al. Adoptive cell transfer therapy for malignant gliomas. Adv Exp Med Biol, 2012, 746: 109-120

13. Itoh T. Stem/Progenitor Cells in Liver Regeneration. Hepatology, 2016, 64 (2): 663-668

14. Jiang J, Wu C, Lu B. Cytokine-induced killer cells promote antitumor immunity. J Transl Med, 2013, 11: 83

15. Kopp JL, Grompe M, Sander M. Stem cells versus plasticity in liver and pancreas regeneration. Nat Cell Biol, 2016, 18 (3): 238-245

16. Kunert A, Straetemans T, Govers C, et al. TCR-Engineered T Cells Meet New Challenges to Treat Solid Tumors: Choice of Antigen, T Cell Fitness, and Sensitization of Tumor Milieu. Front Immunol, 2013, 4: 363

17. Lee DW, Kochenderfer JN, Stetler-Stevenson M, et al. T cells expressing CD19 chimeric antigen receptors for acute lymphoblastic leukaemia in Children and young adults: a phase 1 dose-escalation trial. Lancet, 2015, 385 (9967): 517-528

18. Liao X, Liang Z. Strategy vaccination against Hepatitis B in China. Hum Vaccin Immunother, 2015, 11 (6): 1534-1539

19. Lim IJ, Phan TT. Epithelial and mesenchymal stem cells from the umbilical cord lining membrane. Cell Transplant, 2014, 23 (4-5): 497-503

20. Liu H, Geng S, Wang B, et al. Immuno-potentiating pathway of HBsAg-HBIG immunogenic complex visualized. Hum Vaccin Immunother, 2016, 12 (1): 77-84

21. Liu SH, et al. Hepatitis B: treatment choice and monitoring for response and resistance. Expert Rev Gastroenterol Hepatol, 2016, 10 (6): 697-707

22. Locarnini S, Hatzakis A, Chen DS, et al. Strategies to control hepatitis B: Public policy, epidemiology, vaccine and drugs. J Hepatol, 2015, 62 (Suppl 1): S76-S86

23. Ma H, Zhang HH, Wei L, et al. Frequency of T-cell FoxP3 (+) Treg and CD4 (+)/CD8 (+) PD-1 expression is related to HBeAg seroconversion in hepatitis B patients on pegylated interferon. Chin Med J (Engl), 2013, 126 (2): 267-273

24. Martini H, Citro A, Martire C, et al. Apoptotic Epitope-Specific CD8[+] T Cells and Interferon Signaling Intersect in Chronic Hepatitis C Virus Infection. J Infect Dis, 2016, 213 (4): 674-683

25. Miyajima A, Tanaka M, Itoh T. Stem/progenitor cells in liver development, homeostasis, regeneration, and reprogramming. Cell Stem Cell, 2014, 14 (5): 561-574

26. Murira A, Lapierre P, Lamarre A. Evolution of the Humoral Response during HCV Infection: Theories on the Origin of Broadly Neutralizing Antibodies and Implications for Vaccine Design. Adv Immunol, 2016, 129: 55-107

27. Nishida S, Levi DM, Tzakis AG. Liver natural killer cell inoculum for liver transplantation with hepatocellular carcinoma. Curr Opin Organ Transplant, 2013, 18 (6): 690-694

28. Orlando R, Orlando R, Foggia M, et al. Prevention of hepatitis B virus infection: from the past to the future. Eur J Clin Microbiol Infect Dis, 2015, 34 (6): 1059-1070

29. de Coaña YP, Choudhury A, Kiessling R. Checkpoint blockade for cancer therapy: revitalizing a suppressed immune system. Trends Mol Med, 2015, 21 (8): 482-491

30. Pittari G, Filippini P, Gentilcore G, et al. Revving up Natural Killer Cells and Cytokine-Induced Killer Cells Against Hematological Malignances. Front Immunol, 2015, 6: 230

31. Posey Jr AD, Schwab RD, Boesteanu AC, et al. Engineered CAR T Cells Targeting the Cancer-Associated Tn-Glycoform of the Membrane Mucin MUC1 Control Adenocarcinoma. Immunity, 2016, 44 (6): 1444-1454

32. Postow MA, Callahan MK, Wolchok JD. Immune Checkpoint Blockade in Cancer Therapy. J Clin Oncol, 2015, 33 (17): 1974-1982

33. Rapoport AP, Stadtmauer EA, Binder-Scholl GK, et al. NY-ESO-1-specific TCR-engineered T cells mediate sustained antigen-specific antitumor effects in myeloma. Nat Med, 2015, 21 (8): 914-921

34. Rehermann B. Pathogenesis of chronic viral hepatitis: differential roles of T cells and NK cells. Nat Med, 2013, 19 (7): 859-868

35. Rehermann B, Bertoletti A. Immunological aspects of antiviral therapy of chronic hepatitis B virus and hepatitis C virus infections. Hepatology, 2015, 61 (2): 712-721

36. Romano L, Paladini S, Galli C, et al. Hepatitis B vaccination. Hum Vaccin Immunother, 2015, 11 (1): 53-57

37. Sadri AR, Jeschke MG, Amini-Nik S. Advances in Liver Regeneration: Revisiting Hepatic Stem/Progenitor Cells and Their Origin. Stem Cells Int, 2016, 2016: 7920897

38. Schmidt TL, Negrin RS, Contag CH. A killer choice for cancer immunotherapy. Immunol Res, 2014, 58 (2-3): 300-306

39. Sharma P, Allison JP. Immune checkpoint targeting in cancer therapy: toward combination strategies with curative potential. Cell, 2015, 161 (2): 205-214

40. Shimabukuro-Vornhagen A, Schloesser HA, von Bergwelt-Baildon MS. Chimeric Antigen Receptor T Cells

in Myeloma. N Engl J Med, 2016, 374 (2): 193-194

41. Soeder Y, Loss M, Johnson CL, et al. First-in-Human Case Study: Multipotent Adult Progenitor Cells for Immunomodulation After Liver Transplantation. Stem Cells Transl Med, 2015, 4 (8): 899-904

42. Sundaram V, Kowdley K. Management of chronic hepatitis B infection. BMJ, 2015, 351: h4263

43. Tajiri K, Shimizu Y. Unsolved problems and future perspectives of hepatitis B virus vaccination. World J Gastroenterol, 2015, 21 (23): 7074-7083

44. Than NN, Newsome PN. Stem cells for liver regeneration. QJM, 2014, 107 (6): 417-421

45. Thompson ED, Zahurak M, Murphy A, et al. Patterns of PD-L1 expression and CD8 T cell infiltration in gastric adenocarcinomas and associated immune stroma. Gut, 2017, 66 (5): 794-801

46. Topalian SL, Drake CG, Pardoll DM. Immune checkpoint blockade: a common denominator approach to cancer therapy. Cancer Cell, 2015, 27 (4): 450-461

47. Topalian S, Taube JM, Anders RA, et al. Mechanism-driven biomarkers to guide immune checkpoint blockade in cancer therapy. Nat Rev Cancer, 2016, 16 (5): 275-287

48. Tseng TC, Kao JH. Treating Immune-tolerant Hepatitis B. J Viral Hepat, 2015, 22 (2): 77-84

49. Volarevic V, Nurkovic J, Arsenijevic N, et al. Concise review: Therapeutic potential of mesenchymal stem cells for the treatment of acute liver failure and cirrhosis. Stem Cells, 2014, 32 (11): 2818-2823

50. Vonderheide RH. CD47 blockade as another immune checkpoint therapy for cancer. Nat Med, 2015, 21 (10): 1122-1123

51. Wang X, Ren J, Zhang J, et al. Prospective study of cyclophosphamide, thiotepa, carboplatin combined with adoptive DC-CIK followed by metronomic cyclophosphamide therapy as salvage treatment for triple nega-tive metastatic breast cancers patients (aged <45). Clin Transl Oncol, 2016, 18 (1): 82-87

52. Xu DZ, Wang XY, Shen XL, et al. Results of a phase III clinical trial with an HBsAg-HBIG immunogenic complex therapeutic vaccine for chronic hepatitis B patients: experiences and findings. J Hepatol, 2013, 59 (3): 450-456

53. Yang D, Wang ZQ, Deng JQ, et al. Adipose-derived stem cells: A candidate for liver regeneration. J Dig Dis, 2015, 16 (9): 489-498

54. Yang N, Bertoletti A. Advances in therapeutics for chronic hepatitis B. Hepatol Int, 2016, 10 (2): 277-285

55. Ye B, Liu X, Li X, et al. T-cell exhaustion in chronic hepatitis B infection: current knowledge and clinical significance. Cell Death Dis, 2015, 6: e1694

56. Youlin K, Jian K, Siming L, et al. Potent anti-prostate cancer immune response induced by dendritic cells transduced with recombinant adenoviruses encoding 4-1BBL combined with cytokine-induced killer cells. Immunotherapy, 2015, 7 (1): 13-20

57. Zhang Z, Lin H, Shi M, et al. Human umbilical cord mesenchymal stem cells improve liver function and ascites in decompensated liver cirrhosis patients. J Gastroenterol Hepatol, 2012, 27 (Suppl 2): 112-120

58. Zheng X, Wang JZ, Yang DL, et al. Antiviral therapy for chronic hepatitis B in China. Med Microbiol Immunol, 2015, 204 (1): 115-120

59. Zhi XS, Xiong J, Zi XY, et al. The potential role of liver stem cells in initiation of primary liver cancer. Hepatol Int, 2016, 10 (6): 893-901

60. Zhou Q, Li L, Li J. Stem cells with decellularized liver scaffolds in liver regeneration and their potential clinical applications. Liver Int, 2015, 35 (3): 687-694

61. Sanmamed MF, Chen L. A Paradigm Shift in Cancer Immunotherapy: From Enhancement to Normalization. Cell, 2018, 175: 313-326

62. Sznol M, Chen L. Antagonist antibodies to PD-1 and B7-H1 (PD-L1) in the treatment of advanced human cancer. Clinical cancer research: an official journal of the American Association for Cancer Research, 2013, 19: 1021-1034

63. Schmid P, Rugo HS, Adams S, et al. Atezolizumab plus nab-paclitaxel as first-line treatment for unresectable,

locally advanced or metastatic triple-negative breast cancer (IMpassion130): updated efficacy results from a randomised, double-blind, placebo-controlled, phase 3 trial. Lancet Oncol, 2020, 21: 44-59

64. Voorwerk L, Slagter M, Horlings HM, et al. Immune induction strategies in metastatic triple-negative breast cancer to enhance the sensitivity to PD-1 blockade: the TONIC trial. Nat Med, 2019, 25: 920-928

65. Schmid P, Chui SY, Emens LA. Atezolizumab and Nab-Paclitaxel in Advanced Triple-Negative Breast Cancer. Reply. N Engl J Med, 2019, 380: 987-988

66. Karavani E, Zuk O, Zeevi D, et al. Screening Human Embryos for Polygenic Traits Has Limited Utility. Cell, 2019, 179: 1424-1435

67. Yamashiro C, Sasaki K, Yabuta Y, et al. Generation of human oogonia from induced pluripotent stem cells in vitro. Science, 2018, 362: 356-360

68. Kobayashi T, Zhang H, Tang WWC, et al. Principles of early human development and germ cell program from conserved model systems. Nature, 2017, 546: 416-420

69. Snyder A, Makarov V, Merghoub T, et al. Genetic basis for clinical response to CTLA-4 blockade in melanoma. N Engl J Med, 2014, 371: 2189-2199

第八篇　甲型病毒性肝炎

第三十一章

自 然 史

　　甲型病毒型肝炎旧称流行性黄疸及传染性肝炎,早在 8 世纪就有记载。1973 年 Feinstone 首先在电镜下观察到甲型肝炎病毒(hepatitis A virus, HAV)。1979 年 Provost 等用恒河猴肾(FRhk6)细胞首次成功分离出 HAV。感染从易感者暴露于 HAV 开始,主要通过粪 - 口途径传播。摄入经甲型肝炎病毒污染的物质后,病毒通过胃肠道进入肝脏并在肝内复制,最终导致肝炎。在肝内复制后,HAV 被释放到胆小管,并排放到肠道。在感染后 1~4 周,肠道粪便中可出现大量病毒,肠内 HAV 浓度可达到 10^9 病毒颗粒 / 克粪便。这一过程发生在转氨酶升高和出现临床症状或黄疸之前的潜伏期或临床前期。在这个阶段,病毒的传染性最强,但在临床症状和黄疸出现后,传染性明显下降。伴有黄疸的患者粪便中的病毒水平高于无黄疸者。同时,粪便中的病毒含量比血液中高 1 000 倍。病毒血症往往发生在出现临床症状和肝炎实验室证据之前至少 2 周,而且在转氨酶升高之后病毒血症迅速消失,但病毒抗原在转氨酶升高之后 2~3 周内仍可持续排出。

第三十二章

发病机制

　　HAV 引起肝细胞损伤的机制仍知之甚少。一般认为,甲型病毒型肝炎(简称"甲型肝炎")是由针对病毒感染肝细胞的免疫病理损伤所导致的,而不是病毒的直接损伤。在急性甲型肝炎患者肝脏中发现了 HLA 限制性病毒特异性的细胞毒性 $CD8^+$ T 细胞,这些细胞可以分泌干扰素 γ,可以募集非特异性炎症细胞到达病毒复制部位。

　　在感染 HAV 后,在潜伏期内 HAV 可在肝脏复制长达数周时间。在潜伏期末,病毒可出现在肝组织、胆汁、粪便以及血液中。直至感染后第 4 周或第 5 周,伴随着针对病毒的免疫应答,才出现临床症状。在面对逐渐增加的病毒复制而保持长时间的临床静默现象反映出病毒具有干扰识别病毒感染的免疫机制。

　　适应性免疫应答可高效地清除病毒。中和抗体可在转氨酶升高和肝损伤时立即出现,抗 -HAV IgG 抗体可终身存在,防止再感染。HLA 限制性的病毒特异性 $CD8^+$ T 细胞在病毒清除和肝损伤中发挥主要作用。

第三十三章

临床表现

甲型肝炎临床可表现为无症状感染到暴发性肝衰竭,疾病严重程度与年龄相关。6岁以下儿童,70%患者为无症状感染。相反,70%成人患者表现为黄疸和转氨酶升高。

甲型肝炎的临床过程可分为潜伏期、前驱期、临床症状期和恢复期。潜伏期一般15~45天(平均30天)。在出现临床症状前1~2周,粪便中持续排出HAV病毒。前驱期表现为非特异性的全身症状和消化道症状,如乏力、恶心、厌食、上腹痛、发热、呕吐和感冒样症状。这些症状通常持续时间较短,且迅速恢复。前驱期通常5~7天,但也可短至1天,长至2周。大约15%的患者临床上没有明显的前驱期表现。临床症状期常出现黄疸,此时消化道症状和非特异性全身症状通常开始减弱。转氨酶、胆红素和碱性磷酸酶升高是最显著的特征,总胆红素常超过2~4mg/dL,大部分患者转氨酶水平中度升高,但少数严重患者转氨酶可达1 000~1 500IU/L以上甚至更高。半数患者出现肝肿大。恢复期患者症状逐渐好转,症状和体征持续时间通常不超过2个月。

少数患者临床表现不典型,包括复发性肝炎、迁延性胆汁淤积,并发急性肾损伤和少见的自身免疫性肝炎。复发性肝炎发生在10%~20%的有症状患者(主要是儿童),总体预后很好,但此类患者仍视为具有传染性。胆汁淤积主要表现为持续性黄疸和瘙痒。发病后20天血中检出HAV RNA可预测迁延性胆汁淤积。1.5%~4.7%患者可并发急性肾损伤。

甲型肝炎相关肝衰竭罕见,发生率为0.015%~0.5%。伴有慢性肝病基础的老年患者是发生肝衰竭的高危人群。不过,甲型肝炎相关肝衰竭较其他病因所致肝衰竭更易于恢复。妊娠期急性感染HAV产妇并发症和早产风险增加。

第三十四章

实验室和影像学检查

甲型肝炎的实验室诊断主要依据血清 HAV-IgM 抗体阳性。大部分患者可在出现临床症状前 5~10 天检出 HAV-IgM 抗体,该抗体在感染早期即可出现,可持续 6 个月。HAV-IgG 抗体在感染早期出现,并持续终身,提供终身免疫保护。急性感染期可在大部分患者的血液或粪便中检出 HAV RNA。在潜伏期、急性期甚至发病后的 18~30 天内血液中均可检出 HAV RNA。但 HAV 核酸检测不作为临床常规诊断,可用于流行病学检测或水源污染检测。

第三十五章
并发症和预后

　　少数病例可出现并发症，包括自身免疫性溶血性贫血、再生障碍性贫血、浆膜腔积液、急性反应性关节炎、急性胆囊炎、急性胰腺炎以及神经系统并发症如单神经炎、吉兰-巴雷综合征等。

　　甲型肝炎是急性自限性疾病，预后较好，绝大多数患者在3个月内完全康复。一般认为，HAV极少引起慢性感染。随着分子生物学技术的进步，有个案报道在急性肝炎后11个月仍可在粪便中检出 HAV RNA；亦有个案报道在32个月后仍检出 HAV-IgM 抗体。HAV感染死亡率极低，1988年上海甲型肝炎大流行，在292 301例甲型肝炎患者中死亡32例，病死率为0.01%。

第三十六章

诊断及鉴别诊断

　　甲型肝炎的诊断比较简单。主要依据流行病学资料、临床特点和特异性血清学检查进行诊断。流行病学资料应参考当地甲型肝炎流行情况，发病前有无不洁饮食史和甲型肝炎患者接触史。结合急性肝炎临床表现，HAV-IgM 抗体阳性即可诊断急性甲型肝炎。但单纯 HAV-IgM 抗体阳性，没有急性肝炎症状，仅有轻微转氨酶升高（<100IU/mL）者，很可能是HAV-IgM 抗体假阳性。

第三十七章

治疗

　　甲型肝炎没有特异性治疗。支持治疗包括卧床休息、清淡饮食、适当补液、营养支持、严重呕吐予以止吐、高热予以退热剂。高热慎用对乙酰氨基酚以免诱发肝衰竭。慢性肝病患者因急性 HAV 感染进展至肝衰竭时应考虑肝移植。

第三十八章
预防

　　甲型肝炎免疫预防包括主动免疫和被动免疫。甲型肝炎病毒只有一个血清型,且抗原性稳定。目前有多种安全有效的甲醛溶液全病毒灭活疫苗,可以针对所有的病毒株。基因重组甲型肝炎疫苗尚在研发中。甲型肝炎疫苗的接种人群包括感染的高危人群和感染后预后差的人群,如前往高度流行区的旅行者,慢性肝脏疾病患者,血友病患者、静脉吸毒者以及男男性行为者。接种 2 剂甲型肝炎疫苗后可产生 100% 的保护力,不推荐在疫苗接种后检测抗体。抗体滴度可维持 5~8 年,但保护力仍可维持近 20 年。被动免疫主要是注射人免疫球蛋白。建议甲型肝炎密切接触者在 2 周内注射,可产生 69%~89% 的保护力。人免疫球蛋白推荐剂量为 0.02mL/kg,保护期为 1~2 个月。

（陈 立）

参考文献

1. Hussain Z. Hepatitis A: Clinical, Epidemiological and Molecular Characteristics//Serviddio G, Mukomolov S. Viral Hepatitis. Croatia: InTech, 2011
2. Jeong SH, Lee HS. Hepatitis A: Clinical Manifestations and Management. Intervirology, 2010, 53: 15-19
3. Phan C, Hollinger FB. Hepatitis A: Natural History, Immunopathogenesis, and Outcome. Clinical Liver Disease, 2013, 2 (6): 231-234

第九篇 乙型病毒性肝炎

第三十九章

自然史和发病机制

了解慢性乙型病毒性肝炎（简称"乙型肝炎""乙肝"）感染自然史对病毒感染的有效控制、疾病的预后（肝细胞癌的风险评价）以及选择合适的抗病毒治疗策略具有重要的指导性意义：大部分中国慢性乙肝病毒携带者在围生期感染 HBV，出生时大范围的免疫预防将是最有效的预防性策略，事实也证明它可以有效地阻止慢性感染的发生；肝内细胞浸润在慢性乙肝感染不同临床时期的不同表现、HBV 特异性免疫应答的不同程度以及对肝内免疫环境的定性对新型、个体化抗病毒策略的制定提供重要的参考依据；干扰素对那些 ALT 水平升高（免疫清除期）的患者反应性才是更高的，适时用药可以提高药物的最大效力；慢性乙肝治疗的目的是阻断患者从 Ⅱ 期到 Ⅲ 期的进程，从肝细胞中清除病毒，围绕这个目的指定个性化治疗方案将是未来乙肝治疗的方向。病毒持续机制与慢性化发展、免疫耐受与免疫耐受打破机制、免疫致病机制和肝癌形成的进一步研究将使这种重要的病毒性感染更加明朗，并最终为控制和治疗这种感染提供更实际、更有效的方法。

第一节　慢性 HBV 感染自然史

依据病毒学和生物化学参数，可将慢性乙肝自然史划分为免疫耐受期（Ⅰ 期）、免疫清除期（Ⅱ 期）以及免疫无活性乙肝病毒非复制期（Ⅲ 期）。有时患者会进入一个乙肝 e 抗原（HBeAg）血症消失而病毒血症出现以及慢性活动性肝炎发展的时期，即 HBeAg 阴性的 HBV 复制期（Ⅳ 期），表征着前核心区（pre-core）突变株的出现。4 个时期并不是必须全部出现在某一患者身上，也不一定按顺序出现。

一、中国和亚太分期

我国 2015 年版、亚太肝病学会（APASL）2016 年版慢性乙肝指南，均按慢性 HBV 感染者的免疫状况分为 4 个期，即免疫耐受期、免疫清除期、非活动性携带者期和再活动期（HBeAg 阴性慢性乙肝期）。

（一）免疫耐受期

HBsAg 和 HBeAg 阳性，HBV DNA 水平高（通常 >200 000IU/mL），ALT 正常，肝组织学无明显异常或轻度炎症坏死，无或仅有缓慢肝纤维化的进展。

（二）免疫清除期

血清 HBV DNA 载量 >2 000IU/mL，ALT 持续或间歇升高，肝组织学中度或严重炎症坏死，肝纤维化可快速进展，部分可发展为肝硬化和肝衰竭。

(三)非活动性携带者期

血清 HBeAg 阴性、抗 -HBe 阳性,HBV DNA 水平或检测不到(<2 000IU/mL),ALT 正常,肝组织学无炎症或仅有轻度炎症。在发展为明显肝病之前出现 HBeAg 血清学转换的此期患者,发生肝硬化和 HCC 的风险明显减少。

(四)再活动期(HBeAg 阴性慢性乙肝期)

5%~15% 非活动期的患者可出现一次或数次肝炎发作,表现为 HBeAg 阴性,抗 -HBe 阳性,HBV DNA 中到高水平复制(>20 000IU/mL),ALT 持续或反复异常,称为 HBeAg 阴性慢性乙型肝炎。也可再次出现 HBeAg 阳转。

HBsAg、HBeAg 血清学水平、HBV DNA 血清学载量为反映 HBV 复制活跃程度的直接指标。据此,可分两期:①活跃期,HBsAg> 1 000IU/mL、HBeAg 阳性或抗 -HBe 阳性,HBV DNA>2 000IU/mL。②非活跃期,HBsAg<1 000IU/mL、HBeAg 阴性,HBV DNA<2 000IU/mL。大多数患者 HBV 复制及肝脏炎症反应已趋平稳,每年向肝硬化和肝细胞癌进展的风险率不足 1%。但是,20%~30% 的非活跃期慢性 HBV 携带状态的 HBV 可以进入再活动期或 HBeAg(-)CHB 阶段,HBV C 基因与前 C 基因变异的免疫清除期。再活动期 HBeAg 虽然阴性,但血清 HBV DNA>2 000IU/mL、处于再活动期或 HBeAg(-)CHB 阶段的患者,进展为肝硬化风险更高,肝硬化发生率可达 2%~10%。

并非所有 HBV 感染者都经过以上 4 个时期。青少年和成年时期感染 HBV,多无免疫耐受期,直接进入免疫清除期。自发性 HBeAg 血清学转换主要出现在免疫清除期,年发生率为 2%~15%。年龄小于 40 岁、ALT 升高、HBV 基因 A 型和 B 型者发生率较高。HBeAg 血清学转换后,每年有 0.5%~1.0% 发生 HBsAg 清除。有研究显示,HBsAg 消失 10 年后,约 14% 的患者肝脏中仍可检测出 cccDNA。HBsAg 消失时患者超过 50 岁,或已经发展为肝硬化,或合并 HCV 或 HDV 感染,尽管发展为肝癌概率低,但仍可能发生。

二、2017 年版 EASL 分期

2017 年版《慢性 HBV 感染管理的临床实践指南》中的慢性 HBV 感染自然史分 5 期:

(一)Ⅰ期——HBeAg 阳性慢性 HBV 感染

既往称免疫耐受期,其特点是:血清 HBeAg 阳性,HBV DNA 水平很高,ALT 按照传统阈值(ULN 为 40IU/mL)持续正常,肝脏有轻微炎症坏死或肝纤维化,但有高水平 HBV DNA 整合和克隆细胞表达,提示可能在感染早期,就已开始肝细胞癌(HCC)发生的进程。在围生期感染患者较常见,且持续时间较长,这与至少直至年轻成人期被保护的 HBV 特异性 T 细胞功能有关。此期的 HBeAg 自发消失率很低,这些患者因血清 HBV DNA 水平高,传染性高。见表 9-39-1。

(二)Ⅱ期——HBeAg 阳性慢性乙肝

既往称免疫清除期,特点:血清 HBeAg 阳性,高水平的 HBV DNA,ALT 升高,肝脏有中度或重度炎症坏死,并快速向肝纤维化进展。此期可在 Ⅰ 期后的若干年发生,但成年发生感染者常快速进入此期。此期预后各异,多数可达到 HBeAg 血清学转换和 HBV DNA 抑制,进入 HBeAg 阴性感染期。另外一些患者可能不能控制 HBV 复制而进展为 HBeAg 阴性 CHB 期,并长达多年。

(三)Ⅲ期——HBeAg 阴性慢性 HBV 感染

既往称非活动性携带者期,其特点是:血清抗 -HBe 阳性,HBV DNA 检测不到或低水平

（>2 000IU/mL），ALT 按照传统阈值（ULN 为 40IU/mL）正常。但此期限一些患者 HBV DNA 可 >20 000IU/mL（常 <20 000IU/mL），并伴有 ALT 持续正常和仅有轻微的肝脏炎症坏死或轻度肝纤维化。此期患者一般血清 HBsAg 水平低（<1 000IU/mL），进展为肝硬化或 HCC 危险性低，但可进展为 CHB（常为 HBeAg 阴性）。每年有 1%~3% 可出现 HBsAg 自然消失和 / 或血清学转换。

（四）Ⅳ期——HBeAg 阴性慢性乙肝

既往称再活动期或 HBeAg 阴性慢性乙肝期，其特点是：血清 HBeAg 阴性，常可检测到抗 -HBe，血清 HBV DNA 持续波动在中至高水平之间（常低于 HBeAg 阳性患者），ALT 波动或持续升高。肝组织学检查显示有炎症坏死和肝纤维化。多数含有前区和核心启动子区 HBV 变异株，这些变异株可影响或终止 HBeAg 表达。此期与疾病自发减轻率低相关。

（五）Ⅴ期——HBsAg 阴性期

也称隐匿性 HBV 感染，少数病例 HBsAg 阴性，可能与所用检测试剂灵敏度低有关。其特点是：血清 HBsAg 阴性，抗 -HBc 阳性，有或无抗 -HBsAg，ALT 正常，血清 HBV DNA 一般检测不到，但并非总是检测不到，肝内常可检测到 HBV DNA（cccDNA）。患者在发生器肝硬化前获得 HBsAg 消失与发生肝硬化、失代偿和肝癌危险期极低及生存率高有关。但如在 HBsAg 消失前已发生肝硬化，则患者仍存在 HCC 风险，应继续进行 HCC 监测。免疫抑制可能导致这些患者 HBV 感染再活动。

表 9-39-1　　HBV 标志物和肝病指标分期的慢性 HBV 感染患者自然史及其评价

	HBeAg 阳性		HBeAg 阴性		HBsAg 阴性
	慢性感染	慢性肝炎	慢性感染	慢性肝炎	
HBsAg	高	高 / 中	低	中	阴性[c]
HBeAg	阳性	阳性	阴性	阴性	阴性
HBV DNA	>10[7]IU/mL	10[4]~10[7]IU/mL	<2 000IU/mL[a]	>2 000IU/mL	一般检测不到
ALT	正常	升高	正常	升高[b]	正常
肝病	无 / 轻微	中度 / 严重	无	中度 / 严重	无 / 轻微
旧命名	免疫耐受期	免疫清除期	非活动性携带者期	再活动期或 HBeAg 阴性慢性乙肝期	隐匿性 HBV 感染

[a]：一些无慢性乙肝指征的患者 HBV DNA 水平可在 2 000~20 000IU/mL；[b]：持续或间断升高；[c]：血清抗 -HBc 阳性，有或无抗 -HBs，肝内常可检测到 HBV DNA（cccDNA）。

三、2017 年 EASL 指南与既往分期和命名优势

2017 年版《慢性 HBV 感染管理的临床实践指南》中的慢性 HBV 感染自然史分期基于 HBV 标志物和肝病指标，与既往按患者免疫状况分期有诸多优势：

1. 更符合感染性疾病分期　许多感染性疾病可检测出病原学指标，但无疾病指征，称隐性感染。这些患者只需监测，不须治疗；另一些患者既有病原学指标，又有疾病指征，称为显性感染，则需及时抗病毒治疗。

2. 更加全面、合理并符合临床实践　新命名更清晰说明了患者的疾病状况，更符合临

床诊断。

3. 消除了与患者实际免疫状况不一致的矛盾　如一些免疫耐受期患者可检测到 HBV 特异性 T 细胞免疫,免疫耐受期患者对其他病原体仍然存在特异性免疫,并未出现免疫耐受情况,多数免疫耐受期患者并不能完全清除 HBV 而获得康复,非复制期患者存在 HBV 复制,10%~30% 的 HBeAg 阴性 CHB 是由 HBeAg 阳性 CHB 直接发展而来,并非均由再活动所引起。

第二节　发病机制

一、免疫应答

慢性乙型肝炎的发病机制较为复杂,迄今尚未完全阐明。大量研究表明,HBV 不直接杀伤肝细胞,其引起的免疫应答是肝细胞损伤及炎症发生的主要机制。而炎症反复存在是慢性乙型肝炎患者进展为肝硬化甚至肝癌的重要因素。固有免疫在 HBV 感染初期发挥作用,并诱导后续的特异性免疫应答。慢性 HBV 感染者的非特异性免疫应答受到损伤。HBV 可通过自身 HBeAg、HBx 等多种蛋白成分,通过干扰 Toll 样受体(Toll like receptor,TLR)、视黄酸诱导基因 I(retinoic acid inducible gene I,RIG-I)两种抗病毒信号转导途径,来抑制非特异性免疫应答的强度。慢性乙型肝炎患者常表现为髓样树突状细胞(mDC)、浆细胞样树突状细胞(pDC)在外周血中频数低,mDC 存在成熟障碍,pDC 产生 IFN-α 的能力明显降低,机体直接清除病毒和诱导 HBV 特异性 T 细胞功能产生的能力下降,不利于病毒清除。HBV 特异性免疫应答在 HBV 清除中起主要作用。MHC-I 类分子限制性的 CD8+ 细胞毒性 T 淋巴细胞可诱导肝细胞凋亡,也可分泌 IFN-γ,以非细胞裂解机制抑制其他肝细胞内 HBV 基因表达和复制。慢性感染时,HBV 特异性 T 细胞易凋亡,寡克隆存在,分泌细胞因子功能和增殖能力显著降低,T 细胞功能耗竭,HBV 持续复制。

军事医学科学院报道,在大型研究队列通过全基因组关联分析研究检测发现,位于 8p213 的 INTS10 基因与 HBV 持续感染有关。

首都医科大学附属北京友谊医院分析了中国乙肝及临床科研系统(CR-HepB)数据库中 17 809 例慢性乙型肝炎患者数据,<50 岁肝硬化患者以男性为主,>50 岁肝硬化患者中女性为主,提示绝经期后女性的肝硬化保护作用消失。

二、慢性化因素

(一) HBeAg 可引起免疫耐受

在个体发育的早期,免疫系统如暴露于低分子量的可溶性蛋白,容易对其产生免疫耐受。这已在转基因小鼠模型中得到证明。

HBeAg 可通过胎盘,引起免疫耐受。在肝细胞表面与 MHC 共同表达的 HBeAg,可以不引起 T 细胞介导的细胞毒效应。这种免疫耐受可解释围生期感染后慢性 HBV 携带状态的高发生率。

（二）抗 -HBe 能抑制 CTL 细胞毒效应

HBV 感染的清除中,细胞毒性 T 淋巴细胞(CTL)在溶解表达靶抗原的肝细胞方面起重要作用。抗 -HBe 能抑制 CTL 对感染肝细胞的细胞毒效应。HBV 垂直感染,自母体被动输入的核壳抗体,可抑制婴儿特异的 CTL 应答,使 HBV 感染慢性化。

（三）母亲携带 HBV 不同,新生儿受染状态不一

HBeAg(+)母亲的新生儿常发生慢性 HBV 携带状态。抗 -HBe(+)母亲传播的常是低感染量的原型毒株,仅发生一过性的病毒携带。有些抗 -HBe(+)母亲传播前 CA83 变异株,可发生较严重的肝炎,甚至急性重型肝炎(FHB)。抗 -HBe(+)母亲传播的前 C 变异株与原型毒株一样,新生儿罕有成为慢性乙肝病毒携带者。

婴幼儿 HBV 感染后并非全无免疫应答,ALT 升高 2 倍以上者达 44%,轻度波动者 43%,始终正常者仅 13%。婴幼儿感染后的免疫应答水平很低,仅少数可清除病毒,80% 以上感染持续而成为慢性乙肝病毒携带者。

（四）成年期感染 HBV,几乎都是急性或亚临床感染

除免疫抑制患者,如 AIDS、恶性肿瘤、慢性肾炎、其他慢性消耗性疾病、长期应用皮质激素和抗癌药物者,由于细胞免疫功能降低,易于发展为慢性乙肝病毒携带者外,其他成年人感染 HBV 很少慢性化。

（五）老年期 HBV 的低感染和高免疫状态

老年人 HBsAg 检出率逐渐降低,60 岁后约 5%;但抗 -HBs 却保持在较高水平(约 40%)。我国的老人感染 HBV 后,很少成为慢性携带者;但非流行区移居流行区的老人,因对 HBV 无免疫力,暴露后易感染,感染后易成慢性 HBV 携带状态。

（六）HBsAg 阴性的无症状感染

在我国的自然人群中,可能有 2% 是 HBsAg(−)无症状慢性 HBV 感染者,经检测 HBV DNA 诊断。未能检出 HBsAg 的原因主要由于抗原低于可检出水平,也有的是由于病毒 S 基因的变异。

三、预后及影响因素

（一）年龄

慢性 HBV 携带状态的发生、进展与 HBV 感染途径、感染者年龄等因素有关。新生儿免疫系统不成熟,感染 HBV 后易慢性化。围生期感染的新生儿发生慢性化的概率为 90%,1~5 岁儿童发生慢性化的概率为 30%,会经历长达 10~40 年的免疫耐受期,在成年之前,有 3%~5% 发展为肝硬化,0.01%~0.03% 发展为肝细胞癌,究其一生,肝细胞癌的发生率上升到 9%~24%,肝硬化的年发生率达 2%~3%。

（二）HBsAg、HBeAg 和 HBV DNA 水平

1. HBsAg 血清学水平与肝组织中 cccDNA 浓度呈正相关,已被用作判断 HBV 复制水平的间接指标,评估 CHB 患者抗病毒治疗效果、预测持续病毒学应答和生物化学应答、甚至作为停药指标。HBsAg 水平可以预测肝细胞癌的发生。Martinot-Prignoux 等报道,慢性 HBV 感染者血清 HBsAg 水平为 <100IU/mL、≥ 100IU/mL~<1 000IU/mL 或 ≥ 1 000IU/mL,各组 20 年 HCC 累计发生率分别为 1.4%、4.5% 与 9.2%。Tseng 等还发现,即使血清 HBV DNA 载量低,HBeAg(−)的患者,其 HCC 发生率也与 HBsAg 呈正相关,血清 HBV DNA<200IU/mL 时,血清 HBsAg<1 000IU/mL 的患者 HCC 20 年累计发生率为 2%,而血清 HBsAg>1 000IU/mL

的患者 HCC 20 年累计发生率则增加到 8%。其他学者也发现,血清 HBV DNA 载量、ALT 正常的 HBsAg 阳性 HBV 携带者,肝细胞癌发生率比 HBsAg 阴性对照组约高 5 倍。

2. HBeAg 持续阳性为肝硬化发生的高风险之一。Chu 等在 HBeAg 阳性的慢性 HBV 携带状态中研究发现,HBeAg 血清学转换时的年龄与肝硬化发生率之间存在显著相关性,HBeAg 血清学转换发生在 <30 岁或 30~39 岁时,进展为肝硬化的概率分别为 1.1%(1/93)与 4.1%(5/122),而 HBeAg 血清学转换发生在 >50 岁或 40~49 岁时,进展为肝硬化的概率分别 增高到 33.3%(1/3)与 27.3%(6/22)。

3. HBV DNA 血清学载量。血清 HBV DNA 高载量是独立于 ALT、HBV 基因型及 HBeAg 以外的与 HCC 发生直接相关的危险因素之一。HBV 的直接致癌性或诱导肝细胞坏死、再 生的过程均可导致肝细胞癌发生,而高病毒载量所致肝细胞癌的风险更高,这可能与病毒活 跃复制,病毒有较高机会整合到肝细胞染色体和诱导肝细胞基因组不稳定相关。Chen 等对 3 653 例慢性 HBV 感染者 11.4 年的研究,共有 164 例发生 HCC,并与 HBV DNA 观察初始 水平呈正相关。Wong 等由 HBV DNA 水平、肝脏硬度、患者年龄、血清白蛋白等指标构建的 "肝脏硬度测定 - 肝细胞癌风险评分体系" 可准确预测 CHB 患者性肝细胞癌的风险。

(三) 肝硬化发生率和危险因素

慢性乙型肝炎患者肝硬化的年发生率为 2%~10%,危险因素包括宿主(年龄大、男性、发 生 HBeAg 血清学转换时大于 40 岁、ALT 持续升高),病毒(HBV DNA>2 000IU/mL),HBeAg 持续阳性,基因型 C,合并 HCV、HDV 或 HIV 感染),以及环境(酒精和肥胖)。

代偿性肝硬化进展为肝功能失代偿的年发生率为 3%~5%,失代偿性肝硬化 5 年生存率 为 14%~35%。非肝硬化 HBV 感染者的 HCC 年发生率为 0.5%~1.0%。肝硬化患者 HCC 年 发生率为 3%~6%。发生 HCC、肝硬化的危险因素相似。此外,罹患肝硬化、糖尿病、直系亲 属有肝癌病史、血清 HBsAg 高水平,以及黄曲霉毒素均与肝癌发生相关。较低的 HBsAg 水 平常反映宿主对 HBV 复制和感染具有较好的免疫控制。对于 HBeAg 阴性、HBV DNA 低 水平(<2 000IU/mL)、B 或 C 基因型 HBV 感染患者、高水平 HBsAg(HBsAg ≥ 1 000IU/mL) 肝癌的发生风险增加。

上海公共卫生临床中心成功建立了一种针对 HBV 不同核酸的原位杂交技术,能显示 cccDNA、前基因组 RNA(pgRNA)及松弛环状 DNA(rcDNA)等在单个细胞中的分布情况。 他们还将该技术与免疫组化技术相结合,获得了 HBV 核酸与蛋白质的共定位图像,提出了 在单细胞水平 HBV 存在 "抗原富集期" "DNA 富集期" "潜伏期" 的 "三阶段" 假说,加深 了我们对 HBV 肝细胞内生活史的认识,为进一步设计清除 HBV cccDNA 的新策略提供了 实验依据。

(张文宏)

第四十章

临床表现

第一节　急性乙型肝炎

肝脏对不同刺激的应答相当一致。无论何种病原,急性肝损害的临床表现大体近似。急性乙型肝炎与其他病毒引起的急性病毒性肝炎,甚至药物引起的急性肝损害的临床表现并无明显差异,但在病史中各有特点,最后需结合血清标志物确定。

一、临床分期

（一）潜伏期

一般 45~160 天,平均 90 天。长短与感染的病毒量有关,大量输血传播者较长,针刺引起者较短。

（二）黄疸前期

常有非特异的、短暂的、病毒血症相应的前驱症状,低热,关节酸痛,疲乏,食欲减退,恶心呕吐等,常误诊为上呼吸道感染。可发生肝外病变和血清病样综合征,如关节痛、关节炎、荨麻疹和血管神经性水肿、血管炎性病变、肾脏病变、紫癜、浆液膜炎、心肌炎、胰腺炎等。症状的轻重和时间长短可有很大不同,可自数天至 2 周。也可无明显黄疸前期,而以黄疸为最早的症状。

（三）黄疸期

因血清直接胆红素升高,常以尿黄为首发症状,继而巩膜和皮肤黄染,粪便颜色变浅。1~2 周内达高峰后,大多热退、胃肠道症状好转、食欲改善,是病情由极期开始缓解的常见标志。肝脏轻度肿大、质软,有触痛和叩击痛。少部分患者肋下可触及脾脏。血管蜘蛛痣可短暂出现。黄疸的消退要比其上升的时间缓慢得多,黄疸期持续 1~6 周。

（四）恢复期

随着黄疸的消退,症状逐渐好转。血清丙氨酸转氨酶(ALT)逐渐降低。胆红素下降常早于 ALT 复常。绝大多数患者在 3~4 个月内恢复,HBsAg 消失,HBV DNA 在检测水平以下。小儿恢复比成人快。恢复期患者仍可有疲乏和不适。临床和血清学恢复后,肝组织病变减轻,但完全恢复须在半年以上。临床痊愈后 10 年,多数肝内仍可检出 HBV cccDNA,甚至低水平的血清病毒,肝组织内常有轻微炎症和纤维化。

二、临床分型

急性 HBV 感染的疾病谱,可从轻微病症到致死性的急性肝衰竭。

（一）无黄疸性肝炎

一般病情较轻。最轻的肝炎只有生化异常，不一定有特异的肝病症状。症状多以"感冒"或"肠胃不适"开始，常被漏诊。大多隐袭起病，诊断时难回忆确切的发病日期。ALT轻度升高。相当数量患者病情迁延。有的患者一时不易确定为急性或慢性。20世纪60年代，我国曾开展过人群ALT普查，无症状的血清ALT升高，占人群的5%~10%。70年代，HBsAg检测发展以后，HBsAg检出率在ALT异常者中为正常者的3倍，近半数升高者为无黄疸性乙型肝炎或慢性肝炎。

（二）黄疸性肝炎

黄疸性乙型肝炎，远不如无症状HBV感染和无黄疸性乙型肝炎常见。急性起病，发病时间较易确定。有较明显的前驱症状，HBsAg阳转、ALT升高，随之出现黄疸、厌食、恶心、呕吐；黄疸停止发展的同时，症状好转，生化改变逐渐正常，病毒抗原血清转换。较易恢复。一般而言，黄疸不及甲型肝炎明显，胆红素早于ALT复常。

（三）暴发性肝衰竭

暴发性肝衰竭约占急性乙型肝炎的1%。病情可迅猛发展，多在10天内出现肝性脑病，黄疸尚不明显。也可在典型的急性发病后，黄疸迅速加深，反复呕吐，逐渐出现其他肝衰竭症状，较为严重，需及时处理。若未及时处置，常因肝萎缩合并感染而致死。笔者曾见一名16岁中学生，带着"肠胃不和，乏力"等症状参加校运动会，2天后急诊入院，10天病故。尸体解剖发现，肝脏萎缩，红黄两色；红色肝为新生肝脏，黄色为肝脏坏死伴金黄色葡萄球菌感染。

（四）淤胆型肝炎

淤胆型肝炎可发生于任何一种病毒性肝炎的急性期或慢性期。急性乙型肝炎中的发生率为2%~3%，老年肝炎可达10%以上。

三、恢复期疾病

急性乙型肝炎的自然病程一般在4个月内，少数至6个月，个别超过6个月。如在6个月内持续好转，近期内完全康复，仍可诊断为急性肝炎。

（一）复发性肝炎

急性乙型肝炎恢复后可复发，复发率2%~5%，远低于甲型肝炎的15%。一般较首次发病轻，ALT常波动，或有轻微黄疸；也有近似首次发病者。在恢复与复发之间较常有肝功能试验的某些异常，也有完全正常者。肝组织学表现为复发性腺泡内炎症。大多可完全恢复，亦有一些患者发展至慢性病变。

（二）肝炎后综合征

急性肝炎后，少数患者仍感焦虑、疲乏、食欲减退，右上腹部不适。肝脏可能触及边缘，有压痛。持续数周或数月。多见于对肝炎稍有知识，对后果颇有顾虑的患者。血清转氨酶可轻度增高，如反复波动提示慢性化。

复发和肝炎后综合征的患者都须谨慎除外病变的慢性化。诊断须较长时间观察，ALT长期稳定，无肝病相关的客观表现者，才能排除慢性化。

急性肝炎恢复后的1年内，肝组织仍可残留一些轻微改变，如汇管区淋巴细胞浸润、纤维化、肝细胞略显肿胀，可有脂肪变性等。急性肝炎后近期肝活检，较难区别恢复期表现与轻微的慢性病变。

第二节　慢性乙型肝炎

急性乙型肝炎有 5%~10% 转为慢性乙型肝炎。慢性化主要取决于患者的年龄和免疫状态。

婴幼儿期感染易发展为慢性，HBeAg(+)携带者母亲的新生儿，若未经免疫预防，80%~90% 将成为慢性感染者;6 岁前感染者,约 30% 发展为慢性。成人感染的慢性化率很低,仅≤ 5%,成年易感者常为无症状感染,少部分表现为急性乙型肝炎。应用免疫抑制剂和细胞毒性药物的患者、血液透析患者,常缺乏明显的急性期表现,病情迁延。

慢性乙型肝炎常无明显临床表现,需依赖流行病学调查、实验室检查、影像学和病理学检查才能确诊(详见本篇相关章节)。

（陈紫榕）

第四十一章

实验室和影像学检查

第一节　实验室检查

实验室检查是 HBV 感染诊断和治疗的重要项目。经典的 HBV 感染生物学标志是"两对半"和 HBV DNA。一直以来,探讨 HBV 感染新型生物学标志物的临床应用及其意义是 HBV 感染基础和临床研究热点,近年已取得新的进展。2017 年版 EASL《慢性 HBV 感染管理的临床实践指南》,新增了三种新型生物学标志,包括共价闭合环状 DNA(cccDNA)、HBV 核心相关抗原(HBcrAg)及血清 HBV RNA。

一、HBV 感染经典生物学标志

(一)"两对半"和抗 -HBc-IgM

HBV 经典血清学标志物包括 HBsAg、抗 -HBs、HBeAg、抗 -HBe、抗 -HBc 和抗 -HBc-IgM。HBsAg 阳性表示 HBV 感染;抗 -HBs 为保护性抗体,其阳性表示对 HBV 有免疫力,见于乙型肝炎康复及接种乙型肝炎疫苗者;抗 -HBc-IgM 阳性多见于急性乙型肝炎及慢性乙型肝炎急性发作;抗 -HBc 总抗体主要是抗 -HBc-IgG,只要感染过 HBV,无论病毒是否被清除,此抗体多为阳性。在 HBeAg 阳性的慢性乙型肝炎患者中,基线抗 -HBc 抗体的定量对聚乙二醇干扰素(PEG-IFN)和核苷(酸)类似物(NAs)治疗的疗效有一定的预测价值。血清 HBsAg 定量检测可用于预测疾病进展、抗病毒疗效和预后。

HBeAg 并非 HBV 病毒组装和复制的必需品,但在体内持续感染中发挥巨大作用。最近的研究表明,HBeAg 下调机体对 HBV 的初始免疫应答,并导致 T 细胞免疫耐受。在慢性乙型肝炎(CHB)患者中,HBeAg 的血清学转换意味着临床好转,肝病进入静止期,肝纤维化减轻,肝硬化、肝细胞癌的发生率降低。HBeAg 血清学转换,不管是自发的,还是通过治疗实现的,通常预示着更可能实现 HBsAg 血清学转换,从而达到肝病长久、较彻底的临床好转。因此,在治疗 HBeAg 阳性的 CHB 患者时,实现 HBeAg 血清学转换、HBV DNA 降至不可测水平是一个重要的目标。也有医生将 HBeAg 血清学转换作为无肝硬化及失代偿性肝病的 CHB 患者的治疗终点。

(二) HBV DNA 定量检测

主要用于判断慢性 HBV 感染的病毒复制水平,可用于抗病毒治疗适应证的选择及疗效的判断。准确定量需采用实时定量聚合酶链反应(PCR)法。

(三) HBV 基因分型和耐药突变株检测

常用的方法有:①基因型特异性引物 PCR 法;②基因序列测定法;③线性探针反向杂交法。

二、HBV 感染新型生物学标志

（一）抗 -HBc 抗体定量

新型双抗原夹心法可定量检测血清抗 -HBc 水平。免疫清除期和再活动期患者抗 -HBc 定量水平显著高于免疫耐受期和低复制期。HBeAg 阳性 CHB 患者基线抗 -HBc 定量水平可预测 PEG-IFN-α 和核苷（酸）类似物（NAs）的疗效。此外，抗 -HBc 定量水平和 ALT 水平呈明显正相关；尤其在 ALT 正常患者，抗 -HBc 定量水平和肝脏组织学炎症坏死程度呈显著正相关。

（二）HBV RNA

HBV RNA 是由 cccDNA 直接转录产生的一种衣壳包裹的前基因组 RNA。有研究显示，HBV RNA 与病毒持续感染及核苷（酸）类似物停药后的反跳有关，也可作为接受核苷（酸）类似物治疗者 HBeAg 患者发生血清学转换的早期预测指标，或可作为与 cccDNA 转录活性相关的临床指标，如果 HBV RNA 持续消失，预示患者达到准功能性治愈。但是，2017 年 EASL 指南对这些研究结果并未加以评论和推荐。达到 HBsAg 消失才是理想终点，达到理想终点才属于功能性治愈。HBsAg 仍然阳性、抗病毒治疗后停药维持持续病毒学应答，以及停药不复发的患者，只能说是达到了有价值的治疗终点，为部分免疫控制状态。

鲁凤民测量 84 例慢性 HBV 感染患者，包括 62 名 HBeAg 阳性和 22 名 HBeAg 阴性患者，以及 41 例接受 NAs 治疗至少 2 年的患者的 HBV cccDNA 水平和 HBV RNA 水平。结果显示，血清 HBV RNA 可以反映 CHB 患者在接受长期 NAs 治疗后肝内 cccDNA 的状态，血清 HBV RNA 的持续清除，表明 cccDNA 的清除或转录沉默。

（三）病毒 cccDNA 与乙型肝炎病毒核心相关抗原

病毒 cccDNA 是 HBV 持续感染的关键因素，在接受 NAs 长期治疗之后，仍然持续存在于感染者的肝细胞内，甚至在发生了 HBsAg 消失或发生血清转换之后，也仍然继续存在。

cccDNA 水平及转录活性检测，对于评估 HBV 感染是否治愈至关重要，但因检测 cccDNA 需行肝组织活检，方法尚未标准化。

乙型肝炎病毒核心相关抗原（HBcrAg）是一种包含 HBcAg、HBeAg、p22 蛋白质的复合标志物，与肝细胞内 cccDNA 转录活性有关，在区分疾病分期、预测 PEG-IFN-α 和 NAs 抗病毒疗效，以及停药后复发、预测肝细胞癌发生风险等方面均有相关研究。

三、生物化学检查

对肝脏损伤指标（ALT、AST）、肝脏功能指标（ALB、INR）、胆汁淤积指标（ALP、GGT）及纤维化指标，可参照 2017 年 11 月 9 日英国胃肠病学会在 *Gut* 在线发表的《肝功能检测异常管理指南》进行管理。

（一）血清 ALT 和 AST

1. 正常值 2018 年美国指南推荐采取 35U/L（男性）和 25U/L（女性）作为 ALT 的正常值上限来指导患者的管理。2021 年 7 月，中国首届肝病论坛报告，此有利于减少肝硬化、肝癌的发生。

当前对健康参考人群的新定义为 Parti 标准，即罹患肝病的低风险人群：HBsAg（–），抗 -HCV（–），抗 -HIV（–），梅毒抗体（–），无代谢综合征高危因素，BMI<25kg/m²，甘油三酯、胆固醇和空腹血糖正常，不饮酒（乙醇摄入量 <60g/d），无合并用药。这一严格标准为多项

研究所采纳。目前研究总体趋势是应降低 ALT 正常值上限,但是降低的幅度和范围尚无一致意见。Parti 等通过对健康参考对象 3 927 例研究得出,ALT 正常值上限(ULN)为男性30IU/mL,女性 19IU/mL。国外多项研究证实,ALT 正常值上限为男性 29~34IU/mL,女性19~25IU/mL。Keeffe 等将 ALT 的正常值上限定为:男性 <30IU/L,女性 <20IU/L。国内 Wu等回顾性研究 2 894 例认为,ALT 正常值上限为男性 21IU/mL,女性 17IU/mL,Zheng 等横断面研究 13 637 例,建议 ALT 正常值上限为男性 35IU/mL,女性 23IU/mL。

ALT 正常值下调能提高慢性病毒性肝炎诊断敏感性,有利于对非酒精性脂肪肝的诊断、发现合并显著肝脏病理改变患者。但国内外学者并不完全赞同。因为,ALT 正常范围(参照值)是根据测定大样本健康人群 ALT ± 2SD 制定的,其参考范围呈正性不对称分布。ALT的参照值男性为 5~40IU/L,女性为 5~35IU/L。健康人群中约 2.5% 血清 ALT 轻度增高;而有 5%~10% 的慢性乙型肝炎、15% 慢性丙型肝炎和部分非酒精性脂肪肝炎转氨酶正常,应参照患者具体情况,应用适当的参照值。Keeffe 的 ALT 正常值上限依据是韩国医疗保险公司数据,男性 AST(20~29IU/L)及 ALT(30~39IU/L)相比,肝病死亡风险显著增加,建议对血清 ALT 和 AST 轻微增高但仍在正常参考范围内的人群密切监测其是否有肝病。该研究在HBV 流行区进行,缺乏 HBV 信息,未必适用于全球。美国人 AST、ALT 升高发生率 9.8%,多由非酒精性脂肪性肝病(NAFLD)所致。无病毒性肝炎或酒精摄入过度的非肥胖人群中,ALT 与冠心病的危险相关。

ALT 酶活力测定,可因操作方法和条件变化影响结果,不同实验室酶活力单位定义有差异,建议统一用国际单位制(SI)表示,即每秒酶反应的底物量(1IU=16.67nmol/s)。ALT 的ULN(40IU/L)是 1970 年根据手工赖氏法测定所得,为当时人群测定值第 99 百分位值。目前均已为自动生化分析仪检测。为校正手工法与自动生化仪的差异,上海市临床检验中心和复旦大学中山医院组织 32 家医院进行了 9 次试验,建议参考范围上限值改为 60~65IU。国外报道的参考范围上限值也各有不同,有认为第 97.5 百分位点女性为 34IU/L、男性为45IU/L;据 438 180 例调查结果,认为上限值女性可为 39IU/L、男性可为 69IU/L;以色列调查显示,男性、女性 ULN 分别为 44.9IU/L 和 31.8IU/L。

将 ALT 正常值上限下调,有可能产生不良后果:①扩大很多治疗对象,如年轻非激活状态携带者和免疫耐受期 HBsAg 阳性者;②加速 HBV 核苷类耐药株和多重耐药株的出现;③增加患者心理负担,造成社会压力;④给临床医师治疗决策带来困惑;⑤增加患者和社会经济负担,造成医保费用激增。但也不可否认,将 ALT 正常值上限下调,能及时发现一些低酶的慢性乙肝患者并使其得到及时治疗,避免贻误诊治可能产生的不良后果。

多数专家认为,病变轻微和不太可能获得持续应答患者(如非激活状态携带者以及免疫耐受阶段的 HBsAg 阳性者),不应接受抗病毒治疗,特别是年轻患者。较年轻的 HBeAg 阳性患者,有可能发生自发性 HBeAg 血清学转换,除非有证据表明存在进展性肝病,应进行观察,暂不治疗;40 岁仍未出现自发性 HBeAg 血清学转换且存在活动性炎症,可考虑抗病毒治疗。对隐匿性 HBV 感染者(HBsAg 阴性,HBV DNA 阳性)也不建议进行抗病毒治疗,因其自然史尚不清楚,对抗病毒治疗的应答状况也不清楚。暂不适合抗病毒治疗患者,应当定期监测 ALT 水平,一旦发现升高应及时治疗。

2. 正常 ALT 不能排除肝脏疾病　　ALT 水平是否可以作为肝脏损伤的预测因子,最近受到学者质疑。不能仅因患者 ALT 水平正常而不予治疗。正常 ALT 水平不能排除严重的肝脏疾病,ALT 水平和疾病最终的结局没有一致关系。美国 Kim 研究结果显示,超过 2/3 的慢性乙肝患者,病毒载量升高而 ALT<2×ULN,肝活检有显著意义的坏死炎症,病毒载量高,通常提示有组织学损害,即使 ALT<2×ULN,也应考虑治疗。哈佛大学医学院 Lai 等在 192 例慢性 HBV 感染患者中,开展了一项回顾性的调查显示,在 ALT 正常组中,1/3 患者存在明显肝脏纤维化和炎症,分为 3 组:① ALT 持续正常组(PN)组,59 例;② ALT(1~1.5)×ULN 组,26 例;③ ALT>1.5×ULN 组,107 例。分析结果提示,年龄较大、ALT 值较高、肝脏活检提示炎症分级较高、HBeAg 阳性等因素均可预测肝脏纤维化。在 PN 组中,有 37% 存在明显的纤维化或炎症。研究者认为,对年龄超过 40 岁且 ALT 处于正常高水平(ALT:26~40IU/L)的患者,应该考虑行肝脏活组织检查。印度学者进行的一项研究共入选 1 387 例偶然发现的无症状 HBsAg 阳性患者,随访时间 1 年以上,其中 189 例 ALT 持续正常,1 198 例 ALT 持续或间断升高,在 ALT 持续正常的慢性 HBV 感染者中,有相当比例患者 HBV DNA ≥ 5 $\log_{10}$ 拷贝 /mL,并且发生明显肝纤维化。研究者认为,在 HBeAg 阴性、ALT 持续正常者中,仅根据 ALT 和 HBV DNA 水平(而不进行肝活检)定义非活动性携带状态,可能会漏诊一部分已发生明显组织学改变的患者。

3. 轻度升高　超过 40 岁的 HBV DNA 阳性者,即使 ALT 正常,应考虑肝活检;对不愿肝活检者,征得患者同意,只要 HBV DNA 水平符合治疗标准,ALT 升高,可考虑治疗,但效果不一定好。

4. 反复低水平升高　HBV DNA>1×10⁴ 拷贝 /mL,ALT 反复低水平升高者,需要考虑患者年龄、肝活检结果、家族史等,决定是否需抗病毒治疗。对不愿肝活检,而年龄超过 40 岁的肝功异常常者,可考虑抗病毒治疗。

5. 肝硬化　所有肝硬化伴病毒血症者,ALT 反复低水平升高,无论其 HBV DNA 水平如何,都应治疗;HBV DNA ≥ 1×10⁴ 拷贝 /mL,无论转氨酶是否升高都要抗病毒治疗。有的学者认为,慢性乙肝 ALT 水平升高,均应考虑为活动性病毒性肝炎。

6. AST 升高　若 ALT 正常,AST 升高,应参照 ALT 考量,给予治疗。正常人血清 AST 水平比 ALT 高,AST/ALT 比值为 1.15。一些特殊病例如肝硬化等,其 AST 水平高于 ALT,反映了肝脏损害的严重性。

7. 排除其他原因　转氨酶升高应排除其他原因,如发热、劳累、熬夜、腹泻、感冒、饮酒、月经期、其他疾病和多种药物等。

8. 随访　老年、HBeAg 阴性、抗病毒治疗有困难者,可随访,并给肝脏支持治疗。

9. ALT 正常或轻度升高者,要特别关注下述几种情况。

(1)近半存在显著肝纤维化:ALT 正常或轻度升高处于免疫耐受期的 CHB 患者,一直以来被认为是长期良性病程的认识不容乐观。ALT 作为肝组织炎症的指标,其水平与肝组织病理变化之间存在良好的相关性。但一部分 ALT 正常或轻度升高的 CHB 患者,肝活组织病理却提示明显肝脏炎症及纤维化改变。钟曼华等通过对 208 例 CHB 患者的前瞻性横断面研究发现,在 ALT 持续正常或间断升高的 CHB 患者中,分别有 14% 及 35% 的患者不能排除进展性肝纤维化的可能。Chen 等研究发现,在 228 例 ALT 正常或轻度升高的 CHB 患者中,有 49.2% 的患者存在典型炎症改变,36.4% 的患者存在典型的纤维化。Gbel 等对欧洲 253 例 CHB 患者的研究发现,在 ALT 正常的 CHB 患者中,典型肝纤维化者占 36%,典型肝脏炎症者占 27%,肝硬化者可达 18%。美国斯坦福医学中心对 CHB 患者中 ALT 水平升高 1~2 倍并行肝穿刺活组织检查的患者进行了系统回顾及荟萃分析,ALT 轻度升高的患者中,近一半存在显著肝纤维化。ALT 正常或轻度升高的 CHB 患者中,典型的肝组织病理变化并不少见。

应该如何认识这部分 CHB 患者的肝组织病理变化呢？①对于间断的 ALT 轻度升高的 CHB 患者，虽然 ALT 低水平升高，但也能反映肝组织慢性炎症损伤，持续的慢性损伤也可导致肝脏明显炎症及纤维化。② HBV 进入机体后，主要存在于肝细胞内，在某种状况下，如机体免疫功能低下等，HBV 所导致的免疫反应可能只是引起肝组织炎症和纤维组织增生，并未导致肝细胞溶解坏死，肝细胞内的各种酶未入血，从而导致血液中的转氨酶并不升高，但是肝组织内部病变呈隐匿发展。③由于目前医疗水平及经济水平限制，大多数人群的体检意识及对疾病的认识水平仍较低，故不排除在观察对象中，有处于免疫活动，导致肝脏明显的炎症及纤维化，因自身免疫变化、病毒变异或其他因素，处于免疫耐受状态或低复制状态，使血液中 ALT 水平正常或轻度升高。一项来自雅典的研究提示，若严格限定 ALT 正常的纳入条件，对于 HBeAg（-）CHB 患者来说，典型的肝组织进展很少见，这部分患者可能不需要肝穿刺或立即治疗，而是需要长期随访。④目前国内外相关研究发现，大多研究采取的方法是回顾性研究，选取既往肝穿刺活组织检查且 ALT 正常或轻度升高的患者，虽然 ALT 指标满足研究条件，但进行肝穿刺活组织检查本身就包含了主管医师对患者整体情况的判断，这在一定程度上增加了肝组织病理明显改变的患者比例，另外肝组织病理只是选取了肝脏中很小的一部分组织，由于取材部位和病理阅片人的主观性，使得某些病理结果在某种程度上并不能准确地反映整个肝组织的病理进展。结合以上研究及分析可以看出，若单纯将 ALT>2×ULN 作为肝组织病理变化的参考，似乎并不能准确地反映患者的真实状况。

目前国内外大都认为，应对 ALT 的参考值进行调整。来自美国的一项大规模前瞻性队列研究建议，在决定抗病毒治疗时，应将 ULN 定为男性 30U/L，女性 19U/L。Nguyen 等发表的系统回顾中也提出，应将 ALT 的 ULN 定为男性 30U/L，女性 19U/L，并且指出若以新的参考值为标准后，纳入研究中的 ALT 正常或轻度升高的 CHB 患者中出现典型肝纤维化进展的比率可从 80% 降为 35%。Alam 等的研究则建议，调整抗病毒治疗时 ALT 的参考范围，当 ALT>1.5×ULN 时即可考虑抗病毒治疗。也有学者并不赞成对 ALT 正常值进行下调，认为 ALT 正常或轻度升高的 CHB 患者中，虽然有一定比例的肝组织进展，但患者此时免疫应答水平较低，抗病毒治疗效果并不理想，且仍有很大一部分此类患者病理无明显进展，无需抗病毒治疗，对 ALT 进行下调将导致抗病毒药物耐药率增加，患者经济、心理负担加重，临床医生决策难度加大。由此可见，尽管 ALT 水平与肝组织炎症情况有很好的相关性，但仍不能单纯以 ALT 水平变化来进行评估，结合患者年龄、性别和肝组织病理学检查更为重要及准确。

（2）肝组织变化存在差异性：HBeAg 在慢性 HBV 感染中是重要的免疫耐受因子，HBeAg（-）的 CHB 可发生在 HBeAg 血清转换成抗-HBe 之后，病毒复制多处于静止状态，传染性降低，但部分患者仍有病毒复制。白浪等通过对 201 例 ALT 持续正常的 CHB 患者的肝组织病理特点分析后发现，几乎所有入选病例都有组织学改变，其中 HBeAg 阴性 CHB 组比 HBeAg 阳性组，更容易发生显著肝纤维化。也有研究提示在 ALT 轻度升高的患者中，HBeAg（+）和 HBeAg（-）CHB 患者在肝脏炎症程度之间无差异，而在肝纤维化程度之间有差异，以 HBeAg（-）CHB 组纤维化进展更重要。印尼的一项研究提示在 ALT<2×ULN 的 CHB 患者中，典型的肝组织病理变化主要见于 HBeAg（-）CHB 患者，主要考虑与 HBeAg（-）CHB 患者病程较长、肝脏慢性累积损伤时间更长有关，亦不排除与 HBV 突变成 HBeAg（-）后发生了新的感染方式有关。吴丽萍等通过对 68 例 CHB 患者肝组织病理学特点分析后发现，HBeAg（-）CHB 患者组 HBV DNA 定量与患者肝组织炎症及纤维化之间存在明显正相关，

而 HBeAg（+）CHB 患者 HBV DNA 与肝组织炎症及纤维化之间无明显相关性。对 HBeAg（+）CHB 患者而言，由于机体此时多处于自然病程前期，体内免疫状态复杂，且可受多种因素影响而导致肝组织病理变化与病毒水平之间无明显相关性。HBeAg（–）CHB 患者，由于血清学转换已打破了体内的免疫耐受状态，使患者处于病程后期，此时免疫状态更加稳定，病毒复制就可能成为激发患者反复免疫反应的主要因素。吴丽萍等通过对 331 例 ALT 正常或轻度升高并行肝穿刺活组织检查的 CHB 患者进行回顾性分析后发现，HBeAg（+）CHB 患者 Metavir 评分 ≥ G2 F2，风险 >40%，而 HBeAg（–）CHB 患者高达 50% 以上；典型的肝组织纤维化进展主要见于 30 岁以上的患者；血清 HBV DNA/ 肝组织 HBV DNA 载量可能不是影响患者 Metavir 评分 ≥ G2 F2 的直接因素；当 FibroScan 测量值 >5.0kPa，与 HBeAg 阳性和阴性 CHB 患者发生 Metavir 评分 ≥ G2 S2 趋势具有一致性。HBeAg 阳性和阴性 CHB 为 HBV 感染的 2 种不同类型，其血清学及临床表现均不同，因此在对 HBeAg 阳性和阴性 CHB 患者进行病情分析及治疗选择时应将两者分开评估。

（3）ALT 正常或轻度升高：CHB 患者管理程序，简单依据血清 ALT 正常或轻度升高 HBeAg 阳性和阴性 CHB 患者进行病情评估，显然是不准确的，要求大部分 ALT 正常或轻度升高的 HBeAg 阳性和阴性 CHB 患者接受肝穿刺活组织检查尚缺乏可行性。针对理想评估方法的不足，目前提出了一些简单的评估指标。①前 S1 抗原阳性与肝功能损害相关。江涛等发现，PerS1 抗原阳性组与 PerS1 抗原阴性组 ALT 升高率分别为 36.9% 和 7.03%，AST 升高率分别为 41.9% 和 8.92%，两组比较差异均有统计学意义（$p<0.05$），提示 pre-S1 抗原阳性与肝功能损害相关，可通过检测血中 pre-S1 水平评估肝组织损伤程度。②年龄：>40 岁是肝组织进展的独立危险因素。印尼的研究指出，显著的肝纤维化多见于年龄 >40 岁的 CHB 患者。Taylor 等研究也认为，年龄 >40 岁是肝组织进展加重的分界点，原因多认为与 CHB 病程较长有关。Liao 等研究则提出，在 ALT 正常或轻度升高的 CHB 患者中，典型的肝组织病理变化，更常见于年龄 >30 岁的患者中。有研究认为，30 岁为慢性 HBV 携带状态病情及细胞免疫功能的转折点，30 岁后细胞免疫功能逐渐降低，通过免疫反应导致肝脏炎症及纤维化进展加重，考虑与 30 岁以后体内 CD8 T 淋巴细胞明显下降有关。③年龄与 AST 结合。国外有学者通过对 124 例 CHB 患者相关指标进行分析后提出，将年龄与 AST 两者结合，可更准确地评估患者肝组织病理进展，可减少 37% 不必要的肝穿刺活组织检查。

（4）ALT、AST、HBV DNA 的参考值：HBeAg 阴性的 HBV 感染者在临床上更容易被"忽视"已如前述。慢性乙型肝炎患者血清 ALT 在相当长的时间内可处于十分稳定的"正常"状态。HBeAg 阴性慢性乙型肝炎患者血清 ALT 超过 $1/2 \times$ ULN 时，与肝纤维化进展程度呈正相关。降低 ALT 的参考值将可提高对 HBeAg 阴性慢性活动性乙型肝炎的诊断性能。慢性乙型肝炎，若病毒抑制较好的患者肝脏炎症和肝纤维化程度较轻，高水平 HBV DNA 复制被认为是慢性乙型肝炎向肝纤维化和肝细胞癌进展过程中的重要因素。持续存在的 HBV DNA 复制水平（$>1 \times 10^4$ 拷贝 /mL）与肝细胞癌发生率呈正相关，患者血清 HBV 载量越高，发生肝细胞癌的风险也就越大。刘伟平等以肝组织活检作为慢性活动性乙型肝炎的诊断标准，建立了自贡地区 HBeAg 阴性的慢性活动性乙型肝炎患者血清 ALT、AST、HBV DNA 的参考值。以男性血清 ALT 和 AST 30IU/L、女性 19IU/L 且 HBV DNA 载量 1×10^5 拷贝 /mL 作为诊断临界值，其诊断 HBeAg 阴性的慢性活动性乙型肝炎的敏感性为 90.6%、特异性为 98.7%、阳性预测值为 99.5%、阴性预测值为 79.2%，ALT、AST、HBV DNA 的曲线下面积（AUC）分别为 0.849、0.807、0.867，均在 0.7~0.9 范围内，诊断性能较好。这 3 项指标联合检测作为 HBeAg 阴性慢性活动性乙型肝炎的判断标准具有一定的有效性和可行性。

（二）血清胆红素

血清胆红素水平与胆汁代谢、排泄程度有关，胆红素升高主要原因为肝细胞损害、肝内外胆道阻塞和溶血。肝衰竭患者血清胆红素可呈进行性升高，每天上升 ≥ 1 倍正常值上限（ULN），出现胆红素升高与 ALT 和 AST 下降的分离。

（三）血清白蛋白和球蛋白

反映肝脏合成功能，慢性乙型肝炎、肝硬化和肝衰竭患者可有血清白蛋白下降。随着肝损害加重，白蛋白 / 球蛋白比值可逐渐下降或倒置（<1）。

（四）凝血酶原时间（PT）及凝血酶原活动度（PTA）

PT 是反映肝脏凝血因子合成功能的重要指标，常用国际标准化比值（INR）表示，对判断疾病进展及预后有较大价值。

（五）γ- 谷氨酰转肽酶（GGT）

正常人血清中 GGT 主要来自肝脏。急性肝炎、慢性活动性肝炎及肝硬化失代偿时，轻、中度升高。各种原因导致的肝内外胆汁淤积可显著升高。

（六）血清碱性磷酸酶（ALP）

由肝细胞合成分泌，自胆道排泄，半衰期为 3 天。儿童 ALP 活性可达正常成人的 2~5 倍。餐后（尤以高脂餐）小肠分泌的 ALP 进入血中，一般可增高 30U/L 或更高，在 B 或 O 型血人中可持续 12h。妊娠 3 个月胎盘即可产生 ALP，9 个月达高峰，可达 2~3 倍正常值上限，分娩后 1 个月恢复正常。当 ALP 产生过多或排泄受阻时，均可使血中 ALP 发生变化。临床上常借助 ALP 的动态观察来判断病情发展、预后和临床疗效。

（七）总胆汁酸（TBA）

健康人的周围血液中血清胆汁酸含量极微，当肝细胞损害或肝内、外阻塞时，胆汁酸代谢出现异常，总胆汁酸就会升高。

（八）胆碱酯酶（ChE）

由肝脏生成后分泌入血，反映肝实质合成蛋白的能力，与血清白蛋白的减低大致平行，但比白蛋白能更敏感地反映病情变化，随着病情好转，ChE 迅速上升。慢性肝炎时如持续减低，提示预后不良。肝衰竭时显著降低。原发性肝癌时也可见 ChE 升高，可能是肝癌细胞产生 ChE 之故。

1. 降低　①有机磷中毒；②肝实质损害：急慢性肝炎、肝硬化、肝癌、肝脓肿等肝功能不全时，肝脏合成此酶明显减低；③感染、恶性肿瘤、营养不良、恶性贫血、进行性播散性硬化症和某些药物等。

2. 升高　肾脏病时 ChE 合成亢进或排泄障碍，此外，ChE 升高还可见于脂肪肝、肥胖、甲亢、遗传性高胆碱酯酶血症等。

（九）甲胎蛋白（AFP）

血清 AFP 及其异质体是诊断原发性肝细胞癌的重要指标。应注意 AFP 升高的幅度、动态变化及其与 ALT 和 AST 的消长关系，结合临床表现和肝脏超声显像等影像学检查综合分析。AFP 在临床上应用时间较长，检验方法成熟，在高危人群筛查方面有一定的优势，但敏感性较低（70% 左右），阳性率也较低（64% 左右），容易造成漏诊；一些良性肝病、生殖性畸胎瘤、肺癌、胃癌等患者中也可有升高，容易造成误诊。因此有必要和其他 HCC 血清标志物进行联合诊断，提高诊断的准确性。

1. AFP 升高相关因素 AFP 水平高的原发性肝癌患者,即使进行了肝叶切除,与不升高者相比,预后也多属不良,因而倾向于降低 AFP 的诊断界线至 300~400ng/mL,对于 50~300ng/mL 者应密切追查,以免遗漏。有显著统计学意义的因素是:体重降低、疼痛、Child-Pugh 评分、肿瘤大小、TNM 分期、转移灶、血栓、治疗类型和女性。在判别式分析中,相关变量为肿瘤大小、TNM 分期、Child-Pugh 评分和女性。AFP 不仅是肝癌发生的标志物,也与肝癌的大小、数量、癌栓形成、复发率和生存期等密切相关。

2. AFP 异质体(AFP variants) AFP 分子与外源性凝集素的亲和力不同,存在不均一性的糖链异质性。应用不同的凝集素亲和电泳可以把它们分成若干个组分,也可以用等电聚焦技术来分离 AFP 组分。AFP 中包含 3 种组分:AFP-L1 来自良性肝病,是 AFP 的主要组分;AFP-L2 来自孕妇;AFP-L3 为 HCC 细胞所特有。AFP 水平与 AFP-L3 水平无明显相关性。在非恶性肝病中,肝细胞不表达 AFP-L3。约 35% 小肝癌(<2cm)患者血清中可检测出 AFP-L3,与影像学比较可提前 9~12 个月发现 HCC。HCC 伴门静脉及肝静脉受浸润者,血清的 AFP-L3 的表达,要比单纯 HCC 患者的 AFP-L3 表达强得多。AFP-L3 降低与否,还可以作为 HCC 患者治疗的评估指标。AFP-L3,异常凝血酶原(DCP)和 AFP 的敏感性分别为 61.6%、72.7% 和 67.7%。三种标志物联合检测的敏感性最高,为 85.9%。AFP-L3 和 AFP 的水平,在门静脉侵犯上也有显著的统计学差别。DCP 与转移明显相关。AFP-L3 和 AFP 与患者生存率明显相关。联合应用 AFP-L3、DCP 和 AFP 检测,能更好地发现肝癌。AFP-L3 与门静脉的侵犯和患者预后密切相关,应该是预测肝癌预后较好的标志物。所以,AFP-L3 不仅可以早期诊断 HCC,而且还可以评估 HCC 患者的治疗及预后。

3. 周围血中 AFP-mRNA 测定 HCC 可通过检测血清 AFP mRNA 进行早期诊断及判断预后,因为 AFP-mRNA 是肝癌细胞表达的第一步,是从病变处脱离入血的微量肝癌细胞的标志,它反映了循环血中 HCC 肿瘤细胞的存在及肝外转移的发生。应用逆转录聚合酶链反应(RT-PCR)可以检测到外周血中微量的 HCC 肿瘤细胞的存在。肝癌特异性甲胎蛋白(HS-AFP)或 AFPmRNA 与肝癌大小和数量无明显关系,与肝癌的分化、转移和复发有关,HS-AFP 和 AFP-mRNA 片段能提高敏感性和特异性,是诊断肝癌和监测转移与复发有用的标志物。AFP-mRNA 不仅可以早期预测 HCC,而且可以评估 HCC 患者的预后及复发。

4. 肝癌组织中 AFP 与预后 阳性表达与预后不良有关。

(十)异常凝血酶原

又称维生素 K 缺乏或拮抗剂 - Ⅱ诱导蛋白(PIVKA- Ⅱ),又名脱 γ 羧基凝血酶原(DCP),是在维生素 K 缺乏的情况下,凝血酶原 GIa 区域的 10 个谷氨酸,在羧化作用不完全时,所产生的不能保持凝固酶活性的第 2 因子,是诊断肝癌的另一个重要指标,可与 AFP 互为补充。以血清 DCP 测定(最常用的临界值为 40mAU/mL)来鉴别 HCC 和肝硬化的灵敏度、特异性分别为 52%、87%,明显优于 AFP(以 20ng/mL 为临界值);部分 AFP 阴性的 HCC 患者中 DCP 亦为阳性。

(十一)新的肝癌早期诊断生物标志物

mir-429 和 mir-484 高表达可促进肝癌发生,mir-429 可帮助预测和诊断肝癌。循环肿瘤 DNA(ctDNA)特定位点甲基化水平可将肝癌的漏诊率降低一半以上。

(十二)排除其他肝病

包括 HDV、HCV 或 HIV 混合感染,并存酒精性、自身免疫性、代谢性、脂肪性肝病和其他隐源性肝病。

1. 隐源性肝炎　在缺乏特异性诊断手段下，从性别分析，对于男性隐源性肝炎患者可能应多考虑酒精性肝损害，而对女性应注意排除自身免疫性肝炎及药物与环境因素引起的肝损害。从年龄分析，对于 40 岁左右的患者注意考虑酒精性肝损害及自身免疫病，30 岁左右患者多考虑脂肪性肝病及药物与环境因素肝损害，年龄小的患者多考虑遗传代谢性疾病及感染性疾病。

隐源性肝炎患者的生物化学改变也在不同疾病谱分组中有所差异，遗传代谢性疾病患者 ALT 升高程度不严重，与感染性肝炎、药物或环境因素肝损害组比较有显著性差异，同时部分表现为单纯胆红素升高。酒精性肝病及自身免疫性肝病 γ- 谷氨酰转肽酶水平升高明显，与遗传代谢性疾病、感染性肝炎、药物性或环境因素肝损害组差异有统计学意义。

隐源性肝炎患者的生物化学改变也在不同疾病谱分组中有所差异，遗传代谢性疾病患者 ALT 升高程度不严重，与感染性肝炎、药物或环境因素肝损害组比较有显著性差异，同时部分表现为单纯胆红素升高。酒精性肝病及自身免疫性肝病 γ- 谷氨酰转肽酶水平升高明显，与遗传代谢性疾病、感染性肝炎、药物性或环境因素肝损害组差异有统计学意义。

2. 药物性肝炎　用药后血清转氨酶 >3×ULN，血清胆红素随之增高至 2×ULN 以上，而血清碱性磷酸酶正常，提示为肝细胞性黄疸，称为 Hy's 定律。符合这种肝脏生物化学征象的患者容易发展为急性肝衰竭，需要立即停药，密切监测病情变化。但是，药物引起肝细胞损伤的能力并不是判断药物可以导致严重 DILI 的可靠指标。

第二节　肝纤维化无创诊断

一、APRI 评分

天冬氨酸转氨酶（AST）和血小板（PLT）比率指数（APRI）评分 ≥ 2，预示肝硬化。APRI < 1 排除肝硬化，但准确性较低。APRI 计算公式为 $[(AST/ULN) \times 100/PLT(10^9/L)]$。

二、肝纤维化 4 因子指数

肝纤维化 4 因子指数（fibrosis 4 score，FIB-4）=（年龄 × AST）÷（血小板 × ALT 的平方根）。大于 30 岁、慢性 HBV 感染者，以 FIB-4 ≥ 3.25 诊断 Metavir 评分 ≥ F3 的特异性为 97%；FIB-4 ≤ 0.70 排除乙型肝炎肝硬化的阴性预测值高达 96%。

三、瞬时弹性成像

瞬时弹性成像（transient elastography，TE）作为一种较为成熟的无创伤性检查，操作简便、重复性好，能比较准确地识别出轻度肝纤维化和进展性肝纤维化或早期肝硬化；但其测定成功率与肥胖、肋间隙大小以及操作者的经验等因素有关，测定值受肝脏炎症坏死、胆汁淤积以及脂肪变等多种因素影响。鉴于胆红素异常对 TE 诊断效能的显著影响，应在胆红素正常情况下检查。TE 结果判读，结合 ALT 水平及其他血清学指标联合，可提高诊断效能。我国多中心研究建议乙型肝炎肝硬化诊断界值为 21.3kPa（特异性为 95%，阳性似然比为 8.5），进展期肝纤维化诊断界值为 12.4kPa（特异性为 95%，阳性似然比为 11.8），显著肝纤维化诊断界值为 9.1kPa（特异性为 95%，阳性似然比为 6.4）；肝硬化排除界值为 8.2kPa（灵敏度为 95%，阳性似然比为 0.07），进展期肝纤维化排除界值为 5.8kPa（灵敏度为 95%，阳性似然比为 0.10）。

四、其他指标

细胞外基质成分如透明质酸、Ⅲ型前胶原肽、Ⅳ型胶原、层粘连蛋白等均可反映肝纤维化发生情况，但尚缺乏可供临床应用的统一诊断界值。γ- 谷氨酰转移酶 / 血小板比值 ［GPR；GGT/ALT 的 ULN/ 血小板计数$(10^9/L) \times 100$］、红细胞体积分布宽度 / 血小板比值 ［RPR；红细胞体积分布宽度(%)/ 血小板计数$(\times 10^9/L)$］均由常规检测指标组成，稳定的诊断界值仍待确定。血清高尔基体蛋白 73（GP73）联合 AST 及 GGT 可反映中、重度肝脏炎症。血清壳多糖酶 3 样蛋白 1（CHI3L1 或 YKL-40）可预测 ALT 正常或轻度升高患者的中、重度肝脏纤维化。

第三节　影像学检查

各种影像学检查各有特点，应综合应用、优势互补、全面评估。

一、超声检查（US）

US 简便、实时、无创、便捷，是临床上最常用的肝脏影像学检查。常规灰阶超声（B 超）可早期、敏感地检出肝内占位性病变是囊性或实质性，良性或恶性，观察肝内或腹腔内相关转移灶、肝内血管及胆管侵犯情况等。彩色多普勒血流成像可观察病灶内血供，明确病灶性质及与肝内重要血管的毗邻关系。超声造影可提示肝肿瘤的血流动力学变化，鉴别不同性质肝肿瘤，评价肝癌的微血管灌注、引导介入治疗及介入后即刻评估等。超声联合影像导航技术为肝癌的精准定位和实时微创消融可提供有效的手段。术中超声及术中超声造影能更敏感地显示肝内直径约为 5mm 的肝癌，协同手术治疗。超声弹性成像可检测肝实质和肝内占位性病灶的组织硬度，辅助诊断肝硬化。多种超声技术的联合应用，可为肝癌作精准的术前诊断、术中定位、术后评估。

二、电子计算机断层成像（CT）

肝脏动态增强 CT，除应用于肝癌的临床诊断及分期外，也应用于肝癌局部治疗的疗效评价，观察动脉化疗栓塞（TACE）后的碘油沉积。CT 后处理技术可进行三维血管重建、肝脏体积和肝肿瘤体积测量、肺和骨等其他脏器转移评价。

三、X 线计算机断层成像（MRI）

肝脏多模态 MRI，无辐射、分辨率高、多方位多序列参数成像、形态功能（包括扩散加权成像等）综合成像，是肝癌临床检出、诊断、分期和疗效评价的优选技术，检出直径 ≤ 2.0cm 肝癌的能力优于动态增强 CT。使用肝细胞特异性对比剂钆塞酸二钠（Gd-EOB-DTPA），可提高直径 ≤ 1.0cm 肝癌的检出、诊断与鉴别诊断率，判别是否侵犯门静脉、肝静脉主干及其

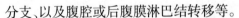

分支、以及腹腔或后腹膜淋巴结转移等。

　　动态增强 CT 和多模态 MRI 扫描是明确诊断肝癌的首选影像学检查,其主要根据为"快进快出"的强化方式。动态增强 CT 和 MRI 动脉期(主要在动脉晚期)肝肿瘤呈均匀或不均匀明显强化,门静脉期和 / 或平衡期肝肿瘤强化低于肝实质。Gd-EOB-DTPA 增强 MRI 显示,肝肿瘤动脉期明显强化和扩散受限,门静脉期强化低于肝实质,肝胆特异期明显低信号,可提高小肝癌的诊断敏感性,有助于鉴别高度异型增生结节等癌前病变。

四、数字减影血管造影(DSA)

　　经选择性或超选择性肝动脉 DS,用于肝癌局部治疗或急性肝癌破裂出血治疗,可显示肝肿瘤血管、染色、数目、大小及其血供、血管解剖变异、肿瘤与重要血管关系及门静脉浸润,判断手术切除的可能性、彻底性,便于制订治疗方案。

五、肝脏硬度值测定及核医学影像学检查

　　已如上述。

(陈紫榕)

第四十二章

诊断及鉴别诊断

第一节　临床诊断

一、急性乙肝

HBV 感染导致的临床演变比较复杂,诊断急性、慢性乙肝,HBV 或 HBsAg 携带者,需要临床医生综合症状、体征、流行病学、实验室检测及各种辅助检查结果,充分了解病例的疾病状态信息,做出科学诊断。

(一)诊断标准

病例出现疑似乙肝的症状或体征是病例就诊的主要原因,如果病例首次出现 HBsAg 阳性,或肝脏生化检测异常,主要是血清丙氨酸转氨酶(ALT)和天冬氨酸转氨酶(AST)升高,可有血清胆红素升高,则可诊断疑似急性乙肝病例。如有明确的证据表明 6 个月内曾检测过血清 HBsAg 为阴性,则可确诊为急性乙肝病例。但 6 个月内的血清 HBsAg 检测结果往往不详,因此,抗 -HBc IgM(1∶1 000)检测结果阳性或肝组织学检测结果符合急性病毒性肝炎改变就成为诊断急性乙肝的关键指标。此外,需动态检测血清 HBsAg 和抗 -HBs 情况,如果恢复期血清 HBsAg 阴转,抗 -HBs 阳转,也是诊断急性乙肝的重要依据。

抗 -HBc 可分为抗 -HBc IgM 及抗 -HBc IgG 两种,感染 HBV 后首先出现抗 -HBc IgM,通常在出现症状时即可检出,提示 HBV 复制,是急性或近期感染的重要指标,一般可持续约 6 个月。如果抗 -HBc IgM 滴度较高且持续阳性,则表示体内病毒复制活跃,多见于乙肝急性期。在急性乙肝中,如果采血时间合适,均可以检测到抗 -HBc IgM,其出现高峰早,滴度高。乙肝诊断标准中将抗 -HBc IgM 阳性 1∶1 000 以上作为诊断急性乙肝的关键指标之一。

(二)临床分型

急性 HBV 感染的疾病谱,可从轻微病症到致死性的急性肝衰竭。可分为无黄疸性肝炎、黄疸性肝炎、暴发性肝衰竭、淤胆型肝炎 4 型,具体内容参见第四十章第一节"二、临床分型"。

二、慢性乙肝

(一)慢性 HBV 感染

既往有乙型肝炎病史或 HBsAg 阳性超过 6 个月,现 HBsAg 和 / 或 HBV DNA 仍为阳性者,可诊断为慢性 HBV 感染。

(二)临床分型

根据 HBV 感染者的血清学、病毒学、生物化学试验及其他临床和辅助检查结果,可将慢性 HBV 感染分为：慢性 HBV 携带状态、HBeAg 阳性慢性乙型肝炎、HBeAg 阴性慢性乙型肝炎、非活动性 HBsAg 携带状态、隐匿性乙型肝炎病毒感染和乙型肝炎肝硬化 6 类：

1. 慢性 HBV 携带状态　多为年龄较轻的处于免疫耐受期的 HBsAg、HBeAg 和 HBV DNA 阳性者，1 年内连续随访 2 次以上均显示血清 ALT 和 AST 在正常范围，肝组织学检查无病变或病变轻微。

近年，学者对此定义有颇多微词。真正的处于免疫耐受期的携带者应是 ALT 正常、HBV DNA 高载量（一般 ≥ 2×10^7 IU/mL）的年轻人。年龄超过 30 岁、ALT 正常、HBV DNA ≤ $2 \times 10^{5\text{-}6}$ IU/mL 者，多有肝脏炎症甚至纤维化。

2. HBeAg 阳性慢性乙型肝炎　血清 HBsAg 阳性，HBeAg 阳性，HBV DNA 阳性，ALT 持续或反复异常或肝组织学检查有肝炎病变。HBV 在肝细胞内复制并编码、合成和分泌 HBeAg。HBV DNA 整合入肝细胞 DNA，HBeAg 被清除后，HBsAg 仍可持续产生。

3. HBeAg 阴性慢性乙型肝炎　血清 HBsAg 阳性，HBeAg 持续阴性，HBV DNA 阳性，ALT 持续或反复异常，或肝组织学有肝炎病变。病毒复制而不分泌 HBeAg，常为病毒基因组中前 C 区或前 C 区启动子变异，可由 HBeAg（+）感染后期发展而来，也可一开始即为 HBeAg 阴性的 HBV 感染（尤多见地中海国家及中东地区）。C 和 D 基因型居多。

根据生物化学试验及其他临床和辅助检查结果，上述两型慢性乙型肝炎也可进一步分为轻度、中度和重度。

4. 非活动性 HBsAg 携带者　血清 HBsAg 阳性、HBeAg 阴性、抗 -HBe 阳性或阴性，HBV DNA 低于检测下限，1 年内连续随访 3 次以上，每次至少间隔 3 个月，ALT 均在正常范围。肝组织学检查显示：组织学活动指数（HAI）评分 <4 分或根据其他的半定量计分系统判定病变轻微。

非活动性 HBsAg 携带者和慢性 HBV 携带状态，两者的相同点是 HBsAg 阳性时间超过 6 个月，均无明显的症状和体征、ALT 和 AST 持续正常。两者最主要的区别是慢性 HBV 携带状态的 HBeAg 阳性，血清 HBV DNA 可检出，而非活动性 HBsAg 携带状态的 HBeAg 阴性，血清 HBV DNA 检测不到。美国、欧洲和亚太地区的乙肝诊治指南或共识中，只提到"非活动性 HBsAg 携带状态"，而无"慢性 HBV 携带者"的概念。由于我国成年人 HBsAg 流行率较高，我国育龄期妇女 HBsAg 流行率处于较高水平，2006 年为 6.61%，其中 23.51% 的 HBsAg 阳性妇女为 HBsAg 和 HBeAg 双阳性，所以 HBV 母婴传播是我国 HBV 感染的主要方式。而感染时的年龄越小，形成慢性 HBV 携带状态的比例越大。因此，将乙肝病原携带者分为"HBV 携带状态"和"非活动性 HBsAg 携带状态"两类，更符合我国的实际情况。

2017 年亚太肝病学会会议上，学者对非活动性 HBsAg 携带状态定义进行了细化，除考虑年龄、家族史等外，还需注意 4 大原则：ALT 正常；HBV DNA ≤ 2 000IU/mL；HBsAg ≤ 1 000IU/mL；瞬时弹性纤维成像≤ 6kPa。

5. 隐匿性乙型肝炎病毒感染　血清 HBsAg 阴性，但血清和 / 或肝组织中 HBV DNA 阳性，并有慢性乙型肝炎的临床表现。除 HBV DNA 阳性外，患者可有血清抗 -HBs、抗 -HBe 和 / 或抗 -HBc 阳性，但约 20% 隐匿性乙型肝炎病毒感染（OBI）患者的血清学指标均为阴性。诊断主要通过 HBV DNA 检测，有时需采用多区段套式 PCR 辅以测序确认，因常规荧光定量 PCR 检测灵敏度受限且受引物序列变异影响，可能会存在一定程度的漏检，尤其对抗 -HBc 持续阳性者。诊断需排除其他病毒及非病毒因素引起的肝损伤。

6. 乙型肝炎肝硬化　乙型肝炎肝硬化诊断必须包括以下 3 个条件：①组织学或临床存

在肝硬化证据；②病因学明确的 HBV 感染证据；③通过病史或相应检查，明确或排除其他常见引起肝硬化的病因，如 HCV 感染、酒精和药物等。

（1）代偿性肝硬化：影像学、生物化学或血液学检查有肝细胞合成功能障碍或门静脉高压症证据，或组织学符合肝硬化诊断，但无食管胃底静脉曲张破裂出血、腹水或肝性脑病等症状或严重并发症。

（2）失代偿性肝硬化：患者已发生食管胃底静脉曲张破裂出血、肝性脑病、腹水等严重并发症。

（3）并发症 5 期分类法：为更准确地预测肝硬化患者的疾病进展，判断死亡风险，可按 5 期分类法评估肝硬化并发症情况：

1 期：无静脉曲张，无腹水。

2 期：有静脉曲张，无出血及腹水。

1、2 期为代偿性肝硬化。

3 期：有腹水，无出血，伴或不伴静脉曲张。

4 期：有出血，伴或不伴腹水。

5 期：脓毒血症。

3~5 期为失代偿性肝硬化。

1、2、3、4 和 5 期 1 年的病死率分别为 <1%、3%~4%、20%、50% 和 >60%。并发症的出现与肝硬化患者预后和死亡风险密切相关。

第二节　影像学诊断

乙肝肝硬化和原发性肝细胞癌的诊断，虽可根据 B 超、CT 或磁共振成像 MRI 等影像学检查进行区分，但有时诊断比较难，必须结合病史、临床、实验室和流行病学资料等综合分析，必要时还需肝穿刺活组织检查才能作出诊断。

参见第四十一章第三节。

第三节　病理学诊断

肝组织活检的目的是评价慢性乙型肝炎肝脏病变程度、排除其他肝病、判断预后和监测治疗应答。慢性乙型肝炎的病理学特点是：不同程度的汇管区及其周围炎症，浸润的炎症细胞以单个核细胞为主，主要包括淋巴细胞及少数浆细胞和巨噬细胞，炎症细胞聚集常引起汇管区扩大，并可引起界板肝细胞凋亡和坏死形成界面炎（interface hepatitis），旧称碎屑样坏死（piecemeal necrosis）。小叶内肝细胞变性、坏死及凋亡，并可见毛玻璃样肝细胞（ground-glass hepatocyte），肝细胞坏死形式包括点灶状坏死、桥接坏死和融合性坏死等，凋亡肝细胞可形成凋亡小体（apoptotic body），随炎症病变活动而愈加显著。尽管少数慢性乙型肝炎可无肝纤维化形成，但多数往往因病毒持续感染、炎症病变活动导致细胞外基质过度沉积，呈现不同程度的汇管区纤维性扩大、纤维间隔形成,Masson 三色染色及网状纤维染色有助于肝纤维化程度的评价。明显的肝纤维化(Metavir 评分≥ F2 和进展期肝纤维化(Metavir 评分≥ F3)进一步发展,可引起肝小叶结构紊乱,肝细胞结节性再生,形成假小叶结构,即肝硬化。病毒清除或抑制,炎症病变消退,组织学上肝纤维化及肝硬化可呈现不同程度的逆转。免疫组化染色法可检测肝组织内 HBsAg 和 HBcAg 的表达。如临床需要,可采用核酸原位杂交法或PCR 法行肝组织内 HBV DNA 或 cccDNA 检测。

一、慢性乙肝肝组织炎症坏死的分级和纤维化程度的分期

对于慢性 HBV 感染者的肝组织炎症坏死分级和纤维化分期,国际文献中常采用Knodell、Scheuer、Metavir 或 Ishak 评分系统。Laennec 肝硬化分级根据再生结节大小和纤维间隔宽度,将肝硬化(Metavir 4)细分为 4A、4B 和 4C 三级。我国学者也提出了分级及分期标准。我国 2015 年版慢性乙型肝炎指南推荐,采用国际上常用的 Metavir 评分系统(表 9-42-1)、Metavir 肝纤维化评分(表 9-42-2)

表 9-42-1　Metavir 病理组织学评分系统:组织学炎症活动度评分

	界面炎	小叶内炎症坏死	炎症活动度
组织学活动度 (histologicactivity,HA)*	0(无)	0(无或轻度)	0(无)
	0	1(中度)	1(轻度)
	0	2(重度)	2(中度)
	1(轻度)	0,1	1
	1	2	2
	2(中度)	0,1	2
	2	2	3(重度)
	3(重度)	0,1,2	3

*组织学活动度 HA 根据界面炎和小叶内炎症坏死程度综合确定。

表 9-42-2　Metavir 病理组织学评分系统:纤维化评分

纤维化分期评分标准	病变分值
无纤维化	0
汇管区纤维性扩大,但无纤维间隔形成	1
汇管区纤维性扩大,少数纤维间隔形成	2
多数纤维间隔形成,但无硬化结节	3
肝硬化	4

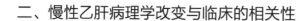

二、慢性乙肝病理学改变与临床的相关性

CHB 病理学改变与临床的相关性尚无一致意见,随着肝脏穿刺技术的日趋成熟和病理研究进一步深入,不久的将来会取得较大进展。

(一)肝脏病理改变与 ALT 水平关系

ALT 常用于评价肝内炎症程度和抗病毒治疗的指标。我国《慢性乙型肝炎防治指南(2015 年版)》以 ALT ≥ 2× 正常值上限(ULN)作为抗病毒治疗指征。Yuen 等研究显示,ALT(1~2)× ULN 与 ALT(2~6)× ULN 的 HBV 感染者发生肝硬化等并发症的风险相似。ALT>20IU/L 者,肝病相关的死亡风险增加。一部分慢性 HBV 感染者尽管 ALT 正常,但在肝脏穿刺活组织检查时,肝组织学已有显著肝脏炎症纤维化甚至达到早期肝硬化。Kumar 等研究发现,大部分 ALT 正常或轻度升高的慢性 HBV 感染者肝组织中存在明显的炎性反应或纤维化改变,而且有随 ALT 水平升高呈逐渐加重的趋势。陆传统等收集了 105 例慢性 HBV 感染者,按血清 ALT 水平分为 3 组:ALT ≤ 0.5× ULN 组,5× ULN < ALT ≤ 1× ULN 组和 1× ULN<ALT <2× ULN 组,分别对其肝脏炎症及纤维化程度比较,显示肝脏炎症程度随 ALT 的升高而加重,纤维化程度也存在差异。且肝脏炎症病变及肝纤维化程度不同,ALT 水平的 3 组患者中 ≥ S2 的比例有随 ALT 升高而增加趋势。同时发现 ALT 在正常范围内波动,对 ALT<2× ULN 的 CHB 患者的预后判断有意义,密切随访血清 ALT 对于协助了解肝脏病变、决定抗病毒治疗时机有一定的提示作用。桂红莲等针对 ALT 持续正常的 CHB 患者进行肝脏组织学炎症分级和纤维化分期发现,按 ALT 水平分为四个亚组,其发生肝脏显著组织学改变的比例依次为 23.5%、17.5%、22.2% 和 43.5%。以 0.75× ULN 为临界值划分为(0~0.75)× ULN 亚组和(0.76~1.00)× ULN 亚组,发生显著组织学改变者的比例分别为 19.8% 和 43.5%,与(0~0.75)× ULN 组相比,(0.76~1.00)× ULN 组存在更高比例的肝脏显著组织学改变。Fujiwara 等人也证实,肝脏炎症程度和纤维化程度与 ALT 水平呈正相关。然而,许德军等对 CHB 肝组织病理分级分期研究发现炎症损伤和 / 或纤维化与 ALT 的增高程度没有相关性。对于转氨酶正常或仅轻度升高的高病毒载量的患者,需警惕其纤维化进展,早期肝穿活检,以协助抗病毒方案的制定。

(二)肝脏病理改变与病毒标志物的关系

1. HBV DNA 载量与慢性乙型肝炎肝脏病理改变的关系　目前认为 HBV DNA 是反映 HBV 复制活跃程度及传染性的最直接指标,也是预后、观察抗病毒疗效和指导抗病毒药物应用的重要指标之一,但其与肝脏病理改变的关系尚无一致意见。Abdo 等以 HBeAg 阴性的慢性 HBV 感染者为研究对象,分为 HBV DNA<2 000IU/mL 组和 2 000 ≤ HBV DNA<20 000IU/mL 组,发现低病毒载量时,部分患者肝脏已经存在显著纤维化。有报道指出血清 HBV DNA 定量与肝组织纤维化程度呈正相关,但与肝脏炎症程度未见明显相关。Croagh 等认为,HBV DNA 载量与肝脏纤维化改变,只在 HBeAg 阴性时呈正相关。但杨艳华等研究发现:HBV DNA 载量与肝脏的炎症、纤维化改变呈正相关,HAI ≥ 4 分及 F ≥ 3 分患者的 HBV DNA 与炎症及纤维化评分亦呈显著正相关,用于预测 F ≥ 3 分患者的肝脏病变有显著意义,临界值为 4.5 $\log_{10}$ 拷贝 /mL。血清 HBV DNA 的出现和消失与肝脏 HBV 复制并非平行,不能真实反映肝组织内 HBV 感染及复制情况,尤其在血清 HBV DNA 低至检测水平以下时。肝组织 HBV DNA 代表体内 HBV 感染及复制水平,是较血清 HBV DNA、HBeAg 更可靠的指标,肝组织 HBV 载量间接反映了机体免疫状态。任天顺等使用

PCR 法读出 Q 值，根据公式肝组织 HBV 载量（Q 肝）（%/cm^3）=50/πR^2×Q（拷贝/mL）进行换算，肝组织 HBV DNA 载量则随肝脏炎症及纤维化程度加重而降低，能够客观反映肝组织炎症及纤维化程度。

2. HBV-M 模式与慢性乙型肝炎肝脏病理改变关系 乙型肝炎病毒血清标志物（hepatitis B virus serum markers, HBV-M），包括 HBsAg、抗-HBs、HBeAg、抗-HBe、抗-HBc 和抗-HBc-IgM。它主要检测机体对 HBV 的免疫状态，不同血清标志物模式有不同的临床意义。血清 HBV-M 检查大致能反映肝细胞内 HBV 的复制状态，尤其当 HBeAg 阳性（高滴度）时，提示 HBV 复制活跃，其意义等同于血清 HBV DNA，在 HBV 感染的不同时期与肝组织病理的关系与血清 HBV DNA 同步。有报道指出，HBeAg 阳性的慢性乙型肝炎患者，血清较低水平 HBsAg 含量与肝脏纤维化具有相关性。Cheng 根据血清标志物 HBeAg 阳性/阴性对肝组织炎症分级和纤维化分期构成比进行比较，发现 HBeAg 阳性组与 HBeAg 阴性组在肝脏纤维化分期构成比上，HBeAg 阴性组 S4 所占比例明显高于 HBeAg 阳性组，而对较低肝纤维化分期（S1）比较时发现，结果却是相反的。HBeAg 阳性与 HBeAg 阴性两组在肝脏病理炎症分级构成比上差异无统计学意义，但是在 G2 患者 HBeAg 阴性组肝脏炎症活动度明显高于 HBeAg 阳性组。Martinot-Peignoux 等发现，HBeAg 阳性患者的血清 HBsAg 水平与纤维化程度呈显著负相关，但 HBeAg 阴性患者的血清 HBsAg 水平与纤维化程度无显著相关性。CHB 患者肝脏持续炎性损伤的主要靶抗原是 HBcAg，而血清 HBcAg 阳性是病毒存在的直接标志。很多学者更关注肝脏病理炎症分级及纤维化分期，而忽视免疫组化提示的病毒抗原的表达，它的表达与否及其在肝细胞内的分布与肝脏炎症、纤维化有密切关系。刘爱平等人采用免疫组化两步法检测肝细胞 HBsAg 和 HBcAg 及其表达方式，结果发现其表达分别为胞膜型、浆型以及核浆型，HBsAg 各种表达方式与肝脏炎症分级和纤维化分期无明显相关性。浆膜型组炎症活动度分级及纤维化分期均高于胞核型组。高敏等采用免疫组化 SP 法测定 HBcAg 表达，检测的类型为胞质型、胞核型和核浆型。肝细胞 HBcAg 阳性者肝纤维化严重程度明显高于 HBcAg 阴性者；浆型及浆核型肝纤维化严重程度较胞核型重。因此认为，HBcAg 表达状态与慢性乙肝肝纤维化的发生、发展有重要关系，且与纤维化程度密切相关。但肖灿辉等人通过肝组织活检发现，肝组织内 HBsAg 和 HBcAg 表达状态与组织病理损害无明显相关性。

3. 肝组织中 HBV cccDNA 含量与慢性乙型肝炎肝脏病理改变关系 肝细胞内持续 HBV 感染是以 cccDNA 的存在为特征的，它的存在是 HBV 复制最特异的指标，是病毒感染得以维持的根源。近年国内外有相关报道认为，cccDNA 可能与肝细胞炎症有关。但由于目前 cccDNA 定量的检测在精确度及特异性方面尚需要提高，加上肝组织来源困难，目前尚缺乏大样本的临床研究证实。目前应用的抗病毒药物能够有效清除外周血中的 HBV DNA，但对细胞核内 cccDNA 的影响甚微，从而成为感染持续且难以根治的关键因素之一，因此 cccDNA 是抗病毒治疗结束后乙型肝炎复发的主要原因。当血清 HBV DNA 的水平低于检测水平以下时，肝组织内仍有可能存在 HBV 的复制，而且血清 HBV DNA 易受核苷（酸）类似物的影响，不能真实反映肝组织内 HBV 复制的情况。目前关于肝细胞内 cccDNA 水平和肝组织病理的相关性研究不多。陈嵬等通过实时定量荧光 PCR 检测法发现 CHB 患者肝组织 HBV cccDNA 定量与肝组织炎症和纤维化之间无相关性，肝组织 HBV cccDNA 还不能作为判断肝实质损伤的可靠指标。

（三）病理改变与基因型关系

目前将 HBV 分为 A~I 9 种基因型，除 E、G 和 I 型外的其他 6 种基因型还有不同的亚型，国外一些地区还发现某些基因的重组体和新的基因型 J。我国主要为 B、C 两型，部分地区有少量的 D 型，有关基因型和肝组织病理相关性研究尚未取得一致意见。有学者认为 C 基因型较 B 型可带来相对严重的肝组织学改变，肝脏的炎症及纤维化程度更高。随机选择 CHB 患者 376 例，分别进行肝穿刺活检病理检查，进行分级分期诊断；采用序列测定法对其中 50 例患者 HBV 基因 B、C 分型进行检测。结果发现 CHB 患者病毒基因 B、C 分型与肝组织病理改变有关，C 型患者肝组织炎症活动度与纤维化程度均比 B 型重。在炎症程度分级及纤维化程度分期中，基因型为 C 型的患者 G3~G4 和 S3~S4 例数较 B 型均多，差异显著。但杨艳华等针对 ALT 持续正常的 HBeAg 阴性慢性 HBV 感染者研究结果显示 HBV 基因类型与肝组织炎症活动度及纤维化程度无相关性。

第四节　鉴 别 诊 断

多种原因如酒精、药物、代谢性、自身免疫病和新型冠状病毒肺炎病毒等感染，均可引起肝炎。我国目前仍以肝炎病毒，如 HAV、HBV、HCV、HDV 和 HEV 感染最为常见。HAV 和 HEV 感染多为急性，罕见慢性患者；HBV、HCV 和 HDV 感染，临床所见多为慢性病例，尤以慢性乙型肝炎（CHB）多见。

一、急、慢性乙型肝炎的鉴别

短期内出现持续数天以上的发热、乏力、消化道症状和肝区疼痛等症状，肝肿大和压痛等体征，肝功能损害明显；经治疗后，HBsAg 阴转或发生 HBeAg/HBeAb 血清转换的，参考流行病学资料，可诊断为急性病毒性肝炎，但需与慢性乙肝的急性活动相鉴别。急性无黄疸性肝炎症状轻微，多无自觉不适，目前求医的"急性"无黄疸性乙型肝炎多为 HBV 携带者的急性活动。其实验室鉴别要点主要有下述三项。

（一）抗 -HBc IgM

目前我国乙肝诊断标准中将抗 -HBc IgM 阳性 1∶1 000 以上作为诊断急性乙肝的关键指标之一。抗 -HBcIgM 通常在出现症状时即可检出，提示 HBV 复制，是急性或近期感染的重要指标，一般可持续约 6 个月。如果抗 -HBc IgM 滴度较高且持续阳性，则表示体内病毒复制活跃，多见于乙肝急性期。在急性乙肝中，如果采血时间合适，均可以检测到抗 -HBc IgM，其出现高峰早，滴度高。在一些慢性乙肝病例中也可检测到抗 -HBc IgM，但其抗 -HBc IgM 滴度较急性肝炎时低，因此，可用抗 -HBc IgM 的效价高低来鉴别急性乙肝与慢性乙肝。

目前我国检测抗 -HBc IgM 常用的方法为 ELISA，需要将血清稀释至合适的浓度，才能准确区分急性与慢性乙肝感染。张正等和吴纯清等将急性乙肝病例和慢性乙肝急性发作者的血清稀释至 1 000 倍和 10 000 倍，检测抗 -HBc IgM，发现在血清稀释 10 000 倍时，96.2% 的急性乙肝病例抗 -HBc IgM（1∶10 000）为阳性，6.9% 的慢性乙肝急性发作者抗 -HBc IgM（1∶10 000）为阳性。将血清稀释至 1 000 倍检测急性乙肝病例和慢性乙肝急性发作者中的抗 -HBc IgM，发现所有急性乙肝抗 -HBc IgM（1∶1 000）为阳性，23.1% 的慢性乙肝急性发作

者抗 -HBc IgM 为阳性。这项研究提示,抗 -HBc IgM(1∶1 000)阳性也可见于少数慢性乙肝急性发作者,对于特殊病例仍需仔细鉴别。

(二) HBsAg 阳性持续时间

HBsAg 阳性持续时间是区分急性与慢性乙肝的关键指标之一。WHO 和美国 CDC 均将 HBsAg 阳性持续时间作为区分急性与慢性乙肝的标准。急性乙肝的特征是 HBsAg 存在时间小于 6 个月,抗 -HBc IgM(1∶1000)呈阳性。在感染初期,病毒大量复制,病例血清中亦可呈 HBeAg 阳性。

抗 -HBs 可于 HBsAg 消失数周后出现。慢性感染的特征是 HBsAg(同时可伴有或不伴有 HBeAg)持续存在超过 6 个月。因此持续动态地观察乙肝病例血清中 HBsAg 的变化,可以作为急性与慢性乙肝病例分类诊断的依据。

(三) HBeAg/HBeAb 转换

慢性乙型肝炎患者治疗后,血清中 HBV DNA 含量、HBsAg 检测值均高于急性乙型肝炎,不易发生 HBeAg/HBeAb 转换。

成人感染 HBV 后,急性乙型肝炎(AHB)有 5%~10% 转变为慢性肝炎(CHB)。AHB 主要表现为急性黄疸性肝炎,与 CHB 急性发作的临床过程类似,两者入院时的一般临床特征、肝功能指标、HBsAg、HBeAg、HBV DNA 均非常相似,疾病早期仅根据临床表现难以区分,但治疗与预后完全不同,因此两者的早期鉴别很重要。

朱国献对 105 例 AHB 的临床资料分析显示,患者出现以下病毒标志物和肝功能变化规律,有助于 AHB 诊断:① HBsAg 早期阴转或血清转换。该研究中,8.57% 的患者就诊时 HBsAg 已经阴转,5.71% 抗 -HBs 已阳转;HBsAg 阳性者治疗期间,滴度下降明显快于 CHB 急性发作患者($p<0.01$),第 16 周时阴转率达 97.14%,因此 HBsAg 滴度快速下降或早期阴转或血清转换均强烈提示 AHB。② HBeAg 早期阴转或血清转换。AHB 患者经治疗后 HBeAg 下降的速度最快,4 周内所有患者 HBeAg 均阴转,同时 95.24% 的患者出现 HBsAg 血清转换;而 CHB 急性发作患者在没有抗病毒治疗的情况下,HBeAg 下降很慢,2 周时只下降(105.64±25.21)S/Co,很少出现 HBeAg 阴转或 HBeAg 血清转换。在没有抗病毒的情况下,HBeAg 滴度的极速下降或早期阴转或血清转换提示 AHB 的诊断。③ HBV DNA 早期阴转。19.04% 的 AHB 患者出现症状就诊时,血清 HBV DNA 已阴转,而 ALT 水平仍较高;入院时 HBV DNA 阳性患者经治疗 2 周后,HBV DNA 滴度下降达(4.53±1.42)$\log_{10}$ 拷贝 /mL,7 周内全部阴转,均与 CHB 急性发作患者治疗 2 周后下降(2.53±0.78)10^9 拷贝 /mL、HBV DNA 持续阳性明显不同,提示 AHB。④抗 -HBcIgM 呈高滴度阳性。AHB 患者就诊时抗 -HBcIgM 即呈强阳性(≥ 20S/Co,与 CHB 相比 $p<0.01$),且治疗随访期间下降并不明显,因此如抗 -HBcIgM 持续强阳性时,则提示为 AHB。⑤高水平 ALT 的快速下降和延后复常。虽然 ALT 快速下降,但其复常比病毒清除慢,起病后第 4 周,94.12% 患者 HBV DNA 阴转,但此时只有 35.38% 患者 ALT 复常,第 16 周才全部复常。

二、各型慢性病毒性肝炎的鉴别

慢性病毒性肝炎可由 HBV、HBV 合并 HDV 或 / 和 HCV 引起,它们在临床、生化及组织学的表现有所不同:

(一) 慢性丙型肝炎

起病隐匿,患者多有输血或血制品史,症状较轻,多无黄疸或仅有轻度黄疸,肝、脾大较少、较轻，ALT 轻度增高；病情活动后又缓解，以波动的临床经过为特征；肝组织炎症较轻，界面性炎症仅占汇管区周边一部分，小叶内炎症亦轻微，病程长期迁延后可有较重的纤维化。病毒标志物检查可有抗 -HCV 和 / 或 HCV RNA 阳性。

（二）慢性丁型肝炎

没有特殊的临床表现，在下列情况下需考虑本病：迅速进展的 HBsAg（+）慢性肝炎和肝硬化；抗 -HBe（+）/ 血清 HBV DNA（-）的慢性肝炎；长期稳定的乙肝病毒携带者病变突然激活；来自 HDV 感染高发区的慢性乙型肝炎患者，在血清或肝组织中检出 HDV 抗原或其 RNA，血清中出现高滴度 IgM 或 IgG 型抗 -HDV 抗体可确定 HDV 的慢性感染。

（三）重叠感染其他病毒

鉴别引起病变活动的病原体的最确切方法可能是肝内特异性 CTL 对感染细胞的杀伤效应，但难以常规检测。外周血检出的病毒不一定是引起肝病变的"元凶"，检出肝病变活动的病原在 HAV、HBV 及 HDV 需用各自病毒特异性 IgM 抗体；在 HCV 需用 IgG 型抗体；在 HEV，因 IgM 型抗体不够灵敏和特异，IgG 型抗体可混淆过去感染，重叠 HEV 感染的诊断，需结合临床分析。新型冠状病毒（2019-nCoV）引起的新型冠状病毒肺炎（COVID-19），肝细胞变性、灶性坏死伴中性粒细胞浸润，肝血窦充血，汇管区见淋巴细胞和单核细胞细胞浸润，微血栓形成，需采用 RT-PCR 或 / 和二代测序（next-generation sequencing，NGS）在鼻咽拭子、痰和其他下呼吸道分泌物、血液等标本中测出新型冠状病毒核酸；新型冠状病毒特异性 IgM 抗体多在发病 3~5 天后开始出现阳性，IgG 抗体滴度恢复期较急性期有 4 倍及以上增高。

三、药物性肝损伤

药物性损伤（DILI）分三型：固有型、特异质型和间接型。固有型与药物毒性有关，特异质型与宿主代谢或免疫特异质相关，间接型为药物间接作用于肝脏或免疫系统所致，如激素或单抗导致肝炎病毒再激活、免疫检查点抑制剂导致肝损伤等。多有服用特殊药物史，停药后临床症状和生化改变可有不同程度的改善或恢复，再次用药后病变可复发加重。诊断 DILI 的肝脏生化阈值需达下述标准之一：① ALT ≥ 5×ULN；② ALP ≥ 2×ULN（除外骨骼疾病）+ GGT ≥ ULN；③ ALT ≥ 3×ULN+TBIL ≥ 2×ULN（病前生化异常者，ULN 以病前指标为基线）。

四、中毒性肝炎

为除药物以外其他物质引起的肝脏的毒性损害，其表现和发生机制基本同药物性肝炎．一般消除毒性物质后，临床和生化改变可有不同程度的改善或恢复，再次接触有毒物质时肝损害可复发加重，也有一些剧毒物质可引起不可恢复的肝损害，甚至引起死亡。

五、酒精性肝病

酒精性肝病已成为我国仅次于病毒性肝炎的第二大肝病病因。每天饮酒精 80g，连续 5 年后即可成为肝硬化。酒精性肝病可分为单纯型（纯由酒精引起）和混合型（伴有 HBV 或 HCV 感染），后者在组织学上为酒精肝纤维化和病毒性慢性肝炎的混合表现。酒精性慢性肝炎除有过量饮酒所致肝损伤外，更可有某种免疫学机制在起作用。典型酒精性肝炎与慢性乙型肝炎容易鉴别，但以各种程度肝细胞损害纤维化为特征的酒精性肝纤维症一般无炎症细胞浸润。部分病例于扩大的 Glisson 囊及纤维间隔可有轻度淋巴细胞浸润,须与慢性乙肝鉴别。

六、非酒精性脂肪性肝病（代谢相关脂肪性肝病）

非酒精性脂肪性肝病（NAFLD）是当前全球最常见的慢性肝病,与失代偿性肝硬化、肝细胞癌、心血管疾病、恶性肿瘤的高发密切相关,不仅是临床医学的新挑战,也是全球重要的公共卫生问题,必须采取全球性的综合性干预措施。目前国际专家共识已用"代谢相关脂肪性肝病（MAFLD）"取代"非酒精性脂肪性肝病"的名称。本书暂时沿用非酒精性脂肪性肝病一词。

NAFLD 通称脂肪肝,包括非酒精性脂肪肝、非酒精性脂肪性肝炎、非酒精性脂肪性肝纤维化和非酒精性脂肪性肝硬化。脂肪性肝病为营养障碍性肝损害之一,多并发于肥胖或糖尿病患者,与酒精性肝损害不易鉴别。脂肪肝多见于肥胖者,女性较男性多见,伴有糖尿病、高脂血症者为易发因素,肝脂肪沉着、小叶中心部肝细胞周围性纤维化和小叶中心性或小叶周边性马洛里小体可帮助鉴别。该病也不乏有 Glisson 囊及窦内出现淋巴细胞浸润者,须与慢性乙型肝炎鉴别。

脂肪肝和慢性乙肝（CHB）都是临床常见疾病。近年来脂肪肝在我国的发病率明显增高,上海成人脂肪肝患病率为 17.29%。虽然 CHB 和脂肪肝是两个独立疾病,但临床上常合并出现。来自杭州、北京和天津的研究显示,成人 CHB 患者肝脂肪变性患病率分别为 14%、26% 和 33.4%。范建高研究认为,合并肝脂肪变性的 CHB 患者可能比不伴肝脂肪变性的 CHB 患者更易发生肝硬化和肝细胞癌。董红筠等报道,替比夫定治疗 CHB 合并脂肪肝患者的有效率为 58%,明显低于单纯 CHB 81% 的有效率,说明 CHB 合并脂肪肝患者抗病毒治疗效果不太理想。如何正确处理这些患者仍是当前 CHB 合并脂肪肝诊治及疗效评估的难点。

合并有脂肪肝的 CHB 患者长期肝功能异常,是由于 HBV 复制、炎性反应持续存在、反复的病毒清除引起,还是代谢障碍、肝细胞脂肪储积、脂质过氧化细胞因子引起,需甄别。综合临床资料与血清生物化学、病毒学、影像学指标可以对 CHB 合并脂肪肝的病情有大致的评估,但并不能正确判定肝脏炎症活动度、肝纤维化分级和肝细胞脂肪变性程度。有报道,CHB 患者脂肪变与肥胖、胰岛素抵抗及代谢综合征呈正相关,长期肝功能异常的 CHB 患者,若血清 HBV DNA 水平 $<1 \times 10^3$ 拷贝 /mL,要考虑有肝细胞脂肪变引起的肝脏损伤因素存在。B 超诊断脂肪肝与病理诊断符合率不高,主要是在轻度（F1,5%~30%）肝脂肪变性中检出率较低,这与当脂肪变累及 33% 以上肝细胞时,B 超、CT 等影像学检查才可呈现脂肪肝的典型表现相一致。另外,在 64 例无肝脂肪变性组患者中有 13 例 B 超诊断脂肪肝,且 B 超不能区分单纯性脂肪肝与脂肪性肝炎,多数早期肝硬化也会漏诊,影像学仍无法替代组织学。对于长期肝功能异常的 CHB 患者,年龄 >40 岁、体重超重或内脏性肥胖、糖尿病等有纤维化进展风险者,应动员其行肝穿刺活组织检查,以正确评估肝脏脂肪变、炎性反应和纤维化。

七、自身免疫性肝炎

自身免疫性肝炎（AIH）是由自身免疫反应介导的慢性进行性肝脏炎症性疾病,其临床特征为不同程度的血清转氨酶升高、高 γ 球蛋白血症、自身抗体阳性,组织学特征为以淋巴细胞、浆细胞浸润为主的界面性肝炎,严重病例可快速进展为肝硬化和肝衰竭。该病在世界范围内均有发生,欧美国家发病率相对较高,我国确切发病率和患病率尚不清楚,但国内文献报道的病例数呈明显上升趋势。根据血清自身抗体可将 AIH 分为 3 型：Ⅰ 型最为常见,抗核抗体（ANA）和 / 或抗平滑肌抗体（SMA）阳性，诊断需排除其他损害肝脏的多种因素，如病毒、药物、遗传性和代谢性肝损伤，占慢性肝病的 10%~20%，女性多于男性（4∶1），发病年龄有 10~20 岁和 45~70 岁两个高峰。将抗肝肾微粒体抗体（LKM）阳性列为Ⅱ型，多见于 2~14 岁的儿童，成人仅占 4%，ANA 和 SMA 均为阴性。通常是中年妇女有自身免疫表现的慢性肝炎。其黄疸、蜘蛛痣、肝掌、脾大等较慢性乙型肝炎多见，并可有闭经等内分泌障碍，还可有肾炎、关节炎、心肌炎及心包炎等多脏器病变。自身免疫性肝炎以检出自身抗体为最明显的特征，约 75% 可检出抗核抗体，65% 可检出抗平滑肌抗体，25% 可检出抗线粒体抗体，同时存在 γ 球蛋白明显增高。该型肝炎的另一特点就是用肾上腺皮质激素治疗有效。

自身抗体检测是诊断自身免疫性肝病（autoimmune liver disease，ALD）的必要条件，对 ALD 和 CHB 的鉴别诊断有重要临床意义。枣阳市第一人民医院回顾性分析 2011 年 5 月—2014 年 8 月经确诊的 ALD 患者 215 例，其中自身免疫性肝炎（AIH）患者 122 例，原发性胆汁性胆管炎（PBC）患者 93 例，同时选取 CHB 患者 453 例，采用间接免疫荧光法和免疫印迹法检测抗核抗体（ANA）、抗线粒体抗体（AMA）、抗平滑肌抗体（SMA）；采用免疫印迹法检测可溶性抗原 / 肝胰抗原抗体（SLA/LP）、Ⅰ 型抗肝肾微粒体抗体（LKM-1）、抗线粒体抗体Ⅱ型（AMA-M2）、抗肝细胞质抗体Ⅰ型（LC-1）。比较 3 组患者的 ALT、AST、ALP、GGT 水平。结果 AIH 组、PBC 组患者的 ALT、AST、ALP、GGT 含量高于 CHB 组，差异有统计学意义（$p<0.05$）；ALD 患者 ANA 总阳性率为 83.26%，高于 CHB 组（15.01%）（$p<0.05$）；AIH 组 ANA、AMA、SMA、抗 SLA/LP、抗 LKM-1、抗 LC-1 及 AMA-M2 阳性率分别为 79.51%、14.75%、45.90%、16.39%、12.30%、6.565%、3.28%；PBC 组 ANA、AMA、SMA、抗 SLA/LP、AMA-M2 阳性率分别为 88.17%、94.62%、11.83%、3.23%、94.62%；AIH 组和 PBC 组 ANA 阳性检出率显著高于 CHB 组（$p<0.05$）。AIH 组和 PBC 组 ANA 滴度大于 1∶320 的比率显著高于 CHB 组（$p<0.05$）。

八、原发性胆汁性胆管炎

（一）疾病本质

原发性胆汁性胆管炎（PBC）的本质是自身免疫性胆管炎症坏死及消失，导致慢性炎症性、自身免疫性、胆汁淤积性肝病。原称原发性胆汁性肝硬化，2015 年我国自身免疫性肝炎诊治专家共识建议将疾病名称改为原发性胆汁性胆管炎，但缩写也为 PBC。这一改称更精确地定义了疾病本质，更符合主流观点，减少了轻型患者对"肝硬化"的惶恐与医生不必要的解释。

（二）诊断

与 AIH 在临床症状和实验室检查方面有相似之处，但多见于中年女性，以乏力、黄疸、皮肤瘙痒为主要表现，肝功能检查碱性磷酸酶（ALP）、γ- 谷氨酰转肽酶（GGT）明显增高，血清总胆固醇、甘油三酯、低密度脂蛋白可增高，免疫球蛋白以 IgM 增高为突出。血清抗线粒体抗体（AMA）M2 为疾病特异性抗体，病理上出现胆管上皮炎症损伤、胆管消失及汇管区肉芽肿有助于该病的诊断。

2017 年 EASL《原发性胆汁性胆管炎临床实践指南》强调 ALP、GGT 和 AMA 阳性。

1. ALP 和 GGT 升高　疾病进展期可出现胆红素（以结合胆红素为主）的升高，将此生化异常定义为胆汁淤积性改变。

2. AMA 阳性　AMA-2 阳性具有很高的特异性。对所有不明原因的胆汁淤积患者应进行 AMA 和 AMA-2 检查。

3. 对 ALP 升高和 AMA 滴度 >1∶40,能够排除全身性疾病的胆汁淤积性成人患者做出 PBC 的诊断。

4. 对原因不明的患者进行磁共振胰胆管成像(MRCP)检查,对远端胆道疾病进行研究评估时,超声内镜(EUS)可作为替代方法。

5. ANA 免疫荧光(斑点或核周边)或 sp100 或 gp210 ELASA 结果阳性的胆汁淤积性患者,可作出 AMA 阴性 PBC 诊断。

6. 在诊断及随访时,应联合应用生化无创检查,如胆红素、ALP、AST、ALB、PLT 和弹性成像,进行疾病分期评估。将胆红素和 ALP 升高作为 PBC 转归的替代指标,常规生化和血液学指标应支持临床方法,对疾病进展的个体危险进行分层。

7. 对不明原因的持续肝内胆汁淤积患者进行血清学筛查和全面的影像学检查后,可考虑肝活检。

8. 对遗传性胆汁淤积综合征患者,可考虑基因检测。

9. 除非 PBC 特异性抗体阴性,怀疑同时存在 AIH 或 NASH 或其他肝病并存(通常为全身性),不建议肝活检。

10. 单一 AMA 阳性并不足以诊断 PBC,需对肝脏指标正常患者随访,每年检测生化指标,对肝病重新评估。

11. 危险因素评估。应用弹性成像和 PBC 患者危险评分(如 GLOBE 和 UK-PBC 评分),有助于更好地确定将来发生进展期并发症的个体危险因素。

(三)治疗

1. 预防终末期并发症　治疗应旨在预防肝病终末期并发症及处理相关症状。

2. 熊去氧胆酸(UDCA)　13~15mg/(kg·d),长期口服。治疗 1 年后,评估生化指标确定是否需行二线治疗,应答不佳者,若无失代偿肝病,可用奥贝胆酸 5mg/d,或苯扎贝特或非诺贝特。

九、原发性硬化性胆管炎

(一)疾病本质

原发性硬化性胆管炎(primary sclerosing cholangitis,PSC)是一种慢性胆汁淤积性肝病,常累及胆管树的中到大胆管。患者表现为胆道系统的弥漫性炎症和肝纤维化,形成纤维 - 闭塞性胆管炎症表现,流行率为 1/10 万 ~16/10 万,多见于中青年男性,常伴溃疡性结肠炎,84% 的患者 ANCA 阳性,但不具特异性。

(二)遗传易感性

PSC 是具有遗传易感性的个体,由于细胞暴露于毒物或感染性物质(例如,细菌通过肠道迁徙至肝脏),而引起持续性免疫介导的损伤,最终导致胆管的进行性破坏,胆汁淤积甚至进展为肝纤维化。多项全基因组关联分析显示,HLA-DR3(DRB1*03)HLA-B8(HLA-B*08)以及 DRB1*13(DR6)是该病的易感位点。此外,胆汁酸膜受体 G 蛋白胆汁酸偶联受体 5(TGR5)也被证实参与了 PSC 的疾病进展,TGR5 基因的一个外显子区域单核苷酸多态性与 PSC 以及溃疡性结肠炎显著相关。

(三)诊断及鉴别诊断

胆管造影可见肝内外胆管狭窄与扩张相间而呈串珠状改变。PSC 诊断,据 2017ESGE/

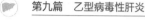

EASL 指南推荐,首先采用磁共振胆管成像(MRCP),而不是内镜逆行胰胆管造影(ERCP),仅在 MRCP 和肝活检病理诊断仍不能明确时才考虑 ERCP。

ERCP 和胆道活检(刷检细胞学、胆道内镜活检)主要用于 MRCP 新出现的显著狭窄或原有显著狭窄的加重。显著狭窄的定义为胆总管直径 ≤ 1.5mm 和 / 或肝管直径 ≤ 1.0mm。显著狭窄的患者更可能从内镜检查(ERCP、胆道活检)中明确胆管细胞癌的诊断。

鉴别诊断需除外肿瘤、结石、手术、外伤、缺血性胆管损伤、细菌或病毒感染(例如,巨细胞病毒感染和隐孢子虫病)等继发原因。

(四) 治疗

胆道支架或气囊扩张可缓解患者症状和生化指标。在 ERCP 检查和治疗时要尽量保留十二指肠括约肌的完整性。

十、肝豆状核变性

肝豆状核变性亦称 Wilson 病,为遗传性铜代谢障碍引起的疾病,以肝硬化、锥体系统神经症状和角膜色素环(K-F 环)三联症为突出的临床表现。半数患者首先发现肝脾肿大、肝功能异常,长期 ALT 轻度升高,易被误诊为慢性病毒性肝炎。本病已成为儿童及青少年肝病较多见的病因之一。血清铜蓝蛋白减低、尿铜增多,肝活检铜含量增多。治疗可试用 D 青霉胺和硫酸锌等排铜药物,有条件可行异体原位肝移植手术。

十一、慢性乙肝、肝硬化与原发性肝细胞癌鉴别

慢性乙肝、乙肝肝硬化和乙肝病毒相关原发性肝细胞癌的诊断前提均为 HBsAg 阳性或有慢性乙肝病史。在 HBsAg 阳性病例,如果有食管胃底静脉曲张出血、腹水、肝性脑病等临床表现即可诊断为失代偿性肝硬化;如果没有这些表现,则需结合能够支持肝硬化的生化学、血液学、影像学或组织学证据才能确定是否为代偿性肝硬化。欲确诊是否为原发性肝癌,则需要有相应的肿瘤标志物阳性、典型影像学表现(有肝硬化者且肝脏结节 >1~2cm 者)或组织学检查结果(无肝硬化者、影像学表现不典型者)。

(一) 甲胎蛋白(AFP)

血清 AFP 及其异质体是诊断原发性肝细胞癌的重要指标。应注意 AFP 升高的幅度、动态变化及其与 ALT 和 AST 的消长关系,结合临床表现和肝脏超声显像等影像学综合分析。AFP 在临床上应用时间较长,检验方法成熟,在高危人群筛查方面有一定的优势,但敏感性较低(70% 左右),阳性率也较低(64% 左右),容易造成漏诊;一些良性肝病、生殖性畸胎瘤、肺癌等患者中也可有升高,容易造成误诊。因此有必要和其他 HCC 血清标志物进行联合诊断,提高诊断的准确性。

1. AFP 升高相关因素　AFP 水平高的原发性肝癌患者,即使进行了肝叶切除,与不升高者相比,预后也多属不良,因而倾向于降低 AFP 的诊断界线至 300~400ng/mL,对于 50~300ng/mL 者应密切追查,以免遗漏。有显著统计学意义的因素是:体重降低、疼痛、Child-Pugh 评分、肿瘤大小、TNM 分期、转移灶、血栓、治疗类型和女性。在判别式分析中,相关变量为肿瘤大小、TNM 分期、Child-Pugh 评分和女性。AFP 不仅是肝癌发生的标志物,也与肝癌的大小、数量、癌栓形成、复发率和生存期等密切相关。

2. AFP 异质体(AFP variants)　AFP 是当前诊断原发性肝癌常用的血清标志物,但患者在 HBV 感染的慢性活动肝炎阶段以及肝硬化阶段也可存在 AFP 升高的现象。这导致与原

发性肝癌早期鉴别诊断带来了一定的困难。

近年来,研究发现 AFP 存在多种异质体,AFP 分子与外源性凝集素的亲和力不同,存在不均一性的糖链异质性。应用不同的凝集素亲和电泳可以把它们分成若干个组分。也可以用等电聚焦技术来分离 AFP 组分。AFP 中包含 3 种组分:AFP-L 1,来自良性肝病,是 AFP 的主要组分;AFP-L 2 来自孕妇;其中小扁豆凝集素亲和型甲胎蛋白异质体(AFP-L3)仅由肝癌细胞分泌产生,为 HCC 细胞所特有。2005 年美国食品药品管理局(FDA)批准甲胎蛋白异质体(AFP-L3)用于原发性肝癌临床预警。通过检测 AFP-L3 能够在慢性乙型肝炎患者和肝硬化等高危人群中发现直径小于 2 cm 的肝癌,AFP-L3 比影像学可以提前 9~12 个月发现肝癌的存在。取 AFP-L3% 的检测临界值为 10% 诊断肝细胞癌,其准确度可达 94%。

AFP 水平与 AFP-L3 水平无明显相关性。在非恶性肝病中,肝细胞不表达 AFP-L3。约 35% 小肝癌(<2cm)患者血清中可检测出 AFP-L3,与影像学比较可提前 9~12 个月发现 HCC。HCC 伴门静脉及肝静脉受浸润者,血清的 AFP-L3 的表达,要比单纯 HCC 患者的 AFP-L3 表达强得多。AFP-L3 降低与否,还可以作为 HCC 患者治疗的评估指标。

3. 周围血中 AFP-mRNA 测定　HCC 可以通过检测血清 AFP-mRNA 进行早期诊断及判断预后,因为 AFP-mRNA 是肝癌细胞表达的第一步,是从病变处脱离入血的微量肝癌细胞的标志,它反映了循环血中 HCC 肿瘤细胞的存在及肝外转移的发生。应用逆转录聚合酶链反应(RT-PCR)可以检测到外周血中微量的 HCC 肿瘤细胞的存在。HS-AFP 或 AFP-mRNA 与肝癌大小和数量无明显关系,与肝癌的分化、转移和复发有关,HS-AFP 和 AFP-mRNA 片段能提高敏感性和特异性,是诊断肝癌和监测转移与复发有用的标志物。AFP-mRNA 不仅可以早期预测 HCC,而且还可以评估 HCC 患者的预后及复发。

4. 肝癌组织中 AFP 与预后　AFP 阳性表达与预后不良有关。

(二) 异常凝血酶原(DCP)

又称维生素 K 缺乏或拮抗剂 - Ⅱ诱导蛋白(PIVKA-Ⅱ),又名脱 γ 羧基凝血酶原(DCP),是在维生素 K 缺乏的情况下,凝血酶原 GIa 区域的 10 个谷氨酸,在羧化作用不完全时,所产生的不能保持凝固酶活性的第 2 因子,是诊断肝癌的另一个重要指标,可与 AFP 互为补充。以血清 DCP 测定(最常用的临界值为 40mAU/mL)来鉴别 HCC 和肝硬化的灵敏度和特异性分别为 52% 和 87%,明显优于 AFP(以 20ng/mL 为临界值);部分 AFP 阴性的 HCC 患者中 DCP 亦为阳性。

(三) AFP-L3、异常凝血酶原和 AFP 的联合检测

AFP-L3、异常凝血酶原和 AFP 的敏感性分别为 61.6%,72.7% 和 67.7%。三种标志物联合检测的敏感性最高,为 85.9%。AFP-L3 和 AFP 的水平,在门静脉侵犯上有显著的统计学差别。DCP 与转移明显相关。AFP-L3 和 AFP 与患者生存率明显相关。联合应用 AFP-L3、DCP 和 AFP 检测,能更好地发现肝癌。AFP-L3 与门静脉的侵犯和患者预后密切相关,应该是预测肝癌预后的有用标志物。所以,AFP-L3 不仅可以早期诊断 HCC,而且还可以评估 HCC 患者的治疗及预后。

(四) 高尔基体蛋白 73(GP73)

王松等回顾性分析 146 例肝硬化患者、50 例原发性肝癌患者的临床资料,并选取 50 例健康体检者作为对照,分别检测血清 AFP、甲胎蛋白异质体(AFP-L3%)和高尔基体蛋白 73(GP73)含量,并计算 AFP-L3%。研究结果发现,AFP、AFP-L3% 在肝癌组中阳性率分别为 72% 和 58%,在肝硬化组中阳性率分别为 25.3%、8.9%,AFP 受肝硬化影响较大,AFP-L3%

的特异性高达 91.1%，但其阳性率较低，可作为 AFP 的补充诊断指标。研究提示 GP73 对肝癌诊断敏感性、特异性均高于 AFP；然而，该研究结果显示血清 GP73 在肝癌组与肝硬化组的表达阳性率均高，差异无统计学意义，不能用于区分肝癌和肝硬化早期肝细胞癌组织中乙酰肝素酶、β-FGF、CD34 的表达与微血管密度的关系及其病理和临床意义。

（五）乙酰肝素酶（Hpa）、碱性成纤维细胞生长因子（b-FGF）及 CD34

肖影群用免疫组化 Envision 法检测 14 例早期肝细胞癌（早期 HCC 组）、70 例乙肝后肝硬化（乙肝后肝硬化组）、70 例慢性乙肝（慢性乙肝组）和 10 例正常肝组织（正常对照组）中乙酰肝素酶（Hpa）、碱性成纤维细胞生长因子（b-FGF）及 CD34 在慢性乙型肝炎（乙肝）到早期肝细胞癌（HCC）组织中的表达与微血管密度（MVD）Hpa、b-FGF、CD34 的表达水平。对各组肝组织中 Hpa、b-FGF 表达进行半定量计数，CD34 阳性微血管进行 MVD 计数。对各组肝组织的病理特征进行分析。结果早期 HCC 组肝组织中 Hpa 阳性表达率为 57.1%（8/14），明显高于慢性乙肝组的 20.0%（14/70）和乙肝后肝硬化组的 28.6%（20/70）（$p<0.05$）。早期 HCC 组肝组织中 b-FGF（+~++）阳性表达率为 85.7%（12/14），明显高于慢性乙肝炎组的 52.9%（37/70）和乙肝后肝硬化组的 57.1%（40/70）（$p<0.05$）。相关性分析结果显示：早期 HCC 组肝组织中，b-FGF 表达与 MVD 值呈正相关（$r=0.808$，$p<0.01$），Hpa 表达与 MvD 值呈正相关（$r=0.645$，$p<0.05$），b-FGF 表达与 Hpa 表达亦呈正相关（$r=0.629$，$p<0.05$）。病理检查结果示：早期 HCC 组肝组织中 CD34 呈广泛、窦隙状强阳性表达，而在慢性乙肝组及乙肝后肝硬化组肝组织中肝窦多为呈阴性。Hpa、b-FGF、CD34 在早期 HCC 中的阳性表达高于非肝癌组织，为早期 HCC 与非肝癌组织的鉴别诊断提供依据。

肿瘤的生长浸润转移有赖于新生血管的生成，因为肿瘤新生血管可为肿瘤细胞的快速增殖提供营养，为肿瘤细胞的浸润转移提供了渠道。微血管密度（MVD）计数被认为是能反映肿瘤血管生成及肿瘤的浸润和转移能力的指标。CD34 抗原标记的血管内皮细胞表达具有高度的特异性和稳定性，同时 CD34 的表达阳性表达率、特异性最好，优于血管内皮细胞的其他标记物。肖影群的研究表明，从肝炎后肝硬化到早期 HCC 的 CD34 表达，不仅量与质都发生了变化，且在伴有明显炎症细胞浸润的纤维间隔周边的肝窦有明显阳性表达；在直径 >1cm 的巨大再生结节中，有异型增生的肝组织中亦可见 CD34 阳性表达。早期 HCC 组肝组织中 MVD 值显著高于慢性乙肝组和乙肝后肝硬化组（$p<0.01$）。因此，CD34 可作为鉴别早期 HCC 与非肝癌组织的较为有用的指标，为早期诊断肝癌提供依据。党裔武等检测 HCC、肝硬化和正常肝组织中 Hpa 的表达与 MVD 的关系，结果 HCC 中 MVD 阳性表达率均明显高于肝硬化及正常肝组织。

乙酰肝素酶（Hpa）是 1999 年克隆分离出来的一种内切糖苷酶，定位于人类染色体 4q22，相对分子质量为 52 000Da，是体内唯一能特异性地降解硫酸乙酰肝素蛋白多糖（HSPGS）的葡萄糖醛酸核苷酶，在多数恶性肿瘤中高表达，促进肿瘤转移和血管生成。Hpa 的主要生物学功能是：降解基底膜和细胞外基质（ECM）的主要成分——HSPGS，破坏细胞微环境的屏障，促进肿瘤的浸润和转移，释放和激活结合在 HSPGS 上的生物因子，使其与肿瘤细胞表面受体结合，刺激细胞增生、抗凋亡以及血管生成等恶性转化特质。研究结果显示，早期 HCC 组肝组织中 Hpa 阳性表达率较慢性乙肝组和乙肝后肝硬化组显著升高（$p<0.05$），可作为鉴别早期 HCC 与非癌性肝组织的较为有用的指标。党裔武等检测 HCC、肝硬化和正常肝组织中 Hpa 的表达，结果 HCC 中 Hpa 阳性表达率均明显高于肝硬化及正常肝组织。

碱性成纤维细胞生长因子（b-FGF）是 GFGS 家族成员之一，由 146 个氨基酸组成，相对分子质量为 15 000~16 000Da，为多肽类生长因子。调节多种细胞的生长、分化、迁移和凋亡。b-FGF 广泛地存在于正常组织中，但是以无活性状态存在的。当组织损伤及炎症时可被激活，并发挥促血管生成作用。b-FGF 的生物活性需通过 Hpa 降解硫酸乙酰肝素（HS）而激活，因此 b-FGF 及 Hpa 在新生血管形成及肿瘤转移中发挥协同的作用。另外，Hpa 和 b-FGF 二者存在相关性。b-FGF 是 HS 结合型生长因子，二者均是通过作用于 ECM 和基底膜，在血管生成、肿瘤的发生、发展及侵袭转移中发挥作用。研究结果显示，早期 HCC 组肝组织中 b-FGF（+~++）阳性表达率较慢性乙肝组和乙肝后肝硬化组显著升高（$p<0.05$），表明 b-FGF 可作为鉴别早期 HCC 组织与非肝癌组织的较为有用的指标。b-FGF 表达与 Hpa 表达呈正相关（$r=0.629$，$p<0.05$），也反映 b-FGF 及 Hpa 二者存在协同作用。王顺祥等用免疫组化检测 b-FGF 在 HCC 中的表达，发现 b-FGF 在 HCC 组织中阳性表达率显著高于癌旁及正常组织。而且 b-FGF 及 Hpa 存在相关性，二者可以单独或协同 b-FGF 促进肝癌微血管的生成，有利于肝癌细胞浸润生长及转移。此外，研究结果还显示，早期 HCC 组肝组织中，b-FGF 表达与 MVD 值呈正相关（$r=0.808$，$p<0.01$），Hpa 表达与 MVD 值亦呈正相关（$r=0.645$，$p<0.05$）。

（六）可溶性 Endogin（sEng）

sEng 是一种 I 型跨膜糖蛋白，主要在上皮细胞表面表达，呈二聚体形式。Endogin 在肿瘤的新生血管中高表达，也是参与组织纤维化的关键因子 TGF-β1 和 TGF-β3 的辅助转膜受体。Endogin 通过 TGF-β 信号通路调节上皮细胞功能，参与胚胎发育、组织修复、纤维化及癌变等病理生理过程。因此，Endogin 具有作为多种肿瘤的诊断标志物的潜在价值。在肝纤维化及肝硬化形成的过程中，TGF-β 是最重要的功能因子之一，而 Endogin 是否参与了 TGF-β 的促肝纤维化过程也值得深入探讨。基质金属蛋白酶 14（matrix metalloproteinase，MMP-14）可将 Endogin 剪切成为 sEng，且 sEng 是一种抗血管生成因子，参与调节新生血管的形成。血清 sEng 水平既在一定程度上反映了 Endogin 的表达情况，也作为一种功能因子，独自在特异的病理生理过程中发挥着作用。张自然等研究发现，HCC 及肝硬化患者血清 sEng 水平都显著高于健康人，同时 HCC 患者还显著高于肝硬化患者。慢性 HBV 感染造成的肝组织炎症及纤维化最终进展为肝硬化，肝细胞及正常组织结构出现严重破坏，大量的纤维和重构的胆道及血管代替了正常的肝小叶结构，导致肝脏难以发挥正常的生理功能。sEng 高表达于这些纤维与新生血管的上皮细胞表面，参与了纤维化进展为肝硬化的过程。Torsney 等研究发现，在炎症性疾病中，如在肝硬化发病过程中，内皮细胞 Engdolin 表达可出现升高，且 Engdolin 的高表达与炎症细胞的浸润程度显著相关。Rath 等也发现，在慢性肝病患者，血清 sEng 水平可出现升高，尤其在 HCV 相关肝硬化患者中最高。约 80%HCC 由各种原因（包括慢性 HBV 感染）导致的肝硬化进展而来。HCC 组织肿瘤新生血管及不规则毛细血管分支是病变的重要特征之一。Yagmur 等研究也显示了 sEng 在肝硬化合并 HCC 患者中可出现高水平表达，且可以作为高危肝硬化患者进展为 HCC 的标志。出现这一现象的相关机制尚未完全阐明，其中可能的一种解释是，sEng 可以增强 TGF-β 对内皮细胞的作用，从而参与肿瘤中的新生血管生成。研究显示，在肝硬化及 HCC 患者 sEng 与 AFP 水平呈显著正相关。单独应用 sEng 诊断 HCC 的效能与 AFP 相当，而 sEng 与 AFP 联合检测诊断价值高于两者单用。AFP 一直是临床上用于诊断 HCC 的重要血清学指标，其升高反映了癌细胞的增殖程度，高 AFP 水平常常提示 HCC 预后不良。AFP 通常由癌变的肝细胞合成，而 sEng 则主要由癌组织中的新生血管内皮细胞合成。癌细胞的过度增殖常常伴随新生血管的形成,结果提示其可以作为 HCC 诊断及评估的重要参考。Pappaetal 对多发性骨髓瘤患者的研究显示,sEng 升高与多发性骨髓瘤发生及分期相关,与 IL-18 联合可作为诊断的敏感指标。同时,高临床分期及存在远处转移的 HCC 患者血清 sEng 水平更高,提示 sEng 水平的差异与 HCC 病情进展程度相关,可作为病情评估的参考指标。同时高 sEng 水平的 HCC 患者总体生存率较低,显示了 sEng 在 HCC 患者远期预后判断方面的价值。血清 sEng 作为一种重要的调节新生血管生成的因子,其水平可以反映肿瘤组织血管新生程度,新生血管功能更强的肿瘤组织往往表现出更强的侵袭性,导致患者预后更差。Kopczynska 等人的研究显示,非小细胞肺癌患者在手术后血清 sEng 水平显著降低,可以作为手术后患者远期预后的指标,sEng 高的患者,远期复发率及病死率更高。张自然的研究探讨了血清 sEng 水平用于诊断 HCC 及预后判断的价值。高 sEng 水平与肝组织的纤维化程度及 HCC 进展情况相关,是病情严重程度及预后判断的参考指标。sEng 联合 AFP 检测可以提高诊断 HCC 的效能。

(七) mir-429 和 mir-484

mir-429 和 mir-484 高表达可促进肝癌发生,mir-429 可帮助预测和诊断肝癌。

十二、早期肝细胞癌的鉴别

HCC 常在肝硬化的基础上发生,其形成过程一般认为是肝硬化良性增生结节逐渐发展为不典型增生结节再发展高分化的 HCC,并进一步生长和分化。肝癌发生和发展同时伴随着病灶内血流动力学的一系列变化。肝硬化结节与肝实质供血相似,由门静脉和肝动脉双重供血,以门静脉供血为主:HCC 则相反,主要由肝动脉供血。肝硬化结节向 HCC 转变以及生长的过程中,门静脉血供逐渐减少,肝动脉血供逐渐增多并最终成为病灶的主要滋养血管。此外,小肝癌的瘤内血供还与其分化程度密切相关,门脉供血少者,瘤细胞分化较差,典型 HCC 造影增强模式呈"快进快出"型;少数不典型 HCC 表现"快进慢出"型,多见于门脉供血多者,病灶较小或瘤细胞病理分化程度较高者。

(一) 早期诊断

1. 血液学 血清 AFP 及其异质体,是常用及重要的指标。血清 AFP ≥ 400μg/L,排除妊娠、慢性或活动性肝病、生殖腺胚胎源性肿瘤以及消化道肿瘤后,高度提示肝癌。血清甲胎蛋白异质体(AFP-L3)能比影像学提前 3~28 个月发现肝癌,在 AFP 不升高的情况下,有 34.3% 的原发性 HCC 患者在确诊 1 年前即出现 AFP-L3 升高。异常凝血酶原(DCP)和血浆游离 microRNA 也可作为肝癌早期诊断标志物。

2. 影像学 肝脏超声检查联合血清 AFP 进行肝癌早期筛查,高危人群每隔 6 个月至少 1 次。动态增强 CT 和多模态 MRI 扫描是肝脏超声和血清 AFP 筛查异常者明确诊断的首选影像学检查方法。肝癌影像学诊断主要根据"快进快出"的强化方式。肝脏多模态 MRI 检查是肝癌临床检出、诊断、分期和疗效评价的优选影像技术。PET/CT 有助于对肝癌进行分期及疗效评价。

增强 CT、MRI、血管造影等影像学检查方法对微小病灶定性诊断价值有限。肝硬化增生结节患者则应采用常规超声与 CEUS 技术结合进行监测。尤其是对于直径 <2cm 的非常早期病灶,CEUS 可实时动态观察其增强廓清的整个过程,鉴别诊断的准确性高于增强 CT。

3. 病理学 具有典型肝癌影像学特征的肝占位性病变,不需要肝穿刺活检。对于能手术切除或准备肝移植的肝癌患者,不建议术前活检。对于缺乏典型肝癌影像学特征的肝占位性病变,肝病灶穿刺活检可获得明确的病理诊断、病灶性质、肝病病因、肝癌分子分型。肝病灶穿刺活检需在超声或 CT 引导下采用 18G 或 16G 肝穿刺空芯针获得病灶组织。有严重出血倾向的患者，应避免活检。为减少肿瘤结节破裂和针道种植转移的发生，可选择同轴针引导穿刺，穿刺后明胶海绵封闭针道，穿刺路径应尽可能经过正常肝组织，避免直接穿刺肝脏表面结节。应在影像显示肿瘤活跃的肿瘤内和肿瘤旁取材，取材后肉眼观察取材的完整性以提高诊断准确性。受病灶大小、部位深浅等多种因素影响，肝病灶穿刺病理学诊断存在一定的假阴性率，特别是对于直径 ≤ 2cm 的病灶，假阴性率较高。对于活检组织取样过少、病理结果阴性但临床上高度怀疑肝癌的患者，建议重复肝病灶穿刺活检或者密切随访。肝占位性病灶或肝外转移灶活检或手术切除组织标本，需经病理组织学和 / 或细胞学检查诊断为肝癌。

高分化肝细胞癌（WD-HCC）或称早期肝细胞癌是病理诊断工作中的难点。WD-HCC 多从肝细胞异型增生结节转变而来，这一过程是连续性的，从良性到恶性之间有一个很大的灰区。WD-HCC 的形态改变保留有正常肝组织的许多特征。在肝脏穿刺标本中，由于组织量少、观察内容局限、难以做免疫组织化学等进一步工作，更易漏诊或过诊。中国人民解放军总医院病理科总结 73 例经病理确诊的 WD-HCC，对其临床和病理资料进行分析，结合前期研究报道的肝细胞癌 GPC3、CD10 等免疫组织化学检测结果，对 WD-HCC 的病理学形态、诊断及鉴别诊断要点。

（二）鉴别诊断

1. 肝硬化结节　肝硬化结节肉眼分为小结节型、大结节型、大小结节混合型。小结节型被认为多见于病毒性肝炎、酒精性肝硬化，而大结节型及混合型则多见于坏死后性肝硬化。与 WD-HCC 相比，这些结节一般无小梁及腺样结构形成，细胞密度无明显增加，不规则扩张的肝窦不明显，胞质染色正常，细胞核淡染，体积稍大，核周边毛糙。

2. 异型增生性结节（DN）　DN 的病变特点为明显增大的单个硬化结节，肝板增厚。这些结节通常发生在肝硬化或 HCC 伴有肝硬化的组织中，结节有不同程度的不典型性，但缺乏明确的恶性特征。肉眼下，大多数病变呈模糊的结节，与有明确边界的 WD-HCC 区别不大，几乎不可能将其与癌和大的再生性结节相区别。Zachary 和 Luigi 根据结节中的细胞形态及组织形态，将异型增生性结节分为低级别异型增生结节（LGDN）和高级别异型增生结节（HGDN）。LGDN 大体上直径为 1cm 左右，周围缺乏真正的包膜，可有致密的纤维组织包绕。镜下肝细胞可见散在大细胞异型增生，无核分裂或有轻度核异型，肝细胞密度轻度增加。LGDN 无明显的结构异常，结节中多可见均匀分布的汇管区。而 HGDN 不仅表现为细胞的异型，还伴有组织结构的异型。结节中的细胞密度明显增加，出现小细胞异型增生，部分肝板排列不规则，可由 2 排以上的肝细胞组成，肝细胞可形成假腺样结构，或出现结节中结节现象。高度异型增生性结节与 WD-HCC 之间无明确分界，它和 WD-HCC 的鉴别在于后者细胞密度明显增加，小梁结构也更加明显。

3. 肝局灶性结节增生（FNH）　FNH 是一种比较少见的良性瘤样病变，临床及病理均易误诊为肝癌、肝细胞腺瘤或肝其他瘤样病变。目前认为 FNH 可能与炎性改变、创伤等因素导致肝脏局限性血供减少或血管畸形而引起肝细胞萎缩和肝组织代偿性增生有关。也有人认为与雌激素刺激血管畸形和肝细胞的增生有关。与 WD-HCC 相比，FNH 一般无慢性肝炎、肝硬化病史，大体形态的典型特征是肿块中央有灰白色放射状星状瘢痕，肿物切面呈结节状，这种大体异常改变对 FNH 的确诊有帮助。纤维间隔或纤维瘢痕内均见有厚壁畸形血管也是本病的突出特点，血管多呈弯曲状，管壁增厚，形状不规则，大小不等，管腔变小，甚至闭塞,亦可见静脉及毛细血管增生。肝细胞除增生外,形态结构与正常肝细胞基本相同,少数有不典型增生。在肿瘤的纤维间隔内均见数量不等、分布不均的增生的毛细血管,有的区域甚至呈簇状分布。

4. 肝细胞腺瘤(HCA)　年轻女性多见,常有口服避孕药史,无肝硬化背景。镜下瘤细胞一般接近正常肝细胞,核分裂象少见,呈梁索状排列,厚度通常为 1~3 层细胞。肿瘤缺乏小叶结构,内无中央静脉、汇管区、小胆管结构。它与 WD-HCC 的鉴别很困难,特别是在细针穿刺标本的诊断中。如果肝细胞腺瘤的瘤细胞出现少量散在轻度异型增生及巨核细胞,偶见散在假腺管或腺泡样结构,如果所占比例极少,又无肝炎、肝硬化背景,AFP 阴性,仍应诊断为肝细胞腺瘤。但对于无慢性肝炎或肝硬化的患者,如果瘤细胞出现明显异型性、明显的假腺管或腺泡样结构时应考虑 HCC。

(三)肝癌的临床诊断标准及路线图

乙型、丙型病毒性肝炎等任何原因引起的肝硬化,应结合肝癌发生的高危因素、影像学特征及血清学分子标志,作出肝癌临床诊断。

1. 至少每隔 6 个月进行 1 次超声及血清 AFP 检测,发现肝内直径 ≤ 2cm 结节,动态增强 MRI、动态增强 CT、超声造影或肝细胞特异性对比剂 Gd-EOB-DTPA 增强 MRI,4 项检查中至少有 2 项显示动脉期病灶明显强化、门静脉期和 / 或平衡期肝内病灶强化低于肝时,即"快进快出"的肝癌典型特征,则可做出肝癌的临床诊断;对于肝内直径 >2cm 结节,则上述 4 种影像学检查中只要有 1 项典型的肝癌特征,即可诊断为肝癌。

2. 肝内直径 ≤ 2cm 的结节,若上述 4 种影像学检查中无或只有 1 项检查有典型的肝癌特征,可行肝活检或每 2~3 个月的影像学随访,结合血清 AFP 水平明确诊断;肝内直径 >2cm 的结节,上述 4 种影像学检查无典型的肝癌特征,需行肝病灶穿刺活检。

3. 血清 AFP 升高,特别是持续升高,应进行影像学检查以明确肝癌诊断;如未发现肝内结节,在排除妊娠、慢性或活动性肝病、生殖腺胚胎源性肿瘤以及消化道肿瘤的前提下,应密切随访血清 AFP 及 AFP-3 水平,每隔 2~3 个月进行 1 次影像学复查。

十三、新型冠状病毒肺炎合并肝损伤的鉴别

新型冠状病毒(2019-nCoV)隶属于 β 冠状病毒家族。该家族,除 4 种引起普通感冒外,急性重症呼吸综合征病毒(SARS-CoV)和中东呼吸综合征病毒(MERS-CoV)等均为高致病性,以肺损伤为突出特征,可引起急性呼吸窘迫综合征及呼吸衰竭。2019-nCoV 在人体中的主要受体为血管紧张素转化酶 2(ACE2),与 SARS-CoV 相同,广泛表达于血管内皮、呼吸道上皮、肺泡单核细胞和巨噬细胞表面,但它同时具有在呼吸道尤其是咽部组织活跃复制的能力,使其进入宿主后感染早期即具备了持续释放子病毒的高效传播能力,而此时患者往往还无明显症状。患者在感染后,短期内即可释放咽部病毒的复制,并往往在第 1 周达到高峰,1 周后明显下降,3~4 周后呼吸道病毒核酸检测开始转阴。尽管目前发现少部分患者气道标本核酸阳性可持续较长时间,但并不等于有完整的致病性病毒颗粒;尤其是病程超过 4 周的康复患者,持续传播风险很小。自然病程较 SARS 和 MERS 相对缓和,80% 以上感染者为轻型、普通型或仅为无症状亚临床感染,仅 10%~20% 的患者起病后逐渐进展为重症或危重症,出现严重的肺部毁损、显著的全身炎症及凝血异常,进而引起多脏器受累甚至死亡。死亡率为 3%~10%,重症和危重症死亡率在 50%~60% 以上。65 岁以上高龄、男性、伴有 1 种至多种基础性疾病(如高血压、糖尿病、恶性肿瘤等)者,死亡风险较高。多数危重患者在发

病后第 2 周开始加重,外周淋巴细胞进一步减少,炎症指标显著升高,肺内病变迅速进展,临床症状恶化。肺部损伤固然是疾病进展、呼吸循环衰竭的重要因素,但病程中晚期出现的、与病情严重程度基本平行的凝血异常和高凝状态,包括凝血酶原时间延长、D- 二聚体及纤维蛋白原水平明显升高,加重了全身多器官损伤,大部分患者表现为肢端皮肤不同程度缺血及坏死,尸检证实深部脏器组织内亦有广泛的微血栓形成。随着病情进展,如原发病及长期高凝状态未得到及时纠正,少数患者将在临终前进入显性弥散性血管内凝血(DIC)。持续炎症状态是凝血级联反应的重要触发因素,病毒直接攻击引起的肺血管和外周血管内皮损伤及促凝因子的释放,可能发挥了同等重要的作用,炎症与高凝状态互相促进,不断放大,导致病情进一步恶化。部分患者可检测到抗磷脂抗体,可能同时伴发多部位血栓形成;自身免疫机制的参与也有可能加重了这部分患者的机体损伤。临床上应充分考虑患者的病情分期(病毒血症期、急性肺炎期和恢复期)和免疫状态。对于轻症和普通型患者,对症支持及密切监测可能是最重要的治疗手段。如能获得有效的抗病毒药物,时机宜早。一旦病情恶化,炎症水平进行性上升或存在高凝状态,则需及时干预。进入危重阶段后,机体多种脏器损害及炎症状态可能是病毒直接及间接损伤的共同结果,更需要包括呼吸、循环支持在内的重症监护和综合治疗,包括充分氧疗和肺保护性机械通气,预防血栓形成,纠正代谢紊乱,精确的血流动力学监测和支持,血液净化治疗,保护重要脏器功能等;不太可能单纯依靠抗病毒、抗炎或免疫调节等单一治疗逆转。尽管已认识到病情恶化起始阶段可能是重症患者最关键的治疗窗,但最优处理仍无定论。包括糖皮质激素、大剂量静脉免疫球蛋白、免疫调节剂及康复期血浆疗法等,尚需更多临床数据支持。北京协和医院方案,静脉输注免疫球蛋白(0.3~0.5g/kg)×5d 已得到验证,美国 FDA 近期也批准了大剂量免疫球蛋白用于 COVID-19 治疗研究。

COVID-19 除肺炎外,还损害肝、胆在内的全身多器官。肝脏和胆囊体积增大,肝细胞变性、灶性坏死伴中性粒细胞浸润;肝血窦充血,汇管区淋巴细胞和单核细胞浸润,微血栓形成;电镜下可见 2019-nCov 颗粒。COVID-19 合并肝损伤概率较高,为 14%~53%,但多数表现为 ALT 和 / 或 AST 轻到中度升高,个别可 ≥ 20×ULN,多发生在原有乙肝病毒感染使用激素和 / 或停用抗乙肝病毒治疗者,在恢复有效血容量和有效灌注或改善呼吸功能后 1~2 周降至正常。

中国医师协会消化医师分会和中华医学会肝病学分会 2019 年制定的《新型冠状病毒肺炎合并肝损伤的预防及诊疗方案》对新型冠状病毒肺炎合并肝损伤提出了明确的定义:COVID-19 发生发展和治疗过程中出现的肝脏相关生物化学检查明显异常,即 ALT 或 AST ≥ 3×ULN,或 TBIL ≥ 2×ULN,无论既往是否有肝脏基础疾病。《柳叶刀》近期报道,武汉市金银潭医院 99 例 COVID-19 中,43 例出现不同程度肝损伤,其中 1 例严重肝损伤;97% 患者白蛋白降低,35% 患者 AST 升高,28%ALT 升高,18%TBIL 升高。随后钟南山团队收集 552 家医院的 1 099 例 COVID-19 患者资料,AST、ALT、LDH 和 TBIL 异常者分别为 22.2%、21.3%、41% 和 10.5%。多项研究发现,有基础肝病者肝损伤比率较高,使用洛匹那韦 / 利托那韦者较非甾体抗炎药、草药、抗生素等具有更高的肝脏损伤风险。肝损伤可见于病程的各阶段,应在救治过程中动态观察肝脏功能,分析原因及程度,选用合适的抗炎、保肝、退黄药物。

(陈紫榕)

第四十三章

急性乙型肝炎防止肝坏死的重要性

急性病毒性肝炎主要由嗜肝的甲、乙、丙、丁、戊型肝炎病毒引起；少数由非特异性嗜肝病毒，如巨细胞病毒、EB 病毒、单纯疱疹病毒等感染。甲、戊型肝炎主要经肠道传播，乙、丙、丁型肝炎和部分戊型肝炎经血液传染；肠传性肝炎多自限，血传性肝炎可发展为慢性。我国目前发生的急性病毒性肝炎，主要是甲型肝炎和戊型肝炎，乙型肝炎少见。临床诊断的急性乙型肝炎，大部分是慢性无症状 HBV 携带者（AsC）的急性活动。各型急性肝炎的临床表现大都相似，诊断主要靠实验室检查，治疗重在支持，对症下药。大部分急性肝炎呈自限性经过，不需常规抗病毒治疗。治疗目标是防止出现急性或亚急性重型肝炎。

第一节 诊　　断

一、临床表现

持续数天以上的发热、乏力、消化道症状和肝区疼痛等症状，肝肿大和压痛等体征，ALT升高，参考流行病学资料，可诊断为急性病毒性肝炎。血清胆红素在 17μmol/L 以上者，可诊断为急性黄疸性肝炎。

二、实验室检查

（一）"两对半"和抗 -HBc-IgM

HBV 经典血清学标志物包括 HBsAg、抗 -HBs、HBeAg、抗 -HBe、抗 -HBc 和抗 -HBc-IgM。HBsAg 阳性表示 HBV 感染；抗 -HBs 为保护性抗体，其阳性表示对 HBV 有免疫力，见于乙型肝炎康复及接种乙型肝炎疫苗者；抗 -HBc-IgM 阳性多见于急性乙型肝炎及慢性乙型肝炎急性发作；抗 -HBc 总抗体主要是抗 -HBc-IgG，只要感染过 HBV，无论病毒是否被清除，此抗体多为阳性。在 HBeAg 阳性的慢性乙型肝炎患者中，基线抗 -HBc 抗体的定量对聚乙二醇干扰素（PEG-IFN）和核苷（酸）类似物（NAs）治疗的疗效有一定的预测价值。血清HBsAg 定量检测可用于预测疾病进展、抗病毒疗效和预后。

HBeAg 并非 HBV 病毒组装和复制的必需品，但在体内持续感染中发挥巨大作用。最近的研究表明，HBeAg 下调机体对 HBV 的初始免疫应答，并导致 T 细胞免疫耐受。在慢性乙型肝炎（CHB）患者中，HBeAg 的血清学转换意味着临床好转，肝病进入静止期，肝纤维化减轻，肝硬化、肝细胞癌的发生率降低。HBeAg 血清学转换，不管是自发的，还是通过治疗实现的，通常预示着更可能实现 HBsAg 血清学转换，从而达到肝病长久、较彻底的临床好转。因此，在治疗 HBeAg 阳性的 CHB 患者时，实现 HBeAg 血清学转换、HBV DNA 降至不可测水平是个重要的目标。也有医生将 HBeAg 血清学转换作为无肝硬化及失代偿性肝病的 CHB 患者的治疗终点。

（二）HBV DNA 定量检测

主要用于判断慢性 HBV 感染的病毒复制水平，可用于抗病毒治疗适应证的选择及疗效的判断。准确定量需采用实时定量聚合酶链反应（PCR）法。

（三）HBV 基因分型和耐药突变株检测

常用的方法有：①基因型特异性引物 PCR 法；②基因序列测定法；③线性探针反向杂交法。

（四）HBV RNA

HBV RNA 是由 cccDNA 直接转录产生的一种衣壳包裹的前基因组 RNA。有研究显示，HBV RNA 与病毒持续感染及核苷（酸）类似物停药后的反跳有关，也可作为接受核苷（酸）类似物治疗者 HBeAg 患者发生血清学转换的早期预测指标，或可作为与 cccDNA 转录活性相关的临床指标，如果 HBV RNA 持续消失，预示患者达到准功能性治愈。但是，2017年 EASL 指南对这些研究结果并未加以评论和推荐。达到 HBsAg 消失才是理想终点，达到理想终点才属于功能性治愈。HBsAg 仍然阳性、抗病毒治疗后停药维持持续病毒学应答，以及停药不复发的患者，只能说是达到了有价值的治疗终点，为部分免疫控制状态。

（五）病毒 cccDNA 与 HBcrAg

病毒 cccDNA 是 HBV 持续感染的关键因素，在接受核苷（酸）类似物长期治疗之后，仍然持续存在于感染者的肝细胞内，甚至在发生了 HBsAg 消失或发生血清转换之后，也仍然继续存在。

cccDNA 水平及转录活性检测，对于评估 HBV 感染是否治愈至关重要，但因检测 cccDNA 需行肝组织活检，方法尚未标准化。HBcrAg 是一个混合型生物学标志物，由病毒前 C/C 区基因表达的几种抗原共同组成，包括 HBcAg、HBcrAg 和前 C22 前体蛋白。HBcrAg 定量检测与 HBsAg 结果互不重叠，血清中 HBcrAg 水平可部分反映 HBeAg 阳性患者肝细胞内 cccDNA 的含量及转录活性，也可反映整合 HBV DNA 的转录活性。

有研究结果显示，HBcrAg 可用于核苷（酸）类似物或聚乙二醇干扰素治疗患者的疗效监测和预测，也可用于预测核苷（酸）类似物治疗患者停药后复发风险。

（六）生物化学检查

1. 血清 ALT 和 AST　血清 ALT 和 AST 水平可部分反映肝细胞损伤程度，但特异性不强，应与心、脑、肌肉损害时的升高鉴别。

2. 血清胆红素　血清胆红素水平与胆汁代谢、排泄程度有关，胆红素升高主要原因为肝细胞损害、肝内外胆道阻塞和溶血。肝衰竭患者血清胆红素可呈进行性升高，每天上升 ≥ 1 倍正常值上限（ULN），出现胆红素升高与 ALT 和 AST 下降的分离。

3. 血清白蛋白和球蛋白　反映肝脏合成功能，慢性乙型肝炎、肝硬化和肝衰竭患者可有血清白蛋白下降。随着肝损害加重，白蛋白 / 球蛋白比值可逐渐下降或倒置（<1）。

4. 凝血酶原时间（PT）及凝血酶原活动度（PTA）　PT 是反映肝脏凝血因子合成功能的重要指标，常用国际标准化比值（INR）表示，对判断疾病进展及预后有较大价值。

5. γ- 谷氨酰转肽酶（GGT）正常人血清中 GGT 主要来自肝脏。急性肝炎、慢性活动性肝炎及肝硬化失代偿时，轻、中度升高。各种原因导致的肝内外胆汁淤积可显著升高。

6. 血清碱性磷酸酶(ALP)由肝细胞合成分泌,自胆道排泄,半衰期为 3 天。儿童 ALP 活性可达正常成人的 2~5 倍。餐后(尤以高脂餐)小肠分泌的 ALP 进入血中,一般可增高 30U/L 或更高,在 B 或 O 型血人中可持续 12h。妊娠 3 个月胎盘即可产生 ALP,9 个月达高峰,可达 2~3 倍正常值上限,分娩后 1 个月恢复正常。当 ALP 产生过多或排泄受阻时,均可使血中 ALP 发生变化。临床上常借助 ALP 的动态观察来判断病情发展、预后和临床疗效。

7. 总胆汁酸(TBA)　健康人的周围血液中血清胆汁酸含量极微,当肝细胞损害或肝内、外阻塞时,胆汁酸代谢出现异常,总胆汁酸就会升高。

8. 胆碱酯酶(cholinesterase,ChE)　由肝脏生成后分泌入血,反映肝实质合成蛋白的能力,与血清白蛋白的减低大致平行,但比白蛋白能更敏感地反映病情变化,随着病情好转,ChE 迅速上升。

9. 甲胎蛋白(AFP)　血清 AFP 及其异质体是诊断原发性肝细胞癌的重要指标。应注意 AFP 升高的幅度、动态变化及其与 ALT 和 AST 的消长关系,结合临床表现和肝脏超声显像等影像学综合分析。AFP 在急性乙肝中也会升高,容易造成漏诊;一些良性肝病、生殖性畸胎瘤、肺癌等患者中也可有升高,容易造成误诊。

第二节　鉴别诊断

一、慢性 HBV 感染急性活动

其他原因的肝损害或黄疸,其他病毒性肝炎和非嗜肝性病毒引起的肝炎,与慢性 HBV 感染(AsC)急性活动的鉴别,有时较为困难。我国当前求医的"急性"无黄疸性乙型肝炎,多为 AsC 的急性活动或慢性乙肝。鉴别要点如表 9-43-1 所示。

表 9-43-1　急性乙型肝炎与慢性 HBV 感染急性活动的鉴别

	急性乙型肝炎	AsC 急性活动
症状	典型	较轻
过去史	无	曾检出过 HBsAg
家族史	常无慢性 HBV 感染者	常有慢性 HBV 感染者
黄疸	有或无	常无
ALT 升高	500~1 000IU/L	200~600IU/L
IgM 抗 -HBc(滴度)	>1∶1 000	(−),或 <1∶1 000
HBeAg	早期血清转换	持续(+)或转换
HBsAg	6 个月内阴转	持续(+)
肝组织活检	小叶炎症明显而均匀	汇管区炎症明显,可有纤维化
病程	<6 个月	>6 个月

1. 临床表现　急性无黄疸性肝炎,症状轻微而不自觉,多在普查中发现。两者的鉴别,若无过去检查资料,很难从患者就诊时的临床表现作出判断,对每一个病例均需作全面分析。AsC 急性活动者症状较轻,胆红素和 ALT 低度增高,有 HBsAg 既往史和 / 或 AsC 家族史。

2. 血清标志物　IgM 抗 -HBc 的 Abbott 试剂经特殊标定,阳性结果可以确定为急性乙型肝炎;未经标定的试剂在慢性 HBV 感染的活动期也出现阳性结果,滴度较急性感染时低,但没有鉴别急、慢性的界限值。急性乙型肝炎患者早期 HBeAg 血清转换,标志感染趋向恢复;慢性 HBV 感染在活动期后 HBeAg 持续,也可转换。急性乙型肝炎患者 HBsAg 在 6 个月内阴转;慢性 HBV 感染患者炎症消退后 HBsAg 仍持续。

3. 肝组织学　急性病毒性肝炎的肝组织学特征是腺泡内炎症和肝细胞变性特别明显,且均匀分布;AsC 急性活动时腺泡内炎症大多较轻,以汇管区炎症和间质反应较明显。急性病毒性肝炎时汇管区炎症浸润,炎症细胞可向邻近的实质溢出,易与慢性肝炎的界面性炎症混淆;AsC 急性活动无或仅部分界面有炎症,无或仅轻微纤维化。然而,AsC 急性活动的重症病例,几个月就可发生桥样坏死,甚至向肝硬化发展;急性乙型肝炎发生桥样坏死较少,无向肝硬化发展的组织学特征。

4. 病程　6 个月内 HBV 抗原血清转换者多为急性乙型肝炎,否则可能为慢性。但可有少数向慢性发展的急性乙型肝炎;也可有个别初次就诊便是已近恢复的慢性乙型肝炎。

二、非乙型病毒性肝炎

急性病毒性肝炎的临床表现与其他感染和非感染因子引起的肝脏损害有类似,须认真鉴别。

(一)甲型肝炎

甲型肝炎发病率已显著降低,但在我国仍是最常见的急性肝炎。绝大多数无症状,有症状者绝大多数病例自限。

1. 临床表现　潜伏期 15~50 天。黄疸发生前,ALT 升高,伴有重度厌食、恶心、呕吐。黄疸期一般仅 10 余天。甲型肝炎病毒(HAV)感染可以有多种非典型的临床类型,有两点尤为瞩目:①无黄疸病例很常见,亚临床和临床感染的比例达(10~20):1,我国人群 IgG 抗 -HAV 检出率可达 70%~80%,大多并无黄疸史。②有些患者尤其是老年人,可有显著而迁延的肝内胆汁淤滞。ALT 上升和恢复都较快。多数患者在 2 个月内恢复。随访上海 20 世纪 80 年代甲型肝炎大流行中的 1 212 例患者,2 个月内临床和肝功能恢复正常者为 63.4%,20.40% 的患者需 3 个月,8.6% 需 4 个月,4.8% 为 5 个月,1.5% 系 6 个月,超过 6 个月才恢复的仅 1.3%。6 个月内可有多次复发。未发现慢性病例。

2. 病原诊断　HAV 感染的诊断依据是 EIA 检出 HAV 抗体。血清抗 -HAV IgG 表示过去感染和对 HAV 的免疫,如滴度继续上升是近期感染。HAV 感染 2~3 周后,抗 -HAV IgM 常出现在临床症状之前,保持 30~420 天,多数在 120 天内阴转。这一试验灵敏、特异,单份血清即可获得可信的诊断。

(二)急性丙型肝炎

输血后肝炎多为丙型肝炎,潜伏期 2~26 周,平均 6~12 周。

1. 临床表现　疾病谱较广。输血后肝炎多无症状,连续随访检测肝功能试验才可检出。社会获得性丙型肝炎较难界定,轻症患者散布在社会中,就诊者只是症状较明显或病程迁延者。血清转氨酶波动是丙型肝炎的特征,短期中可有 10~15 倍的升降。血清 HCV RNA

在感染后1~2周内即可检出，痊愈的病例血清HCV RNA消失，而抗体持续数月。急性丙型肝炎患者与其他急性病毒性肝炎患者比较，年龄较大，血清转氨酶增高的幅度较小。社会获得性丙型肝炎无输血史，确定为急性丙型肝炎很困难。如HCV RNA（+），发病后才出现抗-HEV IgG转换可确诊。慢性化是HCV感染的特点，大多数输血后肝炎患者ALT增高1年以上，大多数将发展为慢性肝炎，其中约20%成为肝硬化，也可能发展为肝癌。

2. 病原诊断　发病未超过1个月的肝炎患者抗-HCV IgG（-）不能除外丙型肝炎。PCR检测HCV RNA在ALT升高前即可检出，而抗-HCV的出现却较迟。

（三）戊型肝炎

在水源性大流行中，以青少年居多，15岁以下的儿童和40岁以上的成人较少。我国的水源性流行主要发生在新疆南部，散发性戊型肝炎则各地都相当多见，人群中已有一定的免疫水平。调查我国台湾地区的健康人群，20岁以上384人中10.7%、20岁以下600人中0.3%可检出抗-HEV IgG，84%持续3~8年，说明抗-HEV IgG检测不能用于现症诊断。广州调查发现，甲型肝炎、急性乙型肝炎、急性丙型肝炎和非甲非丙急性肝炎中抗-HEV IgM的检出率分别为3.8%（1/26）、20.0%（4/20）、21.1%（4/19）和35.9%（51/142），其他型肝炎重叠戊型肝炎常见。

1. 临床表现　潜伏期为16~75天，大多1个月。感染后血液检出病毒22~46天、粪便34~46天；少数患者病毒血症可持续约100天，可发生血液传播。戊型肝炎的临床表现与甲型肝炎相似而较轻。急性起病，多有黄疸。黄疸发生率较高，恢复比ALT复常慢。暴发性戊型肝炎占0.5%~3%，妊娠晚期妇女可高达20%。HEV不引起慢性肝病。

2. 病原诊断　以重组克隆表达的蛋白或合成寡肽作为试剂抗原发展的EIA，已可用于临床诊断。但目前抗-HEV IgM试剂盒尚不灵敏和可靠，国内主要以IgG抗-HEV作为诊断依据，由于IgG在体内出现较临床症状晚，并可持续很长时间，难以区分近期感染和既往感染。只有除外其他肝炎病毒后才可作出戊型肝炎诊断。同时检出其他肝炎病毒血清标志物者，不能轻易诊断为戊型肝炎混合感染。近年来，HEV构象依赖性表位所研制出HEV IgM、IgG试剂，为解决这一问题带来了曙光。

三、非嗜肝病毒肝炎

艾滋病可伴罕见的非嗜肝病毒肝炎，常为致死性。用大剂量免疫抑制剂的患者，也易感染。可有黄疸和血清转氨酶增高，但较轻。肝脏组织学改变为非特异性：腺泡内灶性坏死、脂肪性变，肝血窦和汇管区单个核细胞浸润，腺泡结构完整。

（一）传染性单核细胞增多症

传染性单核细胞增多症，是人疱疹Ⅳ型病毒（EBV）引起的全身性单核巨噬细胞反应，多见于青少年。发热、咽峡炎、皮疹、全身性淋巴结肿大、脾大，半数患者有轻微黄疸。外周血白细胞数正常或增高，异型淋巴细胞占10%~50%。血清ALT多明显增高，但不及病毒性肝炎。IgM抗EBV是特异性的血清标志物。

（二）巨细胞病毒肝炎

在新生儿期常为隐性感染，婴儿期可引起致死性肺炎。①成人感染类似传染性单核细胞增多症，但常无咽峡炎和颈后淋巴结肿大，发热较显著，可持续至黄疸后不退。黄疸继续2~3周，甚至长达3个月。ALT和ALP增高，消化道症状和血清转氨酶增高都不及病毒性肝炎明显。血象有不典型淋巴细胞。偶尔发生致死性的大块肝细胞坏死；有时引起肉芽肿性肝炎。可伴长期不明发热,偶有胆汁淤滞。②CMV 引起的输血后肝炎;免疫抑制患者引起播散性疾病,肝炎仅是疾病的一部分。③慢性 HBV 混合感染 CMV:病情大多加重,病变活动,甚至发生活动性肝硬化。可自尿或唾液分离出病毒,或 PCR 检测病毒核酸,血清 IgM 抗 CMV 阳性,肝组织见腺泡内淋巴细胞和多形核细胞灶性聚集,肝细胞核内有 CMV 包涵体。鉴别要点如表 9-43-2 所示。

表 9-43-2　急性乙型肝炎与 EB 病毒和巨细胞病毒肝炎鉴别

	急性乙型肝炎	EBV 肝炎	CMV 肝炎
发热	±	+,黄疸不退	+,黄疸不退
食欲减退	±	++	±
咽痛	+	−	−
皮疹	±	+	±
淋巴结肿	±	++	−
黄疸	轻重不一,可较久	轻微,短暂	轻重不一,可较久
肝	肿大,压痛	肿,不痛	肿大,压痛
脾	肿大,不痛	肿大,压痛	可轻微肿大
血象	淋巴细胞相对增高	异型淋巴细胞增高	淋巴细胞相对增高
血清标志物	HBsAg、IgM 抗 -HBc	IgM 抗 EBV	IgM 抗 CMV

四、其他病毒引起的肝炎

艾滋病、器官移植、免疫抑制患者易发生其他病毒引起的肝炎。

(一)单纯疱疹

人生某一时期都会感染单纯疱疹Ⅰ或Ⅱ型病毒。婴儿疱疹肝炎可能是全身疱疹性疾病的一部分;成人播散性疱疹罕见,但可在一些慢性消耗性疾病患者中发生;应用肾上腺皮质激素和器官移植的患者,甚至可发生暴发性疱疹肝炎。发热,血白细胞减少,ALT 明显增高,可不出现疱疹性黏膜皮肤病。

(二)柯萨奇病毒

可引起成人肝炎,可自血液分离出病毒,恢复期出现补体结合抗体。

(三)水痘 - 带状疱疹病毒

艾滋病、器官移植、免疫抑制患者可并发肝炎。

(四)麻疹病毒

成人麻疹有轻微肝脏损害,5% 出现黄疸。

(五)副黏液病毒散发巨细胞肝炎

见于小儿或成人,病情严重。肝组织见巨核肝细胞,电镜下肝细胞质内有副黏液病毒核壳结构。

(六)新型冠状病毒

见第四十二章相关内容。

五、器官移植合并症

肾移植和肝移植患者 CMV 肝炎不少见,用淋巴细胞抗体治疗者更为常见。感染多来自供血或供体,除外 CMV 抗体阳性供者可预防大部分感染。CMV 肝炎是肝移植排斥最常见的原因。

第三节　治　　疗

绝大多数急性乙肝是自限性疾病,通过休息、营养和一般支持和对症处理即可恢复。但极少数病例可复发,或转为慢性。并无特异性治疗,主要强调对症和支持处理。病情恢复主要是其自然结果,一般治疗很难缩短其自然病程。

一、饮食原则

乙肝患者饮食应有足够的热量、适量的蛋白,丰富而全面的维生素,适量的纤维素。太多的禁忌可导致营养失调,不可依赖中药补药而忽视正常饮食。

(一) 饮食结构合理

1. 先三高一低后二高二低　乙肝患者应食用高蛋白、高维生素、高碳水化合物和低脂肪的食物,各种肉类、新鲜蔬菜、水果和各种粗粮都可食用,保证足够的营养,促进消化功能。肝脏功能减退时,脂肪代谢障碍,常伴肝炎后脂肪肝。急性肝炎和重症肝炎恢复期的患者要二高二低(高蛋白、高维生素;低碳水化合物和低脂肪)饮食,预防脂肪肝。蛋白质包括植物蛋白和动物蛋白,如豆制品、牛肉、鸡肉、鱼肉等,不可挑食。失代偿性肝硬化患者,蛋白质含量不宜过高,预防蛋白质在肠道被细菌分解产氨,导致肝性脑病。

2. 清淡　多进食新鲜蔬菜,如青菜、芹菜、菠菜、黄瓜、西红柿等,少食油腻、油炸、生冷和刺激性食品。多吃菌类食物,如香菇、蘑菇、木耳等,可提高人体免疫力。萝卜能促进胆汁分泌,加速脂肪代谢,肝炎后脂肪肝。

3. 控制食量　吃得过多,加重肠胃负担,也易引起肥胖。

4. 戒烟戒酒　烟酒对肝脏恢复不利,应戒烟戒酒,不吃油炸、霉变、辛辣有刺激性的食物。

5. 适量运动　如散步、打太极等轻微活动。

(二) 饮食禁忌

1. 垃圾食品　不宜多食罐头食品、油炸及油煎食物、方便面和香肠。罐头食物中的食物色素等会加重肝脏代谢及解毒功能的负担。油炸、油煎食品,不易消化和吸收,吸收不良容易引起脂肪泻,反复煎炸的食物油中会有致癌物质。

2. 禁烟禁酒　烟酒在体内代谢产生乙醛,对肝脏功能恢复不利。

二、密切观察和休息

(一) 休息

急性乙肝患者需休息。下列患者需住院:①严重或持续恶心呕吐;②精神状态不佳;

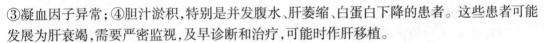

③凝血因子异常；④胆汁淤积，特别是并发腹水、肝萎缩、白蛋白下降的患者。这些患者可能发展为肝衰竭，需要严密监视，及早诊断和治疗，可能时作肝移植。

（二）警惕肝衰竭

应密切观察老年、妊娠、手术后或免疫功能低下患者，若出现病情转重，应及时按肝衰竭处理。胆汁淤积期可用皮质类固醇激素。泼尼松龙每天 40mg 可在 4 天内降低胆红素 40%。2~4 周后，要依据胆汁淤积消退的速度逐渐减量。泼尼松龙每天 30~40mg 也可用于 6~12 周迁延不愈或复发型肝炎。有并发症者，应避免使用镇静剂和麻醉药。恶心可用盐酸甲氧氯普胺、多潘立酮或酚噻嗪。即使有大量肝细胞损害，每天 4g 以下对乙酰氨基酚仍是最安全的止痛药。瘙痒可选用考来烯胺，抗组胺药则无明显效果。

重型急性肝炎，需监测凝血参数，这是反映肝衰竭的最好指征。它的恶化常常预示脑病发展。脑病是急性或暴发性肝衰竭的并发症。凝血参数包括凝血酶原时间、国际标准化比值（INR）和凝血因子 V。凝血参数异常时需静滴维生素 K。凝血异常要和维生素 K 缺乏导致的肝细胞功能不全相区别。维生素 K 缺乏会导致黄疸迁延。血清胆红素和血清转氨酶的水平不能区别急性感染和急性肝衰竭。食欲明显减退和精神状态改变的患者，需监测血糖，低血糖会加剧急性肝衰竭脑病，需静脉输注葡萄糖。

（三）抗病毒治疗

急性乙肝的治疗目标是防止出现急性或亚急性重型肝炎。大部分急性乙型肝炎呈自限性经过，不需常规抗病毒治疗。

1. 抗病毒治疗仅适用于急性肝衰竭或病程迁延且重症的急性乙型肝炎患者，如伴总胆红素 >3mg/dL（或间接胆红素 >1.5mg/dL）、INR>1.5、肝性脑病或腹水。

2. 抗病毒药物首选恩替卡韦、替诺福韦（TDF）或丙酚替诺福韦（TAF）。

3. 确定 HBsAg 阴性后，方可停用抗病毒药物；肝移植后，应无期限服用抗病毒药物。

4. 禁用聚乙二醇干扰素（PEG-IFN）。

5. 胸腺因子在临床使用中已证明有一定疗效。青蒿素和三氧化二砷在动物试验中也有抗鸭乙肝病毒作用。

6. 半年后 HBsAg 未转阴者可诊断为慢性乙型肝炎，后续管理参照慢性 HBV 指南。

（四）中医中药

祖国医学在诊疗时主要采取辨证理论。刘娟根据不同黄疸患者病情发展，依清热利湿、退黄降酶的原则施治，治疗优势明显。研究选用的清肝利胆退黄方主要适用于辨证理论中的肝胆湿热、血热血瘀症候，该药方中的赤芍和丹皮都属性微寒，可起到清热凉血之效，且两味药成分为芍药苷及丹皮酚，对急性肝炎肝细胞坏死有修复作用；益母草及泽兰两味药具有通经活血、化瘀消肿的功效；黄芩有泻火解毒之效，炙甘草和葛根治疗脾胃虚弱，起调和作用。该研究显示，通过中西医结合治疗，患者肝功能明显改善，较单纯的西医治疗效果更明显，并且患者的治疗有效率得到极大提升。国内也有过中西医结合治疗急性黄疸性肝炎的多项报道，林海燕等采用西医联合中药加味茵陈蒿汤治疗显示，患者血常规改善明显，肝、脾血管直径缩小；张佩江等采用西医联合急黄 1 号方和急黄 2 号方治疗，治疗有效率显著提升，症状积分下降明显，且不良反应小；类似多种研究都主要针对黄疸患者进行清热解毒、利胆退黄治疗，与该研究机制类似，并且普遍收效良好。研究认为，与单纯西医治疗相比，通过清肝利胆退黄方结合西医保肝降酶等治疗，可改善患者肝功能，降低血胆红素水平，提高治疗有效率。

（五）前列地尔注射液

为大豆油、大豆磷脂和前列腺素 E_1 制成的脂微球载体靶向制剂，与前列腺素 E_1 相比，不仅提高了药物的包封率和靶向作用，还降低了药物带来的不良反应，可改善心脑血管微循环障碍，抑制血栓形成，辅助治疗肝炎，对肝细胞型黄疸及淤胆型黄疸疗效显著，可退黄（SB）、降酶（ALT、AST）、提高凝血酶原活动度（PTA），没有缺血再灌注的副作用，还可以保护肝细胞，对于减低肝炎水肿发生率，尽早恢复肝脏正常功能有很好的疗效。实验结果显示，实验组明显好于对照组，效果显著。在基础治疗的同时加以前列地尔注射液（曼新妥），可防止甘油三酯在肝细胞内沉积而造成肝细胞浸润；扩张血管、增加血流量，减少血栓形成，改善肝胆管及血管微循环，促进肝脏合成凝血酶原，减少肝脏出血；减少肝细胞坏死，修复肝细胞，并可促进肝细胞再生，从而恢复胆红素在体内代谢；抑制肝细胞纤维化，促进胶原分解。

（陈紫榕）

第四十四章

慢性乙型肝炎病毒携带状态抗病毒治疗的必要性

慢性乙型肝炎病毒（HBV）携带状态，又称 HBeAg 阳性慢性 HBV 感染。一般是指 HBsAg 阳性持续 6 个月以上、处于免疫耐受期的 HBsAg、HBeAg 阳性、血清 HBV DNA ≥ 2×10^7IU/mL，一年内连续随访 3 次，每次至少间隔 3 个月，均显示血清 ALT、AST 在正常范围，肝组织学检查无或有轻度炎症，无纤维化。但是，对此定义有颇多争议，各大指南对携带状态的各个参数也无明显标准。多数医生把转氨酶正常者列为免疫耐受期的慢性 HBV 携带状态，耽误了治疗时机，致使不少患者发展成肝硬化／肝癌。2019 年中国乙肝指南指出，真正的处于免疫耐受期的携带状态应是 ALT 持续正常、HBV DNA 高载量（≥ 2×10^8IU/mL）、肝组织活检轻微变化的年轻人。年龄超过 30 岁、ALT 正常、HBV DNA 2×10^5~2×10^6IU/mL，多有肝脏炎症甚至纤维化，不能诊断为 HBV 携带状态，依然是 HBeAg 阳性的慢性乙型肝炎，只是相对稳定，没有免疫激活，若做肝组织活检多有问题。因此转氨酶正常、30 岁以上患者建议肝穿刺或无创肝纤维化检查评估是否需要抗病毒治疗。若不便检查也可直接抗病毒治疗。只有病毒高载量（HBV DNA ≥ 2×10^8IU/mL）、ALT 正常者，才可暂缓治疗、随访观察。

EASL 2017 年版《慢性 HBV 感染管理的临床实践指南》推荐，"对于年龄 30 岁以上 HBeAg 阳性 HBV 感染者，HBV DNA 高载量，即使 ALT 正常，也可抗病毒治疗，不需要考虑其肝组织学损伤的严重程度""HBeAg 阳性和阴性的慢性 HBV 感染者，有肝硬化或 HCC 家族史，或伴 HBV 感染的肝外表现，即使不能充分满足抗病毒治疗适应证，也可进行抗病毒治疗。旨在尽可能消除 HBV 感染中 HCC 发生的各种危险因素"。

婴幼儿时期感染的 HBV 自然史，原先分为免疫耐受期、免疫清除期、非活动或低（非）复制期和再活动期等 4 期。EASL 2017 年版《慢性 HBV 感染管理的临床实践指南》把自然史分为 5 期：Ⅰ期——HBeAg 阳性慢性 HBV 感染（即免疫耐受期），Ⅱ期——HBeAg 阳性慢性乙肝（即免疫清除期），Ⅲ期——HBeAg 阴性慢性 HBV 感染（即非活动或低（非）复制期），Ⅳ期——HBeAg 阴性慢性乙肝（即再活动期），Ⅴ期——HBsAg 阴性期（即隐匿性 HBV 感染）。其特点是把慢性感染和慢性乙肝并列，把 HBeAg 阳性与阴性分开，更清晰地说明了患者的疾病状况，更符合临床诊断。另外，它把 HBsAg 阴性期单独列为一期，突出了隐匿性 HBV 感染的诊治。2021 年 7 月，首届中国肝病论坛报告，婴幼儿时期感染的 HBV 早期治疗效果更佳。

这是一个动态的转归过程，各阶段的历时较长。但并不是所有感染者均经历上述 4 期，各期也并非连续不变，受多种因素影响，如病毒因素、宿主因素（性别、免疫状况、感染时的年龄、感染途径）、一些外因（合并其他嗜肝病毒感染、酗酒）和医学干预（免疫治疗、抗病毒）等。免疫耐受持续时间，受多种因素影响：年轻＞年老，垂直传播＞水平，免疫抑制状态＞主动，亚裔＞非亚裔，HBV 的 C 基因型＞B，D＞A，基线生化和组织学活动度高＞低，ALT 波动＞

不波动。随着年龄的增加，机体免疫功能的逐渐完善，对 HBV 的耐受程度逐渐降低、ALT 上升、HBsAg、HBeAg 和 HBV DNA 下降，逐渐向免疫清除期过渡，HBsAg(+)者 90% 在 40 岁前 HBeAg 自发转化。

慢性 HBV 携带状态，与非活动性 HBsAg 携带状态一样，ALT 和 AST 都在正常范围内，肝组织学检查显示，肝组织学活动指数(HAI)评分 <4 分或根据其他的半定量计分系统判定为病变轻微。但慢性 HBV 携带状态多为年龄较轻的处于免疫耐受期的 HBsAg、HBeAg 和 HBV DNA 阳性者。非活动性 HBsAg 携带状态，虽血清 HBsAg 阳性，但 HBeAg 阴性、抗 -HBe 阳性或阴性，HBV DNA 低于最低检测限。

慢性 HBV 携带状态的预后复杂，与有症状的免疫清除期的慢性肝病不同，病情发展极为缓慢，活动性低下。然而，它亦可自发活动为有症状的活动性肝病；后者又可经部分免疫清除，使病变静息而重新成为非活动性 HBsAg 携带状态，之后又可再活动而成 HBeAg 阴性慢性乙型肝炎、重型肝炎、肝硬化及肝细胞癌(HCC)等。有临床症状、肝功能不正常的慢性乙肝患者占总数的 20%~25%。

对慢性 HBV 携带状态的认识，大多停留在单纯的临床诊断，处于免疫耐受期，肝内无炎症活动或仅有轻微炎症，抗病毒治疗效果欠佳，各大指南均不推荐抗病毒治疗。更为基础的病原学诊断与组织学诊断知之甚少、关心不足，以致对它的评估、准确诊断及合理治疗等造成延误。许多免疫耐受期的患者只能等待疾病的进展，错过最佳治疗时机。

近年来，免疫耐受期的概念已受到多项研究挑战。通过分析这些所谓的耐受期患者的免疫应答，虽然存在 T 细胞应答，但这种应答是耗竭的，把这些患者归为免疫耐受期是不正确的，将这一期称为疾病的非炎症期更为合适。但目前对于这些患者应用目前的核苷(酸)类似物治疗，预防肝损伤，尤其是 HBV 在肝细胞内整合和克隆时所发生的肝损伤，尚存争议。2018 年美国肝病研究协会指南建议，对免疫耐受状态应依据 ALT 水平定义；ALT 的正常值上限男性为 35U/L，女性为 25U/L，而不应参考所在地实验室 ALT 的正常值上限。成年免疫耐受期慢性乙型肝炎患者应至少每隔 6 个月检测一次 ALT 水平，以监测免疫耐受期向免疫活动期或非活动期的潜在转换。对特定人群(40 岁以上伴 ALT 正常、HBV DNA > 10^6IU/mL 以及肝组织病理学提示显著炎症坏死或纤维化)行抗病毒治疗。

这些免疫耐受期患者或称为非炎症期患者，应用核苷(酸)类似物治疗，对提高生存率、减少肝硬化和肝癌的发生有益。若有可能(主要是经济承受压力)，应及时启动抗病毒治疗。多年来，中国人民解放军联勤保障部队第九〇〇医院为配合生殖中心需求，对一些免疫耐受期男女青年，经替比夫定或替诺福韦治疗，不仅降低了乙肝病毒载量，保障了人工生殖安全性，还配合主被动免疫，阻断了母婴传播，保证了父母健康。目前，已有应用核苷(酸)类似物治疗的长期安全性数据，应多考虑这些患者进行治疗，预防肝硬化和肝癌的风险。

第一节　流　行　病　学

一、病原学

HBV 属嗜肝 DNA 病毒科，基因组长约 3.2kb，为部分双链环状 DNA。其基因组编码

HBsAg、HBcAg、HBeAg、病毒多聚酶和 HBx。HBV 的抵抗力较强,但 65℃ 10h、煮沸 10min 或高压蒸气均可灭活 HBV。环氧乙烷、戊二醛、过氧乙酸和碘伏对 HBV 也有较好的灭活效果。HBV 感染人体后通过肝细胞膜上受体,如钠离子-牛磺胆酸协同转运蛋白(NTCP)侵入肝细胞内,其基因组部分双链的松弛环状 DNA(rcDNA)进入细胞核并形成病毒复制的模板——共价闭合环状 DNA(cccDNA),cccDNA 与宿主组蛋白和非组蛋白结合形成病毒微染色体,具有高度稳定性,半衰期较长,无需新的病毒进入肝细胞即可自我补充,保持一定数量的转录模板。HBV 以 cccDNA 为模板,转录成几种不同长度的 mRNA。其中,3.5kb 大小的前基因组 RNA(pgRNA)可释放入外周血,血清 HBV RNA 水平可反映肝组织内 cccDNA 的活性,并可能与患者病毒学应答和预后有关。HBV 基因组在宿主细胞酶的作用下,病毒双链线性 DNA 还可整合至宿主 DNA 中,整合的病毒基因组片段缺少核心蛋白的启动子和增强子,无法成为病毒复制的模板,但因其含有 HBsAg 的启动子区域,可持续表达 HBsAg,是 HBeAg 阴性患者 HBsAg 的主要来源。HBV 独特复杂的基因组和复制模式使得病毒难以从体内彻底清除。HBV 至少有 9 个基因型(A~I),我国以 B 型和 C 型为主。HBV 基因型与疾病进展和干扰素治疗应答有关,与 C 基因型感染者相比,B 基因型感染者较少进展为慢性肝炎、肝硬化和 HCC。HBeAg 阳性患者对 IFN-α 治疗的应答率,B 基因型高于 C 基因型,A 基因型高于 D 基因型。病毒准种可能在 HBeAg 血清学转换、免疫清除以及抗病毒治疗应答中具有重要的意义。

二、流行病学

HBV 感染人体后可导致不同的临床结局,包括急性自限性感染和慢性 HBV 感染,后者还可分为慢性/非活动性 HBV 携带状态、HBeAg 阳性/阴性慢性乙型肝炎、隐匿性肝炎、乙型肝炎肝硬化等状态。90% 的围生期感染和 25%~30% 的婴幼儿感染发展为慢性感染;而 5 岁以后感染者绝大多数可自发清除 HBV,仅有 5%~10% 发展为慢性感染。HBV 感染的临床转归和疾病进程主要取决于病毒复制和宿主免疫应答之间的相互作用。HBV 急性感染后,机体通过产生有效的抗病毒免疫应答,包括固有免疫和适应性免疫应答,在清除病毒、控制疾病进程中发挥重要作用。急性自限性感染是理想的 HBV 感染的自然转归,一般无需抗病毒治疗,患者多在感染后半年内发生 HBsAg 阴转,多数伴有 HBsAg 血清学转换,尽管不代表体内 HBV 被彻底清除,但患者长期预后良好。与急性自限性感染相比,慢性 HBV 感染时,HBV 持续复制介导了淋巴细胞亚群功能失衡及紊乱,HBV 特异性 T 细胞和 B 细胞应答的特异性和强度显著降低、功能耗竭,从而不能有效发挥抗病毒作用,最终导致免疫耐受状态和感染慢性化。

(一)流行病学

1. 感染率　据 WHO 报道,全球约有 2.57 亿慢性 HBV 感染者,非洲地区和西太平洋地区占 68%。全球每年约有 88.7 万人死于 HBV 感染相关疾病,其中肝硬化和原发性肝细胞癌死亡分别占 52% 和 38%。东南亚和西太平洋地区一般人群的 HBsAg 流行率分别为 2%(3 900 万例)和 6.2%(1.15 亿例)。亚洲 HBV 地方性流行程度各不相同,多数亚洲地区为中至高流行区,少数为低流行区。2014 年,中国疾病预防控制中心(CDC)对全国 1~29 岁人群乙型肝炎血清流行病学调查结果显示,1~4 岁、5~14 岁和 15~29 岁人群 HBsAg 流行率分别为 0.32%、0.94% 和 4.38%,与 1992 年比较,分别下降了 96.7%、91.2% 和 55.1%。据估计,目前我国一般人群 HBsAg 流行率为 5%~6%,慢性 HBV 感染者约 7 000 万例,其中

CHB 患者 2 000 万～3 000 万例,呈上升趋势(2015 年 2 000 万例)。全球肝硬化和 HCC 患者中,由 HBV 感染引起的比例分别为 30% 和 45%。我国肝硬化和 HCC 患者中,由 HBV 感染引起的比例分别为 60% 和 80%。由于乙型肝炎疫苗免疫,急性 HBV 感染明显减少,以及感染 HBV 人口的老龄化,再加上抗病毒治疗的广泛应用,近年 HBeAg 阴性慢性乙型肝炎患者的所占比例上升。

我国流行的血清型主要是 adrq+ 和 adw2；少数为 ayw3,主要见于新疆、西藏和内蒙古。我国流行的基因型主要是 B 和 C 型,在少数民族居住地区,有一定比例的基因型 D 流行。

2. 传播途径　HBV 经母婴、血液(包括皮肤和黏膜微小创伤)和性接触传播。在我国以母婴传播为主,占 30%～50%,多发生在围生期,通过 HBV 阳性母亲的血液和体液传播。母亲的 HBV DNA 水平与新生儿感染 HBV 风险密切相关:HBeAg 阳性、HBV DNA 高水平母亲的新生儿更易发生母婴传播。成人主要经血液和性接触传播。有注射毒品史、应用免疫抑制剂治疗的患者,既往有输血史、接受血液透析的患者,丙型肝炎病毒(HCV)感染者、人类免疫缺陷病毒(HIV)感染者、HBsAg 阳性者的家庭成员、有接触血液或体液职业危险的卫生保健人员和公共安全工作人员、囚犯,以及未接种乙型肝炎疫苗的糖尿病患者等均有较高的 HBV 感染风险。由于对献血员实施严格的 HBsAg 和 HBV DNA 筛查,采取安全注射措施,经输血或血液制品传播已较少发生。HBV 也可经破损的皮肤或黏膜传播,如修足、文身、扎耳环孔、医务人员工作中的意外暴露、共用剃须刀和牙刷等。与 HBV 阳性者发生无防护的性接触,特别是有多个性伴侣者,其感染 HBV 的危险性增高。HBV 不经呼吸道和消化道传播,因此,日常学习、工作或生活接触,如同一办公室工作(包括共用计算机等办公用品)、握手、拥抱、同住一宿舍、同一餐厅用餐和共用厕所等无血液暴露的接触,不会传染 HBV。流行病学和实验研究未发现 HBV 能经吸血昆虫(蚊、臭虫等)传播。详见第九篇第五十三章相关内容。

(二)免疫预防

乙型肝炎疫苗是预防 HBV 感染的最有效方法(详见第九篇第五十三章)。

(三)母婴传播的阻断

母婴传播是我国慢性肝炎的主要原因。妊娠女性在乙肝病毒高复制状态下,病毒可通过宫内感染新生儿,应千方百计阻断(详见第九篇第五十三章)。

(四)经血液及性接触传播的阻断

大力推广安全注射(包括针灸的针具),并严格遵循医院感染管理中的标准预防(standard precaution)原则。服务行业所用的理发、刮脸、修脚、穿刺和文身等器具也应严格消毒。注意个人卫生,不与任何人共用剃须刀和牙具等用品。若性伴侣为 HBsAg 阳性者,应接种乙型肝炎疫苗或采用安全套；在性伙伴健康状况不明的情况下,一定要使用安全套,以预防乙型肝炎及其他血源性或性传播疾病。对 HBsAg 阳性的孕妇,应避免羊膜腔穿刺,并缩短分娩时间,保证胎盘的完整性,尽量减少新生儿暴露于母血的机会。

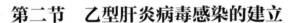

第二节 乙型肝炎病毒感染的建立

一、乙型肝炎病毒感染的建立

(一) 乙型肝炎病毒感染的建立

慢性乙型肝炎感染发生机制复杂,感染时的年龄、机体的免疫状况、HBV 基因型等因素都不同程度地影响着病毒感染。已知感染病毒时的年龄是决定慢性乙型肝炎发生的一个最重要的因素。1 年生儿童感染 HBV 后发生慢性化的风险为 80%~90%,幼童时期感染则降到了 20%~50%。大多数中国人慢性乙肝患者在围生期感染病毒,即传播途径主要是母源性传播。母源性传播的频发与乙肝病毒携带者母亲血清 HBeAg(病毒复制和感染的标志物)阳性的流行相关。血清 HBeAg 阳性的流行率在中国、非洲和高加索乙肝病毒携带者母亲中分别为 40%、15%、10%。由于乙肝病毒携带者母亲的传染性以及 HBeAg 的干扰作用(穿过胎盘诱导机体产生乙肝特异的免疫耐受),感染在约 90%HBeAg 阳性母亲的新生儿中发展为慢性化。高传染性的母源血也许通过生产时胎盘血或是产道破裂的黏膜与新生儿皮肤的接触而感染新生儿,大约 3% 被认为是子宫内感染,母源血经胎盘入胎儿也许是最可能的子宫内感染途径。一旦感染发展成慢性化,乙肝表面抗原(HBsAg)将持续表达并出现在血液循环中。每年仅有 0.6% 的儿童乙肝病毒携带者发生 HBsAg 的自发清除,血清转换为抗 -HBs 抗体的频率甚至更低。即使发生 HBsAg 的清除,HBV DNA 仍旧低水平存在于肝脏中,并有可能出现病毒复制的再发。

肝内免疫环境与慢性乙肝感染的发生有着值得推敲的因果关系。急性感染时体液免疫和细胞免疫都很强烈,尤其是肝内 HBV 特异的 CD8$^+$T 细胞在清除受感染细胞的过程中至关重要,慢性感染时却都很弱。对比于 CD8$^+$T 细胞,慢性乙肝患者肝内 CD4$^+$T 细胞相对缺陷。HBeAg 阴性的活动性肝炎相对于 HBeAg 阳性的活动性肝炎来说,CD4$^+$T 细胞增加了。HBsAg 血清转化 3 个月后,肝内 HBV 特异性 CD8$^+$T 细胞保持高水平。最终控制病毒的急性乙肝患者外周血拥有强烈的 CTL 应答,能够识别病毒蛋白的不同表位,并可在几乎没有肝脏损伤的情况下持续应答。对比之下,尽管肝脏损伤的生化和组织学信号都存在,但这种 CTL 应答在慢性患者中很少被检测到。CD8$^+$T 细胞的肝内分布与症状起始时肝脏损伤的程度具有相关性。肝脏炎症时,仅仅一部分肝内 CD8$^+$T 细胞表现出四聚体连接反应,因此急性感染过程中肝脏损伤与非特异性 CD8$^+$T 细胞募集相关。研究发现最大化肝损伤前就已经存在大量的循环性 HBV 特异性 T 细胞,这暗示着 HBV 特异性 T 细胞进入肝脏抑制病毒时触发了导致肝脏损伤的级联反应。因此肝内免疫环境与慢性乙肝发展是一种相互递进、相互影响的关系,肝内免疫环境可能起始了慢性乙肝发展,慢性乙肝发展却推动了肝内免疫环境向慢性化的方向发展,逐渐营造出适合慢性乙肝发生的肝内免疫环境。

(二) 免疫耐受期 (Ⅰ期)

血清 HBsAg 和 HBeAg 阳性,血清 HBV DNA $\geq 2 \times 10^8$IU/mL,肝细胞核 HBcAg 普遍存在,HBV 复制活跃,但基本无临床症状,受感染细胞不但没有有效激发免疫应答,反而持续产生病毒颗粒。健康成年感染者此期持续 2~4 周,围生期感染的患者则可能持续数十年。

患者具有高度传染性,极易引发水平传播。免疫耐受的发生机制还不明确,但免疫耐受却完美解释了 HBV 高水平复制下无活动性肝炎和症状缺乏的原因。动物模型研究表明母源 HBeAg 的胎盘传递也许是诱发婴儿产生针对 HBeAg 的辅助性 T 细胞(Th)特异性无应答状态的根源。HBcAg 和 HBeAg 在 T 细胞水平上的高度交叉反应特性,致使 HBeAg 特异性 Th 细胞的减少影响了机体对 HBcAg 的 T 细胞应答,进而诱发一种无效的针对受感染肝细胞的 CTL 应答。重组 HBcAg 刺激机体后,外周血单个核细胞增殖反应的缺乏以及 IL-2 受体的增多支持了这一论点。无应答状态通过耗尽抑制性 T 细胞得以重建,说明特异性 Th 细胞的缺乏是关键。Ⅰ期患者肝内 NK 细胞的比例比Ⅱ期和Ⅲ期患者要高得多,绝对数量却比Ⅱ期要低,但 NK 细胞显性的淋巴细胞依然是肝内主要的免疫细胞种群。实际上,此期肝内 NK 细胞、CD4$^+$T 和 CD8$^+$T 细胞与正常人肝脏观察的状态很相似,免疫耐受期患者(高病毒载量和正常 ALT 水平)针对 HBV 只存在一种低水平的内源性免疫应答。值得一提的是,CD8$^+$T 细胞和 CD4$^+$T 细胞比例的动态差异在外周血中并不明显。

(三)免疫清除期(Ⅱ期)

免疫清除期标志着免疫耐受的打破,以 HBeAg 血清转换为主要特征。此期的临床表现最为复杂,也是治疗最关键的时期,治疗效果个体化亦最明显。随着抗 HBe 抗体的产生,病毒复制中止,肝脏疾病也不活动,但免疫抑制治疗和乙肝感染的自发再发中 HBV 复制再发(血清 HBV DNA 和 HBeAg 的再现)以及潜在肝脏疾病的再发也许出现。围生期病毒感染的患者进入免疫清除期的年龄为 20~40 岁,而童年期感染病毒的患者一般在 10~15 岁,也有部分地区的患者不经过免疫耐受期直接进入免疫清除期。此期持续时间可从数月到数年,也可能持续几十年,甚至出现肝硬化或肝癌。免疫耐受打破后由于细胞免疫介导的受感染肝细胞的裂解,病毒暴露在机体免疫系统下,免疫系统开始识别并攻击 HBV,有效抑制病毒复制的同时也产生了免疫病理损伤,表现为 ALT 水平升高和 HBV DNA 滴度不同程度地下降。肝细胞上 MHC-Ⅰ类抗原表达的增加,对受感染肝细胞的 CTL 攻击更加有利。导致免疫病理损伤的病毒抗原很可能是 HBcAg,因为急性加剧的早期,针对 HBcAg 的特异性细胞免疫应答增加,对 HBcAg 的 T 细胞增殖反应的增加证实了此点,慢性活动性肝炎(CAH)肝细胞质 HBcAg 表达的增加进一步支持了这一点。核内 HBcAg 以及胞核和胞质 HBeAg 的存在代表着疾病从慢性肝炎携带经过慢性活动性肝炎(CAH)到肝硬化的发展(有或无肝细胞癌)。在这个时期,肝脏经受连续性、重复的损伤,升高的血清 ALT 水平在急性加剧时可以达到更高。ALT 水平相近的免疫清除期患者,肝内 CD8$^+$T 细胞比例在高病毒载量组更高,而肝内 CD4$^+$T 细胞比例在低病毒载量的患者中更高。肝内 HBV 特异 CD8$^+$T 细胞主要在低病毒载量的免疫清除期患者中发现。CD4$^+$T 细胞对保持慢性乙肝感染过程中的 CD8$^+$T 细胞应答是必不可少的,因此免疫清除期患者肝内 CD4$^+$T 细胞成分的升高也许归因于 HBV 特异性 CD8$^+$T 细胞应答的改善(这也许导致病毒载量的下降)。部分患者会发生 HBeAg 血清转化,但疾病预后复杂:如果一段时间的免疫清除后,病毒复制得到有效控制,则肝脏损伤会逐渐减轻,病情趋于稳定;如果清除无力,病毒仍复制活跃,则造成持续性肝细胞损伤和肝纤维化,最终可能发生肝硬化。

(四)乙肝病毒整合期和低复制期(Ⅲ期)

HBV 复制中止,HBV DNA 整合到宿主基因组上,但在这些整合病毒 DNA 的肝细胞中,HBsAg 仍持续产生。HBsAg 清除在亚洲患者中不常见,但在高加索人却以每年 1%~2% 的速率增加。由于 HBV 复制的中止或是水平很低,受感染肝细胞从免疫细胞的攻击中豁免。但这并不意味着疾病的终止，再发型急性加剧仍有发生的风险。再发型急性加剧在男性患者更频繁，这也许解释了男性乙肝病毒携带者为何更有可能发展乙肝相关的肝硬化和肝细胞癌。乙肝复制停止时肝脏残存的病理反应对乙肝病毒携带者的病程预后至关重要，复制期延长或复制到非复制期反复的患者更可能发展为肝硬化和肝细胞癌。如果肝硬化不存在，那么先前活动性肝炎将退化成非活动性状态（肝脏组织构筑仍保持完好）。如果肝硬化在 HBeAg 血清转化时已存在，尽管是缓慢的且通常无症状，但肝硬化仍将保持并继续发展。在那些肝硬化和活动性 HBV 复制的患者中，肝硬化进程保持活跃，预后也是不良的，肝衰竭或是其他的肝硬化并发症将会相对较快。此期虽无症状，但却不能忽视，密切监视病情是需要的。

（五）HBeAg 阴性 HBV 复制期（Ⅳ期）

ALT 再次升高，血清 HBeAg 阴性，但 HBsAg 仍然是阳性。血清抗 -HBe 抗体阴阳不定。年龄的增长、HBV 多次复制后突变株的自然选择导致的 pre-core 突变株的富集以及新的、非耐受 HBcAg 表位的出现将致使 HBeAg 产量的逐步减少，进而出现 HBeAg 的自发清除，主要的突变涉及 pre-core 区第 1 896 位核苷酸 G-A 的替换，突变体能形成病毒样颗粒，但是不能产生 HBeAg，因此血清 HBeAg 阴性情况下，病毒仍高水平复制，还不清楚这种突变是否直接影响了病毒的致病性。自发的 HBeAg 血清转化通常在瞬时明显的 ALT 水平升高和中度或重度组织改变之后，而此时患者通常是无症状的，但伴有失代偿肝脏疾病的患者也许在这个时期经历肝衰竭或者死亡。抗 -HBe 血清转化后慢性乙肝的预后很大程度上取决于先前存在的肝损伤以及随后 HBV 复发的程度。HBV 的连续复制是一个预示肝脏疾病进程的标志，肝脏组织学上表现为进行性肝脏疾病。当伴有坏死性炎症的严重 CAH 在超过一半的病例中出现时，慢性持续性肝炎却只在少量患者中出现。这个时期存在众多胞质含有大量 HBsAg 的毛玻璃状肝细胞，HBcAg 在肝细胞核和细胞质中也都可以被检测到。胞质 HBcAg 的数量有时是惊人的，说明在细胞质中 HBcAg 充足并持续的形成。HBeAg 阴性的慢性乙肝患者的临床特点不同于 HBeAg 阳性的患者，前者通常与更严重的肝脏疾病有关，而且严重的坏死性炎症和肝硬化通常存在，患者也有更迅速的疾病进程，自发的持续性疾病豁免发生也是更低的。

（六）慢性乙肝感染的转归

慢性乙肝感染是 HBV、肝细胞以及免疫细胞之间相互作用的动力学结果，因此慢性乙肝感染的自然史由不断变化的时期所组成。它不是一个静止的疾病，被病毒因素，如 HBV 复制持续或中止，以及宿主因素，如患者的年龄以及免疫系统的状态所影响。疾病慢性时期的临床表征取决于对受感染细胞的免疫攻击。转氨酶通常是在病毒载量升高之后才升高，升高的 ALT 水平表明免疫效力失衡，大量肝细胞正在裂解。慢性乙肝患者也许最终经受失代偿性肝硬化并死于系列并发症（伴有静脉曲张失血的门静脉高压、特发性细菌性腹膜炎、肝衰竭等）。也有许多患者死于其他的与慢性病毒感染或肝脏疾病无关的并发疾病。

另外，慢性乙肝病毒携带者中 HCC 发生的相对风险高于健康人群对照组的 100 倍。HCC 是一种异质性疾病，病毒复制水平，肝脏疾病活力和体液免疫应答都有很大不同。HCC 生长相对缓慢（至少在早期阶段），癌瘤很小，HCC 不诱发症状出现，肿瘤足够大后，相关症状才会出现。HBV 在 HCC 的病因学作用在与 HCC（有或无肝硬化）患者组织 HBsAg 的流行率的相关性上以及组织 HBsAg 与肝细胞发育异常的协同上得到体现。HCC 在任何时候都可能出现,笔者曾见过一 HCC 新生儿才出生 18 天。致癌机制相当复杂,包括病毒 DNA 序列整合导致细胞生长控制基因的插入下调;肝细胞增生加重,以及肝脏炎症的突变环境造成的遗传性损害引起的细胞生长控制基因的随机下调;病毒反式作用因子(X 蛋白,直接下调作用也许仅次于病毒基因组整合过程中染色体的结构改变)作用的细胞生长控制基因的转录下调等。整合形式的 HBV DNA 在大部分 HBsAg 阳性的 HCC 患者肿瘤组织中都能被检测到。因为整合发生在宿主基因组的随机位点,所以它不是肝癌形成的主要原因。*p53* 肿瘤抑制基因在 30% 的 HCC 患者中被发现,*p53* 第 249 位密码子的体细胞突变在那些食源性黄曲霉素(一种能在动物中诱导 HCC 的真菌霉素)污染的地区经常出现,但这个突变在人类 HCC 的作用仍不明确。

二、2017 年版 EASL 分期

2017 年版《慢性 HBV 感染管理的临床实践指南》中的慢性 HBV 感染自然史分 5 期:
1. Ⅰ 期——HBeAg 阳性慢性 HBV 感染,既往称免疫耐受期。
2. Ⅱ 期——HBeAg 阳性慢性乙肝,既往称免疫清除期。
3. Ⅲ 期——HBeAg 阴性慢性 HBV 感染,既往称非活动性携带者期。
4. Ⅳ 期——HBeAg 阴性慢性乙肝,既往称再活动期或 HBeAg 阴性慢性乙肝期。
5. Ⅴ 期——HBsAg 阴性期,也称隐匿性 HBV 感染。
详见第三十九章相关内容。

第三节　肝组织病理学改变

既往认为大多数慢性 HBV 携带状态肝组织无明显病理学改变。近年来研究认为,大多患者肝组织表现为不同程度的肝细胞变性、坏死、炎症细胞浸润、肝纤维化以致肝硬化等改变。Wang 等级对 230 名未接受治疗的慢性 HBV 携带状态进行肝穿刺组织病毒学研究显示,炎症分级为 G2~G3、肝纤维化分级为 S2~S4 的患者比例分别达到 25% 与 18.8%。Liao 等对 675 例未经治疗的慢性 HBV 感染者肝组织病理学研究显示,HBeAg 阳性的慢性 HBV 携带状态 49.4% 肝脏存在显著肝纤维化,HBeAg 阴性的慢性 HBV 携带状态 30.9% 肝脏存在显著肝纤维化,其中,ALT 正常、HBeAg 阳性组中,30 岁以上患者比 30 岁以下的患者有更高的肝纤维化阳性率,分别达到 87.5% 与 45.5%。Chao 等采用荟萃分析结果显示,来自 9 项临床研究的 830 例慢性 HBV 携带状态,显著肝纤维化发生率均达到 20.7% 及以上。

第四节　检测和保健

HBV 和 HCV 感染给全球造成了沉重的疾病和卫生经济负担。虽然核苷(酸)类药物和直接抗病毒药物可显著改善 HBV 和 HCV 感染者预后,但因诊断率过低(在低收入国家和地区 <5%),使得大多数患者因未能获得治疗机会而导致疾病进展和感染传播。因此,世界

卫生组织(WHO)继 2014 年发布丙型肝炎防治指南之后,2015 年 3 月在土耳其伊斯坦布尔召开的亚太肝病学会年会上发布了首个慢性乙型肝炎(CHB)的预防、关怀和治疗指南,2017年发布了乙型、丙型肝炎检测指南。旨在指导各国建立有效的检测体系,以提高乙、丙肝诊断率和治疗率以及监测抗病毒治疗的应答情况,从而减少疾病传播,降低相关死亡率。与已有的欧洲肝病学会(EASL)、亚太肝病学会(APASL)、美国肝病研究协会(AASLD)乙型肝炎防治指南不同的是,WHO 乙型肝炎防治指南更关注中低收入国家的指南执行能力,并充分考虑到世界各国经济、医疗卫生水平和政策的差异,结合最新的循证医学证据,参考现有的指南意见,制订了关于 CHB 的防治指南。国家乙型肝炎防治计划的实施不同于其他学会指南,WHO 乙型肝炎防治指南专门对建立国家乙型肝炎防治计划提出了相应的建议。不仅从规划者角度列出了评估国家计划实施情况的基本框架,还从患者层面出发提出了更多建议。首先,支持患者长期随访的计划是必不可少的。在国家计划中,医护人员则需接受国家标准化培训、指导和监督,医疗机构也应提供相应的实验室及诊断服务,至少应包含以下各项:①检测 HBsAg、HBeAg 和抗 -HBe 的能力;②精确的 AST、ALT 水平和 PLT 计数检测作为肝病分级指标;③长期口服药治疗相关不良反应的监测指标;④ HBV DNA 定量检测。对于药品供应问题,WHO 指出,一个健全的采购和供应管理系统,对于确保药品的持续供应至关重要。对于资源有限的地区,建立国家乙型肝炎防治计划与其他健康计划或者现有的诊疗服务之间的合作,尽可能简化肝病专科治疗,实现多种慢性病合并管理,降低实施国家计划成本。目前最为迫切、最为重要的措施是政府的价格谈判及集中采购,以降低相关诊断技术和药品的价格至患者能承受的水平。

在诊断出急性或慢性乙型肝炎时,应按规定向当地疾病预防控制中心报告,并建议对患者的家庭成员进行血清 HBsAg、抗 -HBs 和抗 -HBc 检测,并对其中的易感者(该三种标志物均阴性者)接种乙型肝炎疫苗。乙型肝炎患者和 HBV 携带者的传染性高低主要取决于血液中 HBV DNA 水平,而与血清 ALT、AST 或胆红素水平无关。对慢性 HBV 感染者及非活动性 HBsAg 携带状态,除不能捐献血液、组织器官及从事国家明文规定的职业或工种外,可照常工作和学习,但应定期进行医学随访。

一、检测

(一) 高危人群的筛查

1. 筛查项目　同时检测 HBsAg 和抗 -HBs。

2. 筛查人群　出生在血清 HBsAg 阳性率 ≥ 2% 的国家的所有人;父母出生于 HBV 高流行地区(≥ 8%)且在婴儿时期未接种疫苗的异国出生人群;孕妇;需要接受免疫抑制剂治疗的人群;以及其他高危人群,如,转氨酶升高者,男同性恋、有多个性伴侣或有性传播疾病史者,监狱同室者,注射过毒品者,接受透析的患者,HCV 或 HIV 感染者,HBsAg 阳性者的家人和性接触者,有乙肝暴露史和 / 或有感染乙肝高危行业的成人和青少年,疑诊为慢性病毒性肝炎的成人、青少年及儿童,乙肝感染者的性伴侣、子女、其他家庭成员或家庭内接触者和医务人员。

3. 筛查的人群中,抗 -HBs 阴性者应接种疫苗。

4. 通常不推荐筛查抗 -HBc 以判断既往感染,但对 HIV 感染者以及将接受抗 HCV 治疗、抗癌治疗、免疫抑制剂治疗、肾脏透析的患者以及献血(或器官捐献)的人群而言,筛查抗 -HBc 至关重要。

（二）血清学检测技术

对于成人、青少年和年龄大于 12 个月龄（HCV 感染则为 18 个月龄）的儿童，建议采用免疫测定技术（酶免疫测定或化学发光免疫测定）检测 HBsAg 和抗 -HCV。在不具备这些检测条件或快速检测更有利于治疗时，可采用快速诊断检测法（RDTs），该法使用毛细血管血，操作简便，结果可靠，30min 即可获得定性结果；但在 HBsAg 血清流行率低于 0.4% 的地区，如果快速检测发现 HBsAg 阳性，应使用中和法或另一种快速诊断检测法确认。

（三）核酸检测

对于 HBsAg（+）者，应进一步检测 HBV DNA，以明确是否需要进行抗病毒治疗，对于有临床肝硬化证据或 AST/ 血小板比率指数（APRI）>2 的患者及没条件检测 HBV DNA，但 ALT 持续升高者，无论病毒载量如何，均应进行抗病毒治疗，治疗后还应继续监测血清学指标和 HBV DNA，评价应答情况。

对于抗 -HCV 阳性患者，应进一步检测 HCV RNA，以明确是否有现症感染或是否需要抗病毒治疗。在 HCV RNA ≥ 3 000IU/mL 时，HCV 核心抗原（HCVcAg）与 HCV RNA 具有良好相关性，亦可用于诊断现症感染。对于 HCV RNA 阳性者，应检测病毒基因型以指导治疗。目前，定性 / 定量检测 HCV RNA 仍是监测应答唯一指标，而 HCVcAg 在这方面的数据十分有限。

（四）干血片法

具有简单、运输方便及在高温、高湿环境中稳定等优点，适于在实验室条件不足或不方便静脉采血的条件下使用，可用于血清标志物和核酸检测。该法检测 HBV DNA 的下限为 900~4 000IU/mL，适于判断大多数患者是否需要抗病毒治疗，而检测 HCV RNA 的下限尚不明确，目前可用于检测 HCV RNA>10 000IU/mL 的标本。

（五）实施

应在国家层面制定肝炎检测的工作框架，建立或完善肝炎检测服务体系，并对检测服务进行监测，确保检测准确性和安全性。同时，还应加强检测与治疗之间的衔接工作，确保每例患者都可获得相应关怀和治疗。在实施检测过程中，还应特别注意遵守 WHO 的 "5C" 原则：知情同意（consent）、保护隐私（confidentiality）、咨询会诊（counseling）、检测准确（correct test result）和关联（connection，linkage to prevention，treatment and care serve）。

二、随访

（一）建立保健档案

初诊或筛查时发现的 HBsAg 携带者应复查，6 个月后持续 HBsAg（+），可诊断为慢性 HBV 感染，建立保健档案，确定 HBV 感染与肝病的因果关系，评价肝病的严重性，并长期随访。

1. 生化指标　包括 AST、ALT、γ- 谷氨酰转肽酶（GGT）、碱性磷酸酶（ALP）、凝血酶原时间（PT）、血清白蛋白、血细胞计数。通常 ALT 高于 AST。当疾病进展为肝硬化时，AST/ALT 比值逆转，血清白蛋白降低、PT 延长以及血小板计数降低。还可采用肝脏超声进行评估。

2. qanti-HBc　石家庄市第五医院报道，在 624 例 HBeAg（+）或（−）的 CHB 患者中，血清乙肝核心抗体定量（qanti-HBc）水平与 ALT 和 AST 呈中等度相关，若以 4.36 $\log_{10}$ 为界限，区分轻微炎症（G0~1）与明显炎症（G2~4）的敏感性为 71.68%，特异性为 73.81%。qanti-HBc 还能区分水平 S0~1/0/2~4，其受试者工作曲线下面积为 0.7 左右。

3. HBV DNA　采用 PCR 法随访。世界卫生组织确定,应用 IU/mL 表示血清 HBV DNA 水平,以确保所测数值具有可比性。对同一例患者应采用一种测量方法,以便评估抗病毒效果。

4. 排除慢性肝病的其他原因　包括 HDV、HCV 或 HIV 混合感染,是否并存酒精性、自身免疫性、代谢性、脂肪性肝病。

5. 形态学检测　ALT 升高或 HBV DNA 大于 2 000IU/mL(或者两者兼有)的患者,推荐其接受肝组织活检,确定炎症反应和纤维化程度。肝组织活检也常应用于评估其他可能原因的肝病如脂肪变或脂肪肝。尽管肝穿是一项侵袭性操作,但发生严重并发症的危险很小(1/10 000~1/4 000)。

6. 肝纤维化无创方法检查　具纤维化临床证据或有治疗指征者,通常不需要进行肝穿刺,可用无创方法包括血清学指标、瞬时弹性成像法,评估肝纤维化,这些方法是肝活检的补充,不能代替。

(1)APRI:AST 和 PLT 比率指数(APRI)可用于肝硬化的评估。成人中 APRI 评分 >2,预示患者已经发生肝硬化。APRI= $[(AST/ULN) \times 100/PLT(10^9/L)]$。

(2)FibroScan 瞬时弹性成像:是测量肝脏硬度弹性值的一个新型无创仪器。它使用振动器通过胸壁进入肝脏右叶,测量弹性波的传播速度,与肝纤维化组织学分期有良好相关性。若通过联合应用其他无创技术,准确性可进一步提高。

(3)WHO 推荐:在资源有限的情况下,推荐使用 APRI 作为无创肝纤维化评估的首选检测。在条件允许的情况下,推荐瞬时弹性成像(FibroScan)或 FibroTest 作为无创肝纤维化评估的首选检测。肝穿刺活组织检查仍为诊断肝硬化的"金标准"。

使用 APRI>2 的单一高值作为肝硬化的诊断依据,只能有效诊断约 1/3 的肝硬化患者,却能有效避免使用低值判读所带来的大量假阳性肝硬化患者。对于 APRI ≤ 2 的假阴性肝硬化患者,应用其他指标,如高病毒载量或异常的血清 ALT 水平等,纳入抗病毒治疗。WHO 推荐 FibroScan/FibroTest 作为肝穿刺活组织检查的替代检查,而 FibroScan 和 APRI 则有着较 FibroTest 更好的准确性。

以上 3 种检查的阳性预测值并不理想(APRI26%,FibroTest27%,FibroScan42%),临床医生应在充分考虑临床表现及其他实验室结果的基础上,再合理使用无创检查。

(4)P-I-R 分类:首都医科大学附属北京友谊医院提出了评估肝纤维化 / 肝硬化逆转的病理新分类,即 P-I-R 分类。该分类方法根据不同纤维间隔所占比例不同,将肝纤维化分为进展为主型、逆转为主型和不确定型等三种类型,一致性评价结果提示,该方法在不同观察者之间具有较好的一致性,提出了包含炎症活动度、肝纤维化分期和 P-I-R 三部分的肝纤维化评价新标准——北京标准。

(5)PDGF-BB:北京大学第一医院在一个大型 CHB 患者队列中发现,血清血小板衍生生长因子 bb(PDGF-BB)水平与肝纤维化程度呈负相关。

(二) 定期观察

免疫耐受期和非活动性 HBsAg 携带状态,都有可能发生炎症活动和肝硬化和肝癌。40 岁以上男性和 50 岁以上女性,如果有肝癌家族史,Ce、C2 亚型,病毒载量大于 2 000IU/mL,应行肝硬化和 HCC 筛查。

1. 转氨酶　每 3 个月门诊采血检查 1 次 ALT,以便及时发现病情活动,及时治疗。HBeAg 阴性且 ALT 水平正常的无症状慢性 HBV 感染者,ALT 水平升高的年发生率为 4.3%。前 C

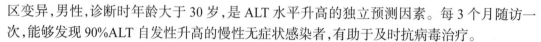

区变异,男性,诊断时年龄大于30岁,是ALT水平升高的独立预测因素。每3个月随访一次,能够发现90%ALT自发性升高的慢性无症状感染者,有助于及时抗病毒治疗。

2. HBcAg　与ALT关系密切,当ALT正常或低水平患者中,HBcAg定量能反映肝脏的炎症坏死和免疫活性水平,有助于纳入更多需要治疗的患者。

3. 甲胎蛋白和影像学检查　40岁以上的男性,HBsAg长期阳性,有肝硬化以及有肝癌家族史者,至少每6个月应检查1次超声波和甲胎蛋白。ALT升至正常高限2.5倍以上,间隔半个月复查仍异常者,表示病情活动;有的病例,活动十分隐蔽,ALT仅间歇性轻微升高。对于疑有病情活动者,复查应缩短为半个月一次。血浆蛋白A/G比例异常者,疑有早期肝硬化,更应强调复查;如病变仍活动,除复查一次血清甲胎蛋白外,还应查甲胎蛋白异质体(AFP-L3)、脱γ羧基凝血酶原(DCP)和肝脾B超、CT、MRI,及早发现可能发生的原发性肝癌。MRI诊断HCC的敏感性和特异性分别为75%和76%,三维螺旋CT诊断HCC的敏感性和特异性分别为61%和66%,MRI似乎略优于CT。

APASL2016年大会上,廖运范教授称,肝炎发作时,甲胎蛋白也可升高,通常在ALT水平达峰后1~2周达到峰值,而HBsAg及HBV DNA平行升高又先于ALT水平达峰。肝炎发作时,若HBV DNA和HBsAg持续升高或稳定于高水平,提示没有效免疫清除,可导致进一步肝细胞破坏,甚至失代偿。这类患者,特别是合并重度肝纤维化或肝硬化患者,需立即抗病毒治疗。相反,急性发作时,出现桥接型坏死或AFP>100ng/mL,或伴HBsAg及HBV DNA平行下降,提示HBeAg和/或HBV DNA消失和缓解,若无失代偿风险,先观察3~6个月,再确定是否抗病毒治疗。若肝炎反复发作伴高水平AFP和/或桥接坏死,或出现失代偿者容易发生肝硬化,必须及时治疗,预防肝炎再次发作。

北京大学基础医学院报道,HBsAg(+)肝细胞癌患者的AFP水平高于HBsAg(−)肝细胞癌患者,AFP诊断HBsAg(+)肝细胞癌的敏感性高于HBsAg(−)患者,而且在HBsAg(+)肝细胞癌患者中,其水平与预后有关。

三、保健咨询

(一)HBsAg阳性人群

1. 告知HBsAg阳性人群避免将HBV传播给他人的相关知识。

2. 针对HBsAg阳性的医护人员及学生

(1)不能因患有乙型肝炎而被排除在培训和执业之外。

(2)仅当HBsAg阳性的医护人员和学生的操作具有暴露倾向,才推荐他们向所在单位的专家组寻求咨询和建议。若其血清HBV DNA>1 000IU/mL,则不应从事具有暴露倾向的操作;但若血清HBV DNA降低并维持在1 000IU/mL以下,则可进行具有暴露倾向的操作。

3. 除在日托中心、学校、体育俱乐部和露营场所采取综合常规预防措施外,社区感染HBV的儿童无需特殊安排。

4. HBV感染者应禁止或限制饮酒。

5. 建议控制体重并治疗代谢相关并发症(包括控制血糖及血脂异常),以预防并发代谢综合征和脂肪肝。

(二)HBsAg阴性、抗-HBc阳性(伴或不伴抗-HBs阳性)人群

1. 不推荐常规筛查抗-HBc,但HIV感染者、将接受抗HCV治疗和免疫抑制剂治疗的人群除外。

2. 抗 -HBc 阳性、HBsAg 阴性人群通过性接触或亲密接触途径均无传播 HBV 的风险。

3. 单纯抗 -HBc 阳性者和来自 HBV 低流行地区且无 HBV 感染危险因素者应接种全系列的乙肝疫苗。

4. 单纯抗 -HBc 阳性且有感染乙型肝炎危险因素者不推荐接种疫苗,除非他们合并 HIV 感染或免疫功能不全。

(三) 孕妇

1. 妊娠期接种乙肝疫苗是安全的,无 HBV 免疫或未感染 HBV 的孕妇应接种疫苗。

2. HBsAg 阳性的孕妇应补充检查(如 ALT、HBV DNA、如有指征行影像学筛查 HCC)并确定是否需抗病毒治疗。

3. 符合标准抗病毒治疗指征的妇女应接受治疗。不符合标准治疗指征但孕中期 HBV DNA>200 000IU/mL 的孕妇应考虑抗病毒治疗,以阻断母婴传播。

4. 未接受抗病毒治疗以及分娩时或产后早期停止抗病毒药物的 HBV 感染孕妇,应在产后 6 个月内密切监测肝炎复发和血清学转换情况。应坚持长期随访以评估未来是否需要治疗。

5. 高病毒载量的 HBsAg 阳性孕妇行羊水穿刺术有潜在的母婴传播 HBV 风险,应权衡利弊。

6. HBV 相关性肝硬化的孕妇应纳入高危产科实践管理范畴,需接受替诺福韦(TDF)治疗,以预防肝硬化失代偿。

7. 需评估 HBV 感染孕妇性伴侣的 HBV 感染或免疫情况,适时接种乙肝疫苗。

8. 不禁止母乳喂养。

(四) 阻断慢性 HBV 感染者传播乙型肝炎

1. 接种乙肝疫苗安全性极高,采取"0-1-6"的三针接种方案(同步或不同步接种甲肝疫苗)。亦可对成人应用甲型乙型肝炎联合疫苗(Twinrix®)行四针接种方案,在第一针接种后 7 天、21~30 天以及 12 个月分别接种第二针、第三针和第四针。最新用于成人的两针接种方案(0 个月和 1 个月各一针)的乙肝疫苗(HEPLISAV-B®)已获批上市。

2. 对初次系列疫苗接种无应答者,建议再次行三针方案的疫苗接种,并对免疫功能不全者(包括合并肝硬化的患者),可加倍剂量接种疫苗。

3. 除免疫功能不全人群外,不推荐接种加强疫苗。

(五) 选择性应用血清学与病毒学检测方法

1. 定量 HBV DNA 检测对指导治疗决策至关重要,包括启动治疗以及评估患者对抗病毒治疗的应答情况。

2. HBsAg 定量检测有助于管理接受聚乙二醇干扰素(PEG-IFN)治疗的患者,但其不推荐用于慢性乙型肝炎患者的常规检测或随访。

3. HBV 基因型检测不推荐用于慢性乙型肝炎患者的常规检测或随访。

(六) 尚未接受治疗的慢性 HBV 感染者监测

1. ALT 持续正常的 HBeAg 阳性者应每隔 3~6 个月检测一次 ALT。若 ALT 水平高于正常值上限,则应加强 ALT 和 HBV DNA 检测的频率。应每隔 6~12 个月检测一次 HBeAg。

2. HBV DNA>2 000IU/mL 且 ALT 在 1~2 倍正常值上限的 HBeAg 阴性者,尤其年龄 >40 岁且年轻时即感染 HBV(感染时间长)者,应行肝活检,以评估肝脏组织学病变的严重程度。评估纤维化的替代方法包括弹性成像(首选)和肝纤维化生物学标志物(如:FIB-4/

FibroTest®)。若这些非侵入性检查提示显著肝纤维化(≥ F2),则建议治疗。

3. HBV DNA<2 000IU/mL 且 ALT 正常(女性≤ 25U/L,男性≤ 35U/L)的 HBeAg 阴性者,应在发现后的第一年内每隔 3 个月检测一次 ALT 和 HBV DNA,以确定是否为非活动性慢性乙型肝炎,建议此后每隔 6~12 个月检测一次 ALT 和 HBV DNA。如果考虑经济因素,可仅检测 ALT;当 ALT 超过正常值上限,应缩短 ALT 和 HBV DNA 监测间隔至每隔 3~6 个月一次。

4. 对于 HBV DNA<2 000IU/mL 但 ALT 升高者,建议检查其他原因导致的肝脏疾病,包括但不限于 HCV、HDV、药物毒性、非酒精性脂肪性肝病、酒精或自身免疫性肝病等。

5. 非活动期慢性乙型肝炎患者应每年评估 HBsAg 消失情况。

6. HBsAg 持续转阴者不再需常规监测 ALT 及 HBV DNA。对于肝硬化患者、直系亲属有 HCC 病史者或感染 HBV 时间较长者(年轻时即感染 HBV 的女性 >40 岁、男性 >50 岁),应监测 HCC。

(七) HBsAg 阳性人群 HCC 筛查

1. 所有 HBsAg 阳性的肝硬化患者应每隔 6 个月检查一次肝脏超声,联合或不联合检测甲胎蛋白均可。

2. 有 HCC 高危风险的成年 HBsAg 阳性者(包括 40 岁以上的亚裔男性或非裔美国男性、50 岁以上亚裔女性)、直系亲属有 HCC 病史者或感染 HDV 者应每隔 6 个月检查一次肝脏超声,联合或不联合检测甲胎蛋白均可。

3. 尚无充分数据鉴定儿童 HCC 高危人群。然而,建议重度肝纤维化或肝硬化的 HBsAg 阳性儿童或青年人,以及直系亲属有 HCC 病史的 HBsAg 阳性儿童或青年人每隔 6 个月检查一次肝脏超声,联合或不联合检测甲胎蛋白均可。

4. 建议居住地区无超声检查设备的 HBsAg 阳性 HCC 高危人群每隔 6 个月检测一次甲胎蛋白。

第五节 慢性乙型肝炎病毒携带者抗病毒治疗的必要性

一、慢性 HBV 携带状态抗病毒治疗的必要性

慢性 HBV 携带状态是否需要抗病毒治疗,至今国内外尚无统一共识。较多的肝病学者与临床医生,甚至国内外新近的肝病指南依然认为,慢性 HBV 携带状态多处于免疫耐受期,患者肝内无炎症活动或仅有轻微炎症,病情进展缓慢,抗病毒治疗效果欠佳,不推荐抗病毒治疗。但是,大量关于慢性 HBV 携带状态的自然史研究与肝脏病理学研究结果明确显示,该类患者不是"健康病毒携带者",随着机体免疫状态的改变,HBV 复制活跃程度,肝脏病理学损害程度会随之发生相应改变。免疫耐受期不如称为非炎症期。亚太肝病学会(APASL)、欧洲肝病学会(EASL)和美国肝病研究协会(American Association for the study of Liver Disease,AASLD)均指出:对于肝组织学显示 Metavir 评分中度到重度的坏死性炎症和 / 或显著肝纤维化者,推荐抗病毒治疗;而当无法行肝穿刺活组织检查及病理学诊断时,应积极使用肝纤谱、超声、肝瞬时弹性成像等辅助评估肝纤维化程度;必要时直接对年龄 >40 岁、

有肝细胞癌家族史的慢性 HBV 携带状态进行抗病毒治疗，以切实减少疾病进展的风险。因此，慢性 HBV 携带状态抗病毒治疗指征需要结合患者血清 HBV DNA 水平、HBeAg 表达水平、肝组织病理学、年龄、家族史等因素进行综合评估。

近年来，由于慢性丙肝直接抗病毒药物、肿瘤化疗及免疫抑制剂在肿瘤性疾病、免疫相关疾病和器官移植等患者人群中的应用增加，与 HBV 再激活相关的暴发性肝衰竭的发生率也在升高。若及早对慢性 HBV 携带状态进行抗病毒治疗，也可降低肝衰竭的发生率。

二、携带者抗病毒治疗可降低 HCC 发生风险

2016 年，我国台湾地区学者发表于《消化药理学和治疗学》[Aliment Pharmacol Ther，2016，44（8）：846-815]的研究，比较了美国和我国台湾地区基于社区的（REVEAL-HBV 研究）慢性 HBV 感染人群 HCC 发生的影响因素，结果显示，无论慢性乙肝患者的性别、年龄、是否有肝硬化、HBeAg 情况以及 ALT 水平，只要对其进行抗病毒治疗，HCC 发生危险就可降低。发表于《医学（巴尔的摩）》[Medicine（Baltimore），2016，95（31）：e4433]的另一项研究，对美国和我国台湾地区的慢性乙肝患者进行了回顾性研究显示，对 ALT 低于 2 倍正常值上限的慢性乙肝患者，抗病毒治疗可以降低 HCC 发生风险。

三、慢性 HBV 携带状态抗病毒治疗的可行性

近年"国家谈判，带量采购"降低了药品价格，使大量慢性 HBV 携带状态的抗病毒治疗成为可能，并获得了令人鼓舞的结果。笔者为生殖中心大量男女不育症慢性 HBV 携带状态用替比夫定或替诺福韦治疗，既降低了 HBV DNA 载量，又防止了下一代 HBV 感染。IFN-α 和 5 种核苷（酸）类似物，不仅能降低 HBV DNA 载量、部分恢复 HBV 特异性 T 淋巴细胞功能、降低传染性和疾病进展的风险，还能逆转肝纤维化和早期肝硬化。联合治疗可有效地降低无症状慢性 HBV 携带状态的 HBV DNA，获得较高的血清学转换。

（一）核苷（酸）类似物

颜成果等报道了慢性 HBV 携带状态抗病毒治疗的近期疗效，包括有效性与安全性。以 CHB 患者为对照组，采用恩替卡韦（ETV）对 HBV 复制活跃期（HBsAg>1 000IU/mL，HBeAg 阳性，HBV DNA>2 000IU/mL）的慢性 HBV 携带状态治疗 48 周时观测到，部分病毒学应答率与完全病毒学应答率分别为 100% 与 97.9%，HBeAg 阴转率与血清转换率分别为 8.5% 与 6.4%，HBsAg 阴转率与血清转换率均为 0，近期疗效获得了较为快速与高效的病毒学应答率，未发现药物相关不良反应。Wu 等开展的一个 III 期随机对照双盲临床试验结果显示：ETV 与拉米夫定（LAM）单药治疗 HBeAg/HBV DNA 阳性、ALT（1.3~2）×ULN 患者维持 2 年的疗程中，HBeAg 血清转换率分别为 8% 和 5%，疗效明显低于 ALT>2 ×ULN 的患者。Chan 等报道，将 126 例处于 HBV 复制活跃期的慢性 HBV 携带状态分为两组，实验组给予替诺福韦（TDF）加安慰剂，对照组给予 TDF 联合恩曲他滨治疗，192 周时实验组有 55%（35/64）的患者血清 HBV DNA<69IU/mL，而对照组则有 76%（47/62），两组患者血清 HBeAg 阴转率分别为 6.3% 与 1.6%，HBeAg 血清学转换率分别为 4.8% 与 0；在用药期间，未发现肾功能损害等不良反应，未检测到 TDF 相关耐药，长期治疗亦具有相对安全性。黄丽虹报道，21 名患者经 192 周的替诺福韦 ± 恩曲他滨治疗，停止治疗 4 周后，20 名已中断抗病毒治疗的患者出现了病毒学复发，3 名（15%）患者在随访末期获得 HBeAg 血清学转换。尽管未再进行治疗，其中 2 名患者的 HBV DNA 低于 6 $\log_{10}$ IU/mL。需要抗病毒治疗者，应使用高耐药基因

屏障的药物；中断抗病毒治疗前，应使用非侵入性纤维化检查排除显著肝病。

（二）IFN-α

IFN-α 具有确切的抗 HBV 作用已经得到大家公认，至今主要是用于 CHB 患者。Liaw 等报道，采用聚乙二醇干扰素 α-2a 180μg/ 周治疗 HBeAg 阳性慢性乙型肝炎患者 48 周，停药随访 24 周时发现：基线 ALT 为 (1~2) × ULN 的患者 HBeAg 血清学转换率为 18.5%，显著低于 ALT 为 (2~5) × ULN 患者的 44.8% 和 ALT 为 (5~10) × ULN 患者的 61.1%。

（三）核苷（酸）类似物联合 IFN-α

使用核苷（酸）类似物降低病毒载量后联合或序贯 IFN-α 治疗，较单药治疗有优势。来自伦敦的一项研究结果显示：对 23 名处于免疫耐受期的慢性 HBV 携带状态儿童，先给予 8 周 LAM 抑制病毒复制，接着使用 LAM 联合 IFN-α 治疗 44 周，治疗结束及后续随访观察中发现，共有 7 名儿童获得了 HBeAg 血清学转换，其中 5 名同时获得 HBsAg 血清学转换，与无反应者相比，达到病毒控制的患者有更强的 HBV 特异性淋巴细胞增殖和免疫反应，HBV 核心优势表位也存在更少的突变。同样的方法及疗效在印度的一项研究中得到证实，该研究纳入 28 名处于免疫耐受期的慢性 HBV 携带状态儿童，最后共 6 名 (21.4%) 获得了 HBsAg 血清学转换；联合治疗可有效地降低无症状慢性 HBV 携带状态的 HBV DNA，获得较高的血清学转换，可能代表了一种新的治疗策略。但是该两项研究纳入的病例数均少，有待扩大样本量进一步研究。

（陈紫榕）

第四十五章

非活动性 HBsAg 携带状态监测重要性

非活动性 HBsAg 携带状态,又称 HBeAg 阴性慢性 HBV 感染,是 HBV 感染获得免疫控制的结果,肝脏炎症和纤维化程度轻微,预后相对较好,无高质量的证据显示治疗获益,指南未建议治疗。近年研究表明,这类患者并不安全,存在病情反复或进展的风险,若未获得持久免疫控制,一遇"风吹草动",即可"死灰复燃",或重新再活动,或进一步发展为肝衰竭、肝硬化失代偿或原发性肝细胞癌。为预防这些后果,对非活动性 HBsAg 携带状态定期监测非常重要。近期研究显示,以聚乙二醇干扰素 α-2a 为基础的治疗,可提高 HBsAg 清除率及血清学转换率,相对安全;核苷(酸)类似物治疗也行之有效。

第一节 非活动性 HBsAg 携带状态特点

一、非活动性 HBsAg 携带状态特点

(一)慢性 HBV 携带状态

又称 HBeAg 阳性慢性 HBV 感染。本期患者处于免疫耐受期,患者年龄较轻,HBV DNA 定量水平(通常 $> 2 \times 10^7$ IU/mL)较高,血清 HBsAg(通常 $> 1 \times 10^4$ IU/mL)较高、HBeAg 阳性,但血清 ALT 和 AST 持续正常(1 年内连续随访 3 次,每次至少间隔 3 个月),肝脏组织病理学检查无明显炎症坏死或纤维化。在未行组织病理学检查的情况下,应结合年龄、病毒水平、HBsAg 水平、肝纤维化无创检查和影像学检查等综合判定。

(二)非活动性 HBsAg 携带状态特点

本期处于免疫控制期,血清 HBsAg 阳性、HBeAg 阴性、抗 -HBe 阳性,HBV DNA < 2 000IU/mL,HBsAg < 1 000IU/mL,ALT 和 AST 持续正常(1 年内连续随访 3 次以上,每次至少间隔 3 个月),影像学检查无肝硬化征象,肝组织检查显示组织学活动指数(HAI)评分 < 4 或根据其他半定量计分系统判定病变轻微。

(三)非活动性 HBsAg 携带状态再活动

慢性 HBV 感染,大都经过免疫耐受期(慢性 HBV 携带状态)、免疫清除期(HBeAg 阳性 CHB)、免疫控制期(非活动性 HBsAg 携带状态)和再活动期(HBeAg 阴性 CHB)4 期,若未获得持久免疫控制,非活动性 HBsAg 携带状态一遇风吹草动,HBV 即可"死灰复燃",重新再活动。

二、病毒控制不等于疾病控制

非活动性 HBsAg 携带状态,无论是感染者处于 HBV 自然史中的免疫控制期,还是治疗

使 HBV 获得控制,HBV 都有可能再活动,病毒控制不等于疾病控制。

（一）乙肝治疗完全应答也不能阻止肝癌发生

核苷(酸)类似物完全应答可减少 HCC 发生率,但不能阻止 HCC 发生。

（二）抗病毒治疗不能改善重症 HBV 患者短期死亡率

肝衰竭短期死亡率主要取决于肝坏死的程度,而非病毒载量;但尚未证实抗病毒治疗可以改善重症 HBV 再活动患者的短期死亡率。目前越来越多的学者开始重视 HBV 相关肝衰竭前期患者,并对该类患者进行了初步的探索性研究,国外及我国香港、台湾等地区的学者将慢性乙型病毒性肝炎严重急性发作患者定义为肝衰竭前期患者,而我国内地(大陆)学者则根据实际情况制定了各自的慢加急性(亚急性)肝衰竭(acute on chronic liver failure,ACLF)前期诊断标准,尚未形成统一意见,《肝衰竭诊治指南》、西南医院、浙江大学附属第一医院先后提出了三种不同的诊断标准,三种诊断标准均强调患者存在严重消化道症状及凝血功能障碍,主要在 TBIL 方面存在争议,西南医院诊断标准更强调 TBIL 上升速度且考虑了 ALT 因素,2012 年《肝衰竭诊治指南》及浙江大学附属第一医院诊断标准则对 TBIL 制定了相对明确的参考范围。中国人民解放军总医院第五医学中心在长期的临床观察中注意到,一些 TBIL 介于 10~20mg/dL,每天 TBIL 上升速度介于 1~2mg/dL,PTA 介于 40%~60% 的慢性乙型病毒性肝炎患者最终也进展为 ACLF,而上述三种诊断标准并不能有效涵盖此类患者。因此,在今后工作中需要进行更加深入的研究,首先明确 ACLF 前期患者的临床特征,其次明确该类患者发生 ACLF 的影响因素,再次制定判断该类患者近、远期预后的预测模型,最后通过大规模前瞻性、回顾性研究制定出符合我国临床实际需要的 ACLF 前期诊断标准。

（三）慢性 HBV 感染尚不能治愈

cccDNA 是病毒复制模板,在肝内长期存在,即使成功实现细胞和体液免疫控制者(HBsAg 阴性患者)的肝内,也仍然存在。免疫抑制影响细胞免疫和体液免疫反应,并可导致 HBV 再活动。目前的治疗药物,还不能清除 cccDNA。HBV 感染尚不能治愈。

第二节　非活动性 HBsAg 携带状态监测

慢性 HBV 携带状态,病情发展极为缓慢,活动性极其低下。然而,它亦可自发活动为有症状的活动性肝病(HBeAg 阳性 CHB);后者又可经部分免疫清除,使病变静息而成为非活动性 HBsAg 携带状态,之后又可再活动而成 HBeAg 阴性慢性乙型肝炎。有临床症状、肝功能不正常的慢性乙肝患者约占总数的 20%。无临床症状、肝功能正常(或基本正常)的慢性 HBV 携带状态和非活动性 HBsAg 携带状态约占总数的 80%。

非活动性 HBsAg 携带状态是 HBV 感染获得免疫控制的结果,肝硬化和 HCC 的风险大大减少,在一些持续 HBV DNA 转阴数年的患者,自发性 HBeAg 血清学转换率为 2%~15%/a,HBsAg 血清学转换率为 1%~3%/a。年龄 <40 岁、HBV 基因型为 A 或 B 型、ALT 高者容易自发血清学转换。

部分非活动期患者,可能出现 1 次或数次的肝炎发作,多数表现为 HBeAg 阴性、抗 -HBe 阳性(部分是由于前 C 区与 / 或 BCP 变异所导致 HBeAg 表达水平低下或不表达),

但仍有 HBV DNA 活动性复制、ALT 持续或反复异常,称为 HBeAg 阴性慢性乙型肝炎。这些患者可进展为肝纤维化、肝硬化、失代偿性肝硬化和 HCC;也有部分患者可出现自发性 HBsAg 消失(伴或不伴抗 -HBs)和 HBV DNA 降低或检测不到,因而预后常良好。少部分此期患者可回复到 HBeAg 阳性的状态(特别是在免疫抑制状态时)。非活动期患者,应加强监测和随访,预防 HBV 再活动。

一、监测目的

非活动性 HBsAg 携带状态的监测,最重要的是预防 HBV 再活动,并进展为肝纤维化、肝硬化、失代偿性肝硬化和 HCC。

(一)预防再活动及疾病进展

HBV 再活动,是 HBsAg 阳性患者接受器官移植、化疗、免疫抑制剂治疗、骨髓移植的常见并发症,也可见于血清学恢复的抗 -HBc 阳性、HBsAg 阴性患者和耐药突变或对治疗不依从者。在开始这些治疗之前,应常规筛查 HBsAg 和抗 -HBc,若阳性,应尽早应用强效、低耐药率的核苷(酸)类似物(如 ETV 和 TDF)治疗。

(二)耐药突变和依从性

核苷(酸)类药物耐药突变或对治疗不依从的患者,应尽早换用或加用强效、低耐药率的核苷(酸)类似物。

二、监测内容

每个非活动性 HBsAg 携带状态都要定期监测,及时检出和处理可能发生的再活动,预防其进展为肝纤维化、肝硬化、失代偿性肝硬化和 HCC。

(一)生物化学检查

1. 血清 ALT 和 AST 血清 ALT 和 AST 水平一般可反映活动性肝细胞损伤,最为常用。

2. 血清胆红素 通常血清胆红素水平与肝细胞坏死程度相关,但需与肝内和肝外胆汁淤积所引起的胆红素升高鉴别。肝衰竭患者血清胆红素可呈进行性升高,每天上升 ≥ 1 倍正常值上限,可 ≥ $10 \times ULN$;也可出现胆红素与 ALT 和 AST 分离现象(胆酶分离)。

3. 血清白蛋白和血小板 反映肝脏合成功能。慢性乙型肝炎、肝硬化和肝衰竭患者可有血清白蛋白下降和血小板减少。白蛋白水平升高,肝纤维化改善。血小板随着肝纤维化进展而逐渐下降,HCC 逐渐增加。

4. 凝血酶原时间(PT)及凝血酶原活动度(PTA) PT 是反映肝脏凝血因子合成功能的重要指标,PTA 是 PT 测定值的常用表示方法,对判断疾病进展及预后有较大价值,近期内 PTA 进行性降至 40% 以下为肝衰竭的重要诊断标准之一,<20% 者提示预后不良。亦有采用 INR 来表示此项指标,INR 升高与 PTA 值下降意义相同。

5. 异常凝血酶原(PIVKA) 在缺乏维生素 K 的情况下,肝细胞不能合成正常的依赖维生素 K 的凝血因子(Ⅱ、Ⅶ、Ⅸ、Ⅹ),只能合成无凝血功能的异常凝血酶原。肝细胞癌时,由于癌细胞对凝血酶原前体的合成发生异常,凝血酶原前体羧化不足,从而生成大量的 PIVKA。PIVKA 测定是反映肝细胞癌的一种标志物。我国、日本和亚太肝病学会指南 / 共识均推荐,对包括慢性 HBV、HCV 感染或肝硬化患者的 HCC 高风险人群,每 3~6 个月应用超声检查以及 AFP、PIVKA-Ⅱ 等生物标志物检测,并最好每 6~12 个月进行 CT 或 MRI 检查。在 2017 年 APASL 年会上,展示了来自上海交通大学医学院附属仁济医院、东方肝胆外科医院、北京大学第一医院和西安交通大学第一附属医院的 PIVKA-II 多中心研究初步数据。初步结果显示：我国健康人群、肝炎、肝硬化、HCC 患者四类群体的 PIVKA-II 中位水平分别为 24.15mAU/mL、21.45mAU/mL、24.47mAU/mL 和 579.52mAU/mL。仅 HCC 患者的 PIVKA-II 水平显著增高，PIVKA-II 诊断 HCC 对肝炎及肝硬化患者具有良好的鉴别能力。此外，PIVKA-II 水平不随年龄增长发生显著变动。PIVKA-II 健康人群 95% 参考区间上限为 38.0mAU/mL。以 PIVKA-II 水平 40mAU/mL 作为诊断 HCC 的临界值，其敏感性、特异性分别达到 77.53% 和 87.22%，均优于传统标志物 AFP（临界值 20ng/mL，敏感性 66%，特异性 68.6%）。以上结果支持了 PIVKA-II 作为新型 HCC 诊断标志物的能力。相信 PIVKA-II 多中心研究的推进将为中国 HCC 高危患者筛查和监测方案选择、诊断模型建立及临床策略的制定提供更多依据。PIVKA-II 与 AFP 互为补充，有望显著提高早期 HCC 的诊断率，促进尽早治疗，改善 HCC 患者生存率和生活质量。

6. 胆碱酯酶　可反映肝脏合成功能，对了解病情轻重和监测肝病发展有参考价值。

7. 总胆汁酸（TBA）　总胆汁酸是反映肝细胞损伤的最佳指标，在肝病的早期诊断、监测、治疗等方面其灵敏度及特异性比传统的肝功能酶学检测指标更高，比其他检测项目更具优势。因此，把血清 TBA 的检测当作肝功能的常规检测项目具有重要的临床价值。

人体胆汁的主要成分为胆汁酸，而胆汁酸分为初级胆汁酸与次级胆汁酸两种。初级游离胆汁酸是胆固醇在肝脏内进行生物转化后形成的产物，能与甘氨酸、牛磺酸结合形成初级胆汁酸，并随着胆汁排入肠道，经过细菌分解后转变成次级胆汁酸。胆汁酸也是体内胆固醇的主要代谢产物，贮存于胆囊中，排入肠道内的胆汁酸，大部分被重新吸收，经过门静脉到肝，与新合成胆汁一起贮存在胆囊中，或者随胆汁排入肠道，进而形成胆汁酸后进入肠肝循环，从而让胆汁酸得到反复利用，因此，健康人的血液中胆汁酸的浓度较低。胆汁酸生成及代谢均与肝脏联系紧密，检测患者的 TBA 水平能直接反映出肝脏分泌合成和代谢水平，以及肝细胞损伤程度等。一旦肝细胞内出现病变，血清 TBA 极易升高，因此血清 TBA 水平能反映出肝实质损伤。胆道梗阻和肝内胆汁出现淤积时，因胆汁的排泄受阻，会引起血液内的胆汁酸不断增高。

诸孙桥等收集 2012 年 1 月至 2014 年 5 月昆明收治的肝病患者 120 例，按照疾病类型分为急性肝炎组、肝硬化组和肝癌组，每组各 40 例。结果急性肝炎组、肝硬化组和肝癌组与健康对照组比较，其血清 ALT、AST、ALP、GGT 和 TBA 的水平均明显偏高（$p<0.05$）；TBA 在急性肝炎组、肝硬化组和肝癌组中的阳性率明显比传统肝功能酶学指标阳性率高，差异均有统计学意义（$p<0.05$）。研究认为，TBA 是反映人体肝细胞损伤的良好指标，在肝病的早期诊断、监测、治疗等方面其灵敏度及特异性比传统的肝功能酶学检测指标更高，比其他检测项目更具优势。研究表明，急性肝炎、肝硬化、肝癌等肝脏疾病患者血清 TBA 水平，明显高于健康人群的血清 TBA 水平。分析原因主要有以下两点：①由于肝细胞出现变性坏死，影响患者的胆汁酸代谢；②肝硬化造成门静脉高压，使侧支循环建立，导致肠道经门静脉的分流进入循环，从而引起血清 TBA 升高。急性肝炎患者的 TBA 水平比肝硬化、肝癌患者的 TBA 水平都高。各类肝脏疾病均会引发肝细胞分泌和代谢出现异常，也会导致血清 TBA 和肝功酶学指标发生变化，其中以 TBA 变化最明显。急性肝炎导致的肝功能变化中，TBA 与肝功能酶学指标会随着患者病情的发展而增高；而在肝硬化患者中，肝功酶学指标则和 TBA 无关，表明在慢性疾病的发生和发展过程中，肝脏的代偿功能会致使 TBA、肝功酶学的指标逐渐恢复正常。

8. 甲胎蛋白（AFP）及其异质体　AFP 明显升高主要见于 HCC，但也可提示大量肝细胞坏死后的肝细胞再生，故应注意 AFP 升高的幅度、动态变化及其与 ALT、AST 的消长关系，并结合患者的临床表现和肝脏超声等影像学检查结果进行综合分析。AFP 升高，不一定是肝癌，也可能是肝炎活动，但如其异质体同时阳性，就要高度警惕是 HCC。

（二）HBV 血清学检测

HBV 血清学标志包括 HBsAg、抗 -HBs、HBeAg、抗 -HBe、抗 -HBc 和抗 -HBc-IgM。HBsAg 阳性表示 HBV 感染；抗 -HBs 为保护性抗体，其阳性表示对 HBV 有免疫力，见于乙型肝炎康复及接种乙型肝炎疫苗者；HBsAg 转阴且抗 -HBs 转阳，称为 HBsAg 血清学转换；HBeAg 转阴且抗 -HBe 转阳，称为 HBeAg 血清学转换；抗 -HBc-IgM 阳性提示 HBV 复制，多见于乙型肝炎急性期，但亦可见于慢性乙型肝炎急性发作；抗 -HBc 总抗体主要是抗 -HBc-IgG，只要感染过 HBV，无论病毒是否被清除，此抗体多为阳性。了解有无 HBV 与 HDV 同时或重叠感染，可测定 HDAg、抗 -HDV、抗 -HDV IgM 和 HDV RNA。

现阶段的治疗对象多限于有明确的肝脏炎症损伤（如 ALT 升高或有肝脏炎症表现）和一定水平病毒复制的患者，抗病毒药物的选择也需依据一定的实验室检查指标，此即所谓的基于基线水平指导的抗病毒治疗（BGT）。抗病毒治疗过程中，需进行一系列病毒学指标的检测，对疗效做出判断，遵循一定的线路图（roadmap），适时进行治疗方案的调整，此谓基于应答的治疗（RGT）原则。可以说，病毒学指标的检测已不再仅仅是用于慢性乙型肝炎的实验室诊断，更贯穿了现阶段慢性乙型肝炎抗病毒治疗的起始、过程及治疗停止后的复发监测等全部过程。抗病毒治疗过程中疗效的判定无论对于医生还是患者都很重要。对于核苷（酸）类药物，治疗 12 周、24 周病毒核酸的快速下降不仅提示抗病毒的效果，也对抗病毒治疗的预后有一定预测价值。欧洲、亚太及我国的肝病学会均将病毒核酸低于检测下限定义为完全病毒学应答的主要实验室判定标准，这就对 HBV、HCV 核酸定量试剂的检测准确度、精密度以及灵敏度等质量问题提出了更高的要求。例如，新的 EASL 指出 HCV RNA 定量检测的最低检测下限应 <15IU/mL。慢性乙型肝炎患者发生血清 HBsAg 的消失或血清学转换是最为接近临床治愈的治疗终点指标，但现有的慢性乙型肝炎治疗措施只有极少数的患者发生这一血清学改变。对于 HBeAg 阳性的患者，临床上多以发生 HBeAg 的血清学转换作为临床治疗的终点。大队列的临床研究表明，治疗早期血清 HBsAg 的快速下降往往预示着较高的血清学转换概率，但由于现有 HBsAg 定量试剂的线性范围上限过低（如 Abbott 的试剂仅 250IU/mL），远低于慢性乙型肝炎患者的血清 HBsAg 水平，临床上难以作为一个预测指标。我国建立了双抗原夹心法的新型核心抗体（抗 -HBc）定量（qanti-HBc）检测方法，发现其水平可间接反映患者自身抗 HBV 免疫反应能力和肝脏组织炎症程度，与慢性乙型肝炎患者肝炎活动性和药物治疗应答高度相关。在 ALT 正常的感染者中，高水平 qanti-HBc 提示肝组织中有中度以上炎症的可能。基线抗 -HBc 水平较高的慢性乙型肝炎患者，无论是接受核苷（酸）类药物，还是长效干扰素治疗，往往有较高的血清学应答（如 e 抗原血清学转换）相较于基线 HBV DNA 或 HBsAg，能更好地预测其接受核苷（酸）类药物和干扰素类药物治疗后的病毒学应答和血清学应答。

（三）HBV DNA、HBV RNA、HBV 基因型和变异检测

1. HBV DNA 定量检测　可反映病毒复制水平，主要用于慢性 HBV 感染的诊断、治疗适应证的选择及抗病毒疗效的判断。HBV DNA 的检测值可以国际单位（IU）/mL 或拷贝 /mL 表示，1IU 相当于 5.6 拷贝。

2. HBV RNA　HBV 慢性感染患者在使用核苷(酸)类似物治疗期间,尽管基线水平的 HBV DNA 含量及早期的快速下降与 HBeAg 的血清学转换存在相关性,但对于 HBeAg 阳性的患者,随着强效抑制病毒的核苷(酸)类药物如恩替卡韦、替诺福韦等的使用,HBV DNA 含量将很快低于检测下限。显然,当 HBV DNA 已经低于检测试剂的最低检测下限时,失去了预测 HBeAg 血清学转换的作用。寻找新的动态指标已成为摆在我们面前的一项挑战。尽管 HBV 是一种 DNA 病毒,但人们已经注意到在细胞培养上清液或 HBV 感染者血液循环中存在 HBV RNA。采用一种基于 RACE 技术的实时荧光 PCR 技术(real time PCR),van Bömmel 等建立了检测该 HBV RNA 的技术。继而通过对接受核苷(酸)类药物的 HBeAg 阳性慢性乙型肝炎患者进行连续观察研究,作者注意到患者血清中 HBV RNA 水平的下降与患者发生 HBeAg 血清学转换存在明显的相关性,即在治疗后的 3 个月和 6 个月,HBV RNA 的动态变化能较 HBV DNA、HBsAg 更好地预测 HBeAg 血清学转换的发生。无疑,这将成为继基线抗 -HBc 之后,能够在乙型肝炎病毒复制明显受到抑制(血清 HBV DNA 低于检测下限)后,帮助医生预测抗病毒治疗疗效和转归的一个新的指标。

3. HBV 基因分型和耐药突变株检测　常用的方法有:①基因型特异性引物 PCR 法;②限制性片段长度多态性(RFLP)分析法;③线性探针反向杂交法(INNO-LiPA);④基因序列测定法等。

HBV 基因型检测有助于预测自然史和对干扰素应答。C 基因型(亚洲人常见基因型)与 B 基因型相比,有较严重的肝病和较高的 HCC 发生率。Ce 亚型是 HCC 独立危险因子,C2 亚型 HCC 风险高于 B2 亚型。A 基因型对干扰素的应答较 D 基因型(白种人中常见的基因型)好得多;B 基因型应答较 C 基因型略好。基因 A、B、C、D 型患者,使用干扰素的 HBeAg 转阴率依次递减,分别为 47%、44%、28% 和 25%,病毒应答率依次下降,HBsAg 消失率也呈类似趋势,依次为 14%、9%、3% 和 2%。

4. HBV 基因突变　目前,慢性乙型肝炎癌变的比例已达到 55% 以上。HBV 基因型、HBV DNA 载量、HBeAg 状态及 HBV 基因组变异等与慢性肝硬化、肝癌的转变密切相关。乙型肝炎活动期,患者每天血浆中 HBV 基因组的点突变频率可高达 $10^{10}\sim10^{11}$,这是导致 HCC 发生的始动原因,还是炎症癌变转化过程中的伴随? 目前仍未有定论。慢性病毒性肝炎癌变,给患者造成极大的经济负担,制约社会整体肝炎防治目标。早期预测乙型肝炎的癌变危险性,在癌变关键阶段即结节样改变阶段进行干预治疗,是亟待解决的问题。以 HBV 基因突变作为一项肝癌预警标志,监测肝癌早期形成具有重要意义。

HBV DNA 在肝细胞中的整合可导致癌基因激活和抑癌基因失活,诱发肝细胞癌变。肝癌早期无特异的临床表现,约 30% 的患者确诊时已是进展期肝癌。结节状肝细胞增生,意味着肝脏中至少有直径 1mm 以上的肝细胞呈不典型增生改变,但组织学上无任何恶性肿瘤的证据。肝脏不典型腺瘤样增生结节代表了肝癌发生过程中的中间环节。肝脏不典型腺瘤样增生结节的癌前属性表明了肝癌高危人群定期筛选普查的重要性。研究发现年龄增加、HBV 再激活、ALT 水平升高以及 C 基因型均是结节增生进展为 HCC 的危险因素。在 HBV 基因型特异性变异是在 HBV 慢性感染阶段通过 HBV 与宿主相互作用并被选择出来的,从而驱动宿主肝脏癌变过程。也有可能是变异的 X 蛋白反式激活了那些可推动 HCC 发生的宿主癌基因或者在肝脏癌变阶段宿主的某些癌基因编码的反式作用因子选择出特异的 HBV 变异。C 基因型是 HCC 的独立危险因素。

HBV 开放阅读框相互重叠,无外显子和内含子区分,结构精练,分别编码 HBsAg、HBcAg、

HBeAg、聚合酶和 X 蛋白。前 C 区 mRNA 和前基因组 RNA 的转录过程主要通过位于基因组 nt1742 至 1849 区域的基本核心启动子（BCP）控制，且与 HCC 的发生密切相关。野生型 HBV 具有感染优势，早期感染一般以野生型为主。成人急性 HBV 感染有 8.5% 转为慢性，这与 HBV 基因型 C 和 HLA-Ⅱ类抗原基因多态性显著相关。活跃性炎性反应促进细胞 NF-κB 通路激活和细胞因子表达风暴，后者促进胞苷脱氨酶活化，成为活化型胞苷脱氨酶（AID），AID 促进 HBV 突变，尤其会产生 C 末端缺失型 HBx（Ct-HBx）。基因突变使 HBeAg 前体不能被信号酶裂解，导致 HBeAg 在翻译水平合成提前终止，影响了 HBeAg 的分泌。在 HBVBCP 区域里发生的基因突变会直接导致病毒生物学特性的改变。有研究表明，68.4% 慢性乙型重型肝炎患者存在 HBVBCP 区的突变，提示 HBVBCP 变异参与乙型肝炎慢性迁延过程。BCP 区基因突变还可以增加肝细胞凋亡，慢性肝炎发生肝癌患者 BCP 区的点突变高于未癌变患者，BCP 突变导致病毒超常复制能力，从而影响癌变发生。研究发现 HBV 变异发生后增加了新的转录因子结合位点，而这些转录因子的结合将促进病毒与宿主的交互作用包括促进 HBV 相关 HCC 的发生、病毒的复制、癌基因的反式激活和致癌过程。研究发现，BCP 变异与结节样病变过程有关。在慢性肝炎，肝硬化、肝癌患者的检出率呈现逐步增高，说明 HBV BCP 变异后，致病力增加。BCP 区 T1762/A1764 双突变可减少其与肝脏特异的转录因子的结合，从而导致前 C/C mRNA 的转录减少，可使 HBeAg 减少 70%，但该变异并不影响 HBV 前基因 RNA 的转录和核心蛋白或多聚酶蛋白的翻译，由于去除了 HBV 前 C 区蛋白对 HBV 复制的抑制作用，BCP 变异株的复制能力有所增强；此外，BCP 区 T1762/A1764 双突变后 HBeAg 表达明显减少，HBeAg 和 HBcAg 具有共同的表位，而 HBcAg 有很强的免疫原性，是细胞毒性 T 淋巴细胞识别和攻击的主要抗原，在体内 HBcAg 较 HBeAg 可诱发更为强烈的抗体反应引起免疫性肝损伤。HBeAg 被认为是一种乙型肝炎耐受原，能够诱发 T 细胞和 B 细胞产生免疫耐受，使机体长期持续感染 HBV，当血清中无 HBeAg 分泌时会大大降低其免疫耐受能力，受感染的肝细胞更容易受到免疫攻击而坏死，临床上表现为肝炎发作，也可能促使慢性乙型肝炎结节样增生进展为肝癌。该研究中结节性增生组 BCP 基因变异阳性者 HBV DNA 载量高于基因变异阴性者；肝癌组 BCP 基因变异阳性者 HBeAg 定量高于基因变异阴性者，证实 HBV 变异与 HBeAg 定量密切联系，在慢性乙型肝炎结节样变过程中发挥关键性作用。

通过这些在不同阶段呈现的 HBV 特异变异谱可用来作为预测 HBV 相关疾病不同阶段的标志物。BCP 区的变异常常与坏死性炎症的发生密切相关，而 HBV 基因型 C 的 BCP 区变异无论在 CHB 至 HCC 过程中还是 LC 至 HCC 过程中均与 HCC 的发生密切相关。T1674C/G、C1653T、T1753V 是 HCC 的特征性变异，而 A1762T/G1764A 双突变用来早期筛选 HCC 具有较好的灵敏度和特异性。以病毒变异、HBeAg 定量作为监测指标，预测慢性乙型肝炎结节样变进展，具有重要的临床价值。

（四）影像学诊断

可对肝脏、胆囊、脾脏进行超声、CT 和 MRI 等检查。影像学检查的主要目的是监测慢性乙型肝炎的临床进展、了解有无肝硬化、发现和鉴别占位性病变性质，尤其是筛查和诊断 HCC。

大多数肝癌的发生经历了多阶段的演变：从低度异型性退变结节到高度异型性退变结节，然后产生局灶性癌变，再到早期肝癌（分化良好的肝癌），最后到明显富血供的肝癌（中分化肝癌）。退变结节含有不典型的肝细胞并具有恶性潜能，而在病理上却没有确切的恶性征象。一般情况下，退变结节接受门静脉供血表现为乏血供。在肝癌的演变过程中，退变结节

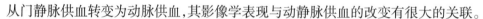

从门静脉供血转变为动脉供血,其影像学表现与动静脉供血的改变有很大的关联。

超声是腹部诊断中一项重要的检查技术,具有速度快、简单的特点。超声对比剂的出现增加了肝癌和退变结节检出的敏感性和特异性。在肝硬化背景下,只有当结节 >2cm,动脉期强化、门静脉期强化降低,超声造影才能诊断肝癌。当结节介于 1~2cm,在不需要穿刺的情况下,肝癌诊断只有 2 种影像模式(增强超声、增强 CT 或 MRI)表现一致才能确定。

CT 是肝癌诊断最常用的方法。与超声相比,CT 不受肋骨或气体影响,可以更系统地评价肝外转移。肝癌可单发,多灶性或弥漫生长,注射对比剂后,动脉期富血供已被视为肝癌的一个显著特点。使用螺旋 CT,病变表现为富血供的范围在 33%~64%。多排螺旋 CT(MDCT)能够提供更快速、高质量、薄层面及三维重组技术。而扫描技术是关键,较快的注射速率(4~8mL/s)可以在肝动脉期提供更可靠的增强效果,并增加检出病变的敏感性。研究证明,使用 MDCT 并迅速注入适当对比剂,能够检出富血供肝癌中的 81%~89%。诊断肝癌最主要的方法包括动态增强动脉期、门静脉期及延迟期成像。在动脉期和门静脉期,肿瘤血管和肝脏血供决定肿瘤 - 肝实质密度对比。大多数肝癌动脉期表现为富血供,门静脉期相对肝实质表现为低密度,呈典型的“快进快出”征象。对于富血供肝癌,门静脉期不太敏感,因为肿瘤常表现出等密度而近似于正常肝实质,从而导致肿瘤的能见度降低。但是,少血供肝癌在门静脉期仍然不强化或轻微强化而呈低密度。延迟期扫描可以检测出或证实在动脉期和门静脉期很难检测到或分辨困难的小肝癌。假包膜表现为边界清楚的肿瘤周围低密度、薄环状影,出现延迟强化。MDCT 已经在很大程度上取代了侵袭性检查,如 CT 肝动脉造影(CTHA)和 CT 动脉门静脉造影(CTAP)。研究显示,小肝癌的强化方式,会因肿瘤大小和细胞分化程度不同而不同。中度或低分化、直径 >2cm 的肝癌一般具有经典的增强方式,但分化良好的小肝癌往往强化不典型。只有大约 25% 的直径 <2cm 的肝癌和少于 20% 的直径 <3cm 的分化良好的肝癌具有典型的强化方式。当肿瘤直径 <2cm,使用目前的非侵袭性成像技术还很难根据血管变化诊断肝癌。因此,建议使用 2 个动态成像技术,无论是 CT、超声造影还是 MRI 增强检查,以提高诊断敏感性。当结节 <2cm 并且影像学表现不典型时,只有病理学检查才能诊断。另外,在肝硬化背景下新出现的直径 >2cm 的结节要高度怀疑肝癌的可能性,毕竟大于该直径的良性病变较少。

MRI 对 2cm 或直径更大的肝癌有很高的敏感性,但对 <2cm 的肝癌却不敏感。2D 和 3D 钆增强 MRI 对各种大小肝癌的敏感性是 33%~90%,对 1~2cm 病灶的敏感性是 50%~80%,对 <1cm 病灶的敏感性是 4%~33%。肝癌在 T_1WI 和 T_2WI 具有不定的信号强度。肝癌最常见的表现为 T_1WI 低信号、T_2WI 高信号,多期动态钆增强表现为动脉期不均匀强化、静脉期强化降低。然而,<1.5cm 的小肝癌在 T_1WI 和 T_2WI 上经常表现为等信号,只有在增强动脉期显示。有些肝癌可以在 T_1WI 上显示高信号,在 T_2WI 上显示为低信号,类似退变结节。在 T_1WI 上表现为高信号是由于内皮损害的脂肪、铜,或糖原,或锌,沉积在周围肝实质。反相位图像信号衰减可以证明脂肪的存在。肝癌在 T_2WI 常为中度的高信号,而退变结节除非发生梗死否则不会是高信号。大肝癌可以表现为一种镶嵌征,由纤维间隔分隔的融合结节和液化坏死组成,这些肿瘤通常在 T_2WI 上表现为高信号,并不均匀地强化。弥漫型肝癌在 T_1WI 表现为广泛的、边界不清的、浸润的、不均匀的不定信号,T_2WI 表现为不均匀高信号,动态增强扫描早期强化方式多样。假包膜是肝癌的典型特征之一。在一项研究中,肝癌的假包膜出现率是 79%,而且与肿瘤大小无关。MRI 发现假包膜的敏感性是 CT 的 2 倍。假包膜在平扫 T_1WI 表现为薄环状低信号,在 T_2WI 表现为低信号或双层边缘,增强扫描呈

延迟强化。假包膜的出现被认为是肿瘤切除和肝动脉化疗栓塞预后良好的因素之一。因此，假包膜的检测不仅可以为肝脏肿瘤定性，也有利于临床治疗和疗效评估。

倾向于肝癌的影像诊断标准：直径 >2cm，动脉期富血供强化，门静脉期或延迟期强化降低，延迟期包膜强化，生长速度快。肝硬化背景下发现 <2cm 的富血供结节比较常见，大多数是良性病变。如果结节的影像特征不典型，需要穿刺或随访来证实病灶的性质，病灶增大就可能是肝癌。<1cm 的富血供结节需要随访，小肝癌倾向于快速生长，因此建议 3 个月内随访。3 个月内病灶没有增大也不能排除肝癌的可能，因为部分肝癌可以生长得很缓慢，只有病灶消失或连续随访 2 年，大小不变才能诊断为良性结节。

影像技术的发展已经很大程度上提高了肝癌的检出率。虽然 MRI 动态钆增强检出肝癌的敏感性优于超声和 CT，但是对小病灶检出的敏感性和准确性仍有待于提高。肝细胞特异性对比剂如超顺磁性氧化铁（SPIO），肝胆特异性对比剂锰福地匹三钠（Mn-DPDP）、钆贝葡胺（Gd-BOPTA）、钆塞酸二钠（Gd-EOB-DTPA）的临床应用能够提高肝癌检出的敏感性和准确性。

（五）病理学诊断

肝组织活检的目的是评估慢性乙型肝炎患者肝脏病变程度、排除其他肝脏疾病、判断预后和监测治疗应答。

慢性乙型肝炎的病理学特点是明显的汇管区及其周围炎症，浸润的炎症细胞主要为淋巴细胞，少数为浆细胞和巨噬细胞；炎症细胞聚集常引起汇管区扩大，并可破坏界板引起界面肝炎（interface hepatitis），又称碎屑样坏死（piecemeal necrosis）。亦可见小叶内肝细胞变性、坏死，包括融合性坏死和桥形坏死等，随病变加重而日趋显著。肝脏炎症坏死可导致肝内胶原过度沉积，形成纤维间隔。如病变进一步加重，可引起肝小叶结构紊乱、假小叶形成最终进展为肝硬化。

慢性乙型肝炎的组织学诊断，包括病原学、炎症坏死活动度及肝纤维化程度。肝组织炎症坏死的分级（G1~G4）、纤维化程度的分期（S1~S4）。

有纤维化临床证据，或有治疗指征者，不需肝穿；用无创方法包括血清学指标、瞬时弹性成像法，评估肝纤维化，是对肝活检的补充。肝脏超声弹性成像的优势在于无创伤性、操作简便、重复性好，能比较准确地识别出轻度肝纤维化和重度肝纤维化 / 早期肝硬化。但其测定成功率受肥胖、肋间隙大小等因素影响，测定值受肝脏脂肪变、炎症坏死及胆汁淤积的影响，且不易准确区分相邻的两级肝纤维化。

（六）肝纤维化程度的检查

一个理想的、能准确判断慢性乙型肝炎肝纤维化程度的检查应该具备以下特点：无创性、易于检测、具有肝脏特异性、高度的敏感性和准确性，同时能动态监测疾病的变化、简单易记、可重复性好、价格适宜。尽管在过去数十年形成不少以血清学指标为基础的评估和监测慢性乙型肝炎肝纤维化无创性诊断模型，并取得了一定的成果，但是这些无创性诊断模型均是通过血清生化指标来诊断肝纤维化的，因此存在相应的缺陷：①反映的是基质在血清中的变化，而非沉积在肝脏中基质的降解；②非肝脏特异性，其他疾病也可在血清中检测出这些指标；③血清生化指标反映整个机体的清除过程，其异常可能来自多方面原因而不仅仅是肝窦隙内皮细胞受损，且单纯一种方法仍不能满足临床工作的需要，具体应用时，仍需与其他指标联合，迄今为止还不能完全替代肝穿刺活组织检查。原则上，血清学诊断可反映整个肝脏的状态，比起存在抽样误差的肝穿刺活组织检查应当更为精确。随着临床研究和科学技术的不断发展,无创性综合诊断模型将会是今后的主要发展方向。主要体现在：①利用肝穿刺活组织检查这同一标准对各诊断模型进行比较,可筛选诊断效率较高的、应用疾病范围较广的诊断模型；②联合或序贯应用多个诊断模型进行肝纤维化诊断,可进一步提高诊断效率和准确率；③在当前建立的模型基础上,建立高效率的新型综合诊断模型。相信不久的将来,运用新的研究方法可探索敏感性及特异性强且更加能反映肝纤维化轻、中、重不同程度的血清学指标,并能建立简便易行、准确性高的诊断体系,从而使慢性乙型肝炎肝纤维化的防治迈上一个新台阶。

简而言之,评估肝纤维化,"金标准"是用肝活检技术。近年研究证实,瞬时弹性成像技术展现出比血清指标更好的预测肝纤维化的作用,可作为非活动性乙肝病毒携带者排除严重肝纤维化提供可靠证据,瞬时弹性成像后仍有疑问的人群,再行肝活检。

第三节　再活动的诊治

乙肝病毒感染目前尚无法彻底治愈,一遇风吹草动,即可"死灰复燃"——乙肝再活动。乙肝病毒 DNA 转阴,肝功能正常,甚至表面抗原和 E 抗原消失,明火消灭了,只是临床治愈,乙肝病毒并没清除,若因其他疾病或用某些药物,机体抵抗力下降,还可突然重新开始复制或复制增加而再燃。复燃后,有的毫无不适,有的发生严重急性肝衰竭、纤维淤胆型肝炎,甚至死亡。常常自发发生,更常见于化疗、免疫抑制治疗或免疫功能改变之后。随着医疗水平的提高,细胞毒性药物和/或免疫抑制剂在癌症、血液病、自身免疫病或器官移植患者中大量应用,可使静息状态或低复制状态的乙肝病毒活化复燃,从而使病情恶化并有可能导致死亡。在过去的 10 年中,实体瘤患者中 HBV 的再活化率不断升高,其中肝细胞癌患者中 HBV 的再活化率达 60%,其他癌症患者中 HBV 的再活化率在 25%~40%；造血干细胞移植的患者中 HBV 的再活化率超过了 50%。这已成为一个威胁患者特别是癌症和移植患者生命的严重问题。

一、再活动定义

HBV 再活动(HBVr),或称 HBV 再活化或称 HBV 再激活,是指在有 HBV 既往感染痊愈或非活动性 HBsAg 携带状态患者,特别是在接受免疫抑制治疗或化疗时,HBV 突然重新开始复制或复制增加,HBV DNA 较基线升高 $\geq 2\ \log_{10}$IU/mL,或基线 HBV DNA 阴性转为阳性,或 HBsAg 阴性转为阳性,可从亚临床无症状过程到严重急性肝炎、暴发性肝衰竭、纤维淤胆型肝炎,甚至死亡。

二、再活动原因和临床表现

HBV 共价闭合环状 DNA(cccDNA)是病毒 mRNA 转录的主要模板,在肝内长期存在,甚至在成功实现细胞和体液免疫控制者(HBsAg 阴性患者)的肝内也仍然存在。免疫抑制影响细胞免疫和体液免疫反应,并可导致 HBV 再活动。

(一)免疫抑制引起再活动

HBV 再活动首先表现为免疫抑制期间病毒复制的突然增加,血清 HBV DNA 比基线升

高 >1 $\log_{10}$ IU/mL，抗 -HBc IgM 和 HBeAg 增加。免疫抑制撤销之后出现快速的免疫介导的 HBV 感染肝细胞的损伤，导致急性肝衰竭、慢性肝炎或肝硬化。此阶段的诊断标志物是转氨酶水平高于正常值上限 3 倍以上，甚至发生黄疸。HBV DNA 水平会在此阶段开始下降。

乙肝病毒感染者，因自身免疫性或遗传过敏性疾病、化疗、骨髓和实体器官移植而行免疫抑制剂治疗时，乙肝容易"死灰复燃"，尤其单用利妥昔单抗（美罗华）或合用激素时。有 20%~50% 的患者可以出现不同程度的乙型肝炎再活动，重者出现急性肝衰竭甚至死亡。骨髓移植，异体骨髓移植，器官移植受者，抗癌治疗，用低剂量皮质激素、硫唑嘌呤或甲氨蝶呤进行免疫抑制治疗，人类免疫缺陷病毒（HIV）感染，若没有免疫重建且 HBV DNA 高水平，可因 HBV 的直接细胞病变效应而导致纤维淤胆型肝炎。

高病毒载量是发生乙型肝炎再活动最重要的危险因素。对于所有因其他疾病而接受化疗、免疫抑制剂治疗的患者，在起始治疗前都应常规筛查 HBsAg、抗 -HBc 和 HBV DNA，并评估接受免疫抑制剂的风险程度给予相应的处理，包括预防性抗病毒治疗和临床监测。预防性抗病毒治疗可以明显降低乙型肝炎再活动。阴性患者接种乙肝疫苗。抗 -HBc 阳性者，不管 HBsAg 还是抗 -HBs 状态，使用高 / 中风险免疫抑制剂时，即使病毒阴性和转氨酶正常，也应在治疗前 1 周开始服用核苷类药预防性抗病毒，以预防 HBV 再激活。抗病毒治疗需至少维持至结束免疫抑制剂治疗后 6 个月（对使用 B 淋巴细胞活性抑制剂患者至少为 12 个月）。对 HBsAg 阳性 / 抗 -HBc 阳性，或 HBsAg 阴性 / 抗 -HBc 阳性患者使用低风险免疫抑制剂，不建议常规使用预防性抗病毒治疗。对于抗 -HBs 抗体和抗 -HBc 双阳性者，在接受一些高、中危类免疫抑制剂尤其是高风险类药物时，仍有部分患者出现 HBV 再激活导致肝炎复发，因此仍建议对于这些患者除了应密切监测 HBV 血清学标志物和 HBV DNA 外，还应兼顾使用的免疫抑制剂药物的特性和 HBV 感染后的肝脏疾病状态等，综合评估给予患者制定安全有效的治疗措施。核苷（酸）类似物停用后可出现复发，甚至病情恶化，应注意随访和监测。

骨髓移植的患者，如果接受的骨髓来自未免疫供者，也应预防性应用核苷（酸）类似物。不使用利妥昔单抗或激素治疗的 HBsAg 阴性、抗 -HBc 阳性、抗 -HBs 阴性患者，对 HBV DNA 阳性患者，考虑用恩替卡韦或替诺福韦预防。在乙肝核心抗体阳性率较高的地区，例如亚洲国家（乙肝核心抗体阳性率：15%~50%）。这一特殊组群的患者在应用包含利妥昔单抗的方案（这一方案比其他免疫抑制方案更易导致 HBV 再次激活）治疗时，需要密切监测暴发性肝炎的进展。在可检测到 HBV DNA 时，早期开始应用恩替卡韦或替诺福韦治疗，可以预防乙型肝炎暴发。对不用利妥昔单抗或激素治疗的 HBsAg 阴性、抗 -HBc 阳性、抗 -HBs 阳性患者，则不需要预防性治疗。

在化疗和免疫抑制剂治疗停止后，应根据病情决定停药时间：①治疗前病毒 DNA 小于 10^4 者，在完成化疗或免疫抑制剂治疗后，应当继续治疗 6 个月。② DNA 大于 10^4 者，应当持续治疗，停药标准同一般乙肝患者。③预期疗程小于 12 个月的患者，可以选用拉米夫定或替比夫定。④预期疗程超过 1 年的患者，应优先选用恩替卡韦或阿德福韦酯或替诺福韦。⑤核苷类药停用后可出现复发，甚至恶化，应予以高度重视。⑥干扰素有骨髓抑制作用，应当避免选用。

（二）慢性乙肝再活动危险因素

1. 原发疾病　发生 HBV 再活动的危险性与原发疾病有关。依风险程度，骨髓移植、器官移植、白血病、淋巴瘤、骨髓瘤、实体瘤、HIV 感染、自身免疫病、炎症性肠病依次降低。大部分实体瘤,乙肝再发风险较小,如果是肝硬化患者则考虑预防性治疗。恶性肿瘤如淋巴瘤、乳腺癌等危险性较高,特别是淋巴瘤,因其本身多具有免疫抑制现象,而且所用化疗药物多具有较强的免疫抑制作用。器官移植后 HBV 再活化的发生率也较高,如骨髓或造血干细胞移植和肾移植术后患者,乙型肝炎肝硬化肝移植患者如果不进行预防,则 80% 复发。

2. **性别和年龄**　男性、年龄较轻者,易发生 HBV 的再活化。

3. **药物**　细胞毒性药物和免疫抑制剂都与 HBV 的再活化有关,如蒽环类、甾体类药物等(表 9-45-1)。其中肾上腺皮质激素最易导致 HBV 再活化,HBV DNA 中含有糖皮质激素的应答元件,皮质激素作用于 HBV DNA,激活 HBV 基因表达,使 HBV 复制再度活跃。研究证实,包含糖皮质激素的细胞毒性药物化疗,导致 HBsAg 阳性患者发生 HBV 再活化率,明显高于不用糖皮质激素者。最近国外用于临床的抗淋巴细胞单克隆抗体利妥昔单抗(rituximab,人鼠嵌合性抗 CD20$^+$ 淋巴样细胞单克隆抗体)和阿仑珠单抗(alemtuzumab,人化的抗 CD52$^+$ 淋巴样细胞单克隆抗体)及针对肿瘤坏死因子的单克隆抗体英夫利昔单抗(infliximab),无论单用还是联合细胞毒性药物均可引起 HBV 再活化。

表 9-45-1　HBV 再活动相关化疗药物

化疗药物分类		药名
细胞毒类	类固醇	泼尼松龙、地塞米松、甲泼尼松
	蒽环霉素	多柔比星、表柔比星、柔红霉素
	抗肿瘤抗生素	博来霉素、丝裂霉素、放线菌素 D
	抗肿瘤代谢剂	阿糖胞苷、氮尿苷、吉西他滨、巯嘌呤、甲氨蝶呤、硫鸟嘌呤
	烷化剂	环磷酰胺、苯丁酸氮芥、异环磷酰胺、卡铂、顺铂
	植物碱	长春新碱、长春碱
	紫杉烷	紫杉醇、多西他赛
	其他细胞毒类	依托泊苷、丙卡巴肼、达卡巴嗪、氟达拉滨
生物反应剂	单克隆抗体	阿仑珠单抗、利妥昔单抗
	TNF 拮抗剂	依那西普、英夫利昔单抗、阿达木单抗
	免疫调节剂	沙利度胺、干扰素
	酪氨酸酶抑制剂	伊马替尼
	mTUR 抑制剂	依维莫司
HBV/HC 重叠感染	DAA 药物治疗	

免疫抑制药物引起 HBV 再激活的风险见表 9-45-2。2017 年 2 月 18 日亚太肝病学会(APASL)年会上,我国香港地区肝移植研究所的 George Lau 教授报道,免疫抑制治疗引起 HBV 再激活可分为两个阶段。第一阶段为免疫抑制阶段,因免疫抑制治疗引起宿主免疫下调,引起 HBV 病毒复制增加;第二阶段为免疫介导的肝损伤阶段,可发展为不同的临床结局,部分患者发生急性病毒性肝炎后恢复,部分患者持续慢性肝炎,部分患者发生肝衰竭及死亡。

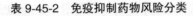

表 9-45-2　免疫抑制药物风险分类

药物风险分类	药物
高风险免疫抑制剂（引起 HBV 再激活的可能性超过 10%）	B 淋巴细胞活性抑制剂 利妥昔单抗或奥法木单抗 蒽环霉素衍生物多柔比星、表柔比星等 类固醇激素泼尼松 10~20mg/d，持续 4 周以上或甚至更高剂量者。
中风险免疫抑制剂（引起 HBV 再激活的可能性在 1%~10%）	TNF 抑制剂依那西普、阿达木单抗、赛妥珠单抗、英夫利昔单抗等 其他细胞因子或整合素抑制剂阿巴西普等 酪氨酸蛋白酶抑制剂伊马替尼等 类固醇激素 <10mg/d 但持续 4 周以上者。
低风险类免疫抑制剂（引起 HBV 再激活的可能性在 1% 以下）	硫唑嘌呤、甲氨蝶呤等 口服类固醇激素少于 1 周

　　免疫抑制治疗引起的 HBV 到目前为止没有一个标准的术语和定义，而且多数相关研究是回顾性的，基线 HBV 状态的描述不完整，且对患者的随访不连续。目前常用的定义是 HBV DNA 水平升高 10 倍或 HBV DNA 阴性转阳性，ALT 水平升高 3 倍或者大于 100IU/L，另外，需排除其他引起肝损伤的病因。

　　2016 年 Pattullo 教授对所有文献报道过的病例进行了 HBVr 发生率的分析（发表在 *Clinical and Molecular Hepatology*），结果如表 9-45-3 所示。

表 9-45-3　免疫抑制治疗引起 HBVr 的发生率

疾病	HBVr 发生率（未进行预防性抗病毒治疗）		文献参考
	HBsAg+/%	HBsAg-/anti-HBc+/%	
淋巴瘤	18~73	34~68	Lok 1991，Seto 2014，Pei 2015，Liao 2002，Cheng 2003，Wu 2015
急性白血病	61	2.8~12.5	Totani 2015，Chen 201
多发性骨髓瘤		6.8~8.8	Matsul 2013，Lee 2015
造血干细胞移植	66~81	6~10	Mikulska 2014，Locasciulli 2003，Nakamoto 2014
鼻咽癌	33		Yeo 2005
HCC（系统化疗）	36	11	Yeo 2004，Jang 2015
HCC（TOCE）	21~30	9.3	Jang 2006，Peng 2012，Shao 2015
类风湿关节炎	12.3	3~5	Lee 2013，URAT 2011，Nakamura 2014，Varisco 2016
炎症性肠病	36	0~7[*]	Kato 2011
自身免疫病		17[*]	Laras 2010，Loras 2014
肾移植	45~70	0.9	Dusheiko 1983，Berger 2005，Murakami 2006，Savas 2007

[*] 病例个案报告或小样本系列报告。

影响 HBVr 发生率的因素还包括抗 -HBs 阴性、HBsAg 的变异（突变者危险增加 24 倍）、不同的免疫抑制治疗方案（比如包含 B 细胞毒性药物的方案更容易发生 HBVr）、合并 HDV 或 HCV 感染。近年来供医生和患者选择的直接抗病毒药物（DAA）越来越多，有研究表明，HBV 合并 HCV 感染的患者，相对于基于 IFN 的抗病毒治疗方案，使用 DAA 治疗更容易发生 HBVr，且发生 HBVr 的时间明显缩短，这可能与 DAA 的强效抗病毒作用有关（HCV RNA 在更短的时间内转阴）。但是，无论使用干扰素还是 DAA 治疗，都会显著增加 HBVr 的风险。

4. 治疗前 HBV 状态　HBV DNA 载量，是引起 HBV 再活化的重要因素。患者血液中 HBV DNA 含量越高，发生再活化的危险性越大。HBsAg 阴性、抗 -HBc 阳性或抗 -HBs 阳性者虽然发生再活化概率较低，但也有发生 HBV 再活化报道。乙肝病毒的基因突变，也与 HBV 的再活化有关，HBV 基因前 C 区终止密码子的突变（A1896）和基本核心启动子 T1762/A1764 的突变与 HBV 的再活化有关。Awerkiew 等，报道了 1 例非霍奇金淋巴瘤患者，在接受免疫抑制剂治疗前，血清学显示只有抗 -HBs 阳性，化疗后发生了 HBV 再活化现象。该患者无疫苗接种史，所以出现抗 -HBs 阳性是感染所致，经 HBV 基因序列分析发现，其 S 基因有 3 处发生突变（L109R、C137W、G145R）致使 HBsAg 出现假阴性。

（三）自发性 HBV 再活动

1. HBsAg 阴性　自发性 HBV 再活动主要发生于 HBsAg 阴性患者，可被误诊为急性肝炎发作。特征是 HBV DNA 和 ALT 水平升高，疾病活动度升高和抗 -HBc IgM 阳性。

2. DAA 治疗　直接抗病毒药物（DAA）治疗 HCV/HBV 重叠感染，出现 HBV 自发性再激活是一种新发现的 DAA 治疗问题。美国 FDA 调查 2013 年 11 月 22 日至 2016 年 7 月 18 日 DAA 不良事件，24 例出现单一 HBV 再激活与 DAA 治疗相关。其中 2 例死亡，1 例准备肝移植。基线情况：7 名可检测到 HBV DNA，4 例 HBsAg 阳性伴 HBV DNA 低于检测下限，3 例 HBsAg 阴性伴 HBV DNA 低于检测下限，其余病例资料不可用或不能解释。DAA 治疗引起的 HBV 再激活不是免疫抑制性的。对接受 DAA 治疗、具有 HBV 病史或证据者，应进行监测，阐明 HBV 再激活风险和监测策略，包括对所有 DAA 治疗者筛查既往和当前 HBV 感染证据，治疗和治疗后随访时监测是否出现 HBV 突变或再激活。

（四）耐药突变

抗 HBV 治疗期间可因出现耐药突变或对治疗不依从而发生 HBV 再活动和肝炎恶化。

三、再活动发生率和诊断

（一）发生率

HBV 感染者接受化疗或免疫抑制治疗，HBV 再活动发生率为 20%~50%，死亡率为 30%。异体骨髓移植发生率为 14%~50%。器官移植为 50% 以上。自身免疫病不常见，克罗恩病、类风湿关节炎和银屑病等，易发生。艾滋病合并乙肝病毒感染，可加快肝纤维化和肝硬化进展、肝癌发生率和死亡率增加。艾滋病治疗后，可因免疫恢复而更易发生。停用抗艾滋病药物也可能引起乙肝病毒再活动。"死灰复燃"主要发生于表面抗原阴性患者，可被误诊为急性肝炎发作，特征是 DNA 和转氨酶水平升高、疾病再活动，乙肝核心抗体 IgM 阳性。乙肝治疗期间，耐药，间断用药等，都可发生"死灰复燃"。

（二）诊断

乙肝病毒 DNA 升高 1 次方以上，或其绝对值 $>10^9$ 拷贝 /mL、抗 -HBc IgM 和 HBeAg 增加,转氨酶 120U/L 以上,即可诊断。免疫抑制撤销、免疫恢复之后,出现快速的免疫介导的 HBV 感染肝细胞的损伤,导致急性肝衰竭、慢性肝炎或肝硬化,此阶段的标志物是转氨酶水平高于正常值上限 3 倍以上,甚至发生黄疸,HBV DNA 水平开始下降,可因 HBV 的直接肝细胞病变效应而导致纤维淤胆型肝炎。

2013 年《中国淋巴瘤合并 HBV 感染患者管理专家共识》对 HBV 再激活诊断标准:对于 HBsAg 阳性患者,符合下列任一条件可定义为 HBV 再激活:HBV DNA 由不可测变为可测或超过基线水平 >1 $\log_{10}$,HBeAg 阴性者转阳;对于 HBsAg 阴性 / 抗 -HBs 阳性患者,符合下列任一条件可定义为 HBV 再激活:HBV DNA 由不可测变为可测,HBsAg 转阳。

HBV 再活化的临床后果轻重不一,轻者可仅表现为无症状的 ALT 升高,部分患者可自发缓解;重者可出现黄疸、腹水、凝血异常及脑病等肝衰竭征象,如不及时有效治疗,病死率很高。在 HBV 活化过程中,HBV DNA 和 ALT 可以同时升高,也可以先有 HBV DNA 升高。①抗癌治疗引起 HBV 再活动:风险率为 20%~50%,死亡率为 30%。HBV DNA>20 000IU/mL、HBeAg 阴性、男性、年轻、ALT 水平高、使用皮质激素、蒽环类抗生素或利妥昔单抗、淋巴瘤、乳腺癌、肺癌和胃肠癌者,再活动概率高。②骨髓移植:异体骨髓移植后的 HBV 再活动发生率为 14%~50%。供体缺乏抗 -HBs、移植后使用皮质激素及移植物抗宿主病者发生率高,自体骨髓移植者罕见 HBV 再活动。③自身免疫病:用低剂量皮质激素、硫唑嘌呤或甲氨蝶呤进行免疫抑制治疗,HBV 再活动并不常见。应用 TNF-α 拮抗剂治疗克罗恩病、类风湿关节炎和银屑病等,易发生 HBV 再活动,机制之一是其影响 B 细胞功能。大多数病例与应用强效的单克隆抗体,如利妥昔单抗或阿达木单抗有关。拉米夫定预防性治疗有效。④实体器官移植:在预防性抗病毒治疗以前,HBsAg 阳性患者受者,实体器官移植后的 HBV 再活动发生率为 50% 以上。目前,移植前已常规监测 HBsAg 和抗 -HBs,若为阳性,用核苷(酸)类似物进行预防性和长期抗 HBV 治疗。⑤人类免疫缺陷病毒感染:欧美有 6%~14%HIV 合并 HBV 感染,可加快肝纤维化和肝硬化进展、HBV 再活动、肝失代偿、肝细胞癌和肝相关死亡率增加。在积极的抗逆转录病毒治疗后,可因免疫恢复而更易发生肝炎活动。停用具有抗 HIV 和 HBV 活性的药物也可能引起 HBV 再活动。⑥自发性 HBV 再活动:主要发生于 HBsAg 阴性患者,可被误诊为急性肝炎发作。特征是 HBV DNA 和 ALT 水平升高、疾病活动和抗 -HBc IgM 阳性。⑦抗 HBV 治疗期间:可因耐药突变或对治疗不依从而发生 HBV 再活动和肝炎恶化。

(三) 评估体系的建立

美国胃肠病学会为应对 HBVr 的发生,进行了大量文献的荟萃分析,根据其特点,以问答的方式设置了 PICO 标准,对 HBVr 进行系统评估,包含了抗病毒治疗的必要性、基线评估、核苷(酸)类似物的选择及其时机、HBV DNA 的监测、治疗结果等与 HBVr 相关的关键问题,进行归类及分析研究。根据患者 HBsAg、抗 -HBc 自身特征、需要进行免疫抑制剂治疗的疾病、药物、疗程等进行风险评估,分高、中、低三级风险,为临床评估及防治 HBVr 提供了较为系统化的依据。

四、治疗

细胞毒性药物和 / 或免疫抑制剂在癌症、血液病、自身免疫病或器官移植患者中大量应用后,有近 1/4 发生 HBV 再活化。但目前化疗或免疫抑制剂治疗前的 HBV 筛查率较低,导致本可预防的 HBV 再活化。筛查和使用预防性抗病毒药物治疗可以明显降低乙型肝炎再

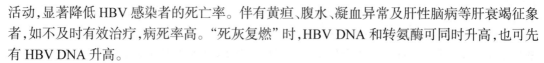

活动,显著降低 HBV 感染者的死亡率。伴有黄疸、腹水、凝血异常及肝性脑病等肝衰竭征象者,如不及时有效治疗,病死率高。"死灰复燃"时,HBV DNA 和转氨酶可同时升高,也可先有 HBV DNA 升高。

对于抗 -HBs 抗体和抗 -HBc 双阳性者在接受一些高、中危类免疫抑制剂,尤其是高危类药物时,仍有部分患者出现 HBV 再激活导致肝炎复发,对于这些患者,除了应密切监测 HBV 血清学标志物和 HBV DNA 外,还应兼顾使用的免疫抑制剂药物的特性和 HBV 感染后的肝脏疾病状态等,综合评估给予患者安全有效的治疗措施。

对于所有因其他疾病而接受化疗、免疫抑制剂治疗的患者,在起始治疗前都应筛查 HBV 标志物,所有 HBsAg 阳性患者均应接受 ETV、TDF 或 TAF 预防性治疗,阴性患者接种乙肝疫苗。抗 -HBc 阳性者,不管 HBsAg 和抗 -HBs 状态,使用高 / 中风险免疫抑制剂时,即使 HBV DNA 阴性和转氨酶正常,也应在治疗前 1 周开始服用核苷类药预防性抗病毒,以预防 HBV 再激活。抗病毒疗程需至少维持至结束免疫抑制剂治疗后 6 个月(对使用 B 淋巴细胞活性抑制剂患者至少为 12 个月)。

(一) 非活动性 HBsAg 携带状态治疗

研究表明,胸腺肽 α_1 能显著促进低病毒载量的非活动性 HBsAg 携带状态 HBV DNA 转阴,转阴率与 DNA 载量呈负相关,与 HBeAg 状态无关。胸腺肽 α_1 单用或胸腺肽 α_1 与干扰素、核苷和核苷酸类药物联合,能显著提高抗 HBV 疗效和患者生存质量,并在治疗结束后,病毒清除效应仍可继续增加,具有疗效持久、使用安全的特点(详见第六篇第二十八章相关内容)。

(二) 再活动的预防性治疗

使用利妥昔单抗(rituximab),或骨髓移植,或干细胞移植,应予预防性治疗:①弥漫大 B 细胞淋巴瘤,HBsAg 阴性、抗 -HBc 阳性者,用环磷酰胺、多柔比星、长春新碱和泼尼松(CHOP)方案,与利妥昔单抗联用(R-CHOP)方案比较,联用利妥昔单抗时,HBsAg 逆转和 HBV 相关死亡明显增加,使用利妥昔单抗,对抗 -HBc 阳性患者,易诱发 HBV 再激活及不良预后。②抗 -HBc 阳性、基线 HBV DNA<10IU/mL、既往无治疗、无慢性肝病史者,使用利妥昔单抗(n=62),24.2% 患者,9 个月内 HBV 再激活,其中 86.7% 发生在 6 个月内。③使用利妥昔单抗,发生 HBV 再激活与抗 -HBs 滴度密切相关,抗 -HBs 滴度高者较少再激活。④抗病毒药物的选择和监测:一是根据 HBV DNA 水平选择药物:HBV DNA<2 000IU/mL,可使用任何 NAs(包括 LAM);HBV DNA>2 000IU/mL,选用恩替卡韦或替诺福韦;二是根据可能的治疗疗程选择药物:超过 12 个月者,选用恩替卡韦或替诺福韦;三是注意监测和随访,每 3 个月监测 HBV DNA 和 ALT 水平。

1. HBsAg 阳性　HBV DNA<2 000IU/mL 者选用拉米夫定或替比夫定;HBV DNA>2 000IU/mL 者选用恩替卡韦或替诺福韦:随访 ALT,HBV DNA;化疗停止后继续治疗 6~12 个月。

2. HBsAg 阴性

(1)抗 -HBc 阳性

1)抗 -HBs 阳性者:① ALT 正常不必处理;② ALT 升高者,若 HBV DNA 阳性,抗病毒治疗;HBV DNA 阴性,评估非乙肝病因和肝功能异常。

2)抗 -HBs 阴性:① HBV DNA 阳性,抗病毒治疗;② HBV DNA 阴性者,完成乙肝疫苗接种程序。

（2）抗 -HBc 阴性

1）抗 -HBs 阳性：不必处理。

2）抗 -HBs 阴性：注射乙肝疫苗。

（三）再活动的抢先治疗

HBsAg 阴性、抗 -HBc 阳性，中（<10%）或低（<1%）HBV 再活动风险的患者，通常推荐抢先治疗：免疫抑制剂治疗期间及治疗后，每 1~3 个月监测 HBsAg 和 / 或 HBV DNA，一旦测出 HBV DNA 或 HBsAg 阳性，即应使用 ETV、TDF 或 TAF 治疗。

第四节　再活动的预防

首先要确定非活动性乙肝病毒携带状态是否有肝纤维化。ALT 正常的非活动性乙肝病毒携带者可观察；但若有肝纤维化进展，应治疗。治疗前，应对患者进行筛选、必要时进行预防性抗病毒治疗及治疗过程中进行密切监测。目前的建议如表 9-45-4 所示。

表 9-45-4　各大指南对 HBV 再活化的预防建议

	AASLD	EASL	US FDA	PRAC
HBV 血清学筛选	√	√	√	√
预防性抗病毒	活动性肝炎	所有 HBsAg+/OBI	咨询肝病专家	参考指南
监测	√	√		√

OBI：occult hepatitis B virus infection，隐匿性乙型肝炎病毒感染。

一、使用核苷（酸）类药物

HBV 感染的癌症患者在接受化疗后，有近 1/4 发生 HBV 再活化，但化疗前的 HBV 筛查率很低，导致 HBV 再活化。筛查和使用预防性抗病毒药物治疗可显著降低 HBV 感染的癌症患者的死亡率。

核苷（酸）类药物预防性治疗可显著降低 HBsAg 阳性患者发生 HBV 相关的 ALT 反跳、肝衰竭、死亡及化疗中断。针对 14 项研究进行的一项荟萃分析表明，接受化疗的患者预防性应用 LAM，HBV 再活动和 HBV 相关性肝炎的相对危险度为 0.00~0.21（风险降低为 79%~100%），且无一例发生 HBV 相关的肝衰竭。另一 21 项研究的荟萃分析也证明，LAM 预防对临床和病毒学 HBV 再活动、总死亡率、HBV 相关死亡率以及中断或撤除免疫抑制治疗具有明确益处。

核苷（酸）类药物预防性治疗的最佳疗程尚不明确。停用核苷（酸）类药物后，治疗前 HBV DNA 水平高的患者可发生肝病恶化。治疗前 HBV DNA 水平高的患者应长期抗病毒治疗，最好使用恩替卡韦（ETV）或替诺福韦。长期预防性使用拉米夫定（LAM）、替比夫定（LdT）、阿德福韦酯（ADV）者，要注意耐药突变的可能。不过，HBV 再活动的血液系统恶性肿瘤患者，LAM 耐药的报道非常罕见。

二、预防终末期肝病

再活动严重病例应进行积极的支持治疗,停止细胞毒性药物化疗,及时使用核苷(酸)类药物。临床改善需要 6 个月以上。肝移植是晚期肝衰竭的重要手段。80% 的暴发性乙型肝炎的结局是死亡或需要移植治疗。终末期 HBV 相关性肝病患者的治疗目标是通过持续的病毒抑制和减少肝内病毒活性,改善肝功能、减少肝移植需求、降低移植后患者 HBV 再活动风险。

拉米夫定、替比夫定、阿德福韦酯、恩替卡韦和替诺福韦对 HBV 再活动时的失代偿性肝病有效。但即便使用,HBV 相关死亡率也可达到 20%,这可能与这些抗病毒药应用过晚,严重肝脏损伤已经发生有关。失代偿性肝病患者的临床改善缓慢。失代偿性肝病患者使用抗病毒治疗获得临床改善约需 6 个月,而且,同时使用的其他药物、并存疾病及其他宿主因素,都可能改变抗病毒药物的药动学。因此,无论抗病毒应答如何,移植都是晚期肝衰竭患者处理的重要组成部分。

非活动性 HBsAg 携带状态一般不推荐抗病毒治疗,但此类患者有发展成 HBeAg 阴性慢性乙型肝炎的可能,长期随访有发生 HCC 的风险,因此建议每 6 个月进行血常规、生物化学、病毒学监测,以及 AFP、B 超和无创肝纤维化检查等。若符合抗病毒治疗指征,应及时启动治疗。近期,美国 *Hepatology* 杂志接收了陈新月团队研究论文。该研究在 2011 年 9 月至 2013 年纳入 144 例非活动性 HBsAg 携带状态(ALT 正常,HBV DNA ≤ 2 000IU/mL,已实现 HBeAg 血清学转换)的病例,由研究对象选择治疗组 102 人,对照组 42 例。治疗组中,HBV DNA<20IU/mL 者接受聚乙二醇干扰素 α-2a 治疗,HBV DNA ≥ 20IU/mL 者接受聚乙二醇干扰素 α-2a+ 阿德福韦酯治疗;48 周时,治疗组的 HBsAg 清除率和转换率分别为 29.8% 和 20.2%,96 周时增加至今 44.% 和 38.3%;对照组在 48 周和 96 周时的 HBsAg 清除率均为 2.4%,无一出现血清学转换。治疗早期(12 周和 24 周)的 HBsAg 定量水平和变化及 12 周时的 ALT 升高与 HBsAg 清除高度相关,不良事件与慢性乙肝患者相似。研究显示,以聚乙二醇干扰素 α-2a 为基础的治疗,可提高 HBsAg 清除率及血清学转换率,治疗相对安全。

尽管有人认为,肝衰竭短期死亡率主要取决于肝坏死的程度,而非病毒载量;尚未证实抗病毒治疗可以改善重症 HBV 再活动患者的短期死亡率;而且快速病毒学抑制还可能导致免疫反应增强和肝损伤加重;我国乙肝指南 2019 年版建议 HBV 感染所致的肝衰竭,包括急性、亚急性、慢加急性和慢性肝衰竭,只要 HBV DNA 可检出,均应使用核苷(酸)类药物抗病毒治疗。

第五节　乙型肝炎病毒整合与肝细胞癌

乙型肝炎病毒(HBV)DNA 整合在乙型肝炎患者中广泛发生。慢性乙型肝炎(CHB)患者 HBV DNA 整合率达 80%,在急性肝炎、CHB、低血清抗 HBV 核心抗体(抗 -HBc)滴度的丙型肝炎病毒(HCV)相关 CHB 患者中,HBV DNA 整合率分别为 16%、100%、25%,提示急性、慢性肝炎中均存在 HBV DNA 整合。

一、整合机制

HBV DNA 复制过程中存在独特的前基因组 RNA（pgRNA）逆转录阶段,造成了其基因可以整合入人体基因组。与逆转录病毒感染不同,HBV 整合不是病毒复制的必需条件,而认为是 HBV 感染过程中的随机事件。HBV 病毒成熟体（Dane 颗粒）通过受体黏附于宿主肝脏细胞表面并进入肝细胞内,部分病毒基因成分进入肝细胞核内部,HBV DNA 以疏松的环状结构（rcDNA）转变成共价闭合环状 DNA（cccDNA）,并有 HBV DNA 部分片段整合入宿主细胞核。参与 HBV 整合的为双链线型 DNA（dlDNA）而非 rcDNA。HBV 感染患者血流中 10%~20% 的病毒颗粒为 dlDNA,它们的形成包括:①原位引发线型 DNA（in situ primed DNA）;②非法复制线型 DNA（illegitimate linear DNA）;③紧密结合末端线型 DNA（cohesive-end DNA）。HBV 整合分为简单性和复杂性 2 类,前者为单一 HBV 在宿主基因组中线性排列,伴有部分序列缺失,后者常是重排结果,为多个同向或反向 HBV 整合,或 HBV 结构发生错排。HBV 基因整合方式分为 Ⅰ、Ⅱ、Ⅲ、Ⅳ。Ⅰ起始于 DR1 向负链 3′ 端延伸,Ⅱ起始于 DR1 向负链 5′ 端延伸,Ⅲ起始于 DR2 向负链 3′ 端延伸,Ⅳ起始于 DR2 向负链 5′ 端延伸。Ⅰ、Ⅱ 种方式比Ⅲ、Ⅳ 种方式更为常见,大约是后者的 3 倍,pre-S 也是病毒重组的常见序列。Wang 和 Rogler 通过对经内源性多聚酶修补的土拨鼠肝炎病毒（WHV）DNA 与拓扑异构酶Ⅰ（Topo1）反应,认为 rcDNA 也可以被 Topo1 切割产生线型 DNA 掺入整合。Topo1 切割 rcDNA 使之具有黏性末端,在 WHV 正链 3′ 端打开一缺口而致病毒 DNA 线型化。Topo1 与 WHV 正链 3′ 端共价连接作为供体,另一端带有 5′-OH 部分可作为接受异源（即细胞）DNA 的受体,从而可介导病毒与细胞 DNA 整合。Topo1 对 rcDNA 的切割会导致 rcDNA 形成对细胞内核酸酶敏感的单链末端突出序列,这有助于解释在病毒整合中常见核酸序列的缺失。这类整合模式主要见于癌前期和小肝癌中,高度恶化的大肝癌中主要表现为病毒序列的重排,病毒包膜堵塞使病毒分泌减少和核内 rcDNA、cccDNA 积聚可导致整合增加。原发性肝细胞癌（HCC）中观察到拓扑异构酶Ⅱ高表达,其与 HBV 整合的关系有待阐明。

宿主基因发生整合的条件包括稳定性差、细胞 DNA 复制频率增加、合并其他病毒感染、慢性肝脏损伤等。HBV 持续感染会对机体造成炎症反应导致细胞发生氧化应激损伤,一部分基因损伤会转变成为 DNA 双链断裂（DsBs）,DsBs 的产生及修复可增加 HBV 基因组的整合频率。哺乳动物细胞 DsBs 有 2 条独立又互补的修复途径:①无错误的同源重组（HR）,它需要在受损的 DNA 和未受损的 DNA 之间存在一个同源序列,可有效地去除 DNA 损伤,恢复 DNA 原有状态;②非同源末端连接（NHEJ）,它不需要连接端存在广泛的同源性,通过对受损的 DNA 末端加工,提供一个与被连接 DNA 同源的连接点,将断裂片段连接起来,也可能把从不同染色体来的非相邻的 DNA 片段连接起来,这为病毒 DNA 的整合提供了平台。NHEJ 主要是通过 DNA 依赖蛋白激酶和 XRCC4/DNA 连接酶Ⅳ等成分完成的,DNA-PK 为整个过程的关键酶,包含 1 个大的具有丝氨酸 / 苏氨酸激酶活性的催化亚单位（DNA-PKcs）和 1 个由 DNA 结合蛋白 Ku70/Ku80 二聚体组成的调节亚单位,Ku 蛋白可在 NHEJ 中作为 DNA-PK 的调节亚基起着重要的作用。哺乳动物体内 HR 修复途径仍未完全阐明,已知的参与 HR 的因子包括 Rad51、Rad52、Rad54、BRCA1 和 BRCA2。DSBs 发生后 Rad52 和 *Ku* 基因竞争结合 DNA 双链断端,从而引导不同的修复途径,因此 Rad52 和 Ku 蛋白也被称作是 HR 和 NHEJ 的门控基因。细胞可能更喜欢用较少差错的 HR 途径修复 DSBs,但

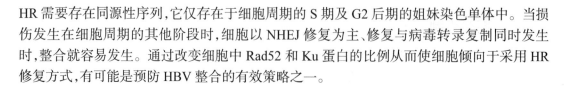

HR 需要存在同源性序列，它仅存在于细胞周期的 S 期及 G2 后期的姐妹染色单体中。当损伤发生在细胞周期的其他阶段时，细胞以 NHEJ 修复为主、修复与病毒转录复制同时发生时，整合就容易发生。通过改变细胞中 Rad52 和 Ku 蛋白的比例从而使细胞倾向于采用 HR 修复方式，有可能是预防 HBV 整合的有效策略之一。

二、整合与 HBV DNA 抗原表达

HBV 转录蛋白中来自 cccDNA 的仅为来自整合 DNA 的 10%~20%。cccDNA 转录率低的原因考虑：① HBV cccDNA 在细胞内和组蛋白及非组蛋白形成紧凑的微染色体样结构，HBV cccDNA 的转录需组蛋白 H3 和 H4 的乙酰化；②凋亡蛋白（AP）-1、AP-2、核因子（NF）-κB、C/EBP、腺苷三磷酸（ATP）/ 环磷酸腺苷反应元件结合蛋白（CREB）、SRFSP1 等转录因子参与 cccDNA 转录调控；③ HBx 通过影响转录因子活性调控 cccDNA 转录水平，X 蛋白表达丢失则 cccDNA 转录率下降。HBV e 抗原（HBeAg）阳性 CHB 患者，血清 HBV 表面抗原（HBsAg）水平与肝细胞 HBV cccDNA 拷贝数（拷贝 /cell）、肝脏 HBV DNA 量呈正相关，HBeAg 阴性 CHB 患者血清 HBsAg 水平与肝细胞 HBV cccDNA 拷贝数、肝脏 HBV DNA 量不相关，而与肝组织 HBsAg 阳性肝细胞 /mm^2 的数量、免疫染色强度、分布格局相关。可以用整合来解释这种情况。整合是 HBV 感染中早期事件，S 基因是最常参与整合及整合后转录的片段之一；HBeAg 阴性 CHB 患者病程较 HBeAg 阳性长，更有可能发生整合。以上假说未得到证实，因为尚无法临床上检验 HBsAg 来自 cccDNA 转录还是整合 DNA 转录。HBV DNA 整合导致的肝内 HBcAg 和 HBsAg 表达存在差异。整合的 HBV DNA 由于表达 HBcAg 段基因序列被高度甲基化而无法合成 HBcAg，肝内 HBcAg 的合成主要由游离 HBV DNA 表达。肝内 HBsAg 则既可被游离的亦被整合的 HBV DNA 表达。

三、整合与前 S1/ 前 S2、S 区变异

HBV DNA 整合导致前 S 区变异很常见，并在感染肝细胞克隆颗粒中出现。前 S1 区域变异产生 1 型毛玻璃样肝细胞（GGH），前 S2 区域变异产生 2 型 GGH 细胞。1 型 GGH 细胞前 S1 变异导致转录因子结合位点缺乏（AA63~86），影响中、小型表面蛋白合成障碍。2 型 GGH 细胞前 S2 起始密码子（ATG-ATA）变异导致中型表面蛋白（MHBs）无法合成。中、小型表面蛋白合成障碍导致大型表面蛋白增多，在肝细胞内质网聚集，向外分泌减少，逃避了宿主的免疫攻击，引发内质网压力，激活未折叠蛋白反应（UPR），上调 cycline D1。UPR 最重要的致癌作用是引发氧化应激，激活内质网应激下游信号通路，引起 HBV 感染的肝细胞异常增殖和细胞凋亡受阻，大量氧化产物产生引起宿主 DNA 损伤、不稳、变异等，引发肝脏发育不良，严重肝脏损害，肝脏肿瘤结节再生，最终导致肝癌发生。HBV DNA 整合可表达完整或截断的 S 蛋白。肝癌细胞系或肝癌组织中克隆出的截断型前 S2/S 基因表达产物羧基末端的截断中蛋白（MHBst）具有类似 c-myc 或 c-fos 的反式激活功能，而全长的 MHBs 无此功能。MHBst 缺失了位于 C 末端的膜定位信号，使 MHBst 未能进入分泌途径而在内质网（ER）中滞留，其前 S2 区指向胞质区与胞质蛋白相互作用，产生转录激活功能；而全长的 MHBs 蛋白的前 S2 区指向 ER 腔，进入高尔基复合体而分泌。MHBst 至少完全缺失蛋白 C 末端 S 区的疏水区 III 才具有反式激活功能，另外，MHBst 的反式激活功能依赖于其 N 末端前 S2 区的胞质定位功能。

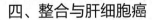

四、整合与肝细胞癌

临床观察表明约 50%HBV 相关性 HCC 患者未发生肝硬化,提示 CHB 有其他机制导致 HCC 发生。在 HBV 相关性 HCC 癌组织及其邻近组织中,90% 以上可检测到 HBV DNA 整合,同时 HBV 整合发生在 HCC 之前,且肝癌组织 HBV DNA 的整合量要比邻近组织高得多,因此认为 HBV DNA 整合是 HBV 相关性 HCC 发生的分子机制。但是无整合患者发生 HCC 的比率和有整合患者发生 HCC 的比率差异无统计学意义、整合中发生 HBV DNA 片段插入癌基因或抑癌基因内或周围少见,这也可能与研究样本较少、整合检测方法较局限有关。目前提出的 HBV 基因整合致癌的机制包括:①影响整合位点周围宿主基因的功能,如抑癌基因的失活或表达抑制或癌基因的过表达激活;②整合形成具有致癌作用的 HBV 截断蛋白及病毒 - 宿主基因融合蛋白;③宿主细胞基因组不稳定;④免疫逃避下的克隆扩增:Mason 等发现 HBV 感染肝细胞中的 cccDNA 数量随时间延长而减少,因此提出新的克隆扩增模式:HBV 感染后主要含 cccDNA 的肝细胞被宿主免疫反应消灭、以整合为主的肝细胞选择性克隆扩增,整合片段失去复制能力逃避宿主免疫反应。除 hTERT、PDGF 受体、钙离子通道相关基因、60s 核糖体蛋白基因、Wnt-β- 连环蛋白等,一些和 HBV DNA 整合有关的其他基因也引起人们的兴趣。HBV DNA 可整合入 MLL 基因成员 MLL4 位点内含子 300bp 以内,HBx/MLL4 融合蛋白有激活癌基因、抑制抑癌基因作用,机制可能为混合基因产物缺乏一个 AT "挂钩",在 MLL4 外显子 1~3 解码,这些外显子和致瘤基因相关;MCMs 家族中的 MCM3 是微小染色体维持蛋白的亚基之一,与生物体 DNA 复制过程密切相关。HBx 可整合入 MCM3 基因的肝癌患者中,通过 MCM3 蛋白的高表达,增强了对 MCM3 蛋白的乙酰化,使细胞的增殖能力增强并向恶性转化;HBV 整合引起 cyclin D1、cyclin E1 的扩增、重组,cyclin D1 促进多种肿瘤的发展、演进、恶化,cyclin E1 作为重要的细胞周期调节蛋白,调节细胞周期由在 HCC 中高表达及细胞周期由 G1 期向 S 期转换。HBV 整合后 HBx 可表达羧基端缺失的截断蛋白使细胞周期停滞在 G1 期,进而抑制细胞增殖,也可与 P53 结合形成融合蛋白,促进 HBV 复制、阻断细胞凋亡、导致抑癌基因失活。宿主基因组不稳定包括染色体结构缺失、扩增、断裂、倒置、易位等。染色体缺失与扩增包括纯合性缺失与杂合性缺失(LOH),肝癌的发生发展与 10 余条染色体的缺失有关,LOH 代表了肝癌中发生频率较高的遗传变异,比较基因组杂交(CGH)显示 LOH 发生在染色体 1p、16q、19p。统计分析表明肝癌细胞中存在高频扩增的染色体臂依次为 1q、8q、17q、6p、20q、7q、11q、7p、17p、5p、Xq,高频缺失的染色体臂依次为 8p、4q、13q、17p、16q、1p、9p、16p、9q、19p。染色体易位包括等位易位和非等位易位,可使转录因子的结构与功能改变,导致转录水平的信号传递发生错误,进一步诱导细胞分化及癌变。染色体易位是原癌基因活化的一种重要方式,Pang 等在 4 种肝癌细胞系中检测到多处染色体易位,其中 t(1;10)(q10;p10)易位为 4 种细胞系共有。脆性位点是染色体上的裂隙或不连续的间断区,常表现为不易着色的裂隙,罕见脆性位点共 26 个,常见脆性位点共 86 个。脆性位点在正常细胞中是稳定的,但如果有外界原因造成细胞分裂中期 DNA 完整复制延期,细胞就会产生应激反应,导致脆性位点的缺口、断裂,会增加整合的发生,这也是脆性位点较常发生 HBV DNA 整合的原因。发生整合的脆性位点有 20 多个,多数慢性感染均会发生脆性位点整合,导致 HCC 的为少数,但脆性位点整合会抑制抑癌基因、激活致瘤基因,使信号通路紊乱。核酸杂交和 PCR 基础上的传统整合检测方法有其局限性,并且无法确认整合位点是否可以作为肝细胞克隆扩增的标志。基于高密度组合探针锚定技术基础上的深覆盖测序及基因组解读核苷酸联合计划（genomic short-read nucleotide alignment program，GSNAP）基础上的 RNA 测序技术，将为 HBV DNA 整合位点、整合机制、整合导致 HCC 发生等研究提供更广阔的前景。

（陈紫榕）

第四十六章

慢性乙型肝炎治疗持久性

乙型肝炎病毒(HBV)感染呈世界性流行,对全球来说,都是严重的临床问题,又是对公共卫生的巨大威胁。全球 70 多亿人口中,约 20 亿人曾感染 HBV,其中 2.57 亿人为慢性 HBV 感染。每年约有 88.7 万人死于 HBV 感染所致的肝衰竭、肝硬化和原发性肝细胞癌(HCC)。全球肝硬化和 HCC 患者中,由 HBV 感染引起的比例分别为 52% 和 38%。我国现有的慢性 HBV 感染者约 7 000 万人,其中慢性乙型肝炎患者 2 000 万 ~3 000 万例。我国肝硬化和 HCC 患者中,由 HBV 感染引起的比例分别为 60% 和 80%。每年因 HBV 导致的肝硬化和肝癌死亡者分别为 100 万和 37 万例,新发乙型肝炎病例 50 万 ~100 万例。

慢性乙型肝炎(CHB)是病毒诱导的生物反应失调性免疫性疾病,治疗应兼顾抗病毒、调节宿主免疫反应及受损肝细胞。重在长期、综合。终极目标是使患者恢复身心健康,中间目标是清除病毒,基本目标是长期抑制病毒。慢性乙肝和慢性丁型肝炎(CHD)一样,目前还无法彻底清除病毒,不能治愈。现今往往以达到基本目标为目的,即通过抗病毒为基础的综合治疗,最大限度地长期抑制病毒复制,减轻肝细胞炎性坏死及肝纤维化,延缓和减少肝衰竭、肝硬化失代偿、HCC 及其他并发症的发生,从而改善生活质量和延长生存时间。在治疗过程中,对于部分适合的患者应尽可能追求临床治愈,即停止治疗后持续的病毒学应答,HBsAg 消失,并伴有 ALT 复常和肝脏组织学的改善。

慢性乙型肝炎治疗贵在个体化(精准治疗)、持久化。长治久效。除总论所述的心理治疗和养生外,主要包括抗病毒、免疫调节、抗炎、抗氧化、抗纤维化和对症治疗,其中抗病毒是关键,只要有适应证,条件允许,就应进行规范的抗病毒治疗。治疗必须精准。患者的遗传基因和免疫状况不一,对药物的反应各异;所处自然史阶段不同,治疗方法选择不一;病程长短各异,既往治疗的及时性、正确性和耐药状况不同,治疗方案也不可能雷同;感染的病原及其基因型参差,实验室检查、辅助检查和病理学变化悬殊,更应采取不同策略。

根据 2019 年我国新发布的《慢性乙型肝炎防治指南》,乙型肝炎抗病毒治疗一线药物为恩替卡韦(ETV)、替诺福韦(TDF)和丙酚替诺福韦(TAF)及聚乙二醇干扰素 α(PEG-IFN-α)。不推荐用拉米夫定(LAM)、阿德福韦酯(ADF)和替比夫定(TBV,LdT)。

治疗前,应和患者及其亲属说明疾病传染性、传播途径、预防方法和治疗必要性、长期性、难治性、潜在危险及不良反应、医疗负担、监测和随访,提供几个方案供患者选择。治疗方案确定后应长期坚持,切忌随意更改或中断。

治疗中,应对患者进行长期监测,以评价药物的安全性、依从性及治疗应答,优化治疗方案。应根据治疗前基线指标指导治疗(baseline guided therapy,BGT)、治疗中的应答指导治疗(response guided therapy,RGT)和结束时的情况指导治疗(end guided therapy,EGT)。基线 HBsAg<1 000IU/mL 的患者,HBsAg 清除的比例高,基线 HBsAg ≥ 1 000IU/mL 的患者 HBsAg 清除的比例低。治疗早期 HBsAg 定量改变可预测 HBsAg 清除。

慢性乙肝目前还不能治愈。治疗结束或临床治愈停止治疗后,需根据治疗结束时的HBsAg、HBeAg、HBV DNA 及 ALT 水平、肝脏病理改变、性别、年龄及治疗开始时的年龄、家族史等指导随访,确定是否需再治疗,使用何种药物,以预防复发和进展为肝硬化、肝癌、肝衰竭和其他并发症。即使 HBsAg 已消失或血清学已转换,也应长期随访。目前国内检测HBsAg 和 HBV DNA 试剂良莠不齐,差距较大,检测不出并不一定是阴性;NAs 对 HBsAg无直接影响,持续服药 50 年以上才能彻底清除表面抗原。干扰素治疗 HBeAg 阳性肝炎,停药后 3 年,用敏感方法检测,HBsAg 清除率 11%,HBeAg 阴性肝炎停药后 5 年 HBsAg 清除率为 12%;使用核苷(酸)类药物,治疗结束后 3 年 HBsAg 清除仅 2%。干扰素虽比核苷类药效果稍好,但这也意味着剩余的 90% 可能复发。ALT 正常值标准也有参差,若用国内现行 40IU/mL 判定,则在此标准以下的不少患者肝脏仍有明显炎性坏死。

第一节　慢性乙型肝炎病毒感染管理流程

HBV 感染,应先分清 HBsAg 是否阳性,阳性者应鉴定是慢性 HBV 感染还是慢性乙肝;若仅为慢性 HBV 感染,需进行监测,若为慢性乙肝应开始抗病毒治疗,监测若有 HCC 风险、HBV 再激活风险、肝外表现及 HBV 传播风险,应抗病毒治疗;无风险者应继续监测;监测若有慢性乙肝,亦应抗病毒治疗。HBsAg 阴性,抗 HBc 阳性,有关 HBV 再激活的潜在风险,若有免疫抑制,则开始口服抗病毒药物预防或进行监测。(图 9-46-1 为 2017 年 EASL 指南,比我国 2019 年版指南简明)

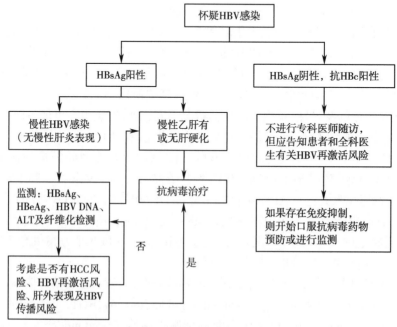

图 9-46-1　HBV 感染管理流程(2017 年 EASL 指南)

第二节 慢性乙型肝炎定义

既往有乙型肝炎病史或 HBsAg 阳性超过 6 个月，现 HBsAg 和 / 或 HBV DNA 仍为阳性者，可诊断为慢性 HBV 感染。根据 HBV 感染者的血清学、病毒学、生物化学试验及其他临床和辅助检查结果，可将慢性 HBV 感染分为：慢性 HBV 携带状态、HBeAg 阳性慢性乙型肝炎、HBeAg 阴性慢性乙型肝炎、非活动性 HBsAg 携带状态、隐匿性乙型肝炎病毒感染和乙型肝炎肝硬化 6 类。

一、慢性 HBV 携带状态

又称 HBeAg 阳性慢性 HBV 感染。本期患者处于免疫耐受期，年龄较轻，HBV DNA 定量水平 $> 2 \times 10^7$ IU/mL，血清 HBsAg $> 1 \times 10^4$ IU/mL，HBeAg 阳性，但血清 ALT 和 AST 持续正常（1 年内连续随访 3 次，每次至少间隔 3 个月），肝脏组织病理学检查无明显炎症坏死或纤维化。在未行组织病理学检查的情况下，应结合年龄、病毒水平、HBsAg 水平、肝纤维化无创检查和影像学检查等综合判定。

多为年龄较轻的处于免疫耐受期的 HBsAg、HBeAg 和 HBV DNA 阳性者，1 年内连续随访 2 次以上均显示血清 ALT 和 AST 在正常范围内，肝组织学检查无病变或病变轻微。

近年，学者对此定义有颇多微词。真正的处于免疫耐受期的携带状态应是 ALT 正常、HBV DNA 高载量（一般 $>2 \times 10^7 \sim 2 \times 10^8$ IU/mL）的年轻人。对年龄超过 30 岁的 ALT 正常、HBV DNA $\leqslant 2 \times 10^5 \sim 2 \times 10^6$ IU/mL 者，多有肝脏炎症甚至纤维化。

二、HBeAg 阳性慢性乙型肝炎

本期患者处于免疫清除期，血清 HBsAg 阳性，HBeAg 阳性，HBV DNA 定量水平 $> 2 \times 10^4$ IU/mL，ALT 持续或反复异常或肝组织学检查有明显炎症坏死和 / 或纤维化（$\geqslant$ G2/S2）。血清 HBsAg 阳性，HBeAg 阳性，HBV DNA 阳性，ALT 持续或反复异常或肝组织学检查有肝炎病变。HBV 在肝细胞内复制并编码、合成和分泌 HBeAg。HBV DNA 整合入肝细胞 DNA，HBeAg 被清除后，HBsAg 仍可持续产生。HBV 基因型以 A 和 D 居多。

三、HBeAg 阴性慢性乙型肝炎

此期为再活动期，血清 HBsAg 阳性、HBeAg 持续阴性，多同时伴有抗 -HBe 阳性，HBV DNA 定量水平 $\geqslant$ 2 000IU/mL，ALT 持续或反复异常，或肝组织学有明显炎症坏死和 / 或纤维化（$\geqslant$ G2/S2）。

血清 HBsAg 阳性，HBeAg 持续阴性，HBV DNA 阳性，ALT 持续或反复异常，或肝组织学有肝炎病变。病毒复制而不分泌 HBeAg，常为病毒基因组中前 C 区或前 C 启动子变异，可由 HBeAg（+）感染后期发展而来，也可一开始即为 HBeAg 阴性的 HBV 感染（尤多见地中海国家及中东地区）。C 和 D 基因型居多。

根据生物化学试验及其他临床和辅助检查结果，上述两型慢性乙型肝炎也可进一步分为轻度、中度和重度。

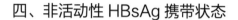

四、非活动性 HBsAg 携带状态

又称 HBeAg 阴性慢性 HBV 感染。本期患者处于免疫控制期,血清 HBsAg 阳性、HBeAg 阴性、抗 -HBe 阳性,HBV DNA < 2 000IU/mL,HBsAg < 1 000IU/mL,ALT 和 AST 持续正常(1 年内连续随访 3 次以上,每次至少间隔 3 个月),影像学检查无肝硬化征象,肝组织检查显示组织学活动指数(HAI)评分 < 4 或根据其他半定量计分系统判定病变轻微。

血清 HBsAg 阳性、HBeAg 阴性、抗 -HBe 阳性或阴性,HBV DNA 低于检测下限,1 年内连续随访 3 次以上,每次至少间隔 3 个月,ALT 均在正常范围。肝组织学检查显示:HAI 评分 <4 或根据其他半定量计分系统判定病变轻微。

2017 年亚太肝病学会会议上,学者对非活动性 HBsAg 携带状态定义进行了细化,除考虑年龄、家族史等外,还需注意 4 大原则:ALT 正常;HBV DNA ≤ 2 000IU/mL;HBsAg ≤ 1 000IU/mL;瞬时弹性纤维成像 ≤ 6kPa。

五、隐匿性乙型肝炎病毒感染

表现为血清 HBsAg 阴性,但血清和 / 或肝组织中 HBV DNA 阳性。在隐匿性乙型肝炎病毒感染(OBI)患者中,80% 可有血清抗 -HBs、抗 -HBe 和 / 或抗 -HBc 阳性,称为血清阳性 OBI;但有 1%~20% 的 OBI 患者所有血清学指标均为阴性,故称为血清阴性 OBI。其发生机制尚未完全阐明,一种可能是显性(急性或慢性)HBV 感染后 HBsAg 消失,通常其血清或肝组织 HBV DNA 水平很低,无明显肝组织损伤;另一种是 HBV S 区基因变异,导致 HBsAg 不能被现有商品化试剂盒检测到,其血清 HBV DNA 水平通常较高,可能伴有明显肝脏组织病理学改变。此类患者可通过输血或器官移植将 HBV 传播给受者,其自身在免疫抑制状态下可发生 HBV 再激活。

六、乙型肝炎肝硬化

乙型肝炎肝硬化的诊断应符合下列(1)和(2),或(1)和(3)。

(1)目前 HBsAg 阳性,或 HBsAg 阴性、抗 -HBc 阳性且有明确的慢性 HBV 感染史(既往 HBsAg 阳性 > 6 个月),并除外其他病因者。

(2)肝脏活组织病理学检查符合肝硬化表现者。

(3)符合以下 5 项中的 2 项及以上,并除外非肝硬化性门静脉高压者

1)影像学检查显示肝硬化和 / 或门静脉高压征象;

2)内镜检查显示食管胃底静脉曲张;

3)肝脏硬度值测定符合肝硬化;

4)血生化检查显示白蛋白水平降低(< 35g/L)和 / 或 PT 延长(较对照延长 > 3s);

5)血常规检查显示血小板计数 <100 × 10^9/L 等。

临床上常根据是否曾出现腹水、食管胃底静脉曲张破裂出血和肝性脑病等严重并发症,将肝硬化分为代偿期及失代偿期。①代偿性肝硬化:病理学或临床诊断为肝硬化,但从未出现腹水、食管胃底静脉曲张破裂出血或肝性脑病等严重并发症者,可诊断为代偿性肝硬化;其肝功能多为 Child-Pugh A 级。②失代偿性肝硬化:肝硬化患者一旦出现腹水、食管胃底曲张静脉破裂出血或肝性脑病等严重并发症者,即诊断为失代偿性肝硬化;其肝功能多属于

Child-Pugh B 级或 C 级。近年来,为更准确地预测肝硬化患者的疾病进展、死亡风险或治疗效果,有学者建议将肝硬化分为 5 期,其中 1、2 期为代偿性肝硬化,3~5 期为失代偿性肝硬化。1 期为无静脉曲张,无腹水;2 期为有静脉曲张,无出血或腹水;3 期为有腹水,无出血,伴或不伴静脉曲张;4 期为有出血,伴或不伴腹水;5 期为出现脓毒症。

随着抗病毒药物的进步,许多失代偿性肝硬化患者经过治疗可以逆转为代偿性肝硬化。表现为肝细胞功能改善如白蛋白水平较前升高,PT 较前缩短,不再出现腹水、肝性脑病等严重并发症,不需要肝移植也可长期存活。这些现象被称肝硬化再代偿期(re-compensation),但目前尚无准确定义和统一的诊断标准。

第三节　抗病毒指征及流程

一、抗病毒治疗的必要性和预测

慢性乙型肝炎必须规范抗病毒治疗,这是慢性乙肝治疗的关键。患者经长期服核苷类药或一至几个疗程干扰素注射后,多数都可基本治愈,并可延缓或防止肝硬化、肝衰竭和肝肿瘤的进展。彻底清除肝细胞内的 cccDNA 是从根本上防治 HBV 的关键。淋巴毒素 β 受体(LTβR)以及高剂量干扰素,可通过脱氢酶氨基作用促进肝细胞内 cccDNA 降解,进而将其清除 HBV。慢性乙肝要像丙肝那样能治愈,还有很长的路要走。目前慢性乙肝抗病毒治疗只有干扰素和核苷(酸)类似物 2 种,获得持续病毒学应答者只有 30%~40%。

干扰素(IFN)的目标是获得持续的病毒应答,但疗效有限,基线预测较差,HBsAg 清除率较低。核苷(酸)类似物(NAs)治疗,停药复发风险较高。应通过基线预测选择最有可能从治疗中受益的患者。

(一)干扰素

干扰素治疗基线 HBsAg<1 000IU/mL 的患者,HBsAg 清除的比例高达 31.8%(7/22),治疗早期 HBsAg 定量改变可预测 HBsAg 清除。24 周 HBsAg 定量下降 >1 $\log_{10}$ IU/mL 的患者,可继续治疗至 48 周;48 周 HBsAg 定量 <1 $\log_{10}$ IU/mL 者,可以 48 周作为一个标准治疗;若 48 周 HBsAg 定量持续稳定下降 >1 $\log_{10}$ IU/mL,则需延长治疗至 72~96 周,甚至更长,以实现持久免疫控制;若 24 周 HBsAg 定量下降 ≤ 1 $\log_{10}$ IU/mL,则联合或改用 NAs。基线 HBeAg>1 294PEIU/mL 者的 HBeAg 血清学转换率明显低于基线 HBeAg<31PEIU/mL 的患者(p<0.001);治疗 24 周时,HBeAg ≤ 10PEIU/mL 者,在治疗结束随访 24 周时,HBeAg 血清学转换率为 52%,10PEIU/mL<HBeAg ≤ 100PEIU/mL 者的 HBeAg 血清学转换率为 20%,而 HBeAg>100PEIU/mL 者,随访 24 周时 HBeAg 血清学转换率仅为 4%。HBeAg 半定量水平对应答的预测价值好于 HBV DNA。HBV 基因型 A、B、C 和 D 的病毒学应答率分别约 60%、30%、30% 和 17%。治疗后若 ALT 和 HBV DNA 水平升高,病毒学应答率较低。如果预测无应答,患者不应接受治疗。

(二)核苷(酸)类似物

核苷(酸)类似物治疗目的是持续检测不到 HBV DNA,但停药指征,我国与欧美、亚太指南不同。对于 HBeAg(+)的患者,APASL 定义为血清学转化和检测不到 DNA 为停止治疗的指征。对于 HBeAg(−)的患者,治疗两年再加上 3 次(隔 6 个月)检测不到 HBV DNA,即可停药。这与 AASLD 和 EASL 的指南将 HBsAg 清除作为治疗终点有所不同。此为理想状态的治疗终点,但难以实现。在最好的情况下,替诺福韦只能清除 10% 患者的乙肝表面抗原。然而,HBsAg 水平可用于预后,如核苷(酸)类似物治疗 HBsAg 低水平(<100IU/mL)和显著下降(>1 $\log_{10}$ IU/mL)的患者疗效较好。我国 2019 年指南则推荐,HBeAg(+)的患者,核苷类药物的总疗程至少 4 年,在达到 HBV DNA 低于检测下限、ALT 复常、HBeAg 血清学转换后,再巩固治疗至少 3 年(每隔 6 个月复查一次)仍保持不变者,可考虑停药,但延长疗程可减少复发。干扰素的推荐疗程为 1 年,若经过 24 周治疗 HBsAg 定量仍 >20 000IU/mL,建议停止治疗。HBeAg(−)的患者,核苷类药物治疗建议达到 HBsAg 消失且 HBV DNA 检测不到,再巩固治疗 1 年半(经过至少 3 次复查,每次间隔 6 个月)仍保持不变时,可考虑停药。干扰素的推荐疗程为 1 年以上。若经过 12 周治疗未发生 HBsAg 定量的下降,且 HBV DNA 较基线下降 <2 $\log_{10}$,建议改用核苷类药物治疗。对于病情已经进展至肝硬化的患者,需要长期抗病毒治疗。

二、抗乙肝病毒治疗适应证

乙肝治疗适应证已放宽:对所有乙肝病毒 DNA 阳性、排除其他原因的转氨酶升高者;肝组织活检有明确肝组织坏死纤维化者;代偿性肝硬化、乙肝病毒 DNA 阳性者;失代偿性肝硬化、表面抗原阳性者;30 岁以上、有肝硬化肝癌家族史或肝外表现、乙肝病毒 DNA 阳性、转氨酶正常者;均应抗病毒治疗。30 岁以上,无肝硬化肝癌家族史,转氨酶正常的人群,建议无创肝纤维化评估或肝组织学活检决定是否治疗。病毒载量 $2 \times 10^5 \sim 2 \times 10^7$IU/mL,转氨酶正常者,建议抗病毒治疗。孕产妇病毒载量 $\geqslant 2 \times 10^5$IU/mL,24~28 周开始抗病毒治疗。肝衰竭包括急性、亚急性、慢加急性、慢性肝衰竭,HBsAg 阳性者,使用免疫抑制剂、细胞毒性药物人群,核心抗体阳性者,就要抗病毒治疗。

近年欧美学者认为,转氨酶的正常值应比现行的标准低些,男性为 30U/L,女性为 20U/L。随着转氨酶正常值的下调,抗病毒指征也在放宽。理论上只要有乙肝病毒标记中的一项,甚至单一抗核心抗体阳性,合并有肝功能异常,就应治疗;但成本 - 效益低,增加药物耐药性。多数学者认为,对转氨酶正常的患者不必抗病毒治疗,除非有证据表明患者已存在肝硬化。转氨酶正常的乙肝病毒免疫耐受期患者,无论是乙肝"大三阳"还是"小三阳",通常为年轻人,过早进行抗病毒治疗意义不大,即使用药,依从性也不好。如若年龄超过 30 岁,"小三阳"携带者,HBV DNA(+),经济允许,可抗病毒治疗,以预防可能发生的肝硬化、肝癌和肝衰竭。

世界卫生组织(WHO)2015 年首发的慢性乙型肝炎防治指南,与已有的欧洲肝病学会、亚太肝病学会和美国肝病研究协会不同,充分考虑到世界各国经济、医疗卫生水平和政策的差异,更关注中低收入国家的指南执行能力,结合最新的循证医学证据,参考现有的指南而制订,对我国欠发达地区也有指导作用。

中华医学会肝病学分会和感染病学分会,2005 年制定了《慢性乙型肝炎防治指南》(第 1 版),2010 年进行了第一次修订。2015 年和 2019 年,根据慢性乙型肝炎的基础和临床研究重大进展,又对本指南先后进行再次修订,帮助临床医生在慢性乙型肝炎诊断、预防和抗病毒治疗中做出合理决策,可能更适合国情。

（一）WHO 2015 年提出的适应证

WHO 乙型肝炎防治指南,对于抗病毒治疗的适应人群与以往的学会指南不尽相同,而更多的是与 WHO 2013 年抗逆转录病毒指南相适应。临床上有肝硬化证据的 CHB 成年人、青少年、儿童和 APRI 评分 >2 的成年人,均应开始抗病毒治疗,无论 ALT 水平、HBeAg 状态或 HBV DNA 水平如何。没有肝硬化证据的患者(或 APRI 评分 ≤ 2 的成年人),无论患者的 HBeAg 状态如何,对同时符合以下 3 个条件的患者予以抗病毒治疗:①年龄 >30 岁;② ALT 水平持续异常;③ HBV DNA>20 000IU/mL(其中,对于无法进行 HBV DNA 测定的区域或机构,单独以 ALT 水平作为判断条件)。而对于未能满足以上全部条件的患者,则予以持续观察。治疗目标是:缓解或逆转肝细胞炎症坏死及肝纤维化所导致的肝病进展、肝硬化、失代偿性肝硬化、肝衰竭、肝癌及死亡。

WHO 制订这样的抗病毒治疗指征,是考虑了对于中低收入国家患者长期使用核苷类药物治疗的依从性、药物毒性及耐药风险,并充分权衡利弊后给出的建议。考虑到资源的有限性及抗病毒药物对延缓肝纤维化进展的明确疗效,侧重于治疗肝硬化患者将是对资源配置更为有效的方式;对于没有肝硬化的患者,提出上述 3 个启动抗病毒治疗的条件是基于 4 个大型的队列研究(分别在中国台湾地区、中国大陆地区、韩国及美国阿拉斯加州),不过指南也指出上述条件仍具有不确定性。相反的是,对于临床上没有肝硬化证据(或 APRI ≤ 2 的成年人),同时 ALT 持续正常、HBV DNA<2 000IU/mL 的患者,无论 HBeAg 状态及年龄大小如何,均在指南中明确指出不启动抗病毒治疗。对于无法进行 HBV DNA 检测的地区,目前来说,如何处理在这种情况下的患者,证据非常有限。基于专家意见,指南认为 HBeAg 阳性、年龄 ≤ 30 岁、ALT 持续正常的患者可暂不启动抗病毒治疗;当 ALT 出现持续异常,应在尽可能排除引发 ALT 异常的其他情况下予以抗病毒治疗。

（二）中国 2019 年版适应证

依据血清 HBV DNA、ALT 水平和肝脏疾病严重程度,同时需结合年龄、家族史和伴随疾病等因素,综合评估患者疾病进展风险,决定是否需要启动抗病毒治疗;动态评估比单次检测更有临床意义。血清 HBV DNA 阳性的慢性 HBV 感染者,若其 ALT 持续异常(> ULN)且排除其他原因导致的 ALT 升高,建议抗病毒治疗。导致 ALT 升高的其他原因包括:其他病原体感染、药物性肝损伤、酒精性肝炎、非酒精性脂肪性肝炎、自身免疫性肝病、全身系统性疾病累及肝脏等。同时,也应注意排除应用降酶药物后 ALT 的暂时性正常。存在肝硬化的客观依据,无论 ALT 和 HBeAg 状态,只要可检测到 HBV DNA,应进行积极的抗病毒治疗。对于失代偿性肝硬化者,若 HBV DNA 检测不到但 HBsAg 阳性,建议抗病毒治疗。血清 HBV DNA 阳性、ALT 正常患者,如有以下情形之一,则疾病进展风险较大,建议抗病毒治疗:①肝组织学显示明显的肝脏炎症(≥ G2)或纤维化(≥ S2);② ALT 持续正常(每 3 个月检查 1 次,持续 12 个月),但有肝硬化 / 肝癌家族史且年龄 > 30 岁;③ ALT 持续正常(每 3 个月检查 1 次,持续 12 个月),无肝硬化 / 肝癌家族史但年龄 > 30 岁,建议肝纤维化无创诊断技术检查或肝组织学检查,存在明显肝脏炎症或纤维化;④有 HBV 相关的肝外表现(肾小球肾炎、血管炎、结节性多动脉炎、周围神经病变等)。

（三）EASL 2017 年版指南治疗指征

主要还是基于血清 HBV DNA、ALT 水平及肝脏疾病的严重程度联合评价。与 2012 年指南比较,新增和更新了适应证,治疗门槛降低了,适应证拓宽了,主要治疗指征是:

1. 年龄 30 岁以上 HBeAg 阳性 HBV 感染者,HBV DNA 高载量,即使 ALT 正常,也可

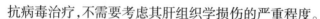

抗病毒治疗,不需要考虑其肝组织学损伤的严重程度。

2. 所有 HBeAg 阳性和阴性的慢性 HBV 感染者,有肝硬化或 HCC 家族史,或伴 HBV 感染的肝外表现,即使不能充分满足抗病毒治疗适应证,也可进行抗病毒治疗。旨在尽可能消除 HBV 感染中 HCC 发生的各种危险因素。

3. 所有 HBeAg 阳性和阴性的慢性 HBV 感染者,HBV DNA>2 000IU/mL,ALT> 正常值上限和 / 或肝脏中度炎症坏死或纤维化,应进行抗病毒治疗。

4. 无论肝脏纤维化程度,HBV DNA>20 000IU/mL,ALT>2 倍正常值上限的患者,应进行抗病毒治疗。

5. 无论 ALT 水平,代偿期或失代偿性肝硬化患者,只要检出 HBV DNA,均需抗病毒治疗。

(四)参考适应证

乙肝病毒 DNA 阳性、达不到上述治疗标准,但有以下情形之一者,亦应考虑给予抗病毒治疗。

1. 非典型"小三阳"肝炎 "小三阳"感染的 HBV 多为变异病毒,发展缓慢而隐蔽。不少患者达不到上述适应证中的 HBV DNA 和转氨酶水平,但实际上已是肝炎,甚至有的已发展成肝硬化或肝癌。大多数肝硬化和肝癌都是"小三阳"。这时判断病情,HBV DNA 比转氨酶更重要。符合下列条件之一者,可诊断为非典型"小三阳"肝炎,应尽量争取在 30 岁以前及早治疗,否则即使治疗也很难避免发生肝硬化和肝癌:①每 3 个月检查一次 HBV DNA,2 次检查病毒都在 5 次方(10^5 拷贝 /mL)以上,无论转氨酶是否升高,都应及早治疗。②几个月多次检查,检出病毒,ALT 反复在 60U/L 以上,排除其他原因,无论年龄,都应及早治疗。③年龄 30 岁以上的男性患者,检查过 2 次 HBV DNA 4 次方(10^4 拷贝 /mL)以上,无论转氨酶是否升高,也应治疗。④年龄大于 30 岁,转氨酶超过 50U/L,无论男女,都应治疗。转氨酶 40U/L 以下,每 3~6 个月监测一次;转氨酶 40~50U/L 者,1~3 个月监测一次,若不断升高,也应及早治疗。

2. 免疫抑制或化疗者 应用免疫抑制剂或抗癌药等细胞毒性药物的慢性乙肝感染者,应该在应用这些药物前至少一周开始,使用核苷(酸)类药,防止乙肝发作。

3. 乙肝 / 艾滋病合并感染者 存在严重慢性肝病证据者,无论其 CD4 细胞计数多少,均需开始抗病毒治疗;而所有 CD4 细胞计数 ≤ 500 个 /mL 者,无论其肝病分期如何,也需开始抗病毒治疗。

(五)不需治疗、继续随访者

无肝硬化临床证据(或成人患者 APRI 评分 ≤ 2)、丙氨酸转氨酶持续正常、且乙肝病毒低水平复制(乙肝病毒 DNA<2 000IU/mL)的患者,无论其乙肝 e 抗原状态如何或年龄大小,均不需立即治疗。无法检测乙肝病毒 DNA,年龄小于 30 岁,丙氨酸转氨酶持续正常的乙肝 e 抗原阳性患者可推迟治疗。

(六)监测

所有慢性乙肝病毒感染者,均需要持续监测,尤其是不符合上述治疗指征,或无需治疗者,更需要监测,以决定未来是否需要行抗病毒治疗,以防止进展性肝病的发生。包括:

1. 年龄 小于 30 岁不存在肝硬化、乙肝病毒 DNA 水平 >20 000IU/mL、丙氨酸转氨酶持续正常的患者;若无法检测乙肝病毒 DNA,无论乙肝 e 抗原状态如何,小于 30 岁,不存在肝硬化、丙氨酸转氨酶持续正常的患者,均需监测。

2. 乙肝 e 抗原阴性　年龄小于 30 岁、不存在肝硬化、乙肝病毒 DNA 水平波动在 2 000~20 000IU/mL 或丙氨酸转氨酶间断升高的患者。

3. 排除其他原因　在开始治疗前,转氨酶升高应排除其他原因,如发热、劳累、熬夜、腹泻、感冒、饮酒、月经期、其他疾病和使用多种药物等。如有这些原因之一,应观察,在排除这些因素后如还异常,也应治疗。肝功能正常者,也要排除是否用了降酶保肝药,若停药观察后转氨酶升高到 80U/L 以上,也要治疗。

三、慢性乙型肝炎诊断一般流程图

慢性乙型肝炎诊断一般流程如图 9-46-2 所示。

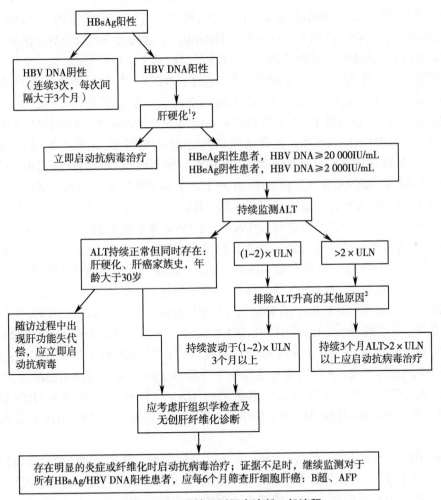

图 9-46-2　慢性乙型肝炎诊断一般流程

注:[1] 肝硬化:①组织学或临床提示存在肝硬化的证据;②病因学明确的 HBV 感染证据。通过病史或相应的检查予以明确或排除其他常见引起肝硬化的病因如 HCV 感染、酒精和药物等;[2]ALT 升高的其他常见原因:其他病原体感染、药物、酒精、免疫、脂肪肝等

第四节 乙型肝炎病毒复制和抗病毒药作用靶位

一、HBV 的复制和表达

HBV 属嗜肝 DNA 病毒科。HBV 基因组是不完全闭合的部分双链环状 DNA,有约 3 200 个碱基对(bp),正链(S,+)较短,负链(L,−)较长,长链上有 4 个部分重叠的开放读框(ORF),全长约 4 700 个 bp,分别编码外壳(前 S/S)、核心(前 C/C)、病毒多聚酶和 X 蛋白。前 S/S 开放读框可编码大、中和小表面糖蛋白。前 C/C 含两个同步起始密码子,分别编码前 C 蛋白及 HBcAg,前者进一步加工为可溶性的 HBeAg。聚合酶蛋白有聚合酶功能和逆转录酶功能。X 蛋白是一种强的反式激活因子,可能在肝癌的发生中起作用。

肝细胞膜上的钠离子 - 牛磺胆酸协同转运蛋白(NTCP)是 HBV 感染所需的细胞受体。HBV 进入肝细胞后,脱去核壳,HBV DNA 进入细胞核。复制开始时,正链 DNA 在 HBV DNA 聚合酶作用下,以负链 DNA 为模板延长正链,修补、封闭正链中的裂隙区,形成共价闭合环状 DNA(cccDNA)。cccDNA 是合成前基因组 RNA 的模板,在宿主细胞 RNA 聚合酶作用下,转录生成几种不同长度的 mRNA,分别作为前基因组 RNA 和编码 HBV 的各种抗原。其中 3.5kb 的 mRNA 含有病毒 DNA 序列上的全部遗传信息,是 DNA 基因组逆转录的模板,称为前基因组 RNA,经逆转录形成负链 HBV DNA,再以负链 DNA 为模板合成正链 DNA,最终形成子代的不完全双链环状 DNA。cccDNA 半衰期较长,很难从体内彻底清除。其来源有二: 进入细胞的新病毒颗粒和来自肝细胞溶质内新合成 HBV DNA。前 C 区和基本核心启动子(BCP)的变异可产生 HBeAg 阴性变异株。前 C 区最多见的变异在 nt1896 位点,使原 28 位色氨酸(TGG)突变为终止密码子酪氨酸 - 甲硫氨酸 - 天冬氨酸 - 天冬氨酸(YMDD)基元序列,相对集中的突变为 YIDD(M204I)或 YVDD(M204V),并且常伴随 L180M 变异。在拉米夫定的治疗中,YMDD 基元序列(TAG)导致 HBeAg 生成障碍。BCP 区最常见的变异是 A1762T/G1764A 联合点突变,该突变可选择性的抑制前 C mRNA 的转录,降低 HBeAg 的合成。P 基因变异主要见于变异株受药物压力选择而逐渐成为优势株,并抵抗拉米夫定的治疗。血清 HBsAg 检测阴性,HBV 呈低水平复制(血清 HBV DNA<10^4 拷贝 /mL)的感染者称为隐匿性 HBV 感染。S 基因变异是导致隐匿性 HBV 感染的主要原因之一。

根据 HBV 全基因序列异质性 ≥ 8%,或 S 区基因序列异质性 ≥ 4% 的原则,将 HBV 分为 A、B、C、D、E、F、G、H、I 等 9 个基因型。各基因型又可分为不同基因亚型。我国以 C 型和 B 型为主。HBV 基因型和疾病进展及干扰素 α 治疗效果有关。与 C 基因型感染者相比,B 基因型感染者较早出现 HBeAg 血清学转换,较少进展为慢性肝炎、肝硬化和原发性肝细胞癌,HBeAg 阳性患者对干扰素 α 治疗的应答率高于 C 基因型;A 基因型患者高于 D 基因型。

HBV DNA 聚合酶的校对活性差,基因组易发生变异,在 HBV 感染者体内往往并非单一病毒株而是形成一个优势株为主的相关突变株病毒群,称为准种。病毒准种可能在 HBeAg 血清学转换、免疫清除以及抗病毒治疗应答中具有重要意义。

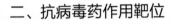

二、抗病毒药作用靶位

病毒性肝炎治疗的靶位是从病毒的生命周期、机体的免疫反应出发,抑制病毒复制以至清除病毒,既注意肝炎病毒作为治疗靶子,又要注意肝细胞在免疫应答中的作用。但目前的抗乙肝病毒药物靶位多集中在病毒上,对肝细胞作用的药物还不够成熟。抗 HBV 的策略,一方面,积极研制新的、能清除 HBV cccDNA 的高效、低毒的抗病毒药;另一方面,抗 HBV 药物联合免疫调节剂。抗 HBV 药抑制新的 HBV DNA 合成,减少新的 HBV DNA 进入细胞为 cccDNA 库;而免疫调节剂,可以提高免疫功能,尤其是特异性细胞免疫功能,免疫破坏 HBV 感染细胞,促进 cccDNA 的清除。

干扰素的主要作用靶点是 HBV 3.5kb RNA(pgRNA),不仅可抑制 HBV DNA 复制,还可抑制病毒蛋白表达,使 HBV DNA 和 HBeAg 阴转。核苷(酸)类似物的作用靶点是抑制 HBV DNA 多聚酶活性,不影响病毒蛋白表达;核苷(酸)类似物治疗有效者,可以见到 HBV DNA 转阴,而 HBeAg 常不阴转。

HBV cccDNA 为 HBV 复制的原始模板,深藏于宿主肝细胞核中。抗病毒药物进不了核中,对它无可奈何。一旦停止抗病毒药治疗后,cccDNA 可以重新复制,HBV DNA 又可阳性。HBV cccDNA 的半衰期很长,与肝细胞的寿命相仿,一般可能为 10~100 天。只有 HBV 感染的肝细胞破坏后,cccDNA 才能被清除。

第五节　治疗前评估及治疗后随访

治疗前应对患者进行强制性评估及咨询指导,说明传染性、传播途径、预防方法和治疗必要性、长期性、难治性、潜在危险性及不良反应、医疗负担、监测和随访,提供几个方案供患者选择。

一、病因及严重性

(一)病毒学指标

1. 乙肝"两对半"、核心抗体定量和线性 HBsAg　常规试剂盒检测的 HBsAg 是折叠 HBsAg,而不是线性 HBsAg,只有线性 HBsAg 检测阴性才能更精准判断"HBsAg 清除"。

HBeAg 并非 HBV 病毒组装和复制的必需品,但在体内持续感染中发挥巨大作用。HBeAg 下调机体对 HBV 的初始免疫应答,并导致 T 细胞免疫耐受。在慢性乙型肝炎(CHB)患者中,HBeAg 的血清学转换意味着临床好转,肝病进入静止期,肝纤维化减轻,肝硬化、肝细胞癌的发生率降低。HBeAg 血清学转换,不管是自发的,还是通过治疗实现的,通常预示着更可能实现 HBsAg 血清学转换,从而达到肝病长久、较彻底的临床好转。因此,在治疗 HBeAg 阳性的 CHB 患者时,实现 HBeAg 血清学转换、HBV DNA 降至不可测水平是一个重要的目标。

核心抗体定量(qanti-HBc)可间接反映患者自身抗 HBV 免疫反应能力和肝脏组织炎症程度,高水平提示肝组织有中度以上炎症可能,抗病毒治疗往往有较好的血清学应答(如 e 抗原血清学转换),相较于基线 HBV DNA 或 HBsAg,能更好地预测其接受核苷(酸)类药物和干扰素类药物治疗后的病毒学应答和血清学应答。

2. HBV DNA 定量检测 主要用于判断慢性 HBV 感染的病毒复制水平,可用于抗病毒治疗适应证的选择及疗效的判断。准确定量需采用实时定量聚合酶链反应(PCR)法。

3. HBV 基因分型和耐药突变株检测 常用的方法有:①基因型特异性引物 PCR 法;②基因序列测定法;③线性探针反向杂交法。

4. 循环 HBV RNA 血液中的 HBV RNA 主要是由 cccDNA 直接转录产生的一种衣壳包裹的前基因组 RNA(pgRNA),与肝内 cccDNA 和病毒持续感染及核苷(酸)类似物停药后的反跳有关,也可作为接受核苷(酸)类似物治疗者 HBeAg 患者发生血清学转换的早期预测指标,或可作为与 cccDNA 转录活性相关的临床指标,如果 HBV RNA 持续消失,预示患者达到准功能性治愈。但是,中国 2019 年和 EASL2017 年指南对这些研究结果并未加以评论和推荐。达到 HBsAg 消失才是理想终点,达到理想终点才属于功能性治愈。HBsAg 仍然阳性、抗病毒治疗后停药维持持续病毒学应答,以及停药不复发的患者,只能说是达到了有价值的治疗终点,为部分免疫控制状态。鲁凤民等人测量 84 例慢性 HBV 感染患者,包括 62 名 HBeAg 阳性和 22 名 HBeAg 阴性患者,以及 41 例接受核苷(酸)类似物(NAs)治疗至少 2 年的患者的 HBV cccDNA 水平和 HBV RNA 水平。结果显示,血清 HBV RNA 可以反映 CHB 患者在接受长期 NAS 治疗后肝内 cccDNA 的状态,血清 HBV RNA 的持续清除,表明 cccDNA 的清除或转录沉默。

5. HBV cccDNA 与 HBcrAg HBV cccDNA 是 HBV 持续感染的关键因素,在接受核苷(酸)类似物长期治疗之后,仍然持续存在于感染者的肝细胞内,甚至在发生了 HBsAg 消失或发生血清转换之后,也仍然继续存在。

cccDNA 水平及转录活性检测,对于评估 HBV 感染是否治愈至关重要,但因检测 cccDNA 需行肝组织活检,方法尚未标准化。乙型肝炎相关核心抗原(HBcrAg)是一个混合型生物学标志物,由病毒前 C/C 区基因表达的几种抗原共同组成,包括 HBcAg、HBcrAg 和前 C22 前体蛋白。HBcrAg 定量检测与 HBsAg 结果互不重叠,血清中 HBcrAg 水平可部分反映 HBeAg 阳性患者肝细胞内 cccDNA 的含量及转录活性,也可反映整合 HBV DNA 的转录活性。

有研究结果显示,HBcrAg 可用于核苷(酸)类似物或聚乙二醇干扰素治疗患者的疗效监测和预测,也可用于预测核苷(酸)类似物治疗患者停药后复发风险。

6. 病毒学检测阴性不能精准反映病毒清除

(1)线性 HBsAg 检测才能更精准判断 HBsAg:常规试剂盒检测的 HBsAg 是折叠 HBsAg,而不是线性 HBsAg,只有线性 HBsAg 检测阴性才能更精准地判断"HBsAg 清除"。

(2)整合于宿主染色体的 HBV 基因片段可表达 HBsAg:理论上即使 cccDNA 被根除,血清中也仍可检测到 HBsAg,过于依赖 HBsAg 清除来决定 NAs 的停药时机可能会导致过度治疗。但也有研究认为,整合 HBV DNA 的肝细胞可在肝细胞的新旧更新中逐步被淘汰,如果不发生新的 HBV DNA 整合,则最终来自整合基因的 HBsAg 也将消失,其清除仍不失其独特魅力。

(3)cccDNA 未被清除也可能检测不到 HBsAg:cccDNA 转录活性被持续抑制甚至失活但未被清除时,也可能检测不到 HBsAg。

(4)隐匿性 HBV 感染:HBsAg 突变,特别是 a 决定簇突变,亦可导致 HBsAg 检测不出,这属于隐匿性 HBV 感染。

7. 慎重评价病毒学检测结果 研究显示,应用常规 HBsAg 试剂盒检测阴性的患者中,线性 HBsAg 阳性占 25.8%(85/329),HBcrAg 阳性占 21%(69/329),两者均阳性或其中一项阳性占 40.4%(133/329),而血清 HBV DNA 阳性仅占 2.1%(7/329)。这表明,临床常规应用的 HBsAg 检测方法不足,阴性报告不能可靠地证明 HBsAg 的清除,HBV DNA 定量也不能精准反映病毒的实际存在状况。

(二)生物化学检查

肝脏生化检查关键是要明确患者是急性还是慢性,肝酶升高的模式和程度,是 ALT 升高为主还是 ALP 异常为主,是否存在门静脉高压、黄疸、凝血障碍或低白蛋白血症,结合病史、症状、危险因素(如饮酒量、肝炎病毒暴露史、相关疾病及其家族史),进而进行一系列检测协助诊断。

当前,单击鼠标即可进行一系列检测,从而有可能对肝生化异常患者进行快速而标准化的诊断检查,有可能使用套餐医嘱(热键)检测所有可能导致异常的原因。对大部分肝酶升高患者来说,临床医生应以时间为纽带,结合众多因素,首先分析那些现有的或易于获取的信息,结合使用鼠标开立套餐医嘱。强调临床评估重要性,减少产生假阳性结果,避免不必要的肝组织活检。

1. 血清 ALT 和 AST 血清 ALT 和 AST 水平可部分反映肝细胞损伤程度,但特异性不强,应与心、脑、肌肉损害时的升高鉴别。美国 2018 年版 AASLD 乙肝指南推荐,35U/L(男性)和 25U/L(女性)作为 ALT 的正常值上限来指导患者的管理。

2. 血清胆红素 血清胆红素水平与胆汁代谢、排泄程度有关,胆红素升高主要原因为肝细胞损害、肝内外胆道阻塞和溶血。肝衰竭患者血清胆红素可呈进行性升高,每天上升 ≥1 倍正常值上限(ULN),出现胆红素升高与 ALT 和 AST 下降的分离。

3. 血清白蛋白和球蛋白 反映肝脏合成功能,慢性乙型肝炎、肝硬化和肝衰竭患者可有血清白蛋白下降。随着肝损害加重,白蛋白/球蛋白比值可逐渐下降或倒置(<1)。

4. 凝血酶原时间(PT)及凝血酶原活动度(PTA) 是反映肝脏凝血因子合成功能的重要指标,常用国际标准化比值(INR)表示,对判断疾病进展及预后有较大价值。

5. γ-谷氨酰转肽酶(GGT) 正常人血清中 GGT 主要来自肝脏。急性肝炎、慢性活动性肝炎及肝硬化失代偿时,轻、中度升高。各种原因导致的肝内外胆汁淤积可显著升高。

6. 血清碱性磷酸酶(ALP) 由肝细胞合成分泌,自胆道排泄,半衰期为 3 天。儿童 ALP 活性可达正常成人的 2~5 倍。餐后(尤以高脂餐)小肠分泌的 ALP 进入血中,一般可增高 30U/L 或更高,在 B 型或 O 型血人中可持续 12h。妊娠 3 个月胎盘即可产生 ALP,9 个月达高峰,可达 2~3 倍正常值上限,分娩后 1 个月恢复正常。当 ALP 产生过多或排泄受阻时,均可使血中 ALP 发生变化。临床上常借助 ALP 的动态观察来判断病情发展、预后和临床疗效。

7. 总胆汁酸(TBA) 健康人的周围血液中血清胆汁酸含量极微,当肝细胞损害或肝内、外阻塞时,胆汁酸代谢出现异常,总胆汁酸就会升高。

8. 胆碱酯酶(ChE) 由肝脏生成后分泌入血,反映肝实质合成蛋白的能力,与血清白蛋白的降低大致平行,但比白蛋白能更敏感地反映病情变化,随着病情好转,ChE 迅速上升。慢性肝炎时如持续减低,提示预后不良。肝衰竭时显著降低。原发性肝癌时也可见 ChE 升高,可能是肝癌细胞产生 ChE 之故。

(1)降低:①有机磷中毒;②肝实质损害:急慢性肝炎、肝硬化、肝癌、肝脓肿等肝功能不全时,肝脏合成此酶明显减少;③感染、恶性肿瘤、营养不良、恶性贫血、进行性播散性硬化症和某些药物等。

(2)升高:肾脏病时 ChE 合成亢进或排泄障碍,此外,ChE 升高还可见于脂肪肝、肥胖、甲亢、遗传性高胆碱酯酶血症等。

(三) HCC 标志物

血清甲胎蛋白(AFP)及其异质体、异常凝血酶及多种微小 RNA 可反映肝细胞再生,是 HCC 监测和诊断的重要指标。应注意 AFP 升高的幅度、动态变化及其与 ALT 和 AST 的消长关系,结合临床表现和肝脏等影像学检查综合分析。AFP 在临床上应用时间较长,检验方法成熟,在高危人群筛查方面有一定的优势,但敏感性较低(70% 左右),阳性率也较低(64% 左右),容易造成漏诊;一些良性肝病、生殖系畸胎瘤、肺癌等患者中也可有升高,容易造成误诊。因此有必要和其他 HCC 血清标志物进行联合诊断,提高诊断的准确性。

1. AFP　参见第四十一章第一节"三、生物化学检查"。

2. 异常凝血酶原　又称维生素 K 缺乏或拮抗剂 - Ⅱ诱导蛋白(PIVKA-Ⅱ),又名脱 γ 羧基凝血酶原(DCP),是在维生素 K 缺乏的情况下,凝血酶原 GIa 区域的 10 个谷氨酸,在羧化作用不完全时,所产生的不能保持凝固酶活性的第 2 因子,是诊断肝癌的另一个重要指标,可与 AFP 互为补充。以血清 DCP 测定(最常用的临界值为 40mAU/mL)来鉴别 HCC 和肝硬化的灵敏度和特异性分别为 52% 和 87%,明显优于 AFP(以 20ng/mL 为临界值);部分 AFP 阴性的 HCC 患者中 DCP 亦为阳性。

3. α-L- 岩藻糖苷酶(AFU)　是一种溶酶体酸性水解酶,在诊断肝细胞癌中敏感性好,阳性率高,是 AFP 阳性率的 3 倍以上,对 AFP 阴性病例及小细胞肝癌的诊断价值大,是早期原发性肝癌诊断的有用指标。

4. 新的肝癌早期诊断生物标志物　mir-429 和 mir-484 高表达可促进肝癌发生,mir-429 可帮助预测和诊断肝癌。

5. HCC 风险预测评分　如 Page-B、CU-HCC、CAG-HCC 和 REACH-B 等。Page-B ≥ 10 可筛选出几乎所有存在 HCC 高风险的接受 NAs 治疗的白种人患者。

6. 癌胚抗原(CEA)　是一个广谱性肿瘤标志物,对大肠癌、乳腺癌和肺癌的疗效判断、病情发展、监测和预后是一个较好的肿瘤标志物,但其特异性不强,灵敏度不高,对肿瘤早期诊断作用不明显。

(四)肿瘤标志物并不完全标志着肿瘤

通常,肿瘤患者相关肿瘤标志物水平都远高于临界值。如果测值在临界值附近(灰区),患者又没有症状,肿瘤的可能性较小,也可能是检测误差所致,建议定期复查。国际公认的可用于影像学诊断之前肿瘤早期筛查的项目目前只有 AFP、CEA、CA125 和 PSA 四项。肿瘤标志物只能用于疗效监测和预后随访。

一些良性疾病,包括炎症、良性肿瘤(肺结核、肝硬化、结直肠多发息肉,胰腺炎、肾衰竭)会导致肿瘤标志物异常。一些药物,如布洛芬、类固醇、奥美拉唑及某些保健品和中草药也会导致部分人群肿瘤标志物异常,如消化道肿瘤标志物 CA724 是一种糖类抗原,若患者服用了灵芝等含有多糖物质的保健品,其浓度会大幅度升高。女性月经期也会导致 CA125 升高,外科直肠指检可引起前列腺特异性抗原(PSA)一过性升高,近期注射疫苗等生物制剂也会引起相关肿瘤标志物假阳性。肝胆疾病,尤其肝肾功能不全,也会引起肿瘤标志物升高。判读肿瘤标志物应联合检测(表 9-46-1),并配合影像学综合判断。

表 9-46-1　肿瘤标志物联合检测推荐方案

肿瘤类型	肿瘤标志物
肝癌	AFP+AFP-3+CEA+AFU
结直肠癌	CEA+CA199+CA50
胰腺癌	CEA+CA199+CA242+CA50
胃癌	CEA+CA199+CA724
食管癌	CEA+SCC+CYFRA21-1
肺癌	SCC+CYFRA21-1+NSE+ProGRP
乳腺癌	CA153+CEA+CA125
卵巢癌	CA153+β-HCG+CEA+AFP+CA724
宫颈癌	CEA+SCC+ CA125+CA724
子宫内膜癌	β-HCG+CEA+SCC+SF
肾癌	CEA+β_2-MG
前列腺癌	fPSA/tPSA+PAP
鼻咽癌	CEA+SCCA+EBV

注：AFP-3，甲胎蛋白异质体；AFU，α-L-岩藻糖苷酶；SCCA，鳞状细胞癌抗原；CYFRA21-1，细胞角质蛋白质 19 片段抗原；ProGRP，胃泌素释放肽前体；SF，铁蛋白；β_2-MG，β_2-微球蛋白；EBV，EB 病毒。

（五）评估重症肝病严重程度、疗效及预后的评分

如 Child-Pugh、终末期肝病模型评分和序贯器官衰竭评分（sepsis-related organ failure assessment，SOFA）等。

（六）排除其他肝病

包括 HDV、HCV 或 HIV 混合感染，并存酒精性、自身免疫性、代谢性、脂肪性肝病和其他隐源性肝病。参见第四十一章第一节"三、生物化学检查"。

（七）注意药物安全性

干扰素和核苷类药物是否会对患者自身的 DNA 产生影响，免疫调节剂是否会干扰机体免疫功能，其他治疗是否会加重肝脏负担等，应引起足够重视。

二、肝纤维化非侵袭性诊断

参见第四十一章第二节。

三、影像学诊断

影像学检查主要目的是监测 CHB 的临床进展、了解有无肝硬化、肝占位及其性质，尤其是监测和诊断 HCC。可对肝脏、胆囊、脾脏进行超声、CT 和 MRI 等检查。

（一）腹部超声

因操作简便、直观、无创性和价廉，US 已成为肝脏检查最常用的重要方法，可协助明确肝脏、脾脏的形态、肝内重要血管情况及肝内有无占位性病变,但容易受到仪器设备、解剖部位、操作者的技术和经验等因素的影响。

（二）CT

肝脏病变诊断和鉴别诊断的重要影像学检查方法,用于观察肝脏形态,了解有无肝硬化,占位性病变及其性质,动态增强多期扫描,对于 HCC 的诊断具有高度敏感性和特异性。

（三）MRI

无放射性辐射,组织分辨率高,可以多方位、多序列成像,对肝脏的组织结构变化,如出血坏死、脂肪变性及肝内结节的显示和分辨率优于 CT 和 US。动态增强多期扫描及特殊增强剂显像,对鉴别良、恶性肝内占位病变优于 CT。

四、病理学诊断

肝组织活检的目的是,评价慢性乙型肝炎肝脏病变程度、排除其他肝病、判断预后和监测治疗应答。慢性乙肝的病理学特点是:不同程度的汇管区及其周围炎症,浸润的炎症细胞以单个核细胞为主,主要包括淋巴细胞及少数浆细胞和巨噬细胞,炎症细胞聚集常引起汇管区扩大,并可引起界板肝细胞凋亡和坏死形成界面炎（interfacehepatitis）,旧称碎屑样坏死（piecemealnecrosis）。小叶内肝细胞变性、坏死及凋亡,并可见毛玻璃样肝细胞（groundglasshepatocyte）,肝细胞坏死形式包括点灶状坏死、桥接坏死和融合性坏死等,凋亡肝细胞可形成凋亡小体（apoptoticbody）,随炎症病变活动而愈加显著。尽管少数慢性乙型肝炎可无肝纤维化形成,但多数往往因病毒持续感染、炎症病变活动导致细胞外基质过度沉积,呈现不同程度的汇管区纤维性扩大、纤维间隔形成,Masson 三色染色及网状纤维染色有助于肝纤维化程度的评价。明显的肝纤维化（Metavir 评分 ≥ F2 和进展期肝纤维化（Metavir 评分 ≥ F3）进一步发展,可引起肝小叶结构紊乱,肝细胞结节性再生,形成假小叶结构,即肝硬化。病毒清除或抑制,炎症病变消退,组织学上肝纤维化及肝硬化可呈现不同程度的逆转。免疫组化染色法可检测肝组织内 HBsAg 和 HBcAg 的表达。如临床需要,可采用核酸原位杂交法或 PCR 法行肝组织内 HBV DNA 或 cccDNA 检测。

五、抗病毒治疗过程中的患者随访

抗病毒治疗过程中定期随访目的是,监测抗病毒治疗的疗效、用药依从性、耐药和副作用。抗病毒治疗过程中的检查项目及频率见表 9-46-2。

表 9-46-2 抗病毒治疗过程中的检查项目及频率

检查项目	干扰素治疗患者检查频率	核苷类药物治疗检查频率
血常规	治疗第 1 个月每 1~2 周检测 1 次,以后每个月检测 1 次至治疗结束	每 6 个月检测 1 次直至治疗结束
生化指标	每个月检测 1 次直至治疗结束	每 3~6 个月检测 1 次直至治疗结束
HBV DNA	每 3 个月检测 1 次直至治疗结束	每 3~6 个月检测 1 次直至治疗结束
HBsAg/HBsAb/HBeAg/HBeAb	每 3 个月检测 1 次	每 6 个月检测 1 次直至治疗结束

续表

检查项目	干扰素治疗患者检查频率	核苷类药物治疗检查频率
AFP	每 6 个月检测 1 次	每 6 个月检测 1 次直至治疗结束
LSM	每 6 个月检测 1 次	每 6 个月检测 1 次直至治疗结束
甲状腺功能、血糖	每 3 个月检测 1 次,如治疗前就已存在甲状腺功能异常或已患糖尿病,建议应每个月检查甲状腺功能和血糖水平	根据既往病情决定
精神状态	密切观察,定期评估精神状态;对出现明显抑郁症状和有自杀倾向的患者,应立即停止治疗并密切监护	根据既往病情决定

六、治疗结束后的长期随访

治疗结束后对停药患者进行长期而密切随访的目的是,评估抗病毒治疗的长期疗效,监测疾病的进展以及 HCC 的发生。无论患者在抗病毒治疗过程中是否获得应答,在停药后 3 个月内应每个月检测 1 次肝功能,HBV 血清学标志物及 HBV DNA;之后每 3 个月检测 1 次肝功能,HBV 血清学标志物及 HBV DNA,至少随访 1 年时间,以便及时发现肝炎复发及肝脏功能恶化。此后,对于持续 ALT 正常且 HBV DNA 低于检测下限者,建议至少每年进行 1 次 HBV DNA、肝功能、AFP 和超声检查。对于 ALT 正常但 HBV DNA 阳性者,建议每 6 个月检测 1 次 HBV DNA 和 ALT、AFP 和超声检查。对于肝硬化患者,应每 3 个月检测 AFP 和腹部超声,必要时做 CT 或 MRI 以早期发现 HCC。对肝硬化患者还应每 1~2 年进行胃镜检查,以观察有无食管胃底静脉曲张及其进展情况。

七、长期治疗

慢性乙肝目前还不能治愈。临床治愈并不等于 HBV 感染治愈,HBsAg 转阴的急性或慢性乙型肝炎,几十年后部分患者肝内仍有 HBV DNA。核苷类药物对正在复制的 HBV 有较强的抑制作用,但对非复制状态的病毒无作用。短期抗病毒治疗可清除复制活跃的 HBV,但不能清除病毒 cccDNA,短期治疗不能使人体免疫系统得到有效恢复,停药后疾病常迅速复发,长期治疗可长期抑制病毒,免疫系统可逐渐恢复,并协助清除病毒。我国患者,多在婴幼儿时感染,有不同程度免疫耐受,抗体阳转率低,不少患者 HBV DNA 在病程早期即整合到感染细胞的细胞核染色体中,无法彻底清除。因此,乙肝抗病毒治疗是一个长期过程。虽然核苷(酸)类似物长期用药可能会出现耐药,但如选择强效、低耐药或联合治疗,可实现长期治疗目的。因恐惧耐药而不敢长期治疗犹如因噎废食。

长期治疗并不等于终身治疗。尽早实现 HBeAg 血清转换及更长时间巩固治疗可获得更高的持久应答率,减少停药后复发,可实现有限疗程。HBeAg(+)患者,HBeAg 血清转换后至少巩固治疗 3 年以上可试停药观察,一旦复发应再次治疗。对 HBeAg(−)患者,要待 HBsAg 转阴后才能停药,但这是一个漫长的过程。

第六节 治疗终点

一、治疗目标

(一)长期目标和"条件性治愈"

病毒性肝炎治疗的目标是,使患者恢复心身健康而不只是治愈躯体疾病。但是,目前很多疾病的治疗,都还达不到这一目的。感染性疾病,只要症状体征消失、实验室检查正常、微生物清除,就算治愈了。但是,微生物清除了,还有可能复燃;就算不复发,患者也可能忧心忡忡,一方面,担忧再发,另一方面,长期被疾病所困带来的精神心理创伤和思想包袱,不易随着疾病的"痊愈"而在短期内消除。目前,乙肝病毒cccDNA还不能清除,慢性乙肝还不能治愈。中国、美国和欧洲肝病学会分别提出了"临床治愈""免疫学治愈""病毒学治愈"和"功能性治愈"等基于血清HBsAg、HBV cccDNA和HBV前基因组RNA(pgRNA)带有限制条件的治愈相关概念,即"条件性治愈"。其中,"临床治愈""免疫学治愈"和"功能性治愈"关键点是血清HBsAg清除和HBV DNA持续低于检测下线,并伴ALT复常和肝组织学病变改善,"病毒学治愈"则以清除肝细胞内HBV cccDNA为目标,目前很难实现。由此又提出了"准临床治愈"和"准功能性治愈"概念,其关键点是应用灵敏方法检测不到与肝内cccDNA水平有较高一致性的血清HBV pgRNA,是颇为接近"病毒学治愈"的一种状态,不刻意追求HBsAg清除。

(二)抗病毒治疗的目标

最大限度地长期抑制HBV复制,减轻肝细胞炎症坏死及肝脏纤维组织增生,延缓和减少肝衰竭、肝硬化失代偿、肝细胞癌和其他并发症的发生,改善患者生活质量,延长其生存时间。对于部分适合条件的患者,应追求临床治愈(或功能性治愈),即停止治疗后仍保持HBsAg阴性(伴或不伴抗-HBs出现)、HBV DNA检测不到、肝脏生物化学指标正常。但因患者肝细胞核内cccDNA未被清除,因此存在HBV再激活和发生肝细胞癌的风险。

(三)抗病毒治疗替代指标

上节述及的病毒学、血清学、生化学、纤维化和HCC及影像学等指标,越来越不能适应精准监测的需求,多种新的HBV标志物将会越来越多地被重视和应用,如HBV cccDNA、循环HBV RNA、pgRNA、HBcrAg和线性HBsAg等。

(四)抗病毒治疗指标

血清HBV DNA定量和常规HBsAg检测难以精准评估病毒清除。未来定义HBsAg转阴、"理想的终点"和"临床治愈"等术语应以线性HBsAg而非常规HBsAg测定结果为依据,HBV pgRNA、HBcrAg和肝内cccDNA等水平的一致性优于血清HBV DNA和HBsAg。抗病毒治疗监测和评估可同时测定复制性(血清HBV DNA)、转录性(血清HBV pgRNA)和翻译性(血清HBcrAg和线性HBsAg)等不同层面的HBV生物学标志物。抗病毒治疗的目标应达到这些指标的真实转阴。

二、治疗流程图

慢性乙肝治疗流程如图 9-46-3 所示。

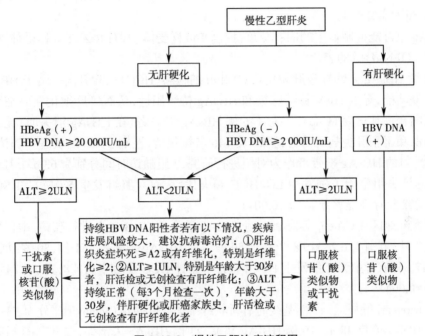

图 9-46-3　慢性乙肝治疗流程图

三、治疗终点

2018 年,肝癌(80% 以上是 HCC)仍然是全球癌症死亡的第四大原因,新发 841 000 例,死亡 782 000 例(死亡率 / 发病率为 0.93)。Anna Lok 分析 73 项研究认为,仅有中等质量级别的证据支持"慢性乙肝抗病毒治疗能减少肝硬化、失代偿期肝病及 HCC"。在慢性乙肝进展至肝硬化之前实现 HBsAg 转阴,将大大降低 HCC 的发病率。CHB 治疗应尽最大可能实现功能性治愈。

AASLD 和 EASL 慢性乙肝治疗终点的共识是:①完全治愈(病毒学治愈):HBsAg 检测不到,HBV DNA(包括 cccDNA 和整合 HBV DNA)清除,不太可能达到。②功能性治愈(临床治愈、免疫学治愈):有限疗程后 HBsAg 消失,伴或不伴血清学转换,血清中 HBV DNA 检测不到,肝组织炎症和纤维化减轻,随着时间推移可降低 HCC 发生风险。③部分治愈:有限疗程后血清中 HBV DNA 检测不到,但血清 HBsAg 可检出,较为容易。

四、理想停药标准——线性 HBsAg 检测阴性

(一) HBsAg 的临床意义

1. HBsAg 在免疫抑制中起主导作用　每个 HBV 只需要约 100 个 HBsAg 分子作为它的外膜蛋白,HBV 产生的 HBsAg 较病毒体所需的多 10 万 ~100 万倍,有数百万 HBsAg 分子在血液中循环。

HBsAg 作用于 T 细胞,使其不能杀伤被 HBV 感染的肝细胞并清除病毒,作用于 B 细

胞,使其不能产生中和 HBV 的抗体,即使宿主产生少量抗 -HBs,但由于血液中存在过量的 HBsAg,它可与抗 -HBs 结合,使 HBV 不被抗 -HBs 中和,继续感染新的肝细胞并不断复制,产生一代又一代新的 HBV。

血液中 HBsAg 水平高,宿主免疫损伤严重。HBsAg 消失或血清学转换提示宿主免疫功能提高,免疫应答增强。

HBsAg 也可能抑制宿主的固有免疫,抑制 Toll 样受体 -2(TLR-2)、Toll 样受体 -9(TLR-9) 和干扰素 α(IFN-α)等的表达。

2. 持续 HBsAg 阳性导致肝硬化(LC)和肝细胞癌(HCC)风险升高　由于 HBsAg 可抑制宿主免疫功能,导致 HBV 持续感染和 HBsAg 持续阳性,从而使肝硬化和肝细胞癌风险升高。我国台湾地区陈(Chen)等对 146 例 HBsAg 消失者(在 HBsAg 消失时,无 LC,无丙型肝炎病毒和丁型肝炎病毒合并感染)及 146 名按年龄、性别、HBeAg 状态和随访时间,以 1:1 比例配对的 HBsAg 携带者作为对照进行研究,2 组随访时间分别为 63.6 个月。结果显示,HBsAg 消失组中无 1 例发生 LC、HCC 和失代偿,而对照组发生 5 例 LC、1 例 HCC 和 2 例失代偿,2 组存在显著差异($p<0.001$)。

我国香港地区袁(Yuen)等对 298 例 HBsAg 消失的 CHB 患者进行随访,中位数随访时间为 108 个月(范围为 6.2~319.8 个月)。50 岁以前 HBsAg 消失者 151 例,50 岁以后 HBsAg 消失者 147 例,前者中无 1 例发生 HCC,后者中累计 HCC 发生率为 4.8%(7/147 例),2 组差异显著($p=0.004$)。

法国 Moucari 等报道,42 例基线时有桥状纤维化或肝硬化(Metavir 评分为 F3~F4)CHB 患者接受 IFN-α 治疗 48 周,19 例 HBsAg 消失,23 例 HBsAg 未消失。2 组停药后随访中位数为 14 年(范围 5~20 年)。HBsAg 阳性组 HCC 累计发生率为 21.7%(5/23 例),HBsAg 消失组未发生 HCC,差异显著($p= 0.02$)。

韩国 Kim 等报道,5 409 例 CHB 患者接受拉米夫定(LAM)或恩替卡韦(ETV)治疗,其中 110 例 HBsAg 消失,HBsAg 消失后随访 287 例患者 1 年,仅 2 例基线时有 LC 的患者发生 HCC 或死亡(年危险性为 0.7%),明显低于经倾向评分匹配的 HBsAg 阳性患者(危险性比率为 0.09,$p<0.01$)。

3. HBsAg 消失后停药,HCC 发生率低和乙肝复发率低　我国香港地区司徒等报道,22 例 CHB 患者经 NAs 治疗后获 HBsAg 消失,停药后随访期中位数为 40.2 个月(四分位数范围 21.4~58.7 个月),95.5%(21/22 例)的患者 HBsAg 持续阴性,仅 1 例(4.5%)复发。意大利 Fasamo 等报道,590 例 HBeAg 阴性 CHB 患者接受 NAs 治疗,24 例(4.1%)于治疗 103 个月(中位数,范围为 22~180 个月)后 HBsAg 消失,再巩固治疗 12 个月(中位数,范围为 0~70 个月)后停药,在停药后第 1 年内,每 1~3 个月检测 1 次 HBsAg、抗 -HBs、HBV DNA 和 ALT,以后每 6 个月随访 1 次。停药后随访期中位数为 24 个月(范围为 6~180 个月),未发生病毒学生化学突破。

4. CHB 患者抗病毒治疗停药时的 HBsAg 水平与预后相关

(1)韩国研究:停药时 HBsAg 水平 <2 log₁₀ IU/mL 的患者未发生临床复发:韩国 Lee 等报道,HBeAg 阳性 CHB 患者接受 ETV 治疗至 HBeAg 消失、HBV DNA 检测不到,HBeAg 阴性 CHB 患者治疗至 HBV DNA 检测不到,再巩固治疗至少 1 年,随访(20.8 ± 19.9)个月(临床复发标准为 HBV DNA>2 000IU/mL,ALT>2 × ULN)。结果显示,在停药后 6 个月、12 个月和 24 个月,28 例停药时 HBsAg 水平 >3 log₁₀ IU/mL 患者的临床复发率分别为 15.4%、

55.7% 和 83.4%；11 例停药时 HBsAg 水平 >2 $\log_{10}$ IU/mL，但 HBsAg ≤ 3 $\log_{10}$ IU/mL 患者的临床复发率分别为 18.2%、28.4% 和 28.4%；而 5 例停药时 HBsAg 水平 <2 $\log_{10}$ IU/mL 的患者中，无 1 例发生临床复发。

（2）我国台湾地区研究：停药时 HBsAg<150IU/mL 且年龄 <50 岁者的累计病毒学复发率低。台湾地区陈（Chen）等报道，采用拉米夫定对 HBeAg 阳性 CHB 患者治疗，治疗时间为（89.3±35.9）周（范围为 52~243 周），停药后随访至 364 周，病毒学复发标准为间隔 3 个月的连续 2 次检测中，HBV DNA>2 000IU/mL。停药时 HBsAg 水平 1 000IU/mL 组、200~1 000IU/mL 组和 <200IU/mL 组的病毒学复发率分别为 84.6%（33/39 例）、88.9%（32/36 例）和 6.7%（2/30 例），停药时 HBsAg 水平 <200IU/mL 组的病毒学复发率显著低于前 2 组（p < 0.001）。停药时 HBsAg 水平和年龄与病毒学复发相关。随访至停药后 156 周，停药时 HBsAg 水平 ≥ 150 IU/mL 组（124 例）、HBsAg 水平 <150IU/mL 且年龄 ≥ 50 岁组（20 例）和 HBsAg 水平 <150 IU/mL 组且年龄 <50 岁组（25 例）的累计病毒学复发率分别为 77.6%、45.5% 和 4.5%，停药时 HBsAg 水平 <150IU/mL 且年龄 <50 岁组的累计病毒学复发率显著低于另 2 组（p <0.001）。

（3）我国香港地区研究：停药时 HBsAg ≤ 100IU/mL 且下降 >1 $\log_{10}$ IU/mL 者的持续病毒学应答率较高。香港陈（Chen）报道，采用拉米夫定对 HBeAg 阴性 CHB 患者治疗，停药时 HBsAg 水平和下降幅度与停药后 12 个月时持续学应答有关。53 例采用拉米夫定对 HBeAg 阴性 CHB 患者治疗（34±23）个月（范围为 12~76 个月），停药后随访（47±35）个月，5 例停药时 HBsAg ≤ 100IU/mL 且下降 >1 $\log_{10}$ IU/mL 者为 A 组，8 例停药时 HBsAg ≤ 100IU/mL，或下降 >1 $\log_{10}$ IU/mL 者为 B 组，40 例停药时 HBsAg>100IU/mL 且下降 ≤ 1 $\log_{10}$ IU/mL 者为 C 组。A、B、C 组患者中，停药后 12 个月 HBV DNA ≤ 200IU/mL 者分别为 0（0/40 例）、50%（4/8 例）和 100%（5/5 例），停药时 HBsAg ≤ 100IU/mL 且下降 >1 $\log_{10}$ IU/mL 者的持续病毒学应答率较高。

5. 慢性 HBV 感染者肝细胞中存在 HBV DNA 整合不影响 HBsAg 消失

（1）肝细胞更新不是或主要不是由原来的肝细胞产生，支持 HBsAg 有可能消失：HBV 肝细胞内复制过程中，病毒的双链线状 DNA（DSL DNA）整合至肝细胞 DNA 较为普遍。Mason 等检测 26 例 HBV 慢性感染者（14~39 岁）的肝细胞 HBV DNA 整合位点，其中免疫耐受期 9 例，HBeAg 阳性免疫活动期 10 例，HBeAg 阴性免疫活动期 7 例，检测到 HBV DNA 整合位点分别为 208 个、195 个和 97 个，提示在含 5×10^{11} 肝细胞的肝脏中，至少有 5×10^6 HBV DNA 整合位点，其中整合的 HBV S 基因 DNA 可转录为 mRNA，翻译 HBsAg 并释放至血液中。

有人认为，此种 HBV DNA 整合的肝细胞可不断产生新的肝细胞，现行抗病毒治疗不能清除由 HBV DNA 整合肝细胞产生的 HBsAg。据此认为，将 HBsAg 消失或血清学转换作为 CHB 理想的治疗终点会导致过度治疗。因此，提出 HBV DNA 检测不到，HBV RNA 持续阴性，HBsAg 低水平阳性可停药。

Malato 等应用原位肝细胞溯源模型研究成年小鼠肝细胞形成机制发现，在正常的成年小鼠肝脏，所有新生肝细胞均来源于原来的肝细胞。但用异氟烷麻醉，在无菌条件下切除 2/3 肝脏或四氯化碳对成年小鼠进行慢性中毒试验时，新生肝细胞来源于肝祖细胞。

王（Wang）等报道，肝小叶中心静脉周围有一群增殖的、自我更新的细胞称为周围细胞，这些细胞可分化为成熟的肝细胞，完成肝细胞的更新。

Turner 等报道,新一代肝细胞是由干细胞至肝母细胞再到肝祖细胞分化产生。这些肝祖细胞不被 HBV 感染,只有成熟的肝细胞才能被 HBV 感染。如果 CHB 患者的新生肝细胞来自于肝祖细胞或周围细胞,不是由原来的肝细胞(包括 HBV DNA 整合的肝细胞)分裂产生,则在长期抗病毒治疗的情况下,HBV 复制被持续抑制,加之肝细胞生命周期约 100 天,每天约 1% 肝细胞(包括 HBV DNA 整合的肝细胞)死亡,则随着时间延长,HBsAg 有可能消失。

(2)流行病学调查、临床研究显示,提高机体免疫力和抗病毒治疗可获 HBsAg 消失或血清学转换:血清流行病学调查、队列研究和抗病毒治疗的临床研究表明,虽然肝细胞有 HBV DNA 整合,但机体免疫功能提高和抗病毒治疗有可能使 HBsAg 消失或血清学转换。

1)2006 年全国乙肝血清流行病调查结果显示,我国一般人群 HBV 感染流行率为 34.28%,即 4.456 亿人曾感染 HBV,但 HBsAg 流行率仅 7.18%,即只有 0.93 亿人携带 HBsAg,79.1% 已获得 HBsAg 消失或血清学转换。

2)我国曾于 1992—1993 年和 2003 年先后 2 次检测 1863 例 HBsAg 携带者,11 年后,其中 341 例(18.30%)HBsAg 消失。

3)曾(Tseng)等对 2 121 例 HBsAg 阴性慢性 HBV 感染者随访,其累计生命时间为 28~75 岁,HBsAg 消失率为 50.4%。刘(Liu)等随访期间 946 例慢性 HBV 感染者 48 149.1 人·a,累计 HBsAg 消失率为 18%。冯(Fung)等对 775 例 HBsAg 阳性慢性 HBV 感染者于 HBsAg 消失后随访 1 年、5 年、10 年、15 年、20 年和 25 年,HBsAg 消失率分别为 0.3%、1.3%、3.0%、8.9%、15.7% 和 23.6%,该 775 例患者分为 3 组:A 组 HBeAg 自发消失且不需要治疗,B 组抗病毒治疗导致 HBeAg 消失但不需要再抗病毒治疗,C 组 HBeAg 消失后仍需要继续抗病毒治疗,随访到 HBeAg 消失后 25 年,该 3 组的 HBsAg 消失率分别为 38.0%、14.9% 和 0。

4)多项研究报道,慢性 HBV 感染者每年 HBsAg 消失率为 0.5%~1.4%;非活动性 HBV 感染者每年 HBsAg 消失率为 0.5%~1%。

5)应用 IFN-α 治疗 CHB 患者的抗 -HBs 转换率 <10%;NAs 治疗 3~5 年,HBeAg 阳性患者的 HBsAg 消失率为 0~10%,HBeAg 阴性患者的 HBsAg 消失率为 <1%。

这些研究提示,提高机体免疫力和抗病毒治疗,可获得 HBsAg 消失或血清学转换。

6. HBsAg 转阴患者在接受免疫抑制治疗或化疗时乙肝可再活动　自发性 HBsAg 血清清除定义为间隔 6 个月以上的两次检测显示 HBsAg 阴性,这在慢性 HBV 感染的自然史中非常罕见,年发生率 1%~2%。在出现 HBsAg 血清清除前常需要长期(>15 年)维持于非活动性携带状态。高龄、HBeAg 血清阴性、临床缓解和肝硬化是 HBsAg 转阴的相关因素。患者的年龄或慢性 HBV 感染的持续时间是最显著和最稳定的自发性 HBsAg 血清清除的决定因素。干扰素治疗也能提高 HBsAg 的清除率。

HBsAg 血清清除的同时,几乎总伴随着所有 HBV 复制相关血清标志物的消失,包括 HBV DNA,随时间推移,还会出现抗 -HBs。血清 HBsAg 转阴 1 年后,17% 的患者能测到抗 -HBs,5 年后为 56%,10 年后为 76%。在 HBsAg 血清清除时,用杂交法检测 HBV DNA,几乎所有携带者均为阴性,但若用 PCR 法检测,其中仍会有 30%~70% 为阳性。5~10 年后,该比例下降为 10%~20%,10 年后则 <10%。

如果患者不存在肝硬化或重复感染,HBV 复制相关标志物消失、抗 -HBs 逐渐产生后,患者的长期临床预后好。研究显示,清除 HBsAg 的患者生存率增加,失代偿和肝癌的发生

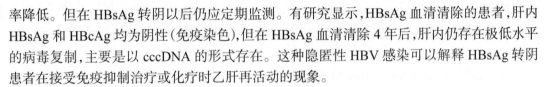

率降低。但在 HBsAg 转阴以后仍应定期监测。有研究显示，HBsAg 血清清除的患者，肝内 HBsAg 和 HBcAg 均为阴性（免疫染色），但在 HBsAg 血清清除 4 年后，肝内仍存在极低水平的病毒复制，主要是以 cccDNA 的形式存在。这种隐匿性 HBV 感染可以解释 HBsAg 转阴患者在接受免疫抑制治疗或化疗时乙肝再活动的现象。

（二）HBsAg 定量

HBsAg 消失和 / 或血清学转换，是抗 CHB 治疗的基本目标。而 HBsAg 定量测定可用于选择治疗方案、监测治疗效果、监控耐药。随着新型定量检测方法的逐渐开发，HBsAg 的定量检测，具有可重复、标准化、低成本（不到 HBV DNA 检测的 10%）等特点，是管理 CHB 患者的新型、有效工具。但是，常规试剂盒检测的 HBsAg 是折叠 HBsAg，而不是线性 HBsAg，只有线性 HBsAg 检测阴性才能更精准判断"HBsAg 清除"。

近来的一些研究数据，都支持将 HBsAg 作为标志物来预测抗病毒治疗效果。一项在 386 例 HBeAg 阴性 CHB 患者中进行的研究显示，PEG-IFN-α 治疗结束后，HBsAg 水平 <10IU/mL 和治疗期间 HBsAg 水平降低 >1 $\log_{10}$ IU/mL，强烈提示治疗结束 3 年后，仍维持 HBsAg 阴性。另一项研究显示，在 PEG-IFN-α 治疗早期出现 HBsAg 下降者，治疗 48 周后的持续病毒学应答（SVR）率较高。

治疗 12 周和 24 周，HBsAg 分别下降至少 0.5 $\log_{10}$ IU/mL 和 1 $\log_{10}$ IU/mL，对 SVR 的阴性预测值分别达 92% 和 97%。需要注意的是，持续应答者和复发者的 HBV DNA 动态变化几乎相同，而 HBsAg 的变化则有显著差异，提示定量检测 HBsAg，才能更为可靠地判断患者是否能获得 SVR。

最近，一项对 102 例 HBeAg 阴性患者的评估显示，联合检测 HBV DNA 和 HBsAg 水平，是预测 PEG-IFN-α 治疗后获得持续应答的最好指标。

HBsAg 水平对携带者的评估也很重要。在整个慢性 HBV 感染过程中，HBsAg 的分泌在定量和定性上都存在变化，说明 HBsAg 可以与 HBV DNA 水平结合，帮助明确患者的感染阶段，这对临床上了解 HBV 携带者的个体化状态非常有用。最近的研究还表明，联合 HBsAg（<1 000IU/mL）和 HBV DNA（≤ 2 000IU/mL）两个指标，能更精确地鉴定出非活动性携带者（诊断准确度 94.3%、灵敏度 91.1%、特异性 95.4%、阳性预测值 87.9%、阴性预测值 96.7%），这与长期监测的结果非常接近。

（三）有关 HBsAg 的争议

HBsAg 水平是有用的预测治疗应答的标志物，但它的临床意义仍未完全阐明。有研究显示，HBsAg 能反映肝内 HBV DNA 和 / 或 cccDNA 的含量，可作为 HBV 感染肝细胞的替代指标；但也有在 HBeAg 阴性患者中进行的研究采用了同样的 HBsAg 定量平台，却未能得出相同结果。这可能与研究样本量较小，其血清 HBV DNA 检测的敏感性低有关；也可能与研究未区分患者的 HBeAg 状态有关。

近来的研究显示，HBeAg 阳性患者的 HBsAg 水平与血清 HBV DNA、肝内 cccDNA 及总 DNA 相关（$r=0.69$、0.71、0.76，$p<0.01$）。而 HBeAg 阴性 CHB 患者的 HBsAg 水平与血清 HBV DNA 关联很小（$r=0.28$，$p=0.01$），与肝内 cccDNA 或总 HBV DNA 无关。

在 HBV 感染早期，其基因即可整合到宿主基因组中。尽管一般认为整合是一个随机事件，但观察到 HBV 基因 DR1 和 DR2 序列的整合发生率很高，整合片段中常可见到 S 基因的序列，虽然整合序列不足以成为生成可复制性病毒的模板，但却可能产生 HBsAg。因此，整合的累积可能导致持续产生独立于病毒载量的 HBsAg，但至今还没有检测手段可以证明这种假说。

另外一种假说是,转录后水平的病毒复制途径的优先控制,减少了 cccDNA 和 HBsAg 的转录和分泌,这与 HBeAg 阴性期更显著的免疫压力相符。

因此,临床对 HBsAg 和 HBeAg 滴度的解释,应考虑疾病阶段和准种等因素。HBV 基因型也可能会影响 HBsAg 的水平。血清 HBsAg 依赖于 "S" 基因 mRNA 的翻译,既可来自于 cccDNA,也可来自于整合入宿主基因组中的 HBV DNA。活化期向静止期转化后 HBsAg 水平的下降,提示 HBsAg 水平可能反映的是有转录活性的 cccDNA 含量,而不是完整序列 HBV DNA 的绝对数值。

近来,对 HBsAg 作为 CHB 治疗替代预测指标的意义有颇多争议。HBsAg 定量及其动态变化,虽可用于疗效检测、治疗、预后判定,是个较好的停药和预测指标,但其意义有限,它可作为 "临床治愈" 一个指标,但 HBsAg 阴转不是 "临床治愈" 的好指标。过于绝对化就不科学了。就 cccDNA 而言,"临床治愈" 只是一个梦;十几年甚至几十年都可能研究不出一个很好的药物;而就 "临床治愈" 而言,那是个梦想,即使 HBsAg 消失或很低水平,HBsAb 出现,也只能说明免疫重建;HBsAb 未出现,只能称为功能性治愈。

反观血清 pgRNA,与 cccDNA 的存在与否及转录活性却存在相关性,血清 pgRNA 阳性,肝组织 cccDNA 一定存在;血清 pgRNA 阴性,肝组织 cccDNA 不一定存在,也可以转录静默的潜伏方式存在。

(四) 停药指征

以干扰素为基础的治疗有较高的 HBsAg 清除率,归功于其抗病毒和免疫调节作用。核苷(酸)类似物作用模式单一,需长期用药抑制病毒,存在耐药风险等,较难达到 HBsAg 清除。HBeAg(+) 患者,HBeAg 血清转换后至少巩固治疗 3 年以上可试停药观察,一旦复发应再次治疗。对 HBeAg(-) 患者,要待 HBsAg 转阴后才能停药,多数患者停药后复发。HBeAg 定量水平及是否出现血清转化,并不能完全反映病情,一些乙型肝炎肝硬化和肝癌患者常出现 HBeAg 血清转换。HBeAg 定量与 HBV DNA 水平的关系也比较复杂,HBeAg 血清转换并不能说明乙肝病毒一定被很好地抑制。停药指征最好是,检测肝脏组织内 cccDNA 是否下降,如无下降,则停药肯定复发。检测肝脏组织内 cccDNA 目前尚未普及,建议停药标准为 HBsAg 消失。HBsAg 血清转换的患者中,除了存在肝硬化或合并 HCV/ HDV 外,都伴随着很好的预后。因此,我们需要更多 HBsAg 定量的研究来指导 CHB 的治疗。我国 2019 年版乙肝指南的停药指征为:

1. HBsAg 消失,无论是否出现抗 -HBs(包括 HBeAg 阳性与阴性慢性乙肝)都可停药。

2. 核苷(酸)类似物抗病毒的停药指征　①HBeAg 阳性 CHB 治疗 1 年,若 HBV DNA 低于检测下限、ALT 复常和 HBeAg 血清学转换后,再巩固治疗至少 3 年(每隔 6 个月复查 1 次仍保持不变),可考虑停药,延长疗程可减少复发。②HBeAg 阴性,需 HBsAg 消失且 HBV DNA 检测不到才能停药随访。③若有肝硬化在内的其他情况,不能停药。

3. 聚乙二醇干扰素的停药指征　①HBeAg 阳性 CHB 治疗 24 周时,若 HBV DNA 下降 $< 2 \log_{10}$IU/mL 且 HBsAg 定量 $> 20\ 000$IU/mL,建议停用 PEG-IFN-α,改为 NAs 治疗。有效患者疗程为 48 周,可根据病情延长疗程,但不宜超过 96 周。②HBeAg 阴性 CHB 治疗 12 周时,若 HBV DNA 下降 $< 2 \log_{10}$ IU/mL,或 HBsAg 定量下降 $< 1 \log_{10}$ IU/mL,建议停用 PEG-IFN-α,改为 NAs 治疗。有效患者治疗疗程为 48 周,可根据病情延长疗程,但不宜超过 96 周。

（五）警惕隐匿性乙型肝炎病毒激活

1. HBV 整合宿主 DNA　HBV 侵入人体后可以整合到宿主 DNA 上,特别是在肝癌患者,5%~90% 的 HCC 患者 DNA 中可以发现整合的 HBV DNA,并且大多是以不完整的 DNA 片段的形式整合到宿主 DNA 的不同位置,破坏了 HBV 和宿主基因组的完整性,导致 HBsAg 不表达或无法被识别,从而形成隐匿性乙型肝炎病毒感染。无论急性还是慢性 HBV 感染,HBV DNA 都能够整合到肝细胞染色体中,导致病毒 DNA 序列重排,进而使 HBsAg(−)。

2. HBV 潜伏于 PBMC　HBV 可潜伏于外周血单个核细胞(PBMC)中,急性或者慢性乙型肝炎 HBsAg 转阴后 4 年,仍可在 PBMC 中检测到 HBV DNA。研究发现 HBV 相关疾病的患者在肝移植后接受大量的抗 -HBs 治疗,其血清中的 HBsAg 和肝组织中的 HBV DNA 都转阴,但是在其 PBMC 中仍可检测到 HBV DNA,这提示 PBMC 可能是隐匿性乙肝病毒感染者 HBV 持续低水平复制的场所。Coffin 发现感染急性 WHV 的土拨鼠血清学转阴后仍可以从 PBMC 中检测到 WHV DNA,WHV 和 HBV 的分子特性和病理学特性十分相似,从动物实验的角度很好地证明了上述观点。

3. 直接抗病毒药物(DAA)治疗　HCV/HBV 重叠感染 DAA 治疗,出现 HBV 自发性再激活是一种新发现的 DAA 治疗问题。美国 FDA 调查 2013 年 11 月 22 日至 2016 年 7 月 18 日 DAA 不良事件,24 例出现单一 HBV 再激活与 DAA 治疗相关。其中 2 例死亡,1 例准备肝移植。基线情况:7 名可检测到 HBV DNA,4 例 HBsAg(+)伴 HBV DNA 低于检测下限,3 例 HBsAg(−)伴 HBV DNA 低于检测下限,其余病例资料不可用或不能解释。DAA 治疗引起的 HBV 再激活不是免疫抑制性的。对接受 DAA 药物治疗、具有 HBV 病史或证据者,应进行监测,阐明 HBV 再激活风险和监测策略,包括对所有 DAA 治疗者筛查既往和当前 HBV 感染证据,治疗和治疗后随访时监测是否出现 HBV 突变或再激活。

第七节　治　疗　应　答

一、单项应答

（一）病毒学应答

治疗过程中,血清 HBV DNA 低于检测下限(完全病毒学应答),或较基线下降 $\geqslant 2 \log_{10}$ IU/mL(部分病毒学应答),或不充分应答(又称治疗失败或抗病毒耐药)。

1. 持续病毒学应答　停止治疗后血清 HBV DNA 持续低于检测下限。

2. 原发性无应答(治疗失败)　核苷类药物治疗依从性良好的患者,治疗 12 周时 HBV DNA 较基线下降幅度 $<1 \log_{10}$ IU/mL 或 24 周时 HBV DNA 较基线下降幅度 $<2 \log_{10}$ IU/mL。

3. 继发性治疗失败　指核苷(酸)类似物治疗初期,患者获得了病毒学应答,但随着治疗时间的延长,由于病毒耐药变异,出现了病毒学突破,从而导致治疗的失败。

4. 原发性耐药　临床概念来源于 HIV/AIDS 的耐药研究,即以耐药株为优势株的水平传播或垂直感染就是耐药病毒株,从而形成原发性无应答,这虽然在 HBV 耐药研究中尚未出现,但将来是否会出现还有待观察。

5. 继发性耐药　相对于上述原发性耐药而提出,从临床概念来讲,现在的临床耐药概念即临床发生的耐药基因变异、病毒学突破、生物化学突破等均属于这一概念范畴。

6. 病毒学突破　核苷类药物治疗依从性良好的患者,在未更改治疗的情况下,HBV DNA 水平比治疗中最低点上升 1 个 log_{10} 值,或一度转阴后又转为阳性,并在 1 个月后以相同试剂重复检测加以确定,可有或无 ALT 升高。

7. 病毒学复发　获得病毒学应答的患者停药后,间隔 1 个月两次检测 HBV DNA 均大于 2 000IU/mL。

8. 耐药　在抗病毒治疗过程中,检测到和 HBV 耐药相关的基因突变,称为基因型耐药(genotypic resistance)。体外试验显示,抗病毒药物敏感性降低、并和基因耐药相关,称为表型耐药(phenotypic resistance)。针对一种抗病毒药物出现的耐药突变,对另一种或几种抗病毒药物也出现耐药,称为交叉耐药(cross resistance)。至少对两种不同类别的核苷(酸)类似物耐药,称为多药耐药(multidrug resistance)。

（二）血清学应答

指血清 HBeAg 转阴或 HBeAg 血清学转换,和 / 或 HBsAg 转阴或 HBsAg 血清学转换。

1. HBeAg 阴转　既往 HBeAg 阳性的患者 HBeAg 消失。

2. HBeAg 血清学转换　既往 HBeAg 阳性的患者 HBeAg 消失、抗 -HBe 出现。

3. HBeAg 逆转　既往 HBeAg 阴性、抗 -HBe 阳性的患者再次出现 HBeAg。

（三）生物化学应答

指血清 ALT 和 AST 恢复正常。

（四）组织学应答

肝脏组织学炎症坏死降低 ≥ 2 分,没有纤维化评分的增高;或者以 Metavir 评分,纤维化评分降低 ≥ 1 分。

（五）核苷(酸)类似物治疗应答

采用敏感的 PCR 技术(检测下限低于 10IU/mL)检测,血清 HBV DNA 检测不出。对于停止核苷(酸)类似物治疗的患者,停药后持续病毒学应答的可能定义为,停药后至少 12 个月血清 HBV DNA<2 000IU/mL。

二、时间顺序应答

（一）初始或早期应答

治疗 12 周时的应答。

（二）治疗结束时应答

治疗结束时的病毒学、血清学、生化学或组织学应答。

（三）持久应答

治疗结束后随访 6 个月或 12 个月以上,疗效维持不变,无复发。

（四）维持应答

在抗病毒治疗期间 HBV DNA 检测不到(PCR 法)或低于检测下限,或 ALT 正常。

（五）复发

治疗结束时出现病毒学应答,但停药后 HBV DNA 重新升高或阳转,伴有 ALT 和 AST 升高,但应排除由其他因素引起的 ALT 和 AST 升高。

复发原因包括患者依从性、自身 HBV 特异性免疫功能,肝细胞内 cccDNA 残留等。年

龄 >40 岁者较易复发; 巩固治疗时间 <1 年者复发率可达 61.9%, 反之巩固治疗 >1 年者, 复发率仅 8.7%; HBeAg(-)患者持续应答率低, 停药后复发率高, 除非 HBsAg 消除或血清转换后才考虑停药。

(六) 生化学突破

常发生在病毒学突破后, 表现为 ALT 或 / 和 AST 复常后, 在未更改治疗的情况下再度升高, 但应排除由其他因素引起的 ALT 和 AST 升高。

三、联合应答

(一) 完全应答

治疗后 ALT 恢复正常, 持续病毒学应答且 HBsAg 阴转或伴有抗 -HBs 阳转。

(二) 部分应答

介于完全应答与无应答之间。如 HBeAg 阳性慢性乙型肝炎患者, 治疗后 ALT 恢复正常, HBV DNA<10^5 拷贝 /mL, 但无 HBeAg 血清学转换。

(三) 无应答

未达到以上应答者。

(四) 乙型肝炎康复

既往有急性或慢性乙型肝炎病史, HBsAg 阴性, HBsAb 阳性或阴性, 抗 -HBc 阳性, HBV DNA 低于最低检测限, ALT 在正常范围。

(五) 慢性乙型肝炎急性发作

ALT 升至正常值上限 10 倍以上。

(六) 乙型肝炎再活动

乙型肝炎再活动又称 HBV 再活化或 HBV 再激活, 是指 HBV 既往感染痊愈或非活动性 HBsAg 携带状态, 特别是在接受免疫抑制治疗或化疗时, HBV 突然重新开始复制或复制增加, HBV DNA 较基线升高 ≥ 2 $\log_{10}$IU/mL, 或基线 HBV DNA 阴性转为阳性, 或 HBsAg 阴性转为阳性, 可从亚临床无症状过程到严重急性肝炎、暴发性肝衰竭、纤维淤胆型肝炎, 甚至死亡。

(七) 临床治愈

持续病毒学应答且 HBsAg 阴转或伴有抗 -HBs 阳转、ALT 正常、肝组织学轻微或无病变。

(八) 临床复发

病毒学复发并且 ALT>2 × ULN, 但应排除其他因素引起的 ALT 增高。

第八节 治 疗 方 法

慢性乙型肝炎是免疫介导的疾病, 当机体免疫系统不能有效清除病毒并造成免疫损伤时, 即发展为慢性乙型肝炎。患者体内大量 T 细胞表型为耗竭型。及早干预才能降低发病率和病死率。慢性乙型肝炎的治疗犹如一场旷日持久的战争, 若想取得胜利, 仅依靠药物来抑制病毒复制是远远不够的, 还需调节机体免疫力。因此, 慢性乙型肝炎的抗病毒治疗, 抑制 HBV DNA 复制只是"基本终点",HBeAg 血清学转换是"满意终点",HBsAg 清除才是"理想终点"。只有达到理想终点,即慢性乙型肝炎治疗停药后能维持持久应答状态,才算持久免疫控制。

在现有的慢性乙型肝炎治疗药物中,应用最广泛的为干扰素和核苷(酸)类似物。其中,干扰素兼有抑制病毒复制和调节机体抗 HBV 的免疫力,使被感染的细胞有可能持续清除病毒,实现持久免疫控制。核苷(酸)类似物通过病毒产生的胸腺嘧啶核苷激酶(TK),使嘌呤类核苷和嘧啶类核苷磷酸化形成三磷酸核苷(酸)类似物,从而抑制病毒 DNA 多聚酶和逆转录酶的活性,并与脱氧胞嘧啶核苷竞争性渗入病毒的 DNA 链,终止其延长和合成,使病毒的复制受到抑制而发挥抗 DNA 病毒作用,但由于其对细胞核内 HBV cccDNA 无作用,很难清除 HBV,停药后,cccDNA 又重新成为前基因组 RNA 的模板,继续复制 DNA。

慢性乙型肝炎治疗以抗病毒为基础。如有可能,无禁忌证,最好用干扰素(IFN)-α,尤其是聚乙二醇干扰素 α(PEG-IFN-α)。核苷(酸)类似物(NAs)应首选抗病毒作用最强、耐药最低的抗病毒药物,如恩替卡韦(ETV)、替诺福韦(TDF)和丙酚替诺福韦(TAF)。

一、抗病毒药物

抗乙肝病毒药物目前有干扰素和核苷(酸)类似物两类。

2019 年版中国慢性乙型肝炎防治指南优先推荐的 NAs:恩替卡韦(ETV)、替诺福韦(TDF)、丙酚替诺福韦(TAF)。拉米夫定和阿德福韦酯不推荐使用,替比夫定在母婴阻断及特殊情况下(如肾功能损害患者)推荐使用,但一般的初治患者不推荐使用。

各种抗乙肝病毒药物比较见表 9-46-3~ 表 9-46-6。

表 9-46-3　抗乙肝病毒药物特征比较

特征	PEG-IFN-α	ETV、TDF、TAF
给药途径	皮下注射	口服
治疗时程	48 周	长期治疗,直至 HBsAg 消失
耐受性	低	高
长期治疗安全性	罕见不良反应事件(精神、神经、内分泌)	也许无不良反应事件,或有肾损害、骨病
禁忌证	众多(失代偿性肝硬化,合并基础疾病等)	无(根据肾小球滤过率进行剂量调整)
策略	固定疗程,诱导长期免疫控制	通过病毒抑制,终止肝炎及疾病进展
抑制病毒水平	中等(不同的应答模式)	通常较高
HBeAg 消失作用	中等,依赖于基线特征	第 1 年较低,长期治疗可增加至中等
HBsAg 消失作用	变异性较大,依赖于基线特征,比核苷(酸)类似物高	低,HBeAg 阳性者,长期治疗逐渐增高,HBeAg 阴性者极低
停药复发风险	停药后 6~12 个月;持续应答者,复发低	中等,HBeAg 血清学转换后,巩固治疗;HBeAg 阴性者,通常较高
早期停药规则	存在	无
病毒耐药风险	无	较小~无

表 9-46-4 选择 ETV 和 TAF 而不选择 TDF 的指征[#]

	指征
年龄	>60 岁
骨骼疾病	应用糖皮质激素或其他降低骨骼密度的药物
	有脆性骨折史
	骨质疏松症患者
肾脏病史	eGFH<60min/(mL·1.73m^2)[*]
	尿白蛋白 >30mg 或试纸法检测为中度蛋白尿
	血磷 <2.5mg/dL
	接受血液透析治疗

[#] 对于既往有暴露 NA 的患者,TAF 优于 ETV。

[*] 若 eGFH<50min/(mL·1.73m^2),不需要调整 ETV。

对估计的肌酐清除率(CrCl)≥ 15mL/min 的成人或少年(≥ 12 岁和体重≥ 35kg),或 CrCl<15mL/min 的接受血液透析患者,不需要调整 TAF 剂量。

表 9-46-5 HBeAg 阳性慢性乙型肝炎患者各种抗病毒治疗药物的疗效汇总

	短期治疗(48~52 周)							长期治疗(2~8 年)					
	PEG-IFN-α-2a	PEG-IFN-α-2b	LAM	LdT	ETV	ADV	TDF	PEG-IFN-(停药后 3 年)	LAM (5 年)	LdT (2 年)	ETV (5 年)	ADV (5 年)	TDF (8 年)
HBeAg 血清学转换 /%	32	29	16~18	22	21	12~18	21	35	22	30	/	29	31
HBV DNA 转阴 /%	14	7	36~44	60	67	13~21	76	19	/	56	94	55	98
ALT 复常 /%	41	32	41~72	77	68	48~54	68	/	58	70	80	77	/
HBsAg 转阴 /%	3	7	0~1	0.5	2	0	3	11	/	1.3	5(2 年)	/	13

表 9-46-6 HBeAg 阴性慢性乙型肝炎患者各种抗病毒治疗药物的疗效汇总

	短期治疗(48~52 周)						长期治疗(2~8 年)					
	PEG-IFN-α-2a	LAM	LdT	ETV	ADV	TDF	PEG-IFN(停药后 3 年)	LAM	LdT (2 年)	ETV	ADV (5 年)	TDF (8 年)
HBV DNA 转阴 /%	19	72~73	88	90	51~63	93	18	NA	82	NA	67	99
ALT 复常 /%	59	71~79	74	78	72~77	76	31	NA	78	NA	69	/
HBsAg 转阴 /%	4	0	0	0	0	0	8	NA	0.5	NA	5	1.1

抗 HBV 治疗可以选择的方案:①国产聚乙二醇干扰素 α-2b 注射液(派格宾),0.5mL/ 支,

每支 180μg(60 万 U),是我国研发的 1 类新药,在美、英、日等 21 国都有专利,具完全自主知识产权。40kD PEG 分子,有效浓度维持时间更长;Y 型 PEG 修饰,质量稳定性高;IFN-α-2b 亚型中和抗体产生率低,治愈机会更高;K134 位高活性位点修饰,生物活性更高;体内半衰期长,给药间隔较长;180μg 剂量组的新喋呤水平高于 PEG-IFN-α-2a 180μg 组,较 PEG-IFN-α-2a 可能具有更乐观的疗效;中国 HBeAg 阳性 CHB 患者研究(B0176 研究)疗效与已知的长效干扰素相当,安全性相似;治疗过程中,HBeAb 抗体水平与 HBeAg 清除显著相关;每周 1 次,皮下注射。② PEG-IFN-α-2a(派罗欣),135~180μg,每周 1 次,皮下注射。③ PEG-IFN-α-2b(佩乐能),1.5μg/kg,每周 1 次,皮下注射。④普通干扰素 α,5~6MU,每天或隔天皮下注射 1 次。⑤普通干扰素 α,10MU,每周 3 次皮下注射。⑥恩替卡韦,0.5mg,每天 1 次口服。⑦替诺福韦 300mg,每天 1 次口服。⑧丙酚替诺福韦(TAF),25mg(1 片)与食物同服,每天 1 次。⑨阿德福韦酯,10mg,每天 1 次口服。⑩替比夫定,600mg,每天 1 次口服;⑪拉米夫定,100mg,每天 1 次口服。后 3 种因耐药率高,不建议首选。胸腺因子疗效较确切。中医中药尚乏疗效确切的乙型肝炎特异性疗法。

(一) 干扰素 α

美国肝病研究协会在庆祝干扰素 50 周年开篇词中写道:迄今为止,没有一项科学的发现如干扰素这样对病毒性肝炎的治疗产生如此重大的影响。干扰素(interferon,IFN)是机体免疫细胞产生的一种细胞因子,是由细胞基因组控制、产生的一种高活性、多功能诱生蛋白质。它从细胞产生并释放出来,又可作用于相应的其他同种细胞,使其获得抗病毒、抗增殖、调节免疫、激活自然杀伤细胞(NK 细胞)、诱导组织相容性抗原、影响细胞凋亡等多种生物学功能。它是机体产生的一种抵御外来病毒入侵、维持机体或细胞功能自我稳定的反应性产物。正常生理状态下,细胞一般不能自发产生 IFN,也无直接抗病毒作用。

目前用于治疗慢性乙、丙肝的 IFN-α,注射进入体内后,抗病毒活性由作用细胞(靶细胞)基因组控制,与细胞表面的特异性 α 受体结合,触发细胞内信号传递途径,激活基因转录,调节多种生物效应,包括抑制感染细胞内的病毒复制,抑制细胞增殖等,并具免疫调节作用,兼有直接抗病毒与免疫调节的双重作用。

我国已批准普通干扰素(IFN-α)和聚乙二醇干扰素(PEG-IFN-α)用于治疗慢性乙型肝炎。疗程至少 1 年。荟萃分析表明,普通干扰素治疗慢性乙型肝炎患者,HBeAg 血清转换率、HBsAg 清除率、肝硬化发生率、HCC 发生率均优于未经干扰素治疗者。治疗结束时应答率为 38%~90%,但持久应答率仅为 10%~47%(平均 24%)。

1. 干扰素的抗病毒机制　兼有抗病毒和调节免疫功能的作用。

(1)激活机体固有免疫,抑制病毒转录:机体感染病毒后,感染局部的固有免疫细胞(如巨噬细胞)首先被识别激活,通过分泌Ⅰ型干扰素,与周围未感染细胞表面的 IFN 受体特异性结合,启动 IFN 信号通路,激活未感染、具有固有免疫功能的细胞,合成两种重要的抗病毒分子:2',5'-寡腺苷酸合成酶(OAS)和蛋白激酶 PKR;OAS 进一步合成腺嘌呤三核苷酸,激活核酸内切酶 RNAseI,通过降解病毒 mRNA 抑制病毒转录;PKR 灭活磷酸化蛋白翻译所必需的起始因子 elf-2,抑制病毒 mRNA 的翻译。同时,IFN 还通过诱导固有免疫细胞的干扰素激活基因,促进其表达而分泌抗病毒分子,发挥间接抗病毒作用。通过上述三种作用,Ⅰ型干扰素使未感染细胞处于“抗病毒状态”,在感染病毒后显著抑制病毒转录复制,即抵抗病毒感染。被激活的细胞可发挥较持久的免疫监视作用,在不断接受病毒刺激下,可发挥持续的抗病毒活性,若有足够强度,可突破免疫耐受而对病毒实现持久免疫控制。

（2）激活 CD8$^+$T 细胞的非溶细胞性途径清除病毒：CD8$^+$T 细胞可通过分泌 IFN-a 和 TNF-α，作用于肝细胞，以非溶细胞性途径，显著抑制肝细胞内 HBV 的转录复制，并进一步激活 CD8$^+$T 细胞和肝脏库普弗细胞，加速对 HBV 的清除。

（3）激活 CD8$^+$T 细胞溶细胞性途径清除病毒：CD8$^+$T 细胞（即杀伤性 T 细胞 /CTL）是清除胞内感染病毒的一个主要 T 细胞亚群，CD8$^+$T 细胞的激活依赖于 CD8$^+$T 细胞分泌的 IFN-γ，后者通过激活 CTL 和巨噬细胞的杀伤功能，即穿孔素 / 颗粒酶途径和 Fas/FasL 途径，显著促进对病毒的清除，当病毒特异性 CTL 被诱导并达到峰值时，病毒即可降至最低，即实现对病毒感染的清除。

病毒是严格的胞内感染病原体。清除病毒依赖于固有免疫、适应性免疫的全面诱导。其中，NK 细胞、IFN-α 的固有免疫抗病毒作用和 CTL 适应性抗病毒免疫，是清除病毒的关键，感染原通过诱导固有免疫，并进一步通过其传递信号到适应性免疫系统，使后者全面激活，最终通过适应性免疫系统逐渐清除受感染的肝细胞，达到对病毒的免疫清除和控制。然而，CD8$^+$T 细胞是把双刃剑：一方面，它通过特异性杀伤 HBV 感染肝细胞，对彻底清除病毒至关重要；另一方面，它又是造成慢性乙型肝炎反复肝损伤的重要原因；对 CTL 功能的调控，可显著影响抗病毒免疫的结局。

（4）调控机体 Treg 应答影响抗病毒免疫：在慢性乙型肝炎感染过程中，有一群重要的负调控的 CD4$^+$T 细胞，即调节性 T 细胞（regulatory T cell，Treg），通过抑制抗病毒免疫应答，诱导免疫耐受、促进慢性乙肝发生；而 IFN-γ 及相关的 IFN/IRF 通路和 IFN/NO 通路，通过调控 Treg 胞内关键转录因子 Foxp3 的表达，显著调控 Treg 的分化与功能，影响抗病毒免疫。首先，IFN-γ 通过激活 CD4$^+$T 细胞内的 STAT1，与多种 ISGs 基因启动子的 IFN-γ 激活元件相互作用，激活 ISGs 如干扰素反应因子（IRF）的转录表达。IRF 是重要的 Treg 分化负调控分子，IFN-γ 可通过激活 IRF 表达来抑制 Treg 分化，促进 CTL 对 HBV 的清除。然而，IFN-γ 也可通过 STAT1/NO 途径促进 Foxp3 表达和 Treg 分化，因此，在乙肝治疗中，IFN-γ 通过对 Treg 的双重调节作用，有效调节机体抗病毒免疫应答，是实施有效免疫调控的重要环节。

（5）上调 TRIM22 分子表达抑制 HBV 复制：TRIM22 分子是固有免疫的一种新分子，I 型干扰素可上调其表达，强效抑制 HBV 转录和翻译，从而实现对 HBV 的控制。

2. IFN-α 治疗的方案及疗效　我国已批准 PEG-IFN-α 和 IFN-α 用于治疗。

（1）PEG-IFN-α 初治单药治疗：多项多中心、随机、对照临床试验显示，HBeAg 阳性 CHB 患者采用 PEG-IFN-α-2a 或国产 PEG-IFN-α-2b 治疗 48 周（180g/ 周），停药随访 24 周，HBV DNA< 2 000IU/mL 的发生率为 30%，HBeAg 血清学转换率为 30.75%~36.3%（其中基线 ALT >2 × ULN 且治疗 12 周时 HBsAg < 1 500IU/mL 者可高达 68.4%），HBsAg 转换率为 2.3%~3%，停药 3 年 HBsAg 清除率为 11%。PEG-IFN-α-2a 治疗 HBeAg 阴性慢性 HBV 感染者（60% 为亚洲人）48 周，停药随访 24 周，HBV DNA <2 000IU/mL 的发生率为 43%，停药后随访 48 周时为 42%；HBsAg 消失率在停药随访 24 周、3 年、5 年时分别为 3%、8.7% 和 12%。PEG-IFN-α 治疗 24 周时，HBV DNA 下降 < 2 $\log_{10}$ IU/mL 且 HBsAg 定量 >20 000IU/mL（HBeAg 阳性者）或下降 < 1 $\log_{10}$ IU/mL（HBeAg 阴性者），建议停用 PEG-IFN-α 治疗，改为 NAs 治疗。

（2）PEG-IFN-α 与 NAs 联合治疗：PEG-IFN-α 与 NAs 联合治疗：对 NAs 经治 CHB 者中符合条件的优势人群联合 PEG-IFN-α 可使部分患者获得临床治愈。治疗前 HBsAg 低水平（<1 500IU/mL）及治疗中 HBsAg 快速下降（12 周或 24 周时 HBsAg<200IU/mL 或下降

>1 log$_{10}$ IU/mL)的患者,联合治疗后 HBsAg 阴转的发生率较高。但联合治疗的基线条件、最佳疗程和持久应答率等,尚需进一步研究。

(3)PEG-IFN-α 进一步降低 HBV 相关肝癌的发生率:119 对单独应用 PEG-IFN-α 或恩替卡韦治疗的 CHB 患者,随访 5 年发现,采用 PEG-IFN-α 治疗的患者 5 年内均未发生肝细胞癌;而采用恩替卡韦治疗者在随访第 4、5 年时分别有 2 例、1 例发生肝细胞癌,与模型预测发生率间差异无统计学意义($p = 0.36$)。另一项包括 682 例采用 NAs、430 例应用 IFN-α 单独或联合 NAs 治疗的回顾性研究显示,在中位随访时间 5.41 年时共 31 例发生肝细胞癌,接受 IFN-α 治疗患者的 10 年累计肝细胞癌发生率明显低于 NAs 治疗患者(2.7% 比 8.0%,$p < 0.001$)。PEG-IFN-α 在降低 HBV 相关肝癌发生率方面的作用值得进一步深入研究。

(4)IFN-α 抗病毒疗效的预测因素:HBeAg 阳性慢性乙型肝炎患者具有以下因素者接受 PEG-IFN-α 治疗 HBeAg 血清学转换率更高:① HBV DNA<2×10^8IU/mL;②高 ALT 水平〔$(2\sim10) \times$ ULN〕;③基因型为 A 或 B 型;④基线低 HBsAg 水平(< 25 000IU/mL);⑤肝组织炎症坏死 G2 以上。⑥基线核心抗体定量(qanti-HBc)检测高水平,基线信号转导及转录激活蛋白 4(STAT4)为 rs7574865,是干扰素疗效较好的预测指标。PEG-IFN-α 治疗 12 周时的 HBV DNA 水平、HBsAg 定量及其动态变化,可用于预测干扰素疗效。

3. 干扰素的不良反应及其处理　干扰素是一类相对比较安全的生物制剂,常见的不良反应如表 9-46-7 所示,可逆,一般无须减量,无严重永久性副作用。大部分能坚持用药。停止治疗后几个星期,不良反应可恢复。

表 9-46-7　干扰素不良反应

	常见	不常见
急性反应	发热(可达 40℃),寒战,全身不适,关节痛等流感样症状	低血压[*],发绀[*],精神错乱[*],昏迷[*],心电图改变[*]
慢性体质性反应	白细胞减少,血小板减少,轻度贫血,乏力,肌痛,睡眠增加,畏食,体重减轻,脱发,激动,骨髓抑制,转氨酶升高	焦虑,抑郁症,恶心,呕吐,腹泻,鼻塞,咽喉痛,识别功能和性功能减退,干扰素抗体形成

[*]仅于高剂量时发生。

(1)流感样综合征:表现为发热、头痛、肌痛和乏力等,可在睡前注射 IFN-α,或在注射的同时服用解热镇痛药。

(2)一过性外周血细胞减少:中性粒细胞绝对计数 ≤ 0.75×10^9/L 和 / 或血小板<50×10^9/L,应减少 IFN-α 剂量;1~2 周后复查,如恢复,则逐渐增加至原量。中性粒细胞绝对计数 ≤ 0.5×10^9/L 和 / 或血小板 <25×10^9/L,则应暂停使用 IFN。对中性粒细胞明显降低者,可试用粒细胞集落刺激因子(G-CSF)或粒细胞 - 巨噬细胞集落刺激因子(GM-CSF)治疗。

(3)精神异常:可表现为抑郁、妄想、重度焦虑等精神病症状。对症状严重者,应及时停用 IFN,必要时会同精神心理医师诊治。

(4)自身免疫病:一些患者可出现自身抗体,少部分患者出现甲状腺疾病、糖尿病、血小板减少、银屑病、白斑、类风湿关节炎和系统性红斑狼疮样综合征等,应请相关科室医师共同诊治,严重者应停药。

（5）其他少见的不良反应：包括肾脏损害、心血管并发症、视网膜病变、听力下降和间质性肺炎等，应停止干扰素治疗。

（6）转氨酶升高：干扰素治疗后，转氨酶可能会升高 50~300U/L，用药前已增高者表现得更明显，ALT 的增高常伴 AST 增高，碱性磷酸酶及乳酸脱氢酶改变较少见，肝脂肪性变、黄疸及肝衰竭少见（失代偿性肝硬化除外）。婴幼儿及新生儿使用大剂量干扰素可能导致肝细胞坏死。转氨酶升高是机体免疫激发，炎症活跃导致的，但它只反映肝组织炎症活动的高低，与病变的轻重和结局不一致。转氨酶升高的持续时间，比升高的幅度更能反映病情的程度。如果转氨酶只在 100~200U/L 上下，不用降酶药；如果升高到 400U/L 以上，病情加重，或发生肝硬化失代偿，可静脉滴注异甘草酸镁，使酶快速降下来。干扰素治疗期间需要每个月检查肝功能，转氨酶太高需用降酶药。常用的降酶药"联苯双酯"很少有不良反应，剂量为每天 3 次，每次 10 粒（15mg），1 周左右就可见效。剂量可以按需增减，灵活调节。如果想把转氨酶快速降下来，可以多服一些，每次最多可以服 20 粒（30mg），每天 3 次；如果只想稍微降低一点，每次只需用 3~5 粒。

4. IFN-α 治疗的禁忌证　IFN-α 治疗的绝对禁忌证包括：妊娠或短期内有妊娠计划、精神病史（具有精神分裂症或严重抑郁症等病史）、未能控制的癫痫、失代偿性肝硬化、未控制的自身免疫病、伴有严重感染、视网膜疾病、心力衰竭、慢性阻塞性肺疾病等基础疾病。

IFN-α 治疗的相对禁忌证包括：甲状腺疾病，既往抑郁症史，未控制的糖尿病、高血压，治疗前中性粒细胞计数 $<1.0 \times 10^9$/L 和 / 或血小板计数 $<50 \times 10^9$/L。

5. 干扰素治疗的监测和随访

（1）治疗前：应检查生化指标包括 ALT、AST、胆红素、白蛋白及肾功能；血常规、尿常规、血糖及甲状腺功能；病毒学标志包括 HBsAg、HBeAg、抗 -HBe 和 HBV DNA；中年以上患者，还应做心电图检查和测血压；排除自身免疫病；育龄女性，还应检测尿人绒毛膜促性腺激素（HCG）。

（2）治疗过程中：血常规在开始治疗后的第 1 个月的每 1~2 周检查 1 次，以后每个月检查 1 次，直至治疗结束；生化指标包括 ALT、AST 等，每个月 1 次，连续 3 次，以后随病情改善可每 3 个月 1 次；病毒学标志 HBsAg、HBeAg、抗 -HBe 和 HBV DNA 每 3 个月检测 1 次；每 3 个月检测 1 次甲状腺功能、血糖和尿常规等指标；如治疗前就已存在甲状腺功能异常或已患糖尿病者，应先用药物控制，再开始干扰素治疗，每个月检查甲状腺功能和血糖水平；定期评估精神状态，对出现明显抑郁症和有自杀倾向者，应立即停药并密切监护。进行肝脏硬度值测定（每 6 个月 1 次）、腹部超声检查和甲胎蛋白检测等（无肝硬化者每 6 个月 1 次，肝硬化者每 3 个月 1 次），必要时做增强 CT 或增强 MRI 以早期发现肝细胞癌。

（二）核苷（酸）类似物

目前用于临床的抗 HBV 核苷（酸）类似物有 6 种。低病毒载量（HBV DNA 低于 10^7 IU/mL 或 7 $\log_{10}$ IU/mL），高血清 ALT 水平（$>3 \times$ ULN），肝活检示活动性评分较高（>A2），是预测发生 HBeAg 血清转换的治疗因素。HBV 基因型不影响任何核苷（酸）类似物的应答。初始治疗时使用 LAM、ADV 和 LdT 治疗，对出现原发性治疗失败（3 个月时）或应答欠佳（6 个月时）的患者，应换用更强效的药物，或联合无交叉耐药的药物。若初始选用 ETV 或 TDF，即使 48 周 HBV DNA 尚未完全转阴，也可继续使用，不必改变治疗方案。

1. 抗病毒作用机制　HBV 在肝细胞内进行逆转录或复制其正链 DNA 过程中，需要掺入大量核苷原料，外源性给予胸腺嘧啶核苷、胞嘧啶核苷、腺嘌呤核苷、鸟嘌呤核苷等类似物,则可掺入病毒 DNA,由于类似物并非真正的核苷,HBV DNA 合成就此终止,实现抑制病毒的目的。

2. 6 种 NAs 药物疗效和安全性

(1)恩替卡韦(entecavir,ETV):大量研究数据显示,采用恩替卡韦治疗可强效抑制病毒复制,改善肝脏炎症,安全性较好,长期治疗可改善乙型肝炎肝硬化患者的组织学病变,显著降低肝硬化并发症和肝细胞癌的发生率,降低肝脏相关和全因病死率。在初治 CHB 患者中,恩替卡韦治疗 5 年的累计耐药发生率为 1.2%;在拉米夫定耐药的 CHB 患者中,恩替卡韦治疗 5 年的累计耐药发生率升至 51%。

(2)替诺福韦(tenofovir disoproxil fumarate,TDF):应用 TDF 治疗 CHB 患者的多中心临床研究结果显示,可强效抑制病毒复制,耐药发生率低。采用 TDF 治疗 8 年的研究数据显示,共有 41 例次病毒学突破,其中 29 例次(70%)的原因是依从性问题,59% 发生病毒学突破的患者继续 TDF 治疗仍然获得病毒学应答,进一步的核酸序列测定未发现 TDF 相关的耐药。TDF 长期治疗显著改善肝脏组织学,降低肝细胞癌发生率。恩替卡韦耐药且血清中 HBV DNA > 60IU/mL 的 90 例 CHB 患者,按照 1∶1 比例随机接受 TDF 单独或联合恩替卡韦治疗 48 周,TDF 单独或联合恩替卡韦治疗组的 HBV DNA 阴转(< 15IU/mL)率分别为 73% 和 71%,HBV DNA 较基线分别下降 $3.66 \log_{10}$ IU/mL 和 $3.74 \log_{10}$ IU/mL,分别有 6 例和 3 例患者仍保持了基线的耐药,两组安全性良好。多项 TDF 治疗 NAs 经治患者 48~168 周的研究显示,TDF 用于拉米夫定耐药、阿德福韦酯耐药、恩替卡韦耐药或多药耐药患者的治疗,均可获得 70%~98% 的病毒学应答,且随着治疗时间的延长,病毒学应答率逐渐升高。

(3)丙酚替诺福韦(tenofovir alafenamide fumarate,TAF):为 TDF 前体药,全球Ⅲ期临床试验中,581 例 HBeAg 阳性 CHB 患者(不包括失代偿性肝硬化)接受 TAF 治疗 48 周,64% 的患者 HBV DNA < 29IU/mL,ALT 复常率为 72%;10% 发生 HBeAg 血清学转换,HBsAg 消失率为 1%;继续治疗至 96 周,73% 的患者 HBV DNA < 29IU/mL,ALT 复常率为 75%;HBeAg 血清学转换率增至 18%,HBsAg 消失率为 1%。285 例 HBeAg 阴性 CHB 患者(不包括失代偿性肝硬化)接受 TAF 治疗 48 周,94% 的患者 HBV DNA <29IU/mL,ALT 复常率为 83%,HBsAg 血清消失率为 0;继续治疗至 96 周,90% 患者 HBV DNA < 29IU/mL,ALT 复常率为 81%,HBsAg 血清消失率 < 1%。96 周治疗期间,头痛(12%)、恶心(6%)和疲劳(6%)是最常见的不良事件。TAF 治疗 96 周后髋关节、腰椎的骨密度下降值(–0.33%、–0.75%)低于 TDF(–2.51%、–2.57%),两者间差异有统计学意义(P < 0.001);TAF 治疗后估算的肾小球滤过率(eGFR)下降的中位值也低于 TDF(–1.2mg/dL、–4.8mg/dL,P < 0.001)。

(4)替比夫定(telbivudine,TBV,LdT):可改善 eGFR,但总体耐药率仍偏高。替比夫定在阻断母婴传播中具有良好的效果和安全性(详见第五十一章特殊人群的抗病毒治疗相关内容)。

(5)NAs 药物选择:初治患者应首选强效低耐药的药物(恩替卡韦、TDF、TAF)治疗。不建议 ADV 和 LAM 用于 HBV 感染者的抗病毒治疗。正在应用非首选药物治疗的患者,建议换用强效低耐药的药物,以进一步降低耐药风险。应用 ADV 者,建议换用恩替卡韦、TDF 或 TAF;应用拉米夫定或替比夫定者,建议换用 TDF、TAF 或恩替卡韦;曾有拉米夫定或替比夫定耐药者,换用 TDF 或 TAF;曾有 ADV 耐药者换用恩替卡韦、TDF 或 TAF;联合 ADV 和拉米夫定 / 替比夫定治疗者,换用 TDF 或 TAF。

(三)可能有抗病毒作用的药物及其研究策略

Blumberg 博士 1963 年发现的澳大利亚抗原(Australia antigen,AuAg),属于乙型肝炎病

毒(HBV)的表面抗原,开启了乙型肝炎研究的新时代,获得了诺贝尔生理学或医学奖。60多年来,乙型肝炎研究出现了许多重要发现和进展,包括一系列的诊断技术的应用。20世纪80年代出现的杂交瘤技术和分子克隆技术,促进了乙型肝炎病原学研究的不断进步。酵母细胞表达的重组乙肝疫苗在HBV感染高流行区的预防控制方面发挥了重要作用。同时,临床医师对乙型肝炎患者自然史的研究,也成为医学界临床疾病研究的一个典范。

20世纪临床抗病毒治疗之前,中医中药在肝病治疗的临床上具有重要的地位。从祖国医学发展而来的一系列的保肝、降酶、抗炎、抗纤维化,甚至是抗病毒和抗肿瘤的药物研发在特定历史阶段发挥了十分重要的功能,有些治疗方法和治疗药物,一直到现在都还在临床肝病的治疗中使用。20世纪80年代中叶,重组人干扰素α(IFN-α)作为一种免疫调节和抗病毒药物引入到慢性乙型肝炎(CHB)的治疗中,发挥了历史性的作用。其后,应用体外聚乙二醇进行化学修饰,形成的聚乙二醇干扰素(PEG-IFN)取得了更好的疗效。其特点是治疗1年、停药半年后HBeAg阳性的患者,大约30%可以实现HBeAg的血清学转换。

1989年,针对HBV聚合酶/逆转录酶的核苷(酸)类似物(NAs)拉米夫定(LAM)口服抗病毒治疗药物的上市,使慢性乙型肝炎的抗病毒治疗研究掀开了新的一页。此后,针对HBV聚合酶治疗位点,又出现了阿德福韦酯(ADV)、替比夫定(LdT)、恩替卡韦(ETV)以及替诺福韦(TDF)以及丙酚替诺福韦(TAF)等NAs,有些国家和地区还批准了克立夫定(CLV)和恩恩他滨(ETC)等口服NAs治疗乙肝,开启了口服抗病毒治疗的新时代。NAs治疗CHB的特点是口服方便、抑制HBV DNA复制的效果快速而明显,通过抗病毒治疗可使处于不同阶段的CHB患者减缓了疾病进展,减少了肝硬化(LC)、肝细胞癌(HCC)的发生,减少了终末期肝病患者的并发症、延长了生存期、提高了生存质量。至今,仍是CHB患者主要的治疗手段。但是,NAs的作用机制和作用特点,决定了其在CHB抗病毒治疗中应用的局限性。NAs主要是抑制HBV RNA至HBV DNA的逆转录环节,而对肝细胞核中所谓的HBV cccDNA无直接的抑制和清除作用,治疗效果具有明显的局限性,需要长期治疗,停药后复发,长期使用有些药物出现耐药,药物治疗不能彻底阻断疾病进展,不能杜绝HCC的发生,且长期治疗产生巨大的经济负担。因此,关于CHB抗病毒治疗,还必须从全新的策略来设计,以清除体内病毒为目标的治疗策略和治疗药物将是CHB治疗研究的主要发展方向。①针对HBV进入肝细胞环节的药物,如入胞抑制剂、Myrcludex-B Ⅱ期试验能快速抑制病毒复制。② HBsAg抑制剂。2016年APASL大会上,美、日学者报道了新型核苷类逆转录酶抑制剂(NRTIs)研究结果,40-C-氰基-2-氨基-20-脱氧核苷(CAdA)及40-C-氰基-20-脱氧腺苷(CdG)可作用于携带恩替卡韦耐药突变(ETVr)及阿德福韦酯耐药突变(ADVr)的HBV株,表现出有效的抗病毒活性。③ TLR激动抑制剂,能活化机体免疫应答。实验的猩猩出现病毒下降和转氨酶升高。④治疗性疫苗,为表面抗原和核心抗原复合物。古巴已上市此类疫苗,亚太、澳大利亚和新西兰正在做相关临床试验,结果表明经治疗后ALT升高,表明免疫反应有所活化,具有一定前景。⑤表面抗原释放抑制剂(NAP),如REP9AC。⑥通过降解或转录沉默而抑制cccDNA,如淋巴毒素β激动剂和干扰素,促进APOBEC3A和B的产生,使cccDNA胞嘧啶脱氨基而降解,又如利用CRISPR-Cas9的核酸酶机制,对特定序列的基因组进行编辑,利用组蛋白去乙酰化酶使cccDNA转录沉默等,都可能有较好前景。⑦ HBV衣壳蛋白抑制剂,如NVR3-778,以完全不同于NAs的抑制方式诱导无功能性HBV衣壳颗粒装配的加速,从而阻断HBV复制。在APASL 2016年的年会上,学者报道,对HBV感染轻微患者治疗4周,可显著降低HBV DNA和HBsAg水平,与其他直接HBV

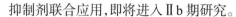

抑制剂联合应用,即将进入Ⅱb期研究。

从HBV的生活周期分子生物学特点和抗病毒治疗研发的过程来看,要根除HBV感染,从多个角度切入都有发展前景。通过几十年的努力,抗人类免疫缺陷病毒(HIV)的治疗药物研发取得了长足的进展。

自从全口服药物,在短至8周的疗程里能够治愈95%以上的慢性丙型肝炎(CHC)以来,国际上主要的抗病毒治疗药物研发公司,都把主要的力量投入到抗HBV新药的研发中,可以期待,若干年后,将会出现一批不同作用机制和作用靶点的抗HBV治疗药物;CHB的抗病毒治疗也将迎来全口服清除肝脏HBV的全新治疗策略和治疗药物。

从HBV生活周期研究结果来看,肝细胞核中的HBV cccDNA无疑是一种重要的治疗靶标。曾有研究推算,在没有外界干预的条件下,肝细胞核中的HBV cccDNA半衰期很长,可达14.3年。其实这一结果是在没有干预HBV cccDNA不断消耗、不断补充的条件下的一个数学模型推算结果。实际上,如果阻断了肝脏内HBV cccDNA的补充来源,加速HBV cccDNA的降解,HBV cccDNA在短期内得到控制是完全有可能的。不对这一结果进行细致分析,则会造成针对这一环节新药研发的信心不足。HBV cccDNA是HBcAg、HBVRNA、HBV DNAP以及宿主细胞的组蛋白(histone)等结合在一起,缠绕形成迷你染色体(minichromosome),HBcAg蛋白N末端介导的同二聚体的装配和多聚体的形成,C末端富含精氨酸区域与HBV RNA的结合,都是重要环节,HBcAg的磷酸化修饰,也是重要的调节机制。HBV RNA的结合、包裹、逆转录等环节,以及此后的HBV DNA甲基化修饰,组蛋白的乙酰化修饰,伴侣蛋白分子的结合等,都与HBV cccDNA的形成和转录活性有关。关于以HBV cccDNA为靶点的治疗药物研发是一个重点,Cai等报道CCC-0975和CCC-0346可以减少HBV cccDNA的合成。HBcAg与子代HBV DNA结合成的核颗粒与未经糖基化修饰HBsAg大蛋白胞质末端部分的结合,是形成病毒颗粒的重要环节,此后HBsAg的糖基化修饰,与病毒颗粒的装配有关,因此,HBsAg糖基化修饰的糖基化酶(glucosidase)抑制剂也具有很好的发展前景。另外,针对HBV感染肝细胞的机制,NTCP和Myrcludex-B表现出阻断HBV感染肝细胞的环节。HBcAg蛋白与前基因组HBV RNA的结合和包裹是核颗粒形成的一个重要环节。研究表明,异芳基-二氢嘧啶(heteroaryldihydropyrimidines)可以阻断HBcAg与前基因组HBV RNA的结合和包裹,其代表性药物是Bay41-4109,可以阻断病毒核壳的形成,成为治疗药物研发的又一个热点。关于HBsAg的分泌,一系列新型的三唑并嘧啶(triazolopyrimidine)抑制剂,可以有效抑制HBsAg的分泌,从而能够抑制HBV颗粒的释放。目前开发中的核酸聚合物——两亲寡核苷酸(amphipathicoligonucleoside),即Rep9AC,可以阻断HBsAg的分泌过程。

病毒是简单的生物,要完成其生活周期,必须要借助宿主细胞的一些成分。因此,抗HBV新药的研发,针对宿主细胞对HBV复制不可或缺的成分的研究也可以取得突破。如TLR7和TLR9在体内激活pDC中具有十分重要的作用,因此,针对TLR7的激动剂(agonist)研发进展很快。例如,GS-9620正在进行Ⅱ期临床试验。针对HBV感染免疫的特点,IL-7、IL-21也具有研发前景。PD-1/PD-L1分子在HBV感染免疫中具有十分重要的意义,因此探索PD-1/PD-L1阻断剂的抗HBV治疗作用的研发也很重要。针对Tregs治疗性的蛋白、核酸疫苗的研究也有进展。针对HBV的RNAi技术、APOBEC3G的RNA编辑技术,还有针对HBV的CRISPR/Cas9等生物技术的研发也有一些令人鼓舞的研究进展。虽然还很难根据目前针对病毒和宿主的新药研发最新进展,非常清楚地预测将来抗HBV治疗的策略和药物究竟是什么,但有一点是非常清楚的,即在不久的将来,抗HBV治疗的临床药物研发,将很快进入到全口服、清除病毒治疗的新时代。荷兰Hendrik W在APASL 2016年大会上报道,新型核苷酸聚合物REP2139-Ca在治疗HBV/HDV合并感染的Ⅱ期临床试验表明,病毒载量下降3 $\log_{10}$,HBsAg下降也优于现有药物,如果进一步试验可获得较好安全性,将是一个非常有前途的小分子口服药物。小分子核心抗原抑制剂,目前也有几家公司正在进行研究,将来有可能像丙肝治疗一样,使用小分子口服药物治愈乙肝。

目前慢性乙肝治疗,必须联合抗病毒药、HBV抗原抑制剂、免疫激活剂和cccDNA抑制剂治疗。

一大批新药正在加速研制中,主要包括核苷(酸)类似物的前药(如贝西福韦、CMX 157)、长效干扰素(如P1101)和一些基于新机制的抗病毒药物(如GS-9620、ARC520和REP-9AC)。其中最引人注目的是GS-9620和REP-9AC,它们可通过强化人体自身免疫功能来对抗乙肝病毒,这类免疫疗法是近年来抗病毒研究的热点。

1. 贝西福韦(besifovir,LB80390)　是一种新型鸟嘌呤核苷单磷酸盐,结构与阿德福韦酯相似。是一种前药,在体内转化为活性代谢物LB80317起效。一项Ⅱb期临床试验表明,使用90mg/d和150mg/d治疗48周,对初治的慢性乙型肝炎疗效不劣于恩替卡韦,延长96周,仍与恩替卡韦相当,最常见的不良反应是导致卡尼汀减少,补充卡尼汀后恢复正常。目前正在进行Ⅲ期临床试验。

2. 十六烷氧丙基替诺福韦酯(bexadecyloxy propyl tenofovir,CMX157)　是替诺福前药,给药后能转化为天然脂类类似物,利用脂类的吸收途径,在肝细胞中释放高浓度的二磷酸替诺福韦,增加生物利用度,同时减少替诺福韦的血药浓度,减少肾不良反应。对HBV DNA的下调能力明显优于替诺福韦,它们的EC_{50}值分别为(15.03 ± 4.31)nmol/L和(1460 ± 1127)nmol/L,CC_{50}值分别为1.81万µmol/L和>10万µmol/L;体内抗HBV活性较替诺福韦高97倍。

3. 十八烷氧乙基替诺福韦酯(octadecyl oxyethyl tenofovir,AGX1009)由中国医学科学院医药生物技术研究所研制,也是替诺福韦前药,是替诺福十八烷氧乙基单酯衍生物,通过在替诺福韦分子中的磷酸基上引入脂溶性十八烷氧乙基长链,使其口服吸收率显著上升,在保留替诺福韦抗病毒能力的基础上,显著改善了原药的生物利用度。基于HepG2.2.15肝细胞的体外细胞实验显示,其对HBV的抑制活性强于对照物替诺福韦,EC_{50}值分别为0.17µmol/L和1.46µmol/L。

4. 新一代长效干扰素ROPFG-IFN-α-2b(P1101)　由我国台湾地区开发,极大地延长了半衰期,与普通PEG-IFN-α-2b每周一次相比,采用每周一剂的给药次数,血药浓度更稳定,副作用大幅度降低。现已进入Ⅲ期临床试验。

5. GCS-9620　是一种口服的Toll样受体7(TLR-7)激动剂,通过刺激固有免疫提高机体对病毒的控制能力,在有限治疗后可获得降低血清中的病毒含量,最大可降低DNA 6.2 $\log_{10}$拷贝/mL,使HBV感染者的肝癌发生率从71%降到8%,对人类TLR-7的选择性是TLR-8的30倍,对其他TLR类型无活性,已进入Ⅱ期临床试验。

6. ARC-520　是一种基于RNA干扰(RNAi)的药物,通过干扰HBV逆转录过程上游mRNA的水平,清除血清中的HBV。Ⅱa临床试验表明,3mg/kg单独静脉注射,29天后患者血清HBsAg降低81%~96%,直到43天至57天仍有统计学意义,目前尚无明确的毒性数据报道。

7. 在 2018 年美国肝病研究协会(AASLD)年会上,RNAi 药物 ARO-HBV 药在 Phase 1 期临床试验中的结果被公布:耐受性良好,每月使用可有效降低所有可测量的病毒产物,包括 HBsAg。具有成为针对慢性乙型肝炎患者中 HBsAg 清除有限方案的基础疗法的潜力。雷莫芦单抗(ramucirumab)、免疫检查点抑制剂(immune checkpoint inhibitors,ICI)和 PD-1 抑制剂 nivolumab(NIVO)在美国、加拿大和其他一些国家已经批准用于治疗索拉非尼经治的 Child-Pugh A 级晚期 HCC(aHCC)患者,用于 Child-Pugh B aHCC 患者表现出持久的应答,安全性情况与 Child-Pugh A 级患者相似。

8. 免疫调节治疗　有望成为治疗慢性乙型肝炎的重要手段,但目前尚缺乏疗效确切的乙型肝炎特异性免疫疗法。

胸腺肽 α_1 可增强机体非特异性免疫功能、不良反应小、耐受性良好,对于有抗病毒适应证,但不能耐受或不愿接受干扰素或核苷(酸)类似物治疗的患者,胸腺肽 α_1 是胸腺素的片段,只含 α_1,不含 α 的其他亚成分及 β、γ 等组分。而 T 淋巴细胞的分化成熟需多种胸腺素,如 α_1、α_2、$\alpha_3 \cdots \beta_1$、β_2、β_3、β_4、$\beta_{10} \cdots \gamma_1$、$\gamma_2$、$\gamma_3$ 等协同作用才能完成,单一胸腺肽 α_1 对免疫功能的调节作用有限。胸腺肽 α_1 联合其他抗乙型肝炎病毒药物的疗效尚需大样本随机对照临床研究验证。

9. 中医药制剂。

治疗慢性乙型肝炎在我国应用广泛,对于改善临床症状和肝功能指标有一定效果。

目前我们应对的策略就是,继续应用乙肝疫苗保护易感人群,使用可及的抗 HBV 药物,最大限度地抑制 HBV 复制,减少疾病进展;加强 HBV 生活周期的分子生物学基础研究,寻找新的靶点和新型治疗药物,为最终治愈 CHB,做出我们应有的贡献。

二、抗病毒治疗方法

2019 年中国乙肝指南建议首选强效低耐药的 NAs(ETV、TDF、TAF)或聚乙二醇干扰素治疗慢性 HBV 感染。经治或正在应用非首选药物治疗的患者,建议换用强效低耐药的药物,以进一步降低耐药风险。应用 ADV、拉米夫定或替比夫定者,建议换用 TDF、TAF 或 ETV,拉米夫定或替比夫定耐药者,换用 TDF 或 TAF,ADV 耐药者则换用 ETV、TDF 或 TAF,联合 ADV 和 LAM/LdT 患者,可以换用 TDF 或 TAF。

对于 HBeAg 阳性或阴性的慢性乙肝患者,轻度至中度病变,可考虑 IFN 作为初始治疗策略。PEG-IFN-α 的标准治疗疗程为 48 周,对于 HBeAg 阴性的慢性乙肝患者,可延长疗程。

核苷(酸)类似物均存在肾损害风险。对使用 TDF 者,无论是否存在肾损害风险,均应定期接受肾功能监测,包括肾小球滤过率及血磷水平。如果存在肾损害风险或伴基础肾病或骨病的风险因素,可根据既往有无 LAM 暴露史,换用 ETV 或 TAF。

(一) 抗乙肝病毒治疗策略

1. 一线用药　对于有抗病毒治疗指征的所有成人、青少年以及大于 12 岁的慢性乙肝患儿,推荐使用 IFN-α 和具有高耐药屏障的核苷(酸)类似物替诺福韦或恩替卡韦或丙酚替诺福韦(TAF),不推荐使用二线的低耐药屏障的核苷(酸)类似物(拉米夫定、阿德福韦酯、替比夫定)。IFN-α 不能用于 1 岁以下儿童治疗。在充分知情同意的基础上,1 岁以上儿童可考虑 IFN-α 治疗,2 岁以上可选用恩替卡韦。

对于确诊或怀疑对拉米夫定、恩替卡韦或替比夫定耐药(如有既往用药史或原发无应答)的患者,推荐改用替诺福韦或丙酚替诺福韦(TAF)。伴有肾功能不全或骨病或有相关风险的患者考虑 TAF。不推荐 TAF 用于肌酐清除率 <15mL/min 或透析的患者。治疗中定期检测 HBV DNA 定量，以便及时发现病毒学突破，并尽早给予挽救治疗。对于 NAs 发生耐药者，改用 IFN-α 联合治疗的应答率较低。

2. NAs 治疗的监测

(1)治疗过程中监测：血常规、肝脏生化指标、HBV DNA 定量和 HBV 感染 5 项指标、肝脏硬度值测定等，每 3~6 个月检测 1 次；腹部超声检查和甲胎蛋白等(无肝硬化者每 6 个月 1 次，肝硬化者每 3 个月 1 次)；必要时做增强 CT 或增强 MRI 以早期发现肝细胞癌。采用 TDF 者，每 6 ~ 12 个月检测 1 次血磷水平、肾功能，有条件者可监测肾小管早期损伤指标。当恩替卡韦和 TDF 用于肌酐清除率 < 50mL/min 患者时均需调整剂量，方案见表 9-46-8；TAF 用于肌酐清除率 <15mL/min 且未接受透析的患者时无推荐剂量；其余情况均无需调整剂量。

表 9-46-8　成年肾功能损伤患者抗病毒治疗的剂量调整

抗病毒药物	药物剂量及给药间隔			
血液透析或腹膜透析者 CrCl/(mL/min)	≥ 50	30~49	10~29	<10
TDF	300mg,1 次 /24h	300mg,1 次 /48h	300mg 1 次 /72h~96h	300mg,1 次 / 周
ETV	0.5mg,1 次 /24h	0.25mg,1 次 /24h 或 0.5mg,1 次 /48h	0.15mg,1 次 /24h 或 0.5mg,1 次 /72h	0.05mg,1 次 /24h 或 0.5mg,1 次 / 周
ETV(失代偿期)	1mg 1 次 /24h	0.5mg,1 次 /24h 或 1mg,1 次 /48h	0.3mg,1 次 /24h 或 1mg,1 次 /72h	0.1mg,1 次 /24h 或 1mg,1 次 / 周

注：对 LAM 耐药的患者不推荐使用 ETV。

CrCl=(140- 年龄) × 体重(kg)/72× 肌酐(mg/dL)；或肌酐清除率 =(140- 年龄) × 体重(kg)/[0.818× 肌酐(μmol/L)]。

(2)密切关注患者治疗依从性问题：包括用药剂量、使用方法、是否有漏用药物或自行停药等情况，确保患者已经了解随意停药可能导致的风险，提高患者依从性。

(3)少见或罕见不良反应的预防和处理：NAs 总体安全性和耐受性良好，但在临床应用中仍有少见、罕见严重不良反应的发生，如肾功能不全(服用 TDF、ADV)、低磷性骨病(服用 TDF、ADV)、肌炎 / 横纹肌溶解(服用替比夫定)、乳酸酸中毒等(服用恩替卡韦、替比夫定)，应引起关注。建议治疗前仔细询问相关病史，以降低风险。对治疗中出现血肌酐、肌酸激酶或乳酸脱氢酶水平明显升高，并伴相应临床表现如全身情况变差、肌痛、肌无力、骨痛等症状的患者，应密切观察，一旦确诊为肾功能不全、肌炎、横纹肌溶解、乳酸酸中毒等，应及时停药并改用其他药物，同时给予积极的相应治疗干预。

(4)耐药监测及处理：随着强效低耐药药物的应用，NAs 长期治疗出现耐药发生率大幅降低。如果在治疗过程中出现 HBV DNA 定量较治疗中最低值升高 >2 $\log_{10}$ IU/mL，排除依从性问题后，需及时给予挽救治疗，并进行耐药检测。方案见表 9-46-9。

1)非一线(二线)药物治疗失败后的挽救治疗原则：使用强效、没有交叉耐药的抗病毒药。WHO 乙型肝炎防治指南对于 LAM 耐药换用 TDF 的建议提出了以下几点依据：①对于 LAM 耐药的 CHB 患者，TDF 最可能在 1 年内使患者的 HBV DNA 水平下降至低于检测下限。②耐药的发生、HBV 的持续复制是肝硬化、终末期肝病和 HCC 发生的危险因素。

③ TDF 与 LAM 没有交叉耐药位点。④发生 LAM 耐药后,给予 ADV、LdT 或 ETV 治疗,可能导致多重耐药的发生。⑤直接换用 TDF 单药治疗可简化临床管理和药物采购。⑥与直接换用 TDF 相比,没有足够的证据显示 LAM 加用其他的 NAs 或 NAs 的联合治疗可给 LAM 耐药的 CHB 患者带来更多的获益。⑦中低收入国家将努力下调 TDF 的价格,使其得到广泛的使用。

表 9-46-9　核苷(酸)类似物耐药后挽救治疗

耐药种类	推荐药物
LAM 或 LdT 耐药	换用 TDF,或 TAF
ADV 耐药,之前未使用 LAM 或 LdT	换用 ETV,或 TDF 或 TAF
LAM/LdT 治疗耐药时出现对 ADV 耐药	换用 TDF,或 TAF
ETV 耐药	换用 TDF,或 TAF
多药耐药 (A181T+N236T+M204V)	ETV 联合 TDF 或 ETV 联合 TAF

2)治疗失败的定义:WHO 乙型肝炎防治指南对于抗病毒治疗失败的定义分为两种情况:①在可开展 HBV DNA 定量检测的地区,治疗失败包括原发性治疗失败和继发性治疗失败,原发性治疗失败是指经过 3 个月的抗病毒治疗,HBV DNA 下降 ≤ 1 $\log_{10}$ IU/mL。②继发性治疗失败是指在抗病毒治疗过程中,HBV DNA 水平比最低值升高 ≥ 1 $\log_{10}$ IU/mL。在条件有限、不能开展 HBV DNA 定量检测的地区,满足以下特征可考虑为治疗失败:正在使用低耐药屏障的抗病毒药物,患者治疗依从性差,出现生化学突破(如转氨酶升高),伴或不伴有肝病进展的证据。

3. 停药原则

(1)乙肝难以治愈:乙肝病毒是 DNA 病毒,能在早期整合到宿主基因组中,产生病毒复制的模板 DNA,作为微小染色体隐藏在细胞核内,不断复制新的病毒;除了自发的细胞分裂和细胞死亡能被破坏外,药物基本无作用。乙肝病毒还隐藏于淋巴细胞及脑、肠、胰腺等器官,使乙肝治愈变得几乎不可能。把乙肝表面抗原消失作为治疗终点,可能是最好的停药标准,但是达到这一点非常困难。迄今所有抗病毒药物的研究都表明,长期用药可以使 10% 的患者出现表面抗原消失,但这也意味着剩余的 90% 不能停药。正在研发的新药有些从阻止病毒侵入细胞的角度入手,阻止病毒感染新生细胞,进而加速病毒清除。但在真正意义上说,乙肝患者基本上不可能治愈,只能以下述终点代替。①理想终点:乙肝的完全治愈或彻底治愈目前还不可能,因 cccDNA 尚无法清除。若持续的 HBsAg 消失,伴或不伴抗 -HBs 出现,标志着慢性肝炎活动性完全缓解,可谓之功能性治愈或临床治愈。获此终点后再继续治疗至少 1 年,可试停药。遗憾的是,这一终点很能到达,一般只有 3%~11% 的 HBsAg 清除率。停药后应严密监测,预防复发。复发与 HBeAg 是否阳性、治疗药物和疗程无明显关系。若停药后半年以上,不出现病毒学和临床复发,"大三阳"持久地转换成"小三阳",表面抗原定量低水平,预示着宿主对病毒复制实现了免疫控制,病情长期非活动和稳定,也是较为理想的。但是,核苷类药对表面抗原无直接影响,持续服药 50 年以上才能彻底清除。干扰素治疗"大三阳"肝炎,停药后 3 年,表面抗原清除率 11%,"小三阳"肝炎停药后 5 年,表面抗原清除率为 12%。②有价值的终点（满意终点）："大三阳"肝炎患者，持久地转换成"小三阳"，是免疫控制的重要标志，预后较好。HBeAg（+）肝炎，HBeAg 消失或血清转换后，再继续治疗至少 1 年，最好 3 年后可试停药。③主要终点（基本终点）：未转换成"小三阳"的"大三阳"肝炎及"小三阳"肝炎患者，核苷类药长期服用可维持乙肝病毒 DNA 在检测不到水平，表明对 HBV 复制的长期抑制，是最起码要达到的基本终点。通过治疗必须将乙肝病毒 DNA 降至尽可能低的水平，理想的是低于检测低限（10~15IU/mL）。如果无法维持乙肝病毒 DNA 检测不到，应及早换药或加药。④附加终点：ALT 复常。

（2）停药原则：与其他乙型肝炎指南一样，WHO 乙型肝炎防治指南强烈推荐，临床上有肝硬化证据的患者（或 ARPI>2 的成年人），需终身服用 NAs 抗病毒治疗，因为停药会导致病毒再激活，发生严重的慢加急性肝损害。

HBeAg 阳性慢性乙型肝炎，NAs 总疗程至少 4 年，在达到 HBV DNA 低于检测下限、ALT 复常、HBeAg 血清学转换后，再巩固治疗至少 3 年（每隔 6 个月复查一次）仍保持不变者，可考虑停药，延长疗程可减少复发。普通干扰素和聚乙二醇干扰素推荐疗程为 1 年，但治疗早期应答可帮助预测疗效。无论 HBV 哪种基因型，若经过 24 周治疗，HBsAg 定量仍大于 20 000 IU/mL，建议停止治疗，换用核苷（酸）类似物。

HBeAg 阴性慢性乙型肝炎，抗病毒治疗具体疗程不明确，且停药后肝炎复发率高，疗程宜长。对初治患者优先推荐选用恩替卡韦、替诺福韦或 PEG-IFN。对于已经开始服用拉米夫定、替比夫定或阿德福韦酯治疗的患者：建议在抗病毒治疗过程中按照"路线图"概念指导用药，提高疗效并降低耐药的发生。NAs 治疗达到 HBsAg 消失且 HBV DNA 检测不到，再巩固治疗 1 年半（经过至少 3 次复查，每次间隔 6 个月）仍保持不变时，可考虑停药。

停用抗病毒药后可能会复发，如果有迹象提示 HBV 再激活的可能，如 HBsAg 或 HBeAg 逆转、ALT 水平升高或重新检测到 HBV DNA 等，则应重新启动抗病毒治疗。

4. 长期治疗　HBV 是一条很长的脱氧核苷酸 DNA 链，其中的一段是编码（提供信息）聚合酶（简写 P）的基因，通过它把 DNA 聚合成病毒 DNA 链。核苷类药也和病毒 DNA 一样，都是核苷，进入肝细胞后与 HBV 核苷竞争，掺入到病毒 DNA 链 P 基因的某一个靶位（位点），但它无脱氧核苷酸的功能，聚合不成病毒 DNA，HBV 复制就被抑制了。但它对肝细胞核里的乙肝病毒复制模板 DNA 是无能为力的，细胞核就像保险箱，免疫和药物都进不去，与肝细胞长期共存，因此，治疗必须长期坚持。伴有肝硬化的慢性乙肝，即使表面抗原转阴也不能停药。

目前慢性乙肝还不能治愈。临床治愈并不等于乙肝病毒感染治愈，表面抗原转阴的急性或慢性乙型肝炎，10 年后部分患者肝内仍有乙肝病毒 DNA。核苷类药物对正在复制的乙肝病毒有较强的抑制作用，对非复制状态的病毒无作用。短期抗病毒治疗可清除复制活跃的乙肝病毒，不能清除病毒复制模板 DNA，不能使人体免疫系统得到有效恢复，停药后常迅速复发；长期治疗可长期抑制病毒，免疫系统可逐渐恢复，并协助清除病毒。我国患者，多在婴幼儿时感染，有不同程度免疫耐受，抗体阳转率低，不少患者乙肝病毒 DNA 在病程早期即整合到感染细胞的细胞核染色体中，无法彻底清除。因此，乙肝抗病毒治疗是一个长期过程。虽然核苷（酸）类似物长期用药可能会出现耐药，但如选择强效、低耐药物如恩替卡韦和替诺福韦，或联合治疗，可实现长期治疗目的。因恐惧耐药而不敢长期治疗犹如因噎废食。

长期治疗并不等于终身治疗。尽早实现 HBeAg 血清转换及更长时间巩固治疗，可获得

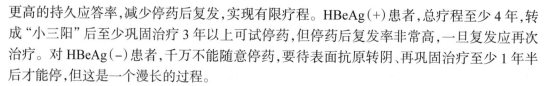

更高的持久应答率,减少停药后复发,实现有限疗程。HBeAg(+)患者,总疗程至少4年,转成"小三阳"后至少巩固治疗3年以上可试停药,但停药后复发率非常高,一旦复发应再次治疗。对HBeAg(-)患者,千万不能随意停药,要待表面抗原转阴、再巩固治疗至少1年半后才能停,但这是一个漫长的过程。

5. 个体化治疗　每个人药物基因组不同,对药物反应不一,应在治疗中逐渐摸索,适时调整。

（二）联合治疗、延长疗程

NAs和IFN的作用靶位和作用机制不同,不存在竞争抑制,NAs持续抑制HBV有利于IFN免疫调节作用的发挥,IFN可减少或杜绝NAs的变异或耐药。因此两者可能有互补或相加作用。适当延长疗程为有转阴趋势的患者争取了获得更高应答的机会。在抗乙肝病毒药物未获得新的突破之前,联合抗病毒治疗将是一个发展趋势。前几年,各国慢性乙型肝炎防治指南均不推荐联合治疗,新近出版的指南对联合治疗也未提倡。主要原因是既往的研究,都是用低耐药屏障的拉米夫定、替比夫定或阿德福韦酯联合,研究期限多不超过1年,很难真正得出联合抗病毒治疗的结果。如今,联合治疗又悄然活跃在慢性乙肝治疗的前线。干扰素与核苷(酸)类似物抗病毒药的作用机制不同,核苷(酸)类似物效应靶位虽然都在病毒聚合酶,但其抑制病毒复制机制也不尽相同。干扰素与核苷(酸)类似物联合、核苷(酸)类似物加核苷(酸)类似物联合治疗,具有协同抗病毒作用。我国2015年版指南指出,使用NAs降低病毒载量后联合或序贯PEG-IFN-α的方案,较NAs单药在HBeAg血清学转换及HBsAg下降方面有一定的优势。一项多中心随机开放研究显示,HBeAg阳性慢性乙型肝炎患者使用ETV单药治疗9~36个月并达到HBV DNA<1 000拷贝/mL以及HBeAg<100 PEIU/mL的患者,序贯PEG-IFN-α-2a治疗48周的患者相较继续使用ETV单药治疗患者有较高的HBeAg血清学转换率(14.9% vs 6.1%)和HBsAg清除率(8.5% vs 0);另一项研究显示HBeAg阳性患者接受NAs(拉米夫定、恩替卡韦或阿德福韦酯)治疗1~3年后达到HBV DNA<200IU/mL及HBeAg转阴者,再接受PEG-IFN-α-2a序贯治疗48周的HBsAg清除率及转换率分别为16.2%和12.5%。

目前,"联合治疗、延长疗程"的策略和方法已经逐渐在临床实践中得到越来越多的运用,并取得较好疗效。Takkenberg等对86例CHB患者(HBeAg阳性41例,HBeAg阴性45例)使用PEG-IFN-α联合阿德福韦酯(ADV)治疗48周,停药随访24周时的HBsAg清除率高达15%,且随访5年疗效稳定。另有研究结果表明,PEG-IFN-α-2a联合ADV较ADV单药治疗具有更高的HBeAg血清学转换率,治疗48周并随访48周时,联合组的HBeAg血清学转换率为45.7%,而ADV组为15%(p<0.05)。以上研究结果提示,联合治疗能够获得较好的免疫学控制,甚至达到"理想终点"——HBsAg清除。

对PEG-IFN-α治疗早期病毒学应答不佳的患者也可联合NAs治疗,争取更高的血清学转换。HBeAg阳性CHB患者接受PEG-IFN-α-2a治疗,12周时HBV DNA>10³拷贝/mL者随机接受继续PEG-IFN-α-2a单药治疗,或联合恩替卡韦/ADV治疗,疗程48周,随访24周时发现联合组HBeAg血清学转换率明显优于PEG-IFN-α-2a单药治疗组。由于所感染的病毒学差异(病毒载量及基因型等)及宿主的个体差异(免疫状态及遗传背景等),不同的CHB患者虽均选择在ALT升高时开始抗病毒治疗,但其免疫耐受被打破的程度不尽相同,短疗程常常不足以激发其清除病毒的免疫能力。因此,任何一种固定疗程只能比较不同治疗方法的效果,而不是追求个体化疗效的最佳方案。目前,国内外指南推荐PEG-IFN-α治疗 HBeAg 阳性 CHB 的疗程均为 12 个月,但实践表明,延长疗程可提高 IFN 抗病毒疗效、减少治疗后复发。近期的一项研究结果表明,PEG-IFN-α 治疗 HBeAg 阳性 CHB,48 周时有 37%(18/49)的患者发生 HBeAg 清除,继续治疗至 72 周,又有 26%(8/31)实现了 HBeAg 清除,提示延长治疗能够提高 HBeAg 清除率。我国《干扰素治疗慢性乙型肝炎专家建议(2010 年更新)》也针对 HBeAg 阳性 CHB 患者推荐了 HBeAg、HBsAg 定量指导的 RGT 治疗策略:HBeAg 阳性 CHB 患者接受 PEG-IFN-α 治疗 48 周,未发生 HBeAg 血清学转换,但 HBeAg 效价仍稳定下降的患者可继续延长治疗至 72 周;如 24 周时患者 HBeAg 效价下降至 10~100PEIU/mL 或 HBsAg 定量下降至 1 500~20 000IU/mL,可继续延长治疗至 72 周。关于联合治疗,建议指出,HBeAg 阳性患者经 PEG-IFN-α 治疗 24 周时,如 HBeAg 效价 ≥ 100PEIU/mL 或 HBsAg 定量 ≥ 20 000IU/mL,且 HBV DNA ≥ 5.0 $\log_{10}$ 拷贝 /mL,建议联合 NAs 治疗。经联合治疗 24 周后,根据患者 HBeAg 或 HBsAg 水平的动态变化,决定是继续联合治疗,还是改用某一种单药继续治疗。如果 HBV DNA 下降至检测水平以下,且 HBeAg 出现血清学转换或 HBsAg 定量接近消失,则可以考虑停用 NAs 继续 PEG-IFN-α 治疗至 72 周;如果 HBV DNA 下降至检测水平以下,但 HBeAg 或 HBsAg 水平下降不明显,则可考虑停用 PEG-IFN-α,继续 NAs 长期治疗。对于初始联合并延长疗程的研究目前还鲜见报道。朱月永的回顾性研究结果表明:142 例应用 IFN(包括 PEG-IFN-α 联合 NAs 治疗)的 HBeAg 阳性 CHB 患者中,38 例(26.8%)获得了 HBsAg 清除,这些患者治疗的平均疗程长达 31 个月。单中心、小样本的前瞻性研究结果也显示出类似疗效:47 例 HBeAg 阳性 CHB 患者接受 PEG-IFN-α-2a 联合拉米夫定或 ADV 治疗 96 周,随访 24 周,HBeAg 及 HBsAg 血清学转换率在 48 周时分别为 46.8% 和 6.3%,96 周治疗终点上升为 74.5% 和 21.3%,随访至 120 周分别为 72.3% 和 27.7%。结果提示,PEG-IFN-α-2a 联合拉米夫定或 ADV 并延长疗程至 96 周可显著提高 HBeAg 阳性 CHB 患者抗病毒疗效。32 例 NAs(拉米夫定、ADV、恩替卡韦)治疗 1.5~4.0 年的 HBeAg 阳性 CHB 患者联合 PEG-IFN-α-2a 治疗 48 周,可显著提高 HBsAg 清除率(31.3%)和 HBeAg 血清学转换率(40%)。因此,联合治疗 / 延长疗程是值得探索的优化治疗策略之一。

联合治疗是提高抗病毒疗效的重要方法。早在 10 年前,联合抗病毒治疗就受到重视,在一项国际多中心临床试验中,比较了 PEG-IFN-α-2a 或拉米夫定与二者联合治疗 HBeAg 阳性慢性乙型肝炎的疗效,尽管研究结果未显示 HBeAg 血清学转换的差异,但联合治疗比单种药物治疗患者 48 周时的 HBV DNA 抑制率更明显。另有一项研究比较了拉米夫定和拉米夫定联合阿德福韦酯治疗慢性乙型肝炎患者的疗效,结果显示联合治疗 104 周时,HBV DNA < 200IU/mL 的患者占 26%,明显高于拉米夫定治疗患者的 14%。最近国内也有关于联合治疗的临床研究报道。其中一项研究结果显示,拉米夫定联合阿德福韦酯治疗患者 48 周时 HBV DNA < 300 拷贝 /mL 者占 90.7%,高于恩替卡韦治疗患者的 76.0%;联合治疗 96 周时的 HBV DNA<300 拷贝 /mL 者占 96.1%、HBeAg 血清学转换率为 41.7%,明显高于恩替卡韦治疗患者的 79.2% 和 16.7%。另一项拉米夫定联合阿德福韦酯对比拉米夫定治疗失代偿性乙型肝炎肝硬化患者的研究结果也显示出联合治疗患者对抑制病毒复制和改善肝脏功能更明显。这些研究中,联合治疗的方法主要是采用起始联合的方法,结果提示联合抗病毒治疗是提高抗病毒疗效,特别是抑制病毒复制的重要方法,值得进一步扩大样本深入研究。2017 年 EASL 指南不推荐初始联合两种高耐药屏障药(ETV、TDF、TAF)。对于接受 ETV 或 TDF/TAF 长期治疗期间依从性好的患者,如果不能完全抑制 HBV 复制(达到平台期),则

应转换为另一种药物,或考虑联合两种药物。新指南也不推荐初始治疗联合核苷(酸)类似物和干扰素。对于初治HBeAg阳性患者,不推荐干扰素治疗前采用长期核苷(酸)类似物治疗,对于核苷(酸)类似物长期抑制病毒的慢性乙肝患者,不推荐加用或换用干扰素。

理论上讲,联合强效抗病毒核苷(酸)类药和具有免疫调节作用的PEG-IFN可能有更大的治疗优势。目前慢性乙型肝炎联合抗病毒治疗策略仍有诸多问题有待解决,如患者选择、联合时机和疗程等。但在抗HBV药物未获得新的突破之前,联合抗病毒治疗将是一个发展趋势。甚至可以预期未来最终解决慢性乙型肝炎抗病毒治疗的方法就是联合治疗。

1. 干扰素和核苷(酸)类似物联合 这是两种作用机制不同的药物,单一治疗很难达到理想目标。两类药物联合、序贯治疗是互补性的策略,应答率和表面抗原转阴率比单一药物高。要提高CHB治疗效果和寻求停药机会,无论是初始治疗或序贯治疗还是RGT指导下的优化治疗,都应是基于干扰素基础上加用核苷(酸)类似物的抗病毒治疗,达到停药标准的可以停药观察,未达到停药标准的可暂停干扰素,而以核苷(酸)类似物维持,必要时再次使用干扰素,分阶段联合治疗,以获得可靠的停药终点。原用核苷类药物治疗,病毒载量下降后,有部分免疫功能恢复的患者,可以选择联合干扰素治疗;核苷(酸)类似物加用干扰素若已获效,可用干扰素作为替代治疗、联合治疗、耐药及停药后复发的挽救治疗;核苷(酸)类似物亦可作为干扰素疗效不佳的替代治疗、联合治疗及停药后复发的治疗方案。也可分阶段联合治疗以获得可靠的停药终点。无论是初始同步联合还是序贯联合治疗,安全性、有效性都较好,具有较好前景。

NAs与PEG-IFN联合治疗,有助于免疫系统NK细胞和CD8[+]T细胞恢复应答。Takkenberg等对48例HBeAg阴性CHB患者,应用PEG-IFN-α-2a联合阿德福韦酯治疗至48周,停药后随访24~192周,治疗末、停药后24周、停药后192周的HBsAg清除率分别为11%、15%、27%。前几年,各国指南对联合治疗都未作肯定或否定,目前,数个PEG-IFN联合恩替卡韦或替诺福韦的临床试验获得良好效果。PEG-IFN-α与替比夫定联合治疗有发生多发性神经病变的风险,应当避免。

我国2019年指南指出,对NAs经治CHB患者中符合条件的优势人群联合PEG-IFN-α可使部分患者获得临床治愈。治疗前HBsAg低水平(< 1 500IU/mL)及治疗中HBsAg快速下降(12周或24周时HBsAg < 200IU/mL或下降 > 1 $\log_{10}$ IU/mL)的患者,联合治疗后HBsAg阴转的发生率较高。但联合治疗的基线条件、最佳疗程和持久应答率等,尚需进一步研究。

2. 核苷类与核苷(酸)类似物联合 核苷类分两类:①类核苷类:拉米夫定、替比夫定和恩替卡韦;②类核苷酸类:阿德福韦、替诺福韦和丙酚替诺福韦。替诺福韦、恩替卡韦、替比夫定、拉米夫定和阿德福韦酯的药效,从高到低,依次大致相差10倍(1 $\log_{10}$ IU/mL)。预防耐药只能是① + ②,同类中的药物有交叉耐药性,联合无益。

对合并艾滋病感染、肝硬化、高病毒载量及早期应答不佳者,应选用强效低耐药的药物,或尽早采用无交叉耐药位点的核苷类药物联合治疗。对应答不佳、血HBeAg未转换、耐药后挽救治疗、复发再治疗者,建议联合治疗。初治者,若能联合治疗,HBeAg血清学转换率高,耐药发生率低。特别是应用拉米夫定时,一定要联合阿德福韦酯。因前者副作用小、早期应用效果显著,但易发生耐药;而阿德福韦酯虽疗效缓慢,但耐药发生率低;初治联合,二者互补,交叉耐药的可能性较小。当前拉米夫定耐药最好的救助治疗是换用替诺福韦。拉米夫定和阿德福韦酯双耐药也可用替诺福韦,但两种"福韦"交叉耐药,会使替诺福韦的药效下降。

联合治疗可能是未来抗乙肝病毒的方向,在抗 HBV 药物未获得新的突破之前,联合抗病毒治疗将是一个发展趋势。

3. 联合抗病毒治疗的意义　拉米夫定初始联合阿德福韦酯治疗慢性乙肝,在病毒学应答、HBeAg 阴转和血清转换、联合应答等方面优于 ETV 单药治疗,在降低 HBV DNA、HBsAg 以及肾脏安全性相似,病毒学突破和耐药发生率更低。越来越多专家认同联合治疗的方向。一方面,可降低耐药概率;另一方面,可在一定程度上提高抗病毒效应。

联合治疗不仅包括干扰素与核苷(酸)类似物联合,核苷类与核苷(酸)类似物联合,还包含干扰素与免疫调节剂联合。对近 10 年来国内外 7 项相关研究进行荟萃分析表明,干扰素联合胸腺肽的治疗效果,显著优于干扰素单药,治疗结束后 HBV DNA 的转阴率、ALT 的复常率、HBeAg 转阴率、HBsAg 转阴率分别为 54.9% 和 36.3%($p<0.01$)、74.5% 和 60.9%($p<0.01$)、56.9% 和 36.7%($p<0.01$)、9.8% 和 3.7%($p<0.05$)。对于不能耐受或不愿接受 IFN 或核苷(酸)类似物治疗的慢性乙型肝炎患者,可用胸腺肽 α_1 1.6mg,皮下注射,每周 2 次,疗程 6 个月。与 HBV 基因 C 型、D 型的患者相比,HBV 基因 A 型、B 型的患者对 IFN-α 的应答更好。由于影响干扰素治疗效果的因素较多,如感染途径、有无合并其他病毒感染、有无合并脂肪肝、病毒载量、性别、年龄、遗传背景、病程长短、肝脏病变程度、治疗药物敏感性、药物不良反应及耐受力等,在慢性乙型肝炎患者的抗病毒治疗过程中,血清学、病毒学和生化指标变化的先后顺序一般为肝功能恢复正常、HBV DNA 转阴、HBeAg 血清转换、HBsAg 转阴。干扰素治疗慢性乙型肝炎的确切疗程和剂量目前尚无定论,仍需进一步研究和优化;近些年干扰素联合胸腺肽 α_1 治疗慢性乙型肝炎的相关研究非常有限,目前尚缺乏高等级循证医学证据。

4. 联合抗病毒治疗存在的问题和局限性

(1)可供选择的药物有限、靶点相似:抗 HIV 药物根据其作用靶位至少可分成 3~4 类,而口服抗 HBV 药物目前仅有一类核苷(酸)类似物,其作用靶点及机制相同。

(2)临床研究数据不充分:由于长期、良好的临床研究数据不充分,国际、国内尚无统一方案,联合治疗有很大随意性,导致联合治疗的种类剂量、疗程多种多样,有些难以达到联合抗病毒治疗的目的。

(3)费用增加。

(4)潜在多种耐药风险。

(5)缺乏药物的长期安全性(包括妊娠安全性)数据。

5. 效果

(1)理想效果——HBsAg 消失:核苷类治疗 5 年后 0~8%,作用持久性未知;聚乙二醇干扰素 α 治疗随访 3 年后达 8%~11%。

(2)满意效果——HBeAg(+)患者的 HBeAg 血清学转换:核苷类治疗 5 年后约 50%,作用持久性未知。聚乙二醇干扰素 α 治疗随访 3 年后达 35%。

(3)基本效果——血清 HBV DNA 检测不到:核苷类治疗 5 年后达 70%~90%,作用持久性未知。IFN-α 治疗随访 3 年后 <20%。

6. 影响治疗效果的因素

(1)药物:抗病毒效力,耐药基因屏障,免疫调节作用。

(2)宿主:遗传药理,药物代谢,用药依从性,对 HBV 的免疫应答。

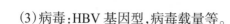

（3）病毒：HBV 基因型，病毒载量等。

7. 干扰素停药时机　PEG-IFN-α-2a 治疗 HBeAg 阴性 CHB 的缺点之一，即 48 周疗程结束后仍有相当高的复发风险，而延长疗程可以减少复发。另外，PEG-IFN-α-2a 治疗高昂的费用及较多的不良反应，迫切要求有疗效与疗程的判断标准。对于 HBeAg 阴性 CHB，HBV DNA 持续不可测仅是治疗的基本终点，HBsAg 消失或血清学转换才是理想的治疗终点，而获得持久免疫应答是 HBsAg 清除的关键。研究结果表明，治疗早期的 HBV DNA 和 HBsAg 定量变化，有较强的疗效预测价值及停药指征。治疗 12 周时若 HBsAg 定量无任何水平下降（较基线下降 <10%），且 HBV DNA 下降 <2 $\log_{10}$ 拷贝 /mL，则患者停药后持续病毒学应答（停药后 6 个月 HBV DNA<1 000 拷贝 /mL 与 ALT 复常）的机会为 0，阴性预测值为 100%，可停用 PEG-IFN-α-2a 治疗。CHB 的自然史提示，免疫控制期患者的 HBsAg 定量水平最低，或许可以治疗中某一较低的 HBsAg 定量作为停药标准。Chart 等对 103 例 HBeAg 阴性 CHB 患者的随访发现，HBsAg<100IU/mL 患者的 HBsAg 累计清除率高，提示 HBsAg<100IU/mL 可能是这一临界值。Brunetto 等研究发现，48 周时 HBsAg 水平 <10IU/mL 者（23/198），治疗结束后 3 年 HBsAg 清除达 52%（12/23）；而 HBsAg 水平 >10IU/mL 者（175/198），治疗结束后 3 年 HBsAg 清除仅 2%（4/171），提示若 48 周疗程时 HBsAg<10IU/mL，可考虑停药；若 48 周疗程时 HBsAg 为 10~100IU/mL，则通过延长疗程至 72 周，甚至 96 周，有可能获得更多的 HBsAg 清除。

尽管 PEG-IFN-α-2a 治疗 HBeAg 阴性 CHB 患者的 RGT 策略已经初步显示，通过延长疗程和 / 或联合治疗可以进一步提高疗效，使部分患者实现更高治疗目标，HBsAg 清除甚至血清学转换。但尚有许多问题尚未解决，如对哪些患者需要延长疗程，延长疗程多久，延长疗程的治疗终点是什么，取得病毒学和血清学应答后的巩固治疗时间还需要多长等。此外，尽管 PEG-IFN-α-2a 和 NAs 联合治疗 HBeAg 阴性 CHB 具有潜在的提高疗效、降低耐药发生的理论基础，但采取何种联合方式，是初始联合还是根据 RGT 策略治疗中联合；是全程联合还是序贯联合；是否联合并延长治疗等，都需要深入地进行临床研究与观察。目前一些探索性研究正在进行，如治疗 12 周时若 HBV DNA 无下降，可联合 NAs，疗程 24 周 HBV DNA 无明显下降且 HBsAg 无下降（较基线下降 <10%），则停药等。有理由相信，在各国临床工作者尤其在中国临床工作者的努力下，PEG-IFN-α-2a 治疗 HBeAg 阴性 CHB 将会取得更好的疗效。

8. 延长疗程　Lampertico 等将 127 例 HBeAg 阴性 CHB 患者（其中 93% 为基因 D 型）随机分为 IFN-α-2a 180μg/ 周治疗 48 周组（A 组，n=51），PEG-IFN-α-2a 180μg/ 周治疗 48 周后，改为 135μg/ 周再治疗 48 周组（B 组，n=52），或 PEG-IFN-α-2a 180μg/ 周，加拉米夫定 100mg/d，治疗 48 周后，PEG-IFN-α-2a 单药 135μg/ 周，治疗 48 周组（C 组，n=24），中期研究结果显示，停药后 48 周，B 组病毒学应答（HBV DNA<2 000IU/mL）率为 28.8%，而 A 组只有 18.8%（p=0.03）；HBsAg 清除率 A 组和 B 组分别为 0 和 9.6%（p=0.06）。Chen 等的研究结果显示，PEG-IFN-α-2a 72 周疗程组治疗末、随访 24 周、随访 48 周的 HBV DNA 检测不到（<60IU/mL）率分别为 94.4%、88.9%、77.8%，HBsAg 清除率分别为 25.0%、30.3%、36.1%；48 周疗程组治疗末、随访 24 周、随访 48 周的 HBV DNA 检测不到率分别为 73.3%、63.3%、53.3%，HBsAg 的清除率分别为 13.3%、13.3%、13.3%。

CHB 抗病毒治疗已经取得了长足的进步，规范化治疗使得一部分患者获得了持久免疫学控制，但仍有约 2/3 的患者难以获得停药的机会，可以根据 BGT 策略优选出适合治疗的

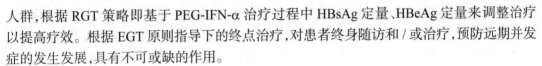

人群,根据 RGT 策略即基于 PEG-IFN-α 治疗过程中 HBsAg 定量、HBeAg 定量来调整治疗以提高疗效。根据 EGT 原则指导下的终点治疗,对患者终身随访和 / 或治疗,预防远期并发症的发生发展,具有不可或缺的作用。

(三)抗乙肝病毒药物选择和应用

医生面对一个需要治疗的具体患者时,应结合自己的专业知识和临床判断、最新循证医学依据和患者的个体情况、个人意愿,以及当地医疗资源等各个方面进行综合考虑。IFN-α 与核苷(酸)类似物各自的优点、副作用以及是否方便使用等相关信息,应充分提供给患者,以便患者参与治疗策略的制定。千万不得考虑医生自身的个人得失而致决策错误,耽误患者的治疗,使医者自身遗憾终身。

对于抗病毒药物的选择,目前使用的几种药物都可以选用。替诺福韦与恩替卡韦被美国肝病研究协会推荐为抗乙肝病毒治疗的一线用药,阿德福韦酯转为二线。由于长期使用拉米夫定和替比夫定治疗使患者的耐药率较高,不推荐首选,除非只计划短期治疗。在经济条件允许的情况下,首选强效低耐药的药物。IFN-α 兼有抗病毒和免疫调控之功,无耐药之虞,PEG-IFN-α 价格较高(国内产品与进口产品比较,疗效相似,价格较低),应注意选择那些 HBV DNA 水平低及转氨酶水平高的患者,治疗过程中,应作 HBsAg 定量检测,观察治疗中的应答情况。

替诺福韦结构与阿德福韦酯相似,但替诺福韦肾毒性较小,剂量较大,每天 300mg,具有更强的抗病毒效能。替诺福韦耐药与 rtA194T 位点突变相关,但尚须进一步研究加以证实。安全性较好,但有可能引起 Fanconi 综合征、肾功能不全、骨软化症及骨密度下降。替诺福韦前药丙酚替诺福韦这些不良反应较小。

HBeAg 阳性、35 岁以下的年轻病例,抗病毒治疗的原则是采用 IFN-α 长期使用。但在病理改变轻微的患者,可以随访 6 个月,以期待患者的 HBeAg 自然转阴。对于年龄超过 35 岁患者,可考虑长期核苷(酸)类似物治疗。

为减少耐药的发生,应遵循以下原则:①使用强效抗病毒药物;②应答欠佳(HBV DNA 下降 <2 $\log_{10}$ 拷贝 /mL)者,需加用或改用其他药物治疗;③避免使用产生交叉耐药的药物;④选择具有高基因屏障的药物;⑤选择长期应用耐药率低的药物;⑥避免单药序贯治疗和中断治疗。

PEG-IFN-α 联合拉米夫定的治疗方案,显示出治疗中较高的应答率,但持续应答率并不高。从理论上讲,干扰素 α(普通或聚乙二醇干扰素)的主要优点是不产生耐药,有潜在的免疫介导的抗 HBV 作用,有机会得到持久的病毒学应答及 HBsAg 消失。频发的副作用和需要皮下注射是干扰素 α 的主要缺点。

IFN-α 禁用于失代偿性 HBV 相关肝硬化患者、自身免疫病、未得到控制的严重抑郁症或精神病患者。

恩替卡韦和替诺福韦能强效抑制 HBV 且具有较高的耐药屏障,可以放心地将其用作一线单药治疗。如果长期治疗中发生明显耐药,则需要改变治疗方案。

阿德福韦酯疗效差于替诺福韦。替比夫定能强效抑制 HBV DNA,但其对病毒的耐药基因屏障低,在基线病毒水平高和治疗 24 周后仍能检测到病毒的患者中,病毒耐药发生率高。拉米夫定单药治疗病毒耐药发生率高。

对耐药可能性大的患者(基线 HBV DNA 水平高),或一旦发生病毒耐药就会危及生命(如肝硬化)的患者,可考虑初治就应采用联合治疗,预防耐药的发生。然而,核苷(酸)

类似物联合治疗的远期安全性,尤其是恩替卡韦和替诺福韦联合治疗的安全性尚不清,而且这种联合价格昂贵。可考虑采用替诺福韦加拉米夫定,或替诺福韦加恩曲他滨的复合片剂用于这些患者的初始治疗。由于 cccDNA 的持续存在、感染肝细胞中 HBV 基因组的整合,慢性 HBV 感染仍然不能治愈,重要的是要继续研究如何预测未治患者的耐药发生。近年来,抗病毒药物耐药管理有了很大的进展,如果对患者进行充分的病毒学监控并应用正确的治疗方法,耐药的发生是可以掌控的。随着一些病毒靶位成为新药研发潜在目标,一些有效联合治疗策略的出现,我们将有望实现病毒的清除与预防耐药。

1. 干扰素　相对年轻(包括青少年)、希望近年内生育、期望短期完成治疗的患者,首选干扰素,疗效较稳定,不耐药,有延迟效应,HBeAg 血清转换后可停药,停药后几年,有 3%~11% 的患者 HBsAg 消失,或伴抗 -HBs 转阳,达到临床治愈。用药期间不能受精和怀孕。长效干扰素疗效比普通干扰素稍好,不良反应较大,价格较贵。

2. 核苷类药　干扰素禁忌或不愿选用者;严重肝病者、黄疸不退、腹水、血白细胞或血小板低下者;老人,尤其是有糖尿病或高血压的老人;伴有其他疾病,如自身免疫病,甲状腺疾病,未控制的糖尿病,心、肾功能不全,精神病,癫痫等,可以选择核苷类药,不能使用干扰素。核苷类药安全,有效,也不影响治疗这些疾病,长期维持治疗,可使绝大多数人获得长久疗效。为减少耐药的发生,应遵循以下原则:①使用强效抗病毒药物,如恩替卡韦和替诺福韦等;②应答欠佳,口服 24 周 HBV DNA 下降小于 2 $\log_{10}$ 者,需加用或改用其他抗病毒药;③避免使用产生交叉耐药的药物;④选择具有高基因屏障、耐药率低的药物;⑤避免单药序贯治疗和中断治疗。

3. 抗病毒药物选择　替诺福韦与恩替卡韦被 WHO 和我国新指南推荐为抗乙肝病毒治疗的一线用药。2017 年 EASL 指南新增丙酚替诺福韦(TAF)为一线用药。对于拉米夫定、阿德福韦酯和替比夫定三种药物明确不推荐。长期使用拉米夫定、阿德福韦酯和替比夫定治疗,使患者的耐药率较高,不推荐首选,除非只计划短期治疗。干扰素虽未被 WHO 推荐为无肝硬化慢性乙肝患者的一线选择,但我国指南仍列为首选,在经济条件允许的情况下,首选干扰素、恩替卡韦或替诺福韦。干扰素兼有抗病毒和免疫调控之功,无耐药之虞,应选择 HBV DNA 水平较低及转氨酶水平较高的患者,治疗过程中检测乙肝表面抗原定量,根据应答指导用药。

核苷类药有 5 种,各有不同的特点(表 9-46-10)。拉米夫定最便宜,抑制病毒的活性中等,不良反应最少,是我国迄今应用最多的抗病毒药物,但耐药变异的发生率最高。我国边远地区和欠发达地区,目前仍大多用拉米夫定初治,一定要 3 个月检查一次 HBV DNA 和肝功能,若病毒学和 / 或生化学反弹,应及时加用阿德福韦酯,联合阿德福韦酯后就很少耐药。恩替卡韦是抑制病毒活性最强的药物之一,耐药变异的发生率最低;血清病毒水平较高、病情危重、器官移植患者,为首选的药物。妊娠晚期用替诺福韦或替比夫定较安全。恩替卡韦和替诺福韦,强效,耐药率低,可以放心单药治疗。如果长期治疗中发生明显耐药,则需要改变治疗方案。核苷类药耐药者可选择替诺福韦,多药耐药或替诺福韦耐药者可加用恩替卡韦,或恩替卡韦加阿德福韦酯,若无干扰素禁忌证,最好使用干扰素。

表 9-46-10 抗乙肝病毒药物比较

	替诺福韦	恩替卡韦	替比夫定	拉米夫定	阿德福韦酯
抗病毒活性	++++	++++	+++	++	+
e 抗原血清转换	++	++	++	+	+
乙肝病毒 DNA 测不出,%/a	77/7	94/5	68/5	30/5	39/5
ALT 复常	+++	+++	+++	++	++
停药复发	低、中	低、中	中	高	高
耐药率,%/5 年	0	<1.7	22	70	14
安全性	+++	+++	+++	+++	++
不良反应	轻微	轻微	轻微	轻微	肾毒性
不良反应	轻微	轻微	轻微	轻微	肾毒性

　　干扰素治疗 24 周后,若 HBV DNA 下降 <2 次方和 / 或 HBsAg>20 000IU/mL,应换用核苷类药治疗;如 HBV DNA 下降 >2 次方和 / 或 HBsAg<20 000IU/mL,则干扰素继续治疗至 48 周,如未达到 HBeAg 血清学转换或 HBeAg 血清学转换后又阳转(复发),则换用核苷类药治疗。后者治疗 96 周,若仍可检出 HBV DNA,则加用强效低耐药如恩替卡韦或替诺福韦。HBeAg 阴性慢性乙型肝炎,无肝硬化患者,治疗至 HBV DNA 检测不到和 HBsAg 血清学转换后 12 个月,可考虑停用核苷(酸)类似物治疗。但是,大部分慢性乙肝,无论是 HBeAg(+) 或(-)患者都会复发。有肝硬化患者,即使 HBsAg 血清学转换后,也不能停用核苷(酸)类似物治疗。

　　4. 干扰素自行皮下注射　目前国内多数患者在医疗单位注射干扰素,其实注射方法简单,像糖尿病患者餐前自行注射胰岛素一样,安全可靠。不少人用肌内注射,疗效会打折扣。因为它是免疫调节剂,最好皮下注射。注射步骤:检查药品的药名、剂量、失效日期和质量→消毒密闭药瓶瓶塞→抽吸 1mL 注射用水、加入药瓶冻干粉中、摇匀→抽取药液至 1~2mL 注射器中备用→选择腹部脐周外 3cm 或上臂三角肌下缘或上臂外侧、后背、大腿外侧等部位→观察局部皮肤及注射部位有无硬结→碘消毒(进针点为中心,直径大于 5cm)→待干→排尽注射器内空气→左手绷紧皮肤,过瘦者捏起皮肤→右手持注射器,示指固定针栓,使针头斜面向上→与皮肤呈 30°~40° 角进针→迅速刺入皮下(进针深度为针梗 2/3)→左手放松→抽回血→无回血方可缓慢推注药液→观察反应→用无菌棉签按压进针点→快速拔针→按压 2~3min →休息观察片刻。若为预充式干扰素注射剂(如聚乙二醇干扰素 α-2a、聚乙二醇干扰素 α-2b、重组人干扰素 α-2a 等),可直接吸取药液注入皮下。

　　5. 妊娠期不能随意用药　卵细胞受精后,逐渐分裂,形成胚胎,实际是细胞染色体中遗传物质 DNA 的复制。药物对胚胎早期染色体的损伤,即使极其轻微,也可经无数次复制,使新生儿某一器官畸形,如先天性聋哑、心脏病、痴呆等。如果在孕前和孕期服用了有致畸性的药,应立即终止妊娠。即使动物试验无致畸性,也不能保证人体不发生。妊娠前后都不能随意用药;即使比较安全的降酶药如联苯双酯、双环醇和甘草制剂,在受精期间和妊娠头 3 个月都应禁用。父婴传播概率不到 10%。精子带病毒,受精卵发育成的儿女可携带病毒,但

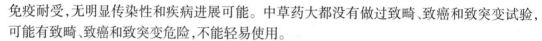

免疫耐受,无明显传染性和疾病进展可能。中草药大都没有做过致畸、致癌和致突变试验,可能有致畸、致癌和致突变危险,不能轻易使用。

6. 育龄妇女乙肝感染者的防治　对妊娠期妇女抗 HBV 治疗问题,目前争议较大,还缺乏大量循证医学证据,很难达成共识。孕妇大部分是年轻人,属于耐受期,病毒载量高,乙肝病毒 DNA>10^9,真正的肝炎患者相对较少,肝功能损害多与妊娠相关,也可能是其他原因导致。如果不能鉴别,可试抗病毒治疗。不抗病毒治疗,患者可能承担很大的风险。是否终止妊娠,应尊重患者的选择,嘱其与家人协商决定。最好是停药 3 个月后再怀孕。如果孕前用的是拉米夫定、替比夫定或替诺福韦,孕后可以继续使用。妊娠期间继续抗病毒治疗的风险很低。然而,为了避免胎儿持续暴露于药物,妊娠头 3 个月可以终止治疗并密切观察孕妇,妊娠第 4 个月开始治疗。目前可用的治疗措施包括拉米夫定、替诺福韦和替比夫定。

(1)乙肝病毒携带者可照常妊娠和人工受孕:肝内虽有很多乙肝病毒,但肝脏基本上是健康的,可与常人一样妊娠。携带者有 1/4 会在人生某一时期发病,孕期也不例外,每一两个月要检查一次肝功能,以便及早发现和治疗。受孕后肝脏负担逐月加重,但多能逐渐适应,肝功能一般不受损害;若 ALT 和 AST 异常,表示有肝损害,要查清原因。乙肝病毒不会使胎儿畸形、流产、早产和难产;不管 HBeAg 阳性与否,都可正常生活、饮食、学习、工作和婚育,也可和常人一样做人工辅助生殖。妊娠晚期服替诺福韦或替比夫定预防。

2016 年 6 月 16 日《新英格兰医学杂志》发表的美中联合大型研究表明,妊娠 30~32 周至分娩后 4 周服替诺福韦治疗,每天口服 300mg,对所有受试者随访至分娩后 28 周,可有效减少孕妇分娩时 HBV 载量,在包括新生儿畸变率在内的母亲及新生儿安全方面,替诺福韦与对照组相似(2%∶1%,$p=1.0$),替诺福韦停药后,替诺福韦组 ALT 高于正常水平者较对照组更多($p=0.03$),两组的血清学转归无显著差异。

(2)未妊娠慢性乙肝:若有治疗适应证,应尽早治疗,最好用干扰素,治疗期避孕。HBeAg(+)肝炎干扰素治疗 1 年,近半数人 HBV DNA 可能转阴,有的"大三阳"转成"小三阳",肝功能正常。即使没有达到这种效果,病情也会减轻,病毒水平降低。但是,干扰素会抑制胚胎发育,至少要停药半年才能怀孕。"小三阳"比"大三阳"肝炎患者治疗后,HBV DNA 容易转阴,但停药后多数会复发,停药 3 年内每 3 个月应检查一次肝功能和病毒定量,以便及早发现;3 年后每 6 个月检查一次肝功能、病毒定量、B 超和甲胎蛋白,以便及时检出轻度(代偿性)肝硬化和肝肿瘤。

(3)妊娠或哺乳的妇女:应斟酌抗病毒治疗对孕妇和婴儿的利弊,原则上不使用抗病毒治疗,乙型肝炎发作时,若 ALT 轻度升高可密切观察,肝脏病变较重者,在与患者充分沟通并权衡利弊后,可以使用 TDF 或 LdT 抗病毒治疗。抗病毒治疗期间意外妊娠,如应用 IFN-α 治疗,建议终止妊娠。若应用的是妊娠 B 级药物(LdT 或 TDF)或 LAM,治疗可继续;若应用的是 ETV 和 ADV,需换用 TDF 或 LdT 继续治疗,可以继续妊娠。婴儿出生后,产妇应每个月监测肝功能,以便及早发现产后乙型肝炎发作;婴儿进行乙肝主动和被动免疫。如果婴儿已按指南要求进行了乙肝免疫,哺乳对婴儿无传播 HBV 的危险性;产妇在其哺乳期内可继续抗病毒治疗。

7. 慢性乙肝病毒感染特殊人群治疗　对特殊人群,尤其是肝衰竭、失代偿性肝硬化及应用免疫抑制剂的患者,需立即进行紧急抗病毒治疗(详见第五十一章相关内容)。

（四）我国 2019 年版指南抗病毒治疗推荐意见

慢性 HBV 携带状态免疫耐受期 HBV DNA 的诊断界值应为 ≥ 2×10^7IU/mL;HBeAg(+),

ALT 正常,HBV DNA $2 \times 10^5 \sim 2 \times 10^6$IU/mL 者,并非免疫耐受期,系 HBeAg 阳性慢性乙型肝炎。及早干预才能降低病毒性肝炎发病率和病死率。凡血清 HBV DNA 阳性、排除其他原因所致 ALT 持续异常($\geq 1 \times$ULN);血清 HBV DNA 阳性的代偿期乙肝肝硬化;HBsAg 阳性失代偿期乙肝肝硬化;以及血清 HBV DNA 阳性、ALT 正常,有下列情况之一者,均应抗病毒治疗:①肝组织学检查提示明显炎症和/或纤维化($G \geq 2$ 和/或 $S \geq 2$);②年龄 > 30 岁,有乙肝肝硬化或肝癌家族史;③年龄 >30 岁,肝纤维化无创检查有明显肝脏炎症或纤维化;④年龄 >30 岁,HBV DNA $2 \times 10^5 \sim 2 \times 10^6$IU/mL;⑤有 HBV 相关肝外表现(如 HBV 相关性肾小球肾炎等)。首选 NAs 的恩替卡韦(ETV)、替诺福韦(TDF)或丙酚替诺福韦(TAF)单药或干扰素,不推荐拉米夫定、阿德福韦和替比夫定,后者仅用于母婴传播阻断及肾功能损害者。NAs 治疗 48 周,若 HBV DNA $\geq 2 \times 10^3$IU/mL,排除依从性和检测误差后,应换药:应用 ETV 者换用 TDF 或 TAF,应用 TDF 或 TAF 者换用 ETV;也可 ETV、TDF(或 TAF)联合,或这三者之一联合聚乙二醇干扰素 α(PEG-IFN-α)-2a。所有接受化疗、免疫抑制剂治疗者,治疗前都应常规筛查 HBsAg、抗 -HBc。HBsAg 阳性者,在开始治疗前 1 周或同时,应用 ETV 或 TDF 或 TAF。HBsAg 阴性、抗 -HBc 阳性者,若使用 B 细胞单克隆抗体或造血干细胞移植,应同时用 ETV 或 TDF 或 TAF。慢性 HBV 感染者准备近期妊娠,或妊娠期间有抗病毒指征时,可以使用 TDF。抗病毒治疗期间意外妊娠者,若使用 TDF,可继续妊娠;若使用 ETV,可不终止妊娠,但应换用 TDF。应用干扰素治疗者,应向孕妇和家属充分告知风险,若继续妊娠应换用 TDF。妊娠中后期 HBV DNA $\geq 2 \times 10^5$IU/mL,可于妊娠第 24~28 周开始应用 TDF 或替比夫定,免疫耐受期孕妇于产后或 1~3 个月后停药。应用 TDF 治疗,可母乳喂养。停药后应至少每 3 个月检测一次肝功能和 HBV DNA,直至产后 6 个月,发生肝炎活动者应再启动抗病毒治疗。男性干扰素 α 治疗患者,停药后 6 个月方可考虑生育;应用 NAs 者,目前尚无证据表明 NAs 对精子有不良影响,可考虑生育。进展期肝病或肝硬化患儿,应及时进行抗病毒治疗,但需考虑长期治疗的安全性及耐药性。1 岁及以上可用普通 IFN-α,2 岁以上可选用 ETV 或 TDF,5 岁以上可选用 PEG-IFN-α-2a,12 岁以上可选用 TAF 治疗。慢性肾病、肾功能不全或肾脏替代治疗者,可用 ETV 或 TAF,或可根据患者情况选用替比夫定,不可用 ADV 或 TDF。存在肾脏损伤高危风险的 CHB 患者,应用任何 NAs 抗病毒均需监测肾功能变化。已应用 ADV 或 TDF 的患者发生肾脏或骨骼疾病或存在高危风险时,应改用 ETV 或 TAF。慢性 HBV 感染不易彻底清除,慢性乙肝难以完全治愈(病毒学治愈)。临床治愈(功能性治愈,免疫学治愈)即 HBsAg 阴转、肝脏功能及肝组织病理改善,与长期预后好转相关,是目前理想的治疗目标。NAs 停药指征为:在 HBsAg 清除伴或不伴抗 -HBs 血清学转换后;非肝硬化 HBeAg(+)者,获得稳定的 HBeAg 血清学转换,HBV DNA 检测不出,巩固治疗至少 12 个月后,能保证密切监测者;非肝硬化 HBeAg(-),应用 NAs 治疗获得长期(≥ 3 年)病毒学抑制后,能保证密切监测者。NAs 或免疫调节剂如 PEG-IFN-α 单用,临床治愈作用有限。两者合理联用有可能产生协同和互补效应,对部分优势人群(青少年,女性,HBsAg、HBeAg 和 HBV DNA 载量低)可有较好疗效。血清 HBV DNA 和 HBV pgRNA 的共同持续消失可能成为新的病毒学应答和安全停药标准。抗病毒治疗结束后应对停药患者进行密切随访,评估抗病毒治疗的长期疗效,监测疾病进展以及肝细胞癌的发生。因此,无论患者在抗病毒治疗过程中是否获得应答,在停药后前 3 个月内应每月检测 1 次肝脏生化指标、HBV 感染 5 项标记和 HBV DNA 定量;之后每 3 个月检测 1 次,1 年后每 6 个月检测 1 次。无肝硬化的患者需每 6 个月行 1 次腹部超声检查和甲胎蛋白检测等,肝硬化患者需每 3 个月检测 1 次,必要时做增强 CT 或增强 MRI 以早期发现肝细胞癌。

(五) 优化治疗

优化治疗包括 3 种重要的策略,即根据基线指标指导治疗(baseline guided therapy,BGT)、根据治疗中的应答指导治疗(response guided therapy,RGT)、根据血清 HBV RNA 指导治疗(serum HBV RNA guided therapy,RNA GT)和根据结束时的情况指导治疗(end guided therapy,EGT)。基线 HBsAg 水平可预测 48 周 HBsAg 清除率。基线 HBsAg<1 000IU/mL 的患者 HBsAg 清除的比例高达 31.8%(7/22),而基线 HBsAg ≥ 1 000IU/mL 的患者 HBsAg 清除的比例仅为 3.4%(2/59)(p=0.001 2)。治疗早期 HBsAg 定量改变可预测 HBsAg 清除。对长期接受 NAs 治疗后 HBsAg<1 500IU/mL 的慢性乙型肝炎患者,根据血清 HBV RNA 检测结果,换用或加用 PEG-IFN-α 治疗;若 HBV RNA 阳性,则加用 PEG-IFN-α,若 HBV RNA 阴性,则停止 NAs 治疗,换用 PEG-IFN-α 治疗。结束或达到目前治疗终点并停止治疗后,需根据治疗结束时的 HBsAg、HBeAg、HBV DNA、HBV RNA 及 ALT 水平、肝脏病理改变、性别、年龄及治疗开始时的年龄、家族史等指导随访,确定是否需再治疗,使用何种治疗,对患者终身随访和 / 或治疗,预防远期并发症的发生发展。

1. BGT　基线的特征对疗效具有显著的影响,下列因素则与 PEG-IFN-α-2a 治疗取得较好疗效相关:治疗前 ALT 水平较高;HBV DNA 水平较低;女性;病程短;非母婴传播;肝组织炎症活动明显,纤维化程度轻;无丙、丁型肝炎病毒或人类免疫缺陷病毒合并感染;HBV 基因 A 型。其中治疗前 ALT、HBV DNA 水平和 HBV 基因型是预测疗效的重要因素。研究结果显示,IFN 治疗 HBeAg 阳性 CHB,HBeAg 血清学转换的比例在基线 ALT<2.5 × ULN 者为 17%,ALT>5 × ULN 者为 50%;基线 HBV DNA>200pg/mL 者为 0,HBV DNA<100pg/mL 者为 53%。不同基因型患者对 IFN 的应答情况不同,A 型疗效优于 D 型,B 型可能优于 C 型。亚洲患者常见基因 B 型和 C 型。值得注意的是,目前指南虽然均以 ALT 及 HBV DNA 水平来判断是否适宜开始抗病毒治疗,但不同的指南对 ALT 水平又有不同的界定标准:《慢性乙型肝炎防治指南(2015 年版)》将 ALT ≥ 2 × ULN 作为抗病毒治疗指征;美国专家组治疗规范(2008 年)规定 HBeAg 阳性 CHB 适宜抗病毒人群为女性 ALT ≥ 19IU/L、男性 ALT ≥ 30IU/L;2009 年的美国肝病研究协会(AASLD)指南又将 ALT 界定为女性 ≥ 38IU/L、男性 ≥ 60IU/L。即使是公认的指标,各个指南也有差异。近期研究发现,IL-28B 基因多态性可影响 HBeAg 血清学转换率,中国患者 IL-28B 基因多态性位点 rs8099917、非 1 基因型者 HBeAg 血清学转换率高于 1 基因型,但也有不同观点。因此,目前基线重要的三个影响因素中(ALT、HBV DNA 水平和 HBV 基因型),HBV 基因型是既定因素、不可选择,根据 ALT 和 HBV DNA 水平来选择合适的治疗人群和时机是治疗成功的第一步。

2. RGT　CHB 患者存在个体差异,包括宿主因素(性别、年龄、基础免疫功能、遗传易感性等)和病毒因素(不同的载量、基因型等)等,这些均可能反映在 PEG-IFN-α-2a 的治疗效果上,因而近年来提出了 RGT 概念。常用的预测持久病毒学应答的指标包括 HBsAg 定量及 HBeAg 定量。其中 HBsAg 具有更大的临床意义,它不仅存在于完整的 HBV 颗粒(Dane 颗粒),也存在于非复制的亚病毒颗粒(小球形颗粒和管型颗粒)。近期的研究结果显示,血清 HBsAg 的下降与肝内 HBV DNA 或 cccDNA 的下降速度平行,HBsAg 滴度的下降可以在一定程度上反映肝组织中 cccDNA 的清除。因此,可以通过监测 HBsAg 定量及 HBeAg 定量在治疗过程中的变化情况来预测远期疗效、制定优化治疗方案。南方医科大学报道,聚乙二醇干扰素治疗24周达到HBsAg<1 500IU/mL或HBV DNA<10⁵拷贝/mL者继续治疗48周,停药后可取得较高HBeAg血清转换率,而治疗24周达不到上述效果者,延长干扰素治疗到1年半也不能增加HBeAg血清转换率。

HBsAg有两个来源:cccDNA和整合的HBV基因片段。经长期NAs治疗后,会有部分患者可能肝细胞内cccDNA耗竭,但整合的HBV基因片段持续低水平表达HBsAg,使血液中仍可检出HBsAg。血清HBV RNA仅来自感染肝细胞内cccDNA的活性转录,是反映肝细胞内cccDNA活性的理想指标。HBV RNA消失,一方面反映肝细胞内cccDNA被清除,另一方面反映病毒处于转录沉默状态。可将HBV RNA持续消失作为一种阶段性临床治愈,称为"准临床治愈"。血清前基因组RNA(pgRNA),与cccDNA的存在与否及转录活性存在相关性,血清pgRNA阳性,肝组织cccDNA一定存在;血清pgRNA阴性,肝组织cccDNA不一定存在,也可以转录静默的潜伏方式存在。NAs能抑制HBV DNA复制,但不能抑制含有HBV RNA颗粒的产生。接受NAs治疗的慢性乙型肝炎患者,DNA合成被阻断后,其血清中的HBV RNA能反映肝细胞cccDNA状态,应将传统的基于病毒DNA检测的病毒学应答定义为血清HBV DNA和RNA的共同持续消失(低于检测下限),并以此作为安全停药的病毒学指标。对长期接受NAs治疗后HBsAg<1 500IU/mL的慢性乙型肝炎患者,根据血清HBV RNA检测结果,换用或加用PEG-IFN-α治疗:若HBV RNA阳性,则加用PEG-IFN-α;若HBV RNA阴性,则停止NAs治疗,换用PEG-IFN-α治疗。

HBV RNA是由cccDNA直接转录产生的一种衣壳包裹的前基因组RNA。北京大学鲁凤民在2017年APASL会议上报道,测量84例慢性HBV感染患者,包括62名HBeAg阳性和22名HBeAg阴性患者,以及41例接受NAs治疗至少2年的患者的HBV cccDNA水平和HBV RNA水平。结果显示,血清HBV RNA可以反映CHB患者在接受长期NAs治疗后肝内cccDNA的状态,血清HBV RNA的持续清除,表明cccDNA的清除或转录沉默。

病毒cccDNA是HBV持续感染的关键因素,在接受NAs长期治疗之后,仍然持续存在于感染者的肝细胞内,甚至在发生了HBsAg消失或发生血清转换之后,也仍然继续存在。

cccDNA水平及转录活性检测,对于评估HBV感染是否治愈至关重要,但因检测cccDNA需行肝组织活检,方法尚未标准化。HBcrAg是一个混合型生物学标志物,由病毒前C/C区基因表达的几种抗原共同组成,包括HBcAg、HBcrAg和前C22前体蛋白。HBcrAg定量检测与HBsAg结果互不重叠,血清中HBcrAg水平可部分反映HBeAg阳性患者肝细胞内cccDNA的含量及转录活性,也可反映整合HBV DNA的转录活性。

有研究结果显示,HBcrAg可用于NAs或聚乙二醇干扰素治疗患者的疗效监测和预测,也可用于预测NAs治疗患者停药后复发风险。

3. EGT 治疗结束时,虽然HBsAg已消失或血清学已转换,但目前国内检测HBsAg和HBV DNA试剂良莠不齐,差距较大,检测不出并不一定是阴性;核苷类药物对HBsAg无直接影响,持续服药50年以上才能彻底清除表面抗原。干扰素治疗HBeAg阳性肝炎,停药后3年,用敏感方法检测,HBsAg清除率11%,HBeAg阴性肝炎停药后5年HBsAg清除率为12%;使用核苷类药物,治疗结束后3年HBsAg清除仅2%。干扰素虽比核苷类药物效果明显,但这也意味着剩余的90%可能复发。ALT正常值标准也有参差,若用国内现行40IU/mL判定,则在此标准以下的不少患者肝脏仍有明显炎性坏死。

有研究显示,HBV RNA与病毒持续感染及NAs停药后的反跳有关,也可作为接受NAs

治疗者 HBeAg 患者发生血清学转换的早期预测指标，或可作为与 cccDNA 转录活性相关的临床指标，如果 HBV RNA 持续消失，预示患者达到准功能性治愈。但是，2017 年 EASL 指南对这些研究结果并未加以评论和推荐。达到 HBsAg 消失才是理想终点，达到理想终点才属于功能性治愈。HBsAg 仍然阳性、抗病毒治疗后停药维持持续病毒学应答，以及停药不复发的患者，只能说是达到了有价值的治疗终点，为部分免疫控制状态。

慢性乙型肝炎目前还不能治愈。临床治愈并不等于 HBV 感染治愈，HBsAg 转阴的急性或慢性乙型肝炎，几十年后部分患者肝内仍有 HBV DNA。核苷类药物可抑制病毒复制，减少肝癌发病率，但病毒控制不等于疾病控制，不能减少非活动性携带和肝硬化发展成肝癌。核苷类药物对正在复制的 HBV 有较强的抑制作用，但对非复制状态的病毒无作用。短期抗病毒治疗可清除复制活跃的 HBV，但不能清除病毒 cccDNA，短期治疗不能使人体免疫系统得到有效恢复，停药后疾病常迅速复发，长期治疗可长期抑制病毒，免疫系统可逐渐恢复，并协助清除病毒。我国患者，多在婴幼儿时感染，有不同程度免疫耐受，抗体阳转率低，不少患者 HBV DNA 在病程早期即整合到感染细胞的细胞核染色体中，无法彻底清除。因此，乙肝抗病毒治疗是一个长期过程。虽然核苷（酸）类似物长期用药可能会出现耐药，但如选择强效、低耐药或联合治疗，可实现长期治疗目的。因恐惧耐药而不敢长期治疗犹如因噎废食。

男性，年龄超过 40 岁，病程长，母婴传播，肝组织纤维化程度重；或合并丙、丁型肝炎病毒或人类免疫缺陷病毒感染；即使 HBsAg 已消失或血清学已转换，疾病仍有可能进展，甚至发生肝硬化、肝癌、肝衰竭和其他并发症。若未达到临床治愈的标准停药，发生率更高。治疗结束后，应对这些人群进行终身随访和 / 或治疗。终身随访和 / 或治疗，重在随访，只有对随访时出现异常者才给予治疗，治疗也不一定用核苷类药或干扰素类药或免疫调节剂，即使应用也不一定用全程，可根据情况灵活掌握，但一定要随访，发现问题及时治疗，以防不测。"凡事预则立，不预则废"。

治疗结束后，对停药患者进行密切随访的目的是，评估抗病毒治疗的长期疗效，监测疾病的进展以及 HCC 的发生。无论患者在抗病毒治疗过程中是否获得应答，在停药后 3 个月内应每个月检测 1 次肝功能，HBV 血清学标志物及 HBV DNA；之后每 3 个月检测 1 次肝功能，HBV 血清学标志物及 HBV DNA，至少随访 1 年时间，以便及时发现肝炎复发及肝脏功能恶化。此后，对于持续 ALT 正常且 HBV DNA 低于检测下限者，建议至少每年进行一次 HBV DNA、肝功能、AFP 和超声检查。对于 ALT 正常但 HBV DNA 阳性者，建议每 6 个月检测 1 次 HBV DNA 和 ALT、AFP 及超声。对于肝硬化患者，应每 3 个月检测 AFP 和腹部超声，必要时做 CT 或 MRI 以早期发现 HCC。对于上述这些随访，无论是慢性乙肝，还是肝硬化，都不能间断，直至终身。对肝硬化患者还应每 1~2 年进行胃镜检查，以观察有无食管胃底静脉曲张及其进展情况，直至终身。

4. 优化治疗策略中的指标监测　大型全球研究结果显示，PEG-IFN-α 48 周治疗结束后，约 1/3 的患者可达到持久的治疗应答。通过优化治疗可以进一步提高 PEG-IFN-α 的治疗应答。对于 HBeAg 阳性 CHB，患者的年龄、性别及基线 ALT、HBV DNA 水平有利于选择PEG-IFN-α 治疗的"优势患者"，根据疗程中有意义的指标变化适时地调整方案，通过延长和 / 或联合 NAs 有助于提高持久应答。HBeAg 阴性 CHB 患者目前尚无治疗前较可靠的预测指标，因而 RGT 策略显得更为重要。治疗早期血清 HBV DNA 负荷的下降主要是对已经复制的 HBV 的清除，反映了干扰素抗病毒蛋白对病毒核酸的降解，而之后血清 HBV DNA

的变化,则反映了抗病毒作用、感染 HBV 肝细胞的半衰期以及机体免疫对 HBV 应答的综合作用结果。但仅观察 HBV DNA 变化,不能区分出持续应答者和复发者,HBsAg 水平有助于作为判定疗效、调整治疗方案的有用指标。Lampertico 等研究发现,24 周 HBsAg 定量较基线下降 ≥ 10% 或 <10%,治疗结束后 48 周的病毒学应答(HBV DNA<2 000IU/mL)率,48 周组分别为 17% 和 9%,96 周组分别为 58% 和 12%;24 周 HBsAg 水平是预测停药后 48 周持久病毒学应答的因素($OR=0.22$,95% 置信区间为 0.092~0.536)。Brunetto 等以疗程 24 周及 48 周中 HBsAg 定量水平是否较基线下降 ≥ 10% 为标准,将疗程中 HBsAg 的变化区分为持续下降、延迟下降、下降反弹、无下降 4 种模式,其治疗结束后 24 周和 5 年的持久应答(HBV DNA<2 000IU/mL)率分别为 60%、48%、29%、20% 和 38%、21%、17%、9%。48 周 HBsAg 定量水平 <10IU/mL、<100IU/mL、<1 000IU/mL 者,其停药后 24 周 HBV DNA<400 拷贝 /mL 的比例分别为 88%、66%、40%,ALT<30U/L 的比例分别为 81%、70%、73%。因此,PEG-IFN-α 治疗 HBeAg 阴性 CHB,可根据治疗期间 HBV DNA 水平与 HBsAg 定量变化来调整治疗:12 周 HBV DNA 是否较基线下降 ≥ $2\ \log_{10}IU/mL$ 对治疗结束后 24 周能否取得持久应答有重要意义。24 周 HBsAg 定量下降 >1 $\log_{10}IU/mL$ 的患者,可继续治疗至 48 周;48 周 HBsAg 定量 <10IU/mL 者,可以 48 周作为一个标准治疗;若 48 周 HBsAg 定量 >10IU/mL、但持续稳定下降,则需延长治疗至 72~96 周,甚至更长,以实现持久免疫控制;若 24 周 HBsAg 定量下降 ≤ $1\ \log_{10}IU/mL$,则联合或改用 NAs。

(1)HBeAg 定量:对 HBeAg 阳性患者而言,HBeAg 血清学转换是比 HBV DNA 更为重要的疗效指标和可靠的停药标准,因为 HBeAg 发生转换通常是在 HBV DNA 转阴的基础上,往往代表着免疫的控制和较低的复发率。Fried 等报道,单用 PEG-IFN-α-2a 治疗 HBeAg 阳性患者在基线及治疗过程中 HBeAg 半定量水平对应答的预测,发现基线 HBeAg>1 294PEIU/mL 者的 HBeAg 血清学转换率明显低于基线 HBeAg<31PEIU/mL 的患者($p<0.001$);治疗 24 周时,HBeAg ≤ 10PEIU/mL 者,在治疗结束随访 24 周时,HBeAg 血清学转换率为 52%,10PEIU/mL<HBeAg ≤ 100PEIU/mL 者的 HBeAg 血清学转换率为 20%,而 HBeAg>100PEIU/mL,随访 24 周时 HBeAg 血清学转换率仅为 4%。HBeAg 半定量水平对应答的预测价值好于 HBV DNA。

(2)HBsAg 定量:慢性 HBV 感染者的 HBsAg 清除 / 转换,曾一度被认为是"遥不可及",随着治疗研究的进展,越来越多的患者实现了这一"理想终点"。HBsAg 定量监测的重要性也被提升到了一个新的高度,认为 HBsAg 定量可作为免疫控制的界定指标,其水平可预测 HBeAg 血清学转换、HBsAg 清除与长期预后,治疗中 HBsAg 定量水平或下降情况是 PEG-IFN-α-2a 治疗获得持久应答的强预测因素。Piratvisuth 等的研究结果显示,HBeAg 阳性 CHB 患者接受 PEG-IFN-α-2a 单药或联合拉米夫定治疗 48 周,疗程 24 周时 HBsAg<1 500IU/mL 者、1 500~20 000IU/mL 者和 >20 000IU/mL 者,停药随访 24 周时的 HBeAg 血清学转换率分别为 540%、26% 和 15%。NEPTUNE 研究也得到类似的结果:HBeAg 阳性 CHB 患者接受 PEG-IFN-α 治疗 48 周,治疗 24 周时 HBsAg<1 500IU/mL 者、1 500~20 000IU/mL 者和 >20 000IU/mL 者,停药随访 24 周时的 HBeAg 血清学转换率分别为 57%、35% 和 0。也有报道 HBsAg 水平的动态变化可预测疗效,PEG-IFN-α-2a 单药或联合拉米夫定治疗 HBeAg 阳性 CHB 患者 52 周,随访 26 周,获得 HBeAg 血清学转换患者的 HBsAg 在第 4 周开始下降,52 周下降最显著,而未获得 HBeAg 血清学转换者的 HBsAg 定量无明显降低。虽然 HBsAg 定量对于 IFN 治疗具有良好的预测价值,但仅仅靠 HBsAg 这个单一指标去预测疗效还存在欠缺,联合 HBeAg 或 HBV DNA 可能会进一步提高预测价值。同样在 NEPTUNE 研究中,130 例 HBeAg 阳性患者接受 PEG-IFN-α-2a 180μg/ 周治疗,48 周末 HBsAg 联合 HBeAg 可提高停药后 6 个月联合应答(HBeAg 血清学转换且 HBV DNA<10^4 拷贝 /mL)的预测价值:48 周 HBsAg<100IU/mL 者,停药 6 个月有 63% 的患者达到联合应答;而 48 周 HBsAg<100IU/mL,同时获得 HBeAg 血清学转换者,在停药 6 个月达到联合应答的比例上升到 92%。总之,要根据患者的应答情况和耐受性进行剂量及疗程的调整,而不是恪守 48 周的固定疗程。对于已经具有明显的 HBsAg 水平下降趋势的优势人群值得进一步延长治疗,争取更高的治疗目标——HBsAg 清除。对于那些早期应答不佳的患者,应尽快调整治疗方案,如联合其他抗病毒药物或延长疗程等,使这部分患者尽可能达到免疫控制状态。

HBsAg 阳性是 HBV 感染的可靠指标,HBsAg 阴转或抗 -HBs 阳性是慢性乙型病毒性肝炎(CHB)抗病毒治疗的最终目标,也是最接近临床治愈标准,研究表明,血清 HBsAg 定量水平可反映 HBV 复制水平,作为评价共价闭合环状 DNA(cccDNA)替代指标。近年来数据表明,HBsAg 水平有助于鉴别 CHB 感染自然史,可预测 HBsAg 自发清除、进展性肝病的风险,其动态改变对于核苷(酸)类似物及干扰素的疗效预测、优化管理及停药后复发有重要的临床价值。但是,HBsAg 有意义的临界值及在不同的治疗策略中的意义仍需要更多数据来完善。

在 HBV 的血清标志物中,HBsAg 可以反映肝细胞内的 cccDNA 水平,并且其检测相对于 cccDNA 要容易得多,因此 HBsAg 定量的检测受到了广泛的重视,在临床实际中的价值得到了体现。第一,HBsAg 水平一定程度反映了疾病的自然进程,与病毒复制和疾病的进展有相对高的关联性,不像转氨酶在低水平时受较多因素的影响,因此 HBsAg 的高低有望成为抗病毒治疗的决定因素之一。第二,HBsAg 水平对抗病毒治疗的应答有重要的指导意义,在 IFN 的治疗应答方面已经有了共识;但在核苷(酸)类似物由于其治疗时间长、易耐药、停药复发率高等特点,而 HBsAg 水平的变化对其应答率、耐药率及停药复发都有比较好的预测价值,但这方面的界限值报道不一,仍需要大量的临床及实验室数据加以夯实。第三,少数病例出现 HBsAg 的异常升高与疾病进展不符,并且部分 HBsAg 阴转的仍有进展成肝细胞癌的风险,因此,在临床治疗及疾病进展的预测方面应与 HBV DNA 及转氨酶相结合,这更有助于提高 CHB 患者的管理。

1)HBsAg 与 HBV DNA/cccDNA 的关系:血清 HBsAg 产生既可由具有转录活性的 cccDNA 转录成信使 RNA 翻译产生,也来源于整合人宿主基因的 HBADNA 序列转录翻译而来,与 HBV DNA 只反映病毒复制活性相比,HBsAg 定量不仅反映了 cccDNA 转录的活性,也提供了与 HBV DNA 不同但互补的信息。因此,HBsAg 定量水平可作为感染细胞数量的替代指标,无论是 HBeAg 阳性还是者阴性的患者中,血清 HBV DNA 及 HBsAg 水平与肝组织内 cccDNA 含量密切相关($p<0.01$);且 HBsAg 水平与血清 HBV DNA 水平也明显相关,在长期的随访过程中随 HBV DNA 的变化而呈正相关改变。

2)HBsAg 定量在 CHB 感染自然史中的意义:HBsAg 水平在慢性 HBV 感染自然史不同时期存在明显差异:HBeAg 阳性 CHB 患者高于 HBeAg 阴性患者。慢性 HBV 感染通常分为三个阶段,首先是免疫耐受阶段,HBsAg 通常在 5 $\log_{10}$IU/mL 左右;随后进入免疫清除期,HBeAg 发生血清学转换,HBsAg 下降(3 $\log_{10}$~4 $\log_{10}$IU/mL),免疫控制期最低(约 2.5 $\log_{10}$IU/mL),再活动期又升高。通常认为,HBsAg 携带者处于免疫耐受阶段,预后较好,不需要治疗。但是,在一项长达 10 年的随访中发现,HBV 低复制的感染者中,45%~65% 患者出现丙氨酸转氨酶(ALT)波动,仍有进展为肝硬化及肝癌的风险。因此,根据血清 HBV DNA>2 000IU/mL 作为区分非活动性 HBsAg 携带状态与病毒处于低复制水平的 HBeAg 阴性 CHB 仍显不足。目前,关于 HBsAg 在诊断活动与非活动中的界限值有不同的报道,在基因 A 和 D 型中,HBsAg<3 500IU/mL 预测患者处于非活动携带状态的阴性预测价值(negative predictive values,NPV)高达 96%,HBsAg<1 000IU/mL 联合 HBV DNA<2 000IU/mL,对非活动期 HBV 携带状态有较高预测价值。2014 年最新分层数据表明:在基因 C 型中,年龄大于 40 岁的患者如 HBsAg<50IU/mL 或患者年龄小于 40 岁而 HBsAg<400IU/mL 者、其非活动携带者的预测特异性均为 100%。HBsAg<350IU/mL 结合 HBV DNA<125IU/mL。预测处于非活动性携带者状态的特异性及阳性预测价值(positive predictive values,PPV)均为 100%,且上述患者在 2 年的随访过程中都没有出现病毒再活动。因此,HBsAg 联合 HBV DNA。再加上基因型及年龄因素对预测 HBV 再活动具有较好的临床应用价值。

3)预测未治疗的 HBsAg 自发清除:HBsAg 存在自发清除,与基线 HBsAg 水平密切相关。多项研究观察了 HBsAg 水平对其清除的预测作用,但其界限值相差 10 倍,如一项对 688 例 HBeAg 阴性的非活动性 HBsAg 携带状态,用单因素和多因素联合分析认为,HBsAg<10IU/mL 是预测其自发清除的最佳界限值:而另有两项共计 306 例的研究认为,基线 HBsAg<100IU/mL 或 200IU/mL 是预测清除较好的界限值,HBsAg 动力学变化也对其清除有预测作用,如 HBsAg>200IU/mL 但年降低 >0.5 $\log_{10}$IU/mL 或 2 年降低 >1 $\log_{10}$IU/mL 也是预测清除的界限值,Chiu 等对儿童的 HBsAg 自发清除进行了研究,共有 349 例纳入研究,男孩 205 例、女孩 144 例,平均随访 20 年,42 例 HBeAg 阴性者发生了 HBsAg 清除,年龄最小者 4.1 岁,年龄最大者 33 岁,平均 17.7 岁,如母亲 HBsAg 阴性者清除率更高,ROC 曲线分析:HBsAg<1 000IU/mL 是预测清除的较佳临界值,其敏感性为 38.1%、特异性为 90.6%、PPV 为 35.6%、NPV 为 91.4%。这些研究主要集中在基因型 B 和 C 中,适用于我国。

4)HBsAg 与病情进展的关系:肝活组织病理学检查结果显示、HBeAg 阴性的患者,如 HBsAg<1 000IU/mL,则最小炎症的阳性预测值为 92%;如再结合 HBV DNA<4 $\log_{10}$IU/mL,则阳性预测值可高达 96%,且 ALT 升高者的 HBsAg 水平明显高于正常者在基因型 B 和 C 中,以血清 HBsAg=3.85 $\log_{10}$IU/mL 为界限值可区分轻度肝硬化(≤ F1)与中度以上肝硬化(≥ F2)。既往研究表明,HBV DNA>2 000IU/L 是肝硬化、原发性肝癌的主要危险因素。而最近研究表明,HBV DNA<2 000IU/L 的 HBeAg 阴性的患者中,HBsAg 水平与原发性肝癌(PHC)发生率明显相关,HBsAg>1 000IU/mL(8%)发生 PHC 概率明显高于 HBsAg<1 000IU/mL(2%)。在 HBV DNA 量相当的情况下,HBsAg 定量水平 <100IU/mL、100~999IU/mL 及 ≥ 1 000IU/mL 的 20 年的累计发病率分别为 1.4%、4.5% 和 9.2%。HBsAg 定量水平 ≥ 1 000IU/mL 结合 HBV DNA ≥ 2 000IU/mL 是 HCC 的高危因素。

5)HBsAg 定量与核苷(酸)类似物治疗应答及停药的关系:核苷(酸)类似物(NAs)仍是 CHB 治疗的一线药物之一,尤其对于年龄较大及有严重合并症患者,HBsAg 定量在不同的 NAs 中下降水平不同。Lee 等对 95 例恩替卡韦(ETV)初治的 HBeAg 阳性的 CHB 患者多因素研究表明,治疗前低 HBsAg 与病毒应答密切相关。通过 ROC 曲线分析表明,以基线 HBsAg=3.98 $\log_{10}$IU/mL 为界限值预测病毒学应答的灵敏度为 86.8%、特异性为 78.9、PPV 为 89.2%、NPV 为 75.0%。Lee 等对 101 例 ETV 初治的 CHB 结果表明,基线 HBsAg 水平是 ETV 诱导 HBeAg 消失或转换的独立预测因子,治疗 3 个月 HBsAg<3 000IU/mL 是

预测 12 个月时 HBeAg 清除或阴转的独立预测因子。Gramenzi 等回顾性分析了接受拉米夫定(LAM)治疗 5 年的 42 例 HBeAg 阴性的 CHB 患者的治疗效果,除 1 例为原发无应答外,41 例病毒学应答者,分别用治疗 6 个月 HBsAg 及 HBV DNA 降低程度来预测病毒学突破(VB),结果 38 例 6 个月 HBsAg 下降小于 0.7 $\log_{10}$IU/mL,35 例发生了 VB(PPV:92%),3 例下降大于 0.7 $\log_{10}$IU/mL 均未发生 VB(NPV:100%);13 例 6 个月仍能检测到 HBV DNA,其中 12 例发生了 VB(PPV:93%);28 例 6 个月不能检测到 HBV DNA 中,23 例发生 VB,仅 5 例没有发生 VB(NPV:18),这 23 例发生 VB 的 HBsAg 下降均小于 0.7 $\log_{10}$IU/mL,说明 HBsAg 测定对抗病毒治疗的优化有非常重要的意义。Seto 等分析了 70 例接受 LAM 治疗 10 年以上并维持病毒学应答的患者,结果表明,基线 HBsAg<1 000IU/mL 及治疗过程中年均 HBsAg 下降 ≥ 0.166 $\log_{10}$IU/mL 对预测 HBsAg 清除价值较高,NPV 分别为 98.1% 与 97.8%。Wursthorn 等分析了 162 例 HBeAg 阳性患者接受替比夫定(LdT)治疗 3 年的研究结果,在获得 HBsAg 清除的 9 例患者中,有 8 例在 1 年时 HBsAg 下降达 1 $\log_{10}$IU/mL,进一步的研究提示,24 周 HBsAg 下降超过 0.5 $\log_{10}$IU/mL 和 1 年超过 1 $\log_{10}$IU/mL 是 HBsAg 随之清除的预测因子,HBsAg 的下降以基因 A 型最快,组织学免疫染色发现,先于血清 HBsAg 消失之前,检测不到肝细胞 HBcAg 和 HBsAg。CHB 抗病毒治疗的最终目标是达到 HBsAg 的清除或甚至出现 HBsAg 的血清学转化,但是在 NAs 治疗 5 年后能够达到此标准的患者不足 5%,达到亚太肝病学会停药标准停药后有接近 50% 的患者再发,因此,需进一步探讨停药的标准。

Liang 等研究 LAM 对 69 例初治及 15 例曾经有 LAM 抗性的结果显示,治疗结束时 HBsAg 水平与停药后病毒复发密切相关,11 例在治疗结束时 HBsAg ≤ 2 $\log_{10}$IU/mL 患者中仅有 1 例出现复发,而 HBsAg>3 $\log_{10}$IU/mL 的 31 例患者中有 17 例复发,占 55%;而在治疗结束时 HBsAg 在 2 $\log_{10}$~3 $\log_{10}$IU/mL 的 20 例患者中,治疗 3 个月时 HBV DNA>1 000 拷贝/mL 的 18 例患者中有 4 例出现复发,余 2 例 HBV DNA>1 000 拷贝/mL 均复发。Chan 等对 LAM 治疗平均(34±23)个月及停药后(47±35)个月的 53 例患者分析表明,5 例患者在治疗结束时 HBsAg ≤ 2 $\log_{10}$IU/mL 且治疗过程中下降大于 1 $\log_{10}$IU/mL 停药后均获得持续的病毒应答,且最终出现 HBsAg 阴转,在 8 例患者在治疗结束时 HBsAg ≤ 2 $\log_{10}$IU/mL 或者治疗过程中下降大于 1 $\log_{10}$IU/mL 停药后有 4 例出现持续的病毒应答,PPV 为 50%,而 40 例在治疗结束时 HBsAg>2 $\log_{10}$IU/mL 且治疗过程中下降 ≤ 1 $\log_{10}$IU/mL。LAM 治疗结束后没有 1 例出现持续的病毒应答,NPV 达 100%。Jaroszewicz 等分析 126 例 NAs 治疗的 CHB 表明,治疗 2 年达到病毒学应答且 HBsAg 下降 0.5 $\log_{10}$IU/mL 的患者有 42% 获得了 HBsAg 清除。

6)HBsAg 与 IFN 及 NAs 治疗应答的关系:IFN 治疗前及治疗过程中 HBsAg 有助于评估其疗效及预后。一项多中心随机双盲对照,对 107 例 HBeAg 阴性患者给予 PEG-IFN 治疗 48 周,随访 60 周及 72 周获得持续病毒应答患者分析表明:12 周时,HBsAg 显著下降者即使 HBV DNA 下降 <2 $\log_{10}$IU/mL 值,仍有 25% 的患者获得持续的病毒学应答;如果联合 HBV DNA 下降 >2 $\log_{10}$IU/mL 值,则有 39% 获得持续的病毒学应答。Marcellin 等对 PEG-IFN 用和联合 LAM 治疗 1 年随访 5 年结果表明:12 周时 HBsAg 水平较治疗前下降达 10% 以上在停药随访 5 年过程中获得持续免疫应答率明显升高(47.2% vs 16.4%),且 HBsAg 清除率明显升高(22.6% vs 7.5%)。一项来自全球的 3 项随机临床试验的综合数据分析:共纳入 803 例 A、B、C、D 基因型的 HBeAg 阳性患者,24 周时若 HBsAg>20 000IU/mL 均是停药的指征,12周时,HBsAg无下降的患者,治疗无应答的NPV在A和D型分别为88%和98%,而B和C型,如果HBsAg>20 000IU/mL,治疗无应答的NPV为92%和99%,24周时,HBsAg>20 000IU/mL患者都应该停用IFN(NPV98%)。

在NAs与PEG-IFN联合治疗中,Takkenberg等观察92例PEG-IFN加阿德福韦酯治疗48周、停药2年的CHB患者HBeAg阳性44例,HBeAg阴性48例,在HBeAg阳性患者和阴性中分别有5(11%)和8例(17%)出现HBeAg阴转。进一步分析表明HBeAg阴性的CHB患者中,基线HBsAg水平是其清除的独立预测因子,基线HBsAg<400IU/mL在停药2年后所有患者达到HBsAg清除。

NAs序贯PEG-IFN治疗提高了核苷(酸)类似物停药概率,而HBsAg定量有助于指导序贯治疗。OSST研究将200例ETV治疗1~3年并获得持续HBV DNA抑制的HBeAg阳性的患者,随机分为继用ETV和换用PEG-IFN两组,48周的结果提示,基线已获得HBeAg消失且HBsAg<3 000IU/mL者,其HBeAg血清转换率和HBsAg清除率分别为37.5%和25%。Ouzan等前瞻性研究表明,对9例长期NAs治疗达到完全病毒抑制的患者,加用PEG-IFN治疗48周和96周,达到HBsAg阴转分别为4例和6例。Weng等对46例既往使用过LAM治疗的患者,给予PEG-IFN治疗1年随访6个月的结果表明,治疗6个月时,HBsAg<6 000IU/mL,1年病毒学应答的PPV为73.3%,NPV为96.8%。但是,HBsAg已经转阴的患者停药后随访过程中仍有一部分出现血清HBV DNA阳性。且高达20%的HBsAg阴性患者体内HBV DNA处于低水平复制,仍有肝癌发生的风险。HBsAg清除且抗-HBs>300IU/mL后再巩固6个月停药未见复发。

(六) 核苷(酸)类似物治疗的相关问题

1. 治疗前相关指标基线检测　已如前述。

2. 治疗过程中相关指标监测　已如前述。

3. 预测疗效和优化治疗　除基线因素外,治疗早期病毒学应答可预测其长期疗效和耐药发生率。路线图概念,强调治疗早期病毒学应答的重要性,并提倡根据HBV DNA监测结果给予优化治疗。但是,各个药物的最佳监测时间点和判断界值可能有所不同。而且,对于应答不充分者,采用何种治疗策略和方法更有效,尚需前瞻性临床研究来验证。

4. 密切关注患者治疗依从性　了解患者服药剂量、方法、是否有漏服或自行停药等情况,确保患者了解随意停药可能导致的风险,提高患者依从性。

5. 少见、罕见不良反应的预防和处理　核苷(酸)类似物总体安全性和耐受性良好,但在临床应用中确有少见、罕见严重不良反应的发生,如肾功能不全(服用TDF、ADV)、低磷性骨病(服用TDF、ADV)、肌炎/横纹肌溶解(服用替比夫定)、乳酸酸中毒(服用恩替卡韦、替比夫定)等,应引起关注。治疗前仔细询问相关病史,减少风险。对治疗中出现血肌酐、CK或乳酸脱氢酶明显升高,并伴相应临床表现者,如全身情况变差、明显肌痛、肌无力等症的患者,应密切观察,一旦确诊为尿毒症、肌炎、横纹肌溶解或乳酸酸中毒等,应及时停药或改用其他药物,并给予积极的相应治疗。

(七) 核苷(酸)类似物耐药的预防和治疗

1. 严格掌握治疗适应证　对于肝脏炎症病变轻微、难以取得持续应答的患者(如ALT正常、HBeAg阳性的免疫耐受期),特别是患者<30岁时,应当尽量避免使用核苷(酸)类似物治疗。

2. 谨慎选择核苷(酸)类药物　如条件允许,开始治疗时,宜选用抗病毒作用强和耐药发生率低的药物。防止耐药最好的方法,就是开始治疗时就使用高基因耐药屏障的药物,例如替诺福韦和恩替卡韦;重要的是,要确保患者坚持服药,再加上很好的病毒学监测,治疗大多有效。

3. 联合治疗　对合并 HIV 感染、肝硬化、高病毒载量及早期应答不佳者,应选用强效低耐药的药物,或尽早采用无交叉耐药位点的核苷(酸)类药物联合治疗。对应答不佳、血清 HBeAg 未转换、耐药后挽救治疗、复发再治疗者,建议联合治疗。初治者,若能联合治疗,HBeAg 血清学转换率高,耐药发生率低。特别是应用拉米夫定时,一定要联合应用阿德福韦酯。因前者副作用小、早期应用效果显著,但易发生耐药;而阿德福韦酯虽疗效缓慢,但耐药发生率低;初治就联合应用拉米夫定和阿德福韦酯,二者互补,发生交叉耐药的可能性较小。

4. 耐药监测及处理:随着强效低耐药药物的应用,NAs 长期治疗出现耐药发生率大幅降低。如果在治疗过程中出现 HBV DNA 定量较治疗中最低值升高 > 2 $\log_{10}$IU/mL,排除依从性问题后,需及时给予挽救治疗,并进行耐药检测。定期检测 HBV DNA 和 ALT,及时发现原发无应答或病毒学突破。对于接受拉米夫定、替比夫定和恩替卡韦治疗的患者,一旦检出基因型耐药或 HBV DNA 开始升高时,就加用阿德福韦酯联合治疗,抑制病毒更快、耐药发生较少、临床结局较好。对于阿德福韦酯治疗患者,因其耐药进展缓慢爬坡,不像前述三种核苷(酸)类似物那样 HBV DNA 先突破,而后再出现 ALT 升高;阿德福韦酯耐药则 ALT 先升高后,再出现 HBV DNA 慢慢上升,ALT 升高时就应视为阿德福韦酯耐药,可加替比夫定、恩替卡韦联合治疗,一般不加拉米夫定;对于未应用过其他核苷(酸)类似物者,亦可换用恩替卡韦。对于 NAs 发生耐药或多药耐药者,亦可考虑换用替诺福韦,或改用或加用干扰素类联合治疗,但应避免替比夫定和 PEG-IFN 联合应用,因为可导致外周神经肌肉疾病。

5. 避免单药序贯治疗　对某一 NAs 发生耐药而先后改用其他苷(酸)类药物治疗,可筛选出对多种 NAs 耐药的变异株。因此,应避免单药序贯治疗。

6. 个体化治疗　每个人似乎有不同的耐药机制,已如前述。

三、下阶梯治疗

HBV 感染人体后,普遍存在病毒整合,免疫发病机制较为复杂。治疗必须多环节、多靶点联合。采用抗病毒药物治疗,降低病毒载量;通过干扰病毒表达的中间环节,降低抗原负荷量;再通过某些调节免疫或刺激机体免疫的药物,使机体恢复对 HBV 的免疫应答,彻底清除 HBV。现阶段因缺乏可清除 HBV cccDNA 和整合 HBV DNA 的药物,只有打破免疫耐受,使机体产生有效的固有和适应性抗病毒免疫,才能实现临床治愈进而病毒学治愈。单独应用 NAs 或 PEG-IFN 对免疫应答的恢复作用有限。我国 2019 年指南指出,对 NAs 经治的 CHB 患者,联合 PEG-IFN-α,可使部分患者获得临床治愈。治疗前 HBsAg 低水平(<1 500IU/mL)及治疗中 HBsAg 快速下降(12 周或 24 周时 HBsAg < 200IU/mL 或下降 > 1 $\log_{10}$IU/mL)的患者,联合治疗后 HBsAg 阴转的发生率较高。荟萃分析表明,干扰素联合胸腺肽的治疗效果,显著优于干扰素单药,治疗结束后 HBV DNA 的转阴率、ALT 的复常率、HBeAg 转阴率、HBsAg 转阴率分别为 54.9% 和 36.3%($p<0.01$)、74.5% 和 60.9%($p<0.01$)、56.9% 和 36.7%($p<0.01$)、9.8% 和 3.7%($p<0.05$)。胸腺因子可抑制乙肝病毒复制,增强固有免疫,提高适应性免疫,提高 Th1/Th2 比率和相应细胞因子合成,阻止乙肝慢性化,调节神经内分泌代谢功能,参与肝细胞修复、再生,激发肝细胞抗 HBV 能力,预防肝硬化和肝癌。NA

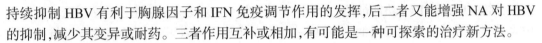

持续抑制 HBV 有利于胸腺因子和 IFN 免疫调节作用的发挥,后二者又能增强 NA 对 HBV 的抑制,减少其变异或耐药。三者作用互补或相加,有可能是一种可探索的治疗新方法。

（一）理论依据

HBV 不直接杀伤肝细胞,病毒引起的免疫应答是导致肝细胞损伤及炎症坏死的主要机制,而炎症坏死持续存在或反复出现是慢性 HBV 感染者进展为肝硬化甚至肝癌的重要因素。非特异性(固有)免疫应答在 HBV 感染初期发挥重要作用,它启动后续特异性(适应性)免疫应答。HBV 可依托自身 HBeAg、HBx 等多种蛋白质成分,干扰 Toll 样受体(TLR)、维 A 酸诱导基因 Ⅰ(RIG-Ⅰ)两种抗病毒信号转导途径,从而抑制非特异性免疫应答的强度。CHB 患者常表现为外周血中髓样树突状细胞(mDC)和浆样树突状细胞(pDC)频数降低,且 mDC 成熟障碍,pDC 产生 IFN-α 能力明显降低,从而导致机体直接清除病毒和诱生 HBV 特异性 T 细胞的能力下降,不利于病毒清除。HBV 特异性免疫应答在清除 HBV 中起主要作用。主要组织相容性复合物(MHC) Ⅰ 类分子限制性的 CD8$^+$ 细胞毒性 T 淋巴细胞可诱导病毒感染肝细胞凋亡,也可通过分泌 IFN-γ,以非细胞溶解机制抑制肝细胞内的 HBV 基因表达和复制。慢性感染时,HBV 特异性 T 细胞易凋亡,产生细胞因子和增殖能力显著降低,功能耗竭,可能是导致 HBV 持续感染的机制之一。血清和肝组织中存在大量 HBsAg,而 HBsAg 特异性细胞毒性 T 淋巴细胞数量缺乏和 / 或功能不足,是导致慢性 HBV 感染者发生免疫耐受的重要原因。

HBV 感染后,一般要 52 年才能自然消失,抗病毒治疗或可使 HBsAg 消失或血清学转换,但即使 HBsAg 血清学转换,几十年 HBV 感染导致肝硬化、肝癌、肝衰竭和其他并发症的风险,并不会因 HBsAg 血清学转换一扫而光。这意味着人体一旦感染上 HBV,或将终身感染(once HBV always HBV)。

1. 某些病毒可能先侵入胸腺　Kendall 提出一种理论,某些病毒很可能先侵入胸腺,模仿人体自身抗原,删除相应的 T 细胞克隆系,造成免疫缺陷,从而在人体内肆无忌惮地为非作歹。Bonyhadi 则认为 HIV 可诱导发生胸腺内细胞程序性死亡。已知 HIV 可破坏胸腺功能,抑制前体胸腺细胞生成,诱导 CD4$^+$T 细胞死亡,减少初生 T 细胞的产量。

2. 慢性乙型肝炎适应性免疫缺失　慢性乙型肝炎患者,适应性免疫往往缺失或者不足,即使能检出 T 细胞应答,也是单一特异性的,应答范围较窄,慢性乙型肝炎患者体内大量 T 细胞表型为耗竭型,不足以控制 HBV。抗病毒治疗只可抑制新的病毒合成,免疫调节剂才能调动机体免疫功能,破坏受病毒感染肝细胞,促进病毒清除;或通过非溶细胞途径清除病毒。因胸腺是细胞免疫中枢,免疫调节剂尤其是胸腺制剂和特异性细胞免疫调节剂,在病毒性肝炎治疗中具有特殊作用。

3. 斜坡学说　王福生认为,在 CHB 患者体内,HBV 本身、人体免疫系统和肝脏是驱动疾病进展的“三驾马车”,也是影响临床预后和抗 HBV 疗效的三大因素。其中,机体抗 HBV 免疫应答不仅能够控制 HBV 复制和清除 HBV,使机体产生有效的免疫应答和促进患者的康复,而且还参与多种乙型肝炎的致病过程,是决定乙型肝炎临床转归和治疗疗效的重要因素。

临床上,急性自愈性乙型肝炎和 1%~2% 的 CHB 患者能够自发清除 HBV 者,免疫系统被 HBV 有效地激活,固有免疫和特异性免疫应答协调一致,不同功能的免疫细胞各司其职、相互配合,有效清除 HBV,还能够建立起长期的免疫保护。持续 HBV 复制和宿主抗 HBV 免疫功能低下是 CHB 两个重要的临床特征,具体表现在病毒特异性 CD8$^+$T 淋巴细胞功能损伤、树突状细胞(DC)功能缺陷、调节性 T 细胞增多、免疫抑制性途径异常活跃。肝组织中大量非特异性淋巴细胞浸润,导致肝脏组织炎症和肝细胞坏死,甚至发生肝纤维化等病理改变,驱动着"慢性肝炎→肝硬化→肝癌"的进展。抗 HBV 免疫反应的强度决定了体内 HBV 载量的水平。当抗 HBV 免疫反应只有部分能力控制 HBV 时,临床上表现为 HBV 载量稳定、相对不变;当抗 HBV 免疫反应严重低下、无力控制病毒时,表现为 HBV 载量持续上升。

CHB 患者的抗 HBV 治疗需要跨越三座"大山",开展相对应的三方面治疗。三座"大山"是:①病毒学因素(HBV 持续复制、大量 HBV 抗原存在、cccDNA 的存在);②肝脏病理学(炎症、坏死、纤维化等);③机体抗 HBV 免疫应答低下(固有免疫损伤、特异性免疫损伤和增强的肝脏免疫耐受)。三方面的治疗是:①借助抗 HBV 药物,在控制 HBV 复制的同时,为机体免疫功能的恢复"减压";②保肝治疗;③在抗 HBV 和保肝治疗基础上,实施免疫调节治疗(最好以增强抗 HBV 特异性细胞和体液免疫应答为主),帮助患者发生 HBeAg 和 HBsAg 血清转换,充分恢复患者抗 HBV 的免疫应答,并获得稳定的临床疗效。然而,对于那些"免疫耐受期"的 CHB 患者,通常表现为:ALT<2×ULN,HBeAg 阳性,HBV DNA>10^5 拷贝 /mL,肝穿刺活组织检查未见中重度炎症,由于持续 HBV 高水平复制,逐渐积累或者加重患者抗 HBV 免疫反应损伤的程度,甚至导致机体免疫系统全面的功能损伤,即使他们接受抗 HBV(包括药物和免疫调节两个方面)治疗,疗效往往较差。

4. 联合治疗渐成共识　打破宿主免疫耐受是实现 CHB 治愈的主要障碍。只有持续深度抑制 HBV 复制,并诱导有效的抗病毒免疫应答,才能彻底控制 HBV 感染。目前,诸多全新的抗病毒治疗手段,包括针对 HBV 生命周期不同阶段(如 HBV 入胞、病毒复制、HBV cccDNA 产生和病毒蛋白表达等环节)的抗病毒药物,以及提高宿主抗病毒免疫应答的免疫制剂等,正在通过动物或细胞模型进行筛选,部分已经进入早期临床试验,这些新的治疗药物将有助于进一步优化和完善现有的抗病毒治疗方案。

(二)胸腺因子 D 作用

胸腺因子 D(TFD)系取新鲜猪胸腺提取,收集分子量小于 15.0kD 的全部活性物质,含多种胸腺素 α、β 和 γ,其中含胸腺素 $α_1$8%,并含胸腺素 α 原。而胸腺肽含胸腺素 $α_1$ 仅 0.6%,不含胸腺素 α 原(活性比 $α_1$ 强)。T 淋巴细胞分化成熟需 α、β、γ 三种胸腺素成分共同作用才能完成。目前只有含胸腺素 α、β、γ 三种胸腺因子的胸腺因子 D 才是全胸腺素,而常用的日达仙(注射用胸腺肽)是胸腺素 $α_1$,只是胸腺素 α 中的一种成分,胸腺肽和胸腺五肽也都只是胸腺素的片段,难以使胸腺细胞分化成熟。TFD 可调节乙肝病毒、宿主遗传、免疫及肝细胞三者关系,有显著抗乙肝病毒作用:①抑制乙肝病毒复制;②增强固有免疫;③提高适应性免疫;④阻止乙肝慢性化;⑤调节神经内分泌代谢功能;⑥参与肝细胞修复、再生,激发肝细胞抗 HBV 能力;⑦预防肝硬化和肝癌。参见第二十八章第八节相关内容。

官亮研究发现,ETV 联合胸腺法新 1.6mg,皮下注射,前 4 天每天 1 次,之后每周 2 次,连续用 6 个月,越早获得病毒学应答的 HBeAg 阴性慢性乙型肝炎患者,有更大的概率获得完全应答。

(三)NAs 与 PEG-IFN 作用

已如前述,联合治疗可有助于免疫系统 NK 细胞和 $CD8^+T$ 细胞恢复应答。

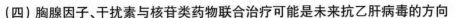

（四）胸腺因子、干扰素与核苷类药物联合治疗可能是未来抗乙肝病毒的方向

在抗 HBV 药物未获得新的突破之前,三者联合治疗可能是一个较好的疗法。胸腺因子可使病毒性肝炎适应性免疫的缺失及 CTL 耗竭获得重建,干扰素不仅有抗病毒作用,也可重建免疫功能,NAs 直接抑制乙肝病毒聚合酶,三种药物作用机制不尽相同。联合治疗,重建免疫功能,协同抗病毒。在现阶段尚无有效清除 HBV 药物的情况下,可通过胸腺因子 +NAs+PEG-IFN 联合治疗,优化抗病毒治疗策略,提高临床治愈率。近年陆续开展的 Anchor、COST、OCEAN 等研究均明确,NAs、IFN 和免疫调节剂序贯 / 联合治疗,可提高临床疗效,长期获益,若与现有抗病毒药物合理联用,或可协同增强宿主免疫应答,并清除 cccDNA,最终完全治愈 HBV 感染。

（五）下阶梯疗法

初治用胸腺因子、干扰素与一种核苷（酸）类似物 3 药联合,3~6 个月治疗后,检测 NK 细胞、CD4$^+$ 和 CD8$^+$T 细胞,重建免疫后,撤除胸腺因子,继续用 IFN 和 NAs 2 种药治疗,达到 HBV DNA 检测不出和 HBeAg 转阴后,单用一种 IFN 或 NAs,直至 HBsAg 消失或血清学转换。这样既可增强抗病毒效果,又可使机体免疫功能获得重建,预防肝炎复发和进展。近几年,笔者试用此疗法取得了较好效果,有一美籍华裔,男,37 岁,乙肝大三阳伴肝功能异常多年,服阿德福韦酯 2 年多后复查 HBV DNA 1.0×10^6,ALT66U/L,AST32 U/L,笔者先用胸腺肽、聚乙二醇干扰素 α-2a 和恩替卡韦三药联合治疗 3 个月后转成小三阳,HBV DNA<500,撤除胸腺肽和恩替卡韦,继续用干扰素 6 个月后复查,HBsAg 2.2,抗 -HBs 15。另一福州职工,33 岁,乙肝小三阳伴肝功能异常多年,经上述胸腺肽、派格宾和恩替卡韦阶梯治疗 3 个月后复查,抗 HBs 199U/L,单用派格宾继续治疗 3 个月后复查,抗 HBs 升至 554U/L,停止治疗 3 个月后复查,抗 HBs 升至 1 108U/L。

（六）进一步完善

下阶梯疗法是目前没有特效疗法的一种尝试。若能再配合 T 细胞重激活治疗可能较好。如治疗性疫苗特异性激活 HBV 核心和聚合酶特异性 T 细胞,以调定点抑制剂增强这些应答,应用受体移植 T 细胞或结合至 T 细胞的抗体,将 T 细胞重定向至 HBV 感染的肝细胞等。

四、对症治疗

慢性乙肝患者常有一些不适,除心理安抚和西药治疗外,中医中药对改善症状有一定疗效:①肢体酸痛者用六味地黄丸加味。②乏力消瘦:补中益气丸加减。③消化道症状:藿香正气丸加味。④柔肝养血:白芍、维生素 C 等。

中药目前都是栽培的,用量不能按常规处方,必须加大,如黄芪 30~50g 才有效;中成药应选择正规"堂"字号产品,以免达不到应有作用。

五、抗炎、抗氧化和保肝治疗

HBV 所致的肝脏炎症坏死及其所致的肝纤维化,是疾病进展的主要病理学基础。甘草酸制剂、水飞蓟素制剂、多不饱和卵磷脂制剂以及双环醇等,有不同程度的抗炎、抗氧化、保护肝细胞膜及细胞器等作用,临床应用可改善肝脏生化指标。

抗炎保肝治疗只是综合治疗的一部分,并不能取代抗病毒和免疫调节治疗。对于 ALT 明显升高者或肝组织学明显炎症坏死者,在抗病毒治疗的基础上可适当选用抗炎保肝药物。不宜同时应用多种抗炎保肝药物，以免加重肝脏负担及因药物间相互作用而引起不良效应。

六、抗纤维化治疗

抗病毒治疗是抗纤维化治疗的基础，经 IFN-α 或核苷（酸）类似物抗病毒治疗后，从肝组织病理学可见纤维化甚至肝硬化有所减轻。

多个抗肝纤维化中成药方剂在实验和临床研究中显示一定疗效，但需要进一步进行大样本、随机、双盲临床试验，并重视肝组织学检查结果，以进一步验证其疗效。

第九节 治 疗 监 测

一、干扰素α的有限期治疗

基线 ALT＞大于 3 倍正常值和 HBV DNA＜2×10^6IU/mL（约 10^7 拷贝 /mL）或 6.3 $\log_{10}$IU/mL 的 HBeAg 阳性和阴性患者，推荐 48 周干扰素治疗。接受干扰素 α 治疗的患者，应每个月监测全血细胞计数和血清 ALT 水平。12 周和 24 周时评估血清 HBV DNA 水平以验证初始应答；检测血糖和甲状腺功能，及时发现不良反应和处理。

（一）HBeAg 阳性患者

治疗 24 周、48 周和治疗结束后 24 周时，需监测 HBeAg 和抗 -HBe。HBeAg 血清转换伴血清 ALT 正常和血清 HBV DNA＜2×10^3IU/mL（大约 1×10^4 拷贝 /mL），即 3.3 $\log_{10}$IU/mL，是满意的转归。HBeAg 血清转换后，有 HBeAg 逆转换或转为 HBeAg 阴性慢性乙型肝炎的可能，需长期随访。HBeAg 血清转换后还应每 6 个月监测一次 HBsAg，若有 HBsAg 血清转换则为理想转归。

普通干扰素和聚乙二醇干扰素推荐疗程为 1 年，但治疗早期应答可帮助预测疗效。对于基因型 A 型和 D 型患者，若经 12 周聚乙二醇干扰素治疗未发生 HBsAg 定量的下降，建议停止治疗（阴性预测值 97%~100%）。无论 HBV 哪种基因型，若经过 24 周治疗，HBsAg 定量仍大于 20 000IU/mL，建议停止治疗，换用核苷（酸）类似物。

（二）HBeAg 阴性患者

在 48 周治疗期间同样需要监测药物的安全性和有效性。出现病毒学应答（HBV DNA＜2×10^3IU/mL）与肝病缓解相关。实时 PCR 法检测不到 HBV DNA 是最基本的应答，持续应答与 HBsAg 消失有关。HBV DNA 检测不到后，每 6 个月应检测 HBsAg。对于所有采用干扰素治疗的患者，都应监测干扰素相关副作用。干扰素类疗程至少 1 年以上，早期应答可帮助预测应答。若经过 12 周聚乙二醇干扰素治疗，未发生 HBsAg 定量下降，且 HBV DNA 较基线下降＜2 $\log_{10}$，建议停止治疗（阴性预测值 97%~100%）。

二、HBeAg 阳性患者核苷（酸）类似物治疗

HBeAg 阳性患者采用 NAs 治疗期间达到 HBeAg 血清学转换后，疗程可能有期限。治疗期限取决于何时发生 HBeAg 血清转换。HBeAg 血清转换常出现于基线高 ALT 大于 3 倍

正常值和 HBV DNA 低于 $2 \times 10^6 IU/mL$ 的患者。

采用 NAs 治疗要想达到有限疗程,需采用最强效且具有高耐药基因屏障的恩替卡韦或替诺福韦,以快速将病毒降低至检测不出水平,从而避免 HBV 耐药引起的反跳。替比夫定可应用于具有较好的应答预测指标(基线 HBV DNA 小于 $2 \times 10^6 IU/mL$)以及治疗 24 周时实时 PCR 检测法证实 HBV DNA 低于检测下限的患者。

NAs 有期限治疗的目的是 HBeAg 血清转换。每 12 周监测 1 次 HBV DNA。HBeAg 血清转换者,80% 有望达到持久应答(治疗结束时抗 -HBe 抗体持续存在)。发生 HBeAg 血清转换后 6 个月应检测 HBsAg,但 NAs 治疗后很少发生 HBsAg 消失。NAs 总疗程至少 4 年,在达到 HBV DNA 低于检测下限、ALT 复常、HBeAg 血清学转换后,再巩固治疗至少 3 年(每隔 6 个月复查 1 次)仍保持不变者,可考虑停药,停药后大多复发,延长疗程可减少复发。

三、HBeAg 阴性患者核苷(酸)类似物治疗

HBeAg 阴性慢性乙型肝炎抗病毒治疗具体疗程不明确,且停药后肝炎复发率高,疗程宜长。对初治患者优先推荐选用恩替卡韦、替诺福韦或 PEG-IFN。对于已经开始服用拉米夫定、替比夫定或阿德福韦酯治疗的患者:建议在抗病毒治疗过程中按照"路线图"概念指导用药,提高疗效并降低耐药的发生。NAs 治疗达到 HBsAg 消失,且 HBV DNA 检测不到,再巩固治疗 1 年半(经过至少 3 次复查,每次间隔 6 个月)仍保持不变时,可考虑停药。停药后应密切随访,复发者再治疗或换用干扰素。

四、核苷(酸)类似物长期治疗

HBeAg 阴性患者和治疗结束后未发生 HBeAg 血清学转换的 HBeAg 阳性患者,NAs 必须长期治疗。代偿期和失代偿期乙型肝炎肝硬化患者,无论其 HBeAg 阳性还是阴性,无论是否发生 HBeAg 血清学转换,也都应长期治疗。对初治患者优先推荐选用恩替卡韦、替诺福韦或 PEG-IFN。IFN 有导致肝衰竭等并发症的可能,慎用于代偿性肝硬化,禁用于失代偿性肝硬化。可使用恩替卡韦、替诺福韦,疗效好,较安全。

治疗后,每 12 周应监测一次 HBV DNA 水平。HBV DNA 降低至实时 PCR 法检测不到水平(即低于 10~15IU/mL)是最理想的,可以避免病毒耐药的发生。HBeAg 阳性患者一旦发生 HBeAg 转阴,应每隔 6~12 个月检测 HBeAg 和抗 -HBe 抗体。

NAs 经肾代谢,肌酐清除率降低者应调整剂量,肝损伤不需调整。肝硬化病情可能恶化,需要加强监测(头 3 个月每个月 1 次)。这些患者发生并发症须紧急处理。人类免疫缺陷病毒(HIV)感染者接受抗 HBV 药物,发生肾损伤的报道少见,服用肾毒性药物的患者和服用替诺福韦或阿德福韦酯的患者,应适当监测肾毒性和调整药物剂量。

HIV 阳性患者服用替诺福韦发生骨密度下降的报道很少,须进行长期研究。恩替卡韦致癌作用的长期研究正在进行。替比夫定治疗慢性乙型肝炎发生肌病的报道也很少。在接受干扰素联合替比夫定治疗的患者中,观察到周围神经病变的发生,应避免这两种药物联合应用。

五、HBeAg 血清转换是抗病毒疗效重要标志

HBeAg 和 HBcAg 基因序列大部分是相同的,不同的是,前者将后者的氨基端切掉了 19

个氨基酸,羧基段切掉了 30 个氨基酸,分子量比较小,可以分泌出来,通过胎盘,到达胎儿体内,容易产生免疫耐受。免疫耐受因人而异,有的会自发产生,有的过一段时间后,身体可以产生足够免疫,骨髓、胸腺细胞也可发生免疫应答,也可在体外设法刺激它产生免疫应答,逆转 HBeAg 的耐受。HBeAg 和 HBcAg 免疫源性强度不同,和它们的分子结构有关。HBcAg一般在细胞核或胞质内,在病毒装配时,成为很多相同的亚单位,包着病毒核酸,呈颗粒状,所以免疫源性强度比较高,而 HBeAg 在人体内不成形的结构,是分泌型的。

无论是自发的,还是治疗诱导的 HBeAg 血清学转换,均可降低慢性乙型肝炎患者终末期肝病发生率。一定要使 HBeAg 血清学转换,如果不产生抗体可能是病毒变异,后者也可使 HBeAg 转阴。要诱导产生抗体,一定要使部分 T 细胞功能恢复,因为 HBeAg 是 T 细胞依赖型抗原,如果没有很好的 T 细胞功能,就不能产生抗体。所以,血清转换是很重要的标志,最好是 HBsAg 的血清学转换,HBeAg 血清学转换只取得银牌,HBsAg 血清学转换才是金牌。银牌说明 T 细胞恢复功能比较有效,金牌就说明 T 细胞功能非常强了。

抗病毒药物主要是降低病毒载量。病毒减少,它产生的 HBeAg 也少,随着治疗时间延长,也可能会出现血清学转换。免疫调节更多地是让 T 细胞功能恢复,但是免疫调节里有多少能够让病毒减少也是一个问题。

慢性乙肝治疗要"两手抓",一手降低病毒载量,另一手提高 T 细胞免疫。抗病毒治疗和免疫调节相结合,可能是治疗乙型肝炎比较有效的途径。但是,免疫需要一定的抗原刺激,抗病毒治疗可使抗原下降,免疫调控不易上调,两者之间如何协调,不是简单的加减。

HBeAg 并非 HBV 病毒组装和复制的必需品,但在体内持续感染中发挥巨大作用。最近的研究表明,HBeAg 下调机体对 HBV 的初始免疫应答,并导致 T 细胞免疫耐受。在慢性乙型肝炎患者中,HBeAg 的血清学转换意味着临床好转,肝病进入静止期,肝纤维化减轻,肝硬化、肝细胞癌的发生率降低。HBeAg 血清学转换,不管是自发的,还是通过治疗实现的,通常预示着更可能实现 HBsAg 血清学转换,从而达到肝病长久、较彻底的临床好转。因此,在治疗 HBeAg 阳性的 CHB 患者时,实现 HBeAg 血清学转换、HBV DNA 降至不可测水平是一个重要的目标。

为了提高 HBeAg 血清学转换率,研究 HBeAg 血清学转换的机制迫在眉睫。尤其是机体免疫状态在 HBeAg 血清学转换之前、转换过程中及转换后等整个时间段内的动态变化。研究表明,CHB 患者抗病毒治疗过程中,在 HBeAg 血清学转换时,宿主的免疫状态发生了重要变化,血浆树突状细胞(pDCs)、TLR 和 PD-1 可能与 HBeAg 的血清学转换有关,后两者是调节 HBeAg 状态的重要因素。

在 CHB 感染者 HBeAg 血清学转换过程中,白介素(IL)-10 和 IL-12 可能与免疫学应答的触发和维持有关。应用 IFN-α 治疗 HBeAg 阳性的 CHB 患者时发现,发生 HBeAg 血清学转换过程中,IL-12 和 Th1 因子浓度有所增加。尤为重要的是,IL-12 的峰值出现在 HBeAg 血清学转换前及转换过程中。而且,较高的 IL-10 和 IL-12 水平与早期自发 HBeAg 血清学转换有关。

Ma 等的研究揭示了 IL-21 在 HBeAg 血清学转换中的作用。替比夫定的中国多中心 4 期临床研究(CLDT600ACN07T)中发现,治疗 12 周时的血清 IL-21 水平可预测治疗 1 年时的 HBeAg 血清学转换情况。血清 IL-21 浓度低于 51.4pg/mL 时,治疗 1 年时 95% 可能不会发生 HBeAg 血清学转换。治疗 12 周时,$CD4^+T$ 和 $CD8^+T$ 细胞的 PD-1 表达水平下降与血清 IL-21 浓度无明显相关性。大鼠模型研究发现,IL-21 是辅助 $CD4^+T$ 细胞作用于 $CD8^+T$ 细胞抗病毒的重要组成部分,而且 $CD4^+T$ 细胞的辅助在 CHB 免疫反应中扮演重要角色。IL-21 激活后还能通过 B 细胞受体和 T 细胞共刺激信号来促进 B 细胞增殖。更为重要的是,IL-21 能缓解 Treg 介导的 $CD4^+T$ 细胞抑制,调节自然杀伤细胞(NK 细胞)的成熟、增殖及溶细胞活力,并调节自然杀伤 T 细胞(NKT 细胞)的增殖。肝脏内富有的 NK 细胞是微生物感染时初始免疫应答的重要成分。最近,在 CHB 患者体内发现,NK 细胞最早激活并通过细胞因子失调来表达溶细胞活力,导致肝细胞损伤。这些证据表明,抗病毒治疗 12 周时血清 IL-21 可作为 HBeAg 血清学转换的预测因子。

然而,Ma 研究也引出了一系列的问题。现有的非头对头数据发现,治疗 HBeAg 阳性的 CHB 患者,替比夫定较其他 NAs 药物(拉米夫定、阿德福韦酯、恩替卡韦、替诺福韦)有更高的 HBeAg 血清学转换率。目前尚未明确血清 IL-21 的特征性变化是否为替比夫定治疗 CHB 患者时的特有现象。

病毒和机体的相互作用是多方面的,因此,仅仅应用某一个免疫细胞的功能或细胞因子的浓度无法确切地揭示免疫状态与 CHB 的关系。将来的研究目标是寻找一系列可很好预测各抗病毒药物疗效及 CHB 患者临床转归的因子。尽管 HBeAg 血清学转换是 HBsAg 血清学转换的前提,但仍缺乏可预测 HBsAg 血清学转换的免疫学指标。尤其是尚无一种免疫学标记物可揭示 HBsAg 转阴和 HBsAb 阳转的动态过程。而且,很有必要寻找一种合适的免疫学、生理学及生物学的综合评分标准来帮助临床医生明确哪些患者需要治疗、怎样治疗、何时停止治疗。

六、核苷(酸)类似物治疗的监测

(一) 治疗前相关指标基线检测

1. 生化指标　主要有 ALT、AST、胆红素、白蛋白等。
2. 病毒学标志　主要有 HBV DNA 和 HBeAg、抗 -HBe。
3. 根据病情需要检测　血常规、血清肌酐和肌酸激酶等。
4. 肝脏无创性肝纤维化检测　如肝脏弹性检测。
5. 如条件允许,治疗前后可考虑肝穿刺检查。

(二) 密切关注患者治疗依从性

包括用药剂量、使用方法、是否有漏用药物或自行停药等情况,确保患者已经了解随意停药可能导致的风险,提高患者依从性。

(三) 少见、罕见不良反应的预防和处理

NAs 总体安全性和耐受性良好,但在临床应用中确有少见、罕见严重不良反应的发生,如肾功能不全(主要见于阿德福韦酯治疗)、低磷性骨病(主要见于阿德福韦酯、替诺福韦治疗)、肌炎(主要见于替比夫定治疗)、横纹肌溶解(主要见于替比夫定治疗)、乳酸酸中毒等(可见于拉米夫定、恩替卡韦、替比夫定治疗),应引起关注。建议治疗前仔细询问相关病史,以减少风险。对治疗中出现血肌酐、CK 或乳酸脱氢酶明显升高,并伴相应临床表现如全身情况变差、明显肌痛、肌无力等症的患者,应密切观察,一旦确诊为尿毒症、肌炎、横纹肌溶解或乳酸酸中毒等,应及时停药或改用其他药物,并积极给予相应治疗干预。

(四) 耐药监测

耐药是 NAs 长期治疗 CHB 所面临的主要问题之一。耐药可引发病毒学突破、生化学

突破、病毒学反弹及肝炎发作，少数患者可出现肝脏失代偿、急性肝衰竭，甚至死亡。

（五）HCC 监测

长期 NAs 治疗并不能完全消除慢性 HBV 感染患者的 HCC 风险。强效抗病毒治疗能减少但不能消除慢性乙肝患者患肝细胞癌。准确预测肝癌对引导高危患者的管理和监测是很重要的。对于接受长期 NAs 治疗的患者，基线时存在乙肝相关肝硬化以及抗病毒治疗期间无病毒学缓解是患者发生 HCC 的显著危险因素。REACH-B、CU-HCC、GAG-HCC 等亚洲 HCC 风险评估方法，已在亚洲慢性乙肝治疗患者中得到证实，不同研究中肝癌风险评分发展的方式是相似的。但 PAGE 评分是唯一接受治疗的高加索慢性乙肝治疗患者有良好预测价值的评分法。基于 HCC 风险评分，可将患者分为低度、中度和高度 HCC 风险。低度 HCC 患者发生 HCC 的可能性无或可忽略不计。

来自美国斯坦福大学医学中心等机构的研究者进行了一项研究，旨在评估抗病毒治疗对伴有和不伴肝硬化的 CHB 患者的 HCC 风险的影响。研究纳入了 2 255 例来自一项大型美国临床队列的 CHB 患者（其中 973 例接受了抗病毒治疗）和 3 653 例来自我国台湾地区 REVEAL-HBV 基于人群的研究中未接受抗病毒治疗的患者。调整既往已经得到验证的 REACH-B 风险评分后，使用 Cox 比例风险模型计算患者发生 HCC 的风险。研究结果显示，273 例患者发生了 HCC。美国队列中，抗病毒治疗组与未治疗组相比较，抗病毒治疗降低了患者的 HCC 发生风险（HR=0.31；95% CI：0.15~0.66；p = 0.002）；REVEAL 队列情况相同，抗病毒治疗同样可以降低患者的 HCC 风险（HR=0.22；95% CI：0.12~0.40；$p<0.001$）；REACH-B 分每增加 1 分，HCC 风险增加 53%（HR=1.53；95% CI：1.46~1.59；$p<0.001$）。研究发现，无关性别、年龄、肝硬化状态、HBeAg 血清学、丙氨酸转氨酶水平、REACH-B 评分或治疗药物（http://www.chemdrug.com/），抗病毒治疗可以降低 HCC 发生率。HBV RNA 水平轻中度升高（>2 000IU/mL）的患者接受抗病毒治疗可以获益；HBV DNA>200 000IU/mL 的患者获益更大。研究人员得出结论，该项大型队列研究表明，校正背景风险因素后，针对基于社区的研究队列、真实世界的队列，抗病毒治疗与 HCC 风险显著降低呈独立相关。慢性乙型肝炎的治疗旨在减少长期并发症，尤其是肝硬化和 HCC 的发生，从而改善生活质量和延长存活时间。相关抗病毒治疗效果的研究已经表明，抗病毒治疗降低了乙肝相关肝癌的风险，这种风险的降低尤其多见于肝硬化患者。

1. 慢性乙肝发生 HCC 风险因素

（1）患者因素：年龄大，男性，HCC 家族史，遗传因素，肝硬化，吸烟，喝酒、糖尿病、肥胖。

（2）病毒因素：HBV DNA 高载量，HBeAg（+），HBV 基因型，HBV 变异，HBsAg 水平，合并 HCV、HDV 或 HIV 感染

2. 三大肝病学会肝癌监测者推荐意见如表 9-46-11 所示。

表 9-46-11　三大肝病学会肝癌监测者推荐意见

AASLD	APASL	EASL-EORTC
亚洲 40 岁以上男性	肝硬化	肝硬化
亚洲 50 岁以上女性		无肝硬化的 HBV 活动性肝炎
HCC 家族史		HCC 家族史
非洲 / 北美黑人		

第十节 优 化 治 疗

优化治疗,又称个体化用药、应答指导治疗(RGT),对慢性乙、丙肝的抗病毒治疗都有指导作用,应根据这一策略评价和管理,预测疗效,决定疗程,增加依从性,提高应答率,减少耐药率和复发率。

一、优化治疗重要性

优化治疗是降低 HBV 相关死亡率的重要策略。贾继东教授在 2016 年全国肝病学术年会上的大会汇报"今后十年中国 HBV 流行趋势及对策"时提到,在中国,乙肝疫苗与母婴阻断策略的联合应用,将会逐渐降低<5 岁儿童的 HBV 感染率,预计在 2050 年就会接近"零感染";抗病毒治疗通过减少 HBV 传播而间接有利于 HBV 感染者数量的控制,预计2080 年之后会趋于"零";但是,HBV 相关死亡率并不与上述两个指标的趋势一致,而是在2030—2040 年,HBV 相关死亡率会达到一个最高峰,随后才会缓慢下降,到 2080 年会降至较低水平,但是仍未趋于"零"。因此,可以看出,在未来一段较长的时间内,临床将以降低HBV 感染相关死亡率为长期治疗目标。

HBV 复制是慢性 HBV 感染疾病进展的关键驱动因素,如无有效的抗病毒治疗,疾病则会进展至肝硬化、肝细胞癌,甚至死亡。阻断或延缓疾病进展是降低 CHB 死亡率的有效途径。面对临床复杂和多变的患者病情,目前无法依靠单一固定的治疗方案让所有 CHB 患者获得有效或最佳的治疗。但是临床上可以依据患者的具体情况,采用"个体化优化治疗"方法,来提高每一位个体患者的疗效,从而降低远期并发症的发生风险。因此,目前看来"个体化优化治疗"方案是降低 HBV 相关死亡率的重要策略。

慢性乙肝患者性别、年龄、遗传背景、感染途径、病程长短、肝脏病变程度、药物敏感性、不良反应耐受力、病毒基因型等诸多因素的个体差异,同样的规范方案治疗,不一定出现相同的应答;同一患者接受不同药物或不同治疗方案的应答也不会完全一致。有的患者在接受规范治疗一定时间后仍无满意应答,再按原方案继续治疗,无论对医生还是患者,都难以接受,即使这些患者继续按原方案治疗,直至达到规定的疗程,仍有部分患者不出现治疗应答。因此,在规范治疗过程中,根据患者具体情况,实施个体化治疗非常重要和必要,应作为治疗原则之一引起重视和强化。

优化治疗的实质是,针对不同患者采用个体化方案治疗:①治疗前选择治疗时机,掌握治疗适应证;②开始治疗时,根据患者基线特点,如 ALT 水平、病毒载量等选择适当药物;③治疗过程中,监测患者应答,对早期病毒学应答不佳者及时调整治疗方案,以期更佳的长期疗效;④掌握治疗终点,对达到停药指征者,评估预测指标,以便持久应答;⑤停药后密切随访,一旦复发,立即治疗;未复发者,随访终身,预防可能发生的肝脏失代偿、肝硬化、肝细胞癌及其并发症。

优化治疗的效果是明显的。基线优化可以提高疗效,NAs 治疗后换成干扰素治疗,选择基线 HBsAg<1 500IU/mL 患者,治疗 48 周后可将 HBsAg 清除率提高 30%。优化治疗可以提高病毒学应答、明显降低基因耐药率。但是,优化治疗不能提高 HBeAg 血清学转换率。

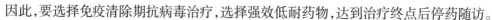

因此,要选择免疫清除期抗病毒治疗,选择强效低耐药物,达到治疗终点后停药随访。

从现有各种核苷(酸)类似物的疗效分析看,HBeAg(+)患者中,治疗早期(24周)病毒学应答欠佳者的比例(HBV DNA>300拷贝/mL)可达51%~88%,HBeAg(−)患者为20%~64%。早期病毒学应答欠佳者的远期疗效相对较差,耐药率相对较高,疗程延长、费用增加、依从性下降,从而影响长期预后。因此,优化治疗,对那些早期病毒学应答不佳者,应及时调整治疗方案,以提高远期疗效,延缓和减少肝脏失代偿、肝硬化、肝细胞癌及其并发症。

优化治疗的策略最早基于Keeffe等提出的"路线图"概念,核心为强调治疗中定期监测,根据患者的早期病毒学应答情况调整用药方案,早期病毒学应答欠佳的患者应该考虑加用或换用无交叉耐药的另外一种NAs治疗。2019年中国乙肝指南指出:如果应用低耐药基因屏障的药物治疗的CHB患者应用采用高耐药基因屏障的药物治疗。其实,优化治疗的真正内涵并不限于路线图概念,而是贯穿抗病毒治疗的始终。

CHB患者的基线HBV DNA水平较低和ALT水平较高,是应用NAs治疗后长期疗效较佳的预测因素。研究表明,基线HBV DNA水平 <9 $\log_{10}$ 拷贝/mL(2×10^8IU/mL)或丙氨酸转氨酶(ALT)水平 ≥ 2倍正常值上限(ULN)的HBeAg阳性患者以及基线HBV DNA水平 <7 $\log_{10}$ 拷贝/mL(2×10^6IU/mL)的HBeAg阴性患者,应用替比夫定(LdT)治疗后,可获得更高的病毒学应答率,HBeAg阳性患者可获得更高的HBeAg血清学转换率,耐药率显著降低。

根据CHB患者的基线特征,可以预测NAs治疗的长期疗效;患者的基线特征结合早期病毒学应答情况,可以进一步提高对NAs长期疗效的预测,早期病毒学应答欠佳者应该考虑加用或换用无交叉耐药的另外一种NAs治疗,以进一步提高疗效,减少耐药发生;另有研究提示,HBsAg动态变化、治疗前HBeAg状态、治疗中病毒学应答持续时间等因素,可以预测NAs停药后的复发风险。只有做好基线、治疗过程中、停药后各个环节的治疗疗效及预后判断,选择最佳的治疗方案,才能提高疗效、减少耐药发生,从而降低远期HBV相关并发症的发生率,并最终有助于实现HBV相关死亡率的降低。

Keeffe等提出核苷(酸)类似物治疗慢性乙型肝炎的路线图概念,即核苷(酸)类似物治疗的早期(24周)时,HBV DNA ≥ 10^4 拷贝/mL(2 000IU/mL)为不充分应答,应加用一种无交叉耐药的核苷(酸)类似物。其核心就是强调在慢性乙型肝炎治疗过程中定期监测,根据监测结果评价药物的安全性、患者的依从性和治疗应答情况,并确定是否对原治疗方案进行调整、如何调整,达到提高长期治疗应答和预防或减少耐药发生的目的。因此,路线图概念实际上就是在指南的规范治疗基础上实施个体化优化治疗的概念,已被临床广泛接受,对提高现有药物的长期疗效、预防或减少耐药、减轻患者经济负担、提高依从性有重要意义。

对干扰素而言,24周的应答率较低,多在48周后产生后效应。治疗24周组在72周表现出来的后效应,弱于治疗48周组在72周表现出来的后效应。因此,不能用核苷(酸)类似物的预测时间来预测干扰素的应答。

优化治疗的进展,有赖于系统生物学,研究患者的RNA、蛋白质和代谢系统,识别风险,预测预后,解开各个患者的潜在治疗标的,针对每位患者选择最佳疗法,朝着个性化、个人化的医学发展方向迈进。

二、慢性乙型肝炎治疗路线图

慢性乙型肝炎治疗路线图,又称抢先治疗或预测治疗,或称尝试及纠错概念,是指在使用低耐药基因屏障的药物中,根据患者在不同治疗时间点(12 周和 24 周)的 HBV DNA 水平,预测远期疗效,并调整治疗方案的一种概念,由 Emmet B.Keeffe 首先提出。其实,这并不是一个新的概念。临床医生在给乙肝患者用药之前,都会想到患者如果出现应答或无应答,下一步应该怎么办。这种思路就是路线图。但我们的思路并没把它形成一种概念和理论。各种药物的治疗路线图有所不同,有待更多循证医学证据支持。

(一) 根据病毒学应答调整治疗方案

治疗后第 12 周,应对患者的病毒应答进行初次评估。如 HBV DNA 下降 $<1\ log_{10}$ 拷贝 /mL,则定义为原发治疗失败。对那些依从性良好的原发治疗失败患者,应改变治疗方案。24 周是另一个非常重要的时间点。根据治疗 24 周时,病毒学的完全、部分或不充分应答,调整治疗方案。

1. 完全应答者继续治疗　第 24 周时 HBV DNA 水平 <60IU/mL(<300 拷贝 /mL,标准 PCR 检测方法的检测下限),对产生完全应答的患者,应在医生指导下继续服用同一种药物治疗,随访间隔可延长至 6 个月一次。

2. 部分应答者加药或换药　第 24 周时,HBV DNA 水平 $\geqslant 60$、$<2.0 \times 10^{3}$IU/mL($\geqslant 300$ 拷贝 /mL、$<10^{4}$ 拷贝 /mL),应考虑再加用一种无交叉耐药的药物;或每 3 个月密切随访一次,且服药时间持续到 48 周。假如在第 48 周仍是部分应答或转为不充分的应答,除非 HBV DNA 水平稳定下降或几乎检测不出,否则应更换治疗方案。假如在 48 周获得完全应答,则继续按原方案治疗。

3. 不充分应答者改药或加药　第 24 周时,HBV DNA 水平 $\geqslant 2.0 \times 10^{3}$IU/mL($\geqslant 10^{4}$ 拷贝 /mL),应改用一种作用更强的药物,或再加用另一种无交叉耐药的药物。一旦换药,应每 3 个月复查 1 次。治疗 48 周以上应根据检测结果确定复查的间隔时间,如果 HBV DNA 降到检测不出的水平,则可将复查间隔时间从 3 个月延长至 6 个月,但伴有重大疾病的患者,不管病毒学应答情况如何,都应每隔 3 个月复查 1 次。

(二) 路线图局限性

1. 局限于某些核苷(酸)类似物　不适用于干扰素和恩替卡韦及替诺福韦治疗过程中的处理,干扰素治疗起效的时间点往往较晚,多在 24 周后。干扰素及高效低耐药核苷治疗失败后以核苷(酸)类似物治疗的患者,是否适用路线图还需更多实践证实。

2. 初治就应首选高效低耐药　不同核苷(酸)类似物有不同特点,早期应答的时间不尽相同,应根据患者的具体情况,选用最佳的抗病毒药物,及时调整治疗策略,优化个体化治疗。抗乙肝病毒治疗路线图的临床价值,有待全面证实。已发表的支持治疗路线图的临床试验结论,主要来自中国大陆以外的国家和地区,而中国大陆乙肝病毒基因型、患者的免疫状态及病程等特点与其他国家和地区有一定差别,已经发表文献中的结论是否适用于所有患者,尚不能得出完整结论,还有许多工作等待我们去完成。

3. 低风险并非无风险　在路线图中,部分应答或无应答者,应换用基因屏障较高的药物。但 24 周预测的策略,只能分辨耐药风险的高低,而低风险不等于没有风险。如 LVD 治疗 24 周,病毒载量 <300 拷贝 /mL 的患者,2 年耐药发生率也有 8%;病毒载量为 300~10^{3} 拷贝 /mL 的患者,2 年耐药发生率达 24%。替比夫定则分别为 4% 和 25%。ETV 具有高耐药基因屏障,其 7 年耐药发生率仅 1.2%,低于其他药物在路线图中判定的低风险患者。路线图概念,对于 ETV 似乎不太适用。

4. 基于丙肝应答构建　路线图概念是基于丙肝应答的策略而构建的,但丙肝的早期应

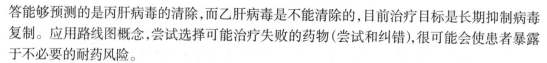

答能够预测的是丙肝病毒的清除,而乙肝病毒是不能清除的,目前治疗目标是长期抑制病毒复制。应用路线图概念,尝试选择可能治疗失败的药物(尝试和纠错),很可能会使患者暴露于不必要的耐药风险。

(三)制定和修改方案应有可靠依据

在应用核苷(酸)类似物抗病毒治疗期间,如果 24 周未能获得满意的病毒学应答,是否改变原治疗方案,应从以下几个方面考虑:①患者服药的依从性是否良好。②界定"满意的病毒学应答"的标准,现有的文献多采用治疗后如 HBV DNA<2.0×10^3IU/mL,为满意的病毒学应答,可能还不够全面。③原治疗方案中的药物是否影响继续治疗的方案。如果原治疗药物为阿德福韦酯,用药 1 年后,再对疗效进行判断并对治疗方案进行修改比较恰当。④如何调整治疗方案,目前尚缺乏具有循证医学价值的临床试验结果进行指导。根据临床经验,可试加用具有不同耐药位点的药物。

(四)对路线图的评价

根据路线图,实施慢性乙型肝炎的个体化优化治疗的关键是,精准确定监测时间点和监测指标。Keeffe 等提出的监测时间点是治疗后 12 周和 24 周,最有价值的监测指标是定量检测血清 HBV DNA。根据 12 周监测结果确定是否有原发性治疗失败,根据 24 周监测结果预测早期应答,包括完全病毒学应答、部分病毒学应答、不充分病毒学应答,调整治疗方案。对于路线图,目前有以下几点非常重要的认识:①路线图概念是强调对有治疗适应证的患者在治疗中根据早期治疗应答情况实施个体化优化治疗,这一原则适合所有慢性乙型肝炎患者的治疗和所有治疗药物;但针对乙型肝炎患者本身,在实际临床操作过程中应有所差异;②患者在接受不同药物治疗中,是否发生早期病毒学应答及发生应答的时间点不一定相同,在不同药物治疗的路线图中,具体监测时间点不一定相同,监测指标及临界值也不一定相同;③ Keeffe 等在路线图中提出的监测时间点和监测指标及临界值主要根据替比夫定的临床研究结果,对替比夫定治疗者更加合适;④循证医学证据是路线图的灵魂,应当重视和加强个体化优化治疗的临床研究,积累更多的循证医学证据,制定出适合更多治疗药物的路线图,并不断进行完善,但 Keeffe 等提出路线图的贡献是不可抹杀的。

三、优化治疗临床研究

(一)根据基线特征优化治疗

1. 初次治疗者 根据治疗指征,选择高效低耐药、效果持久的药物。若 HBV DNA 水平不是特别高,最好先用干扰素。因干扰素能够提高机体的免疫应答,若出现治疗应答则持续时间较长,患者可以稳定一段时间。

2. 干扰素有效者 干扰素治疗半年至 1 年有效者,应继续使用,以提高持久免疫应答。

3. 病毒载量高者 HBV DNA>2.0×10^6IU/mL(10^7 拷贝 /mL)者,可先用恩替卡韦,把 HBV DNA 尽快降下来,而后再换用干扰素或继续使用恩替卡韦。核苷(酸)类似物虽口服方便、副作用小,对 HBV DNA 抑制作用强,但持续应用会出现病毒耐药性变异。HBV DNA>2.0×10^8IU/mL(10^9 拷贝 /mL)者,可用核苷(酸)类似物联合治疗。

4. 干扰素无效者 对于初次用干扰素治疗无效的患者可以用核苷(酸)类药物治疗。

5. 优先干扰素治疗者 年龄 <35 岁的青少年、近几年内希望生育、期望短期内完成治疗、机体免疫清除反应较强者,优先推荐干扰素治疗。

6. 干扰素治疗时机 ALT 水平在 2~10 倍正常值上限,是干扰素合适的治疗时机。长

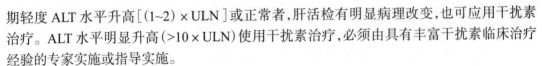

期轻度 ALT 水平升高 [(1~2) × ULN] 或正常者,肝活检有明显病理改变,也可应用干扰素治疗。ALT 水平明显升高(>10 × ULN)使用干扰素治疗,必须由具有丰富干扰素临床治疗经验的专家实施或指导实施。

7. 核苷(酸)类似物有效者 需长期治疗核苷(酸)类似物治疗,在出现应答后还要巩固,长期治疗。

8. 预测 我国 2015 年版指南指出,应用 NAs 治疗慢性乙型肝炎,强调首选高基因耐药屏障的药物;如果应用低基因耐药屏障的药物,应该进行优化治疗或联合治疗。有研究表明,除基线因素外,治疗早期病毒学应答情况可预测其长期疗效和耐药发生率。在国家一项采用路线图概念的前瞻性多中心临床试验(EFFORT 研究)中,其 2 年结果表明,对于 LdT治疗早期应答良好的患者(24 周 HBV DNA<300 拷贝 /mL)继续单药治疗,治疗 2 年 88.6%的患者实现 HBV DNA<300 拷贝 /mL,HBeAg 血清学转换率为 41.3%,耐药率为 5.5%;对于 LdT 治疗早期应答不佳的患者(24 周 HBV DNA ≥ 300 拷贝 /mL),加用 ADV 优化治疗,2 年 HBV DNA<300 拷贝 /mL 者为 71.1%,耐药发生率为 0.5%。应用优化治疗方案治疗,整体试验人群 2 年 HBV DNA<300 拷贝 /mL 者为 76.7%,耐药率为 2.7%。从国内外研究数据来看,优化治疗可以提高疗效减少耐药的产生,但总体耐药发生率仍高于 ETV 和 TDF。

(二) 根据早期治疗应答优化治疗

核苷(酸)类似物治疗患者的早期病毒学应答与长期疗效相关。对拉米夫定的早期研究结果显示,拉米夫定治疗获得 HBeAg 血清学转换,通常发生在 16~24 周前 HBV DNA<10^4 拷贝 /mL 的患者。一项西班牙研究结果显示,接受阿德福韦酯治疗,且在 24 周获得 HBV DNA 检测不到(<12IU/mL)的患者,77% 在 1 年时可获得 HBV DNA 下降 ≥ 4 $\log_{10}$IU/mL;相反,如果在 24 周未获得 HBV DNA 检测不到者,治疗 1 年时只有 5% 的患者 HBV DNA下降 ≥ 4 $\log_{10}$IU/mL。恩替卡韦与拉米夫定的随机对照试验结果也显示,接受恩替卡韦治疗的 HBeAg 阳性患者,24 周时的 HBV DNA 水平与 52 周疗效相关,24 周时 HBV DNA<300 拷贝 /mL 及 ≥ 300 拷贝 /mL 的患者,24 周时的 HBV DNA 检测不到率分别为 96% 和50%。对替比夫定的临床研究证实,24 周时的 HBV DNA 检测不到可预测其长期疗效。在HBeAg 阳性患者中,替比夫定治疗 24 周 HBV DNA 检测不到者(<300 拷贝 /mL),2 年时24 周 HBV DNA 检测不到率、累计 HBeAg 血清学转换率、ALT 复常率和耐药率分别为82%、46%、82% 和 9%,第 3 年和第 4 年时,累计 HBeAg 血清学转换率分别升到 54% 和66%,而新发耐药率仅为 4% 和 5%。在 HBeAg 阴性患者中,替比夫定治疗 24 周 HBV DNA检测不到者,2 年时 24 周 HBV DNA 检测不到率、ALT 复常率和耐药率分别为 88%、82% 和6%,第 3 年和第 4 年时,新发耐药率仅为 6% 和 2%。

(三) 根据基线特征和早期应答优化治疗

一项包括 17 例患者的小样本研究显示,根据基线特征结合 24 周应答情况可预测拉米夫定 5 年疗效:基线 HBV DNA<9 $\log_{10}$ 拷贝 /mL 及 ALT>2 × ULN 的 HBeAg(+)患者,拉米夫定治疗 24 周时,10 例患者 HBV DNA<3 $\log_{10}$ 拷贝 /mL,5 年时可获得更高的 HBV DNA检测不到率、HBeAg 血清学转换率和 ALT 复常率。

对替比夫定 GLOBE 研究亚组分析显示,基线 ALT>2 × ULN、HBV DNA<9 $\log_{10}$ 拷贝 /mL的 HBeAg(+)患者,治疗 24 周时有 71% 的患者 HBV DNA 检测不到(<300 拷贝 /mL),继续治疗到 104 周,HBV DNA 持续检测不到率达 89%,HBeAg 血清学转换率高达 52%,耐药率仅为 1.8%;替比夫定基线 HBV DNA<7 $\log_{10}$ 拷贝 /mL 的 HBeAg(-)患者,24 周时有 95%

的患者 HBV DNA 检测不到,继续治疗到 104 周,HBV DNA 持续检测不到率达 91%,ALT 复常率为 83%,耐药率仅为 2%。

以上结果显示,对于核苷(酸)类似物治疗 CHB,患者的基线特征和早期病毒学应答可预测远期疗效和耐药发生。因此,核苷(酸)类似物治疗期间应进行动态的疗效监测,治疗 12 周时初步评估病毒学应答,在继续治疗时,对无病毒学应答者加强监测。治疗 24 周时进行早期病毒学应答评估,对于 24 周时 HBV DNA<300 拷贝 /mL 的患者(完全应答者),继续核苷(酸)类似物治疗,每 6 个月监测一次;24 周时 HBV DNA 300~1×10^4 拷贝 /mL 的患者(部分应答者),继续核苷(酸)类似物治疗,每 3 个月监测一次;24 周时 HBV DNA>1×10^4 拷贝 /mL 的患者,加用无交叉耐药的其他抗病毒药物治疗。

四、停药后降低复发的优化治疗

尽管核苷(酸)类似物需长期治疗,但根据我国国情,疗程仍是患者依从性的主要障碍。一项网上调查结果显示,65% 患者仅能承受 3 年以内的治疗。同时,有研究指出,在规范化治疗和停药后,有相当一部分患者可维持持久应答。因此,核苷(酸)类似物的优化治疗,还应包括如何减少停药后复发,使者进一步获益。核苷(酸)类似物持久应答的人群包括:停药时 HBV DNA 低,巩固治疗时间长,年龄小于 40 岁且巩固治疗超过 12 个月者。尽早实现血清学转换及采用更长时间的巩固治疗,有助于提高持久应答率,减少复发。停药后复发的因素包括治疗开始的早晚和治疗时间的长短。越早进行抗病毒治疗,停药后复发的风险越低,治疗时间超过 18 个月停药者,复发的风险远低于治疗时间短于 18 个月者。

德国回顾性分析,24 例接受核苷(酸)类似物(拉米夫定、阿德福韦酯、替比夫定)治疗的 HBeAg 阴性慢性乙肝,治疗期间 HBV DNA 持续抑制,但只有 6 例患者(25%)停药后维持应答,18/24 例患者(75%)复发,HBV DNA>2 000IU/mL,ALT(2.2~7)×ULN。另有一项研究显示,阿德福韦酯治疗中发生 HBeAg 血清转换患者停药后,40% 病毒学反弹,即使继续 1 年的巩固治疗,复发率仍然较高。

治疗期间 HBsAg 水平的动态变化,可预测抗病毒治疗的持久病毒学应答率。替比夫定治疗 104 周时,HBsAg<2 log_{10}IU/mL 可高度预测停药 2 年时的持久应答率(即 HBV DNA<300 拷贝 /mL、HBeAg 血清学转换、ALT 复常),其阳性预测值(PPV)达 93%,阴性预测值(NPV)达 100%,

核苷(酸)类似物总疗程至少 4 年,在达到 HBV DNA 低于检测下限、ALT 复常、HBeAg 血清学转换后,再巩固治疗至少 3 年(每隔 6 个月复查 1 次)仍保持不变者,可考虑停药,停药后大多复发,延长疗程可减少复发。

五、干扰素的优化治疗

无论是单一核苷(酸)类似物还是干扰素治疗,持久应答率都有限。尤其是核苷(酸)类似物停药后复发率高。两者序贯或联合治疗,有可能提高持久应答率。

(一) IFN-α 抗病毒疗效的预测因素

1. 治疗前的预测因素　HBeAg 阳性慢性乙型肝炎患者具有以下因素者接受 PEG-IFN-α 治疗 HBeAg 血清学转换率更高:①HBV DNA<2×10^8IU/mL;②高 ALT 水平;③基因型为 A 或 B 型;④基线低 HBsAg 水平;⑤肝组织炎症坏死 G2 以上;而 HBeAg 阴性慢性乙型肝炎患者尚无有效的治疗前预测病毒学应答的因素。在有抗病毒指征的患者中,相对年

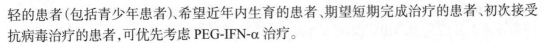

轻的患者(包括青少年患者)、希望近年内生育的患者、期望短期完成治疗的患者、初次接受抗病毒治疗的患者,可优先考虑 PEG-IFN-α 治疗。

2. 治疗过程中的预测因素　HBeAg 阳性慢性乙型肝炎患者治疗 24 周 HBsAg 和 HBV DNA 的定量水平是治疗应答的预测因素。接受 PEG-IFN-α 治疗,如果 24 周 HBsAg<1 500IU/mL,继续单药治疗至 48 周可获得较高的 HBeAg 血清学转换率。对于基因型 A 型和 D 型患者,若经过 12 周 PEG-IFN-α 治疗未发生 HBsAg 定量的下降,建议停止治疗(阴性预测值 97%~100%)。对于基因型 B 型和 C 型患者,若经过 12 周 PEG-IFN-α 治疗,HBsAg 定量仍大于 20 000IU/mL,建议停止治疗(阴性预测值 92%~98%)。无论哪种基因型,若经过 24 周治疗 HBsAg 定量仍大于 20 000IU/mL,建议停止 PEG-IFN-α 治疗。HBeAg 阴性慢性乙型肝炎患者治疗过程中 HBsAg 的下降、HBV DNA 水平是停药后持续病毒学应答的预测因素。如果经过 12 周治疗后 HBsAg 未下降且 HBV DNA 较基线下降 <2 $\log_{10}$IU/mL,应考虑停止 PEG-IFN-α 治疗。

(二) 干扰素 α 治疗的优化方案

1. IFN-α 治疗　IFN-α 治疗对慢性乙型肝炎患者具有一定的疗效,PEG-IFN-α 相较于普通 IFN-α 能取得更高的 HBeAg 血清学转换率、HBV DNA 抑制及生化学应答率。多项国际多中心随机对照临床试验显示,HBeAg 阳性的慢性乙型肝炎患者,采用 PEG-IFN-α-2a 180μg/周治疗 48 周,停药随访 24 周时 HBeAg 血清学转换率为 32%~36%,其中基线 ALT>(2~5)×ULN 患者停药 24 周 HBeAg 血清学转换率为 44.8%,ALT>(5~10)×ULN 患者为 61.1%;停药 24 周时 HBsAg 转换率为 2.3%~3%。对于 HBeAg 阳性的慢性乙型肝炎,应用 PEG-IFN-α-2b 和国产聚乙二醇干扰素 α-2b 注射液(派格宾)也可取得类似的 HBV DNA 抑制、HBeAg 血清学转换、HBsAg 清除率,PEG-IFN-α-2b 停药 3 年 HBsAg 清除率为 11%。对 HBeAg 阴性慢性乙型肝炎患者(60% 为亚洲人)用 PEG-IFN-α-2a 治疗 48 周,停药随访 24 周时 HBV DNA<2 000IU/mL 的患者为 43%,停药后随访 48 周时为 42%;HBsAg 消失率在停药随访 24 周时为 3%,停药随访至 3 年时增加至 8.7%,停药 5 年增加至 12%。延长 PEG-IFN-α 疗程至 2 年可提高治疗应答率,但延长治疗可能带来的更多副作用和经济负担。

2. PEG-IFN-α 与 NAs 联合或序贯治疗　同步联合 PEG-IFN-α 与 NAs 的治疗方案是否能提高疗效仍不确切。同步联合方案较 PEG-IFN-α 单药在治疗结束时 HBeAg 转换、HBsAg 清除、病毒学应答、生化学应答等方面存在一定优势,但未显著改善停药后的持久应答率。另有研究显示在 PEG-IFN-α 基础上加用 ETV,并未提高 HBeAg 血清学转换率以及 HBsAg 清除率。使用 NAs 降低病毒载量后联合或序贯 PEG-IFN-α 的方案,较 NAs 单药在 HBeAg 血清学转换及 HBsAg 下降方面有一定的优势。研究显示,HBeAg 阳性慢性乙型肝炎患者使用 ETV 单药治疗 9~36 个月后 HBV DNA<1 000 拷贝/mL 及 HBeAg<100PE IU/mL 的患者,序贯 PEG-IFN-α-2a 治疗 48 周的患者相较继续使用 ETV 单药治疗患者有较高的 HBeAg 血清学转换率(14.9% vs 6.1%)和 HBsAg 清除率(8.5% vs 0);另一项研究显示 HBeAg 阳性患者接受 NAs(拉米夫定、恩替卡韦或阿德福韦酯)治疗 1~3 年后达到 HBV DNA<200IU/mL 及 HBeAg 转阴者,再接受 PEG-IFN-α-2a 序贯治疗 48 周的 HBsAg 清除率及转换率分别为 16.2% 和 12.5%。

近来有报道,PEG-IFN-α-2a 联合治疗 NAs 经治患者,可实现 HBsAg 血清学转换。12 名 NAs 经治患者(其中 LAM 经治 1 名、LAM+ADV 2 名、ETV 7 名、ETV+TDF 2 名),7 名干扰素治疗失败者,平均年龄 44 岁(25~60 岁)。PEG-IFN-α-2a 联合 NAs 治疗 48 周,随访

4 周,2 名患者发生 HBsAg 血清学转换。PEG-IFN-α-2a 治疗联合 NAs 治疗 ≥ 12 个月,且停药 ≥ 6 个月后复发[HBV DNA ≥ 100 000 拷贝 /mL,同时 ALT(1.5~10)× ULN]者,可实现持久的 HBeAg 血清学转换与 HBV DNA 抑制。40 例 NAs 治疗后复发的 CHB 患者,接受 PEG-IFN-α-2a 治疗 48 周,随访 24 周,HBeAg 阳性患者,52%HBeAg 血清学转换,28%联合应答(HBeAg 血清学转换且 HBV DNA<1 000 拷贝 /mL);HBeAg 阴性患者,55% HBV DNA<1 000 拷贝 /mL;所有患者 5%HBsAg 清除。

(三)干扰素 HBsAg 定量指导治疗策略

1. HBeAg 阳性患者　24 周 HBsAg ≤ 1 500IU/mL 者,维持 48 周标准治疗;如未发生 HBeAg 血清学转换,但 HBeAg 定量持续下降或 HBsAg 1 500~20 000IU/mL,延长治疗至 72 周;若 HBsAg ≥ 20 000IU/mL,且 HBV DNA ≥ 5.0 $\log_{10}$ 拷贝 /mL 者,联合或改用 NAs 治疗。

2. HBeAg 阴性患者　24 周 HBsAg 定量下降 >1 $\log_{10}$IU/mL,48 周 HBsAg 定量 <10IU/mL,48 周标准治疗;48 周 HBsAg 定量 >10IU/mL,但持续稳定下降者,延长治疗至 72 周;24 周 HBsAg 定量下降 <1 $\log_{10}$IU/mL,联合 / 改用 NAs 治疗。

3. 干扰素 24 周治疗应答不佳者　①治疗 24 周时,HBeAg 定量 ≥ 100PE IU/mL 或 HBsAg 定量 ≥ 20 000IU/mL,且 HBV DNA ≥ 5.0 $\log_{10}$ 拷贝 /mL 的 HBeAg 阳性患者以及 HBsAg 下降 ≤ 1 $\log_{10}$IU/mL 的 HBeAg 阴性患者,建议联合 NAs 治疗:②24 周 HBV DNA 转阴,且 HBsAg 消失,停用 NAs,干扰素治疗至 72 周;③24 周 HBV DNA 转阴,但 HBsAg 下降不明显,停用聚乙二醇干扰素,继续 NAs 长期治疗。

六、慢性 HBV 感染的抗病毒治疗方法优化现状及展望

NAs 和 IFN-α 两类抗 HBV 药物,单药治疗对清除 HBsAg 效果有限,其中 NAs 类药物停药后复发率高,且很难获得持久免疫控制,并存在耐药问题。IFN-α 类药物不良反应较大且疗效有限。优化现有抗 HBV 治疗方法具有重要意义。有研究表明将两类药物初始联合,或在 NAs 基础上联合或序贯 IFN-α 的优化治疗方案可增强疗效,在一定程度上提高 HBsAg 清除率和 / 或转换率,但其安全性和成本 - 效益还须进一步评估。用于判断停药时机、停药后复发的预测指标在抗 HBV 治疗中十分重要,临床现有抗 HBV 药物难以实现临床治愈及彻底清除共价闭合环状 DNA,迫切需要研发有限疗程的新药物。

2017 年 EASL 指南指出,对于轻到中度的 HBeAg 阳性或 HBeAg 阴性慢性乙型肝炎,PEG-IFN-α 可作为初治患者的选择,疗程为 48 周;对一些有选择的 HBeAg 阴性慢性乙型肝炎,延长 PEG-IFN-α 疗程可能有益。不推荐两种高耐药屏障的 NAs 联合治疗慢性乙型肝炎;对采用 ETV 或 TDF/TAF 长期治疗、依从性良好、HBV 抑制不佳出现平台期的患者,可考虑换用其他药物或联合两种药物治疗。不推荐初治患者用 NA 和 PEG-IFN-α 联合治疗,也不推荐初治的 HBeAg 阳性慢性乙型肝炎,在 PEG-IFN-α 治疗前短期使用 NAs 干预,对已经用 NAs 治疗长期抑制病毒复制的慢性乙型肝炎患者,不推荐加用或换用 PEG-IFN-α。

我国《慢性乙型肝炎防治指南(2019 年更新版)》推荐强效、高耐药基因屏障的替诺福韦(TDF)、丙酚替诺福韦酯(TAF)、恩替卡韦(ETV)及聚乙二醇干扰素 α(PEG-IFN-α)为一线药。目前单药治疗效果有限,病毒清除率低,短期内难以达到安全停药,且停药后极易复发。以往停药标准停药后 1 年复发率高达 50%,且停药时间越长复发率越高。因此,如何有效清除 HBV 感染,慢性乙型肝炎治疗的停药时机以及如何获得停药后长期持久控制 HBV 感染

是困扰临床医生和学者们的难题。

HBV 临床治愈指停止治疗后仍保持 HBsAg 阴性(伴或不伴抗 -HBs 出现)、HBV DNA 检测不到、肝脏生物化学指标正常。主要包括两方面,一是对现有治疗方法进行优化,目前研究主要集中于 PEG-IFN-α 与 NAs 初始联合、NAs 基础上联合或序贯 PEG-IFN-α 优化治疗;二是抗 HBV 新药物的研发与应用。在抗 HBV 治疗中特异且灵敏的指标,对确定停药时机及判断停药后复发具有重要意义,但迄今为止,临床上仍缺乏此类预测指标。

(一) 现有抗 HBV 药物治疗方法的优化

NAs 主要作用于 HBV DNA 多聚酶和逆转录酶以抑制病毒复制,对共价闭合环状 DNA (cccDNA)无直接作用。近几年研究证实,长期 NAs 治疗可部分恢复适应性免疫应答。PEG-IFN-α 具有直接抗病毒和调节免疫双重作用,可导致 NK 细胞增殖,提高固有免疫应答,达到快速抑制病毒效果,但升高的 NK 细胞会抑制 HBV 特异性 CD8$^+$T 淋巴细胞功能。慢性 HBV 感染的特点是 HBV 特异性 CD8$^+$T 淋巴细胞功能严重受损,NAs 与 PEG-IFN-α 联合或序贯治疗在机制上可以产生叠加甚至协同作用,恢复和增强人体固有免疫与适应性免疫,广泛抑制病毒复制,大大增强抗病毒疗效,实现持久的免疫控制。目前两类抗病毒药物优化方案主要包括 NAs 与 PEG-IFN-α 初始联合、NAs 基础上联合及序贯 PEG-IFN-α 优化治疗。对于正在接受 NAs 治疗且达到病毒学应答的患者,如何提高其 HBsAg、HBeAg 清除率及血清学转换率是目前 HBV 治疗研究领域的热点和难点。

1. PEG-IFN-α 初始联合 NAs 的优化治疗 关于 PEG-IFN-α 初始联合 NAs 治疗方案的疗效尚存争议。一些大样本研究显示,初始联合治疗方案并未明显提 HBeAg 血清学转换率、HBeAg 清除率及停药后的持久应答。一项纳入 14 个随机对照试验(RCT)研究(共计 2 829 例)结果显示,PEG-IFN-α 初始联合 NAs(24~48 周)较 PEG-IFN-α 单药获得更高的病毒学应答和生物化学应答,但未提高 HBeAg 清除率。国外指南及我国新指南均未推荐初始联合方案。须注意的是,上述研究多数采用 PEG-IFN-α 联合拉米夫定(LAM)、阿德福韦酯等非强效、耐药基因屏障高的 NAs,或联合 ETV 疗程较短(24 周)。

最近法国学者 Marcellin 等在 *Gastroenterology* 杂志上公布了一项 PEG-IFN-α-2a 联合 TDF 多中心、随机、开放研究的 48 周结果,共纳入 740 例 CHB 患者,按 1:1:1:1 随机分为 4 组:PEG-IFN-α-2a 联合 TDF 治疗 48 周(A 组),PEG-IFN-α-2a 联合 TDF 治疗 16 周后 TDF 单药治疗 32 周(B 组),PEG-IFN-α-2a 单药治疗 32 周(C 组),TDF 药治疗 120 周(D 组),主要终点是观察 72 周时 HBsAg 清除率,研究结果显示 A、B、C、D 4 组 72 周 HBsAg 清除率分别为 9.1%、2.8%、2.8% 和 0,PEG-IFN-α-2a 与 NAs 初始联合疗效显著高于其他组。

初始联合方案较单药治疗可获得更高病毒学应答和生化学应答,但对清除 HBsAg 是否有益仍存在争议,目前主流观点认为继续探索初始联合方案清除 HBV 感染仍具有重要意义,认为采用 PEG-IFN-α 初始联合 TDF、ETV 等强效、高耐药基因屏障药物的强强联合优化方案,并在联合治疗后用 NAs 巩固疗效,有利于提高 HBsAg 清除率。

2. NAs 基础上联合 PEG-IFN-α 的优化治疗 我国一项回顾性研究分析了 ETV 单药治疗 2 年以上 HBeAg 仍阳性的 197 例患者,81 例加用 PEG-IFN-α 联合治疗(48 周治疗结束后继续 ETV 单药治疗),116 例持续 ETV 单药治疗,根据年龄、性别、HBsAg 基线水平按 1:1 配对,2 组各有 50 例成功配对。48 周治疗结束时联合组 HBeAg 血清学转换率显著高于单药治疗组(44% vs 6%,$p<0.000\ 1$),而 2 组 HBsAg 消失率无统计学意义(4% vs 0,$p=0.494\ 9$);经单变量及多变量相关分析显示 HBsAg 清除与更低的基线 HBeAg 及 HBsAg 水平有关,基

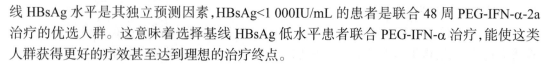

线 HBsAg 水平是其独立预测因素,HBsAg<1 000IU/mL 的患者是联合 48 周 PEG-IFN-α-2a 治疗的优选人群。这意味着选择基线 HBsAg 低水平患者联合 PEG-IFN-α 治疗,能使这类人群获得更好的疗效甚至达到理想的治疗终点。

荷兰学者 Brouwer 等,为探讨 NAs 基础上联合 PEG-IFN-α、PEG-IFN-α 单药及 NAs 初始联合 PEG-IFN-α 三种方案,哪种更有利于降低 HBsAg 水平,对 2 项全球性 RCT 研究(HBV9901 研究和 ARES 研究)进行析因分析。共纳入 396 例 HBeAg 阳性患者,其中 ETV 单药治疗 72 周 90 例(ETV 单药组)、ETV 治疗 24~48 周联合 PEG-IFN-α 85 例(加用组,48 周治疗结束后继续 ETV 单药至 72 周)、PEG-IFN-α 单药 52 周 111 例(单药组)及 PEG-IFN-α 初始联合 LAM 52 周 110 例(联合组),评价 PEG-IFN-α 治疗期间、治疗结束时、结束后随访期间及 ETV 巩固治疗阶段的 HBsAg 下降程度,采用逆概率加权法处理基线特征差异。该研究观察到 HBeAg 下降动态过程为:①治疗期间:治疗 12 周时单药组、ETV 单药组及联合组均明显降低了平均 HBsAg 水平,且疗效相当;12~24 周,ETV 单药组降低 HBsAg 速率减慢,而单药组及联合组仍持续或更快降低 HBsAg;12~24 周,加用组显著降低 HBsAg,与联合组疗效相当,单药组降低 HBsAg 速率减慢,ETV 药组未进一步降低 HBsAg。②治疗结束时:加用组、联合组、单药组及 ETV 单药组 HBsAg 下降大于 1 $\log_{10}$IU/mL 的比例分别为 36%、36%、20% 和 8%。③结束后随访期间及 ETV 巩固治疗时:结束后随访期间加用组、联合组、单药组及 ETV 单药组的 HBsAg 下降 ≥ 1 $\log_{10}$IU/mL 的比例分别为 40%、23%、18% 和 15%,HBsAg 消失率分别为 0、5%、6% 和 0;而在治疗结束 HBsAg 下降 ≥ 1 $\log_{10}$IU/mL,但在结束后随访期间复发(HBsAg 下降 <1 $\log_{10}$IU/mL)的比例分别为 4%、46%、38% 和 0。该研究还指出感染 HBV 基因 A、B 型的患者 HBeAg 下降更显著。HBV9901 研究和 ARES 研究均未发生与治疗相关的明显不良反应。从该研究中可以看出,在 ETV 基础上联合 24 周 PEG-IFN-α 治疗,后续 ETV 巩固治疗的方案更优越,可能由于 PEG-IFN-α 联合时间较短,致其 HBsAg 清除率过低;而初始联合组和 PEG-IFN-α 单药组更有利于 HBsAg 消失,但停药后 HBsAg 复发率显著高于其他组。总体来看,在 NAs 单药长期治疗基础上联合 PEG-IFN-α 治疗方案在血清学转换、HBsAg 水平下降和持久应答上更具优势,但清除 HBsAg 优势不明显。该优化方案疗效显著的原因可能为,患者经 NAs 治疗后广泛抑制 HBV 复制,人体免疫系统对 HBV 有更强的特异性免疫,从而能够在加用 PEG-IFN-α 治疗后获益更多。停用 PEG-IFN-α 后给予强效 NAs 巩固治疗似乎更有助于阻止停药后复发,是否继续 NAs 巩固治疗是一个值得探究的课题。目前在于 NAs 单药治疗多长时间、达到什么标准后加用 PEG-IFN-α 及最佳疗程等问题仍不清楚,有待进一步研究解决。

2017 年 APASL 会议上贾继东介绍中国经验,患者经 NAs 治疗,若 HBV DNA 在检测限以下,HBeAg<1 000IU/mL;HBsAg<1 500IU/mL,加用 PEG-IFN-α 优化治疗,将会有更多患者 HBsAg 转阴。

3. NAs 基础上序贯 PEG-IFN-α 的优化治疗 国内一项多中心 RTC 研究Ⅳ期临床试验(OSST 试验)选择使用 ETV 单药治疗 9~36 个月(平均 20 个月)的 HBeAg 阳性,并实现 HBeAg<100PE IU/mL 和 HBV DNA<1 000 拷贝/mL 的 200 例患者,按 1:1 比例随机分组,试验组序贯 PEG-IFN-α-2a 治疗 48 周、对照组继续 ETV 单药治疗 48 周,结果显示试验组有更高 HBeAg 血清学转换率(14.9% vs 6.1%,p=0.046 7)、HBsAg 清除率(8.5% vs 0,p=0.002 8)及 HBsAg 血清学转换率(4.3% vs 0,p=0.002 8)。ROC 曲线分析显示基线 HBsAg<1 500IU/mL 是预测 HBsAg 消失和 HBeAg 血清学转换的最佳截点,试验组中基线 HBeAg 消失且

HBsAg<1 500IU/mL 的患者实现更高的 HBeAg 血清学转换率(33.3%)及 HBsAg 消失率(22.2%),治疗 12 周 HBsAg<200IU/mL 能获得更高 HBsAg 消失率(77.8%)和 HBeAg 血清学转换率(66.7%)试验组 38 例出现病毒学反跳,并有更多不良反应事件发生,8 例因安全原因停止治疗,对照组未发生因安全性停止治疗事件。该研究表明 ETV 长期治疗后改为 PEG-IFN-α 序贯治疗可获得更高的血清学转换率及 HBsAg 清除率,尤其基线 HBsAg 达到最佳截点后疗效最佳,但同时序贯 PEG-IFN-α 会引起更多不良反应及病毒反弹,这将影响或抵消 ETV 单药治疗所发挥的效果。

NAs 基础上序贯 PEG-IFN-α 的优化治疗在提高血清学转换率的同时,能够获得更高 HBsAg 清除率及更好的免疫控制。同时提示对于长期 NAs 治疗未获得血清学转换的患者,改为有限疗程的 PEG-IFN-α 治疗可以帮助部分患者获得更高的血清学转换率。换用的 PEG-IFN-α 期间因为失去 NAs 强效抑制病毒复制作用,很可能出现病毒反弹甚至临床突破,这就需要严格掌握"换药时机",并密切监测病毒学指标。研究显示基线 HBsAg 降至 1 500IU/mL 以下,再序贯 PEG-IFN-α 治疗效果更加显著。

上述 3 种优化治疗方案均能明确提高病毒学及生化学应答疗效,其中 NAs 基础上序贯 PEG-IFN-α 的优化治疗在清除 HBsAg 方面疗效更为显著。我国 2019 年版慢性乙型肝炎防治指南推荐,对 NAs 经治 CHB 患者中符合条件的优势人群联合 PEG-IFN-α 可使部分患者获得临床治愈。治疗前 HBsAg 低水平(< 1 500IU/mL)及治疗中 HBsAg 快速下降(12 周或 24 周时 HBsAg < 200IU/mL 或下降 > 1 $\log_{10}$IU/mL)的患者,联合治疗后 HBsAg 阴转的发生率较高。但联合治疗的基线条件、最佳疗程和持久应答率等,尚需进一步研究。

(二)停药时机及停药后复发预测指标

抗 HBV 治疗的停药时机是长期困扰临床的一个难题。新指南指出 NAs 治疗停药标准为:对于 HBeAg 阳性患者,为 HBV DNA 检测不到、ALT 复常、HBeAg 血清学转换后,再巩固治疗至少 3 年仍保持不变,总疗程至少 4 年;对于 HBeAg 阴性患者,为 HBsAg 消失且 HBV DNA 检测不到,再巩固治疗 1 年半仍保持不变。目前抗 HBV 治疗按以往停药标准停药后具有高复发率,其中主要原因是依据的主要停药指标如血清 HBV DNA、HBeAg 血清学转换等不能完全反映 HBV 在肝细胞内的复制与清除状况。目前亟须更灵敏且特异的指标判断停药时机及停药后复发风险。

1. 血清 HBsAg 定量 HBsAg 水平与肝内 cccDNA 关系密切,其血清定量可以反映肝内 cccDNA 浓度。越来越多研究表明血清 HBsAg 水平可用于判断 HBV 在体内感染的自然史、预测治疗效果及判定停药时机,用药 12 周时 HBsAg 不下降预示应答不佳,应停止治疗。近期一些研究表明停药时 HBsAg 定量水平是停药后复发的强独立预测因子。Chen 等回顾性分析使用 LAM 治疗 52~243(89.3 ± 35.9)周并停药后随访 1 年以上的初治患者,Cox 回归分析显示年龄、性别和 HBsAg 水平是治疗结束时 HBV 复发的独立预测因子,而 HBsAg 水平是治疗结束后期 HBV 复发的最强预测因子。ROC 分析得出治疗结束时 HBsAg 最佳截点为 205.48IU/mL 时预测 HBV 复发最佳(灵敏度 97%,特异性 73.7%),HBsAg 水平越高,HBV 复发率越高,持久应答率越低。另一项关于 ETV 初治患者停药后的研究也得出类似结论。因此血清 HBsAg 定量是指导抗 HBV 治疗停药时机及预测停药后复发风险的一个重要预测指标。但血清 HBsAg 定量也存在不足,即不能完全反映肝组织内病毒复制活性。张凯等最近的研究表明,HBsAg 水平与肝组织 cccDNA 水平在急性和慢性乙型肝炎患者的免疫清除期相关性很好,在 HBeAg 阴性期有一定相关性,在低病毒复制期与免疫耐受期的相关性较差。

2. 血清抗 -HBc 定量　抗 -HBc 可以反映 HBV 感染在体内自然史和肝脏炎症活动度，基线抗 -HBc 水平是 HBeAg 血清学转换的最佳预测因子，有助于预测 HBeAg 阳性患者 NAs 及 IFN-α 疗效，优化抗病毒治疗。近期一项多中心双盲 RCT 研究对使用 PEG-IFN-α 治疗 48 周的 HBeAg 阳性患者随访 24 周，研究发现基线抗 -HBc 水平与血清病毒学应答密切相关，基线抗 -HBc ≥ 30 000IU/mL 可获得更高血清病毒学应答率、HBV DNA 抑制率及更好的炎症控制。因此血清抗 -HBc 定量是预测抗病毒疗效的有力指标，可能有望作为判断停药时机及停药后复发的预测指标。

3. cccDNA 定量　cccDNA 是 HBV 前基因组 RNA 复制的原始模板，持续稳定存在于肝细胞核内，被认为是 CHB 患者抗病毒治疗后复发的最主要原因。清除肝细胞内 cccDNA 是彻底治愈 HBV 感染的标志及抗病毒治疗的终极目标。明确停药时 cccDNA 水平对提高临床判断抗病毒停药时机的准确性、减少停药后复发率具有重要意义。不少研究表明，肝内 cccDNA 与肝内 HBV DNA、血清 cccDNA 及 HBV DNA 具有显著相关性，并能更客观地反映 HBV 在肝细胞内的感染和清除状态。近年来，随着以选择性实时荧光 PCR 技术为代表的各类 cccDNA 定量技术日渐成熟，cccDNA 在临床实验室检测的技术条件已基本具备，张凯课题组也研发了一种高度灵敏特异的方法，获得国家发明专利授权及原总后勤部、卫生部批准在临床应用。在临床应用中 cccDNA 定量目前主要受限于检测需要通过肝脏活体组织检查提供样本，患者接受度不高。此外，用于判断停药的 cccDNA 阈值还有待进一步明确。

4. 白介素（IL）-28B 多态性　IL-28B 基因多态性与 HCV 感染者的 IFN-α 联合利巴韦林治疗疗效、病毒自发性清除密切相关。近期国外一项大样本研究（共 1 128 例，其中 824 例 CHB 患者，304 例 HBV 自发清除者）报道，IL-28B rs12979860C 和 rs12980275G 与 HBV 自发清除显著相关。可用于预测 HBV 清除。目前关于 IL-28B 多态性与 HBV 感染的关系仍未达成共识，还须大型前瞻性队列研究及循证医学研究进行证实。

（三）新型抗 HBV 药物展望

目前用于抗 HBV 感染的 2 类药物 NAs 和 IFN 获得 HBsAg 清除 / 转换率较低，有优选人群限制、治疗周期长、停药难、停药后复发率高，且有效清除肝细胞内 cccDNA 作用有限，难以实现彻底清除 HBV 感染这一终极目标。因此研发针对清除 HBV 及获得持久免疫控制的新药物显得尤为迫切和重要。未来 HBV 治疗潜在研究方向包括两方面，一是对 HBV 的病毒生命周期不同阶段的靶向治疗，二是增强宿主抗 HBV 的免疫反应。

1. HBV 进入抑制剂　阻止 HBV 进入肝细胞复制是一个潜在的靶向治疗目标。李文辉在肝细胞膜上发现 HBV 功能性受体，即钠离子 - 牛磺胆酸协同转运蛋白（NTCP），加速了抗 HBV 药物的研发。Myrcludex-B 是一种经许可的新型 HBV 肝细胞抑制剂，体内、体外试验均表明可特异性结合 NTCP，阻断 HBV 感染新肝细胞，并可阻止最初感染的 cccDNA 池扩大，已完成的 Ⅱ 期临床试验证实，Myrcludex-B 安全性、耐受性好，有望成为治疗 HBV 感染的一种选择方案。其他 NTCP 抑制剂主要有环孢素（cyclosporine A）、依折麦布（ezetimibe）等。

2. 核衣壳组装抑制剂　HBV 基因组复制只在核衣壳内专一进行，如果衣壳组装出现障碍则会有效阻止病毒复制。目前核衣壳组装抑制剂主要有两类：杂芳基二氢嘧啶（heteroarylpyrimidines，HAPs）和苯丙烯酰胺（phenylpropenamides）。这类抑制剂具有强力抗

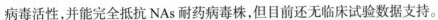

病毒活性,并能完全抵抗 NAs 耐药病毒株,但目前还无临床试验数据支持。

3. cccDNA 合成抑制与降解剂 cccDNA 是 HBV 感染根治性治疗的核心障碍,能够抑制其合成将有望彻底清除 HBV。目前富有前景的主要有 CRISPR-Cas9 系统和淋巴毒素 β 受体(LTβR)。CRISPR-Cas9 是最新出现的一种由 RNA 指导的 Cas9 核酸酶对靶向基因进行编辑的热门技术,作用于 HBV 基因组,靶向剪切 cccDNA 分子,并通过剪切介导 cccDNA 分子突变,有效抑制 HBV 复制。小鼠模型已证实可降低 cccDNA 和 HBV 蛋白水平,因而有望治愈 HBV 感染;但 CRISPR-Cas9 的脱靶效应仍无法完全避免,尚处于临床前研究。LTβR 能够诱导已感染细胞中的级联信号,上调胞嘧啶脱氨酶 APOBEC3A、APOBEC3B,使 cccDNA 发生突变,从而被 DNA 酶识别并特异性降解,体外研究已证实其能显著降低 cccDNA 水平。

4. HBsAg 释放抑制剂 REP2139 和 REP2165 2017 年 EASL 年会上报道了其有效性和安全性。

5. HBV 颗粒组装抑制剂 GLS4JHS 2017 年 EASL 年会上报道,28 天的短程治疗,不仅对 HBV DNA 有显著抑制作用,而且可有效降低 HBeAg 水平。

6. HBV mRNA 降解剂 HBV mRNA 是 cccDNA 转录产物,通过翻译生产各种病毒蛋白,故也是潜在的靶向目标。基于 RNA 干扰(RNAi)的靶向治疗是近年来的研究热点,可高效特异地降解 HBV mRNA,进而封闭病毒蛋白的表达。ARC-520 是 RNAi 药物,需要静脉注射给药,Ⅰ、Ⅱ 期临床试验显示该药安全性良好,Ⅱ 期研究报道该药能有效降低 CHB 患者 HBsAg 水平,具有临床治愈乙肝的潜力。

7. 免疫调节剂 固有免疫调节剂主要为 Toll 样受体(TLRs)制剂,可介导 IFN-α 产生,激活免疫细胞中的 TLRs 信号,从而降低血清和肝脏中的 HBV DNA 水平。适应性免疫调节剂主要有治疗型疫苗、特异性细胞毒性 T 淋巴细胞负调节分子阻断剂,前者代表性制剂为树突状细胞疫苗,后者代表性制剂为程序性死亡分子配体抗体,旨在恢复针对 HBV 的特异性免疫反应。目前已有多种免疫调节剂用于临床试验,但疗效尚不理想,安全性也有待进一步研究。

程序性死亡分子 1(PD-1)作为一种共抑制分子,可抑制 T 细胞活性。2017 年 EASL 年会上报道,PD-1 抑制剂纳武利尤单抗(nivolumab)可促进特异性 T 细胞活性,使部分 HBeAg 阴性 CHB 患者获得临床治愈。

8. 小 RNA 干扰剂 ARC 520 2017 年 EASL 年会上报道,多次使用 ARC 520 注射可使 5 例 HBeAg 阳性患者均出现较大幅度 HBsAg 下降。

(四) 展望

慢性 HBV 感染严重威胁人类健康。对现有治疗方法进行优化,提高抗病毒疗效,使更多患者实现 HBV 清除或血清学转换、获得持久免疫控制,对治疗慢性 HBV 感染具有重要意义。目前的初始联合治疗、NAs 基础上联合或序贯治疗方案均显示出一定优越性,但是否具有大规模推广的临床价值,尚需更多的研究来评估疗效、安全性和成本 - 效益比。安全停药需要在灵敏和特异的预测指标指导下进行,血清 HBsAg 定量是帮助判断停药时机、预测疗效及复发的较好指标,目前被作为判断临床治愈的指标;要实现 HBV 临床治愈的理想目标及 cccDNA 彻底清除这一终极目标,现有药物作用局限,迫切需要研发有限疗程的新药物和新策略,未来实现 HBV 治愈的治疗方案可能是多种靶位抗病毒药物组成的联合口服方案。

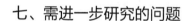
七、需进一步研究的问题

王贵强教授在 2017 年 APASL 大会上指出：目前,慢性乙型肝炎的治疗主要有两大类药物：长效干扰素和核苷(酸)类似物。这两类药物各有特点：干扰素具有免疫调节作用,核苷(酸)类似物发挥直接抗病毒作用,理论上,这两类药物联合或序贯治疗会取得更好的疗效。2015 年版慢性乙型肝炎防治指南明确提出：对部分患者我们希望能够临床治愈,而干扰素治疗对实现此目标具有特定价值。目前国内很多专家对干扰素和核苷(酸)类似物联合 / 序贯治疗慢性乙型肝炎进行了探索式研究,初步效果较佳,可观察到患者 e 抗原的血清转换、表面抗原的消失和血清转换。由于纳入研究的患者样本量有限,该研究结果尚不能下定论。但是联合治疗的概念已纳入指南,随着研究样本量的不断增加及越来越多的数据的支持,我们相信,联合 / 序贯治疗可以使部分患者受益,使其达到临床治愈的目标。此外,还有部分工作亟需我们去做：进一步明确干扰素和核苷(酸)类似物联合 / 序贯治疗的有效性、安全性；明确哪些患者适合采用此治疗方案,进而达到精准治疗目的。干扰素的价格较为昂贵且存在副作用,其应用应有针对性,个体化的治疗。目前存在以下问题需进一步解决：

（一）当前存在的主要问题

1. 数据不多　除替比夫定外,其他抗病毒药的数据有限,尚需进一步探索。

2. 不同药物早期应答时间不同　不同核苷(酸)类似物的病毒抑制强度、起效快慢及耐药发生时间不尽相同,对早期应答的时间点有所不同,不一定均以 24 周为标准,对各药早期应答的时间点应做进一步研究。

3. 预测指标少　除 HBV DNA、HBeAg 和 HBsAg 定量外,是否还有其他远期疗效的预测指标,如免疫学指标等,需进一步研究。

4. 试剂灵敏度不够、特异性不强　目前我国的 HBV DNA、HBeAg、HBsAg 灵敏度不够、特异性不强。

5. 肝硬化资料少　目前优化策略数据大部分集中在 CHB 初治患者,对于一些特殊人群如肝硬化患者的治疗数据较少,尚需进一步研究。

（二）迫切需要解决的主要问题

1. 长期治疗　短期内停药易复发,所以现在强调长期治疗的策略。对 e 抗原阳性 / 阴性患者,指南均建议其延长疗程。

2. 延长疗程　长期用药易导致耐药发生。合理使用核苷(酸)类似物,减少耐药的发生,可保证患者长期治疗受益。

3. 及时处理耐药　指南明确强调首选强效低耐药药物,如优先选择恩替卡韦和替诺福韦药物。其他药物的选择要采取优化治疗或路线图的概念,效果不佳及时调整,避免耐药的发生。一旦出现耐药后,应早发现、早换药、早干预,以减少耐药对患者后期的不利影响。耐药问题主要包含以下两种情况：

（1）尚未发生耐药者：需积极提前干预,更换为强效低耐药的药物。对于正在应用阿德福韦酯的患者,建议其更换为恩替卡韦治疗；对于正在应用拉米夫定 / 替比夫定治疗的患者,建议其有条件更换为替诺福韦治疗；

（2）已出现耐药者：动态监测、随访、及时换药干预极为重要。依据指南用药可减少耐药的发生,使大部分患者持续获益。耐药的问题确实是目前的一个难题,但如果医生能对其有充分的认识,改变观念,这将不再是一个难题。随着阿德福韦酯、替诺福韦的上市,可以应用联合治疗显著减少耐药的发生。去年,美国和欧洲上市了替诺福韦的另外一个前体药物TAF。这些药物的上市,特别是相关药物的联合治疗,对已经耐药的患者会带来很好的治疗效果。随着抗病毒治疗的研究进展,患者的选择和药物的选择以及治疗方案的选择已经非常成熟,耐药出现的比率也大幅下降,即使出现耐药也可以采用联合治疗的方式加以解决。

4. 治疗安全性 成军在 2017 年 APASL 大会上强调,抗病毒治疗需要考虑治疗的有效性、耐药性及长期治疗的安全性。抗病毒治疗有的药物对肾脏有一定损伤,很多种核苷(酸)类似物除了肾脏以外还可引起钙磷代谢紊乱、乳酸酸中毒及其他一些药物不良反应,这些也需要特别注意。2016 年亚太肝病诊疗技术联盟组织了全国 50 多位顶级的专家,形成了核苷(酸)类似物治疗慢性乙型肝炎抗病毒治疗过程中药物不良反应控制处理的专家共识,这份文件对于指导业内的医生和相关的患者避免药物不良反应会发挥非常重要的作用。

5. 研发新靶点新机制药物 成军指出,慢性乙型肝炎抗病毒治疗从 1999 年的拉米夫定到现在的阿德福韦酯、替诺福韦、恩替卡韦、替比夫定,已有十多年历史,这些抗病毒治疗的药物以及干扰素,包括聚乙二醇干扰素抗病毒治疗,可以非常显著地抑制病毒的复制,控制炎症,控制疾病的进展。但是绝大多数患者使用现有药物尚不能完全根治,只有少部分可以治愈。目前这些抗病毒治疗的药物是有效的,但也有其局限性。因此,各国科学家都在研发一些针对新靶点、新机制的药物。乙肝病毒的根源在于肝细胞核内的 cccDNA,这是目前关注的一个焦点。对于 cccDNA 形成的机制和代谢规律目前尚不清楚。很多研发单位都关注乙肝病毒核心蛋白聚合过程抑制剂的开发,也有一些已经进入 I 期和 II 期临床试验,因此,HBV cccDNA 是一个非常重要的方向。

第十一节 经治患者的再治疗

随着抗病毒药物的广泛应用,治疗无效、应答不充分、复发、耐药、出现不良反应或自行停药者越来越多,抗病毒经治慢性乙型肝炎患者的再治疗成为当前突出问题。

一、抗病毒经治患者的定义

慢性乙型肝炎在正确治疗时机,正确应用抗病毒药物[含干扰素和核苷(酸)类似物],规范化治疗至少超过 3 个月,无论是完全应答、部分应答还是无应答,目前已停药的患者,称为抗病毒经治慢性乙型肝炎患者。包括治疗有效且巩固治疗后停药复发、治疗无效或耐药后停药复发患者、乙肝病毒携带者因疗效欠佳自行停药或因无效或因耐药联合治疗后停药复发者。

二、停药后复发原因及再治疗时机

(一) 常见的停药后复发原因

最常见的原因是不规范治疗,应答不佳而停药复发。干扰素治疗,多为不良反应而减量或对疗效不满意而自行停药;核苷(酸)类似物治疗患者,有些担心长期用药会出现耐药或准备怀孕或出现不良反应而自行停药,也有些因发生耐药后挽救治疗效果不佳或初次治疗疗效不佳而被迫停药,也有些患者经较长时间治疗,有效但未达停药标准而被迫停药等不规范治疗,多在停药后 3~6 个月复发。

（二）规范治疗达到停药标准后停药复发

1. 巩固治疗时间不够长 干扰素治疗 1 年若发生 HBeAg 血清学转换或 HBsAg 消失,停药后复发的比例较小,5 年后的持久应答率为 88%；而核苷(酸)类似物治疗即使达到了 HBeAg 血清学转换,停药后复发概率非常高,因此,巩固治疗时间应足够长。

2. 疾病严重 纤维化较重患者复发率高。

3. 患者年龄和合并症 年龄大,合并脂肪肝、胰岛素抵抗和肥胖等代谢综合征者,复发率高。

（三）复发再治疗时机

停药后复发的表现为 HBV DNA 的再次反弹,伴或不伴 HBeAg 逆转。接受核苷(酸)类似物治疗的患者,停药后一般伴有 ALT 升高；而接受干扰素治疗者,若停药后病毒学反弹、但病毒在低水平,可能是干扰素激发机体免疫控制的结果,多不伴有生化学反弹。因此,一般来说,复发患者再治疗的时机,应在 ALT 升高后再治疗。若患者接受的是核苷(酸)类似物治疗,年龄较大,或可能出现肝功能失代偿时,只要 HBV DNA 反弹 >5 $\log_{10}$ 就应立即治疗。

三、再治疗的策略

鉴于目前抗 HBV 药物不能清除病毒,停药后复发是不可避免的,再治疗也是不可回避的。可能有相当一部分患者需要经过多次、多年治疗才能达到临床治愈或停药后不复发。

（一）达到停药标准后停药复发

干扰素治疗达到停药标准后停药复发,可再用相同干扰素治疗,其疗效可能会好于初次治疗,发生病毒学和血清学应答的概率要大于初次治疗。核苷(酸)类似物也有类似效果,再停药后的再复发率与初次治疗复发率相同。

（二）未达停药标准停药后复发

1. 核苷(酸)类似物 经治患者最好做药物相关病毒基因耐药检测,若能检测到相关耐药基因变异,应改为无交叉耐药的药物或联合治疗；若无干扰素禁忌证,也可改为干扰素。核苷(酸)类似物无效或耐药者,干扰素的疗效与没经过核苷(酸)类似物治疗的患者一样。如果没检测到相关耐药变异,若为拉米夫定不规范治疗停药后复发者,不应再应用拉米夫定。如果选择基因屏障较高的药物复发,如恩替卡韦或替诺福韦,可再用相同药物再治疗。

2. 干扰素经治者 如果是应答不佳停药,可再用另一种干扰素,特别是长效干扰素重新治疗；如果是不良反应而停药,可改用核苷(酸)类似物重新治疗；如果初治是用拉米夫定应答不佳,排除依从性、用药剂量、胰岛素抵抗或明显的肝纤维化或脂肪肝等因素后,改为核苷(酸)类似物重新治疗。

（三）慎重选用新药

复发者大多经上述处理能取得显著疗效。若无效,可慎重选择新药替诺福韦和 LB80380,这两种药物均为与阿德福韦酯结构类似的无环核苷酸。LB80380 90mg/d、150mg/d 和恩替卡韦 0.5mg/d 的疗效相当,但大部分患者出现血清左旋肉毒碱水平降低,可在补充肉毒碱制剂后均恢复正常,除此之外的安全性与恩替卡韦相似。

四、患者随访

治疗结束后,无论有无治疗应答,停药后半年内至少每2个月检测1次ALT、AST、血清胆红素(必要时)、HBV血清学标志和HBV DNA,以后每3~6个月检测1次,至少随访12个月。随访中如有病情变化,应缩短随访间隔。

对于持续ALT正常且HBV DNA阴性者,建议至少每6个月进行HBV DNA、ALT、AFP和超声检查。对于ALT正常但HBV DNA阳性者,建议每3个月检测1次HBV DNA和ALT,每6个月进行AFP和超声检查;必要时应进行肝组织学检查。

对于慢性乙型肝炎、肝硬化患者,特别是HCC高危患者(>40岁,男性、嗜酒、肝功能不全或已有AFP增高者),应每3~6个月检测AFP和腹部超声(必要时做CT或MRI),以早期发现HCC。对肝硬化患者还应每1~2年进行胃镜检查或上消化道X线造影,以观察有无食管胃底静脉曲张及其进展情况。

第十二节 上下求索以免"被精准"和"伪精准"

慢性乙型肝炎难以治愈,并发症多,既是公共卫生的严重挑战,又是肝病工作者的艰巨任务。我们应冷静思考,上下求索,探讨医患互动慢病管理模式,提高患者依从性;建立精准检测手段,索取精准治疗方法;开展卫生经济学研究,提高治疗可及性;研究无创诊断的地位和作用;探索清除HBsAg新疗法、处理HBV感染并发症及HBsAg清除后的长期转归,在精准热潮中避免"被精准"和"伪精准"。

一、评估保健对象

HBV感染者,在自然史各阶段,即免疫耐受、免疫清除、免疫控制及免疫逃逸各期,均应接受医疗保健。非活动性携带(免疫控制)阶段,约占CHB感染的60%,应每年随访并检查一次血清ALT。所有患者,无论HBeAg状态如何,只要血清ALT水平升高(亦即处于免疫清除或免疫逃逸阶段),排除其他原因后,均是抗病毒治疗候选者。HBsAg携带者,年龄超过30岁,或有肝硬化,排除其他原因后,亦均是抗病毒治疗候选者。HBsAg携带者,年龄超过30岁,或有肝硬化、肝癌家族史,应及早干预,尽早抗病毒治疗;超过2岁的儿童,只要ALT升高,就应抗病毒治疗;早治早获益;无论是使用干扰素还是核苷(酸)类似物,HBeAg阳转概率较高。即使12岁以下患者,也可选用妊娠B类药物(说明书适应证:替比夫定限于16岁以上成人,替诺福韦限于12岁以上患者)。这2种药虽未做儿童临床试验,但被美国FDA确认为妊娠B类药物,对胎儿无不良反应。笔者使用替比夫定治疗一名10岁男孩,仅3年就使大三阳转成小三阳,HBV DNA<500拷贝/mL,肝功能正常,现停药12年至今未复发,生长发育正常,已参加工作。如果用IFN治疗,应检测HBV基因型,因A和D型获得HBeAg清除率高。对成人HBsAg阳性者,应采用肝脏弹性扫描和病毒定量检测,并依据所得到的预测函数检测肝功能。

二、协调 CHB 处理

从事乙肝防治的医疗、教学、科研工作者、卫生行政部门及制药企业有必要联动协作,以确保 CHB 治疗以合理的方式向前发展,避免诱生多重耐药 HBV 毒株。当有多种药物可供使用时,有必要进行成本 - 效益评估。

三、指导治疗的生物学标志

目前,HBsAg 定量检测已较为普及,可准确确定疾病发生、发展的风险和治疗监测。HBV RNA 检测也是一个很有用的生物学指标,但目前尚无标准化检测方法。HBV 核心相关抗原(HBcrAg)及核心抗原定量(qanti-HBe)准确反映 cccDNA 转录活性、判定治疗效果以及预测停药后复发风险,对于 cccDNA 或整合 DNA 来说,是很有意义的无创指标,并可用于衣壳抑制剂等新药开发中的检测。

四、临床试验重新思考

临床试验分期多、耗时长、花费大、成功率低,被业界称为险象环生的新药死亡之谷。近年来,随着对 HBV 生命周期和人体抗乙肝免疫应答的理解不断加深,国内外以乙肝临床治愈为目标的新药研发,看到了实现临床治愈的希望。然而,HBV 感染细胞模型、动物模型与人体的差别较大,目前缺乏能够高度模拟人体抗乙肝免疫应答过程的实验体系。抗乙肝新药的有效性和安全性,需要经过早期临床实验才能得到初步确认。

权威、科学、严谨、务实的新药临床试验质量管理规范,公正、透明、高效、开放的新药评审和注册管理体系,是创新药物研发事业健康发展的法规保障。临床研究机构的伦理审批前置、互认和标准研究合同模板的应用,是在充分保障患者受试者权益和安全前提下,提高新药临床试验效率的创新举措。

临床试验包括设计、实施、记录、核查、质量控制和分析报告等多个环节,需要临床医学、临床药理学及临床研究方法学等相关学科专家的通力合作。适应性设计、篮式设计、伞式设计及平台试验等设计理念和类型,必须结合临床医学和临床药理学方专业考量,正确合理地应用。乙肝临床治愈(国际文献称功能性治愈)新药试验,应从临床医学的角度,在设计方案中对受试人群的 HBeAg 状态、初治还是经治,有无肝硬化等;药物是单药或联合、剂量、疗程等;观察指标及研究终点如 HBsAg、HBV RNA、HBcrAg、qanti-HBe 检测等予以明确和优化。建立和健全合同研究组织(CRO)、临床试验中心管理组织(SMO),采用符合国际临床数据交换标准协会(CDISC)标准的电子数据采集系统(EDC)/电子病历报告表(e-CRF)、风险监测(RBM)、3E 等信息手段,优化临床试验组织管理模式,提升执行团队素质和能力;由多学科专家组成的独立的数据监查委员会(iDMC),应定期或不定期审核分析,建议否定或继续临床试验。

五、如何打破临床治愈困局

临床治愈是指停止治疗后持续的病毒学应答,HBsAg 消失,伴转氨酶复常和肝组织学改善,可使 HCC 发生风险降到最低。但长期使用 NAs 难以达到临床治愈,联合 PEG-IFN,无论哪种联合(或序贯),HBsAg 清除率也只有 5%~13%,大部分患者都无法实现。越来越多的研究发现,对于经过长期 NAs 治疗并取得持续应答的患者,停药者的 HBsAg 的下降幅度

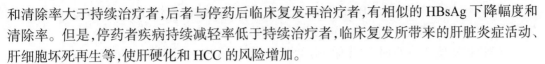

和清除率大于持续治疗者，后者与停药后临床复发再治疗者，有相似的 HBsAg 下降幅度和清除率。但是，停药者疾病持续减轻率低于持续治疗者，临床复发所带来的肝脏炎症活动、肝细胞坏死再生等，使肝硬化和 HCC 的风险增加。

乙肝新药的研究已扩展到 HBV 整个生命周期的多靶点，以及人体免疫调节的环节。目前有 2 种方法可能用于治疗 CHB：一是通过干预病毒复制过程阻断病毒，诱导对 HBV 的免疫应答，但不足以治愈 CHB；二是通过激活免疫系统清除病毒，有潜在应用价值。

（一）干预病毒复制过程

靶向药物，如 Myrcludex-B 等，可阻断病毒进入细胞，但不能治愈 CHB，而且需要联合使用其他药物。靶向攻击 cccDNA，使其沉默，是最好的方法；但药物难以进入肝细胞核，清除 cccDNA 较为困难，且存在多种不良反应。核衣壳抑制剂和衣壳蛋白调节剂，小分子干扰 RNAs（siRNAs）等，也可能有效地阻断表面抗原和 e 抗原等蛋白的生成。上述药物虽能使 HBsAg 水平快速下降，但需注射；即使 HBsAg 阴转，若无相应的免疫激活，一旦停止治疗，又可使病毒复制反弹。

（二）激活宿主免疫系统

许多方法可激活宿主对 HBV 的免疫应答。乙肝疫苗主要用于预防，也可使宿主免疫系统再激活，清除 HBV，但治疗性疫苗至今仍无实质性进展。成分识别受体，如作为内源性干扰素激活剂的 TLR 拮抗剂（TLR-7、TLR-8 及 RIG-Ⅰ 拮抗剂等），能影响动物宿主固有免疫，但在人体中却未能使 HBsAg 水平降低。

CHB 患者，由于对病毒免疫耐受，T 细胞持续耗竭，无法发挥特异性免疫应答；通过胸腺因子，增强固有免疫和适应性免疫；或使用免疫检查点抑制剂，如 PD-1 及 PD-L1 抑制剂等，阻断 PD-1 及 PD-L1 之间的相互作用，使 T 细胞功能再激活而清除病毒，均具潜在应用价值。

六、何时开始治疗

对慢性 HBV 感染者应尽早治疗。理由是：①所有慢性 HBV 感染均可能发展成肝硬化和肝癌：HBeAg 阳性和血清 HBV DNA 水平高（>4 $\log_{10}$ 拷贝/mL）与肝硬化和肝癌危险性高有关；ALT 正常患者中也有中度炎症、纤维化甚至肝硬化；ALT（0.5~1）×ULN 患者发生肝病危险性高于 ALT<0.5×ULN 患者；HBeAg 持续阳性 40 年以上患者预后差。②抗病毒治疗可抑制 HBV 复制，对长期预后有利。③抗病毒治疗可改善肝组织学，减少进展为肝硬化、肝衰竭和肝癌；④抗病毒治疗是安全的，可长期应用。

然而，尽早开始抗病毒治疗存在如下问题：①从宿主角度分析：宿主免疫应答可使疾病自发减轻，还有一些患者可持续减轻；不是所有 HBV 携带状态均发展成肝硬化或肝癌，有些能自发清除 HBV；免疫耐受期患者多数肝病轻微，肝组织学良好，不一定需要治疗，且治疗效果差；免疫耐受期及 ALT 持续正常 HBeAg 阴性携带者肝病相关死亡率低。②从现行抗病毒药物角度分析：目前抗病毒治疗不能清除 HBV；长期治疗可能发生耐药危险，费用很高，有潜在副作用，依从性差；对免疫耐受期患者疗效差；ALT 轻度升高的 HBeAg 阳性患者对核苷（酸）类似物和干扰素应答差。

哪些患者需要抗病毒治疗呢？一致的意见是：对有明显不能自行逆转的肝病患者应尽早开始抗病毒治疗：①有最早期肝失代偿体征患者；② HBV DNA>2 000IU/mL 的代偿性肝硬化患者（无论 ALT 是否升高）；③严重肝炎发作（胆红素升高或持续高水平 ALT）；④围生期

感染 HBV、年龄 30 岁以上、HBeAg 持续阳性患者；⑤ HBeAg 阴性、HBV DNA>2 000IU/mL、轻度或中度 ALT 升高，特别是 30~40 岁以上患者。

下列 HBV 感染者暂时不能确定是否需要治疗：①免疫耐受期的年轻慢性 HBV 感染者；②非活动期 HBV 携带状态。但对此两类 HBV 感染者应加强监测，当疾病活动时，即开始抗病毒治疗。人感染 HBV 后，疾病进展类型不同：有些 HBV 感染者可自发清除 HBV；有些长期处于稳定状态；有些则以不同速度进展为肝硬化、肝衰竭甚至肝癌。如能早期预测上述三类 HBV 感染，可早期开展对那些可能进展为严重肝病患者的抗病毒治疗。但目前尚无法预测。今后应加强研究如何预测疾病进展不同的 HBV 感染者类型，以便预测可能进展为严重肝病的患者，并对他们及早进行抗病毒治疗。

七、免疫耐受期是否需要治疗

免疫耐受期的概念已受到多项研究挑战。通过分析这些所谓的耐受期患者的免疫应答，虽然存在 T 细胞应答，但这种应答是耗竭的，把这些患者归为免疫耐受期是不正确的，将这期称为疾病的非炎症期更为合适。但目前对于这些患者应用目前的核苷（酸）类似物治疗，预防肝损伤，尤其是 HBV 在肝细胞内整合和克隆时所发生的肝损伤，尚存争议。目前，已有应用核苷（酸）类似物治疗的长期安全性数据，应更多地考虑对这些患者进行治疗，预防肝癌的风险。

八、何时停止治疗

如前所述，对于经过长期 NAs 治疗并取得持续应答的患者，停药者的 HBsAg 的下降幅度和清除率大于持续治疗患者，后者与停药后临床复发再治疗者，有相似的 HBsAg 下降幅度和清除率。但是，停药者疾病持续减轻率低于持续治疗者，临床复发所带来的肝脏炎症活动、肝细胞坏死再生等，是肝硬化和 HCC 的高危因素。

越来越多的证据证实长期抗病毒治疗可以改善组织学，特别有充分证据提示纤维化评分出现改善甚至完全恢复到正常水平。但这是否意味着组织学的逆转等同于肝脏病理生理学的完全恢复，以及意味着所有临床结局均获得改善，是否提示获得了疾病的完全缓解，是否仍需要终身治疗？长期乃至终身治疗除组织学的完全逆转外是否可以获得额外的益处？有越来越多的证据表明，组织学分级达到肝硬化阶段（Ishak 评分 5~6 分，或者 F4）的患者经过长期抗病毒治疗（5 年左右），部分患者组织学评分可以降低至 0~1 分，基本达到完全正常水平，预示纤维化的完全逆转。对于肝硬化患者应该予以长期治疗。

一级亲属有严重肝病史（肝硬化、肝癌和肝衰竭）、使用弱效高耐药的核苷（酸）类似物、既往用药混乱并有多药耐药史、过去或未来依从性不良、合并其他肝病或严重的基础疾病等者，停药不仅更易出现严重反弹，耐受性差，也易增大风险。停药者应密切随访监测。停药后可能会增加肝硬化失代偿以及死亡的风险，故中美肝病学会建议核苷（酸）类似物治疗期间发生 HBeAg 血清学转换的、HBeAg 阳性免疫活动期、有肝硬化的、成年慢性乙型肝炎患者进行无期限的抗病毒治疗，直至出现高等级的停药证据。HBeAg 阴性免疫活动期的成年慢性乙型肝炎患者进行无期限的抗病毒治疗，直至出现高等级的停药证据。

九、终身治疗必要性

慢性乙肝停止治疗后复发率高。

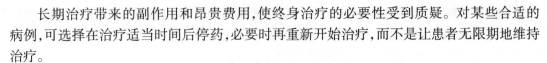

　　长期治疗带来的副作用和昂贵费用,使终身治疗的必要性受到质疑。对某些合适的病例,可选择在治疗适当时间后停药,必要时再重新开始治疗,而不是让患者无限期地维持治疗。

　　已知 HIV 可破坏胸腺功能,抑制前体胸腺细胞生成,诱导 CD4$^+$T 细胞死亡,减少初生 T 细胞的产量。慢性乙肝患者,适应性免疫往往缺失或者不足,或 CTL 耗竭与重建。HBV 感染后,一般要 52 年才能自然消失,抗病毒治疗或可使 HBsAg 消失或血清学转换,但即使 HBsAg 血清学转换,几十年 HBV 感染导致肝硬化、肝癌、肝衰竭和其他并发症的风险,并不会因 HBsAg 血清学转换一扫而光。这意味着人体一旦感染上 HBV,或将终身感染(once HBV always HBV)。但这很少引起人们注意,或不愿接受这一严酷的事实,或无法改变这一现象,或因其他原因而有意淡忘。

　　慢性乙肝治疗,必须从重建免疫入手,抗病毒治疗只可抑制新的病毒合成,免疫调节剂才能调动机体免疫功能,破坏受病毒感染肝细胞,促进病毒清除;或通过非溶细胞途径清除病毒。因胸腺是细胞免疫中枢,胸腺制剂和特异性细胞免疫调节剂,能调动机体免疫功能,促进病毒清除,在病毒性肝炎治疗中具有特殊作用。

　　当前有很多研究关注安全停药和停药后复发的预测因素,肝脏中 cccDNA 是病毒复制的重要指标,可以通过监测肝脏中 cccDNA 的活跃程度,来预测停药后复发情况。然而,目前尚无检测 cccDNA 活跃程度的直接方法。有研究表明,HBsAg、HBcrAg、HBV RNA 和 pgRNA 的水平可以反映肝脏中 cccDNA 的活跃程度,但还没有一个可以明确的界值来判断 cccDNA 的活跃程度,以提示停药后不会复发。

十、难以治愈原因及阶梯治疗探索

　　HBV 感染的完全治愈,是指治疗后 HBsAg 检测不到,HBV DNA,包括 cccDNA 及整合 DNA 消除。目前治疗无法达到这一目标。只有在现有的抗病毒治疗基础上联合针对病毒复制的多靶点治疗及免疫调节治疗,才能实现 HBV 感染的治愈,阻止 HCC 的发生。在取得突破前,或许可试用阶梯治疗。人体一旦感染上 HBV,或将终身感染,主要原因是:

　　(一) HBV DNA 整合

　　HBV DNA 在肝细胞染色体上的整合可引起染色体上整合部位遗传物质的改变,并伴有 DNA 序列的缺失,还可能引起染色体的异位。

　　(二) HBV cccDNA 与患者"共存亡"

　　以此病毒微型染色体形式,停留在受染肝细胞内,与患者"共存亡"。

　　(三) T 细胞"耗竭"

　　机体对 HBV 感染细胞的特异性免疫应答通常非常微弱,慢性 HBV 感染者 T 细胞多耗竭。

　　(四) 全球性问题

　　世界上 HBV 高度流行的很多地区,HBV 感染者未能得到及时诊治。2016 年,全球四大肝病学会与 WHO 签署了到 2030 年全球"消除病毒性肝炎作为公共卫生威胁"的联合宣言。

　　(五) 下阶梯治疗探索

　　某些病毒感染人体后,可能先侵入胸腺。HBV 普遍存在病毒整合,免疫发病机制较为复杂。治疗必须多环节、多靶点联合。采用抗病毒药物治疗,降低病毒载量;再通过干扰病毒表达的中间环节,降低抗原负荷量;之后通过某些调节免疫或刺激机体免疫的药物,使机体恢复对 HBV 的免疫应答,彻底清除 HBV。目前尚未取得治疗突破之前,根据笔者临床治疗经验,下阶梯治疗有可能是一种可探索的治疗新方法。

十一、治愈目标距今多远

HBV 感染后,一般要 52 年左右才能自然消失。近几年,靶向 HBV 生命周期各个环节的新药正在火热研究中。HBV 进入抑制剂 Myrcludex-B、靶向 cccDNA 抑制药、靶向病毒转录干扰 siRNA 制剂、核衣壳组装和 pgRNA 包装抑制剂 NVR3-778 及靶向 HBsAg 释放抑制剂:REP2055、REP2139、REP2165 等研究取得了快速进展。免疫调节剂如干扰素、病原识别受体 GS-9620(TLR7 口服激动剂)、IFN 基因刺激因子(SB9220、SB9000)、免疫检测点抑制剂和治疗性疫苗等,也取得了可喜进展。

近来发现 HBsAg 阴转并不是"临床治愈"的好指标。就 cccDNA 而言,"临床治愈"只是一个梦;十几年甚至几十年都可能研究不出一种很好的药物;而就"临床治愈"而言,那是个梦想,即使 HBsAg 消失或很低水平,HBsAb 出现,也只能说明免疫重建;HBsAb 未出现,只能称为功能性治愈。

十二、重视核苷(酸)类似物风险和耐药

耐药时代,我们有一个非常熟悉的词叫"superbugs",就是超级细菌的意思。这几年热议的 NDM-1(多药耐药菌)和 STC(产志贺毒素的出血性大肠埃希菌,即 O104∶H4 细菌),引起了轰动的公共卫生事件。这是感染病不断出现的新热点,国家及政府高度重视。

核苷(酸)类似物耐药的发生,减少或抵消了药物效果,缩短了患者病情有效控制的时间,继续用药会使病毒产生代偿性位点转换,使耐药病毒复制能力加强,后续药物疗效降低或无效。

当前耐药检测手段比较麻烦,测序方法敏感性不强,耐药株大于 20%~40% 才能测出。L 型核苷类(拉米夫定和替比夫定)耐药很普遍,可用耐药位点不同的药物,如阿德福韦酯和替诺福韦治疗,如果条件适合,还可加用干扰素。干扰素目前看来不与核苷(酸)类似物产生交叉耐药。单用干扰素,它的抗病毒作用比较弱,很容易抑制不住耐药株,最好是恩替卡韦或替诺福韦加干扰素,这两类药物相加既能抑制耐药株,也能抑制野生株。

(一)核苷(酸)类似物治疗期间肾脏和骨骼疾病处理

1. 恩替卡韦(ETV)和替诺福韦(TDF)所致潜在肾脏和骨骼疾病风险无显著差异。

2. 丙酚替诺福韦(TAF)所致骨骼和肾脏损害的风险发生率低于 TDF。

3. 怀疑 TDF 相关的肾功能不全和 / 或骨损害时,应停用 TDF,换用 TAF 或 ETV。

(二)核苷(酸)类似物治疗期间持续低水平病毒血症处理

1. ETV 或 TDF 单药治疗期间持续低水平病毒血症(<2 000IU/mL)患者继续单药治疗,无需参考 ALT 水平。

2. TAF 单药治疗期间持续低水平病毒血症(<2 000IU/mL)患者继续单药治疗,无需参考 ALT 水平。

3. ETV 或 TDF 单药治疗期间发生病毒学突破的患者换用另一种高耐药屏障的单药继续治疗,或加用第二种无交叉耐药的抗病毒药物继续治疗。

4. ETV、TDF 或 TAF 时持续病毒血症,其定义为治疗 96 周后 HBV DNA 水平的下降出

现平台期和 / 或仍能检测到 HBV DNA，换用或加用第二种药物疗效未被证实。

5. ETV 治疗期间出现病毒学突破的患者可换用或加用 TDF 或 TAF。TDF 或 TAF 治疗期间出现病毒学突破时，根据患者既往核苷（酸）类似物的治疗史，首选换用或加用 ETV。

6. 拉米夫定（LAM）或替比夫定（LdT）治疗期间出现病毒学突破的患者，换用或加用 TAF 或 TDF。阿德福韦治疗期间出现病毒学突破的患者，换用或加用 ETV、TAF 或 TDF。

7. ETV 或 TDF 单药治疗出现低水平病毒血症，肝细胞癌的可能性增加，应密切随访，必要时可加第二种药物。

十三、难治性乙肝治疗

慢性乙型肝炎是病毒诱导的生物反应失调性疾病，治疗应兼顾抗病毒、调节宿主反应、促进肝细胞再生。有些慢性乙肝，无论用何种 IFN 或 NAs（本人近期也发现 TDF 耐药者）治疗，都难以达到治疗目的。

难治性乙肝的病毒因素包括基因型和病毒载量，干扰素治疗非基因 A 型患者的治疗效果相对较差；而病毒载量越高，治疗效果越差。宿主因素包括年龄和转氨酶水平，年龄大或转氨酶水平低的治疗效果较差。治疗无应答或治疗复发、HBeAg 阴性患者以及合并 HIV、HDV 和 HCV 感染的患者也属于难治性乙型肝炎的范畴。对这些患者，只要不是终末期肝病，都应进行积极的抗病毒治疗，控制病毒载量可以减少复发甚至延长存活期。

十四、长期治疗

HBeAg(+) 肝病，PEG-IFN 治疗 12 个月后，约 50% 的患者肝组织学（坏死性炎症、肝纤维化）改善。HBeAg(−) 肝病，PEG-IFN 治疗 12 个月后随访 24 周的肝活检显示，坏死性炎症和肝纤维化的改善（HAI 下降 ≥ 2 分）分别见于约 50% 和 15% 的患者，但停药后随访 3 年，HBV DNA 检测不到率 <20%，HBeAg 血清转换率只 36%~37%，HBsAg 消失率为 8%~11%。

拉米夫定长期（平均 3.5 年）治疗后，坏死性炎症和肝纤维化的改善可见于 60% 的 HBeAg(+) 患者；相似的应答率可见于应用拉米夫定治疗 3 年后的 HBeAg(−) 患者，约 44% 的患者出现 HAI 纤维化积分下降 ≥ 2 分。

阿德福韦酯治疗 12 个月后，肝脏坏死性炎症及纤维化的改善在 HBeAg(+) 和 HBeAg(−) 患者分别为 70%~80% 和 40%~50%。随着阿德福韦酯疗程的延长，肝纤维化的改善进一步得到巩固。Ishak 纤维化积分下降 ≥ 1 分的患者比例，在 HBeAg(−) 患者由阿德福韦酯治疗 1 年后的 33% 升至治疗 5 年后的 71%，约 50% 的患者出现了桥样纤维化或肝硬化的缓解。恩替卡韦或替比夫定治疗 12 个月后，肝组织学改善（HAI 坏死性炎症积分下降 ≥ 2 分，同时没有肝纤维化的恶化）的比例在 HBeAg(+) 及 HBeAg(−) 患者约为 70%，长期疗效并不理想，核苷（酸）类似物治疗 5 年后，HBV DNA 检测不到率为 70%~80%，HBeAg 血清转换率为 50%，HBsAg 消失率仅 0~8%，作用持久性未知。

停药指标，除前述指标和近年提及的 HBV RNA 转阴可以作为乙肝"准功能性治愈"的一项指标外；基线 qanti-HBe 定量能预测干扰素或核苷（酸）类似物治疗后 HBeAg 血清学转换；口服核苷（酸）类似物治疗 24 周时 HBeAg 水平低于 $0.5 \log_{10}$ PE IU/mL，而且下降幅度超过 $2.2 \log_{10}$ PE IU/mL，预测患者发生 HBeAg 血清学转换敏感性为 88%，特异性为 98%。

在终止核苷（酸）类似物治疗或出现 YMDD 变异株后，肝脏坏死性炎症改善所获得的收益也随之下降。相比之下，肝纤维化的改善似乎比较稳定，撤除治疗后仍能维持。在绝大多数患者,持久的病毒抑制与肝纤维化的改善是相关的,但尚不清楚完全肝硬化是否能够得以缓解。抗病毒治疗预防 CHB 由疾病早期阶段(坏死性炎症、纤维化和肝硬化)发展至晚期终点(肝功能失代偿、HCC、HBV 相关病死率)是非常可能的,但只有通过长期(≥ 10 年)随访才能得以证明。

十五、联合治疗

干扰素和核苷(酸)类似物是两类作用靶点不同的抗病毒药物,联合治疗可能有协同作用。干扰素具有良好的免疫调节作用和抗病毒作用,前者可提高特异性 T 细胞功能,后者可经干扰素信号通路,产生多种抗病毒蛋白,作用于乙肝病毒复制、转录的多个环节,HBeAg 血清转换率、HBsAg 清除率及持久应答率高。核苷(酸)类似物具有良好的抗病毒作用,通过竞争性抑制 HBV DNA 多聚酶,可直接抑制 HBV DNA 复制,抗病毒作用强,可快速抑制病毒复制、改善肝组织炎症和坏死。各种核苷(酸)类似物的耐药位点不一,联合治疗不仅能减少耐药,还可能提高疗效。但需寻找预测 NAs 停药的临床标准及生物学标志。

(一)初治患者联合 / 序贯治疗可提高 HBeAg 血清转换率

有研究报道,IFN 治疗半年后转换为 NAs 的序贯治疗可使 HBsAg 下降更为明显。2017 年 EASL 年会上报道,序贯治疗与单一 NAs 治疗者相比,NAs 细胞与趋化因子激活相关的基因表达强,提示在 NAs 治疗前使用 IFN,可激活 NK 和 T 细胞功能,有助于最终清除病毒。

(二)难治患者可联合

基线 HBV DNA>10^9 拷贝 /mL、ALT 正常或轻度升高[(1~2)× ULN];治疗中应答不充分(干扰素治疗 24 周 HBeAg>100 PEIU/mL,HBsAg>20 000IU/mL);部分血清学应答(治疗 48 周 HBV DNA<1 000 拷贝 /mL,但未获 HBeAg 血清学转换;核苷(酸)类似物治疗 24 周 HBV DNA>10^3 拷贝 /mL、治疗过程中出现病毒学突破及耐药者均可联合。若恩替卡韦或替诺福韦治疗后出现低水平病毒血症(HBV DNA<10^4 拷贝 /mL),一般可继续单一疗法,但需严密监测 HCC 发生的可能。

(三)预防核苷(酸)类似物治疗达到停药标准后停药复发

可联合 / 序贯干扰素治疗,也可联合胸腺因子 D,或联合中药,如三氧化二砷或青蒿素等治疗。陈紫榕等在动物实验中已证实上述三种制剂的抗 HBV 活性。

十六、促进肝细胞再生

CD39 阳性干细胞 A2a 拮抗剂可能有促进肝细胞再生的作用。前者具有磷酸化水解 ATP 成 ADP,促炎性细胞因子 ATP 的能力,使肝脏中 β 信号通路抑制,促进肝细胞增殖,但 ADP 是血小板激活和聚集的主要激动剂,CD39 具有抗血小板的作用,应预防出血。腺苷在急性炎症中是有益的,而在慢性炎症中是有害的。

干细胞动员的受体 A2a 拮抗剂,可刺激骨髓中的干细胞进入肝脏,在干细胞治疗慢性乙肝中有广阔前景。

十七、干细胞原位肝内移植

干细胞按分化潜能的大小基本分为三种类型,包括全能干细胞、多能性干细胞和单能干细胞。按个体发育中干细胞出现的次序和发育潜能分为:胚胎干细胞和成体干细胞。按其组织发生的名称可分为胚胎干细胞、造血干细胞、神经干细胞、骨髓间充质干细胞(MSC)、胰腺干细胞等。大量研究证明干细胞不仅可分化为中胚层细胞，还可分化为内胚层及外胚层细胞，表明干细胞可以跨系、跨胚层分化，具有强大的可塑性。同时，干细胞具有化学趋向性。根据干细胞的这些特性，临床可将之用于治疗各种细胞或组织损伤性疾病，如肝硬化、溃疡性结肠炎等。

由于胚胎干细胞存在伦理学、导致畸胎瘤及免疫排斥等因素的影响，其在临床的应用受到了限制。而成体干细胞是存在于胎儿和成体不同组织内的多潜能干细胞，具有自我复制能力，能够发挥生理性的细胞更新和修复组织损伤的作用。并且成体干细胞具有以下优点：①获取相对容易；②源于患者自身的成体干细胞在应用时不存在组织相容性问题，避免了移植排斥反应和使用免疫抑制剂；③理论上，成体干细胞致瘤风险低，所受伦理学争议较少；④成体干细胞还具有多向分化潜能。因此，这类细胞为临床细胞移植治疗开辟了新的途径和思路，目前应用于临床的热点干细胞包括：外周血干细胞和骨髓血干细胞。由于脐血 T 细胞在单个核细胞中的比例显著低于成人外周血，而且所含功能不成熟的淋巴细胞其抗原性弱，在一般情况下不会产生严重的抗宿主反应，故脐带血干细胞也成为近年来的研究热点。

(一) 干细胞分化为肝细胞的基础研究

大量的基础研究证实骨髓 MSC 在体内也可向肝细胞分化，参与肝损伤的修复。在慢性肝病中已有较多实验证实了 MSC 治疗的有效性，Petersen 等以 CCl_4 制造大鼠肝衰竭模型，并以 2- 乙酰氨基酚阻断受体鼠自身肝细胞增殖，通过三种途径证实肝卵圆细胞的骨髓源性。Oyagi 等在体外将 MSC 和肝细胞生长因子(HGF)共同培养 2 周，然后将其注入 CCl_4 致肝损伤的大鼠体内，4 周后检测到体内白蛋白水平仍稳定，转氨酶水平和纤维化程度均下降，肯定了 HGF 诱导后 MSC 在体内的治疗作用。进一步的研究提示，MSC 可逆转肝纤维化，其机制可能与其分泌 HGF，而后者可进一步诱导肝细胞增殖，并可促进基质金属蛋白酶(MMP)表达，下调转化生长因子 β1(TGF-β1)表达有关。另有研究认为，Liv-8 阴性、Thy-1 阳性的骨髓干细胞在体内外均可转化为肝系细胞。有报道成体骨髓 MSC 移植可以治疗延胡索酰乙酰乙酸水解酶阴性小鼠(FAH$^{-/-}$)，结果发现，移植后的缺陷鼠肝脏几乎被正常的肝细胞完全取代。

(二) 干细胞原位肝内移植

治疗肝硬化的临床研究前期大量的动物实验结果表明，移植的干细胞部分定植于肝脏并分化为肝细胞，增加了肝细胞数量，肝功能明显改善。目前，国内外已经初步将该技术应用于临床。Terai 等将自体骨髓血干细胞通过外周静脉输注给 9 例肝硬化患者，在移植 24 周后，发现患者的血清白蛋白、总蛋白水平以及 Child-Pugh 分级明显改善($p<0.05$)，并且未观察到任何副作用。日本 Lyra 等进行的一项随机对照非盲临床试验首次对等待肝移植的 30 例晚期肝硬化患者通过肝动脉途径进行了自体骨髓干细胞移植。干预组接受自体骨髓干细胞移植，对照组给予安慰剂，随访 90 天后，移植组 16% 的患者血清白蛋白水平显著升高，而对照组仅有 2% 患者白蛋白水平升高；同时，移植组 Child-Pugh 评分比基线水平降低 8%，而对照组比基线水平升高 4%，国际标准化比值两组间无显著差别。郭晓钟等通过肝动脉途径进行了 78 例自体骨髓干细胞移植的自身对照研究，结果表明，移植后 4 周，患者血浆白蛋白水平显著升高($p<0.01$)，凝血酶原时间明显缩短($p<0.01$)，纤维蛋白原明显降低($p<0.01$)，证明骨髓干细胞移植是治疗失代偿性肝硬化患者安全、有效的方法。蒋明德等

采用外周血干细胞、骨髓血干细胞及脐带血干细胞进行原位肝内移植治疗肝硬化。治疗4周后,血浆白蛋白与移植前相比明显升高($p<0.01$);凝血酶原时间与移植前相比明显缩短($p<0.01$)。对3种干细胞移植治疗前后的实验数据进行统计后发现,脐血干细胞与骨髓血干细胞移植治疗效果优于外周血干细胞移植治疗,而且对于重症肝炎患者,可联合人工肝进行治疗。利用脐带血干细胞治疗3例重症肝炎患者,均取得了较好的效果。在应用脐带血干细胞移植治疗肝硬化的过程中未发生任何宿主抗移植物反应,也无明显不良反应,证明脐带血干细胞移植的安全性很好。对113例肝硬化患者进行的干细胞移植治疗的研究结果表明,移植了干细胞的终末期肝病患者肝功能得到明显改善、生活质量得到显著提高。更为重要的是,治疗过程中未发现相关并发症,临床安全性和有效性得到了初步肯定。

迄今为止,约90%的学者认同干细胞治疗终末期肝病的有效性。间充质干细胞可转分化为肝细胞,造血干细胞不仅可转分化成肝细胞,还有旁分泌以及抗纤维化的作用,间充质干细胞对免疫调节有一定益处。但是,干细胞并不能治疗所有的疾病,有其相应的适应证及禁忌证。对有明确病因的终末期肝病患者(如病毒性肝炎、酒精性肝病),如果在积极去除病因的同时,再应用外周血干细胞治疗,往往具有较好的疗效。而隐源性肝硬化失代偿期,不能祛除病因,干细胞治疗的效果往往较差。如能针对病因治疗,其疗效比较好。例如免疫代谢性疾病,患者本身存在免疫调节问题,应用自体干细胞治疗可能疗效较差,而应用异体具有正常免疫调节功能的细胞治疗疗效可能更好。

(三) 问题与展望

虽然目前已经开展了大量的关于干细胞的研究,但仍有很多问题亟待解决,例如:①干细胞的识别、分离、增殖、高效诱导分化等核心技术问题;②干细胞移植治疗的具体机制,在应用干细胞治疗终末期肝病中,通过对有效和无效的病例研究,最终可能会发现干细胞治疗的作用机制,找到一种或几种起关键作用的细胞因子或分子,制备成药物来治疗终末期肝病;③干细胞如何到达不同的靶目标,并分化为正确的细胞;④干细胞治疗各种细胞损伤性疾病的最佳细胞量和最佳适应证等。这些问题都需要我们进一步深入研究。

十八、肠道微生态调控

肠道微生态不仅包括肠道的细菌,还包括大量病毒、真菌及少量古细菌和原虫,具有多种生理功能,它们之间的平衡在维持机体健康和免疫调节中发挥重要作用。肠道微生态与全身各系统有着千丝万缕的联系。病毒感染既影响肠道菌群,又可借助肠道菌群刺激机体免疫反应,从而影响机体健康。随着新冠病毒的暴发,益生菌制剂的辅助治疗作用引发关注,其机制主要与调节免疫反应、协助恢复免疫系统平衡、抑制炎症风暴、间接发挥抗病毒作用有关,还参与了肠道微生态平衡重建,保护肠黏膜屏障、避免继发细菌感染导致的二次打击。根据"肠-肝轴"的认识,稳定的肠道菌群在调节宿主对HBV的发展中起着重要作用。肠道菌群与肠道菌群之间的相互作用,以及肠道微生态调控在病毒感染性疾病中的治疗潜力一定是今后的研究重点。

目前调节肠道菌群的主要手段是补充肠道微生态制剂,如益生菌、益生元和合生元。粪菌移植已在一些机构开展,借助噬菌体干扰肠道菌群的形成和组成结构可能是将来调控肠道菌群的新思路之一。

益生菌在肠道病毒感染性疾病中的应用已显示出良好效果,疾病早期效果更好。枯草杆菌二联活菌、乳杆菌及布拉酵母菌等均可明显缩短儿童病毒感染性腹泻的病程。方法粗糙的粪便菌群移植(FMT)叫粪便移植(FT),真正的 FMT 强调利用粪便中的"菌群"治病。2019 年,基于特定方法实施的 FMT,被称为洗涤菌群移植(WMT),是 FMT 技术发展的方向,正在为推进其应用于慢性乙型肝炎和传统抗肿瘤治疗药物的疗效提升和控制不良反应发挥作用。

厦门大学附属中山医院的研究人员在多位患者的研究中证实,粪便菌群移植 + 继续抗病毒治疗,可以诱导相当一部分长期抗病毒治疗后持续 HBeAg 阳性病例的 HBeAg 的清除。

十九、RNA 干扰治疗技术

RNA 干扰(RNA interference,RNAi),即小 RNA 分子利用 Watson-Crick 发现的碱基互补配对原则,控制含有与其序列互补的 mRNA 分子的表达。小 RNA 序列所具有的强大的基因表达调控能力,使我们又获得了一大利器。我们可以用它进行基因功能方面的研究,还有可能将其运用到疾病治疗领域,给临床治疗带来革命性的改变。自 1998 年 RNAi 首次被发现至今只有短短十多年,基于这一机制开发的治疗措施已经进入临床试验阶段,而许多专注于 RNAi 治疗技术开发的生物技术公司也早已上市交易。我国香港大学等在 2020 年 11 月美国肝病研究协会年会上报道,RNAi 疗法在研乙肝新药 RG6346(人工合成的与 N- 乙酰半乳糖胺偶联的 dsRNA)可诱导肝细胞中编码所有形式的乙型肝炎表面抗原的 mRNA 被切割,可显著持续降低慢性乙型肝炎患者 HBsAg。

二十、可激活模式识别受体新药

可激活模式识别受体的乙肝新药,如 TLR7 激动剂,是恢复固有免疫和适应性免疫的重要方法,在黑猩猩和土拨鼠试验中非常理想,但在人类患者中疗效欠佳,并有些副作用。TLR9 和 TLR8 也处于研发中,相信最终将找到一种适合于临床的 TLR 激动剂,与干扰素或核苷(酸)类似物联合,或与将来可用的新药联合应用,可望获满意疗效。

二十一、移植肝脏工程学

原位肝脏移植是终末期肝病唯一有效的治疗方法,但因临床供体器官的短缺而受到了限制。在体外构建生物人工组织和器官有希望解决这一问题。美国哈佛医学院麻省总医院,以灌注去细胞化的大鼠肝脏作为支架,通过成年大鼠的肝细胞内皮化而重建了肝组织。使用十二烷基硫酸钠盐灌注,形成去细胞化的大鼠肝脏。用成年大鼠的原代肝细胞和微血管内皮细胞再细胞化 DLM。移植物在体外灌注培养 5 天。每天提取灌注液检查白蛋白、尿素和总胆汁酸的分泌情况。用组织学和免疫组化方法评价再细胞化组织。用离体血液灌注系统灌注再细胞化的肝脏移植物,以评价其早期的体内表现。72h 的灌注去细胞化最终形成一个拥有完整小叶结构的支架。免疫组化分析显示 DLM 中没有细胞着色。ECM 蛋白、Ⅰ型胶原、Ⅳ型胶原、层粘连蛋白及纤维结合蛋白染色分析显示,支架中保留的结构和基质膜蛋白都和天然肝脏相似。生物化学分析提示,100% 的原纤维胶原和 50% 的氨基葡聚糖保存在支架中。SEM 和血管腐蚀铸型显示,门脉和静脉系统均保留在 DLM 中。脉管系统的存在为支架的灌注再细胞化提供了便利,有效率达 96%。在灌注培养再细胞化支架结束时,组织学分析显示肝细胞(白蛋白阳性)的分布在支架的实质部分,而内皮细胞(CD31 阳性)更倾向于分布在脉管部分。再细胞化的移植物的功能约为天然肝脏体外功能的 30%,通过白蛋白、尿素、总胆酸分泌确定。采用离体全血灌注技术作为肝移植的替代模型。血液灌

注（血细胞比容 20%）24h 后，TUNEL 染色和组织学分析显示细胞仍然有活力（TUNEL 阳性细胞比例为 22.6% ± 13.8%），保持原有形态学和实质位置。通过尿素和白蛋白分泌证实，细胞仍然具有代谢活性。结果显示，用灌注去细胞化制备完整的肝脏支架，可成功地种植肝细胞，并支持细胞在体外和离体环境下实施功能。

二十二、肝硬化并发症诊治

肝硬化肝脏炎症及纤维化的反复发生及持续进展，可导致肝功能失代偿、门静脉高压及腹水、食管胃静脉曲张及出血、肝性脑病、急性肾损伤 / 肝肾综合征、肝细胞癌等相关并发症。应根据病因、病期及严重程度，采取适宜、有效、防治结合的综合措施。有效病因治疗和并发症管理是肝硬化治疗的关键，在此基础上才有可能使肝功能逆转和再代偿。病因控制无法进行或充分治疗后肝脏炎症和 / 或纤维化仍存或进展时，可考虑抗炎抗纤维化治疗。他汀类药物曾被认为伤肝，近期发现可能给肝硬化带来益处。

（一）病因治疗

去除或控制嗜肝病毒感染、药物及毒物、酒精及肝内脂肪沉积、遗传代谢及自身免疫紊乱等病因，是治疗肝硬化重要手段。非酒精性脂肪性肝病（NAFLD）是当前全球最常见的慢性肝病，与失代偿性肝硬化、肝细胞癌、心血管疾病、恶性肿瘤的高发密切相关，不仅是临床医学的新挑战，也是全球重要的公共卫生问题，必须采取全球性的综合性干预措施。

成年 HBV 低水平病毒血症的肝硬化患者（<2 000IU/mL）的代偿期肝硬化患者应接受抗病毒治疗，以降低失代偿风险，无需参考 ALT 水平。恩替卡韦、替诺福韦或丙酚替诺福韦为首选抗病毒药物。HBsAg 阳性的成年失代偿期肝硬化患者接受无期限的抗病毒治疗，推荐恩替卡韦或替诺福韦，以降低更严重的肝脏并发症的发生风险，而无需参考 HBV DNA 水平、HBeAg 状态或 ALT 水平。由于缺乏丙酚替诺福韦在失代偿期肝硬化患者中应用的相关研究，因此限制推荐丙酚替诺福韦在此类人群中应用。然而，对于合并肾功能不全和 / 或骨骼损害的失代偿期肝硬化患者，应考虑使用丙酚替诺福韦（TAF）或恩替卡韦。

（二）降低门静脉压力是防治肝硬化并发症关键

门静脉高压根据其分期和亚阶段区别治疗。美国肝病研究协会于 2016 年颁布的《肝硬化门静脉高压出血的风险分层、诊断和管理实践指导》，将肝硬化分代偿和失代偿两期，代偿性肝硬化分为轻度和临床显著性门静脉高压，后者又分为伴或不伴食管胃底静脉曲张两个亚阶段。门静脉压力梯度（HVPG）是目前公认的测定门静脉压力的"金标准"，≥ 10mmHg 即可诊断，食管胃底静脉曲张者，>12mmHg 即有出血风险，将其降至或维持 12mmHg 以下，可减少出血及腹水等并发症发生。肝脏瞬时弹性成像测定肝脏硬度值 >20~25kPa 或联合血小板计数及脾脏大小，可鉴定 90% 以上是否有高危静脉曲张。普萘洛尔为代表的非选择性 β 受体阻滞剂、生长抑素和血管加压素可分别通过阻断 β_2 肾上腺受体和收缩内脏血管减少门静脉血流而降低门静脉压力。门静脉血栓形成是加剧门静脉高压的重要因素，超声影像及门静脉血流动力学检测可确诊其血栓及监测低分子肝素抗凝治疗后的血栓消退情况。

（三）腹水

诊断性腹腔穿刺及血清 - 腹水白蛋白梯度是鉴别门静脉性高压性腹水的主要方法，≥ 1.1g/dL 确诊率 >97%。限钠（≤ 4 ~6g/d）和利尿为基本治疗方案，螺内酯（100mg）为首选利尿剂，应答不佳（每周体重下降 <2kg）或出现高钾血症者可联合呋塞米（40 ~160mg）。大量腹水多伴低钠血症（<125mmol/L），合理限水及利尿是关键。严重低钠血症（<10mmol/L）

可适当补充氯化钠溶液,但可导致水钠潴留;精氨酸加压素 V2 受体阻滞剂托伐普坦已被批准用于低钠血症,但可能有潜在肝损伤风险,3 天以内短期应用安全有效。

顽固性用水包括利尿剂耐药性腹水和难治性腹水,容易进展为肝肾综合征危及生命,应补充白蛋白、反复腹腔穿刺大量放液、腹水超滤浓缩回输、TIPSS 和肝移植。白蛋白用量一般每天 20~40g,欧美推荐每天每千克体重 1~1.5g。放腹水 <5g/d 时,可补充白蛋白 4~8g。米多君、特利加压素也可试用。

(四)门静脉高压食管胃底静脉曲张及出血

中度以下静脉曲张,以 β 受体阻滞剂或联合内镜下食管静脉套扎、食管胃静脉硬化剂为主要治疗措施。食管胃底静脉曲张出血选择血管加压素及其类似物、生长抑素及其类似物,或急症胃镜下行食管曲张套扎和硬化剂治疗,胃静脉出血以组织胶及硬化剂夹心法治疗。非选择性 β 受体阻滞剂联合内镜治疗可作为二级预防的首选方案滞剂卡维地洛联合内镜治疗的可行性有待深入研究。

(五)肝性脑病

一般治疗包括生命体征的监护及维持、去除诱因和营养支持,避免限制蛋白质的摄入,特别要注意夜间和清晨含蛋白质和碳水化合物食物的加餐。治疗方案大多数都是去氨,减少氨的产生和重吸收。主要为不可吸收的双糖(乳果糖和乳糖醇),促进肠道毒物排泄药如乳果糖、拉克替醇,门冬氨酸鸟氨酸,非吸收性抗生素如利福昔明,支链氨基酸,益生菌,白蛋白和白蛋白体外透析及血液滤过等。新兴疗法如苯乙酸鸟氨酸酯、苯丁酸甘油酯、粪便微生物移植等尚在临床试验中,脂质体支持的腹膜透析、工程细菌、活性炭微球、γ 氨基丁酸 A 型受体调节类固醇拮抗剂和谷氨酰胺合成酶替代疗法等也已在临床前试验。

(六)急性肾损伤 / 肝肾综合征

血清肌酐在 48h 内升高 ≥ 0.3mg/dL（26.5μmol/L）或 7 天内比基线升高超过 50%,即可诊断为急性肾损伤。肝肾综合征 1 型为急性肾损伤的特殊类型,进展迅速,死亡率高。特利加压素联合白蛋白为一线药物,多巴胺、去甲肾上腺素联合白蛋白亦可获效,应答不佳者可采用肾替代治疗、TIPSS 和肝移植。

(七)肝硬化继发感染

肝硬化失代偿期、肝衰竭及晚期肝癌等终末期肝病,常见自发性细菌性腹膜炎,泌尿系、呼吸道、胆道、肠道感染,菌血症 / 败血症等,可出现感染性休克和肝肾功能衰竭。以细菌性肺炎最常见,其次为肺真菌病,部分患者可并发病毒、支原体、衣原体肺炎或肺结核。早期诊断和及时、适当的抗生素治疗是关键。三代头孢菌素是社区获得性感染的最佳治疗药物。院内和医疗相关性感染应选用含 β- 内酰胺酶抑制剂的复方制剂或碳青霉烯类,耐甲氧西林金葡萄球菌感染加用糖肽类,选用万古霉素、去甲万古霉素或替考拉宁。重症感染者"重拳猛击",早期应用广谱强效抗生素,依据药敏试验进行下阶梯治疗。应用广谱抗生素和皮质激素者应警惕肺真菌病,早期应用棘白菌素类,如卡泊芬净或米卡芬净等。细菌和真菌感染常并发中毒性休克,起病隐匿,应高度警惕,及早发现,注意水电解质平衡,使用血管活性药物,短期应用氢化可的松,防止低血糖。

二十三、肝细胞癌癌前病变的诊断

我国肝癌占我国癌症死因第二位,发病多有"肝炎 - 肝硬化 - 肝癌"三部曲。《肝细胞癌癌前病变的诊断和治疗多学科专家共识(2020 版)》提出和建立了肝癌癌前病变的概念和诊疗原则,主要有下述几点。

（一）原发性肝癌肝前病变

在慢性乙肝等肝病基础上,肝组织出现一定的组织结构和细胞形态上的异型性,形成具有潜在恶变风险的异型增生结节,高度结节比低度结节恶变风险更高。糖原累积病相关肝细胞腺瘤和非酒精性脂肪肝相关肝硬化等也被视为癌前风险病变。

（二）不典型增生作为癌变标志

高水平 AFP 具有诊断和预后意义,但并不是所有患者都会出现 AFP 升高。AFP 异质体（AFP-L3）可在慢性乙型肝炎和肝硬化等高危人群中,比影像学提前 9~12 个月,发现直径 <2cm 的肝癌。异常凝血酶原（DCP）、骨桥蛋白（OPN）等已在临床应用。磷脂酰肌醇蛋白聚糖 3（GPC3）、HSP70（热休克蛋白 70）和谷氨酰胺转移酶（GGT）。三种标志物中有两种为阳性时,提示与早期肝细胞癌高度相关,其诊断早期肝癌的准确率大于 98%。从病理学角度来看,需要密切监测肝脏周围的不典型增生。在终末期肝硬化患者中如此,在没有肝硬化的情况下,也应更早地确定其恶性肿瘤的趋势。

（三）分子标志物监测

近年发现的肝细胞癌相关通路关键信号分子,如 Wnt 信号通路关键分子 Wnt3a、高尔基体分泌的 sCLU/GPC-3 及 ANXA2 水平异常,有助于肝癌诊断和良、恶性肝病的鉴别。特异分子标志物除诊断外,还可以此为靶点治疗,联合手术、介入、化疗或放疗等,可提高患者疗效、延长患者生存时间。

（四）早期影像学诊断

超声及其造影、CT 和 MRI 多期或动态增强可反映肝硬化结节演变过程的血供,功能 MRI 能在分子水平能更早反映活体组织的结构和功能,肝特异性对比剂的应用可提高早期 HCC 的检出率。

1. 早期肝癌分类及随访　早期肝癌一般按其直径 <1cm、1~2cm、>2cm 分成三类。直径 <1cm 的病灶需要 4 个月（EASL）或 3 个月（AASLD）超声随访 1 次,若病灶始终存在,需要持续至少 2 年超声随访。超声在肝硬化诊断 HCC 中的灵敏度是 60%~80%,特异性为 45%~94%,MRI 诊断各种结节型 HCC 的灵敏度是 77%~100%,而 CT 是 68%~91%。病灶大小是诊断的重要决定因素,病灶直径 >2cm 者,CT 和 MRI 灵敏度几乎为 100%;病灶直径 1~2cm 时,MRI 灵敏度下降到 45%~80%,CT 则仅 40%~75%,EASL 和 AASLD 建议肝硬化患者每 6 个月随访一次。

2. CT、MRI 在 HCC 诊断中的应用　CT 和 MRI 多期或动态增强扫描中"快进快出"的特点是诊断 HCC 的标准。肝脏功能 MRI 作为一种无创性检查方法,能在分子水平反映活体组织的结构和功能,肝脏特异性对比剂的应用,对早期 HCC 的检出及鉴别提供了帮助。

二十四、肝癌治疗最佳方案选择

我国原发性肝癌（PHC）多发生在肝炎、肝硬化的基础之上,起病隐匿,70%~80% 的肝癌确诊时已属于中晚期,肝功能受损甚至失代偿,加上 PHC 本身的高侵袭能力,恶性程度高,病情进展快,容易复发转移;不仅造成机体的损伤,还大大降低了肝脏的再生和储备功能,严重影响肿瘤的治疗和预后。目前标准的规范治疗包括手术切除、肝移植,放射介入,微创消融,放射治疗和全身治疗。零重力可杀死肿瘤,空间站提供了长期微重力环境,可突破目前的治疗困境,为治疗带来希望。

（一）分期

我国《原发性肝癌诊疗规范（2019 年版）》更新了肝癌诊断路线图,推出了中国的肝癌分期方案,分Ⅰa、Ⅰb、Ⅱa、Ⅱb、Ⅲa、Ⅲb、Ⅳ期,共七期：

Ⅰa 期：体力活动状态（PS）0~2,Child-Pugh A/B、肿瘤数目为 1 个、≤ 5cm、无肝外转移、无血管侵犯的患者。可选择手术切除或消融。

Ⅰb 期：PS 0~2,Child-Pugh A/B、肿瘤数目为 1 个、>5cm 或肿瘤数目 2~3 个、≤ 3cm、无肝外转移、无血管侵犯的患者。可选择手术切除、TACE 或消融 +TACE。

Ⅱa 期：PS 0~2,Child-Pugh A/B、肿瘤数目 2~3 个、>3cm、无肝外转移、无血管侵犯的患者。可选择经导管动脉化疗栓塞术（TACE）、手术切除和全身治疗（索拉非尼 / 氟尿嘧啶、亚叶酸钙、奥沙利铂等）。

Ⅱb 期：PS 0~2,Child-Pugh A/B、肿瘤数目 ≥ 4 个、无肝外转移、无血管侵犯的患者。可选择经导管动脉化疗栓塞术（TACE）、手术切除和全身治疗（索拉非尼 / 氟尿嘧啶、亚叶酸钙、奥沙利铂等）。

Ⅲa 期：PS 0~2,Child-Pugh A/B、无肝外转移、但有血管侵犯的患者。可选择 TACE、全身治疗（索拉非尼 / 氟尿嘧啶、亚叶酸钙、奥沙利铂）手术切除或放疗。

Ⅲb 期：PS 0~2,Child-Pugh C、有肝外转移的患者。无手术指征,可选择全身治疗（索拉非尼 / 氟尿嘧啶、亚叶酸钙、奥沙利铂）TACE 或放疗。奥沙利铂可用于不适合手术或局部治疗的局部晚期肝癌和转移性肝癌。

Ⅳ期：S 3~4,Child-Pugh C、无论肿瘤情况、血管侵犯和肝外转移。对症支持和舒缓疗护。

（二）最佳治疗方案选择

肝癌的治疗究竟是选择积极的根治性治疗方式还是相对保守的全身治疗,抑或新兴的放疗栓塞术（选择性内放射治疗,SIRT）及放疗,甚至多模式联合治疗,不仅需关注消除肿瘤本身,手术切除,而且必须同时注重保护患者肝功能、减少肝功能损害。首先应评估其是否具有手术切除的指征,如是否有心脏疾病、肾功能不全、脑出血、脑梗死等合并症。重视综合治疗,如局部治疗联合全身治疗和两种局部治疗方案的联合。对于术后高危复发者,可在术后使用预防性介入、干扰素 α、索拉非尼等治疗。对于Ⅳ期的晚期肝癌患者,应理解患者及家属心态,将消极因素转化为积极心理,通过舒缓疗护使其享有安全感、舒缓感,减少抑郁和焦虑,确保生活质量。此外,还应评估患者的肝脏储备情况,肝癌患者常合并有严重的肝硬化,应关注其 Child-Pugh 分级情况。无论是何种情况的小肝癌,均可选择介入。

早期肝癌的治疗以手术切除为首选,对于高选择性的患者,以射频治疗为代表的局部治疗也可获得满意疗效,对于合并失代偿性肝硬化患者,肝移植为首选。早期肝癌的术后复发率仍较高,5 年复发率高达 75%。术后辅助治疗值得重视,国内几项单中心 RCT 提示,术后口服抗病毒治疗及干扰素注射有一定疗效。

（三）最佳治疗方案的制定

对肿瘤的治疗,应在多学科讨论下精准治疗。究竟该选择手术、肝移植还是介入加射频或微波治疗,一般基于以下几点进行选择：

1. 患者身体状况 患者身体状况越好,合并的疾病越少,选择手术切除的概率越高。

2. 患者肝脏功能情况 观察患者合并肝硬化的严重程度,凝血功能差、合并脾亢、血小板功能低下的患者一般建议其选择微创治疗,即介入联合射频或微波消融的治疗方案。

3. 患者自身意愿 身体状况较好的小肝癌患者,选择手术还是射频消融或微波消融等根治性治疗,可根据患者的意愿。

4. 肝内胆管细胞癌(ICC)的现代认识和发展 ICC是发生于胆管二级以下分支的腺癌,占原发性肝癌的10%~20%,因早期诊断极为困难,又无确切有效的非手术治疗方法,加上该病具有高度恶性生物学行为,导致患者就诊后短期内死亡,即使行根治性切除,术后5年生存率也仅为30%左右。应用新一代测序技术对新鲜冻存的ICC组织进行外显子测序,或通过对ICC组织切片深入研究寻找突变基因,选择有效药物,已使部分患者的肿瘤得到控制,生存期延长。ICC有较高的PD-L1的表达,为今后PD-1及PD-L1的应用奠定了基础。未来,模式动物(PDX)完全可能为ICC敏感药物的筛选提供了重要的研究模型。

5. 微波消融还是射频消融 目前国际上通用的有两种热消融手段:射频消融和微波消融。射频消融分为冷极射频消融和热极射频消融。其中,热极射频消融需给患者贴电极板,这会对安装心脏起搏器的患者或心脏功能较差的患者的心脏功能产生影响。微波消融的主要优点为短、平、快,无论患者是否有心脏疾病,是否装有起搏器,均可进行。而且,对<2cm的病灶微波消融仅一帧即可实现消融,耗时5~6 min。对于某些椭圆形或不规则的病灶,可应用叠加消融,耗时也不会超过30 min。此外,微波消融的热量很高,局部高温可达200℃,可更彻底地导致肿瘤坏死,消融后肿瘤周围的边缘带会更清楚,且可减少患者术后的复发。

6. 内科治疗方法

(1)全面衡量:采用手术切除抑或局部消融治疗,需根据患者肿瘤、年龄、肝功能和全身状况全面衡量作出抉择。大多数赞同的共识是,2cm以下的肿瘤,手术与射频消融(RFA)的疗效基本相同,但手术切除的范围更大,复发率较低;高龄者,肝脏深部2cm以下的肿瘤,建议RFA;肝脏边缘5cm以下的肿瘤,可以手术者,建议手术切除。2019年规范明确提出,以下情况首选手术切除:①外周型小肝癌,特别是位于包膜下,位置表浅者,推荐首选腹腔镜下肝切除术;②直径在3.1~5cm的病灶,手术治疗的彻底性好于局部消融;③中央型肝癌,若局部消融治疗难以达到根治目的,残留肝脏体积足够时,也就优先手术切除;④小肝癌(米兰标准)合并中重度肝硬化(Child-Pugh B/C)患者,首选肝移植。

(2)局部消融治疗:包括物理消融和化学消融,如瘤内注射、射频消融、微波固化、激光热疗、高强度聚焦超声、氩氦刀冷冻治疗和无水酒精注射等。消融治疗前的检查至少应包括肝脏动态CT/MRI成像、肝脏超声造影等。消融治疗的首选对象是:①不能或不宜手术、拒绝手术的小肝癌;②中央型小肝癌,最大直径≤3cm;③复发型小肝癌,最大直径≤3cm;④单发病灶>3cm或多发小肝癌,行消融治疗时,建议采取TACE+消融治疗。单个肿瘤直径5cm以下,或直径3cm以下不超过3个病灶、无血管或胆管侵犯、无远处转移的早期患者、Child-Pugh B级、不能手术切除或肝脏深部的小肝癌患者可优先选择消融治疗,预期可以获得完全缓解;同时还可作为肝癌肝移植者等待供肝期间的辅助治疗手段。超声引导下经皮穿刺消融治疗安全性高、不良反应轻、疗效接近手术切除,而对患者的损伤远低于手术治疗;不推荐对5cm以上的病灶单纯施行局部消融治疗。对于无门静脉癌栓或肝外转移的小肝癌通过综合方法扩大消融范围可提高疗效,亦可与肝动脉栓塞联合治疗大肝癌,但治疗靠近脏器或大血管周围的肿瘤需慎重。两次消融后仍有肿瘤残留者,视为治疗失败,不宜再三消融。

(3)介入治疗:主要指TACE,主要适用于不能切除的中晚期肝癌,特别是以右叶为主或多发病灶或术后复发而不能手术切除者。2019年规范强调,常规TACE以带有化疗药物的碘化

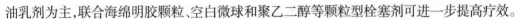

油乳剂为主,联合海绵明胶颗粒、空白微球和聚乙二醇等颗粒型栓塞剂可进一步提高疗效。

(4)放疗:放疗栓塞术,亦称选择性内放射治疗(SIRT),是一种类似于 TACE 的经导管局部植入放射性粒子的干预措施,依靠 β 射线发射粒子进行肿瘤局部放射治疗。相对于 TACE,SIRT 的优势在于主要依靠放射性治疗肿瘤,更少程度地依赖动脉血供的阻断。此外,SIRT 可作为 TACE 治疗的替代方法用于 HCC 患者的降期治疗,为进一步的肝移植创造条件。无论肿瘤位于何处都适合外放疗。立体定向放射治疗是将窄束放射线聚集于肿瘤靶区,给予较大剂量照射,使肿瘤产生局灶性破坏,使正常组织受到的损伤降低到最低程度。若给予肿瘤根治性剂量,一般属于根治性治疗。

(5)靶向治疗:主要适用于已发生肝外转移的晚期患者,局部病变不适合手术切除、消融和介入治疗;或局部治疗失败;弥漫性病灶;合并门静脉主干和 / 或下腔静脉癌栓者。分子靶向治疗是当今肿瘤临床研究最活跃的领域之一。中国获批的一线药物多靶点受体酪氨酸激酶抑制剂仑伐替尼(乐伐替尼,瑞伐非尼,lenvatinib)和二线药物瑞戈非尼,可抑制肿瘤组织的血管内皮生长因子受体,阻断肿瘤血管生成。国外获批的二线药物免疫检查点抑制剂等已在临床推广和应用。仑伐替尼适用于不可切除的中国肝癌分期 II$_b$ 期、III$_a$ 期、III$_b$ 期、肝功能 Child-Pugh A 级的肝癌患者,效果优于索拉非尼,对中国肝癌患者的疗效更佳,用于 HBV 相关肝癌具有较好的生存获益。靶向治疗联合免疫检查点疗法,或为晚期肝癌未来的方向。

(6)化疗:常规的化疗药物全身治疗肝癌大多有效率低、可重复性差、不良反应明显、生存时间无改善,迄今尚无标准的化疗方案。亚硝酸注射液对晚期肝癌有一定姑息治疗作用,胸腺肽 α$_1$ 对预防复发及提高 TACE 疗效有一定帮助。我国药监部门已批准若干种中药制剂如槐耳颗粒、康莱特、华蟾素、榄香烯、肝复乐等用于治疗肝癌。其他传统性的细胞毒性药物,包括多柔比星、表柔比星、氟尿嘧啶、顺铂和丝裂霉素等,有效率小于 20%,应用受限。

(7)抗病毒治疗:HBV/HCV 持续感染是肝细胞癌发生、发展的重要因素,化放疗、TACE 和分子靶向治疗又有可能激活肝炎病毒。应视患者具体情况选用核苷(酸)类似物或干扰素治疗,抑制 HBV/HCV 的再激活,改善肝功能,减少根治性治疗后的复发,控制肝癌的发生进展,提高生活质量,延长生存期。

(8)免疫治疗:如将人体比作花园,则自身免疫力是土壤,正常组织是花,肿瘤细胞是杂草;化疗是除草剂,靶向治疗是针对性的除草剂,免疫治疗是在土壤里添加能除草的肥料。特异性免疫像构建大厦的预制组件,非特异性免疫有如钢筋水泥等建材。联合使用,才能建成一座大厦。近年研究认为,免疫治疗可重塑免疫微循环,使得肿瘤内血管正常化,有益于免疫细胞对肿瘤细胞的攻击。免疫检查点控制着共刺激和共抑制信号的平衡,而共刺激和共抑制信号在维持自身耐受和调节 T 细胞应答的幅值与持续时间方面具有重要作用。两个主要的免疫检查点分子——细胞毒性 T 淋巴细胞相关抗原 4(CTLA4)和程序性死亡分子 1(PD-1),是具有细胞毒性的 T 细胞激活的负调节因子。CTLA4 和 PD-1 这两种免疫检查点抑制剂等药物的临床应用,使许多肿瘤患者受益。2019 年 ASIA 首次出现了免疫检查点抑制剂的联合治疗模式,即阿特利珠单抗联合贝伐珠单抗治疗。仑伐替尼 +PD-1 单抗(纳武利尤单抗、帕博利珠单抗和卡瑞利珠单抗等)可起到 1+1>2 的效果,可使部分不能手术切除的肝癌转化为可切除。如果肿瘤及其周围组织中缺少 CD8$^+$T 淋巴细胞等炎症细胞的浸润,也就是处于所谓的“免疫荒漠型”状态,即使肿瘤高度表达免疫传导信号,疗效也令人失望。肿瘤患者全身使用广谱抗生素,将使免疫治疗效果大大降低。杀灭核梭杆菌等和癌细胞“共生的细菌”,却可治疗来自结肠癌的转移性肝癌。

（9）镇痛：不仅能提高生活质量，还可延长生存期。不但需要医护人员，还需要社会和家人关注。应常规、量化、全面、动态评估，追求 5A 目标：Analgesia 最佳镇痛，Adverse effects 最小副作用，Activites 最优日常生活，Aberrant drug taking 避免异常用药，Affect 重视镇痛与情绪的关系，表达出理解癌痛作为"一个症状 - 一个病 - 一个人"的整体理念。

（10）抗体药物偶联物（antibody-drug conjugate，ADC）治疗：一类通过特定的连接头将靶标特异性的单克隆抗体与高杀伤性的细胞毒性药物耦联起来的靶向生物药剂，以单抗为载体将小分子细胞毒性药物以靶向方式高效地运输到目标肿瘤细胞中，结合了抗体的高特异性与小分子细胞毒性药物的高抗肿瘤活性，定向释放，选择性降低小分子细胞毒性药物的脱靶毒副作用，具有更可靠的安全性，可有效提高抗肿瘤治疗的获益，值得在各阶段的血液系统肿瘤和实体瘤中研发探索。全球已有 8 种药物获批用于临床，我国已有恩美曲妥珠单抗和维布妥昔单抗获批上市。

（11）多模式组合：原发性肝癌诊疗规范（2019 年版）推荐早期诊断技术，加快循环 miRNA 肝癌检测试剂盒及循环肿瘤细胞等肝癌新型标志物用于临床，把门静脉高压精准评价作为筛选手术的重要标准。晚期肝癌应系统治疗，不仅需要抗肿瘤治疗，还需抗病毒及保肝等治疗。

二十五、重视新型冠状病毒肺炎肝损伤

新型冠状病毒肺炎（新冠肺炎，COVID-19）是近百年来传播速度最快、感染范围最广、防控难度最大的突发公共卫生事件，是我们这一代人所面对的最大危机和考验。世界各国唯有秉持人类命运共同体理念，团结协作、携手应对，才能战胜疫情，维护人类共同家园。我们必须强化卫生健康现代化，为推动构建人类命运共同体贡献智慧和力量，坚持底线思维，做最坏准备，争取最好结果，常态化防控。

新型冠状病毒（新冠病毒，2019-nCov）以极高的传播率（RO=2.0~3.7，δ 变异株 8.0 以上）肆虐全球，截至 2021 年 8 月 5 日，全球确诊新冠肺炎人数已破 2 亿，占全球总人口的 2.6%。传染源是 COVID-19 患者和无症状感染者。传播途径主要经呼吸道飞沫和密切接触被污染物，长时间暴露于高浓度气溶胶也可传播。患者出现轻微症状后的 5 天内，病毒可在患者的咽喉及肺部活跃复制，浓度可比 SARS 病毒高 1 000 倍。新冠病毒的主要宿主细胞是人类细胞，可表达并利用 TMPRSS2 酶，将其自身表面的突刺蛋白（spike protein，简称 S 蛋白）"切开"，与人类细胞表面的 ACE2 受体结合，进入人体细胞，S 蛋白序列中发生的任何变化，都有潜力为病毒的传播推波助澜。新冠病毒疫苗注射后，免疫反应会产生针对 S 蛋白的抗体，中和入侵人体的新冠病毒，诱导人体产生针对 S 蛋白的抗体。

新冠病毒易变异。世界卫生组织已用希腊字母命名了 11 种变异病毒，其中需要关注的变异病毒（VOC）有 4 种：α 变种能攻破人体免疫；β 可规避疫苗；γ 已在美英等 75 个国家广泛传播，传染性约为原始新冠病毒的两倍，患者康复后可再次感染；δ 传染性高，已在 130 多个国家和地区流行。需要留意的变异病毒（VOI）也有 4 种：η 和 ι 于今年 3 月先后入列，κ 和 λ 分别于今年 4 月和 6 月列入，λ 已在 30 多个国家和地区出现。若未阻断传播，还可能出现更多变异株。目前尚未出现能严重破坏现有疫苗、诊断或疗法有效性的变异新冠病毒。加强免疫可提升对变异株的保护效果。若变异病毒增加更多的突变，就不得不担心"这种病毒可能正处在逃逸疫苗的路上"，躲避疫苗的全部作用并继续感染人。疫苗接种是保护易感人群的重要方法，性价比高；脊髓灰质炎、麻疹、白喉、黄热病和百日咳等发病率下降均与疫苗接种有关。新冠流行已影响艾滋病、乙肝、结核和疟疾的防治。新冠疫苗普种的同时应

重视其他疫苗的接种覆盖率。保持儿童和新生儿HBV疫苗接种覆盖率,对实现"2030年前全球消除病毒性肝炎"至关重要。新冠疫苗有注射和吸入两种剂型,后者除可产生注射形成的体液和细胞免疫外,还可形成黏膜免疫,可在病毒侵入人体的第一道关口(鼻咽和肺部)把病毒清除;陈薇的这一腺病毒载体雾化吸入剂研究,已在2021年7月26日《柳叶刀·传染病》杂志上发表。2021年7月27日高福在第23届中国科协年会上表示,目前全球流行的第3波新冠疫情,和第2波疫情相比,死亡人数明显减少。

病毒增殖具有超级寄生、自我复制和遗传变异特征。只要有敏感活细胞存在,就可复制,难以清除。新冠病毒及其变异病毒或已在人群中定植,感染者可有潜伏期不一的反复感染、核酸检测复阳和长期的后遗症,有可能像流感病毒一样与人类长期共存,防控需比流感更高一级——常态化。但防控不可能消灭病毒,而是防感染,防发病,防传播,防重症,减少死亡,杜绝重演1918—1919年"西班牙"流感2 500万人死亡的悲剧。清零是无新病例出现,患者和无症状感染者全部恢复健康,不是消灭病毒。疫苗只能使人体预防感染,但不能清除病毒;紫外线、56℃30分钟、乙醚、75%乙醇、氯、过氧乙酸和氯仿等虽可灭活,但不能用于人体治疗,目前还无消灭病毒的特效药。乙肝、麻疹一直在流行,HIV感染/艾滋病在蔓延,病毒还在肆虐。2030年全球消除病毒性肝炎的目标,也只是将其发病率减少90%、相关死亡率减少65%,并非消灭病毒性肝炎,更不可能消除病毒。新冠肺炎在任何一个国家暴发,世界都不安宁,或可使人类进入"半永久性间隙性封锁社会"。我们与它的斗争,可能是场持久战,既要清零,也要学会与病毒长期共存。世界各国唯有秉持人类命运共同体理念,大规模接种疫苗,长期保持戴口罩、勤洗手、保持社交距离等非药品预防措施,全民战"疫",织牢一道道防线,才能战胜疫情。

肺是COVID-19主要累及的器官之一,但有些患者无肺炎,一些患者除肺炎外,还损害肝胆在内的全身多器官,称它为新型冠状病毒病或综合征可能更恰当。合并肝损伤的概率为14%~53%。普通型多数表现为ALT和/或AST轻到中度升高,个别可≥20ULN,多发生在原有乙肝病毒感染停用抗乙肝病毒治疗和/或使用激素者,在恢复有效血容量和有效灌注或改善呼吸功能后1~2周多降至正常。重型和危重型主要表现为多器官功能衰竭,除ALT、AST、LDH升高外,还可能伴有PT延长、ALB降低,个别可有黄疸;可能是由于免疫细胞释放大量炎症因子,导致全身炎症反应综合征和急性呼吸窘迫综合征,诱发机体缺氧缺血导致继发性肝损伤。治疗主要是治疗原发病,不必过多使用保肝降酶药物。新冠目前尚无特效药物,以吸氧、监测生命体征、呼吸支持和对症治疗为主。抗病毒药物的特殊类型是模仿康复期血清的抗体,如果能成功合成康复患者的有效中和抗体,靶点明确、毒副作用较少,可能有效。呼吸衰竭者,合理短期使用类固醇激素或可降低病死率。卧床休息,俯卧较好;保证充分热量;注意水、电解质平衡,维持内环境稳定;密切监测生命体征、指氧饱和度等,预防无症状缺氧,早期及时给予有效氧疗措施,包括鼻导管、面罩给氧和经鼻高流量氧疗;有条件可采用氢氧混合吸入气(66.6%氢:33.3%氧)治疗。可试用干扰素α雾化吸入(成人每次500万U,加入灭菌注射用水2mL,每天2次)和抗病毒药瑞德西韦、法匹拉韦。康复者血浆适用于病情进展较快、重型和危重型患者。可试用托珠单抗治疗和中医中药。当病毒引起全身的炎症因子风暴,实验室检查提示为炎症指标升高、淋巴细胞进行性减少,在疾病即将或刚开始进入加速阶段时,有效抑制炎症的级联反应,可使患者免于致命的免疫介导损伤。发病早期可给予阿司匹林、泼尼松、秋水仙碱或静脉注射高剂量的免疫球蛋白0.3~0.5g/(kg·d)。

(陈紫榕)

第四十七章

HBeAg 阴性慢性乙型肝炎治疗艰巨性

HBeAg 阴性慢性乙型肝炎呈不断上升趋势。与 HBeAg 阳性慢性乙型肝炎相比，在流行病学、发病机制、自然病程、预后、治疗等方面均有差别。前者多为母婴传播，男性居多、年龄较大，疾病的地区分布与基因型密切相关，发病机制多为 HBV 前 C 区和 / 或 BCP 变异，感染 HBV 时间长，病情反复，症状和体征波动大，病毒复制持续，ALT 反复波动，常在 40IU/L 以下，血清 HBV DNA 水平一般较低，肝组织的炎症反应和纤维化更为明显，肝组织病变积累，无自发缓解趋向，远期预后较差，易进展为肝硬化、肝衰竭、原发性肝癌等终末期肝病，抗病毒治疗时间长，应答低，很难维持病毒学持续应答，耐药基因变异比率高，治疗比 HBeAg 阳性慢性乙型肝炎更为艰巨。

HBeAg 阴性慢性乙型肝炎患者，病毒载量较低，HBV DNA~10^4 拷贝 /mL，病毒复制不活跃，ALT 可正常。但 HBV DNA~10^4 拷贝 /mL、ALT 正常者，肝组织可有轻度炎症和不同程度的纤维化，ALT 正常值不应采用国内 40IU/L 的标准，而应采用近年国际推荐的男 30IU/L、女 19IU/L，否则会耽误慢性乙型肝炎的诊断和治疗，尤其是 HBV DNA ≥ 10^4 拷贝 /mL 和年龄超过 40 岁者。男性，年龄超过 40 岁，HBV DNA 阳性的 HBeAg 阴性慢性乙型肝炎，即使 ALT 正常，或超过国际现行标准（男 30IU/L、女 19IU/L），都要争取作肝穿刺活组织检查，明确是否有肝脏炎症和肝纤维化，不适宜或不愿肝活检者可试用抗病毒治疗，目的是预防病情发展。干扰素（IFN）或核苷（酸）类似物（NAs）单用，或联合，或序贯抗病毒治疗的具体方法和疗程尚不明确，停药后肝炎复发率高，疗程宜长。对初治患者优先推荐选用恩替卡韦、替诺福韦或 PEG-IFN。对于已经开始服用拉米夫定、替比夫定或阿德福韦酯治疗的患者，在抗病毒治疗过程中应按"路线图"概念指导用药，以提高疗效并降低耐药的发生。HBsAg 消失且 HBV DNA 检测不到，再巩固治疗 1 年半（经过至少 3 次复查，每次间隔 6 个月）仍保持不变时，可考虑停药。但是，HBsAg 消失的概率很低，感染 HBV 后一般要 52 年才能自然消失。干扰素类疗程至少 1 年以上，早期应答可帮助预测疗效。

通过药物治疗实现持久免疫控制，是 HBeAg 阴性慢性乙型肝炎更适合的临床治疗目标；免疫控制期以持久的 HBV DNA 抑制与 HBsAg 定量低水平为特征，长期处于这一状态者，远期预后良好。干扰素是目前实现持久免疫控制的较好药物，采用多指标监测指导的个体化治疗有助持久免疫控制，但需根据基线指标（BGR）和应答指导治疗（RGT）选择优势患者，制定合适停药标准（EOT），长期治疗。若经过 12 周聚乙二醇干扰素治疗未发生 HBsAg 定量的下降，且 HBV DNA 较基线下降 <2 $\log_{10}$ 拷贝 /mL，建议停止治疗（阴性预测值 97%~100%）或改用 NAs。用 PEG-IFN-α-2a 治疗 48 周，停药后随访 24 周时 HBsAg 消失率为 3%，随访至 3 年时增加至 8.7%，停药 5 年增加至 12%。有研究显示，延长 PEG-IFN-α 疗程至 2 年可提高治疗应答率，但考虑延长治疗带来的更多副作用和经济负担，从药物经济学角度考虑，现阶段并不推荐延长治疗。PEG-IFN 联合 NAs 治疗，有助于免疫系统 NK 细

胞和 CD8⁺T 细胞恢复应答,有望实现较高的 HBeAg 血清学转换与 HBsAg 清除率。但是,即使 HBsAg 清除或血清学转换,也只是临床治愈,并非疾病治愈,停药后要根据结束时的情况指导治疗(EGT),终身随访或 / 和治疗,预防疾病复燃和进展。

第一节 发 生 机 制

一、HBeAg 血清转换后仍可有病毒复制

HBeAg 是 HBV 核心基因(前 C 区)编码的可溶性蛋白,在病毒复制和急性感染中虽不是必需成分,但其是病毒复制、传染性、病情严重程度及评价治疗应答的重要指标。HBeAg 阳性,提示 HBV 复制活跃,传染性强,HBV DNA 水平高;HBeAg 转阴伴抗 -HBe 阳转时,HBV DNA 水平下降或消失,传染性小,肝脏炎症减轻和消失,转氨酶正常,病情趋于稳定。但有些患者在 HBeAg 血清转换后,仍有明确的病毒复制、转氨酶升高和肝脏的炎症坏死。

二、发生机制

HBeAg 阴性慢性乙型肝炎大多由 HBeAg 阳性慢性乙型肝炎发展而来,通常处于慢性 HBV 感染自然病程的晚期。由于 HBV 前 C 区发生突变而不能编译 HBeAg,机体免疫缺乏攻击的重要靶点而形成免疫逃逸,使得 HBV 重新复制,进而导致疾病活动和迁延。HBeAg (+)向 HBeAg(-)转化,是 HBV 感染的自然恢复过程;但有 15%~30% 的病例,病毒继续活跃复制:ALT 依然升高;5%~10% 非活动性携带可复活;可能也有少数直接由 HBeAg(-)表现型的变异毒株传播,从而成 HBeAg(-)。

非病毒特异性免疫损伤,适应性免疫缺失或不足,CD8⁺ 细胞毒性 T 淋巴细胞(CTL)耗竭与重建,是肝脏病变的主要效应机制,多种免疫细胞参与其中。

(一) HBV 前 C 区点突变或 Bcp 变异致 HBeAg 不能合成

HBV1 个基因位点上的突变有可能同时引起 2 种病毒蛋白的突变,其逆转录酶缺乏校对功能,较之其他 DNA 病毒更易产生变异。HBeAg 阴性慢性肝炎 HBV 序列的平均核苷酸替代率,是 HBeAg(+)病例的 12 倍。HBeAg(-)表现型的 HBV 株主要变异有:转录水平的基本启动子区(Bcp)变异、转译水平的前 -C 终止密码子变异、HBV Bcp 和前 C 区联合变异,前 -C 区内部发生其他点替换突变、C 区内部缺失突变、插入突变等,均可导致 HBeAg (-)。HBV 前 C 区或核心区启动子变异,是 HBeAg 阴性慢性乙型肝炎发生的主要机制。常见突变包括前 C 区 1 896 位 GA 替换,导致提前出现终止密码子 TAG,HBeAg 不能合成;1 762 位 A-T 和 1 764 位的 G-A 替换,影响前 C 区 mRNA 转录,减少 HBeAg 合成而表现为 HBeAg(-)。部分 HBeAg(+)患者抗病毒治疗中,不能产生完全应答,或停药后不能维持长期应答,也增加了 HBeAg(-)患者在 CHB 患者中的比率。

(二) 细胞免疫和体液免疫共同作用

1. 细胞免疫功能随疾病进展而衰退 细胞免疫反应是 HBV 感染后引起肝细胞损害的主要机制。CHB 发病主要与机体清 除 HBV 过程中引起的细胞免疫有关。HBV 通过免疫

网络,激活 CTL、自然杀伤细胞(NK 细胞)及抗体依赖细胞毒,引发肝内炎症反应;B 淋巴细胞活化后的体液免疫,在 CHB 的病程中也起到了关键作用。CTL 的主要表面标志物是 CD8,针对 HBV 抗原的 CD8 特异性细胞毒性 T 淋巴细胞,分泌抗病毒细胞因子,是 CHB 发病的主要效应细胞;CD4$^+$辅助性 T 淋巴细胞(Th)的主要表面标志物是 CD4,在免疫反应中扮演中间角色,介导免疫应答的幅度和频度,调控或辅助其他淋巴细胞发挥功能。王慰等报道,慢性 HBV 感染,随着病情进展,由慢性肝炎发展至肝硬化乃至肝癌,细胞免疫功能逐渐衰退。曹慧等报道 HBV 相关慢加急性肝衰竭一旦形成,外周血 T 淋巴细胞及相关效应 T 淋巴细胞便处于"耗损"状态,体现其"正虚"的病机特点;但外周血 T 淋巴细胞的数量并不能完全反映肝组织内的情况。

2. CD4$^+$及 CD8$^+$T 淋巴细胞的表达与病理相关　国内外报道不多。尹燕耀检测 83 例不同 HBeAg 状态 CHB 患者肝组织内 T 淋巴细胞亚型发现,70 例 HBeAg 阳性和阴性 CHB 患者,炎症 G3~G4 的肝组织中,CD8$^+$T 淋巴细胞的表达,均比 G1 组明显增加($p<0.05$);G4 的 HBeAg 阳性患者和 G3 的 HBeAg 阴性患者,肝组织 CD4$^+$T 淋巴细胞的表达,均比 G1 组明显增加($p<0.05$)。CD4$^+$及 CD8$^+$T 淋巴细胞的表达与病理相关。推测其原因,可能是 CHB 患者,肝内 HBeAg 的高表达,诱导 CD8$^+$T 淋巴细胞免疫耐受,CD4$^+$T 淋巴细胞在抗原刺激下,分化为特异性辅助性 T 淋巴细胞水平降低,故 HBV 未被有效清除。由于 HBV 的长期与持续存在,使肝脏炎症反应慢性化,推动 CHB 病程的进展,T 淋巴细胞对病毒感染细胞的杀伤,加重了肝细胞的损害,促进了炎症活动的进一步加重。这提示,HBeAg 阳性和阴性两种不同临床类型 CHB 患者的肝内,CD4$^+$T 淋巴细胞表达与肝组织炎症程度相关,随肝脏病变加重,CD4$^+$T 淋巴细胞表达增多;HBeAg(−)患者肝内 CD8$^+$T 淋巴细胞表达与肝组织炎症程度相关,随肝脏病变加重,肝内 CD8$^+$T 淋巴细胞表达增多,但 HBeAg(+)组 CD8$^+$T 淋巴细胞表达与肝组织炎症程度却无相关性。CD4$^+$及 CD8$^+$T 淋巴细胞与 HBV 感染的启动和肝损害的加重密切相关,CD8$^+$T 淋巴细胞的激活和抑制,依赖于 CD4$^+$T 淋巴细胞。

3. 肝组织内 CD4$^+$、CD8$^+$、CD20$^+$、CD57$^+$T 淋巴细胞表达增加　CD20$^+$表达于除浆细胞外的发育分化各阶段的 B 淋巴细胞的表面,在 B 淋巴细胞增殖和分化中起重要的调节作用。而 B 淋巴细胞是一群重要的免疫活性细胞,作为免疫效应细胞直接参与免疫应答,介导体液免疫;同时作为特异性的抗原提呈细胞,选择性地捕获抗原并提呈给 T 淋巴细胞,协调和调节 T 淋巴细胞免疫应答。CD57$^+$主要标记淋巴组织中的 NK 细胞,参与 NK 活化后的杀伤作用。郭芳等对 58 例 CHB 患者的研究发现,随着炎症程度加重,肝组织内 CD20$^+$及 CD57$^+$T 淋巴细胞数量均呈上升趋势。HBeAg 阳性和阴性患者的炎症程度达 G3~G4,其肝组织中 CD20$^+$T 淋巴细胞的表达均比 G1 组明显增加,与病理分级有关。各型 CHB 患者在外周血中 NK 细胞数均下降,加重了机体 T 淋巴细胞抗病毒免疫的紊乱,但 HBeAg 阳性和阴性患者肝组织中,CD57$^+$的表达均无统计学差异。这是否可以解释在 HBeAg 阳性患者中,即使经过抗病毒治疗,由于机体 T 淋巴细胞抗病毒免疫的紊乱,清除病毒能力低下,在未能发生 HBeAg 血清学转换期间,病情不够稳定;而在 HBeAg 阴性患者中,虽然经过抗病毒治疗,在未能发生 HBsAg 血清学转换期间,停药后复发的概率均较高,不同 HBeAg 状态 CHB 患者的治疗难度均大。HBV 感染时,肝损害的发生及严重程度受许多因素影响,ALT 作为一项反映肝损害的敏感指标,其与肝组织内淋巴细胞的相关性渐被临床所关注。随着 ALT 水平上升,HBeAg 阴性患者肝组织内 CD4$^+$、CD8$^+$、CD20$^+$、CD57$^+$T 淋巴细胞表达均增加,呈正相关;而在 HBeAg 阳性患者中则仅 CD8$^+$、CD20$^+$T 淋巴细胞随着 ALT 水平上升其表达增加,呈正相关,而 CD4$^+$、CD57$^+$T 淋巴细胞的表达与 ALT 无相关性。不同 HBeAg 条件下,肝组织内 CD4$^+$、CD57$^+$T 淋巴细胞的表达与 ALT 水平差异性较大,可能与以下因素有关:① HBV 基因组特殊区域(前核心终止密码子,前 S2 启动密码子)和细胞毒性 T 淋巴细胞主要免疫表位的突变,影响到肝损害的临床经过和严重性;② HBV 感染诱发的免疫反应引起肝组织炎症和纤维化组织增生程度较轻或进展较为缓慢时,尚未直接破坏到大量的肝细胞,血清转氨酶可暂时不升高,病变隐匿发展。

4. 肝内组织淋巴细胞与 HBV DNA 相关　目前报道较少。郭芳报道,HBeAg 阳性和阴性患者的 HBV DNA 水平与肝内 CD4$^+$、CD8$^+$T 淋巴细胞的表达无相关性,在 HBeAg 阳性患者中,CD20$^+$T 淋巴细胞与 HBV DNA 水平未显示相关性,而 HBeAg 阴性患者则随着 HBV DNA 水平的上升,肝组织内 CD20$^+$T 淋巴细胞表达增加,呈正相关,表明 HBV 感染的不同临床时期其肝内免疫特点有一定差异,提示 HBeAg 阴性的 CHB 主要由 HBV 变异引起,而感染变异病毒或野生病毒株后,所引起的免疫应答可能不同。

(三) HBV 前 C 区和 Bcp 不同突变与肝病关系不一

1. HBV Bcp T1762/A1764 双突变与慢性肝病预后有关　特别是与肝细胞癌的发生相关。但 HBV 前 C 区 A1896 突变及 HBV Bcp 和前 C 区其他突变,如 V1753、T1766/A1768 和 A1899 突变等,是否与慢性肝病预后,特别是与肝细胞癌发生的关系结论不一。多认为 HBV Bcp T1762/A1764 双突变可使 HBeAg 的产生减少,甚至会导致 HBeAg 阴转。

2. HBV Bcp 和前 C 区突变对 HBeAg 阴转的影响　大部分由 HBV 感染引起的肝细胞癌,均经肝硬化阶段,但也有一小部分患者未经肝硬化病变。有研究报道,前 C 区 A1896 在 HBeAg 阴性患者中的突变率,均高于 HBeAg 阳性患者,证实了前 C 区 A1896 突变与 HBeAg 阴转有关,而 Bcp T1762/A1764 双突变与 HBeAg 阴转无直接关系。

3. HBV Bcp 和前 C 区突变与肝病关系　有人认为,前 C 区 A1899 突变与 HBeAg 阳性患者的肝硬化肝细胞癌和非肝硬化肝细胞癌发生均有关,有人研究未发现与肝硬化肝细胞癌发生有关,仅 A1896 突变与非肝硬化肝细胞癌发生有关。在慢性乙型肝炎患者中,Bcp V1753 和前 C 区 A1899 突变在 HBeAg 阴性患者中的突变率,高于 HBeAg 阳性者,但在肝硬化肝细胞癌和非肝硬化肝细胞癌患者中,则无统计学差异。有报道,Bcp T1762/A1764 双突变与慢性肝病进展有关,特别是与肝硬化肝细胞癌发生有关。Liu 等研究发现,T1762/A1764 双突变,不仅与肝硬化肝细胞癌的发生有关,与非肝硬化肝细胞癌的发生亦有关。徐尧江通过单变量分析和多因素 logistic 回归分析发现,Bcp T1762/A1764 双突变,只与 HBeAg 阳性的肝硬化肝细胞癌的发生有关,与非肝硬化肝细胞癌无关。Bcp V1753 突变、T1766/A1768 双突变,以及前 C 区 A1899 突变与慢性肝病进展的关系,特别是与肝细胞癌发生的关系,还需进一步临床研究证实。

三、自然史

HBeAg 阴性慢性乙型肝炎自然史尚不完全清楚。我国台湾地区的一项包括 684 例 HBeAg 阴性慢性乙型肝炎的研究发现,其肝硬化的年发病率为 2.1%,肝硬化患者中肝细胞癌(HCC)年发生率为 3%~6%。对 HBeAg 阴性慢性乙型肝炎随访平均 9 年(1.0~18.4 年),肝硬化和 HCC 的发生率分别为 23.0% 和 4.4%,总的预后较 HBeAg 阳性慢性乙型肝炎差。

第二节　临床及实验室表现

HBeAg 阴性慢性乙型肝炎临床表现多样。HBV DNA 常波动,ALT 可有多种类型:①反复 ALT 明显升高,常自行缓解;②反复 ALT 明显升高,无自发缓解。③持续低水平的 ALT 升高,$<(3\sim4)\times$ULN;④ALT 正常,常在$(0.5\sim1)\times$ULN 之间。

一、临床特征

(一)多见于中老年人

HBeAg 阴性慢性乙型肝炎患者,易复发、重症化、进展至肝硬化甚至肝癌,而临床表现不具特征性。Bai 等的研究认为,患者的年龄是影响 HBV DNA 水平与肝脏炎症和纤维化的关键因素。对大于 45 岁的男性和超过 60 岁的女性患者,要增加病毒载量、肝功能、肝纤维化和肝癌标志物的检测频率,并积极开展影像学、肝组织活检,关注疾病进展。这将会对延缓慢性乙型肝炎的进展和肝癌的预防起到积极作用。陈梅莲等研究发现,HBeAg(−)的 CHB 患者年龄大于 HBeAg(+)者,两者比较差异有统计学意义($p<0.01$)。唐奇远观察到,HBeAg 阴性 CHB 患者的平均年龄超过 HBeAg 阳性 CHB 患者约 5 岁(37.3 岁 vs 32.1 岁)。这提示 HBeAg 阴性慢性乙型肝炎患者,更多见于中老年人群。其产生的原因可能是 HBeAg 阴性慢性乙型肝炎发生在感染的较后期,随着年龄增大,机体的免疫能力减低、病毒在机体内存在时间长,或长期接受抗病毒治疗,导致 HBV 前 C 区变异,不能产生 HBeAg,但体内病毒仍活跃复制。

(二)男性 45 岁、女性 60 岁以上疾病易进展

毛源研究表明,HBeAg 阴性慢性乙型肝炎患者,HBV DNA>500 拷贝/mL 者占总数的 34.08%,男性、女性之间比较差异无统计学意义($p>0.05$);但病毒载量处于 $1\times10^5\sim1\times10^7$ 拷贝/mL 水平者,男性明显多于女性($p<0.05$)。病毒载量 $\geq1\times10^5$ 拷贝/mL 的 HBeAg(−)男性患者,45 岁以上明显高于 45 岁以下患者($p<0.05$);女性患者,60 岁以上患者比例较高($p<0.05$)。换言之,女性 HBeAg 阴性慢性乙型肝炎患者超过 60 岁,男性超过 45 岁,容易发生高病毒载量的复制,可能是免疫功能在性别之间的差异造成的。

(三)纤维化程度更高

HBeAg 阳性和阴性 CHB 是慢性 HBV 感染过程中机体免疫活动反复清除 HBV 的不同临床阶段。免疫耐受期若免疫耐受状态打破而进展为 HBeAg 阳性 CHB,肝细胞受到细胞毒性 T 淋巴细胞作用而发生炎性反应,HBeAg 和 HBV 逐渐被清除,血清 HBV DNA 水平下降,肝组织纤维化进展,部分患者演变为肝硬化或肝衰竭。

HBeAg 阳性和阴性 CHB 具有各自的临床特点。一般来说,HBeAg 阳性慢性乙型肝炎处于慢性 HBV 感染自然病程的免疫活跃期,机体对感染 HBV 的肝细胞免疫攻击增强,部分 HBV 逐渐被清除,而 HBV 变异株在这种免疫压力下存活并复制,从而发展为 HBeAg 阴性 CHB。HBeAg 阴性 CHB,可有间隙缓解的反复发作,或持续的肝炎活动,轻度活动后可有急性加重,病程长,长期受免疫损伤,肝组织的纤维化程度较高。

HBcAg 在肝细胞内分布可分为核型、混合型、浆型和阴性,与肝组织所处的免疫状态有

关。与核型及混合型分布的患者相比,浆型分布者的肝组织炎症水平更高,更易在肝细胞膜上作为靶抗原诱发免疫反应,打破之前的免疫耐受。HBeAg 阳性慢性乙型肝炎患者 HBV 载量较高,肝组织 HBcAg 更多为核型及混合型,而 HBeAg 阴性慢性乙型肝炎患者 HBV 载量较低,肝组织 HBcAg 更多为阴性,但两者的浆型分布比例却非常接近(22.7 vs 21.8),这可能是 HBeAg 阳性与阴性 CHB 患者肝组织炎症状态未显示出差异的重要原因之一。

(四)病理学进展明显

HBeAg 阴性慢性乙型肝炎,生化学、病毒学改变较轻,但多数患者仍存在明显的病理学进展,可发展为肝纤维化,甚至肝硬化、肝癌。HBV DNA 水平较低者,病情较轻,可长期稳定;HBV DNA 载量较高者,病情较重,进展较快,5 年可发展为肝硬化,10 年可发展成原发性肝癌。

(五)病毒载量与肝组织病变一致

HBeAg 阴性慢性乙型肝炎,经较长期的病毒感染和血清 HBeAg 转换,免疫耐受性降低,病毒复制水平与肝组织病变较一致。多数研究显示,HBeAg 阴性慢性乙型肝炎,随着病毒载量的升高,其肝脏损伤程度显著增加;而 HBeAg 阳性组随病毒载量升高,肝损伤程度差异无统计学意义($p>0.01$)。在治疗这两类肝炎时,将两者分开,可能更有利于患者的诊治。HBeAg 阴性 CHB 患者比阳性者肝组织损伤更易于进展,血清 ALT 更容易波动。因此,对 HBeAg 阴性患者应密切监测血清 HBV DNA 水平。

(六)肝外损害明显增加

1. 肾损害　HBeAg 阴性慢性乙型肝炎,很少自发缓解。HBV 除能导致肝炎、肝硬化甚至肝癌外,还可引发乙型肝炎病毒相关性肾炎(HBVGN),HBV 抗原 - 抗体复合物沉积于肾组织可能是其主要发病机制。肾脏是 HBV 感染引起肝外器官损害的受累器官之一。HBV 具有 HBsAg、HBeAg 等多种抗原,形成的免疫复合物的类型也较多。HBVGN 患者的肾组织中,存在 HBV DNA 及完整的 HBV 颗粒,提示 HBV 直接感染肾组织细胞,也可能是导致肾炎发生的原因。

胱抑素 C(CysC)属于半胱氨酸蛋白酶抑制剂家族的成员之一,是一种半胱氨酸蛋白酶抑制剂,血浆或血清中的 CysC 完全取决于肾小球的滤过率,可作为一种评价肾小球滤过率的内源性标志物。它是由 122 个氨基酸组成的低分子量蛋白,由有核细胞以恒定速率产生,几乎完全由肾小球滤过,在近曲小管降解后,被完全代谢分解,不以原型返回血液。与 Cr 不同,CysC 水平不受年龄、性别与肌肉量的影响。相比于用血清 Cr 计算的肾小球滤过率,CysC 可能对肾损伤的评价,更敏感可靠,特别是对肾小球滤过率轻微降低的患者评估,血清 Cr 水平的改变往往检测不到,CysC 水平比血清 Cr 水平增长得更快,可作为肾损伤的早期监测指标。血清 CysC 水平与肝纤维化程度相关。血清 Cr、BUN 由于受多种检测因素和肾外因素(如肌肉重量、蛋白摄入等)影响,对肾功能损害的评估不足,而血 CysC 是检测肾小球滤过率的理想标志物。血清 Cr 正常的肝硬化患者,CysC 是一个有效预测肝肾综合征及生存率的指标。几项研究显示,血清 Cr 对于肝硬化患者的早期肾功能障碍并不是理想的标志物,CysC 比血清 Cr 检测肾功能降低更为敏感。CysC 作为检测肾小球滤过率的理想标志物,可用于评价 HBeAg 阴性慢性乙型肝炎患者早期肾损害。

2. HCC　HBV 感染是肝癌发生最危险的因素,乙型肝炎、肝硬化和肝癌是密切相关的 3 种疾病。HBV 对肝脏的致癌作用,主要是通过肝脏的慢性炎症,肝细胞增生,HBV DNA 嵌入到宿主细胞的 DNA 中,及 HBV 特异性蛋白与肝细胞基因间的相互作用。其致癌机制主要有两种：一种为顺式启动作用，HBV DNA 插入肝细胞原癌基因附近，直接启动或增强原癌基因的表达；另一种为反式启动作用，HBV DNA 随机整合到肝细胞基因组上，通过转录并翻译成蛋白质后，再通过 HBxAg 启动自身基因或肝细胞原癌基因而致病。但是，肝癌发病机制，HBV 仅是其中之一，也与酒精、肝硬化、黄曲霉毒素等危险因素密切相关。

Chen 等的一项研究显示，血清 HBV DNA 水平可预测 HCC 风险，HBV DNA 水平升高是 HCC 的独立危险因素。杨志勇等观察 220 例 PHC 患者都有慢性肝炎史，均未经过正规抗 HBV 治疗，HBeAg 阴性并发 HCC 患者，肝纤维化高于阳性者，表明 HBeAg 阴性患者的肝纤维化程度较高。HBeAg 阴性慢性乙型肝炎时，组织学表现为轻度肝炎的较少，超过 50% 的患者已发生严重的炎症坏死。HBeAg 阴性者慢性乙型肝炎进展为失代偿性肝病、肝硬化和 HCC 癌的机会更多。血清 AFP 是目前临床诊断 HCC 最常用的肿瘤标志物，但仍有 20%~40% 肝癌患者血清 AFP 呈阴性或低浓度。单项 AFP 的检测有一定的假阳性与漏诊病例，尤其是小细胞肝癌，AFP 常呈阴性。

希腊研究发现，HBeAg 阴性慢性乙型肝炎，4 年病死率和 HCC 发生率分别为 29% 和 14%。20 例患者彩超检查阴性，但 AFP 阳性，后经上腹部增强 CT 或增强 MRI 发现肝脏占位。影像学检查的选择，因彩超方便、经济，常被临床医生及患者首选，但与操作者的判断及手法密切相关，误差较大，不同操作者往往会得出不同的结果。对慢性乙型肝炎高危人群（肝癌家族史、肝硬化、AFP>500ng/mL 等）应首选上腹部增强 CT 或 MRI 检查，以减少肝癌的漏诊率。1 例患者 AFP 及早期影像学均阴性，经肝动脉造影才明确诊断，若患者不同意肝动脉造影就很难明确肝癌的诊断。从 HBV 感染到 HCC 发生，因 HBV 基因突变常有 e 抗原血清学转换，肝癌发生后，HBeAg 阴性更常见。HBeAg 阴性组肝纤维化分期为 4 期的比例为 40%，明显高于 HBeAg 阳性组的 21%，这提示 HBeAg 阴性肝癌患者合并肝硬化较多。

3. HBV/HCV 合并感染加速疾病进展　　研究证实 HBV/HCV 的合并感染均可加速慢性肝脏疾病的进展，增加肝衰竭、肝硬化及肝癌的发病率。HBV 和 HCV 可以通过多种途径相互作用，既能相互抑制也能相互促进，可以促进血清学转换。e 抗原(–)慢性乙型肝炎年龄较大、病程长、病毒复制低、肝脏炎症较重、肝硬化及病死率高。在合并感染患者中，HCV 与 HBV 相比，在疾病的进展中扮演更重要的作用。e 抗原(–)患者的胆红素水平明显高于 e 抗原阳性者，可能与 HCV 在疾病发展过程中促进了 HBeAg 的血清学转换有关，但 e 抗原状态常与 HCV RNA 的水平无关。对 HBV/HCV 合并感染患者临床特征的把握，有利于疾病诊断和治疗。

二、实验室检查特征

（一）半数 ALT 正常或轻度升高

ALT 异常是慢性乙型肝炎患者免疫激活致肝脏炎症活动程度的反映，但约一半的 ALT 正常或轻度异常的 CHB 患者，肝组织学隐匿进展。ALT 正常或轻度升高的 CHB 患者，肝组织病理学可能存在显著变化，HBeAg 阳性和阴性的 CHB 患者肝组织病理变化存在差异。探讨 ALT 正常或轻度升高 CHB 患者的临床管理，对于把握治疗时机及降低肝硬化风险，可能具有重要意义。

由于受所感染病毒、被感染宿主以及外在环境等诸多因素的影响，HBeAg 阳性和阴性 CHB 患者的自然病程，呈现复杂性和多样性。更多的处于免疫耐受期及非活动或低(非)复制期的 HBeAg 阳性和阴性 CHB 患者，血中 ALT 水平表现为持续正常或轻度升高，理论上此时患者体内无免疫应答或只存在低水平应答,肝组织中无病理进展或只存在轻微的病理学异常改变,多数患者无需抗病毒治疗或抗病毒疗效不理想。但是近年来国内外研究发现,ALT 正常或轻度升高的 HBeAg 阳性和阴性 CHB 患者中,确有一部分患者存在明显的肝组织炎症及纤维化改变,有些甚至已经悄然进展到肝硬化。若严格按照 ALT>2×ULN 作为开始抗病毒治疗的指标,将会导致 40.2%~65.5%HBeAg 阳性 CHB 及 13.8%~63.9%HBeAg 阴性 CHB 且伴显著肝纤维化的患者得不到及时治疗。

ALT 正常或轻度升高者,要特别注意下述几种情况:①近半存在显著肝纤维化;②肝组织变化存在差异性;③ ALT 正常或轻度升高;④ ALT、AST、HBV DNA 的参考值。参见第四十一章第一节"三、生物化学检查"。

(二) 应同时检测 HBeAg 和 HBV DNA

1. HBeAg 阳性者 HBV DNA 阳性率明显高于 HBeAg 阴性者　HBeAg 是体内 HBV 复制活跃及血清具有传染性的指标;HBV DNA 位于病毒的核心,与 HBeAg 几乎同时出现在血液中,是 HBV 感染最直接、特异性和敏感性最好的指标。HBeAg 阳性标本的 HBV DNA 阳性率明显高于 HBeAg 阴性标本的 HBV DNA 阳性率($p<0.05$)。原因为 HBeAg 是 HBV 基因组前 C 或 C 区段的 mRNA 表达,当其基因发生突变时,HBeAg 表达可减弱甚至消失,但仍存在病毒复制。乙肝患者治疗期间,病毒的清除首先表现为 e 系统的转换,HBeAg 血清学转换意味着患者免疫系统开始发挥作用,但其血清 HBV DNA 的水平下降和转阴,比血清学转换早,要准确了解乙肝患者体内病毒复制情况,检测 HBeAg 的同时,必须检测 HBV DNA。ELISA 检测乙肝 5 项具有快速、成本低等优点,主要用于乙型肝炎的筛查,但影响因素较多,如试剂检测水平、变异株、感染窗口期等,不能直接反映血清中病毒水平。FQPCR 检测 HBV DNA 具有简便、快速、特异性强、准确定量的优点,能更清楚地反映乙肝患者传染性强弱。

2. HBV DNA 载量越高基因变异越大　不少血清 HBeAg(−)而抗 -HBe(+)患者,含有较高水平的 HBV DNA。苏荣在 389 例 HBeAg 阴性慢性乙型肝炎患者血清中,HBV DNA 检出阳性 214 例(55.01%),阴性 175 例(44.99%),HBV DNA 载量在 $1×10^5$ 拷贝 /mL 水平,前 C 区变异 71.43%(15 例),Bcp 区变异 52.38%(11 例),两者比较有显著性差异($p<0.001$),HBV DNA 载量越高,基因变异发生比例越大。

(三) HBeAg 致 Th1/Th2 失衡使 HBV 感染持续

HBV 是一种非溶细胞性病毒,其肝脏病理损伤主要由宿主的免疫应答造成。HBV 侵入机体后,宿主的特异性细胞免疫状态决定了 HBV 感染后的临床转归,其中 T 淋巴细胞功能状态决定了病毒是被清除,还是持续感染。HBeAg 与 HBV 引起机体的免疫耐受、免疫系统功能障碍密切相关。HBeAg 作为宿主细胞受体或细胞因子的类似物调节 HBV 感染者的免疫状态,促进病毒感染的持续性。HBeAg 可以通过调节 Th 细胞亚群的分化影响机体的免疫功能:Milich 等分别用 HBeAg 和 HBcAg 免疫小鼠发现,HBcAg 免疫后的小鼠表现为 Th1 反应类型,而用 HBeAg 免疫小鼠则表现为 Th2 反应类型;用表达 HBeAg 的转基因鼠模型 BIO.S-T931e 小鼠研究证实 HBeAg 血清浓度在 10ng/mL 时即可引发 T 淋巴细胞耐受,Th 细胞功能异常可导致细胞毒性 T 淋巴细胞杀伤能力降低,由于 Th 细胞亚群分化异常,使 HBeAg 阳性的 CHB 患者外周血中几乎检测不到 HBV 特异性 CD8[+]T 淋巴细胞。韩亚萍用 HBeAg 分别刺激 CHB 阴性患者和健康人 PBMC 后,CD3[+]CD4[+] 特异性 T 淋巴细胞内 IFN-γ 表达水平较未刺激组明显降低,培养上清液中 IL-4、IL-6 和 IL-10 水平则较未刺激组明显增加,进一步说明 HBeAg 在负性调节细胞免疫反应中起着重要作用。

　　PD-1/PD-L1 途径被认为是影响自身免疫和感染性疾病慢性化的重要因素。PD-1/PD-L1 参与了 T 淋巴细胞效应期耐受的诱导,阻断 PD-L1 途径有利于抗病毒免疫;PD-L1 与表达在 T 淋巴细胞表面的受体 PD-L1 结合,传递抑制性信号,下调 T 淋巴细胞受体产生的刺激信号,抑制机体抗病毒免疫反应,从而导致病毒的长期存在。在 CD14$^+$ 细胞表面,PD-L1 表达水平的变化与 HBV 感染的严重程度密切相关,HBV 感染者 CD14$^+$PD-L1$^+$ 细胞会产生大量的 IL-10,PD-L1 不仅能够促进细胞因子 IL-4 和 IL-10 的产生,同时可以降低抗原特异性 Th1 型细胞因子 IFN-γ 的分泌。IL-4、IL-6、IL-10 是参与诱导型细胞免疫反应重要的细胞因子,能够抑制细胞介导的免疫反应,导致宿主对 HBV 感染的免疫应答减弱,促使 HBV 持续性感染。重组 HBeAg 体外刺激 CHB 阴性患者和健康人 PBMC,可引起 CD14$^+$ 细胞表面抑制性受体 PD-L1 分子的明显上调,并可见 Th1 型细胞因子 IFN-γ 的表达明显降低,Th2 型细胞因子含量明显增加,表现为 Th2 型细胞反应占主导,HBeAg 阳性的 CHB 患者外周血中 CD3$^+$T 淋巴细胞 PD-1/PD-L1 和 CD14$^+$ 单核细胞表面 PD-L1 明显高于 HBeAg 阴性的 CHB 患者。通过体外制备的抗原 - 抗体复合物,与 HBeAg(-) 的 CHB 患者或健康人 PBMC 共培养,探讨 HBeAg 对 PBMC 表面 B7-H1/PD-1 分子调节作用的特异性显示,HBeAg- 抗 -HBe 复合物,同样能够上调 CD14$^+$ 表面 PD-L1 分子的表达,与单独的 HBeAg 刺激结果无明显差异,说明以抗原 - 抗体复合物的形式存在于混悬液中的 HBeAg,虽然不能被常规的检测方法所检测,其特异性抗原表位已被抗 -HBe 封闭,但与 PBMC 表面结合的抗原表位仍然暴露,因此可能继续影响 PBMC 表面某些受体的表达。由此推测,HBeAg 可能通过上调 PBMC 表面负性调节分子 PD-1 和 PD-L1,引起 PD-1/PD-L1 对 T 淋巴细胞的负调控作用增强,机体 Th1/Th2 失衡导致 HBV 特异性 T 淋巴细胞功能低下,引起 HBV 免疫逃逸,而宿主体内细胞因子微环境,反过来又可以影响或调节 T 淋巴细胞对 HBeAg 的应答,最终形成机体对 HBV 感染的免疫耐受。HBeAg 下调机体免疫功能的作用机制尚不清楚。推测 HBeAg 有可能作为免疫抑制因子,上调 PBMC 表面的 PD-1/PD-L1 等负性调节分子的表达,影响机体抗原的识别以及抗原提呈功能,降低外周血中干扰素产生细胞的数量和功能,其负性调节作用致使机体 Th1/Th2 失衡,最终影响机体启动特异性免疫应答而实现免疫逃避,成为 HBV 持续感染的重要因素之一。

(四)外膜大蛋白有助于病情判断

　　HBsAg 由一个单独的开放阅读框(ORF)组成,依靠 3 个不同的启动位点和同一终止位点,表达 3 种不同的外膜蛋白。其中外膜大蛋白(LHBs)具有双重跨膜拓扑结构,N 端胞质 pre-S 结构域可以在翻译后留在病毒颗粒内,或者跨过细胞膜或病毒包膜。LHBs 在病毒包膜内可以和病毒核衣壳结合,还可以激活多个启动子元件,同时介导 HBsAg 亚病毒颗粒的细胞质滞留;在病毒包膜表面则参与病毒受体的结合,是 HBV 病毒复制可靠指标。钟小强采用针对 Pre-s 结构域立体构象表位的特异性抗体检测 LHBs,阳性率与 HBV DNA 有一定的平行关系,114 例 HBV DNA 阳性的血清中,LHBs 水平与 HBV DNA 拷贝数及 HBsAg 浓度存在良好的正相关,表明 LHBs 是反映 HBV 感染者体内病毒复制情况的可靠指标。但 HBeAg 阴性模式乙型肝炎患者血清中,LHBs 阳性率高于 HBV DNA,分析原因可能与 HBV 基因前 C 区或 Bcp 区发生变异有关。HBV DNA 检测方法学与灵敏度缺陷等,使 HBV DNA 阴性结果不能真实反映肝组织内 HBV 复制情况,尤其是血清中 HBV DNA 低水平时,肝内仍可维持一定水平。LHBs 转阴较 HBV DNA 晚大约 5 个月,LHBs 对 HBV 有反式激活作用,可以导致患者病情反复。HBV 感染肝细胞后合成的大蛋白数远超病毒合成所需的量,在缺少病毒核衣壳的条件下,生成空的亚病毒颗粒,在肝细胞内积累使肝细胞毛玻璃化,或因直接毒性作用而导致细胞凋亡,LHBs 检测可弥补 HBV DNA 在评估抗病毒疗效的不足。由于干扰素、抗核苷类药物长期治疗、前 C 和 Bcp 区启动子变异等原因,HBeAg 阴性的慢性乙型肝炎流行率不断升高。临床已经不能仅以 HBeAg 或 HBV DNA 转阴作为终止抗病毒治疗的观察指标,结合 LHBs、HBV DNA、HBsAg 定量,有助于对乙型肝炎患者,尤其是血清低水平 HBV DNA 患者监测体内病毒复制、疾病进程、抗病毒疗效及预后判断,但 HBV DNA、HBsAg 定量,要求严格的实验室条件,难以在基层单位大面积推广,而 LHBs 的检测设备要求低,操作简单,易于推广。

(五) 血清 HBcrAg、HBV DNA、病理学改变三者相关

1. HBsAg　在 HBV 自然史中逐步降低机体免疫应答模式的改变,不仅造成疾病进展速度和程度的变化,而且导致 HBV 标记物量和质的变化;CHB 患者血清 HBV 抗原表达模式,一定程度上能够反映肝组织病理状态。血清 HBsAg 水平从免疫耐受期经免疫激活期、免疫控制期、免疫再激活期,逐步降低,但在免疫控制期与免疫再激活期之间的差异无统计学意义;但血清 HBV DNA 载量,从免疫控制期到免疫再激活期再度升高,并且在 HBV 自然史各期之间的差异均有统计学意义。

2. 血清 HBcAg、HBV DNA、病理学改变三者相关　HBcAg 仅存于完整的 HBV 颗粒,裂解释放的 HBcAg,极易与血液中抗 -HBc 结合形成免疫复合物,因此,检测血清 HBcAg 的商品化试剂至今未能面世。HBeAg 和 HBcAg 均由 HBV 前 C/C 基因编码,其一级结构高度同源。Kimura 等开发了检测血清乙型肝炎核心相关抗原(HBcrAg)即变性开解为一级结构的 HBeAg 和 HBcAg 的酶免疫试剂;随后,Rokuhara 等发展了检测血清 HBcrAg 的化学发光酶免疫测定(chemiluminescent enzyme immunoassay,CLEIA)方法。Kimura 等发现,CLEIA 检测的血清 HBcrAg 不仅包括 HBeAg 和 HBcAg,而且还涵盖 HBeAg 形成前的中间产物 P22cr 蛋白。慢性乙型肝炎患者血清 HBcrAg 水平与血清 HBV DNA 载量和肝组织内 HBV DNA、HBV cccDNA 含量呈显著正相关,并对核苷(酸)类药物治疗中的耐药和停药后复发有预测作用。Seto 等采用 CLEIA 检测了 349 例慢性 HBV 感染者的血清 HBcrAg 水平,结果显示,血清 HBcrAg 水平从免疫耐受期经免疫激活期到免疫控制期逐步降低,从免疫控制期到免疫再激活期再度升高,并且在免疫耐受期与免疫激活期、免疫激活期与免疫控制期、免疫控制期与免疫再激活期之间的差异均有统计学意义。说明血清 HBcrAg 水平在慢性 HBV 感染不同阶段的变化方向和幅度与血清 HBV DNA 载量基本一致;但与血清 HBsAg 水平的变化不完全一致。国内张占卿等对 211 例 CHB 患者血清 HBcrAg 定量,参照肝组织病理学诊断,与血清 HBsAg、HBeAg、HBV DNA 比较,评价血清 HBcrAg 预测肝组织炎症活动度和纤维化程度的效能显示,无论 HBeAg 阳性或阴性,血清 HBcrAg 与 HBsAg、HBV DNA 均呈显著正相关。HBeAg 阳性患者的血清 HBsAg、HBcrAg 水平和 HBV DNA 载量均显著高于 HBeAg 阴性患者。HBeAg 阳性患者,血清 HBsAg 和 HBeAg 与病理学分级和分期均呈显著负相关;血清 HBcrAg 和 HBV DNA 与病理学分级和分期均呈显著负相关。HBeAg(-)患者,血清 HBsAg 与病理学分级和分期无显著相关性;血清 HBcrAg 和 HBV DNA 均与病理学分级和分期呈显著正相关。HBeAg 阳性与阴性患者发病和进展的病毒学和免疫学机制存在差异:HBeAg 阳性患者,免疫激活或失耐受的速度和程度可能受 HBsAg 负性调控的影响较大,免疫激活导致肝组织损伤和纤维化进展,同时伴随 HBV 复制及其抗原表达水平下降;但是,HBeAg(-)患者,免疫再激活或失控的速度和程度可能受

HBsAg 负性调控的影响较小,免疫再激活导致 HBV 复制及其抗原表达水平上升、伴随肝组织损伤和纤维化进展。该研究显示,HBeAg 阳性患者,血清 HBcrAg 和 HBsAg、HBeAg、HBV DNA 在肝组织不同病理学分级和分期之间存在差异,其下降主要发生在病理学分级 ≥ G3 和分期 ≥ S3。HBeAg(-)患者,血清 HBcrAg 和 HBV DNA 在肝组织不同病理学分级和分期之间也存在差异,其显著上升主要发生在病理学 ≥ G3 和分期 ≥ S3,提示血清 HBcrAg 和 HBsAg、HBeAg、HBV DNA 对 HBeAg 阳性患者肝组织病理状态的预测意义可能主要体现在预测病理学 ≥ G3 和分期 ≥ S3 ;血清 HBcrAg 和 HBV DNA 对 HBeAg(-)患者肝组织病理状态的预测价值可能主要表现在预测病理学 ≥ G2 和分期 ≥ S2。提示血清 HBcrAg 预测肝组织病理状态的稳定性,可能优于血清 HBV DNA,预测 HBeAg 阳性患者的病理学 ≥ G3 和分期 ≥ S3 以及 HBeAg(-)患者的病理学 ≥ G2 和分期 ≥ S2 有较高的准确度,诊断阴性预测值大于阳性预测值。

(六)乙肝病毒基因型

HBV 基因型与感染的严重程度及 E 抗原阴性率有关。乙型肝炎病毒已知的 HBV 基因型分为:A、B、C、D、E、F、G、H、I 等 9 种。在我国,HBV 基因型主要为 B 基因型与 C 基因型。我国 HBV 基因型与感染的严重程度虽不像国外研究那样密切相关,但吴意研究表明,轻中度 HBV 感染者 B 基因型比例最高(87.20%),其次为 C 基因型(9.34%)和 B、C 混合基因型(3.46%)。重度 HBV 感染者 C 基因型比例最高(77.08%),其次为 B、C 混合基因型(14.58%)和 B 基因型(8.33%),说明 HBV 基因型检测有助于分析患者病情的严重程度,轻中度乙型肝炎以 B 基因型为主,重度乙型肝炎以 C 基因型为主。HBV 基因型与感染的严重程度及 E 抗原阴性率有关,与 DNA 表达载量无关。苏荣研究也提示,乙型肝炎的病程进展和预后与所感染 HBV 的基因型有关,在不同类型乙型肝炎患者中,HBV 基因型的流行谱差异也存在显著性。在 214 例 HBeAg 阴性 HBV DNA 阳性的慢性乙肝患者基因分型与基因变异结果中,基因 A 型 6 例(2.80%),B 型 84 例(39.25%),C 型 106 例(49.53),D 型 7 例(3.27),混合型 11 例(5.14%);HBeAg(-)、HBV DNA(+)的慢性乙肝患者,基因分布以 B、C 型为主。有多项研究发现,与 C 基因型感染者相比,B 基因型感染者较早出现 HBeAg 血清学转换,较少进展为慢性肝炎、肝硬化和原发性肝细胞癌;对干扰素治疗的应答率高于 C 基因型,A 基因型患者高于 D 基因型。李洪权也发现,在 300 例无症状感染者、668 例慢性乙型肝炎患者和 108 例肝硬化患者中,HBV 基因型分布构成比差异存在显著性,提示基因型,在我国也是影响 HBV 感染结局的重要因素。

Duong 等对 413 例 HBV 感染者的研究也发现 C 基因型与重症肝病相关,D 型多见于无症状携带者并较早出现 HBeAg 的血清学转化。以 A 型、D 型感染为主的西欧,A 型与乙型肝炎慢性化相关。另有研究显示在急性肝炎患者中,A 型与 C 型相比,A 型的临床过程维持时间较长、症状较温和。为此,检测乙型肝炎患者基因型对临床指导用药起重要作用。基因的突变和干扰素的疗效及机体免疫应答关系密切,T1762、A1764 双变异与活动性肝炎和肝功能损害程度相关,基因突变加剧了肝脏的纤维化和癌变的进程,可作为预后的评价指标。Huy 等在对来自 12 个国家的 387 例 HBV DNA 阳性血清进行 pre-S 区突变研究时发现,在 B 型和 C 型中 pre-S 区突变发生率显著高于其他基因型,分别为 25%、24.5%,同时在肝癌患者中 pre-S 区突变发生率显著高于其他患者,提示 B 型和 C 型也与肝癌的发生相关。吴意对 214 例 HBeAg 阴性 HBV DNA 阳性的慢性乙肝患者基因分型与基因变异结果中,发生前 C 区变异者 A 型为 16.67%(1 例),B 型发生比例为 36.90%(31 例),C 型发生比例为

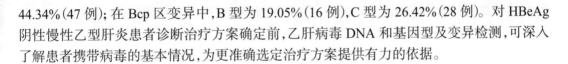

44.34%（47 例）；在 Bcp 区变异中，B 型为 19.05%（16 例），C 型为 26.42%（28 例）。对 HBeAg 阴性慢性乙型肝炎患者诊断治疗方案确定前，乙肝病毒 DNA 和基因型及变异检测，可深入了解患者携带病毒的基本情况，为更准确选定治疗方案提供有力的依据。

三、无创评估病理改变

（一）常规检查

ALT 正常或轻度升高的 HBeAg 阳性和阴性 CHB 患者在其自然病程演变的过程中有一些异常信息的蛛丝马迹表现出来，如外周血白细胞和血小板单独或共同下降，超声或 CT 影像学显示肝脏回声增粗、肝脏弥漫性病变或脾脏轻度增大、门静脉 / 脾静脉血流变缓，内镜显示食管静脉显露等，肝穿刺活组织检查的必要性进一步加强。

（二）瞬时弹性成像技术无创检查

在 CHB 患者的病理评估中发挥了明显的作用，其中瞬时弹性成像技术（TE）已广泛用于临床中。该技术主要通过测定肝脏的硬度来判断肝纤维化、肝硬化的原理是，利用 50Hz 的低频脉冲振动波，分析多个部位 2~5cm 大小的肝脏，将结果转换成千帕压力值（kPa）；肝组织质地越硬，超声波在肝内传播的速度越快，千帕值越高。2013 年由肝脏硬度评估小组发布的《瞬时弹性成像技术诊断肝纤维化专家意见》中，对 ALT 正常的 CHB 患者，建议对肝硬度测定（LSM）值 <6.0kPa 的患者定期随访；6.0~9.0kPa 时肝穿刺检查；9.0~12.0kPa 时考虑有进展性纤维化，需启动抗病毒治疗；LSM>12.0kPa 时考虑已存在肝硬化。国外一项对 357 例 CHB 患者的研究指出，TE 可以很准确地预测肝纤维化情况，且可避免 2/3 的 CHB 患者进行肝组织穿刺。结合以往的经验，TE 确已在临床决策中发挥着不可忽视的作用。

（三）其他无创检查

1. ALT 目前未明确 ALT 正常或轻度升高的 CHB 患者，肝组织隐匿进展的原因，无法预测疾病进展的快慢，但却使人们关注到，探讨 ALT 正常或轻度升高的 CHB 患者管理尤为必要。肝组织学显然是了解 ALT 正常或轻度升高 CHB 患者自然病程变化的重要途径。ALT 正常或轻度异常慢性 HBV 感染者的肝组织检查，可有显著的炎症病变及纤维化改变。耿晓霞分析了 196 例 ALT ≤ 2×ULN 的慢性 HBV 感染者，在不同 HBeAg 状态下的肝脏病理、临床特征及与肝组织学改变相关的临床指标，从而有针对性、及时、准确地决定抗病毒治疗时机。196 例 ALT ≤ 2×ULN 的慢性 HBV 感染者中，以 HBeAg 阳性为主，占 69.4%，HBeAg 阴性占 30.6%，两组患者肝组织均有不同程度炎症改变，伴或不伴纤维化改变。其中，HBeAg 阴性组有 81.7% 的患者肝脏炎症分级 ≥ G2，肝脏纤维化程度达 S2 期者占 31.7%，而 HBeAg 阳性组肝脏病理达 G2、S2 的患者分别占 51.5%、10.3%，因此，ALT ≤ 2×ULN 的慢性 HBV 感染者中，有相当部分患者需要接受抗病毒治疗，仅凭 ALT 水平决定是否抗病毒治疗将会遗漏部分已达 G2 或 / 和 S2 的患者，肝组织活检才能更准确地了解肝脏病变严重程度，以及何时开始抗病毒治疗。CHB 患者体内的免疫反应及疾病进展机制是复杂的，且受多种外界因素及个体特异性的影响，虽然 ALT 水平与肝组织炎症之间存在良好的相关性，但仍不能单纯以 ALT 水平作为评价疾病是否进展的标准。在评估 ALT 正常或轻度升高的 CHB 患者疾病进程时，需将 HBeAg 阳性和阴性 CHB 患者分开评估，同时应该特别注意患者的年龄、感染时间、ALT 正常还是波动、有无肝硬化或肝细胞癌家族史；还需结合其他血清标志物如 AST、pre-S 抗原等、无创检查如 FibroScan

等测量值进行综合评价,必要时行肝穿刺活组织检查,进一步明确诊断,避免延误治疗时机。

2. APRI 评分天冬氨酸转氨酶(AST)和血小板(PLT)比率指数(APRI)可用于肝硬化的评估。成人中 APRI 评分 >2,预示患者已经发生肝硬化。APRI 计算公式为[(AST/ULN)× 100/PLT(10^9/L)]。

<h1 style="text-align:center">第三节 诊 断</h1>

一、诊断标准

血清 HBsAg 阳性,HBeAg 持续阴性,HBV DNA 阳性,ALT 持续或反复异常,或肝组织学有肝炎病变,可诊断为 HBeAg 阴性慢性乙型肝炎。

HBeAg 阴性慢性乙型肝炎,病毒复制而不分泌 HBeAg,常为病毒基因组中前 C 区或前 C 启动子变异,可由 HBeAg(+)感染后期发展而来,也可一开始即为 HBeAg(−)的 HBV 感染。诊断切忌根据一次生物化学试验或其他临床和辅助检查结果,轻易下结论,还应排除其他肝炎病毒(如 HCV、HDV)和非病毒引起的肝脏损伤。

二、鉴别诊断

HBeAg 阴性慢性乙肝在慢性乙肝的自然史中处于较晚期的阶段,患者年龄往往较 HBeAg 阳性乙肝患者大,平均 40 岁左右,且以男性患者为主。肝组织学往往损伤较重,其中约 1/3 的患者已经发展到肝硬化。在临床上,病情的波动更常见,很少自发缓解。

HBeAg 阴性慢性乙型肝炎与非活动性 HBsAg 携带状态,两者都是血清 HBsAg(+)、HBeAg(−)和/或抗 -HBe(+),有时难以鉴别。特别是 HBeAg 阴性慢性乙型肝炎缓和期,ALT 正常,鉴别困难。但非活动性 HBsAg 携带状态 HBV DNA 低于最低检测限,1 年内连续随访 3 次以上,ALT 均在正常范围。肝脏组织学检查显示 Knodell 肝炎组织学活动指数(HAI)<4 分或其他的半定量计分系统判定病变轻微,预后好。

两者鉴别,主要通过长期随访,不能根据一次检查或某项报告作出诊断。非活动性 HBsAg 携带状态,常表现为 HBV DNA 保持低水平或阴性,肝功能长期正常。但在某些条件下也可以互相转变,体现了慢性乙肝临床表现的复杂性。鉴别要点为:①转氨酶:HBeAg 阴性慢性乙型肝炎转氨酶升高或反复波动。② HBV DNA 水平:>10^4 拷贝 /mL 者,即使 ALT 正常,大多数为 HBeAg(−)CHB,而非活动性 HBsAg 携带状态 HBV DNA 低于检测水平。③抗 -HBc-IgM:HBeAg 阴性慢性乙型肝炎抗 -HBc-IgM 常阳性。④瞬时弹性扫描弹性值:HBeAg 阴性慢性乙型肝炎(8.5±6)kPa,非活动性 HBsAg 携带状态(4.8±1.2)kPa。⑤肝组织学:HBeAg 阴性慢性乙型肝炎肝组织学常呈炎症坏死,非活动性 HBsAg 携带状态病变轻微。对上述指标难以鉴别、长期活动的病例,肝活检尤其重要。

第四节　治　　疗

HBeAg 阴性慢性乙型肝炎病毒水平与疾病进展和远期预后密切相关,抑制 HBV 复制或清除 HBV 感染,同样也是 HBeAg 阴性慢性乙型肝炎治疗的关键。

HBeAg 阴性慢性乙型肝炎病情重,进展快,治疗应积极,疗程应更长。目前获批准治疗慢性乙肝的药物,都可用来治疗 HBeAg 阴性慢性乙型肝炎,都有一定疗效,但停药后有较高的复发率,最好的方法是延长治疗时间,长期治疗。通常将 HBeAg 转为抗 -HBe,作为评价 CHB 治疗效果的标志之一,但 HBeAg 阴性患者不可能出现血清学转换,需利用其他指标评价治疗效果。

一、治疗的必要性

HBeAg(-)CHB 患者血清肝组织炎症程度与 HBV DNA 水平呈正相关,病毒负荷增长,免疫清除期较长,炎症活动反复,症状较轻而常被忽视,易发展为肝硬化、肝癌。据 WHO 报道,全球肝癌患者中,75% 以上由 HBV 所致,我国 HBV 相关肝硬化和肝癌病例中,70% 来自 HBeAg(-)CHB,临床难于管理,成为目前和将来研究的热点。

二、终身治疗和 / 或随访的重要性

HBV 感染后,一般要 52 年才能自然消失,抗病毒治疗或可使 HBsAg 消失或血清学转换,但即使 HBsAg 血清学转换,几十年 HBV 感染导致肝硬化、肝癌、肝衰竭和其他并发症的风险,并不会因 HBsAg 血清学转换而一扫而光。这意味着人体一旦感染上 HBV,或将终身感染 HBV(once HBV always HBV)。这很少引起人们注意,或不愿接受这一严酷的事实,或无法改变这一现象或因其他原因而有意淡忘。

HBeAg(-)CHB 患者,适应性免疫往往缺失或者不足,或 CTL 耗竭与重建。这不是仅靠抗病毒治疗就能恢复的,必须综合治疗、长期治疗、甚至终身治疗。即使达到临床治愈,微生物清除了,还有可能复燃;就算不复发,患者也可能忧心忡忡,一方面,担忧再发;另一方面,长期被疾病所困带来的精神心理创伤和思想包袱,不易随着疾病的"痊愈"而在短期内消除。

目前,乙肝病毒 cccDNA 还不能清除,慢性乙肝还不能治愈。各国慢性乙型肝炎指南治疗终点都只是最大限度地长期抑制 HBV 复制,减轻肝细胞炎性坏死及肝纤维化,达到延缓和减少肝衰竭、肝硬化失代偿、HCC 及其他并发症的发生,从而改善生活质量和延长生存时间。在治疗过程中,对于部分适合的患者应尽可能追求慢性乙肝的临床治愈,即停止治疗后持续的病毒学应答,HBsAg 消失,并伴有 ALT 复常和肝脏组织学的改善。这对病毒性肝炎的治疗显然是不够的,这是"重视病毒,轻视患者"的一种表现,犹如"拾了芝麻,丢了西瓜",有可能导致医生和患者放松对乙肝复发和疾病进展的及早发现和诊治,或可造成不可挽回的损失。

抗病毒治疗方法问世前,慢性肝炎患者住院治疗,靠保肝药降转氨酶,降到正常就出院了,回家停药后不久,肝功再次反弹,又来住院了,患者说,医院是他的家,回自己家好像是探亲,一年到头大部分时间是在医院度过的。如今普遍使用抗病毒治疗,确实收到了良好疗效,大部分慢性乙肝患者都可在门诊治疗长期缓解,重型肝炎少了,但肝硬化、肝癌、肝衰

竭和其他并发症患者,还屡见不鲜,肝病医生尚未从繁重的救治工作中解脱出来。这其中原因之一是,目前大多医生和患者,只重视抗病毒,忽视了综合治疗,一个倾向掩盖了另一个倾向。这是慢性乙肝,尤其是 HBeAg(-)CHB 治疗需慎重考虑的。

三、治疗指征

HBeAg(-)CHB 治疗,应遵循《慢性乙型肝炎防治指南(2015 年版)》,但指南不可能包括或解决慢性乙型肝炎诊治中的所有问题。临床医生在面对某一患者时,应在充分了解有关本病的最佳临床证据、认真考虑患者具体病情及其意愿的基础上,根据自己的专业知识、临床经验和可利用的医疗资源,制定全面合理的诊疗方案。

男性,年龄超过 40 岁,HBV DNA 阳性的 HBeAg 阴性慢性乙型肝炎,即使 ALT 正常,或超过国际现行标准(男 30IU/L、女 19IU/L),要争取作肝穿刺活组织检查,明确是否有肝脏炎症和肝纤维化,不适宜或不愿肝活检者可试用抗病毒治疗,目的是预防病情发展。干扰素或核苷(酸)类似物(NAs)单用,或联合,或序贯抗病毒治疗的具体方法和疗程尚不明确,停药后肝炎复发率高,疗程宜长。对初治患者优先推荐选用恩替卡韦、替诺福韦或 PEG-IFN。对于已经开始服用拉米夫定、替比夫定或阿德福韦酯治疗的患者,在抗病毒治疗过程中应按"路线图"概念指导用药,以提高疗效并降低耐药的发生。HBsAg 消失且 HBV DNA 检测不到,再巩固治疗 1 年半(经过至少 3 次复查,每次间隔 6 个月)仍保持不变时,可考虑停药。但是,HBsAg 消失的概率很低,感染 HBV 后一般要 52 年才能自然消失。干扰素类疗程至少 1 年以上,早期应答可帮助预测疗效。

判断 HBeAg(-)CHB 病情,HBV DNA 和年龄比 ALT 更重要。HBV DNA $\geq 10^4$ 拷贝/mL,即使 ALT 正常,绝大多数可诊断慢性乙肝;HBV DNA $\geq 10^5$ 拷贝/mL,即使 ALT 正常,97% 是慢性乙肝;HBV DNA $\leq 10^4$ 拷贝/mL,即使 ALT 正常,也有 70% 为慢性乙肝。年龄 ≥ 40 岁,肝组织病变较重。符合下列条件之一者,应尽量争取在 40 岁以前及早治疗,否则即使治疗也很难避免发生肝硬化和肝癌:①每 3 个月检查一次,2 次检查 HBV DNA $\geq 10^5$ 拷贝/mL,无论转氨酶是否升高,都应及早治疗。②几个月多次检查,HBV DNA $\geq 10^4$ 拷贝/mL,ALT 反复 60 U/L 以上,排除其他原因,无论年龄,都应及早治疗。③年龄 40 岁以上的男性患者,检查过 2 次 HBV DNA ≥ 500 拷贝/mL,无论转氨酶是否升高,也应治疗。④年龄大于 40 岁,HBV DNA ≥ 500 拷贝/mL,转氨酶超过 50U/L,无论男女,都应治疗。转氨酶 40 U/L 以下,每 3~6 个月监测一次;转氨酶 40~50 U/L 者,1~3 个月监测一次,若不断升高,也应及早治疗。⑤疾病进展:动态观察发现有疾病进展的证据(如脾脏增大),建议行肝组织学检查,如不愿肝穿,可试抗病毒治疗。⑥免疫抑制或化疗者:应用免疫抑制剂或抗癌药等细胞毒性药物的慢性乙肝感染者,应该在应用这些药物前至少一周开始,使用核苷类药,防止乙肝发作。⑦乙肝/艾滋病合并感染患者:存在严重慢性肝病证据者,无论其 CD4 细胞计数多少,均需开始抗病毒治疗;而所有 CD4 细胞计数 ≤ 500 个/mm³ 者,无论其肝病分期如何,也需开始抗病毒治疗。

四、抗病毒治疗方法

(一)药物选择和疗程

目前全球指南一致认为,抗病毒治疗是 CHB 治疗的关键,只有长疗程、多疗程抗病毒治疗,持续抑制病毒复制,cccDNA 不能及时补充,才可能减少而终耗竭。患者的年龄、性别、HBeAg 状态、肝癌家族史、职业、生育和喜好等,均应在治疗决策时加以考虑。

我国 2015 年版慢性乙型肝炎指南指出，HBeAg 阴性慢性乙型肝炎患者抗病毒治疗具体疗程不明确，停药后肝炎复发率高，治疗疗程宜长。对初治患者优先推荐选用恩替卡韦、替诺福韦或 PEG-IFN。对于已经开始服用拉米夫定、替比夫定或阿德福韦酯治疗的患者，建议在抗病毒治疗过程中按照"路线图"概念指导用药，以提高疗效并降低耐药的发生。核苷（酸）类似物：建议治疗达到 HBsAg 消失且 HBV DNA 检测不到，再巩固治疗 1 年半（经过至少 3 次复查，每次间隔 6 个月）仍保持不变时，可考虑停药。干扰素类推荐疗程 1 年以上，治疗早期应答可帮助预测应答。若经过 12 周聚乙二醇干扰素治疗未发生 HBsAg 定量的下降，且 HBV DNA 较基线下降 $<2 \log_{10}$，建议停止治疗（阴性预测值 97%~100%）。

（二）持久免疫控制是 HBeAg（-）CHB 临床治疗目标

HBV DNA 的水平与 CHB 的最终结局密切相关。一项对 3 037 例未治疗 HBeAg（-）CHB 患者，随访 11 年的研究发现：以 HBV DNA<300 拷贝 /mL 为 1.0 计算的相对风险，HBV DNA 水平 300~9 999 拷贝 /mL、10 000~99 999 拷贝 /mL、100 000~999 999 拷贝 /mL、$\geqslant 1\ 000\ 000$ 拷贝 /mL 的肝硬化发生风险分别为 1.4、2.4、5.4、6.7。另一项对 2 688 例 CHB 患者随访 14.7 年的队列研究结果显示，HBV DNA<2 000IU/mL 和 2 000~19 999IU/mL 者的 HCC 年发病率分别为 180/10 万和 369/10 万。结果提示，要达到 CHB 治疗的长期目标，必须持久地使 HBV 复制处于较低水平，才能降低肝硬化和 HCC 的风险。然而，进一步分析发现，当 HBV DNA<2 000IU/mL 时，血清 HBsAg 水平是预测 HCC 发生的独立危险因素。血清 HBsAg<1 000IU/mL 与 >1 000IU/mL 者的 HCC 年发病率分别为 58.2/10 万和 326.1/10 万，提示只有当 HBV DNA<2 000IU/mL 且 HBsAg 定量 <1 000IU/mL，才可明显降低 HCC 的发生。HBeAg（-）CHB，通过有限疗程的抗病毒治疗，可达到停药后持久的 HBV DNA 抑制（<2 000IU/mL）与 HBsAg 定量低水平（<1 000IU/mL），即非活动性 HBsAg 携带状态。

1. 聚乙二醇干扰素 α（PEG-IFN-α）　是治疗 HBeAg（-）CHB 的一线用药。核苷（酸）类似物（NAs）治疗虽然可以获得较高的 HBV DNA 应答率，但停药后 24~48 周的复发率高达 60%~95%。PEG-IFN-α 治疗可增强自然杀伤细胞应答，并通过增加 $CD8^+T$ 淋巴细胞，强化 CHB 患者免疫应答。HBeAg（-）CHB Ⅲ期临床研究结果显示，PEG-IFN-α-2a 治疗 48 周，停药后 1 年，HBV DNA $\leqslant 10\ 000$ 拷贝 /mL 的患者比例为 31%，其中 88% 的患者在停药后 5 年仍维持持久病毒学应答，28% 患者停药后 5 年达到 HBsAg 清除。而参加注册研究的 375 例 HBeAg（-）患者，接受长达 4 年的替诺福韦治疗却无一例达到 HBsAg 清除。值得注意的是，PEG-IFN-α-2a 停药后 HBsAg 清除率仍逐年升高，停药后 1、2、3、4、5 年的 HBsAg 清除率分别 5%、6%、9%、11%、12%。因此，欧洲肝病学会指南指出，PEG-IFN-α 可能是 HBeAg（-）CHB 患者通过有限疗程治疗后，实现停药后持久应答的唯一选择。

邹红霞研究显示，在 HBV DNA 阴转率和 ALT 水平复常率两方面，应用聚乙二醇干扰素 α-2a 治疗 HBeAg（-）的 CHB 患者，其疗效明显优于普通干扰素。在治疗结束时聚乙二醇干扰素 α-2a 组有 16 例患者血清 ALT 水平恢复正常（76.2%，16/21），HBV DNA 阴转率为 61.9%（13/21）；而普通干扰素组在治疗结束时有 9 例患者血清 ALT 恢复正常（36.0%，9/25），HBV DNA 阴转率为 32.0%（8/25），两者相比较差异均有统计学意义。随访 24 周，聚乙二醇干扰素 α-2a 组 13 例 HBV DNA 阴转患者中有 4 例发生阳转，复发率为 30.8%（4/13）；而普通干扰素组 8 例 HBV DNA 阴转患者中有 6 例阳转，复发率为 75.0%（6/8），两者相比差异有统计学意义。HBsAg 的明显下降出现在开始干扰素治疗后 12~24 周。谭淑燕，等研究发现单用 IFN-α-2b 治疗，24 周时 HBsAg 下降 $\geqslant 1 \log_{10}$ 的 SVR 率显著高于 HBsAg 下降 $<1 \log_{10}$

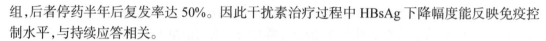

组,后者停药半年后复发率达 50%。因此干扰素治疗过程中 HBsAg 下降幅度能反映免疫控制水平,与持续应答相关。

2. 干扰素与核苷(酸)类似物联合治疗　有望提高疗效一项大规模临床研究分别以 PEG-IFN-α-2a、PEG-IFN-α-2a 联合拉米夫定、单用拉米夫定,治疗了 537 例 HBeAg(−)CHB 患者,疗程为 48 周,停药后随访 24 周(共 72 周)。在治疗结束时(48 周),ALT 复常率在 3 组分别为 38%、49% 和 73%,HBV DNA<400 拷贝 /mL 在 3 组分别为 63%、87% 和 73%,提示拉米夫定较 PEG-IFN 有更好的近期疗效,但拉米夫定在停药后复发率远超过 PEG-IFN。在 72 周时 3 组 HBV DNA<2×10^4 拷贝 /mL 的患者分别为 43%、44% 和 29%,3 组患者 HBV DNA<400 拷贝 /mL 者分别为 19%、20% 和 7%,ALT 复常率分别为 59%、60% 和 44%,提示应用 PEG-IFN 的两个组均优于单用拉米夫定组。在肝脏组织学方面,拉米夫定和 PEG-IFN 的疗效差别不大,3 组肝脏炎症坏死改善率分别为 55%、46% 和 46%,纤维化改善率分别为 15%、13% 和 18%。在两个 PEG-IFN 治疗组共有 12 例患者出现了 HBsAg 转阴,单用拉米夫定组无一例 HBsAg 转阴。该临床试验停药 1 年(96 周)的研究数据,与 72 周类似,3 组 HBV DNA<2×10^4 拷贝 /mL 的患者分别为 42%、41% 和 31%。HBV DNA<400 拷贝 /mL 者分别为 17%、14% 和 8%。ALT 复常率分别为 59%、52% 和 43%。该数据提示,PEG-IFN-α-2a 治疗 HBeAg 阴性 CHB 在停药 1 年后仍可维持一定疗效,随访 4 年结果,HBsAg 清除率达 11%,显著优于拉米夫定。

对获得 HBsAg 清除患者的基因型分析显示,在获得 HBsAg 清除的患者中,大多数是基因 C 型(14/25 例),其他基因型如 A 型(2/25 例)、B 型(4/25 例)、D 型(4/25 例)、C/D 混合型(1/25 例)也有。最难治的基因 C 型患者也可取得 HBsAg 清除。

干扰素和 NAs 作用位点不同,均能有效抑制 HBV 复制。两者联合治疗可能发生协同效应。文献报道接受干扰素抗病毒治疗的患者,24 周未出现病毒显著抑制,加用 ADV 后可明显增加对 HBV DNA 复制的抑制效果。但 TDF 单药治疗 72 周,也无法实现 HBsAg 清除。只有当方案包含 PEG-IFN 时才有机会达到 HBsAg 清除或使低定量的比例逐步升高,实现临床治愈。NAs 经治优势人群通过 RGT 策略可实现超过 50% 的 HBsAg 清除,进一步提高疗效。PEG-IFN 联合 NAs 治疗实现较高的 HBeAg 血清学转换与 HBsAg 清除。如经过干扰素 24 周治疗,患者 HBsAg 水平下降≥ 1 $\log_{10}$,建议患者坚持完成 48 周标准疗程;若 HBsAg 下降 <1 $\log_{10}$ 患者可考虑联合阿德福韦酯以提高持续病毒学应答率,但随访结束时该组的病毒学应答率、ALT 复常率仍不理想。可能原因是两药联用疗程较短,不足以控制乙肝病毒复制,需要延长疗程;或选用更强效 NAs,如恩替卡韦;或将普通干扰素换为聚乙二醇干扰素以获得更佳应答。

3. 影响 PEG-IFN-α-2a 治疗效果的因素　主要是宿主的免疫因素,而不是病毒因素。国际多中心随机对照临床试验结果显示,HBeAg(−)CHB 患者用 PEG-IFN-α-2a 治疗 48 周,治疗结束时 HBV DNA<400 拷贝 /mL 的患者为 63%,停药随访 24 周时为 19%。骆抗先等用 135μg PEG-IFN-α-2a 治疗 HBeAg(−)CHB 病例,平均疗程 13 个月,随访 48 周,复发率为 39.3%,持续应答率为 47.6%,与其他研究相比,持续应答率较高,原因可能与 HBV DNA 检测下限值不同有关,该研究 HBV DNA 的检测下限为 1 000 拷贝 /mL,高于 PEG-IFN-α-2a Ⅲ期临床试验中的 400 拷贝 /mL。另外,可能与疗程不同有关,PEG-IFN-α-2a Ⅲ期临床试验中的疗程固定为 48 周,而该研究中根据患者治疗应答不同,采用不同的 PEG-IFN-α-2a 治疗疗程,即个体化的治疗策略,部分患者治疗 48 周时虽未达到联合应答标准,但由于 HBV DNA 接近检测下限或仍处于下降趋势中,故给予延长疗程。Marcellin 等对

PEG-IFN-α-2a 治疗 HBeAg(−)CHB 的 Ⅲ 期临床试验中获得病毒学应答的患者进行了长期随访观察,在停药 5 年后,有 88% 的患者维持持久的病毒学应答,28% 的患者停药 5 年后达到 HBsAg 血清学清除。以上研究结果提示,PEG-IFN-α-2a 治疗 HBeAg 阴性的 CHB 的疗效较好,虽然停药后有较高的复发率,但停药 1 年仍维持应答的患者多数能够获得持久应答。因此,欧洲和亚太乙型肝炎指南都推荐 PEG-IFN-α-2a 作为治疗 HBeAg(−)CHB 的一线抗病毒药物。普遍认为,治疗前肝脏病理改变、ALT 水平、HBV DNA 定量、HBV 基因型是 IFN 治疗疗效的重要预测因子。肝组织炎症坏死较重、ALT 水平较高、HBV 基因 A 型、HBV DNA 定量低的患者经 IFN 治疗常可取得较好的疗效。但对于 HBeAg(−)CHB,上述因素的预测价值远不如 HBeAg 阳性病例有意义。原因可能在于 HBeAg(−)CHB 机体的免疫状态的变化,HBeAg 阳性 CHB 患者的 ALT 水平较高,HBV DNA 定量较低,可能反映机体对 HBV 较低的免疫耐受性;而 HBeAg(−)CHB 患者,由于经过免疫清除期,并发生 HBeAg 血清清除,机体的免疫耐受状态已发生改变,因此与 IFN 疗效并无明显相关。PEG-IFN-α-2a 的国际多中心的临床试验中,B 型和 C 型患者治疗应答率相近。对患者治疗前的基线特征与 PEG-IFN-α-2a 治疗应答的关系进行了单因素和多因素 logistic 回归分析,结果显示抗 -HBe 为持续应答的独立影响因素,抗 -HBe 阳性组患者的持续应答率为 54.4%,显著高于抗 -HBe 阴性组(25%)(p=0.011)。患者的性别、年龄、肝组织炎症活动度、肝组织纤维化程度、ALT、HBV DNA 定量等因素与 PEG-IFN-α-2a 治疗疗效无明显相关性。在乙型肝炎的自然史中,HBeAg 血清学转换是一个具有里程碑意义的重要事件,发生 HBeAg 血清学转换后,机体的免疫状态逐渐由免疫耐受转为免疫激活,病毒复制逐渐减弱,肝炎活动也趋于稳定和静息。但在 HBeAg(−)CHB 患者中,HBeAg 转阴与 HBV 前 C/Bcp 区变异有关,HBeAg 转阴后可伴或不伴抗 -HBe 的出现,抗 -HBe 阳性与阴性患者在免疫学方面是否存在差异,目前尚属未知。抗 -HBe 是由特异性的 B 淋巴细胞产生的,属于体液免疫反应,但由于 HBeAg 是 T 淋巴细胞依赖的,T 淋巴细胞的协作对抗 -HBe 的产生是必需的,因此,推测抗 -HBe 阳性与阴性在宿主的细胞免疫和体液免疫方面可能存在某种差异,从而对 IFN 治疗应答产生影响。近年来,在 CHB 抗病毒治疗应答的影响因素方面,机体的免疫因素逐渐成为研究热点。Ma 等在替比夫定治疗的 HBeAg 阳性 CHB 的研究中,发现治疗 12 周时血清中白介素(IL)-21 水平是 HBeAg 血清学转换的预测因素。此外,有研究表明治疗前抗 -HBc 水平可以预测 IFN 和核苷类药物的抗病毒治疗效果。由于 IFN 是一种免疫调节剂,从机体的免疫反应入手,探索与治疗应答相关的影响因素,可能更有实际意义。HBeAg(−)CHB 多由变异病毒引起,病毒前 C/G1896A 位点突变或 Bcp 变异而导致 HBeAg 消失。发生变异的病毒与野生株病毒在 IFN 治疗疗效方面是否存在差异,国内外研究尚无定论,可能是因为研究样本量较小,难以得到令人信服的结果。HBeAg(−)CHB 患者中,影响 PEG-IFN-α-2a 治疗效果的因素主要是宿主的免疫因素,而不是病毒因素。

(三) 提高 HBeAg 阴性慢性乙型肝炎持久免疫控制的治疗策略

我国慢性乙肝防治指南(2015 年版)治疗的目标是,最大限度地长期抑制 HBV 复制,减轻肝细胞炎性坏死及肝纤维化,延缓和减少肝衰竭、肝硬化失代偿、HCC 及其他并发症的发生,从而改善生活质量和延长生存时间。在治疗过程中,对于部分适合的患者应尽可能追求 CHB 的临床治愈,即停止治疗后持续的病毒学应答,HBsAg 消失,并伴有 ALT 复常和肝脏组织学的改善。

治疗终点:①理想的终点:HBeAg 阳性与 HBeAg 阴性患者,停药后获得持久的 HBsAg

消失,可伴或不伴 HBsAg 血清学转换。②满意的终点:HBeAg 阳性患者,停药后获得持续的病毒学应答,ALT 复常,并伴有 HBeAg 血清学转换;HBeAg 阴性患者,停药后获得持续的病毒学应答和 ALT 复常。③基本的终点:如无法获得停药后持续应答,抗病毒治疗期间长期维持病毒学应答(HBV DNA 检测不到)。

显然,在临床研究或临床实践中,采用减少肝硬化、肝功能失代偿及肝细胞癌的发生等临床"真终点"是不现实的,大型的 CHB 自然史研究结果已经表明,HBV DNA 持续抑制、HBeAg 血清学转换、HBsAg 清除等指标与长期良好预后密切相关,故这些指标常用作长期抗病毒目标的"替代指标"。这三个层次的治疗终点更具有临床可操作性。第一个层次是最基本的要求,即持续抑制 HBV DNA,NAs 维持治疗达到的概率较大,但停药容易复发。第二个层次是满意的治疗终点,即停药后持久的 HBeAg 血清学转换及 HBV DNA 检测不到。对于 HBeAg 阳性患者而言,HBeAg 血清学转换是重要的疗效指标和较可靠的停药标准,往往代表着机体的免疫控制和较低的复发率。而采用 NAs 治疗者获得 HBeAg 血清学转换概率较低,治疗 1 年仅为 20%,且停药后部分患者难以维持。聚乙二醇干扰素(PEG-IFN)-α-2a 治疗具有较高的 HBeAg 血清学转换率,PEG-IFN-α-2a 和 PEG-IFN-α-2b 治疗 1 年,HBeAg 血清学转换率可提高到 32% 和 29%。第三个层次是理想的治疗终点,即停药后持久的 HBsAg 清除或血清学转换。过去认为这个目标几乎是达不到的,现在已有少部分患者经过有效治疗可以达到,特别是通过 PEG-IFN-α 治疗 1 年,随访 3~5 年可在 HBeAg 血清学转换基础上提高 HBsAg 清除率至 10%~15%。而 NAs 治疗 HBsAg 清除率极低,治疗 1 年仅 1%~3%,与非治疗干预的自然人群 HBsAg 清除率相似。因此,与 NAs 相比,PEG-IFN-α-2a 在实现 HBeAg 血清学转换及 HBsAg 清除方面更具优势。上述三个治疗终点中,实现第一层次的治疗终点是普遍容易达到的,实现第二层次的治疗终点是比较可能的,实现第三层次的目标也是有机会的。关键是选择合适的患者坚持规范治疗、动态监测血清学指标、适时进行优化治疗。

1. 规范化治疗 我国已批准普通 IFN-α 和 PEG-IFN-α 用于治疗 CHB。普通 IFN-α 治疗 CHB 患者具有一定的疗效,PEG-IFN-α 相较于普通 IFN-α 能取得相对较高的 HBeAg 血清学转换率、HBV DNA 抑制及生化学应答率。多项国际多中心随机对照临床试验显示,HBeAg 阳性的慢 CHB 患者,采用 PEG-IFN-α-2a 180μg/ 周治疗 48 周,停药随访 24 周时 HBeAg 血清学转换率为 32%~36%,其中基线 ALT(2~5)×ULN 患者停药 24 周 HBeAg 血清学转换率为 44.8%,ALT(5~10)×ULN 患者为 61.1%;停药 24 周时 HBsAg 转换率为 2.3%~3%。研究显示,对于 HBeAg 阳性的 CHB,应用 PEG-IFN-α-2b 也可取得类似的 HBV DNA 抑制、HBeAg 血清学转换、HBsAg 清除率 81,停药 3 年 HBsAg 清除率为 11%。对 HBeAg(-)CHB 患者(60% 为亚洲人)用 PEG-IFN-α-2a 治疗 48 周,停药随访 24 周时 HBV DNA<2 000IU/mL 的患者为 43%,停药后随访 48 周时为 42%;HBsAg 消失率在停药随访 24 周时为 3%,停药随访至 3 年时增加至 8.7%,停药 5 年增加至 12%。有研究显示延长 PEG-IFN-α 疗程至 2 年可提高治疗应答率,但考虑延长治疗带来的更多不良反应和经济负担,从药物经济学角度考虑,现阶段并不推荐延长治疗。为此,我国《慢性乙型肝炎防治指南(2015 年版)》推荐:HBeAg 阳性和阴性 CHB 患者应用 PEG-IFN-α 治疗,疗程 1 年。笔者的经验是,若经 1 年治疗,HBsAg 定量逐渐下降,还可适当延长,直至达到理想的终点,但若 HBeAg 阳性 CHB 患者经 24 周治疗 HBsAg 定量仍 >20 000IU/mL,HBeAg(-)CHB 患者经 12 周治疗未发生 HBsAg 定量下降,且 HBV DNA 较基线下降 <2 $\log_{10}$,应停止干扰素治疗,

或改用 NAs。

2. 优化治疗　优化治疗包括 3 种重要的策略,即根据基线指标指导治疗(baseline guided therapy,BGT)、根据治疗中的应答指导治疗(response guided therapy,RGT)和根据结束时的情况指导治疗(end guided therapy,EGT)。基线 HBsAg 水平可预测 48 周 HBsAg 清除率。基线 HBsAg<1 000IU/mL 的患者 HBsAg 清除的比例高达 31.8%(7/22),而基线 HBsAg ≥ 1 000IU/mL 的患者 HBsAg 清除的比例仅为 3.4%(2/59)(p=0.001 2)。治疗早期 HBsAg 定量改变可预测 HBsAg 清除。治疗结束或达到目前治疗终点并停止治疗后,需根据治疗结束时的 HBsAg、HBeAg、HBV DNA 及 ALT 水平、肝脏病理改变、性别、年龄及治疗开始时的年龄、家族史等指导随访,确定是否需再治疗,使用何种治疗,预防复发和进展为肝硬化、肝癌、肝衰竭和其他并发症。

CHB 抗病毒治疗已经取得了长足的进步,规范化治疗使得一部分患者获得了持久免疫学控制,但仍有约 2/3 的患者难以获得停药的机会,可以根据 BGT 策略优选出适合治疗的人群,根据 RGT 策略即基于 PEG-IFN-α 治疗过程中 HBsAg 定量、HBeAg 定量来调整治疗以提高疗效。根据 EGT 原则指导下的终点治疗,对患者终身随访和 / 或治疗,预防远期并发症的发生发展,具有不可或缺的作用(详见第四十六章相关内容)。

3. 联合治疗及延长治疗　参见第四十六章第八节相关内容。

(四) 核苷(酸)类似物

详见第四十六章相关内容。

(五) 停药指标

2017 年 APASL 会上,德国托马斯·伯格认为,除患者年龄和停药时 HBsAg 水平和复反相关外,还提到可将 HBV RNA 水平作为停药指标,引用了北京大学鲁凤民团队成果,核苷(酸)类似物治疗停药过程中,若 HBV RNA 检测不到,复发率低,阳性复发率高。

(六) 停药时机

2017 年 APASL 会上,德国托马斯·伯格教授强调,无论是应用核苷(酸)类似物,还是 PEG-IFN-α-2a 治疗 HBeAg 阴性 CHB 患者,都应等 HBsAg 消失才能考虑停药。

五、其他治疗

(一) 综合治疗

免疫调节剂、对症治疗、抗炎保肝、抗纤维化治疗同 HBeAg(+)乙型肝炎。不同的是,HBeAg(−)乙型肝炎停药易复发,不可随意停药。为预防复发,可联合 / 序贯干扰素治疗,也可联合中药,如三氧化二砷或青蒿素等治疗。陈紫榕等在动物实验中已证实上述三种制剂的抗 HBV 活性。

(二) 维生素 D 是一种新的神经内分泌 - 免疫调节激素

维生素 D 是一种前类固醇激素,既往认为它主要调节钙磷代谢、促进骨骼生长,近来的研究发现其是重要的免疫调质,与多种肿瘤及肺部疾病的发生、发展密切相关。在慢性丙型肝炎患者中,维生素 D 水平高者,肝纤维化和炎症程度多较轻,预后和结局也较好。对乙型肝炎相关研究不多,与疾病进展关系尚不十分明确。

食物中的维生素 D 在肠道被吸收,皮肤中的 7- 脱氢胆固醇在紫外线照射下生成维生素 D,从而进入血液循环。在肝脏中,维生素 D 进一步水解活化形成 25-(OH)维生素 D;在肾脏中,形成代谢活性物质 1,25-(OH)$_2$D$_3$。实验室检测外周血浆中 25(OH)D$_3$ 水平能稳定反映体内维生素 D 的储备。肝细胞又是维生素 D 活性形式 $1,25\text{-}(OH)_2D_3$ 调控的靶细胞。维生素 D 吸收入血后，转运到肝脏后在微粒体中经 25- 羟化酶转化生成 25- 羟基维生素 D_3，血液中 $25\text{-}(OH)D_3$ 与维生素 D 结合蛋白相结合，是维生素 D 在机体的储存形式，与肝脏功能有明显的相关性，肝脏的储备功能实际上完全可能直接影响胆固醇的合成、活性维生素 D 的产生，可解释不同的病情及肝脏储备功能，所以维生素 D 会在 HBV 感染的不同病理结局中表现出差异。维生素 D 被认为是一种新的神经内分泌 - 免疫调节激素，对细胞免疫具有重要的调节作用，主要表现为对单核巨噬细胞、T 淋巴细胞、B 淋巴细胞，以及胸腺细胞增殖分化的影响和这些细胞功能的影响等。现已发现维生素 D 与肝病自发性腹膜炎感染及肝性脑病发生有关，提示其在肠道微生态与抗感染免疫中发挥作用。慢性肝病患者均存在血清维生素 D 缺乏，维生素 D 缺乏患者，肝细胞损伤及肝脏纤维化加重。丁佳臣研究发现，慢性 HBV 感染相关疾病血清维生素 D 水平显著下降，且随着病程的发展，维生素 D 水平更低，提示维生素 D 水平的下降，能反映肝脏损伤严重程度，病毒复制状态与维生素 D 无直接影响。有研究发现维生素 D 可预测丙型肝炎患者使用干扰素抗病毒治疗的效果，提示它可能在干扰素抗乙型肝炎病毒的生物学效应中发挥作用，也提示与干扰素作用之间可能有协同或增敏可能。慢性 HBV 感染患者维生素 D 绝对不足，同样可能影响内源性干扰素对病毒复制的控制。多个研究观察到维生素 D 在不同疾病阶段的血清水平差异，但不能明确这种差异是疾病发生发展的结果，还是原因。

（三）阿德福韦酯与安络化纤丸联合治疗

阿德福韦酯起效较慢，要减轻肝组织炎症坏死及纤维化，恢复肝功能，改善预后，有一定的局限性。中医认为慢性肝炎和肝硬化基本病机是正衰邪盛、湿热未尽兼血瘀，导致肝纤维化形成。由此确立了活血化瘀、通络养肝的治疗理念。由地黄、三七、水蛭、地龙、牛黄等中药组成的安络化纤丸制剂的拟方理念正是基于此点。研究显示安络化纤丸联合阿德福韦酯治疗 HBeAg 阴性乙型肝炎患者，其血清肝纤维化指标、肝功能和门静脉内径改善等，均明显优于对照组，阿德福韦酯与安络化纤丸联合治疗 HBeAg 阴性 CHB 具有在不同层面发挥协同和优化作用，显著提高抗肝纤维化的治疗效果。

六、药物经济学评价

欧阳仁杰根据慢性乙型肝炎进展的规律，构建含多个健康状态的 Markov 模型，使用模型估计不同方案治疗 HBeAg 阴性慢性乙型肝炎患者的长期效果和医疗费用，并进行增量分析，对核苷（酸）类药物与聚乙二醇干扰素 α-2a 治疗 HBeAg 阴性慢性乙型肝炎进行药物经济学评价。结果与非抗病毒治疗相比，抗病毒治疗均能使患者生存年限延长，其中使用恩替卡韦（耐药后加阿德福韦酯）2 年治疗效果最好，可以延长 1.12 个质量调整生命年（quality adjusted life year，QALY）；而使用拉米夫定 2 年（耐药后加阿德福韦酯）最具成本 - 效果，可以延长 0.95 个 QALY，增加的总医疗费用为 15 459 元结果表明，与非抗病毒治疗相比，使用核苷类药物与 PEG-IFN-α-2a 治疗 HBeAg 阴性 CHB 均能延长患者的生存期限。其中使用恩替卡韦（耐药后加阿德福韦酯）治疗 2 年的 HBeAg 阴性 CHB 患者获得了各方案中最长的 19.59 年的期望生存年和 10.12 个 QALY。而使用拉米夫定（耐药后加阿德福韦酯）治疗 2 年，其总费用为最低的 165 923 元，同时每延长 1 个 QALY 多需的医疗费用为 16 273 元，也是各抗病毒治疗方案中最低的。目前国内还没有评判成本 - 效果指标的阈值标准，根据最保守的参照指标（人均国内生产总值），2011 年全国及广州人均国内生产总值为 35 181 元和 97 588 元。根据这一标准,拉米夫定(耐药后加阿德福韦酯)方案相较其他抗病毒治疗方案具有更好的成本 - 效果。敏感性分析验证了结果的稳定性。结论:目前国内对 HBeAg 阴性慢性乙型肝炎的抗病毒治疗方案中,使用恩替卡韦(耐药后加用阿德福韦酯)可以达到最好的治疗效果,而使用拉米夫定(耐药后加阿德福韦酯)较之其他方案则更具有成本 - 效果。

在国内上市的 4 种核苷(酸)类药物中,恩替卡韦由于拥有强效、快速抑制病毒复制以及耐药率低的特点,经其治疗的患者获得了最长的期望寿命,目前多个指南均推荐其为一线用药,在注重疗效的情况下无疑是治疗 HBeAg 阴性 CHB 的较优选择。但恩替卡韦同时也是 4 种核苷类药物中价格最贵的,经过推算,恩替卡韦(耐药后加用阿德福韦酯)方案的增量成本 - 效果比(incremental cost effectiveness ratio,ICER)也是其中最高的。考虑到我国还是发展中国家,拥有世界上最为庞大的 CHB 人群,现实中对于 CHB 治疗方案的选择不能单看其疗效,还必须从经济学角度去考虑。拉米夫定作为 4 种核苷(酸)类药物中上市最久,价格最便宜的药物,在国内尤其在一些欠发达地区应用较为广泛。虽然其有着耐药率高的缺点,但是该研究结果显示,在其耐药后加入阿德福韦酯的优化方案获得了最佳的成本 - 效果。考虑到经济因素时,拉米夫定方案(耐药后加用阿德福韦酯)则为较为理想的选择。替比夫定(耐药后加用阿德福韦酯)方案疗效与成本 - 效果介于以上两者之间。而阿德福韦酯(耐药后加用拉米夫定)方案的疗效与成本 - 效果在该研究中均处于各治疗方案中的最后一位,因此不推荐在临床上作为首选考虑。

PEG-IFN-α-2a 作为另一类抗病毒药物,与核苷(酸)类药物相比,具有免疫调节作用,且治疗后持续的病毒学应答更久,在患者中更有机会出现 HBsAg 消失。该研究中,1 年 PEG-IFN-α-2a 治疗后患者获得了 19.52 年的期望生命年和 10.07 个 QALY,仅次于恩替卡韦,高于其他药物,但由于其较高的价格,导致在治疗方案中成本 - 效果最差。倘若 PEG-IFN-α-2a 的价格能进一步下调至合理范围,必然也会成为临床上较为理想的选择。

该研究是从支付者角度以广州市的情况进行分析。目前,CHB 的抗病毒药物基本都已经纳入医疗保险用药范围,这无疑降低了用药成本,减轻了患者的经济负担。但鉴于全国各地医疗保险政策的不同,难以准确计算医疗保险实际的费用支出,相关的文献报道也很缺乏。如果今后的研究中能够纳入医疗保险的支付费用和个人自付费用的研究,将能更好地对各种抗病毒治疗方案进行比较。

(陈紫榕)

第四十八章
隐匿性乙型肝炎病毒感染的神秘性

隐匿性乙型肝炎病毒感染（occult hepatitis B virus infection，OBI）是指患者血清 HBsAg 阴性、血清和 / 或肝组织中 HBV DNA 阳性。血清抗 -HBs 和 / 或抗 -HBc 阳性称血清阳性 OBI，阴性为血清阴性 OBI。单独抗 -HBc 阳性者占 OBI 人群的 80%，可用于初步判断 OBI 存在与否。OBI 患者无临床症状，但可持续引起肝细胞的炎症坏死，加速疾病进展，甚至发展为肝硬化和肝细胞癌。通过输血和器官移植等途径传播，或接受化疗、免疫抑制治疗导致 HBV 再激活，增加死亡风险。

由于 HBV 复制周期快且聚合酶易错配，在内源性和外源性的选择性压力下容易选择出逃避突变株。特别是近年乙肝疫苗和抗病毒治疗的广泛应用，HBsAg 突变率高发，为乙肝的检测和防治带来了新的挑战。OBI 患者若作为献血员或肝移植供体，会对输血和手术安全构成重大隐患。同时，HBsAg 突变会加速隐匿性乙肝向肝硬化 / 肝癌进展，并引起免疫抑制后 HBV 再激活，导致检测试剂漏检、免疫保护和抗病毒治疗失败，对疾病进展和疗效判定造成重要影响。

OBI 是一种特殊形式的乙肝病毒感染，可通过输血、器官移植等传播乙肝病毒，是不明原因肝病的主要原因之一，也是乙肝病毒高流行区乙肝疫苗免疫失败的重要因素，并可能与肝细胞癌和隐源性肝病等的发生及慢性丙肝的治疗效果欠佳有关，具有重要的临床和公共卫生学意义。其发生机制目前仍不十分清楚，可能与病毒复制和表达水平过低、病毒基因组变异或宿主方面等的因素有关。临床表现为血清 HBsAg 阴性，但血清和 / 或肝组织中 HBV DNA 阳性，并有慢性乙型肝炎的临床表现。除 HBV DNA 阳性外，患者可有血清抗 -HBs、抗 -HBe 和 / 或抗 -HBc 阳性，但约 20% 隐匿性慢性乙型肝炎患者的血清学标志物均为阴性。诊断主要通过 HBV DNA 检测，有时需采用多区段套式 PCR 辅以测序确认，因常规荧光定量 PCR 检测灵敏度受限且受引物序列变异影响，可能会存在一定程度的漏检，尤其对抗 -HBc 持续阳性者。诊断需排除其他病毒及非病毒因素引起的肝损伤。

慢性 HBV 感染以 HBsAg（+）和病毒血症为特征。HBsAg 清除与病毒血症消失、疾病缓解有关。传统的观点认为血清 HBsAg 的转阴和抗 -HBs 的出现是 HBV 完全清除的标志。然而，HBsAg 阴性患者可能存在 HBV DNA 阳性，特别是单一抗 -HBc 阳性者，HBV DNA 阳性率更高，甚至 HBsAg 血清学转换为抗 -HBs，HBV DNA 可能依然存在。HBV 从 HBsAg 阴性、抗 -HBc 阳性的供者通过肝脏移植传染给受者，其中大部分供者血清 PCR 检测 HBV DNA 阴性。有报道，23 例接受单一抗 -HBc 阳性的肝脏供体的患者中有 18 例发展成乙型肝炎，而 651 例接受抗 -HBc 阴性肝脏供体的患者中只有 3 例发展成乙型肝炎（$p<0.001$）。这些资料表明，部分患者血清学标志物阴性，但在其肝脏或血清中存在低载量的 HBV DNA，特别是在急性肝炎或慢性肝炎 HBsAg 清除后的抗 -HBc 阳性者。

　　隐匿性 HBV 感染不仅可以发生在 HBV 感染后自然恢复的人群、健康的社区人群和献血员中，也可以发生在各类 HBsAg 阴性的慢性肝病及其他疾病患者中，如 HIV 感染、慢性 HCV 感染、血液透析、酒精性肝硬化、隐源性肝硬化以及肝细胞癌（HCC）等患者中，HBV 感染病情恶化引起暴发性肝衰竭，已有诸多报道，但发生频率尚不清楚。还可使器官移植失败，患者在植入 HBV 潜在感染的供体组织后，需接受大剂量免疫抑制剂，可能使 HBV 感染发展，移植失败。隐匿性 HBV 感染者行异体肝移植后，也可导致 HBV 的显性感染，PBMC 在此扮演了很重要的角色。

　　关于 OBI 的流行情况、发病机制、临床意义还不是太清楚。有关它的一些问题还存在很多争论。大量的事实表明隐匿性 HBV 来自病毒污染的血液、器官捐献者。在健康的献血者中，OBI 占有一定比例，所以隐匿性 HBV 感染是输血安全的一大隐患。在我国大部分血站对 HBV 的检测仅限于 HBsAg 的检测，无法筛查出隐匿性 HBV 感染的献血者，而这部分献血者有可能会引起输血后 HBV 的感染。我国从 2010 年起，一些血液中心和中心血站陆续开展核酸检测进行血液筛查，筛查出一部分 OBI 的献血者，从而保证了临床用血安全，随着核酸检测试剂灵敏度的提高，会进一步降低由于隐匿性 HBV 可能引起的输血风险。故此，充分认识 OBI，对 OBI 的诊断、预防、治疗和血液安全都具有重要意义。

第一节　病　毒　学

　　传统的观点认为血清 HBsAg 的转阴和抗 -HBs 的出现是 HBV 完全清除的标志。1978 年，Hoofnagle 发现 HBsAg 阴性，抗 -HBc 阳性的供血者可使受血者发生 HBV 感染，提出了隐匿性感染的存在，但由于当时病毒检测技术的限制，这种观点一直颇受争议。随着病毒检测技术的进步，特别是 PCR 技术的不断成熟，不少研究证实了 OBI 的存在。根据其血清学特征可将 OBI 分为血清学阳性和血清学阴性两类，血清学阳性的患者是指抗 -HBc 阳性伴或不伴抗 -HBs 阳性，血清学阴性患者所有的 HBV 血清标志物都是阴性。

一、隐匿性 HBV 感染的分子基础

　　隐匿性 HBV 感染的分子基础与 HBV 的特殊生活周期密切相关。主要是 3.2kb mRNA 转变为共价闭合环状 DNA（cccDNA）后作为基因转录模板，长期稳定的存在于肝细胞内。这意味着 HBV 感染一旦发生，就有可能终身存在。

（一）病毒复制与基因表达被强烈抑制

　　HBsAg（-）慢性乙肝仍是一个未解决的问题。这些个体中，有的被病毒变异体感染，产生被抗原修饰的 HBVS 蛋白，用现有的 HBsAg 测定法检测不出，或病毒存在抑制着 S 基因表达和 / 或病毒复制突变。然而，病毒基因组的异质性，不能解释隐匿性 HBV 感染状态。隐匿性 HBV 感染，主要是由于病毒复制被强烈抑制及基因表达对病毒的影响。隐匿性 HBV 感染可能有传播性（比如实验性黑猩猩及通过输血和器官移植传播的人类），并产生经典的急性乙型肝炎。隐匿性 HBV 携带者，可能表现出感染的急性再激活，伴有典型的乙型肝炎血清学变化。隐匿性 HBV 感染，可能存在病毒与宿主免疫系统的一种平衡，除细胞毒性 T 淋巴细胞外，肝脏合成的细胞因子在 HBV 复制中，可能也产生调控作用。例如，TNF-α

和 IFN-γ 在转录后,可强烈抑制 HBV 基因的表达。

(二)病毒干扰现象

这是影响 HBV 复制与基因表达的又一个负性因素。其他因子也与诱导 HBV 抑制有关。HCV 感染的患者,存在大量隐匿性 HBV 感染,HCV 核白蛋白强烈抑制 HBV 的复制。非病毒感染因素也可能诱导 HBV 抑制。转基因小鼠模型中,曼氏血吸虫感染也能强烈抑制 HBV 复制。

HBV 的抑制可能是细胞内环境功能(也可能是相反的)修饰的结果,也可能是其他病原体感染,或化学因素,或细胞因子所致。DNA 损伤因子,能通过肿瘤抑制蛋白 P53 介导的转录,抑制 HBV 复制。

HBV 的强烈抑制,不仅是 HBsAg 阴性原因,而且使许多隐匿性 HBV 感染者血清中 HBV DNA 表达极低甚至测不出。部分血清 HBV DNA 阴性者,肝脏组织阳性。隐匿性 HBV 携带者病毒血症低水平,并不一定意味着肝脏中病毒基因低水平。事实上,隐匿性 HBV 感染的患者肝脏中 HBV DNA 的表达和 HBsAg 阳性者的结果差不多。尽管隐匿性 HBV 感染与抗 HBV 抗体的出现有重要相关性(即抗 -HBc 与抗 -HBs 分别抑制核心抗原与 HBsAg 的表达),但 20% 以上的隐匿性 HBV 携带者表现出 HBV 感染的全部血清学标记阴性。目前还不清楚 HBV 血清学全部阴性的表现,是急性感染消退数年后所有病毒标记的逐步消失,还是从感染的开始就发生,或是这两种情况在不同的病例均可发生。

共同感染的微生物可以抑制 HBV 的活动,促进 OBI 状态的形成。这一现象在 HCV 患者最常见,Cacciola 对 200 例 HBsAg 阴性的 HCV 患者的血清或肝组织进行检测,66 例可以检测到 HBV DNA,而 50 例 HBsAg 和 HCV 标志物都阴性的患者中,只有 6 例可以检测到。HCV 核心蛋白可能在这一过程中发挥直接的作用,它可以与反式激活因子 HBx 结合抑制 HBV 的表达,也可以与 HBV 聚合酶形成复合体,抑制其复制,也有研究认为共同感染的 HCV 是通过调节固有免疫或适应性免疫间接导致 OBI 的形成。其他微生物如曼氏血吸虫对 HBV 也有较强的抑制作用,共同感染时可使患者表现为 OBI 状态。

国外研究发现,合并感染 HCV 引起 HBV 复制下降和 HBsAg 合成减少,肝细胞中 HBV DNA 水平要远低于单独感染 HBV;HCV 是更主要的亲肝病毒,在抗 -HCV 和 HBsAg 同时阳性的患者中,HBsAg 的清除速率比单独 HBsAg 阳性患者高 2.5 倍。

病毒干扰的概念,有助于解释隐匿性 HBV 患者,HBV 复制和基因表达受抑。用 HCV 结构基因和克隆的 HBV DNA 共转染人肝细胞株发现,在 HCV 结构基因存在的情况下,HBV 特异的主要转录物和 HBV 抗原减少 2~4 倍,HBV 病毒颗粒的分泌受抑制 20 倍。他们推断这些结果是通过 HCV 核心蛋白介导的,在此情况下,HCV 核心蛋白作用可能是基因调节蛋白。但是 HCV 蛋白抑制作用的机制还不清楚。人们猜测在这两种病毒之间是否有直接的相互作用,或是还有其他因素干预。当共同感染两种病毒时,干扰素或其他细胞因子会引起一种或两种病毒的抑制。在 161 例接受聚乙二醇化的干扰素和利巴韦林治疗的双重感染台湾地区患者,随着 HCV 的清除,出现 HBV。相当一部分共感染患者(36.3%)在治疗前没有检测到 HBV DNA,治疗后出现 HBV 再激活。

二、隐匿性 HBV 感染的检测

目前 OBI 的检测与诊断依赖血清学和分子生物学的联合检测,高敏感性的 HBsAg 检测方法是 OBI 筛查与诊断的基础,在此基础上进行分子检测确认,最后加以血清学分类,有助于临床诊断和治疗。乙肝标志物检测技术的高速发展,促进了对 OBI 的认识,但我们仍面临挑战,要制定出适合我国国情的 OBI 检测操作指南,还需多方努力。

OBI 筛查主要依据 HBV 感染检测的常用标志物:HBsAg、HBsAb、HBcAb 和肝脏组织及血清中 HBV DNA。对其诊断,必须包括 HBsAg 和 HBV DNA 的组合检测,且标志物组合应具有一定的层次性,因人因地而异。目前,HBsAg 和肝脏组织 HBV DNA 是最理想的检测组合,但难以广泛使用,HBcAb 可作为肝脏组织 HBV DNA 的替代检测;HBsAg 和血清中 HBV DNA 的组合次之,却最常用,不同人群的广泛适用性已被证明。HBcAb 和 HBsAb 的检测除有助于 OBI 分型外,在一定程度上还可预测 OBI 的检测结果,尤其是"抗 -HBc 单项阳性"者,HBsAb 作为保护性抗体在器官移植和输血过程中也有重要的临床意义。OBI 已可采用相关标志物进行检测与诊断,但参照现有某些感染疾病的筛查模式仍难以对全体人群进行有效筛查。结合我国国情和国内外相关研究,OBI 筛查的目标人群,应具针对性,包括献血者和器官捐献者、长期接受免疫抑制剂治疗的患者、血液透析患者、慢性丙型肝炎病毒感染者、肝细胞癌患者、隐源性肝脏疾病患者、孕妇和老年人等特殊人群。

HBsAg 缺失和 HBV 低水平复制是 OBI 主要特征,因此不能以常规方法来进行诊断。OBI 的病毒学诊断主要包括 HBsAg 检测和 HBV DNA 检测,也有检测乙型肝炎病毒表面大蛋白(HBLP)来筛查。目前认为最优的诊断方法是先采用高灵敏度的 HBsAg 检测试剂盒进行 HBsAg 筛查,如果 HBsAg 检测为阴性再进行血清(浆)中的 HBV DNA 检测。血浆提取 HBV DNA 进行聚合酶链反应(PCR)技术检测有较高灵敏度。选择探针时,采用多区段套式 PCR,引物应覆盖 HBV 基因组 3 个以上的基因区(比如 X、S 和核心区等),并通过验证至少能检测出基因组的 2 个区,才能够有效避免 HBV DNA 检测的假阴性和假阳性。

依据血清中是否存 HBcAb 和 HBsAb,患者可被分为血清学阳性及血清学阴性 OBI,前者血清 HBcAb 阳性,伴或不伴 HBsAb 阳性,约占 78%;后者二者均阴性,约 22%。血清学阳性 OBI 患者血液中病毒载量相对较高,能够刺激宿主产生保护性记忆性 T 细胞,从而抑制病毒复制;血清学阴性患者因感染较为隐匿和缺少保护性免疫 T 细胞,反而更具流行病学意义。另外,对患者进行血清学分型可能有助于对患者进行个体化临床干预。国外学者通过对患有肝脏疾病(丙型肝炎、隐源性肝病)、肠外感染高风险患者(胃十二指肠、脾脏、骨髓感染者等)、人类免疫缺陷病毒(HIV)感染者、献血者、血液透析患者,以及一般人群进行研究,发现在伴有可引起肝损伤因素的情况下,OBI 能加速肝纤维化和肝细胞癌发生,HBV 感染可以在宿主免疫抑制时复燃,HBV 可经器官移植和输血途径传播。有必要在上述人群中进行 OBI 的检测与诊断。但 OBI 患者大多无明显临床症状,因此,检验用标志物的选择和组合,以及相关的实验室检测能力尤显重要。

目前,OBI 的实验诊断是以常规血清学检测为基础,联合分子检测技术;前者主要包括 HBsAg、HBsAb、HBcAb 及乙型肝炎病毒表面大蛋白(HBLP)等,分子检测主要包含肝组织或血清中 HBV DNA。

(一)血清学检测

HBsAg 是 HBV 感染的特征性标志物之一,故 OBI 筛查也从该项检测开始,要求检测灵敏度高。目前,HBsAg 检测技术已趋于成熟,多样化,灵敏度可达 0.1~0.62ng/mL,特异性也有了极大的提高;现有技术,如微粒子电化学发光技术可满足 HBsAg 检测要求。但 HBsAg 检测也面临着挑战,如各种选择压力下病毒发生突变,病毒载量较少时 HBsAg 分泌减少,宿主免疫系统功能不同,检测试剂和设备不一,以及采用的单位和各单位之间的换

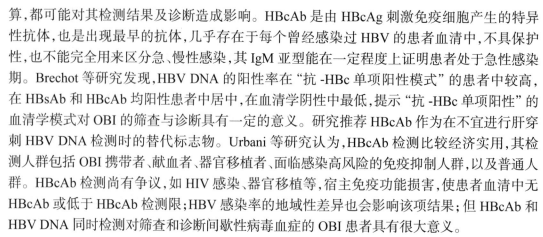

算,都可能对其检测结果及诊断造成影响。HBcAb 是由 HBcAg 刺激免疫细胞产生的特异性抗体,也是出现最早的抗体,几乎存在于每个曾经感染过 HBV 的患者血清中,不具保护性,也不能完全用来区分急、慢性感染,其 IgM 亚型能在一定程度上证明患者处于急性感染期。Brechot 等研究发现,HBV DNA 的阳性率在"抗 -HBc 单项阳性模式"的患者中较高,在 HBsAb 和 HBcAb 均阳性患者中居中,在血清学阴性中最低,提示"抗 -HBc 单项阳性"的血清学模式对 OBI 的筛查与诊断具有一定的意义。研究推荐 HBcAb 作为在不宜进行肝穿刺 HBV DNA 检测时的替代标志物。Urbani 等研究认为,HBcAb 检测比较经济实用,其检测人群包括 OBI 携带者、献血者、器官移植者、面临感染高风险的免疫抑制人群,以及普通人群。HBcAb 检测尚有争议,如 HIV 感染、器官移植等,宿主免疫功能损害,使患者血清中无 HBcAb 或低于 HBcAb 检测限;HBV 感染率的地域性差异也会影响该项结果;但 HBcAb 和 HBV DNA 同时检测对筛查和诊断间歇性病毒血症的 OBI 患者具有很大意义。

HBsAb 是 HBV 感染自然病程中最后出现的抗体,能中和病毒,具有保护性,与 HBcAb 联合检测,可对 OBI 作血清学分型。多数研究认为,HBsAb 阴性 OBI 携带者具有一定的传染性,但 0.5%~15%HBsAb 阳性者也存在低拷贝的 HBV DNA,威胁器官移植和受血者健康。德国、澳大利亚和日本等国,要求单位血液制品中 HBsAb 滴度超过 100IU/mL,才可进行输注。

HBLP 是 HBV Dane 颗粒和亚病毒颗粒包膜蛋白的主要成分之一,与 HBV 复制程度密切相关。HBV 感染后,肝细胞合成的 HBLP 数量远远超过病毒组装所需要的量,可用于 HBV 和 OBI 的筛查。HBLP 检测相对提高了血清学检测的灵敏度,但其表达的多变性使其应用具有局限性,尤其是作为监测 HBV 复制的标志物,有待进一步研究。

1. HBsAg 检测　目前 HBsAg 的检测方法主要有 5 种,即酶联免疫吸附试验(ELISA)、放射免疫测定(RIA)、免疫荧光技术、化学发光免疫测定(CLIA)和微粒子酶免疫测定(MEIA)。HBV DNA S 区基因序列的突变可引起抗原表位构象的变化,影响抗原 - 抗体反应,导致现有的试剂难以检测出 HBsAg。Yoshikawa 等对 26 例 HBV DNA 阳性的急性 HBV 感染献血者进行病毒标志物的检测发现,6 例 HBV 感染者 s 基因发生突变,其中 3 例 HBV DNA 高达 10^4~10^5 拷贝 /mL,却没检出 HBsAg。

2. 抗 -HBc 检测　抗 -HBc 阳性伴抗 -HBs 阴性人群中 HBV DNA 的检出率最高,这部分人群可能具有传染性。Panigrahi 等对 HBsAg 阴性献血者进行核酸检测,发现单独抗 -HBc 阳性者 HBV DNA 的检出率为 27.1%。抗 -HBc 阳性与发生 OBI 的关系已经被广泛证实,HBc 抗体反应的存在可被认为是 OBI 的警示指标。

3. 真实临床患者样本研究力证 ELISA HBsAg 诊断试剂盒检测性能 HBsAg 突变全球多中心研究首次采用真实临床患者样本,排除以往使用实验室制备的重组 HBsAg 蛋白可能存在的潜在偏倚。研究共纳入 1 553 例来自全球不同流行地区且涵盖各种基因型的 HBV 感染者样本,包括来自中国的 407 例。

研究发现,超过 70% 的样本发生 HBsAg 突变,全球范围内不同流行地区及不同基因型样本的总体突变率无显著差异。其中,大部分中国患者样本为基因型 C,此基因型感染的人群中多位点突变频率更高。在中国样本中,还发现 136 种特有突变体(全球共 345 例),10 余种新突变体(全球共 62 种);超过 30% 的中国患者样本中发现 47 种位于"a"决定簇区域的特有突变,这是对临床及诊断都非常重要的区域,可能与宿主免疫反应差有关,也可能导致阴性诊断结果。此外,与 G45R 突变相关的疫苗及诊断逃逸在中国样本中的发生比例更高,为 4%，而全球比例为 2%。

研究还对 4 种 HBsAg 商业试剂（包括 ELISA HBsAg Ⅱ 免疫检测、两种基于磁珠颗粒的 HBsAg 免疫检测以及 ELISA HBsAg 检测）进行了性能比较分析。ELISA HBsAg Ⅱ 灵敏度最高，达 99.94%，并成功识别出研究中所有（含突变体）的真实临床患者样本，证实了 HBsAg 突变对该试剂的检测性能没有影响。研究证明，HBsAg 突变在 HBV 感染者中非常常见且具有较高的发生率（比之前报道的高出 3 倍）。对于目前存在大量 HBsAg 突变的这一现状，使用 ELISA HBsAg Ⅱ 免疫检测对患者进行管理安全、可靠。ELISA HBsAg Ⅱ 定性和定量检测试剂均采用独特的抗原 - 抗体反应系统设立，并使用 3 种单克隆抗体和 1 种多克隆抗体的组合，能检测到目前所有已知的 HBV 血清型，并有利于提高 HBsAg 突变的检出能力，对于 HBV 感染的筛查、诊断和监测具有重要价值。

（二）分子生物学检测

OBI 检测主要是应用分子生物学技术对患者肝脏组织内或血清中 HBV DNA 进行定性或定量测定。

1. 肝组织 HBV DNA 检测　目前，肝组织内 HBV DNA 的检测是 OBI 最具权威的诊断方法，也是 OBI 诊断的“金标准”。Raimondo 等检测 98 例 HBsAg 阴性、无肝病的健康人群肝组织标本，HBV DNA 检出率为 16.3%。因需要肝活组织穿刺取样，不能大范围地推广应用；整合到宿主细胞中的 HBV DNA 也可检出，使这“金标准”进一步受到挑战。肝组织 cccDNA 的检出更具权威性，但具体的检测技术、实验操作步骤及相关试剂选择还有待进一步研究。

2. 血清 HBV DNA 检测　目前 OBI 最佳的诊断标准是用实时巢式 PCR 方法检测血浆 HBV DNA 的提取物。Biswas 等研究表明，与目前标准的 HBsAg 检测相比，混合样本 HBV DNA 核酸检测可减少窗口期，单样本核酸检测可减少 25~36 天。为了提高 PCR 的准确率和灵敏度，有学者提出选择的 PCR 引物应跨越 HBV 基因组中至少 3 个基因组区域，如 s、x 和核心基因，或根据泊松分布假设，重复提取、重复检测，以提高检测低模板序号的机会。为了规范这些新的检测方法，WHO 提出了 HBV DNA 核酸检测的国际标准，效价为 10^6IU/mL（500 000IU/mL）。OBI HBV DNA 水平一般在 2~80IU/mL，表明其对检测技术的敏感性和特异性具有较高的要求。目前，检测 HBV DNA 的分子技术主要有巢式聚合酶链反应（PCR）、荧光定量 PCR 和转录介导扩增（TMA）等，这些方法的检测范围均低至 5IU/mL，其敏感性可以满足 OBI 诊断的需求。特异性方面，引物必须能够特异性扩增 HBV 基因组不同区域，如增强子 1（Enh1）区、前 C/C 区、S 区等区域，并与各种基因型共有的高度保守序列互补。目前，对 OBI 的分子诊断标准为：

（1）HBsAg 阴性患者的肝脏或外周血中 HBV DNA 的 4 个靶向扩增区域至少 2 个以上检测阳性。

（2）必须对 DNA 靶向检测区进行定量检测，以 HBV DNA<200IU/mL 临界值排除突变所致的 HBsAg 检测假阴性，从而出现的 OBI 假阳性。Brechot 等于 1985 年报道了在慢性乙型肝炎患者的肝脏或血清中检测到了 HBV DNA，同时得出在传统血清标志物检测阴性患者中存在 HBV DNA 扩增的结论。随后研究证实，病毒基因组可存在于肝脏以外组织，为分子检测技术在外周血样本中检测 HBV DNA 奠定了基础。目前，绝大部分研究都应用分子检测技术对 HBsAg 阴性群体进行检测，Minuk 等应用特异性引物（分别针对 Enh1 区、前 C/C 区和 S 区 3 区）对 1 007 例 HBsAg 阴性血清患者样本进行实时 PCR 扩增，阳性结果者应用

巢式 PCR 技术进一步分析,证明基于实验研究人群得出的 OBI 的诊断标准和检测方法对于一般人群也适用。另外,对比分析肝脏组织内和外周血中 HBV DNA 检测结果,国内专家倾向于认为后者阳性对 OBI 的诊断意义更大,可能与 HBV DNA 可整合于宿主肝细胞基因组有关,这对 OBI 诊断的“金标准”产生了一定的影响。目前,可以利用 PCR 及其他分子检测技术的高敏感性和特异性进行 OBI 的辅助诊断,但仍面临一些问题,如分子检测中的污染、假阳性;另外,间歇性病毒血症患者检测结果假阴性问题对 OBI 的诊断也具有挑战性,改良和完善相关技术非常必要。

(三) OBI 的血清学模式

按抗 -HBc 和 / 或抗 -HBs 是否阳性,可有两种模式:

1. 抗 -HBc 是否阳性　区分为两种。①血清学阳性的 OBI:乙型肝炎核心抗体(anti-hepatitis B surface antibody,anti-HBc,抗 -HBc)和 / 或乙型肝炎表面抗体(anti-hepatitis B core antibody,anti-HBs,抗 -HBs)阳性的 OBI 个体,见于急性乙型肝炎恢复期(HBsAg 携带几个月后)或慢性 HBsAg 阳性感染几年后,血清中检测不到 HBsAg。OBI 的献血者中,抗 -HBc 阳性的献血者超过 30%。在抗 -HBc 阳性,抗 -HBs 阴性的个体,HBV DNA 检出率较高。如果患者抗 -HBc 和抗 -HBs 均阳性,HBV DNA 水平则中等程度。这种血清学模式的一种解释是抗 -HBc 阳性的慢性 HBV 感染患者清除了 HBsAg,以致 HBsAg 检测不到。②血清学阴性的 OBI:这种血清学模式的 HBV DNA 水平很低。血清学阴性的 OBI 会出现在感染初期,患者还没有出现针对 HBV 特异性的抗体(“初期的 OBI”)或因为 HBV 特异性抗体被清除。此外,还有些个体是“假的 OBI”。他们是 HBsAg 的 s 基因突变体的携带者,HBsAg 常规检测不能检出。

2. 抗 -HBc 和抗 -HBs 是否阳性　如表 9-48-1 所示。

表 9-48-1　抗 -HBc 和抗 -HBs 阳性模式

模式	HBsAg	抗 -HBc	抗 -HBs	HBV DNA 阳性率
1	−	−	−	最低
2	−	+	−	最高,输血可感染
3	−	+	+	较低
4	−	−	+	多为乙肝疫苗接种

注:模式 2 和 3 占 50% 以上。

三、动物模型

隐匿性 HBV 感染,在地松鼠和土拨鼠分别感染地松鼠肝炎病毒(GSHV)和土拨鼠肝炎病毒(WHV)得到了证明。在土拨鼠模型中,急性病毒性肝炎后,WHV 将终身持续存在,并经母亲传播给子代,表现为长期无症状感染。当病毒的接种剂量小于 10^3IU/mL 时,开始感染淋巴系统,而后累及肝脏,并持续表现为全部血清病毒标志物阴性。这种隐匿性 HBV 感染,不能防御 WHV 大剂量的再感染。而 WHV 持续存在动物体内则不同,病毒性肝炎消除后即可防御再感染,并且出现病毒抗体阳性。

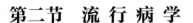

第二节　流　行　病　学

目前 OBI 的流行病学研究主要集中于 OBI 在不同人群患病率的横断面调查,由于选取研究对象的方法不一,检测指标及方法各异,造成结果差别很大。

一、流行病学特点

(一)地域差异

OBI 的发生率与不同国家、不同地域的 HBV 的流行率相关,在发展中国家发生率高,在西方发达国家发生率低;在 HBV 高发区较常见,在 HBV 暴露率低的地区则很少发生。例如在巴西亚马孙地区,3 600 名献血者中有 8 名为 OBI,而在荷兰,440 万份献血标本中,只有23 份可以检测到 HBV DNA。

(二)人群差异

OBI 的流行率与人群有关。慢性丙型肝炎病毒(HCV)感染者中 OBI 的发生率比其他慢性肝脏疾病高。在非肠道给药的人群中,OBI 的发生率较高,在血友病患者为 7.8%,在血液透析者为 14.7%。肝细胞癌(HCC)患者中 OBI 的发生率较高,特别是在不明原因的 HCC患者中,其发生率高达 73%。

(三)既往感染

在对北美因纽特人社区的研究中发现,HBsAg 阴性者中有既往感染 HBV 血清学表现者和无既往感染血清学表现者 OBI 的发生率分别为 18% 和 8.1%。

(四)检测因素

样本量的大小和一些未知的混杂因素也会影响 OBI 的发生率。Ireland 用 7 种不同的试剂盒检测 13 种突变株在体外表达的抗原,其结果不尽相同,这说明不同检测方法的灵敏度和特异性也会影响 OBI 的发生率。

二、流行性

隐匿性 HBV 感染呈世界范围散发性流行,不同地区与不同人群均有流行。HCV 感染者是隐匿性 HBV 感染流行性最高的一类人群。地中海盆地大约 1/3 HBsAg 阴性的 HCV 携带者,可检测到 HBV DNA,比亚洲国家还高。除肝病患者外,母婴传播也是隐匿性 HBV 感染重要原因。血液透析患者 HBV 感染流行率为 0~36%,所有血液透析患者均应进行 HBVDNA 的筛选。HIV 阳性群体的流行率是 0~89%。鉴别隐匿性 HBV 感染状态应重复检测HBV DNA。

隐匿性 HBV 感染在献血者中较多,西方国家较少,发展中国家常见。加拿大对一个社区 HBsAg 阴性居民调查表明,18% 的抗 -HBc 阳性的受试者及 8%HBV 血清学阴性的个体中检测到 HBV DNA。韩国在 195 例转氨酶值正常、HBV/HCV 阴性的健康人中发现 31 例(16%)隐匿性 HBV 感染。我国香港地区检测 124 例健康造血干细胞供体,19 例(15.3%)存在隐匿性 HBV 感染。

（一）OBI 在献血者和健康人群中的流行性

在 HBsAg 阴性的献血者中，OBI 的流行在世界不同地区的差异，主要是与特定区域内流行病的流行程度和常规血清学和核酸检测（nucleic acid assay，NAT）所用试剂有关。国外的一些文献报道了不同国家的 OBI 在献血者中的流行情况：加纳献血者中 OBI 的流行率是 1.4%，巴西南部是 0~0.6%，印尼定期献血者是 8.1%。在我国一些相关研究显示在献血者中，OBI 的流行率在不同省市也有所不同，台湾地区 OBI 发生在 7% 的定期献血者中。我国大陆地区报道 OBI 的发生率为 0.010 6%~2.71%。Hui 等发现在 15% 健康的香港地区造血干细胞捐献者中检测到 HBV 的基因组。有研究显示：在 1 146 名出生后接受乙肝疫苗接种的 HBsAg 阴性的年轻人中，发现 9 例 OBI，OBI 的流行率是 0.79%。

1. OBI 与受血者　研究证实 HBV 通过输血传播的风险明显高于 HIV-1 和 HCV。HBV 的传染性与输入的血浆量和病毒载量有关。理论上，如果 HBV 颗粒存在于含有高效价抗 -HBs 的外周血中，抗 -HBs 可以中和病毒颗粒的传染性。然而，Gerlich 等报道了 5 名单独抗 -HBs 阳性的 OBI 献血者（4 例为基因型 D，1 例为基因型 A2），将 HBV 传染给了受血者。而最近一项我国台湾地区的回顾性研究表明，在 HBV 高流行地区，OBI 输血可能不会导致 HBsAg 携带或输血后肝炎。高流行区的受血者大多已经感染过 HBV，因此输血传播引起 HBV 的风险可能低于非流行区。

血友病患者需要输入大量的血液及血制品，尤其是凝血因子Ⅷ和Ⅸ，因此极容易通过输血而发生 OBI。据报道，波兰、巴基斯坦和日本的血友病患者 OBI 的发生率分别为 0、1.73% 和 51.2%。地中海贫血患者也要接受大量血液和血制品，印度地中海贫血患者 OBI 的发生率较高，为 31.4%，而伊朗地中海贫血患者无 OBI。

2. OBI 与献血者　自从对献血员筛查 HBsAg 以来，输血后 HBV 感染的发生率大幅下降，但仍有发生。因地区 HBV 感染流行率和常规血清学或核酸检测技术的不同，HBsAg 阴性献血员中 OBI 的发生率也有较大差异。在 HBV 暴露率高达 70%~90% 的地区，献血员中有 7%~19% 为 OBI，而在 HBV 暴露率为 5% 的西方国家，献血员的感染率为 0~9%。倪宏英等分别采用巢式 PCR 和 Procleix Ultrio 全自动核酸检测系统对无偿献血者中核酸阳性的血浆标本进行 HBV DNA 序列分析，9 159 例 HBsAg 阴性标本巢式 PCR 检出 18 例 HBV DNA 阳性（0.19%），而 Procleix Ultfio 检出 7 例（0.076%）（$p<0.05$）。王庆敏等检测 51 248 份献血者血液样品，发现 OBI 者 41 例（0.80%），其血浆 HBV 病毒载量均 <661U/mL。41 例中抗 -HBc 阳性者 23 例（56.1%），抗 -HBc 伴抗 -HBs 阳性者 14 例（34.1%），抗 -HBs 阳性 4 例（9.7%）。有研究显示常规检测抗 -HBc 可降低输血后肝炎的发生率，应该把抗 -HBc 列为献血员的常规检查项目。

3. OBI 与一般人群　目前对一般人群 OBI 发生率的报道较少。Minuk 等检测 487 例 HBsAg 阴性的社区居民，发现以前患有 HBV 感染的人群中 HBV DNA 检出率为 17.5%（14/80），而未曾感染的人群中 HBV DNA 检出率为 8.1%（33/407）。颜丙玉等按照系统抽样法，对山东省社区人群中 HBsAg 阴性的 485 例血清标本进行巢式 PCR 检测，4 例同时扩增出 HBVS 区和 C 区阳性条带，OBI 检出率为 0.82%，4 例均出现 C 区变异。

（二）不同人群 OBI 的流行病学研究

目前国内外对 OBI 的流行病学研究主要集中在肝病（如丙型肝炎、原因不明的肝病、肝癌等）患者、免疫抑制人群（如 HIV 感染者、透析患者、器官移植患者等）、急性 HBV 感染恢复期患者、献血员、受血者和一般人群等。

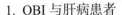

1. OBI 与肝病患者

(1) OBI 与急性 HBV 感染恢复期患者：Blackberg J 和 Kidd-Ljunggren K 采用 PCR 检测 16 例 30 年前曾感染急性自限性乙型肝炎患者的血清和外周血单个核细胞 DNA，同时检测其中 4 例患者的肝组织，在 2 例肝组织中检测到 HBV DNA，但血清和外周血单个核细胞中 HBV DNA 均阴性，提示急性感染自限后，HBV 可作为隐匿性感染长期存在。Yuki 等对 14 例急性乙型肝炎患者从急性期开始进行平均 4.2 年（1.8~9.5 年）的观察和随访，全部患者均出现循环中 HBsAg 清除，12 例出现抗 -HBs。对 9 例进行为期 7.2 年的肝组织学随访，采用 PCR 对血清和冷冻肝组织进行 HBV DNAS、X 区定量分析，并定性检测 cccDNA 复制转录体。结果显示 9 例肝组织检测到 HBV DNAS 和 X 基因表达，其中 7 例血清 HBV DNA 阴性，8 例肝组织学证实持续存在肝纤维化和轻度炎症，3 例在发病后 8.9 年仍显示存在低水平 cccDNA。

(2) OBI 与丙型肝炎病毒（HCV）感染者：HBV 与 HCV 的传播途径类似，合并感染现象相当普遍，因此 HCV 感染者 OBI 的发生率最高。毕芳等采用 FQPCR 法对 62 例单纯血清抗 -HBc 阳性的慢性丙型肝炎患者进行血清 HBV DNA 定量检测，结果血清 HBV DNA 阳性 16 例（25.81%），血清 HBV DNA 阳性者肝组织炎症活动度及纤维化程度较阴性患者明显加重（$p<0.05$）。Cacciola 等检查 200 例 HBsAg 阴性、抗 -HCV 阳性慢性肝病患者的肝组织，HBV DNA 检出率为 33%（66/200）。合并 OBI 的 HCV 感染者肝硬化的发生率为 33%（22/66），而未合并 OBI 的 HCV 感染者肝硬化的发生率为 19%（26/134）。Squadrito 等对 134 例 HCV 感染者，其中合并 OBI 者 53 例，追踪随访至少 50 个月，发现发展成肝细胞癌的 9 例患者中有 8 例合并 OBI（$p=0.002$）。这些证据表明，OBI 促进 HCV 感染者肝硬化和肝癌的发展，这两种病毒可能相互作用，使炎症加剧及加速肝硬化的进程。但 Giannini 等的研究结果却不支持上述观点，通过对 139 例 HBsAg 阴性、抗 -HCV 阳性患者的观察，发现 OBI 在抗 -HCV 阳性慢性肝炎和肝硬化中分布无差异，似乎与病变进展和严重程度无相关性。

(3) OBI 与原因不明肝病患者：对肝组织和血清 HBV DNA 或转录体的检测证实，OBI 是所谓 "隐源性肝炎" 及其他慢性肝病的常见病因。Shiota 等报道 26 名 HBsAg、抗 -HCV 均阴性肝细胞癌患者中 HBV S、C 或 X 阳性者占 69%。He 等引用高度灵敏巢式 PCR 方法对 60 例血清学标志物阴性非甲、乙、丙、丁、戊（甲~戊）型肝炎患者进行血清 HBV DNA 检测，阳性率为 78.3%（47/60），提示 OBI 可能是非甲~戊型肝炎的主要病因。庄辉等对 104 例血清学阴性的肝炎患者进行 PCR 技术检测时发现，30 例（29.8%）为 HBV DNA 阳性，提出对不明原因的肝炎患者还应进行 HBV DNA 检测，排除 OBI。Casfillo 等在 76 例不明原因肝功异常血清标志物阴性患者的肝组织中发现，22% 有 OBI、46% 为隐匿性 HCV 感染、32% OBI 合并隐匿性 HCV 感染。

(4) OBI 与肝癌患者：OBI 是肝癌发展的一个重要危险因素，因为它保持了典型的 HBV 显性感染的致癌性。日本的研究证实，OBI 血清 HBV DNA 的存在可以预测非乙非丙型肝硬化患者的肝细胞癌变率。他们对 82 例 HBsAg 阴性、抗 -HCV 阴性的肝硬化患者进行跟踪随访，HBV DNA 阳性组和阴性组，在第 5 年末的癌变率分别为 27% 和 11.8%，在第 10 年末的癌变率分别为 100% 和 17.6%（$p<0.01$）。Kim 等对 36 名 HBsAg 阴性的酒精性肝癌患者及 193 名酒精性肝硬化患者进行 HBV DNA 检测，肝癌组患者血清中 HBV DNA 的检出率为 48%，而单纯肝硬化组患者则为 0。因此 OBI 可能是酒精性肝硬化发展为肝癌的一个重要因素。此外，OBI 在 HCV 感染者、酒精性肝病及不明原因肝病的个体中发挥其前癌基

因的作用。

(5)OBI与暴发性肝衰竭患者：在免疫抑制状态下，对HBV复制和基因表达的抑制可能会停止，导致典型的重型乙型肝炎，有时呈暴发性过程。有报道显示，HBsAg阴性的急性重型肝炎患者血和肝内HBV DNA检测的阳性率分别为10%和6%，而美国的一项大样本资料显示，急性肝衰竭患者中不存在OBI。OBI是否是暴发性肝衰竭的原因之一，需进一步研究。

2. OBI与免疫抑制人群

(1)OBI与HIV感染者：HIV阳性是OBI的高危因素。目前认为，HIV破坏CD4$^+$T淋巴细胞时，引起机体适应性免疫功能低下，清除HBV能力下降，使HBV保持低水平复制，造成OBI。HIV感染患者OBI的发生率在0~89%。Nfiez等应用超灵敏的定量PCR检测85例血清HBsAg阴性、抗-HBc阳性、未接受拉米夫定或替诺福韦治疗的HIV感染者，未发现HBV DNA（<200IU/mL）。梁红霞等采用巢式PCR检测92例HBsAg阴性HIV感染者血浆中HBV DNA，发现HBV DNA阳性率为29.35%（27/92）。合并OBI和未合并OBI组CD4$^+$T淋巴细胞计数、单独抗-HBc阳性率比较，差异均有统计学意义，前者提示OBI者免疫力低于未合并OBI者，后者提示HIV阳性合并OBI者中单纯抗-HBc检出率高。

(2)OBI与透析患者：透析患者自身免疫功能低下，长期反复接受动静脉穿刺等原因，成为HBV感染的高危人群。2006—2012年报道的关于HBsAg阴性血透患者中OBI的发生率为0~26.6%。金蕾等用巢式PCR检测102例HBsAg阴性维持血液透析患者的血清，发现两个区同时阳性者8例，OBI发生率为7.8%。Besisik等和Siagfis等认为在血液透析患者中，OBI更常发生在抗-HCV阳性的患者，可能是由于尿毒症使免疫功能受损和暴露于HBV的概率增加的缘故。然而也有研究表明抗-HCV阴性和阳性的血透患者OBI的发生率无差别。最近土耳其的一项研究表明，持续性腹膜透析患者OBI的发生率为9.8%。

(3)OBI与器官移植患者：Hollinger和Soodnl认为，抗-HBc阳性的肝移植患者，移植术后可能在免疫抑制下发生OBI。Cholongitas等系统评价近15年来接受HBsAg阴性、抗-HBc阳性供体的肝移植患者，术后发生HBV感染的39例患者，接受HBsAg阴性供体的肝移植患者应接受预防性拉米夫定治疗，而接受抗-HBc伴抗-HBs双阳性者则不需要预防性用药。

(4)OBI与糖尿病患者：已有研究证实，糖尿病患者免疫系统受损害。Demir等的研究表明，2型糖尿病患者血清HBV DNA检出率为11%，高于对照组（3%），这可能是导致糖尿病患者原发性肝细胞癌发生率增加的原因。

（三）HBV基因型与OBI的发生率

1. B、C基因型与OBI　我国流行的HBV基因型以B、C型为主。倪宏英等在对无偿献血者的HBV进行核酸检测，发现OBI中C基因型所占比例（64.70%，11/17）明显高于HBsAg阳性的HBV感染者（23.10%，6/26），后者主要以B基因型为主。颜丙玉等研究显示在社区人群中检测出的4例OBI均为C基因型。金蕾等发现在6例发生OBI的血液透析患者中，2例为B基因型，4例为C基因型，而7例HBsAg阳性的HBV感染者均为B基因型。

上述研究表明，在我国人群中HBVC基因型更可能导致OBI。然而，纪勇平等的研究表明，发生OBI的献血者中，B基因型和C基因型无明显的统计区别。

2. A、D、H 基因型与 OBI　Albuquerque 等对 752 例巴西血液透析人群进行 HBV 基因型检测,发现 OBI 的发生率为 1.5%,其中 D 基因型为 66.7%,A 基因型为 33.3%。Cardoso 等研究发现,葡萄牙 HCV 感染者中,发生 OBI 的大多为 A 基因型。南非、波兰、墨西哥的献血者中,发生 OBI 的主要毒株分别为 A、D、H 基因型。

(四) OBI 流行情况

OBI 流行于世界各地,流行率与 HBV 感染率呈正相关。OBI 在 HIV 感染人群中的发生率与普通人群比较无统计学差异,但 OBI 可加重 HIV 感染者肝功能损害。然而不安全注射行为易导致 OBI、HIV、HBV 的传播。在发达国家,HBsAg 阴性的献血员中有 0.007%~0.05% 为 HBV DNA 检测呈阳性。我国是乙型肝炎高发区,从国内研究报道也可以看出,我国献血者中 OBI 的比例为 0.03%~0.2%,明显高于西方发达国家。

三、传播途径

(一) 输血传播

1978 年美国学者 Hoofnagle 等首次报道了一例受血者输注 HBsAg 阴性、HBcAb 阳性血液导致 HBV 感染;1991 年,法国学者 Brechot 等将 HBsAg 阴性、HBV DNA 阳性的血液输注给大猩猩,观察到受体动物发生急性乙型肝炎;2008 年,曾有文献报道一例受血者在输注了 HBsAg 阴性、HBV DNA 阳性的血液后经过 12 个月窗口期进而发展成为典型 HBV 感染。HBsAg 阴性者并不能完全排除传播 HBV 的可能,但输血后 OBI 是否发生,与受血者的免疫状态紧密相关。

OBI 通过输血传播含有 HBV DNA 的 HBsAg 阴性的献血者被认为是具有感染性的。会引起 HBV 的传播,通常受血者出现典型的乙型肝炎。理论上,如果抗 -HBs 滴度较高的个体外周血中出现 HBV 颗粒,抗 -HBs 会减轻病毒颗粒的传染性。虽然如此,有研究显示,抗 -HBc、抗 -HBs(12IU/mL)和 HBV DNA(180IU/mL)阳性的献血者的血液导致 2 名具有免疫能力的受血者感染了急性 HBV。这表明抗 -HBs 阳性的 OBI 携带者的血液输注给免疫缺陷的患者仍然会引起 HBV 的传播。然而,Candotti 等报道,一些 OBI 献血者,尽管他们的病毒载量 <20IU/mL 和 >500IU/mL,他们的血液没有引起 HBV 的输血传播。HBV 的传染性取决于一系列的因素,包括病毒 DNA 的拷贝数、完整 HBV 颗粒的出现、受血者的免疫状态,均对 HBV 的易感性有关。此外,HBV 的传染性还取决于输注血浆的量和输注血中病毒的载量以及抗 -HBs 的中和活性,高水平的抗 -HBs 会结合 HBV 颗粒,这样即使可以检测到 HBV DNA,血液可能也不会具有传染性。

(二) 器官移植传播

HBsAg 阴性和抗 -HBc 阳性的捐献者将器官移植给受者后,会造成受者 HBV 感染,尤其是原位肝脏移植(OLT),如果受者血清学标志物是阴性的,在肝细胞中存在的病毒株在免疫抑制时会出现复燃。在 OLT,血清学阴性(抗 -HBs 阴性 / 抗 -HBc 阴性)的个体的 HBV 引起隐匿性感染还不确定。肾移植、心脏和骨髓移植中,隐匿性 HBV 传播的危险性较低。

(三) 垂直传播

在动物模型上,Michalak 等研究了土拨鼠的幼仔,发现隐匿性 HBV 感染的母鼠可以将土拨鼠乙肝病毒(WHV)传给新生鼠,而且这种诱发的感染是无症状的。在人类,OBI 的母亲可以把 HBV 传播给孩子,一部分婴儿一出生就会被感染。

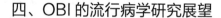

四、OBI 的流行病学研究展望

OBI 感染在全球范围内普遍存在,但其流行病学尚不清楚。目前认为 OBI 的流行与人群 HBV 感染的发生率、HBsAg 及 DNA 检测技术的敏感性和调查人群有关。迄今为止已进行了很多关于 OBI 的流行病学研究,但已有的资料多来自临床研究或局限于部分人群,仍缺少全人群流行病学研究资料。今后 OBI 流行病学的研究应重点放在不同地区、不同种族人群 OBI 的发生情况,以及人群基因型与 OBI 之间关系的研究,了解人群中实际 HBV 感染率和传播规律。检测方法和判断标准不一致降低了不同研究结果间的可比性,统一 OBI 检测方法和诊断标准已成为该领域研究的重要课题。OBI 的危险性、动态变化及分子机制尚不能通过抽样调查、病例连续性研究和病例对照分析准确反映,最好的办法是基于大样本人群随机取样的长期追踪性研究。

第三节　分子生物学特征及发生机制

OBI 的发生机制至今尚未完全阐明,但从已有的实验研究和临床观察结果看,很可能是由多种因素造成,OBI 的发生可能与基因突变、机体免疫状态、HBV 循环免疫复合物形成、染色体整合及合并 HIV/HCV 等病毒感染等多种因素有关,其中机体和病毒因素对病毒复制和控制感染起到重要作用。HBV 基因突变可能是主要原因。

一、病毒

HBV DNA 聚合酶缺乏校对酶活性,在 HBV 复制过程中,常可发生基因突变。分子进化学说认为基因突变的命运由随机漂变和自然选择共同决定,因此通过隐匿性 HBV 感染者病毒基因的适应性进化分析将有助于理解隐匿性 HBV 感染的分子机制,从而对隐匿性 HBV 感染的防控提供重要的参考价值。蒲中枢等采用基于密码子替代模型的最大似然法对隐匿性 HBV 感染者和 HBV 参考株 S 基因进行适应性进化分析。基因水平的适应性进化是指在一个遗传群体中较高适合度的等位基因替代另一种基因的过程,目前主要采用遗传学理论同统计学技术相结合的方法进行分析。通过计算 dN 和 dS 及其相互的比较关系($\omega=dN/dS$)来衡量遗传压力。若 $\omega>1$ 且差异有统计学意义,则认为该基因在对应的分支或位点上承受阳性选择,由此推断基因在环境压力作用下是否出现适应性进化。研究发现隐匿性 HBV 感染者病毒 S 基因的选择模型均显著优于中性模型,提示隐匿性 HBV 感染者病毒 S 基因可能存在适应性进化。优化模型 M8 分析结果显示隐匿性 HBV 感染者病毒 S 基因较参考株病毒 S 基因存在更多的阳性选择位点。隐匿性 HBV 感染者病毒 S 基因中,密码子 3、8、40、45、46、47、49、68、126、127、164、184、207 和 210 经历阳性选择。这些阳性选择位点大多分布于外膜蛋白的免疫表位区,提示隐匿性 HBV 感染者病毒 S 基因可能承受更大免疫压力,从而出现特异的适应性突变。机体免疫系统通过对病毒免疫表位区的识别产生免疫应答,来抑制病毒复制和清除病毒。以往研究认为,隐匿性 HBV 感染者不能检出 HBsAg 主要与宿主免疫系统对病毒的复制和基因表达的强烈抑制作用相关。他们的分析结果显示隐匿性 HBV 感染者病毒 S 区基因承受较强的免疫压力,与以往研究相一致。但在宿主免疫系统的强烈抑制下,隐匿性 HBV 感染者肝内仍有少量病毒持续存在。有研究发现隐匿性 HBV 感染者体内病毒 S 基因中经历阳性选择的位点大多位于外膜蛋白的免疫表位区,已有文献报道这些位点的变异可能与免疫逃避有关。当抗体结合表位 a 决定簇发生氨基酸替代时,使抗体与抗原不能有效结合;当 HLA- Ⅰ类分子限制的 T 细胞表位发生氨基酸替代时,T 细胞的识别、结合功能受到干扰,这些都将不利于病毒的清除。故推测隐匿性 HBV 感染者肝内持续有病毒存在,可能与病毒发生适应性进化产生免疫逃避相关。尽管少数位点在外膜蛋白的免疫表位区之外,但作者认为病毒基因的这些位点在机体强烈免疫抑制下发生适应性进化,其在机体对 HBV 免疫应答中可能有重要作用,因此这些位点也将为我们今后进一步研究隐匿性 HBV 的感染提供方向。研究进一步验证了隐匿性 HBV 感染者的分子机制,为隐匿性 HBV 感染者的防控提供了重要依据;同时通过对 HBV 感染者病毒 S 基因的适应性进化分析,使我们对 HBVS 基因编码蛋白的机体免疫有了更新的认识,也为今后乙型肝炎疫苗设计及实验室检测的改进提供了新的依据。研究通过对隐匿性 HBV 感染者及 HBV 参考株序列病毒 S 基因进行适应性进化分析,发现隐匿性 HBV 感染者病毒 S 基因在机体强烈免疫抑制下发生适应性进化形成免疫逃避株,病毒在宿主强烈免疫抑制下仍能持续存在。

迄今为止,OBI 基因型主要有 A1、A2、B、C、D、E,毒株的分子生物学特性已初步了解。OBI 毒株各基因型与血清 HBsAg 阳性 HBV 野毒株比较,具有以下主要分子生物学特征:

(一) 基因调控序列碱基变异

OBI 基因型 C 毒株的启动子、增强子核苷酸调控序列(SP1、SP2、Enh1 和 Enh2)与野毒株 HBV 基因型 C 比较变异非常显著,而 OBI 基因型 B 和 E 的相应调控序列保守。OBI 基因型 A1、B、C、E 的核心蛋白调控序列(主要包括核心蛋白上游调控序列,CURS;基础核心蛋白启动子,BCP)与野毒株比较,存在关键位点变异或突变,包括缺损、插入、置换等,如 BCP 内的 A1762T/G1764A 双突变。这些变异或突变会阻碍 HBV 基因型 A1、B、C 和 E 毒株复制或蛋白合成缺损,是导致 OBI 产生的原因,而 OBI 基因型 A2 和 D 毒株的这些调控序列变异不明显。

(二) 剪接机制

剪接机制可以产生重组或新蛋白(recombinant or neoprotein),作用于转录、逆转录、翻译或基因组及蛋白转运等过程,从而导致基因组或结构蛋白水平下降,形成 OBI。pre-S2/S mRNA 剪接可以产生非功能性的 S mRNA,进而编码截短的或杂合的 HB 蛋白,因而使功能性的非剪接 pre-S2/S mRNA 水平降低,HBsAg 的表达水平相应降低。pre-S2/S mRNA 剪接对于 HBsAg 表达是必要的。40% 左右的 OBI 基因型 A1、B 和 C 毒株,其 pre-S2/S 剪接供体位点或附近核苷酸发生突变,改变剪接供体的结构,影响 pre-S2/S 剪接,相应的表面蛋白抗原(HBsAg)表达降低或受到阻断。这种导致 HBsAg 表达水平降低是否与基因型无关,还需对 OBI 其他基因型 A2、D 和 E 分析判定。虽然剪接在功能性的非剪接转录产物及 HBsAg 的表达水平上所起的作用还不十分确切,但它包括在共转录及转录后调节机制中,成为 OBI 的一个分子生物学特征。

(三) 表面蛋白抗原氨基酸突变

研究早已证实,HBV 表面蛋白(pre-S/S)氨基酸突变,特别是主要亲水区(MHR)或 "a" 区关键氨基酸诸如 G145R/A 突变等,可以导致 HBV 逃避免疫或检测。OBI 各基因型毒株 pre-S/S 氨基酸序列与野毒株比较均有显著变异。采用 ELISA 测定转染细胞上清液中

HBsAg 水平,实验结果表明,OBI 毒株 HK8663、HK3110 和 TW6083 的 S 蛋白基因转染细胞表达的 HBsAg 水平显著低于 HBV 野毒株,表明 SmRNA 剪接位点突变影响 S 蛋白表达。然而,OBI 各基因型表面蛋白抗原(HBsAg)变异的意义确有不同。OBI 基因型 A2 和 D 毒株的表面抗原的 MHR 或 "a" 区氨基酸有多个关键氨基酸的频繁发生突变,变异率最高;B 和 C 型居中,A1 和 E 变异率最低。研究认为 OBI 基因型 A2 和 D 毒株 S 蛋白受到宿主免疫压力发生突变,是 OBI 生成并以低病毒载量存在而逃避宿主免疫清除的主要原因。在前期工作中,对 C121、C124、C137 等位置的半胱氨酸(cysteine)突变纠正,通过体外细胞模型重建了 HBsAg 反应性,证实关键氨基酸突变可以引起 HBsAg 发生改变,导致 HBsAg 检测反应性降低,是 OBI 逃避免疫清除的原因之一。另外,表面蛋白抗原氨基酸突变导致 HBsAg 表达量极低或分泌障碍也是 OBI 形成的原因之一。2013 年 Biswas 和 Candotti 将 18 例 OBI 克隆在体外 Huh7 细胞上进行转染,按照 HBsAg 的表达量和分泌方式将 OBI 分成 pattern 1、2 和 3 三种模式。HBsAg 分泌障碍只残留于细胞内的 pattern 2(占 6/18),HBsAg 在细胞内和细胞外表达量都很低的 pattern3(占 7/18),通过对 OBI 克隆进行点突变及修复证实,M75T、178R 的突变与 HBsAg 的分泌障碍相关。

(四)核心蛋白氨基酸突变

李婷婷在 OBI 基因型 B 和 C 毒株核心蛋白(pre-core/core)氨基酸序列中发现多个有意义突变,而 OBI 基因型 A1、A2、D 和 E 毒株则少见。有关 HBV MxA 的研究中发现,MxA 可以通过与 core 蛋白相互作用抑制 HBV 复制,反之 core 蛋白某些氨基酸突变又可以抑制 MxA 基因转录。这些发生在病毒核心蛋白的重要突变,是否在 OBI 生成中起到重要作用还需进一步探索。

(五)pgRNA 或 mRNA 转运出核障碍

pgRNA 或 mRNA 从细胞核到胞质依赖于甘油醛 -3- 磷酸脱氢酶(GAPHD)、转录后调控元件(PRE)和多嘧啶序列结合蛋白形成的复合体。PRE 区域的突变或部分缺失可能导致 RNA 贮存于细胞核内,无法翻译。目前已报道的 OBI 患者中发现的 pre-S2/S mRNA 剪接,57-S 剪接供体位点相对保守,位于 458 位。31-S 剪接受体位点已发现 1305/1308/1361/1385 等位点,部分位于 PRE 区域内,因此可能影响 pgRNA 或 mRNA 转运出核,蛋白翻译水平降低或阻断。

(六)HBV 低水平复制和表达

OBI 可具有多种临床形式,可以是 HBsAg(–)、肝功能正常的健康人,也可以是急性乙型肝炎感染恢复后,还可能是慢性乙型肝炎患者使用抗病毒药物后出现或者是自发出现,但在正常情况下 OBI 感染者的血液中 HBV 含量均小于 10^5 拷贝 /mL。造成 HBV 低水平复制可能的因素,包括转录控制区有变异、宿主体内有干扰因子、聚合酶在连接肝细胞释放的 HBsAg 引起无效复制等。急性肝炎 HBsAg 转阴后 10 年以上,从患者的血清、肝组织或者外周血淋巴细胞中仍能检测到 HBV DNA,但均处于较低的水平,并且体内一直存在较强的 HBV 特异性 T 细胞免疫反应,提示即使 HBsAg 转阴多年后,HBV 并不一定能被机体完全清除,而是在机体免疫系统的压力下处于一种极低的复制和表达水平,现有的常规检测技术无法测出。长期抗病毒治疗导致的 RT 区耐药突变也可以导致 HBV 复制力降低,也可能导致 OBI 的发生。

(七)HBV 的 S 基因突变与 OBI

S 区及前 S 区变异可影响 HBV 蛋白的表达,导致 HBsAg 阴性,或者引起抗原表位构相变化,影响抗原-抗体反应,导致试剂难以检测。

HBVS区基因及其相关基因区的突变可能造成OBI的发生,S区含有HBsAg抗原决定簇基因,位于高度保守的124~147位氨基酸亲水区。近年来,MHR在OBI中存在一些突变位点已多有报道,主要突变位点有G119R、C124R/Y、P127T、T131N、M133T/L、T140I、D144A、G145R、I150F等,其中G145R是1个常见的突变位点,可引起典型的疫苗免疫逃逸突变,也影响HBsAg免疫检测试剂的反应性。

HBV的S基因包含前S1、前S2和S区,主要编码大(L)、中(M)、小(S)三种外膜蛋白,其中大、小蛋白参与病毒颗粒的装配,中蛋白可促进病毒分泌。临床检测的HBsAg即为中蛋白和小蛋白。HBsAg主亲水区(MHR)(aa100~165)具有高度免疫原性,该区突变可改变其抗原性,使HBsAg难以检出,其中最具代表性的是"a"抗原决定簇(aa124~147),该区域单一或聚集突变可引起免疫逃逸,使其成为隐匿性感染基因突变常见区域。Hou等对46名OBI患者进行S基因检测发现,约43%的患者存在主亲水区突变,在18名患者中检测到主亲水区32个氨基酸突变,这些突变中有11个在"a"抗原决定簇内。Panigrahi等同研究发现,约95%的OBI患者可检测到S基因单个或多个氨基酸突变,其中最常见的突变为主亲水区的T125M(42/45,93.3%)。与HBsAg阳性者对比,OBI患者发生主亲水区的突变频率明显升高,且主要集中在aa117~121和aa144~147。Kim等研究发现,OBI患者出现"a"抗原决定簇区的突变频率明显高于HBsAg阳性携带者(36.6%:12.5%),其中,以I/T126N/S最常见(26.8%)。

前S区缺失可使血清中HBsAg水平下降致病毒分泌减少,被认为与OBI的形成相关。OBI患者出现前S1/S2区缺失的频率明显高于HBsAg阳性者。Kim等研究发现,53.7%(22/41)的OBI患者检测到前S区缺失,其中以前S1起始密码子和前S2区第8~23位核苷酸之间部分缺失常见。Chen等在4名OBI患者中发现两种不同的前S1区缺失:rt2848~2865/2866和rt2848~2980/2981,这两种缺失覆盖了前S1起始密码子和前S1蛋白的B细胞抗原表位,该研究还发现1例几乎覆盖整个前S2区的缺失(nt3145~3152),该缺失包含CCAAT序列,已知该序列是一种调节外膜蛋白正常比率的重要因素。

与终止信号相关的前S区突变可影响前S1以及前S2/S启动子及其编码蛋白的表达,使外膜蛋白的分泌和比率改变,导致病毒装配或分泌受损,可能是OBI产生的原因。Chaudhuri等在OBI患者中发现1例因G3084A突变导致前S1在第76位氨基酸位置截短。另有1例OBI患者的不同克隆因T363A、G2855T或C171A突变,使前S1/S2/S区在S蛋白的第68或6位氨基酸位置截短。该研究同时发现在前S1和前S2启动子之间的缺失(nt3034~3090),可促进S蛋白过度表达。Panigrahi等在OBI患者中发现1例因第207位核苷酸突变(T→A),相应的氨基酸由TGT(半胱氨酸)变为TGA(终止密码子),使S蛋白在第69位氨基酸位置截短。另一研究发现,在OBI患者中检测到前S2区W3R/Stop和S5A突变191。将带有野生型和突变的前S1和前S2/S启动子的分子克隆313.1和761.1(均来自两名OBI患者)分别转染HepG2细胞,结果表明,转染了突变的前S1和前S2/S启动子的HepG2细胞表面蛋白分泌减少,并在细胞质内聚集,大、小外膜蛋白比率改变。另有一些与OBI相关的可能损害病毒分泌的罕见突变报道,如I110M、G119E和R169Pfl51。某些突变影响翻译后HBV蛋白的产生而诱导OBI,正如Hass等的病例报道,对OBI患者的基因组序列检测发现S基因突变(G458A),使前S2/SmRNA和HBsAg不表达,使RNA的装配和HBV DNA合成时导致病毒低复制状态。

由于 HBVS 基因编码 124~147 位氨基酸,构成 HBsAg "a" 抗原决定簇,是不同血清型和基因型的共同表位,如果 "a" 抗原决定簇和其邻近单个或多个位点变异(如 T126N、G130R、G145R、C147F/R 等),可能会导致诊断试剂所用的抗体亲和力下降,从而造成血清检测 HBsAg 免疫反应假阴性。容莹等通过对 OBI 样品的 pre-S/S 基因片段测序和基因分型发现,OBI 样品在 pre-S/S 区的氨基酸置换率明显高于对应基因型 HBsAg 阳性野毒株,并且在 pre-S/S 区的免疫表位区氨基酸置换率同样高于 HBsAg 阳性野毒株,造成免疫逃避,导致 HBV 在低载量状态下持续存在。

S 基因变异主要是通过影响 HBsAg 的表达、分泌和识别等机制,使 HBV 基因组调节区域发生突变,抑制 HBsAg 的生成和病毒的复制,致 OBI 的发生。A 抗原决定簇(aa121~147)是 HBsAg 上相对保守的区域,是宿主免疫反应识别的主要位点,其间的一些点突变如 C124Y、D144A 等可以降低 HBsAg 的抗原性,导致表达的 HBsAg 无法被现有的试剂盒识别;亲水区的一些变异如 I126S、Q129R、G145R 等能损害病毒或表面抗原的分泌,使其无法从内质网上释放到血清中,形成 OBI 状态;pre-S 区的缺失突变可以影响 HBsAg 的表达导致 OBI 的发生;糖基化修饰可以保护抗原免受抗体的攻击,亲水区内的新发糖基化位点可以通过模拟 B 细胞表位的作用,干扰 HBsAg 的识别,从而形成 OBI 状态。隐匿性 HBV 基因组中有多处突变和缺失,学者测定了 5 名隐匿性 HBV 感染个体的 HBV DNA 序列,HBsAg 阳性个体作为对照,发现了许多种突变体,但是在隐匿性和非隐匿性 HBV 样本中,突变的部位是相似的。而且,HBsAg 阳性的病毒株中,没有发现隐匿性病毒株的任何突变体。在隐匿性和非隐匿性样本中,发现了甲基化模式的不同,在隐匿性 HBV 中可能起重要作用。相比之下,较早的研究认为 S 蛋白的主要亲水环(MHL)是导致基因多变性的区域。隐匿性 HBV 患者 MHL 突变的频率是 22.6/1 000 氨基酸,这比非 MHL 区域(9.4/1 000 氨基酸)和 HBsAg 阳性对照(MHL 区域 7.5/1 000 氨基酸,非 MHL 区域 12/1 000 氨基酸)突变频率都要高。

目前,HBV 疫苗诱导生成的保护性抗体针对 HBV 表面抗原 99~170 位残基的主要疏水区,该表位内的变异会导致病毒逃避保护性免疫,从而降低疫苗的预防效果。在 MHR 区域氨基酸的变异较频繁,其中 B 基因型隐匿性 HBV 感染毒株中突变主要集中在 130~134 位氨基酸,位于 "a" 抗原决定簇内。"a" 抗原决定簇的突变可引起抗原表位的改变,从而导致免疫逃避,常规的表面抗原筛查试剂无法识别,"a" 抗原决定簇的变异可能同时造成与之重叠的 P 基因变异而影响病毒的复制,减少感染病毒。

周姗等研究结果提示,隐匿性 HBV 感染相关 HBVS 基因编码的氨基酸序列单点置换、插入及终止密码子突变的发生,可能与隐匿性 HBV 感染的发生和发展有密切关系。

陈建宏等分析 1 例血清 HBV DNA 长期阳性但 HBsAg 阴性的 OBI 患者 HBVS 基因突变特点,揭示 S 基因突变与 OBI 发生及肝脏疾病进展的关系。收集该患者不同时间点的 4 份血清样本,扩增 HBVS 基因并进行克隆测序,挑选代表性突变株病毒基因构建重组载体并进行表型分析。从该患者 4 份血清样本中检出多种 S 基因突变形式,包括前 S1 区大片段缺失、s126-127 "RPCMNCTI" 插入突变、sQ129N、s131-133TSM → NST 和经典的 sG145R 突变等,其中 s131-133TSM → NST 在前后 4 份动态样本的检测病毒克隆中所占比例分别为 0、26%、59% 和 74%;前 S1 区大片段缺失在 4 份样本检测病毒克隆中始终存在,所占比例分别为 26%、17%、15% 和 21%。表型分析发现,sQ129N 和 s131-133TSM → NST 可以降低抗体对 HBsAg 的亲和力,增加病毒分泌;与野生株相比,前 S1 区大片段(nt3046~3177)缺失病毒株复制力下降了 43.7%,表面抗原启动子Ⅱ(SPⅡ)活性下降了 97.2%;sG145R 可降低病毒的分泌能力。结论认为,此例 HBV 感染患者的长期 OBI 临床表现是由于其感染有多种 S 基因突变病毒株引起,其中一些 S 基因突变可以影响病毒的表型特点,可能与肝脏疾病进展密切相关。此外,在 OBI 患者中常可检测到 S 基因主要免疫区的联合突变,这将减少机体对病毒调整区结构的改变和各种突变的免疫识别,减少外膜蛋白的表达,影响病毒装配或分泌,产生 OBI。

沈晓丽等在福州地区无偿献血者 OBI 标本中,证实了多个常见突变位点,但未发现常见的 G145R 突变位点,其中发现 2 例 T131N/M133T 联合突变位点,1 例 T131N 和 1 例 M133L 突变位点,这些位点突变可导致 HBsAg 试剂检测能力下降;同时也发现 G112E、F134R、T143M、S154L 少见的突变位点。10 例扩增出 S 区基因 OBI 的标本中有 7 例发生 S 区氨基酸突变,突变率为 70%,显示福州地区无偿献血者人群 OBI 病毒株具有较高突变发生的特点;另外,其中 6 例的 MHR 发生氨基酸突变,这些位点突变可能引起 HBsAg 的 "a" 决定簇发生改变,影响与检测抗体的结合,出现 HBsAg 检测结果呈阴性,HBVS 区尤其是 MHR 的氨基酸突变可能是造成 OBI 发生的因素之一。

(八) HBV 的 X 基因突变与 OBI

X 基因包含有基本核心启动子(BCP)、核心上游调节序列(CURS)、负性调节元件(NRE)、增强子 2(Enh2)直接重复序列 1、2(DR1、DR2)。X 蛋白(HBx)具有广泛的反式激活作用。X 基因突变通过改变 HBx 和 / 或重叠 BCP 功能可减少 HBV 复制。

HBV 的 X 基因的编码 HBx 对病毒复制起重要作用。X 基因与 C 基因启动子和增强子 2 大部分重叠,该区段是病毒复制的重要调节区,X 基因突变可使 C 基因调节序列区(如基本核心启动子和增强子 2)改变,进而对病毒转录、复制等产生影响,亦是 OBI 形成的原因之一。Fukuda 等研究发现,85.7%(18/121)的 OBI 患者在 X 基因远端出现 8 个核苷酸缺失(nt1640~1647),在 nt1656~1658 处产生翻译终止密码子,该缺失影响 C 基因启动子和增强子 2 序列,使 X 基因在 C 末端前 20 个氨基酸位置截短。基本核心启动子上的 ntA1762T 和 G1764A 突变可降低前 CRNA 转录,使 HBeAg 的表达减少。Han 等报道 2 例 HBeAg 阳性的 OBI 患者,对其基因组测序发现均有 ntA1762T 和 G1764A 双突变。Pollicino 等检测了 13 例 OBI 患者(观察组)和 4 例 HBsAg 阳性患者(对照组),在 4 名观察病例和 3 例对照病例中检测到 A1762T 和 G1764A 两种突变,另外在 2 例 OBI 患者中检测到 A1762T、G1764A 和 C1766T 三种突变。另有研究发现,在 OBI 患者中检测到 X 基因起始密码子突变(ATGGTG)。

(九) HBV 的 P 基因突变与 OBI

HBV 的 P 基因与 C、S、X 基因重叠,主要编码末端蛋白、HBV DNA 聚合酶(DNAP)和 RNA 酶 H,这些编码蛋白参与病毒复制的全过程。DNAP 核苷酸结合位区存在高度保守的 "酪氨酸(Y)- 甲硫氨酸(M)- 天冬氨酸(D)" 特殊结构性序列(YMDD motif),是 DNAP 发挥催化活性所必需的关键性结构。YMDD 中 M 易突变为异亮氨酸(Ⅰ)或缬氨酸(Ⅴ),病毒复制水平下降。S 基因与 P 基因中间区域重叠,故 S 基因缺失亦导致 P 基因的缺失,影响病毒复制,相反,P 基因的缺失也会导致外膜基因的变化,使外膜蛋白表达或分泌受损,发生 OBI。Chen 等在 4 例 OBI 患者中检测到 P 区 rt2067~2353 的部分缺失,该缺失覆盖聚合酶的起始密码子,可能是引起 OBI 低病毒载量的原因。研究表明,拉米夫定耐药诱导的 3 种突变组合(rtV173L+rtL180M+rtM204V)可促进 HBV 复制,使 S 区截短,导致外膜蛋白分泌受损。YMDD 变异与拉米夫定耐药或 HBV 复制相关,但在未经拉米夫定治疗的 OBI 患者中亦可检测到 YMDD 突变。血清 HBsAg 阴转及抗 -HBs 的出现被认为是 HBV 清除和临床治愈的标志,在一些经抗病毒治疗后或自发 HBsAg 清除的患者中,其血清或肝脏组织中仍可检测到 HBV DNA。与未出现 HBsAg 清除者的对比研究发现,S 启动子 / 聚合酶区 C3050T 突变(前 SIT68I)减少了 S 启动子活性,可能与 HBsAg 的清除有关,该突变并未改变聚合酶区的氨基酸,亦不影响病毒复制、转录和翻译。另有研究报道在 OBI 患者中检测到聚合酶区的联合突变。

(十) HBV 的 C 基因突变与 OBI

HBV 的 C 基因分为 C 区和前 C 区,编码 HBcAg 和 HBeAg。HBV 的核衣壳是一个潜在的免疫刺激物,刺激外源表位产生较强的中和免疫应答。前 C 区缺失变异,影响包装信号(packaging signal)的功能,减少 Dane 颗粒的形成。C 蛋白第 147~155 位 AA,是前体蛋白处理位点,相应的 DNA 序列发生错义突变或出现终止码,将减少病毒蛋白的产生和分泌,推测此类患者缺乏 HBsAg 与这些基因变异有关。但 C 基因突变是否为 OBI 产生的原因尚不明确,且较上述其他区域发生突变频率低,故该类研究较少。Chen 等在 4 例 OBI 患者中检测到 C 基因缺失,其中 1 例检测到覆盖 C 区 22% 的缺失(rt2001~2050 和 rt2152~2222)。Garcia-Montalvo 等在 372 名墨西哥献血者中筛选出 24 名 OBI 患者,9 例在 C 区出现氨基酸突变,且多数位于免疫优势抗原表位。此外,印度的一项研究发现:2 例 OBI 患者因前 C 区 G1896A/C1864T 突变,在前 C 区第 28/18 位氨基酸位置出现终止密码子,另发现 1 例 nt2164~2169 的 T 碱基缺失,出现移码突变,使核心蛋白在第 88 位氨基酸位置截短,该研究还发现 C 区 V27MD 突变,截短的前 C 和 C 区可使 HBeAg 分泌消失,病毒颗粒的装配受限,V27MD 突变将明显减少细胞毒性 T 细胞对相应突变表型的识别。

上述对 OBI 患者基因组的检测发现,HBV 不同区域基因突变和 / 或缺失可减少机体对病毒的免疫识别,此外,突变也会影响病毒转录和翻译,导致相应蛋白表达的减少,从而影响患者外周血 HBV 标志物的检测,而表现为隐匿性感染。但由于目前对隐匿性和非隐匿性感染的 HBV 菌株基因序列测定的对比研究资料有限,突变与 OBI 的相互关系尚有待更进一步的研究。

(十一) HBsAg 分泌障碍

Acharya 对 3 名血清 HBsAg 阴性,HBV DNA 阳性的患者活检,免疫组化证明肝细胞中有大量的 HBsAg,提示从内质网分泌 HBsAg 存在缺陷,其机制尚不清楚,可能存在影响分泌功能的不同突变。

(十二) HBV 整合

HBV 侵入人体后可以整合到宿主 DNA 上,特别是在肝癌患者,5%~90% 的 HCC 患者的 DNA 中可以发现整合的 HBV DNA,并且大多是以不完整的 DNA 片段的形式整合到宿主 DNA 的不同位置,破坏了 HBV 和宿主基因组的完整性,导致 HBsAg 不表达或无法被识别,从而形成 OBI 状态,这也可能是 HCC 患者中 OBI 发生率较高的原因。无论急性还是慢性 HBV 感染,HBV DNA 都能够整合到肝细胞染色体中,导致病毒 DNA 序列重排,进而影响 HBsAg 的表达。

(十三) HBV 潜伏于外周血单个核细胞(PBMC)

急性或者慢性乙型肝炎 HBsAg 转阴后 4 年,仍可在 PBMC 中检测到 HBV DNA。因此肝外组织细胞病毒的存在可能是隐匿性 HBV 感染的原因。研究发现 HBV 相关疾病的患者在肝移植后接受大量的抗 -HBs 治疗,其血清中的 HBsAg 和肝组织中的 HBV DNA 都转阴,但是在其 PBMC 中仍可检测到 HBV DNA,这提示 PBMC 可能是 OBI 患者 HBV 持续低水平复制的场所。Coffin 发现感染急性 WHV 的土拨鼠血清学转阴后仍可以从 PBMC 中检测到 WHV DNA,WHV 和 HBV 的分子特性和病理学特性十分相似,因此从动物实验的角度很好的证明了上述观点。

(十四) 与基因型的关系

Fang 等报道,中国广西 52 例 HBsAg 阴性者中,发现 6 例 HBV DNA 阳性,HVB 隐匿性感染者占 11.5%,全部为基因型 C,认为基因型 C 易导致 HVB 隐匿性感染。

(十五) 受其他病毒感染的干扰

与其他嗜肝性病毒重叠感染,可相互影响导致 HBV 复制受到限制而呈低水平。

二、宿主及相关因素

(一) 宿主免疫应答异常

宿主免疫应答异常或感染时间长也是 HBV 隐匿性感染的一个因素。一般认为,细胞免疫介导的免疫应答是终止 HBV 病毒的主要机制,但在机体免疫功能低下或免疫耐受状态下,可能无法清除低水平的病毒而出现隐匿性 HBV 感染。在 HBsAg 阴性的乙型肝炎患者中,老年人比例较高,这可能与老年人感染 HBV 时间较长有关,或与血液中 HBsAg 水平随感染时间延长而下降,老年人免疫水平较低有关。有关临床观察和动物试验表明,表观上已清除了 HBV 感染的宿主,事实上肝脏中还继续存在少量可以检测到的 HBV DNA,是免疫系统将病毒复制限制到最低程度。Zerbini 等通过对 OBI 患者特异性 T 细胞和乙型肝炎病毒免疫应答情况研究发现,抗 -HBc 阳性者表现为典型的保护性记忆性 T 细胞应答,与此相反,抗 -HBc 阴性者却没有看到类似情况。因此认为抗 -HBc 阳性的 OBI 个体和抗 -HBc 阴性个体在控制病毒复制机制方面有区别。研究发现,一旦病毒被从宿主的肝组织微环境中分离出来,它的复制,转录和蛋白合成功能可以完全恢复,这有力地证明了宿主免疫系统对病毒活动的影响。HBV 感染的结局与病毒的复制力和机体的免疫状态之间的相互作用有关,当机体的免疫功能足够强时,可以将病毒完全清除,相反,如果病毒的复制力相对较强,免疫系统只能将其抑制在较低的复制水平,但无法将其完全清除,形成 OBI 状态。OBI 献血者血液中的 HBV 特异性 T 细胞应答,要比不活跃的携带者强很多,这可能是因为被免疫系统抑制但又没有完全清除的 HBV 仍能合成微量的抗原,低于现有方法的检测下限,但是达到了刺激特异性 T 细胞反应的阈值。固有免疫因子如 IFN 和 TNF-α 在病毒的复制控制中也起到一定的作用,特别是在那些适应性免疫功能较差的 OBI 患者。

有关 OBI 产生与存在的宿主因素,特别是宿主遗传免疫方面的直接研究数据还十分缺乏。最近有研究报道,抗 -HBc 阳性与阴性 OBI 感染者对 HBV 的保护性免疫反应不同,抗 -HBc 阳性者 T 细胞特异性反应与 HBV 感染康复者相似。另一篇研究报道发现,30%~40% 的 OBI 献血者对 HBsAg、HBcAg 和 HBeAg 有免疫反应,其特异性 CD4 与 CD8 介导的 T 细胞分泌 γ 干扰素水平也与 HBV 感染康复者相似。然而,这些具有高度变异的 OBI 毒株的存在,是否为机体特异性免疫控制的结果尚有待证实。研究表明,B、Th、CTL 等细胞参与 HBV 免疫反应,并受宿主 HLA 限制。上述 OBI 毒株的核心蛋白或囊膜蛋白的重要突变位点,可能涉及 HBV 的 B、Th 和 CTL 免疫表位。在 HBV 感染中,核心蛋白突变不仅与重症肝损伤相关,还与 HBV 颗粒低水平分泌以及 Th 和 CTL 免疫逃避表位有关。核心蛋白 core18~27、88~96 与 141~151 构成了 CTL 表位簇,其中 S21L 突变报道为 CTL 免疫逃避突变,与 HBV 低载量的 HBeAg 阴性患者相关。S26A、L95I、T142M 等 CTL 表位突变受 HLA-A2、HLA-A11 或 HLA-Aw68 限制,可能由免疫压力所致。在对深圳和东南亚献血者 OBI 基因型 B 和 C 毒株的核心蛋白序列分析中,也发现上述表位内的诸多位点变异,但与 OBI 宿主的遗传免疫的确切关系需进一步研究阐明。

(二)宿主的表观遗传因素

表观遗传因素主要是通过对 HBV DNA 的甲基化和 cccDNA 上组蛋白的乙酰化来发挥作用。HBV DNA 表面抗原启动子区域的 CPG 岛的甲基化可以导致基因沉默,从而使 HBsAg 不表达。Vivekanandan 的研究发现将重组的甲基化的 HBV DNA 体外转染肝癌细胞,HBsAg 的表达降低 90%。另有研究发现结合到细胞核内的 cccDNA 上的组蛋白 H3、H4 的乙酰化状态调控着 HBV 的复制,乙酰基转移酶的水平与病毒体外复制的水平平行,而组蛋白脱乙酰化酶的上调与体外病毒的低复制力和体内的低病毒血症有关。机体通过上述两种表观遗传机制调控 HBV 的复制和表达,可能是 OBI 的形成机制之一。

(三)免疫复合物形成

HBsAg 阴性而 HBV DNA 阳性的血清标本中,有一部分 HBV 以免疫复合物形式存在,HBsAg 和抗 -HBs 结合形成免疫复合物,有可能是 OBI 的另外一种发生机制。HBsAg 和抗 -HBs 免疫复合物,HBsAg 被遮蔽,从而影响到 HBsAg 检测。研究 11 名日本患者在急性乙肝期间病毒血症的持续期发现,在 HBV 感染急性期,游离和结合 Ig 的 HBV 水平是相等的,窗口期尽管存在游离的 HBV,但主要是结合 Ig 的 HBV,HBsAg 血清转换后,检测不到游离的 HBV。学者们推测,血清转换后,免疫复合物没有感染性,HBV 很可能潜留在肝脏中或外周血单个核细胞内。

三、检测试剂的灵敏度和特异性

临床应用的诊断试剂盒一般对某一基因型或血清型有特异性,而对其他基因型或血清型灵敏度差。例如,Abbott 试剂盒是由 ay 亚型抗体和抗原制备,对检测 ad 亚型灵敏度相对较低。在我国,HBV 血清学标志检测试剂的灵敏度可能是出现隐匿性 HBV 感染的原因之一。

第四节　诊　断

患者的血清 HBsAg 阴性,而血清或者肝组织中 HBV DNA 为阳性,被称为隐匿性慢性乙型肝炎。血清 HBsAg 阴性、HBV DNA 阳性,但并无慢性乙型肝炎的临床表现,就只能称为隐匿性 HBV 携带者。

一、诊断重要性

隐匿性慢性乙型肝炎的正确诊断非常重要,主要体现在以下三个方面:①影响需要治疗患者的选择。虽然隐匿性慢性乙型肝炎患者的血清 HBsAg 不可测,但 HBV DNA 阳性,且仍然有活动性肝炎存在,临床上应该采取积极的抗病毒治疗;②排除输血安全隐患。献血员筛查时要提高警惕，不能仅因 HBsAg 阴性而排除 HBV 感染，否则将会造成 HBV 的输血传播；③避免侵袭性操作上的交叉感染。例如透析时，除了诊断出慢性乙型肝炎，还要对于 HBsAg 阴性的隐匿性慢性乙型肝炎做出诊断，避免公用仪器而引起的 HBV 感染。

HBV 的复制水平很高，每 24h 可以复制 10^{13} 拷贝 /mL，在复制过程中会产生大量的基因突变，会存在各种各样的病毒。造成临床一些较难解释的病毒学特征的根本原因是病毒始终处在一个变化的过程中，而我们所使用的检测的抗体则是相对不变的。当出现目前的抗体所不能识别的抗原时，HBsAg 检测结果就会是阴性。另外一种情况是外周血中 HBsAg 与 HBV DNA 均为阴性，但是肝组织中能够检测到 HBV DNA 和 / 或 HBsAg，这除与基因突变相关外，还与病毒或 HBsAg 的分泌过程障碍有关。

隐匿性慢性乙型肝炎患者的主要特征是血清 HBsAg 阴性，血清或者肝组织 HBV DNA 阳性。除此之外，患者可有血清抗 -HBs、抗 -HBe 和 / 或抗 -HBc 阳性，还有约 20% 隐匿性慢性乙型肝炎患者的血清学标志均为阴性。抗 -HBs、抗 -HBe 和抗 -HBc 是机体感染 HBV 以后产生的。三种抗体可能单独存在，也可能同时存在。一般意义上讲都是 HBV 感染以后恢复期产生的标志性抗体。但是 HBV 是一种非常难以彻底清除的病毒，我们不仅仅从抗体上判断既往感染的情况，还要考虑到长期低水平复制的情况。以抗 -HBc 单独阳性的患者为例，临床需认真区别抗体阳性的意义，因为 HBcAg 的抗原性非常强。一旦感染了 HBV以后，就会出现强烈的针对 HBcAg 的免疫学应答，从而产生抗 -HBc。抗 -HBc 在体内存在的半衰期很长，在几十年中这些患者都会检测到抗 -HBc。但是其临床意义要进行仔细的甄别。例如，一些亚临床感染者，其机体清除了病毒，所有的抗原和 HBV DNA 都为阴性，仅有抗 -HBc 一项阳性，这部分人一般无需治疗。但是一些使用免疫抑制剂的患者，例如肿瘤患者接受化疗以及自身免疫病患者使用免疫抑制剂，如果存在单独抗 -HBc 阳性，可能会因机体免疫力下降而发生 HBV 的再活动。因此对于使用免疫抑制剂单独抗 -HBc 阳性的患者需要预防 HBV 的再活动。

二、抗 -HBc 临床意义须甄别

沈晓丽等应用血清学方法与核酸检测（NAT）技术，对福建省福州市 2011 年 11 月—2013 年 3 月的 102 866（人）份无偿献血者标本做常规 HBsAg 筛查及 HBV DNA 检测，确定 HBsAg（-）HBV DNA（+）为 OBI 标本；应用实时荧光定量 PCR 技术对 OBI 标本做 HBV DNA 检测，S 区基因采用巢式 PCR 扩增和序列测定，使用 MEGA5.0 软件对 HBV 基因分型和对 S 区氨基酸做突变分析。结果共筛查出 75 例 HBsAg（-）HBV DNA（+）［0.073%（75/102866）］，其中 OBI 率 0.064%（66/102866）；66 例 OBI 标本中，抗 -HBc 阳性比例为 93.94%（62/66），HBV DNA 检出率 18.18%（12/66），HBV DNA 为（13~302）IU/mL，仅 1 例标本的 HBV DNA>200IU/mL，15.15%（10/66）的 OBI 标本扩增出 S 区基因序列，其中 B 型 7例、C 型 3 例；突变分析发现在这 10 例中有 7 例 HBVS 区氨基酸发生突变，而其中又有 6 例的 HBsAg 抗原决定簇基因及周边主要亲水区域（MHR）发生氨基酸突变。结论认为，福州地区无偿献血者人群中存在一定的 OBI 感染率，其中抗 -HBc 阳性者比例占多数，OBI 感染者的病毒载量低；HBV 基因型主要以 B 型为主，HBVS 区尤其是 MHR 的氨基酸突变可能是造成 OBI 发生的主要原因之一。

OBI 患者是潜在的传染源，早期诊断可以减少其传播并且可以及时采用相应的治疗措施，控制和延缓病情的进展。研发高灵敏度和特异性的 HBsAg 检测试剂盒，使用巢式 PCR

和实时 PCR 等高敏感性和特异性的方法对核酸进行检测,对降低 OBI 的误诊和漏诊有很大的作用。用新鲜的肝组织进行检测也会提高 HBV DNA 的检出率,在取不到肝组织的情况下,可以增加提取 DNA 的血清量,至少从 1mL 的血清中提取,并且连续多次检测纵向血清,可以增加 HBV DNA 的检出率。在有不明原因肝损害的患者,抗 -HBc 的存在有一定的诊断意义,为了减少传播的可能性,尽量不用该类患者的血液、组织或者器官进行移植,对这类患者进行免疫抑制治疗时也要十分谨慎。关于 OBI 患者是否要采用预防性的抗病毒治疗目前仍存在很大的争议,持续低水平的 HBV DNA 会加快肝脏疾病的进展,但是长期的抗病毒药物治疗也势必会对肝功能造成一定的损害,二者的利弊需要大量的临床实践和回顾研究来衡量。免疫系统与 HBV 相互作用是 OBI 形成的主要原因,免疫力的削弱可诱发肝炎的复燃,因此在对抗 -HBc 阳性的 HBV 既往感染者应用免疫抑制剂时应考虑使用抗 HBV 药物预防肝炎复燃,而研发和应用增强抗 HBV 免疫应答力的药物是清除 HBV 感染的另一个重要途径。

三、肝脏 HBV DNA 检测最恰当

肝脏 DNA 提取物分析,是检测隐匿性 HBV 感染最恰当的方法。然而肝脏组织标本需靠肝脏活组织活检。大部分隐匿性 HBV 感染都是通过检测血清 HBV DNA 诊断的。但目前隐匿性 HBV 感染检测的"金标准",仍然是从肝脏组织或血样中获得的 DNA 提取物分析方法——巢式 PCR 技术,至少使用三组不同 HBV 基因区域寡核苷酸引物。引用这种方法时,至少要同时使用两组不同引物检测到 HBV DNA 的病例才能诊断隐匿性 HBV 感染。

隐匿性 HBV 感染是 HBV 感染的特殊形式,由于 HBsAg 缺失,不能以常规方法诊断,其检测依赖于高敏感性的 PCR 方法。另外,需鉴别有无免疫应答,有免疫应答则有相应抗体与细胞免疫反应的血清学存在,以及可能存在的相应的肝脏免疫病理,无免疫应答则只能依赖 HBV DNA 检测或病毒抗原的免疫组化方法确认。隐匿性 HBV 感染者血清中 HBV DNA 水平为 10^2~10^3 拷贝 /mL,每个肝细胞中为 10^{-2}~10^{-1} 拷贝。肝组织中 HBV DNA 的阳性率高于血清,肝组织与血清阳性率之比为 2.5,两者差异有统计学意义。冷冻肝组织中的阳性率高于石蜡包埋的肝组织。因此,HBV DNA 的检验样品和检测的灵敏度影响检验结果。高灵敏的 PCR 可检出反应中低于 10 个拷贝的 HBV DNA。应注意检验的特异性,并防止交叉污染。据推定,使用复制序列测定的 HBV 基因组不同区域的至少两套引物来检测 HBV DNA,才可做出隐匿 HBV 病毒感染的诊断。每次测定中必须包含适宜的阴性控制及通过扩增的序列分析确定的扩增专一性。不仅在提取 DNA 及 PCR 中,而且在样本采集和处理中,都应该采取防止交叉感染的预防措施。Liud 等报道应用核酸扩大试验(nucleic acid amplification test)检测隐匿性 HBV 感染是有效的,在筛查 HBsAg 窗口期或隐匿性 HBV 感染献血员中起重要作用。

四、HBV DNA 是唯一可靠的 OBI 诊断标志物

检测技术对于隐匿性慢性乙型肝炎的诊断非常重要,在世界上绝大部分的国家和地区,都采用最为敏感的技术检测病毒的抗原、抗体以及核酸。在我国相当长的一段时间内,存在一个很特殊的现象,即所用仪器设备是进口的,而检测所用的试剂都是国产的。这被形象地称为"上不着天,下不着地",意思是说,最高的敏感性和最低水平的敏感性都不能达到。所以判定患者病毒载量的水平,我们一定要了解所使用的检测手段和检测试剂。有很多这种

情况,在低水平病毒载量时,使用了不敏感的检测试剂得出阴性结果,这时如果改用敏感的方法所检测的结果就可能完全不同。

HBV DNA 是唯一可靠的 OBI 诊断标志物。其检测方法灵敏度及特异性是影响 OBI 检出率的关键因素。一般采用巢式 PCR(nPCR)或实时定量 PCR,但尚无标准化的定量方法。由于 OBI 体内病毒载量通常 <200IU/mL,选择检测下限更低的实时定量 PCR 是检测 HBV DNA 的首选。目前公认的 HBV DNA 检测国际"金标准"是 COBAS AmpliPrep/COBAS TaqMan(CAP/CTM)实时荧光定量系统及 m2000 Real Time 实时荧光定量系统,HBV DNA 检测下限分别为 30IU/mL 和 15IU/mL,值得注意的是,检测所用血清样本量等因素可能会影响检测结果,必要时考虑复测。

浙江大学附属第一医院李敏伟以普通 HBV DNA 定量检测试剂盒报告为 HBV DNA<1 000 拷贝 /mL 的 430 例血浆样本,通过 COBAS TaqMan HBV DNA 再做检测,结果 208/430(48.4%)例 HBV DNA<112 拷贝 /mL,另 222/430(51.6%)例 HBV DNA>112 拷贝 /mL,同时在这 222 例中还有 158 例血浆其 HBV DNA>1 000 拷贝 /mL,占了总量的 36.7%。可见普通 HBV DNA 定量检测试剂盒敏感性较差,对于部分患者不能准确判断病情,导致延误治疗,而高灵敏度 HBV DNA 定量检测试剂盒较敏感,可以更准确地判断治疗终点,使部分原因不明的肝炎得到确诊。

张秋莹等研究结果还发现,常规外周血 HBV DNA 检测对 OBI 的阳性率较低,需要联合多种方法检测,才能提高 OBI 诊断率。Sagnelli 等通过多中心临床观察发现,联合检查患者外周血清、PBMC 及肝脏穿刺检查 HBV 标志物及病毒定量,可明显提高 OBI 的检出率。寻找一些新的生物标志物,如独立生长因子 1(Gfi1)、锌指转录阻遏蛋白等,来提高 OBI 诊断率也有重要的意义。

第五节　临床意义

一种观点认为有重要临床意义:①可通过输血、肝移植传播,可使受者感染 HBV 发生典型乙型肝炎。②免疫抑制状态下 OBI 可能再激活,发展为急性甚至急性重型肝炎。③OBI 感染者体内持续存在整合 HBV DNA 及 cccDNA,极低水平的 HBV 复制及蛋白转录合成仍继续,长期慢性轻度炎症可能会促使慢性肝病向肝硬化进展,尤其是 HCV 共感染者中。④OBI 可能会促进 HCC 发生、发展。

另一种观点认为,OBI 可能是特异性 T 细胞反应严密控制 HBV 复制阶段的表现,对大多数患者而言无临床相关性。目前尚缺乏标准化、严格控制的前瞻性队列长期观察 OBI 感染者临床转归的研究结果。

OBI 是乙型肝炎传播链上不可忽视的传染源,患者可以通过输血、肝移植或者分娩的方式进行传播,使受者感染 HBV。在输血或肝移植引起的 HBV 患者体内可以发现与捐献者相同的 HBV 基因组。在西方等发达国家,由于 HBV 的流行率低,并且大多采用联合 HBsAg 与抗 -HBc 或 HBV 核酸检测的方法来筛查献血者,输血后肝炎发生率已经非常低,但在某些发展中国家,由于 HBV 的高度流行,并且仍采用检测 HBsAg 的方法来筛查献血者,输血后肝炎的发生率相对较高。并不是所有的受血者都会发生 HBV 感染,宿主的免疫功能、输血量和 OBI 患者的病毒载量会影响其发生率。在美国,为了预防肝移植引起的传播,抗 -HBc 阳性的捐献者的器官只被用于十分紧急的情况,但是在 HBV 高发的地区,由于器官的短缺,这种做法是不切实际的。OBI 患者还可以通过垂直传播的方式使子代感染 HBV,Pandeetal 对 222 名接种过重组乙肝疫苗的新生儿(其母亲均为 HBsAg 阳性)进行 18 周的随访,发现 6/222(3%)发展成显性 HBV 感染,142/222(64%)发展成 OBI,提示乙肝疫苗接种可以预防显性 HBV 感染的垂直传播,但可能无法阻断 OBI 的传播。

一、OBI 的复燃

宿主的免疫系统功能在 OBI 的发生过程中起到关键的作用,免疫功能正常时可以将 HBV 抑制在一种极低的复制和表达水平,当 OBI 患者在免疫功能低下或者接受免疫抑制治疗时,免疫系统无法抑制相对复制力较强的病毒株,HBV DNA 可以复燃,恢复正常的复制和表达,重现经典的血清学表现。预防性的抗 HBV 核苷(酸)类似物治疗可以预防正在接受免疫抑制治疗的 HBsAg 阳性的乙肝患者的 DNA 活化,但能否在 OBI 患者身上应用防止其复燃还是个有争议的问题。

二、加速肝脏疾病进展

OBI 能加速肝脏疾病的进展,特别是在 HCV 患者,Squadrito 对伴有 OBI 的 HCV 患者和 HCV 单独感染者进行 11 年的随访调查发现肝硬化的发生率分别为 33.3% 和 13.5%。虽然 OBI 患者引起的炎症反应很轻,但是长期持续的炎症反应引起肝的坏死性炎症,促进慢性肝炎向肝硬化进展,最终发展为 HCC。还有研究表明 OBI 可以降低 HCV 患者对干扰素的反应,从而使 HCV 患者的病情进展加快。针对 HBV 的免疫反应如细胞毒性 T 淋巴细胞介导的免疫反应也可以加快肝脏疾病的进展。HBsAg 分泌障碍,大量堆积在内质网中,导致内质网压力升高,造成肝细胞的持续损伤,也可能是 OBI 加快肝脏疾病的进展的原因之一。

越来越多的证据表明,隐匿性 HBV 感染可以使慢性 HCV 感染的临床结局恶化,促进肝硬化和肝癌的发展,影响慢性 HCV 感染者抗病毒的疗效。有人观察了 14 例 HCV 合并隐匿性 HBV 感染的患者用 3MU IFN-α-2a 每周 3 次治疗 12 周的疗效,治疗结束时,其生化学应答率 28%,HBV DNA 和 HCV RNA 阴转率分别为 29% 及 36%,但停止治疗后所有生化学应答者全部复发,与 111 个单纯 HBV 感染者相比,HCV 合并隐匿性 HBV 感染对 IFN-α-2a 治疗的应答显著低于单纯 HCV 感染者。Fukuda 等也认为合并隐匿性 HBV 感染的慢性 HCV 感染者对 IFN-α-2a 治疗的应答下降,ALT 水平和肝脏组织炎症活动度评分更高。然而 Nirei 等却没有发现 HBsAg 阴性、HBV DNA 阳性与阴性的慢性丙型肝炎患者在临床、生化和组织病理学上的差异。

一般认为,隐匿性 HBV 感染常见于抗 -HBc 阳性的丙型肝炎患者中,其对临床结局会产生多种影响,主要如下:①影响慢性丙型肝炎抗病毒的疗效,使疗效下降;②如 HBV DNA 阳性,HCV 感染者的 ALT 水平和 HCV RNA 水平会更高;③有隐匿性 HBV 感染者其组织病理分级和评分更高;④易促进肝硬化和肝癌的发展,使疾病的预后更差。

三、对乙肝母婴阻断的影响

随着母婴阻断过程中,HBV 血清学检测结果为全阴性甚至表面抗体阳性的婴幼儿体内检测出 HBV DNA 的案例不断增加,乙肝母婴阻断中婴幼儿隐匿性 HBV 感染(OBI)引起研究者的重视；2013年北卡罗来纳大学的研究者发表了隐匿性HBV感染与乙肝母婴阻断研究的最新进展，明确警示了乙肝疫苗联合免疫可导致婴幼儿OBI的风险增加，提出现行乙肝母婴阻断计划，由于大剂量和大面积的乙肝免疫球蛋白（HBIG）使用或许会使乙肝病毒逃逸突变概率增加，这种突变使得病毒更加容易躲避疫苗的攻击，不仅易诱发隐匿性感染导致母婴阻断失败，最严重的结局是使HBV发展形成暴发性突变导致疾病流行，因此对HBV母婴阻断的幼儿隐匿性感染分子筛查势在必行而且意义重大。2011—2013年深圳市对部分乙肝母婴阻断中婴幼儿人群的隐匿性感染情况进行调查，发现婴幼儿OBI感染率为15.2%（31/223）。依据传统血清学方法计算的HBV母婴阻断成功率高达95.1%，核酸筛查结果则提示HBV母婴阻断成功率较低，仅为82.1%。通过血清学检测初筛得出的HBV母婴阻断成功率，忽视了OBI等原因，是目前严重高估HBV母婴阻断成功率的直接原因。国外早有研究证实，单一的HBsAg血清转换远远不能证明病毒是否被清除及血液是否安全。有研究在对母亲为HBV慢性携带者的高危新生儿接种乙肝疫苗后，发现有10%~20%的高危婴儿血清学结果无异常，但是这部分婴儿体内，仍可以检测到HBV DNA。一项横断面研究报道中，对75例乙型肝炎表面抗原阳性母亲（乙肝母婴阻断项目）所生儿童的血清样本进行了研究。这75名儿童出生后经1剂次HBIG及3剂次乙肝疫苗标准程序免疫，1年后血清学检测结果显示：所有儿童的乙肝表面抗体均为阳性，而只有5例（6.7%）儿童的乙肝核心抗体为阳性。但是核酸检测却表明其中有21例儿童中检测到HBV DNA，OBI感染率达2.8%。母婴阻断中导致婴幼儿OBI的原因是多方面的，其中一个可能是孕产妇血清HBV DNA水平。孕产妇血清HBV DNA水平与婴幼儿OBI呈正相关，组间比较得出孕产妇体内病毒载量越高，所产幼儿OBI概率就越高；这可能是因为在孕晚期，滋养细胞层逐渐变薄并形成绒毛血管膜，高载量的HBV更易突破胎盘屏障，病毒传播的机会明显增加；胎盘滋养层细胞主动从母体传输的IgG型抗体不能中和更高载量的病毒，因而容易导致胎儿OBI，所以孕妇体内HBV高复制状态是母婴传播的危险因素之一。另一个重要的原因可能与乙肝疫苗接种和联合免疫等因素相关；疫苗接种等免疫计划给HBV带来了强大的选择压力，使病毒诱导突变的免疫压力达到了空前的强度，导致HBV更容易产生了免疫诱导逃逸突变株；对OBI患者进行了S区基因测序后发现，31例OBI婴幼儿中有12例病毒发生了点突变，隐匿性感染中HBV突变比例高达38.7%（12/31），与标准株序S基因序列相比，突变位点多位于G90A、G97T、T125C、T126G、C138A、C139A、T140G、G145T、T147A、T143C、C363A、G467A；发生在"a"抗原决定簇124~147的突变位点，可以改变病毒抗原的结构，导致抗原分泌减少，甚至不分泌，最终导致血清学方法的漏检。

四、献血员存在隐匿性HBV感染

HBV是最容易发生变异的病毒之一，常见HBV基因突变主要集中在前核心区、核心启动子和编码病毒包膜蛋白的S基因区域；HBsAg决定簇基因及周边主要亲水区域（MHR，aa100~160）的氨基酸序列高度保守，但在OBI中却存在一些突变。目前商品化HBV诊断试剂盒对于不同突变的HBsAg的检测能力不同，甚至可能造成漏检，从而导致OBI的发生。不同的HBV基因型具有不同的流行病学特点和明显的地域性特征，且HBV基因型与肝脏疾病的病情进展、传播方式、预后也有一定联系。由于OBI的发生机制尚未完全明确，在无偿献血者人群中存在一定比例的OBI者，而输注含有OBI血液的受血者不能排除感染HBV的风险。在HBV低流行的发达国家，多通过HBsAg和抗-HBc甚至采用NAT共同筛

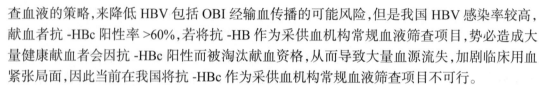

查血液的策略,来降低 HBV 包括 OBI 经输血传播的可能风险,但是我国 HBV 感染率较高,献血者抗 -HBc 阳性率 >60%,若将抗 -HB 作为采供血机构常规血液筛查项目,势必造成大量健康献血者会因抗 -HBc 阳性而被淘汰献血资格,从而导致大量血源流失,加剧临床用血紧张局面,因此当前在我国将抗 -HBc 作为采供血机构常规血液筛查项目不可行。

采供血机构现有血清学乙肝标志物检测技术难以对 OBI 准确诊断,且 OBI 个体血清中 HBV DNA 水平低,对 NAT 也提出了较高的要求,给进一步提高输血安全带来了新的难题和挑战。随着我国越来越多的采供血机构已经常规开展血液的 NAT,这将进一步检测出更多的 OBI 感染者,从而有效降低 OBI 引发的输血安全问题;同时我国已经全面开启 HBV 疫苗全民免费接种的新时代,当绝大多数献血者和受血者均具有 HBV 免疫力时,将有望从源头上进一步阻断输血传播 HBV 感染。

随着敏感的检测 HBV DNA 方法的进步,在 HBsAg 阴性的健康献血员中也证实存在隐匿性 HBV 感染,其血液或肝脏组织中的 HBV DNA 序列成为 HBV 的潜在传染源。

在世界各地,由于地方性的差别和检测方法的不同,隐匿性 HBV 感染的发生率在 HBsAg 阴性的献血员中差别很大。在 HBV 低流行地区,HBsAg 阴性、抗 -HBc 阳性的献血员携带 HBV DNA 不超过 5%,相反,在 HBV 高流行地区,HBsAg 阴性、抗 -HBc 阳性的患者血清 HBV DNA 阳性达 4%~25%。

HBV DNA 与高滴度抗 -HBc 密切相关。有学者检测了 294 例 HBsAg 阴性、单纯抗 -HBc 阳性的献血员,结果显示其中 175 例抗 -HBc 滴度 >2,119 例抗 -HBc 滴度 <2,PCR 检测 HBV DNA,抗 -HBc 滴度 >2 者中有 12 例(6.9%)HBV DNA 阳性,抗 -HBc 滴度 <2 者中没有 HBV DNA 阳性者($p<0.01$)。这些结果表明,把单纯抗 -HBc 阳性的献血员排除在外可以有效地降低输血后肝炎的发生率。Behzad-Behbahani 等认为应该把抗 -HBc 列为献血员的常规检查项目,如果抗 -HBc 阳性,无论其滴度的多少,都应该把其舍弃,不能作为供血者。其报道 HBV DNA 阳性的最高发生率在抗 -HBc 阳性、抗 -HBs 阴性者。更多的学者认为,在抗 -HBc 阳性、抗 -HBs 阴性的个体,HBV DNA 阳性率最高;在抗 -HBc 和抗 -HBs 阴性的个体,HBV DNA 阳性率最低。

五、原发性肝细胞癌发生率高

隐匿性 HBV 感染在 HCC 中的发生率为 22%~87%。日本的 2 个研究证明,OBI 是 HCC 发生的独立危险因素。对 82 名 HBsAg 和 HCV 阴性的肝硬化患者进行随访,经过 5 年的随访 HBV DNA 阳性和阴性患者的肿瘤发生率分别为 27% 和 11.8%,经过 10 年的随访,HBV 阳性组全部发生肝癌,HBV 阴性组肿瘤的发生率为 27%;另一研究发现,用干扰素将 HCV 感染消除后,OBI 仍能导致肝癌的发生。HBV 被认为通过直接或者间接的机制发挥着它的前致癌基因的作用。OBI 患者长期持续的 HBV 感染引起的坏死性炎症,促进慢性肝炎向肝硬化进展,间接加快了 HCC 的发生;OBI 患者的 HBV 能整合到宿主的基因组中,使宿主基因组或者 HBV 自身发生改变,有着直接的致瘤作用。HBV 的整合是随机的,它可以破坏宿主基因组维持染色体稳定的调控机制,导致宿主基因组的高度不稳定,引起原癌基因的表达上调或者抑癌基因的表达下调,如 *P53*、*Rb*、*cyclins* 和 *Ras*,最终导致肿瘤的发生,也可以导致自身的功能发生变化,主要是导致 HBx 或者 pre-S/S 的改变,产生截断或者变异的蛋白,扰乱宿主基因的表达调控机制或者激活致癌信号通路,从而导致肿瘤的发生。这种基因的重排导致的病毒或者宿主基因的变异,导致了肿瘤的发生。OBI 患者的一些基因突变也有直接的致癌作用,OBI 患者基因组的 pre-S2(M1I 和 Q2K)和增强子 2 的 G1721A 在伴有 OBI 的肿瘤患者的发生率比其他 HCC 患者高。

Taxnori 等报道在 HBsAg 和 HCV 抗体均阴性的肝癌患者中,HBV DNA 整合人类基因组 DNA,说明隐匿性 HBV 感染也许在肝癌的发生中起一定作用。为了调查随着时间的推移隐匿性 HBV 感染与肝癌之间的关系,Squadrito 等对 380 例 HBsAg 阴性的慢性肝病进行肝活检,发现 135 例隐匿性 HBV 感染者。他们对 134 例患者进行随访,其中 53 例为隐匿性 HBV 感染者,随访 50 个月,9 例发展成肝癌,而这 9 例患者中,8 例是隐匿性 HBV 感染者,6 例抗 -HBc 阳性,这一前瞻性的研究说明这种特殊形式的感染与肝癌的发生有关。

Kusakabe 等对 45 例非乙非丙肝癌患者进行研究,8 例血清 HBV DNA 阳性者中 6 例抗 -HBc 阳性,2 例在肝脏组织中检测到 HBcAg,且 HBV DNA 水平相对较高(分别为 3 900 拷贝 /mL 和 5 200 拷贝 /mL),提示在非乙非丙肝癌患者中,肝脏组织中只有一部分病毒在复制。

成人急性 HBV 感染后,90%~95% 的患者可以清除病毒而痊愈,95% 以上的感染肝细胞清除 cccDNA,产生表面抗体而获得免疫力。但仍有一些残余病毒 DNA 存在,在肝移植或免疫抑制下,病毒开始复制。"HBV 阴性病灶"可能是一些肝细胞质克隆,不支持 HBV 复制,也不表达病毒抗原,因而可以逃避免疫清除。免疫逃避致选择性肝细胞克隆扩增,该肝细胞克隆内含有突变病毒,如 HBeAg(-)HBV,使肝细胞基因谱变窄及选择性增殖,从而有助于肝癌发生。

隐匿性 HBV 感染与肝癌的相关性首次由 20 世纪 80 年代的流行病学和分子学研究提出,后来随着敏感性和特异性更高的分子技术的出现得以证实。此外,最近的观察性队列研究显示,在 HBsAg 阴性的慢性肝炎患者中,HCC 大多由隐匿性 HBV 携带者发展而来。最后,动物实验模型证实土拨鼠和地松鼠一旦分别感染土拨鼠肝炎病毒(WHV)和地松鼠肝炎病毒(GSHV),即使在明显的病毒清除后也表现出发展为 HCC 高危险性。隐匿性 HBV 感染在 HCV 感染的患者、酒精性肝病及不明原因肝病的个体中发挥其前癌基因的作用。最初,隐匿性 HBV 感染的转化能力被认为是病毒 DNA 整合宿主基因的结果,然而后来观察发现:①隐匿性病毒株通常以游离基因的形式存在(可以在肝脏肿瘤组织中检测到),并保持转录和复制能力;②这些具有复制能力病毒的终身持续存在,并能诱导持续一生的轻微肝脏炎性坏死;③肝硬化是 HCC 发展的最重要危险因素。如上所述,隐匿性 HBV 感染有助于 HBsAg 阴性的慢性肝病向肝硬化发展,隐匿性 HBV 感染可能经过传统的 HBV 致癌机制促成肝细胞转化。HBV 已经被归为一类致癌物、被认为是继吸烟后的第二个最重要的致癌因素。

六、隐源性肝炎、肝硬化

在许多持续性肝功能异常的患者中,虽然通过临床资料分析、生化学检测、血清学检查就可以确定诱发因素或肝脏损伤的原因,然而仍有部分患者病因不明,即原因不明的慢性肝病,或称为隐源性肝炎。隐匿性病毒感染在原因不明慢性肝脏疾病的重要性和发生率还存在争议。

Chemin 等选择了 50 例原因不明肝炎患者进行研究,结果发现有 15 例血清 HBV DNA 阳性,肝脏穿刺免疫组化发现,这 15 例中 9 例患者肝脏中存在低水平的 HBsAg 或 HBcAg,11 例抗 -HBc 阳性,说明在原因不明慢性肝炎患者中,隐匿性 HBV 感染占有相当大的比例,

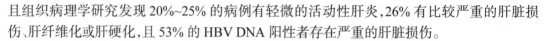

且组织病理学研究发现 20%~25% 的病例有轻微的活动性肝炎,26% 有比较严重的肝脏损伤、肝纤维化或肝硬化,且 53% 的 HBV DNA 阳性者存在严重的肝脏损伤。

在原因不明的慢性肝炎或肝硬化中,隐匿性 HBV 感染的影响是多方面的。部分隐匿性 HBV 感染的患者在其疾病的终末阶段也许需要肝脏移植,因此隐匿性 HBV 感染的确诊是必要的,并且在移植前,预防性的抗病毒治疗也非常重要。虽然隐匿性 HBV 感染者的病毒血症水平很低,但仍可以通过输血或器官移植传播 HBV,所以在接受具有不典型血清学标志物的原因不明的慢性肝炎或肝硬化患者的器官时应做一些特殊的检测。

自限性急性肝炎恢复的个体,可能持续携带 HBV 基因数十年,且无任何肝损伤的临床或生化指标的变化。然而,急性肝炎消退后 30 年,对这些个体的肝脏组织进行检测仍发现有轻微炎症坏死的组织学模式。在急性土拨鼠肝炎病毒感染恢复期的旱獭中也观察到非常相似的结果:这些动物表现出终身持续小剂量病毒复制伴轻微肝脏炎症坏死。

这些数据可推测至少在免疫活性方面,隐匿性 HBV 感染本质上无害,但当与其他重要的肝脏损伤因素共同存在时,隐匿性 HBV 感染的免疫应答引起的微小病变使得肝病病程更加严重。隐匿性 HBV 感染可能利于或加速 HCV 感染个体的慢性肝病进展。虽然隐匿性 HBV 感染对慢性丙型肝炎患者临床结果的负面影响很明显,但目前只有横断层面的评定,希望在不久的将来出现一种适当的方法学(并且从诊断学方面)用于前瞻性研究。

20 世纪 90 年代完成的一些研究提示,隐匿性 HBV 感染可能在慢性丙型肝炎中产生负面影响并减弱对 IFN 疗法的反应。隐匿性 HBV 感染帮助 HCV 抵抗 IFN 疗法的机制目前还不清楚。虽然两者有潜在相关性,但我们必须保证所有报道的治疗方案是用传统的 IFN 疗法。然而并没有可靠的研究评估隐匿性 HBV 感染是否干扰慢性丙型肝炎对 PEG-IFN 加利巴韦林的反应。一旦得到更多数据,这两种病毒间相互作用的特殊方面必须被完全再评定。一些报道指出在不明原因肝病中,隐匿性 HBV 感染也与肝纤维化的发展和肝硬化的发生有关。一个合理的解释是,一些 HBV 感染的患者可能表现出病毒复制和血清 HBsAg 量的顺行退化,随着时间推移,HBsAg 可能会消失,而开放性 HBV 感染引起的严重肝病在隐匿性 HBV 感染发生后仍然持续存在。

七、促进 HIV 感染和发展

由于 HBV 与 HIV 有共同的传播途径,所以在 HIV 感染者中 HBV 血清学标志物的存在率比非 HIV 感染者高,且高达 68% 的 HIV 感染者存在 HBV 既往感染或急性感染的标志物。一些研究发现在 HBV 和 HIV 同时感染的患者中,HIV 可通过加强 HBV 复制来干扰 HBV 感染的自然史,导致更严重的肝病,降低 HBeAg 血清转换率,使 HBV DNA 水平更高,且 HIV 感染引起的免疫抑制状态可引起 HBV 的再感染或既往 HBV 感染的激活。

近年的几篇文献报道在 HIV 阳性的患者中,隐匿性 HBV 感染的检出率不断增加,特别是在单纯抗 -HBc 阳性的患者。Ramin 等对 HIV 阳性的患者进行调查,结果发现 83.3% 单纯抗 -HBc 阳性者 HBV DNA 阳性,而在单纯抗 -HBs 阳性者以及抗 -HBc 和抗 -HBs 同时阳性者中 HBV DNA 阳性率只有 16.7%,说明隐匿性 HBV 感染更常发生在单纯抗 -HBc 阳性的 HIV 感染者。在 HIV 感染者中,单纯抗 -HBc 阳性的发生率是 14%~21%,而在这些人群中,隐匿性 HBV 感染的发生率是 0~89.5%。同其他慢性肝病一样,在 HIV 感染者中,隐匿性 HBV 感染者的病毒载量非常低。

关于隐匿性 HBV 感染的一个主要问题是如此低水平的 HBV DNA 是否会引起 HBV 的

传播和加重肝脏损伤。早期对 HIV 阴性的慢性 HCV 感染者的研究认为,隐匿性 HBV 感染会促进肝脏炎症的进展,使发展成肝纤维化和肝硬化的危险性增加,也会增加发展成肝癌的危险性,但隐匿性 HBV 感染在 HIV 感染者中的作用尚不清楚。Filippini 等认为在 HIV 阳性者,隐匿性 HBV 感染会增加 HBV 传播的概率和促进肝脏炎症的发展,但 Shire 等认为隐匿性 HBV 感染只会引起很小的肝脏炎症,而 LoRe 等认为即使在调整了其他因素后,隐匿性 HBV 感染也不会增加 HBV 传播的危险性,因此他认为低水平的 HBV DNA 很可能不足以引起明显的肝脏炎症。隐匿性 HBV 感染与 HIV 感染者之间的关系需要进一步的研究来确认。

八、血液透析可能发生隐匿性 HBV 感染

到目前为止,对血液透析患者隐匿性 HBV 感染的研究还不是很多。有文献报道,隐匿性 HBV 感染在血液透析患者的发生率为 0~50%,但也有多达 39% 的个体没有 HBV 既往感染标志物的存在。在血液透析患者中,隐匿性 HBV 感染更常发生在抗 -HCV 阳性的患者。Siagris 等对 49 例 HCV 感染的持续性血液透析患者进行隐匿性 HBV 感染的调查,并与 48 例肾功能正常的 HCV 感染者进行对比,结果发现 49 例透析患者中有 10 例 HBV DNA 阳性,而单纯 HCV 感染者中只有 3 例 HBV DNA 阳性,两组患者的病毒载量都很低,与 HBV DNA 阴性的同组患者相比,HBV DNA 阳性者接种疫苗的概率与抗 -HBs 的滴度明显较低,这说明隐匿性 HBV 感染较常发生在慢性 HCV 感染的血液透析患者中。但也有报道认为在血液透析患者隐匿性 HBV 感染与 HCV 感染的存在无关。虽然早期的文献报道隐匿性 HBV 感染在肾透析患者的发生率是 0~58%,而 Goral 等报道无论 HCV RNA 是否阳性,隐匿性 HBV 感染的发生率都是 0。因此,为了防止 HBV 传播给敏感的血液透析患者,对隐匿性 HBV 感染与血液透析患者之间的关系还需要进一步的研究。

第六节　隐匿性乙型肝炎病毒感染的传播与激活

一、隐匿性 HBV 感染的传播

(一)输血

早在 20 年前就已经认识到,输入 HBsAg 阴性的血也有可能感染乙型肝炎。将含有 HBV DNA 隐匿性感染者血清,接种猩猩可复制出典型 HBV 感染的临床表现。隐匿性 HBV 感染的母亲可以将病毒垂直传给下一代。Liu 等报道,我国台湾地区 4 448 例输血者,首次输血发生急性 HBV 感染为 0.9%,有 5 例在输血 1 周后出现病毒血症,其中 3 例儿童接种过乙型肝炎疫苗,抗 -HBs(+),但仍然感染 HBV,出现病毒血症。

隐匿性 HBV 感染者可能是经输血传播 HBV 的一个来源,导致受血者发生典型的乙型肝炎。目前,在西方国家输血后乙型肝炎已很少发生(乙型肝炎经输血传播的残留危险性仍比 HCV 或 HIV 高),但献血者隐匿性 HBV 感染仍是输血后事件的主要原因。但应注意的是,隐匿性 HBV 感染是我国台湾地区、印度等一些地方输血感染 HBV 的主要原因,这些地方输血后 HBV 感染仍不可忽略。继 HCV 和 HIV 之后,目前核酸检测(NAT)已成为商业上

HBV 检测的可行方法。

(二) 器官移植

隐匿性 HBV 感染的传播也可能发生在器官移植中,病毒的来源可能是 HBsAg 阴性但抗 -HBc 阳性的供肝者。虽然供肝者血清中的 HBV DNA 阴性,但是组织中的 HBV DNA (+)。供肝者 HBV DNA 的序列与受肝者有很大的同源性,表明受肝者的 HBV 感染是源于隐匿性 HBV 感染的供肝者。Hiu 等报道 124 例 HBsAg 阴性的造血干细胞献血员,接受造血干细胞者 19 例(15.3%)发生隐匿性 HBV 感染。

隐匿性 HBV 感染在原位肝移植(OLT)最常见,这主要是因为肝脏为病毒株的存储库。在肾脏或心脏移植中隐匿性 HBV 传播的发生率非常低,在骨髓移植中更罕见。在 OLT 中,17%~94% 的 HBsAg 阴性 / 抗 -HBc 阳性供体向受体传播 HBV,而 HBV 血清学阴性的个体,隐匿性 HBV 感染的传播情况还不确定,并且很难识别。在器官移植中,抗 -HBc 阳性可以视为 HBV 感染的一个指标,对于抗 -HBc 阳性者,应该检测 HBV DNA,阳性者的器官不应该被应用。

OBI 患者的外周血中只可检测出低水平 HBV,大多数的 OBI 患者血清 HBV DNA 定量平均水平为 32~62 拷贝 /mL 或者 5~10U/mL(波动范围 <10~425 拷贝 /mL),超过 95% 的 OBI 患者血清 HBV DNA 定量不超过 200 拷贝 /mL。由于这种感染的特殊性,在高敏感性的 PCR 应用于临床后,对 OBI 的研究才开始深入进行。OBI 的发病率与检测 HBsAg 和 HBV DNA 定量的试剂敏感性密切相关,同时与该地区 HBV 感染的流行率呈正相关,因此,临床探讨 OBI 的发病率时需要考虑其检测试剂的敏感性。不同人群中 OBI 的发病率相差很大,一般来说,HBV 感染低风险人群和无慢性肝病人群与 HBV 感染高风险及合并肝脏疾病人群相比,前者的 OBI 发病率更低。目前,肝组织中 HBV DNA 是诊断 OBI 的“金标准”,但是肝组织内 HBV DNA 的检测方法并没有像血清学那样建立标准,导致大多数研究的检测方法不统一,对研究结果的影响也较大。由于研究方法的限制,针对 OBI 的研究在很长一段时间内并没有得到很好的发展。就肝移植方面而言,由于肝移植手术涉及供体和受体两个方面,并存在术前、术后两个状态,因此,导致 OBI 在肝移植方面的研究所涉及的内容相当复杂,需要深入研究的内容很多。特别是近些年随着肝移植技术的发展,长期生存和医疗费用的降低已逐渐成为临床关注的重点,在这种情况下,对肝移植术后 HBV 感染的研究具有现实意义。然而,事实上,目前全球针对肝移植背景下的 OBI 研究仍十分有限。

1. 乙型肝炎病毒核心抗体(抗 -HBc)阳性的供体引起术后 HBV 感染　目前肝移植技术本身已经趋于成熟,在全球范围内供体都是制约肝脏移植发展的最主要因素。近 10 年来,抗 -HBc 阳性供体导致术后新发 HBV 感染的研究较为广泛。HBV 在全球范围内流行,并且在约 1/3 的人口中呈中 / 高流行趋势,这就意味着世界范围内的大多数地区,既往暴露于 HBV 感染的人群在整体人群中占有相当的比例。据统计,在北美等 HBV 低流行区,抗 -HBc 阳性的人群有 3%~15%;而在 HBV 中 / 高流行的地区,该比例则大于 50%。这就导致肝移植供体中可能存在相当比例抗 -HBc 阳性的供体,虽然一些学者认为应该限制此类供体的临床应用,但是这个策略在 HBV 中 / 高流行区显然并不可行。

目前的研究表明,62.5% 的抗 -HBc 阳性患者肝内可以检测到 HBV DNA 和共价环状闭合 DNA(cccDNA),即存在 OBI。肝移植术后患者在免疫抑制剂和激素的作用下,肝脏原有的 HBV 被再次激活,从而导致术后新发 HBV 感染。抗 -HBc 阳性的供体应用于临床有两种情况。就患者而言,由于术后需要长期使用人乙肝免疫球蛋白(HBIG)联合核苷(酸)类似物（NAs）的 HBV 复发预防方案，这类供体相对安全。目前大多数临床证据表明，HBsAg 阳性的受体接受抗乙型肝炎核心抗体（抗 -HBc）阳性的供体后，乙肝复发率并不会增加；但是也有研究发现，HBsAg 阳性的受体在接受抗 -HBc 阳性的供体后 HBV 复发率增加，并且复发的时间较接受抗 -HBc 阴性的供体缩短。虽然这些研究的结论并不一致，但是考虑到新一代 NAs 应用于临床，其抗病毒能力增强、耐药屏障增加，可以预测未来抗 -HBc 阳性的供体应用于 HBsAg 阳性的受体后其安全性应该可以得到保障。

用于非 HBV 相关的终末期肝病：目前临床研究的重点是 HBsAg 阴性患者接受抗 -HBc 阳性供体时的临床问题。包括两个方面：①既往未暴露于 HBV 感染的患者接受抗 -HBc 阳性的供体；②既往曾暴露于 HBV 的受体接受抗 -HBc 阳性的供肝。总体来说，抗 -HBc 阳性的供体可以导致 25%~95% 的 HBsAg 阴性受体术后出现新发 HBV 感染。既往感染 HBV 的患者术后出现新发 HBV 的感染率较低，抗 -HBc 和抗 -HBs 双阳性的受体对抗 -HBc 阳性的供体耐受性最好，目前的荟萃分析表明这类受者在肝移植术后仅有 1.4%（2/68）的患者会出现新发 HBV 感染；抗 -HBc 阳性而抗 -HBs 阴性的患者术后新发 HBV 感染率与抗 -HBs 阳性而抗 -HBc 阴性的受者相似，均约为 15%（5/38）；抗 -HBc 和抗 -HBs 均阴性的患者在术后出现新发 HBV 感染率最大，约 50%（82/172）。目前的研究倾向于对抗 -HBc 阴性的受者在接受抗 -HBc 阳性的供肝后予以长时间预防新发 HBV 感染的治疗；而抗 -HBc 和抗 -HBs 双阳性的供体术后不需要予以预防措施，但仍需要长期密切检测 HBV 相关的血清学标志物和 HBV DNA 定量。关于术后预防新发 HBV 感染治疗方案目前尚无结论。最近的一个荟萃分析表明，拉米夫定联合 HBIG 较拉米夫定单药预防术后新发 HBV 感染的效果相同（4/110，3.7% 比 2/73，2.7%）。考虑到大多数抗 -HBc 阳性供肝内 HBV DNA 的含量较低，拉米夫定可以有效地抑制病毒复制，长时间治疗的耐药变异率会远低于 HBsAg 阳性的患者，故对大多数 HBsAg 阴性的受体而言，拉米夫定单药预防术后新发 HBV 感染可能是一种既经济又有效的选择。随着新一代高效、低耐药抗病毒药物的应用，相信 NAs 对预防抗 -HBc 阳性供体术后新发 HBV 感染的预防效果会更佳。目前器官的严重短缺导致临床逐渐扩大器官的供应池，逐渐减少了对器官的限制，随之而来的可能是更多的临床问题，临床医师需要充分了解患者的情况，在移植手术前评估患者感染的风险，及时予以正确的处理，减少术后 HBV 再激活或复发的风险，提高患者的生存质量，减少其医疗负担。

2. 受体 OBI 引起术后 HBV 感染　近些年，随着对 OBI 逐渐深入的研究，受者术前 OBI 在肝移植中的影响逐渐被临床认识。关于受者 OBI 对肝移植术后 HBV 感染影响的研究最早是由 Chazouilleres 完成的。加州大学洛杉矶分校的 Chazouilleres 和他的团队研究了 207 例术前 HBsAg 阴性的肝移植患者，其中 20 例患者肝移植术后 HBsAg 阳性，作者证实了其中 7 例患者的感染源：5 例患者术前存在 OBI（4 例受者术前病肝中可以检测到 HBV DNA，1 例患者术前血清中可以检测到 HBV DNA），2 例患者的供者血清 HBV DNA 阳性。所有受者和供体术前均未发现 HBV 感染的血清学标志物。其中 2 例患者病肝中的 HBV DNA 和术后血清中 HBV DNA 基因同源性达到 100%；2 例患者术后血清的 HBV DNA 与供者血清 HBV DNA 的同源性为 100%。近期，Shetty 等利用高敏感性的实时 PCR 检测表明：在丙型肝炎病毒（HCV）感染导致的终末期肝病肝移植的 44 例患者中，OBI 的流行率是 50%。所有的患者手术前后的 HBsAg 均阴性。由于采用高敏感性的检测方法，在这 22 例 OBI 患者中，有 13 例患者血清中也可以检测到 HBV DNA。肝移植术后 8 周这 13 例患者血清中仍可以检测到 HBV DNA，而术后 24 周这些患者中仅有 7 例仍可以检测到 HBV DNA。

另外,2 例在移植肝内及术后 8 周血清中均未检测到 HBV DNA 的患者在术后 24 周血清中检测到 HBV DNA。但是单因素分析表明:术前终末期肝病模型(MELD)评分、抗 -HBc 阳性、静脉药物成瘾史、术后病理证实原发性肝细胞癌和 OBI 的产生密切相关;多因素分析表明,抗 -HBc 阳性和静脉药瘾史与 OBI 呈正相关。年龄、性别、种族与 OBI 的出现无相关性,OBI 的患者术前 MELD 评分更高,但 OBI 并不影响术后丙型肝炎复发,与术后生存率也无相关性。Roche 等分析了 HBsAg 阴性的肝移植受者在手术后新发 HBV 感染的来源和临床意义,在 570 例 HBsAg 阴性患者中,20 例患者(3.5%)在肝移植术后出现 HBV 感染,时间为手术后 10.2 个月(1.5~34.0 个月)。对肝移植受者手术前后血清及肝组织检查发现,7 例患者术前血清 HBV DNA 阳性,1 例患者术前肝内 HBV DNA 阳性,说明在这 20 例新发乙肝的患者中,有 8 例 OBI,其中 7 例患者在 HBV 激活后行肝脏穿刺,病理结果提示:1 例未见明显异常,4 例呈慢性乙肝表现,1 例呈急性乙肝表现,1 例呈肝硬化表现。该研究提示,术前患者的 OBI 可以导致术后 HBV 再激活,并出现典型的 HBV 感染表现,部分患者肝脏病情进展较快,可再次出现肝硬化。对供体的血清及肝组织检查发现,其中 1 例供者血清 HBsAg 阳性,3 例血清 HBV DNA 阳性,4 例供肝 HBV DNA 阳性。并未发现供体来源的 HBV 感染和术前受者 OBI 导致的 HBV 感染在 HBV 复发时间上有差异。无论是供体来源的新发 HBV 感染或者是受体 OBI 导致的 HBV 再激活,术后 HBV DNA 均可高水平复制,并伴随肝脏损伤,其中 2 例患者因为 HBV 导致肝硬化需要二次肝移植,仅有 2 例患者实现 HBsAg 消失,5 例患者 HBV DNA 阴性。从这个研究中可以得到以下结论:HBsAg 阴性的肝移植受者,术后出现 HBsAg 阳性的概率不大,大多数感染源可以确定,术前 OBI 和供体来源的 HBV 都可以作为术后 HBV 感染的来源,术后的这种 HBV 感染可以导致严重的肝损伤,需要给予抗病毒治疗。我国是 HBV 感染的中流行地区(2%~8%),20 世纪以前则是高流行地区(>8%)。20 世纪初开始在我国大力推广的 HBIG 联合乙肝疫苗的免疫预防方案大大降低了我国 12 岁以下儿童的感染率,从而降低了整体流行率,但是对 20 岁以上人群的感染率并无明显影响。急性自限性 HBV 感染过后,绝大多数患者体内仍可检出 HBV DNA,OBI 的流行率与 HBV 感染的整体流行率呈正相关,慢性肝病患者中 OBI 的流行率更高,由此可推测,在我国非 HBV 相关的终末期肝病肝移植受者中,OBI 可能有较高的流行率,这种隐匿性感染是否会导致肝移植术后乙肝再激活值得临床进一步探讨。

3. 输血相关 OBI 引起肝移植术后 HBV 感染　肝移植术后的 HBV 感染还有可能来自于肝移植中的输血,即来源于 OBI 阳性的第三方血液。HBV DNA 阳性、HBsAg 阴性的情况除了 OBI 外,还有急性 HBV 感染时 HBsAg 血清转换前的窗口期。在 HBV 感染趋向恢复时,HBsAg 滴度下降,抗 -HBs 逐渐出现,此时由于两者的相互作用,在抗 -HBs 掩蔽中的 HBsAg 很难检测出来,血清 HBsAg 和抗 -HBs 检测为阴性(多数抗 -HBc 阳性),但是血清 HBV DNA 阳性,这种情况被称为窗口期。OBI 和 HBV 感染窗口期的鉴别只能通过连续检测,而窗口期曾一直被认为是引起输血感染 HBV 的主要原因。事实上,在 HBVB 基因型和 C 基因型流行的东南亚,约有 90% 的人口曾暴露于 HBV,远远高于 HBV 低流行区的北美,但是这并不意味着东南亚献血员中窗口期患者的检出率高于北美,因为在 HBV 高流行区绝大多数患者在幼年时期即感染 HBV,高流行区窗口期的发病率并不高。因此,无论在 HBV 高流行的东南亚或者 HBV 低流行的北美,OBI 而不是窗口期才是导致输血感染 HBV 的主要原因。OBI 的检出除与检测手段密切相关外,还与地理位置及检测人群有关。在 HBV 低流行区的西方国家,既往暴露于 HBV 的人群比例约为 5%,有 0.1%~2.4% 的 HBsAg 阴性、

抗 -HBc 阳性的献血者为 OBI。而在 HBV 中流行区的中国,既往暴露于 HBV 的人群比例高达 70%~90%,约有 6% 的 HBsAg 阴性、HBc 阳性的献血员为 OBI。目前,利用高敏感性的 HBV 核酸检测方法检测血清阴性的献血员(HBsAg 和抗 -HBc 均阴性),在北美 OBI 的检出率为 1/610 000~1/350 000,在欧洲大概是 1/200 000,日本是 1/5 000,而东南亚最高是 <1/5 000。外科手术技术及医疗支持手段的进步使得目前肝移植手术中的用血量逐渐下降,但是,在我国,OBI 献血者的血液成分仍有可能是术后 HBV 感染的一个重要因素,特别是我国目前尚未在血液检查中加入 HBV DNA 作为常规检测项目。

在肝移植的情况下,一旦出现术后 HBV 感染,需要长时间甚至终身的抗病毒治疗。随着肝脏移植技术进步,长期生存患者增多,抗病毒治疗会占用越来越多的医疗资源,因此 OBI 感染对肝移植领域的影响需要肝移植医师投入更多的关注。

(三) 母婴传播

母婴围生期传播是 HBV 最主要的传播方式之一。乙型肝炎疫苗可有效阻断 HBV 母婴围生期传播。然而近年来陆续有报道,部分 HBsAg(+) 母亲所生婴儿免疫阻断后,虽然 HBsAg(−)/ 抗 -HBs(+),即符合母婴传播阻断的标准,但其血清 HBV DNA 检测阳性,提示这些婴儿免疫阻断后可能存在 OBI。研究报道的婴儿 OBI 检出率为 1.6%~42.0%。我国报道的 HBsAg(+) 母亲所生婴儿免疫阻断后 OBI 检出率为 4.9%。

二、OBI 病毒再激活

HBV 再激活的定义包括两种:①起始血液中 HBsAg 和 HBV DNA 未检测到,发生血清 HBsAg 逆转和 / 或 HBV DNA 阳性;②基线时可检测到 HBV DNA,发生血清 HBV DNA 升高,超过 $1 \log_{10} IU/mL$。隐匿性 HBV 感染的病毒复制和基因表达受抑制可能是不连续的,可能会导致非常严重的乙型肝炎,这种状态通常会在免疫抑制患者,或累及其他免疫系统的患者中观察到。在病毒学和临床学方面,隐匿性 HBV 感染的激活已经在许多不同的临床情况中反复出现,包括血液系统恶性肿瘤、HIV 感染者,造血干细胞移植以及器官移植,值得注意的是,隐匿性 HBV 感染的患者进行原位肝移植可能引起新肝脏再感染。有时这类状况可能表现为病毒学或临床方面的再激活。此外,最近被引入临床病毒治疗药物的列表中一些新的有效免疫抑制药物,如抗 -CD20、抗 -CD52 和抗 -TNF 单克隆抗体,似乎在隐匿性 HBV 感染的群体中激活 HBV 的危险性更大,甚至会出现非常严重的临床表现。

对隐匿性 HBV 感染再激活的发生频率仍不清楚。为此,Onozawa 等最近报道了一个关于 14 例抗 -HBs/ 抗 -HBc 阳性患者进行同种异体造血干细胞移植的研究。这些患者中,12 例表现为抗 -HBs 永久消失,7 例重新出现了 HBsAg。在后 7 例中,只有 1 例发展为症状严重需要住院治疗的乙型肝炎。因此隐匿性 HBV 感染的激活虽然在一些免疫妥协的患者中频繁发生,但由于它通常只在已发展为急性肝炎的病例中调查,因此对它的认识在许多病例中仍不全面。这些数据证实,所有进行免疫抑制治疗的患者要非常谨慎地监测 HBV 血清学及病毒学指标,当他们的病毒抗原抗体变为阳性后更应注意,并且在停止治疗后应继续监测数月(甚至数年)。事实上,早期对病毒激活进行确认可早期行抗病毒治疗,可阻止乙型肝炎的进展。

(一) 不同疾病状态下 OBI 病毒再激活

1. HIV 感染者中 OBI 病毒再激活　HIV 感染改变了 HBV 感染的自然病程,HIV 和 HBV 共感染患者体内 HBV 复制增加,慢性乙型肝炎的疾病进展要比单纯 HBV 感染患者进展快,发生肝硬化的风险增加,其肝脏相关的病死率也显著增加。高效抗逆转录病毒治疗(HAART)使患者生存期延长而更可能出现肝病进展。一些研究描述了 HIV 感染者中 OBI 的发病率,但结果并不一致,在巴西进行的一项研究发现 HIV 感染者中 OBI 的发病率为 5%,而在印度开展一项研究则发现 HIV 感染者中 OBI 的发病率接近 25%。有研究表明 HIV 感染者中 OBI 和 CD4$^+$T 细胞计数降低显著相关。因为一些 HAART 药物有抗 HBV 作用,所以在接受这些治疗的患者中发现 OBI 很困难。尽管在 HIV 阳性 /HBsAg 阴性患者中 HBV 再激活罕见,但在停用抗 HBV 药物(如拉米夫定或替诺福韦)后有可能发生。Bloquel 等报道了 2 例抗 -HBc 阳性的 HIV 感染者在停用包括抗 HBV 活性药物的 HAART 后发生病毒再激活。因此,在开始 HAART 前明确患者的 HBV 感染状态非常重要,以免停止 HAART 后 HBV 再激活。OBI 在 HIV 感染者中的临床意义还需要进一步研究。

2. 使用化疗药物和 / 或免疫抑制剂患者中 OBI 病毒再激活　恶性肿瘤、血液病、肾病综合征等使用化疗药物和 / 或免疫抑制剂者常致 OBI 病毒再激活。血液系统恶性肿瘤患者中 OBI 发病率的资料比较有限,我国台湾地区一项研究显示 HBsAg 阴性的 B 细胞淋巴瘤患者中 OBI 发病率为 6%。而在血液系统恶性肿瘤患者中,抗 -HBc 阳性率很高:意大利、中国和日本的数据分别为 18.8%(6.3%~56.0%)、44.2%(17.0%~62.3%) 和 24.3%(13.7%~37.8%)。血液系统恶性肿瘤患者中 OBI 病毒再激活的概率平均约为 4.5% (0.7%~50.0%)。OBI 病毒再激活的危险因素包括:抗 -HBs 阴性;化疗方案中包括糖皮质激素、蒽环类药物或氟达拉滨;使用 CD20 单抗或 CD52 单抗;男性患者等。血液系统恶性肿瘤患者携带 B 基因型的 HBV(伴有 A1896 位点变异)是 HBV 再激活导致暴发型肝衰竭的危险因素。接受利妥昔单抗(CD20 单抗)治疗是血液系统恶性肿瘤患者中 OBI 病毒再激活的危险因素之一,OR 值为 5.73(95% CI:2.01~16.33,p=0.000 9)。Fukushima 等研究了 12 例淋巴瘤患者,其中 48 例(37.8%)为 HBsAg 阴性且抗 -HBc 阳性,2 例(4.1%)接受包括利妥昔单抗在内的化疗患者出现 HBV 再激活和肝功能异常,恩替卡韦治疗有效。Yeo 等研究了 46 例 HBsAg 阴性且抗 -HBc 阳性的弥漫性 B 细胞淋巴瘤患者,25 例接受 CHOP(环磷酰胺 + 多柔比星 + 长春新碱 + 泼尼松)方案化疗的患者无 1 例出现 HBV 再激活,而 21 例接受利妥昔单抗 +CHOP 方案化疗的患者中 5 例出现 HBV 再激活,其中 1 例患者死于肝衰竭(p=0.014 8)。另一项多中心研究纳入了 437 例弥漫大 B 细胞淋巴瘤患者,88 例(20.1%) HBsAg 阴性且抗 -HBc 阳性,45 例接受类 CHOP 方案化疗,43 例接受类利妥昔单抗 +CHOP 方案化疗,仅有 1 例(2.3%)接受利妥昔单抗 +CHOP 方案化疗的患者出现 HBV 再激活,抗病毒治疗后病情缓解。Iannitto 等报道了 2 例接受阿仑珠单抗(CD52 单抗)治疗的慢性淋巴细胞白血病患者出现 OBI 病毒再激活,临床表现为急性肝炎,拉米夫定治疗后病情缓解。骨髓移植患者出现 pOBI 病毒再激活的风险很高。Knodll 等随访了 7 例异基因骨髓移植的患者,移植前患者均为抗 -HBs 和抗 -HBc 阳性,其中 6 例患者抗 -HBs 消失且 HBsAg 转为阳性,分别发生在移植后的第 12、14、16、22、31 和 39 个月,未出现病毒再激活的那例患者移植前有高滴度的抗 -HBs 且移植后 25 个月死亡而未能继续随访。Onozawa 等报道了 14 例接受异基因骨髓移植的抗 -HBs 和抗 -HBc 阳性患者的随访结果,12 例出现抗 -HBs 的进行性下降至消失,7 例出现 HBsAg 转为阳性,且后 7 例中的 1 例发展成有症状的急性肝炎,需要住院治疗。Viganò 等随访了 50 例异基因骨髓移植的患者,移植前患者均为 HBsAg 阴性且抗 -HBc 阳性,共随访 17 个月,其中 6 例(12%)患者 HBsAg 转为阳性并出现乙型肝炎 e 抗原(HBeAg)阳性的慢性乙型肝炎。

3. 器官移植患者中 OBI 病毒再激活　OBI 可导致器官移植过程中 HBV 的传播和感染。一项回顾性研究显示接受 HBsAg 阴性且抗 -HBc 阳性供体器官移植的患者(所有受者移植前均为 HBsAg 阴性)中,6 例肝移植、42 例肾移植以及 7 例心脏移植受者中分别有 3 例、1 例以及 0 例患者出现 HBsAg 转为阳性。HBsAg 阴性的受者接受 HBsAg 阴性且抗 -HBc 阳性供体肝移植后出现 HBV 再感染的风险通常很低,但也有发生率高达近 80% 的报道。2010 年,Cholongitas 等总结了过去 15 年共 39 项研究,纳入 903 例接受 HBsAg 阴性且抗 -HBc 阳性供体肝的肝移植受者,发现 HBsAg 阳性肝移植受者术后乙型肝炎复发率为 11%,与 HBsAg 阳性肝移植受者接受抗 -HBc 阴性供体肝移植生存率相当(67%~100%);而 HBsAg 阴性肝移植受者接受抗 -HBc 阴性供体肝移植术后出现 HBV 再感染率为 19%,其中抗 -HBc/ 抗 -HBs 阳性受者比抗 -HBc 阴性而未接受预防治疗的受者发生 HBV 再感染率低,分别为 15% 和 48%;预防性抗病毒治疗可减少 HBsAg 阴性肝移植受者术后出现 HBV 再感染,接受乙型肝炎免疫球蛋白、拉米夫定或两者联合治疗的患者术后出现 HBV 再感染率分别为 19.0%、2.6% 和 2.8%;Cholongitas 等认为抗 -HBc 阳性供体肝脏可被安全地用于移植,优先用于 HBsAg 阳性或抗 -HBc/ 抗 -HBs 阳性的受者。近期的一项研究显示,64 例 HBsAg 阴性且抗 -HBc 阴性患者接受了 HBsAg 阴性且抗 -HBc 阳性供体肝移植,所有患者均接受乙型肝炎免疫球蛋白和拉米夫定联合预防治疗,发现病死率或移植物失功风险并未增加,其中 9 例出现 HBV 再感染,使用阿德福韦酯或替诺福韦治疗有效。肝移植受者中 OBI 的临床意义还不明确。Mayo 中心一项研究回顾性分析了 693 例肝移植受者的资料,56 例 HBsAg 阴性且抗 -HBc 阳性患者中有 35 例在移植前血清或肝组织中 HBV DNA 阳性,HBsAg 阴性且抗 -HBc 阳性患者在移植前 HBV DNA 阳性率分别为 6%(血清)和 29%(肝组织)。在移植前 HBV DNA 阳性的受者中,40% 移植后肝活检组织中 HBV DNA 检测阳性,但无 1 例患者出现 HBsAg 转为阳性或乙型肝炎复发。Ghisetti 等研究发现,肝移植受者中 OBI 和急性排斥增加或乙型肝炎复发并不相关。有 HBsAg 阴性且抗 -HBc 阳性肝移植受者在移植后出现急性乙型肝炎的报道。意大利一项研究显示 300 例等待肾移植患者中 OBI 发病率为 3.3%(10/300)。韩国的一项研究发现 HBsAg 阴性的肾移植患者中 OBI 发病率为 2.3%(5/217),而这 5 例患者移植后随访 36 个月均未出现病毒再激活。中国的一项研究显示,322 例 HBsAg 阴性且抗 -HBc 阳性的肾移植患者中,15 例(4.7%)移植后出现病毒再激活。研究结果还表明,高龄和使用抗 T 细胞抗体增加病毒再激活的风险,预防用拉米夫定可防止肾移植后病毒再激活。

4. 实体瘤化疗患者中 OBI 病毒再激活　化疗后 OBI 病毒再激活的研究多数是在血液系统恶性肿瘤患者中进行的,关于实体瘤化疗后 OBI 病毒再激活的研究很少。Saitta 等前瞻性研究了 44 例实体瘤化疗患者,发现了 4 例(9%)OBI,但均未出现化疗后病毒再激活。法国的一项研究共纳入 84 例 HBsAg 阴性且抗 -HBc 阳性的肿瘤患者(包括 70 例血液系统恶性肿瘤和 14 例实体瘤患者),其中 7 例(8.3%)出现 OBI 病毒再激活,均为血液系统恶性肿瘤患者。

5. 抗 TNF-α 制剂和 OBI 病毒再激活　韩国研究显示,468 例 HBsAg 阴性且抗 -HBc 阳性的风湿病患者接受抗 TNF-α 制剂治疗,随访时间为 6~60 个月,8 例(1.7%)患者出现 HBV 再激活,其中 6 例患者接受了抗病毒治疗,所有患者临床上均病情稳定。另一项回顾性研究共纳入 62 例接受抗 TNF-α 制剂治疗的 HBsAg 阴性且抗 -HBc 阳性的银屑病关节炎患者,未发现病毒再激活,仅 1 例患者在停用抗 TNF-α 制剂 10 个月后 HBsAg 转为阳性但

HBV DNA 检测阴性,再次加用抗 TNF-α 制剂以及拉米夫定同时治疗,患者耐受良好。意大利一项研究显示,72 例接受抗 TNF-α 制剂治疗的 HBsAg 阴性且抗 -HBc 阳性关节炎患者中,平均随访(42.52 ± 21.33)个月,无 1 例出现 HBV 再激活。

(二) OBI 病毒再激活的监测和治疗

细胞毒性药物和 / 或免疫抑制剂在癌症、血液病、自身免疫病或器官移植患者中大量应用后,有近 1/4 发生 HBV 再活化。但目前化疗或免疫抑制剂治疗前的 HBV 筛查率较低,导致本可预防的 HBV 再活化。筛查和使用预防性抗病毒药物治疗可以明显减少乙型肝炎再活动,显著降低 HBV 感染者的死亡率。伴有黄疸、腹水、凝血异常及脑病等肝衰竭征象者,如不及时有效治疗,病死率高。"死灰复燃"时,HBV DNA 和转氨酶可同时升高,也可先有HBV DNA 升高。

我国 2015 年版慢性乙肝防治指南指出,对于抗 -HBs 抗体和抗 -HBc 双阳性者在接受一些高、中危类免疫抑制剂尤其是高危类药物时,仍有部分患者出现 HBV 再激活导致肝炎复发,对于这些患者除了应密切监测 HBV 血清学标志物和 HBV DNA 外,还应兼顾使用的免疫抑制剂药物的特性和 HBV 感染后的肝脏疾病状态等,综合评估后制定安全有效的治疗措施。对于所有因其他疾病而接受化疗、免疫抑制剂治疗的患者,在起始治疗前都应评估接受免疫抑制剂的风险程度,并给予相应的处理,包括预防性抗病毒治疗和临床监测。阴性患者接种乙肝疫苗。抗 -HBc 阳性者,无论 HBsAg 和抗 -HBs 状态,使用高 / 中风险免疫抑制剂时,即使 HBV DNA 阴性和转氨酶正常,也应在治疗前 1 周开始服用核苷类药物预防性抗病毒,以预防 HBV 再激活。抗病毒疗需至少维持至结束免疫抑制剂治疗后 6 个月(对使用B 淋巴细胞活性抑制剂患者至少为 12 个月)。对 HBsAg 阳性 / 抗 -HBc 阳性,或 HBsAg 阴性 / 抗 -HBc 阳性患者使用低风险免疫抑制剂,不建议常规使用预防性抗病毒治疗。

2018 年 AASLD 关于慢性乙型肝炎病毒感染的临床实践指南建议:

1. 所有人群在接受免疫抑制剂、细胞毒性药物或免疫调节剂治疗前应检测 HBsAg 和抗 -HBc(总抗体或 IgG 抗体)。

2. HBsAg 阳性、抗 -HBc 阳性者在接受免疫抑制剂或细胞毒性药物治疗前应行预防性抗 HBV 治疗。

3. HBsAg 阴性、抗 -HBc 阳性者应密切监测 ALT、HBV DNA 和 HBsAg 以便按需抗 HBV 治疗;接受抗 -CD20 抗体治疗(如利妥昔单抗)和干细胞移植者行预防性抗 HBV 治疗。

4. 在符合治疗指征的情况下,建议接受免疫抑制剂治疗前或至少同时进行预防性抗 HBV 治疗。一旦开始预防性抗 HBV 治疗,应贯穿整个免疫抑制剂治疗的始终并在治疗完成后延长疗程至少 6 个月(接受抗 -CD20 抗体治疗的患者延长疗程至少 12 个月)。

5. 抗 HBV 治疗应优选耐药屏障高的药物(恩替卡韦、TDF 或 TAF)。

6. 未接受预防性治疗的患者应每隔 1~3 个月检测一次 HBV DNA 水平。抗 HBV 治疗结束后应监测 12 个月。

(三) 肿瘤坏死因子在 OBI 中的应用

TNF-α 是一个强有力的炎症前细胞因子,在克罗恩病(Crohn disease,CD)的炎症发生上发挥关键作用,针对这一细胞因子作为治疗的靶点,TNF-α 拮抗剂已经彻底改变了 CD 的治疗。由于 TNF-α 拮抗剂可引起肝损伤,使其在肝病治疗方面的应用受到限制。通过新近几年的实践证明,TNF-α 拮抗剂治疗的安全性和有效性已初步达成共识,且有一些治疗不良反应认为是可预防和处理的。

1. TNF-α 拮抗剂治疗机制　TNF-α 拮抗剂与 2 种类型的同源三聚体的 TNFcc 结合：跨膜型 TNF-α（tmTNF-α）前体和可溶型 TNF-α（sTNF-α，由 tmTNF-α 转化而来）。这些生物制剂阻断了 TNF-α 分子与 1 型和 2 型 TNF-α 受体（TNFR1 和 TNFR2）以及可溶性 TNF-α 受体（sTN-FR）的相互作用，中和了 TNF-α 介导的促炎性细胞信号转导，抑制了炎性基因的表达，导致炎症减轻甚至消退。核因子-κB（NF-κB）拮抗剂（IκB）能促进在细胞核内的炎性基因转录。促分裂原活化蛋白激酶的激酶和 NF-κB 诱导的激酶激活 IκB 和 NF-κB，在磷酸化蛋白质（P）的共同作用下，促进 IκB、NF-κB 激活，引起炎症基因转录。正常时 TNFR 相关因子（TRAF）、TNFR1 相关的死亡蛋白（TRADD）促进上述两种激酶的激活。

双氯芬酸钠（diclofenac）抑制 TNF-α 引起 NF-κB 激活，协同引起肝细胞凋亡。双氯芬酸钠损害 TNF-α 介导的 NF-κB 转位，伴有 NF-κB 转录活性降低，致使 IκB 的抑制，使细胞核内的 IκB 不能激活炎性基因。

趋化素（chemerin）是巨噬细胞和树突状细胞（DC）的一种特殊趋化因子。加上其可迅速刺激巨噬细胞粘连到细胞外基质蛋白和粘连分子，且有力地激活成纤维样滑膜细胞，提出趋化素在类风湿关节炎发病机制上的作用。阿达木单抗治疗可降低趋化素血清水平，伴有白介素（IL）-6 和巨噬细胞移动抑制因子血清水平的降低。认为趋化素与巨噬细胞在滑膜移动或潴留有关。

一种小分子 TNF-α 拮抗剂（E）-4-［2-(4- 氯 3- 硝基苯基),C87］可直接与 TNF-α 结合，抑制 TNF-α 引起的细胞毒性和有效阻止 TNF-α 触发信号激活，C87 减弱 TNF-α 引起的炎症，因此显著降低对肝脏的损伤，改善存活率，所以 C87 可用于治疗 TNF-α 介导的炎性疾病。

活性氧簇（reactive oxygen species，ROS）主要源于肝细胞，TNF-α 刺激呼吸链复合物，而 TNF-α 拮抗剂对抗呼吸链复合物。TNF-α 通过在肝细胞的解偶联作用，改变线粒体的完整性。TNF-α 引起 ROS 的产生，致使膜压降低 40% 和腺苷三磷酸（ATP）消耗 35%，激活 NK-κB 3.5 倍，进而增加细胞迁移 12.7 倍，线粒体呼吸链的复合物Ⅰ和复合物Ⅲ可能是 TNF-α 刺激肝细胞释放 ROS 的靶点。抗 TNF-α 抗体与 TNF-α 结合，中和了 TNF-α 介导的促炎性细胞信号转录，抑制了 IκB 和 NF-κB 活性，抑制炎症基因的表达，由于 ROS 产生减少，使氧化应激能力降低，因此可减轻肝细胞炎症并促进损伤的修复。

2. 目前常用的 TNF-α 拮抗剂

(1)英夫利昔单抗：英夫利昔单抗是应用最早、最广的一种生物制剂，它是人鼠嵌合型单克隆抗体。适用于 CD、溃疡性结肠炎、类风湿关节炎、强直性脊柱炎、银屑病关节炎、斑块性银屑病、自身免疫性肝炎（AIH）等。静脉给药，剂量 5mg/kg，0、2、6 周为诱导治疗，然后每 8 周给药 1 次。禁忌证为中至重度心力衰竭、过敏者。不良反应较多(>10%)，包括上呼吸道感染、鼻窦炎、咽炎、输注相关反应、头痛、腹痛、皮疹、呼吸困难、低血压，严重肝不良反应，如急性肝衰竭、黄疸、肝大和胆汁淤积。治疗中要注意严重感染的发生，发生 HBV 再激活时停药。

(2)依那西普：依那西普是全人源化抗体，为 TNF 受体 P75 与人免疫球蛋白(Ig)Gl 的 Fc 片段的融合蛋白，我国于 2010 年 8 月上市。通过抑制 TNF-α 可以起到控制炎症、阻断病情进展的作用，属缓解疾病的抗风湿药物。适用于活动性风湿性关节炎、银屑病及银屑病关节炎、幼年特发性关节炎、活动性强直性脊柱炎、乙型和丙型肝炎、AIH、CD 等。禁忌证有感染、活动性结核病、过敏者、孕妇及哺乳期妇女。不良反应常见注射部位局部反应,包括轻至中度红斑、瘙痒、疼痛和肿胀。系统不良反应有头痛、眩晕、皮疹、咳嗽、白细胞减少、鼻炎、发热、肝功能异常、关节酸痛等。注射用依那西普 12.5mg,皮下注射。成人 25ms/次,2 次/周,可在大腿、腹部和上臂注射;儿童 1 周 400μg/kg,最大剂量为 50mg,分次皮下注射。

(3)阿达木单抗:阿达木单抗为一种与 TNF 高效特异结合的完全人源化单克隆抗体。适应证同依那西普,无禁忌证。不良反应亦同依那西普。容易引起严重感染,包括结核或 HBV 再激活,此时应停药,并分别用抗结核和抗病毒治疗。经皮下给药,剂量为初次 160mg,第 2 周时 80mg,然后每 2 周 40mg。

(4)伏特克单抗:伏特克单抗是一种 IL-12/23 拮抗剂,为人源化抗 IL-12/23 单克隆抗体,在体外破坏 IL-12/23 介导的信号,并破坏与共享细胞相互作用的细胞因子,主要用于治疗银屑病。体重 <100kg 推荐剂量 45mg,4 周,接着每 12 周 45mg。体重 >100kg 90mg,4 周,接着每 12 周 90mg。最常见不良反应的发生率 ≥ 3%,如鼻咽炎、上呼吸道感染、头痛、疲乏、恶性病、可逆性后脑白质脑病综合征等。银屑病伴 HBV 或 HCV 感染者,使用 TNF-α 治疗,未见病毒载量和血清肝酶明显变化。

(5)赛妥珠单抗:赛妥珠单抗是一种聚乙二醇人源化 Fab 片段的抗 TNF-α 单克隆抗体,少有抗体依赖细胞介导的细胞毒作用与补体依赖的细胞毒作用。初次、第 2 周、第 4 周 400mg,以后每隔 1 周 200mg。维持给药每 4 周 400mg,一般用 24 周。最常见不良反应有上呼吸道感染、皮疹和泌尿道感染,需特别注意机会性真菌感染的发生。发生 HBV 再激活时停用,并开始抗病毒治疗。可能发生心力衰竭、恶化或进展,也可能发生过敏反应或严重过敏反应,治疗中应加强监察。

(6)戈利木单抗:戈利木单抗是完全人源化抗 TNF-α 单克隆抗体。其适应证包括中至重度类风湿关节炎、活动性银屑病关节炎、活动性强直性脊柱炎,但不能改变疾病进展,也不能防止骨关节损害。2013 年美国食品药品管理局(FDA)批准戈利木单抗用于类风湿关节炎。要特别注意治疗中发生严重或致命感染的危险性增加,如肺结核活动、细菌性败血症、侵袭性真菌感染。不良反应尚有注射部位反应、上呼吸道感染、鼻咽炎、高血压、罕见恶性肿瘤。剂量:初始 200mg,第 2 周 100mg,以后每 4 周 100mg,皮下注射。

(7)托珠单抗:托珠单抗为 IL-6 受体拮抗剂,2010 年 1 月美国 FDA 批准托珠单抗注射剂量用于活动性类风湿关节炎。本品适用于一种或更多种 TNF 拮抗剂治疗反应不佳的中度活动性类风湿关节炎成年患者。本品存在较严重的安全隐患,包括感染或严重感染、肝酶增高、低密度脂蛋白胆固醇水平升高、高血压等,肿瘤发生的危险性也增加。此外,托珠单抗不能与其他生物制剂联合应用,无禁忌证。推荐起始量 4mg/kg,每次剂量不超过 800mg,置于 0.9% 氯化钠 100mL 中静滴,1h 滴完。不用丸药或推注。

3. TNF-α 拮抗剂在肝病中的应用

(1)自身免疫性肝炎(AIH):新近研究提出,TNF-α 在 AIH 引起肝损伤的发病机制上发挥主要作用。抑制 TNF-α 合成或生物活性可保护对抗实验性 AIH 产生。TNF-α 转换酶(TNF-α converting enzyme,TACE)是解整合素样和金属蛋白酶家族成员。现证实 TACE 的选择性抑制可保护 AIH。Sharma 等研究在伴刀豆球蛋白(ConA)诱导的急性肝损伤模型中 TACE 选择拮抗剂 DPC-333 的作用。由于 ConA 的诱导引起肝损伤,DPC-333 可显著抑制血清 ALT 和 AST 以及细胞因子如 TNF-α、IFN-γ、IL-2 和 IL-6 水平。DPC 也抑制多聚二磷酸腺苷核糖聚合酶 1 的活性,组织学检查伴有坏死肝细胞数量减少。使用 ConA 显著上调胶原沉积,治疗用 DPC-333 30mg/kg 可有效抑制肝羟脯氨酸作用和纤维组织增生。抗 TNF-α 对 AIH 的类风湿关节炎患者的疗效仍有争论。Umekita 等报道一例有 AIH 和干燥综合征的类风湿关节炎患者用 TNF-α 拮抗剂、恩替卡韦治疗,结果类风湿关节炎活动性和转氨酶水平增高获改善,肝穿刺活组织检查随访肝炎好转。

(2)抗 TNF 治疗 OBI:OBI 需测定和有效筛查 HBV 血清学标志物,移植患者 HBsAg 阴性但抗 -HBc 阳性,需要抗病毒治疗。OBI 可能助长肝纤维化进展,有证据表明 OBI 肝硬化的建立提示它可能在肝细胞癌发生上有直接作用。Cassano 等对 62 例银屑病患者伴有 OBI 用抗 -TNF-α 生物药物治疗约 4 年,44 例用依那西普,8 例用英夫利昔单抗,10 例用阿达木单抗,只有 1 例患者再现 HBsAg,未检出 HBV DNA,提示抗 -TNF-α 治疗是安全的。为了早期能够检出 HBV 再激活,需要密切监测 OBI 患者的病毒血清学标志物。美国银屑病基金会医学委员会建议所有银屑病患者在抗 -TNF-α 或其他免疫拮抗剂药物治疗前进行 HBV 感染筛查。

(3)TNF-α 拮抗剂与慢性丙型肝炎:TNF-α 拮抗剂可增加 HBV 再激活,但它对 CHC 的影响尚有争论。肝移植引起典型的 HCV 进化速率增加。TNF-α 的抑制、细胞因子累及 HCV 感染肝细胞的凋亡信号途径可有力增加病毒复制。现在利用临床资料这一假设似乎是矛盾的。综合医学文献揭示,216 例 HCV 感染者接受 1 种或多种 TNF-α 拮抗剂治疗,仅 3 例因怀疑 HCV 感染复发而撤除药物治疗。TNF-α 拮抗剂治疗 HCV 感染者在短期内评估似乎是安全的,对评估它的长期安全性资料尚不足。对 TNF-α 拮抗剂治疗开始前是否进行 HCV 的普查目前也尚有争论,HCV 时肝硬化患者不是 TNF-α 拮抗剂治疗的禁忌证,肝硬化患者效益 / 危险比率将在个体层面进行评估。有建议 HCV 患者用 TNF-α 拮抗剂治疗前是否进行肝病评估其必要性应由肝病专家来确定,如用活组织检查或非侵入性方法可为抗病毒治疗提供有力的应用指征。HCV 感染者用 TNF-α 拮抗剂治疗,应每 3 个月监测 1 次肝功能。

慢性 HCV 感染者用 TNF-α 拮抗剂治疗是安全有效的。Armengot Carb 等报道 1 例长期中至重度银屑病患者发生急性丙型肝炎,用聚乙二醇干扰素治疗,银屑病用依那西普治疗。其结果达到持续病毒学应答,并发现依那西普在疾病结局或对抗病毒治疗反应上没有负面影响。

(4)TNF-α 拮抗剂治疗慢性乙型肝炎:TNF-α 拮抗剂治疗 HBsAg 阳性的银屑病患者可引起 HBV 再激活,也可发生在单独抗 -HBc 阳性的患者,尽管发生率很低。因此,所有银屑病患者于 TNF-α 拮抗剂治疗前需筛查 HBsAg 和抗 -HBc。英夫利昔单抗比依那西普和阿达木单抗伴有较多的 HBV 再激活发生,且有致命的报道。现已证明如能在早期或先发制人地使用抗病毒治疗则再激活的危险性将大大减少或消除。因此认为乙型肝炎患者 TNF-α 拮抗剂治疗前乙型肝炎血清学标志物筛查是必不可少的。

Lee 等报道 68 例 HBsAg 阴性和抗 -HBc 阳性的风湿病患者接受 TNF-α 拮抗剂治疗,269 例用依那西普,95 例用阿达木单抗,100 例用英夫利昔单抗。其中类风湿关节炎 327 例,强直性脊柱炎 9 例,银屑病关节炎 73 例,随访 6~60 个月,HBV 再激活率为 1.7%（8/468）。其中 7 例为类风湿关节炎,1 例为银屑病关节炎。7 例接受依那西普,1 例使用阿达木单抗。8 例中 7 例检出 HBV DNA。8 例有 6 例接受抗病毒治疗（拉米夫定 2 例,恩替卡韦 4 例）。研究指出,HBsAg 阴性和抗 -HBc 阳性接受 TNF-α 拮抗剂治疗时需要严密监测。

Perez Alvarez 等报道 257 例 HBV 血清学标志物阳性的患者接受抗 -TNF 治疗,其中 89

例为 HBsAg 阳性携带者和 168 例抗 -HBc 阳性者。HBsAg 阳性携带者 35 例发生 HBV 再激活(39%),再激活率高于先前用免疫拮抗剂治疗和接受小剂量抗病毒预防的患者。5 例发生急性肝衰竭,4 例死亡。英夫利昔单抗比依那西普引起肝病发生率高(转氨酶增高、临床体征、病毒再激活和急性肝衰竭)。抗 -HBc 阳性者 9 例(5%)发生再激活,包括 1 例死于暴发性肝衰竭。该研究报道 HBsAg 阳性携带者用 TNF-α 拮抗剂有显著的肝损伤发生率,包括转氨酶水平增高和出现肝病的症状和体征,HBV DNA 再现和肝衰竭相关死亡。抗 -HBc 阳性者比 HBsAg 阳性患者 HBV 再激活的发生率低 7 倍。随着 TNF 靶向治疗 HBV 再激活率增加,伴有发病率和病死率增加,因此需要特殊干预策略。

第七节　重视隐匿性乙型肝炎病毒感染的存在和研究

一、隐匿性乙型肝炎病毒感染研究现状

发达国家和部分发展中国家已将献血者 HIV、HCV 和 HBV 病毒核酸检测纳入血液筛查规程,以减少病毒窗口期感染和 OBI 在内的隐匿性感染。目前,在我国血液安全筛查中已开始了病毒核酸筛查试点工作,但尚未全面展开,仅以 HBsAg 检测作为 HBV 筛查的指标难以检出窗口期和 OBI,仍存在较高的 HBV 感染残余风险。通常 OBI 的病毒载量极低,介于 10^4IU/mL 和不可定量之间,中位数值在 10^2IU/mL 以下。回顾性调查发现 OBI 确实可以传播 HBV。在被感染的个体免疫功能受抑时,隐匿性的 HBV 可能再次复制,转化为典型的乙型肝炎。OBI 流行于世界各地,流行率差异较大,介于 1:672 至 1:20 166,与 HBV 流行率呈正相关。通过对深圳地区 165 371 例 HBsAg 阴性献血者的调查显示,深圳献血人群 OBI 流行率为 1:7 517,低于西非加纳(1:67),高于欧洲(1:9 819)甚至南非(1:8 209)流行率。鉴于深圳地区 HBV 流行率(约 1%)远低于全国 HBV 流行率平均水平(7.2%),推测我国人群整体 OBI 流行率至少在 1:7 517 以上。隐匿性 HBV 感染还常见于各类 HBsAg 阴性的肝病及其他疾病患者中,与重症肝损伤和肝细胞癌有关。李婷婷等最新研究发现,HBV 感染者可以引起接种过疫苗免疫的配偶产生 OBI。我国及其他地区这种高 HBV 流行率是否与 OBI 传播 HBV 有关,以及 OBI 长期存在与肝癌发生发展的关系,都需要更深入和细致的研究。

二、隐匿性乙型肝炎病毒感染研究重点

自 2004 年起,英国剑桥大学血液系输血医学部 Allain 教授开始关注隐匿性 HBV 感染,积极倡议并组织 OBI 国际协作研究,分析了欧洲、北美洲、非洲、亚洲等地区献血人群中流行的 OBI 毒株基因型 A1、A2、B、C、D、E(OBIA1、OBIA2、OBIB、OBIC、OBID、OBIE)的分子生物学特性,揭示了 OBI 产生的可能机制。在承接 OBI 国际合作研究进展基础上,我国输血医学工作者应针对本地区 HBV 流行特点,进一步揭示病毒蛋白氨基酸关键位点突变与 OBI 的相关性,跟踪分析 OBI 毒株在我国献血人群体内病毒复制动态、遗传变异和分子免疫特征,阐明 OBIB 和 OBIC 在体内发生发展的主要分子机制,为血液筛查与血液安全控制提供理论与技术支持。我国是乙型肝炎高发国家,以 HBV 基因型 B 和 C 流行为主,西部少数民

族地区存在一定比例的基因型 D。广东、福建地区 B 型稍多于 C 型。

从献血者 OBI 基因型 B 和 C 病毒株分子生物学特性和宿主遗传免疫两个方面研究,阐明 OBI 发生发展的主要分子机制,可为包括疫苗免疫人群在内的 OBIB 和 OBIC 监测与防控策略提供重要依据,评价我国正在试点开展的献血者病毒核酸检测(NAT)效果,以及研究和分析 OBI 与临床重症肝病或肿瘤发生发展的关系和个性治疗方案提供理论指导。

隐匿性 HBV 感染中 HBV 复制的抑制可能是可逆的,可被再活化而导致严重的乙型肝炎,在输血及器官移植后可发生隐匿性 HBV 感染的再活化。肝脏内病毒的长期持续存在可能引起轻微且持续的炎症坏死。如果其他致肝脏损伤的因素同时存在,以后可能会导致慢性肝病的发展而成为肝硬化。此外,隐匿性 HBV 感染似乎还保持开放性 HBV 感染特有的前癌基因性质。它是 HCC 发生的重要危险因素。临床上一些类型的患者应该考虑到隐匿性 HBV 感染的存在,比如免疫耐受者及肝硬化患者。当他们存在这种特殊的感染时就分别有发展为病毒再活化和肝癌的高危险性。

HBsAg 阴性的隐匿性 HBV 感染目前尚有许多值得进一步探讨的问题,如隐匿性 HBV 感染可能的肝外存储场所,隐匿性 HBV 感染与 HBsAg 阴性的暴发型肝炎的关系,隐匿性 HBV 感染对特殊人群,尤其是 HIV 感染者肝脏疾病的影响等尚未深入研究,近期应对大量现有数据进行再评定,并确立一个通用概念。

（陈紫榕）

第四十九章

警惕乙型肝炎病毒与其他病毒共感染

　　HBV 与其他病毒共感染,是指慢性乙型肝炎患者或慢性 HBsAg 携带者,在原有的 HBV 感染基础上,再感染 HAV 和 / 或 HCV、HDV、HEV,以及与其他病毒如 HIV、新型冠状病毒等的重叠感染,或急性 HBV 感染与 HAV 和 / 或 HCV、HDV、HEV 及其他病毒如 HIV、新型冠状病毒等的同时感染。

　　HBV 与其他肝炎病毒共感染,司空见惯。甲型肝炎呈全球性分布,在高度地方性流行地区,约 90% 成人甲型肝炎病毒(HAV)抗体(抗 -HAV)阳性,大部分儿童在 10 岁前已感染 HAV,如亚洲大部(含我国)、中东、非洲和中南美洲。戊型肝炎在我国成人急性病毒性肝炎中,多数地区已占首位,尤其在老年人,戊型肝炎所占比例更高。HEV 有 4 种基因型,即 1、2、3 和 4 型。4 型由我国学者首先发现,主要见于我国、日本、韩国、越南等亚洲国家。1 型和 2 型通常只感染人,而 3 型和 4 型既感染人,也感染猪和家兔。我国近年从患者中分离的病毒以 HEV 基因 4 型为主;在无明显肝功能损害的献血员或普通人群中,既有 1 型,也存在 4 型。戊型肝炎不仅可通过肠道,也可经输血传播。但是,大多数病例的 HEV 感染为亚临床型。对来自流行区的受血者和急性肝炎患者,应检测和排除 HEV 感染。

　　HBV 和 HCV、HDV、HEV 具有共同的传播途径,共感染并不少,HCV 全球感染率 2.8%,约 1.85 亿,每年因 HCV 感染导致的死亡病例约 35 万例。HDV 只有在 HBV 感染基础上才能感染,全世界估计有 1 000 万以上。HCV 和 HDV 感染后几乎都呈慢性经过,一般病情较重,多伴有黄疸和肝功能损害。HBsAg 携带者共感染 HDV 可导致急性发作,慢性乙型肝炎共感染 HDV 后,可进展为慢性肝炎,甚至肝硬化、重型肝炎,预后较差。年龄超过 40 岁、静脉药瘾史、输血史等都是共感染的高危因素。不洁医疗器械的使用、家庭成员的密切接触也是共感染的风险因素,与单纯 HBV 或 HCV 或 HDV 感染相比较,HBV/HCV、HBV/HDV 共感染可能会导致更严重的肝脏损伤,发生肝硬化、肝功能失代偿及肝细胞癌(HCC)的风险较高。为防止肝脏疾病的进展,及时进行有效的抗病毒治疗是必要的,但目前 HBV/HCV、HDV、HEV 共感染患者的最佳抗病毒治疗方案仍不清楚。详见第五十一章相关内容。

第一节　乙型肝炎病毒、丙型肝炎病毒共感染

　　HBV/HCV 共感染时,两种病毒间存在相互抑制或干扰现象,加速了肝脏疾病的进展,预后不佳。为防止更严重的肝脏损伤,除了进行有效的预防外,应先针对"优势病毒株"及时进行有效的抗病毒治疗,并注意关注"优势病毒株"的转换,针对不同病毒模式的特点,及

时调整治疗方案。HBV/HCV 共感染患者的最佳抗病毒治疗方案还有待进一步研究。

一、流行病学

HBV/HCV 共感染是指在慢性 HBV（或 HCV）感染的基础上出现 HCV（或 HBV）感染，包括以下两种形式：①在慢性丙型肝炎（CHC）基础上共感染 HBV；②在慢性乙型肝炎（CHB）基础上共感染 HCV，一部分患者属于隐匿性 CHB。HBV 和 HCV 感染是导致全球慢性肝脏疾病的主要原因，可导致肝硬化和 HCC。在世界范围内，绝大多数 HCV 感染者表现为单纯 CHC，而在乙型病毒性肝炎流行的国家和地区，共感染两种肝炎病毒的患者并不少见。由于 HBV、HCV 感染的流行存在地理分布的差异，所以 HBV/HCV 共感染的流行率在各地之间也存在差异。据世界卫生组织报道，全世界约有 3.5 亿 HBV 携带者，超过 1.7 亿人感染 HCV，在 HBV 携带者中，HBV/HCV 共感染者为 350 万 ~700 万，且隐匿性 HBV 感染往往不被纳入。因此，HBV/HCV 共感染的发生率很可能被低估了。相关研究发现，约 10% 的 HCV 抗体阳性者呈现 HBsAg 阳性，20%HBsAg 阳性者合并有 HCV 感染。血液透析、器官移植、静脉药瘾、获得性免疫缺陷综合征（AIDS）等特殊人群中 HBV/HCV 共感染的流行率明显增加。

（一）流行状况

全国一般人群抗 -HCV 阳性率为 0.60%（0.40%~0.79%），儿童抗 -HCV 阳性率为 0.09%~0.26%，孕产妇抗 -HCV 阳性率为 0.08%~0.50%，吸毒人群（包括社区或公共场所的毒品吸食者、静脉药瘾者、自愿或强制接受戒毒或美沙酮治疗人群）抗 -HCV 阳性率为 48.67%（45.44%~51.89%），血液透析人群抗 -HCV 阳性率为 6.59%，男男同性恋（MSM）人群抗 -HCV 血清阳性率约为 0.84%。

HCV 基因 1b 和 2a 型在我国较为常见，其中以 1b 型为主，约占 56.8%；其次为 2 型和 3 型，基因 4 型和 5 型非常少见，6 型相对较少。在西部和南部地区，基因 1 型比例低于全国平均比例，西部基因 2 型和 3 型比例高于全国平均比例；南部（包括香港和澳门地区）和西部地区，基因 3 型和 6 型比例高于全国平均比例，特别是在重庆、贵州、四川和云南，基因 3 型比例超过 5%；在基因 3 型中，基因 3b 亚型流行率超过基因 3a 亚型。混合基因型少见（约 2.1%），多为基因 1 型混合 2 型。我国 HCV 感染者 IL-28B 基因型以 rs12979860 CC 型为主（84.1%），而该基因型对 PEG-IFN-α 联合 RBV 抗病毒治疗应答较好。

（二）预防

HBV/HCV 共感染的治疗难度较大，且可增加肝脏相关疾病的发病率与病死率。近年来，HBV 疫苗已被用于 HCV 感染者共感染 HBV 的预防，但与正常对照者相比较，慢性 HCV 感染者对 HBV 疫苗的应答率较低。Wang 等研究了 HCV 感染者接种 HBV 疫苗时 T 淋巴细胞上表达的抑制性分子 T 细胞免疫球蛋白黏蛋白分子 -3（Tim-3）介导的免疫调节作用，发现对 HBV 疫苗产生应答的 HCV 感染者或正常对照者与无应答的 HCV 感染者相比较，无应答者 T 细胞上的 Tim-3 分子在单个核细胞上过度表达，这导致了 IL-12/IL-23 分泌的变化，这种变化影响了 T 细胞亚型辅助性 T 细胞 17（Th17）的功能。Th17 细胞分泌的 IL-17 可在自身免疫病和机体防御反应中发挥重要作用。而对于 HBV 疫苗无应答的 HCV 感染者，体外阻断 Tim-3 分子，可调节 IL-12/IL-23 平衡和 Th17 的功能。这表明在 HBV 疫苗无应答的 HCV 感染者中，Tim-3 分子介导的免疫反应失调，阻断这种负性调节因子，有可能提高 HCV 感染者接种 HBV 疫苗成功的概率。这为 HBV 疫苗应用于 HCV 感染者共感染 HBV 的预防提供了新的思路。

二、发病机制

（一）HBV、HCV 共感染

丙肝呈世界性流行，2015 年丙肝相关死亡比以往增加 2 倍，2025 年将增至 3 倍。美国、欧洲及印度慢性 HCV 感染分别为 200 万 ~400 万例、500 万 ~1 000 万例和 1 200 万例。埃及是世界上 HCV 流行率最高的国家，大约 20% 的献血员抗 -HCV 阳性。但是，大多数慢性 HCV 感染者并不清楚自己已感染。

丙肝易发展成慢性肝炎，75%~85% 急性丙肝可发展成慢性肝炎甚至肝硬化和肝癌。感染 HCV 20 年后，肝硬化年发生率为 10%~15%；一旦发展为肝硬化，每年肝癌发生率为 1%~7%。因此，丙肝严重威胁人民的健康和生命，给患者的家庭及社会造成巨大的经济负担，是一个严重的社会和公共卫生问题。丙肝防控面临很多困难，主要有：①病情隐匿，多数人感染 HCV 后长时间无明显临床症状，但病毒可持续损害肝脏细胞；②75%~85% 的急性丙肝会转为慢性，如果不及时治疗，有可能转为肝硬化和肝癌；③过去丙肝传播主要通过输血和血制品感染，但现在主要为不安全注射和医源性传播，包括未经严格消毒的牙科器械、内镜、外科手术、介入性操作和血液透析等；④公众对丙肝认知度较低；⑤尚无疫苗可预防，暴露后预防也缺乏有效的措施；⑥ HBV、HCV 有共同传播途径，共感染者较多见。

1. 病毒学方面　体外 HCV 核壳蛋白可损害 HBV 的聚合酶活性，故 HCV 可抑制 HBV 复制。慢性 HBV 感染共感染急性 HCV，血清 HBV DNA 可暂时受到抑制，当 HCV 感染缓解时 HBV DNA 水平又可上升。

2. 病变方面　慢性 HBV 感染如有 HCV 共感染，常表现为急性黄疸性肝炎、失代偿性肝硬化及肝衰竭。HBV 携带者合并 HCV 感染可激活原已静息的病变，使得原来已趋于稳定的 HBV 感染病变活动。有些慢性 HBV 感染者共感染 HCV 后，HBV 复制静止，HBsAg 可逐渐消失，但 ALT 依然升高，提示 HCV 取代 HBV 成为肝炎持续的病原体。朱复生等探讨了 HCV 共感染对 HBV 感染的维持性血液透析患者病情的影响，发现合并 HCV 感染可显著降低患者 HBV DNA 水平，但对患者肝功能损害不明显。

（二）HCV 共感染 HBV

1. HBV 强烈抑制 HCV　慢性 HCV 感染者共感染 HBV 时，HBV 将强烈抑制 HCV，使大多数病例血清 HCV RNA 转为阴性。慢性共感染中 HCV RNA 检出率显著低于单一 HCV 感染。因此，共感染 HCV 清除率比单一感染高。

2. 疾病加重　慢性 HCV 感染共感染 HBV 时，病情可加重，部分患者可表现为急性重度肝炎。人逆转录病毒 HIV、HTLV 与 HBV、HCV 也有相同的感染途径，这些病毒共感染 HBV 和 / 或 HCV 也很常见。Marcia 等对 200 例 HIV 感染患者、213 例 HTLV 感染患者和 38 例 HIV/HTLV 共感染者进行病例对照研究，发现 HBV 和 / 或 HCV 感染标志物在 HIV/HTLV 共感染者中的检出率高于 HIV、HTLV 单独感染者；HBV 感染检出率在 HIV 单独感染者中较其他 2 组更高；HCV 感染检出率在 HTLV 单独感染者中较其他 2 组低。可见逆转录病毒 HIV、HTLV 共感染增加了 HBsAg 阳性的风险，但是 HTLV 感染似乎也增加了 HCV 自发清除的可能性。Almeida 等报道了棘球绦虫、HCV 及 HBV 共感染的罕见病例，发现嗜肝病毒引起多囊包虫病的共同作用也可导致肝功能的异常。HBV/HCV 共感染与严重的肝脏疾病、肝炎进展至肝硬化和肝细胞癌（HCC）的概率都密切相关。临床资料表明，2 种病毒可相互干扰。由于缺乏合适的模型,HBV 和 HCV 之间的相互作用一直很难被了解。Bellecave 等建立了 Huh7 起源的细胞系,这种新模型可研究 HBV 和 HCV 之间的相互作用机制,诱导 HBV 复制的 Huh7 细胞系可被 HCV 转染,也可被 HCV 细胞培养液感染。在这个系统中,2 种病毒均可在同一细胞复制,但彼此之间互不干扰。在 HCV 感染的细胞中混入 Huh7 细胞系时,HBV 特异性 T 细胞可抑制 HCV RNA 复制,HCV 特异性 T 细胞可抑制HCV RNA 复制,但不能抑制 HBV DNA 复制。然而,当 HBV 和 HCV 抗原决定簇在相同细胞上表达时,HCV 特异性 T 细胞可抑制 HBV 复制,培养上清液中升高的 ALT 水平,说明这可能是通过细胞毒作用实现的。可见共感染时,非溶细胞性和溶细胞性 T 细胞介导的免疫反应,可能对病毒之间的干扰作用有影响。这个结论对共感染的发病机制提供了新思路,有利于更好地研究这一具有挑战性的感染状态。

(三) 共感染与隐匿性 HBV 感染

隐匿性 HBV 感染(OBI)频繁发生于慢性 HCV 感染患者,它们之间的影响一直不明确。Squadrito 等对 326 例 HBsAg 阴性的慢性 HCV 感染患者进行肝穿刺活组织检查,检测患者是否有 OBI。128 例(39.2%)被检测为 OBI。326 例患者中的 94 例患者平均随访 11 年(5~19 年),随访期间,37 例 OBI 患者 13 例发展为 HCC,而 57 例非 OBI 患者仅 5 例发展为HCC,差异具有统计学意义。76 例非 HCC 患者中,24 例 OBI 患者 8 例发展为肝硬化,52 例非 OBI 患者 7 例发展为肝硬化,差异具有统计学意义。OBI 患者的肝脏相关疾病病死率也比非 OBI 患者高,OBI 患者的累计生存率显著低于非 OBI 患者。可见在慢性 HCV 感染患者中,OBI 有很高的风险进展至肝硬化、肝癌,生存率降低。

(四) 共感染与 HCC

HCC 是世界范围内最常见、预后较差的恶性肿瘤之一,发病率居全球第五位,死亡率继肺癌和胃癌之后位列第三位。在我国,原发性肝癌发病率及病死率也很高,2000 年统计,全国肝癌病例数约占全球的 55%。我国很多地区都是肝癌的高发地区,特别是江苏启东、海门,上海崇明、南汇,浙江舟山、岱山,福建同安,广东中山、顺德,广西扶绥、隆安等高发地区,肝癌死亡率大于 30/10 万。目前研究较多的肝癌的危险因素包括:肝炎病毒感染、食品污染、酒精中毒、肝硬化、糖尿病等。慢性 HBV 感染、HCV 感染均与 HCC 密切相关。目前在我国,HBV 感染是发生 HCC 的主要危险因素,HCC 患者中检出 HBV 标志物的可高达 70%~90%,而可检出血清抗 -HCV 的不到 10%,肝硬化患者中 HCC 年发生率约 3%,其中 HBsAg 阳性和抗 HCV 阳性的病例 HCC 发病率最高。HBV 感染与 HCV 相关 HCC 患病率的关系一直备受争议,Chang 等调查了 HBV 感染与 HCV 相关 HCC 术后预后的关系,从 115 例 HCV 相关 HCC 患者手术中获取癌旁组织,进行病理特征分析,对 HBV 显性感染和隐匿性感染进行检测。115 例患者中发现 35 例显性 HBV 感染者和 16 例隐匿性 HBV 感染者。多因素分析显示,肿瘤直径 >3cm、甲胎蛋白 >8ng/mL、白蛋白 ≤ 4g/dL、ALT>50U/L、隐匿性 HBV 感染及显性 HBV 感染,均与疾病恢复状况独立相关。在 HCC 患者中,隐匿性HBV 感染者,比显性 HBV 感染者的生存期短,胆红素水平和前 C 区 G1896 突变也更高。可见在 HCC 患者中,隐匿性和显性 HBV 感染可作为 HCV 相关 HCC 患者术后生存率的预测因素。Taha 等研究了在 HCC 合并 HBV/HCV 共感染患者中隐匿性 HBV 感染患者的患病率,发现隐匿性 HBV 感染在慢性 HCV 感染者的肝组织中检出率很高,尤其在 HCC 患者中检出率更高。

王宁等研究了我国人群 HBV 及 HCV 共感染与肝癌的相关程度,荟萃分析显示,HBV、

HCV 共感染与原发性肝癌的发生存在高度相关,HBV、HCV 感染是原发性肝癌的重要独立危险因素;HBV、HCV 共感染的患者发生肝癌的风险增加;HBV、HCV 感染在肝癌发生过程中可能呈协同作用。

(五)共感染与器官移植

Tandoi 等收集了 124 例接受肝移植手术的肝硬化患者,供体肝均来自因心脏骤停而死亡的 HBsAg 阴性和抗 -HBc 阳性捐赠者。将这些受者分为 3 组:第一组为 HBsAg 阳性的受者,63 例;第二组为 HCV RNA 阳性的受者,52 例;第三组为 HBsAg 和 HCV RNA 同时阳性的受者,9 例。3 组在供体身体指数、受体身体指数、供体 - 受体匹配度、移植过程及急性排斥反应的治疗等方面均相似。移植物存活的中位随访时间是 63 个月(16~102 个月)。结果显示:丙型肝炎在第二组和第三组复发率相似(分别为 65%、78%),3 组移植物 5 年内的存活率分别为 86%、35%、31%。第一组存活率高于第二组和第三组。多因素变量分析发现,移植物存活率较差的独立预测因素为受者 HCV 感染。可见,受者 HCV 感染成为影响接受抗 -HBc 阳性供体的肝移植患者移植成功率高低最主要的因素。

三、临床表现与转归

由于病毒间的相互作用,HBV/HCV 共感染者的血清病毒间呈现“此消彼长”的特点,其多态性主要表现为 4 种不同的模式:HCV RNA(+)/HBV DNA(-)、HBV DNA(+)/HCV RNA(-)、HBV DNA(+)/HCV RNA(+) 和 HBV DNA(-)/HCV RNA(-)。

(一)病毒之间的相互作用与转归

1. HBV 与 HCV 之间的相互作用 HBV/HCV 共感染时,两种病毒间存在相互抑制或干扰现象。慢性 HBV 感染者共感染 HCV 后,更易发生 HBeAg 血清学转换,甚至发生 HBsAg 清除。发生慢性 HBV 感染的黑猩猩若共感染急性 HCV,其血清 HBsAg 水平会显著下降。这可以解释在 HBV 流行地区,若慢性 HBV 感染者叠加急性 HCV 感染,易表现为隐匿性 HBV 感染。HCV 对 HBV 产生抑制作用的机制可能是 HCV 的核心蛋白抑制了 HBV 的活动,影响 HBV 的血清学转换。在某些 HBV/HCV 共感染者中,HBV DNA 阳性与 HBV DNA 阴性患者相比,HCV RNA 水平显著降低。HBV/HCV 共感染患者与单纯 HCV 感染患者相比较,HCV RNA 的清除率显著增高,HBV DNA 的复制与 HCV RNA 的水平呈负相关。

2. 临床表现与转归 由于病毒间的相互作用,HBV/HCV 共感染者的血清病毒间呈现“此消彼长”的特点,HBV 和 HCV 同时活跃复制是罕见的,通常表现为以下两种情况:

(1)HBV 占主导,即高水平 HBV DNA 和低水平 HCV RNA。

(2)HCV 占主导,即高水平的 HCV RNA 和低水平 HBV DNA,或者 HBV DNA 不可检测。

第 1 种模式在亚洲患者中更为普遍,其疾病自然史类似于单纯 HBV 感染的患者,而第 2 种模式多见于北美和欧洲的患者,其疾病进展类似于单纯 HCV 感染的患者。HBV 和 HCV 可通过多种途径相互作用,既能相互抑制,也能相互促进,同时可促进血清学转换。HBV DNA 水平与疾病严重程度无关,但与疾病进展和转归有关;HBV/HCV 共感染中,HCV RNA 水平越低,肝功能越差;此外,HBV DNA 阴性患者的 HBeAg 阴转率明显高于 HBV DNA 阳性患者,HCV RNA 复制水平高低并不影响 HBeAg 血清学转换。

(二)疾病加重原因

共感染者,病毒虽受抑制,HBV DNA(-)/HCV RNA(-),但往往表现为更严重的肝脏损伤,推测原因可能如下:

1. 促进肝细胞损伤　HBV 和 HCV 通过各种途径互相抑制对方基因序列表达,从而使两者的病毒水平处于较低状态,互相抑制的过程促进了肝细胞损伤和疾病进展。

2. 激活免疫　肝细胞的炎性反应及坏死可激活机体的免疫反应,最终使 HBV 和 HCV 均被明显抑制。

3. 遗传免疫共同作用　在疾病的某个阶段,发生炎性反应及坏死后,有限的肝细胞只允许低水平病毒复制。与单病毒感染的患者相比较,HBV/HCV 共感染的患者更易发生严重的肝脏损伤,肝硬化和 HCC 的发生率也显著升高。虽然既往多数研究显示 HBV/HCV 共感染可加重肝脏疾病的进展,增加 HCC 发生的风险,但 Jamma 等应用新的细胞生物模型检测两种病毒间的相互作用显示,HBV、HCV 可在同一肝细胞内复制而互不影响,遗传特质及适应性免疫共同决定病毒的复制及疾病的结局,其具体机制有待进一步研究。

（三）共感染对抗病毒疗效的影响

HBV/HCV 共感染治疗的首要目标仍是持续和长久地抑制和 / 或清除 HBV、HCV,减轻肝组织的炎性反应,减缓肝纤维化的进展,最终减少肝硬化及 HCC 的发生。由于 HBV/HCV 共感染的抗病毒治疗数据有限,目前还没有针对这种特殊感染状态的抗病毒指南。重要的是在治疗之前需要先确定哪种病毒起主导作用,然后采用 HBV、HCV 单独感染时的治疗方案对共感染进行治疗。HCV 感染主要应用直接抗病毒药物（DAA）,HBV 感染主要应用核苷（酸）类似物和干扰素治疗。

1. HCV 占主导的 HBV/HCV 共感染　既往的研究表明,HBV/HCV 共感染者对普通 IFN 单药治疗反应差,不利于 HCV 清除。HBV/HCV 共感染 IFN 单药治疗的低应答率可能与 IFN 受体基因表达下调、HCV 的 NS5 蛋白增强 HBV 复制有关。联合利巴韦林或应用 PEG-IFN 可消除上述影响。PEG-IFN 联合利巴韦林对 HBV/HCV 共感染有疗效,并且短期随访发现,合并 HBV 感染并没有明显降低 HCV 的 SVR 率;针对 HCV 单病毒感染者不同基因型所推荐的治疗方案,对 HCV 占主导的 HBV/HCV 共感染者同样适用。然而,抗 -HCV 应答者较少能达到 HBV DNA 清除,且更有可能出现 HBV DNA 复发。在 HBV/HCV 共感染者中,有 25%~30%HCV 基因 1 型的感染者对 PEG-IFN 联合利巴韦林治疗无应答。DAA 为基础的联合疗法已成为治疗 HCV 基因 1 型感染者的标准治疗方案。以索非布韦和达克他韦为基础的蛋白酶抑制剂显著提高了患者的 SVR 率。对于 IFN 治疗无效或不能耐受 IFN 不良反应的 HBV/HCV 共感染者,应用 DAA 清除 HCV 的疗效需要关注,但 DAA 对于清除 HBsAg 是无效的。对于 HCV 单病毒感染,快速病毒学应答（RVR）与早期病毒学应答（EVR）是 HCV SVR 早期有效的预测指标。然而对于 HBV/HCV 共感染者,RVR 与 SVR 能否预测抗 -HCV 应答疗效有待进一步研究。最近研究已经证实 IL-28B 单核苷酸多态性（SNP）在 HBV/HCV 共感染患者的自然进程和 IFN 联合利巴韦林治疗过程中的重要性。研究发现,rs8099917G 基因（TG+GG）和 rs12979860T 基因（CT+TT）导致治疗无应答的风险显著增加,与慢性 HCV 单病毒感染者的结果一致。在中国,虽然感染 HCV 的基因型主要为应答较差的 1b 型,但是由于汉族人群 IL-28B 基因型主要为应答较好的 CC 型,对中国 CHC 患者积极进行 IFN 联合利巴韦林治疗可获得较好的疗效。因此,检测 IL-28B SNP 有助于临床疗效的预测,以确定患者的个体化治疗方案。

2. HBV 占主导的 HBV/HCV 共感染　在应用 PEG-IFN 联合利巴韦林抗病毒治疗的过程中,HBV 对于 PEG-IFN 的病毒学应答以及治疗过程中或治疗后 HBV DNA 的复发是需要关注的问题。上述研究证实,血清中 HBV DNA 阳性的 HBV/HCV 共感染者,经 PEG-

IFN 联合利巴韦林治疗后,约 56% 的感染者取得 HBV 病毒学应答,治疗结束后随访发现,11.2% 的患者发生 HBsAg 清除。然而,36.3% 的感染者经治疗后,发生 HBV DNA 复阳。这表明 PEG-IFN 联合利巴韦林对 HBV 治疗有效,但对于 HBeAg 阳性者,HBV DNA 载量较高的 HBV/HCV 共感染的最佳治疗方案有待进一步研究。目前尚缺乏有关以 HBV 占主导的 HBV/HCV 共感染患者抗病毒治疗的研究,有限的数据表明,IFN 联合利巴韦林治疗可能是不合适的,采用增加一种或多种核苷(酸)类似物来抑制 HBV DNA 复制可能是有效的,但需要更多的研究进行验证。在 HBV/HCV 共感染患者中,HCV 经抗病毒治疗清除后,由于 HCV 对 HBV 抑制作用消失,可能造成 HBV DNA 再次复制,其机制在于肝细胞核内 cccDNA 的持续存在。

四、共感染的治疗

(一)丙型肝炎直接抗病毒药物的分类

见表 9-49-1。

表 9-49-1　丙型肝炎直接抗病毒药物的分类

1. 泛基因型

NS5A 抑制剂	达卡他韦(daclatasvir,DCV)	30mg 或 60mg,片剂	1 片,1 次 /d(早上服用)
NS5B 聚合酶核苷(酸)类似物抑制剂	索非布韦(sofosbuvir,SOF)	400mg,片剂	1 片,1 次 /d(随食物服用)
NS5B 聚合酶核苷(酸)类似物抑制剂 /NS5A 抑制剂	索非布韦 / 韦帕他韦(sofosbuvir/velpatasvir,吉三代,丙通沙)	400mg 索非布韦和 100mg 韦帕他韦,片剂	1 片,1 次 /d
NS3/NS4A 蛋白酶抑制剂 /NS5A 抑制剂	格卡瑞韦 / 哌仑他韦(glecaprevir/pibrentasvir)	100mg 格卡瑞韦和 40mg 哌仑他韦,片剂	3 片,1 次 /d(随食物服用)
NS5B 聚合酶核苷(酸)类似物抑制剂 /NS5A 抑制剂 /NS3/NS4A 蛋白酶抑制剂	索非布韦 / 韦帕他韦 / 伏西瑞韦(sofosbuvir/velpatasvir/voxilaprevir)	400mg 索非布韦和 100mg 韦帕他韦及 100mg 伏西瑞韦,片剂	1 片,1 次 /d
NS5A 抑制剂	可洛派韦(coblopasvir)	60mg,胶囊	1 粒,1 次 /d(早上服用)
NS5A 抑制剂	拉维达韦(ravidasvir)	200mg,片剂	1 片,1 次 /d(早上服用)

2. 基因型特异性或多基因型

NS3/NS4A 蛋白酶抑制剂	阿舒瑞韦(asunaprevir)	100mg,软胶囊	1 粒,2 次 /d(早晚服用)
NS3/NS4A 蛋白酶抑制剂 /NS5A 抑制剂 / 细胞色素 P4503A4 酶强力抑制剂	帕利瑞韦 / 利托那韦 / 奥比他韦(paritaprevir/ritonavir/ombitasvir)	75mg 帕利瑞韦,50mg 利托那韦,12.5mg 奥比他韦,片剂	2 片,1 次 /d(随食物服用)

续表

NS5A 抑制剂 /NS3/NS4A 蛋白酶抑制剂	依巴司韦 / 格拉瑞韦（elbasvir/grazoprevir）	50mg 依巴司韦和 100mg 格拉瑞韦，片剂	1 片，1 次 /d
NS3/NS4A 蛋白酶抑制剂 / 细胞色素 P4503A4 酶强力抑制剂	达那普韦 / 利托那韦（danoprevir/ritonavir）	100mg 达那普韦和 100mg 利托那韦，片剂	1 片，2 次（早晚服用）
NS5A 抑制剂	依米他韦（yimitasvir）	100mg 依米他韦，胶囊	1 粒，1 次 /d
NS5A 抑制剂 /NS5B 聚合酶核苷（酸）类似物抑制剂	雷迪帕韦 / 索非布韦（ledipasvir/sofosbuvir，LDV/SOF，夏帆宁）	90mg 雷迪帕韦和 400mg 索非布韦，片剂	1 片，1 次 /d
NS5B 聚合酶非核苷（酸）类似物抑制剂	达沙布韦（dasabuvir）	250mg，片剂	1 片，2 次 /d（早晚随食物服用）

注：NS 为非结构蛋白。

（二）HBV/HCV 共感染治疗方法和疗效

详见第六十一章丙型肝炎特殊人群的治疗和管理。

HBV/HCV 共感染时，HBV DNA 多处于低复制水平或低于检测值，而 HCV 多为肝病进展的主要原因。要注意检测 HBV 和 HCV 的活动状态，以决定如何选择 HBV 和 HCV 的抗病毒治疗方案。HBV/HCV 合并感染者的抗 HCV 的治疗方案和治疗原则与单一 HCV 感染者相同。如果患者符合 HBV 抗病毒治疗指征，可考虑予以 IFN 或核苷（酸）类似物抗 HBV 治疗。HBsAg 阳性患者在治疗 HCV 感染过程中，HBV DNA 有再激活的风险。因此，在抗 HCV 治疗期间和治疗后 3 个月内，联合核苷（酸）类似物预防 HBV 再激活。对于 HBsAg 阴性、抗 -HBc 阳性患者，需每月监测血清 ALT 水平，如果在抗 HCV 治疗期间或之后 ALT 异常或较前升高，则需进一步完善 HBsAg 和 HBV DNA 检测，若 HBsAg 和 HBV DNA 阳性，则需开始核苷（酸）类似物抗 HBV 治疗。

慢性 HCV 感染者的抗病毒治疗已经进入直接抗病毒药物（DAAs）的泛基因型时代。但是，2021 APASL 报告，接受长效干扰素联合利巴韦林（PR）方案者，肝癌的发生率显著低于 DAA 组。HCV 感染者即使获得持续病毒学应答，仍有较高的肝癌风险，若同时存在脂肪肝，不论接受 DAA 治疗，还是 PR 治疗，都有较高罹患肝癌的风险。泛基因型方案的应用可以减少治疗前和治疗中的监测，也更加适合在基层对慢性 HCV 感染者实施治疗和管理。泛基因型方案的应用可以减少治疗前的检测和治疗中的监测，也更加适合在基层对慢性 HCV 感染者实施治疗和管理。但是，泛基因型方案不是全基因型方案，对于少数未经过 DAAs 临床试验，或者已有的临床试验未获得 90% 以上 SVR 的基因亚型和耐药相关替代突变（resistance-associated substitutions，RASs）的感染者，还需要规范的临床试验来确定合适的治疗方案。

基因型特异性方案仍然推荐用于临床，其在中国的可负担性优于泛基因型方案，以及用于一些特殊人群（如失代偿性肝硬化、儿童 / 青少年和肾损伤等患者）。优先推荐不需要联合 RBV 的 DAAs 方案，但如果临床试验证实需要联合 RBV 方可获得 90% 以上的 SVR，则应该参照药品说明书联合 RBV，在临床治疗过程中应该监测 RBV 的不良反应。而且，具有 RBV 绝对禁忌证的慢性 HCV 感染者应该选择不联合 RBV 的 DAAs 方案。由于可负担性的原因,DAAs 联合 PEG-IFN-α 的方案可应用于临床。但是,在临床治疗过程中应该监测 PEG-IFN-α 的不良反应。而且,具有 PEG-IFN-α 禁忌证的慢性 HCV 感染者应该选择无 IFN 的 DAAs 方案。

1. 索非布韦 / 韦帕他韦(丙通沙) 每片复合片剂含索非布韦 400mg 及韦帕他韦 100mg,1 片,1 次 /d,治疗基因 1~6 型初治或者 PEG-IFN-α 联合 RBV 或者联合索非布韦 (PRS)经治患者,无肝硬化或代偿性肝硬化疗程 12 周,针对基因 3 型代偿性肝硬化或者 3b 型患者可以考虑增加 RBV,失代偿性肝硬化患者联合 RBV 疗程 12 周。含 NS5A 抑制剂的 DAAs 经治患者,如果选择该方案,需要联合 RBV 疗程 24 周。

在 Ⅲ 期临床试验中,索非布韦 / 韦帕他韦治疗 12 周,基因 1 型(纤维化 F0~4,基因 1a 型为主)、2 型(纤维化 F0~4)、3 型(纤维化 F0~3)、4 型(纤维化 F0~4)、5 型(纤维化 F0~3)和 6 型(纤维化 F0~4)的患者 SVR12 率分别为 99%、100%、97%、100%、97% 和 100%;索非布韦 / 韦帕他韦治疗 12 周,在基因 3 型(纤维化 F4)和基因 5 型(纤维化 F4)的患者中 SVR12 率分别为 91% 和 100%;索非布韦 / 韦帕他韦联合 RBV 治疗 12 周,在失代偿性肝硬化基因 1a 型、1b 型、2 型、3 型和 4 型患者中的 SVR 率分别为 94%、100%、100%、85% 和 100%。

以我国人群为主的亚洲研究显示,索非布韦 / 韦帕他韦治疗 12 周,基因 1a 型、1b 型、2 型、3a 型、3b 型和 6 型患者的 SVR12 率分别为 100%、100%、100%、95%、76% 和 99%。有限数据显示,索非布韦 / 韦帕他韦对于我国基因 3b 型无肝硬化患者的 SVR12 率为 96%,肝硬化患者的 SVR12 率为 50%,因此,在基因 3b 亚型流行率 >5% 的地区,需要分辨出基因 3b 亚型。基因 3b 型肝硬化患者如使用此方案,建议加用 RBV 治疗 12 周。

对于接受 12 周索非布韦 / 韦帕他韦治疗的患者,因不良事件而永久停止治疗的患者比例为 0.2%,出现任何严重不良事件的患者比例为 3.2%,其中失代偿性肝硬化人群为 18%。临床试验中,头痛、疲劳和恶心是在接受 12 周索非布韦 / 韦帕他韦治疗的患者中最常见(发生率 ≥ 10%)的治疗引起的不良事件。上述及其他不良事件在接受安慰剂治疗的患者中与接受索非布韦 / 韦帕他韦治疗的患者中的报告频率相似。

2. 雷迪帕韦 / 索非布韦片(夏帆宁) 每片含 90mg 雷迪帕韦和 400mg 索非布韦。适用于治疗成人和 12~18 岁青少年的慢性丙型肝炎病毒(HCV)感染。每天一次,每次一片,随食物或者不随食物服用。

3. 格卡瑞韦 / 哌仑他韦 每片复合片剂含格卡瑞韦 100mg 和哌仑他韦 40mg,3 片,1 次 /d,治疗基因 1~6 型,初治无肝硬化患者,以及非基因 3 型代偿性肝硬化患者,疗程 8 周;初治基因 3 型代偿性肝硬化患者疗程 12 周。PRS 经治患者,非基因 3 型无肝硬化患者 8 周,代偿性肝硬化患者 12 周。基因 3 型 PRS 经治患者疗程 16 周。不含 NS5A 抑制剂但是含 PI 的 DAAs 经治基因 1 型患者疗程 12 周,含 NS5A 抑制剂不含 PI 的 DAAs 经治基因 1 型患者,疗程 16 周。既往 NS5A 抑制剂联合 PI 治疗失败的患者,以及 DAAs 治疗失败的基因 3 型患者不建议使用该方案。该方案禁用于肝功能失代偿或既往曾有肝功能失代偿史的患者。

在 Ⅲ 期临床试验中,格卡瑞韦 / 哌仑他韦治疗 8 周,在基因 1 型(纤维化 F0~3,基因 1a 型为主)、2 型(纤维化 F0~3)、3 型(纤维化 F0~3)、4 型(纤维化 F0~3)、5 型(纤维化 F0~3)和 6 型(纤维化 F0~3)患者中 SVR12 率分别为 99.8%、99%、97%、100%、100% 和 100%;格卡瑞韦 / 哌仑他韦 12 周,在基因 1 型(纤维化 F4)、2 型(纤维化 F4)、4 型(纤维化 F4)、5 型(纤维化 F4)和 6 型(纤维化 F4)患者中 SVR 率为 99%、100%、100%、100% 和 100%;格卡瑞韦 /

哌仑他韦 16 周,在基因 3 型(纤维化 F4)的 SVR12 率为 96%。

格卡瑞韦 / 哌仑他韦针对基因 3 型患者初治非肝硬化疗程为 8 周,初治代偿性肝硬化疗程需 12 周;经治患者伴或不伴肝硬化,需要延长疗程至 16 周。因此,在基因 3 型流行率 >5% 的地区,需要分辨出基因 3 型。

对于接受格卡瑞韦 / 哌仑他韦治疗的患者,因不良事件而永久停止治疗的患者比例为 0.1%,在肝或肾移植患者中出现任何严重不良事件的患者比例为 2%。在临床试验中,头痛和疲乏是在接受格卡瑞韦 / 哌仑他韦治疗的患者中最常见(发生率 ≥ 10%)的治疗引起的不良事件。安慰剂治疗组患者不良反应的发生率与本品治疗组相似。

4. 索非布韦联合达卡他韦 索非布韦 400mg(1 片)联合达卡他韦 100mg(1 片),1 次 /d,疗程 12 周。肝硬化患者加用 RBV,对于 RBV 禁忌的肝硬化患者,需将疗程延长至 24 周。国外一项 Ⅱ b 期临床试验的数据显示,SVR 率为 95%~100%。

5. 索非布韦 / 韦帕他韦 / 伏西瑞韦 每片复合片剂含索非布韦 400mg/ 韦帕他韦 100mg/ 伏西瑞韦 100mg,1 片,1 次 /d,治疗基因 1~6 型,既往含 NS5A 抑制剂的 DAAs 治疗失败患者,疗程 12 周。针对基因 1a 型或基因 3 型患者,不含 NS5A 抑制剂的 DAAs 治疗失败患者,或者基因 3 型肝硬化患者,建议选择该方案治疗 12 周。索非布韦 / 韦帕他韦 / 伏西瑞韦主要用于 DAAs 治疗失败患者,针对基因 3 型初治或 PRS 经治肝硬化患者,可以考虑选择此方案。

6. HBV/HCV 共感染者接受 DAA 治疗的 HBV 再激活 2016 年 10 月 4 日,美国 FDA 自 2013 年 11 月至 2016 年 7 月,共确认 24 例 HBV/HCV 共感染者在接受 DAA 治疗时,出现 HBV 感染的再激活,一般发生于 4~8 周(平均 52 天),且无论基线 HBV DNA 是否阳性。陈国风进行的荟萃分析,纳入 36 项研究 1 185 例 HBV/HCV 感染者,1 037 例接受 IFN 治疗,148 例 DAA 口服,两者 HBV 再激活率相似,前者 14.5%,后者 12.2%,但 DAA 口服者因 HBV 再激活引起肝炎的累计发病率明显高于前者(12.2% vs 0,p=0.03)。我国台湾地区学者观察了 DAA 治疗的 57 例合并 HBV 既往感染者[HBsAg(−)/ 抗 -HBc(+)]和 7 例合并 HBV 现症感染者[HBsAg(+)],总 SVR12 率为 96.7%。抗 -HBc(+)的既往感染者中无 1 例发生 HBV 再激活。3 例 DAA 治疗前 HBV DNA 阳性患者中有 1 例在治疗中出现肝功能波动,4 例 DAA 治疗前 HBV DNA 阴性患者中有 1 例在治疗中 HBV DNA 阳性,但未伴随肝功能波动,经恩替卡韦治疗后均恢复。提示 HBV 既往感染对 HCV 抗病毒治疗无明显影响,而 HBV 现症感染的丙肝患者,存在 HBV 再激活危险,治疗过程中需监测肝功能及 HBV DNA。

7. 肾损伤者的 DAA 治疗 目前已上市的 DAA 药物组合或复方成分中多数均含 SOF,而其主要代谢物 GS-331007 通过肾脏清除,严重肾功能受损或终末期肾病患者可能在体内大量蓄积。因此,SOF 不能应用于肌酐清除率 ≤ 30mL/(min·1.73m^2)或终末期肾病患者。目前获准用于肾功能不全的 DAA 只有奥比他韦 / 帕利瑞韦(paritaprevir)/ 利托那韦(ritonavir)和达沙布韦(dasabuvir,针对 GT1)以及依巴司韦(elbasvir)/ 格拉瑞韦(grazoprevir)(针对 GT1、4)两种。因此,合并肾功能不全的 HCV 感染者药物选择应更加慎重。

8. 肝移植患者的治疗 基因 1、3、4 型可选用 SOF/DCV、SOF/LDV 或 3D,联合或不联合利巴韦林。基因 2 型可选用 SOF 联合利巴韦林。肝移植后 HCV 复发患者治疗同移植前。

9. DAA 治疗失败的再治疗　采用 SOF 联合 1~3 种其他 DAA 治疗 24 周或再联合利巴韦林治疗 12 周。

(三)慢性丙型肝炎治疗真实世界的研究

美国退伍军人数据库研究,17 848 例患者接受了索非布韦联合雷迪卡韦或 Abbvie 3D 方案治疗,基因 1 型患者的 SVR 为 92.8%,索非布韦联合雷迪卡韦和 Abbvie 3D 三药联合治疗,可达到 95% 以上的应答,耐受性良好,少部分不能耐受的病例与联用利巴韦林有关。表明 DAA 在真实世界的抗病毒疗效和安全性与临床试验数据相接近。

(四)基因突变和病毒基因型影响共感染治疗

近年来,有研究发现基因突变和病毒的基因型也影响共感染的治疗。Hung 等研究了 HBV/HCV 共感染者前 C 区 /BCR 区变异情况和 HBV 各基因型的患病率及分布情况,同时评估了干扰素治疗对 HBV DNA 变化的影响。发现与 HBV 单独感染者相比,共感染者中 HBVC 基因型有更高的患病率和更低的 G1896A 突变频率。在前 C 区 /BCR 区,C1766T、G1896A 和 A1846T 突变可能更有助于预测干扰素对共感染者 HBV DNA 变化的影响。HBV/HCV 共感染后病毒间相互干扰,病变方面相互叠加。共感染的治疗需要确定起主导作用的病毒,然后进行针对性治疗。共感染发病机制复杂,更加明确的发病机制与完善的治疗方案有待更加深入的研究和探索。

(五)丙型肝炎 DAA 治疗耐药相关突变的临床意义

HCV 一些准种突变发生在 DAA 药物作用的靶基因上,某些特定的突变就会引起药物敏感性下降,即为 HCV 耐药相关突变(RAVs),这提示,有些 RAVs 在接受 DAA 治疗前就已存在,在 DAA 治疗过程中也会出现药物的选择压力,产生新的对抗该药物的 RAVs。目前被批准上市的 NS5B 核苷(酸)类似物抑制剂,显示出极高的基因屏障,在所有单药或其他 DAA 联合治疗的临床试验中,均未出现病毒学突破。DAA 治疗失败的患者,包括那些携带 RAVs 的患者,应更换为强效高耐药屏障的 DAA 联合,如索非布韦与 1~3 种其他 DAA 的组合。建议在有不良反应的患者(如肝硬化)加入利巴韦林和 / 或延长治疗持续时间至 24 周,并密切随访其不良反应。若非紧急的需要治疗,也可等待更好药物或方案。

第二节　乙型肝炎病毒、甲型肝炎病毒、戊型肝炎病毒三重感染

甲型、戊型肝炎呈世界性分布,目前已成为全球肝炎散发及流行的重要病因。随着社会、经济和卫生水平的发展,在某些国家和地区,甲型、戊型肝炎流行病学模式发生了改变,临床型病例随之增多,逐渐成为一个严重的公共卫生问题。

由于 HAV、HEV 经粪 - 口途径传播,卫生条件差的国家和地区,免疫水平低下的人群感染率更高。HEV 主要通过污染的水源传播,经食物及人与人接触传播较为少见。戊型肝炎患者为本病的主要传染源,以潜伏期末和急性期初传染性最强。HEV 流行病学研究表明,在某些地区人畜共患是 HEV 主要传播模式。很多研究发现,家猪、野猪、牛、绵羊、山羊和鹿等动物感染 HEV。另外,有研究提示,人可能感染猪 HEV:①猪 HEV 3 型和 4 型,与人 HEV 3 型和 4 型的核苷酸及氨基酸序列同源性高;②猪 HEV 可实验性感染猕猴和黑猩猩;

③猪亦可实验性感染人 HEV；④接触猪的人群抗 -HEV 流行率高。但动物作为传染源的意义尚有争议。

戊型肝炎为自限性疾病，一般不转为慢性肝炎。疾病的严重程度随年龄而增加。孕妇感染 HEV 后病死率高，尤其是怀孕后期，其病死率可达 20%。最近有研究发现，免疫抑制的患者感染 HEV 可发生慢性感染。孕妇感染 HEV 后，产科相关并发症（如子痫、大出血等）及死产的发生概率明显升高。据相关报道，孕妇感染 1 型 HEV 后，病死率很高（20%~25%），但感染 3、4 型 HEV 而致死的患者未见报道。其高病死率的具体机制尚未明确，可能与孕期激素水平、免疫状态改变有关。相关研究表明，黄体酮受体表达减少者病死率较高。在发生肝衰竭的患者体内，HEV 相关特异性 CD4$^+$T 淋巴细胞的免疫反应较弱，而分泌抗 -HEV IgG 的 B 淋巴细胞数量较多。

多项研究表明，有慢性肝炎基础（如慢性肝炎、肝硬化）的人群，尤其 CHB 患者感染 HEV 后，发生肝硬化、肝功能失代偿、肝衰竭及相关并发症（如腹水、肝性脑病、消化道出血等）的概率显著高于普通人群，病死率可达 28.4%。至今尚未见免疫功能正常人群感染 HEV 后发生肝硬化、肝细胞癌的相关报道。

自 2008 年首次报道器官移植人群发生慢性 HEV 感染以来，国外相继报道了在获得性免疫缺陷综合征（AIDS）、长期服用免疫抑制剂和恶性肿瘤患者中，感染 3 型 HEV 后，出现持续 ALT 升高，血液、粪便中 HEV RNA 阳性超过 6 个月，迁延为慢性肝炎。约有 10% 的患者发展为肝硬化最终导致死亡。至今尚无其他基因型 HEV 导致慢性肝炎的报道。

最近的一项回顾性分析提示，在 17 个移植中心 85 例发生 HEV 感染的器官移植患者中，27 例（32%）具有临床症状，主要表现为乏力，其中 1 例表现为黄疸性肝炎，最终 56 例（66%）迁延为慢性戊型肝炎，其中血小板减少、使用他克莫司的人群更易发展为慢性肝炎。

一、临床表现

目前慢性乙型肝炎共感染急性戊型肝炎发病率全国统计数字还不清楚，各地区有散发病例报道。张国顺等收集了慢性乙型肝炎患者（CHB）和慢性乙型肝炎共感染急性戊型肝炎患者（CHB+AHE）病例 115 例，对两组患者进行临床分析，发现两组患者临床症状基本相同：乏力、纳差、腹胀等临床表现以及肝掌、蜘蛛痣、脾大等体征，两组间差异无统计学意义。但是 CHB+AHE 组的鼻（齿）出血、肝区疼痛以及 TBIL、ALT、AST 均显著高于 CHB 组，而且 CHB+AHE 组的重症肝炎发生率明显高于 CHB 组。但吴淑坤等报道 HBV+HEV 共感染的重症肝炎患者与单纯 HBV 重症肝炎患者，在临床表现、血清生化指标、并发症、恶化死亡率方面无显著差异。慢性乙型肝炎重叠急性戊型肝炎发展为重型肝炎，肝细胞损伤机制与一般型肝炎相似，在临床表现、生化指标以及治疗和转归等方面无显著差异。随着 HEV 的清除，其对机体的损伤也逐渐恢复，故共感染组预后可能取决于慢性乙型肝炎感染者自身的病情变化。

（一）HBV/HAV/HEV 共感染比单一感染重

慢性乙型肝炎与 HAV 和 / 或 HEV 感染者的临床观察，发现甲型或戊型肝炎的共感染，都能使慢性乙型肝炎患者的血清胆红素、转氨酶明显升高，且恢复正常的时间延长，而慢性乙型肝炎共感染 HEV，比共感染 HAV 血清胆红素升高更明显，提示共感染均可加重肝细胞损害，但慢性乙型肝炎共感染戊型肝炎者肝细胞损害更严重。血清清蛋白及 Ⅱ、Ⅴ、Ⅶ、Ⅸ、

X等肝细胞合成的凝血因子合成均减少,同时测定血清清蛋白及血浆凝血酶原时间,既能准确地反映肝脏的合成功能,又能判断疾病进展及预后。患者血清清蛋白、凝血酶原时间,与单纯慢性乙型肝炎相比,甲型肝炎共感染无明显变化,戊型肝炎的共感染则这些指标下降更明显($p<0.05$),提示戊型肝炎的共感染,可能比甲型肝炎对慢性乙型肝炎预后影响更大。慢性乙型肝炎共感染 HEV 组的病死率、重型肝炎发生率均高于单纯慢性乙型肝炎组及慢性乙型肝炎共感染 HAV 感染组,然而共感染导致慢性乙型肝炎重症化的机制尚不清楚。有学者认为乙型肝炎患者在原有慢性肝损害和肝功能不良的情况下,肝炎病毒有可能通过病毒直接破坏及诱发免疫反应造成肝细胞的损伤,使肝脏再一次遭受累加性损害,造成肝细胞广泛受损,胆红素酯化和分泌障碍加重,肝内毛细胆管损害加剧,胆红素排出严重障碍,致使肝功能损害更重,使原有的病情明显加重。

(二)共感染 HEV 病毒载量下降

与单纯乙肝相比,共感染 HEV 患者年龄更大、凝血功能显著减退,肝功能、病毒载量下降,提示合并 HEV 感染可能掩盖原有乙肝病情,与单纯急性 HEV 肝炎相比,PTA、ALT、ALP、GGT、AFP 水平差异具有统计学意义($p<0.05$),肝硬化风险增高。

二、HBV 与 HEV 之间的复制干扰

HBV 感染发展成慢性乙型肝炎后与其他各型嗜肝病毒之间无交叉免疫,仍可共感染其他嗜肝病毒。一般来说,两种或两种以上的病毒感染同一细胞或机体时,常常发生一种病毒抑制另一种病毒复制的现象。但是在对慢性乙型肝炎共感染急性戊型肝炎的研究中,HEV 是否抑制 HBV 目前还颇有争议。Fan ZP 等通过对慢性乙型肝炎共感染急性戊型肝炎的临床特点的研究中发现,慢性乙型肝炎重叠急性戊型肝炎组(CHB+AHE)的血清 TBIL、ALT 升高、血清前白蛋白(PA)降低,比肝硬化重叠急性戊型肝炎组更加明显;HBV DNA 水平逊于 CHB+AHE 组。这说明慢性乙型肝炎重叠急性戊型肝炎导致更为严重的肝脏损害,而 HEV 可能干扰 HBV 复制。但也有学者认为 HEV 重叠感染对 HBV 的复制无干扰抑制现象。

尽管多数学者认为 HBV 共感染 HEV 后存在 HEV 对 HBV 的复制抑制现象,HBV DNA 水平低下,但尚未有 HBV 被清除的报道。HBV 不能被完全清除可能与机体本身的免疫功能缺陷、免疫耐受和 HBeAg/HBcAg 的免疫原性及耐受原性有关。

三、细胞因子参与肝细胞损伤

正常生理状态下,肝脏通过肝细胞死亡方式清除衰老或病毒感染的细胞,以维持内环境的稳定和功能正常,且不引起周围组织的炎症反应。而在病理情况下,肝细胞出现非正常死亡。除非正常的肝细胞程序性死亡以外,还包括自噬、凋亡、细胞有丝分裂灾难等非程序性死亡,同时存在大量的免疫细胞及免疫细胞因子参与,如 IL-2、IL-4、IL-6、IL-10、IL-12、IL-13、IL-17、TGF-β、TNF-α、IFN-γ 等许多重要的细胞因子。其中 IL-2、IFN-γ、IL-10 等在 HBV 共感染 HEV 的易感性、损伤、抑制损伤等方面发挥了重要的作用。

慢性乙型肝炎共感染急性戊型肝炎的发病机制十分复杂,是多种因素共同作用的结果。在 HBV 共感染 HEV 的过程中,需动态检测 HBV DNA 等病毒学指标,从而进一步了解 HBV+HEV 之间的复制干扰现象。而免疫细胞和细胞因子的广泛参与,有可能导致共感染后肝细胞损伤的进一步加重。因此加强免疫细胞、细胞因子、细胞因子受体以及细胞因子等

位基因等方面的研究有助于加深了解 HBV 共感染 HEV 的发病机制，从而更加有效地防治慢性乙型肝炎共感染急性戊型肝炎。

四、妊娠期乙型肝炎 / 戊型肝炎共感染

两种肝炎病毒的交叉和协同作用往往使疾病加重，最终会影响妊娠结局。乙型肝炎孕妇共感染戊型肝炎，可能通过病毒直接破坏及诱发免疫应答而使肝细胞再损伤，如再一次经历了急性病毒肝炎的过程，肝细胞广泛受损，出现变性和坏死，甚至大块坏死。

（一）早期诊断

临床表现以消化道症状为主：恶心、呕吐、食欲减退，可伴有乏力，部分患者有皮肤黄染及巩膜黄染、尿色深黄、皮肤瘙痒等症状。张晓红回顾性分析，20 例病例中有 14 例无任何消化道症状及其他临床症状，85% 有 ALT 升高，45% 有总胆汁酸升高，25% 有总胆红素升高。具有高病毒载量的乙肝孕妇更易感染戊肝；双重感染更易发生新生儿窒息、早产、低出生体重及胎膜早破等并发症。早期诊断妊娠合并乙肝、戊肝双重感染，综合内科治疗，及时终止妊娠是改善母婴预后的关键。

（二）危险因素

妊娠合并乙肝的孕妇更易发生戊肝双重感染的主要危险因素可能与以下几方面有关。

1. 经济基础　戊型肝炎病毒主要经粪 - 口途径传播，若患者孕妇的经济状况、居住环境和卫生状况相对较差，则更易在孕期共感染。

2. 免疫力下降　孕妇在孕期处于细胞免疫降低状态，持续性通过 CD4 细胞的减少而削弱了细胞免疫，CD8 细胞计数增加，CD4/CD8 比例降低，使机体处于低免疫力状态，免疫学变化改变了对病毒的免疫反应，增加了各种病毒的免疫易感性。

3. 宿主因素影响病毒复制与表达，疾病加重　孕妇与非孕妇相比有更高的病毒载量，且病毒存在时间更长。妊娠本身是一个延迟清除病毒的风险因素之一，孕妇的宿主因素和高病毒载量，可以延迟病毒的清除。

（三）不良后果

妊娠期病毒性肝炎是高危妊娠之一，胎儿可能出现畸形、流产、胎儿窘迫、胎儿生长发育受限、早产、死胎等情况。国外学者报道戊肝的母婴传播和输血途径传播，HBsAg 阳性母亲所生新生儿有可能发生乙肝、戊肝共感染。Gurley 等报道，新生儿死亡与孕妇黄疸水平相关。张晓红报道，一妊娠合并乙肝孕 34 周孕妇入院当天死胎经阴道分娩，确诊为妊娠合并乙肝、戊肝共感染。

（四）治疗

急性甲肝、戊肝不需要特殊治疗，但是慢性戊肝需要治疗。戊肝孕妇可发展成慢性感染，引起肝纤维化及肝硬化，应早发现、早诊断、早治疗。双重感染的孕妇若是孕早期、中期发病，以综合内科对症治疗为主，多数人能够自然地清除戊肝病毒，可继续妊娠至孕晚期。给高病毒载量的乙肝孕妇在妊娠中晚期使用抗病毒药物，可以降低母亲的 HBV DNA 载量，从而有效减少宫内传播。孕晚期发病在综合内科治疗基础上，根据病情需要有时要及时终止妊娠：妊娠合并乙肝、戊肝双重感染孕妇若肝功能异常、凝血功能障碍，则考虑因母儿耐受能力差，过度体力消耗可加重肝脏负担，分娩方式以剖宫产为宜，手术尽可能减少出血及缩短手术时间；若经积极治疗，孕妇肝功能明显好转、凝血功能正常，也可以考虑阴道分娩。多数观点认为，孕晚期感染戊肝更易发生致死，有报道指出，慢性肝病患者合并戊肝感染易引

发肝衰竭,病死率达 70%,经内科综合治疗后,可以明显缩短病程和改善母婴预后。

1. 抗病毒治疗的指征　抗病毒治疗可以促进机体病毒的清除及肝功能的复常。普通人群感染 HEV 后表现为急性自限性,大多不需要抗病毒治疗,但对于有肝病基础或病情较重的急性戊肝患者,可考虑抗病毒治疗。对慢性戊肝患者,通过减少免疫抑制剂的用量,约30% 的患者可自发清除 HEV。不能自发清除病毒的患者,应考虑抗病毒治疗。

2. 长效干扰素的抗病毒治疗　2010 年,Kamar 等报道了第 1 例接受干扰素治疗的慢性戊肝,该患者曾接受肾移植,肾功能已到终末期,再次行肾移植前接受聚乙二醇干扰素 α-2a 治疗(135μg/ 周)3 个月,治疗 3 周后 HEV RNA 转阴,随访 6 个月未见复发。随后,该研究组对 3 例肝移植后的慢性戊肝患者进行抗病毒治疗,均给予聚乙二醇干扰素 α-2a 治疗(135μg/ 周),疗程 3 个月,其中 2 例获得病毒清除,分别随访 5、6 个月未见复发,1 例治疗结束后复发。另一项研究对 2 例肝移植后的慢性戊肝患者给予聚乙二醇干扰素 α-2b 1.5μg/(kg·周)抗病毒治疗,其中 1 例治疗 52 周,获得病毒清除,随访 3 个月未复发;另 1 例由于治疗期间血 HEV RNA 载量无明显下降,治疗 16 周终止,并减少了免疫抑制剂的用量,4 周后 HEV RNA 转阴,随访 5 个月未见复发。由于干扰素会增加器官排斥的风险,暂不推荐在心脏和肾脏移植的人群中使用。

3. 利巴韦林的抗病毒治疗　法国一项研究对 6 例肾移植的慢性戊肝患者口服利巴韦林抗病毒治疗 3 个月,基于肌酐清除率,分别给予 600mg/d、800mg/d 两种剂量,最终 4 例获得持续病毒学应答,2 例治疗失败。另一项研究分别对 1 例肾 - 胰腺联合移植和 1 例特发性 CD4⁻T 淋巴细胞减少症的慢性戊肝患者口服利巴韦林抗病毒治疗,剂量为 12mg/kg,疗程12 周,治疗 2 周后 2 例患者的肝功能复常,治疗 4 周 HEV RNA 均转阴,分别随访 3、2 个月未复发。德国一项研究对心脏移植的 4 例慢性戊肝患者口服利巴韦林抗病毒治疗,剂量为800mg/d,疗程 5 个月,3 例患者获得病毒学应答,1 例因药物不良反应(贫血)而减少用药剂量,最终治疗失败。另一项对 14 例慢性 HEV 感染者的研究显示,3 例通过减少免疫抑制剂剂量获得病毒清除,11 例接受利巴韦林治疗,剂量为 600~1 000mg/d,疗程 5 个月,9 例患者3~6 周病毒清除,随访期间(2~24 个月)未见复发,1 例因肺移植失败死亡。另 1 例心脏移植的慢性戊肝患者已发展至肝硬化,因贫血减少了利巴韦林剂量,最终治疗失败。意大利 1 例伴有慢性淋巴细胞白血病的慢性戊肝患者接受利巴韦林治疗 2 个月(1 000mg/d),治疗第 54天血清及粪便中 HEV RNA 转阴,随访 6 个月未复发。西班牙 2 例伴有 HIV 感染的慢性戊肝患者接受利巴韦林治疗 24 周(剂量分别为 1 200mg、1 000mg),最终均出现病毒清除。

利巴韦林不仅可以促进慢性戊肝患者体内病毒清除,而且对急性戊肝患者同样具有抗病毒作用,可以促进肝功能的改善。由于急性戊肝患者大多可自发清除 HEV,预后良好,哪些患者需要抗病毒治疗及抗病毒治疗能否阻止肝衰竭的发生,有待进一步研究。

(五)预防

孕妇共感染乙肝、戊肝,病毒、宿主、免疫学及激素水平等多因素间复杂的相互作用,多数转归良好。孕前进行乙肝、戊肝疫苗的预防接种,孕期加强孕妇的健康教育,重视孕期监护,早期诊断妊娠合并乙肝、戊肝双重感染,综合内科治疗,及时终止妊娠是改善母婴预后的关键。

接种戊肝疫苗是最为有效的预防措施。由厦门大学国家传染病诊断试剂与疫苗工程技术研究中心研发的重组戊肝疫苗具有很好的预防效果,已获得国家一类新药证书和生产文号,并于 2012 年 10 月在国内上市。戊型肝炎疫苗的商品化,对 HEV 的防控具有极为重要的意义。

对于无法接种戊肝疫苗的人群,可以采用相关措施预防。由于 1、2 型 HEV 主要通过水源传播,故改善公共卫生环境,妥善处理粪便及污水,减少 HEV 对水源的污染,可有效减少 HEV 感染概率;3、4 型 HEV 主要通过食用动物肉制品及粪便污染水源而传播,HEV 在煮沸条件下或炒菜模式 5 min 即可灭活,因此食用充分煮沸和烹饪的食物也可以减少戊肝的发生。另外,对献血者进行抗 -HEV IgM 筛查,同样可以减少输血引起的 HEV 感染。

第三节　乙型肝炎病毒、丁型肝炎病毒共感染

HDV 是一种缺陷病毒,不仅可利用 HBsAg 进入肝细胞,也可利用其他辅助病毒感染人类,传播具有很强的家族性,家庭传播比 HIV、HBV、HCV 更强。HBV、HDV 共感染,患肝细胞癌的风险高达 9 倍。聚乙二醇干扰素是目前唯一推荐的治疗 HDV 感染方法,入胞抑制剂 bulevirtide 可能会改善疗效。

一、病毒学特征

HDV 颗粒呈球形,直径在 35~37nm,在氯化铯中的浮力密度为 $1.25g/cm^3$。外面被 HBV 的表面抗原包被,L、M、S 三种蛋白的比约为 95:4:1,与乙肝病毒的 Dana 颗粒不同,与 22nm 的杆状颗粒相似。内部为大约 70 个拷贝的 HDAg 结合一个 RNA 分子形成的核心颗粒,用非离子去污剂处理后被释放。HDAg 分为 2 种,分别为 S-HDAg 和 L-HDAg,在核心颗粒中比例不固定。迄今 HDV 病毒粒子的精细结构还没有被确定。

(一) HDV 的基因组

HDV 的 RNA 长度约 1.7kb,单股负链,为共价闭合的环状结构。GC 含量高达 60%,分子内约 74% 的碱基互补配对,通过 EM 观察到 HDV 的 RNA 形成紧密的杆状结构。在变性条件下可转化为环形分子。HDV 的 RNA 在很多实验操作条件下比较稳定。在感染的细胞和患者中发现存在 3 种主要的 RNA 形式,第一种为 1.7kb 的基因组形式;第二种是互补的反基因组;第三种是多聚腺苷酸化的 mRNA。三者的拷贝数比大致为 20 000:3 000:1。许多 HDV 株已经被分离并测序,根据序列之间的关系,HDV 可分为 3 个基因型,同型内的同源性为 81%~89%。不同型别之间的差异为 21%~34%。Ⅰ 型包含了大部分的分离株,分布于全世界,病程多样化。Ⅱ 型主要分布在亚洲的某些地方,主要是我国台湾地区和日本,病程相对较轻。Ⅲ 型代表南非的病毒分离株,并通常与急性重型肝炎有关。还有其他型主要在非洲发现,其中最古老的来自非洲。提示病毒最早可能起源于非洲。这三种型的不同,可以通过 HDAg 的不同进行区分。不同株的重组型也有发现。RNA 内有高度保守的区域,分别为重要的核酶结构域和编码 HDVAg 的序列。限制性内切酶位点规定为起始位点,序列 615~950nt 显示与植物类病毒高度相似,被称作类病毒结构域。这段序列具有核酶的活性,可以作用于基因组和反基因组。切割位点在 U 和 G 之间,位于 688nt/689nt 之间。RNA 酶活性需要 3′ 末端的大约 85 个核苷酸,5′ 端的序列并不是关键的,但会影响切割效率。核酶的活性不需要蛋白质的存在,需要 2 价金属离子。利用 c41 基序突变的突变株进一步研究,显示了在 2 价金属离子的情况下,HDV 基因组核酶和反基因组核酶的切割活性,比在单

价离子存在的情况下要高。HDV 的核酶活性也可在没有离子存在的情况下发挥作用。在反基因组的切割位点是 903nt/904nt。基因组和反基因组的核酶活性对于 HDV 的复制是必要的。另一个重要的结构区域是位于反基因组上 ORF5,负责编码 HDAg,这个 ORF 存在两种形式,编码蛋白分别为 195aa 和 214aa。这两种的区别是一个单一的琥珀型位点突变。由 UAG 突变为 UGG,这两种形式的 mRNA 都在患者中检测到。产生这种不同是由于 RNA 编辑造成的,并且和 HDV 的复制紧密相关。编辑位点发生在反基因组的 1 012 位。最初是在转染的细胞中证实存在 RNA 编辑,后来在感染的人类,黑猩猩及旱獭细胞中均被发现。作用于 RNA 的宿主双链 RNA 腺苷酸脱氨基酶(ADAR),负责编辑反基因组。两个宿主基因,ADAR1 和 ADAR2,通过双链 RNA 的腺苷酸脱氨基起作用。ADAR1a 主要编辑 HDV 基因组的 Ⅰ、Ⅱ、Ⅲ 型。哺乳动物表达两种形式 ADAR1a,大的定位于胞质中,小的定位于细胞核。利用载体过量表达任何一种形式和特异性 ADAR1 的 siRNA,显示了在复制过程中,ADAR1 的 RNA 编辑发生在细胞核。ADARs 的过表达可以抑制 HDV RNA 的复制,降低病毒活力。不同的基因型和分离株在血清中的 RNA 水平不同,显示了编辑的效率不同。HDV 特异性的编辑不需要病毒的复制和 HDAg。HDAg 可以抑制 amber/w 位点的编辑,在调节 HDV 复制的效率中起重要作用。体外转录研究显示,199 个核苷酸的反基因组 RNA 分子形成的杆状区域的末端在 HDAg 基因的上游,在体外有启动子的活性。对于 HDV Ⅲ 型,内部高度保守的碱基被破坏,使得 Ⅰ 型和Ⅲ 型的编辑过程不同,从而影响病毒的功能和致病力。Ⅱ 型有较弱的编辑能力,相对于 Ⅰ 型来讲,病毒颗粒较少,从而减少了对肝脏的损害。

(二) 丁肝病毒抗原 HDAg

HDAg 是已知由 HDV 编码的唯一蛋白,有两种形式,分别为 27×10^3 和 24×10^3。如上所说,二者的差别就在于 mRNA 上一个碱基的突变。除了 C 端的 19 个氨基酸,其他的完全一样。N 端的 2/3 部分多碱性氨基酸。C 端多为中性氨基酸。两种形式的 HDAg 均可被磷酸化。磷酸化可由 caseinkinase2、蛋白激酶 C 和 PKR 完成并且是 HDV RNA 复制的必需步骤。177 位的丝氨酸磷酸化调节不同链的复制。HDag 也是一个 RNA 结合蛋白,对 HDV RNA 有很强的亲和力,在被感染的细胞,HDAg 特异性地存在于细胞核中,最近的研究表明,有相当一部分的 HDAg 也存在于胞质中,暗示着蛋白可以在细胞核和胞质间穿梭。至少 4 个结构域已经被确定,第一个是 RNA 结合结构域;第二个区域是核定位信号;第三个区域位在氨基末端的无规则卷曲结构;第四个结构域是仅仅在 L-HDAg C 端的 19 个氨基酸。除了 CXXC 异戊烯化的基序外,其他部分比较多变。异戊烯化可以抑制感染性颗粒的产生。在第 13 位的精氨酸还可以有甲基化的发生,和磷酸化一样,甲基化在 RNA 的复制中也发挥着重要的作用。虽然 S-HDAg 和 L-HDAg 在结构和序列上很相似,但它们有着显著不同的功能。S-HDAg 在体外对于 RNA 的复制是必要的,这种能力看来是型特异性的。比如 Ⅰ 型不能促进Ⅲ 型的复制,这里暗示着 S-HDAg 可以促进发生在体外的 DNA 依赖的和 RNA 依赖的由 RNApol Ⅱ 作用的 RNA 的延伸,也可能是 S-HDAg 不仅仅携带 RNA 进入细胞核,也直接参与了 RNA 的复制。无论哪种情况,S-HDAg 是 RNA 复制起始和延伸必需的 HDAg 负责病毒颗粒的组装及释放。这一个作用需要最后 19 个氨基酸的异戊烯化;另一个功能是抑制 RNA 的复制。由此 HDAg 被认为是调节病毒周期的关键因子。然而最近的研究得到相反的结论,这种抑制活性只表现在复制的开始,另外,L-HDAg 的存在与否并不影响最终 HDV RNA 的拷贝数。尽管有这些明显的差异,S-HDAg 和 L-HDAg 抗原也有一些共同的功

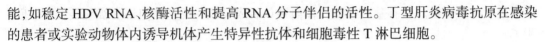

能,如稳定 HDV RNA、核酶活性和提高 RNA 分子伴侣的活性。丁型肝炎病毒抗原在感染的患者或实验动物体内诱导机体产生特异性抗体和细胞毒性 T 淋巴细胞。

(三) 丁肝病毒的复制和转录

HDV 不能在细胞中传代,在旱獭和黑猩猩的原代肝细胞中可产生单循环的复制,据报道有一种特殊的细胞系能够保持低水平的 HDV 基因组持续复制。在这个系统中复制 1 年后,HDV 基因组基本不变,能观察到不影响复制的单个核苷酸的替换。在自然感染中,HDV 仅仅感染肝细胞,HDV 进入细胞的途径现在还未被明确。病毒颗粒外膜含有 HBV 的膜蛋白,推测可能利用相同的途径进入。病毒一旦进入细胞,在 HBV 的辅助下开始复制。很多动物可以用来研究 HDV 的自然史,除了黑猩猩,土拨鼠是最方便的实验对象。现在的相关数据多是通过 HDV cDNA 或是 RNA 转染细胞的实验得到的。虽然 HDV 只能感染肝细胞,病毒的 RNA 可以在多种类型的细胞中复制,包括肝细胞、成纤维细胞和猴肾细胞株,但禽类来源的细胞是个例外。HDV 复制的具体机制还不明了,从感染的肝脏中分离到的 HDV 基因组是多形态的,如线性的、环形的,某些甚至比基因组更长,而且在肝脏中还分离到互补的 RNA。因此人们推测 HDV 的复制不同于已知的动物病毒,可能与植物类病毒相似,通过双滚环周期模式复制其 RNA。HDV RNA 复制对放线菌素 D 不敏感,提示不需要 DNA 依赖的 RNA 合成,1μg/mL 的鹅膏蕈碱可以抑制培养细胞的 HDV 的转录和复制,因为鹅膏蕈碱可以抑制 RNApol Ⅱ,因此认为 HDV RNA 复制依靠 RNApol Ⅱ,抗 RNApol Ⅱ 的抗体也可抑制 HDV 的复制。

双滚环复制的过程是,先在 RNApol Ⅱ 的作用下,有基因组产生连续的反基因组,然后裂解形成单拷贝的反基因组,然后再以反基因组作为模板得到 HDV 基因组的多拷贝,通过裂解,得到单拷贝的基因组。HDV 的复制过程中没有核酸酶的参与,是通过自身具有的核酶的功能催化完成的。基因组 RNA 的复制和转录产生的 mRNA 均由宿主细胞的 RNApol Ⅱ 介导,复制效率的不同,导致了基因组的拷贝数多于反基因组。现在已经鉴定出来的,位于杆状结构 RNA 的 1 608nt~1 699nt 的高度保守区,其中有 29nt 的高度保守区类似于 cDNA 的启动子,负责反基因组的转录。突变分析,该区对于 HDV 的转录和复制非常重要。这段双链区域可被分为 GC 结构域、内部突起、基环和外部突起。GC 结构域的缺失导致整个二级结构的不稳定和启动子活性的丧失。HDV 的复制还受到自身其他序列的影响,杆状结构两端的环状结构严重缺失会降低 HDV mRNA 的积累。mRNA 的转录在启动子下游的 163nt 开始。大部分的 mRNA 转录起始位于 1 630nt 位点附近,在 HDV 感染的旱獭肝细胞抽提物中还发现 mRNA 带有 5′ 端帽子结构。

(四) 病毒颗粒的组装

用不同形式的基因组和编码 L-HDAg 或者是 S-HDAg 的质粒共感染细胞,发现 L-HDAg 对于病毒的组装是必要的。病毒样颗粒甚至可以在没有 HDV RNA 的情况下形成,只包含最少量的 HDAg 和 HBsAg。这揭示了 L-HDAg 可以和 HBsAg 自动结合。这步结合需要 L-HDAg 上的特定位点的异戊烯化。这 19 个氨基酸对于组装是必要的。S-HDAg 虽然对病毒颗粒组装并不是必需的,也有可能是因为和 L-HDAg 的作用而被包装进去。从血清得到的病毒粒子内的 L-HDAg 和 S-HDAg 的比例不确定,L-HDAg 和 HBsAg 的作用位点还不知道,HDAg 主要分布在核区,HBsAg 主要分布于胞质,HDVAg 可以穿梭于胞质和核区。丢失了核定位的信号的 HDAg 依然可以和 HBsAg 结合,推测这种结合是在胞质。异戊烯化的 L-HDAg 可以和胞膜作用然后和 HBsAg 结合,另外的病毒组分借助和 HDAg 的作用最后形成颗粒。只有基因组能在体内被包装成颗粒。反基因组不能被包装，原因还不明了。

（五）病毒致病的分子基础

当前对于 HDV 的分子生物学的知识有助于理解丁型肝炎是由病毒和宿主共同参与造成的。HDV 各个基因型的致病能力有所不同，HDV RNA 的分子基础还没有被认识清楚，但多认为与编码 19 个氨基酸的多样性有关，这个区域被认为是与病毒早期复制的抑制和病毒颗粒组装有关。Ⅱ型 19 个氨基酸比Ⅰ型的有着低效的病毒组装和 RNA 编辑能力，致使Ⅱ型病毒产量和扩散都比较低。Ⅱ型来源的 cDNA 也比Ⅰ型来源的 cDNA 复制效率低。另一个可能的 HDV 致病机制是，HDV RNA 的复制会干扰细胞的功能。HDV RNA 有一段序列与细胞内蛋白翻译和转运有关的 7S RNA 具有同源性。但是没有证据表明 HDV RNA 干扰了细胞内蛋白的翻译。HDV RNA 的复制利用了细胞的翻译体系，这样细胞基因的翻译就受到影响，在不同的实验中，给出了相反的结论，对此还需要进一步探索。另外，HDAg 尤其是 S-HDAg，在细胞内高表达对细胞有毒性。但是在体外感染的细胞中却并未发现这些病理变化。有趣的是，在肝移植的患者中，一直到 HBV 重新激活前 HDV 的感染是无临床症状的。暗示 HDV 需要 HBV 来显示病症。此外，还发现，HDV 的病理还可以由 CTL 介导，因为使用 HDAg 疫苗免疫黑猩猩或者是土拨鼠后发现肝炎症状加重。

二、流行病学

HDV 主要流行于地中海、中东、西非等地区，在我国不同地区的 HDV 流行率差异较大，有文献报道乙肝感染者中的 HDV 感染率为 0~10%。与乙肝表面抗体不同的是，抗 -HDV 并不是保护性抗体，血清抗 -HDV 阳性不表示病情恢复，相反，持续阳性且高滴度是诊断慢性丁型肝炎的一个指标，因此，抗 -HDV 和 HDVAg 阳性均可列为 HDV 感染，调查河南省 462 例 HBV 感染者及肝病患者中无症状携带者为 1.4%，显著低于慢性肝炎患者的 6.9% 和肝纤维化患者的 9.5%。

HDV 感染是严重肝脏疾病主要的病原体之一，HDV/HBV 共感染与重症肝炎、肝纤维化和肝癌有一定关系。共感染的患者 41%~60% 发展为慢性肝炎，并且多在 3 年内发展为肝硬化。在我国丁型肝炎感染并不少见，且各地 HDV 的分布不均。许泼实等对河南省 2011 年门诊和住院的 462 例 HBV 感染者进行了血清 HDV 和 HBV 感染标志物检测分析，其中无症状携带者 210 例，慢性肝炎 175 例，急性乙肝 35 例，肝纤维化 42 例，检出 HDV 感染率为 4.8%。男性显著高于女性，肝纤维化组的 HDV 感染率最高，为 9.5%，其次为慢性肝炎的 6.9%，HDV 感染的年龄分布为：8~72 岁、45~60 岁组的感染率最高，为 7.8%，35 岁以下人群的感染率较低，差异有统计学意义（$p<0.05$）。结论：慢性乙肝和肝纤维化病例的 HDV 感染显著增高，提示 HDV 感染与肝病的严重程度相关，建议对肝病患者开展血清 HDV 感染标志物检查，鉴别是否存在 HDV 共感染。

三、临床表现

多见于肝硬化和慢性重症者、慢性乙肝加重与恶化者和男性、高龄者。

四、防治

HDV 感染是最具侵袭性的人类慢性病毒性肝炎，尚无药物获批，无研制相应疫苗。保证血

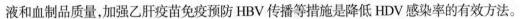

液和血制品质量,加强乙肝疫苗免疫预防 HBV 传播等措施是降低 HDV 感染率的有效方法。

（一）管理

1. 建议 HIV 阳性者、静脉吸毒者、男性同性恋者、性传播疾病高危人群以及来自 HDV 高发地区的移民筛查抗 -HDV。HBV DNA 低水平且 ALT 升高的患者应考虑筛查 HDV。若检查的必要性方面有任何不确定,建议最先检测抗 -HDV。

2. 对于 HDV 感染高危人群,建议定期复查。

3. 建议抗 -HDV 阳性患者定期检测 HDV RNA 和 HBV DNA 水平。

（二）治疗

1. 推荐 HDV RNA 阳性和 ALT 升高的患者应用聚乙二醇干扰素 α（PEG-IFN-α）治疗,疗程 12 个月。

2. 若患者 HBV DNA 水平升高,建议联合 NAs 治疗（优选 ETV、TDF 或 TAF）。2019 年 AASLD 报道,利托他韦（RTV）增效的异戊二烯化抑制剂洛那法尼（lonafarnib,LNF）和聚乙二醇干扰素 λ-1a（LMD）单药治疗具有抗 -HDV 活性。慢性 HDV 感染患者应 LNF/RTV/LMD 三联方案治疗 6 个月,安全性良好,多数患者可以耐受。24 周后,治疗期间达到 HDV RNA 下降 $>2 \log_{10}$ 的所有患者几乎均可达到 HDV RNA 检测不出或低于定量分析下限。

3. HDV 感染复发率高；若治疗后 ALT 水平升高,则需评估 HDV 复发。

第四节　乙型肝炎病毒、丙型肝炎病毒、人类免疫缺陷病毒三重感染

一、流行病学

中国疾病预防控制中心根据 2010—2012 年来自中国国家免费抗逆转录病毒治疗项目的数据进行了一项全国范围的回顾性队列研究。对项目中超过 18 周岁并开始进行标准化抗逆转录病毒治疗的 HBV 和 HCV 阳性的患者随访至 2012 年 12 月 31 日。研究使用 Kaplan-Meier 分析和 Cox 比例风险模型评估生存率,并采用 logistic 回归模型估计病毒学失败、免疫学应答以及护理维持率。共有 33 861 名 HIV 感染者符合研究标准,其中 2 958 名参与者（8.7%）存在 HBV 共感染,6 149 名（18.2%）存在 HCV 共感染,1 114 名（3.3%）存在三重感染。

（一）HIV/HBV 共感染的流行病学现状

自 1981 年美国报道首例 AIDS 患者以来,全球已有 200 多个国家和地区报道 HIV 感染者或艾滋病患者。联合国艾滋病规划署 2013 年度报告显示,截至 2012 年底亚洲和太平洋地区约有 490 万 HIV 感染的存活者。中华人民共和国卫生部、联合国艾滋病规划署（UNAIDS）和世界卫生组织（WHO）联合对 2011 年中国艾滋病疫情进行估计,截至 2011 年底中国存活艾滋病病毒感染者和艾滋病患者（PLHIV）78 万人；艾滋病患者 15.4 万人；全人群感染率为 0.058%。

由于 HBV 与 HIV 具有相同的传播途径,HIV 和 HBV 联合感染的情况普遍存在。据估计,全世界 70%~90% 的 HIV-1 感染患者曾感染过 HBV,5%~15% 的 HIV-1 感染患者最终转变为 HBsAg 阳性的慢性 HBV 感染者。在亚洲,34%~98% 的 HIV 感染者有过 HBV 感染;在欧洲,9% 的 HIV 感染者合并 HBV 感染。我国 90%~95% 的 HIV 感染者曾感染过 HBV,其中 10%~15% 为慢性 HBV 感染者。

(二) HIV/HBV 感染的自然转归

HBV 感染的自然史受 HIV 感染影响,同时 HBV 感染对 HIV 感染者的抗病毒治疗效果也存在影响。同时感染 HBV 和 HIV 的人群与仅感染 HBV 人群相比,具有更高水平的 HBeAg,且针对 HBeAg 产生的 E 抗体(HBeAb)及针对乙型肝炎表面抗原(HBsAg)的表面抗体(HBsAb)转换率降低,HBV DNA 水平更高,丙氨酸转氨酶(ALT)更低,机体对炎性组织活动更温和。因此,HIV 患者对急性 HBV 感染具有更低的清除率,其中约 1/5 的患者可能进展为慢性乙肝,导致 HIV 感染患者 HBV 高发病率,尤其是停止抗病毒治疗的 HIV 感染者。Thio 等曾在《柳叶刀》杂志中指出,HIV/HBV 合并感染者与 HBV 单独感染者相比,治疗效果更差,具有更高的肝病死亡危险。HIV 感染可加速相关肝病病程的进展,特别是有严重免疫缺陷的患者。因此,HBV/HIV 合并感染者的肝纤维化进程更加迅速,肝衰竭、肝硬化及肝癌的发生率更高,肝病相关的死亡率也显著增加。有文献报道,HIV/HBV 合并感染的人群肝脏相关疾病的死亡率与 HBV 单独感染者相比,增加 10~15 倍。

(三) 三重感染全因病死率高

三重感染者与 HCV 共感染者的全因病死率要高于单纯 HIV 感染者,但与 HBV 共感染者持平。三重感染者与单纯 HIV 感染者相比,前者更易发生病毒学失败,在 HBV 共感染者与 HCV 共感染者间无明显差异。有无共感染与治疗一年后的 CD4 细胞计数差异有关。相比对单纯 HIV 感染者和 HBV 共感染者的随访,三重感染者与 HCV 共感染者中更易出现失访的情况。研究得出结论,对诊断为 HIV 感染阳性的人群进行肝炎病毒学筛查非常重要,针对病毒性肝炎的有效干预应纳入 HIV 治疗方案之中。此外,有关肝炎病毒共感染对 HIV 患者疾病发展影响还需要长期的数据来阐明。

随着抗病毒治疗及预防机会性感染药物的广泛使用,HIV 感染者的机会性感染得到一定控制,艾滋病患者的生存期明显延长。然而由 HBV 共感染引起的慢性肝脏疾病已成为 HIV 感染者非艾滋病相关疾病的重要死因。Weber R 等对 HIV 感染者死因分析,发现该人群 14.5% 死于慢性肝病,31% 死于艾滋病相关疾病,11% 死于心血管疾病,9% 死于非 AIDS 相关的癌症。HIV 感染者同时感染 HBV 会影响治疗效果及预后。

HIV 感染者的数量持续增加,由于 HBV 与 HIV 具有相同的传播途径,HIV 和 HBV 联合感染的情况普遍存在。且 HIV/HBV 合并感染会影响并加重 HIV 感染者的进程。目前,相关研究表明,乙肝疫苗接种能有效保护 HIV 感染者感染 HBV,且安全性较好,但针对 HIV 感染者按常规策略接种乙肝疫苗较普通人群效果差的情况,目前针对性的研究较少。

二、HIV 感染者的 HBV 疫苗注射

乙肝疫苗接种是 HIV 感染人群重要的预防策略,但乙肝疫苗接种成功率比健康人群低,90%~95% 健康人群在接受乙肝疫苗接种后能够产生有效的保护抗体,而常规 0-1-6 个月的免疫接种程序后,只有 33.3%~65% 的 HIV 感染者能产生有效的 HBV 抗体。Mena 等研

究显示,常规免疫剂量及程序(10μg,0-1-6个月)在HIV感染者中产生保护性抗体概率:第1次60.3%,第2次58.6%,第3次60.3%以上,因此国外已开展多项研究,以提高HIV感染者对乙肝疫苗的反应。

多项研究表明,乙肝疫苗的安全性是HIV感染者能接受的,Kanokporn Chaiklang等研究发现HIV感染者接种乙肝疫苗后,最可能的不良反应中,注射局部疼痛占42.4%,疲劳占10.6%,注射部位红肿占10.1%。同时研究发现,双倍剂量的不良反应发生率与标准剂量相比无显著性差异。但四剂次双倍剂量组与标准剂量组比较,其局部疼痛发生率显著增加。在各种疫苗程序中,无严重不良反应发生。虽然局部的反应随着剂次和剂量的增加会加重,但HIV感染人群接种后,全身和严重不良反应均少见。

三、HBV/HCV/HIV 共感染的治疗

(一) HBV 合并 HCV 感染治疗

1. 所有HBsAg阳性者均应检测抗-HCV,以确定是否有HCV感染。

2. 丙肝病毒血症患者应接受抗HCV治疗。

3. 根据HBV DNA和ALT水平决定单纯HBV感染者的抗HBV治疗。

4. HBsAg阳性者经直接抗病毒药物(DAA)抗HCV治疗后有HBV DNA和ALT复燃风险;对于那些不符合单纯HBV感染治疗标准的患者,应在直接抗病毒药物(DAA)抗丙肝治疗期间和治疗后3个月每隔4~8周检测一次HBV DNA水平(依据美国肝病研究协会-美国感染病学会HCV指导)。

5. HBsAg阴性、抗-HBc阳性的HCV患者经直接抗病毒药物(DAA)抗HCV治疗后HBV再激活风险极低。应在基线时、治疗结束时和随访期间监测ALT水平。对于那些治疗期间或治疗结束后ALT升高或不能复常者,建议检测HBV DNA和HBsAg。

(二) HCV 治疗

见本章第一节。

(三) HBV 合并 HIV 感染治疗

1. 无论CD4细胞计数水平,所有HBV合并HIV感染的患者均应进行抗逆转录病毒的治疗(ARVT)。抗逆转录病毒的治疗(ARVT)方案应包括两种抗HBV活性的药物。具体而言,抗逆转录病毒的治疗(ARVT)方案应包括替诺福韦(TDF)或丙酚替诺福韦(TAF)联合拉米夫定或恩曲他滨。

2. 若患者已经正在接受有效的抗逆转录病毒治疗(ARVT),但治疗方案不包括抗HBV活性药物,则应改变治疗方案包含替诺福韦(TDF)或丙酚替诺福韦(TAF)联合拉米夫定或恩曲他滨。此外,对于接受抗逆转录病毒的治疗(ARVT)能完全抑制HIV复制的共感染患者,可加用恩替卡韦抗HBV治疗。

3. 当改变抗逆转录病毒的治疗(ARVT)方案时,若无另一种抗HBV药物替代前,则不应停用有效的抗HBV药物。

4. 若肌酐清除率<50mL/min,包含替诺福韦(TDF)联合恩曲他滨的治疗方案需调整剂量。若肌酐清除率<30mL/min,则不建议使用包含丙酚替诺福韦(TAF)联合恩曲他滨的治疗方案。

第五节　重视乙型肝炎病毒与新型冠状病毒和变异病毒共感染

新型冠状病毒（新冠病毒）和变异病毒可能在人群中已定植，疫情在全球蔓延，可能会一直持续不断，要特别重视乙肝病毒与新冠病毒和变异病毒共感染。

一、慢性 HBV 感染和慢性肝病者更易感染新冠肺炎（新冠）

HBV 感染和慢性肝病（CLD）人群，尤其是肝硬化、肝胆恶性肿瘤、等待肝移植以及肝移植后处于免疫抑制状态的患者，发生各种感染的风险较高，感染后病死率也较高。对这些患者，应和医务人员一样，应优先接种新冠疫苗。器官移植术后也应在 3~6 个月内接种，并在日常生活中保持佩戴口罩、正确洗手和适当社交距离等预防措施。

二、新冠合并肝损害

新冠患者可有肝细胞变性、灶性坏死伴中性粒细胞浸润；肝血窦充血，汇管区见淋巴细胞和单核细胞浸润，微血栓形成等病理损害。胆囊高度充盈。肝脏和胆囊新冠核酸检测阳性。

三、新冠诱发乙肝病毒再激活

在 *JAMA* 杂志发表的文章，对 138 例新冠肺炎住院患者的临床特征分析结果显示，2.9% 的新冠肺炎患者合并慢性肝病。普通型多数表现为 ALT 和 / 或 AST 轻到中度升高，个别可 ≥ 20ULN，多发生在原有乙肝病毒感染停用抗乙肝病毒治疗和 / 或使用激素者，在恢复有效血容量和有效灌注或改善呼吸功能后 1~2 周多降至正常。重型和危重型 COVID-19，主要表现为多器官功能衰竭，肝脏作为受损器官之一常合并肝损伤，除 ALT、AST、LDH 升高外，还可能伴有 PT 延长、ALB 降低，个别可有黄疸；可能是由于免疫细胞释放大量炎症因子，导致全身炎症反应综合征和急性呼吸窘迫综合征，诱发机体缺血缺氧导致的继发性肝损伤。值得一提的是，新冠肺炎患者中，胆管损伤相关的特定指标（如 ALP）并未出现明显升高。胆管细胞是多功能的，在肝再生和免疫反应中起关键作用。新冠肺炎患者出现的肝损伤，除炎症因子风暴外，还可能是病毒直接与胆管细胞中血管紧张素转换酶 -2（ACE-2）阳性胆管细胞结合，导致胆管功能障碍的结果，2019-nCoV 和 SARS 可能直接感染胆管细胞。

四、HCV、HEV、MERS-CoV 感染引起肝损伤

HCV 感染和抗病毒治疗可诱发乙肝病毒激活，已为不争的事实。HEV 急性感染、SARS 病毒感染和中东呼吸综合征冠状病毒（MERS-CoV）也可导致患者肝酶升高。

五、HBV 与 COVID-19 共感染的治疗

主要是治疗新冠，并继续抗乙肝病毒治疗，不必过多使用保肝降酶药物。

具有潜在抗病毒作用的药物应在病程早期使用，重点应用于有重症高危因素及有重症

倾向的患者。康复者恢复期血浆适用于病情进展较快、重型和危重型患者。COVID-19 人免疫球蛋白可应急用于病情进展较快的普通型和重型患者。推荐剂量为普通型 20mL、重型 40mL，静脉输注，根据患者病情改善情况，可隔天再次输注，总次数不超过 5 次。托珠单抗用于双肺广泛病变者及重型，实验室检测 IL-6 水平升高者，可试用。糖皮质激素治疗用于氧合指标进行性恶化、影像学进展迅速、机体炎症反应过度激活状态的患者，酌情短期内（一般建议 3~5 天，不超过 10 天）使用糖皮质激素，建议剂量相当于甲泼尼龙 0.5~1mg/(kg·d)，应当注意较大剂量糖皮质激素的免疫抑制作用，可能会延缓对病毒的清除。

（陈紫榕）

第五十章

乙型肝炎病毒变异和耐药管理

　　亲子之间及子代个体之间的差异,曰变异(variation);为基因重组、基因突变与染色体畸变所致。

　　基因重组是指不同 DNA 链的断裂和连接而产生 DNA 片段的交换和重新组合,形成新 DNA 分子的过程。

　　基因突变是染色体某一位点上发生的改变,又称点突变。

　　染色体畸变包括染色体数目的变化和染色体结构的改变,前者的后果是形成多倍体,后者有缺失、重复、倒位和易位等方式。

　　突变在自然状态下可以产生,也可以人为地实现。前者称自发突变,后者为诱发突变。有利于生存的为有利变异;不利于生存的是不利变异。

　　由遗传物质决定、能够遗传给后代的变异,称可遗传变异。

　　由外界环境影响引起、遗传物质并未变化的变异,称不遗传变异。

　　用人工方法取出某种生物的个别基因,把它转移到其他生物的细胞中去,并使后者表现出新的遗传性状的技术叫基因工程。

　　变异是生物适应环境、维持生存、繁衍后代的自然现象及遗传结果。自然界的任何物种都存在变异。不同物种变异速率不一。病毒是变异率比较高的微生物。一方面,病毒的复制频率很高,遗传物质很容易在复制过程中发生突变;另一方面,病毒在宿主体细胞内复制繁殖,必然要遭到宿主免疫系统的攻击(免疫压力),变异成为逃避免疫杀伤的最好方式。

　　病毒变异不仅对疾病的治疗、预后不利,还影响病毒感染的正确诊断,包括免疫学诊断和基因诊断。高速的病毒更新与差错倾向聚合酶相搭配,导致 HBV 复制过程中突变频率增高及子代病毒多样性。

　　耐药(drug resistance)又称抗药性,指微生物、寄生虫及肿瘤细胞对于化疗药物作用的耐受性。耐药一旦产生,药物的化疗作用明显下降。

　　病毒耐药是一个动态过程。耐药产生后,药物敏感性降低,病毒耐受药物(耐药突变),并因此而丧失了某些活性。病毒为维持生存而补偿突变,在获得耐药性同时维持病毒活性,形成真正的耐药突变病毒株。耐药的出现并非"有"或"无",而是一个连续演化过程。乙肝病毒变异引发的耐药,严重影响 NAs 治疗慢性乙型肝炎的疗效。

第一节　名词解释

一、株和型

（一）株

指同种病毒的不同系别或不同的分离株，如来源于不同地区或患者的病毒。

（二）准株（又称准种）

指某株病毒在同一宿主内发生变异所产生的变异株，应注意与变异体区别。

（三）型

指同种病毒的不同血清型（例如各种抗体中和表型）和基因型。

二、变异和突变

（一）变异

病毒子代与亲代之间、子代与子代之间出现的差异，称变异。

（二）变异体

指表型与原始野生型不同的病毒。

（三）突变

突变（mutation）指病毒基因组碱基序列发生改变，导致病毒表型性状改变。

（四）突变株

突变株（mutant）是指基因突变产生的病毒株。

（五）基因型变异和表型变异

病毒遗传物质结构发生改变引起的变异，可稳定地传给后代，称基因型变异。外界环境引起的变异，遗传物质未改变，称表型变异。

第二节　病毒突变体的起源

一、自发突变

某些病毒，如 HIV 的基因突变率，可高达 $(10^{-3} \sim 10^{-4})$ / 核苷酸（nt），而有些病毒，如疱疹病毒，突变率仅为 $(10^{-8} \sim 10^{-11})$ /nt，相当于细胞 DNA 的自发突变率。这种差别是由基因组复制的机制决定的。在复制过程中，RNA 依赖的 RNA 聚合酶的错误率通常要高于 DNA 依赖的 DNA 聚合酶。一些 RNA 病毒聚合酶虽有校对功能，但总大多数 RNA 病毒的突变率要远远高于 DNA 病毒。对病毒而言，突变具有双重作用，既可使其抗原性发生改变，从而逃逸免疫应答，但大多数突变是有害的，又会产生许多缺陷颗粒。HIV 基因组长约 9.7kb，因此，在每一次复制每个基因组拷贝中就有 0.9~9.7 处发生突变。在这种情况下，所谓"野生型"

病毒,实际上是由占大多数暂时未发生突变的类型组成,它们的作用主要是保持病毒在复制过程中的动态平衡(即基因组的数量平衡),而那些分子变异体的混合物则被称为准株。其他 RNA 病毒,如细小核糖核酸病毒、丙型肝炎病毒等也存在这种现象。虽然大多数突变类型是非感染性的或者对其生存极为不利的,并很快被清除,但自发突变却是病毒进化的重要动力。

二、诱发突变

许多诱变剂能引起病毒体的突变。诱变剂大体上可分为两类。第一类:体外诱变剂,直接对核酸进行化学修饰,不影响核酸复制,如亚硝酸、羟胺和烷基化合物(如亚硝基胍);第二类:体内诱变剂,需进行代谢活化,它们可掺入到新复制的核酸中,并在不断的复制过程中诱发突变。包括:①碱基类似物,可诱发转换(即嘌呤 - 嘌呤和嘧啶 - 嘧啶置换,如 AT-GC 和 CG-TA),也可诱发颠换(即嘌呤 - 嘧啶和嘧啶 - 嘌呤置换,如 AT-TA 和 GC-CG),其原理是碱基类似物取代原有碱基而掺入到核酸中,导致碱基错配;②碱基嵌入剂(如吖啶染料),嵌于碱基之间,诱发插入或缺失;③紫外线,可诱发嘧啶二聚体的形成,该二聚体可被光复活酶识别而解聚,该过程是一个易错修复过程,可导致较高的突变频率。紫外线也可造成 RNA 改变,但其作用机制尚不清楚。

现代分子生物学技术可使病毒基因组突变,直接诱发寡核苷酸突变和基于 PCR 的基因突变技术已得到广泛应用。结合酶消化技术(引起基因缺失)和接头扫描技术(形成基因插入),可以在病毒基因组的任何特异性位点,准确安全地诱导出几乎任何类型的突变。这类突变可称为人工突变。

第三节　病毒突变的类型

一、突变类型

(一)宿主范围
指整体动物宿主,又可指体外宿主细胞类型。用琥珀抑制子细胞已分离到宿主的条件突变体(主要针对噬菌体,也针对体外动物病毒)。

(二)无义突变
它是由某种蛋白的编码序列突变为任一种翻译终止密码子所致(终止密码子有三种:UAG,称琥珀;UAA,称赭石;UGA,称乳白石),结果翻译终止,生成该蛋白质的氨基末端片段产物。

(三)噬菌斑形态
当病毒突变体的复制较野生型快时,可形成大的噬菌斑;反之,则形成小的噬菌斑。噬菌斑的大小常与温度敏感型表型有关。

(四)温度敏感型
温度敏感型(temperature-sensitive,t.s.)是指真正的"热敏感型"突变体。温度敏感型突变通常是由于蛋白质的错义突变所致(即氨基酸置换),导致蛋白质的大小和构象都发生细微的改变,使其在可接受的低温条件下能够发挥功能,而在不可接受的较高温度下失活。多年来已分离到某些病毒(如呼吸道肠道病毒、流感病毒)的许多 t.s. 突变体。

(五) 冷敏感型

冷敏感型(cold-sensitive,c.s.)突变体与 t.s. 突变体性质相反。c.s. 突变体对噬菌体和植物病毒非常有用,因为后两者的宿主细胞可在低温下增殖。但 c.s. 突变体对动物病毒用处不大,因为动物病毒的宿主细胞在明显低于正常温度时通常不能存活。然而,由于呼吸道病毒(如流感病毒)是在上呼吸道细胞内复制,该处温度比身体的其他部位稍低,因此呼吸道病毒的某些 c.s. 突变体可能被弱化(即毒力降低),这样它们就有望成为潜在的疫苗株,这一点已引起了人们的兴趣。

(六) 回复突变

是指病毒维持正常状态的一种有效的突变类型。上述多数类型的突变都可发生回复突变,一种是发生简单的"复原"(即对初次突变的校正);另一种是第二位点"补偿突变",在这种情况下,突变可能偏离了初次突变部位,甚至不发生于初次突变所在的基因上。

二、突变表型

病毒突变体的表型取决于其突变类型,也取决于在基因组内发生突变的部位。

(一) 生化标志物基因突变

这类突变包括:①耐药基因突变,导致病毒毒力改变的特异突变;②形成多态性,使蛋白质和核酸电泳迁移率发生改变以及对灭活剂的敏感性改变。

(二) 缺失突变

在某些方面与无义突变相似,但可以是一个或多个病毒基因缺失,也可以是基因组中非编码调控区(如启动子等)的缺失。自发缺失突变体通常可在病毒群体中累积,生成大量缺陷 - 干扰(D.I.)颗粒。尽管这些颗粒不具有感染性,但仍有一定的遗传学上的意义,有人认为它们在某些病毒感染过程中以及发病机制方面起着重要作用。通过重组,可以使基因缺失病毒回复突变为野生型病毒,但发生频率通常比较低。

第四节 病毒间相互作用

一、病毒的抑制作用

指一种突变体表型被另一种抑制性突变所阻抑,它既可发生于病毒基因组内,也可发生于宿主细胞基因组内。这种现象在原核系统中较具代表性。在动物病毒中(例如呼吸道肠道病毒、牛痘病毒、流感病毒等)也找到了例证。抑制作用可能也具有重要的生物学意义,可以使病毒克服突变的有害作用,从而可以被正向筛选出来。

二、病毒遗传物质的相互作用

(一) 互补作用

即病毒超感染过程中基因产物间的相互作用,其结果是一种或两种亲本病毒产量增加,而两种病毒在基因水平上并未改变。在这种情况下，一种病毒为另一个存在某种功能缺陷的病毒提供了该种功能基因产物。

（二）重组

超感染过程中病毒基因组间自然的相互作用，产生了两个亲代病毒基因组中都不存在的重组基因。

（三）再活化（再活动）

指由非感染性的亲代病毒基因组产生有感染性的（重组）子代病毒的过程。

三、病毒非遗传性的相互作用

（一）杂合现象

例如逆转录病毒是真正的二倍体，具有两个完整的全基因组拷贝；某些 DNA 病毒，如疱疹病毒含有重复序列，因而是部分杂合的。另一些病毒（大多数是有包膜的病毒）的异常包装有时可能会产生杂合的多倍体颗粒（如 10% 以上的新城疫病毒颗粒）。

（二）干扰现象

一种病毒可干扰另一种病毒对细胞的感染。同源性干扰（即对抗同种病毒）通常是由 D.I. 颗粒引起的、颗粒间相互竞争必需的细胞成分而阻断复制。此外，干扰也可由突变类型引起（如显性 t.s. 突变）或通过封闭病毒受体所致，此作用是由先感染病毒所产生的受体附着蛋白引起的（如鸟类逆转录病毒）。

（三）表型混合

某些极端情况，一个病毒的基因组被完全包裹于另一病毒（假型）衣壳或包膜中。这种混合使子代病毒具有了某种表型特征（如细胞嗜性），这种特征由掺入到病毒颗粒中的蛋白引起，但其基因组却不发生任何变化。表型混合在裸核壳（无包膜）病毒中（如不同株的肠道病毒），或在彼此不相关的包膜病毒中极易发生。后一种情况是不同的病毒糖蛋白非特异性掺入到包膜引起的，从而产生了混合表型。水疱性口炎病毒（VSV）很容易形成含逆转录病毒包膜糖蛋白的假型，产生的病毒具有 VSV 空斑形成的特性和逆转录病毒细胞嗜性。

上述病毒变异规律和现象大都来自细胞模型，也可以在体内发生，但在体内的变异受到更多因素的影响。分子生物学的发展，极大地推动了病毒感染病的基础和临床研究。目前已经具备充分和可信的手段发现及检测病毒的变异，从而能为我们临床诊断、治疗提供有意义的信息，尤其在一些发病率高、危害严重的易慢性化的病毒性感染疾病中（如乙型肝炎、丙型肝炎、HIV 感染等），了解病毒变异规律对于疾病的诊断、病情和预后的判断、治疗时机和方案的选择等都具有重要的意义。

第五节　乙型肝炎病毒的变异、耐药及其管理

一、乙型肝炎病毒复制特点及其变异的产生

HBV DNA 复制需经逆转录，但病毒逆转录酶缺乏 3′-5′ 核酸外切酶活性，无法对错配的核苷酸进行校读，导致 HBV DNA 的天然复制错误率比其他 DNA 病毒高 10 倍左右。HBV

基因在复制过程中不断产生天然变异,从而在未经治疗的 HBV 感染者体内常常形成一群基因序列十分相似、但不完全等同的病毒株组成的准种。由于 HBV DNA 的重叠读框特点,大部分的 HBV DNA 准种会导致其复制能力下降,在特定环境下的优势株就是在特定选择压力下复制能力最强的准种。内源性(宿主免疫应答)和外源性(抗病毒药物或病毒传播过程)选择压力下的 HBV 变异株(准种)池的存在,为 HBV 提供了生存优势,使得其在免疫应答(前 C 区或 e 抗原逃逸)、预防性疫苗(疫苗逃逸)和抗病毒药物(病毒耐药)前就存在变异逃逸株。

HBV 对抗病毒药物的耐药,反映了病毒对于药物抑制敏感性的下降,缘于药物选择性压力下病毒的适应性变异。已经确定了两种类型的耐药变异:主要耐药变异和代偿性耐药变异。前者直接降低病毒对药物的敏感性,后者可增强病毒的复制能力。主要耐药变异往往伴随着病毒复制适应性的降低。代偿性耐药变异能在准种记忆的基因库里弥补耐药变异株的缺陷。耐药变异株出现的标志,包括病毒载量的上升(一般从最低点升高大于 1 $\log_{10}$IU/mL)和 / 或病毒多聚酶区出现基因耐药标志、血清 ALT 升高及最终临床症状的恶化。

(一) S 基因区变异

S 基因区包括前 - 前 S1、前 S1、前 S2 及 S 基因,分别编码前 - 前 S1 蛋白、前 S1 蛋白、前 S2 蛋白及主蛋白。前 S1 蛋白能调节 HBsAg 的分泌,删除它的第 63~67 氨基酸(aa)或第 83~87aa,下调 HBsAg 的分泌率,其 C 末端 17 个 aa 的突变也将抑制病毒颗粒释放;它的第 21~47aa 是 HBV 与靶细胞上特异受体结合的主要部位,但第 3~77aa 均参与 HBV 感染靶细胞的过程,删除第 78~87aa 不影响 HBV 的感染性。前 S2 蛋白 N 末端的 5 个 aa 是自被感染细胞内分泌完整病毒颗粒所必需的,其余大部分序列对病毒分泌和感染性影响不大。HBV DNA 第 3055nt,相当于前 S1 起始码下游第 230 碱基,可突变形成终止码,并影响前 S2 起始码,这种突变与 HBV 逃避干扰素治疗和宿主免疫清除有关。HBV DNA 第 2995~3177nt 位于前 S 开放阅读框(ORF)内,其缺失可削弱前 S 的免疫性,但仍能保留与肝细胞的结合位点,有利于 HBV 逃避机体的免疫攻击,形成慢性携带状态。在 HBsAg 家族中,大蛋白、中蛋白、主蛋白的比值一般为 30∶20∶50。前 S1/S2 基因的多种变异可使中蛋白合成减少和 / 或大蛋白合成阻遏作用减弱,导致大蛋白比例升高。大蛋白过多,对肝细胞有毒性作用,并使肝细胞对炎性因子的损伤更为敏感。在某些患者,HBsAg 虽然转阴,但肝功能仍未恢复,有相当比例 HBsAg(−)、抗 -HBs(+/−)的患者体内仍可检出 HBV DNA,可能原因有:① HBsAg 滴度低,常规方法不能检出;② HBsAg 隐匿于 HBsAg/ 抗 -HBs 复合物中;③病毒整合后 S 基因替代突变、缺失或重排;④ HBV 变异株产生,改变了 HBsAg 的抗原反应性,使病毒发生"诊断逃避"。HBsAg(+)母亲所生婴儿,乙肝疫苗免疫失败者,原位肝移植受者,免疫预防失败再感染者,大多出现了 S 基因区变异,从而形成免疫逃避和疫苗逃避。HBsAg 第 99~169aa 是诱导中和抗体产生的"a"决定簇。在用高效价乙肝免疫球蛋白(HBIG)预防 HBV 再感染的原位肝移植受者体内检出的 S 突变株,约 1/2 突变位于"a"决定簇第 1 环内(124~137aa),其余主要位于第 2 环内(138~147aa),特别是第 142aa、144aa、145aa 三处,包括典型的"疫苗逃避株"145 甘氨酸→精氨酸。这些突变可削弱或改变 HBsAg 的免疫原性,降低 HBsAg 被 HBIG 识别的能力;撤除 HBIG 后又可回复到野生型,高度提示这些突变是长期免疫压力筛选的结果。Jongerius 等在 1 例 HBsAg、抗 -HBs 均阴性,但 HBe、抗 -HBc、HBV DNA 阳性的长期献血者中发现,"a"决定簇发生 129 谷氨酰胺→精氨酸、133 甲硫氨酸→苏氨酸突变,提示这些突变与 HBV 慢性感染相关,同时也说明仅用一种方法筛选献血者是不安全的。

（二）P基因区变异

P基因区编码HBV DNA聚合酶（DNAP），其自然突变率与逆转录病毒gag基因相近，每年约为2×10^{-4}碱基/位点。第2798nt A→C可使DNAP中的一个脯氨酸由苏氨酸取代，导致HBV复制缺陷。目前临床上广泛使用的NAs抗HBV药物，作用靶位主要是DNAP，通过与底物dNTP竞争结合以抑制HBV的逆转录和复制。这些药物的使用产生了HBV的耐药突变株，形成了"抗病毒治疗逃避"。HBV耐药株的突变就发生在DNAP基因内。DNAP催化中心核苷酸结合位区为一高度保守序列，即"酪氨酸（Y）-甲硫氨酸（M）-天冬氨酸（D）"基序（YMDD motif），是DNAP发挥催化活性所必需的关键结构。针对核苷类药物的抗病毒治疗，病毒YMDD中M突变为异亮氨酸（I）或缬氨酸（V），即临床上常见的YIDD或YVDD变异，使病情加剧（即所谓反跳或反弹），对所用药物产生耐药。

（三）S基因区和P基因区变异的相互影响

由于S基因区完全重叠于P基因区内，特别是HBsAg "a"决定簇区和DNAP致第454~524aa（系主要催化活性区）相重叠，因此，与拉米夫定等抗病毒药相关的DNAP的突变至少可致HBsAg中5处aa改变，即157丙氨酸→天冬氨酸、164谷氨酸→天冬氨酸、195组氨酸→甲硫氨酸、196色氨酸→丝氨酸/亮氨酸、210丝氨酸→精氨酸；在上述突变中，DNAP的512苯丙氨酸→亮氨酸、519缬氨酸→亮氨酸突变引起的HBsAg中157丙氨酸→天冬氨酸、164谷氨酸→天冬氨酸的突变正好位于HBsAg "a"决定簇区（主要亲水区），提示该处P基因的突变也可导致"中和逃避"。而对应于DNAP YMDD中M→V/I突变引起的HBsAg中195、196两处突变，则因两位点是HBsAg包埋于脂质膜中的部分，故对HBsAg的抗原性影响可能不大。

（四）C基因区突变

1. C基因区调控序列变异 C基因区中前C和C基因上游的调控序列包括基本C区启动子（BCP）、核心上游调节序列（CURS）和负调节元件（NRE）等。BCP可启动前C mRNA和C mRNA的转录，CURS能定向调节BCP的活性，NRE可抑制或消除CURS的这种活性。这些序列均可发生变异，其中最重要和最常见的突变是BCP中的1 762nt A→T、1 764nt G→A，两者常同时出现，与活动性肝炎、肝硬化、肝癌、急性肝衰竭等相关，后者又常合并1 653nt C→T。体外试验显示这三处联合突变可明显减少前C mRNA及HBeAg的产生。T1762A1764变异很少在急性肝炎中检出，主要出现于慢性感染过程中，可能是宿主免疫筛选的结果。T1762突变亦多出现于HBeAg/抗-HBe血清学转换时，可作为判断HBeAg（+）免疫耐受者发生免疫激活的指标，以及干扰素治疗时选择合适病例的一个依据。

2. 前C基因突变 前C基因亦可发生多处位点突变，最有临床意义的突变是1896nt G→A，可使前C区第28密码子TGG（色氨酸）转变为终止码TAG，导致前C蛋白翻译中断，HBeAg不能产生；前C起始码亦可发生突变而不能启动HBeAg合成，此突变有助于HBV逃避免疫攻击而形成慢性感染状态。上述变异也见于干扰素治疗后，提示以HBeAg转阴作为疾病好转的指标有时并不准确。肝癌患者体内HBV前C基因可发生替代、插入、缺失等多种类型的突变，其中1 862nt G→T出现频率较高，它位于HBV DNA加帽信号区的突出处，可破坏HBV DNA的复制和/或信号肽的水解，导致HBeAg（−）。病毒复制受到干扰后，有可能提高HBV DNA整合入宿主染色体的能力，从而致癌。前C突变可作为判断HBeAg→抗-HBe血清学转换的一个指标；前C突变先于抗-HBe（+）出现者，可能是干扰

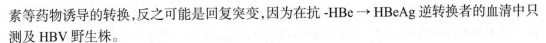

素等药物诱导的转换,反之可能是回复突变,因为在抗 -HBe → HBeAg 逆转换者的血清中只测及 HBV 野生株。

3. C 基因突变 C 基因可发生多位点多类型的突变,是 HBV 感染慢性化、肝细胞损伤加重的重要原因。它有 3 个突变集中区域:①第 48~60aa;②第 84~101aa,其中第 87~97aa 更是一个变异热点;③第 147~155aa,系前体蛋白处理位点,相应的 DNA 序列产生错义突变或出现终止码,将减少病毒蛋白的产生和分泌。前 C 基因变异可同时合并前 S 或 S 基因变异,不能同时合成 HBcAg、前 S 蛋白等免疫原性蛋白,使 HBV 更易逃避免疫清除。C 区内部缺失突变(CID)的 HBV 自然变异株,可见于所有无症状携带者、14%~100% 的慢性乙型肝炎患者(香港地区检出率仅 7%),以及肝细胞癌、肾移植后使用免疫抑制剂者,但很少在急性肝炎患者中检出。CID 株有如下特点:①缺失多发生于 C 区第 80~120aa,一般不涉及与 C 区有部分重叠的 ORF-P;②各变异株确切的终止点和大小有所不同;③读码框内的突变远多于读码框外;④常与含有全长 C 基因区的 HBV 株共存;⑤常与一强有力的 MHC- Ⅰ和 MHC- Ⅱ类限制性 T 细胞表位一致,并可妨碍 HBcAg 多聚化;某些 CID 株合成的缺陷性 C 蛋白在体内似乎很不稳定,合成后可能很快降解,甚至来不及作为靶抗原被提呈。有两种 CID 株能产生正常的 DNAP,复制缺陷可被野生型核心蛋白通过反式作用得到补偿。由于 HBcAg 是 CTL 攻击的主要靶抗原,所以 CID 株可能具有免疫逃避能力,似也具有感染性。

(五) X 基因区变异

Moriyama 在体外试验中发现,删除 HBV DNA 第 1 763~1 770nt 和 1 753~1 772nt,均可使 ORP-X 读码提前终止;在 HepG2 细胞中,这两种变异株的 HBsAg、HBcAg、HBeAg 表达水平均下降,但 DNA 水平与野生株相仿或稍高,提示病毒复制能力变化不大;将后一变异株与少量完整的 X 基因共转染细胞,则 HBcAg 产量比单纯变异株多 3 倍。但 Cabrerizo 报道 HBV ORF-X 变异可能也是某些患者体内 HBV DNA 水平较低、病毒生物活性减弱的一个原因。HBxAg 也可能成为致敏 CTL 攻击的靶抗原。患者血清中可溶性 HBxAg 相关多肽可调节 CTL 对靶细胞的免疫识别,因此 ORF-X 变异可能亦不利于清除 HBV。另外,HBxAg 是一种强力反式激活因子,可通过多种途径促发肝细胞癌变。

二、乙型肝炎病毒耐药产生的相关因素

HBV 耐药取决于以下 6 个因素:①病毒复制的数量和速率;②病毒聚合酶的保真性;③药物的选择压力;④肝脏复制空间总量;⑤耐药病毒株的复制适应性;⑥药物的基因屏障。

(一) 病毒复制的数量和速率

HBV 高复制导致的病毒高更新率使得慢性感染者血清中的循环病毒浓度常常大于 10^8~10^{10} 病毒颗粒 /mL。假定循环中的病毒半衰期为 1 天,每天新产生的病毒颗粒也要超过 10^{11}。HBV 基因组有 3 200 个碱基对,聚合酶错配率为 10^{-4}~10^{-5}/ 碱基 / 循环,这便导致了循环病毒总体中含有大量带有突变的基因组(准种),因此每天每个碱基都可发生变化。然而,HBV 基因组中以读框移位方式重叠的 ORF 结构可限制最终产生的有活力的突变体的数量。HBV 准种池中优势株的稳定性维持,有赖于来自宿主固有免疫和适应性免疫系统的特定选择压力及病毒本身的生存和复制能力。

(二) 病毒聚合酶的保真性

HBV 突变率为 $(1.4~3.2) \times 10^5$ 氨基酸置换 /(位点·a),约为其他 DNA 病毒的 10 倍,与

RNA 病毒如逆转录病毒一致。与细胞聚合酶不同,HBV 聚合酶是逆转录酶,缺少校正活性。由于 HBV 准种池的存在,在进行抗病毒治疗之前,就有可能存在带有一个或两个与耐药有关突变的变异株。

(三) 药物的选择压力

治疗过程中选择出耐药相关变异的概率取决于药物的效力,这种概率可以用钟形曲线来表示。低抗病毒效力的药物并不会对病毒施加明显的选择压力,耐药株出现的风险也不高。反之,由于变异依赖病毒复制,彻底抑制病毒复制的药物也几乎不给变异产生的机会。由于单药疗法只在单一的靶位点不同程度地发挥抗病毒作用,所以它有着较高的概率选择出耐药变异。理想的治疗方案能在病毒生命周期的不同阶段抑制病毒,从而显著减少耐药发生的风险。在药物选择压力存在的情况下,只有病毒复制存在才可发生耐药。

(四) 肝脏复制空间总量

HBV 的复制空间是指肝脏容纳新的转录模板或 cccDNA 分子的潜力。这表明病毒变异株的最终接收依赖于原始野生病毒株的损耗,并受其他因素如病毒复制适应性和肝细胞的增殖及更新的影响。在正常肝脏中,肝细胞的更新很慢,半衰期约为 100 天。在炎症活动和中毒时,半衰期会减少到 10 天以下。在完全感染的肝脏中,新生的 HBV cccDNA 分子只有在生成未感染的肝细胞时才可合成,而未感染的肝细胞可通过肝脏的正常生长、肝细胞的增殖和更新或感染的肝细胞中野生型病毒的 cccDNA 的消耗而获得。

(五) 耐药病毒株的复制适应性

复制适应性可定义为在自然选择压力下生成子代的能力,它不以产量来衡量病毒复制能力,而是通过体外共感染竞争试验来测定,但是这一方法不适用于 HBV,因为缺乏针对 HBV 感染的适合的细胞培养系统。Thibault 等首先报道了拉米夫定耐药 HBV 在患者之间的传播性;另一些小组发现在停药后至少 3 个月,拉米夫定耐药株可作为共同优势株与野生型 HBV 共存,而在停药约 1 年后,则作为非优势株与野生型 HBV 共存。

(六) 药物的基因屏障

NAs 的基因屏障是指主要耐药变异所需核苷酸突变的数目。对左旋核苷类如 LMV 和无环磷酸盐类药物如 ADV,只需一个突变。rtM204I 导致 LMV 耐药,rtN236T 造成 ADV 耐药。对 D 型环戊烷(烯)类如 ETV 来说,至少需要 3 个变异:rtM180L 和 rtM204I 加上 rtI169、rtS184、rtS202 和 rtM250 中的一个。

(七) 其他因素

影响抗病毒治疗的宿主因素包括用药史、顺应性、宿主基因(如先天性代谢缺陷)和通过一系列细胞内磷酸化(肝细胞内的补救酶类)将核苷类药物转化为其活性代谢物的能力。有一些隐匿的场所可能是抗病毒药物效力无法达到的,而作为 HBV 关键的复制中间体,cccDNA 一般对常规疗法不敏感。

三、不同核苷(酸)类似物的耐药现状与特异耐药模式

(一) NAs 耐药现状及危害

目前我国用于治疗慢性乙型肝炎的 NAs 主要有 5 种:拉米夫定(LAM)、阿德福韦酯(ADV)、替比夫定(LdT,TBV)、恩替卡韦(ETV)和替诺福韦(TDF)等。由于不同 NAs 的抗病毒效力和耐药基因屏障不同,这些药物长期治疗的耐药率差异显著。根据现有临床试验数据,对于初治慢性乙型肝炎患者,LAM 治疗 1 年的耐药率为 24%,治疗 5 年的耐药率高达

70%。LdT 治疗 2 年,HBeAg 阳性和阴性慢性乙型肝炎患者的耐药率分别为 25% 和 11%。ADV 治疗 5 年,HBeAg 阳性和阴性慢性乙型肝炎患者的累计耐药率分别为 42% 和 29%。我国报道,ADV 治疗 HBeAg 阳性慢性乙型肝炎患者 5 年累计耐药率为 14.6%。日本和我国香港地区报道,ETV 治疗 3 年时的耐药率为 1.7% 和 1.2%。TDF 的 2 次Ⅲ期临床试验结果表明,426 例慢性乙型肝炎患者(其中 176 例 HBeAg 阳性,250 例 HBeAg 阴性)用 TDF 单药治疗至 144 周时,34 例(8%)HBV DNA 水平 ≥ 400 拷贝 /mL(69IU/mL),其中 10 例于 32~120 周间停用 TDF,20 例于 72~96 周间加用恩曲他滨,4 例 HBV DNA 水平 ≥ 400 拷贝 /mL(69IU/mL),均未检测到相关的耐药位点突变。

目前,我国慢性乙型肝炎抗病毒治疗的耐药问题较为严重。如在 NAs 治疗中,存在多种不规范的治疗情况,包括单药随意序贯、短期内频繁换药或加药,以及耐药后不合理加药或换药等。在欧洲、美国、日本和韩国等国家和地区,NAs 初治患者中,高效、低耐药 NAs 使用比例达 80%~90%,而在我国大陆,81% 的患者仍用低效、高耐药 NAs 初始治疗,其中 30% 使用 LAM,35% 使用国产 ADV。对我国大陆 110 个城市 741 家医院的 684 份有效问卷分析显示,LAM 经治慢性乙型肝炎患者占 39.6%。这除与我国患者的经济条件有关外,还与医务人员对耐药重要性的认识不足有关。

NAs 治疗长期抑制病毒复制,能减轻肝细胞炎症坏死及肝纤维化,从而延缓和减少肝脏失代偿、肝硬化、肝癌及并发症的发生。荟萃分析显示,与不治疗相比,用 LAM 治疗能使 HCC 发生风险降低 78%(相对风险为 0.22)。耐药不仅使已取得的治疗效果(如组织学改善)丧失,还可导致肝脏病变急剧恶化,使疾病加速进展为肝衰竭,增加肝移植率、HCC 发生率和病死率。同时,交叉耐药、多药耐药等使后续治疗方案变得更为复杂和困难,并可能增加发生终末期肝病的风险。

1. NAs 耐药现状　NAs 通过磷酸化为活性物质,取代病毒复制过程中所需的结构相似的核苷,终止 HBV DNA 链的延长和合成,并抑制病毒 DNA 多聚酶和逆转录酶的活性,从而抑制病毒复制。根据药物分子结构,目前应用的 NAs 可分为:①L 型核苷类:拉米夫定(LAM)和替比夫定(LdT);②D 型环戊烷(烯)类:恩替卡韦(ETV);③无环磷酸盐类:阿德福韦酯(ADV)和替诺福韦(TDF)。其中,ETV 和 TDF 能强效地抑制 HBV,并具备高耐药基因屏障,目前被我国、亚太、欧洲和美国等肝病学会的慢性乙型肝炎诊疗共识或指南推荐为一线用药,其余 NAs 均被建议在无条件使用 ETV 和 TDF 时使用。

(1)拉米夫定(LAM)与阿德福韦酯(ADV):LAM 是最早应用的 NAs,不良反应发生率低,安全性类似安慰剂。缺点是病毒耐药突变的发生率高,并随治疗时间延长增加。ADV 同样在早期抗 HBV 病毒治疗中扮演了重要的角色,能改善 CHB 患者的肝脏组织学,并可用于出现 LAM 耐药的患者,但有约 30% 的初始治疗患者对 ADV 原发无应答,经 6 个月治疗后 HBV DNA 下降 <2 $\log_{10}$ 拷贝 /mL,有肾毒性。现在 ADV 作为高耐药倾向的 LAM 和更高效安全的新药之间的桥梁,仍被广泛使用。ADV 可作为单药治疗或与其他药物联合,用于多种人群,如儿童、合并 HIV 感染、肝移植后患者等。ADV 与其他药物联合治疗可能提高疗效,与聚乙二醇干扰素联合使用,有利于 HBeAg 血清转换和降低病毒载量,而 ADV 与恩曲他滨(emtricitabine)联合使用可在第 48~96 周得到较高的 ALT 正常化和 HBV 清除率。

(2)替比夫定(LdT,TBV):LdT 的全球Ⅱ、Ⅲ期和中国临床Ⅲ期试验均表明,HBeAg 阳性患者中,与 LAM 相比,LdT 在第 2 年和第 3 年有更高的 HBV DNA 抑制率($p<0.001$)及 HBeAg 血清转换率($p=0.095$),HBeAg 血清转换率 3 年累计为 60%,并且在停药 52 周

后仍能在 84% 的患者中维持;HBeAg 阴性患者中,LdT 的 1 年病毒学应答(VR)率为 85%~88.3%,超过了 PEG-IFN-α 的 76%、LAM 的 71.4%~77%、阿德福韦酯的 51%,接近于 ETV 的 90% 和 TDF 的 93%,而组织学应答与 LAM 相近(66.6%),在第 2 年和第 3 年同样有更高的 HBV DNA 抑制($p<0.001$)和 ALT 正常化率($p=0.073$)。另一项荟萃分析提示,与 LAM 相比,LdT 的 1 年 VR 率更好($RR=1.43$),病毒突破和耐药出现较少($RR=0.34$;0.41),在生化学应答(BR)、HBeAg 血清转换、治疗反应和不良事件方面的差异无统计学意义,但肌酸激酶升高发生更频繁($RR=2.43$);2 年 HBeAg 血清转换和治疗反应方面均优于 LAM($RR=1.29$;1.34)。在我国大陆地区,81% 的患者仍用低效、高耐药 NAs 初始治疗,导致耐药问题较为严重。另有针对 HBeAg 阳性、高病毒血症的中晚期孕妇的临床试验提示,LdT 能显著降低 HBV 的垂直传播(0 比 8%~8.6%)而对孕妇及胎儿均无明显不良反应。

(3)恩替卡韦(ETV):与 LAM 相比,ETV 对肝脏组织学改善效果较显著($RR=1.16$,95% CI:1.07~1.26),治疗 48 或 96 周后 ETV 组的 HBV DNA 清除率和 ALT 正常化率较高($RR=1.65$,95% CI:1.37~1.98 ;$RR=1.15$,95% CI:1.11~1.20)。在实现 HBeAg 转阴或血清学转换和不良事件方面,差异无统计学意义。一项多中心队列研究提示,在 HBV 相关肝硬化患者中,ETV 治疗的 VR(定义为 HBV DNA<80IU/mL)伴随疾病进展发生率降低($HR=0.22$,95% CI:0.05~0.99,$p=0.04$),并在除外失代偿性肝硬化患者后仍显著($HR=0.15$,95% CI:0.03~0.81,$p=0.03$)。而使用较高的 HBV DNA 阈值(2 000IU/mL)时,病毒复制和疾病进展之间的相关性减少,表明对肝硬化患者使用完全抑制病毒的 NAs 治疗是有必要的。

(4)替诺福韦(TDF):一项开放性随访研究提示,5 年的 TDF 治疗安全有效,能长期抑制 HBV,可促使肝纤维化和肝硬化逆转。87% 患者有组织学改善(Knodell 坏死性炎症评分减少≥2 与无纤维化进展),51% 出现纤维化逆转($p<0.000 1$)。基线 Ishak 评分 5 或 6 的肝硬化患者中,74% 不再有肝硬化(评分下降≥1),而基线无肝硬化患者中,仅 1.2% 第 5 年进展为肝硬化。病毒学突破发生较少(3.1%),且不是由于 TDF 耐药。16% 患者发生不良事件,其中仅 9.8% 发生与研究药物相关的严重不良事件。

IFN 可能导致肝功能失代偿,失代偿性肝硬化禁用,代偿性肝硬化使用时需严密监测。5 种 NAs 均被研究证明为在不发生耐药的情况下,能有效而安全地恢复肝功能和改善患者生存率。其中 ETV 和 TDF 因耐药较少被推荐为第一线用药,而 LAM 和 LdT 可显著降低死亡率($RR=0.36$,95% CI:0.25~0.54)和疾病的严重程度[Child-Turcotte-Pugh(CTP)分数平均差 −3.23,95% CI:−3.98~2.48],促进 HBeAg 血清转换($RR=7.48$,95% CI:2.31~24.20)。某些肝功能失代偿需肝移植的患者,因临床改善而不再需要进行移植。另一方面,与 CTP 分级 C 的患者相比,CTP 分级 B 的患者经 LAM 治疗后达到评分减少 2 和白蛋白增高 5g/L 所需时间显著较短。一项前瞻性多中心研究显示,接受 LAM 治疗的失代偿性肝硬化患者中有 21% 死于肝衰竭,其中 78% 发生在开始治疗后的前 6 个月内,而存活超过 6 个月的患者的 3 年生存率达 88%;基线血清胆红素、肌酐水平升高和基线 HBV DNA 可检出(>0.7MEq/mL)与治疗的前 6 个月内发生死亡独立相关,而早期 VR 与第 8 周时血清 HBV DNA 可检出与生存无明显关联。另一项随机双盲多中心试验显示,与 CTP 评分 >9 的患者相比,CTP 评分≤9 的患者在接受 TDF 治疗期间 3、4 级不良反应显著较少,且没有发生死亡。这些结果表明,启动抗病毒治疗时肝脏疾病的严重程度与患者预后明显相关,应尽可能早日开始抗病毒治疗。

2. 危害 NAs 是通过特异性与 HBV 聚合酶中的某一部位结合,引起病毒 DNA 链断裂,通过影响病毒复制发挥抗病毒作用。病毒为了生存,在复制中将 HBV 聚合酶区某些特定部位的氨基酸进行置换,即病毒基因发生了变异突变,变异后药物对病毒的结合力及敏感性下降。由于 HBV DNA 感染人体后在肝细胞核内形成 cccDNA,并以其为模板不断进行复制,再加上 cccDNA 半衰期长,很难从体内彻底清除,因此需要长时间抗病毒治疗,然而用药时间越长,耐药发生概率也越高。病毒突变株是导致耐药的基础,突变产生的速度与治疗前血清 HBV DNA 水平、病毒抑制的快慢、治疗时间的长短以及此前的 NAs 治疗情况有关。耐药后可导致病毒学反弹、生物化学反弹,以及肝病进展,如可能发生肝病急性加重和肝衰竭,需要肝移植或死亡,或使肝移植因抗病毒耐药而失败。病毒耐药还可影响后续抗病毒治疗的疗效,使疗效不佳或对后续治疗耐药率增高,此外,还可能导致耐药病毒的传播,加大后续治疗的难度,增加长期治疗的医疗成本。

(1)病毒学突破:发生耐药最早的临床表现是病毒学突破(VBT)。发生 VBT 后,90% 以上的患者可出现生化学突破(指在持续抗病毒治疗期间获得血清 ALT 水平正常后,ALT 又升高超过正常值上限)。如不及时给予补救治疗,可发生病毒学反弹和肝炎发作,也可能出现肝脏功能失代偿、急性肝衰竭,甚至死亡。HCC 的常见病因是慢性病毒性肝炎,如感染 HBV 和 HCV,其中由 HBV 引起者占 53%。研究表明,HCC 的发生与 HBV DNA 水平密切相关,HBV DNA 水平越高,发生 HCC 的可能性越大,因此长期持久地抑制病毒可减少 CHB 的炎性坏死,进而预防疾病进展和 HCC 发生。无论是应用干扰素还是 NAs 治疗,在 CHB 患者中均达到了预期效果。

(2)肝功能失代偿和 HCC 风险增加:HBV 相关 HCC 的发生是一个复杂的过程,与宿主、病毒、环境三者之间的相互作用有关。环境因素包括酗酒、大量吸烟、接触黄曲霉素等。宿主因素如男性、年龄较大、HCC 家族史、种族(亚裔或非洲裔)、免疫抑制状态(如合并 HIV 感染)、进展期肝纤维化和肝硬化、肝储备功能下降、持续活动性肝炎、合并其他原因肝病如慢性丙型肝炎、丁型肝炎、酒精性肝病、非酒精性脂肪性肝病等。病毒相关因素包括是否为慢性感染、HBeAg 状态、HBV DNA 水平、HBV C 基因型及是否发生基因突变等。理论上来说,HBsAg 水平反映肝脏中 cccDNA 的数量和共价活性,或可在 HCC 的预测上起到作用,但未被研究证实,还需要进一步研究。众所周知,HBV DNA 与 HCC 的发生相关,因而通过有效抗病毒治疗能够延缓疾病进展,保护患者避免发生肝硬化和 HCC。随着抗病毒药物的不断问世及 CHB 防治路线图的提出,控制病毒载量进而达到延缓疾病进展、减少 HCC 发生已被研究所证实。但临床也观察到即便那些对抗病毒治疗发生早期完全应答的患者,也有发生 HCC 的可能,文献报道在 CHB 患者中,该比例约为 4%。在一项希腊的大型队列研究中,818 例 HBeAg 阴性的 CHB 患者,伴或不伴肝硬化,均使用 LAM 治疗,中位随访时间为 4.7 年,年龄较大和基线时即存在肝硬化是发生 HCC 的高风险因素,而治疗中的病毒学应答则未显示与 HCC 发生相关。在已经进展为肝硬化的 CHB 患者中,如随访中只关注 HBV DNA 的变化,有可能会遗漏 HCC 的早期发现。有效抗病毒治疗仍未能阻止部分患者发生 HCC 的可能原因是,在开始治疗之前,HBV DNA 已与宿主基因整合,引起肝细胞基因改变和 / 或染色体不稳定,于是在治疗之前已经开始了成瘤过程,肝细胞已经携带 HCC 易感基因,这些与 HCC 发生的持续风险相关联的病毒和宿主因素并未随着病毒的有效抑制而解除。病毒学应答只是抗病毒治疗的最初反应,而组织学应答可能更直接反映肝损伤,后者最终可能转化为临床结局的不同,而病毒学应答必须维持足够长的时间才能显现改善临床结局的效果。一项荟萃分析表明,定期进行 HCC 监测者,较无定期监测者发生 HCC 的风险降低。因此,需要定期监测 CHB 患者以早期发现 HCC。CHB 广泛开展抗病毒治疗后,病毒耐药变异与 HCC 发生的关系逐渐被重视。日本学者发现,与使用 LAM 相关的 YMDD 变异是发生 HCC 的独立危险因子。亦有研究提出,rtA181T 的存在增加 LAM 耐药患者发生 HCC 的风险。顾而立和张文宏进行了一项前瞻性多中心对照随机开放试验,8 家医院的乙型肝炎代偿性肝硬化患者,接受初始拉米夫定(LAM)或阿德福韦酯(ADV)单药治疗,并根据治疗过程中的应答状况最终转为两药联合治疗的抗病毒方案,随访至 192 周。观察患者的基线状态、病毒学应答、病毒耐药变异,探讨 HCC 发生的相关危险因素。采用秩和检验、Fisher 确切概率法、Log rank 检验和 Cox 回归。结果 207 例患者在 192 周随访中,14 例(6.76%)发生 HCC 的患者为 HCC 组,未发生 HCC 者中有 123 例留存有完整血清可进行耐药位点检测,为非 HCC 组。患者性别、基线生物化学指标、病毒学特征,以及治疗中的 HBsAg 定量水平和病毒学应答均与 HCC 的发生无显著相关。HCC 患者较非 HCC 患者发生更多 rtM204V/I 变异(64.29% 比 29.27%,$p<0.014$)。Cox 回归分析发现,起始治疗时年龄 ≥ 50 岁和发生 rtM204V/I 变异是发生 HCC 的风险因子(年龄:$HR=1.093$,$95\%\ CI$:$1.024\sim1.166$;发生 rtM204V/I 变异:$HR=4.28$,$95\%\ CI$:$1.394\sim13.133$)。结论:年龄 ≥ 50 岁和存在 rtM204V/I 变异是 NAs 有效抗病毒治疗过程中乙型肝炎肝硬化患者发生 HCC 的危险因素。

逆转录酶区域的变异可导致 HBV 逆转录酶的氨基酸序列变异和蛋白质结构改变,从而导致 HBV 生物学特性改变。存在变异的 HBV 更易整合进宿主肝细胞,引起宿主细胞染色体变异,增加宿主细胞的不稳定性,因此许多 HCC 细胞可检出染色体重复、反向、缺失、易位。病毒基因与宿主基因的融合可活化原癌基因,也可引起抗肿瘤基因的变异,进而引起细胞增殖分化的失控,最终引起细胞恶性转化。

(3)加重经济负担:CHB 的抗病毒治疗往往需要长期口服 NAs,且需考虑耐药性及发展为代偿性、失代偿性肝硬化乃至 HCC 的可能,其医疗消费对公共卫生系统和患者个体均有显著影响,选择药物的决策受到经济因素影响,因此有必要进行相关的经济评估。NAs 药物的成本 - 效益指数会因在不同地区进行经济评估而变化。我国一项 NAs 经济评估提示,在 HBeAg 阳性和阴性的 CHB 患者中,ETV 的成本 - 效益均最好,其次为 LdT 和 LAM。与无治疗相比,每增加 1 个质量调整生命年(quality adjusted life year,QALY),ETV 的增量成本 - 效果比(incremental cost effectiveness ratio,ICER)在 HBeAg 阳性和阴性的 CHB 患者中分别为 12 700 美元和 9 300 美元。以 20 000 美元 /QALY 的成本 - 效益阈值评估,概率性敏感性分析提示,与无治疗、LAM、ADV、LdT 相比,HBeAg 阳性患者中,ETV 分别在 92.8%、97.6%、100% 和 96.0% 的案例中具备更好的成本 - 效益;HBeAg 阴性患者中,ETV 分别在 98.5%、99.7%、100% 和 94.5% 的案例中具备更好的成本 - 效益。而我国香港地区近年进行的一项经济评估显示,与使用 LAM 相比,预测 ETV 可分别使代偿期(CC)、失代偿性肝硬化(DC)和 HCC 的 10 年发生率减少 41.8%、57.1% 和 49.3%,节省 117 万美元的医疗成本;ETV 治疗 2、10 年的成本分别较 LAM 增高 67.7%、17.2%;与 LAM 相比,ETV 增加 1 个 QALY 的增量成本为 13 759 美元。在情景分析中,ETV 在 2、5、10 年相对 LAM 的 ICER 分别为 13 759 美元、24 798 美元和 26 537 美元,以 WHO 推荐的最高支付意愿(willingness-to-pay,WTP)阈值(人均国内生产总值的 3 倍)进行评估,则 ETV 即使在长达 10 年的治疗中仍然具有较好的成本 - 效益。因此在我国 CHB 的长期治疗中,与 TDF 以外的 NAs 相比,ETV 具有较好的成本 - 效益。

(二) 耐药位点与模式

1. 位点　目前抗病毒治疗的 NAs 作用靶点均为病毒聚合酶基因,已知与耐药相关的突变均位于 HBV 聚合酶基因的逆转录酶区(RT 区)。常见原发性耐药突变位点分别为 LAM:rtA181T/V、rtM204V/I;TDF:rtM204I;ETV:rtM204V/I、rtI169、rtT184、rtS202、rtM250 ;ADV:rtA181T/V、rtN236T。

2. 模式(通路)　主要有以下 5 种:①L 型核苷耐药模式:rt204 位点突变。rtM204V/I 可引起 L 型核苷类药物(LAM 和 LdT)耐药,进一步促进 D 型环戊烷(烯)类药物(ETV)耐药。②无环磷酸盐类药物耐药模式:rt236 位点突变。rtN236T 可导致无环磷酸盐化合物 ADV 耐药,并降低 TDF 的敏感性。③共享耐药模式:rt181 位点突变。可导致 L 型核苷类药物和 ADV 耐药,并降低 TDF 的敏感性;这一模式可见于 40%ADV 治疗失败和 5%LAM 治疗失败患者。④双重耐药模式:rtA181T/V+rtN236T 位点突变。可导致 L 型核苷类药物(LAM、LdT)和 ADV 耐药,并可显著降低 TDF 的抗病毒活性,导致持续的病毒血症。⑤ ETV 初治耐药模式:rtL180M+rtM204V/I+rtI169、rtT184、rtS202 或 rtM250 中任意 1 个或多个位点突变,有关 3 个突变同时发生时可导致 ETV 耐药。LAM、LdT 和 ADV 为低耐药基因屏障药物,仅需出现 1 个原发耐药位点突变即可导致药物敏感性下降。ETV 是目前耐药基因屏障最高的药物之一,需同时出现 3 个氨基酸位点突变才可导致药物敏感性下降。交叉耐药可降低药物的耐药基因屏障。如 LAM 耐药患者仅需再出现 1 个位点突变即可对 ETV 耐药,已发生 LAM 耐药患者用 ETV 单药治疗 5 年,耐药发生率高达 51%,因此对 LAM 治疗失败患者,ETV 因耐药发生率高而不宜采用。TDF 与 ADV 也存在一定程度的交叉耐药。此外,NAs 治疗诱导的聚合酶编码基因的耐药突变,可能使编码 HBV 表面抗原(HBsAg)的 S 基因发生突变,从而导致 HBsAg 抗原性、结构或病毒适应性改变,产生免疫逃逸突变株等。⑥多药耐药:在因耐药挽救治疗或因其他原因应用多种 NAs 治疗的患者体内,可能发生针对多种 NAs 的耐药突变。在用有交叉耐药药物序贯治疗时更易发生耐药。研究还发现,即便采用"加药"策略,如果不能迅速抑制病毒,也可能选择出多药耐药突变。不同的耐药突变共存于同一病毒株,使该毒株对多种 NAs 耐药。Villet 等在 1 例先后接受 LAM 及 LAM 联合 ADV 治疗的患者体内,检测到同时携带 LAM 耐药突变和 ADV 耐药突变的联合突变病毒株(rtV173L+L180M+A181V+N236T)。该病毒株对 LAM 单药、ADV 单药和 LAM 联合 ADV 治疗的敏感性均显著下降,提示多药耐药的病毒株对联合用药的治疗效果也不佳。我国也报道有多药耐药的病例。

不同 NAs 可能有相同的耐药模式(通路),相互之间存在交叉耐药,见表 9-50-1。

表 9-50-1　最常见的 HBV 耐药突变株交叉耐药情况

HBVrt 突变	敏感性水平				
	LAM	LdT	ETV	ADV	TDF
野毒株	S	S	S	S	S
M204V	R	S	I	S	S
M204I	R	R	I	S	S
L180M+M204V	R	R	I	S	S

续表

HBVrt 突变	敏感性水平				
	LAM	LdT	ETV	ADV	TDF
A181T/V	I/R	R	S	R	I
N236T	S	S	S	R	I
L180M+M204V/I ± I169T ± V173L ± M250V	R	R	R	S	S
L180M+M204V/I ± T184G ± S202I/G	R	R	R	S	S

S：敏感；I：中度；R：耐药。

（1）LMV 耐药变异：LMV 耐药变异位点在 HBV 聚合酶的催化区或称为 C 区的 YMDD 序列上。治疗 5 年后的基因耐药发生率为 70%。主要耐药变异位点在 RT 区，rtM204I/V/S（C 区）伴或不伴 rtM180L（B 区）。其他耐药变异包括 rt181T/V。代偿性变异发生在 HBV 聚合酶的其他区域，如 rtL80V/I、rtV173L 和 rtT184S。在拉米夫定的治疗过程中，耐药发生率以每年 14% 到 32% 的速度递增。LMV 最主要的耐药变异 rtM204V/I 与 LdT 有交叉耐药性，而与 ADV 无交叉耐药性，但 rtA181T 则有交叉。值得注意的是，rtM204V/I 会降低对 ETV 的敏感性。在体外试验中，LMV 相关的耐药变异使得病毒对 LMV 的敏感性下降了至少 100 倍甚至超过 1 000 倍。rtM204I 突变可单独存在，而 rtM204V 和 rtM204S 只伴随着 A 或 B 区的其他突变出现。拉米夫定耐药的分子机制是聚合酶 YMDD 基序中的甲硫氨酸被缬氨酸或异亮氨酸替换后，其 β- 甲基造成了拉米夫定三磷酸盐结合空间的减少，形成空间阻碍，从而阻止拉米夫定三磷酸盐与 HBV 聚合酶的结合。

（2）TBV（LdT）耐药变异：替比夫定为天然胸腺嘧啶脱氧核苷的 L- 对映体，耐药位点与拉米夫定相似，都发生在 YMDD 区，rtM204I 替换是最常发生的变异。治疗 2 年后的基因耐药发生率为 20%。

（3）ADV 耐药变异：阿德福韦酯耐药与聚合酶 B 区 rtA181T 和 D 区 N236T 突变有关，较 LMV 耐药少见，用药 2、3、4 和 5 年后的耐药发生率分别为 2%、4%、18% 和 29%。rtN236T 不会显著影响病毒对拉米夫定的敏感性，但 rtA181T/V 突变株可与拉米夫定发生部分交叉耐药。逆转录酶区的另一个变异（rtI233V）也被证实与 ADV 耐药相关。在所有的 CHB 患者中，有近 2% 发生了 rtI233V 变异，但此变异在 ADV 治疗失败或无应答中的确切作用目前还不明确。治疗 5 年后的基因耐药发生率为 30%。拉米夫定耐药后换用 ADV 单一药物治疗 2 年后的基因耐药发生率为 20%。

（4）ETV 耐药变异：恩替卡韦耐药与病毒聚合酶基因的突变有关，主要是 B 区 rtI169T 或 rtS184G，C 区 rtS202I 和 E 区 rtM250V。未出现拉米夫定耐药时，rtM250V 可使 IC_{50} 增加 9 倍，而 rtT184G+rtS202I 没有这种作用；在 rtL180M 和 rtM204V 变异时，IC_{50} 可增加 100 倍以上。初治患者中也发现了 ETV 原发性耐药变异。对初治患者恩替卡韦第 1 年的耐药发生率非常低，而 7 年也不过 1.7%。然而，对曾经接受过拉米夫定的患者来说，改用恩替卡韦后四年的耐药率高达 40%。rtT184G 合并 rtS202I 变异的耐药机制是其构象变化，包括核苷酸结合区的几何学改变和位于 YMDD 基序附近的聚合酶与模板 DNA 相结合的改变。

rtM250V 耐药的分子机制是 DNA 模板链、引物链以及新掺入的 dNTP 之间相互结合的改变。ETV 治疗 7 年后的基因耐药发生率为 1.7%。拉米夫定耐药后换用 ETV 单一药物治疗 5 年后的基因耐药发生率为 50%。

(5) TDF 耐药变异：治疗 3 年后的基因耐药发生率为 0。大部分病例在治疗 72 周后，若 HBV DNA 仍可检出，加用恩曲他滨治疗。

四、核苷(酸)类似物耐药的分子机制及途径

HBV 是一个极其容易变异的病毒，病毒复制速度快，突变发生率高，虽然是一种 DNA 病毒，但它是通过 RNA 复制中间体逆转录完成复制的。由 HBV 的逆转录酶缺乏自我矫正能力，因此，在复制过程中容易产生碱基的错配，例如在宿主免疫压力或 NAs 的压力下，HBV 子链合成碱基配对互补时本应把 G (鸟嘌呤)聚合添加上去，"偶然"出错将其他碱基聚合上去了，即发生了错配现象(反转录失真)这就导致了碱基突变。选择变异也是病毒生存的重要方式。

NAs 治疗乙型肝炎的作用机制是其能与 HBV DNA 聚合酶自然底物——三磷酸脱氧核苷(dNTP)竞争性地同该酶结合，从而使 HBV DNA 合成终止，达到抑制 HBV 复制的目的，因此，与 HBV DNA 聚合酶结合能力的强弱决定了该类药物的疗效。当 HBV DNA 聚合酶氨基酸序列(一级结构)所发生的改变足以影响其他空间构象(三级结构)从而导致该酶同 NAs 结合能力明显降低时，便发生了耐药突变现象。目前常用的治疗慢性乙型肝炎的 NAs 主要包括 L 型核苷类的拉米夫定(LAM)和替比夫定(LdT)，无环磷酸盐类的阿德福韦酯(ADV)、替诺福韦酯(TDF)和丙酚替诺福韦(TAF)，D 型环戊烷(烯)类的恩替卡韦(entecavir，ETV)。这三类不同药物的耐药机制相似，耐药发生通路和位点有所不同。

(一) L 型核苷类药物耐药的分子机制

L 型核苷类药物在临床应用的主要有拉米夫定(LAM)和替比夫定(LdT)。LAM 是最早上市的 L 型核苷类药物，耐药位点主要为 HBV DNA 聚合酶 rt204I/V 突变，即 YMDD 耐药变异，系多聚酶基因 C 区发生点突变所致。多聚酶 C 区的 YMDD 基序是 HBV 进行逆转录的活性部位，也是拉米夫定干扰 HBV 复制的结合位点。YMDD 中的第 204 位的蛋氨酸可被缬氨酸(V)或异亮氨酸(I)取代，生成 YVDD 或 YIDD，导致 HBV DNA 聚合酶上结合 dNTP 的袋状结构的大小及电荷分布均发生改变，LAM 与聚合酶间的空间阻力和静电斥力增加，导致两者结合能力下降，最终导致 HBV 对 LAM 耐药。rtL180M 是 YMDD 变异(M204V)常见伴随的变异位点，即多聚酶 B 区第 180 位的亮氨酸(L)由蛋氨酸(M)取代，发生 rtL180M 突变后，HBV DNA 聚合酶与三磷酸拉米夫定氧硫杂环的亲和力降低，增加该酶脱氧核糖结合位点的局部负电荷，使其对 LAM 与 dCTP 的鉴别力增强，保证了 DNA 复制的可靠性，对药物的敏感性降低。另外，位于 HBV 反转录酶活性中心附近模板链上的 173 位点也是与 L 型核苷类药物耐药相关的变异位点，rtV173L 发生突变后，聚合酶的聚合效率因复制模板和 / 或催化中心结构发生调整而增强。上述研究从分子水平揭示了 rt204I/V、rtL180M 及 rtV173L 突变导致 HBV 对 LAM 耐药发生的机制。

替比夫定为天然胸腺嘧啶脱氧核苷的 L- 对映体，耐药位点和耐药发生的机制与拉米夫定相似，都发生在 YMDD 区，rtM204I 替换是最常发生的变异形模式，因此 LdT 与 LAM 具有交叉耐药。

（二）无环磷酸盐类药物耐药的分子机制

在研究 ADV 耐药的分子模型中发现,野毒株聚合酶 N236 在 D 区可以与 rtS85 及 ADV 的 γ- 磷酸基团各形成 1 个氢键,使 ADV 发挥抑制病毒复制的效应。而发生 rt236T 突变后,这 2 个氢键受破坏,ADV 与聚合酶间的静电作用力大大减弱,以致聚合酶对 ADV 的敏感性显著降低,使 HBV 对 ADV 耐药。rtA181V/T 突变则可通过 B 区活性中心外的变构效应引起催化部位构象改变,达到类似效果。这些研究进一步指出,空间上与 rt236T 邻近的 rtP237H、rtN238H/ D、rtV84M、rtS84A 等突变位点也可能以类似方式在 HBV 对 ADV 耐药发生中起作用。虽然上述机制能解释聚合酶发生相应改变的 HBV 对 ADV 耐药的原因,但在 ADV 治疗失败的患者中只有少数检测到聚合酶的相应改变,提示尚存在其他 HBV 耐 ADV 的分子机制。

替诺福韦(TDF)和丙酚替诺福韦(TAF)均为无环磷酸盐类药物,至今尚未发现明确的耐药突变位点。但有文献报道 HBV 对 TDF 耐药的分子模型研究显示,rtA194T 可通过变构效应影响复制模板与 dNTP 的结合可导致 HVB 对 TDF 敏感性降低。

（三）D 型环戊烷(烯)类药物耐药的分子机制

D 型环戊烷(烯)类药物的主要代表为恩替卡韦(ETV),但由于其具有高耐药基因屏障的特点,往往需要 L180M、M204I/V、I169T、T184G、S202I、M250V 等多个突变位点协同发挥作用,才导致 HBV 对 ETV 的最终耐药,故这方面的分子模型研究相对于前 2 类药物来说,显得更为困难。有关 HBV 耐 ETV 分子模型研究表明,169 位点和 250 位点的突变可能主要通过影响反转录酶的引物结合区,促进引物与模板更紧密结合而发挥作用;184 位点和 202 位点的突变则可能通过影响模板结合区域的 A 螺旋和 C 区催化天冬氨酸残基的 β 片层之间的疏水区,进而增强 M204I/V 突变而发挥作用。

（四）HBV 准种的演变致耐药发生的机制

HBV 是复制能力很强的病毒,在复制的逆转录过程中,由于逆转录酶缺乏严格的校正机制,自发突变率很高,这种突变后的基因与原病毒的基因序列在相似中存在着差异,但又构不成新的亚群或基因型。这些突变后的病毒在宿主体内不断积累所形成的病毒种群即是准种,准种概念的引入,使人们意识到从病毒群体遗传学的角度解释慢性 HBV 感染者的耐药现象更加科学。由于在抗病毒治疗的压力选择下病毒表现出的适应性变异,从而使病毒对药物抑制作用的敏感性减少。随着对 HBV 准种特性的了解,人们逐渐认识到耐药株其实早已存在。这些耐药株的产生是病毒种群内部复制过程中自身错配的结果,只不过以弱势株的形式存在。NAs 治疗后,由于药物的压力,HBV 准种群中的野生型及突变型的比例发生了动态变化,突变株逐渐成为优势株,而野生型在 HBV 准种群中的比例逐渐降低,突变株在病毒群体中的存在和累积往往影响核苷类药物的抗病毒疗效,一旦成为优势株多引起病毒学突破。即发生耐药。因此,经抗病毒药物的选择,最终耐药株从劣势种群变为优势种群。从某种意义上来讲,HBV 准种演变耐药发生机制是达尔文进化论的又一个完美的例证。

综上所述,目前,关于慢性乙型肝炎疗中 HBV 对 NAs 的耐药机制,临床与基础研究在分子和基因水平上解释了许多相关现象,但远未阐明,机体免疫机制在 HBV 耐药中的作用尚不明确,包括未发现耐药相关基因突变但临床治疗疗效应答不佳的原因。随着研究的不断深入,人们将更全面认识 HBV 耐药的发生过程,从而针对性地进行耐药预防和干预,提高疗效,改善患者的预后。

五、病毒耐药的临床分类

2007年美国、亚太、欧洲等著名专家组成的HBV耐药突变工作组，对HBV耐药突变的命名进行标准化，并推荐了相应的处理方法。此后的耐药突变概念主要依据此文献。

(一)抗病毒耐药突变的临床分类

1. 原发性治疗失败(无应答)　指NAs治疗24周，HBV DNA载量的下降幅度小于$2\log_{10}$IU/mL。

2. 继发性治疗失败(病毒学突破或病毒耐药)　指在未更改治疗的情况下，血清HBV DNA水平比治疗中最低值上升大于$1\log_{10}$IU/mL(10倍)，或一度转阴后又转阳，并在相隔1个月后重新检测得以确认。

3. 病毒反弹　指患者治疗获得病毒学应答后，在继续治疗过程中，HBV DNA载量高于治疗前水平。实际上，是病毒学突破的一种形式。

4. 生化学突破(临床耐药)　治疗达到血清ALT复常后，在继续治疗的过程中，ALT和/或AST水平升高并超过正常值上限。应排除其他原因引起的ALT和/或AST水平升高。ALT和/或AST水平升高，主要源于突变所导致的肝组织炎症活动，因此，生物化学突破往往发生于病毒学突破之后，在发生病毒学突破后如未能及时处理，几周或更长一段时间后将发生生物学突破。

5. 肝炎发作　实际上是生物化学突破后未能及时控制的发展，表现为ALT水平上升大于5倍正常值上限。如仍未处理，很可能进一步发展为失代偿。

(二)与检测有关的耐药突变概念

1. 基因型耐药　在抗病毒治疗过程中，检测到和HBV耐药相关的基因突变，称为基因型耐药。在HBV P基因的逆转录酶区检测到基因突变，显示抗病毒药的易感性下降，是抗HBV的NAs特定核苷酸位点的突变并导致相应的氨基酸密码子的突变，而这种突变已经在以往的研究中证实与耐药拮抗有关。因此，基因型耐药的意义在于，当发生病毒学突破时，根据以往研究所明确的突变位点，观察患者血清中HBV DNA该位点是否发生了该位点突变。这也是确定基因型最常用的方法。同时，基因型耐药检测也是确认病毒学突破原因的主要途径，即明确病毒学突破的发生是耐药突变所致。

2. 表型耐药　体外试验显示抗病毒药物敏感性下降并与基因耐药有关，称为表型耐药。体外表型分析证实某个核苷酸位点的变异导致对NAs的敏感性下降，需要通过一系列的病毒学方法加以证实，并需要通过大量的病毒学突破的样本加以证实，通过体外复制系统证实检测到的HBV变异降低了对抗病毒NAs的敏感性。表型耐药在临床上并不常用，但是，所有的基因型耐药必须通过体外表型分析证实才能被认为是基因型耐药。在体外表型分析中，当抑制病毒复制NAs所需的EC_{50}与野生株相比增加100倍以上称为高度耐药、10~99倍为中度耐药、2~9倍为轻度耐药。

3. 交叉耐药(多重耐药)　指针对一种抗病毒药物出现的耐药突变，对另一种或几种抗病毒药也出现耐药，称为交叉耐药。同一氨基酸位点的突变或者两个氨基酸位点突变的同时存在，导致对其他一种或多种NAs也具有耐药性。前者如拉米夫定治疗发生在rtM204I的耐药变异株，对替比夫定也具有耐药性；后者如拉米夫定治疗后，病毒变异发生在rtM204V/I和rtA181T/V，则该病毒株对拉米夫定和阿德福韦酯均耐药。

（三）原发性耐药突变和继发性补偿突变

这两个概念都与基因型耐药有关,是基因型耐药在核苷酸水平的具体表现。前者是某个 NAs 作用靶位的某个核苷酸位点的变异及其编码的氨基酸发生变异,导致变异毒株对该 NAs 的敏感性下降。如 rtM204V/I 的变异病毒株对拉米夫定的敏感性下降了 100 倍。原发性耐药变异的发生不仅导致该变异毒株对药物的敏感性下降、抵抗性增加,也同时导致变异毒株本身的复制能力下降。

继发性补偿性突变,往往伴随某个 NAs 原发性耐药突变所出现的其他核苷酸位点的突变。由于原发性耐药变异病毒株复制能力下降,这种伴随发生的突变在原发性耐药变异的基础上,可以部分恢复变异病毒的复制能力,并可能导致变异病毒对药物敏感性的进一步下降。如在拉米夫定的耐药突变中,rtM204V/I 为原发性耐药变异,常常伴随的 rtL180M 变异为补偿性耐药变异。

（四）耐药通路

耐药通路的概念与分子进化和突变的序贯发生有关,有学者根据临床上观察到的一个 NAs 所发生的选择突变影响到其他 NAs 的抗病毒疗效。耐药通路的概念还没有被广泛接受。目前的耐药通路包括 rtM204V/I 通路和拉米夫定、替比夫定、克拉夫定以及恩替卡韦耐药有关;rtN236T 通路和阿德福韦酯和替诺福韦耐药有关;rtA181T/V 通路和拉米夫定以及阿德福韦酯耐药有关,并可能是多重耐药的一个通路。对于耐药通路的研究还不够,但由于耐药通路是多重耐药的基础,有必要进一步加以充分研究。

（五）2015 年我国指南相关定义

1. 原发耐药突变　药物作用靶点的基因及其编码的氨基酸发生突变,导致突变的病毒株对治疗药物的敏感性下降。原发耐药突变株对药物的敏感性降低,但其复制能力低于野毒株。

2. 继发耐药突变或代偿性耐药突变　在原发耐药突变的基础上,突变病毒株在其他位点发生突变,使突变的病毒复制能力部分恢复并对药物的敏感性进一步降低。

3. 基因型耐药　在抗病毒治疗过程中,检测到与 NAs 相关的 HBV 耐药基因突变。

4. 表型耐药　体外试验显示抗病毒药物敏感性降低(以 EC_{50} 表示),并和基因耐药相关。

5. 交叉耐药　对一种抗病毒药物出现的耐药突变,对另外一种或几种抗病毒药物也出现耐药。

6. 多药耐药　至少对两种不同类别的 NAs 耐药。(详见本篇第四十六章慢性乙肝治疗持久性)

六、乙型肝炎病毒耐药变异的检测与分析

对于抗 HBV 的 NAs 耐药的检测,欧美国家多采用 IN-NO-LIPA 方法,其灵敏度和特异性都比较高,但试剂盒非常昂贵,在我国尚难推广普及。目前国内检测 HBV 基因耐药变异的方法主要有以下几种,各有优缺点。①PCR 产物直接测序法:是最常用的基因型耐药检测方法之一,能测出所有突变位点,包括可能的代偿突变和新突变位点,对于新的治疗手段,或现行治疗的新耐药相关位点突变,需用体外表型分析法验证。PCR 产物直接测序法灵敏度低,最低检测限为 20%,即突变株数量需达到整个病毒群的 20% 时,才能检测到。钱福初等用 PCR 直接测序方法对 55 例接受 NAs 抗病毒治疗后慢性乙肝患者 HBV 基因

组 RT 基因区进行扩增测序,结果在 11 个经典耐药相关位点中检出 7 个耐药位点(rtL80、rtV173、rtL180、rtA181、rtM204、rtN236、rtM250)变异,未检出其他 4 个位点(rtL169、rtT184、rtA194、rtS202)变异。55 例乙肝患者中有 31 例(56.4%)存在经典耐药相关位点变异,其中 rtM204V/I 变异检出率最高(27/31,87.1%)。rtM204I 变异多伴 rtL180I 变异而 rtM204V 变异多伴随 rtL180M 变异出现。在 RT 区其他非经典耐药位点中,发现 rtA222T、rtL229F/S/W、rtS256C/G、rtQ267H 等变异检出率较高,其中以 rtA222T 频率最高(40%,22/55)。结论:接受 NAs 治疗后乙肝患者耐药相关位点变异模式复杂,还存在一些其他非经典耐药相关位点的变异,可能与耐药密切相关。乙肝治疗中应密切监测耐药相关位点变异,为及时合理调整治疗方案提供理论指导。② PCR 产物克隆测序法:是将 PCR 产物连接载体后转化至细菌,选 10~30 个阳性克隆进行测序,有助于发现混合株,并可大致确定不同序列毒株之间的相对比例,其灵敏度高于 PCR 产物直接测序法,但操作相对较复杂,费用较高,也比较费时。③限制性片段长度多态性(RFLP)技术,灵敏度高,最低检测限为 5%,但必须针对每一个待测突变位点,分别设计特异性内切酶反应系列,仅适用于已知的耐药位点。一些突变可生成新的酶切位点,或破坏原酶切位点,此时必须谨慎看待检测结果。④线性探针反向杂交法(IN-NO-LiPA):灵敏度高,最低检测限为 5%,可检测单个核苷酸错配,仅适用于已知的耐药位点。此外,还有基因芯片技术、限制性片段质谱多态性分析、焦磷酸测序法和深度测序法等。

(一)变异对药物敏感性的影响

变异对药物敏感性的影响见表 9-50-2。

表 9-50-2　耐药性变异对药物敏感性的影响

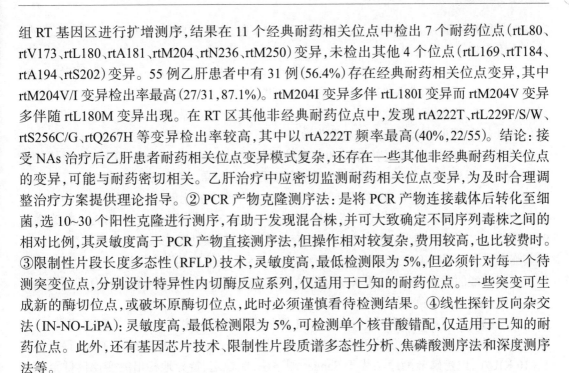

NAs	耐药变异位点	药物敏感性下降倍数
LAM	rtM204V/I	>1 000
ADV	rtA181V 或 rtN236T	3~15
ETV	rtI169T 或 rtS202G/I	1
	rtT184A/G/I/S 或 rtM250V	2~10
	rtM204V/I+1 个 ETV-R 位点	10~250
	rtM204V/I+2 个 ETV-R 位点	>200
LdT	rtM204I	>10 000

(二)常用基因型耐药检测技术

随着 NAs 的广泛使用,检测耐药变异的手段发展迅速,选用适用于临床常规监测的检测方法,在耐药突变株累积致病毒学突破之前及时发现并且更改治疗方案,可以避免治疗失败和延缓肝病进展。虽然检测方法众多,但近 3~5 年文献中耐药检测主要是基于基因分析和表型分析。

1. 基因分析

(1)直接测序法:根据 HBV 基因组保守序列设计引物,能够同时检测多个已知和可能未知耐药突变位点,是最常用的基因耐药检测方法。但是只有当突变株比例超过准种池中

20%时才能被检测到。克隆测序虽然降低了检测下限,但是需要做大量的克隆,费时、费力,难以应用于临床常规检测。

(2)聚合酶链反应-限制性片段长度多态性(PCR-RFLP)分析法:引入限制性酶切位点,PCR扩增后,经限制性酶酶切,根据片段长度判断突变类型,可检测准种池中5%的耐药变异株。但是只能检测已知的、单一位点的变异,如有单一的碱基变化,就会出现酶切位点的变化或原有的酶切位点消失,导致检测失败。

(3)焦磷酸测序法:通过核苷酸和模板结合释放出焦磷酸引发酶级联反应,促使荧光素发光而进行检测,该方法对样本处理比直接测序法简单,可读长为20~30bp,有很强的发现单一位点突变的优势,且能够计算出耐药株在种群中的比例,可以检测到准种池中仅5%~10%的突变株。近年来基于超深度测序的GS-FLX,平均可读长约400bp,准确率达99%,甚至可以检测到准种池中小于1%的变异株,多项探索性研究获得大量新的变异位点,但其临床意义尚不明确。焦磷酸测序法是基于DNA合成原理的测序方法,它依赖于核苷酸掺入中焦磷酸的释放,通过酶偶联发出实时荧光而被检测。该技术具有且具有高通量和自动化的优点,可缩短检测时间。

陈占国等采用焦磷酸测序法检测1 164例临床慢性乙肝患者HBVP基因耐药突变,结果焦磷酸测序法和Sanger测序法检测HBVP区基因耐药突变时,所需HBV DNA最低量为1×10^{3}KIU/L,但焦磷酸测序法优于Sanger测序法,能稳定、特异地检出突变比例低至10%的突变位点。248例慢性乙肝患者HBVP区基因耐药突变位点均低于检测下限;919例患者有阳性结果,其中61.5%没有发生突变,38.5%发生突变(单个位点突变为47.5%,联合突变为52.5%)。除rtL169T位点和rtA194T位点未检到突变外,其他位点都有不同程度的突变;耐药位点以rtM204V/I(32.1%)、rtL180M(19.8%)、rtA181V/T(6.7%)、rtN236T(5.3%)为主,其中rtA181V/T和rtN236T位点发生部分突变比例较高。焦磷酸测序法的检测灵敏度与Sanger方法不相上下,最低检出限在1×10^{3}KIU/L左右,但焦磷酸测序法的突变检出率高于Sanger方法。焦磷酸测序对于突变比例≥10%的标本,都能较稳定和灵敏地检出共生株及其比例,所有结果通过软件直接判读;而Sanger测序法的突变比例需结合测序图进行人工判读,且对于突变比例在20%~30%检出不稳定,有可能会导致误判和漏检。焦磷酸测序法比直接测序法更早检出低比例耐药突变,这将有助于提示临床医生调整治疗方案,从而提高抗病毒治疗的疗效以及降低耐药发生率。该研究检测位点为美国FDA批准用于治疗HBV的NAs耐药突变的相关位点。在该研究中,80名健康对照和248例慢性乙肝患者的结果均为低于检出限,916例慢性乙肝患者标本有阳性结果,其中全部无突变占61.5%,有突变占38.5%,在突变标本中,单一位点突变为47.5%,多位点突变为52.5%。NAs治疗的慢性乙肝患者,HBVP区基因突变率确实很高,当前的耐药形势比较严峻。在10个突变位点中,除rtL169和rtA194位点未见突变外,其他8个位点均有突变,突变位点以rtM204V/I和rtL180M为主,这可能与临床使用LAM的时间较长和药物高耐药率有关。在该研究结果中rtA194T位点耐药率为0。另外,ETV的主要耐药位点突变比例低(均在98.8%以上),这主要与ETV低耐药率有关。ADV耐药相关的rtA181V/T和rtN236T位点,发生突变频率分别6.7%和5.3%,这与近年来临床上使用ADV药物逐渐增多有关,考虑到ADV的肾毒性较强,每天10mg小剂量口服,因而rtA181V/T和rtN236T位点发生部分突变比例较高。临床上某一NAs药物治疗失败时,患者体内HBV突变株并不一定为优势株,突变株比例完全可以<50%。突变株比例究竟达到多少有临床意义(如发生在"病毒学突破"之前),这需

要结合临床进行动态监测突变比例,临床医生可观察到慢性乙肝患者 NAs 治疗中突变株的消长过程,突变比例越高,考虑换药的可能性越强。临床实验室应当及时、准确检测该药耐药趋势,以便于进行联合用药,达到慢性乙肝的治疗效果。除该研究中的 10 个主要 HBVP 区耐药突变位点之外,还有其他位点的少数文献报道,具体有无临床意义,尚需大量临床研究证实。总之,焦磷酸测序法能准确、灵敏、特异、准确、快速、经济、批量检测临床 HBVP 区基因耐药突变,具有重复性好、高度并行性和自动化等特点,能早期检测 NAs 治疗患者的 HBVP 区基因发生耐药突变,适用于慢性乙肝患者 NAs 的治疗监测,可为临床慢性乙肝患者 NAs 治疗的耐药动态监测提供个体化治疗依据。

(4)分子杂交法:INNO-LiPA 是一种基于反向杂交技术的线性探针法,在国外已应用于临床检测 LAM、ADV、ETV 与 LdT 的常见耐药位点。该法可检测准种池中 5%~10% 的突变株,但无法探索未知突变株,而且价格昂贵,国内尚难广泛应用于临床检测。

(5)基因芯片技术:将寡核苷酸片段作为探针,有序、高密度地固定于载体上,与荧光标记的待测核酸进行杂交,经激光共聚焦检测信号并由计算机分析结果。适用于高通量信息的筛查,具有高效、敏感和自动化等优点,但因成本昂贵,尚难用于常规临床检测。

(6)平行等位基因特异序列法(PASS):是基于聚合酶集落技术,将引物共价连接在薄层聚丙烯酰胺胶上,聚丙烯酰胺胶附着于玻璃基质,PCR 扩增后 DNA 被固定于聚丙烯酰胺胶,利用荧光标记的外显子特异性探针与扩增的 cDNA 结合,或者用单碱基延伸引入荧光标记分子,通过变性、洗脱和杂交的循环,单分子被扩增成集落,通过扫描荧光信号的组合来区别野生株和突变株,能够发现准种池中 0.1%~0.01% 的突变株。

(7)基质辅助激光解吸电离 - 飞行时间质谱(MALDI-TOFMS):是在 PCR-RFLP 的基础上,将消化后的片段与芯片结合,当加入能量吸收分子后,芯片上保留的被测物质形成晶体,在特异激光照射下晶体发生解离,带电分子在通过电场时加速,记录飞行时间的长短,质量越轻,相对所带的电荷越多,飞行时间越短。该技术能够发现准种池中 1% 的变异株,目前仅用于科研。

2. 表型分析 体外表型分析是确认基因型耐药的"金标准",常用 EC_{50} 或半数抑制浓度(IC_{50})来评价耐药程度,主要包括聚合酶活性分析和体外药敏试验 2 种方法。聚合酶活性分析是以杆状病毒为载体在昆虫细胞内表达 HBV 聚合酶,之后进行聚合酶活性的体外研究;体外药敏试验将含有待检测耐药变异位点的基因组导入肝细胞来源的细胞系,再将梯度浓度的 NAs 加入细胞培养液中,通过检测细胞培养液中的病毒载量,推断待检突变株对 NAs 的敏感性。虚拟表型分析是研究表型耐药的一种辅助方法,虽然不能取代体外表型试验,但在临床实践中有助耐药突变的监测。目前可使用的数据库包括澳大利亚的 SeqHepB、欧洲的 ViRgil 和日本的 HVDB。

3. HBV 聚合酶 RT 区基因变异类型分析 张长等对 142 份慢性乙型肝炎患者的血清样本进行 HBV 聚合酶 RT 区基因序列检测,结果在 142 份血清样本中,87 份(61.3%)发现 9 个已知耐药位点变异,有 21 种变异模式;43 份(49.4%)表现为多位点变异,其中 9 份(10.3%)为多重耐药变异。单用拉米夫定(LAM)的样本中检出 2 份 A181T 变异,1 份 M204V+L180M+A194T 变异(替诺福韦相关变异);在单用阿德福韦酯(ADV)的样本中检出 2 份 M204I 变异。这些变异比较少见。推测 LMV 和 ADV 可能存在部分交叉耐药情况。LAM 耐药变异主要在 C 区变异(M204V/I/S),代偿性变异在 B 区(L180M 和 V173L)、A 区(L80I)。ADV 耐药变异位点在 D 区(N236T)和 B 区(A181V,耐药主要发生在 LAM 耐药变异的基础上,称为二次打击模式,变异位点主要在 B 区(T184A/G/I/S)、C 区(S202G/I)和 E 区(M250V)。LdT 耐药变异位点在 C 区(M204I)。

国外文献称 ADV 主要耐药变异为 A181V 和 N236T,A181T 变异是否应算为耐药突变尚有争论,本节及国内文献则认为属耐药变异,是否与国内外患者的基因型不同有关,有待探讨。181 位点变异可在单用 LAM 或在 LAM 序贯 ADV 治疗中出现,本节中单用 LAM 组也有 2 例 A181T 变异。并且在单用 LAM 组发现 1 例 A194T 和 204、180 位点同时变异,在单用 ADV 组有 2 例发现 M204I 耐药变异,这比较少见。显然,LAM 和 ADV 可能存在部分交叉耐药情况,国外也有类似报道,值得深入研究。已知 LAM 治疗过程中可出现 ETV 耐药相关变异,该研究中单用 LAM 和 LAM 序贯 ADV 组各发现 1 例,LAM 序贯 ETV 组却发现 3 例(42.9%),均是多位点耐药变异,提示 LAM 序贯 ETV 治疗病毒学突破明显增多,故各国指南不推荐 ETV 治疗 LAM 耐药患者。本文中 LAM 联合 ADV 未发现 ETV 相关耐药变异。另有 2 例 LAM 治疗后发生 M204V 变异,改用 LdT 治疗疗效不佳,耐药基因测序显示 M204V+L180M+V173L 和 M204I 各 1 例,因此,M204V 变异后不适合 LdT 单药治疗。本文中有 43 例表现为多位点变异,其中 9 例(10.3%)为多重耐药(LAM 序贯既 V 组 4 例,LAM 序贯 ADV 组 2 例,单用 LAM 组 2 例,LAM 联合 ADV 组 1 例),因此,临床医师要高度重视、认真应对。首先在抗病毒治疗过程中,对耐药变异的检测不能局限于已服用 NAs 的耐药位点,应全面检测所有与 NAs 耐药相关变异位点。另外,本文中还有 55 份(38.7%)血清样本,临床表现为耐药却未检出已知耐药位点变异,提示目前 HBV 聚合酶 RT 区基因变异测序的敏感性还有待提高。

4. 预存耐药的检测 一些慢性乙型肝炎患者在治疗前,体内已存在 HBV 耐药突变毒株,即预存耐药。预存耐药在初始抗 HBV 治疗的患者中存在可能是引起原发性无应答或早期应答不佳的原因之一。由于病毒基因型耐药突变的发生早于生化学突破几个月,早期发现耐药并及时处理可避免肝炎发作,这在使用免疫抑制治疗和肝硬化的患者中尤为重要。对因复发、耐药或其他原因再治疗的 NAs 经治患者,有条件者应进行耐药位点检测,以确定突变模式,进行针对性治疗。对于原发性无应答、部分病毒学应答或病毒学突破的患者,进行耐药位点检测则有助于指导治疗方案的调整。但不是所有病毒学突破均由抗病毒耐药突变引起,必须进行确证。近年来已有不少关于预存耐药的文献报道,Xu 等对 201 例未接受 NAs 药物的急性乙型肝炎者预存耐药检查,结果显示 7% 的患者存在 HBV 预存耐药变异。盖洪鹏等研究发现,CHB 患者的预存耐药总检出率为 17.19%,其中 LAM、ADV 相关的预存耐药率分别为 7.81%、7.81%,与 ETV 相关的耐药率为 1.56%。饶友义选择绵阳地区 600 例慢性乙型肝炎患者,抗病毒治疗前进行预存耐药检测,结果,预存耐药检出率为 14.57%,抗病毒治疗后,治疗组 24、48 周耐药率及 48 周总耐药发生率均显著低于对照组($p<0.01$)。治疗组患者 48 周 HBV DNA 转阴率、HBeAg 血清学转换率均优于对照组($p<0.01$)。结论:慢性乙型肝炎患者预存耐药与核苷(酸)类药物耐药及血清学应答密切相关,慢性乙型肝炎患者在核苷(酸)类药物抗病毒治疗前检测预存耐药,有助于临床选择治疗药物,实现抗病毒治疗个体化,经治疗后跟踪患者的耐药情况,为临床合理用药提供指导,具有重要的临床实用价值,适合各级医院推广使用。

5. 肝组织内的 cccDNA、rcDNA 耐药变异株检测 肝内 HBV cccDNA 含量少,且存在 rcDNA 和双链线性 DNA 等其他形式的 HBV DNA。对比分析肝内 HBV cccDNA 序列与 rcDNA 序列的异同,需要一种高度敏感又能特异区分 HBV cccDNA 和 rcDNA 的体系。

缪晓辉等研究证实了 cccDNA 核苷类耐药变异的存在。在 40 例慢性 HBV 感染者中共检测 4 例 cccDNA 核苷类耐药变异,4 例患者均曾应用拉米夫定。取 40 例慢性 HBV 感染肝移植患者的部分肝组织,采用十二烷基硫酸钠-蛋白质沉淀法结合 DNA 提取试剂盒分离提取肝内的 HBV cccDNA 和 rcDNA。将抽提产物用不降解质粒的 ATP 依赖 DNA 酶酶切纯化后,用跨 HBV 基因组双链缺口并涵盖常见核苷类耐药位点(rt169~rt250)的引物行单轮 PCR 或套式 PCR 选择性扩增 cccDNA。另用不跨双缺口的引物 PCR 扩增肝组织内的 HBV rcDNA 和患者肝移植术前的血清 HBV rcDNA。用直接测序法对上述扩增产物进行基因测序并分析核苷(酸)类药物耐药位点的检出情况。结果 40 例患者中,31 例肝组织内检测到 HBV cccDNA,35 例肝组织检测到 HBV reDNA,21 例肝移植术前血清中检测到 HBV rcDNA。测序结果显示,2 例肝组织内 cccDNA、rcDNA 和血清 rcDNA 均检测到 rtM204I 变异;有 2 例患者肝内 cccDNA、rcDNA 分别存在 rtM204I、rtQ215H 变异,而血清 rcDNA 未检测到相应变异;3 例血清中分别存在 rtM204V、rtM204V、rtV173L+rtL180M+rtM204V 变异,而肝内 cccDNA 和 rcDNA 未检测到相应变异。结果表明,慢性 HBV 感染者肝细胞内 cccDNA 可出现核苷(酸)类药物耐药变异,且肝组织内的 cccDNA、rcDNA 耐药变异株与血清中的 rcDNA 耐药变异株不完全一致。这些 cccDNA 耐药变异的存在可能有以下原因:①患者被感染时即为 HBV 耐药变异株;②患者感染时并不存在该变异株,但由于 HBV 逆转录酶的低保真性而自然突变。在药物或免疫的选择压力下,变异株的复制能力增强,从而获得相对于野毒株的优势,通过竞争性感染那些再生肝细胞或 cccDNA 未饱和的肝细胞而补充到"cccDNA 池"中。研究还发现,肝内 HBV cccDNA/rcDNA 序列与血中 HBV rcDNA 序列不完全一致,有肝内优势株为变异株而血清中 HBV 为野生株的现象,也有相反的情况。HBV cccDNA 是最先能检测到的复制中间体。HBV 感染的早期,以 cccDNA 为原始模板复制产生的子代 rcDNA,主要通过从头合成途径补充到"cccDNA 池"中,而释放到细胞外的病毒颗粒并不多。研究中的 5 号病例,经拉米夫定抗 HBV 治疗 4 个月,血清中尚未检测到变异株,而其肝内 HBV cccDNA、rcDNA 均检测到 rtQ215H 变异。这可能是因为在拉米夫定的选择压力下,变异株的复制能力强于野毒株而在肝内获得优势地位,肝内变异株优先通过从头合成途径补充到"cccDNA 池"中,但这种优势株的替代过程还处于早期,变异株分泌到肝外的量还较少,放血清中未检测到相应变异株。研究中 9 号病例经拉米夫定治疗 4 年后出现病毒学应答不佳,当时血清中检测到 rtM204I 变异株,改用阿德福韦酯联合替比夫定治疗 1 年后,血清病毒中的 rtM204I 变异株被抑制,故未检测到该变异。但此时测序结果却显示其肝内 HBV cccDNA 和 rcDNA 仍以 rtM204I 变异株为优势株。可能是因为 NAs 只能终止新合成的子代病毒 DNA 链,既不能直接作用于肝细胞核内的 HBV cccDNA,也不能清除已经存在的肝细胞质内的 HBV rcDNA,从而使肝细胞内的 cccDNA 和 rcDNA 耐药变异株在相当长时间内继续保持其优势地位。另一种现象是血清中变异株为优势株,而在肝组织内却以野毒株为主。研究中 1、38、37 号病例血清中分别以 rtM204V、rtM204V、rtV173L+rtL180M+rtM204V 变异株为主,而肝内 HBV cccDNA 和 rcDNA 仍以野毒株为主。其可能原因有:①变异株联合其他位点的变异导致该病毒株从肝细胞分泌到血清中较野毒株分泌得多;②在某种情况下,血清中野毒株的免疫清除较变异株快;③肝组织内 HBV 分布不均匀,获取的有限肝组织标本中 HBV 株不能代表它在肝组织中分布的全貌。如果对肝组织内的 cccDNA 或 rcDNA 进行克隆测序,就可能会发现混合株。还有一种可能是在病毒载量较低、野毒株与变异株构成比相差较小的情况下,由于 PCR 加模板时的取样误差,导致后续测序结果的差异。鉴于本实验的样本量较小,尚无法揭示肝内 HBV cccDNA、rcDNA 的病毒株构成与血清 HBV rcDNA 的病毒株构成的异同。再者,直接测序法无法检测出占总病毒数量比例小于 15%~20% 的非优势株,一些非优势株的变异也可能漏检。

七、耐药监测技术评价

(一)病毒学反弹或突破的监测

这是建立在对血清 HBV DNA 载量动态监测基础上所做出的判断。

1. HBV DNA 载量检测手段的敏感性　如果采用现有的杂交检测技术,HBV DNA 的最低检测限一般在 10^5 拷贝/mL,如果患者血清病毒载量在此低限以下业已发生的病毒学反弹就不能被及时发现。

2. 检测技术的可靠性和稳定性　目前多采用实时定量 PCR 技术检测 HBV DNA 定量,由于检测试剂盒的质量、检测人员的技术水平和实验室的质量控制等的差别,使得不同机构甚至同一机构不同检测时间的结果差异较大,有可能影响结果判断。就目前国内 PCR 检测技术而言,在 10 倍范围内的误差还是不少见的。

3. 监测间隔时间　根据各种核苷类药物耐药发生时间和发生率,各国指南对推荐的监测间隔时间一般在使用核苷类药物后每 3~6 个月,甚至更长时间。这固然有其合理性,比如减少检测所带来的医疗成本。但是也完全可以针对所使用药物的耐药发生率、抗病毒治疗起始后的时间、临床其他指标的观察结果等适当掌握。对于治疗后生化指标长期未复常且有上升趋势者、抗病毒治疗时间较长而 HBV DNA 长期保持在某个较低水平者,应适当缩短监测时间,甚至可以根据特殊患者的需求缩短间隔时间。

(二)基因型耐药监测

检测 HBV 是否发生基因型耐药,一般是在发生了临床耐药或病毒学反弹之后,也就是在疑及 HBV 基因突变之后采取的检测。一般认为不应该将基因型耐药检测作为常规检测手段应用于临床,后者不应该作为必需的临床监测手段,尤其不主张作为判断和预测疗效的常规手段在临床广泛使用。基因型耐药的检测就是要发现已知药物的耐药变异位点。

从技术手段上讲,可分为已知耐药位点检测和未知耐药位点检测。前者包括碱基序列分析法(直接测序)、限制性内切酶片段长度多态性技术。后者主要是基于核酸杂交原理建立的检测方法,比如线性探针反向杂交法(INNO-LiPA)、基因芯片技术、探针定点突变 PCR 技术、引物末端碱基定点突变扩增技术等。所谓已知耐药位点检测就是指检测后能够了解到具体突变的碱基,而未知位点只能了解在某一区段的碱基序列与野生株发生了突变,至于发生了何种碱基置换则不得而知。过去曾认为直接测序是“金标准”,实际上采用直接测序法检测 HBV 耐药突变时却遭遇很多可预见的障碍。障碍之一是,当待测标本(血清)中病毒突变株所占比例小于总病毒量的 20% 时,由于竞争抑制作用不能被扩增;障碍之二是,测序必须首先扩增含有变异位点的基因片段,所设计的引文不以最高敏感性为前提,一旦引物结合区有未知的突变,就不能有效地扩增目的片段,也就不可能进一步进行序列分析。

(三)HBV 表型耐药检测

有两种途径:第一,细胞外 HBV 聚合酶活性分析。由于核苷类药物抑制 HBV 的分子靶位均是 HBV 聚合酶,因此选择出的药物耐药变异位点均位于病毒聚合酶基因区。目前常用的研究 HBV 聚合酶活性模型是将 HBV 基因组插入杆状病毒载体,继而转染昆虫细胞而表达 HBV 颗粒,应用亲和层析法纯化 HBV 颗粒后,在细胞外评价药物对聚合酶活性的影响。第二,细胞药物敏感试验。该方法类似于细菌药物敏感试验。由于 HBV 不能在体外细胞中长期培养,目前多采用病毒载体将含有被检测的含 HBV 变异位点的全基因组导入肝细胞源性细胞株,然后将各种浓度的核苷类药物加入培养液,经过一定时间培养后检测细胞上清液中的 HBV DNA 含量。这种技术在操作上非常烦琐,目前仅限于研究之需,主要用于药物开发研究,尚不能用于常规临床分析。

(四) 临床耐药监测

临床耐药监测实际上是建立在动态 HBV 基因定量分析、肝脏生化动态监测以及结合临床表现等所做的综合监测过程。一般来说,病毒载量和 ALT 的动态分析能够对临床耐药做出基本判断,病毒学突破和生化学突破基本代表了临床耐药。判断临床耐药时有三点值得一提:第一,结合选用的具体核苷类药物、治疗开始时病毒载量、是否合并其他肝病、既往抗病毒治疗史等,预测或判断耐药发生的可能性。第二,在患者的依从性不良的情况下,很可能会出现临床耐药的假象,因此对于任何可能疑为发生了临床耐药的患者都必须仔细询问用药情况。第三,有条件的情况下,对临床耐药的判断如果能够结合相应药物的相应基因变异位点的检测则更具有说服力。

(五) 需要重视的几个问题

1. 慎重对待天然耐药的结论　HBV 基因变异率很高,无论是自身复制过程中的高突变特性还是免疫选择压力下所致的突变,均有可能产生所谓的病毒天然突变以及可能出现的"天然耐药"。实际上,天然突变的病毒基因组不过是 HBV 准种的一种类型,在总基因组中比例很小,一般不超过 0.1%,实际上很难通过常规检测手段被检出。既往有高达 20% 以上的天然耐拉米夫定的 YMDD 突变的报道,要慎重分析,尤其是要考核其检测手段。一般来说,通过克隆完整的基因组测得的天然变异才是比较可靠的。治疗者在用药前,进行各种核苷类药物耐药位点的检测,试图发现天然耐药,并以此指导临床用药,是不可靠甚至是不负责的。

2. 不要过分依赖基因型耐药检测技术　"确证"耐药突变当然应该依靠基因型耐药检测结果,但是,至少在我国尚没有经过国家药品监督管理局批准的、已经上市的检测基因型耐药检测试剂盒或相应的、被普遍认可的检测技术,各个医疗机构自己建立的内部检测技术只能提供参考依据和科研之需,不可作为最终结论,也不应当出具相应的检测报告。对于那些临床上非常明确的病毒学反弹甚至伴有生化学反弹的病例,可以根据实际情况做出耐药的判断,不一定要有基因型耐药变异作为耐药依据。有些患者,经过 NAs 抗病毒治疗后,采取敏感的定量检测技术,测定 HBV DNA 载量在最低检测限以下,个别医疗机构(医院)竟给患者检测并出具了耐药位点的报告,更匪夷所思的是,基因定量检测结果和变异位点检测结果的报告出自同一个检测部门,这是需要引以为戒的。

3. 正确对待基因分型技术　HBV 的基因分型是根据 HBV 基因 S 区基因序列异源性大于 4% 来确定的。基因型实际上也是 HBV 基因组多样性的一种人为的分类方式。一方面,与干扰素不同,HBV 的基因型与各种核苷类药物的疗效之间的关系还没有确定的结论,已有研究的报告结果有较大差异,尚不能依据基因型预测疗效或作为选择某种核苷类药物的依据。另一方面,由于 HBVP 区基因中"包含"S 基因(即 S 基因与聚合酶基因的重叠),聚合酶基因一旦发生改变,实际上就有可能部分地导致 S 基因的改变,相应地,S 抗原结构也会发生变化,S 抗原的变异又会导致该变异株病毒颗粒的分泌,临床耐药特征就有了很大差异。对于这类患者可能需要做基因分型。但是对该现象的认识还比较肤浅,有待深入研究。自核苷类药物上市以来,HBV 的耐药变异就一直困扰着临床医生,也影响了患者对药物的选择。因此,加深对耐药变异检测和监测手段的认识,合理使用耐药检测技术,及时发现耐药,是耐药管理过程中非常重要的一个方面。

八、耐药防治

耐药防治关键在选用一线抗 HBV 药物时,不推荐长期使用耐药发生率高的药物。预防耐药,不仅需要选择高屏障药物,快速持续抑制病毒,还要提高患者依从性,提高分子诊断技术。HBV 病毒检测水平的单位应统一为国际单位(IU/mL)。耐药后,需要对耐药位点进行检测,明确耐药突变位点和耐药突变模式,才能找到最好的挽救方案。还需多方合作,病毒学家提供更多表型耐药的支持,加强对医生和护士的培训,使全体医护人员掌握 HBV 变异和耐药管理知识,最大限度减少耐药的发生。

(一)耐药的临床表现

病毒学突破是耐药最早的临床表现。发生病毒学突破后,90% 以上的患者可出现生化学突破。如不及时挽救治疗,可发生病毒学反弹和肝炎发作,也可能出现肝脏功能失代偿、急性肝衰竭,甚至死亡。依从性差和 / 或病毒耐药是 NAs 治疗时出现病毒学突破的主要因素。在病毒学突破前已可检测到基因型耐药和表型耐药。不是所有病毒学突破均由抗病毒耐药突变引起,必须进行确证。

(二)耐药的评估

1. HBV DNA 监测和随访　HBV DNA 监测对评估治疗成败至关重要。无论是在基线评估,还是治疗应答评估,或者是病毒学突破判断,均应使用灵敏、特异和线性范围广的实时定量 PCR 方法检测 HBV DNA 水平,结果用国际单位(IU/mL)表示,国外试剂的 1IU/mL 等于 5~6 拷贝 /mL,但因试剂盒而异。国内试剂间的差异较大。为确保检测结果的稳定性和一致性,对于在同一个地方就诊的同一例患者,应坚持采取同一种检测方法进行评估。

开始 NAs 治疗前,应对患者进行基线 HBV DNA 定量检测,判断治疗适应证和预测疗效。在治疗期间,应至少每 3 个月检测 1 次 HBV DNA。获得完全病毒学应答后,可隔 3~6 个月检测 1 次。

2. 耐药位点检测　如上所述,耐药突变一旦被选择出来,突变病毒准种会在患者体内长期存在。如在 LAM 耐药患者中,停用 LAM 4 年后,患者体内仍能检测到耐药突变株。由于 NAs 在临床中应用较为普遍,用 1 种以上 NAs 治疗过的患者越来越多。因而,对于因复发、耐药或其他原因再治疗的 NAs 经治患者,有条件者应进行耐药位点检测,以确定突变模式(通路),进行针对性治疗,临床上对既往有某种药物耐药史而停药或改为其他治疗的病例,用目前方法即使不能测出耐药,也应该按照耐药处理。对于原发无应答、部分病毒学应答或病毒学突破的患者,进行耐药位点检测则有助于指导治疗方案的调整。

目前我国尚缺乏规范、标准、统一的基因型耐药检测方法,不同的引物、不同的测序公司、不同的试剂盒,结果可能不同。因此,基因型耐药检测必须标准化、规范化,并用统一方法检测,根据患者的用药情况进行针对性的基因型耐药检测。只有用实时定量 PCR 法能检测到 HBV DNA 的患者,才有可能进行基因型耐药检测。

(三)耐药管理

影响病毒耐药的因素主要涉及三个方面:病毒、宿主和药物。在临床上能加以影响和控

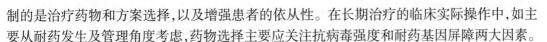

制的是治疗药物和方案选择,以及增强患者的依从性。在长期治疗的临床实际操作中,如主要从耐药发生及管理角度考虑,药物选择主要应关注抗病毒强度和耐药基因屏障两大因素。

目前耐药管理策略主要为预防耐药和预测耐药,而耐药临床管理的新观念就是"管理时间前移",即从发生临床耐药(生物化学突破)时间点前移至发生病毒学突破时间点,再前移至病毒学应答不满意(早期病毒学应答预测),将来可能发生耐药时间点,最终则应前移至治疗起点,即预防耐药管理概念。

预防耐药,要在初始选择抗病毒治疗时,就考虑降低耐药的风险,延缓耐药发生。当前主要有两种策略:①初始治疗时,选择兼具强效和低耐药的抗病毒药物单药治疗;②选择无交叉耐药的两种以上抗病毒药物联合治疗。

预测耐药,是在开始用一个高耐药发生率的抗病毒药物治疗时,根据早期应答情况,及时调整、改变现有治疗策略,降低该药物治疗的耐药风险,即治疗路线图概念。

1. 严格评估患者是否需要抗病毒治疗 对于肝脏炎症病变轻微、难以取得持续应答的患者(如 ALT 正常、HBeAg 阳性的免疫耐受期),特别是当这些患者 <30 岁时,不宜轻易开始抗病毒治疗。

2. NAs 的选择 ①理智应用抗病毒治疗,即选择合适的患者在合适的时机开始合适抗病毒治疗(包括选择合适的药物和方案),开始治疗时优先推荐 ETV 和 TDF;②避免单药序贯治疗,防止因为单药序贯治疗导致后续治疗药物疗效下降、耐药风险上升,使长期乙型肝炎抗病毒治疗选择受限;预防多重药耐药;③避免选择存在交叉耐药的药物,限制未来治疗方案的选择。从预防或延迟耐药发生这一角度考虑,应选择强效、低耐药的药物,即所谓高耐药基因屏障和/或低耐药发生率药物(如恩替卡韦或替诺福韦)单药治疗。临床现有数据证明,90% 的患者通过这一方案可达到长期持续抑制 HBV 复制的治疗基本目标。

3. 定期检测 HBV DNA 治疗中及时发现原发性无应答或病毒学突破,一旦发生病毒学突破,应进行基因型耐药的检测,并尽早给予挽救治疗(表 9-50-3),选择加用无交叉耐药的抗病毒药,将多药耐药的风险降到最低。此外,NAs 耐药患者亦可考虑加用聚乙二醇干扰素(PEG-IFN)治疗(但疗效不如初治患者)。因安全性原因,LdT 不能与 PEG-IFN 联合应用。根据替比夫定 GLOBE 研究的分析显示,治疗 24 周取得完全病毒学应答的患者,其 2 年治疗的耐药发生率低。如加上选择合适的患者,耐药发生率可降至 2%~4%,由此,Keeffe 等提出了治疗路线图概念,根据早期病毒学应答指导下一步的临床治疗决策,调整并优化治疗方案,提高疗效,减少耐药发生。目前的治疗路线图概念和方案还远非完善和理想。早期治疗应答和远期疗效的关系,不仅存在于目前乙型肝炎抗病毒治疗,早在丙型肝炎治疗中已经观察到。但是丙型肝炎治疗中早期应答的患者治疗的远期(仅 1 年预测疗程)结果是能够将 HCV 清除而治愈,但目前没有一种抗病毒治疗能够将 HBV 清除,且治疗方法为无疗程的长期治疗。所以目前治疗路线图概念只提供并预测 1~2 年治疗的耐药发生情况。长期效果还需大量的循证医学证据来加以完善。有学者认为,目前治疗路线图概念应用于耐药管理更接近为一个尝试或纠错的概念。不同的乙型肝炎疾病状态,不同疾病阶段要用的调整优化的方案是不相同的。针对不同抗病毒效能和不同耐药基因屏障的不同 NAs,所采用的治疗路线图也是不一致的。如前所述,不同的调整时间点(12、24、48周),不同的 HBV DNA 检测下限值,不同的调整药物方案,决定了治疗路线图应用过程上的个体化及优化的概念。根据耐药管理时间前移的概念,治疗路线图的管理耐药概念已将现行耐药干预的时间点前移了一大步,这对于低耐药基因屏障类的药物有其实际价值。通过路线图运用,我们至少可以筛选出这一部分适合这类药物的患者,从而降低或延迟耐药的发生。但对于高基因耐药屏障药物的耐药管理,恐怕很难用路线图的概念和方法来加以实现。

4. 联合治疗　即抗病毒治疗的起始即联合两种以上药物相加同时使用。目前临床研究数据显示,联合治疗方案可以降低耐药的发生。但通过联合治疗以期达到增加抗病毒疗效,同时又降低(延迟)耐药发生的双重效果,迄今仍无明确答案和标准方法。从预防耐药发生策略来讲,联合一个低耐药基因屏障高耐药发生率的抗病毒药物,能够降低该药物的耐药风险,但没有完全防止耐药的发生。值得商榷的是,起始联合一个高耐药基因屏障药物有无可能完全防止耐药的发生? 此外,如果证明这样的联合治疗更佳,做这样的临床研究需要每组 >1 000 例患者,是否值得? 包括此类药物与干扰素的联合,怎样来评估增加疗效又降低耐药发生,试验设计非常困难。

(四) 早期救援

耐药患者的救援治疗时间点,已前移至仅有病毒学突破,而不是已发生临床耐药生物化学突破的时间点。

1. 救援治疗定义　对救援治疗目前缺乏规范的定义,且定义的内涵也在不断演变,通常是指通过寻求一种新的治疗方法来处理耐药患者,以挽救耐药后可能导致的严重临床后果。借鉴对 HIV 耐药患者治疗和管理的经验,国内外学者均将 HBV 耐药后的处理称为救援治疗(rescue treatment;salvage therapy)。

2. 救援治疗的药物选择原则　由于不同 NAs 的耐药通路不尽相同,部分药物间存在交叉耐药问题,因此需要合理选择救援治疗的药物。药物选择的原则是尽量不选择具有交叉或部分交叉耐药的药物。根据已有的研究报道,拉米夫定、替比夫定和恩替卡韦均属于核苷类药物,三者之间存在一定程度的交叉耐药;而阿德福韦酯和替诺福韦属于核苷酸类似物,一般认为与前述三种药物间不存在交叉耐药。

3. NAs 耐药模式和挽救援治疗策略　见表 9-50-3。

表 9-50-3　NAs 耐药模式和挽救治疗策略

耐药模式	挽救治疗策略
LAM 或 TBV 耐药	换用 TDF 或 TAF
ETV 耐药	换用 TDF 或 TAF
ADV 耐药	如果 LAM 未治,换用 TDF 或 TAF 如果 LAM 耐药,换用 TDF 或 TAF 如果 HBV DNA 处于平台期,换用或加用 ETV
TDF 或 TAF 耐药	如果 LAM 未治,换用 ETV 如果 LAM 耐药,加用 ETV
多重耐药(rtA181T/V 和 / 或 rtN236T)	换用 ETV+TDF(或 TAF)联合治疗

治疗失败患者,无论是部分病毒学应答、病毒学突破,还是原发无应答,均可选用干

扰素。

4. 救援治疗的时间 治疗过程中定期监控 HBV DNA 水平以及早发现基因型耐药十分重要。一旦发现 HBV DNA 水平上升,立即进行基因型耐药检测,并及时更换治疗方案,这样可达到理想控制病情的目的。

5. 目前救援治疗的局限性

(1)救援治疗效果:救援治疗只是事后补救,即出现耐药后选择治疗方案控制病情的发展。救援治疗的效果要低于该药物在初治患者中的疗效。

(2)救援治疗的耐药:救援治疗并不能解决先前已存在的耐药,也无法完全消除已出现的耐药毒株,即使耐药毒株由优势毒株转变为弱势毒株,再次用药后耐药毒株将很快重新变为优势毒株。随着救援治疗时间的延长,将会逐渐产生针对救援治疗药物的耐药,可能会引发多重耐药。

(3)联合用药时间:目前救援治疗方案中多数推荐联合用药,到底是需要长期联合用药还是联合一段时间后可停用其中一种,目前仍未有这方面的研究报道。长期联合用药的安全性问题还需要长时间、大样本的临床研究才能完全阐明。长期联合用药的费用增加,也是一个问题。

(4)救援治疗停药:目前的救援治疗研究少有涉及救援治疗的停药问题,到底这类患者是需要长期接受救援治疗还是在达到一定的治疗标准后可考虑停药,目前还少有临床研究探讨这方面的问题。

(5)免疫调节剂在救援治疗中的作用未引起重视:由于国际上少有关于免疫调节剂在救援治疗中的临床报道,三大国际肝病学会指南均未推荐使用免疫调节剂作为耐药的救援治疗。事实上,免疫调节剂特别是干扰素作为耐药后的救援治疗也应有一席之地。尤其是干扰素的疗程相对固定,不需要长期用药,部分患者可 HBeAg 血清学转换甚至 HBsAg 消失,这是核苷类药物较难以达到的治疗终点。

(6)循证医学级别不高:总体而言,目前研究救援治疗的大多数资料并非来自严格设计的双盲对照临床研究,部分药物缺少体内大样本研究(替比夫定、恩替卡韦、替诺福韦、阿德福韦酯)。有关拉米夫定耐药的救援治疗也多来自于 HBeAg 阴性慢性乙型肝炎患者,对于 HBeAg 阳性患者这些救援治疗方案的长期疗效还需要更多的循证医学证据。

6. 未来救援治疗方案设计 应该多设计前瞻性多中心临床研究,比较不同救援方案对耐药患者的疗效及安全性。欧美国家正在开展替诺福韦、拉米夫定 + 替诺福韦和恩替卡韦 + 替诺福韦三种方案在拉米夫定耐药患者中疗效及安全性。也在计划进行多中心临床研究,比较阿德福韦酯 + 恩替卡韦、阿德福韦酯 + 拉米夫定和恩替卡韦三种治疗方案在拉米夫定耐药患者中的疗效及安全性。随着阿德福韦酯、恩替卡韦、替比夫定和替诺福韦用药时间的延长,耐药问题将逐渐显现出来,类似于拉米夫定耐药研究的经验,将来还需要对这些药物耐药的救援治疗开展更多的临床研究。

NAs 在慢性乙型肝炎治疗中,有效性、可行性、安全性已广为临床所接受。但由于乙型肝炎抗病毒治疗是一长期过程,特别是 NAs 的"on treatment"作用特点,其耐药性已成为当前临床应用的基本问题。从临床耐药管理的根本策略来讲,将管理和干预的时间前移到抗病毒治疗的起点,选择合适的药物和治疗方案进行有效的耐药预防,或许是临床最有效、简便、可行的耐药管理方案。

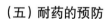

(五) 耐药的预防

耐药的管理重在预防,必须强调和重视耐药相关知识的推广和教育,强化耐药的规范化管理,强调耐药检测和监测方法的规范化及标准化。需加强患者对疾病的认识和依从性教育,以及对医务人员抗病毒治疗耐药预防和管理的教育。严格掌握治疗适应证,仔细了解患者既往治疗史,初始选用强效、高耐药基因屏障药物的单药长期治疗,避免低耐药基因屏障药物的单药序贯治疗。对合并 HIV 感染、肝硬化及高病毒载量等早期应答不佳者,宜尽早采用无交叉耐药位点的 NAs 联合治疗。定期检测 HBV DNA,以及时发现原发性无应答 VBT,一旦发现耐药,尽早给予救援治疗。联合用药可加强抗病毒治疗疗效,减少耐药,目前对于中、低效 NAs 初始联合治疗是否优于单个高效低耐药的药物治疗,尚无充分的循证医学证据,不被各大指南推荐作为初治一线治疗方案。在 ADV 停药后病毒复发的 CHB 患者中,LAM 联合 ADV 的疗效较单独使用 ETV 的患者更好。治疗 12 个月后的 BR 率分别为 96.7% 和 84.0%($p=0.097$),VR 率分别为 96.7% 和 68%($p=0.003$),HBeAg 血清转换率分别为 36.7% 和 4%($p=0.003$)。且单独接受 ETV 的患者中有 VBT,并检测出 ETV 耐药株,而 LAM 加 ADV 组患者中未出现相关耐药性。在同时对 LAM 和 ADV 耐药的 CHB 患者中,ADV 加 ETV 的 HBV DNA 抑制效果明显优于 ADV 加 LAM。在第 12 个月,完全应答率分别为 63.16% 和 14.81%($p<0.001$)。因此对同时存在 LAM 和 ADV 耐药的 CHB 患者,应采用 ADV 加 ETV 或 TDF 单药治疗。而另一项前瞻性研究中,48 周的治疗后,LdT 加 ADV 联合治疗和 ETV 单药治疗均显著降低抗 ADV 的 HBeAg 阳性 CHB 患者的血清 HBV DNA(73.3% vs 57.1%,$p=0.195$),与 ETV 单药治疗相比,LdT 加 ADV 治疗的 HBeAg 血清学转换率显著更高(20% 比 0,$p=0.039$)。一项回顾性研究提示,在对 ETV 治疗仅部分应答(≥ 12 个月的治疗后仍可检出 HBV DNA)的 CHB 患者中,作为补救治疗,TDF 单药治疗和 ETV 加 TDF 联合治疗均较 ETV 加 ADV 联合治疗的累计完全病毒抑制率更好(6 个月:83% vs 83% vs 20%,12 个月:100% vs 97% vs 20%;$p=0.016\ 4$)。近期的随机开放性多中心研究显示,对未接受过 NAs 治疗的 CHB 患者,ETV 单药治疗与 ETV+TDF 联合的抗病毒疗效相当(VR 率:83.2% vs 76.4%,$p=0.088$;HBeAg 转阴率:38.9% vs 29.7%,$p=0.16$;HBeAg 血清学转换率:32.5% vs 21.7%,$p=0.08$)。联合治疗仅对基线 HBV DNA ≥ 10^8IU/mL 的 HBeAg 阳性患者提供一个提高 VR 率的效益(79% vs 62%)。

1. 仔细了解患者既往治疗史　自 1998 年 LAM 在我国上市后,至今已有几百万慢性乙型肝炎患者接受过 NAs 治疗,因此,在应用 NAs 治疗前,应仔细了解患者既往 NAs 治疗史(包括 NAs 种类、疗程、疗效和耐药等),这对选择何种 NAs 药物治疗十分重要。

2. 初始选用强效、高耐药基因屏障药物的单药长期治疗　对既往未接受过 NAs 治疗的患者,应选择强效、高耐药基因屏障的抗病毒药物,即 ETV 和 TDF 作为优选或一线单药治疗。王海艳研究提示联合治疗更优于单药治疗:① ALT 水平及复常率不是衡量治疗 HBeAg 阴性慢性乙型肝炎有效的主要评估指标;②联合治疗较其单药组抗病毒疗效有所增强;③ HBV DNA 下降水平及 HBV DNA<10^3 拷贝 /mL 比率是临床衡量 HBeAg 阴性慢性乙型肝炎有效的主要评估指标;④ NAs 的治疗中确实存在肾脏及心肌毒性作用,但均为轻微损伤,不足以停药,而联合治疗并未增加其毒性;⑤ NAs 联合治疗降低了病毒学突破及耐药的发生概率;⑥组织学改善较单药组更明显。在启动抗病毒治疗时,考虑到减少、延迟耐药的发生,选择合适的药物和治疗方案进行有效的耐药预防,这或许才是临床最有效、简便、

可行的耐药管理方案。所以对于需要长期甚至终身 NAs 治疗的患者,总体来说联合治疗更优于单药治疗。在治疗开始后应尽快地抑制 HBV 复制,因为碱基突变来自于基因复制过程中的错配现象,病毒复制中才可能发生变异,对早期应答不佳者,需参考路线图管理策略及时调整药物。酗酒、体重指数高及男性患者是发生耐药的高危因素,对此须采取禁酒、减轻体重等对应措施。目前对于中、低效 NAs 初始联合治疗是否优于单个高效低耐药的药物治疗,尚无充分的循证医学证据证实,且与单药治疗比较,初始联合治疗是否能增加疗效或改善临床预后,亦缺乏高级别的临床试验证据。尤其是考虑到近年来高效、低耐药 NAs 相继上市,应用 ETV 和 TDF 单药治疗即可达到持续抑制病毒复制及耐药发生率低的目的。目前初始联合治疗在欧洲和美国肝病研究协会制订的慢性乙型肝炎诊治指南中,不推荐作为一线治疗方案。

3. 加强患者对疾病的认知教育　尽管病毒学突破是耐药的重要表现,但并非所有病毒学突破均由耐药导致。Hongthanakorn 等队列研究表明,高达 40% 病毒学突破可能与耐药无关,而是由于患者的依从性差所致。对疾病的认知不足是导致依从性不佳的重要原因,对我国慢性乙型肝炎患者的一项认知程度调查显示,有 22%~27% 的患者对慢性乙型肝炎的危害性和长期治疗的必要性缺乏认识,仅有 46.3% 的患者认识到抗病毒治疗的重要性。另一项调查显示,我国 LAM 经治患者中,近半数患者曾有自行停药史。

由于 NAs 治疗通常需要长期治疗,坚持服药和遵照治疗方案,对维持病毒的持久抑制非常重要。因此,需要加强对患者教育,治疗前应就疾病特点、治疗目的、治疗意义和治疗方案向患者进行充分的解释和说明,治疗中加强与患者的沟通和随访,帮助去除影响患者依从性的不良因素,注意纠正患者的不良用药习惯或自行调整治疗方案等。

4. 避免低耐药基因屏障药物的单药序贯治疗　低耐药基因屏障药物的单药序贯治疗,可增加发生多药耐药和交叉耐药的风险,如 LAM 序贯 LdT、LAM 序贯 ADV、LAM 序贯 ETV。过去临床上曾采用换用 ADV 序贯治疗的方法作为 LAM 耐药的挽救治疗。部分 LAM 耐药患者在换用 ADV 治疗后,随即也对 ADV 发生耐药。

5. 严格掌握治疗适应证　为降低耐药风险,应严格掌握治疗适应证,避免不必要的治疗。如对于肝脏炎症病变轻微、难以取得持续应答的患者(如 ALT 正常、高病毒载量、HBeAg 阳性的免疫耐受期年轻患者),应当避免使用 NAs 治疗。

6. 加强对医务人员抗病毒治疗耐药预防和管理的教育　我国慢性乙型肝炎患者的 NAs 治疗中,存在很多不规范治疗的情况,包括单药随意序贯治疗(多种药物序贯组合,占 70.7%)、短期内频繁换药或加药,以及耐药后不合理加药或换药等。这些现象与我国医务人员对耐药重要性的认识不足有一定关系。因此,必须强调耐药规范化管理。对临床医师尤其是感染科及消化内科医师,应加强关于抗病毒耐药机制、预防、管理和救治的继续教育,进一步提高我国医务人员对抗病毒耐药的认识。同时,对患者也应加强教育,提升其对抗病毒治疗的依从性。

7. 加强学术界、政府部门及医药企业之间的良性互动　在治疗慢性乙型肝炎过程中,NAs 的正确应用不仅仅是一个科学问题,也受到社会经济水平的影响。虽然我国经济总量增长迅速,但人均收入水平仍属发展中国家,社会保障体系也有待进一步完善。为此,学术团体或其他非政府组织应当通过客观、公正的临床医学和卫生经济学研究,为政府部门制定新药审批、定价及医保支付政策提供可靠的药物经济学证据。应该建立政府主管部门、医疗保险管理机构、制药企业及医疗服务提供者之间的公平协商和价格谈判机制,从而为广大乙

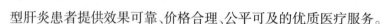

型肝炎患者提供效果可靠、价格合理、公平可及的优质医疗服务。

8. 耐药可控但不能全控　当检测到基因型耐药时,要立即实施补救疗法。抗病毒治疗中应严密检测,对耐药的发生早检测、早治疗。尽管阿德福韦酯联合拉米夫定是治疗拉米夫定耐药较为理想的策略,但疗效不完全和潜在多重耐药风险仍是亟待解决的问题。多药耐药可用替诺福韦挽救,但潜在的副作用仍不能忽视。通过对抗病毒药物的应答来监控耐药的发生,在临床实践中有一定的难度,密切监测耐药,一方面取决于患者的依从性,另一方面取决于临床检验所用的试剂和设备。目前,耐药还不能完全控制。

总之,在选择 NAs 治疗时,临床医生应认真考虑患者的具体病情、既往用药史、经济状况,以及不同地区的医疗保险制度和经济发展水平,充分与患者沟通,并根据自己的专业知识、临床经验和可利用的医疗资源,合理选择抗病毒治疗药物,规范治疗,并在治疗过程中及时监测,一旦发现原发无应答、部分应答或耐药突变,应迅速调整治疗。

(六) 加强耐药性的预测

治疗开始时,对 HBV DNA 载量高、有肝纤维化 / 肝硬化基础、曾接受过 NAs 抗病毒治疗、耐药病毒株的适应能力强,均提示高耐药风险。越来越多的研究提示,早期病毒学应答情况,也是预测耐药发生率的重要指标。此外,男性患者、体重指数高及酗酒等,也是抗病毒治疗中易发生耐药变异的高危因素。进行耐药预测,能在一定程度上减少耐药的发生。

(七) 提高患者依从性

1. 依从性相关概念　依从性是指遵从建议或指令的行为,在医学上,它反映了患者对医疗工作者的依从程度,目前关于患者依从性的研究最主要集中于服药依从性。服药依从性是指限定的时间内,被患者实际服用的药物量占该期间内药物处方量的百分比例,患者服药依从性可从服药的剂量和服药的间隔时间、服药的方法等与医嘱相一致的程度来反映。

2. 依从性评估方法　参照 Morisky 等设计的慢性病服药依从性量表(MMAS8-item version),设计适合评估慢性乙型肝炎患者依从性的量表,即通过以下几个问题来评估:是否存在医生建议服用某种药物,自己却选择其他药物;是否有时忘记服药(无论任何原因);当自觉症状较前明显改善时,是否曾减量服药或者停药;服药后自觉症状加重或者出现其他症状时,是否减量服药或者停药;是否存在服药过程中,未经过医生指导,自行换药。5 个问题均答 "否",即为依从性好;1 个及以上回答 "是",可评估为依从性差。另外,许卫华等参照我国普遍认同的依从性的涵义及国内外相关文献来构建量表结构,并据此形成量表条目,对患者抗病毒治疗依从性的影响因素进行评估。量表包括患者服药依从行为表现及依从行为的健康信念两个方面,按服药时间间隔服药、按处方药量服药等 16 条条目对患者进行评估。

3. 依从性研究现状　临床研究表明,患者服药情况与治疗结果密切相关。在研究接受蛋白酶抑制剂为基础方案的人类免疫缺陷病毒感染患者中发现,近乎完美的依从性(95%)可维持病毒抑制和防止耐药发生。同样,高血压患者至少 80% 规律服用降压药,发展成为冠状动脉疾病、脑血管疾病和充血性心力衰竭可能性小。服药依从性在慢性乙型肝炎防治领域的研究略显薄弱,近年来才逐渐引起大家的重视。国外 1 项关于持久性和依从性对 NAs 治疗慢性乙型肝炎研究表明,无论新近服药患者还是服药时间长的患者,服药依从性小于 70% 者超过 40%,服药依从性小于 50% 者超过 5%,提示依从性现状较差。国内在 21 个省份展开调查结果显示,我国乙型肝炎患者在治疗中存在不清楚疗程、不能规范化随访、不能坚持用药三大问题。这项关于依从性调研显示,部分患者健康信念差,缺乏对疾病及治疗的正确认识,同时存在服药不规范(约 22%)的行为,其中 50% 导致了疾病进展。由此可见我国慢性乙型肝炎患者依从性问题同样不容乐观。

4. 依从性差的危害 依从性差不仅直接危害患者自身利益,更甚者会影响到社会。

(1)导致疾病未根治,进而导致复发、恶化甚至死亡。

(2)导致治疗失败,出现耐药,增大后续治疗难度,增加了治疗费用。部分患者对依从性的重要性缺乏正确认识与理解,服药过程中随意调整剂量、更换药物种类、随意停药,以致治疗失败,甚至耐药发生,增大后续治疗难度。

(3)出现不良反应或严重中毒,部分患者不在医生指导下服药,随意增加剂量或者联用其他药物,导致药物毒副作用发生。近年来,国内外药源性疾病的发生率均呈逐年上升趋势。

(4)导致传染性疾病的传播,由于药物的滥用,许多传染性疾病控制不理想,甚至导致变异的病原微生物种类逐渐增多,肺结核、性病等传染性疾病卷土重来给我们敲响了警钟。

(5)干扰新药的临床试验结果,由于患者服药依从性差,影响试验数据的真实可靠性,导致试验失败。

5. 依从性差对耐药影响 乙型肝炎病毒在体内复制速度极快,每 24h 可复制 $10^{12} \sim 10^{13}$ 拷贝,其为 DNA-RNA-DNA 的复制过程,但 HBV 逆转录酶缺乏严格的校正机制,易导致逆转录过程中的核苷酸的错配,大约存在 $1/10^5$ 的错配概率。这种错配可能导致某些位点的突变,出现原发性耐药。除了原发性耐药外,耐药在药物方面的因素,学者们提出了基因屏障和药动学屏障的学说。基因屏障是指,只出现一个位点的基因变异就产生耐药的药物比同时出现多个位点突变才产生耐药的药物更容易发生耐药现象。药动学屏障是指,治疗过程中选择出变异株的概率,主要取决于药物抑制病毒复制的强度,能力越强,耐药的概率越小。基因屏障和药动学屏障都可能由于依从性差而发生改变。增大服药的时间间隔及减少服药剂量,致使有效血药浓度降低,抑制病毒作用效果减弱,直接改变了抗病毒药物的药动学屏障,增加了其发生耐药的机会。另外随着治疗时间延长,部分患者受限于药物费用,致使其换用价格较便宜的药物,如恩替卡韦换为拉米夫定或阿德福韦酯等,人为改变了药物的基因屏障,增加了耐药风险。从接受抗逆转录病毒治疗的 HIV 感染患者的研究结果显示,依从性差,发生耐药的概率就大。Gish 等对高耐药屏障药物治疗慢性乙型肝炎的研究中,同样证实这个结果。我国慢性乙型肝炎患者服药依从性较差,患者自行停药、随意换药者达 47%~49%。Chien 等对中国台湾地区乙型肝炎患者服药依从性研究发现,患者的依从性大于 90%,依从性差的乙型肝炎患者发生病毒学突破风险较大。Kamezaki 等研究也表明,服药依从性良好(>90%)是减少病毒学突破的一个重要因素。

6. 依从性的主要原因 影响慢性病患者服药依从性的原因,主要包括患者服药行为和患者的健康信念这两个方面,而慢性乙型肝炎患者因需抗病毒治疗时间长,而部分药物费用较高,经济条件同样是导致部分患者依从性差的重要原因。国内一项关于慢性乙型肝炎患

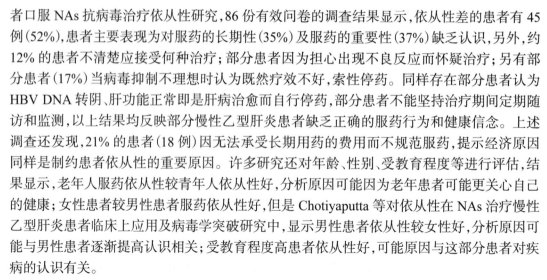

者口服 NAs 抗病毒治疗依从性研究,86 份有效问卷的调查结果显示,依从性差的患者有 45 例(52%),患者主要表现为对服药的长期性(35%)及服药的重要性(37%)缺乏认识,另外,约 12% 的患者不清楚应接受何种治疗;部分患者因为担心出现不良反应而怀疑治疗;另有部分患者(17%)当病毒抑制不理想时认为既然疗效不好,索性停药。同样存在部分患者认为 HBV DNA 转阴、肝功能正常即是肝病治愈而自行停药,部分患者不能坚持治疗期间定期随访和监测,以上结果均反映部分慢性乙型肝炎患者缺乏正确的服药行为和健康信念。上述调查还发现,21% 的患者(18 例)因无法承受长期用药的费用而不规范服药,提示经济原因同样是制约患者依从性的重要原因。许多研究还对年龄、性别、受教育程度等进行评估,结果显示,老年人服药依从性较青年人依从性好,分析原因可能因为老年患者可能更关心自己的健康;女性患者较男性患者服药依从性好,但是 Chotiyaputta 等对依从性在 NAs 治疗慢性乙型肝炎患者临床上应用及病毒学突破研究中,显示男性患者依从性较女性好,分析原因可能与男性患者逐渐提高认识相关;受教育程度高患者依从性好,可能原因与这部分患者对疾病的认识有关。

7. 提高依从性的措施　乙型肝炎患者抗病毒治疗疗程长,最长可能需终身服药,而长时间的服药可能影响患者依从性。因此提高乙型肝炎患者依从性非常重要。归纳起来,具体措施如下:

(1)提高患者对疾病及遵从医嘱的正确认识:充分认识乙型肝炎病毒的危害、抗病毒治疗的必要性和持久性、规范化治疗的重要性以及依从性对治疗的影响。

(2)医生加强专业知识学习:对乙型肝炎患者初始治疗选择药物方面应该谨慎,因 NAs 需要较高的费用,长期服用对家庭和个人造成较大的负担,部分患者受经济条件制约,对药物选择及治疗的规范化影响较大。2012 年亚太肝病学会年会上指出:慢性乙型肝炎患者如果早期使用强效低耐药药物,并坚持长期规范化服药,可节省患者的日均治疗费用,并能减少后续治疗费用,获得长期"回报"。

(3)患者自身提高对疾病认识:选择肝病专业医生,对其治疗、随访等有预定的方案和时间安排,便于疾病的管理和随访。

(4)按时购买药物:在工作繁忙、节假日及出差之前,或者当地购买药物不方便,应该在药物吃完之前及时购买,做好药物储备。

(5)加强医患沟通:在沟通交流中,患者可以获知病情情况、治疗时间、病情发展,通过随访复查得知疾病控制情况以及出现药物不良反应、耐药等情况,便于及时采取措施挽救。

(6)采取合理的督促方法:确保规律的服药,可以将服药习惯的养成与日常生活行为结合起来,使服药规律化,同时家属的监督也对患者规律服药十分重要。此外,患者参加定期门诊随访、社会的关怀支持也是提高依从性的重要环节。乙型肝炎患者抗病毒治疗需要长期、规范化服物,良好的依从性是保证抗病毒治疗取得疗效的保证,如何更好地提高依从性,需要医务人员、患者及其家庭等的共同努力。

(八) 展望

NAs 长期用药过程中出现的耐药突变,导致已取得的临床疗效降低或丧失,在长疗程抗病毒治疗中,除在起始抗病毒治疗时要考虑减少耐药、延迟耐药发生的因素外,还应将挽救性干预的时间前移到病毒学突破之前,为防止耐药突变株的发生,治疗开始就应最大限度地迅速抑制病毒复制,并在后续治疗中保持对病毒的持续抑制,这是当前临床实践中最可行的耐药应对策略。虽然基础和临床研究从不同的角度解释了诸多耐药现象，但机体免疫在耐药中的作用认识仍然有限，部分患者并未检测到耐药相关突变株，但其临床抗病毒治疗出现原发性无应答，发生原因尚无法解释。长期抗病毒治疗过程中，耐药突变与慢加急性肝衰竭和原发性肝癌的关系尚待进一步研究。随着研究的不断深入，将更加全面地认识 HBV 耐药的特点，从而合理及时地预防和干预，进一步提高临床疗效，改善患者预后。

（陈紫榕）

第五十一章

特殊人群的抗病毒治疗

第一节　无应答或应答不佳的患者

慢性乙型肝炎患者治疗的最终目标是消除或永久抑制病毒复制,使血清 ALT 保持正常,改善肝脏组织学,延缓和减少肝衰竭、肝硬化失代偿、HCC 及其他并发症的发生,从而改善生活质量和延长生存时间。近些年,由于新的治疗药物不断被发现,慢性乙型肝炎治疗得到了很大程度上的提高。到目前为止,用来治疗乙肝的药物包括:2 个免疫调节剂及 5 种 NAs。前者包括普通干扰素(IFN)及聚乙二醇干扰素(PEG-IFN),后者包括拉米夫定(LAM)、阿德福韦酯(ADV)、恩替卡韦(ETV)、替比夫定(LdT)以及替诺福韦(TDF)。

NAs 治疗的长期疗效取决于获得持续病毒抑制的能力。治疗失败既可能是原发性应答不佳或无应答,也可能是继发性病毒学突破导致的。此外,治疗 CHB 过程中应定期检测患者的依从性,出现无应答或应答不佳时应首先排除依从性不佳所致。

原发性无应答是指治疗 12 周时 HBV DNA 较基线下降幅度 $<1 \log_{10}IU/mL$,或 24 周时 HBV DNA 较基线下降幅度 $<2 \log_{10}IU/mL$。除外依从性不佳后,原发性无应答比较少见,目前仅在应用 ADV 治疗时被发现,因该药物本身抗病毒疗效较弱。为避免或改善原发性无应答可换用抗病毒疗效较强的药物(初次治疗者可换用 ETV,既往曾有 NAs 治疗经验者可换用 TDF)。

原发性应答不佳是指抗病毒治疗 24 周时 HBV DNA 较基线下降幅度 $>2 \log_{10}IU/mL$,但仍然可以检测到。几乎所有 NAs 均可出现应答不佳的情况,尤其是高病毒载量患者更易发生。亚太肝病学会(APASL)等 2015 年乙肝治疗新指南建议,出现应答不佳时应改变用药方案(换另一种药物或加用第二种抗病毒疗效强且无交叉耐药的药物)。例如,在依从性良好的情况下,经过规范的普通 IFN-α 或 PEG-IFN-α 治疗应答不佳的患者,应选用 NAs 重新治疗。使用耐药基因屏障低的 NAs(拉米夫定、替比夫定或阿德福韦酯)治疗后应答不佳的患者,应考虑出现基因型耐药情况,应及时调整治疗方案继续治疗,可换用耐药基因屏障高的药物,如恩替卡韦(ETV)或替诺福韦(TDF)治疗。研究表明,恩替卡韦本身的耐药发生率低,但既往应用拉米夫定耐药的患者,换用恩替卡韦后易发生耐药,但目前尚无数据报道替诺福韦耐药。对于使用 ETV 或 TDF 治疗后出现原发应答不佳的患者,建议继续应用该药物治疗,因为这两种药物的病毒学应答随时间推移有稳步上升趋势,且两种药物的基因型耐药发生率均较低。

病毒学突破可因依从性不佳或产生耐药所致。因为 NAs 抗病毒治疗并不能完全抑制病毒的复制,在长期单药治疗中很容易出现耐药。与 HIV 相似,HBV 逆转录酶缺乏校对功能,在复制过程中病毒可自发突变。5 种 NAs 的作用靶点均为 HBV 聚合酶中的逆转录酶活性位点,逆转录酶区域的单氨基酸替换可以显著降低 NAs 与病毒的结合及抗病毒疗效,但病毒本身可以保留复制能力。抗病毒药物对突变病毒株无效,因而产生耐药,导致病毒学突破及治疗失败。

耐药导致的病毒学突破主要是指在起初对药物反应佳且规律用药的患者中,HBV DNA 水平增长 $\geqslant 1\ \log_{10}IU/mL$,或 NAs 治疗患者自基线 HBV DNA 无法检测(<10IU/mL)上升至 HBV DNA $\geqslant 100IU/mL$。尽管所有 NAs 均作用于相同的逆转录酶活性位点,但它们的耐药基因屏障各不相同,LAM 耐药率最高,研究发现用药 1 年后的累计耐药率约为 23%,5 年累计耐药率可高达 80%,ADV 5 年累计耐药率约为 29%,LdT 用药 1 年后的累计耐药率约为 5%,4 年累计耐药率约为 35%,EVT 用药 1 年后的累计耐药率 <1%,6 年累计耐药率约为 1.2%,至目前为止,即使连续应用 TDF 8 年后亦尚未观察到耐药发生。所以,为防止耐药所致病毒学突破,对初次治疗者优先选用耐药基因屏障高的药物,如 ETV 或 TDF,但是,由于低耐药基因屏障的药物低廉的价格及容易获取等优势,在亚非地区的一些国家,它们仍作为一线抗病毒用药。在应用这些低耐药基因屏障的药物治疗期间,应定期检测 HBV DNA 及 ALT 水平,及早发现耐药。对于既往应用耐药基因屏障低的 NAs 产生耐药者,应换用耐药基因屏障高的药物治疗,具体措施参见表 9-51-1。

表 9-51-1　NAs 耐药的解救措施

耐药	解救措施
LAM/LdT 耐药	换用 TDF；或加用 ADV
LAM 换用 EVT 后耐药	换用 TDF；或加用 ADV
ADV 耐药(既往无 LAM 应用史)	换用 ETV 或 TDF
ADV 耐药(既往 LAM/LdT 应用史)	换用 TDF；或换用 LAM+TDF
ETV 耐药(既往无 LAM/LdT 应用史)	换用 TDF；或加用 ADV
多药耐药	换用 ETV+TDF；或换用 PEG-IFN

第二节　应用化疗和免疫抑制剂治疗的患者

处于缓解或静止状态的 HBV 感染的肿瘤患者在接受肿瘤化疗或免疫抑制治疗过程中,有 20%~50%(20%~70%APASL)可以出现不同程度的乙型肝炎再活动。HBV 再活动主要指 HBV DNA 持续稳定的患者,HBV DNA 升高 $\geqslant 2\ \log_{10}IU/mL$,或基线 HBV DNA 阴性者由阴性转为阳性且 $\geqslant 100IU/mL$,缺乏基线 HBV DNA 者 HBV DNA $\geqslant 20\ 000IU/mL$。对于 HBsAg 阴性的缓解期患者再次出现 HBsAg 阳性(反向血清转化)。HBV 再活动后可表现为复杂多样的肝炎病变谱,一些患者,HBV 再活动后可维持在亚临床状态(静止型,仅 HBV DNA 升高),或由轻度肝脏炎症导致 ALT 升高,或出现严重肝脏炎症坏死(表现为胆红素升高、黄疸)或出现急性肝衰竭甚至死亡。

慢性乙型肝炎再活动率与肿瘤的类型(淋巴瘤、乳腺癌、HCC)、抗肿瘤药物(类固醇、蒽环霉素)、病毒自身因素、年龄、性别、化疗的侵袭性和疗程等相关。其中 HBsAg 阳性,基线 HBV DNA 水平高,e 抗原阳性,男性,低龄,类固醇、蒽环类药物或利妥昔单抗等药物的应用可增加 HBV 再活动风险。HBsAg 阳性者较缓解期或隐性 HBV 感染（HBsAg 阴性，抗 -HBc 阳性）患者发生 HBV 感染再活动的风险高 5~8 倍。相关的疾病中，骨髓移植、器官移植发生慢性乙型肝炎再活动风险最高，其次为白血病、淋巴瘤、骨髓瘤、实体瘤、自身免疫病及炎症性肠病等。其中，HBsAg 阳性淋巴瘤患者 HBV 再活动百分比为 40%，胃肠道肿瘤及乳腺癌患者为 13%，肺癌患者为 20%。目前已报道的可以引起乙肝再活动的药物有：激素（泼尼松 / 地塞米松）、放线菌素 D、蒽环类药物（多柔比星 / 表柔比星）、尿苷、长春新碱、苯丁酸氮芥、博来霉素、阿糖胞苷、白消安（马利兰）、甲酰四氢叶酸、依托泊苷、顺铂、甲氨蝶呤、利妥昔单抗、巯嘌呤、吉西他滨等。

高病毒载量是发生乙型肝炎再活动最重要的危险因素。我们通过对 HBsAg 阳性肿瘤患者的荟萃分析明确了预防性抗病毒治疗可以明显降低乙型肝炎再活动，研究中应用 LAM 作为预防性抗病毒药物，结果显示，其不仅可以降低 HBV 再活动风险（$RR=0.13$，95% CI：0.07~0.24），减少再活动相关死亡（$RR=0.30$，95% CI：0.1~0.94），还可以减少因 HBV 再活动引起的延误或提前终止化疗药物（$RR=0.41$，95% CI：0.27~0.63），但此文章中并未提及 LAM 最佳用药期限，目前建议对于预防性抗病毒药物的应用时间为停止化疗药物后 6~12 个月。对于应用抗病毒效果更强的药物，如 ETV 或 TDF 是否可以进一步降低 HBV 再激活率或减少再激活相关死亡等问题尚需进一步研究。但若需要长期的抗病毒治疗（≥ 12 个月）或 HBV DNA 水平 >2 000IU/mL 时，则建议选用上述强效且低耐药的 NAs。

免疫抑制剂也用于实体器官移植患者中，所以对于 HBsAg 阳性的器官移植患者建议接受长期抗病毒治疗。免疫抑制剂包括激素、细胞毒素及生物制剂（例如 TNF-α 抑制剂），生物制剂还经常用于炎症性肠病及风湿性疾病中，尽管目前在这类患者中尚缺乏前瞻性研究，但 HBV 再激活发生率及严重程度与免疫抑制剂应用的程度密切相关，且有报道发现致死性乙肝再激活案例。在一篇最近的系统性综述中，美国胃肠病学会（AGA）对各类生物制剂导致 HBV 再活动风险的高低及是否需加用预防性抗病毒药物进行了评估（表 9-51-2）。所以，尽管缺乏随机临床实验，对于接受免疫抑制剂治疗的自身免疫病或风湿性疾病患者仍建议预防性抗病毒治疗。然而，其成本 - 效益分析结果尚需进一步研究。

表 9-51-2 不同生物制剂（无预防性抗病毒药物）诱发 HBV 再活动的风险评估及是否需加用抗病毒治疗

生物制剂	不同生物制剂诱发 HBV 再活动的风险			
	慢性感染（HBsAg 阳性）		缓解期感染（HBsAg 阴性 / 抗 -HBc 阳性）	
	HBV 再活动风险	是否需要预防性口服抗病毒药物	HBV 再活动风险	是否需要预防性口服抗病毒药物
tnf-α 抑制剂	中等	是	低	否
利妥昔单抗（rituximab）	非常高	是	中等	否 [*]
托珠单抗（tocilizumab）[**]	未评估	是	未评估	否
阿贝西普（abatacept）	中等	是	低	否
优斯它单抗（ustekinumab）	中等	是	低	否

低风险：<1%；中等风险：1%~10%；高风险：11%~0；非常高风险：>20%。

[*] 对于血液系统肿瘤患者提倡应用预防性抗病毒治疗。对于其他疾病（如风湿性疾病）需要根据基线 HBV DNA 而定，并需严密监测。

[**] 目前尚无对于该药物的评估数据。依据最新数据，建议慢性感染者须行预防性口服抗病毒治疗，在缓解期患者中严密监测 HBV DNA。

处于 HBV 感染"恢复期"（HBsAg 阴性但抗 -HBc 阳性）的患者乙肝再发风险在大部分实体瘤中较小，为 1% 左右。但如果是存在以下情况，则应考虑预防性抗病毒治疗：①存在肝硬化；②接受利妥昔单抗治疗的淋巴瘤患者；③进行骨髓移植或干细胞移植者；④血清中可检测到 HBV DNA。单中心研究发现，抗 -HBc 阳性患者应用利妥昔单抗，基线 HBV DNA<10IU/mL，且既往无治疗，无慢性肝病史。24.2% 的患者 9 个月内 HBV 再激活，其中 86.7% 发生在 6 个月内。基线抗 -HBs 滴度与 HBV 再激活相关（$p=0.015$），抗 -HBs 滴度高者，HBV 再激活风险小。Hsu 等人通过一项前瞻性随访研究分析了接受以利妥昔单抗为基础化疗的淋巴瘤患者的 HBV DNA 水平。其中，有 10%~40% 的患者出现 HBV DNA 再活动。Huang 等对比了接受利妥昔单抗 -CHOP 化疗的淋巴瘤患者预防性恩替卡韦（ETV）治疗（试验组）与确诊 HBV 再活动后加用 ETV 治疗（对照组）的 HBV 再活动率，发现预防性 ETV 治疗可显著的降低 HBV 再活动。图 9-51-1 显示试验组及对照组 HBV 再活动及 HBsAg 反向血清学转换之间的对比，可见预防性应用 ETV 可显著降低 HBV 再活动及 HBsAg 反向血清学转换。然而，接受其他免疫抑制剂治疗的单纯抗 -HBc 阳性患者 HBV 再激活的发生率和严重程度目前尚未明确。

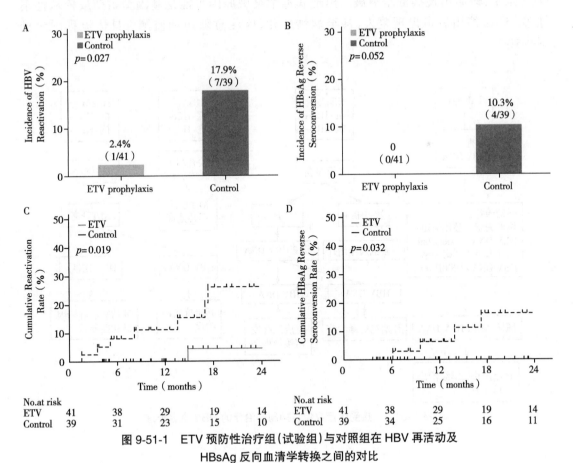

图 9-51-1 ETV 预防性治疗组（试验组）与对照组在 HBV 再活动及
HBsAg 反向血清学转换之间的对比

A. HBV 再活动发生率；B. HBsAg 反向血清学转换发生率；
C. 累积 HBV 再活动率；D. 累积 HBsAg 反向血清学转换率

对于所有因其他疾病而接受化疗或免疫抑制剂治疗的患者，在起始治疗前都应常规筛查 HBsAg、抗 -HBc 和 HBV DNA，并评估接受免疫抑制剂的风险程度。HBsAg 阳性非活动性乙肝患者应用免疫抑制剂或化疗药物期间发生乙肝再激活概率较高，建议在免疫抑制剂及化疗药物应用前一周开始抗病毒治疗。对不存在乙肝病毒感染，但抗 -HBs 阴性的患者，在接受化疗或免疫抑制剂治疗前建议接受规范化乙肝疫苗接种，对免疫功能低下患者建议进行强化疫苗预防，增加接种疫苗剂次以提高应答率。对 HBsAg 阴性、抗 -HBc 阳性者，因其乙肝再激活风险较低，并不建议常规进行预防性抗病毒治疗，但若存在肝硬化、使用 B 细胞单克隆抗体、进行骨髓移植或干细胞移植或血清中可检测到 HBV DNA 等情况，考虑预防使用抗病毒药物。若药物治疗前血清中无法检测到 HBV DNA，可暂不进行预防性抗病毒治疗，但需每隔 1~3 个月检测 HBV DNA 水平，监测时间间隔根据应用免疫抑制剂种类、致 HBV 风险程度及患者的基础疾病等情况而定，一旦血清中可检测到 HBV DNA，即可开始抗病毒治疗。若因外在条件等限制，患者并不能定期检测 HBV DNA，则建议直接行预防性抗病毒治疗。在化疗和免疫抑制剂治疗停止后，应当继续 NAs 治疗至少 6 个月；若应用 B 细胞单克隆抗体者，停止化疗后继续 NAs 治疗至少 12 个月。长期预防性应用抗病毒药物时，应每 3~6 个月检测一次 HBV DNA 水平，以防出现病毒学突破。出现病毒学突破原因可能是基因型耐药或依从性不佳等。NAs 停用后可出现复发，甚至病情恶化，应注意随访和监测。具体流程图参见图 9-51-2。

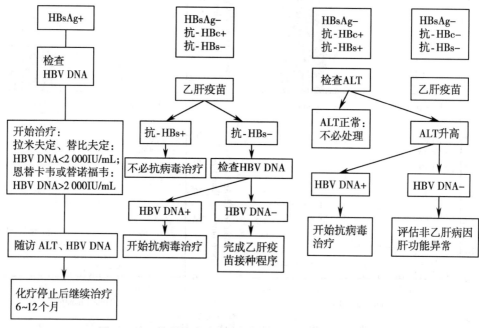

图 9-51-2　接受化疗或免疫抑制剂治疗的 HBV 患者处理

第三节 乙型肝炎病毒和丙型肝炎病毒合并感染的患者

大多数慢性丙型肝炎患者为单一 HCV 感染。但是,在乙肝高发地区,有相当一部分患者同时存在 HBV 及 HCV 感染。如果全世界人口中抗 -HCV 阳性率为 1%~4%,那么,在 3.2 亿慢性乙型肝炎人群中有 320 万~1 280 万人存在 HBV/HCV 合并感染。过去(1993 年以前)接受输血或血制品的慢性乙型肝炎患者中,重叠 HCV 感染的发生率很高,以输注冻干血浆者最高,输血者次之,输白蛋白者最低。静脉药瘾者、HIV 阳性者及血液透析者等均是 HCV 感染的高危人群。隐匿性 HBV 感染(HBsAg 阴性,但 HBV DNA 阳性)的报道提示我们可能低估了 HBV/HCV 合并感染的真实流行情况,尤其对于抗 -HBc 阳性的人群,应进行 HBV DNA 检测以积极的探索是否存在 HBV/HCV 共感染。

一、病毒间的相互作用

HCV 和 HBV 相互抑制对方的复制活性

HCV 对 HBV:体外 HCV 核壳蛋白可损害 HBV 的聚合酶活性,故 HCV 可抑制 HBV 复制,在 HBV/HCV 合并感染的患者中血清 HBV 滴度降低。

慢性乙型肝炎重叠急性丙型肝炎,血清 HBV DNA 暂时受抑制,当 HCV 感染缓解时 HBV DNA 水平又上升。

HCV 抑制 HBV 的抗原表达。检出抗 -HCV 的慢性乙型肝炎大多 HBeAg(-)。混合感染虽存在低水平的 HBV 血症,常规的 EIA 可能 HBsAg(-);约 1/4 混合感染的慢性 HCV 肝病中以抗 -HBc 为 HBV 感染的唯一标志物。

HBV 对 HCV:慢性 HCV 感染重叠 HBV,HBV 将强烈和持续抑制 HCV,使多数病例血清 HCV RNA 转为阴性。慢性混合感染中 HBV 也使 HCV 复制降低,HCV RNA 检出率(44%)显著低于单一 HCV 感染的病例(98%)。因而,HCV 清除率混合感染比单一感染的高。

如 HCV 与 HBsAg(-)的 HBV 变异株混合感染则是另一种情况。研究表明混合感染变异的 HBV 比单一 HCV 感染增加 HCV RNA 分泌 5 倍,变异的 HBV 可能增强肝内 HCV 复制。

二、病变方面的相互效应

HCV 取代 HBV:有些慢性乙型肝炎患者重叠感染 HCV 后,HBV 复制静止,甚至携带状态结束,但 ALT 依然很高,提示 HCV 已取代 HBV 成为肝炎持续的病原,新开始的 HCV 感染,对肝炎的活动性更为重要,大多 ALT 继续异常、病变继续,甚至恶化。

慢性 HBV 感染重叠 HCV:慢性无症状 HBV AsC 重叠 HCV 感染可激活原已静止的病变;原来已趋稳定的慢性乙型肝炎重叠 HCV 后病变活动,并加速进展。慢性 HBV 感染如有 HCV 重叠常表现为急性黄疸性肝炎,失代偿可达 35%,还可发生肝衰竭。

丙型肝炎病变大多较轻,单一的 HCV 感染引起急性重型肝炎的很少,而暴发性乙型肝炎中混合 HCV 感染的可超过 10%,HCV 可能是乙型肝炎加重的因素之一。

慢性 HCV 感染重叠 HBV 感染:HBV 感染重叠于慢性 HCV 感染可发生重度临床过程,近 30% 的病例表现为急性重度肝炎;而单一急性 HBV 感染或慢性丙型肝炎急性活动都少有重度表现。

三、混合感染与肝细胞癌

慢性 HBV 或 HCV 感染均与 HCC 相关。当前在我国 HBV 感染是发生 HCC 的主要高危因素。HBV 或 HCV 进展为 HCC 主要经由肝硬化发展。HBV/HCV 合并感染患者发展为肝硬化、HCC 的概率高于单一病毒感染者(HBV 或 HCV),且病情较重。除了一些横断面数据外,一项基于社区的长期研究也支持 HBV/HCV 合并感染增加 HCC 发生率,两者有相加或协同作用。其他与 HCC 相关的危险因素包括:年龄 >59 岁,酗酒,较长时间的肝硬化,AFP>20ng/mL 等。

所以,存在 HBV/HCV 合并感染的患者更应该加以重视,尽早开始有效的抗病毒治疗。

四、抗病毒治疗

HBV/HCV 合并感染的主要治疗目标是:清除或彻底抑制 HBV、HCV 的复制。与此同时,长期抗病毒治疗的目标为减少或终止肝脏坏死性炎症,防止进展为肝硬化或 HCC,最终延长患者的生存期限。

实现治疗目标需要应用有效的抗病毒药物清除合并感染患者体内 HBV 及 HCV 两种病毒。HBV 合并 HCV 感染要综合患者 HBV DNA 水平、HCV RNA 水平以及 ALT 情况,采取不同治疗方案。一部分合并感染患者血清 HBV DNA 水平处于上下波动状态,所以在进行任何抗病毒药物治疗之前须纵向评估病毒载量,以便于明确每个病毒的致病作用。在大多数患者体内,HBV DNA 水平通常很低或无法检测到,而 HCV 为慢性肝炎的主要致病原。对 HBV DNA 低于检测下线,HCV RNA 可检出者参照抗 HCV 治疗方案,应用 PEG-IFN 联合利巴韦林方案可取得持续病毒学应答,与 HCV 单一感染疗效相仿。我国台湾地区的一项多中心非盲对照实验证明了以上观点。该实验选取 321 例活动性 HCV 感染患者,其中 HCV 基因型 1 的患者接受 PEG-IFN-α-2a 180μg/ 周联合利巴韦林(1 000~1 200mg/d) 治疗 48 周,HCV 基因型 2 及基因型 3 的患者接受 PEG-IFN-α-2a 180μg/ 周联合利巴韦林(800mg/d) 治疗 24 周。160 例单纯 HCV 感染及 161 例 HCV/HBV 合并感染者中基因型 1 的患者持续病毒学应答率分别为 72.2% 及 77.3%,基因型 2/3 的患者持续病毒学应答率分别为 82.8% 及 84%。随访 5 年后约 97% 的 HCV 感染可维持持续病毒学应答(SVR)。而且,HBV/HCV 合并感染者中约 30% 应用 PEG-IFN 为基础的治疗后 HBsAg 在 5 年内消失。合并感染者应用抗 -HCV 的益处在我国台湾地区另一项大样本实验中被进一步证实。在接受抗 -HCV 治疗的 HBV/HCV 合并感染者中,相比较未接受治疗者,其发展为 HCC 的风险,全因死亡率,肝脏相关死亡率分别下降了 35%、62% 及 59%。所以,HBV DNA 和 HCV RNA 均可检出者,应先用标准剂量 PEG-IFN-α 和利巴韦林治疗 3 个月。若 HBV DNA 下降 <2 log$_{10}$IU/mL 或升高,建议加用 ETV 或 TDF 治疗,或换用抗 HCV 直接抗病毒药物并加用 ETV 或 TDF 治疗。若 HBV 占优势,则可参照慢性乙型肝炎治疗方案进行抗 HBV 治疗。图 9-51-3 描述了 HBV/HCV 的诊治流程。

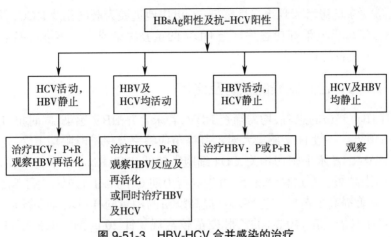

图 9-51-3 HBV-HCV 合并感染的治疗
P：PEG-IFN-α；R：利巴韦林

第四节 乙型肝炎病毒和人类免疫缺陷病毒合并感染的患者

几乎所有对 HBV 感染高危的人群,对 HIV 感染也具有高危性。HIV 感染者中 HBV 混合感染率很高;反之亦然。亚洲和非洲地区为 15%~25%(5%~15%,WHO)的艾滋病病毒感染者合并慢性乙型肝炎病毒感染,且病毒的高发病率地区合并感染更为常见,发生率可高达25%。但在乙肝低流行地区(北美、欧洲及澳大利亚)HIV 感染者中慢性乙型肝炎患病率为6%~14%。混合感染最常见于静脉毒瘾及男男同性恋者。毒瘾者使用共同的注射器,使血液传播性病毒得以传播。毒瘾可抑制免疫,毒瘾者抗 -HBs 保护应答性下降;HIV 和 HBV 都抑制免疫,一种感染可能促进另一种感染。

一、HBV 对 HIV 感染的影响

慢性乙型肝炎病毒感染患者体内持久的免疫激活状态对艾滋病病毒复制有上调作用。相比于 HIV 单纯感染者,HIV/HBV 合并感染者更易进展为 AIDS。另一项评估 HIV 及HBV 的交互作用的大型队列研究发现,HBV 合并感染对 HIV 感染的预后具有非常大的影响,合并 HBV 感染者的 AIDS 发生率及死亡事件的危险比是单独 HIV 感染者的 2 倍(校正危险比 1.80 ;95% *CI*:1.20~2.69)。瑞士的一项 HIV 队列研究中发现,相比于 HBsAg 阴性的HIV 感染者,尽管存在相同的病毒学效应,HBsAg 阳性的患者在应用 HAART 的前 3 年中对受损的 CD4 细胞的恢复有很大的影响[504 细胞 /μL(95% *CI*:496~511) 及 440 细胞 /μL(95% *CI*:428~469)]。

二、HIV 对 HBV 感染的影响

相比于 HBV 单纯感染者,HIV/HBV 合并感染者有更高的概率出现急性肝炎、肝脏失代偿及死亡,尤其是 HBV 基因 B 型患者。此外,合并 HIV 感染的乙肝病毒感染者,相比于不存在 HIV 感染者有以下特征:①更易慢性化;②体内 HBV 复制更活跃;③更易复发;④不

易自发清除；⑤更多的患者表现出显性感染；⑥更快地进展为肝硬化及 HCC，更高的肝脏疾病相关死亡率；⑦较低的治疗应答率。与 HDV 的重叠感染或合并感染可能会进一步加重 HIV/HBV 合并感染者的并发症。

三、HIV/HBV 合并感染的预防及治疗

对于所有 HIV 感染的患者，均需筛查 HBV，若未合并 HBV 感染，同时抗 -HBs 阴性，要及时进行疫苗预防。一般 HIV 感染者对乙肝疫苗应答率及保护时限均下降，这与患者体内 CD4 细胞及 HIV RNA 水平密切相关，CD4 细胞数越低，HIV RNA 水平越高，乙肝疫苗应答率越低、保护时限越短。在这种情况下，可先进行为期 6 个月的抗逆转录病毒治疗降低 HIV RNA 水平，可显著提高疫苗的应答率。且提高疫苗的用量同样可增加应答率，一项荟萃分析表明应用 4 针双倍剂量（40μg）的乙肝疫苗较常规 3 针 20μg 剂量的疫苗可获得更高的抗 -HBs 水平。

治疗 HIV 引起的免疫重建可能导致乙肝的恶化，但是长期应用 TDF 与恩曲他滨（FTC）或 LAM 治疗 HBV/HIV 合并感染者可以避免进展为肝硬化。

鉴于 HIV/HBV 合并感染者的肝病进展速度快，无论基于免疫学、病毒学还是组织学方面的考虑，我们都强烈推荐早期同时进行抗 -HIV 及抗 -HBV 治疗。LAM、FTC 及 TDF 均有抗 HIV 及 HBV 的活性。对于大多数患者，最好的治疗方案是三重抗逆转录病毒药物的组合应用，包括两个抑制乙肝病毒活动的逆转录酶抑制剂。推荐 TDF 与 FTC 或 LAM 相结合，联合应用第三代抗 HIV 活性药物。ETV 可用于不适用 TDF 的肾毒性患者。但是因为 ETV 抑制 HIV 的活性较弱，它仅用于 HIV 被完全抑制的情况。LAM、ETV 及 TDF 均有抑制 HIV 及 HBV 的作用，为预防 HIV 耐药性的产生，此 3 种药物均不能单独用于 HIV/HBV 合并感染的患者。因此，所有 HBsAg 阳性的患者在应用上述药物治疗前均应筛查 HIV。由于 ADV 及 LdT（AASLD 中第 5 页提到 LdT 有抗 HIV 作用）对 HIV 无抑制作用加之其对 HBV 的低效抗病毒作用，不提倡用于 HIV/HBV 合并感染的患者。

对于近期不需要进行抗逆转录病毒治疗（antiretroviral therapy，ART）（CD4$^+$T 淋巴细胞 >500/μL）的患者，如符合 CHB 抗病毒治疗标准的患者，建议使用 PEG-IFN-α、ADV 或 LdT 抗 HBV 治疗。PEG-IFN-α 在一些特殊情况下可用于治疗慢性乙型肝炎合并感染的患者，特殊情况包括：①患者在 CD4$^+$T 淋巴细胞 >500/μL 时无意愿开始 HAART；② e 抗原阳性；③低水平 HBV DNA；④ ALT 异常；⑤尚未发展至失代偿性肝硬化等。但是，如果两种 NAs 药物中任一种（ADV 及 LdT）耐药屏障低，且在治疗第 12 周时尚未达到 HBV DNA 低于检测低限的水平，则需要加用抗 HIV 药物。

长时间应用口服抗病毒药物可能导致 HBV 聚合酶特定位点的选择性变异，从而产生耐药及交叉耐药。如长时间应用拉米夫定（LAM）可能导致 M204I 或 V 位点的变异，从而产生 LAM 耐药，由于交叉耐药的存在，此类患者对 FTC 及 LdT 产生交叉耐药。对于 ETV 则需要更多位点的变异才能产生耐药（L180M+M204V+T250）。LAM 治疗失败的患者通常可用 ADV 解救，但若患者体内存在 A181S+M204I 突变，则可产生 ADV 的交叉耐药。至今尚未证实有 TDF 耐药。HBV 感染患者中 LAM 耐药较常见，但一般发生于 LAM 应用 6~9 个月后，对于 HIV/HBV 合并感染者，此耐药发生可显著提前。

CD4$^+$T 淋巴细胞 ≤ 500/μL 时，无论 CHB 处于何种阶段，均应开始 ART，优先选用 TDF 加 LAM，或 TDF 加 FTC。对于正在接受 ART 且治疗有效的患者，若 ART 方案中无抗 HBV

药物,则可加用 NAs 或 PEG-IFN-α 治疗。

下列几种情况下,无论患者体内 CD4 细胞计数多少均需开始抗病毒治疗:①所有存在严重慢性肝病证据者;②所有孕妇或哺乳妇女;③所有 5 岁以下的儿童;④体内存在活动性结核。

当需要改变 ART 方案时,除非患者已经获得 HBeAg 血清学转换,并完成了足够的巩固治疗时间,不应当在无有效药物替代前中断抗 HBV 的有效药物。图 9-51-4 描述了 HBV/HIV 合并感染者的治疗流程。

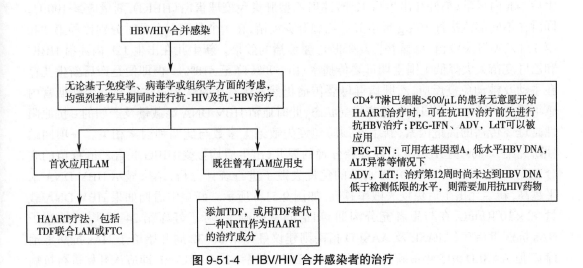

图 9-51-4　HBV/HIV 合并感染者的治疗

第五节　妊娠的患者

一、母婴传播现状

我国是慢性乙型肝炎高发区,育龄妇女中约 8% 为慢性 HBV 感染者,其中 1/3 为慢性乙型肝炎患者。HBV 主要经过血液(例如输血、不安全注射等)、性接触传播及母婴传播(mother-to-child transmission,MTCT)。随着检测手段的逐渐改进,对献血人员常规实施严格的乙肝表面抗原及 HBV DNA 定量筛查,经输血和血液制品途径引起的 HBV 感染已较少发生。然而,MTCT 仍是一种非常重要的传播方式。现有乙型肝炎患者中 30%~50% 来自母婴传播。由 HBsAg/HBeAg 阳性的母亲分娩的婴儿中,HBV 感染率高达 90%。所以,有生育要求的 CHB 患者,若有治疗适应证,应尽量在孕前应用 IFN 或 NAs 治疗,以期在孕前 6个月完成治疗。若近期有怀孕计划,推荐应用 IFN 治疗 CHB,因为应用干扰素治疗 CHB 的时间较短。但因 IFN 的抗增殖作用,禁止应用于妊娠期间。对于 CHB 妊娠者,抗病毒治疗的指征需谨慎考虑。权衡母体的疾病进展状态、ALT 水平、胎儿的发育、母婴传播风险等方面制定抗病毒治疗策略。有效地控制乙肝病毒感染率、降低慢性肝病发病率。

二、妊娠期抗病毒治疗

接种乙型肝炎疫苗是预防 HBV 感染的最有效方法。乙型肝炎疫苗的接种对象主要是新生儿，单用乙型肝炎疫苗阻断母婴传播的阻断率为 87.8%。一项多中心前瞻性研究纳入 1 202 对 HBsAg 阳性母亲及其分娩的 8~12 个月龄婴儿，所有婴儿均完成免疫预防（乙肝免疫球蛋白＋乙肝疫苗或仅为乙肝疫苗）。发现 HBIG 联合疫苗阻断率更高，且 HBeAg 阳性母亲的新生儿更易发生免疫失败，如图 9-51-5 所示。对 HBsAg 阳性母亲的新生儿，应在出生后 24h 内尽早（最好在出生后 12 h）注射乙型肝炎免疫球蛋白（HBIG），剂量应 ≥ 100IU，同时在不同部位接种 10 μg 重组酵母乙型肝炎疫苗，在 1 个月和 6 个月时分别接种第 2 和第 3 针乙型肝炎疫苗，可显著提高阻断母婴传播的效果。新生儿在出生 12h 内注射 HBIG 和乙肝疫苗大大降低了围生期母婴传播率（由 >90% 降至 <10%）。但即便是产后新生儿存在主动及被动免疫反应，乙肝病毒母婴传播仍然发生。研究认为这主要与妊娠晚期宫内感染相关。妊娠期孕妇处于免疫耐受状态，此时血清 HBV DNA 高载量及产妇的 e 抗原阳性是母婴传播的高危因素，新生儿预防免疫失败绝大多数与此两种因素相关。一项回顾性研究纳入 869 例 HBsAg 阳性母亲分娩的婴儿，出生后均接受 HBIG 联合乙肝疫苗的联合免疫。对于不同 HBV DNA 水平的免疫失败了进行统计分析，结果显示 HBV DNA 水平越高，新生儿出生后免疫失败率越高，如图 9-51-6 所示。妊娠中后期如果 HBV DNA 载量 >2 × 10^{6}IU/mL，在与患者充分沟通、知情同意基础上，可于妊娠第 24~28 周开始给予 NAs 抗病毒治疗（APASL 及 AASLD 指南则建议妊娠第 28~32 周开始给予 NAs 抗病毒治疗）。但 AASLD2015 年最新指南建议 HBV DNA 载量 >2 × 10^{5}IU/mL 即应该开始进行抗病毒治疗。而对于 HBV DNA 水平 <2 × 10^{5}IU/mL 时，暂不建议性抗病毒治疗。另一项前瞻开放性研究纳入 HBeAg 阳性、HBV DNA >6 log$_{10}$ 拷贝 /mL、ALT 正常的妊娠女性 692 例。孕 28 周接受核苷类治疗至产后 4 周或不治疗。所有婴儿均接受联合免疫（25 例失访），随访至 52 周。结果显示治疗组相比于不治疗组新生儿 HBsAg 阳性率明显降低，如图 9-51-7 所示。

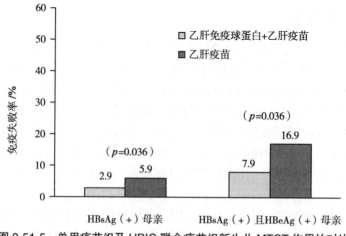

图 9-51-5 单用疫苗组及 HBIG 联合疫苗组新生儿 MTCT 作用的对比

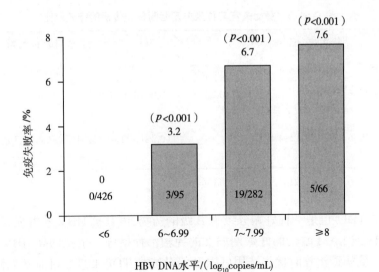

图 9-51-6 母体内 HBV DNA 水平对 MTCT 的影响

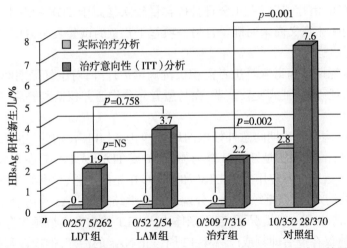

图 9-51-7 NAs 治疗组及不治疗组在降低新生儿 HBsAg 水平方面的影响

目前美国 FDA 批准的用于抗 HBV 的 NAs 有 5 种,其中尚无妊娠分级为 A 级的药物。拉米夫定是我国上市的第一个抗 HBV 的 NAs,其妊娠分级为 C 级,动物生殖实验显示其对胚胎有不良影响,但基于其在 HIV 感染的妊娠妇女中的安全性、耐受性良好,在无其他有效且妊娠分级 A 或 B 级抗 HBV 药物的情况下,国内外研究者们对拉米夫定用于母婴传播的阻断做了大量的临床研究。发现 LAM 应用于 HBV 感染的孕妇,可显著降低围生期 HBV DNA 的水平,减少 MTCT 发生率,且未发现 LAM 相关婴儿出生缺陷。

替比夫定(LdT)是美国 FDA 批准的治疗慢性乙肝的 NAs,属于妊娠分类 B 级药物。临床研究显示 LdT 可以安全有效地阻断 HBV 母婴传播且不影响婴儿发育。对于 7 项 LdT 阻断母婴传播的多中心研究表明,HBsAg 阳性的母亲妊娠晚期接受 LdT 治疗后新生儿 HBsAg 阳性率较未治疗组显著下降(4.3%:21.9%;$HR=0.27$,95% CI:0.15~0.49)。婴儿出生 6~12 个月后 HBsAg 阳性率替比夫定组 0.7%,对照组 12.2%($HR=0.12$,95% CI:0.04~0.37)。替比夫定明显优于拉米夫定,如表 9-51-3。

表 9-51-3 替比夫定与拉米夫定阻断母婴传播的疗效对比

药物	新生儿 HBsAg(+)			6~12 个月后 HBsAg(+)		
	对照	替比夫定	拉米夫定	对照	替比夫定	拉米夫定
替比夫定	0.21(0.09~0.46)	-	0.91(0.23~3.75)	0.06(0.02~0.23)	-	0.62 (0.13~3.11)
拉米夫定	0.31(0.15~0.66)	1.14(0.22~4.17)	-	0.22(0.11~0.52)	1.56(0.33~7.36)	-

注:表中数值均以 HR(风险函数比)及 95% 置信区间表示。

替诺福韦(TDF)也是一种妊娠分级为 B 级的药物,因其抗 HBV 效力强、高耐药基因屏障,可作为 LdT 或 LAM 耐药的妊娠期妇女的挽救治疗措施。孕晚期高 HBV DNA 水平的孕妇应用 NAs 抗病毒治疗时优先选用妊娠 B 级药物如 TDF、LdT。目前尚无针对此三种药物安全性、疗效等方面对比的研究。但是鉴于 TDF 高效的抗病毒能力、可用于妊娠期间的安全数据及高耐药屏障等特点,建议作为首选治疗药物。然而,最近一项研究表明,HIV 感染的母亲应用 TDF 治疗,其新生儿全身骨矿含量较未暴露于 TDF 的新生儿低 12%。但是这种变化的长期临床意义尚未明确。且另一项基于儿童的试验表明,TDF 对儿童全身骨骼的发育并无不利影响。

除上述妊娠晚期高病毒载量患者需积极抗病毒治疗外,对于妊娠期间 CHB 患者,ALT 轻度升高可密切观察,肝脏病变较重者,在与患者充分沟通并权衡利弊后,亦可以使用 TDF 或 LdT 抗病毒治疗。

此外,对于抗病毒治疗期间意外妊娠的患者,如应用 IFN-α 治疗,建议终止妊娠。如应用口服 NAs 药物:若应用的是妊娠 B 级药物(LdT 或 TDF)或 LAM,在充分沟通、权衡利弊的情况下,可继续治疗。若应用的是 ETV 和 ADV,在充分沟通、权衡利弊的情况下,需换用 TDF 或 LdT 继续治疗,可以继续妊娠。分娩后是否继续进行 NAs 药物治疗,应根据母体的肝脏疾病状态来决定。一般情况下,若母亲体内无 ALT 异常升高或预先存在的进展期肝纤维化或肝硬化,建议在产后即刻或产后 4~12 周停止 NAs 的治疗,但应该每隔 3 个月监测一次 ALT 水平,持续半年。反之,则应参照非妊娠人群的治疗疗程及随访。

三、母乳喂养相关问题

母乳中可检测到 HBsAg,但母乳喂养不是 HBsAg 阳性母亲的禁忌证。如果 CHB 母亲的新生儿出生后接受了适当的免疫预防治疗,可进行母乳喂养。尚无充分的长期安全性数据表明母亲在怀孕及母乳喂养期间服用抗病毒药物对婴儿是无害的,所以 2015 年更新的相关指南如 APASL、AASLD 等提出产妇在应用 NAs 治疗期间,不建议母乳喂养。但是 HIV 感染患者相关数据提示 NAs 药物在哺乳期间应用是安全的,新生儿通过母乳喂养获得的抗病毒药物剂量仅为 HIV 感染的 >3 个月龄婴幼儿治疗剂量的 2%。对于 HIV 感染产妇,相关指南推荐母乳喂养期间同时应用 NAs 抗病毒治疗。肯尼亚关于 HIV 感染母亲于妊娠 34 周至产后 6 个月应用抗逆转录病毒治疗的一项研究测定了不同时间内新生儿体内的 LAM 血药浓度,研究发现,母体内 LAM 平均血药浓度为 508ng/mL[四分位范围(IQR),290~800ng/mL],母乳中药物平均浓度为 1 214ng/mL(IQR,862~1 651ng/mL),然而有趣的是,新生儿分娩时体内 LAM 平均血药浓度为 67ng/mL,持续母乳喂养的新生儿,在出生后 6 周体内 LAM 血药浓度可降至 24ng/mL,24 周时低于检测下限。

LAM 可以自由通过胎盘进入母体血液循环到达胎儿血液循环,可通过乳汁分泌,已有一些研究分别统计了母乳喂养的新生儿体内、母体及乳汁中 LAM 的浓度(表 9-51-4)。马拉维的一项研究纳入了 30 位患有 CHB 应用 LAM 治疗的母亲,均以母乳喂养新生儿。研究发现尽管母乳中可检测到 LAM,但母乳喂养新生儿体内 LAM 血药浓度仅为母体水平的 3.7%。所以,尽管抗病毒药物可在母乳中蓄积,但新生儿并不能有效地吸收母乳中的 LAM,所以其对新生儿的影响较少,不太可能引起明显副作用。

表 9-51-4　各部位 LAM 的药物浓度分析

第一作者	样本量	LAM 用量/mg	母体血清中药物浓度/(μg/L)	脐带中的药物浓度/(μg/L)	羊水中的药物浓度/(μg/L)	新生儿血清中药物浓度/(μg/L)	乳汁中药物浓度/(μg/L)
Moodley	20	300,150	301	432	1 830	330	900
Mandelbrot	57	300	302	-	1 747	240	-
Chappuy	67	2mg/kg	450	400	1 680	-	-
Yeh	14	300	271	216	931	-	-
Shapiro	20	300	678	-	-	28	1 828
Giuliano	40	300	200	-	-	-	400

TDF 可以高效抑制 HBV 复制,为妊娠 B 级药物。研究表明,TDF 很容易穿过胎盘进入胎儿体内。但是,TDF 在母体中的血药浓度是脐带血中的 3 倍左右(表 9-51-5)。且胎儿子宫内的 TDF 药物暴露量高于母乳喂养暴露量。目前已证实 TDF、LAM 等 NAs 用于妊娠晚期抗病毒治疗是安全的,所以,尽管目前尚缺乏充分的数据证明 NAs 用于母乳喂养的安全性,但结合其低生物利用度、低剂量暴露等方面,考虑母乳喂养同时可以继续应用 TDF、LAM 治疗。然而,尽管婴儿通过母乳喂养接触到的药物量极少,但是这种低剂量暴露的风险尚需探讨。

基于以上数据,指南中对于 CHB 患者母乳喂养期间不能进行抗病毒治疗的建议应重新修订。更多的关于 NAs 药物用于母乳喂养期间安全性的研究需要同时进行。

表 9-51-5　不同部位 TDF 的药物浓度

第一作者	样本量	TDF 剂量/mg	母体血药浓度/(ng/mL)	脐带血药浓度
Flynn	13	600	234	76
	15	900	456	68
Hirt	38	300	310	100

四、男性抗病毒治疗患者的生育问题

应用 IFN-α 治疗的男性患者,应在停药后 6 个月方可考虑生育;应用 NAs 抗病毒治疗的男性患者,目前尚无证据表明 NAs 治疗对精子的不良影响,可在与患者充分沟通的前提下考虑生育。

第六节　肝移植的患者

在 HBV 有效预防措施出现前,由于 HBV 肝病肝移植有很高的再感染率,感染后病变迅速进展而须再移植,甚至死亡,因而 CHB 是肝移植的相对禁忌证。移植后应用乙肝免疫球蛋白(hepatitis B immune globulin,HBIG)是预防移植后 HBV 再感染中的第一个里程碑事件。HBIG 虽有效减少了移植肝再感染,但 20 世纪 90 年代初用大剂量 HBIG 长期预防后,再感染率仍高达 60%。此后,发现联合应用 HBIG 及拉米夫定(LAM),LAM 耐药变异可用阿德福韦酯(ADV)"解救",再感染率可降至 10%。移植生存率可与其他肝病相比拟,从此才将乙型肝炎相关肝病视为肝移植的适应证。

一、发病机制

肝移植后 HBV 再感染是指血清中再次出现 HBsAg 阳性,伴或不伴有 HBV DNA 阳性。然而,只有血清中 HBV DNA 持续阳性的患者才会出现临床疾病及移植物失功。

肝移植后 HBV 再感染主要包括循环中的 HBV 颗粒直接再感染移植物或肝外组织如外周血单个核细胞中的 HBV 颗粒迟发再感染移植物,或两者同时存在。绝大多数再感染发生在移植后的 3 年内。且一旦移植肝发生 HBV 再感染,3 年生存率仅有半数。

移植时体内 HBV 病毒载量(例如,>10^5 拷贝/mL)与 HBV 再感染有直接关系,其他降低移植肝再感染风险的因素有低病毒复制水平,包括 e 抗原阴性,重型 HBV(暴发性肝炎患者有强烈的免疫应答,可抑制 HBV 复制,故体内病毒水平很低,移植肝较少出现再感染)或 HDV 重叠感染(合并 HDV 感染的慢性肝病患者,HBV 被 HDV 所抑制,较少发生移植肝 HBV 再感染)。而 HCC 肝移植,HCC 复发,或 HCC 应用化学药物治疗为 HBV 再激活的独立危险因素。

此外,移植肝 HBV 再感染还与应用多种大剂量免疫抑制剂药物相关,在强效免疫抑制下会促使肝外潜伏的 HBV 再现,例如糖皮质激素、环孢素及他克莫司(FK506)等。因而,防止移植肝再感染,第一,需减少免疫抑制剂用量(尤其是糖皮质激素);第二,需长期足量应用抗病毒药物治疗。

二、再感染的防治

目前预防移植肝 HBV 再感染的药物包括:HBIG 及 NAs。防治方案分为包含 HBIG 的预防方案及不包括 HBIG 的抗病毒预防方案。

(一)包含 HBIG 的预防方案

HBIG 可以阻断来自肝外的病毒侵入,从而保护移植肝的再感染,此保护效率是剂量依赖的。在传统方案里,通常在无肝期及肝移植术后第 1 周应用大剂量的 HBIG(例如 10 000IU/d)来中和 HBsAg。研究发现在移植后早期,接受大剂量的静脉 HBIG(≥ 10 000IU/d)相比于小剂量的 HBIG(<10 000IU/d)HBV 再感染风险较低。移植后患者体内抗 -HBs 目标水平随时间不同要求各异:总的来说,抗 -HBs 水平在移植后 1~3 个月维持 >500IU/L,第 6~12 个月

>250IU/L,以后应 >100IU/L。需根据抗 -HBs 的水平调整 HBIG 用量,或是以一个固定的剂量按时注射 HBIG,后者不需要频繁的检测,但可能需要较高花费。

HBIG 有其不足之处:高消费,需要静脉注射,供给有限,需要频繁的就诊及实验室监测,对于移植前 HBV 复制活跃的患者作用有限,以及潜在的选择性表面抗原逃逸突变。基于以上缺陷,我们研究了其他替代方案,包括小剂量肌内注射(IM)HBIG、皮下注射 HBIG、短时间注射 HBIG 或应用无 HBIG 的预防方案。在移植前应用有效的抗病毒药物使血清中 HBV DNA 低于检测下限可以减少 HBIG 使用的时限或剂量。

HBsAg 阳性的患者仅用大剂量 HBIG,即使维持血清中足够的抗 -HBs 水平,再感染率仍较高。联合应用小剂量肌注 HBIG(400~800IU 肌注)及 LAM 相比于单用静脉 HBIG 可以降低超过 90% 的费用。且随访 4 年后其 HBV 再感染率只有 4%。研究表明,皮下注射 HBIG 方案也同样有效,且耐受性良好,方便患者自行管理。一项研究纳入 183 位 HBV 感染的肝移植患者,均接受抗病毒药物(大多数为 LAM 单药治疗)及 HBIG 联合治疗。HBIG 以各种方式给予:大剂量静脉注射(10 000IU 每个月一次)、小剂量静脉注射(3 000~6 000IU 每个月一次)、小剂量肌注(1 000~1 500IU 每 1~2 个月),或是短时间应用(中位时间为 12 个月)。统计随访 1 年、3 年及 5 年的累计 HBV 再感染概率分别为 3%、7% 及 9%。而且,近期研究发现 HBIG 与新型 NAs(TDF 或 ETV)联合应用在减少 HBV 再激活方面优于 HBIG 与 LAM 联合方案(1%:6.1%,$p=0.000\ 4$)。所以,对于移植肝 HBV 再感染高风险患者——移植前高 HBV DNA 水平,HBV 再感染时可选择的抗病毒药物有限(例如,合并感染 HIV 或 HDV,既往存在抗病毒药物耐药),HCC 复发高风险者,对抗病毒药物服用依从性不高者。可选择术中无肝期给予 HBIG,移植后予 NAs 联合低剂量 HBIG,其中选择 ETV 或 TDF 联合低剂量 HBIG 能更好地抑制肝移植术后乙型肝炎复发。

并非所有存在 HBV 感染的肝移植患者均需应用 HBIG 联合 NAs 治疗。我们也研究了联合应用一段时间后停止 HBIG 注射的预防方案。该项研究纳入 29 位患者,在治疗的第 1 个月联合应用大剂量 HBIG 及 LAM,随后患者被随机分配到 LAM 单药治疗及 LAM 联合肌注 HBIG(2 000IU 每个月)两组中。在随后 18 个月的随访中所有患者均未发生 HBV 再感染,但是随访 5 年后有 4 位患者出现迟发性再感染,均与 LAM 服药依从性不佳相关。对这类患者可于 HBIG 停药后换用 LAM+ADV、FTC+TDF 或 ETV 治疗。

(二) 不包括 HBIG 的抗病毒预防方案

研究发现,等待供肝期间用 LAM 可稳定失代偿慢性肝病的病情,移植后继续用 LAM 可预防移植肝再感染。目前多种 NAs 已陆续进入临床,新一代的抗病毒药物如恩替卡韦(ETV)或替诺福韦(TDF)有更强的抗病毒活性及更低的耐药变异率。考虑 LAM 亦出现聚合酶 YMDD 位点逃逸性突变,且肝移植患者的变异发生率为未移植患者的 2 倍,故 LAM 长期应用可导致预防再感染失败。移植前出现 YMDD 变异,或移植时仍能检测到病毒是移植肝早期 HBV 再感染的高危因素,移植前血清病毒高水平预期 LAM 预防将失败。ETV 或 TDF 可替代 LAM 进行预防性治疗,增加移植前完全抑制 HBV DNA 的概率,进一步降低移植后 HBV 再感染风险。

NAs 一般于移植前加用,可迅速降低患者的基础病毒水平,使 HBV DNA 处于检测限以下。许多患者经移植前抗病毒治疗后病情稳定,可安全等待至手术,甚至有的进步明显不再急迫需要肝移植。最新指南提示对于移植前患者 HBV DNA 处于检测限以下者,可在移植前直接予 ETV 或 TDF 治疗,术后无需使用 HBIG。一项研究发现 18 位移植前基线

HBV DNA<3 $\log_{10}$IU/mL 的患者,应用 LAM 联合 ADV 作为预防性方案后,随访 22 个月所有患者均未出现 HBV 再感染。另一项大型长期队列研究纳入 362 例 CHB 接受肝移植的患者,均只接受 NAs 治疗,未应用 HBIG,移植后 8 年约 98% 的患者 HBV DNA 仍完全被抑制。而且,随访 8 年期间 83% 的患者生存质量较好,未发生 HBV 再感染相关死亡事件。以上研究均表明,无 HBIG 的单用 NAs 预防方案是安全且有效的。HBV 可长期存在于患者的血清、肝脏或外周血单个核细胞中,甚至在肝移植后 10 年的 HBsAg 阴性患者中仍可检测到。上述病毒储存库可作为将来 HBV 再感染病毒的来源,所以 NAs 需要长期治疗,许多患者需要终身应用抗病毒药物以预防乙型肝炎复发。肝移植后预防乙肝再发的治疗方案参见图 9-51-8。

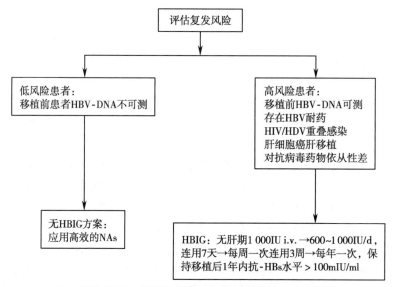

图 9-51-8 肝移植后预防乙肝再发的治疗方案

第七节 儿 童 患 者

儿童慢性乙型肝炎患者指年龄小于 18 岁的慢性乙型肝炎患者。

一、儿童 HBV 感染现状

绝大多数儿童慢性乙型肝炎患者于出生时经母婴传播感染 HBV。母亲血清中 HBV DNA 水平与儿童是否被感染关系最为密切,血清 HBV DNA 水平越高,儿童被感染概率越大,这种感染主要发生在分娩过程中。一般认为母乳喂养并不会增加新生儿 HBV 感染风险,但乳头有损伤的 HBsAg 阳性的母亲应暂停哺乳。在围生期感染 HBV 的儿童患者中有 90% 将发展为慢性感染。1~5 岁感染 HBV 的儿童有 25%~30% 发展为慢性乙型肝炎。而成人 HBV 感染者,只有 5% 发展为慢性乙型肝炎。免疫抑制的儿童更易发展为慢性感染,如血液透析或存在 HIV 感染的患者。我国 HBV 感染者多为围生期或婴幼儿时期感染。

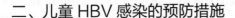

二、儿童 HBV 感染的预防措施

乙肝疫苗是预防乙肝感染的根本性措施,我国大部分地区均已纳入计划免疫,新生儿及学龄前儿童应进行乙肝疫苗接种,免疫按"0-1-6"程序接种,5~6 年后应加强接种。HBsAg 阳性母亲的婴儿除加倍接种乙肝疫苗外,应在出生后予 HBIG 注射。近年来,使用乙肝疫苗及 HBIG 联合进行主、被动免疫来阻断 HBV 母婴传播取得了令人满意的成就,但仍有一部分 HBsAg 阳性母亲的新生儿被感染。预防 HBV 母婴传播失败的原因有:①宫内感染,HBeAg 阳性孕妇可能造成 5%~10% 胎儿宫内感染;②未注射 HBIG 或 HBIG 剂量不足;③对疫苗效应即抗体生成欠佳及所谓无应答或低应答;④抗 -HBs 滴度逐渐减低,阻止了垂直感染后又遭受水平感染;⑤未能灭活的即潜藏在体内的 HBV 伴随抗 -HBs 减少再活动所造成的感染;⑥母体妊娠后期 HBV DNA 复制活跃($>2 \times 10^5 IU/mL$)或母体 HBeAg 阳性。

儿童期 HBV 的传播途径还有家庭内水平传播特别是父子传播,HBeAg 阳性父亲的传播意义重大,目前只做孕妇监测不够完善,还应对儿童的父亲进行检查,及时了解儿童对乙肝疫苗的免疫应答情况,监测肝脏功能变化,发现被感染儿童有肝功能异常者早期予以治疗。

三、儿童 HBV 感染的自然史

婴幼儿期 HBV 感染的自然史一般可人为划分为 4 个期,即免疫耐受期、免疫清除期、非活动或低(非)复制期和再活动期。

出生时感染 HBV 的儿童患者绝大多数处于免疫耐受期,此时,患儿体内血清 HBV DNA 处于高水平,且 HBeAg 阳性可持续数年,甚至可至青少年期。这一时期,尽管患者体内 HBV DNA 复制活跃,但 T 细胞处于被抑制状态,被感染的肝细胞不受病毒及免疫系统的攻击。ALT 水平通常正常或仅轻度升高,肝组织学改变轻微。经胎盘由母体转移来的 HBeAg 可诱导胎儿体内辅助 T 淋巴细胞对 e 抗原的免疫耐受。被感染的儿童患者一般表现为无症状,可正常生长发育。

免疫清除期:此期一般表现为 ALT 水平持续或间歇升高,HBV DNA 水平波动。有些患者于此期可发生血清学转换(HBeAg 消失,抗 -HBe 出现)。围生期感染 HBV 的儿童患者血清学转换率较低,<3 岁的儿童血清学转换率一般小于 2%/a,>3 岁的儿童血清学转换率为(4%~5%)/a。这一概率明显低于围生期后通过水平传播感染的患儿[(14%~16%)/a]。此期肝组织学中度或严重炎症坏死,肝纤维可迅速进展,部分可发展为肝硬化及肝衰竭。

抗 -HBe 血清学转换后,尽管血清中 HBsAg 依旧存在,但患儿体内 ALT 水平可恢复正常,HBV DNA 明显下降,或低于检测下限。这一时期称为低(非)复制期。此期肝脏病变进展较慢。一项针对低复制期已发生血清学转换的儿童 CHB 患者长期随访的研究表明,在长达 30 年的随访过程中,所有患者肝脏病变均未进展至肝硬化。乙肝的临床治愈主要指 HBsAg 消失,伴或不伴抗 -HBs 出现。儿童 CHB 患者自发的临床治愈率极低(0.6%~1%)。尽管 CHB 在儿童期及青少年期进展缓慢,但也有 1%~5% 的 HBeAg 阳性儿童患者进展为肝硬化。

CHB 儿童中每年有 0.01%~0.03% 可进展为 HCC(32/10 万)。进展为 HCC 的慢性乙型肝炎儿童一般为男性(70%),存在基础肝硬化(80%),经历了早期血清学转换(暗示着抗 -HBe 血清学转换时诱发的坏死性炎症的严重程度足以导致肝硬化及 HCC)。成人 CHB

患者发生 HCC 及肝硬化的长期危险性直接与血清中 HBV DNA 水平及 HBeAg 阳性率相关。但目前由于儿童期发生 HCC 较罕见，所以，目前并不能通过对儿童 CHB 患者的研究得出儿童 HCC 相关危险因素。但病毒基因型在儿童 HCC 形成中的作用已被明确。此外，有 HCC 家族史的患儿发展为 HCC 的风险明显高于其他患者。

四、儿童 HBV 感染治疗适应证

儿童慢性乙型肝炎患者治疗方案的决定必须同时考虑儿童时期疾病发展的缓慢、成年后疾病进展的风险、严重的并发症、抗病毒药物的疗效、副作用及其对于儿童患者的适用性等问题。

处于免疫耐受期的儿童患者体内虽然 HBV 高度复制，HBV DNA 水平高，但肝组织无明显异常或轻度炎症坏死，ALT 正常或轻度升高。这一阶段被感染的儿童临床无症状，通常不考虑抗病毒治疗。

治疗的开始时机应在以后的随访监测过程中明确，争取在肝组织出现损伤前加用有效的抗病毒药物。开始治疗的依据包括：ALT 水平，e 抗原阳性，HBV DNA 水平，肝脏病变的严重程度（可通过活检或无创性检查评估），HCC 家族史及是否同时合并其他肝脏疾病等。儿童乙型肝炎治疗指征详见表 9-51-6。

表 9-51-6 儿童 CHB 患者的治疗指征

	HBV DNA/ (IU/mL)	ALT	治疗
失代偿性肝硬化	可检测到的	任何	治疗,不需组织学结果,若病情不稳定考虑肝移植
代偿性肝硬化	可检测到的	任何	治疗
CHB 重度再活动	可检测到的	升高	即刻治疗
无肝硬化 e 抗原阳性 CHB	>20 000	>2×ULN	先观察 1 年,若无自发性血清学转换则开始治疗;不需组织学结果
		(1~2)×ULN	先观察 1 年,若无自发性血清学转换则肝活检评估肝脏病变严重程度,若有中或重度炎症或明显肝纤维化时进行治疗[a]
		持续正常(免疫耐受阶段)	每隔 3 个月复查一次,若持续升高、有 HCC 家族史或肝硬化则行肝活检,若有中或重度炎症或明显肝纤维化时进行治疗[a]
	2 000~20 000	任何	除非 ALT 正常否则需除外其他所有的引起 ALT 升高的疾病。每隔 3 个月复查一次,若持续升高、有 HCC 家族史或肝硬化则行肝活检,若有中或重度炎症或明显肝纤维化时进行治疗[a]
	<2 000	<ULN	每隔 3 个月复查一次,若持续升高、有 HCC 家族史或肝硬化则行肝活检,若有中或重度炎症或明显肝纤维化时进行治疗[a]
		>ULN	除外其他所有的引起 ALT 升高的疾病。每隔 3 个月复查一次,若持续升高、有 HCC 家族史或肝硬化则行肝活检,若有中或重度炎症或明显肝纤维化时进行治疗[a]

续表

	HBV DNA/ (IU/mL)	ALT	治疗
无肝硬化 e 抗原阴性 CHB	>2 000	>2 × ULN	治疗,不需组织学结果
		(1~2) × ULN	除外其他所有的引起 ALT 升高的疾病。每隔 3 个月复查一次,若持续升高、有 HCC 家族史或肝硬化则行肝活检,若有中或重度炎症或明显肝纤维化时进行治疗[a]
		持续正常	每隔 3 个月复查一次,若持续升高、有 HCC 家族史或肝硬化则行肝活检,若有中或重度炎症或明显肝纤维化时进行治疗[a]
	<2 000	> ULN	除外其他所有的引起 ALT 升高的疾病。每隔 3 个月复查一次,若持续升高、有 HCC 家族史或肝硬化则行肝活检,若有中或重度炎症或明显肝纤维化时进行治疗[a]
		持续正常	每隔 3 个月复查一次 ALT,每隔 6~12 个月复查一次 HBV DNA,若 ALT 持续升高、有 HCC 家族史或肝硬化则行肝活检,若有中或重度炎症或明显肝纤维化时进行治疗[a]

[a] 若存在 HCC 家族史,即使该儿童 CHB 患者肝脏炎症轻微也需要进行治疗,因为 HCC 家族史会增加该患者发展为 HCC 的风险。

　　由于目前儿童的 ALT 正常值上限(ULN)尚无明确规定,指南建议按照当地实验室 ULN 进行评价。对于中度(及以上)肝脏炎症坏死或中度(及以上)肝纤维化儿童 CHB 患者对 IFN 及 NAs 的效果较好。尽管目前对于轻度肝脏炎症或纤维化 CHB 儿童患者加用抗病毒药物的获益尚未清楚,但对于有 HCC 家族史的患儿,应及时加用抗病毒药物,因为即使轻度的肝脏组织学改变亦会增加将来发展为 HCC 的风险。目前可应用无创操作来检测肝脏纤维化进展情况(如肝弹性检测 FibroScan),这从一定程度上避免了肝活检等有创操作。然而,这些无创操作尚不能取代肝活检作为评估儿童或青少年慢性乙型肝炎患者是否需要加用治疗措施的依据。

　　e 抗原阳性的儿童患者若出现血浆中 ALT 升高(>1 × ULN),可先观察 12 个月,若出现 ALT 升高 HBV DNA 水平波动可能预示着即将出现血清学转换,可暂不进行抗病毒治疗。

　　e 抗原阴性的儿童患者,在发病的第 1 年内需每隔 3 个月检测血中 ALT 及 HBV DNA 水平以除外 e 抗原阴性慢性乙型肝炎。若处于病毒非复制期,则需要每隔 3 个月检测一次 ALT 水平,每隔 6~12 个月检测一次 HBV DNA 水平。

　　与成人一致,儿童或青少年慢性乙型肝炎患者也需要每 6 个月监测肝脏超声及 AFP,以防止进展为 HCC。

　　对于进展期肝病或肝硬化患儿,应及时抗病毒治疗,但需考虑长期治疗安全性及耐药性问题。

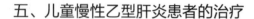

五、儿童慢性乙型肝炎患者的治疗

目前美国食品药品管理局（FDA）批准用于儿童患者治疗的药物包括普通 IFN-α（>12个月 APASL，AASLD，2~17 岁，中国）、LAM（≥ 3 岁 APASL；≥ 2 岁 AASLD；2~17 岁）、ADV（12~17 岁）、ETV（≥ 16 岁 APASL；≥ 2 岁 AASLD 及 FDA、WHO，2~17 岁）和 TDF（12~17 岁）。

IFN-α：一项针对 IFN-α 治疗儿童 CHB 患者的大型多中心 RCT 实验表明，应用 IFN-α 治疗 24 周后儿童 CHB 患者的病毒学应答率（定义为 HBeAg 及 HBV DNA 消失）为 26%，而对照组仅为 11%（$p=0.03$）。治疗组 HBsAg 消失率为 10%，对照组仅为 1.2%。大量研究表明，与儿童 CHB 患者抗病毒治疗应答率相关的因素包括：ALT 升高（$>2 \times ULN$），低 HBV DNA 复制水平，女性，年龄 <5 岁等。然而，另有长期随访研究表明，尽管血清学转换可能会推迟 1~3 年，未加用治疗的儿童 CHB 患者与 IFN-α 治疗者具有相同的 HBeAg 血清学转换率。IFN-α 用于儿童患者的推荐剂量为每周 3 次，每次 3~6MU/m²，皮下注射，最大剂量不超过 10MU/m²，推荐应用时间为 24 周。但 IFN-α 不能用于 1 岁以下儿童治疗，因可能诱发患儿痉挛。且不适用有肝功能失代偿风险的肝硬化患者。

与 NAs 相比，IFN-α 的优点是应答持续时间长，不会产生突变体。但它花费贵，不良反应多，且需要每周 3 次注射治疗。后者可通过应用聚乙二醇干扰素（PEG-IFN）减少注射次数，PEG-IFN 半衰期长，只需每周注射一次，且 PEG-IFN 比 IFN-α 具有更好的疗效，近期研究已证明 PEG-IFN 可用于治疗儿童 CHB 患者。

NAs 治疗儿童 CHB 患者的期限为 1~4 年。拉米夫定（LAM）对于 ALT 水平高、肝脏组织学病变严重的儿童 CHB 患者疗效尤其好。但其耐药率高，服用 6~9 个月后易出现 YMDD 耐药变异株。一项多中心研究表明，应用 LAM 治疗后 19% 的儿童患者发生耐药。LAM 是目前唯一一个被批准用于低龄儿童的 NAs，主要用于 IFN-α 禁忌或无效且亟须治疗的少数低龄儿童患者。LAM 的推荐剂量为 3mg/（kg·d）（最大量 100mg/d），推荐顿服。此外，在失代偿肝病的儿童中要尽可能早用 LAM 进行抗病毒治疗。儿童 HBV 感染的 LAM 适应证一般为：①有进展为肝硬化风险的乙型慢性肝炎（尤其 IFN 无效病例）；②急性、亚急性、慢性重型肝炎；③肝移植的供者或者受者有 HBV 感染的病例；④HBV 感染儿童接受抗癌化疗或免疫抑制剂治疗期间。

ADV 主要用于 12 岁以后的儿童 CHB 患者的抗病毒治疗。该药物用于治疗儿童 CHB 患者安全有效且未发现耐药相关突变。但由于其低效抗病毒作用及易发耐药等特点，目前已不推荐使用。

ETV 在治疗成人 CHB 时较 ADV 及 LAM 能更高效抗病毒治疗，由于其高效的抗病毒疗效及良好的耐受性，美国 FDA 批准其用于 16 岁以上儿童。ETV 对 16 岁以下 CHB 患者抗病毒的安全及耐受性正在试验中。在充分知情同意的基础上，2~16 岁也可选用 ETV 治疗。

在一项 TDF 治疗 12~18 岁 CHB 患者的随机对照双盲试验中，89% 的患者产生完全病毒学应答，74% 的患者 ALT 复常。应用 TDF 治疗 72 周后未发现耐药。所以，对于 12 岁以上的儿童 CHB 患者，TDF 可作为优先选择药物。尽管目前尚未批准 TDF 用于 12 岁以下的 CHB 患者，但它已经广泛用于 2 岁以上的 HIV 感染者（美国 FDA 许可），所以，TDF 对于 12 岁以下的 CHB 患者应该是安全的。

ETV 或 TDF 治疗剂量参照美国 FDA 和世界卫生组织（WHO）推荐意见（表 9-51-7）。

表 9-51-7 儿童使用 NAs 的推荐剂量

药物	体重 /kg	剂量 /(mg/d)
ETV（年龄 ≥ 2 岁）	10~11	0.15
	>11~14	0.20
	>14~17	0.25
	>17~20	0.30
	>20~23	0.35
	>23~26	0.40
	>26~30	0.45
	>30	0.50
TDF（年龄 ≥ 12 岁）	≥ 35	300

对于应用抗病毒药物治疗失败或产生耐药的儿童 CHB 患者的治疗原则同成人 CHB 患者。但由于被批准治疗儿童 CHB 患者的有效药物较少，当 NAs 产生耐药时的替代治疗应根据儿童患者的年龄来决定，具体方案参见表 9-51-8。

表 9-51-8 儿童 CHB 患者治疗相关耐药的处理

药物	处理
LAM 耐药	改为 TDF（≥ 12 岁） 改为 IFN（<12 岁）
ADV 耐药	若 ADV 治疗前未曾应用过 NAs，则改为 ETV（≥ 16 岁）或 TDF（≥ 12 岁）；存在高病毒血症的患者中，更倾向于应用 ETV（≥ 16 岁）治疗

第八节 肾功能损害的患者

终末期肾病病例需要依靠血液透析维持生命，血液透析有传播血源性病毒的高危性；肾移植术后患者应用免疫抑制剂导致体内免疫功能低下，HBV 感染在这一群体中有特定的临床问题。

一、血液透析病例

流行率：既往透析中心患者中的 HBV 感染率很高，近年来由于消毒隔离措施的改进，促红细胞生成素（EPO）取代了大部分输血，HBV 感染的流行率明显降低。

在透析中心 HBV 感染的流行，可能因未常规筛检 HBsAg 或筛检后未及时处理；可能

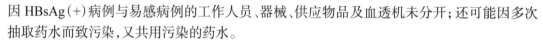

因 HBsAg(+)病例与易感病例的工作人员、器械、供应物品及血透机未分开；还可能因多次抽取药水而致污染，又共用污染的药水。

隔离消毒措施：一般预防措施包括①接触血液、潜在的传染性物质前须戴手套；②接触后须洗手；③暴露于血液或体液前须穿隔离衣、戴面罩。

透析中须有更加严格的预防措施：每逢接触患者或血透装备均戴手套，禁止在患者间共用供应物品、器械、药具及其附件。用于洗手、处理和储存药物的清洁区，须与用于血液标本和用过的透析器械的污染区分开。透析后非一次性物件、机械和环境表明均须清洁及消毒。

二、肾移植病例

肾移植前多经长期血液透析，已有较高的 HBV 感染率；移植后较长期应用免疫抑制剂，HBV 复制增强。

HBV 感染对肾移植、肾移植对 HBV 感染均有深刻的影响。

(1)肾移植对 HBV 感染及其肝病的影响：移植后的免疫抑制治疗增强 HBV 复制，使复制持续或复制静息后再活动。无论 HBe 状态如何，都有 HBV 活动的高危性。即使早已缓解的远期 HBV 感染也可能发生病毒活动；已是 HBsAg(-)的病例也有可能出现 HBsAg 再现。且肾移植可使 HBV 感染迁徙，HBsAg、HBeAg 和 HBV DNA 的自发消失率都低于一般人群的相应数据。慢性无症状 HBV 携带者(AsC)肾移植后常发展为慢性肝病，多在移植后2 年内出现肝功能异常。约 80% 的病例肝病变加重。

肾移植后 HBV 感染即使肝组织学进展，可仍无症状，或仅有轻中度肝生化试验异常。免疫抑制剂减量后肝功能改善，继续大剂量用药引起的急性肝衰竭不少见。HBV 的侵袭性远较 HCV 为高，而两者混合感染则使病情更加恶化。

(2)HBV 感染对肾移植的影响：大样本病例数的长期随访研究表明 HBsAg 对肾移植后的预后是不利因素。远期生存率显著低于 HBsAg(-)的病例。

综上，慢性乙型肝炎病毒感染对于 CKD 需要血液透析或肾脏移植的患者存在重要影响。所有 CKD 患者均需进行 HBV 的筛查，抗-HBs 阴性的患者需注射乙肝疫苗预防。

三、肾损害患者的抗病毒治疗

对于 CKD 患者的抗 HBV 治疗，不仅要求抗病毒疗效，而且也应该关注肝脏疾病及肾脏疾病的状态。PEG-IFN 或 NAs 均可以用于肾脏功能受损的慢性乙型肝炎患者的抗病毒治疗。NAs 作为慢性乙型肝炎感染患者的一线治疗药物，可用于任何水平的肾功能障碍及肾脏替代治疗的患者。但是 NAs 多数以药物原型通过肾脏清除，用药时需根据患者的肌酐清除率、药物潜在的肾毒性及药物的长期疗效等因素进行给药间隔和 / 或剂量调整。推荐使用强效、低耐药的药物。

5 种 NAs 药物中，ETV 目前尚无肾毒性报道，有研究提示 LdT 可能具有改善估算肾小球滤过率(estimated glomerular filtration rate，eGFR)的作用，这 2 种药物可作为慢性 HBV 感染合并肾功能不全或肾脏替代治疗患者一线抗病毒药物。曾经报道过 TDF 引起的肾功能损害，包括急性肾衰竭和 Fanconi 综合征(肾小管损伤伴低磷酸血症)。TDF 诱发肾毒性相关危险因素包括：失代偿性肝硬化，高水平 HBV DNA(>2 000IU/mL)，应用 TDF 的时间，基础肾功能不全，CD4 细胞计数低，低体重，高龄，存在高血压、糖尿病等。然而，TDF 基因耐药率较所有其他 NAs 少，目前仍然作为存在肾损伤的 CHB 患者治疗药物，建议在开始治疗前以及在 TDF 治疗期间(如果有临床必要性)计算所有患者的肌酐清除率。在有肾功能损害危险的患者中应当定期监测肌酐清除率的计算值和血清磷。建议对所有肌酐清除率<50mL/min 的患者调整 TDF 的给药间期,并密切监测肾功能。表 9-51-9 详细记录了 ETV及 TDF 在肾脏功能受损患者中的药物剂量调整方案。在按照此推荐剂量接受 TDF 治疗的肾功能损害患者中,还没有安全性或疗效数据,所以应当对 TDF 治疗的潜在效用和肾毒性的潜在风险进行评估。如果正在使用或使用过有肾毒性的制剂,应当避免使用 TDF 治疗。

　　进行肾移植及接受免疫抑制剂治疗的 HBsAg 阳性患者,需应用 NAs 进行预防性抗病毒治疗。因为排斥反应的风险,PEG-IFN 在肾移植患者中应避免应用。

表 9-51-9　ETV、TDF 在肾脏功能受损时的药物剂量调整方案

药物	CrCl			
	≥ 50mL/min	30~49mL/min	10~29mL/min	<10mL/min,血液透析或连续腹膜透析
TDF	300mg/24h 顿服	300mg/48h 顿服或 160mg/24h	每 72h~96h 给予 300mg 顿服(或 60mg/24h)	每 7 天用药一次,或每 300mg 口服后予 12h 透析治疗
ETV	0.5mg/24h	0.5mg/48h 或 0.25mg/24h	0.15mg/24h 或 0.5mg/72h	0.05mg/24h 或 0.5mg/7d
ETV(失代偿性肝病)	1mg/24h	0.5mg/24h 或 1mg/48h	0.3mg/24h 或 1mg/72h	0.1mg/24h 或 1mg/7d

第九节　乙型肝炎病毒耐药变异株

一、YMDD 变异的后果

　　HBV 是一种容易发生变异的 DNA 病毒。因其复制过程中,HBV 前基因组 RNA 逆转录为负链 DNA,HBV 逆转录酶缺乏自我校对功能,难以纠正核苷酸的变异。在复制过程中病毒可自发突变。

　　1. 变异的形成　通常,HBV 在人体的存在形式是以野生株和各种变异株混合存在。人体的免疫压力、抗病毒和免疫调节药物如干扰素、NAs 等治疗的影响、乙肝疫苗和高价乙肝免疫球蛋白(HBIG)的应用等,可以通过免疫和药物的选择作用,使敏感的野生株逐渐减少,而不敏感的变异株逐渐增多成为优势株,引起抗病毒药物治疗失败。抗病毒治疗过程中影响乙肝病毒变异风险的因素包括:基线病毒载量及多样性、变异体的复制能力、导致耐药特定变异的数量等。

　　HBV 基因组的不同部位存在广泛的差异,不同部位的差异性显著不同,基因 S、C、P、X区,前 C 区,前 S2 区,前 S1 区的差异性依次增高。

　　HBV 基因组中有些区段高度保守,这些区段常是病毒复制十分要害的序列,包括编码聚合酶的活性部位、维持 HBV 蛋白空间构型的氨基酸(如半胱氨酸),以及直接重复序列和启动子、增强子等调节序列的部位。这些部位一旦发生变异,常有重要的生物学活性改变。

HBV 变异较常出现在某些特点位点(热点),如前 C/nt83、C 基因 nt 84~101、S 基因 nt587、P 基因 /nt204 等。

HBV 发生的变异虽然很多,但并非所有均存在生物学及临床意义。其中较常见的有生物学和临床意义的 HBV 变异如表 9-51-10 所示。

表 9-51-10　有生物学和临床意义的 HBV 变异

P 基因的 YMDD 等 NAs 变异
S 基因 a 决定簇 G145R HB 疫苗逃逸变异
前 S 区缺失和插入变异
前 C 区 ntG1896A 的 HBeAg(−)表现型变异
C 基因替代和缺失变异
C 因启动子 ntA1762T 和 ntG764A 双变异
肝癌中的截短 X 蛋白(HBx')和前 S/S2 区(MHBs')

其中,P 蛋白逆转录酶中一些保守序列涉及酶催化活性和 NAs 的结合。其变异可导致 NAs 的耐药发生。如图 9-51-9 所示。

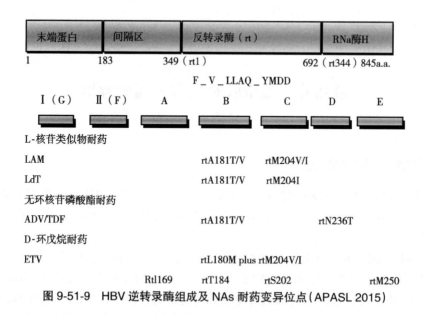

图 9-51-9　HBV 逆转录酶组成及 NAs 耐药变异位点(APASL 2015)

HBV 逆转录酶 C 区的 YMDD 区段是主要的催化部位,有很高的酶活性。YMDD 变异后甲硫氨酸被异亮氨酸(rtM204I)或缬氨酸(rtM204V)取代。YMDD 突变产生途径包括:自然存在及药物诱导。

(1)自然存在:在体内,HBV 以相似株状态存在,L 型核苷类治疗前优势毒株是逆转录酶(rt)M204,但有 20% 病例的相似株中已存在不同比率的 rtV204 及 rtI204 毒株。治疗前有或无 rtM204V/I 毒株,对以后是否发生耐药性并无显著性差异,可能不被 LAM 选择为优势毒株,不会诱发肝炎加重。

(2)药物诱导:HBV DNA 多聚酶 C 区 YMDD 位点是拉米夫定(LAM)结合和作用的位点。长期(一般在 6 个月以上)应用 LAM 等治疗后,可出现 YMDD 的变异。表现为野毒株被抑制,rtM204V/I 的变异株选择成为优势毒株。B 区的 FLLA(苯丙氨酸 - 亮氨酸 - 亮氨酸 - 丙氨酸)基序可伴随 YMDD 变异而发生 rtL180M 变异,可能是 C 区变异的补偿。

rtM204I 仅短暂出现或与 rtM204V 混合存在;rtM204V 出现率高于 rtM204I,在变异病毒相似株中 rtM204V 占复制优势。

分析大量耐药病例,98% 有 YMDD 变异,除 rtM204V/I 和 rtL180M 外,还有 rtV173L 变异。这些突变有四种常见的模式:L180M+M204V;M204I;L180M+M204I;V173L+L180M+M204V。偶可见 L180M+M204V/I。HIV/HBV 合并感染患者更容易发生拉米夫定耐药。

YMDD 变异出现后 LAM 对 DNA 多聚酶的结合和抑制作用减弱,不能有效地抑制 HBV 复制,从而形成临床上 LAM 耐药。rtM204V/I 毒株对三磷酸脱氧胞苷(deoxycytidine triphosphate,dCTP)有比对 LAM 更大的结合亲和性,故对 LAM 的敏感性显著下降,可低于对照毒株的 45 倍;出现变异后患者原已抑制的病毒可再活动,引起病情复发。

YMDD 变异可能导致 L 型核苷类的其他药物发生交叉耐药,如替比夫定及恩替卡韦。

二、变异的临床结果

据统计 LAM 的累计耐药性为每年出现 15%~20%。用药 5 年后耐药率可高达 80%。耐药变异发生后可能导致病毒学突破,主要是指在起初对药物反应佳且规律用药的患者中,HBV DNA 水平增长 $\geq 1 \log_{10}IU/mL$,或 NAs 治疗患者自基线 HBV DNA 无法检测(<10IU/mL)上升至 HBV DNA $\geq 100IU/mL$。肝炎病情波动通常出现于快速的 HBV DNA 再现之后,考虑与针对 204 位点变异发生的细胞毒性 T 淋巴细胞介导的免疫反应相关。耐药将导致 ALT 升高,偶尔也会引起肝脏炎症的暴发和临床的失代偿表现。耐药性的出现也可能会导致急性肝衰竭和死亡,尤其是有潜在进展性肝病或器官移植后的患者。与未经治疗的慢性乙型肝炎病毒感染者在自然病程中发生肝炎病情波动或加重相比,发生 YMDD 变异后继续 LAM 治疗的患者肝炎波动时,尤其是肝功能失代偿期间,病情更为严重。虽然持续 M204I/V 变异的乙肝患者可能会发生 e 抗原的血清学转换,但较未发生 YMDD 变异的病例,其血清学转换率低得多。除减少 e 抗原血清学转换和引起肝脏组织学进展外,YMDD 变异将会影响抗病毒治疗的长期疗效。其他 NAs 耐药的潜在后果包括肝硬化发生率增高;肝硬化病例病情急性加剧,有急性肝衰竭的高危性;引起聚合酶的变化,导致 HBsAg 抗原性改变,可能引起突变体的表面逃逸,减少与 HBIG 的结合,导致肝移植后乙型肝炎病毒复发的风险增加;尚有导致乙肝病毒耐药菌株传播的报道。

对 YMDD 变异的预防策略:临床上共有 5 种 NAs 药物被用来抗 HBV 治疗。所有的 NAs 的作用靶点均为 HBV 聚合酶中的逆转录酶活性位点,经过 12 周的治疗,可使 HBV DNA 水平下降 $4\sim6 \log_{10}IU/mL$。逆转录酶区域的单氨基酸替换可以显著降低 NAs 与病毒的结合及抗病毒疗效,但病毒本身可以保留复制能力。NAs 无法作用耐药突变体,从而导致病毒学突破及治疗失败。

L 型核苷类包括拉米夫定(LAM)、替比夫定(LdT)。其中(LAM)是第一个被批准用于治疗乙肝病毒的 NAs。LAM 有强有力的抗病毒效果,但耐药基因屏障也较低。长期应用 LAM 治疗的患者易发生耐药。LAM 的累计耐药性为每年出现 15%~20%。用药 5 年后耐药率可高达 80%。LdT 长期应用亦可发生耐药,用药 1 年累计耐药率达 5%,4 年累计耐药率可达 35%。而其他的 NAs 药物如恩替卡韦(ETV)及替诺福韦(TDF)的长期耐药率均降低,据观察统计,ETV 随访 6 年耐药发生率仅有 1.2%,至目前为止,尚未发现 TDF 耐药(图 9-51-10)。

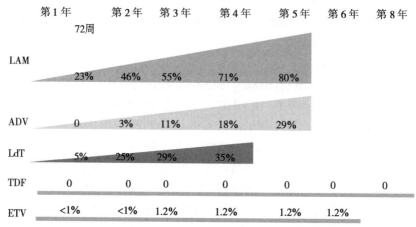

图 9-51-10　长期应用 NAs 后的累计耐药率

鉴于 YMDD 变异出现的一些情况,最好避免如此棘手的问题发生。所以,对 YMDD 变异的预防胜于治疗。

为预防耐药发生,应该认真选择抗病毒治疗适应证并尽量选择最优的治疗方案。这一点对于 LAM 及 ADV 治疗尤为重要,因为它们的耐药发生率相对较高。单一应用易于耐药的抗病毒治疗方案有以下缺点:①治疗容易失败;②治疗失败后病情往往恶化;③耐药毒株感染者总数上升;④ LAM 耐药后可导致对其他药物的耐药(或有害的变异);⑤耐药流行及该药物失效。ETV 及 TDF 抗病毒疗效更强,这些药物更值得推荐。

对于预防 YMDD 变异策略可包括以下几种:①抗病毒治疗必须有明确适应证:如果风险足够低,或者可能发生自发的病毒清除,那么策略之一就是不要治疗或者不要延期治疗。例如:大约 70% 存在肝脏桥接坏死或者血清甲胎蛋白水平超过 100ng/mL 的肝炎,在 3 个月内存在 e 抗原血清学转换及 HBV DNA 清除的可能。所以,如果不存在肝功能失代偿,3 个月的观察期是可取的。②如果患者需要治疗,那么其策略应该是尽量降低 YMDD 变异的发生。正如艾滋病治疗过程中所证实的,需要联合用药以完全抑制病毒复制,可阻止耐药的发生。如 LAM 联合应用阿德福韦酯(ADV)、恩替卡韦(ETV)等药物。③另一种策略为选择一个高抗病毒疗效(在治疗的前 6 个月内达到完全病毒学应答)和高耐药屏障(出现多个位点变异后才会导致耐药发生)的药物进行初次治疗(例如:恩替卡韦和替诺福韦)。④此外,抗病毒药物的应用需要时间较长,若患者服药不规律很容易诱发耐药。所以提高患者的依从性,对患者进行依从性教育就显得尤为重要。⑤避免序贯治疗。⑥避免中断治疗。⑦提高药理学屏障。⑧当应用低耐药屏障的药物(例如 LAM、LdT 或 ADV)时,应定期监测患者的 HBV DNA 等指标,及时发现病毒学突破,当患者的 HBV DNA 定量相比于最低点升高 $\geq 1 \log_{10}IU/mL$ 时,即可视作表型耐药的预兆,建议在 ALT 水平升高以前就给予"补救"治疗(见下文)。

三、对 YMDD 变异患者的治疗

耐药变异发生后若仍继续应用 LAM 治疗,在不定的时期后终将导致肝炎复发,且会使许多病例病变加重。病毒学突破及治疗失败。对 YMDD 变异患者的治疗可换用其他抗病毒药物或联合用药。

1. 换用抗病毒药物　已对 LAM 耐药的病例可以选择换用其他无交叉变异的药物,阿德福韦酯是第一个用来解救 LAM 耐药(rtM204I/V)的 NAs,不过通常建议联合应用 ADV,而不是停用拉米夫定单以 ADV 取代,因为多家研究中心观察到单以 ADV 取代 LAM 治疗可发生无应答或者 ADV 耐药。替诺福韦单药可以用来治疗 rtM204V/I ± rtL180M 突变的患者。且 TDF 的抗病毒活性比 ADV 强得多,可能是更好的"补救"药物;YMDD 发生耐药的患者换用其他 L 型核苷类可能交叉耐药;如恩替卡韦(ETV)对 LAM 耐药有一定疗效,但作用有限,且必须采用较高剂量(1.0mg/d),但即便高剂量应用敏感性也降低。研究表明,LAM 耐药患者换用 ETV 治疗 4 年有 43% 的患者发生病毒学反弹和耐药,这些患者 ETV 剂量达到 1.0mg/d 时 HBV 抑制率仍较低。因此 LAM 耐药患者也易发生 ETV 耐药,ETV 治疗并非优先选择。替比夫定(LdT)与 LAM 有交叉耐药,故不能应用于治疗 LAM 耐药的患者。

抗病毒活性较强而已耐药的药物尚能抑制同时存在的野毒株,故在换用抗病毒活性较弱的药物时,尚需警惕发生病情"反跳",一般应重叠 2~3 个月再停用已耐药的药物。

如适合 IFN-α 治疗,也可换用 IFN-α［注意换用 IFN-α 须在肝炎复发活动时;可参考骆抗先编著的《乙型肝炎基础和临床》(第 3 版)］。停药换用须密切观察等待肝炎活动,开始活动时难以预测 LAM 耐药是否可能病变急性加重,警惕 IFN-α 免疫激活的叠加作用,在 ALT 不再继续升高、DBIL 正常时,才能开始 IFN-α 治疗。代偿性肝硬化病例 LAM 耐药变异后发生病变活动,为减少因停用 LAM 可能的急性加剧,可在继续 LAM 治疗的同时加用 IFN-α,重叠 2~3 个月再停用 LAM。

2. 联合用药　鉴于 NAs 相互间可有交叉耐药,联合不同耐药谱的药物可以显著延缓耐药的发生或降低耐药的发生率。如 LAM 与 ADV 同时应用。165 名 LAM 耐药的患者进行为期 5 年的随访,加用 ADV 治疗,可使 74% 的患者 HBV DNA 处于检测低限。LAM 及 ADV 的组合相比于 LAM 单药治疗,并不能提高病毒的抑制率。但联合治疗可以减轻 LAM 的耐药率,但并不能清除。且此药效应较缓慢,对严重病例不适宜,此外,此类药物均须长期维持用药,联合用药在一定程度上增加了费用,联合用药也只是延缓,且可能出现联合耐药变异。因而,是否为较好的策略尚待研究。

若不采用联合用药,必须避免单药变异后逐个更换。为预防交叉耐药,一般应在可能耐药变异前换用,以各类 NAs 交替使用比较合理。

四、对交叉耐药的处理

针对一种抗病毒药物出现的耐药突变对另外一种或几种抗病毒药物也出现耐药,称为交叉耐药。由于所有的 NAs 均有相同的作用位点(HBV 聚合酶),交叉耐药是一个主要问题(表 9-51-11)。而且耐药性的出现可能会限制未来的治疗方案。L 型核苷类中替比夫定(LdT)、恩曲他滨(FTC)都可发生 rtM204V/I 变异,无论体外试验还是临床病例,L 型核苷类对 LAM 耐药的 4 种变异型毒株(rtL180M+rtM204V、rtV173L+rtL180M+rtM204V、rtM204I 和 rtL180M+rtM204I)都可发生交叉耐药,FTC 与 LAM 的耐药变异率相近。ADV 作为

LAM 耐药的补救药物,当前对 LAM 耐药的病例广泛改用 ADV。但在 LAM 耐药病例出现 ADV 耐药比初治病例中要高;如又发生 ADV 的 rtN236T 变异,虽复制活性低于野毒株或单一变异株,但对 L 型核苷类都耐药。

表 9-51-11　5 种 NAs 之间的交叉耐药

	HBV 变异 野生型	LAM S	LdT S	ETV S	ADV S	TDF S
L 型核苷类(LAM/LdT)	M204I/V	R	R	I	S	S
无环磷酸盐类(ADV)	N236T	S	S	S	R	I
共享(LAM/LdT/ADV)	A181T/V	R	S	S	R	I
两个(ADV/TDF)	A181T/V+N236T	R	R	S	R	R
D 型环戊烷(烯)类(ETV)	L181M+M204V/I ± I169 ± T184 ± S202 ± M250	R	R	R	S	S
多药耐药	A181T+N236T+M204V	R	R	R	R	R

　　所以最佳的初始治疗方案是选择高抗病毒并具有高耐药屏障(出现多个位点变异后才会导致耐药发生)的 NAs 药物。但是在亚太地区的许多国家,由于用药成本等问题,便宜但耐药屏障低的 NAs 仍然作为一线治疗药物。患者一旦接受单一序贯药物治疗并失败,造成多药耐药的 HBV 突变体越来越普遍,对于多药耐药突变,目前的解救措施非常有限。同时联合应用两个或两个以上不同种类的低耐药屏障的 NAs 药物可能有助于延缓或防止耐药情况的发生(例如:LAM 与 ADV 同时应用)。但是这种解决方案可能伴随着用药依从性下降及治疗费用增加等问题。

五、对多药耐药的处理

　　多药耐药是指至少对两种不同类别的 NAs 均产生耐药。一般情况下,多药耐药的患者应用包括恩替卡韦或 TDF 在内的抗病毒药物后仍不能实现 HBV DNA 的完全抑制。多药耐药的产生一般与低耐药屏障单一 NAs 药物序贯应用相关。TDF 和恩替卡韦(0.5mg/d 或曾应用 LAM 治疗的患者应用 1mg/d)联合应用能够使 90% 的患者中位治疗 21 个月后 HBV DNA 处于检测低限(<80IU/mL)。目前医学上对于多药耐药仍是难点,需要大量多中心大样本临床实验研究明确具体治疗方案。

(王贵强　钱建丹)

第五十二章

乙型肝炎母婴传播阻断的全球性

乙型肝炎病毒(HBV)感染的主要途径之一是母婴传播。其中约90%为产时感染,即围生期感染,通常是由于母亲分娩时,新生儿在产道内接触母血、羊水和产道分泌物等;或因子宫收缩使胎盘绒毛毛细血管破裂,母血漏入胎儿体内;或胎头吸引及产钳助产操作时损伤新生儿皮肤黏膜等引起的感染。约10%发生在新生儿出生后通过母乳喂养等与母亲密切接触的水平传播,即产后感染。还有不到1%可能为宫内感染,或称产前感染。对HBV表面抗原(HBsAg)阳性母亲的新生儿出生后24h内进行乙型肝炎疫苗和乙型肝炎免疫球蛋白(HBIG)联合免疫后,围生期和产后水平感染已大幅减少。

第一节　乙型肝炎病毒母婴传播影响因素

乙型肝炎疫苗母婴阻断失败原因,主要与母亲HBeAg阳性、血清HBV DNA水平高及母亲所携带的HBV病毒株存在疫苗逃避变异有关;还可能与新生儿机体免疫功能低下或合并其他疾病有关;也可能与新生儿免疫策略如单用疫苗或联合HBIG、疫苗首针接种时间、分娩方式以及哺乳方式等相关。但研究设计较好的多项研究均显示,孕妇血清HBV DNA高载量是影响HBV母婴阻断的最关键因素。HBV DNA水平较高(>10^6~10^7 IU/mL)孕妇所生的新生儿更易发生母婴传播。近年有研究显示,对这部分母亲在妊娠中后期应用抗病毒药物,可使孕妇产前血清中HBV DNA水平降低,从而可显著提高新生儿的母婴阻断成功率。

第二节　乙型肝炎病毒感染孕妇抗病毒治疗

慢性HBV感染妇女计划妊娠前,最好由感染科或肝病科专科医师评估肝脏功能。肝功能始终正常的感染者可正常妊娠;肝功能异常者,如果经治疗后恢复正常,且停药后6个月以上复查正常则可妊娠。对于育龄未孕妇女,推荐干扰素治疗。但是干扰素能抑制胎儿生长,使用期间须避孕。对于妊娠期间需要抗病毒治疗的慢性乙型肝炎患者,必须权衡其肝病所处的阶段和潜在的抗病毒治疗受益与胎儿可能遭受的风险之间的利弊。

2019年版中国慢性乙肝防治指南推荐,孕产妇乙肝病毒载量≥$2×10^5$IU/mL,在24~28周开始抗病毒治疗,预防乙肝母婴传播。建议使用的药物有:替诺福韦或替比夫定或丙酚替诺福韦(TAF),使用替诺福韦时可母乳喂养。干扰素在用药期间的妊娠中的致畸作用没有太多阳性数据。尽管使用干扰素要避孕,但意外妊娠时是否要终止妊娠需要征求患者及家属的意见,从医生的角度看,不一定需要终止妊娠。

第三节　乙型肝炎病毒携带孕妇母婴阻断

HBsAg 阳性母亲新生婴儿,出生后接种乙肝疫苗 +HBIG 联合免疫,HBV DNA ≤ 10^6 IU/mL 母亲,母婴传播阻断成功率 100%,HBV DNA>10^6 IU/mL 母亲,部分新生儿母婴传播阻断失败,且随着母亲 HBV DNA 水平升高,失败率增加。临床试验表明,无论 HBeAg 是否阳性,慢性乙肝,使用 TDF 治疗 3 个月,HBV DNA 均降至 10^4 IU/mL 以下,因此,各国指南或共识均建议对 HBV 携带孕妇在妊娠晚期使用替诺福韦可预防 HBV 传播。产后可停药,可哺乳。

第四节　妊娠期乙型肝炎病毒的阻断、预防、治疗和随访管理共识

HBV 母婴传播(mother-to-Child transmission,MTCT)感染者,大多会转变为慢性 HBV 感染。妊娠期预防和管理,是全球努力减少慢性 HBV 感染的重要组成部分,但存在许多挑战。如对母婴的治疗和随访缺乏连贯性,产后 HBV 发作风险不确定,妊娠期抗病毒治疗安全性和有效性缺乏随机试验数据,不同抗病毒药物治疗缺乏头对头研究,全球不同人群 HBV 感染的流行病学缺乏资料。孕期抗 HBV 指南,各国意见不一,与国内目前推行的《慢性乙型肝炎特殊患者抗病毒治疗专家共识:2015 年更新》《乙型肝炎病毒感染女性生育管理专家共识》《乙型肝炎病毒母婴传播预防临床指南(第 1 版)》等也不尽相同。2015 年 10 月,澳大利亚、英国和新西兰等 16 名国际著名专家,就"妊娠期 HBV 的阻断、预防、治疗和随访管理"在 *Gut* 发布了一篇共识综述,先进性、科学性和实用性较强。

一、孕期 HBV 感染筛查

孕妇在首次就诊时,对其进行 HBV 产前筛查,新生儿普遍接受 HBV 疫苗接种,是最有效、合乎伦理道德的预防乙型肝炎策略,美国、英国、澳大利亚和我国等多个国家,对所有妊娠妇女进行产前 HBV 筛查和婴儿 HBV 疫苗接种后,儿童及青少年的乙型肝炎发病率明显下降。

二、筛查路径

1. 产前　通过普遍筛查,发现 HBsAg 阳性的孕妇,建议其到专科医生进一步就诊。根据孕妇母婴传播(MTCT)概率的大小,决定需要干预和监测的频率及类型。目前,孕妇产前就诊次数较少,HBV 低复制水平妇女失访,婴儿不能完成全程 HBV 疫苗接种。

评估应包括:疾病分期,根据血清 HBeAg、HBV DNA 水平及既往母婴传播的历史,评估传染性风险。非侵入性肝纤维化检测如 FibroScan 和 FibroTest 已在很大程度上取代了肝穿刺活组织检查评估肝纤维化,但在妊娠时,目前没有证据显示这项检测的准确性、有效性和安全性。FibroScan 目前尚未批准用于孕妇的检测。产前评估和教育,需要由具有本专业

知识和经验的临床医生进行，如传染病和肝病医生或产科医生，充分评估对 MTCT 的风险。在一些国家，妊娠期间测试主要由产科护理人员、专科医师、护士或全科医生负责。

产前乙型肝炎教育，应包括疾病分期和自然史、血清学标志物解释、传播风险、孕期疾病恶化风险、预防方法、抗病毒治疗的可能性、第一和第三孕期的治疗、围生期及产后选择 NAs、解释高病毒载量母亲目前预防的限制／风险、解释抗病毒治疗时母乳喂养风险和利弊、讨论分娩方式等。

2. 围生期　主要是维持孕妇肝功能稳定，防止新生儿 HBV 感染。母亲的治疗和婴儿疫苗接种应落实。

3. 产后　主要是母亲的护理。明确什么时候应该继续治疗，已经治疗的母亲应该做些什么，肝炎发作的风险等。最好由专家作出产后是否需要继续抗病毒治疗和可能会影响到产后肝炎发作的风险及监测。

我国《乙型肝炎病毒母婴传播预防临床指南（第 1 版）》建议慢性 HBV 感染者一旦妊娠后，必须定期复查肝功能，尤其在妊娠早期和晚期。但是目前缺乏连贯性的策略和后续随访筛查的管理，对产妇的后续治疗及婴儿疫苗接种随访的管理提出了挑战。由三级中心和全科医生与每位医疗保健专业人员（专家、全科医生、护士和助产士）分工共同负责的推荐管理方案，可以确保产妇及婴儿得到恰当的治疗和随访。

三、育龄期妇女抗 HBV 治疗

1. 育龄期妇女理想的 HBV 治疗　妊娠 HBV 感染者具有独特的管理问题。医疗方面，需要考虑的因素包括 HBV 对妊娠的影响、妊娠对 HBV 感染的影响、妊娠期抗 HBV 的治疗、如何预防 MTCT 等。

2. HBV 对妊娠的影响　研究表明，妊娠合并 HBV 或 HCV 与所有其他孕妇相比，早产（<37 孕周；11.5% vs 7.9%，$p<0.001$）、胎膜早破（8.9% vs 6.9%，$p=0.026$）、胎盘早剥（1.5% vs 0.7%，$p=0.018$）、引产（33.9% vs 28.1%，$p<0.001$）、剖宫产（19.0% vs 13.2%，$p<0.001$）、围产儿死亡率（2.3% vs 1.3%，$p=0.016$）、先天性畸形（7.2% vs 5.1%，$p=0.01$）和低出生体重（<2.5kg；10.4% vs 7.8%，$p=0.009$）是孕妇发生生产前不良结局独立的危险因素（单因素分析）。从多变量分析中，去除了可能的混杂因素后，HBV 阳性或 HCV 阳性与围产儿死亡率［相对危险度（RR）=1.8；95% 置信区间（95% CI）：1.1~2.9］、低出生体重（RR=1.4；95% CI：1.1~1.7）、先天性畸形（RR=1.4；95% CI：1.1~1.9）和早产（RR=1.4；95% CI：1.2~1.8）有相关性。另一项妊娠合并 HBV 的病例对照研究报道亦显示，HBV 感染是先兆早产 <37 周（11.9% vs 6.3%，$p=0.030$）、早产 <34 周（4.7% vs 1.2%，$p=0.033$）、妊娠期糖尿病（19% vs 11.1%，$p=0.012$）、产前出血（11.5% vs 5.5%，$p=0.02$）的独立危险因素（单因素分析）。需要谨慎对待这些采用单因素分析方法的研究结果；不管怎样，其建议对于 HBV 和 HCV 感染者的孕妇和婴儿一定要得到仔细监控。

3. 妊娠对 HBV 的影响　对于大多数 HBV 感染的孕妇，妊娠期肝脏疾病不会恶化，肝酶往往保持正常。有的孕妇出现妊娠期肝脏疾病加重和暴发性肝衰竭，可能与妊娠期间母体激素改变、免疫力下降、肝脏负荷增加等原因有关。约 1/3 的产妇可能会出现产后肝炎的发作。

育龄期妇女一般处于免疫耐受阶段，但因当代女性组建家庭较晚，高龄期才妊娠，免疫清除期的患者正逐渐增加。目前临床医生主要面临 3 方面情形：育龄期妇女没有抗病毒治疗、正在抗病毒治疗的妇女考虑怀孕、抗病毒期间的妇女怀孕。现有的指南在哪类患者应该治疗和用什么治疗方面的推荐意见是相同的：治疗的主要目标是减少疾病进展的风险，如在怀孕期间需使用抗病毒药物,优先考虑妊娠期使用是有效的、安全的、可获得的、耐受性良好、疗程确定的药物。

育龄期妇女,应慎重考虑抗病毒治疗的优缺点。医生应与患者及其配偶讨论计划生育方面的问题。如果患者计划怀孕,延迟治疗是比较谨慎的选择,但需对其肝脏疾病的严重程度进行评估。

鉴于孕期治疗 CHB 的药物经验有限,需权衡母亲的健康及胎儿的安全。轻度肝损伤通常推迟至怀孕后再治疗,《慢性乙型肝炎特殊患者抗病毒治疗专家共识:2015 年更新》中指出轻度肝损伤者可密切观察或暂给予保肝对症治疗,待分娩后再进行抗病毒治疗。如果近期考虑怀孕,在可能的情况下,及早用干扰素或许是更为谨慎的选择。由于聚乙二醇干扰素(PEG-IFN)治疗疗程相对固定,停药后有机会获得持续病毒学应答,应被视为基线特征良好患者的一线治疗。如果非妊娠患者有良好的基线特征且无禁忌证,应考虑干扰素(IFN)。上述提到的国内的 3 部指南也一致建议将 IFN 作为首选治疗方案。IFN 对胎儿发育有明确致畸作用,患者在治疗过程中需避孕,且治疗结束后 6 个月才能妊娠。但如果需要用 NAs,恩替卡韦和替诺福韦是最有效的,值得推荐。基于现有的大量的安全数据,优先考虑替诺福韦。

四、抗 HBV 药物妊娠安全性

关于妊娠期抗 HBV 治疗安全性的数据大部分来源于人类免疫缺陷病毒(HIV)感染人群的联合抗病毒治疗。一项比较怀孕期间接受替诺福韦抗 HIV 治疗与未治疗的 HIV 感染母亲所孕育婴儿生长情况的研究显示,该两组人群中的婴儿(出生时及出生后 13 个月内)生长情况包括体重和身高无明显差异。服用替诺福韦的母亲不允许进行母乳喂养,故胎儿仅在母体子宫内暴露于替诺福韦。另一项关于 HIV 感染母亲所孕育婴儿的研究显示,在妊娠期间应用替诺福韦治疗与未接受治疗的母亲所孕育的婴儿,其产生先天畸形的概率大致相同。近期,在所有已批准应用于 CHB 的抗病毒药物,仅 LAM 和替诺福韦在抗逆转录病毒药物登记数据库有充足的数据回顾。通过病例对照研究,这两种药物均无增加新生儿先天缺陷的风险性,但 LAM 基因屏障低,更易产生耐药。妊娠期间不推荐应用 PEG-IFN,因为其在妊娠期的安全性尚不明确且具有抗增殖特性。LdT 和替诺福韦是美国 FDA 批准的妊娠 B 级药物,而 ETV、LAM 和阿德福韦酯(ADV)是 C 级药物。相比在血清中,LAM 在羊水中浓度更高,LAM 及替诺福韦能经乳汁分泌(表 9-52-1)。

表 9-52-1 妊娠期或母乳喂养 HBV 药物

药物	ADEC 妊娠期分类	FDA 妊娠期分类	是否经胎盘	是否经乳汁分泌	动物研究
LAM	B3	C	是	是	兔子实验中剂量与临床剂量相同时导致胚胎死亡;但暴露水平高于人类 51 倍时在小鼠中无影响
ADV	B3	C	是	是	当 AUC 达到人体暴露最大水平的 23 倍(小鼠)和 40 倍(兔子)时胎儿发育未受影响;在小鼠中当剂量大于人体暴露最大剂量的 38 倍时才会产生胚胎毒性和致畸

续表

药物	ADEC 妊娠期分类	FDA 妊娠期分类	是否经胎盘	是否经乳汁分泌	动物研究
ETV	B3	C	未知	未知（动物实验中可以）	当 AUC 达到人体暴露最大水平的 23 倍（小鼠）和 175 倍（兔子）时胎儿发育未受影响；胚胎畸形、智力发育迟缓在超大剂量（>人体水平 2 500 倍）时才会发生
TDF	B3	B	未知	未知（动物实验中可以）	当 AUC 在人体暴露最大水平的 4~13 倍（小鼠）和 66 倍（兔子）时均不会产生胚胎异常；在妊娠后半期以 30mg/(kg·d) 的剂量皮下应用治疗怀孕的猴子能够减少胎盘磷的血清浓度
LdT	B3	B	是（小鼠和兔实验）	是（动物实验中可以）	当 AUC 在人体暴露最大水平的 6 倍（鼠）和 37 倍（兔子）时均不会产生胚胎异常；在兔子实验中当药物血浆水平大于人体治疗剂量的 37 倍时，能够增加早产或流产的风险
PEG-IFN-α-2a	B3	C	大分子物质有少量进入	大分子物质有少量进入	猕猴：能够增加流产风险；在孕育后代中尚未出现致畸作用

注：ADEC 为澳大利亚药品评审委员会；AUC 为曲线下面积。

欧洲肝病学会（EASL）指南推荐，在开始治疗前应与育龄期妇女就生育计划和抗 HBV 治疗相关风险问题进行沟通。一旦妊娠，应终止 IFN、ETV 和 ADV 治疗。并改用妊娠 B 级 NAs，如替诺福韦为优先推荐的药物。目前尚无妊娠期耐药管理相关信息，如果患者对其他药物耐药，可以考虑应用替诺福韦单药治疗。

当在 CHB 治疗过程中意外妊娠，应当重新评估治疗的合理性。如果评估尚无足够的安全性，可更改为相对安全的药物，肝脏疾病较轻者，也可终止抗病毒治疗。《慢性乙型肝炎特殊患者抗病毒治疗专家共识：2015 年更新》和《乙型肝炎病毒感染女性生育管理专家共识》指出：若应用 LAM、LdT 或 TDF 抗病毒治疗期间意外妊娠者，可在与患者充分沟通的情况下，继续原方案抗病毒治疗。若应用 ADV、ETV 等妊娠 C 级药物时应充分告知风险，权衡利弊，患者签署知情同意书的情况下换用 LAM、LdT 或 TDF 继续抗病毒治疗。对妊娠后终止治疗的孕妇，在妊娠期和/或生产后应该进行检测。替诺福韦有可靠的安全性和不易耐药，是优先考虑的抗病毒药物。对于耐药突变者，应选用对耐药突变株有效的抗 HBV 药物。

五、HBsAg 阳性母亲最佳生产方式

HBV 通过 MTCT 感染的婴幼儿中 95% 可发展为慢性感染。相反，通过 HBV 水平传播而感染的，如儿童间相互接触、被污染的针头扎伤、性接触或输血的慢性率因接触年龄而异，随年龄增大，感染后慢性化发生率降低。

生产方式与感染相关风险因素应当由产科医生进行评估。一项关于 MTCT 风险早期

研究结果显示,出生时接受 HBV 疫苗及 HBIG 的婴儿行剖宫产的感染率为 6%,而经阴道生产的感染率为 19.9%($p<0.03$)。相同的,一项关于 HBsAg 阳性母亲所生在出生时接受 HBV 疫苗及 HBIG 治疗婴幼儿的回顾性研究分析指出,与阴道分娩相比,择期(非紧急)剖宫产能降低 MTCT 发生率(1.4% vs 3.4%,$p<0.032$)。当母亲病毒载量 $<2 \times 10^5$ IU/mL 时不会发生 MTCT。近期一些研究则无明显证据支持剖宫产能降低 HBV MTCT 发生率,如 Wang 等发现不同的生产方式与接受免疫预防新生儿的 MTCT 无明显相关性。

应用 HBV 疫苗和 HBIG,不能因 MTCT 而改变生产方式。《乙型肝炎病毒母婴传播预防临床指南(第 1 版)》也指出不能以阻断 HBV 母婴传播为目的而选择剖宫产分娩。而《乙型肝炎病毒感染女性生育管理专家共识》则建议根据患者具体情况而决定分娩方式:①肝功能正常、无内科并发症的 HBV 感染孕妇,建议根据产科情况决定分娩方式。②肝功能轻中度异常、无内科并发症的 HBV 感染孕妇,若经过保肝治疗肝功能正常且无产科禁忌证者可经阴道试产,若肝功能持续异常,应充分评估肝脏功能及 Child-Pugh 分级,适时剖宫产结束分娩。③代偿性及失代偿性肝硬化患者,应充分评估肝脏功能及 Child-Pugh 分级,决定剖宫产手术时机,建议孕 33~35 周结束分娩。④有研究显示过期妊娠可增加 HBV 母婴传播的风险,建议尽量避免过期妊娠,以减少宫内感染的机会。

六、妊娠期创伤性产科手术的安全性

妊娠期间的创伤性操作如羊水穿刺、绒毛膜取样(操作过程中需反复穿刺)、胎血取样(可能侵及脊髓或者直接进入肝内脐静脉)及微创或开放手术,均是暴露前预防失败的重要因素。羊水穿刺传播 HBV 风险的资料较少,但这些资料指出,在 HBeAg 阳性、高病毒载量或实施经胎盘羊水穿刺时,HBV 传播风险增高。近期研究显示,母亲病毒载量 $\geqslant 2 \times 10^6$ IU/mL,发生垂直传播的风险性明显增高(病毒载量 $<2 \times 10^6$ IU/mL 且未行羊水穿刺的母亲,发生传播概率分别为 50%、4.5%,$p=0.006$),但当母亲 HBV DNA 小于该水平时,行羊水穿刺后的传播风险未见明显增加。值得注意的是,澳大利亚最近的一项研究指出,近 60% 的专家在行创伤性操作之前,不常规监测经血液传播的病毒情况(包括 HBV),可能认为创伤性操作造成 HBV MTCT 的风险尚不明确(20%),或认为其风险不清楚(30%)。

对需要行产前检查的母亲而言,应优先选择无创性操作,特别是有医源性感染高风险的体内高病毒载量的妊娠妇女。产前监测胎儿畸形,无创检查无疑是产前检查的变革,通过母亲血液检测对常规胎儿畸形行高灵敏度和高特异性监测,如唐氏综合征。应用传统监测技术存在致畸高风险的 HBeAg 阳性母亲,应当采用无创性产前检查,使需要产前检查且有潜在产前医源性 HBV 传播的风险降到最小,在需行创伤性检查的母亲中,羊水穿刺术较绒毛膜取样更有优势,但不宜行经胎盘羊水穿刺。各种有创检查的风险及优点应当告知患者并签署知情同意书。

许多产科指南阐述了 HBV 感染妊娠患者的治疗方案。例如,加拿大妇产科学会指南提出,尽管胎儿经羊水穿刺感染 HBV 的风险小,但仍需要采取一切手段以阻断经胎盘针刺传播。以上推荐与澳大利亚和新西兰皇家妇产科学院指南相似。这些更新的指南也强调了高病毒载量母亲监测的重要性,以及宣传无创产前检查从而减少高危孕妇有创检查的风险。

然而,研究显示,2006 年 7 月—2011 年 6 月对澳大利亚维多利亚州 3 家医院出生数据的统计与当前指南的相符率很低。对 398 例孕妇(其中 344 例为 HBeAg 阳性患者)通过检测 HBeAg 或病毒载量对病毒复制水平进行评估,结果显示病毒复制的数量或百分率较低。

此外,尚无证据显示在该人群中有创操作的数量明显减少。共进行了 24 例有创操作,其中 6 例为绒毛膜取样,18 例为羊水穿刺,在 24 例有创操作中,仅对 3 例进行了 HBeAg 或病毒载量的评估。在患者知情相关传播风险情况下,以上案例均无证据显示患者在进行有创操作之前知晓自身的 HBV 情况,考虑到风险分层(通过病毒复制水平进行评估)和风险最小化(减少产前有创检查),这些结果均指出了对当前指南的施行欠佳。

虽然数据有限,但仍有少量证据指出,高病毒载量母亲行有创检查,如羊水穿刺等操作,能够增加传播风险。由于指南数据基础质量差或缺乏,目前尚未形成针对性推荐意见。《乙型肝炎病毒感染女性生育管理专家共识》建议 HBV 感染孕妇应谨慎行羊膜腔穿刺,HBV DNA 低复制或检测不出者,在知情同意后可考虑行羊膜腔穿刺;HBV DNA 高复制($\geq 10^{7}$ 拷贝 /mL)者除非特殊原因,一般不建议行羊膜腔穿刺。

七、抗 HBV 治疗对阻断 HBV MTCT 有效性

针对抗病毒治疗阻断 MTCT 的临床实验极少,仅有少部分为随机试验。在所有抗 HBV 治疗中,妊娠期应用 LAM 的数据最多。一项对 951 例孕妇随机分组临床试验进行荟萃分析,该 951 例孕妇均携带 HBV,且每组都接受 HBIG 和疫苗治疗,分析显示接受 LAM 治疗的孕妇在 9~12 个月围生期时的传播率为 1.4%~2.0%,较未接受治疗孕妇的传播率均呈下降趋势;最近一项关于 LAM 阻断 MTCT 的荟萃分析指出,LAM 联合 HBIG 能够降低 MTCT 发生风险。当治疗前 HBV DNA>2×10^{7} IU/mL 或治疗后 HBV DNA>2×10^{5} IU/mL,LAM 对于阻断 HBV MTCT 无效。一项研究还指出,LAM 在妊娠期前 32 周运用时无效,是否接受 LAM 治疗,单从副作用方面而言尚无明显区别。

LAM 是一种低基因屏障的抗病毒药物。当应用于高病毒载量母亲来阻断 MTCT 时,LAM 可能会筛选出耐药病毒株,影响母亲将来的抗病毒效果。这些数据均提示 LAM 可能不是隔断 MTCT 的理想选择。

研究显示,MTCT 能够显著降低妊娠妇女的病毒载量。由 Han 等进行的非随机研究,应用 LdT 治疗的患者其 MTCT 发生率为 0,而未经治疗的发生率为 8%(p=0.007)。在一项回顾性、非随机研究中,对 HBV DNA 为 2×10^{5} IU/mL 且 HBeAg 阳性的妊娠妇女分别应用 LdT、LAM 或不经治疗,所有经治病例中均未发生 MTCT。近期一项对 88 例妇女在妊娠后 6~9 个月进行 LdT 或不予治疗的开放性研究显示,在产后 28 周,应用 LdT 治疗组未发生 MTCT,而对照组发生率为 8.6%(p=0.028);两组副作用无明显差异。与 LAM 一样,LdT 亦属于低基因屏障药物,在抗 HBV 中通常为非一线治疗的药物。在妊娠期运用 LdT 治疗也可以筛选出耐药病毒株。

近期一项 CHB 妊娠妇女非随机研究中,在妊娠期后 3 个月应用替诺福韦能够持续降低 HBV MTCT 发生率,并且孕妇及婴儿均可耐受且安全。目前,尚无针对应用替诺福韦阻断 HBV MTCT 发生率的随机临床研究。由于替诺福韦是美国 FDA 妊娠期分类 B 级药物,且有良好的抗病毒效果和低耐药率,因此替诺福韦可能成为阻断 MTCT 的治疗选择。该药物在 HBV 用药中有广泛经验,且在妊娠期应用中具有可追溯的安全记录。来自我国和土耳其的近期数据表明,应用替诺福韦是安全有效的。一项我国台湾地区近期的回顾性试验显示,针对 118 例 HBeAg 阳性妊娠妇女应用替诺福韦治疗的婴幼儿,较未接受治疗的婴儿在出生 6 个月后检测 HBeAg 阳性率明显下降(1.54% vs 10.71%)。在该研究中,母婴在妊娠 30~32 周至产后 1 个月接受抗病毒治疗。

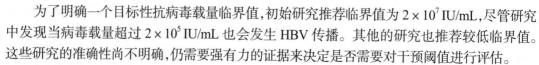

为了明确一个目标性抗病毒载量临界值,初始研究推荐临界值为 2×10^7 IU/mL,尽管研究中发现当病毒载量超过 2×10^5 IU/mL 也会发生 HBV 传播。其他的研究也推荐较低临界值。这些研究的准确性尚不明确,仍需要强有力的证据来决定是否需要对干预阈值进行评估。

免疫预防失败与病毒载量 $>2 \times 10^7$ IU/mL 相关。但是能够完全阻断或减少传播发生的目标性病毒载量水平仍是未知的,即便病毒载量抑制到低于检测下限,仍有可能发生围生期传播。例如,病毒可能经胎盘迁移播散至胎儿体内。一项研究显示,在 HBeAg 阳性母亲所生的婴幼儿中,约 3.7% 因宫内感染在出生时检测出 HBeAg 阳性。此外,无论父母任一方感染 HBV,在卵母细胞及胚胎细胞中均有 HBV 存在。HBV 侵入抑制剂 Myrludex-B 可能是一种有效阻断 HBV MTCT 的新型治疗方案,因为它能够在难以获得静脉免疫球蛋白资源匮乏地区应用,目前这种抑制剂正处于研究阶段。

尽管目前数据有限,但抗 HBV 治疗在减少 MTCT 方面有一定作用。应当与患者沟通抗病毒治疗的风险及效益,且应根据不同个体的需要来制订个体化治疗方案。在尚无法应用替诺福韦的地区,LdT 或 LAM 是可选的备选方案,而国内的 3 部指南推荐治疗用药的顺序均为 LAM、LdT 和 TDF。

八、治疗时机

HBV 感染的妊娠妇女通常处于免疫耐受期,大多为高病毒载量 HBeAg 阳性;尽早启动抗病毒预防治疗能为 HBV 病毒载量降低至可以阻断 MTCT 发生的水平提供足够时间。需要注意的是,约 12% 的分娩在孕期 37 周之前。较晚开始治疗的好处包括减少婴幼儿接触抗病毒药物及药物毒性的风险,也减少母亲暴露于药物的时间,减少耐药风险。大量妊娠后期应用 LAM 的研究(表 9-52-2)表明,妊娠期 20~32 周应用 LdT 治疗 MTCT 发生率较对照组明显下降。

表 9-52-2　LAM 预防 MTCT

参考文献	启动 LAM 治疗	案例		管理		随访
		说明	数量	说明	数量	
Su 等	前 3 个月	HBsAg 阳性 / HBeAg 阳性,妊娠期间持续治疗	12	历史对照,HBV 疫苗 30mg/30mg/10mg;历史对照,HBV 疫苗 30mg/20mg/10mg	81 37	出生后 12 个月
Li 等	28 周	HBsAg 阳性	43	HBeAg 阳性,安慰剂(随机对照试验)	52	出生后 12 个月
Xu 等	32 周	HBsAg 阳性,LAM/HBV 疫苗/HBIG,妊娠 32 周至产后 4 周应用	56 (13% 失访)	HBeAg 阳性,安慰剂(随机对照试验)	61 (31% 失访)	出生后 24h

续表

参考文献	启动 LAM 治疗	案例		管理		随访
		说明	数量	说明	数量	
van Zonneveld 等	34~36 周	HBsAg 阳性，高病毒载量	8	历史对照，高病毒载量	24	出生后 12 个月
Van Nunen 等	36 周	HBeAg 阳性，高病毒载量	3	历史对照，HBeAg 阳性，高病毒载量	8	出生后 12 个月
Han 等	20 周	HBsAg 阳性，LAV	52	HBsAg 阳性，28 周开始每 2 周应用 1 次 HBIG	61	出生后 12 个月

　　早期终止能够减少婴幼儿接触抗病毒药物及潜在的产后副作用，以保证母乳喂养；晚期终止能够为妊娠期免疫学改变提供足够时间，阻断产后早期的肝炎发作。延长抗病毒治疗能够减少这种情况的发生。一项抗病毒阻断 MTCT 的研究显示，在产后 12 周终止抗病毒治疗与产后 4 周终止治疗相比，尚不能减少肝炎发作的发生及其严重性。

　　推荐在妊娠的后 3 个月（28~32 周）启动抗 HBV 治疗，能有效阻断 MTCT 发生，尽管在生产时仍有 20% 妇女其病毒载量 >10^7 IU/mL，部分可能早产。在妊娠 28 周开始抗病毒治疗更合理。在没有更多可靠数据之前及产后免疫控制所需时间确定之前，目前推荐终止治疗的时间为产后 12 周，并且在终止抗病毒治疗后密切监测肝炎发作的可能性。《慢性乙型肝炎特殊患者抗病毒治疗专家共识：2015 年更新》和《乙型肝炎病毒感染女性生育管理专家共识》也建议在妊娠期 28 周开始抗病毒治疗，前者建议产后 4 周 ~4 个月停止 NAs 治疗，而后者则建议视产妇起始服用抗病毒药物时间而定。①孕晚期服用 LAM、LdT 或 TDF 实施母婴阻断的产妇，产后 42 天 ~3 个月复查肝功能及 HBV DNA，建议肝病科就诊，在肝病专科医生指导下决定是否继续进行有效的抗病毒治疗，并加强产妇及新生儿的定期监测。②全孕期服用抗病毒药物产妇，产后仍需继续抗病毒治疗以免 CHB 复发。停药标准参照《慢性乙型肝炎防治指南》。可根据病毒对药物应答情况继续原有治疗或改用有效、耐药基因屏障较高的其他药物进行治疗。目前迫切需求更多的数据来解决一些核心问题，如考虑停药后肝炎发作风险应何时终止治疗，是否能为了确保母乳喂养而尽早终止治疗等。

九、产后管理

（一）产妇产后乙型肝炎发作的意义及其管理

　　怀孕经常被视为一种免疫抑制状态。这种免疫抑制状态能够在围生期及产后恢复正常。免疫抑制状态能确保母体不把胎儿当做异物。怀孕期间免疫抑制时间及持续时间没有明确定义。大约 1/3 的患者发生产后的肝炎活动，不管 HBV 感染的孕妇 HBeAg 状态如何，均可以发生产后的肝炎发作，而 HBeAg 阳性的女性肝炎发作更普遍。晚期抗病毒治疗的孕妇在停止治疗后产后出现肝炎发作的风险更大，据报道有 50%~60% 的可能性。产后免疫系统功能的恢复与产后肝炎的发作有关，也可能是产后肝炎进展的原因。

　　免疫介导的肝炎发作可能是有益的，但目前具体机制尚不清楚。未孕的女性患者在肝炎发作后可发生 HBeAg 的清除，而在孕期发生肝炎发作的妇女，部分可以发生 HBeAg 清除。尽管大多数的肝炎发作是温和的、无症状的,但也会对肝脏产生损伤,可能引起肝病进展,导致肝纤维化,最终引起肝硬化。肝炎发作有时非常严重,甚至是致命性的。

肝炎发作的患者更可能是 HBeAg 阳性的产妇。肝炎发作的产妇在产前 10 周单核细胞或自然杀伤细胞表达的 Toll 样受体上调,这与产后病毒载量连续性增加及产后 15~18 周 ALT 的升高有关,这些均表明,肝炎发作与疾病活动有关(尽管并不是所有的患者病毒载量均增高)。此外,肝炎发作患者的外周血中单个核细胞可以通过激活半胱天冬酶引起 HepG2 细胞坏死,表明患者炎症性坏死活动增加的趋势。

这些肝炎发作可自行恢复,并不需要重新采取抗病毒治疗。然而,产后肝炎发作的肝损伤目前没有办法进行定量分析。尽管大多数肝炎发作不治疗可恢复正常,但有理由建议产后进行至少 1 次肝功能的检测。

(二) 母乳喂养

HBV 及 HIV 合并感染的产妇,不宜母乳喂养,避免 HIV 母婴传播。HBV 单独感染产妇,如果孩子一出生就注射 HBIG 及 HBV 疫苗,母乳喂养发生垂直传播的机会很小。母乳喂养应考虑的是,接受抗病毒治疗的母亲增加了婴儿接触药物的机会及其毒副作用。

1. LAM 和母乳喂养　用 LAM300 ~600mg 治疗 20 例 HIV 感染女性的研究表明,LAM 在母乳中的浓度为 0.183mg/(kg·d),这比感染 HIV 的婴儿服用 LAM 抗病毒治疗的浓度 4~8mg/(kg·d) 还要低很多。LAM300mg 治疗 18 例 HIV 感染女性的研究显示,产妇 LAM 的血清浓度(0.7μg/mL),与母乳浓度(1.8μg/mL)的区别很小,婴儿中血清浓度(0.03μg/mL)很低,表明 LAM 在婴儿肠道中吸收很少。

2. TDF 与母乳喂养　替诺福韦是阴离子亲水状态,口服生物利用度很低(1~2h 达最大浓度),然而体外试验显示,其在细胞内的半衰期为 50h。为了提高生物利用度,替诺福韦以 TDF 前体形式存在,在组织中可转化为有活性的替诺福韦。替诺福韦从母体通过胎盘进入婴儿体内的含量很低。服用 TDF 的母亲,其乳汁中的替诺福韦含量很低,乳汁中的替诺福韦不能通过婴儿肠道吸收。因此,用 TDF 治疗的母亲,其婴儿暴露于替诺福韦的浓度很低。

在巴拉维和巴西,HIV 感染的孕妇使用替诺福韦 I 期临床试验中,在生产或剖宫产前 4h 至产后 1 周连续收集产妇乳汁,替诺福韦在 16% 的产妇乳汁中可以检测出,浓度的中间值为 13(6~18)ng/mL。母乳中测量替诺福韦中位有效的浓度大约为血清中最大值的中间值的 3%。一项较小的关于产后接受替诺福韦治疗的 HIV 阳性母亲的替诺福韦的药动学研究显示,通过母乳喂养的婴儿平均替诺福韦浓度为 4.2μg/d,小于婴儿口服推荐剂量 0.03%。

一项关于怀孕期间接受替诺福韦治疗的 HIV 感染的母亲所生婴儿的研究表明,接受母乳喂养与未母乳喂养婴儿的 3 年生存率无显著差异,然而,少数可以发生暂时性的血磷及肌酐清除率的下降。没有关于替诺福韦的暴露对产后 2 岁婴儿生长影响的随访观察研究。替诺福韦对胎儿影响的长期影响尚不明确。在一项 449 例婴儿其母亲为艾滋病患者接受替诺福韦治疗的前瞻性研究中,1 岁时他们的身高和头围数值稍低于未暴露于替诺福韦的婴儿,而骨密度含量明显减少,但该结果的重要性不很清楚。

TDF 的一个新的前体药物丙酚替诺福韦(TAF),与 TDF 相比,能够提高替诺福韦的细胞内靶点浓度,减少替诺福韦循环中的暴露浓度。

替诺福韦的药理学表明,HBV 感染者,接受替诺福韦预防或治疗的妇女,母乳喂养不是禁忌。《慢性乙型肝炎特殊患者抗病毒治疗专家共识:2015 年更新》则不建议母乳喂养。《乙型肝炎病毒感染女性生育管理专家共识》建议如下:①母亲 HBeAg 阳性,且 HBV

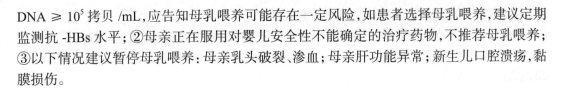

DNA ≥ 10^5 拷贝 /mL,应告知母乳喂养可能存在一定风险,如患者选择母乳喂养,建议定期监测抗 -HBs 水平;②母亲正在服用对婴儿安全性不能确定的治疗药物,不推荐母乳喂养;③以下情况建议暂停母乳喂养:母亲乳头破裂、渗血;母亲肝功能异常;新生儿口腔溃疡,黏膜损伤。

十、婴儿随访

近期指南建议中,尚缺未接种疫苗预防的婴儿随访观察,以及对已经接种疫苗的婴儿,何时及如何正确评价对乙型肝炎疫苗的反应和随访。

如注射了免疫球蛋白及 HBV 疫苗,大多数 HBV MTCT 是可以被阻断的;明确婴儿是否对 HBV 疫苗发生反应非常重要。若婴儿得到合适的预防,HBeAg 阳性、HBV 感染的 MTCT 能够从 70%~90% 减少至 5%~15%,在 HBeAg 阴性,HBV 感染的 MTCT 概率更低(<10%)。

免疫预防失败的危险因素包括:母体高病毒载量、HBeAg 阳性、不完全性 HBV 免疫及很少一部分由于"a"决定区域变异导致免疫逃逸。美国肝病研究协会建议:HBsAg 阳性母亲所生的孩子在 9~15 个月明确是否发生血清学转换。同样,澳大利亚的指南建议:HBeAg 阳性母亲所生的孩子完成最初的乙型肝炎预防后在 3~12 个月时应测试抗 -HBs、HBsAg 水平,因出生时被动免疫注射的免疫球蛋白,所以在 9 个月以前不进行抗 -HBs 的检测。

《乙型肝炎病毒母婴传播预防临床指南(第 1 版)》和《乙型肝炎病毒感染女性生育管理专家共识》指出:①对 HBsAg 阳性母亲所生的足月儿,应在出生后(最好在出生后 12h 内)尽早注射 HBIG 200IU,同时在不同部位接种重组酵母 HBV 疫苗 10μg,在第 1 个月和 6 个月时分别接种第 2 针和第 3 针。②对 HBsAg 阳性母亲所生的早产儿,体重 2 000g 以下的早产儿暂不进行 HBV 疫苗接种,但要注射 HBIG100~200IU;待体重达到 2 000g 以上或出生后 1~2 个月再酌情进行 HBV 疫苗接种。通过适当的预防能够阻断大多数的 HBV 传播。最近的研究建议注射 HBIG 及 HBV 疫苗可阻断 HBV 的垂直传播。确保婴儿对 HBV 疫苗是否发生反应是至关重要的,对疫苗无反应及未注射疫苗的婴儿,其成长过程中需要儿科胃肠病专家随访。

十一、共识

1. 筛查和接种　所有孕妇产前都应作 HBV 筛查,并对所有新生儿注射乙肝疫苗。产前 HBV 检查监测时间,应在孕前 3 个月内进行。任何产前诊断 HBV 感染的女性均应由专科医生进行有关肝炎的管理。

2. 随访　目前对 HBV 感染母亲及对疫苗预防婴儿的随访管理欠缺,应在三级中心和全科医生之间建立共享管理系统。

3. 共商与育龄　HBV 感染女性及其家庭共商 HBV MTCT。近期有生育愿望者,可推迟治疗;若有 IFN 治疗适应证而无禁忌证,推荐用长效 IFN 治疗,如果必须用 NAs,应优先考虑替诺福韦。

4. 评估　女性在抗病毒期间意外怀孕,应评估其采用的抗病毒治疗是否恰当。若为替诺福韦、替比夫定或拉米夫定,可继续治疗;用干扰素或阿德福韦酯或恩替卡韦者,应停用,并改为替比夫定或替诺福韦或拉米夫定之一。应用干扰素治疗的男性患者,应在停药后 6 个月方可考虑生育,应用 NAs 抗病毒治疗的男性患者,目前尚无证据表明 NAs 治疗对精子

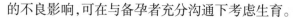

的不良影响,可在与备孕者充分沟通下考虑生育。

5. 产前操作及分娩方式 减少产前侵袭性操作,可减少 HBV MTCT。HBV 阳性母亲在妊娠晚期服用上述三种 NAs 之一或 / 和注射了 HBIG,可经阴道分娩,有适应证的产妇也可剖宫产。

6. 抗病毒药物选择 现有数据表明,替诺福韦优于 LAM、LdT(没有头对头的随机试验研究数据)。如果无法获得替诺福韦,也可选用 LdT 或 LAM。需进一步开展抗病毒药物耐药及病毒动力学研究,合理选用抗病毒药物。

7. 抗病毒治疗时机 HBV DNA$>10^7$ IU/mL、怀孕 28~32 周的孕妇,应开始抗病毒治疗直到产后 12 周。孕妇若为肝炎或肝硬化,不得轻易停止抗病毒治疗,直至达到治疗目标。

8. 监测 肝炎发作孕期或分娩后停止抗病毒治疗者,需密切监测停药后肝炎发作。大多数携带 HBV 孕妇停药后肝炎发作者,不必重新启动抗病毒治疗而可自行恢复。肝炎或肝硬化停药后大多复发。

9. 母乳喂养 经 HBIG 和 HBV 疫苗预防的婴儿,母乳喂养传播 HBV 的风险很小(可以忽略不计)。接受替诺福韦治疗的单一 HBV 感染妇女,也可母乳喂养。

10. 确认免疫 确认 HBV 感染者母亲所生每一新生儿是否注射乙肝疫苗及其反应。对疫苗无应答及未注射的婴儿必须按指南及早、足量、全程补种,保证免疫效果。

第五节 我国《乙型肝炎母婴阻断临床管理流程》

中国肝炎防治基金会、中华医学会感染病学分会和中华医学会肝病学分会组织感染病学、肝病学、免疫学与产科学专家,参照国内外公认乙型肝炎防治指南和最新研究成果,形成专家共识,于 2017 年发布了《乙型肝炎母婴阻断临床管理流程》。

一、筛查

所有在门诊初次产检的孕妇,按要求筛查乙型肝炎、梅毒和艾滋病。其中乙型肝炎病毒标志物包括 HBeAg、抗 -HBs、HBeAg、抗 -HBe 和抗 -HBc;若 HBeAg 阴性,提供检测结果咨询,并指导常规孕期保健,若 HBeAg 阳性,需继续评估乙型肝炎相关病情。

二、评估

对于 HBsAg 阳性孕妇,需进一步检测 HBV DNA 水平、肝功能生化指标和上腹部超声。

1. 若 HBV DNA 阳性,排除其他相关因素后,出现 ALT 显著异常 $\geq 5 \times$ ULN,或诊断为肝硬化者,在充分沟通和知情同意的情况下,经感染科医生或肝病科医生评估后,建议给予替诺福韦(TDF)或替比夫定(LdT)进行抗病毒治疗。

2. 若 HBV DNA 阴性,ALT $\geq 2 \times$ ULN~$<5 \times$ ULN 时,可继续观察,如果观察期间,ALT $\geq 5 \times$ ULN,在充分沟通和知情同意的情况下,则按"1."处理。若 ALT$<2 \times$ ULN,则按"3."处理。如果随访至妊娠 24 周 ALT 仍在 $\geq 2 \times$ ULN~$< 5 \times$ ULN,在充分沟通和知情同意的情况下,建议给予替诺福韦(TDF)或替比夫定(LdT)进行抗病毒治疗。

3. 若 HBV DNA 阳性、ALT 正常或仅轻度异常($<2 \times$ ULN)、无肝硬化表现,建议暂不

处理,继续随访观察。在随访期间,如果出现 ALT 持续升高(ALT ≥ 2 × ULN),则根据 ALT 水平按 "1." 或 "2." 处理,注意加查总胆红素(TBIL)的凝血酶原活动度(PTA)。

三、妊娠期管理

肝功能正常或轻度异常、未服用抗病毒药物的孕妇,在妊娠中期检测 HBV DNA(推荐用高灵敏度试剂检测),根据 HBV DNA 水平,决定是否需要进行抗病毒治疗,以阻断母婴传播。

1. 若孕妇 HBV DNA ≥ 2 × 10^6 IU/mL,在充分沟通和知情同意的情况下,可于妊娠 24~28 周给予 TDF 或 LdT 进行抗病毒治疗,分娩前应复查 HBV DNA,以了解抗病毒治疗效果及母婴传播的情况。

2. 若孕妇 HBV DNA<2 × 10^6 IU/mL,则不予干预,继续观察。

四、分娩管理

1. 分娩方式　分娩方式与母婴传播风险没有确切关系,根据产科指征决定分娩方式。

2. 新生儿处理　新生儿出生后立即移至复苏台,离开母血污染的环境,彻底清除体表的血液、黏液和羊水;处理脐带前,需再次清理、擦净脐带表面血液等污染物,按操作规程安全断脐。

五、停药时机

以阻断母婴传播为目的而服用抗病毒药物的孕妇,产后即可停药。以治疗乙肝为目的而服用抗病毒药物的孕妇,产后不建议停药,停药标准及时机可参照我国《慢性乙型肝炎防治指南(2015 年版)》中相关内容。

六、婴儿免疫

1. 在出生 12h 内,在大腿前部外侧肌肉或上臂三角肌肌内注射 HBIG100IU。

2. 同时在另一侧大腿前部外侧肌肉或上臂三角肌肌内注射重组酵母乙型肝炎疫苗 10μg/0.5mL,在婴儿 1 个月龄和 6 个月龄时分别注射第 2 针和第 3 针乙型肝炎疫苗,各 10μg/0.5mL。

3. 若婴儿第 2 针乙肝疫苗接种延迟时间在 3 个月内,则尽快补打第 2 针,第 3 针仍在 6 个月龄时注射;若超过 3 个月,应尽快补打第 2 针疫苗,至少间隔 2 个月后可接种第 3 针。

4. 低体重婴儿(小于 2 000g)或早产儿的免疫接种:低体重婴儿(小于 2 000g)或早产儿,出生 12h 内接种 HBIG 100IU + 重组酵母乙型肝炎疫苗 10μg/0.5mL,并于 1、2、7 个月龄各注射重组酵母乙型肝炎疫苗 10μg/0.5mL,如果母亲 HBsAg 不详,则按母亲 HBsAg 阳性处理,出生 12h 内接种 HBIG 100IU + 重组酵母乙型肝炎疫苗 10μg/0.5mL,同时尽快检测母亲 HBsAg,若阳性,婴儿于 1、2、7 个月龄各注射重组酵母乙型肝炎疫苗 10μg/0.5mL;如果母亲 HBsAg 阴性,出院时或 1 个月龄时接种乙型肝炎疫苗 10μg/0.5mL,并在 2、7 个月龄各注射乙型肝炎疫苗 10μg/0.5mL。

注意在完成 3 针乙肝疫苗注射后 1 个月,检测 HBsAg 和抗 -HBs,了解免疫应答和 HBV 母婴阻断情况。

七、母乳喂养

1. 母亲未服用抗病毒药物者,新生儿接受规范的联合免疫之后,可进行母乳喂养。如母乳喂养期间母亲出现乙肝活动,可参照我国《慢性乙型肝炎防治指南(2015年版)》中慢性乙肝患者管理办法处理。

2. 以阻断母婴传播为目的而服用抗病毒药物的孕妇,分娩后停药,可母乳喂养。

3. 以治疗乙肝为目的而服用抗病毒药物的孕妇,分娩后继续用药。由于乳汁中存在少量的抗病毒药物,对婴儿的安全性尚不清楚,目前不建议母乳喂养,但有研究表明,TDF在乳汁中药物含量少,毒性有限。

八、母亲产后随访

1. 产后继续用抗病毒药物者,按慢性乙肝患者随访方案随访,每3个月复查HBV DNA水平、肝功能,每6个月复查乙肝血清标志物、甲胎蛋白、上腹超声和肝脏瞬时弹性成像检查。

2. 产后停药或未服用抗病毒药物者,产后3~6周复查HBV DNA水平、肝功能,如果肝功能正常,以后每3~6个月复查HBV DNA、肝功能,如果肝功能异常,可参照我国《慢性乙型肝炎防治指南(2015年版)》中慢性乙肝患者管理办法处理。

九、婴儿随访

婴儿完成乙肝全程免疫接种1个月后,抽静脉血复查HBsAg和抗-HBs,若HBsAg阳性,加查HBV DNA和肝功能。

十、婴儿乙肝免疫接种效果评价

婴儿完成乙肝全程免疫接种1个月后随访。

1. 免疫接种失败,发生母婴传播 HBsAg阳性,伴或不伴HBeAg阳性,按乙肝病毒感染者随访。

2. 免疫接种无应答 HBsAg和HBeAg均阴性,无论抗-HBe及抗-HBc阳性与否,建议检查HBV DNA,如果阴性,则使用重组酵母乙型肝炎疫苗10μg/0.5mL,重复"0-1-6"程序,完成复种后1个月,检测HBsAg和抗-HBs,了解免疫应答和乙肝病毒感染情况。

3. 免疫接种成功 HBsAg阴性,抗-HBs阳性,表明免疫接种成功。如果抗-HBs<100mIU/mL,为低应答,如果抗-HBs ≥ 100mIU/mL,为中强应答。

（陈紫榕）

第五十三章

乙型肝炎预防的综合性

病毒性肝炎是一个严重的公共卫生问题。其感染人数是艾滋病人数的 10 倍以上。全世界约有 20 亿人已感染 HBV,其中 3.5 亿~4 亿人为慢性 HBV 感染者,每年有 50 万~70 万人死于与 HBV 感染相关的疾病。

我国病毒性肝炎流行广泛,发病率高。据卫生部《2010 年度全国法定传染病报告发病、死亡统计表》显示,2010 年我国病毒性肝炎报告发病 1 317 982 例,死亡 884 例,位居全国甲、乙类传染病报告发病数之首,占 41.4%。病毒性肝炎中约 80.0% 为乙肝。2006 年全国人群乙肝血清学调查结果显示,一般人群乙型肝炎表面抗原(HBsAg)流行率为 7.18%,据此推算,全国约有 9 300 万 HBV 感染者,其中慢性乙型肝炎患者约 2 000 万例。深圳市 2010—2014 年调查 569 145 名献血员中的 HBsAg 阳性率为 2.3%,成都市 2010—2011 年调查 16 875 名献血员中的 HBsAg 阳性率为 3.17%;北京协和医学院 2014 年调查全国 292 个县的 764 460 名 20~29 岁生育期的女性,HBsAg 阳性率为 5.76%,其中 HBeAg 阳性率为 28.42%,HBsAg 阳性率东部地区较高($p<0.001$)。

HBV 主要经血和血制品、母婴、破损的皮肤和黏膜以及性传播。围生(产)期传播是母婴传播的主要方式,多为在分娩时接触 HBV 阳性母亲的血液和体液传播。经皮肤黏膜传播主要发生于使用未经严格消毒的医疗器械、注射器、侵入性诊疗操作、手术及静脉内滥用毒品等。其他如修足、文身、扎耳孔、医务人员工作中的意外暴露、共用剃须刀和牙刷等也可传播。与 HBV 阳性者进行性接触,特别是有多个性伴侣者,其感染 HBV 的危险性增高。由于严格实施对献血员的 HBsAg 筛查,经输血或血液制品引起的 HBV 感染已较少发生。近年来,由于实施新生儿乙肝疫苗计划免疫,母婴传播的发生率明显降低,但医源性传播、性传播及肠道外传播(如静脉内滥用毒品等)明显上升。据 WHO 报道,全球每年新发生的 HBV 感染者中,约 32% 是由不安全注射引起的。乙肝疫苗免疫预防在全球取得了巨大成绩。我国台湾地区开展乙肝疫苗接种 10 年间,儿童 HBsAg 携带率下降了 10 倍,从 10% 下降至 1%,并使 6~9 岁儿童的肝癌发病率下降 4 倍,证明大规模乙肝疫苗接种可降低 HCC 发病率。我国大陆地区于 1992 年将乙肝疫苗纳入儿童免疫规划管理,2002 年将乙肝疫苗纳入儿童免疫规划,2009 年起对 15 岁以下儿童补种乙肝疫苗。随着我国乙肝免疫预防策略扩大和深入开展,我国 HBsAg 携带率和 HBV 传播方式已发生明显改变,即儿童 HBsAg 携带率明显降低。5 岁以下儿童感染率低于 1%。美国从 1987 年至 2004 年间,急性乙肝发病率下降 80%,但每年仍约有 1 000 例婴儿(其中大部分是亚裔美国人,且多数未在医院出生)通过母婴传播感染 HBV。目前全球已有 177 个国家实施乙肝疫苗免疫计划。1990 年全球仅有 1% 的婴儿接种了全程 3 针乙肝疫苗,2008 年已上升至 69%。东南亚地区全程免疫的婴儿从 2007 年的 29% 上升至 2008 年的 41%。我国适龄儿童乙肝疫苗全程接种率和首针及时接种率分别从 1999 年的 70.7% 和 29% 上升至 2010 年的 94% 和 88%。尤其是我国的扶贫县和西部地区更为明显。但目前仍有部分国家存在免疫空白地区，尤其是农村地区，如老挝新生儿首针及时接种率不到 21%。由于急性 HBV 感染的诊断较为复杂，难以鉴别是急性乙肝抑或慢性乙肝急性发作，造成急性乙肝的报告数据不准确。但增加抗 -HBc IgM、ALT 和总胆红素水平动态观察后，急性乙肝报告的准确率已从 50% 提高到 95% 以上。

乙肝相关疾病负担严重。在今后的几年中，乙肝将会造成沉重的经济负担。估计我国每年因慢性乙肝（包括肝硬化、肝癌）造成的直接经济损失约为 9 000 亿人民币。

2016 年世界卫生组织提出了到 2030 年"消除病毒性肝炎作为公共卫生威胁"的目标。我国也制定了《"健康中国 2030"规划纲要》，加强重大传染病防控、完善传染病监测预警机制，保障人民健康。为推进这一宏伟目标早日实现，我们必须从流行环节三方面综合预防乙肝。

第一节　控制传染源

乙型肝炎的传染源主要是 HBV DNA 复制的急慢性肝炎患者和慢性 HBV 携带状态。对卫生保健工作者，若单独 HBV 感染，不应失去外科、内科、牙科或相关健康领域实践或研究的资格。对于血清 HBV DNA>200IU/mL、进行有暴露的倾向操作者，建议接受 NAs 治疗，降低传播风险。

我国 HBV 母婴传播的传染源主要为 HBV 感染的孕妇。目前控制传染源最有效的方法是防止育龄妇女感染 HBV；已感染 HBV 的育龄妇女与孕产妇应接受抗病毒药物治疗，使 HBeAg 阴转或使 HBV DNA 水平降低，从而达到阻断 HBV 母婴传播的目的。

一、妊娠前准备

育龄女性进行婚前医学检查时，应常规检测 HBV 标志物。若无抗体保护者，应常规进行乙肝疫苗接种，以防止女性在妊娠期感染 HBV，达到减少 HBV 母婴传播传染源的目的。HBV 感染的育龄女性在妊娠前应评估病情的严重程度、妊娠前是否需要抗病毒治疗以及抗病毒药物的选择。如果无活动性肝炎或肝硬化，可以考虑先妊娠；如果肝脏活检或其他检查发现肝脏活动性炎症和纤维化，宜先进行抗病毒等治疗，待病情得到控制后再考虑妊娠。

妊娠前抗病毒治疗建议首选干扰素，因干扰素 HBeAg 转阴率高达 33%。疗程一般为 48 周，停药半年就可以考虑妊娠。口服抗病毒药物一般需要长期服用，建议选用替诺福韦或替比夫定等妊娠 B 类药物，前者抗耐药性强。

二、妊娠时初次诊断 HBV 感染孕妇的评估

妊娠后产前检查时发现的慢性 HBV 感染孕妇，如果仅有轻微的肝炎活动，常规的护肝、支持和对症处理多能控制病情。抗病毒治疗可以延迟到妊娠晚期或分娩后。妊娠前无症状的 HBV 感染孕妇，很少在妊娠早期出现相关的严重并发症。如果 HBV 负荷量高（HBV DNA 水平 >10^6 拷贝 /mL），在妊娠中晚期也可口服 B 类抗病毒药物。

三、妊娠早期的抗病毒治疗策略

当正在进行抗病毒治疗的女性发现意外妊娠时，将面临妊娠期间继续抗病毒治疗、立刻

停药或是终止妊娠的选择困境。妊娠早期继续抗病毒治疗存在将胎儿暴露于药物的致畸风险；如果中止抗病毒药物治疗，可能导致有较严重肝纤维化的孕妇肝功能失代偿。

美国关于妊娠期使用抗病毒药物的安全性资料主要有 2 个来源，即妊娠期抗逆转录病毒登记（Antiretroviral Pregnancy Registry, APR）和抗逆转录病毒治疗发展部（Development of Antiretroviral Therapy Study, DART）。APR 收录的资料主要是人类免疫缺陷病毒（humanimmunodeficieneyvirus, HIV）感染的患者。截至 2010 年 1 月只有 112 例感染 HBV 的孕妇资料，其中 2.7% 的活产儿有出生缺陷，与美国疾病预防控制中心（Centers for Disease Control and Prevention, CDC）出生缺陷监测报告的 2.72% 的出生缺陷率相近。妊娠早期和妊娠中晚期暴露于抗病毒药物的胎儿出生缺陷率相近，分别为 2.7% 和 2.5%。拉米夫定和替诺福韦在妊娠早期使用的报告最多，替比夫定和恩替卡韦分别只有 5 例和 12 例妊娠早期暴露的案例，未有出生缺陷的报道。APR 有其局限性，包括随访时间短和仅记录出生时明确的缺陷，远期的发育异常，如心血管和神经缺陷就有可能被遗漏。DART 是有关 HIV-1 感染患者持续 6 年抗逆转录病毒治疗的多中心随机对照研究，报告了抗逆转录病毒治疗为 3% 的出生缺陷率，与美国 CDC 出生缺陷监测报告的 2.72% 相近。

病情需要继续抗病毒治疗时，应考虑换用妊娠期相对安全的药物。可供选择的有 B 类的替诺福韦、替比夫定以及 C 类的拉米夫定。拉米夫定应用于妊娠期的抗病毒治疗已有相对多的报道，其安全性已被临床证实，但动物试验发现其对胎兔有致畸性，故将其归为 C 类药物。被美国 FDA 归为 B 类的替诺福韦的相关临床研究比拉米夫定少，但是替诺福韦具有一个明确的特性，即很高的抗耐药性。目前为止尚未发现相关耐药株。替比夫定是另一种 B 类药物，容易产生耐药，应用于妊娠的相对数据极少，最近有文献报道了替比夫定阻断 HBV 母婴传播的有效性。当正在进行抗病毒治疗的女性发现妊娠时，若应用拉米夫定、替比夫定或替诺福韦，在充分告知风险、权衡利弊、签署知情同意的情况下，治疗可以继续。

四、妊娠晚期的抗病毒治疗

妊娠晚期抗病毒治疗可以有效减少 HIV 和单纯疱疹病毒的母婴传播，妊娠晚期使用替诺福韦或替比夫定，降低病毒量、阻断 HBV 母婴传播，也已有多篇相关报道。国内外报道 HBV 感染孕妇在妊娠晚期使用拉米夫定，也可以有效降低 HBV 母婴传播。但是，由于各家报道使用抗病毒治疗时 HBV DNA 水平不一、婴儿感染 HBV 的诊断标准不同和随访时间不同等，目前国内外学者尚未达成统一意见。

纽约大学潘启安与国内联合开展的一项随机对照临床研究，将 200 名 HBeAg(+)、HBV DNA 高于 200 000IU/mL 的妊娠女性随机分为自 30~32 周开始接受 TDF 治疗组及对照组，其新生儿均接受标准的乙肝疫苗 +HBIG 联合免疫方案，意向治疗（ITT）分析研究表明，出生后 28 周时，2 组的母婴传播失败率分别为 5% 和 18%（$p=0.007$），而按方案治疗（PP）分析显示，2 组的母婴传播失败率分别为 0 和 7%（$p=0.01$）。

五、妊娠晚期使用 HBIG

既往国内报道认为，妊娠晚期使用 HBIG 能有效阻断 HBV 宫内传播。分析相关研究报告发现存在一些问题，包括：样本量较小，HBIG 的使用方法不同，婴儿主被动联合免疫措施不同；宫内感染诊断标准不统一，有的是产后即刻抽取新生儿脐带血，或是新生儿外周血 HBsAg 阳性和 / 或 HBeAg 阳性和 / 或 HBV DNA 阳性，有的是新生儿出生时从其外周静脉

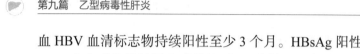

血 HBV 血清标志物持续阳性至少 3 个月。HBsAg 阳性孕妇妊娠晚期肌内注射 HBIG 阻断 HBV 宫内感染的效果备受关注,但一直缺乏足够有力的循证医学证据。HBIG 用量少难以与母体内大量的病毒结合而起到减少病毒量的作用。另外,HBIG 为异体蛋白,有抗原性,可能引起过敏反应,还可能在 HBIG 的免疫压力下诱发 HBV 基因突变,影响乙肝疫苗预防效果。目前国内许多学者不推荐对 HBsAg 阳性孕妇妊娠晚期肌内注射 HBIG。近期的多份研究报告提示,HBIG 无助于阻断 HBV 母婴传播,多数专家不支持在妊娠期使用 HBIG。

第二节　切断传播途径

乙肝病毒主要是通过血液、母婴传播、密切接触和性接触传播。除预防输血及血液制品、穿刺、注射等医源性传播,避免共用牙刷、剃须刀、文身等非医源性经血液途径传播外,还要预防性生活及通过微小创伤所致的血液途径(非消化道)传播。日常生活接触,如同吃、同住、同劳动、同学习、同工作等都不会传染,乙肝患者和病毒携带者可与其他人一起进食、生活、学习和工作。我国主要是控制母婴传播。

一、分娩方式对 HBV 母婴传播的阻断作用

以往有学者建议采用择期剖宫产降低 HBV 母婴传播率,认为择期剖宫产可以避免频繁宫缩导致的母婴之间经血传播,减少胎儿在经产道分娩时接触母血污染的羊水、分泌物,进而减少 HBV 的产时传播。但是在对新生儿进行联合免疫之后,近年的研究发现分娩方式对 HBV 母婴传播的影响不大。因为乙肝疫苗和 HBIG 主被动联合免疫可以阻断大多数产时传播。HBV 感染已不再是剖宫产的指征。

二、母乳喂养对 HBV 母婴传播的影响

新生儿乙肝联合免疫之后,母乳喂养与人工喂养的婴儿 HBV 感染率相近(0 和 3%)。在对新生儿进行乙肝疫苗和 HBIG 主被动联合免疫之后,母乳喂养是安全的。但仍有多数专家对 HBeAg 阳性以及正在进行抗病毒治疗的产妇不建议母乳喂养。

三、生殖细胞传播

早在 1977 年就有学者根据家系调查结果推测,HBV DNA 可能整合到宿主生殖细胞基因中,从而传染给下一代。Nie 等发现当父母任何一方 HBsAg 阳性时,胚胎中可检测出 HBV DNA,证实 HBV 可能通过生殖细胞垂直传播。Hu 等发现卵细胞或胚胎中的 HBV DNA 与母亲的感染状况及血清 HBV DNA 载量有关,即 HBV 可能通过母亲卵子垂直传播给后代,不过这个结论还有待更多的试验证明。Lou 等通过卵巢活组织检查发现,婴儿 HBV 标志物阳性与母亲卵细胞 HBsAg 阳性无相关性,指出通过卵母细胞垂直传播可能不是 HBV 宫内感染的主要途径。

四、父婴传播

HBV 通过精子传播给婴儿是父婴传播的可能途径之一,目前已有不少相关研究。体外

试验证明,精子可自由俘获 HBV DNA,并储存在精子头部的细胞质中,可随精子与卵细胞结合时进入卵细胞,然后随受精卵而复制,进入胎儿组织,引起宫内感染。All 等发现精子介导的 HBV 基因可以在早期胚胎细胞中复制和表达,证实了 HBV DNA 可以通过精子垂直传播。Huang 等指出,HBV DNA 可与精子染色体多点、非特异性结合,引起染色体畸形和遗传物质改变,并传染给下一代。因此 HBV 通过精子的父婴传播也可能是导致母婴阻断失败的原因之一,但现行的 HBV 阻断方案中并未对父婴传播加以重视。近几年有相关的报道,但大部分的研究样本量较小,尚缺乏大样本、多中心的临床前瞻性研究加以证实。是否需要完善父亲血清学检测及进行相关的阻断措施仍待进一步讨论。不过,父婴传播概率不到 10%。精子带病毒,其受精卵发育成的孩子绝对是免疫耐受,携带病毒,却无明显传染性和疾病发展。应用干扰素治疗的男性患者,应在停药后 6 个月方可考虑生育,应用 NAs 抗病毒治疗的男性患者,目前尚无证据表明 NAs 治疗对精子的不良影响,可在与备孕者充分沟通下考虑生育。

第三节　保护易感者

人群普遍易感染。但不同年龄感染后,获得持久免疫力的概率有很大不同。宫内感染、围生期感染及婴儿感染者,难以获得保护性免疫,90% 以上将成慢性乙肝病毒携带者。青少年感染者,获得保护性抗体概率相对增加。成人感染者 90%~95% 可获持久保护性抗体。感染者的保护性抗体(抗 -HBs)主要是针对同一 HBsAg 亚型,而对其他亚型的免疫力不强,有少数感染者可再感染另一亚型,此时,原感染的保护性抗体(-HBs)与新感染的另一亚型 HBsAg 可同时阳性。保护易感者主要是把好母婴传播关,提高易感人群免疫力。

对 HBsAg 阳性母亲分娩的新生儿进行乙肝疫苗接种(重组酵母乙肝疫苗 10μg 或中国仓鼠卵母细胞乙肝疫苗 20μg)可以有效地阻断 HBV 母婴传播。首次接种在出生 24h 内,第 2 次在满 1 个月龄时,第 3 次为满 6 个月龄时,也就是俗称的"0-1-6"方案。这一方案使 HBeAg 阳性的母亲分娩的婴儿 HBV 感染率从 86%~96% 降至 12%~14%,使 HBeAg 阴性母亲分娩的婴儿的 HBV 感染率从 10%~12% 降至 3%~4%。在配合乙肝疫苗"0-1-6"方案主动免疫的基础上,新生儿出生 24h 内(最好在出生 12h 内,也可在出生后 12h 内与 1 个月龄时分 2 次注射)尽早在接种乙肝疫苗的身体不同部位进行 HBIG 被动免疫,剂量一般为 100IU。主被动联合免疫方案可以进一步降低新生儿 HBV 感染风险,有效预防 HBsAg 和 HBeAg 双阳性孕妇的 HBV 产时母婴传播,其有效率可达 90% 以上。目前,新生儿采用乙肝疫苗和 HBIG 主被动联合免疫对阻断 HBV 母婴传播的效果已得到临床医生广泛认同。

母婴传播感染 HBV,在产前、产程中和产后 3 个阶段都可发生。①产前宫内感染:可通过孕早期胎盘屏障还没完全形成时,HBV 直接感染胎儿;HBV 通过感染胎盘屏障,在胎儿肝脏内定位和复制造成母婴间传播;当胎盘出现炎症、外伤,胎盘屏障受到破坏时,母体血液中的 HBV 可能经破坏的胎盘渗漏给胎儿;经外周血单个核细胞传播给胎儿等多种途径。②产时传播:分娩过程中,新生儿皮肤黏膜接触 HBV 感染母体的血、羊水、阴道分泌物等。另外,子宫收缩时胎盘绒毛毛细血管破裂,致少量被感染的母血渗入胎儿血液循环,可造成新生儿的产时感染。产程延长可能增加感染机会。③产后传播:产后婴儿接触被 HBV 感染母亲的体液。新生儿或婴儿消化道黏膜发生炎性渗出、水肿,导致局部黏膜通透性增加引起新生儿或婴儿 HBV 感染。

母体 HBV 感染状态与母婴传播有密切的关系。母婴传播主要与母体血清 HBV DNA 载量密切相关,HBV DNA 载量越高,母婴传播的概率越高。母亲 HBeAg 状态也决定感染的风险。HBeAg 阳性的 HBV 感染孕妇所生婴儿,脐血 HBsAg 阳性率可达 90%,而 HBeAg 阴性的 HBV 感染孕妇所生婴儿,脐血 HBsAg 阳性率达 30%~40%。其差别的主要原因是 HBeAg 阳性 HBV 感染者,血清 HBV DNA 载量明显高于 HBeAg 阴性 HBV 感染者。

2017 年 APASL 主席侯金林教授在会议的发言中强调阻断乙肝母婴传播工作的重要性,并指出最终目的在于终止母婴传播,希望中国的下一代不再遭受乙肝病毒感染的威胁。中国是乙型肝炎病毒感染大国,在过去的时间里乙肝疫苗的临床应用使得中国的新发感染患者已大幅度下降。但中国总体人口基数大,乙肝病毒阳性的人口基数也不小,因此,中国育龄女性感染患者的基数还是很大,特别是国家两孩政策放开,使得阻断母婴传播更成为一个关系到国计民生的重要问题。随着医学发展日新月异,对于 HBeAg 阳性的母亲,通过给婴儿注射乙肝疫苗 + 乙肝免疫球蛋白,可阻断 90% 以上的母婴传播。尤其在最近几年,乙肝表面抗原阳性的、病毒载量高的妊娠患者在妊娠期第三阶段经过进一步的抗病毒药物干预,可进一步降低母婴传播的发生率,使临床实际中通过母婴传播感染乙肝的婴儿接近于零,这是非常重要的医学成就。

在 2015 年世界肝炎日,中国肝炎防治基金会在人民大会堂召开了"2015 世界肝炎日宣传活动大会",并开展了乙肝母婴阻断项目计划。该项目包括两个阶段:第一阶段是全国 10 家中心前瞻性地注册登记乙肝表面抗原阳性的妊娠患者 1 000 例,而截至 2017 年注册登记人数已超过 900 例;第二阶段是在中国建立预防母婴传播的网络。起初,中国肝炎防治基金会提出建立 100 家医院作为第一阶段的网络,同时建立成效卓越的 10 家医院作为培训基地,并制定临床路径。截至 2017 年已建立好基本框架,同时还需要进一步了解母婴传播阻断在偏远地区的可操作性。

一、阻断母婴传播是肝病领域亟待解决的重要问题

2017 年 APASL 会议的主题是"行动起来,治愈肝病"。该口号主要为响应世界卫生组织的号召,"消除病毒性肝炎作为公共卫生威胁"。这里包含两个关键性目标:第一个是到 2030 年使新发的乙肝和丙肝病毒感染人群下降 90% 以上;第二个目标是使乙肝和丙肝相关的病死率下降 65%,这两者都是非常重要且非常艰巨的任务。世界卫生组织希望中国作为示范国家,因为中国在过去关于乙肝疫苗阻断预防乙肝病毒母婴传播方面取得了举世瞩目的成就,并希望在这方面也有新的作为。

中美团队在《新英格兰医学杂志》上发表的大型多中心随机对照研究显示,孕晚期 HBV 阳性女性服用替诺福韦可以显著降低 HBV DNA 水平及婴儿 HBV 感染率且安全性良好。这一结果第一时间在世界卫生组织网站发布,并被全球多个指南引用。目前我国乙肝母婴阻断成功率在 95% 以上,部分医院甚至达到 99%,结果令人振奋。

二、慢性乙型肝炎母婴传播的影响因素

HBV 传播的主要途径是母婴传播,对母亲 HBsAg 阳性的新生儿进行联合免疫(HBIG+乙肝疫苗),母婴阻断成功率可达 90%~95%,但对于高病毒载量(HBV DNA>1×10^7 IU/mL)

的母亲,在联合免疫的情况下,仍有 8%~32% 的婴儿在围生期感染 HBV,在围生期感染 HBV 者有 90% 发展成慢性感染,这些慢性感染者有 15%~25% 死于肝硬化和肝癌。因此,对 HBV 感染的孕妇进行管理及制定阻断 HBV 母婴传播的策略对降低母婴传播率至关重要。

HBV 母婴传播尚无明确的定义。HBV 感染潜伏期较长,出生时新生儿外周血中 HBsAg 和 HBeAg 为阴性,不能排除母婴传播;而 HBsAg、HBeAg 以及相关抗体可通过胎盘进入胎儿体内,新生儿出生时外周血中 HBsAg 和 HBeAg 为阳性也不能认为母婴传播。大部分研究将婴儿 7~12 个月时 HBsAg 阳性判定为 HBV 母婴传播。在围生期感染 HBV 者有 90% 发展成慢性感染。孕妇 HBV 高病毒载量和 HBeAg 阳性是婴儿免疫失败的重要因素。孕晚期降低母亲病毒载量如抗病毒治疗可降低母婴传播率。然而何时选用何种药物对孕妇进行抗病毒治疗仍是一个巨大的挑战。

(一) 母亲 HBeAg 状态

HBeAg 阳性是 HBV 母婴传播的一个危险因素。HBeAg 阳性提示病毒复制;母亲的 HBeAg 可通过胎盘传递给胎儿,干扰胎儿 T 细胞功能,导致胎儿 T 细胞对 HBV 免疫耐受,增加母婴传播的危险性。HBeAg 量化检测已作为 PEG-IFN 疗效评估的一项标志物。血清 HBeAg 滴度与血清 HBV DNA 载量呈正相关,发生 HBeAg 血清转换的患者与未发生 HBeAg 血清转换的患者相比,治疗后 HBV DNA 载量更低,发生表面抗原血清转换的概率更大。HBeAg 滴度与宫内感染率是否存在相关性,能否作为宫内感染高风险因素的预测指标,临床还应进行相关方面的研究。

(二) 母亲 HBV DNA 水平

母亲 HBV DNA 水平是影响 HBV 母婴传播最主要的因素之一。在对 HBsAg 阳性孕妇进行的大规模巢式病例对照研究显示,HBeAg 阳性母亲的高水平 HBV DNA($\geq$ 1.4ng/mL) 与婴儿的持续感染有关。Wiseman 等在对母亲 HBsAg 阳性的 138 名婴儿的研究结果显示,母亲高 HBV DNA 水平的婴儿有 9% 免疫失败;但免疫失败只发生在 HBV DNA $\geq$ 10^8IU/mL 的 HBeAg 阳性的母亲。Zou 等对不同 HBV DNA 水平的孕妇研究结果显示,当把母亲 HBV DNA 水平分成 HBV DNA $<6 \times 10^8$/mL、$(6\sim6.99) \times 10^8$/mL、$(7\sim7.99) \times 10^8$/mL 和 $\geq 8 \times 10^8$/mL 时,相应的联合免疫失败率分别为 0、3.2%、6.7% 和 7.6%,差异具有统计学意义 ($p<0.001$)。指南推荐 HBV DNA$<10^6$ IU/mL 孕妇可不行抗病毒治疗;HBV DNA $\geq$ 10^6 IU/mL 在充分告知风险等情况下,应行抗病毒治疗。这些研究表明,孕妇高病毒载量增加 HBV 母婴传播风险。

(三) 母亲 HBsAg 水平定量

HBsAg(qHBsAg)预测 HBV 母婴传播研究甚少。Samadi 等对 99 例 HBsAg 阳性孕妇的研究表明,虽然在 HBeAg 阴性孕妇中 qHBsAg 与 HBV DNA 无相关性($r=0.17$、$p=0.06$),但在 HBeAg 阳性孕妇中有显著相关性($r=0.79$、$p<0.05$)。Wen 等对 526 对母亲 HBsAg 阳性的母婴研究中表明,qHBsAg 对预测 HBV 母婴传播水平与 HBV DNA 相当,并建议当母亲 qHBsAg $\geq$ $(4\sim4.5)\log_{10}$ IU/mL 时应行母婴传播阻断。qHBsAg 与 HBV DNA 比较,检测成本更低,在更多研究论证后,提示在经济落后的地区,qHBsAg 能作为指导 HBsAg 孕妇孕期抗病毒治疗降低母婴传播率的一个指标。

(四) 分娩方式

大量研究表明分娩方式对母婴传播无影响,HBV 感染不能作为剖宫产的主要因素。也有一项对 1 409 名 HBsAg 阳性母亲的研究显示,当母亲 HBV DNA<10^6 IU/mL 时,分娩方式对母婴传播无显著影响,但当 HBeAg 阳性的母亲 HBV DNA ≥ 10^6 IU/mL 时,剖宫产能降低母婴传播率,母亲高病毒载量(HBV DNA ≥ 10^6 IU/mL)经阴道分娩的孩子,HBsAg 阳性率高于剖宫产(χ^2=5.455、p=0.02)。是否根据 HBV DNA 载量个体化指引分娩方式,尚需更多循证医学证据支持。

(五)母乳喂养

在产后,母乳喂养是 HBV 母婴传播的危险因素,但对于进行了预防接种的婴儿母乳喂养无明显影响。接受联合免疫的新生儿可以接受 HBsAg 阳性母亲的母乳喂养,但母亲乳头皮肤破损等应除外。对于服用抗病毒药物(包括替诺福韦、替比夫定和恩替卡韦)的母亲,多不推荐母乳喂养,但也有多篇报道认为,服用替诺福韦和替比夫定者,可母乳喂养。

(六)其他影响因素

Xu 等研究表明,HLADRB1*07 与 HBV 宫内感染及乙肝疫苗无应答或弱应答有关。有婴儿免疫失败生产史的母亲,在以后的妊娠中,胎儿发生宫内感染的概率会增加。卵巢滤泡和胎盘毛细血管内皮细胞存在 HBsAg 是 HBV 宫内感染的危险因素。羊膜穿刺增加胎儿先兆流产的机会,但并不增加 HBsAg 和 HBV DNA 转移到胎儿体内的机会。母亲抗 -HBe 阳性,是独立于 HBV DNA 之外的一个阻止母婴传播的保护性因素。

妊娠期乙型肝炎不仅是一个巨大的挑战,也是预防围生期 HBV 母婴传播,降低乙型肝炎发病率的一个重要机遇。对妊娠妇女进行早期乙型肝炎筛查;对 HBsAg 阳性孕妇定期进行 HBV DNA、血清标志物及肝功能等监测;对有母婴传播高风险的母亲,充分考虑母婴安全及知情同意的情况下在妊娠中晚期给予抗病毒治疗;对 HBsAg 阳性母亲的新生儿在出生后 24h 内(最好在出生后 12h)尽早注射 HBIG 和第 1 针乙肝疫苗,在第 1、6 个月时分别接种第 2、3 针乙肝疫苗;将会大大减少围生期乙型肝炎病毒感染,降低新生儿乙型肝炎病毒感染危险。

三、HBV 母婴传播的模式

(一)宫内传播

我国育龄女性中 HBsAg 流行率约 6.6%,估算我国每年仍有 100 万名新生儿出生后面临感染 HBV 的高风险。胎儿或 1 岁以内婴儿一旦发生 HBV 感染,90% 将发展为慢性感染。亚太地区 HBsAg 阳性的育龄期女性(20~39 岁)中,HBeAg 阳性率为 25%~35%。这些孕妇,若胎盘老化或纤维化,病毒易突破胎盘屏障进入胎血,造成宫内传播。

由于研究病例数、检测方法和诊断标准的不同,新生儿 HBV 宫内感染率的报道为 5%~45%。而 HBV 宫内感染的机制尚不明确。孕期母亲的血液由于胎盘收缩可以通过胎盘渗漏到胎儿血液循环引起胎儿宫内感染,另外,HBV 可感染胎盘细胞,从而进入胎儿血液循环。最近的一些研究表明感染了 HBV 的母体外周血单个核细胞(PBMC)能进入胎儿血液循环而引起宫内感染,HBV 可以感染 PBMC 并在其中复制,并能释放病毒颗粒。母亲 PBMC HBV DNA 和 / 或 HBsAg 阳性,即使血清 HBV DNA 低于检测下限和 HBsAg 阴性,其新生儿也可能发生 HBV 感染,甚至发生急性肝炎。一些 HBV 感染的新生儿仅仅 PBMC HBV DNA 阳性。这些结果表明,母亲 PBMC 在 HBV 母婴宫内感染中起到重要作用。对于宫内感染发生时期尚有争议,之前研究表明 HBV 宫内感染发生在妊娠晚期;而 Shao 等在对 HBsAg 阳性的母亲孕中期流产的流产儿外周血血清及 PBMC 检测到 HBV DNA 和

HBsAg,表明宫内感染可发生在妊娠中期,而在妊娠晚期宫内感染概率显著增加。更有研究显示孕早期即能发生 HBV 母婴传播,HBV 能感染卵母细胞并在其中复制,而这些卵母细胞能受精成功并分化成胚胎,HBV 能在胚胎复制从而引起母婴传播,这种传播与母亲病毒载量无关。目前,由于对妊娠早、中期胎儿血液样本的收集十分困难,所以对早中期宫内感染的研究甚少。为指导妊娠期 HBV 母婴阻断抗病毒治疗时机,降低 HBV 宫内感染率,临床应对 HBV 宫内感染特别是对妊娠早、中期宫内感染进行更多研究。

1. 宫内传播不一定导致宫内感染　HBV 颗粒仅有 42nm,可通过胎盘,造成 HBV 的宫内传播,但宫内传播不一定导致宫内感染。宫内传播指的是 HBV 在宫内通过胎盘进入胎儿体内,新生儿出生后,在新生儿血液循环中可以检测到 HBV DNA 及其相应的抗原和抗体,通常病毒仅在新生儿的血液循环内存在 3 个月左右,不能造成慢性 HBV 感染。宫内感染指的是 HBV 在胎儿体内定位并复制,新生儿成为慢性 HBV 感染者。HBV 在组织内的定位和复制是诊断宫内感染的依据。绝大多数 HBV 阳性孕妇在妊娠期间所致的多为宫内传播,而非宫内感染,因此分娩后用疫苗和 HBIG 联合免疫,可阻断母婴传播,仅有少数宫内感染 HBV 的胎儿,出生后 24h 之内免疫注射,仍然不能阻断。

2. HBeAg 分子量小,易通过胎盘进入胎儿体内　HBeAg 或其衍生肽分子量,通过胎盘可抑制甚至清除胎儿体内 HBeAg 特异的 Th 细胞。通过免疫调控治疗,HBeAg 特异的 Th 细胞有可能恢复功能。新生儿 HBeAg 阳性不影响婴儿抗 -HBs 的产生,抗 -HBs 阳性率接近于一般人群。婴儿乙型肝炎疫苗全程接种后,抗 -HBs 应答率为 90.31%。岳欣等报道,婴儿出生时 HBeAg 滴度中位数为 47.495S/CO,高中位数组和低于中位数组婴儿抗 -HBs 滴度在 1、7、12 个月比较,差异均无统计学意义(p>0.05)。婴儿出生后血清中 HBeAg 逐渐下降,至 7 个月时仅 3 例婴儿 HBeAg 阳性,随访至 12 个月时 3 例婴儿 HBeAg 均转阴,在 HBeAg 消减过程中,无一例婴儿产生抗 -HBe。目前的免疫措施有可能打破胎儿 HBeAg 引起的免疫耐受状态,从而有效阻断婴儿出生后的 HBV 感染。

3. 新生儿 HBeAg 阳性并不一定代表感染　垂直传播分为宫内传播、产时传播和产后传播。新生儿期主要预防产时传播和产后传播。由于游离 HBeAg 相对分子量小,容易通过胎盘,当母亲 HBeAg 阳性时,母血中的游离 HBeAg 容易在妊娠及分娩过程中通过胎盘进入胎儿体内,导致新生儿出生后 HBeAg 血症,而并非宫内感染。绝大部分 HBeAg 在出生后 6 个月内会被机体清除。新生儿出现 HBeAg 阳性并不一定代表已经发生垂直传播,需要正确解读新生儿 HBV 血清学检测指标。苏维检测新生儿垂直传播组和可疑组母亲均为大三阳,且 HBV DNA 均 >10³IU/mL,提示 HBV 复制活跃,传染性强。垂直传播组新生儿 HBV DNA 均为阳性,已发生垂直传播。可疑组尽管 HBeAg 阳性,但在 3 个月复检时 HBeAg 均显著下降,部分已降至正常参考范围内,HBV DNA 均为阴性。这提示 HBeAg 阳性是受母亲 HBV 血清学标志物的暂时影响,新生儿没有 HBV 明显复制。

4. HBV 感染对妊娠母体的影响　妊娠糖尿病、高血压发生风险增加,容易发生各种感染,增加产后出血风险。

5. 妊娠期肝病加重因素

(1)母体发生一系列生理变化:内分泌变化,肾上腺皮质激素水平升高,可能导致 HBV 高复制,促使乙型肝炎活动。

(2)HBV 感染对婴儿的影响:胎儿营养供应不足,新生儿出生时体重较轻,母婴传播 HBV。

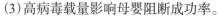

（3）高病毒载量影响母婴阻断成功率。

（二）产时传播

产时传播是 HBV 母婴传播的最主要传播模式。传播的机制可能包括子宫收缩时母亲血液进入胎儿血液，羊膜破裂后胎儿黏膜直接接触母亲阴道分泌物或血液。90% 的母亲 HBsAg 阳性新生儿胃液中能检测到 HBsAg。但出生后给新生儿肌注 HBIG 和乙肝疫苗能阻止母亲 HBsAg 阳性的新生儿发生产时传播。

（三）产后传播

母亲 HBeAg 阳性而出生时未发生感染的新生儿在随后的 6 个月有 34% 会感染 HBV。产后传播主要是由于母亲与婴儿直接的亲密接触引起。母乳喂养时婴儿通过吸取乳汁中的 HBV 及破损皮肤的血液是引起产后感染的主要原因。但对进行了预防接种的婴儿母乳喂养不会增加母婴传播的风险。

四、母婴传播阻断三个阶段

1. 分娩前　主要是指孕妇妊娠晚期使用 HBIG 或抗病毒药物，目的是降低孕妇 HBV DNA 载量，减少宫内感染的概率。

2. 分娩时　婴儿分娩后注射乙型肝炎疫苗和 HBIG 进行主被动联合免疫。

3. 分娩后　主被动联合免疫是现行 HBV 母婴阻断方案中最主要的预防措施，在世界范围内已得到广泛应用。经过多年来积极有效的预防，HBV 的母婴传播概率已大为减少，有数据表明，自实施主被动联合免疫以来，HBsAg 及 HBeAg 阳性的母亲所分娩婴儿感染 HBV 的风险由 70%~90% 降到了 5%~10%。虽然 HBV 母婴阻断取得了显著成效，但在临床实施中仍存在不少问题。各阶段阻断的具体方案和效果尚存在争议，同时 HBV 母婴阻断失败的原因尚不清楚，如何进一步提高阻断成功率还有待更深入的研究。新生儿经过规范的联合免疫后，可以母乳喂养。乙肝病毒感染妇女分娩后，可能使慢性乙肝病情恶化，需密切监测。

五、妊娠期间的处理

1. 妊娠早期　处于免疫耐受期孕妇与其他耐受期人群一样，原则上不必抗病毒治疗。早孕抗病毒治疗，可能对胎儿不利。

2. 肝炎活动　ALT 轻度升高可密切观察，肝脏病变较重，转氨酶升高、乙肝病毒 DNA 阳性，肝炎活动，妊娠第 6 个月后开始抗病毒治疗。拉米夫定、替比夫定或替诺福韦，既可防止肝功能失代偿，又能减少母婴传播，对胎儿也无不良影响。

3. 再次怀孕　第一胎婴儿联合免疫失败的孕妇，再次怀孕时应及早抗病毒治疗。

4. 抗病毒治疗期间意外妊娠　如应用 IFN-α 治疗，建议终止妊娠。若应用的是妊娠 B 级药物（LdT 或 TDF）或 LAM，治疗可继续；若应用的是 ETV 和 ADV，需换用 TDF 或 LdT 继续治疗，可以继续妊娠。

为进一步减少 HBV 母婴传播，免疫耐受期妊娠中后期 HBV DNA$>2 \times 10^6$ IU/mL，在充分沟通、知情同意基础上，可于妊娠第 24~28 周开始给予 TDF、LdT 或 LAM。

5. 妊娠中晚期　胎盘老化或纤维化，病毒易突破胎盘屏障进入胎血，应口服 NAs 阻断。HBV DNA$>2 \times 10^7$ IU/mL，即使孕妇转氨酶正常，妊娠第 6 个月开始应口服抗病毒药物。也可采用拉米夫定联合乙肝免疫球蛋白降低宫内和围生期乙肝病毒的感染，也可慎重应用替

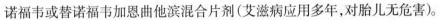

诺福韦或替诺福韦加恩曲他滨混合片剂(艾滋病应用多年,对胎儿无危害)。

(1)降低 HBV 母婴传播:一项前瞻开放性干预研究,共纳入 HBeAg 阳性,HBV DNA>2×10^6 IU/mL,ALT 正常的妊娠女性 700 例。孕 28 周开始接受 NAs 治疗直至产后 4 周或不治疗(对照组 363 例),分娩了 316/370 例婴儿。所有婴儿均接受联合免疫(25 例失访),随访至 52 周。结果表明,孕晚期替比夫定治疗显著降低 HBV 母婴传播。

(2)替比夫定治疗安全性与效果:①母亲不良事件发生率:婴儿 7 个月随访期,替比夫定治疗妇女分娩的婴儿发育正常且无先天畸形。②新生儿及出生后 6~12 个月 HBsAg 阳性:与未治疗及拉米夫定治疗相比,替比夫定降低风险有优势,与未治疗相比,拉米夫定降低风险有优势,但与替比夫定相比处于劣势。

(3)替诺福韦治疗安全性与效果:与替比夫定相似。

六、HBV 母婴阻断的现行方案

(一)分娩前预防方案

1. 妊娠晚期注射 HBIG　HBIG 是由人血浆分离纯化得到的免疫球蛋白,含有高效价的抗 -HBs,能识别 HBsAg 并与之结合,从而清除血液中的游离 HBV。Li 等建议 HBsAg 阳性的孕妇,从妊娠 28 周起,每个月注射 1 针 HBIG,每次剂量 200IU,可有效降低产妇外周血的 HBV DNA 载量。但此方案对阻断 HBV 母婴传播的效果存在很大争议,各个地区的临床试验结果也大相径庭。虽然国内之前有部分研究证实妊娠晚期注射 HBIG 能有效提高乙型肝炎的母婴阻断成功率,但随着主被动联合免疫预防的普遍实行,近期大量报道表明对 HBsAg 阳性的孕妇妊娠晚期注射 HBIG 与否对阻断效果无明显影响。越来越多的学者认为在目前的预防方案中,妊娠晚期注射 HBIG 的作用微乎其微,使用 HBIG 反而还增加了选择压力,可能催生 HBV 抗原变异并导致免疫逃逸。但临床实施中使用 HBIG 剂量较小,在 HBIG 总剂量不超过 2 000IU、使用不足 2 个月的情况下还没有引起 HBV 变异的报道。目前国内外大多数专家认为孕期注射 HBIG 意义不大。

2. 妊娠晚期抗病毒药物治疗　大量研究表明,孕妇外周血 HBV 高载量是母婴阻断失败的风险因素。在 2012 年的一项大样本的回顾性研究中发现,所有母婴阻断失败的母亲 HBV 载量均 >10^6 拷贝 /mL。因此降低产妇 HBV 载量对 HBV 母婴传播的阻断至关重要。美国食品药品管理局(FDA)对抗病毒药物进行了妊娠风险分级,其中替比夫定和替诺福韦为 B 级,相对较安全,而拉米夫定、恩替卡韦、阿德福韦酯、IFN-α-2b 和 PEG-IFN-α-2a 为 C 级,可能对胎儿有影响。由于 IFN 的抗增殖作用可能影响胚胎发育,导致流产,临床上不推荐使用。应用较多的为 NAs,主要是拉米夫定、替比夫定、替诺福韦等。拉米夫定妊娠风险为 C 级,大量临床试验证实了其在阻断 HBV 母婴传播中的有效性和安全性,但在拉米夫定对人类免疫缺陷病毒的母婴阻断治疗中有部分报道发现婴儿线粒体功能的改变,不过这些报道中均为拉米夫定与其他 NAs 或蛋白酶抑制剂联合使用,不能证明为拉米夫定单独作用引起。相比于拉米夫定,替诺福韦和替比夫定具有更好的安全性,并且可以明显降低乙型肝炎母婴传播的概率。因此,学术界推荐使用替比夫定或替诺福韦作为妊娠晚期的首选抗病毒药物,短期应用拉米夫定也可接受。临床上对妊娠晚期是否必须使用抗病毒药物尚存在争议,部分学者认为对于 HBeAg 阴性的 HBV 感染孕妇所分娩的婴儿,只需进行正规免疫预防即可达到很高的保护率,无需使用抗病毒治疗。而对于 HBeAg 阳性孕妇,85%~95% 的患者即使不抗 HBV 治疗,其新生儿经正规预防后也可得到保护。因此,妊娠晚期是否需要进

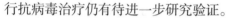

行抗病毒治疗仍有待进一步研究验证。

（二）分娩时预防方案

主要是选择合适的分娩方式，包括自然分娩和剖宫产，后者又可分为择期剖宫产和紧急剖宫产。在自然分娩过程中，婴儿经母亲产道娩出，分娩时间相对较长，婴儿可能因为吞咽或接触母亲的羊水、血液或阴道分泌物而感染 HBV。而对 HBsAg 阳性的孕妇，应尽可能缩短分娩时间，保证胎盘的完整性，尽量减少新生儿暴露于母血的机会。与自然分娩相比，剖宫产可以减少婴儿与母亲体液的接触机会和接触时间，理论上可降低分娩时感染的可能性。国内也有一部分报道证实了这个结论。但更多的报道表明在目前的预防免疫措施下，自然分娩和剖宫产的 HBV 感染率差异无统计学意义。目前 HBsAg 阳性的孕妇是否需要选择剖宫产仍存在争议。多数人认为，在现有的免疫措施下分娩方式对乙型肝炎母婴阻断的影响不大，临床上也不再对 HBsAg 阳性孕妇的分娩方式作出硬性规定。

（三）分娩后预防方案

1. 新生儿乙型肝炎疫苗预防

（1）对于 HBsAg 阴性母亲的新生儿，在出生 12h 内尽早接种 10μg 重组酵母乙型肝炎疫苗，在 1 个月龄和 6 个月龄时分别接种第 2 针和第 3 针乙型肝炎疫苗。

（2）对于 HBsAg 阳性母亲的新生儿，在出生 12h 内尽早注射 100IU HBIG，同时在不同部位接种 10μg 重组酵母乙型肝炎疫苗，并在 1 个月龄和 6 个月龄时分别接种第 2 针和第 3 针乙型肝炎疫苗。建议对 HBsAg 阳性母亲所生儿童，于接种第 3 针乙型肝炎疫苗后 1~2 个月时进行 HBsAg 和抗 -HBs 检测。若 HBsAg 阴性、抗 -HBs<10mIU/mL，可按 "0-1-6" 程序再接种 3 针乙型肝炎疫苗；若 HBsAg 阳性，为免疫失败，应定期监测。

（3）对于 HBsAg 不详母亲所生早产儿、低体重儿，在出生 12h 内尽早接种第 1 针乙型肝炎疫苗和 HBIG；满 1 个月龄后，再按 "0-1-6" 程序完成 3 针乙型肝炎疫苗免疫。

（4）新生儿在出生 12h 内接种乙型肝炎疫苗和 HBIG 后，可接受 HBsAg 阳性母亲的哺乳。

2. 对于未接种或未完成全程乙型肝炎疫苗免疫的儿童，应及时进行补种。第 1 针与第 2 针间隔时间应 ≥ 28 天，第 2 针与第 3 针间隔时间应 ≥ 60 天。

3. 对于免疫功能低下或无应答的成人，应增加疫苗接种剂量（如 60μg）和针次；对 3 针免疫程序无应答者，可再接种 1 针 60μg 或 3 针 20μg 乙型肝炎疫苗，并于第 2 次接种乙型肝炎疫苗后 1~2 个月时检测血清抗 -HBs，如仍无应答，可再接种 1 针 60μg 重组酵母乙型肝炎疫苗。

4. 意外暴露于 HBV 者可按照以下方法处理

（1）在伤口周围轻轻挤压，排出伤口中的血液，再对伤口用 0.9%NaCl 溶液冲洗，然后用消毒液处理。

（2）应立即检测 HBV DNA、HBsAg，3~6 个月后复查。

（3）如接种过乙型肝炎疫苗，且已知抗 -HBs 阳性（抗 -HBs ≥ 10mIU/mL）者，可不进行处理。如未接种过乙型肝炎疫苗，或虽接种过乙型肝炎疫苗，但抗 -HBs< 10mIU/mL 或抗 -HBs 水平不详者，应立即注射 HBIG 200~400IU，同时在不同部位接种 1 针乙型肝炎疫苗（20μg），于 1 个月和 6 个月后分别接种第 2 针和第 3 针乙型肝炎疫苗（20μg）。

5. 鼓励在不涉及入托、入学和入职的健康体格检查中或就医时，进行 HBsAg、抗 -HBc 和抗 -HBs 筛查；对高危人群、孕妇、接受抗肿瘤（化学治疗或放射治疗）或免疫抑制剂或直接抗 HCV 药物治疗者、HIV 感染者,筛查 HBsAg、抗 -HBc 和抗 -HBs,对均阴性者,建议接种乙型肝炎疫苗。

6. 母乳喂养及密切接触　感染 HBV 母亲的血液、乳汁、唾液中都可能含有 HBV,甚至病毒还会存在于呼吸道分泌物、泪液、尿液中。因此母乳喂养及母婴密切接触,理论上可能导致 HBV 由母亲到婴儿的水平传播。但实际上,自实行主被动联合免疫阻断 HBV 母婴传播以来,尚未证实母乳喂养和母婴密切接触会提高母婴阻断失败率。对于 HBsAg 阳性孕妇产后是否可以母乳喂养的问题学术界的观点尚未完全统一。荟萃分析表明 HBV 感染的母亲其母乳具传染性,但当婴儿出生时接种乙型肝炎疫苗后,母乳喂养并不会增加婴儿感染 HBV 的概率。因此,在适当的免疫预防措施下,母乳喂养并不是乙型肝炎母婴阻断失败的危险因素。另外,有人指出正在使用抗病毒药物治疗的母亲,不建议母乳喂养。但 Ehrhardt 等通过对已有报道的统计,发现母乳喂养期间母亲使用拉米夫定或替诺福韦对婴儿相对安全,母亲服用拉米夫定或替诺福韦可能并不是母乳喂养的禁忌。妊娠妇女应用拉米夫定或替诺福韦阻断母婴传播中,胎儿子宫内的药物暴露量高于母乳喂养暴露量。提示:应用拉米夫定或替诺福韦时可以进行母乳喂养。

七、乙型肝炎传播需进一步重视的问题

(一) 现行乙型肝炎母婴阻断方案的探讨

HBV 的母婴阻断方案经过多年的改进和不断完善,已经取得了显著的成果,但随着研究的不断深入,对目前阻断方案的争议也越来越多,是否需要对现有方案进行改进以及如何进一步提高阻断成功率是目前亟待解决的问题。首先,主被动联合免疫作为免疫预防的主要措施已经在全球得到广泛的应用,但 Zhang 等和 Machaira 等对多篇报道的荟萃分析证实 HBsAg 阳性、HBeAg 阴性的母亲分娩的婴儿是否施行被动免疫对乙型肝炎阻断效果无明显影响,而 Poovorawan 等对 130 名受试婴儿随访 5 年,发现出生时是否注射 HBIG 也不影响婴儿免疫应答的持久性。因此,HBsAg 阳性、HBeAg 阴性的母亲分娩的婴儿可能只需要进行主动免疫即可达到很好的阻断效果,当然,这还需要更多大样本、多中心、前瞻性的试验加以证实。如果可以减少使用甚至不使用 HBIG,不仅能减少血液制品的使用,降低患者免疫预防等治疗的费用,而且还能避免 HBIG 可能引起的 HBV 突变、婴儿过敏反应等副作用,这对提高免疫预防效益、减轻患者经济负担、避免医疗资源浪费等意义重大。其次,各个国家和地区在实施主被动联合免疫的过程中,对注射乙型肝炎疫苗或 HBIG 的次数、具体时间、种类和剂量并没有统一的标准。比如对乙型肝炎疫苗的使用,我国《慢性乙型肝炎防治指南》的建议是婴儿 0、1、6 个月注射,而其他国家或地区可能采用 0、1、2、6 个月或者 0、1、2、12 个月等方式注射疫苗。荟萃分析认为,婴儿注射 3 次乙型肝炎疫苗和注射 4 次的阻断效果差异无统计学意义。理论上可以在不影响乙型肝炎母婴阻断效果的前提下,尽量减少乙型肝炎疫苗或 HBIG 的使用次数和剂量,提高免疫预防的成本 - 效益,是否可行还需要更进一步的研究。在联合免疫普遍实施的前提下,妊娠晚期注射 HBIG、避免母乳喂养、选择剖宫产等预防措施,显得越来越不重要,很多措施需要重新制定,以便减轻患者的经济负担,利于患者选择更适合自身和婴儿的分娩方式及喂养方式。

HBV 变异和免疫耐受是 HBV 母婴阻断失败的重要原因,宫内感染是导致免疫耐受的主要因素。进一步提高乙型肝炎母婴阻断的成功率,就需要降低 HBV 变异的可能性和改进预防措施防止宫内感染。S 基因区变异与 HBV 母婴阻断失败密切相关,其中 HBV "a" 决

定簇的变异可导致 HBsAg 空间构型的改变,使 HBV 逃避宿主的免疫监视,从而引起隐匿性感染。而目前临床上判断 HBV 母婴阻断效果大多只进行乙型肝炎五项的初步检测,只有 HBsAg 阳性的婴儿才进一步检测 HBV DNA,这就忽视了乙型肝炎隐匿性感染的可能,所得到的乙型肝炎母婴阻断失败率比实际值低。考虑到隐匿性感染的可能性,是否需要将 HBV DNA 的检测也纳入常规检测中还有待进一步探讨。除了隐匿性感染之外,生殖细胞的传播也不容忽视。目前已有部分报道证实了 HBV 生殖细胞传播的可能性,HBV 通过生殖细胞传染给下一代也是导致宫内感染的重要因素之一。现有乙型肝炎母婴阻断预防措施中,产前筛查大多是在妊娠中期,采取预防措施则多在妊娠后期,而 HBV 生殖细胞传播发生在更早阶段,因此是否需要在妊娠前就进行 HBV 的筛查和预防也是一个值得考虑的问题。另外,乙型肝炎感染具有家族聚集性,母亲和父亲可能同时患有乙型肝炎,而精子传染导致的父婴传播也可导致乙型肝炎免疫阻断失败。临床上大多只对母亲进行了产前预防措施,可能还需考虑进行父婴传播的阻断预防。但目前对于 HBV 的隐匿性感染和生殖细胞传播等问题的重视程度还不够。

随着预防措施的不断改进和普遍实施,乙型肝炎母婴传播的概率已大为减少。在进一步深入研究的过程中,对现有免疫预防措施的争议也越来越多,有必要进一步完善和改进现有的免疫预防措施,制定更加规范、合理、经济的乙型肝炎母婴阻断方案。同时,HBV 隐匿性感染、生殖细胞传播等更多问题也需要纳入考虑,从而进一步提高乙型肝炎母婴阻断的成功率。

(二) 隐匿性感染

乙型肝炎隐匿性感染是指外周血中检测不到 HBsAg,但存在低水平的 HBV 感染,血清学表现为 HBsAg 阴性、HBV DNA 阳性。而目前的临床检测治疗过程中,考虑到经济成本等问题,婴儿只检测 HBsAg、HBeAg、HBcAg 等,HBV DNA 并不作为常规检查,这就忽略了隐匿性感染,所以检测出的阻断失败率比实际偏低。在不同地区的不同报道中,婴儿隐匿性感染比率的结果相差很大(0.1%~64%),这可能与当地的 HBV 流行情况有关,而我国这种乙型肝炎高流行区隐匿性感染比率相对较高。因此,忽略乙型肝炎的隐匿性感染会对乙型肝炎母婴阻断结果造成很大影响。目前对于婴儿出现隐匿性感染的原因尚不清楚,可能与母亲高病毒载量和 HBV 在 S 区域的突变有关。另外,近期有研究发现目前的主被动联合免疫方案可以减少母婴阻断中的 HBV 显性感染,但对隐匿性感染可能并没有作用。因此,如何降低乙型肝炎隐匿性感染也是一个不容忽视的问题。

(三) 父婴传播

传统观念认为,乙肝的垂直传播就是母婴传播,因此,研究通常对母婴传播、水平传播以及家庭内部接触传播关注较多,从而忽视了父亲乙型肝炎病毒感染与新生儿感染的关系,导致父婴传播未引起足够重视。自 1977 年,Blumberg 通过分析家系调查资料得出乙型肝炎 DNA 可能通过进入生殖细胞而整合到子代的基因组上,从而进行父婴传播的结论后,越来越多的研究提示乙型肝炎病毒 DNA 能在男方的精液及精子中检测到。有研究表明,对男性乙型肝炎病毒携带者与无任何乙型肝炎病毒感染配偶结合产生的流产死胎进行乙型肝炎标志物测定,可发现多个乙型肝炎病毒感染标志,初步确定子代在出生前就有可能通过父亲的生殖细胞感染了乙型肝炎病毒。而对携带乙型肝炎病毒的父亲及其新生儿子代进行基因分型后发现,父亲与其子代携带的乙型肝炎病毒基因型一致,提示子代感染来源于父亲,这也从分子水平上间接证实了父婴传播。而近年来临床流行病学研究不断证实,对于携带乙型肝炎病毒的男性,其子代感染乙型肝炎病毒的概率上升,而"大三阳"的男性其子代对乙型肝炎病毒的感染率更高。在对胎儿脐血的监测中,脐血 HBV DNA 定量与其父亲外周血的 HBV DNA 定量呈显著正相关。这些分子遗传学及流行病学上的证据提示,乙型肝炎病毒可以通过生殖细胞垂直传播给子代,且传播率与 HBV DNA 呈正相关。研究发现,父亲血液及精液中 HBV DNA 的含量与脐血 HBV DNA 阳性率呈正相关,即父亲血液中 HBV DNA 含量越高,发生父婴传播的危险性越大。父亲外周血中的 HBV DNA 含量越低越易进行垂直阻断。因此,通过降低父亲外周血中的 HBV DNA 含量可以进行乙型肝炎病毒的父婴传播阻断。有研究表明,不仅可以通过检测 HBV DNA 含量来预测 HBV 传播机会,还可以通过检测 HBV DNA 浓度来指导并调整慢性乙型肝炎的孕前治疗。

(四) 儿童乙肝的预防控制

国内外关于乙肝疫苗接种的剂量及流程对其效果的影响研究较多,但是并未给出可靠的标准方案,因此,我国对儿童和成人的乙肝疫苗接种的剂量及流程是依据 WHO 推荐标准进行,与我国的接种人群的具体实际有一定出入,故接种者出现不良反应的现象比较明显,所以,加强对儿童和成人乙肝疫苗接种或注射工作中,接种剂量和流程的研究,显得极为重要。

1. 乙肝免疫程序的预防接种效果　乙肝无固定发病期和流行期,可随时发病。对儿童乙肝的预防控制工作,主要采取疫苗接种,从根本上避免和控制乙肝的发病。乙肝疫苗接种工作,需在对全民进行健康教育的基础上,增加小儿家长对乙肝的知晓率。但是,受全国各地的文化差异、环境与背景不同、遗传等诸多因素的影响,不同文化水平的人群,其对乙肝疫苗免疫的应答率也就不同。现阶段,我国使用的乙肝免疫程序主要是根据 WHO 推荐的"0-1-6"程序实行免疫接种,这种免疫接种程序在不同的地区,其产生的免疫效果也就不同。相关研究显示,我国现在使用的乙肝免疫接种的程序,其完成率在 45%~55%,这是由于有部分免疫接种者,并未按照标准的程序实施全程接种,往往接种 1 次或者 2 次后,接种者就不继续接种,造成无或者弱免疫应答,使儿童成为乙肝的易感群体。另外,根据我国的另一项研究显示,采取 0、7、21 天的乙肝免疫接种流程,却能达到很好的效果,儿童全程接种乙肝的概率较高。因此,现阶段对儿童乙肝免疫接种的流程研究中,何种保护效果较好,并未有统一言论,还需在实践中继续研究证实。

2. 乙肝免疫接种剂量对效果的影响　我国的乙肝疫苗接种的剂量,一般采取 WHO 推荐,主要为:成人:20μg 重组疫苗;<10 岁的儿童:低于 10μg。国外相关研究得出,对成人的乙肝免疫接种使用较高剂量,能达到更好的保护效果。我国"十一五"重大专项研究表明,10μg 或 20μg 乙肝疫苗 + 同样剂量 HBIG,阻断 HBV 母婴传播率和抗 -HBs 阳转率无差异,100IU/mL 或 200IU/mL HBIG+ 同样剂量乙肝疫苗,阻断 HBV 母婴传播率和抗 -HBs 阳转率无差异。但是国内外对于儿童乙肝免疫接种使用高剂量的研究却很少,甄沛林等人研究得出,对无免疫应答者,适时加大剂量进行再次免疫,实现免疫效果。

引起乙肝免疫无或者弱应答的因素有:年龄、性别、初种的月龄、体重指数、遗传因素、疫苗使用的剂量和免疫耐受等。国内有研究显示,选择年龄为 19~21 岁的 100 例健康人的血清样品,采取酶联免疫吸附试验检测,得出 HBsAg、抗 -HBs 和 HBV 核心抗体等指标均属于阴性,对其注射基因工程的乙肝疫苗,并监测全程免疫后 1、6、12 个月和 24 个月的抗 -HBs 阳转率和几何均数(GMT),采取高剂量的效果,明显比低剂量乙肝疫苗优异。但国外有学者研究指出,对儿童使用剂量较高的乙肝疫苗,会导致其发生不良反应,具体表现为:呕吐、恶心、头痛、发热、疲劳、皮肤瘙痒、关节疼痛、肌肉痛和腹泻等症状,少数发生严重不良反应的儿童,会出现肾小球性肾炎和视力减退等现象,对儿童的身体健康造成不利影响。

3. 乙肝免疫接种部位对效果的影响　肌内注射效果优于皮下注射。皮下注射可降低乙肝疫苗产生的保护性效果。

4. 补种　新生儿接种第 3 针乙肝疫苗后 1 个月检测抗 -HBs,若阴性,应补种;新生儿期未接种者,应补种;儿童期入学体检时若抗 -HBs 阴性,应补种。

5. 家庭成员 HBsAg 阳性,新生儿需联合免疫　在国内外指南中,均只要求对新生儿接种乙肝疫苗,唯对母亲 HBsAg 阳性母亲的新生儿进行乙肝疫苗 +HBIG 联合免疫;若直接照顾新生儿的父亲、外婆、奶奶等家庭成员 HBsAg 阳性,且 HBV DNA 较高者,建议新生儿在出生 12h 内注射 HBIG,以免水平传播。

6. 其他影响效果的因素

(1)民族:王培生等研究认为,不同民族有不同的免疫行为和不同的免疫剂量。亚洲人的身材明显比欧美人矮小,使用欧美的乙肝免疫接种的标准,会出现部分适应问题。比如,云南省属于少数民族聚居地,昆明市的常住居民中少数民族居多,如回族、彝族、白族、傈僳族、壮族等,相关研究显示,不同民族的儿童,其乙肝发病率存在较大差异。而不同民族在使用乙肝疫苗接种后,其免疫应答是否存在不同,目前还未有定论。

(2)性别:理论上分析,可以得出性别不同的儿童,在接种乙肝疫苗后的反应程度也不同。但是实际的研究却表明,性别对于乙肝疫苗的接种保护程度不会产生较大影响。

(3)遗传:国外研究得出,父亲为乙肝患者,对儿童出现乙肝保护性抗体属于有利因素,而母亲为乙肝患者,对儿童出现乙肝保护性抗体属于阻碍因素。

八、成人乙肝免疫策略

随着新生儿和儿童乙肝发病率及乙肝病毒携带率持续下降,成人乙肝发病率和乙肝病毒携带率的比例在整个人群中便逐渐增加。在美国慢性乙型肝炎病毒感染者主要是成人。然而目前除少数国家将乙肝免疫对象扩大到 18 岁人群外,大部分国家仍然是仅把新生儿及婴幼儿纳入常规免疫。我国与其他许多国家在新生儿计划免疫实施多年后,儿童及全人群乙肝发病率、HBsAg 携带率有了明显的下降,然而,我国成人的乙肝表面抗原(HBsAg)携带率未见明显下降,仍然有约 9 300 万携带者,乙肝防治形势仍然不容乐观。因此我们要在坚持实施新生儿为主的乙肝免疫策略的基础上,加强对成人乙肝免疫策略研究,探索适合成人的最佳免疫策略和剂量,发展更加安全可靠、使用简便的乙肝疫苗,提高成人乙肝疫苗的接种率和抗 -HBs 阳转率。尤其是针对重点人群、高危人群、特殊人群的免疫策略研究,从而达到控制并最终消灭乙肝。

乙型肝炎疫苗(HepB)接种是预防控制乙型肝炎病毒(HBV)感染的有效措施。我国自 1992 年开始实施新生儿普遍接种 HepB 免疫策略,经过 20 多年的努力,取得了显著的成效。2014 年最新全国血清流行病学调查显示,中国 1~4 岁和 1~29 岁人群乙型肝炎表面抗原(HBsAg)流行率已分别降至 0.32% 和 2.64%,而成人 HBsAg 携带率仍处于较高水平。按照 WHO 乙型肝炎流行程度的划分标准,目前中国正处于从乙型肝炎高流行区向中、低流行区转化的时期;中国北方部分地区人群 HBsAg 携带率已降至 3% 以下,接近低流行区水平。疾病预测和社区调查数据均显示,青壮年已成为我国乙型肝炎新发感染的主要人群。随着 HBV 流行强度的减弱和流行特征的变化,中国多数地区 HBV 感染的主要途径将逐渐从母婴传播向水平传播转变,控制目标也将从预防新生儿、儿童 HBV 慢性感染逐渐扩展到预防新生儿以外青少年、成年人高危人群感染。2015 年 11 月,WHO 提出到 2030 年"消除病毒性肝炎作为公共卫生威胁"的目标,为全球乙型肝炎控制工作提出了更高的要求。

(一)中国成年人 HepB 免疫现状

中国自 20 世纪 80 年代开始使用 HepB,目前所用疫苗均为基因工程疫苗,分为重组啤酒酵母、汉逊酵母和仓鼠卵巢细胞(CHO)HepB;根据接种剂量可分为 10μg/剂次、20μg/剂次和 60μg/剂次。此外,还有甲型和乙型肝炎联合疫苗。目前,中国推荐的接种对象为所有未接种或未全程接种 HepB 或 HepB 接种史不详的 18 岁以上成年人,以及所有自愿接种 HepB 的 18 岁以上成年人。其中重点是有较高 HBV 性暴露、职业暴露和皮肤、黏膜暴露的人群;健康成年人推荐按"0-1-6"程序接种 3 剂次 HepB 免疫,接种剂量为 20μg/剂次,但器官移植和血液透析者推荐按照"0-1-2-6"程序接种 60μg/剂次 HepB。

2006 年全国第三次乙型肝炎血清学调查显示,中国 15~59 岁人群 40%~50% 处于 HBV 易感状态;2010—2012 年中国大陆 31 个省(市、自治区)农村地区 200 万 21~49 岁男性调查显示,63% 的调查对象 HBsAg、乙型肝炎表面抗体(抗 -HBs)和乙型肝炎核心抗体 3 项均为阴性,呈现 HBV 易感状态。以上数据均显示,中国成年人中有大量 HBV 易感者。浙江省 32 万社区人群不同年份查体发现,该人群 HBsAg 年新发阳性率为 0.81%,20~54 岁各年龄组新发 HBsAg 阳性率均高于平均水平,其中 30~34 岁最高,为 1.19%,提示成年人已成为中国 HBV 新发慢性感染的主要人群。江苏一项研究发现成年人中较高水平的 HepB 接种应与较低水平的 HBsAg 阳性率相关。因此在成年人中开展 HepB 接种,减少成年人新发感染特别是新发慢性感染,已成为加快中国乙型肝炎控制的必然要求。目前,中国除个别地区开展过成年人 HepB 免费接种试点外,大部分地区成年人 HepB 接种仍按照自愿、自费的原则进行。2006 年全国乙型肝炎血清流行病学调查显示,中国 15~59 岁成年人 HepB 接种率仅为 13.8%。2011 年在宁夏、河北、山东、江苏的农村地区开展的大样本调查显示,成年人 HepB 接种率和全程接种率分别为 3.89% 和 11.02%。与 2006 年全国调查结果相近:中国尚无全国范围高危人群 HepB 接种率的报告数据,仅有少数调查数据,如陕西省强制戒毒人员中有明确 HepB 接种史者占 11.7%,北京市男性性行为人群的 HepB 接种率为 38.9%。以上数据显示,中国无论是健康成年人还是高危人群,HepB 接种率均处于较好水平。采取有效措施,提高中国成年人特别是高危人群中 HepB 接种率,已成为中国乙型肝炎免疫策略调整的一项重要内容。

(二)成年人接种 HepB 的效果

近年来,随着国家科技重大专项"艾滋病和病毒性肝炎等重大传染病防治"项目的实施,丰富了包括中国成年人 HepB 的研究内容,相关研究数量和质量均明显提高,为制定中国成年人 HepB 免疫策略提供了重要的循证依据。中国成年人 HepB 初次免疫后抗体应答研究相对较多,研究结论也较为一致,即成年人接种 3 剂次 HepB 后抗体阳转率可达较高水平(85.8%~99.9%),而初次免疫无应答成年人再次接种 3 剂次 HepB 后约 90% 抗体可达到保护水平,说明成年人接种 HepB 可诱导良好的体液免疫反应。有研究发现,成年人使用重组 CHO 酵母 HepB 初次免疫后的抗体阳性率和抗体水平均高于重组啤酒酵母 HepB,可能与 CHO 细胞表达的 HBsAg 糖基化程度较高有关。总体来看,有关不同表达体系生产的 HepB 免疫原性差异尚无定论。一般认为,高剂量 HepB 接种后的免疫原性强于低剂量 HepB。虽然国产 60μg/剂次重组啤酒酵母 HepB 说明书中,仅推荐该疫苗用于 HepB 初次免疫无应答人群,但一项在中国 18~25 岁成年人中开展的研究发现,接种 2 剂次该高剂量疫苗的抗体应答率与接种 3 剂次 60μg/ 剂次 HepB 相当,但前者免疫持久性低于后者。

中国 HepB 免疫持久性研究以新生儿或儿童为主,成年人免疫持久性研究较少,且研究期限多局限在免疫后 5 年内。山东省疾病预防控制中心于 2009 年建立了 1 万余名 18~49 岁成年人易感者 HepB 接种队列,目前已随访至初次免疫后 5 年;其研究结果发现,成年人 HepB 初次免疫正常应答和高应答者在初次免疫后 5 年 73% 的研究对象抗 -HBs 可维持在 10mIU/mL 以上,初次免疫后前 3 年抗体滴度年均衰减率是后 2 年的 3 倍(66% 比 22%);同时发现,初次免疫低(无)应答者再次免疫后抗 -HBs 衰减规律与初次免疫正常应答和高应答者相似。国外成年人 HepB 免疫持久性研究较多且观察时间较长。印度一项研究对 422 名医务工作者 HepB 初次免疫后进行随访,发现 85% 在免疫后 10 年抗 -HBs 仍阳性,且免疫回忆反应亦可持续至少 10 年。比利时一项研究对 306 名按照"0-1-6"程序完成 3 剂次甲乙型肝炎联合疫苗免疫的 17~43 岁人群进行随访观察,发现成年人接种 HepB 后的抗体和免疫回忆反应可持续至少 15 年。以上研究显示,成年人完成 HepB 初次免疫后可获得良好的免疫持久性,至少在接种后 10 年内无需进行加强免疫。由于国内外疫苗种类、剂量、接种程序及人种间遗传学特征等因素的差别,该结论是否适用于中国成年人,仍需进一步证实。HIV 感染者、吸毒人群、慢性肝病患者等特殊人群,由于感染 HIV 的概率较高或者感染后后果较为严重,常被作为 HepB 接种的重点人群。目前这些特殊人群接种 HepB 的安全性已被证实,但其接种 HpeB 后的免疫效果一般低于健康人群。国外既往研究显示,HIV 感染者接种 HepB 后阳转率为 17%~72%,静脉吸毒者接种后的阳转率为 58%~76%,慢性肝病患者为 56%~90%。目前关于高危人群 HepB 免疫原性观察结果多采自国外,中国开展的相关研究甚少,对高危人群接种 HepB 重要性和必要性认识不够,究其原因,可能与中国已上市 HepB 说明书中一般将慢性严重疾病等作为慎用证,导致研究方案在伦理审查时受到质疑,且高危人群研究入组观察对象受限,研究现场组织实施难度较大等因素有关。

1. 乙肝疫苗免疫后抗 -HBs 阳转率和抗体滴度的变化 人群对乙肝疫苗的免疫成功率与年龄有关,同类疫苗在相同的剂量和接种程序下,接种儿童和成人其抗 -HBs 阳转率和抗体滴度有明显差异。闻金生等通过 2006—2008 年按"0-1-6"程序全程接种 5μg 国产重组酵母乙肝疫苗的新生儿,全程接种后 1 个月采血检测,发现抗 -HBs 阳转率为 95.17%。有研究人员对 981 名婴儿接种乙肝疫苗免疫效果监测分析显示,653 名出生前母亲 HBsAg 阴性婴儿的抗 -HBs 阳转率为 97.25%,抗体滴度的几何均数(GMT)为 136.08mIU/mL。然而崔忠太等对大学生接种乙肝疫苗免疫研究时,采用 5μg 国产重组酵母乙肝疫苗按"0-1-6"程序 3 针全程免疫接种,全程免疫后 3 个月,以前无接种史者组抗 -HBs 阳转率 85.26%%。以上的研究报道表明虽然成人接种乙肝疫苗的效果没有新生儿效果好,但是成人接种乙肝疫苗还是能取得良好效果的。

2. 乙肝疫苗的剂量和免疫效果 陈胤忠等在研究不同类型和剂量乙肝疫苗对成年人的免疫效果时,按照"0-1-6"程序,对 3 组人群分别接种 10μg CHO 疫苗、10μg 酵母疫苗以及 20μg 酵母疫苗。3 组全程免疫 2 年后检测抗 -HBs 水平,10μg CHO 疫苗组和 10μg 酵母疫苗组的抗 -HBs 阳性率及抗 -HBs GMT 水平分别为 69.6% 和 22.17mIU/mL 以及 63.6% 和 22.02mIU/mL,20μg CHO 疫苗组的抗 -HBs 阳性率和抗 -HBs GMT 水平分别为 89.9% 和 52.23mIU/mL。说明采用较大剂量的基因重组疫苗对成年人的免疫效果较好。安淑一等通过对国内外符合标准的重组酵母乙肝疫苗免疫效果的文献进行荟萃分析,得出结论:按照

"0-1-6" 程序全程接种 10μg 重组酵母乙肝疫苗,接种后抗原抗 -HBs 阳转率比 5μg 重组酵母乙肝疫苗接种组抗 -HBs 阳转率高。姚军等按 "0-1-6" 免疫程序,用 10μg 的国产乙肝疫苗对成人免疫效果观察后得出的结论是,乙肝疫苗全程免疫后,免疫者的平均抗 -HBs 阳性率为 92.76%。这些都提示按 "0-1-6" 程序 3 剂次接种 10μg 重组酵母乙肝疫苗对我国人群有更好的保护作用,可以增强人群抗乙肝病毒感染能力。而欧美国家成人乙肝疫苗接种推荐剂量是 3 次 20μg 的重组酵母乙型肝炎疫苗。因此,根据国外的经验,结合我国学者的研究,建议我国成人接种员 10μg 或 20μg 的乙肝疫苗。

3. 成人乙肝疫苗的免疫程序　国内外研究和实践证明,3 针免疫法效果良好,并被普遍采用,但是传统的 3 针免疫法因为接种时间跨度较大,部分人群往往因为某些原因不能及时完成免疫接种,从而导致接种者的抗体阳性达不到保护阈值,仍然是乙肝病毒易感者。由于成人在人口构成中占的比重很大,成人的流动性相比儿童又更大,所以研究成人的免疫程序显得更为重要。陈仕珠认为对于经常变动驻地的流动人群和经常执行特殊任务需要应急或快速免疫的人群(如军人等)按标准方案接种往往不能达到及时保护的目的,对他们采用快速乙肝免疫接种方案如 d0、d7、d21 和 d0、d7、d14 方案更可取。这些方案的抗 -HBs 阳性率高,达峰值时间早,并且可以使常规免疫不产生抗体者产生抗体,应该把它作为某些重点和高危人群及其他需应急乙肝免疫人群最佳的免疫方案。快速免疫程序与标准免疫程序相比,快速免疫程序全程免疫结束后,两者间抗体水平无统计学差异;快速免疫程序的保护时间可能较标准免疫程序短。

4. 成人的加强免疫研究　对于已经完成乙肝疫苗基础免疫的人群是否需要加强免疫的问题,学术界一直存在两种相反的意见。为此学者们对儿童和成人的乙肝加强免疫效果进行了大量研究。在儿童研究方面,Jun You 等通过对完成基础免疫后 11~15 岁抗体阴性的儿童加强免疫后发现,对儿童加强免疫是必要的,并且相对于 1 针、2 针的效果,3 针的加强免疫效果是最好的。在成人研究方面,王宏武观察成人接种乙肝疫苗后第 5 年,抗 -HBs 有效阳性率下降至 52.43%,第 7 年,抗 -HBs 有效阳性率只有 37.74%,而 7~9 年间的 HBsAg 阳性率也较免疫后 5 年内有大幅度升高。为了巩固免疫效果,使成人群体有高的抗 -HBs 阳性率。成人初次免疫后,也是需要开展乙肝疫苗加强免疫。虽然也有研究者基于免疫记忆而反对加强免疫,但是对于接种者的免疫记忆持续,研究者目前尚不清楚。有报道,在乙肝疫苗接种初次免疫后 4~23 年,给抗 -HBs 水平低于 10mIU/mL 人群接种 1 针乙肝疫苗后,有 74%~100% 受种者产生回忆反应;表明有较高比例的免疫人群保持着免疫记忆,当他们暴露 HBsAg 时,会产生免疫应答。因此只要免疫记忆健全,即使血清抗体水平降到很低甚至测不出来的水平,仍可提供有效的免疫力。然而也有研究者认为在有关免疫记忆、免疫保护时间尚未阐明以前,为确保乙肝发病率的降低,在重组酵母乙肝疫苗初次免疫后,应考虑加强免疫。我国《慢性乙型肝炎防治指南》中指出:"接种乙型肝炎疫苗后有抗体应答者的保护效果一般至少可持续 12 年,因此,一般人群不需要进行抗 -HBs 监测或加强免疫。但对高危人群可进行抗 -HBs 监测,如抗 -HBs<10mIU/mL,可给予加强免疫。"Chao-Shuang Lin 报道,将接种 10μg 国产重组酵母乙肝疫苗低应答或无应答的 240 名成人分为 4 组,按照 "0-1-6" 免疫程序分别接种国产重组酵母乙肝疫苗 10μg、20μg 和国外重组酵母乙肝疫苗 20μg、40μg,第 8 个月检测抗 -HBs 阳性率分别为 65%、65%、85% 和 98.33%,GMT 分别为 229.30、287.97、427.86mIU/mL 和 468.45mIU/mL,说明对于成年人乙肝疫苗接种后无应答者,可以通过增加疫苗剂量提高其抗 -HBs 阳转率。另外,也有学者对多次接种乙肝疫苗而

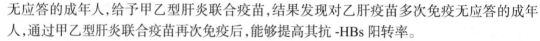

无应答的成年人,给予甲乙型肝炎联合疫苗,结果发现对乙肝疫苗多次免疫无应答的成年人,通过甲乙型肝炎联合疫苗再次免疫后,能够提高其抗 -HBs 阳转率。

5. 成人乙肝免疫成本 - 效益分析　蒋联等从江苏油田职工 1994—1995 年全程接种乙肝疫苗及 1994—2003 年未接种乙肝疫苗的两组人群中各抽取 1 200 人进行调查,分析他们接种乙肝疫苗 9 年后的成本 - 效益显示,以成人为接种对象的效益成本比值为 33.59,这与蒋德勇等在成人乙型肝炎疫苗预防接种的成本及效益分析一文中得出的成人乙肝疫苗接种效益成本比值 39.41 是基本一致的。党如波等对我国 1992—2005 年间的新生儿进行乙肝疫苗免疫策略效果评价一文中报道,新生儿接种乙肝疫苗的效益成本比值是 49.59~51.91。这些研究都证明对成人实施乙肝疫苗免疫虽然效益比儿童低些,但是同样也是能够取得很大的经济效益的。

6. 成人乙肝疫苗免疫策略与展望　WHO 建议,在人群 HBsAg 携带率超过 5% 的国家和地区,应该实施全体新生儿乙肝疫苗免疫。各个国家根据自己的实际情况,采取了不同的乙肝疫苗免疫策略。美国最初的免疫策略是对高危人群接种乙肝疫苗,后来实践证明,该免疫策略对降低人群 HBV 感染率没有明显的效果。因此,从 20 世纪 80 年代末,美国逐步采取综合免疫策略,主要内容是:①对孕妇进行产前筛查,预防母婴传播;②新生儿纳入常规免疫;③ 18 岁以下未免疫的儿童和青少年补种;④对高危成人的接种。2005 年,美国免疫实施咨询委员会(ACIP)发布成年人的免疫策略,对以前未接种的高危人群进行免疫,报告还显示在美国,成年人的 HBV 感染主要发生在高危人群。欧洲各国基本也采纳 WHO 的建议,英国因为是 HBV 的低流行区(HBV 携带率小于 0.5%)。因此,英国实行对高危人群和 HBsAg 阳性母亲所生新生儿的免疫策略。意大利是第一个对新生儿和 12 周岁的青少年均实行强制性乙肝疫苗接种的发达国家,后来又对高危人群也实行免费接种乙肝疫苗。这些国家在乙肝防治上都取得了较大成绩。我国在乙肝防治上同样也取得了巨大成绩,为加快乙肝控制进程,我国有学者建议对乙肝病毒高流行区儿童实施加强免疫。成年人自发主动接种乙肝的比例不高,我国 13~59 岁人群的乙肝疫苗接种率只有 13.78%。鉴于成人乙肝免疫的可行性和能够取得很好的经济社会效益,我们应该在坚持乙肝免疫新生儿为主的策略下,积极推行扩大免疫计划,探讨适合成人的乙肝免疫策略。

(三) 有关国家和地区成年人乙型肝炎免疫的经验

WHO 推荐对成年人高危人群进行 HepB 接种,具体包括经常接受血液及血液制品者、透析患者、接受实体器官移植者;监狱中的犯人;静脉吸毒者;HBV 慢性感染者的家庭成员和有性接触的人;多性伴者,医务工作者和其他工作中暴露于血液及血液制品者:未完全全程免疫,前往 HBV 流行地区的旅行者。在 1984 年引入 HepB 之前,我国台湾地区一般人群 HBsAg 携带率为 15%~20%,是全球乙型肝炎流行率最高的地区之一。1984—1985 年台湾地区仅对母亲 HBsAg 阳性的新生儿接种 HepB,1986 年接种扩展到所有新生儿,1987 年扩展至婴儿期未接种 HepB 的学龄前儿童和易感的医务人员,1988—1990 年扩展至中学生;2006 开始建议艾滋病免费筛查者中 HBsAg、抗 -HBs 和抗 -HBc 三项全阴者接种 HepB。调查数据显示,疫苗时期出生的有高危性行为者中 HBsAg 阳性率显著低于接种疫苗前出生的人群。

美国、英国、澳大利亚等乙型肝炎低流行区一般采用高危人群 HepB 免疫的策略。1982 年美国免疫实践咨询委员会(ACIP)推荐为医务人员、男性性行为人群、静脉吸毒者和需要输血的人群接种 3 剂次 HepB,但由于以上人群难以识别,实施难度较大。2006 年,ACIP 将

HepB 接种对象扩大到性病门诊、HIV 咨询治疗中心、戒毒中心、以男性性行为人群为服务对象的医疗卫生中心等机构就诊的所有人员以及监狱服刑人员；这一做法避免了在上述场所筛查高危人群的窘境。2009 年，美国乙型肝炎高危人群中 1 剂次和 3 剂次 HepB 的接种率分别达到 50.5% 和 41.8%，与既往相比呈现上升趋势；监测数据显示，由于实施了新生儿 HepB 普遍接种、青少年 HepB 查漏补种以及成年人高危人群 HepB 接种，美国急性乙型肝炎的发病率从 1990 年的 8.5/10 万下降至 2008 年的 1.3/10 万。英国于 1999 拨出专门资金为静脉吸毒人员进行 HepB 接种，2001 年将监狱服刑人员纳入接种范围，静脉吸毒人员的 HepB 接种率从 1998 年的 27% 上升到 2004 年的 59%。澳大利亚亦于 1986 年开始推荐包括静脉吸毒者和监狱服刑人员在内的高危人群接种 HepB，2013 年向本地成年人推荐接种 HepB。Wu 等曾于 2010—2011 年对 31 个经济发达国家和地区进行了调查，发现流感疫苗、破伤风疫苗、肺炎球菌多糖疫苗和 HepB 是最经常推荐给成年人的 4 种疫苗。31 个国家和地区中，27 个向成年人推荐了 HepB，除 1 个推荐所有成年人接种 HepB 外，其余均仅推荐高危人群或旅行者接种。在 27 个向成年人推荐 HepB 的国家和地区中，18 个实行免费接种，7 个实行部分免费接种，2 个实行自费接种。

（四）未来中国成年人 HepB 免疫策略的思考

由于受各种因素的影响，中国不同地区 HBV 流行率一直存在一定的差异，故乙型肝炎高流行区和低流行区预防策略的重点也应有所不同。HBV 高流行区的主要任务仍是控制儿童早期慢性 HBV 感染和随后成年人期的肝硬化和肝癌，而低流行区则主要是预防青少年和成年人急性 HBV 感染。2014 全国第四次乙型肝炎血清学调查包含 30 岁以上人群，无法提供中国成年人乙型肝炎感染特别是慢性感染的最新数据。2010—2012 开展的另一项全国性调查显示，中国农村成年男性 HBsAg 为 6%，其中，东、中、西部地区分别为 7.98%、5.46% 和 6.47%，提示中国总体 HBV 流行率仍较高，做好新生儿的 HepB 常规免疫和青少年 HepB 查漏补种仍应是目前中国乙型肝炎控制的基本策略。但同时也应看到，在中国经济较发达特别是城市地区，已经建立了较为完善的新生儿 HepB 接种体系和儿童入学、入托 HepB 补种制度，可以保障新生儿和儿童 HepB 高水平全程接种，在此前提下，应适时考虑成年人中推广使用 HepB，加快中国乙型肝炎控制。

自 2009 年起，国家科技重大专项在中国 7 个省份建立了涵盖 1 200 万人口的乙型肝炎综合防治示范区，对示范区内所有通过居民查体发现 HBV 易感者免费接种 HepB。目前仅山东省 4 个示范县（区）即为成年人免费接种 HepB100 余万剂次，人群抗 -HBs 阳性率由接种前的 43% 提高到接种后的 65%；浙江示范区人群 HBsAg 阳性率在项目实施之初（2008—2010 年）为 7.7%，2012—2015 年则为 6.22%，已显现下降趋势。乙型肝炎综合示范区项目的实施，初步证实了在中国局部地区实施成年人乙型肝炎易感者 HepB 免费接种的可行性和效果。但中国地域广阔、人口众多，成年人 HepB 普遍接种组织实施难度大，且需要耗费大量的人力、物力和财力，目前仅可作为经济发达地区的一次性集中接种活动，短期内难以在全国推广。卫生经济学分析结果也仅支持在中、轻度成年人（21~39 岁）中开展 HepB 接种，且发现接种前筛查策略效益成本比更高，而 40~59 岁成年人 HepB 接种并不具备效益成本比（接种率按 50% 计算）。但从国家免疫策略的角度，在 21~39 岁人群中开展 HepB 免费接种，由于目标人群工作、居住等分散，免疫服务的可及性不足，在实际实施中仍有较大的难度。

在高危人群中推广 HepB 接种是目前国外多数国家的免疫策略。由中华预防医学会、中国疾病预防控制中心免疫规划中心编制的《中国成年人乙型肝炎免疫预防技术指南》对中国成年人 HepB 免疫提出了很好的建议，考虑到分类指导、逐步实施等方面的因素，为加速中国乙型肝炎控制工作的进程，在中国医务人群、乙型肝炎感染者家属中，首先推广 HepB 接种，然后逐渐扩展到性病门诊、戒毒所、监狱等特殊场所人员。提高高危、易感人群 HepB 接种率，减少乙型肝炎新发感染，可能是目前中国较为现实的策略选择。

随着儿童乙型肝炎感染得到有效控制，如何适时调整中国 HepB 免疫策略、加强成年人乙型肝炎控制已成为中国加速乙型肝炎控制工作的必然要求；开展成年人 HepB 免疫相关研究，特别是成年人 HepB 免疫持久性研究，特殊人群 HepB 免疫效果研究，以及成年人 HepB 接种的卫生经济学评价，可以为科学制定中国成年人乙型肝炎免疫策略提供循证依据，有助于中国尽快制定基于本国研究成果的、科学的成年人乙型肝炎免疫推荐共识。

第四节　预防宫内感染

宫内感染是指分娩前 HBV 通过胎盘生殖细胞或外周血单个核细胞（PBMC）等方式，使胎儿携带 HBV 的过程。许多研究者在引产胎儿的肝、肾、胰、脾、胎盘等组织中均检出 HBV DNA。

我国现有慢性 HBV 感染者 30%~50% 是由母婴传播造成的，虽然联合免疫取得了一定的成效，但仍有 5%~15% 的婴幼儿免疫失败，这部分失败原因即是宫内感染。

一、宫内感染的机制及危险因素

（一）母亲孕期外周血 HBeAg 阳性率和 HBV DNA 水平

Wang 对 HBeAg 阳性孕妇血清进行 HBV DNA 定量检测，发现随着 HBV DNA 水平的上升，婴儿发生宫内感染的相对危险度增大，提示 HBeAg 阳性孕妇体内 HBV DNA 含量水平越高，发生宫内感染的概率越大。一方面，可能是因为 HBeAg 为水溶性多肽，更容易通过胎盘屏障；另一方面，HBeAg 以游离状态和结合状态存在，结合状态的 HBeAg 可通过胎盘上的 IgG 受体经胎盘进入胎儿血液循环，干扰机体免疫细胞对病毒的识别和杀伤，甚至影响特异性抗体的产生，而不能清除来自母体的 HBV，从而造成胎儿的慢性携带状态。

（二）胎盘渗漏

胎儿宫内窘迫、子宫收缩频繁、头盆不称、第一产程延长及先兆流产、先兆早产等因素可能会引起胎盘微血管破裂、胎儿缺氧，母血进入胎儿血液循环，导致胎儿感染 HBV。也有研究者提出，如果没有胎盘渗漏，即使母血中有高滴度的 HBsAg 和 HBeAg，胎儿也不会发生宫内感染。另外，如果孕期发生巨细胞病毒、风疹病毒、弓形虫等重叠感染，导致胎盘裂隙形成，胎盘屏障破坏，HBV 宫内感染率也会增加。胎盘渗漏也可导致胎盘细胞感染 HBV，特别是绒毛毛细血管内皮细胞 HBV 感染，已得到分子病理学证实，HBV 感染胎盘以及在胎盘中的"逐层转移"是以"HBsAg—抗 -HBs 复合物"的形式，由 Fcγ Ⅲ 受体介导完成。

（三）生殖细胞传播

1985 年 Hadehouel 等在乙型肝炎患者精液中检出 HBV DNA，其以整合状态存在。其后多项研究表明，父亲和新生儿所携带的 HBV 基因同源性极高，进一步证实了父婴传播的存在。

（四）HBV 基因亚型

BV 分为 A~J10 个基因亚型，分布具有地区性，与疾病的传播方式、临床类型、抗病毒治疗的应答等，都有一定的相关性。我国流行株为 B 型和 C 型。与 B 型比较，C 型 HBV DNA 水平、HBeAg 阳性率均较高，更容易发生宫内感染。

目前使用的血源性或基因工程疫苗仅含有 s 基因产物，如果病毒变异可能引起疫苗保护失败，那么该病毒的变异位点应该位于 S 区。S 区 G145R 突变被认为是一个典型的免疫逃离突变。该位点位于 a 抗原决定簇区，其突变使 HBV 不能被中和抗体识别，因此 HBIG 和乙肝疫苗难以阻断该突变株的母婴传播。国内的 HBV s 基因决定簇主要变异位点除 G145R 外，还包括 T126S、M133T、Q129L 等，在变异位点和变异方式上与国外有一定的差异，但这些变异都造成了抗原与抗体结合力的改变。最近研究还发现了 S132T 和 P142T 两种既往未见报道的 a 抗原决定簇变异形式，对这两种形式变异株的抗原性与现有疫苗保护效果还有待进一步研究。

（五）胎儿遗传易感性

易感性是决定病原体感染的发生、发展和转归的重要因素，易感基因的存在和分布差异是 HBV 宫内感染的重要因素。王素萍等发现孕妇和胎儿携带的 HLA-DR3 或 DR51 是 HBV 宫内感染的易感型，可能影响抗原提呈，诱导免疫耐受。Nishida N 等研究结果发现 *HLA-DP* 基因与东亚人群中 HBV 感染和感染后清除有着密切关系。沈洪兵等对 951 名 HBV 携带者和 937 名，对自然清除 HBV 的感染者进行分析，鉴别出与慢性乙肝病毒感染相关的 2 个新位点 *HLA-C* 和 *UBE2L3*，并重新确认了以前发现的 2 个位点（*HLA-DP* 和 *HLA-DQ*）与慢性 HBV 感染之间的关联，这对乙肝的预防和治疗可能具有重要的意义。但是，这些新的易感基因与宫内感染的关系仍不明确，尚需进一步研究。胎儿肿瘤坏死因子 α 基因 238 位点 A 等位基因 Ds、308 位点 G 等位基因 t93、干扰素 7 基因 +874 位点 A 等位基因、干扰素 7CA 重复序列基因多态性（CA12）/（CA12）+ 减少，均可导致宫内感染率增高。

（六）免疫耐受

HBV 感染后在机体内形成免疫耐受的机制十分复杂，是多种因素相互作用的结果。CTL（CD8$^+$ 细胞毒性 T 淋巴细胞）功能耗竭、Th1/Th2 细胞失平衡、APC 和 Treg（调节性 T 细胞）数量、功能异常以及某些共刺激分子表达异常等，可能在诱导机体对 HBV 免疫耐受过程中发挥着不同的作用。母体在免疫耐受期血清 HBsAg 滴度最高，发生宫内感染的概率增加。

（七）PBMC 感染

冯永亮等对 PBMC 中 HBV 共价闭合环状 DNA（cccDNA）进行扩增，并对其产物直接测序鉴定，与公布的已知序列的同源性为 100%，证实了 PBMC 为 HBV 肝外复制的场所，也进一步证实 PBMC 感染为乙型肝炎宫内感染的途径之一，他们认为孕妇 PBMC 中的 HBV 可能在胎盘处复制，并感染胎盘进入胎儿的血液循环，侵犯胎儿的 PBMC，影响免疫系统的发育，导致胎儿感染 HBV，同时 HBIG 难以中和 PBMC 中的 HBV，导致免疫阻断失败。

二、今后研究方向

HBV 宫内感染机制非常复杂，主动被动联合免疫失败的案例几乎多归结为宫内感染，欲阐明其原因并加以有效控制，还需开展多方面的研究，包括：

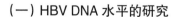

（一）HBV DNA 水平的研究

现实生活中，年轻男、女慢性携带者比例较大，在没有症状的情况下却很少进行抗病毒治疗，导致母婴或父婴感染的概率加大。父母体内 HBV DNA 水平降到多少才能减少感染风险，以及用什么药物抗病毒更经济有效，一直是研究的重要方向。

（二）胎盘 HBV 感染机制的研究

病毒感染宿主细胞是一个多细胞因子参与的复杂的内化过程，HBV 进入胎盘组织各类细胞的具体机制，HBV 在胎盘组织中的内化作用有多少因子的参与及其具体过程，还需进一步研究。

（三）HBV 病毒基因型和病毒变异与宫内感染关系的研究

抗病毒药物、重组疫苗及特异性检测技术的应用，已大大改变 HBV 的生存和传播的环境。许多研究证实，免疫失败儿童血清中检出的 HBV 基因序列已经发生了变异，可以设想将来我们的检测手段所覆盖的病毒种群逐渐萎缩，面临更多的抗药病毒变异株，漏检率就会增加，输血不再安全，治疗上会面临更严峻的挑战。所以应更加关注新生儿主动、被动免疫对病毒变异及体内优势株的作用，为临床医生提供判断预后的依据，从而制定个体化治疗方案。

（四）注重母婴 PBMC 在 HBV 宫内感染发生、转归、免疫失败等方面作用

随访研究 HBV 宿主易感性研究要进一步深化，但在易感性研究的同时，要特别注意易感基因之间及其与环境因素之间的交互和混杂作用问题。

（五）HBV 感染研究的新出发点

HBV 全基因序列、准种和一些特异基因的发现，使我们对 HBV 基因组中的编码基因序列有了新的认识，接下来就要利用这些新发现，进一步研究 HBV 的生活周期、发病机制以及新的诊断技术。将先进的生物学技术引入 HBV 宫内感染机制研究的同时，不可忽视传统流行病学对宏观因素的研究，最大限度地挖掘一些可控制的宏观因素，如婚前及孕前检查、孕期性生活等问题。发达国家建立了较为完备的产前筛查体系，在阻断母婴传播方面取得了很大成功。我国虽规定产前筛查 HBsAg，但受居住地点、分娩地点及费用等影响，贫困地区产前筛查得不到保证，筛查率有待提高。以上问题的研究工程是庞大的，在保证足够样本的前提下，尚需严密设计、多学科密切合作才能取得进展，得出较为真实的研究结果，为防治 HBV 宫内感染提供科学依据。最后，对于已经发生的感染，治疗无疑是最重要的。从发展趋势来看，HBV 治疗性疫苗应成为今后对慢性 HBV 携带状态治疗研究领域的热点。李文辉团队发现了与 HBV 结合的细胞表面受体分子——钠离子 - 牛磺胆酸协同转运蛋白（NTCP），为高通量药物筛选打开大门，也为乙肝及其相关疾病提供了有效的治疗靶点。

第五节　消除对乙型肝炎病毒携带者的歧视

近 20 多年以来，我国乙肝病毒携带者的相关法律法规经历了重大变迁，反对乙肝歧视，公平公正对待乙肝病毒携带者，共建和谐社会，已成为主题。但彻底解决乙肝歧视问题，相关法律法规的具体条款仍应更具体化、可操作化，同时应增大违法成本，加强执法力量，做到有法可依，执法必严，有效消除乙肝病毒携带者歧视。

一、基本概念

歧视具有不良和败坏的属性,降低被歧视对象的社会地位,将整个社会划分界线,分为"正常者"和"局外人"、"我们"和"他们"。由于某些人是某一群体或类属的成员而对他们施以不公平或不平等的待遇,是社会对特定人群所采取的贬低、疏远和敌视的态度及行为。

二、歧视现状

乙肝病毒携带者在升学、就业、婚姻、家庭等方面普遍受到社会歧视,正常生活与发展受到严重阻扰。携带者形形色色的宣泄也得以爆发,自杀、杀人等极端方法扰乱了正常社会秩序,造成社会群体之间的隔阂和分化,极大影响了社会稳定和正常运行。

三、歧视原因

造成乙肝歧视的原因是多方面的:①近期无法攻克乙肝治疗等医疗技术层面;②社会对乙肝认识的缺乏,持恐惧和排斥的心理,对待乙肝病毒携带者不平等的意识;③不良医药机构、公司虚假宣传;④立法、司法、执法等环节存在漏洞。其中,相关法律法规对乙肝歧视问题起着重要引导作用。

四、相关法律法规

由于科学与医疗技术的限制,对乙型肝炎的认识是一个逐步深入发展的过程。20世纪80年代末,由于医学界尚未能对甲型肝炎、乙肝进行严格区分,政府相关部门开始制定对肝炎携带者严格控制的法律法规,在一定程度上引导、纵容了社会大众对乙肝病毒携带者的歧视。2004年全国人大修订《中华人民共和国传染病防治法》,开始去除乙肝歧视,规定国家和社会应当关心、帮助传染病患者、病原携带者和疑似传染病患者,使其得到及时救治,任何单位和个人不得歧视传染病患者、病原携带者和疑似传染病患者。2007年颁布《中华人民共和国就业促进法》,要求用人单位招用人员,不得以传染病病原携带者为由拒绝录用,用人单位不得强检乙肝,否则将被处以罚款。2016年人力资源和社会保障部、国家卫生和计划生育委员会、国家公务员局联合发布《关于修订〈公务员录用体检通用标准(试行)〉及〈公务员录用体检操作手册(试行)〉有关内容的通知》,进一步将《公务员录用体检通用标准(试行)》第七条修订为"各种急慢性肝炎及肝硬化,不合格",同时对《公务员录用体检操作手册》作了相应修订,公务员和教育招生不再强检乙肝。

第六节　乙型肝炎疫苗接种无(弱)应答影响因素

接种乙肝疫苗后约10%成年人和5%儿童接种疫苗后出现低应答、无应答。疫苗无应答是指接种乙肝疫苗后抗-HBs水平<10mIU/mL;疫苗低应答是指抗-HBs水平在10~99mIU/mL。这种现象称为乙肝疫苗免疫失败。免疫失败者因不能受到乙肝疫苗的有效保护,成为HBV感染的高危人群。

乙肝疫苗免疫失败与多种因素有关,如疫苗的质量,疫苗的接种部位、剂量、途径及次

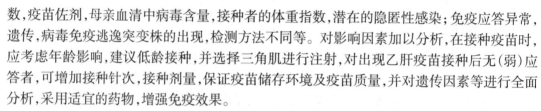
数,疫苗佐剂,母亲血清中病毒含量,接种者的体重指数,潜在的隐匿性感染;免疫应答异常,遗传,病毒免疫逃逸突变株的出现,检测方法不同等。对影响因素加以分析,在接种疫苗时,应考虑年龄影响,建议低龄接种,并选择三角肌进行注射,对出现乙肝疫苗接种后无(弱)应答者,可增加接种针次,接种剂量,保证疫苗储存环境及疫苗质量,并对遗传因素等进行全面分析,采用适宜的药物,增强免疫效果。

单因素和多因素 logistic 回归分析均证实,年龄是影响乙肝疫苗接种无(弱)应答的关键因素。低龄人群(如儿童),免疫效果与年龄呈正相关。成年人群,随着年龄增长,乙肝疫苗的无(弱)应答的发生率呈递增趋势,如 16~49 岁人群无(弱)应答率明显低于 50 岁以上人群。单因素 logistic 回归分析中,接种次数少和接种部位不规范,也与接种乙肝疫苗后无(弱)应答有关。随着接种疫苗针次的增加,抗-HBs 阳转率也明显提高。就接种部位而言,三角肌注射所获得的免疫效果,明显优于臀部注射。多因素 logistic 回归分析中,父亲接种乙肝疫苗后无(弱)应答,也是影响乙肝疫苗接种无(弱)应答的重要因素,这可能与遗传因素有关,尤其是对已接种过疫苗的患者,再次接种后,如仍未出现抗-HBs,则应仔细考虑遗传因素。

一、乙肝疫苗的免疫原理

乙肝疫苗免疫是一个复杂的过程,要经过细胞和体液免疫两个系统,以及抗原提呈、免疫反应和免疫效应三个阶段。乙肝疫苗的有效成分是 HBsAg,疫苗注入机体后,由吞噬细胞吞噬于细胞囊内,被抗原提呈细胞捕获并处理成抗原肽,抗原肽与 HLA 分子结合成抗原肽-HLA 复合物,此复合物转运于 T 细胞表面经受体识别并活化 T 细胞,一部分活化的 $CD4^+T$ 细胞在白介素-12 诱导下分化为 Th1 细胞,参与细胞免疫应答;另一部分活化的 $CD4^+T$ 细胞在白介素-4 的诱导下分化为 Th2 细胞,辅助 B 细胞活化,促使 B 细胞分化成浆细胞,产生乙肝表面抗体,参与体液免疫应答。当有 HBV(抗原)入侵机体时,产生的抗体会与抗原结合,中和入侵的 HBV,以达到保护机体的作用。

二、人类白细胞抗原与乙肝疫苗免疫无或弱应答关系

自从 1958 年发现第一个人类白细胞抗原(HLA)以后,HLA 便成为免疫遗传学的一个重要研究领域,HLA 位于人第 6 染色体短臂上,约 3 600kb,具有抗原识别、调节免疫应答及清除外来靶细胞等功能,是人类最复杂的基因群。在乙肝疫苗的免疫过程中,HLA 在 HBV 抗原的提取过程中起到关键作用,是影响乙肝疫苗接种效果的主要原因之一。根据 HLA 结构和功能的不同,HLA 可分为 HLA-Ⅰ、Ⅱ 和Ⅲ类 3 个基因区。

HLA-Ⅰ类包含 HLA-A、B、C 三个基因座位,有抗原肽结合槽,能结合、提呈内源性抗原肽 $CD8^+T$ 细胞,参与内源性抗原提呈及免疫调控。但作为外源性抗原乙肝疫苗中的 HBsAg 多肽,也可通过 HLA-Ⅰ类的途径提呈。在目前已知的主要几个相关的研究中。Lin 等认为与乙肝疫苗免疫无或弱应答相关的基因有 *A*1101*、*B*15*。在对日本人的研究中,Mineta 等发现 *A*2602*、*A*1101*、*B*35* 和 *B*70* 不利于抗-HBs 分泌。Das 等发现在无或弱应答者中 *A*1*、*A*10*、*B*15* 和 *B*40* 表达高于中强应答者。Albayrak 等研究结果表明,*A*11* 和 *A*24* 在无应答组表达高于正常对照组,*Cw*6* 与无应答相关。Hohler 等研究发现 *C*4A* 与抗-HBs 分泌失败有关;在湖北的一项研究中发现,*B*39* 能让个体更易发生乙肝疫苗免疫无应答。此外,Wang 等研究发现,*Cw*03* 与乙肝疫苗无应答有关。这些研究说明 HLA-Ⅰ类分子在

乙肝疫苗免疫过程中具有重要作用。

HLA-Ⅱ类包括 HLA-DP、DR、DQ 三个亚区，由 α1 和 β1 结构域组成的肽合成区，能结合、提呈内源性抗原肽给 CD8⁺T 细胞，参与外源性抗原提呈及免疫调控。目前对 HLA 与乙肝疫苗免疫无或弱应答关系的研究，多数都是以 HLA-Ⅱ类分子为主，其中又以 HLA-DR 区居多。大量的研究结果表明，*DRB1*02*、*DRB1*03*、*DRB1*04*、*DRB1*07*、*DRB1*14*、*DRB1*0301*、*DRB1*1302* 均是乙肝疫苗无弱应答的易感基因。Li 等对 2012 年 2 月以前发表的 HLA-Ⅱ等位基因与乙肝疫苗关系的相关研究论文进行系统荟萃分析，结果发现 *DRB1*03*（*DRB1*0301*）、*DRB1*04*、*DRB1*07*、*DRB1*1302* 和 *DQB1*02* 与乙肝疫苗无应答相关。张吉林等对吉林汉族人群的研究发现 *HLA-DRB1*14* 可能与乙肝疫苗无或弱免疫应答有关；Wang 等研究结果指出，*DRB1*02*、*DRB1*07* 是无应答表型相关基因。钱毅等研究发现广东汉族人群乙肝疫苗无弱应答与 DR7 及 DR2 低携带有关。而在两项以上 HLA-DQ 和 HLADP 区域的研究中，*DQB1*02* 和 *DPB1*1101* 也被发现与无低应答相关。

HLA-Ⅲ类位于 HLA-Ⅰ类区和 HLA-Ⅱ类之间，主要包括一些补体成分如 C4A、C4B、C2、Bf、肿瘤坏死（TNF-α、β）基因等，对 HLA-Ⅲ的研究较少。但也有研究发现 HLA-Ⅲ类基因与抗 -HBs 滴度相关。De Silvest 发现 *C4AQ0* 基因与无应答相关。

三、细胞因子基因与乙肝疫苗免疫无或弱应答关系

除 HLA 以外，在乙肝疫苗抗体应答过程中，一半以上的遗传因素是由非 HLA 基因决定的，其中能够调控免疫应答的细胞因子引起了诸多学者的注意。细胞因子是由免疫细胞（如单核巨噬细胞、T 细胞等）和一些非免疫细胞经刺激而合成、分泌的具有生物活性的小分子蛋白质。在免疫应答过程中，细胞因子对于细胞间相互作用、细胞的生长和分化有重要调节作用。辅助性 T 细胞（简称 Th 细胞）能分泌多种细胞因子，对机体的特异性和非特异性免疫均有重要调节作用，能协助 B 细胞产生抗体并促进 T 细胞分化成熟，是机体内重要的免疫调节细胞。Th 细胞主要分为 Th1 细胞与 Th2 细胞，Th1 细胞主要分泌白介素 -2，干扰素 α、γ，肿瘤坏死因子 β 等，主要介导细胞毒和局部炎症有关的免疫应答，辅助抗体的生成，参与细胞免疫和迟发性超敏性炎症反应；Th2 细胞主要分泌 IL-4、IL-5、IL-6 和 IL-10 等，主要功能为刺激 B 细胞增殖并产生免疫球蛋白 IgG1 和 IgE 抗体，参与体液免疫。当人体内 Th1、Th2 细胞数异常或 Th1 与 Th2 比值失衡时，就会导致乙肝疫苗免疫失败。Th1 细胞分泌的 IL-2，由于能促进 B 细胞分泌抗体，在人体中表达下降时，就会影响乙肝疫苗免疫低（无）应答。IFN-γ 能作为乙肝疫苗佐剂，增强乙肝疫苗的免疫效果。研究结果表明，体内 IFN-γ 低会造成乙肝疫苗低（无）应答，IL-4 与乙肝疫苗无应答有关，IL-10 能增强人体对乙肝疫苗的应答。

四、其他因子与乙肝疫苗免疫无或弱应答关系

目前主要的研究有 Toll 样受体（TLR）和 CD4⁺ 细胞。TLR 是参与非特异性免疫的蛋白质分子，是连接非特异性与特异性免疫的桥梁。可识别侵入的病原微生物并激活机体产生细胞免疫应答。关于 TLR 与乙肝疫苗免疫效果的关系目前还存在争议，Pan 等研究结果发现，TLR2 是乙肝疫苗免疫应答的保护因素，但 Wang 等认为 TLR2 与免疫应答无关。CD4⁺ 细胞是因为 Th 细胞在表面表达 CD4 后称为 CD4⁺ 细胞，通过与 MHC-Ⅱ提呈的多肽抗原反应被激活。一旦激活，可以分泌细胞因子，调节或者协助免疫反应，是人体重要的免疫细

胞。Pan 等报道位于 CD4$^+$ 细胞表面的 T 细胞受体 CD3Z 与中国汉族人群乙肝疫苗弱应答有关联。孟艳丽认为，免疫成功者 CD4$^+$ 显著高于免疫失败者。

HLA、细胞因子、TLR、CD4$^+$ 细胞等遗传相关因素都可能是乙肝疫苗无（弱）应答的原因。但是目前由于无应答样本收集困难、全基因组检测费用昂贵、混杂因素较多、人种或地理差异等因素的影响，多数研究均未能阐明乙肝疫苗无、弱应答的遗传学机制。因此，在今后的研究中，如何开展更多的分子免疫学方面的研究，对相关基因再进一步深入地探讨，以揭示乙肝疫苗无弱应答的机制，提高免疫接种效果，将是一个任重而道远的过程。

五、疫苗因素

（一）疫苗种类

乙肝疫苗自 20 世纪 80 年代问世以来，逐渐在世界各国得到广泛应用，由最初采用乙肝血源疫苗逐渐过渡到基因重组疫苗，以及各种类型的联合疫苗。不同来源的乙肝疫苗抗原，由于表达系统、生产工艺、有效蛋白结构和糖基化程度不同，自然免疫原性和免疫效果也不同。既往曾对不同种类乙肝疫苗进行免疫原性和免疫效果的比较研究显示，血源性疫苗的保护率为 86.6%，酵母基因重组疫苗为 90.0%；CHO 基因重组疫苗为 80.0%。可见，疫苗种类不同，取得的免疫保护效果也不同。酵母基因重组疫苗具有较好的免疫效果。

（二）疫苗抗原含量

抗原必须达到一定的量才能刺激机体引起应答产生抗体，一般认为较高的抗原剂量有相对较好的保护效果。韩田等分别用 5μg 和 10μg 重组（酵母）乙肝疫苗按 "0-1-6" 免疫程序接种 3 针后，前者的抗体阳转率为 75%，后者为 92%，提示 10μg 乙肝疫苗有较高的抗体滴度和较好的远期保护效果。刘丽蝉等也分别用 10μg 和 20μg 乙肝疫苗接种 3 针后 6 个月，测定前者的抗体阳转率为 69.31%，后者为 81.27%，提示 20μg 乙肝疫苗接种后 HBsAb 阳性率较 10μg 乙肝疫苗高。但并不是剂量越高免疫效果越好，过高剂量与过低剂量都可引起 T、B 淋巴细胞免疫耐受而导致无、弱应答，而且过高剂量还可能增加不良反应。

（三）疫苗缺乏 pre-S 抗原

HBV 外膜蛋白包括 S 抗原、前 -S1（pre-S1）抗原和前 -S2（pre-S2）抗原。S 抗原即通常所指的表面抗原（HBsAg），是目前乙肝疫苗的主要成分。而经多年研究发现，前 S（pre-S）抗原具有可被肝细胞识别的表位，其相应抗体可能有一定的中和作用（如阻止 HBV 对肝细胞的附着、膜穿透及被肝细胞内吞）。pre-S 抗原具有可被 T 和 B 淋巴细胞识别的表位，具有较强的免疫原性，对诱导 T 淋巴细胞活化、增强细胞与体液免疫可能发挥重要作用。故 pre-S 抗原在乙肝病毒感染和复制过程中起重要作用，是诱导产生抗 -HBs 的重要决定簇，能提高抗 -HBs 的阳转率和滴度。Milieh 等将 pre-S 与 S 抗原一并注入 S 抗原无应答模型小鼠，发现 pre-S 抗原可显著提高小鼠抗 -HBs 应答水平，小鼠对 S 抗原无应答。另有几个随机对照试验亦显示 pre-S+S 抗原疫苗能够较迅速地诱导抗体应答并显著提高抗 -HBs 平均滴度。还有研究指出，对 S 抗原疫苗无应答者复种 1 针 pre-S+S 抗原疫苗，其效果明显优于复种 1 针与第 1 剂相同的 S 抗原疫苗。这些重要发现促进了含重组 pre-S 抗原的第 3 代乙肝疫苗的研究与开发。目前 pre-S+S 抗原疫苗的安全性和免疫原性已得到肯定，几个品牌已获准在以色列、西欧个别国家使用。

乙肝外膜大分子表面抗原，即乙肝大蛋白的双重拓扑结构、直接肝细胞毒害性与致癌性以及反式激活增强病毒复制等已经成为了临床研究的热点话题。HBV 表面抗原通过启动子表达后,会产生产物大蛋白(L-HBs)、产物中蛋白(M-HBs)以及产物小蛋白(S-HBs)等三类产物。其中产物大蛋白和产物小蛋白均为单糖基化,而 M-HB 则具有两种形式,即单糖基化、双糖基化;产物中蛋白和产物小蛋白形式主要为小球形病毒颗粒,产物大蛋白的分泌则需要其余两类产物共表达。一般情况下,HBV 病毒能够分泌 3 种病毒颗粒,分别为小球形颗粒、管状颗粒以及 Dane 颗粒外膜结构蛋白,其中小球形颗粒主要由产物中蛋白、产物小蛋白组成,其余 2 种病毒颗粒则由 3 类产物共同组成。大蛋白在表达上具有调节病毒外膜组装能力的作用。

1. 反式激活作用的研究 研究发现,乙肝病毒感染不仅会诱发急性肝炎,也有可能引起肝细胞癌。因此,很多学者将研究重点放在寻找潜在病毒癌基因产物上。目前,有学者认为 HBV 最少可以编码 2 个转录激活因子,产物大蛋白和 HBx 都可能诱导 MEK 激酶级联通路的激活,其中产物大蛋白的激活主要是 PKC 依赖性,Ras 不需要参与其中,HBx 则不需要 Ras 或者 PKC 进行介导。在转染的 HepG2 细胞中,有选择地对产物大蛋白、HBx 的激活进行破坏,并不会影响病毒生成的减少。如果使用 MEK 特异性抑制剂,则会阻断上述两种激活因子的信号步骤,并抑制产物大蛋白和 HBx 的依赖性激活,从而终止 HBV 基因的表达。除此之外,病毒生活周期中,激活蛋白因子功能具有十分重要的意义,MEK 信号级联是否完整,对病毒复制具有很大影响。有学者以鸭乙型肝炎为模型进行验证,以明确产物大蛋白 LHBs 反式激活和病毒复制是否具有相关性,结果显示,亚病毒颗粒可以在一定程度上提高细胞内病毒复制速度。同时,该现象对亚病毒颗粒和病毒粒子之间的比例大小、亚病毒颗粒参与的时间长短等具有很强的依赖性,HBV 的血清感染性,依赖感染性病毒粒子数量和核酸粒子数量多少。

2. 大蛋白对肝细胞直接毒性与致癌性 乙型肝炎的主要特征表现即毛玻璃样肝细胞,Lei 等学者通过研究发现,转基因大鼠体内含有过量的 LHBs,会进一步产生大量的毛玻璃样肝细胞,不仅会使细胞受损,也有可能诱导肝的再生,从而引发肝癌。肝癌的发生和体内产物大蛋白的连续过表达有密切关系,也是其持续增加而引发的。当产物大蛋白过量表达以后,会使部分细胞增殖激酶活化(PKC),而激酶的连续活化和肝癌的产生具有密切关系。当受到感染的肝细胞难以从细胞分泌的途径产生乙肝管状颗粒时,使细胞产生病变效应,在转基因大鼠模型中能够看见肝细胞癌的产生。研究还发现,乙肝大蛋白对肝细胞具有较强的毒性作用。一般情况下,乙肝肝受损主要是由免疫反应介导的,并不是病毒自身引起的。新的研究认为,造成肝细胞受损的主要原因是大蛋白对肝细胞的毒性作用。研究模型为纤维淤胆型肝炎肝细胞损伤模型,纤维淤胆型肝炎作为乙肝病毒发展的过程,在免疫抑制患者中具有较高发病率,患者免疫抑制功能受损,几乎不会出现免疫反应,当其处于纤维淤胆型肝炎情况下时,肝细胞则会出现细胞凋亡或者液泡化。有研究已证实,产物大蛋白 LHBs 是诱发纤维淤胆型肝炎最为重要的原因,体外大蛋白可以导致被培养的肝细胞在短期内细胞凋亡。最为明显的特点之一是培养的肝细胞在凋亡之前,胞质中的液泡化十分明显,与纤维淤胆型肝炎的肝脏病理损伤特点十分相似。由此可以看出,LHBs 也会导致肝胚细胞或者永生化肝细胞空泡化,继而凋亡。

总体而言,亚病毒管状颗粒或者感染性颗粒中均存在大量大蛋白,为病毒形成完整外膜的主要标志,同时和病毒复制有很大关系,对乙肝病毒复制过程起到反式激活的作用;如果肝细胞内质网上积聚过量的产物大蛋白,则有可能造成肝细胞毒性,甚至致癌。

3. 乙肝大蛋白的血清学检测 当肝细胞受损后,其释放出来的大蛋白和亚病毒颗粒中含有的大蛋白,均可以被特异性抗体在血流中捕捉到,因此,对乙肝大蛋白进行血清学检测具有十分重要的意义。随着临床研究的不断深入,相关理论的不断完善,对大蛋白进行检测具有更加重要的作用。传统检测方法主要是对大蛋白的独有片段 pre-S1 进行检测后实现的,不过受编码 pre-S 蛋白中 HBV-LPPRE-S 区拓扑结构过于复杂特点的影响,致使 pre-S1 抗原检出率非常低,甚至难以准确、完整地反映出 HBV 病毒的具体复制情况,采用单抗检测乙肝大蛋白,符合率较高。对 pre-S1 进行单独检测,忽视了检测大蛋白的意义,由于大蛋白可以对肝细胞产生毒性,其 S 区可以具有反式激活的作用,对大蛋白进行整体性检测,具有更加重要的临床意义和价值。通过检测的大蛋白,可以更加准确地判断出 HBeAg 阴性病例病毒的复制情况。临床上对乙肝病毒复制的具体情况或者传染性大小进行判断的主要指标为 HBeAg,如果乙肝病毒发生在前 C 区和 C 区变异以后,HBeAg 便会为阴性,而病毒继续复制,则使临床治疗中难以准确判断停药时机,而且治疗完成后应答时间也相对比较短。魏红山等认为,对大蛋白进行检测,对于 HBeAg 阴性肝炎的检测具有重要的临床意义,其研究结果显示,产物大蛋白是对 HBeAg 阴性乙肝患者病毒复制程度高低进行判断的重要指标之一,主要是因为血清中的产物大蛋白含量和 HBV DNA 复制数量变化情况具有一致性,且两者具有密切相关性。

大蛋白不仅和病毒复制具有显著关系,而且还能够反式激活病毒复制,对乙肝患者进行抗病毒治疗时,可以将大蛋白水平作为治疗效果的评价指标之一,并在治疗过程中进行密切监测。根据文献资料显示,采用干扰素类药物对 HBV 转基因大鼠模型进行治疗后,大鼠肝细胞中的大蛋白数量明显减少,肝细胞毛玻璃样状况得到了很大程度的改善,大蛋白数量的大幅减少和抗病毒感染的治疗存在密切关系。对慢性乙肝病毒患者进行抗病毒治疗后,其临床治疗效果的评价可以将血清 HBV DNA 复制情况作为判断标准之一,不过需要注意的是,要尽量避免将血液中 DNA 复制数量减少或者转阴等作为乙肝治疗效果判定、是否停药的指标,因为核苷类抗病毒药物可以在很大程度上通过抑制 HBV DNA 的合成,获得治疗效果,但是根据目前临床所有的抗病毒治疗药物来看,几乎没有药物可以清除 cccDNA,仅可抑制病毒的持续复制,不会对已形成的病毒表达蛋白产生抑制,从而说明这些抗病毒药物并未影响以病毒 DNA 为模板的转录。对乙肝患者进行临床治疗时,虽然其 DNA 指标下降速度相对比较快,但已经形成的病毒还会不断进行蛋白表达,进而组成管状颗粒或者球形颗粒。所以血清 HBV DNA 的下降速度比较快,且高于产物大蛋白,而血清产物大蛋白的消减速度则会低于血清 HBV DNA。采用拉米夫定对乙型肝炎患者进行临床治疗后通过动态观察患者血清产物大蛋白的变化,发现治疗效果不同的组别,血清产物大蛋白的下降速度也有显著差异,其中完全应答组下降最为明显的时间主要集中在治疗 6 个月时,而且血清产物大蛋白一直处于较低的水平,部分患者已经转变为阴性,在部分应答组、无效组中,HBV DNA 是最先开始下降的,大蛋白则一直为高滴度阳性,此情况和鸭乙型肝炎的模型特点比较相似,乙肝病毒会在大蛋白前 S 区激活后开始复制,从而导致患者病情不断反复,延长治疗疗程。

对乙肝表面抗原大蛋白进行血清学检测具有十分重要的意义,不仅利于对乙肝病毒复制情况进行判断,还可以有效预测疾病预后情况,了解乙肝患者肝细胞损伤程度,进行针对性的治疗。

(四) 疫苗佐剂

疫苗佐剂是一种非特异性的免疫增生剂,本身并不具有抗原性,但与抗原同时或预先注射,能非特异性地增强或改变机体对抗原免疫应答。我国的乙肝疫苗多用氢氧化铝作为佐剂,铝盐佐剂具有价廉、稳定、低毒、安全等优点,能增强 Th2 型免疫应答和体液免疫,可促进抗体的产生,但存在抑制 Th1 型免疫应答和细胞免疫的缺点,故使用新型佐剂试图提高乙肝疫苗免疫原性的研究报道已不少见。早在乙肝疫苗应用初期,就有学者在对无应答者复种疫苗的同时注射干扰素或白介素 -2,以评价其佐剂效应,认为可增强抗 -HBs 的应答水平。何江等也报道无应答者采用乙肝疫苗加白介素 -2 联合免疫,抗体阳转率达 92.45%。

目前研究报道最多、结果较为一致,显示出对乙肝疫苗有较强佐剂效应的细胞因子当属粒细胞 - 巨噬细胞集落刺激因子(GM-CSF)。研究表明配合疫苗接种注射重组 GM-CSF 可显著加速抗 -HBs 应答提高抗体应答率和平均滴度。新型佐剂 AS04,是由 MPL 与铝盐混合而成。有报道 15 名健康成人接种 3 针含 AS04 佐剂的乙肝疫苗未发现有任何严重副作用,抗 -HBs 达到保护水平的时间、各检测时间点抗 -HBs 平均滴度均显著早于或高于 12 名接种常规乙肝疫苗的对照。提示以 SBAS4 为佐剂的乙肝疫苗具有更好的免疫原性。有报道用胸腺素联合免疫能提高免疫应答水平,可能延长免疫保护期。目前使用新型佐剂增强乙肝疫苗免疫原性已得到一定认可,为解决乙肝疫苗无应答问题指明了一个方向。

(五)疫苗接种方式

不同接种途径产生的效果有明显不同。一般认为肌内注射效果比皮内注射好,皮下注射效果最差。接种部位以上臂三角肌最佳,臀部效果差。目前国际上多采用“0-1-6”程序接种 3 针的方案,该方案具有最高的成本 - 效益,能有效达到预防母婴传播和水平传播的目的。抗体随接种乙肝疫苗的次数增加而提高,这是对应答低下者加强免疫的根据。Clelmens 等报道,20μg 疫苗按“0-1-6”程序免疫正常健康人,然后对无、弱应答者每 2 个月加强 1 针,第 1 针后 65.4% 的人抗体达到 10mIU/mL,3 针后全部达到此水平。庄贵华等对确定的 40 名健康儿童无应答者按“0-1-2”程序随机肌内、皮内注射复种 3 针国产重组疫苗并以 80 名应答儿童(不复种)作为同期观察对照,随访观察。结果显示:无应答者复种后 5年 50% 的肌内注射复种者仍然维持着抗 -HBs 10IU/mL。在实际工作中,对于接种后抗体没有达到保护水平的,在排除低水平 HBV 感染后可适当追加针次。

六、机体因素

(一)一般因素

年龄、性别、体重、吸烟、酗酒等一般因素与免疫失败均有一定联系。年轻人的应答率高于年老者;体重正常者产生抗 -HBs 水平高于肥胖者。在非健康人群中,无应答率远高于健康人群。Roome AJ 等也曾经报道 30 岁以下者无、弱应答率为 2.8%,60 岁以上者却高达42.1%,同时他们也观察到重度肥胖者无、弱应答的危险是体重正常者的 13.3 倍。不同性别对乙肝疫苗的应答也有差异,目前乙肝发病率、现患率和 HBsAg 流行率均为男性高于女性。国外研究认为,男性 Y 染色体基因和 HBV 基因有某些相似片段,病毒不易消除。可见,男女性不仅在乙肝的易感性上存在差别,在疫苗的免疫应答上也不尽相同。而长期大量吸烟、吸毒、酗酒者,免疫功能常受到较大损害,且尼古丁可致慢性血管收缩,从而干扰疫苗吸收,导致疫苗免疫应答低下。

(二)免疫应答异常

营养不良、肠道蠕虫感染、恶性肿瘤、肾移植、肝移植、血液透析、糖尿病、艾滋病、同性恋、放射线治疗、嗜烟酒等造成的免疫功能损害,使免疫细胞和免疫分子活性降低、数量减少或比例失调,引起对乙肝疫苗无、弱应答的发生。孔令斌等报道,无、弱应答者的 IL-2 活性水平明显低于正常应答者,而且在正常应答者中,IL-2 活性水平与抗 -HBs 的含量呈正相关关系。黄茵等发现无、弱应答者外周血单个核细胞(PBMC)受植物刺激素刺激后,无论从细胞增殖反应,共刺激分子 B7(CD80、CD86)及其受体 CD28 的表达,还是从 PBMC 分泌的 IL-12 和 IL-10 来看,均与强应答者无显著差异,表明其 T 细胞功能不存在一般的免疫缺陷,但当无、弱应答者 PBMC 受 HBsAg 刺激后,CD80、IL-10、IL-12 均有所减少,说明 HBsAg 诱导的免疫应答中,共刺激分子表达低下及促进 Th1 和 TL-12 细胞增殖分化的细胞因子不足是无、弱应答的重要基础。

(三)病毒隐性感染

免疫失败者接种疫苗前已感染低水平 HBV 是免疫失败的重要原因之一。HBV DNA 的出现早于其他血清标志物,乙肝疫苗无应答的成人中,单项 HBV DNA 的阳性率在 60% 左右。申慧敏等对无应答者 200 人进行 HBV 的 PCR 检测时发现 HBV 低水平感染率为 27.5%。这些低水平 HBV 感染对 HBsAg 处于免疫耐受状态而对乙肝疫苗不应答。张宪忠等用 PCR 技术检出 100 名接种乙肝疫苗免疫应答低下者 HBV DNA 的阳性率为 66% (66/100)。自然感染 HBV 的机体由于对 HBsAg 处于免疫耐受状态而对乙肝疫苗不应答,无法产生保护性抗体。

(四)遗传因素

人类白细胞抗原(HLA)是目前所知的最具有高度多态性的遗传系统,特别是免疫细胞上的 HLA 具有向抗原性特异性 T 细胞受体传递抗原多态的生物学特性,在抗原识别、免疫应答和免疫调控、破坏外来抗原靶细胞方面起到重要作用。李明月等研究表明,中国人乙肝疫苗免疫不应答与 HLA-DR4 有关。刘蓬勃等研究发现在常染色体显性模型中,无、弱应答与 B54.DR7 单体型之间存在连锁不平衡,推测编码 DR7 的基因可能是控制无、弱应答的免疫反应基因。钱毅等研究表明广东汉族人群乙肝疫苗无、弱应答与 HLA-DR7 相关,与 HLA-DR2 低携带有关。各地报道的差异提示了不同种族、不同地区的人群可能有不同的基因调控着无、弱应答的发生。

七、病毒免疫逃逸株的出现

HBV 表面抗原基因变异株同野毒株一样,有致病力和传播能力。乙肝疫苗明显具有免疫选择基因变异株的作用,长期推广乙肝疫苗后,HBV 基因变异株有可能在免疫后人群中流行而成为新的公共卫生问题。美国、新加坡、日本、英国及世界其他地区大量研究报告显示,联合应用乙肝高效免疫球蛋白和乙肝疫苗母婴阻断失败者,DNA 直接测序法检测,表面抗原氨基酸置换率为 10%~40%。我国单纯乙肝疫苗免疫后携带者表面抗原氨基酸置换率为 31%,比未免疫携带者高 6 倍,最常见的免疫逃逸突变株是 G145R。该突变株首次是从 1 名意大利儿童中检出,其母亲为 HBsAg 阳性,该儿童曾接受乙肝免疫球蛋白 + 乙肝疫苗联合免疫,结果发生 HBV 突变株感染,其突变发生在 S 基因 145 位密码子,其甘氨酸被精氨酸取代。在新加坡、泰国、中国、日本、巴西、美国也相继发现此种突变株。导致疫苗免疫失败的突变主要发生在表面抗原的 a 决定簇,氨基酸序列位置的 124~147 位点。除 S 基因外,HBV pre-S1 区也是结构基因中的突变热点,人均突变率达 0.38%,其中氨基酸序列的改变包括保守区内的 P21S、N40S、G83V、Q104L 和非保守区中的 R10Q、Q49K、Q57R、V90A。这些突变,尤其是保守区内的突变,可能也和病毒的免疫逃逸有关。

八、免疫分子基因变异

目前,有关乙肝疫苗免疫应答与免疫分子基因变异关系的研究策略主要有两种:基于功能基因候选的关联研究策略和全基因组关联研究策略(GWAS)。其中前者是最常用的方法,研究者基于候选基因自身的生物学功能及其在疫苗免疫应答调控网络中的作用进行选择,但此方法将研究范围局限在几类基因上,不利于发现新位点和新基因。GWAS 是一种检测特定物种中不同个体间的全部或大部分基因,寻找疾病易感基因或位点的研究方法,更容易发现与疾病相关的新基因,但它也有局限性:一是寻找到的位点几乎都是基因组中的标签 SNP,解释其功能有很大的困难;二是分析的位点数较多,导致在同一样本中进行的检验增多,使假阳性率升高;三是需要投入的资金较多,研究费用高。目前只有极少数报告乙肝疫苗免疫应答差异的全基因组关联。国内外学者对乙肝疫苗免疫应答与基因变异的关系做了大量研究,并取得了一定的进展。但是,目前的研究成果尚不能完全阐明疫苗免疫应答的遗传学机制;由于各研究的研究方法、病例纳入标准、样本量等不同,研究结果也不尽相同。因此,有必要在未来进一步扩大样本量,减少统计误差,排除混杂因素的影响,使研究结果更为精确。在不同种族人群中全面地筛选与乙肝疫苗免疫应答有关的免疫分子基因 SNPs,然后对这些 SNP 进行功能验证,寻找有意义的遗传生物学标记,对于更好地了解乙肝疫苗免疫应答的遗传学机制具有重大意义,可为开发新的、更有效的乙肝疫苗提供思路,为乙肝疫苗接种新策略提供科学依据。结合遗传标记和影响疫苗免疫应答的特定生理特征(如性别、BMI 等),开展个体化免疫接种,有望进一步解决乙肝疫苗免疫应答个体差异,有效提高免疫接种的应答效果,从而预防和控制 HBV 感染。

第七节 预防乙型肝炎病毒母婴传播的主要策略

不管 HBV 如何通过母婴途径感染新生儿,尽早进行早期预防,阻断 HBV 母婴传播是控制感染的关键。当前主要的策略有:一是对孕产妇进行产前 HBsAg 筛查,掌握孕妇的感染状态;二是对 HBsAg 阳性母亲所生的新生儿,及时接种乙型肝炎疫苗(HepB)和/或注射乙肝免疫球蛋白(HBIG);三是加强对母亲 HBsAg 阳性母亲所生新生儿的管理,随访感染情况。至 2012 年,WHO 的 194 个成员国中已有 181 个国家将新生儿接种 HepB 纳入了国家免疫规划以阻断 HBV 母婴传播。对 HBsAg 阳性的孕妇所产的新生儿,推荐接种 HepB 联合注射 HBIG,可进一步提高阻断母婴传播的效果。

一、HepB 免疫接种阻断母婴传播

1. HepB 的安全性 无论是血源性还是酵母 HepB,国内使用的 HepB 具有较高的安全性,不良反应与儿童接种年龄、生产厂家、接种剂量无直接关系。正是由于国产 HepB 具有较高的安全性和明显的免疫效果,1992 年后在全国逐步得到推广和普及。

接种剂量对母婴阻断的影响:崔富强等和孙莲英等对不同剂量重组 HepB 的保护效果研究发现,5μg 重组疫苗保护效果为 79%~95%,10μg 为 96%~97%,高剂量的疫苗全程接种保护率较优。总体而言,相对于接种 5μg 疫苗,接种剂量较大的 HepB,能产生更高的抗体滴

度和阳转率,在母婴阻断方面的效果也较好。

2. HepB 的持久性　新生儿接种 HepB 后,虽然抗体水平会逐渐下降,但研究认为抗体阳性率与滴度的下降不影响其远期预防效果;就群体而言,新生儿及时完成全程免疫后,无需加强免疫可有效阻断 HBV 感染后成为慢性携带者,而很有可能终身受益。在肝癌高发区,开展新生儿乙肝疫苗普种,可获得有效控制 HBV 感染和 HBsAg 慢性携带的长期免疫效果。

3. 加强免疫研究　沈立萍等观察了 1987—1996 年出生(13~22 岁)全程接种 HepB 血源疫苗的人群,以及 1997—2008 年出生(1~12 岁)全程接种 HepB 重组酵母疫苗人群的血清样本和资料,用微粒子酶免疫法检测 HBV 感染指标,结合本底资料和 HepB 免疫史进行分析。结果显示接种疫苗后抗体随年龄增长有下降趋势,但疫苗总体保护效果分别为86%~96%;提示免疫后 13~22 年、重组酵母疫苗免疫后 1~12 年的总体保护效果良好;不必开展加强免疫。

二、HepB 联合 HBIG 母婴阻断

李伟等对阻断母婴传播综合措施的效果进行了观察,发现 HBsAg 阳性、HBeAg 阳性组婴儿 HBV 感染率均明显高于母亲 HBsAg 阳性、HBeAg 阴性;母亲 HBV DNA 载量与婴儿HBV 感染率呈正相关,母亲 HBeAg 阳性和高病毒载量是造成婴儿阻断失败的主要原因,联合免疫阻断乙肝病毒母婴传播的成功率较高。王富珍等发现,HepB 接种剂量影响阻断效果。对母亲 HBsAg 阳性的儿童,重组 HepB(酵母)与 HBIG 联合免疫阻断 HBV 母婴传播的效果,较未联合 HBIG 免疫者更佳。但接种 3 剂次 10μg 重组 HepB(酵母)未联合 HBIG免疫也能取得相同的保护效果,而接种 5μg 重组 HepB(酵母)的儿童,尤其是母亲双阳性儿童,与 HBIG 联合免疫效果更好,提示低剂量疫苗联合 HBIG 是很有必要的。谢若欣等研究发现在孕妇 HBsAg 阳性、HBeAg 阴性或孕妇 HBsAg 阳性、HBeAg 阳性时,新生儿出生后肌注 HepB 并注射 HBIG 100IU 与 200IU 相比,其母婴阻断效果差异无统计学意义,提示当HepB 剂量达到 10μg 以上时,HBIG 的作用就不明显。朱宝中等认为 20μg HepB 联合 HBIG方案阻断 HBV 母婴传播的效果优于 10μg HepB 联合 HBIG 方案,主要不是提高了母婴阻断率,而是产生了更高的抗体滴度。尽管研究发现 HepB 联合 HBIG 有很高的母婴阻断率,但邹怀宾等认为由于目前母婴阻断率主要是基于实验研究数据得出,在某种程度上是高估了阻断成功率。

三、孕妇注射抗病毒药物阻断 HBV 传播

孕期抗病毒治疗降低母血中 HBV DNA 浓度是减少母婴传播的关键。目前普遍使用的拉米夫定能快速降低血清 HBV DNA 浓度,在妊娠后期使用对胎儿是安全的。Köse 等发现 HBV DNA 浓度高的孕妇经拉米夫定治疗 8 周后,70% 以上的降低了 1×10^2 拷贝 /mL;Xu 等发现,实验组与对照组的婴幼儿 12 个月龄时 HBV 感染率分别为 18% 和 39%,提示妊娠后期使用拉米夫定可提高联合阻断率。国内学者也有类似发现,对孕晚期孕妇注射 HBIG联合替比夫定,并对新生儿出生后接种 HBIG,对孕晚期妇女注射 HBIG 联合替比夫定,能提高母婴阻断率。尽管不少相关方面的研究显示孕妇通过用药可以来预防 HBV 的母婴传播,多数得出的结论是孕晚期服用 NAs 能降低孕妇血中 HBV 的载量,较未服用 NAs 的孕妇效果好。

关于对 HBsAg 阳性孕妇在妊娠晚期使用 HBIG 提高母婴传播阻断率,有不少学者研究认为孕晚期注射 HBIG 可以减少 HBV 母婴传播的机会,亦有不少关于孕晚期注射 HBIG 用于 HBV 母婴阻断无效的报道。一些研究发现产前注射 HBIG 母亲的新生儿宫内感染率显著低于对照组,而另一研究显示产前给予孕妇注射 3 次 HBIG 并无明显阻断 HBV 母婴传播的效果。由于这方面的研究中研究对象偏少,混杂因素多,观察时间短,多为单中心的研究,需要更大规模的进一步深入探索。鲁凤民和李杰研究发现,对于 HBsAg 阳性母亲的新生儿,即使进行 HBIG 联合免疫,仍有新生儿阻断失败。HepB 母婴阻断失败主要与母亲 HBV 感染状况如 HBeAg 阳性、HBV DNA 水平及 HBV 疫苗变异有关,还可能与新生儿机体免疫功能低下、合并其他疾病和分娩方式等相关。为了提高 HepB 母婴阻断率,各国研究者从多方面进行了探索,包括增加疫苗剂量及疫苗接种次数、增加 HBIG 的剂量及接种次数、对孕妇孕期进行治疗(孕期口服拉米夫定治疗或注射 HBIG)、研制新型疫苗及佐剂等。高 HBV DNA 载量是 HBV 感染母婴阻断失败的重要因素,因此,降低 HBV DNA 载量已成为减少宫内感染、降低 HBV 母婴传播的最主要手段。随着研究的深入和有效药物的成功应用,相信不久的将来,我国 HBV 感染的母婴传播将得到进一步控制。

四、防控 HBV 母婴传播的策略思考

我国从 1992 年起已经在全国实施新生儿及时接种 HepB 的策略以阻断母婴传播,2002年起对新生儿免费接种 HepB,并取得了很好的效果。为进一步减低 HBV 母婴传播,2010年卫生部已经在 1 156 个县实施了 HIV、梅毒和 HBV 母婴阻断项目,将 HBIG 接种纳入项目管理。2014 年,HBIG 已经列入国家项目预算,在全国范围内实施,并免费为 HBsAg 阳性孕妇所生新生儿提供。做好 HBV 的母婴阻断,还需做好以下工作:一是针对引起母婴阻断失败的因素进行更深入的研究,提出更加优化的母婴阻断方案;二是建立完备的产前 HBsAg 筛查制度,对 HBsAg 阳性孕妇所生的新生儿,要采取针对性的母婴阻断措施,提高 HepB 首针及时接种率和 HBIG 的接种率;三是要对 HBIG 的使用进行卫生经济学评估,提出 HBIG 使用的重点人群;四是要对 HBsAg 阳性母亲所生的新生儿进行追踪监测,掌握感染状态。在进行 HepB 加 HBIG 注射的 HBV 母婴传播阻断措施下,HBV 母婴阻断失败和慢性 HBV 感染发生在 HBeAg 阳性和高病毒载量产妇所生婴儿,在有效阻断后仍需进行抗 -HBs 监测并加强免疫接种;五是进行多中心、大样本的前瞻性研究,研究拉米夫定等对阻断母亲传播的作用。全国需要逐步建立完善的围生期保健和婴儿随访制度,对感染 HBV 的夫妇进行筛查管理和宣传教育,指导阻断方法及注意事项,以期进一步提高阻断效果。

第八节　早产儿乙型肝炎疫苗的接种

在所有的疫苗中,乙肝疫苗是唯一一个国内外都作为常规疫苗接种计划,在出生时就应进行接种的疫苗,乙肝疫苗的接种是预防和控制乙肝的最有效手段,美国儿科学会建议所有新生儿应在出生时或出院前接种乙肝疫苗。但我国现有的预防接种计划中 2 500g 以下早产儿和低出生体重儿多未在出生后即刻接种。有研究发现,乙肝疫苗首针未及时接种的主

要原因为早产儿(38.9%)和低体重儿(22.2%)。早产、低体重儿未及时接种疫苗的原因可能与临床医生担心早产儿体液和细胞免疫不成熟,较高的临床并发症,早产儿接种疫苗后的不良反应等有关。

一、早产儿乙肝疫苗的接种时间

我国 1992 年起对所有健康足月儿按"0-1-6"程序(5μg)接种乙肝疫苗,乙肝疫苗接种已被法定列入常规预防接种项目。国外研究者推荐,出生体重大于 2 000g 的早产儿和低出生体重儿应该和足月儿进行同样的乙肝疫苗计划免疫。早产儿有较高的临床并发症、接种疫苗后的免疫状态不一,且不同早产儿母体 HBsAg 状态不同,故疫苗接种时间也不同。美国儿科学会的方案:①HBsAg 阳性母亲分娩的早产儿和低出生体重儿,必须在出生后 12h 内接种乙肝疫苗和注射乙肝免疫球蛋白(HBIG)。出生体重小于 2 000g 的早产儿,不应该把出生时接种的疫苗作为乙肝疫苗全程接种的一部分,而应该在出生后 1 个月重新开始"0-1-6"程序乙肝疫苗接种。所有 HBsAg 阳性母亲分娩的婴儿应该完成全程乙肝疫苗接种,在生后 9~15 个月进行 HBsAg 和抗体检测。②HBsAg 阴性母亲分娩新生儿乙肝疫苗接种:临床状态稳定的早产儿和体重大于 2 000g 的低出生体重儿应该像足月儿一样,在生后不久完成第 1 剂乙肝疫苗接种。临床状态稳定的早产儿和出生体重小于 2 000g 的低出生体重儿,无论胎龄和出生体重,都应该在生后 30 天内接种第 1 剂乙肝疫苗。在生后 30 天前出院的早产儿和体重小于 2 000g 的低出生体重儿,应该在出院的时候完成第 1 剂乙肝疫苗接种。③HBsAg 不明母亲分娩的新生儿乙肝疫苗接种:早产儿和低出生体重儿应该在生后 12h 内接种 1 剂量的乙肝疫苗。如果母亲在分娩后 12h 内还不能明确其 HBsAg 情况,应该给孩子注射 HBIG。对于出生体重大于 2 000g 的早产儿和低出生体重儿,在等待母亲 HBsAg 结果时,HBIG 可以延迟到生后 7 天注射。Wee-Bin Lian 等研究表明,在临床状态稳定时接种乙肝疫苗,78% 体重小于 1 800g 的早产儿可以获得血清学保护。而 Linder 等研究表明,将早产儿的乙肝疫苗推迟到体重达 2 000g 时接种获得的乙肝表面抗体阳转率(92.5%)比生后立即接种的早产儿(54.4%)高,建议 HBsAg 阴性母亲分娩的新生儿乙肝疫苗接种应该在体重大于 2 000g 时进行。我国广东省疫苗接种建议:母亲 HBsAg 阳性或 HBsAg 的情况未知时,出生体重低于 2 000g 的新生儿可在出生后 12h 内注射 HBIG(剂量 ≥ 100IU),同时在不同部位接种 10μg 酵母或 20μg CHO 乙肝疫苗。然而,在出生时接种的疫苗剂次不应计算在必需的 3 剂次程序内。在 1 个月龄时按"0-1-6"程序重新接种 3 剂次乙肝疫苗。广东省建议接种对有发生乙肝高危因素的新生儿采取与美国经验一致的预防措施,值得在全国推广执行。

二、早产儿乙肝疫苗的接种剂量及次数

多项研究表明,抗体的产生与接种疫苗的剂量有直接关系。高剂量(重组乙肝疫苗 10μg)比低剂量组(5μg)乙肝疫苗可提高早产儿乙肝疫苗接种的免疫强应答百分率,强应答的早产儿比无(弱)应答早产儿有更好的体液免疫功能。王章星等对 180 例观察对象进行检测,首次疫苗接种后第 1、3 个月和 6 个月的抗 -HBs 阳转率分别为 20.0%、38.3% 和 91.7%,逐渐增加,3 个时间段前后差异都有显著性($p<0.05$)。Arora 等通过对 82 例早产儿和 60 例宫内发育迟缓的足月儿进行对照研究表明,无论出生体重多少,出生时在计划免疫外增加一剂乙肝疫苗对早产儿都有益。

三、早产儿乙肝疫苗接种后的免疫反应

早产儿接种乙肝疫苗后的血清学转化率与出生体重、胎龄、临床症状、开始接种疫苗的年龄、接种疫苗的剂量之间的关系,目前尚未十分明确。Lilian 等的研究表明,体重小于 1 500g 的早产儿,接种第 2 剂和第 3 剂乙肝疫苗后的血清保护率分别为 37.5% 和 75.0%;体重大于 1 500g 早产儿的血清保护率更高;体重大于 2 000g 的早产儿接种第 3 剂乙肝疫苗后的血清保护率达 100%。对中国双胞胎婴儿乙肝疫苗低应答相关因素的研究发现,父亲吸烟和低出生体重,会增加婴儿对乙肝疫苗低应答的危险,出生后高的 Apgar 评分以及出生后 1 年内体重增加较多,会降低婴儿对乙肝疫苗低应答的危险,但是与环境因素相比,遗传因素在决定婴儿对乙肝疫苗的应答中占主要地位。上海的一组关于乙肝疫苗低应答的多因素回归研究表明,男婴、早产、接种 5μg 的乙肝疫苗或者母亲 HBsAg 和 HBeAg 阳性等因素,会增加乙肝疫苗低应答的风险。国外 Zahedpasha 等以及国内一项多中心临床研究均表明,早产儿和足月儿对乙肝疫苗的免疫反应相似。有学者对 53 例体重小于 1 800g 的早产儿和 57 例足月儿进行对照研究发现,在出生后第 1 周、第 1~2 个月、第 5~7 个月分别接种 3 剂 10μg 重组乙肝疫苗,在第 3 剂接种后的 3 个月进行血清乙肝表面抗体滴度检测,结果显示早产儿组的血清转换率(77%)明显低于足月儿组(98%)。Yang 等通过对 211 例早产儿和 47 例足月儿接种乙肝疫苗后的随访发现,极低出生体重儿 4 岁之前的血清转化率为 90%,4~7 岁的血清转化率为 73%,7 岁之后的血清转化率为 49%,其中 4~7 岁年龄组,极低出生体重儿血抗 -HBs 抗体滴度和血清转换率均低于足月儿组。Mollah 等研究也发现早产儿与低出生体重儿组和足月儿组比较,在第 3 剂疫苗接种后 1 个月时乙肝表面抗体滴度 >10mIU/mL 的百分比分别为 94% 和 98%,差异无显著性($p>0.05$)。但早产儿 3 剂疫苗接种后抗体滴度的几何平均数低于足月儿组(92.75 : 310.59)。

早产儿是否需要加强剂量的乙肝疫苗接种,以及加强剂量乙肝疫苗的接种时机仍需要进一步研究。

四、早产儿乙肝疫苗接种后无应答的处理

Stephen 等对 HBsAg 阳性母亲所生的 8 654 例 HBsAg 阴性的婴儿接种了 ≥ 3 剂的乙肝疫苗,结果显示 8 199 例(94.7%)对第 1 剂乙肝疫苗有反应,剩余婴儿中 199 例对第 2 剂有反应。乙肝疫苗接种后无应答(乙肝表面抗体 <10mIU/mL)相关的因素有胎龄 <37 周,生后超过 12h 接种疫苗,最后一剂乙肝疫苗的接种年龄不到生后 6 个月等;给予第 4 剂疫苗可提高应答率。目前的多数研究也认为全程接种乙肝疫苗后,绝大多数接种者体内可产生高滴度的保护性抗体。但由于免疫功能低下或其他原因,少数接种者对疫苗接种无应答(抗 -HBs<10IU/L)。为避免不必要的重复接种,疫苗接种后血清学检测的最佳时机为最后一剂疫苗接种后的 1~2 个月。对检测无应答者,应增加疫苗的接种剂量和剂次。对 3 剂次全程免疫无应答者可再接种 1~3 剂次,并于第 2 次接种 3 剂次乙肝疫苗后 1~2 个月后再次检测血清中抗 -HBs 水平。

早产儿是一个特殊的群体,不同胎龄、不同出生体重的早产儿也应分属于不同的群体。国外多数指南推荐对母亲 HBsAg 阳性或 HBsAg 的情况未知时,无论早产儿出生体重和胎龄,出生后 12h 内注射 HBIG(剂量 ≥ 100IU),同时在不同部位接种 10μg 酵母或 20μg CHO 乙肝疫苗,在出生时接种的疫苗剂次不应计算在必需的 3 剂次程序内。对母亲 HBsAg 阴性

情况下,建议体重大于 2 000g,病情稳定后进行第 1 剂乙肝疫苗接种。早产儿乙肝疫苗接种的剂量,10μg 组比 5μg 组能获得更高的乙肝表面抗体血清学转换率。关于早产儿乙肝疫苗接种的剂次及接种后免疫反应的相关问题,还需要多中心、大样本、分层次的临床对照研究。

第九节 肝移植术后乙型肝炎复发的预防

我国是乙型病毒性肝炎的高发国家,由于肝移植技术的开展及术后有效预防措施,使得越来越多的乙肝相关性肝病患者重获新生。在开展肝移植早期,由于缺乏有效的预防措施,术后乙肝复发率高达 80% 以上。HBIG 联合 NAs 治疗,可使肝移植术后乙肝复发率降低至 10% 以下。既往一种 NAs 联合 HBIG 治疗是肝移植术后预防乙肝复发公认最好的方案,但是长期使用 HBIG 不方便,以致患者依从性差,价格昂贵,加重移植术后患者经济负担。近年来随着 NAs 不断更新,预防乙肝复发也有了新的选择。在缺乏 HBIG 地区,有学者研究单用 NAs 不联合 HBIG 预防乙肝复发也能取得令人满意的疗效,特别是高耐药基因屏障药物的出现后,肝移植术后乙肝复发率更低。目前预防乙肝复发仍没有标准的方案及模式,因此,寻找合理、高效、方便和经济的最佳预防方案仍是肝移植领域研究的热点。

肝移植术后采取有效预防方案是降低术后乙肝复发的关键,目前预防乙肝复发的策略为:术前口服抗病毒药物,尽量降低病毒载量;术中无肝期给予大剂量 HBIG 中和循环中的 HBsAg,并封闭肝细胞表面的 HBsAg 受体,避免肝细胞受侵袭;术后采取 1~2 种抗病毒药物长期治疗。

一、术前抗 HBV 治疗

术前 HBeAg 阳性、HBV DNA 高水平和 HBV YMDD 变异是肝移植术后乙肝复发较为肯定的危险因素。其中,HBV DNA>10^5 拷贝/mL 是乙肝复发的独立危险因素。因此,移植前给予 NAs 抗 HBV 治疗可显著减少肝移植术后乙肝复发。我国乙肝治疗指南建议,对所有 HBV 相关疾病患者,在肝移植前最好口服抗病毒药物 1~3 个月。临床上用于抗 HBV 的药物主要为拉米夫定、阿德福韦酯、替比夫定、恩替卡韦及替诺福韦等 NAs,以及干扰素、胸腺素 α_1 等小肽类药物。由于干扰素副作用大,失代偿性肝硬化患者难以耐受,并有诱发肝衰竭的可能,因此,术前患者一般不会采用。对于抗 HBV 药物的选择,建议尽量选择起效快、强效、高耐药基因屏障的 NAs 治疗,尽可能降低血清 HBV DNA 水平。

二、术中预防

在肝移植术中的无肝期,加用 HBIG 可以取得更好的效果,临床上多采用大剂量 HBIG,作用原理为:HBIG 在新肝血流开放前或开放早期,如果浓度达到有效浓度(>500U/L),可中和循环血液及肝外组织释放的 HBsAg,并封闭肝细胞表面的 HBsAg 受体,避免肝细胞受侵袭。所以在肝移植手术后,HBIG 越早达到有效浓度,术后预防效果越好。

三、术后预防方案及疗效

肝移植术后采用一种 NAs 联合 HBIG 有效降低了肝移植术后乙肝复发率，延长了患者的生存时间。特别是随着 HBIG 和新型口服抗 HBV 药物的上市及抗病毒药物的不断发展，显著改善了 HBV 相关肝移植患者的预后。但在预防方面仍然存在费用高、病毒变异等问题。合理、高效、方便和经济的预防方法有待进一步研究和探索。

（一）HBIG

是利用自然感染 HBV 或注射乙肝疫苗后产生的针对 HBV 的特异性被动免疫制剂，是一种含有高效价乙型肝炎表面抗体（抗 -HBs）（≥ 500U/mL）的多克隆球蛋白，能与病毒颗粒外壳上的 HBsAg 特异性结合发生抗原 - 抗体反应（即中和反应），使其失去对细胞的侵袭能力，从而阻止病毒侵入。1978 年 HBIG 开始应用于预防乙肝复发，复发率控制在 15%~50%。大剂量应用 HBIG，维持抗 -HBs 在 500U/L，复发率可控制在 10%~20%。自 HBIG 问世以来，通过长期 HBIG 被动免疫阻止了 HBV 的再激活，从而显著降低了肝移植术后 HBV 复发的风险并改善了患者预后。HBIG 长期使用可引起基因变异，从而导致预防失败。由于单独使用 HBIG 并不能完全有效预防肝移植术后乙肝复发，并且价格较贵，目前 HBIG 已很少单用于预防乙肝复发。

（二）核苷（酸）类似物联合 HBIG

近 10 余年来，一种 NAs 联合 HBIG 已成为乙肝相关性肝病肝移植术后预防乙肝复发公认的方案。有研究显示，HBIG 联合拉米夫定与单用 HBIG 或单用拉米夫定相比，乙肝复发率显著降低，联合用药可使乙肝复发率下降至 0~11%，患者长期生存率为 88%~100%。阿德福韦酯联合 HBIG 也能有效预防 HBV 再感染。有研究证实，HBIG 联合阿德福韦酯比 HBIG 联合拉米夫定更有效，乙肝复发率分别为 2% 和 6%。高耐药基因屏障 NAs 如恩替卡韦和替诺福韦，由于抗病毒作用强、低或无病毒耐药风险，被认为是治疗慢性乙型肝炎一线口服药物，2013 年 Ueda 等报道了 26 例使用恩替卡韦联合 HBIG 预防乙肝复发的患者，平均随访 25.1 个月，无一例患者出现乙肝复发。Cholongitas 等一项大样本研究中显示，1910 例拉米夫定联合 HBIG 预防肝移植术后乙肝复发的患者中，136 例患者术后乙肝复发，复发率为 7.1%，而 304 例高耐药基因屏障药物如恩替卡韦、替诺福韦联合 HBIG 患者中，4 例乙肝复发，复发率为 1.3%，高耐药基因屏障药物联合 HBIG 预防乙肝复发的效果明显优于拉米夫定联合 HBIG（$p=0.000\,5$）。

在我国多中心研究中，恩替卡韦联合小剂量 HBIG 预防方案在术后 1、3、5 年乙肝复发率分别为 0.5%、1.5% 和 1.5%；拉米夫定联合小剂量 HBIG 方案 1、3、5 年复发率分别为 1.7%、3.5% 和 4.7%，恩替卡韦联合小剂量 HBIG 的术后乙肝复发率比拉米夫定联合小剂量 HBIG 显著降低（$p=0.023$）。因此，目前大多数移植中心已转换为恩替卡韦联合小剂量 HBIG 预防肝移植术后乙肝复发。有限的资料显示，替比夫定联合 HBIG 也能有效预防肝移植术后乙肝复发。

1998 年拉米夫定开始用于预防肝移植术后乙肝复发。多中心研究显示肝移植术后单用拉米夫定，术后 1 年和 3 年乙肝复发率分别为 32% 和 41%。长期使用拉米夫定，可出现 YMDD 变异而发生耐药，导致乙肝复发。然而，一项关于单用 HBIG、单用拉米夫定及拉米夫定联合 HBIG 预防肝移植术后乙肝复发率的荟萃分析显示，三种预防方案效果无明显差别。阿德福韦酯作为新一代 NAs，比拉米夫定耐药率低。在一篇综述中，有研究者观察到阿德福韦酯单药预防(有或无拉米夫定)可能优于拉米夫定,尽管这些数据资料来源于相对较少患者数量以及较短的随访时间。阿德福韦酯在批准使用的 10mg 剂量下抗病毒作用较弱,也有耐药风险和肾毒性等副作用,因此,阿德福韦酯单药预防并不是目前治疗首选药物。大量的临床研究表明,替比夫定抗乙肝病毒的效果优于拉米夫定,而且替比夫定的耐药性也比拉米夫定低,所以替比夫定对乙肝病毒的抑制以及预防作用都优于拉米夫定。由于替比夫定费用较贵,而且易导致肌酸激酶(CK)升高,引起肌病、肌痛、周围神经病等不良反应,目前临床上使用较少。恩替卡韦是一种起效快、强效抗病毒药物,有高耐药基因屏障之称,需要多个变异位点出现才会出现耐药,对从未使用过 NAs 的患者使用恩替卡韦治疗 96 周,耐药率仍然很低(<1.2%)。最新资料显示,肝移植术后单用恩替卡韦,不用 HBIG 也能有效预防乙肝复发。我国香港地区玛丽医院报道了分别单用拉米夫定、恩替卡韦、拉米夫定 + 阿德福韦酯预防乙肝复发治疗,术后 3 年病毒复发率分别为 17%、0 和 7%。自从替诺福韦治疗随访 6 年未发现耐药,替诺福韦已成为预防肝移植术后乙肝复发很有前途的药物,但是替诺福韦联合恩曲他滨(FTC)可能更有效和更安全。

有研究报道,替诺福韦或恩替卡韦 NAs 联合预防,停止使用 HBIG,在慢性乙型肝炎患者肝移植术后是安全有效的。随着 NAs 新药不断研发和上市,强效、高耐药基因屏障及不良反应少等优点使其应用扩展到肝移植患者。有学者认为,可以尝试采用高耐药基因屏障NAs 单药或联合应用,发展无 HBIG 的预防乙肝复发的方案。但是 HBIG 最佳撤离时间以及这种方法能否有很好的预后还没得到充分研究。

(三) 乙型肝炎疫苗

通过诱导机体主动免疫反应,产生抗 -HBs,接种成功后可以停用 HBIG 和 NAs,与价格昂贵的 HBIG 相比更经济、更安全,成为预防乙肝复发的理想的、很有前途的预防手段。然而,乙肝疫苗在肝移植后患者中应用,其应答率存在很大差异,为 7.7%~80.0%,并且乙型肝炎疫苗的预防效果存在争议。乙型肝炎疫苗是新兴的替代 HBIG 的手段,但目前国内外关于乙型肝炎疫苗的研究尚不深入,仍需要扩大样本例数进一步观察,并发展新型疫苗以提高接种成功率和预防效果。

(四) 超免疫血浆

超免疫血浆(HIP)是可供选择的 HBIG 替代品之一,是一种具有高抗 -HBs 滴度的新鲜冷冻血浆,HIP 制作简单、保存方便,并且大大降低了预防费用。Varghese 等一项研究显示,在肝移植术后 6 个月内使用 NAs 联合 HIP 治疗,与联合 HBIG 相比,其效益和成本收益比更高。但目前临床上 HIP 应用较少,而且 HIP 长期疗效及安全性还有待研究。

对于非移植患者,干扰素是治疗慢性 HBV 感染的可选药物之一,不仅能抑制病毒复制,而且具有调节免疫力的作用。但由于干扰素禁忌证和不良反应较多,并且患者耐受性差;另外,干扰素可能诱发或加强排斥反应,因此限制了干扰素在肝移植术后乙肝复发患者的应用。

(五) 胸腺因子

是一种重要的免疫递质,具有提高细胞免疫、增加机体防御功能的作用,与 NAs 具有协同作用,可以提高疗效。也有研究报道,胸腺肽 α_1 与乙肝疫苗同时应用,能提高乙肝疫苗的应答率。对于注射乙肝疫苗不能产生抗 -HBs 的人群,如果给予乙肝疫苗联合胸腺肽 α_1 的方法,可使 35.8% 不能产生抗体的人产生抗体。与干扰素相比,胸腺肽 α_1 不良反应极少,因此,使用胸腺肽 α_1 联合乙肝疫苗提高乙肝疫苗的应答率不失为预防肝移植术后乙肝复发的一种有效方法。

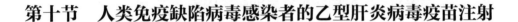

第十节　人类免疫缺陷病毒感染者的乙型肝炎病毒疫苗注射

我国现行常规免疫剂量及程序在 HIV 感染者中产生保护性抗体较低,国外已开展多项研究,以提高 HIV 感染者对乙肝疫苗的反应。

一、乙肝疫苗接种

能有效保护 HIV 感染者免受 HBV 感染乙肝疫苗可有效预防乙型肝炎,因此,疫苗注射能很大程度上保护 HIV 阳性者免于感染 HBV。虽然多个国家强烈建议对 CD4 ≥ 200cells/mm^3 的 HIV 感染人群予以接种乙肝疫苗,但是仍然缺乏规范的覆盖率要求,HIV 感染者的疫苗接种并未得到真正意义上开展。最近一项样本量为 11 632 的研究表明,当 HIV 感染者接种乙肝疫苗,产生 >10mIU/mL HBsAb 的人员与接种疫苗后无反应人群相比,感染乙肝的危险性降低 50%。经过 7 年的追踪调查显示接种乙肝疫苗并产生抗体的人群中部分发生急性乙肝感染,但均未发展为慢性乙肝感染。我国台湾地区在实施乙肝疫苗接种程序 20 年后开展了关于 HIV 感染高危人群的乙肝病毒的血清阳转率研究,结果显示 HIV 阳性男男同性性行为(MSM)人群的 HBsAb 与未感染 HIV 人群(出生在 1986 年或之后,出生在台湾地区疫苗开展新生儿乙肝疫苗接种后)的 HBV 感染率相似。但 1985 年之前出生与 1986 年后出生的 HIV 阳性 MSM 人群中乙肝感染率相比,具有显著性差异。证明乙肝疫苗的接种能有效保护 HIV 感染者免受 HBV 感染。

二、目前常规的乙肝疫苗接种策略

乙肝疫苗接种是 HIV 感染人群重要的预防策略,但其乙肝疫苗接种成功率比健康人群低,90%~95% 健康人群在接受乙肝疫苗接种后能够产生有效的保护抗体,然而常规 "0-1-6" 的免疫接种程序后只有 33.3%~65% 的 HIV 感染者能产生有效的 HBV 抗体。Mena G 等研究显示常规免疫剂量及程序(10μg,"0-1-6")在 HIV 感染者中产生保护性抗体概率:第 1 次 60.3%,第 2 次 58.6%,第 3 次 60.3% 以上,因此国外已开展多项研究,以提高 HIV 感染者对乙肝疫苗的反应。

三、国外针对 HIV 感染人群的乙肝疫苗策略

由于 HIV 感染人群接种疫苗意义重大,为更有效提高 HIV 感染人群对疫苗的反应,多项研究已开展,如应用皮内注射法每星期注射一次,双倍剂量注射或增加接种剂次,常规剂量下与某些辅助药物同时注射。Barraclough KA 等采用乙肝疫苗皮内注射的方法,不仅能提高 HIV 感染者对乙肝疫苗的血清抗体阳转率,也可提高血清中抗体滴度,延长血清抗体的持续时间。Psevdos G 等研究发现,加大乙肝疫苗的接种剂量(从 20μg 提高到 40μg),能将免疫效果提高到 36.6%~89.5%;同时发现双倍剂量的乙肝疫苗(40μg,"0-1-2" 程序)使 80% 的对正常剂量(20μg,"0-1-6" 程序)未免疫的人群产生免疫反应。Sayad B 等发现左旋咪唑与乙肝疫苗共同注射能够加强 HIV 感染人群对乙肝疫苗的反应并提高抗体滴度。同时研究发现左旋咪唑能通过刺激巨噬细胞和 T 细胞的功能来增强免疫系统。应用这种刺激效

应,能提高疫苗接种后的免疫反应来增加疫苗的效果。

四、HIV 感染对乙肝疫苗接种效果的影响因素

HIV 感染者对 HBV 疫苗无反应或反应低的原因主要有 HIV 病毒复制、体液免疫和细胞免疫的损伤、合并 HCV 感染以及年龄增长。同时 HIV 感染者 CD4 细胞计数、HAART 会影响 HIV 感染者对乙肝疫苗的反应。Kim HN 等研究发现 HIV 感染者的初始抗病毒治疗前的 CD4 值而并非注射乙肝疫苗前的 CD4 值是疫苗接种后免疫效果的独立预测因素。随着年龄增长,当初始 CD4<200cells/mm³ 时,酗酒和种族是免疫接种失败的独立危险因素。其中非裔美国人的感染者对乙肝疫苗的免疫反应低于其他种族,从生物学角度考虑,可能与调节乙肝疫苗接种后免疫反应的人类白细胞抗原(HLA)多态性不平衡有关。同时通过抗病毒治疗后 HIV 病毒受到抑制后更容易对乙肝疫苗产生保护抗体,通过 HARRT 控制 HIV 病毒复制后,可溶性以及细胞相关免疫活动指标降低,能提高疫苗注射后的细胞免疫和体液免疫应答。研究表明 HIV 感染者中接种疫苗后产生抗体者的 HIV 病毒载量均为检测不到的水平。

五、血清中乙肝抗体持续时间及影响因素

对于 HIV 感染者来说,乙肝疫苗接种后产生的抗体的持续时间会降低。接种剂次及剂量、HIV 病毒抑制情况、辅助药物等都能影响抗体持续时间。Cruciani M 等研究证明增加接种剂次及剂量能增加抗体持续时间,在 1 年的追踪研究中,接种后产生保护性抗体人群中仍有 63% 达到保护效果的抗体水平(≥ 10mIU/mL)。Kim JH 等研究发现 HIV 病毒载量的抑制与 1 年后接种产生的抗体持续水平有关,同时辅助药物的使用能提高保护性抗体水平的持续时间。即使 HIV 感染者抗体水平 <10mIU/mL,但长时记忆 B 细胞中特有的乙肝表面抗体仍存在。因此,即使接种疫苗成功后产生的乙肝抗体减少至保护水平以下,仍能对乙肝病毒的感染起到保护作用。

六、疫苗的安全性

多项研究表明乙肝疫苗的安全性是 HIV 感染者能接受的,Chaiklang K 等研究发现 HIV 感染者接种乙肝疫苗后,最可能的不良反应中注射局部疼痛占 42.4%,疲劳占 10.6%,注射部位红肿占 10.1%。同时研究发现双倍剂量的不良反应发生率与标准剂量相比无显著性差异。但 4 剂次双倍剂量组与标准剂量组比较,其局部疼痛发生率显著增加。在任何疫苗程序中无严重不良反应发生。虽然局部的反应随着剂次和剂量的增加会加重,但 HIV 感染人群接种后全身和严重不良反应均少见。

第十一节　乙型肝炎病毒感染者体外受精助孕垂直传播风险低

郝大勇收集 2008 年 1 月至 2013 年 12 月在郑州大学第三附属医院生殖医学中心试管受精(IVF)助孕成功并顺利生产的 221 例产妇,纳入标准为夫妇一方或双方 HBsAg 阳性,且 HBV DNA<1 × 10⁴ 拷贝 /mL。通过电话方式随访子代接种乙型肝炎疫苗免疫及 HBV 感

染情况。结果:172 例产妇成功随访,49 例产妇失访。224 名出生子代 HBsAg 均为阴性,其中 1 名婴儿抗 -HBe 和抗 -HBc 阳性。结论:HBV 感染者通过 IVF 助孕,不会增加出生子代病毒垂直传播风险。本调查显示,经 IVF 助孕出生的 224 名婴儿无一确证感染 HBV,低于经母亲接受被动免疫出生的垂直传播率(0.7%)。可能原因是:①行试管婴儿助孕者要求 HBV DNA<1×10^4 拷贝 /mL,HBV 处于低复制阶段,传染性低;② IVF 技术特点是配子需要经过培养液的洗涤及长时间的体外培养,在模拟宫腔及输卵管环境下,不可避免地受到不同程度外界刺激和人工操作影响。有报道称,HBV 携带者夫妇行卵胞浆内单精子显微注射技术(ICSI)并不增加其卵母细胞和胚胎 HBV 感染率。抗 -HBe 阳性乙型肝炎患者体外培养过程不增加病毒复制水平。从结果推断,IVF 过程并未增加 HBV 宫前垂直感染。胚胎学家对配子及胚胎的体外操作、序贯培养筛选优质

胚胎的利用及胚胎冷冻保存等系列过程,不会增加病毒感染的风险。

(陈紫榕)

参考文献

1. 安纪红,乔杰.重症肝病并发中毒性休克的影响因素.中华肝脏病杂志,2020,28(7):553-556

2. 蔡大川,任红.40年风雨历程:中国乙型肝炎的负担和希望.中华肝脏病杂志,2019,27(1):3-5

3. 蔡明豪,谢青.慢加急性肝衰竭研究迈入新阶段.肝脏,2019,24(1):4-6

4. 蔡晓波,陆伦根.慢性肝病被忽略的症状-情绪障碍.中华肝脏病杂志,2021,29(4):381-384

5. 陈晨,张久之,万献尧.大剂量维生素C在脓毒症中的应用.中华内科杂志,2019(3):233-236

6. 陈东风,文良志.腹水与肝脏疾病.中华消化杂志,2021,41(5):303-306

7. 曹玮,李太生.浅谈新型冠状病毒肺炎的临床特点与应对策略:来自武汉一线的思考.中华内科杂志,2020,59(8):577-579

8. 柴文昭,刘大为.新发呼吸道传播疾病带来的启示.中华内科杂志,2020,59(9):657-659

9. 曹雪涛.新型冠状病毒肺炎及新发传染病之免疫学研究.中华医学杂志,2021,101(1):1-6

10. 段梦慧,刘学恩,庄辉.慢性乙型肝炎病毒感染免疫耐受期的新认识.中华肝脏病杂志,2021,29(3):284-288

11. 邓永岳,傅美丽,陈紫榕,等.胸腺因子D体内抗鸭乙型肝炎病毒的作用.中华传染病杂志,2006(4):253-255

12. 何植,叶峰,张国新.粪菌移植用于改善肿瘤患者预后的进展.中华内科杂志,2020,59(12):1003-1008

13. 侯金林,魏来,王贵强,等.乙型肝炎临床治愈:共识与争议.中华肝脏病杂志,2020,28(8):636-639

14. 黄爱龙,袁正宏,南月敏,等.乙型肝炎临床治愈策略:直接抗病毒药物.中华肝脏病杂志,2020,28(08):640-644

15. 国家卫生健康委办公厅,国家中医药管理局办公室.关于印发新型冠状病毒肺炎诊疗方案(试行第八版)的通知.国卫办医函〔2020〕680号.(2020-08-19)[2021-02-01].http://www.nhc.gov.cn/xcs/zhengcwj/202008/0a7bdf12bd4b46e5bd28ca7f9a7f5e5a.shtml

16. 高晓红,成妮,曹姣姣.NAs序贯/联合Peg-IFN治疗慢性乙型肝炎临床治愈的进展和挑战.肝脏,2021,26(4):451-454

17. 何佳辉,孙航,吴传新.肝癌经动脉化学治疗栓塞术后胆管损伤的治疗及预防.中华肝脏病杂志,2021,29(4):377-380

18. 关贵文,高林,王建文,等.新型冠状病毒感染肺炎患者肝酶异常的机制探究.中华肝脏病杂志,2020,28(2):100-106

19. 郝新,樊蓉,侯金林,等.创建医院社区一体化"金字塔"肝癌筛查模式,实现肝癌早筛早诊早治.中华肝脏病杂志,2021,29(4):289-292

20. 胡利琳,王玮珺,朱清静,等.新型冠状病毒肺炎相关肝损伤:病因分析及治疗策略.中华肝脏病杂志,2020(2):97-99

21. 何雨芩,刘凯军,王斌,等.新型冠状病毒肺炎的消化系统损害.中华内科杂志,2020,59(8):649-652

22. 贾伟平.慢性病防治管理新趋势的思考.中华内科杂志,2021,60(1):1-4

23. 库尔班江·阿布都西库尔,王建设.关注儿童肝脏疾病.中华肝脏病杂志,2021,29(1):5-8

24. 林连君,朱蕾,刘新民,等.老年新型冠状病毒肺炎诊治与防控专家共识.中华内科杂志,2020,59(8):588-597

25. 李友炳,江家骥.原发性肝癌系统治疗新进展.肝脏,2021,26(4):349-352

26. 李丹,陈紫榕,苏东辉.三氧化二砷及胸腺因子D抗乙型肝炎病毒的体外实验.福建医科大学学报,2003(3):320

27. 李中晨,任正刚.免疫检查点抑制剂治疗肝细胞癌相关不良反应及管理.中华肝脏病杂志,2021,29(6):600-603

28. 李虎,陈立,张欣欣.药物性肝损伤实验诊断研究进展.中华肝脏病杂志,2020,28(6):536-539

29. 李晓燕,胡和平.加强肝癌内科队伍建设,重视肝癌内科规范化和个性化诊疗决策.实用肝脏病杂志,2021,24(1):1-3

30. 刘川,江自成,邵初晓,等.新型冠状病毒肺炎与肝功能损伤的关系初探:一项多中心研究.中华肝脏病杂志,2020(2):107-111

31. 刘大为.重症治疗:群体化、个体化、器官化.中华内科杂志,2019(5):337-341

32. 刘敏,左丽丽,耿嘉蔚,等.乙型肝炎免疫耐受期患者进行抗病毒治疗的研究进展.中华传染病杂志,2020,38(11):750-752

33. 刘熙称,童曼曼,秦俊杰,等.肠道菌群与肝细胞癌关系的研究进展.胃肠病学和肝病学杂志,2021,30(1):42-46

34. 龙琴,姚云清,颜成果.慢性乙型肝炎病毒携带者抗病毒治疗必要性的研究进展.中华肝脏病杂志,2016,24(6):465-468

35. 梁萍,于杰.肝病超声诊断指南.中华肝脏病杂志,2021,29(5):385-402

36. 鲁凤民,王杰,任红,等.新型血清指标在乙型肝炎创新药物研发中的应用.中华肝脏病杂志,2020,28(8):649-653

37. 鲁凤民,曾婉嘉,文夏杰,等.慢性乙型肝炎抗病毒治疗相关新型标志物及其临床应用.肝脏,2019,24(5):483-486

38. 缪晓辉,裴彬,周璐靖.核苷(酸)类似物抗乙型肝炎病毒治疗未达到"功能性治愈"者停药的获益与风险.中华传染病杂志,2020,38(12):753-756

39. 马雄,王绮夏.自身免疫性肝病的研究现状.中华传染病杂志,2020,38(8):465-467

40. 南月敏,刘领弟,终末期肝病合并感染的诊疗策略.中华肝脏病杂志,2020,28(7):545-547

41. 倪军,张力.肿瘤免疫治疗相关不良反应研究进展.中华内科杂志,2021,60(1):84-89

42. 邓永岳,陈紫榕.联合用药治疗慢性乙、丙型肝炎.国外医学流行病学传染病学分册,2004,31(3):153-157

43. 刘小朋,彭宗根,陈紫榕,等.胸腺因子对老龄雄性大鼠氧自由基及抗氧化剂的作用.中国应用生理学杂志,2003,19(4):344,358,409

44. 秦子文,刘晶涛,范晓红,等.肠道菌群与肝性脑病的关系.胃肠病学和肝病学杂志,2021,30(1):34-37

45. 申姣春,冷雪君,颜学兵,等.《妊娠期HBV的阻断、预防、治疗和随访管理》解读.临床肝胆病杂志,2016,32(6):1060-1068

46. 沈宇,万伟,吴星星,等.HBV相关性肝癌患者合并不同程度肝硬化对预后的影响.肝脏,2021,26(5):530-533,541

47. 辛海光,谢青.抗病毒治疗时代慢性乙型肝炎患者发生肝细胞癌的风险评估及管理.中华肝脏病杂志,2021,29(4):297-300

48. 宋枚芳,王亚东,赵彩彦,等.肠道微生态在慢性乙型肝炎病毒感染中的作用.中华传染病杂志,2021,39(1):59-62

49. 邵幼林,范建高.非酒精性脂肪性肝病的流行现状与危害.中华肝脏病杂志,2019,27(1):10-13

50. 佘春晖,王静,刘斌.原发性胆汁性胆管炎治疗新进展.中华风湿病学杂志,2019,23(1):60-63

51. 苏维,冯惠清.新生儿乙型肝炎病毒血清标志物异常的分析.临床儿科杂志,2014,32(6):544-546

52. 孙丽娜,孙剑,刘学恩,等.乙型肝炎病毒耐药相关位点变异模式与基因型的相关性.中国病毒病杂志,2012,2(2):102-106

53. 王绮夏,马雄.肝脏:一个独特的免疫器官.中华肝脏病杂志,2021,29(6):497-499

54. 王晓兵,赵秋.新型冠状病毒肺炎与消化系统的关系.中华消化杂志,2021,41(5):348-352

55. 王铭杰,张欣欣.HBV及HCV相关肝细胞癌的发病机制及临床特点.肝脏,2021,26(5):483-485

56. 王炯亮,李文轩,周仲国,等.人工智能在肝细胞癌研究的应用现状与前景.中华医学杂志,2021,101(6):435-441

57. 王贵强.新型冠状病毒肺炎热点问题及展望.中华内科杂志,2020,59(8):580-582

58. 王蓉,张缭云.重症肝病合并真菌感染.中华肝脏病杂志,2020,28(7):548-552

59. 王小亭,张丽娜,刘大为.对重症新型冠状病毒肺炎的再认识:从肺上皮细胞到内皮细胞损伤.中华内科杂志,2020,59(9):660-661

60. 王嘉毅,杜凌遥,唐红.2019新型冠状病毒与肺外组织损伤的研究进展.中华传染病杂志,2021,39(1):49-53

61. 王丽丽,谢雯.非临终关怀姑息治疗在终末期肝病患者中的应用.肝脏,2020,25(8):789-790,796

62. 魏敏,曹莉婷,于晓辉,等.肠道微生态紊乱在HBV感染相关肝病发生发展中的研究.胃肠病学和肝病学杂志,2021,30(1):30-33

63. 王祖远.调出好心情.心理与健康,2019,(1):43

64. 吴婉雯,崔立红.小肠细菌过度生长与脂肪肝的关系.胃肠病学和肝病学杂志,2021,30(1):25-29

65. 吴敏.心静自然"良".心理与健康,2019,(1):42

66. 吴姗姗,陈小华,余永胜.丁型肝炎病毒研究进展.中华传染病杂志,2017,35(2):126-128

67. 夏锋,张大志.肝细胞癌癌前病变的诊断和治疗多学科专家共识(2020版).中华肝脏病杂志,2020,28(1):14-20

68. 徐严,张永贵,王江滨.关于隐匿性乙型肝炎病毒感染的共识意见解读.中华传染病杂志,2021,39(1):54-58

69. 谢青,宁琴,王福生,等.乙型肝炎临床治愈策略:抗病毒药物与免疫调节治疗.中华肝脏病杂志,2020,28(8):644-648

70. 徐京杭,于岩岩,徐小元.肝硬化研究进展和展望.中华肝脏病杂志,2021,29(2):108-110

71. 徐玉敏.有关丁型肝炎病毒的新认识.肝脏,2020,25(08):788-789

72. 肖倩倩,范建高.肝豆状核变性的治疗进展.中华肝脏病杂志,2021,29(01):79-82

73. 杨敏,刘映霞.慢性乙型肝炎母婴传播的影响因素新进展.中华实验和临床感染病杂志(电子版),2016,10(3):265-268

74. 杨辉,余四旺,陈芳,等.中国营养与食品安全问题、对策与展望.中华预防医学杂志,2019(3):233-240

75. 尹雪如,林伟寅,孙剑.消除乙型病毒性肝炎,我们在行动.肝脏,2019,24(1):2-3

76. 袁梦娇,王蓓丽,郭玮,等.新型冠状病毒抗体检测及中和性抗体免疫治疗研究进展.中华检验医学杂志,2021,44(3):265-269

77. 张雪梅,李俊峰,毛小荣.胆汁酸代谢在肝硬化并发症中的研究进展.基础医学与临床,2021,41(1):103-107

78. 张娣,李景南.肠道微生态调控在病毒感染性疾病中作用的研究进展.中华内科杂志,2020(6):477-480

79. 张源净,杭小锋,王俊学.乙型肝炎病毒基因整合与相关肝病的研究进展.中华传染病杂志,2020(2):125-128

80. 张恒辉,陈红松.肝细胞癌免疫生物治疗的策略和挑战.中华肝脏病杂志,2020,28(6):457-460

81. 张文宏.新型冠状病毒再发现与新发传染病防控的未来.中华传染病杂志,2020(1):3-5

82. 中国医师协会消化医师分会,中华医学会肝病学分会.新型冠状病毒肺炎合并肝脏损伤的预防及诊疗方案.中华肝脏病杂志,2020(3):217-221

83. 中国抗癌协会肿瘤药物临床研究专家委员会,国家抗肿瘤药物临床应用监测,等.抗体药物偶联物治疗

恶性肿瘤临床应用专家共识 (2020 版). 中华肿瘤杂志 ,2021,43(1):78-91

84. 中国肝炎防治基金会 , 中华医学会感染病学分会 , 中华医学会肝病学分会 . 阻断乙型肝炎病毒母婴传播临床管理流程 (2021 年). 中华传染病杂志 ,2021,39(3):139-144

85. 中华医学会感染病学会肝衰竭与人工肝学组 , 中华医学会肝病学会重型肝病与人工肝学组 , 等 . 肝衰竭防治指南 (2018 年版). 中华传染病杂志 ,2019,37(1):1-7

86. 中华医学会肝病学分会 , 中华医学会感染病分会 . 丙型肝炎防治指南 (2019 年版). 中华肝脏病杂志 ,2019(12):962-979

87. 中华医学会感染病分会 , 中华医学会肝病学分会 . 慢性乙型肝炎防治指南 (2019 年版). 中华肝脏病杂志 ,2019(12):938-961

88. 中华医学会感染病学分会 , 中华医学会肝病学分会 . 慢性乙型肝炎临床治愈 (功能性治愈) 专家共识 . 临床肝胆病杂志 ,2019,35(8):1693-1701

89. 中华医学会消化病学分会肝胆疾病学组 . 肝硬化门静脉血栓管理专家共识 (2020 年 , 上海). 中华消化杂志 ,2020,40(11):721-730

90. 中华人民共和国国家卫生健康委员会医政医管局 . 原发性肝癌诊疗规范 (2019 年版). 中华肝脏病杂志 ,2020(2):112-128

91. 中华医学会感染病学分会 ,GRADE 中国中心 . 中国乙型肝炎病毒母婴传播防治指南 (2019 年版). 中华传染病杂志 ,2019(7):388-396

92. 邹军 , 王杰 , 鲁凤民 , 等 . 隐匿性乙型肝炎病毒感染及相关输血安全问题的研究进展 . 中华传染病杂志 ,2020,38(6):385-388

93. 臧伟伟 , 苏明华 , 江建宁 , 等 . 长期核苷 (酸) 类似物治疗的乙型肝炎肝硬化患者发生肝癌的危险因素 . 中华肝脏病杂志 ,2020,28(8):679-685

94. 周双男 , 刘鸿凌 .COVID-19 流行期消除 HBV 感染的机遇与挑战 . 肝脏 ,2020,25(10):1028-1029

95. Ando Yumi,Jou Janice H. Nonalcoholic Fatty Liver Disease and Recent Guideline Updates. Clinical Liver Disease,2021,17(1):23-28

96. Aghemo Alessio,Colombo Massimo. Treatment of patients with dual hepatitis B and C: a step in the right direction. Gut,2014,63(3):380-381

97. Amir Muhammad,Parekh Samir M. Classic Autoimmune Liver Disorders and Celiac Hepatitis. Clinical Liver Disease,2021,17(5):347-352

98. Bazinet M,Anderson M,Pântea V,et al. Analysis of HBsAg Immunocomplexes and cccDNA Activity During and Persisting After NAP-Based Therapy. Hepatol Commun,2021,2:1-15

99. Backus LI,Belperio PS,Shahoumian TA,et al. Impact of Sustained Virologic Response with Direct-Acting Antiviral Treatment on Mortality in Patients with Advanced Liver Disease. Hepatology,2019,69(2):487-497

100. Besombes C,Njouom R,Paireau J,et al. The epidemiology of hepatitis delta virus infection in Cameroon. Gut,2020,69(7):1294-1300

101. Bernardi M,Caraceni P,Navickis RJ. Does the evidence support a survival benefit of albumin infusion in patients with cirrhosis undergoing large-volume paracentesis? Expert Rev Gastroenterol Hepatol,2017,11(3):191-192

102. Bes M,Vargas V,Piron M,et al. T cell responses and viral variability in blood donation candidates with occult hepatitis B infection. J Hepatol,2012,56(4):765-774

103. Bhattacharya D,Lewis MJ,Lassmann B,et al. Combination of allele-specific detection techniques to quantify minority resistance variants in hepatitis B infection: a novel approach. J Virol Methods,2013,190 (1-2):34-40

104. Biswas S,Candotti D,Allain JP. Specific amino acid substitutions in the S protein prevent its excretion in vitro and may contribute to occult hepatitis B virus infection. J Virol,2013,87(14):7882-7892

105. Bleich LM,Swenson ES. Prevention of neonatal hepatitis B virus transmission. J Clin Gastroenterol,2014,

48(9):765-772

106. Brouwer WP, Xie Q, Sonneveld MJ, et al. Adding pegylated interferon to entecavir for hepatitis B e antigen-positive chronic hepatitis B: A multicenter randomized trial (ARES study). Hepatology, 2015, 61(5):1512-1522

107. Garcia-Tsao G, Abraldes JG, Berzigotti A, et al. Portal hypertensive bleeding in cirrhosis: Risk stratification, diagnosis, and management: 2016 practice guidance by the American Association for the study of liver diseases. Hepatology, 2017, 65(1):310-335

108. Carey I, Gersch J, Wang B, et al. Pregenomic HBV RNA and Hepatitis B Core-Related Antigen Predict Outcomes in Hepatitis B e Antigen-Negative Chronic Hepatitis B Patients Suppressed on Nucleos(T)ide Analogue Therapy. Hepatology, 2020, 72(1):42-57

109. Cattepoel S, Schaub A, Ender M, et al. Intravenous immune globulin binds beta amyloid and modifies its aggregation. Neurotoxicity and microglial phagocytosis invitro. PLoS One, 2013, 8(5):e63162

110. Chang ML, Liaw YF. Hepatitis B flares in chronic hepatitis B:Pathogenesis, natural course, and management. J Hepatol, 2014, 61:1407-1417

111. Chen G, Wang C, Chen J, et al. Hepatitis B reactivation in hepatitis B and C coinfected patients treated with antiviral agents: A systematic review and meta-analysis. Hepatology, 2017, 66(1):13-26

112. Chen CH, Lu SN, Hung CH, et al. The role of hepatitis B surface antigen quantification in predicting HBsAg loss and HBV relapse after discontinuation of lamivudine treatment. J Hepatol, 2014, 61(3):515-522

113. Chen HL, Lee CN, Chang CH, et al. Efficacy of maternal tenofovir disoproxil fumarate in interrupting mother-to-infant transmission of hepatitis B virus. Hepatology, 2015, 62(2):375-386

114. Christopher K, Julian H, Farial R, et al. A Phase 2 Study of Peginterferon Lambda, Lonafarnib, and Ritonavir for 24 Weeks: End-of-treatment Results from the Lift HDV Study. J Hepato, 2020, 73:S130

115. Cheng HR, Kao JH, Wu HL, et al. Clinical and virological features of occult hepatitis B in patients with HBsAg seroclearance post-treatment or spontaneously. Liver Int, 2014, 34(6):e71-e79

116. Cheng L, Sun X, Tan S, et al. Effect of HLA-DP and IL28B gene polymorphisms on response to interferon treatment in hepatitis B e-antigen seropositive chronic hepatitis B patients. Hepatol Res, 2014, 44(9):1000-1007

117. Chien RN, Peng CY, Kao JH, et al. Higher adherence with 3-year entecavir treatment than lamivudine or telbivudine in treatment-naïve Taiwanese patients with chronic hepatitis B. J Gastroenterol Hepatol, 2014, 29(1):185-192

118. Cho Y, Lee DH, Chung KH, et al. The efficacy of adefovir plus entecavir combination therapy in patients with chronic hepatitis B refractory to both lamivudine and adefovir. Dig Dis Sc, 2013, 58(5):1363-1370

119. Conjeevaram HS, Lok AS. Occult hepatitis B virus infection: a hidden menace? Hepatology, 2001, 34(1):204-206

120. Coppola N, Loquercio G, Tonziello G, et al. HBV transmission from an occult carrier with five mutations in the major hydrophilic region of HBsAg to an immunosuppressed plasma recipient. J Clin Virol, 2013, 58(1):315-317

121. Daffis S, Balsitis S, Chamberlain J, et al. Toll-Like Receptor 8 Agonist GS-9688 Induces Sustained Efficacy in the Woodchuck Model of Chronic Hepatitis B. Hepatology, 2021, 73(1):53-67

122. Kim GW, Imam H, Khan M, et al. HBV-Induced Increased N6 Methyladenosine Modification of PTEN RNA Affects Innate Immunity and Contributes to HCC. Hepatology, 2021, 73(2):533-547

123. Kastin D, Siegel M, Anderson R, et al. IgG 4 Autoimmune Hepatitis Presenting as Idiopathic Hypereosinophilia Syndrome. Hepatology, 2021, 73(4):1615-1617

124. Dehghan M, Mente A, Zhang X, et al. Associations of fats and carbohydrate intake with cardiovascular disease and mortality in 18 countries from five continents (PURE): a prospective cohort study. Lancet, 2017, 390(10107):2050-2062

125. De Fraga RS, Van Vaisberg V, Mendes LCA, et al. Adverse events of nucleos(t)ide analogues for chronic hepatitis B: a systematic review. J Gastroenterol, 2020, 55(5):496-514

126. Della Corte C, Nobili V, Comparcola D, et al. Management of chronic hepatitis B in children: an unresolved issue. J Gastroenterol Hepatol, 2014, 29(5):912-919

127. Eaton JE, Vuppalanchi R, Reddy R, et al. Liver Injury in Patients With Cholestatic Liver Disease Treated With Obeticholic Acid. Hepatology, 2020, 71(4):1511-1514

128. Eslam M, Sanyal AJ, George J, et al. MAFLD: A Consensus-Driven Proposed Nomenclature for Metabolic Associated Fatty Liver Disease. Gastroenterology, 2020, 158(7):1999-2014

129. Ehrhardt S, Xie C, Guo N, et al. Breastfeeding while taking lamivudine or tenofovir disoproxil fumarate: a review of the evidence. Clin Infect Dis, 2015, 60(2):275-278

130. Fan R, Sun J, Yuan Q, et al. Baseline quantitative hepatitis B core antibody titre alone strongly predicts HBeAg seroconversion across chronic hepatitis B patients treated with peginterferon or nucleos(t)ide analogues. Gut, 2016, 65(2):313-320

131. Fu ML, Lin Q, Li DL, et al. Detection of the covalently closed circular DNA of duck hepatitis B virus by Taq-Man fluorescent quantitative PCR assay. J Microbiol Immunol, 2007, 5(1):35-39

132. Ghany MG, King WC, Lisker-Melman M, et al. Comparison of Novel Biomarkers with Conventional HBV Markers among Untreated Adults with Chronic Hepatitis B in North America. Hepatology, 2021, 16

133. Giles M, Visvanathan K, Lewin S, et al. Clinical and virological predictors of hepatic flares in pregnant women with chronic hepatitis B. Gut, 2015, 64(11):1810-1815

134. Gordon SC, Zhou Y, Li J, et al. Effect of treatment of hepatitis B patients with tenofovir disoproxil or entecavir on risk of hepatocellular cancer death in a U.S.Cohrt. J Hepato, 2019, 70 9 (1 Suppl):e147

135. Guo A, Pomenti S, Wattacheril J. Health Disparities in Screening, Diagnosis, and Treatment of Hepatocellular Carcinoma. Clin Liver Dis (Hoboken), 2021, 17(5):353-358

136. Hayashi S, Khan A, Simons BC, et al. An Association Between Core Mutations in Hepatitis B Virus Genotype F1b and Hepatocellular Carcinoma in Alaskan Native People. Hepatology, 2019, 69(1):19-33

137. Hassnein TI, Wyles DL, Wang S, et al. Glecaprevir/pibrentasvir demonstrates high SVR rates in patients with HCV genotype 2, 4, 5 or 6 infection without cirrhosis following an 8-week treatment duration. Hepatology, 2016, 64 (Suppl 1):1128A

138. Hayashi S, Takamatsu Y, Maeda K, et al. Novel nucleoside, analogs exert antiviral replication against HBV with Drug resistance mutations. APASL, 2016, 10 :265-271

139. Henkel A.S. Genetic Disorders of Bile Acid Transport.Clinical Liver Dis, 2021, 10:1-6

140. Perrillo RP, Gish R, Falck-Ytter YT. American Gastroenterological Association Institute technical review on prevention and treatment of hepatitis B virus reactivation during immunosuppressive drug therapy. Gastroenterology, 2015, 148(1):221-244

141. Hong X, Kim ES, Guo H. Epigenetic regulation of hepatitis B virus covalently closed circular DNA: Implications for epigenetic therapy against chronic hepatitis B. Hepatology, 2017, 66(6):2066-2077

142. Hou FQ, Song LW, Yuan Q, et al. Quantitative hepatitis B core antibody level is a new predictor for treatment response in HBeAg-positive chronic hepatitis B patients receiving peginterferon. Theranostics, 2015, 5(3):218-226

143. Hu P, Jia S, Zhang WH, et al. A multi-center randomized study on the efficacy and safety of switching to peginterferon alpha-2a(40kD) for 48 or 96 weeks in HBeAg Positive CHB Patients with a prior NUC history for 1 to 3years:an interim analysis of NEWSWITCH study. Hepatology, 2014, 60(6):1273a-1274a

144. Huang CH, Yuan Q, Chen PJ, et al. Influence of mutations in hepatitis B virus surface protein on viral antigenicity and phenotype in occult HBV strains from blood donors. J Hepatol, 2012, 57(4):720-729

145. Huang X, Hollinger FB. Occult hepatitis B virus infection and hepatocellular carcinoma: a systematic review. J Viral Hepat, 2014, 21(3):153-162

146. Ibrahim SH,Jonas MM,Taylor SA,et al. Liver Diseases in the Perinatal Period: Interactions Between Mother and Infant. Hepatology,2020,71(4):1474-1485

147. Jacobson IM,Asselah T,Nagasa R,et al. A randomized phase 3 treal of sofosbuvir/velpatasvir/voxilaprevir for 8 weeks compared to sofosbuvir /velpatasver for 12 week in DAA-naïve genotype 1-6 HCV-infected patients: the POLARIS-2 study. Hepatology,2016,64 suppl 1:1126A

148. James MP,,Seema M,Saleh AA,et al.Dietary Risks for Liver Mortality in NAFLD: Global Burden of Disease Data.Hepatology Communications,2021,12:1-11

149. He Z,Ren L,Yang J,et al. Seroprevalence and humoral immune durability of anti-SARS-CoV-2 antibodies in Wuhan,China: a longitudinal,population-level,cross-sectional study. Lancet,2021,397(10279):1075-1084

150. Kaddurah-Daouk R,Weinshilboum R,Pharmacometabolomics Research Network. Metabolomic Signatures for Drug Response Phenotypes: Pharmacometabolomics Enables Precision Medicine. Clin Pharmacol Ther,2015,98(1):71-75

151. Kamar N,Weclawiak H,Guilbeau-Frugier C,et al. Hepatitis E virus and the kidney in solid-organ transplant patients. Transplantation,2012,93(6):617-623

152. Kang W,Ding Z,Shen L,et al. Risk factors associated with immunoprophylaxis failure against mother to child transmission of hepatitis B virus and hepatitis B vaccination status in Yunnan province,China. Vaccine,2014,32(27):3362-3366

153. Kastl L,Sauer SW,Ruppert T,et al. TNF- α mediates mitochondrial uncoupling and enhances ROS-dependent cell migration via NF- κ B activation in liver cells. FEBS Lett,2014,588(1):175-183

154. Kennedy EM,Kornepati AV,Cullen BR. Targeting hepatitis B virus cccDNA using CRISPR/Cas9. Antiviral Res,2015,123 :188-192

155. Kim BK,Choi SH,Ahn SH,et al. Pre-S mutations of hepatitis B virus affect genome replication and expression of surface antigens. J Gastroenterol Hepatol,2014,29(4):843-850

156. Wangensteen KJ,Chang KM. Multiple Roles for Hepatitis B and C Viruses and the Host in the Development of Hepatocellular Carcinoma. Hepatology,2021,73(Suppl 1):27-37

157. Kim V,Abreu RM,Nakagawa DM,et al. Pegylated interferon alfa for chronic hepatitis B: systematic review and meta-analysis. J Viral Hepat,2016,23(3):154-169

158. Kim JH,Sinn DH,Kang W,et al. Low-level viremia and the increased risk of hepatocellular carcinoma in patients receiving entecavir treatment. Hepatology,2017,66(2):335-343

159. Koffi J,Egounlety R,Pradat P,et al. Impact of lamivudine-resistance mutations on entecavir treatment outcome in hepatitis B. Eur J Gastroenterol Hepatol,2014,26(2):146-154

160. Kowdley K,Colombo M,Zadeikis N,et al. ENDURANCE-2: Safety and efficacy of ABT-493/ABT-530 in HCV genotype 2 infected patients without cirrhosis. a randomized,double-bind,placebo-controlled study. Hepatology,2016,64 Suppl 1:39A

161. Okuhara S,Umemura T,Joshita S,et al. Serum levels of interleukin-22 and hepatitis B core-related antigen are associated with treatment response to entecavir therapy in chronic hepatitis B. Hepatol Res,2014,44(10):E172-E180

162. Lai CL,Wong D,Ip P,et al. Reduction of covalently closed circular DNA with long-term nucleos(t)ide analogue treatment in chronic hepatitis B. J Hepatol,2017,66(2):275-281

163. Lau G,Benhamou Y,Chen G,et al. Efficacy and safety of 3-week response-guided triple direct-acting antiviral therapy for chronic hepatitis C infection: a phase 2,open-label,proof-of-concept study. Lancet Gastroenterol Hepatol,2016,1(2):97-104

164. Lee BT,Tana MM,Kahn JA,et al. We Are Not Immune: Racial and Ethnic Disparities in Autoimmune Liver Diseases. Hepatology,2021,Online ahead of print

165. Lee YB,Jung EU,Kim BH,et al. Tenofovir monotherapy versus tenofovir plus lamivudine or telbivu-

dine combination therapy in treatment of lamivudine-resistant chronic hepatitis B. Antimicrob Agents Chemother, 2015, 59(2):972-978

166. Lee GH, Aung MO, Dan YY, et al. Do different lamivudine-resistant hepatitis B genotypes carry the same risk of entecavir resistance? J Med Virol, 2013, 85(1):26-33

167. Li CL, Li CY, Lin YY, et al. Androgen Receptor Enhances Hepatic Telomerase Reverse Transcriptase Gene Transcription After Hepatitis B Virus Integration or Point Mutation in Promoter Region. Hepatology, 2019, 69(2):498-512

168. Li GJ, Yu YQ, Chen SL, et al. Sequential combination therapy with pegylated interferon leads to loss of hepatitis B surface antigen and hepatitis B e antigen (HBeAg) seroconversion in HBeAg-positive chronic hepatitis B patients receiving long-term entecavir treatment. Antimicrob Agents Chemother, 2015, 59(7):4121-4128

169. Li N, Zhang L, Chen L, et al. MxA inhibits hepatitis B virus replication by interaction with hepatitis B core antigen. Hepatology, 2012, 56(3):803-811

170. Li W, Zhao J, Zou Z, et al. Analysis of hepatitis B virus intrahepatic covalently closed circular DNA and serum viral markers in treatment-naive patients with acute and chronic HBV infection. PLoS One, 2014, 9(2):e89046

171. Liao B, Wang Z, Lin S, et al. Significant fibrosis is not rare in Chinese chronic hepatitis B patients with persistent normal ALT. PLoS One, 2013, 8(10):e78672

172. Lim TS, Kimdo Y, Han KH, et al. Combined use of AFP, PIVKA Ⅱ, and AFP-L3 as tumor markers enhances diagnostic accuracy for hepatocellular carcinoma in cirrhotic patients. Gastroenterol, 2016, 51(3): 344-353

173. Lin TS, Jeon MY, Kin BK, et al. THU-225-Risk prediction model for hepatocellalar carcinoma aftet hepatitis B e antigen seroclearance in patients treated with enticavir or tenaofovir. J Hepatol, 2019, 70(1):e264

174. Liu S, Zhou B, Valdes JD, et al. Serum hepatitis B virus RNA: a new potential biomarker for chronic hepatitis B virus infection. Hepatology, 2019, 69(4):1816-1827

175. Liu Y, Wen J, Chen J, et al. Rare detection of occult hepatitis B virus infection in children of mothers with positive hepatitis B surface antigen. PLoS One, 2014, 9(11):e112803

176. Lu JJ, Liu K, Ma YJ, et al. Efficacy and safety of telbivudine plus adefovir dipivoxil combination therapy and entecavir monotherapy for HBeAg-positive chronic hepatitis B patients with resistance to adefovir dipivoxil. J Viral Hepat, 2013, 20 (Suppl 1):40-45

177. Lu LL, Chen BX, Wang J, et al. Maternal transmission risk and antibody levels against hepatitis B virus e antigen in pregnant women. Int J Infect Dis, 2014, 28:41-44

178. Lu YP, Liang XJ, Xiao XM, et al. Telbivudine during the second and third trimester of pregnancy interrupts HBV intrauterine transmission: a systematic review and meta-analysis. Clin Lab, 2014, 60(4):571-586

179. Lu LL, Chen BX, Wang J, et al. Maternal transmission risk and antibody levels against hepatitis B virus e antigen in pregnant women. Int J Infect Dis, 2014, 28:41-44

180. Ma L, Gong H, Zhu H, et al. A novel small-molecule tumor necrosis factor α inhibitor attenuates inflammation in a hepatitis mouse model. J Biol Chem, 2014, 289(18):12457-12466

181. Machaira M, Papaevangelou V, Vouloumanou EK, et al. Hepatitis B vaccine alone or with hepatitis B immunoglobulin in neonates of HBsAg+/HBeAg- mothers: a systematic review and meta-analysis. J Antimicrob Chemother, 2015, 70(2):396-404

182. Marcellin P, Ahn SH, Ma X, et al. Combination of Tenofovir Disoproxil Fumarate and Peginterferon α-2a Increases Loss of Hepatitis B Surface Antigen in Patients With Chronic Hepatitis B. Gastroenterology, 2016, 150(1):134-144.e10

183. Marcellin P, Bonino F, Yurdaydin C, et al. Hepatitis B surface antigen levels: association with 5-year response to peginterferon alfa-2a in hepatitis B e-antigen-negative patients. Hepatol Int, 2013, 7(1):88-97

184. Marcellin P, Gane E, Buti M, et al. Regression of cirrhosis during treatment with tenofovir disoproxil fuma-

rate for chronic hepatitis B: a 5-year open-label follow-up study. Lancet, 2013, 381(9865):468-475

185. Margeridon-Thermet S, Svarovskaia ES, Babrzadeh F, et al. Low-level persistence of drug resistance mutations in hepatitis B virus-infected subjects with a past history of Lamivudine treatment. Antimicrob Agents Chemother, 2013, 57(1):343-349

186. Martinot-Peignoux M, Asselah T, Marcellin P. HBsAg quantification to optimize treatment monitoring in chronic hepatitis B patients. Liver Int, 2015, 35(Suppl 1):82-90

187. Martinello M, Orkin C, Cooke G, et al. Short-Duration Pan-Genotypic Therapy With Glecaprevir/Pibrentasvir for 6 Weeks Among People With Recent Hepatitis C Viral Infection. Hepatology, 2020, 72(1):7-18

188. Martinot-Peignoux M, Lapalus M, Asselah T, et al. HBsAg quantification: useful for monitoring natural history and treatment outcome. Liver Int, 2014, 34 (Suppl 1):97-107

189. McMahon BJ, Bulkow L, Simons B, et al. Relationship between level of hepatitis B virus DNA and liver disease: a population-based study of hepatitis B e antigen-negative persons with hepatitis B. Clin Gastroenterol Hepatol, 2014, 12(4):701-706

190. McGlym KA, Petrick JL, EL-Serag HB.Epidemiology of hepatocellular carcinoma. Hepatlogy, 2021, 73(S1):4-13

191. Morikawa K, Umemura M, Ogawa K, et al. Long-term effect of nucleos(t)ide analogs on hepatitis B suface antigen in chronic hepatitis B patients. Hepatol, 2019, 70:e477

192. Murakami E, Wang T, Park Y, et al. Implications of efficient hepatic delivery by tenofovir alafenamide (GS-7340) for hepatitis B virus therapy. Antimicrob Agents Chemother, 2015, 59(6):3563-3569

193. Terrault NA, Lok ASF, McMahon BJ, et al. Update on prevention, diagnosis, and treatment of chronic hepatitis B: AASLD 2018 hepatitis B guidance. Hepatology, 2018, 67(4):1560-1599

194. Shanmugam N, Sathyasekaran M, Rela M.Pediatric Liver Disease in India.Clinical Liver Dis, 2021, 14:1-3

195. Ning Q, Han M, Sun Y, et al. Switching from entecavir to PegIFN alfa-2a in patients with HBeAg-positive chronic hepatitis B: a randomised open-label trial (OSST trial). J Hepatol, 2014, 61(4):777-784

196. Oran DP, Topol EJ. Prevalence of Asymptomatic SARS-CoV-2 Infection. Ann Intern Med, 2021, 174(2):286-287

197. Pan HY, Pan HY, Chen L, et al. Ten-year follow-up of hepatitis B relapse after cessation of lamivudine or telbivudine treatment in chronic hepatitis B patients. Clin Microbiol Infect, 2015, 21(12):1123

198. Parikh ND, Cuneo K, Mendiratta-Lala M. Radiation Therapies for the Treatment of Hepatocellular Carcinoma. Clin Liver Dis (Hoboken), 2021, 17(5):341-346

199. Petersen J, Dandri M. Optimal therapy for chronic hepatitis B: hepatitis B virus combination therapy? Liver Int, 2015, 35 (Suppl 1):114-120

200. Pea A, Jamieson NB, Braconi C. Biology and Clinical Application of Regulatory RNAs in Hepatocellular Carcinoma. Hepatology, 2021, 73(Suppl 1):38-48

201. Plentz RR, Malek NP. Early Detection of Hepatocellular Carcinoma: How to Screen and Follow up Patients with Liver Cirrhosis According to the GERMAN S3 Guideline? Diagnostics (Basel), 2015, 5(4):497-503

202. Poddar U, Yachha SK, Agarwal J, et al. Cure for immune-tolerant hepatitis B in children: is it an achievable target with sequential combo therapy with lamivudine and interferon? J Viral Hepat, 2013, 20(5):311-316

203. Pollicino T, Cacciola I, Saffioti F, et al. Hepatitis B virus PreS/S gene variants: pathobiology and clinical implications. J Hepatol, 2014, 61(2): 408-417

204. Pourkarim MR, Amini-Bavil-Olyaee S, Kurbanov F, et al. Molecular identification of hepatitis B virus genotypes/subgenotypes: Revised classification hurdles and updated resolutions. World J Gastroenterol, 2014, 20(23):7152-7168

205. Tandon P, Raman M, Mourtzakis M, et al. A practical approach to Nutritional Screening and Assessment in cirrhosis. Hepatol, 2017, 65(3):1044-1057

206. Qiu YW, Huang LH, Yang WL, et al. Hepatitis B surface antigen quantification at hepatitis B e antigen

seroconversion predicts virological relapse after the cessation of entecavir treatment in hepatitis B e antigen-positive patients. Int J Infect Dis, 2016, 43:43-48

207. Fabrellas N, Carol M, Palacio E, et al. Nursing Care of Patients With Cirrhosis: The LiverHope Nursing Project. Hepatology, 2020, 71(3):1106-1116

208. Ray RB, Ray R. Hepatitis C virus manipulates humans as its favorite host for a long-tern relationship. Hepatology, 2019, 69(2):889-900

209. Sridhar S, Yip CC, Wu S, et al. Transmission of Rat Hepatitis E Virus Infection to Humans in Hong Kong: A Clinical and Epidemiological Analysis. Hepatology, 2021, 73(1):10-22

210. Spann A, Yasodhara A, Kang J, et al. Applying Machine Learning in Liver Disease and Transplantation: A Comprehensive Review. Hepatology, 2020, 71(3):1093-1105

211. Sarin SK, Kumar M, Lau GK, et al. Asian-Pacific clinical practice guidelines on the management of hepatitis B: a 2015 update. Hepatol Int, 2016, 10(1):1-98

212. Gawrieh S, Noureddin M, Loo NM. A Phase 2, Prospective, Multicenter, Double-blind, Randomized Study of Saroglitazar Magnesium, 2019, Abstract: LO10

213. Sebestyén MG, Wong SC, Trubetskoy V, et al. Targeted in vivo delivery of siRNA and an endosome-releasing agent to hepatocytes. Methods Mol Biol, 2015, 1218: 163-186

214. Seto WK, Lai CL, Ip PP, et al. A large population histology study showing the look of association between ALT elevation and significant fibrosis in chronic hepatitis B. PLoS One, 2012, 7(2): e32622

215. Shah SA, Lal A, Idrees M, et al. Hepatitis E virus-associated aplastic anaemia: the first case of its kind. J Clin Virol, 2012, 54(1):96-97

216. Sze KM, Ho DW, Chiu YT, et al. Hepatitis Birus-telomerase revers transcriptase promter integration hamesses host ELF4, risutting in telomeras revers transcriptase gene transcription in hepatocellurar carcinoma. Hepatology, 2021, 73(1):53-67

217. Shen S, Jiang L, Xiao GQ, et al. Prophylaxis against hepatitis B virus recurrence after liver transplantation: a registry study. World J Gastroenterol, 2015, 21(2): 584-592

218. Siberry GK, Jacobson DL, Kalkwarf HJ, et al. Lower new born bone mineral content associated with maternal use of tenofovir disoproxil fumarate during pregnancy. Clin Infect Dis, 2015, 61(6): 996-1003

219. Smith DB, Purdy MA, Simmonds P. Genetic variability and the classification of hepatitis E virus. J Virol, 2013, 87(8): 4161-4169

220. Song LW, Liu PG, Liu CJ, et al. Quantitative hepatitis B core antibody levels in the natural history of hepatitis B virus infection. Clin Microbiol Infect, 2015, 21(2):197-203

221. Spann A, Yasodhara A, Kang J, et al. Applying Machine Learning in Liver Disease and Transplantation: A Comprehensive Review. Hepatology, 2020, 71(3):1093-1105

222. Sugiyama M, Nao N, Tokunaga K, et al. Intigrated analyses of both human and HBV genoma to predict HCC development. Hepatology, 2019, 70:e31

223. Stirniman G, Banz V, Stomi F, et al. Automated low-flow ascites pump for the treatment of cirrhotic patients with refractory ascites. Therap Adv Gastroentrol, 2017, 10(2):283-292

224. Hassanein T, Stein LL, Flamm SL, et al. Safety And Efficacy of Dur-928: A Potential New Therapy for Acute Alcoholic Hepatitis. AASLD, 2019, Abstract: LO9

225. Teich AF, Arancio O. Is the amyloid hypothesis of Alzheimer's disease therapeutically relevant? Biochem J, 2012, 446(2):165-177

226. Terrault NA, Bzowej NH, Chang KM, et al. AASLD guidelines for treatment of chronic hepatitis B. Hepatology, 2016, 63(1):261-283

227. Yip TC, Wong VW, Tse YK, et al. The Risk of Hepatocellular Carcinoma Is Equally Low After Spontaneous and Nucleos(t)ide Analogues-Induced Hepatitis B Surface Antigen Seroclearance. AASLD, 2019, Abstract: 0160

228. Wolfel R, Victer M, Walfgang C, et al. Virologicalassement of hospitalized patients with COVID-19.

Nature,2020,581(7809):465-469

229. Viveiros K. The Role of Life Style Modifications in Comprehensive Non-Alcoholic Fatty Liver Disease Treatment. Clin Liver Dis,2021,17(1):11-14

230. Wang J,Pillai A. Systemic Therapy for Hepatocellular Carcinoma. Clinical Liver Dis,2021,17:337-340

231. Wang j,Ji YY,Yao GB,et al. Two years efficiency of lamivudine and adefovir dipivoxil combined therapy in chronic hepatitis B patients. Eur Rev Med Pharmacol Sci,2013,17(5):636-643

232. Wangensteen KJ,Chang KM. Multiple Roles for Hepatitis B and C Viruses and the Host in the Development of Hepatocellular Carcinoma. Hepatology,2021,73(Suppl 1):27-37

233. Wang JC,He LL,Chen Q. Comparison of re-treatment outcomes of lamivudine plus adefovir or entecavir in chronic hepatitis B patients with viral relapse after cessation of adefovir. Eur Rev Med Pharmacol Sci,2013,17(9):1162-1166

234. Wang JM,Ma CJ,Li GY,et al. Tim-3 alters the balance of IL-12/IL-23 and drives TH17 cells: role in hepatitis B vaccine failure during hepatitis C infection. Vaccine,2013,31(18):2238-2245

235. Wang ZZ,Li MQ,Wang P,et al. Comparative immunogenicity of hepatitis B vaccine with different dosages and schedules in healthy young adults in China. Vaccine,2016,34(8):1034-1039

236. Wedemeyer H,Pischke S,Manns MP. Pathogenesis and treatment of hepatitis e virus infection. Gastroenterology,2012,142(6):1388-1397

237. WHO. Guidelines for the prevention,care and treatment of persons with chronic hepatitis B infection. [2015-11-22]. http://www. who. int/ hepatitis/publications/hepatitis-b-guidelines/en

238. Wong GL,Chan HL,Mak CW,et al. Entecavir treatment reduces hepatic events and deaths in chronic hepatitis B patients with liver cirrhosis. Hepatology,2013,58(5):1537-1547

239. Wong GL,Chan HL,Wong CK,et al. Liver stiffness-based optimization of hepatocellular carcinoma risks core in patients with chronic hepatitis B. J Hepatol,2014,60(2):339-345

240. Wong GL,Chan HL,Yiu KK,et al. Meta-analysis: The association of hepatitis B virus genotypes and hepatocellular carcinoma. Aliment Pharmacol Ther,2013,37(5):517-526

241. World Health Organization. WHO statement regarding cluster of pneumonia cases in Wuhan,China[EB/OL].[2020-01-13].http://www.who.int/china/news/detail/09-01-2020-WHO-statement-regarding-cluster-of-pneumonia- cases-in-Wuhan-China

242. Wu TW,Lin HH,Wang LY. Chronic hepatitis B infection in adolescents who received primary infantile vaccination. Hepatology,2013,57(1):37-45

243. Wyles DL,Poordad F,Wang S,et al. SURVEYOR- Ⅱ,part 3:Efficacy and safety of ABT-493/ABT-530 in patients with chronic HCV genotype 3 infection with prior treatment experience and/or cirrhosis . Hepatology,2016,64 (Suppl 1):132A

244. Xia W,Chen F. Clinical significance of HCV RNA assay in patients with HCV infection or coinfection of HBV. China Med Herald,2012,9(13): 84-85

245. Xiao L,Xian J,Li Y,et al. Parameters associated with significant liver histological changes in patients with chronic hepatitis B. ISRN Gastroenterol,2014,2014:913890

246. Xiong X,Kuang H,Liu T,et al. A Single-Cell Perspective of the Mammalian Liver in Health and Disease. Hepatology,2020,71(4):1467-1473

247. Xu H,Zeng T,Liu JY,et al. Measures to reduce mother-to-child transmission of Hepatitis B virus in China: a meta-analysis. Dig Dis Sci,2014,59(2):242-258

248. Yan C,Yao Y,Mao X. Effective antiviral therapy with entecavir in chronic hepatitis B virus carriers. Chin J Hepatol,2014,22(12):900-903

249. Yan YP,Su HX,Ji ZH,et al. Epidemiology of Hepatitis B Virus Infection in China: Current Status and Challenges. J Clin Transl Hepatol,2014,2(1):15-22

250. Yang Y,Zhao X,Wang Z,et al. Nuclear Sensor Interferon-Inducible Protein 16 Inhibits the Function of

Hepatitis B Virus Covalently Closed Circular DNA by Integrating Innate Immune Activation and Epigenetic Suppression. Hepatology,2020,71(4):1154-1169

251. Yang L,Yao J,Li J,et al. Suitable hepatitis B vaccine for adult immunization in China. Immunol Res,2016, 64(1):242-250

252. Yapalil S,Talaat N,Lok AS. Management of Hepatitis B. Clin Gastroenterol Hepatol,2014,12: 16-26

253 Ren YD,Ye ZS,Yang LZ,et al. Fecal microbiota transplantation induces hepatitis B virus e-antigen (HBeAg) clearance in patients with positive HBeAg after long-term antiviral therapy. Hepatology,2017,65(5):1765-1768

254. Yang Y,Zhao X,Wang Z,et al. Nuclear Sensor Interferon-Inducible Protein 16 Inhibits the Function of Hepatitis B Virus Covalently Closed Circular DNA by Integrating Innate Immune Activation and Epigenetic Suppression. Hepatology,2020,71(4):1154-1169

255. Niu Y,Xu M,Slagle BL,et al. Farnesoid X receptor ablation sensitizes mice to hepatitis b virus X protein-induced hepatocarcinogenesis. Hepatology,2017,65(3):893-906

256. You H,Jia J. Telbivudine treatment in chronic hepatitis B: experience from China. J Viral Hepat,2013, 20(Suppl 1):3-8

257. You MW,Kim SY,Kim KW,et al. Recent advances in the imaging of hepatocellular carcinoma. Clin Mol Hepatol,2015,21(1):95-103

258. Yu DM,Li XH,Mom V,et al. N-glycosylation mutations within hepatitis B virus surface major hydrophilic region contribute mostly to immune escape. J Hepatol,2014,60(3):515-522

259. Yu ML,Lee CM,Chen CL,et al. Sustained HCV clearance and increased HBsAg sero clearance in 22 patients with dual chronic hepatitis C and B during post-treatment follow -up. Hepatology,2013,57: 2135-2142

260. Yuen MF,Schiefke I,Yoon JH,et al. RNA Interference Therapy With ARC-520 Results in Prolonged Hepatitis B Surface Antigen Response in Patients With Chronic Hepatitis B Infection. Hepatology,2020, 72(1):19-31

261. Zeuaem S,Feid J,Wang S,et al. ENDURANCE-1:Efficacy and safety of 8-versus 12-week treatment with ABT-493/ABT-530 in patients with chronic HCV genotype 1 infection. Hepatology,2016,64 (Suppl 1):132A

262. Zhang H,Pan CQ,Pang Q,et al. Telbivudine or lamivudine use in late pregnancy safely reduces perinatal transmission of hepatitis B virus in real-life practice. Hepatology,2014,60(2):468-476

263. Zhang J,Shih JW,Wu T,et al. Development of the hepatitis E vaccine: from bench to field. Semin Liver Dis,2013,33(1):79-88

264. Zhang L,Gui X,Fan J,et al. Breast feeding and immunoprophylaxis efficacy of mother-to-child transmis-sion of hepatitis B virus. J Matern Fetal Neonatal Med,2014,27(2):182-186

265. Zhang L,Liu J,Lu J,et al. Antibody response to revaccination among adult non-responders to primary Hepatitis B vaccination in China. Hum Vaccin Immunother,2015,11(11):2716-2722

266. Zheng H,Wang FZ,Zhang GM,et al. An economic analysis of adult hepatitis B vaccination in China. Vaccine,2015,33(48):6831-6839

第十篇　丙型病毒性肝炎

第五十四章

自然史与病原学

丙型肝炎病毒（hepatitis C virus，HCV）感染常导致持续性感染，进而发展为慢性肝脏疾病、肝硬化，甚至肝细胞癌（HCC），并导致死亡（图 10-54-1）。一旦感染 HCV，有黄疸症状的急性丙型病毒性肝炎（简称"丙型肝炎"或"丙肝"）发病率约 20%，但很少发生急性重型肝炎，发病率 <1%。多数急性感染者无症状，15%~45% 感染者在感染的 6 个月内可自发清除，其他感染者发展为慢性肝炎，其中，20%~30% 的慢性肝炎患者在 25~30 年发展为肝硬化。一旦发展为肝硬化，患肝癌的年度风险为 1%~5%，患肝失代偿的年度风险为 3%~6%，而后次年的失代偿引起的死亡风险为 15%~20%。慢性肝炎的自然史很大程度上受宿主、病毒和环境因素的共同影响。

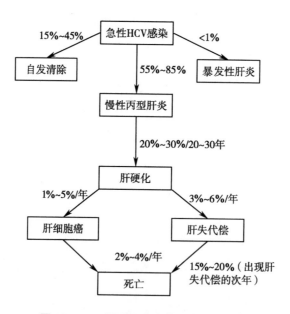

图 10-54-1　丙型肝炎病毒感染的自然史

第一节　急性丙型肝炎

在多数个体中，感染后，HCV RNA 水平快速升高，通常在感染后 2 周内可检测到 HCV RNA，在 12 周内能检测到抗 -HCV 抗体，出现时间也与 HCV 传播方式有关。血清 HCV RNA 水平在急性期波动幅度较大，甚至短暂性地出现阴性而后再度出现阳性，这种情况只见于急性期,因此是临床诊断为急性 HCV 感染的线索。血清丙氨酸转氨酶(ALT)水平在 8~10 周内升高,峰值为正常值上限的 10~20 倍,并伴随胆红素升高。

临床上急性 HCV 感染常很温和,通常无法识别,只有少数发展为慢性肝炎的患者被诊断出来。一些患者在病毒传播 2~12 周后出现临床症状,常见的症状有疲乏、反胃、腹痛和流感样症状等,50%~80% 的临床症状明显的急性 HCV 感染者会出现黄疸。然而,多数患者在急性感染期无症状。因此很难研究 HCV 感染的极早期状态。

由于急性期发病隐匿并且受调查模式的影响,因此很难准确研究急性丙型肝炎清除时间,难于准确评估 HCV 感染的自然史。感染后自发清除率为 15%~25%,而在有黄疸症状的、儿童或年轻女性的感染者中自发清除率可高达 45%。在自发清除的个体中,多数为在急性感染后在 3~4 个月内变为检测不到 HCV RNA。在某些 IL-28B 基因和主要组织相容性复合体 II 的 *DQB1/0301* 等位基因感染者中有更高的自发清除率。编码病毒膜蛋白 E1 和 E2 基因的低遗传多样性也有利于病毒的自发清除。

第二节 慢性丙型肝炎

慢性丙型肝炎定义为急性感染后 HCV RNA 在血中持续存在 6 个月以上。有 55%~85% 的急性感染过渡为慢性丙型肝炎。一旦感染成为慢性,则很少发生自发清除。慢性丙型肝炎导致持续的肝损伤,从而发展为纤维化、肝硬化、末期肝脏疾病以及肝细胞癌。20%~30% 的慢性丙型肝炎在 25~30 年发展为肝硬化。

监测是否发展为纤维化是另一个估计慢性丙型肝炎结果的方法,因为纤维化的进展是发生肝硬化的前提,能反映疾病的过程。纤维化分期是判断肝硬化发展和临床结果、是否需要肝移植和肝相关死亡的一个预测指标。活组织检查横向研究显示,发展为肝硬化的周期约为 30 年,当然,由于纤维化进展不是线性的,重复患者肝穿刺活组织检查能提供一个更准确的纤维化进展率。配对肝穿刺活组织检查研究显示,发展为肝硬化的时间为 30~40 年。

慢性丙型肝炎的自然清除比较少见,但可能发生。虽然只有少数纵向或回顾性研究报道过,但大多数患者的 HCV RNA 仍然是阳性。Watanabe 等人在平均 7.2 年的随访时间里,跟踪调查了 435 个 HCV RNA 阳性患者,发现 16/453 患者(3.7%)变为 RNA 阴性,并观察到每人每年有 0.5% 的转阴率。转氨酶正常化总是先于血清 HCV RNA 清除之前,在随访中一直是阴性。康复后,在血清中没有 HCV RNA,但在外周血淋巴细胞中发现丙型肝炎病毒 RNA。这些信息暗示 HCV RNA 可以以非常低的水平存在于血清、外周血淋巴细胞以及脑中,并且在完全自发清除或者抗病毒治疗诱导清除慢性肝炎后,HCV 基因组的复制中间体形式可以在外周血单个核细胞中存在许多年。

在抗 -HCV 抗体阳性的无症状患者中,通常有小量的 HCV RNA 持续存在,甚至是在通过商业测试检测到血清 HCV RNA 为阴性的患者中。然而,这些病毒的基因组可能有缺陷。而且已知丙型肝炎在没有明显肝脏疾病或者血清 ALT 水平升高的情况下也可以持续存在。轻度肝炎、甚至轻度肝纤维化均可发生在那些"正常血清转氨酶"(实际上与健康个体的相比更高些)的 HCV 患者身上。

第三节　肝　硬　化

发展为肝硬化是慢性丙型肝炎自然史中一个重要的里程碑。慢性丙型肝炎病毒感染者20年后约16%的患者发展为肝硬化。但纤维化进程因受宿主、病毒和环境因素的影响变化差异较大。纤维化进展率为非线性的,纤维化分期变化大,感染持续时间和老龄化可加速该进程。有30年肝炎病史的患者中肝硬化率大约为41%,这比有20年肝炎病史患者中的预测率约高3倍。

一旦疾病进展为肝硬化,患者将有包括腹水、特发性细菌性腹膜炎、静脉曲张破裂出血和肝性脑病等的失代偿风险,发生这些疾病的任何一种,预示着死亡风险提高或者需要肝移植。但肝硬化仍能在一些患者体内潜伏多年。进展为肝硬化后的丙型肝炎自然史的数据主要来源于第三方医疗中心进行的研究,也许不能代表所有的慢性丙型肝炎患者。在这个条件的限制下,肝硬化患者5年生存率为85%~91%,10年生存率为60%~79%,每年3%~6%进展为临床失代偿疾病,每年1%~5%进展为肝细胞癌,伴随着失代偿,次年的死亡风险为15%~20%。

一旦进展为失代偿,死亡风险提高或者需要肝移植。诊断为失代偿性肝硬化的患者1年和5年的生存概率分别为82%和51%,进展为肝失代偿性疾病中的肝性脑病或腹水的患者其生存率则更低。

第四节　慢性丙型肝炎自然史的影响因素

目前已知有多个因素影响慢性肝炎的自然史,包括宿主、病毒和环境因素。

一、宿主因素

(一)感染时的年龄

年龄在纤维化的发展中起着主要作用。多个研究显示感染时年龄越大越容易进展为纤维化,感染患者年龄超过40岁是一个纤维化进展更快速的独立因素。但在纤维化进展中的年龄相关差异的原因仍不清楚,可能与随着年龄增高而改变的生理学或免疫学状态有关,如肝再生力变化、肝体积缩小、肝血流量减少或免疫反应降低等。因此,超过50岁的患者更应该监测疾病进展并考虑更早的治疗。数据显示60多岁的感染者纤维化进展比20多岁感染者的高300倍。

(二)性别

研究显示,在急性感染期女性患者具有更高的自发清除率。在因接受污染的Rh免疫球蛋白而获得丙型肝炎的年轻女性患者中,45%的患者自发清除。相似的,在药瘾的急性丙型肝炎患者中,女性的自发清除率要比男性的高。

性别也影响慢性感染的结果。相比于女性,男性有更高的进展为晚期肝脏疾病、肝硬化和肝细胞癌的风险。激素差异可能是引起这一疾病进展的性别差异的原因。更高的血清睾酮水平与纤维化更严重相关,血清总睾酮每升高 1ng/mL,患晚期纤维化的风险提高 25%。横向研究显示,与绝经前的相比,绝经后的女性有更高的纤维化进展率;与多胎产的女性患者相比,从未生育过的女性患者有更高的纤维化进展率。体外研究显示雌激素能够调节细胞外基质的产生和降低肝星形细胞的激活,从而导致更少的胶原产生。

(三) 种族

在慢性丙型肝炎患者中,非西班牙黑人近 3 倍于非西班牙白人,这在拉丁美洲人和非西班牙白人中也相似。非洲裔美国人更易感染基因 1 型,有更低的血清 ALT 基线水平,更少的碎片状坏死和更少的纤维化,但有更高的肝癌率。相比于非西班牙白人,拉丁美洲人的坏死性炎症活动更严重,而相比于非洲裔美国人和非西班牙白人,拉丁美洲人有更高的肝硬化和肝癌的发生率。在西班牙裔美国人中有更高的代谢综合征、胰岛素抵抗、脂肪肝以及遗传差异可能是起重要作用的因素。

相比于非西班牙白人,非洲裔美国人和拉丁美洲人对基于干扰素的治疗反应更低,这可能是有利的 IL-28B C 等位基因在非洲裔美国人和拉丁美洲人更低流行的缘故。HLA-Ⅱ类等位基因对病毒的宿主免疫反应的差别影响也是影响病毒自发清除的种族差异。

(四) 肥胖症

肥胖是纤维化进展和进展为肝硬化的一个独立危险因素。在一项研究中,人体重指数(BMI)大于 $25kg/m^2$ 成为快速纤维化进展的前兆。肥胖相关的脂肪肝和循环胰岛素水平升高在慢性丙型肝炎纤维化进展中有着重要的影响,且与病毒基因型无关。肥胖也是对抗病毒治疗无应答的一个危险因素,这不依赖于脂肪变态、基因型和是否存在肝硬化。与正常或超重的相比,肥胖患者对基于干扰素的治疗获得持续应答的概率更低。

(五) 脂肪肝

脂肪肝在普通人群中的流行率为 10%~24%,但在慢性丙型肝炎患者中脂肪肝的流行率为在普通人群中的 2~3 倍,达 42%~70%。引起丙型肝炎患者脂肪肝是多因素的,与肥胖或 HCV 感染本身引起的代谢紊乱有关。

脂肪肝会促进纤维化进展和加速发展为肝硬化、提高肝癌的风险,并降低对基于干扰素治疗的应答。非酒精性脂肪肝(NASH)也与进展性肝脏疾病和肝硬化相关。因此,非酒精性脂肪肝和慢性丙型肝炎同时存在可能导致肝脏疾病更快速进展。

(六) 胰岛素抵抗/糖尿病

慢性丙型肝炎患者常见糖尿病,患病率为 24%~62%。慢性丙型肝炎患者发展为胰岛素抵抗/糖尿病是一个复杂的过程,可能与出现代谢综合征有关,也可能是病毒感染导致的结果,两者都可独立地导致肝硬化的发展。两个荟萃分析显示,慢性丙型肝炎与胰岛素抵抗之间关系密切。HCV 的根除与胰岛素抵抗/糖尿病的改善甚至逆转相关。胰岛素抵抗和糖尿病与纤维化的更快速进展、肝硬化及其并发症(包括肝细胞癌)更高风险相关。

(七) 遗传

如 IL-28B 基因的遗传多态性,编码 IFN-λ3 与干扰素治疗应答和自发清除 HCV 密切相关。*rs12979860* 的 C 等位基因和 *rs8099917* 的 G 等位基因,与这两个位置的 T 等位基因相比,治疗相关的 HCV 清除率发生近 2 倍变化。IL-28B CC 基因型与慢性丙型肝炎患者更高的肝坏死炎症、更高的 ALT 水平、更恶劣的临床结果相关。

（八）丙氨酸转氨酶水平

ALT 水平升高与增加所有病因的死亡,特别是肝相关的死亡相关。20%~30% 的慢性肝炎患者有持续正常的 ALT 水平。ALT 水平持续正常的患者更可能为轻度肝纤维化,约 80% 患者为轻度肝纤维化,而只有 20% 为重度肝纤维化。与高 ALT 水平的相比,ALT 水平正常的患者其疾病进展更低。活组织检查的横向研究显示,血清 ALT 水平不能预测纤维化的严重性,然而,在配对的肝脏活组织检查研究中显示,升高的 ALT 水平与纤维化进展相关。血清 ALT 水平不能预测临床结果,但天冬氨酸转氨酶（AST）与 ALT 的比率则可以预测。患者血清 ALT 升高与患肝细胞癌的风险提高相关。研究显示,ALT 为 15U/L 或更低的患者,其发生肝细胞癌的累计危险为 1.7%,ALT 水平在 15~45U/L 时,则提高至 4.2%,而当 ALT 水平达 45U/L 或更高时,则达 13.8%。因此,监测 ALT 水平有利于慢性丙型肝炎的管理。

（九）锻炼

尽管 HCV RNA 持续存在,体重减轻和锻炼可减少脂肪变、肥胖、糖尿病和胰岛素抵抗,从而改善血清 ALT 水平和纤维化程度。饮食干预和加强锻炼与降低 BMI、改善胰岛素敏感性和血清 ALT 和 AST 水平相关。但锻炼强度和类型对获得有益的效果很重要。更高强度有氧运动可以改善慢性丙型肝炎患者肝功能和提高心理健康。有氧运动也可改善超重和肥胖慢性丙型肝炎患者心理健康及生活质量。

二、病毒因素

（一）HCV RNA 水平

与 HIV 感染不同,HCV 病毒载量是否影响慢性丙型肝炎的结果的证据较少。慢性丙型肝炎患者的病毒载量常为 10^4~10^8 拷贝 /mL,平均约为 10^6 拷贝 /mL。HCV RNA 水平相对稳定,很少超过基线的 $1 \log_{10}$ 值。HCV 病毒载量在不同的病毒基因型之间差异不大,多数研究显示 HCV RNA 水平与组织学结果不相关,但病毒载量可以预测治疗反应,低病毒载量具有更高的反应率。

（二）HCV 准种 / 基因型

由于 HCV 多聚酶缺乏校对功能,因此在病毒复制时产生许多突变,病毒以病毒群或准种存在,病毒准种影响自发病毒清除。在病毒包膜区域更低的遗传差异与更高的自发病毒清除率相关,但 HCV 基因型与疾病进展的关系仍不清楚。荟萃分析显示,HCV 基因 3 型与加速纤维化进展相关,但在配对研究中没有这种关系,这可能是基因 3 型与脂肪变更相关的缘故。但 HCV 基因型对临床判断治疗应答有重要的意义。

（三）与 HBV 共感染

2%~10% 的患者为 HBV/HCV 共感染。研究显示,与单一感染 HCV 的相比,共感染者有更高的患肝硬化、肝细胞癌的风险和总体死亡率,其风险率分别提高 89%、112% 和 62%。

（四）与 HIV 共感染

HIV 对 HCV 感染的结果有多个负面影响,HIV 可提高慢性 HCV 感染率、提高 HCV RNA 水平、与更快的纤维化进展和发展为肝硬化相关。共感染患者对基于干扰素的治疗应答率更低。在有高效抗逆转录病毒治疗（HAART）前,多数共感染患者死于 HIV 感染的并发症,而在后 HAART 时代,HCV 相关的肝脏疾病（主要是末期肝脏疾病）是导致共感染患者死亡的主要因素。HIV 加速慢性丙型肝炎患者（包括 ALT 水平持续正常的患者）的纤维化进展,约 1/3 的共感染者在 20 年进展为肝硬化,在 30 年则高达 50%。而在单一 HCV 感染患者中,20~30 年只有 25% 进展为肝硬化。

三、环境因素

(一) 乙醇

一项大的荟萃分析显示,有酗酒历史的人中慢性丙型肝炎的流行率高出 5~10 倍。饮酒对 HCV 感染的结果有负面影响:与肝纤维化更快进展、更高频率的肝硬化和增加肝细胞癌的发生有关。与只有酗酒或 HCV 致肝损伤的患者相比,酗酒的 HCV 患者的生存期减短。饮酒是影响慢性丙型肝炎患者疾病进展的单个最重要的因素。但饮酒导致疾病进展的机制不清楚,可能与免疫功能障碍、增加病毒复制、出现 HCV 准种、细胞凋亡、脂肪变等相关。由于未确定饮酒量的安全范围,尽管少量饮酒对心脏血管有益,但考虑到其影响慢性丙型肝炎患者疾病进展,因此患者应克制、不要饮酒。

(二) 吸烟

吸烟是否影响慢性丙型肝炎的结果仍不明确。但有研究表明,吸烟会加快肝纤维化进展,可能与释放促炎性细胞因子、脂质过氧化作用、氧化性应激、脂肪变等相关。烟草也是疾病进展为肝细胞癌的独立因素,饮酒、吸烟和肥胖具有协同致肝细胞癌的作用。

(三) 大麻

临床和实验数据显示,每天吸大麻会影响慢性丙型肝炎患者疾病进展,与明显纤维化(≥ Metavir 评分 F3)和加快进展密切相关。另外,每天吸大麻和中量至大量饮酒对纤维化进展具有相加作用。

(彭宗根)

第五十五章

发病机制

第一节　丙型肝炎病毒感染与复制

丙型肝炎病毒（HCV）是有包膜的单股正链 RNA 病毒,属黄病毒科（*Flaviviridae*）嗜肝病毒属（*Hepacivirus*）。HCV 只感染人类和黑猩猩,主要在肝细胞中复制,肝细胞是其主要靶细胞。病毒感染肝细胞及在胞质中复制的增殖过程包括病毒吸附、进入、融合、病毒 RNA 翻译、转录后加工、HCV 基因组复制、病毒装配和释放等。

一、病毒进入肝细胞

病毒进入在 HCV 嗜肝性中起重要作用。在原发性感染过程中,HCV 颗粒通过血流运输并与肝细胞接触后进入细胞。

病毒进入肝细胞涉及一系列的相互作用,包括吸附、进入、融合,大致经过以下 7 个步骤:①病毒颗粒通过与载脂蛋白和肝素硫酸蛋白聚糖、低密度脂蛋白受体或 B 类 Ⅰ 型清道夫受体（scavenger receptor class B type Ⅰ,SR-BⅠ）等细胞表面分子直接作用从而黏附至肝细胞表面;②这种黏附使得病毒颗粒移至细胞表面分子 CD81 附近从而激活表皮生长因子受体（epidermal growth factor receptor,EGFR）信号通路;③ CD81-HCV 复合体通过 EGFR 和 HRas 信号移到细胞膜外侧;④在细胞膜外侧 CD81 分子与细胞膜上的 Claudin-1 分子结合,并通过病毒膜蛋白 E1E2 复合体与 Claudin-1 的直接相互作用加强了这种结合作用;⑤多种受体分子成簇使病毒颗粒内化;⑥通过网格蛋白介导的内吞作用移向 RAB5 分子阳性的胞内体;⑦胞内体酸化诱导并通过 E1 或 E1E2 构象重折叠暴露出可能的 E1 融合肽段,使细胞膜和病毒膜融合,从而释放病毒 RNA 至细胞质中,完成整个病毒进入过程。

在这个过程中,除涉及四个经典的 HCV 特异性受体 CD81、SR-BⅠ、Claudin-1 和闭锁蛋白（occludin）外,还涉及非特异性受体如糖胺聚糖（GAG）和低密度脂蛋白受体（有助于吸附病毒颗粒至细胞表面）,以及新近发现的与 HCV 进入相关的多个辅助因子,包括两个受体酪氨酸激酶 EGFR 和 ephrin 受体 A2（ephrin receptor A2,EphA2）、胆固醇吸收受体尼曼 - 皮克氏 C1 样 1（cholesterol absorption receptor Niemann-Pick C1-like 1,NPC1L1）、转铁蛋白受体 1（transferrin receptor 1）、SR-BⅠ 分子伴侣 PDZK1 以及分化簇 36（cluster of differentiation 36,CD36）,这些受体或因子参与病毒进入过程的不同环节,共同参与完成病毒进入靶细胞并释放 HCV RNA 至细胞质中的过程。

二、HCV RNA 翻译、多肽加工和复制

HCV RNA 基因组释放至细胞质中后,在肝细胞内因子的辅助作用下,以正链 HCV RNA 为模板,由 HCV 5′-UTR 中的内部核糖体进入位点(internal ribosomal entry sites,IRES)经帽依赖方法在粗面内质网起始翻译成 HCV 多聚蛋白。HCV 翻译产生一条长约 3 000 个氨基酸的多聚蛋白前体,随后以细胞的酶和病毒蛋白酶 NS2 和 NS3/4A 催化作用下切割成 10 个成熟的病毒蛋白,包括 3 个结构蛋白(核心蛋白 core 和包膜蛋白 E1 和 E2)和 7 个非结构蛋白(P7、NS2、NS3、NS4A、NS4B、NS5A 和 NS5B),其中细胞的信号肽酶和信号肽肽酶介导结构蛋白 core、E1、E2 和 p7/NS2 连接的切割成熟,而 NS3 介导 NS3 与 NS4A 的切割成熟,并在 NS4A 的辅助作用下 NS3 切割 NS4B/5A 和 NS5A/5B 之间的连接,而 NS2 和 NS3 之间的切割则由 NS2 在 NS3 的 N 端 1/3 的增强作用下自切割完成。

在多聚蛋白处理过程中,HCV 蛋白与"膜状网"相关,此网上包含着含有 HCV 非结构蛋白、HCV RNA、内质网膜和脂滴的双膜小囊泡。在 HCV 表达细胞中的膜状网是由 NS4B 诱导出来的,也可能与 NS5A 相关。病毒 RNA 复制发生这些膜上,以正链 RNA 基因组为模板,在 RNA 依赖的 RNA 聚合酶 NS5B 的作用下产生负链复制中间体进而产生正链基因组。开始存在的正链基因组能进一步翻译产生新的病毒蛋白,或作为模板进一步进行 RNA 的复制,或装配成感染性毒粒。

多种细胞因子参与了 HCV 的复制,包括亲环素 A(cyclophilin A)和磷脂酰肌醇 4 激酶 Ⅲα(phosphatidylinositol 4 kinase Ⅲα,PI4K Ⅲα)等。另外,囊泡相关膜蛋白质相关蛋白 A(vesicle-associated membrane protein-associated protein A,VAP-A)和 VAP-B 对 RNA 复制至关重要,因 HCV NS5A 与宿主 VAP-A 相互作用形成了对 HCV RNA 复制十分重要且必需的复合物。除蛋白因子外,细胞内 microRNA 在 HCV 复制过程也发挥了重要的作用。然而细胞内也有较多的限制 HCV 复制的细胞因子,而 HCV 如何拮抗这些限制性因子从而有利自身的复制有待于深入研究。

三、病毒装配和释放

HCV 的装配和释放过程仍不完全清楚,可能与脂质代谢密切相关。HCV 与脂质代谢的相关性首先在临床实践中发现的,因在肝组织中脂肪改变并与 HCV 核心蛋白相关。HCV 感染诱导细胞内脂滴分布的深度改变,在未感染细胞以泛发的细胞质的模式存在,而在 HCV 感染的细胞内则累积在与病毒蛋白和基因组相关的核周区域。经由核心蛋白和 NS5A 蛋白相互作用,RNA 可被运送至核心蛋白处,并触发形成核衣壳。这些衣壳能出芽到 ER 内腔中,此过程与 VLDL 合成密切相关,HCV 的装配依赖于(V)LDL 的合成并需要其他酶如微粒体甘油三酯转移蛋白(microsomal triglyceride transfer protein,MTP)等的参与才能完成。极低密度脂蛋白(very low density lipoprotein,VLDL)分泌通路与病毒毒粒装配密切相关。毒粒含有类似于 VLDL 和 LDL 的脂质成分以及 apoE 和 / 或 apoB,这些是感染性病毒装配所必需的。装配过程可能解释为 HCV 颗粒的(V)LDL 样复合体并掺入 apoE 等其他因子的过程。

HCV 的结构和非结构蛋白在病毒装配和释放过程中有着重要作用。在细胞内 HCV 核心蛋白与脂滴相关,这在病毒装配中起关键作用。许多证据显示病毒其他蛋白在装配过程中也起重要作用,如 NS5A 在控制病毒复制与装配之间的转换中起重要作用,NS3/4A 复合

酶以及 NS4B 和 NS5B 也涉及 HCV 的装配。在脂滴周围,通过 HCV 蛋白(core/E1/E2/p7/NS2)和复制复合物形成的膜状和脂质富集的环境触发装配。在 HCV 颗粒分泌过程中,还依赖于 P7 蛋白的作用,除与 NS2 形成复合体有助于触发装配外,P7 形成离子通道免除分泌途径中酸性成分的作用。

一旦装配成功,病毒颗粒经分泌途径释放出细胞外。其中,运输必需的胞内体分类复合物(endosomal-sorting complex required for transport,ESCRT)途径在 HCV 出芽中可能起作用。ESCRT 途径是出芽和小囊泡从细胞质分裂的细胞内机制,并牵涉到多泡体的形成,许多包膜病毒在感染细胞的出芽和释放都利用这个途径。在分泌过程中,HCV 毒粒获得低浮力密度的特征,而且病毒包膜糖蛋白相关的聚糖类也得到修饰。

第二节　急性丙型肝炎病毒感染的免疫应答

一、急性 HCV 感染的固有免疫应答

HCV 急性感染后在体内大量复制,在 HCV 感染最初的几天到数周内,HCV 病毒载量快速上升,并可在肝脏组织内出现细胞免疫应答前持续稳定数周。在此期间,可诱导出大量干扰素刺激基因(IFN-stimulated genes,ISG),但这种固有免疫应答不足于清除 HCV 感染。有多种可能的机制导致干扰干扰素(IFN)系统,在感染的细胞内,HCV 抑制抗病毒效应蛋白的功能或其产生,高病毒载量与高 ISG 表达同时存在就说明了先天性的 IFN 反应不能彻底地对抗 HCV 感染。尽管如此,在急性丙型肝炎的早期阶段病毒载量指数上升的短暂性和随后的持续性地限制病毒载量反映了固有免疫系统在控制 HCV 感染中的重要作用。

急性 HCV 感染又可分为在激活和募集肝脏内 HCV 特异性 T 细胞之前的早期急性期和以适应性免疫应答为特征的晚期急性期(图 10-55-1)。实验性感染黑猩猩的研究显示,在早期急性期内,肝内可检测到针对 HCV 感染的强的宿主应答,基因表达谱分析揭示,此时诱导产生了 I 型 IFN 刺激基因,其强度和持续时间与病毒载量呈正相关,说明 HCV 来源的病原体相关分子模式(pathogen associated molecular pattern,PAMP)分子的数量是早期急性期内 ISG 产生的最重要的调节因素。在 HCV 感染的原代人肝细胞内可诱导产生 IFN-γ,然而有报道其主要产生者也可能是浆细胞样树突状细胞,其通过细胞间接触感染的肝细胞而诱导产生。最近研究显示在肝脏活组织检查标本中可检测到 III 型(而不是 I 型)IFN mRNA 上升,在感染的黑猩猩血清中有 III 型 IFN 蛋白和 IFN-λ1(IL29)的上升。在急性丙型肝炎早期,所有动物实验模型的肝组织中均有 ISG 的明显升高,然而在未有 ISG 诱导的正常人群中也可检测到相似浓度的血清 IFN-λ1,也不清楚人肝细胞如何应答 III 型 IFN。多个研究综合分析提示,在急性丙型肝炎早期 ISG 的快速诱导可能是 I 型和 III 型 IFN 的综合效应。

二、NK 细胞在急性 HCV 感染的作用

自然杀伤(natural killer,NK)细胞是在肝脏中的主要的固有免疫细胞。相比于在外周

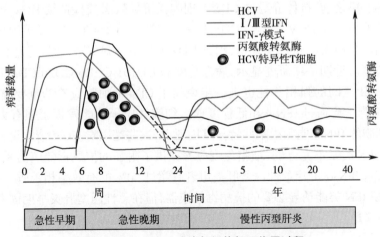

图 10-55-1 HCV 感染与机体相互作用过程

血中,在肝脏中的 NK 细胞数明显上升,但这也是慢性 HCV 感染的一个证据。NK 细胞的直接抗病毒作用以及调节效应在控制病毒性感染中起重要作用,直接抗病毒效应是通过 TRAIL 或穿孔素等介导的直接溶细胞作用或通过 IFN-γ 等介导的非溶细胞作用实现的效应功能。遗传研究证明,基因编码的抑制性 NK 细胞受体 KIR2DL3 及其人白细胞抗原 C 组 1 (HLA-C1) 配体直接影响患者 HCV 感染的清除。而且,KIR2DL3$^+$NKG2A$^-$NK 细胞是血清转换前控制早期 HCV 感染从而建立起一种自然对抗 HCV 感染的状态。在急性感染患者中,激活受体 NKG2D 的表达上升伴随 IFN-γ 产生升高和细胞毒性,提示 NK 细胞被激活,从而进一步支持 NK 细胞在 HCV 免疫生物学中的作用。NK 细胞应答也与 T 细胞应答相关,如在感染 HCV 急性期升高 NK 细胞的去粒化就显示与大量的病毒特异性 T 细胞应答相关。并且,在健康护理人群 HCV 暴露后尚未发展为急性感染的早期阶段内,有细胞毒性和 IFN-γ 的产生等激活的多功能 NK 细胞应答,说明 NK 细胞在控制 HCV 高病毒血症中有着重要的作用。

三、在急性 HCV 感染中的适应性免疫应答

相对于在感染后几小时到数天内诱导产生固有免疫应答,适应性免疫应答要在感染后近 6~8 周的时间内才能检测到。在病毒清除中涉及适应性免疫系统的不同成分,包括体液抗体和 T 细胞应答。实际上,多数急性 HCV 感染个体产生抗结构和非结构蛋白内表位的抗体,然而,其中多数与抗病毒活性不相关,只有一小部分抗体能抑制病毒结合、进入和脱壳,这些抗体称之为“中和抗体”。多数 HCV 感染清除患者在感染早期阶段出现中和抗体。相比之下,慢性感染患者诱导中和抗体的时间延迟。尽管研究是与 HCV 清除的早期中和抗抗体反应相关,但仍不清楚是否中和抗体反应真实地介导病毒清除。实际上,值得注意的是在无中和抗体出现甚至在低球蛋白血症(hypoglobulinaemic)个体中也观察到有病毒控制和清除现象。然而,HCV 的消除与强大的和持续的靶向不同 HCV 蛋白表位的 CD4$^+$ 和 CD8$^+$T 细胞应答相关,并且这种应答在感染后的很长时间内仍可检测到。有数个证据支持这两个 T 细胞亚群在控制 HCV 感染中的重要作用:①外周和肝内的病毒特异性 T 细胞应答和 HCV 清除明确相关;②某些 I 类(如 HLA-B27)和 II 类(DRB1*1101)等位基因与自发

性病毒清除极为相关;③在体外 CD4$^+$ 和 CD8$^+$T 细胞耗竭对 HCV 感染过程产生显著的影响。在实验性感染之前,抗体介导的 CD8$^+$T 细胞耗竭导致黑猩猩持续 HCV 感染直到出现 CD8$^+$T 细胞应答恢复和 HCV 特异性 CD8$^+$T 细胞应答,而 CD4$^+$T 细胞耗竭则导致黑猩猩持续 HCV 感染和出现 CD8$^+$ 逃逸突变株,因此 CD4$^+$T 是中央调节器,而病毒特异性 CD8$^+$T 细胞是关键效应器。近期一项研究显示,病毒清除和 CD161$^+$CCR6$^+$CD26$^+$CD4$^+$T 细胞应答产生 IL-17 和 IL-21 之间的强相关性也进一步说明了 CD4$^+$T 细胞应答的重要作用。HCV 特异性 CD8$^+$T 细胞主要通过 IFN-γ 和低程度地溶细胞效应子功能发挥了强有力的抗病毒效应。CD8$^+$T 细胞的 IFN-γ 能刺激某些特异基因亚群,这些基因对 HCV 清除至关重要。也可以想象,仅有 IFN 类是不充分的,细胞免疫应答提供了附加的抗病毒效应器系统。然而,这种解释与用重组 IFN-α 治疗急性丙型肝炎患者有超过 90% 的有效率相矛盾。在 HCV 感染的细胞内, Ⅰ 型 IFN 类能诱导必要的抗病毒效应器,但在急性丙型肝炎早期固有免疫系统的失败理由仍不清楚。

第三节 慢性丙型肝炎病毒感染的免疫应答

一、慢性 HCV 感染的 ISG 表达

慢性感染患者的 ISG 诱导在个体间差异较大,半数白种人患者,在肝脏中有数百个 Ⅰ 类或 Ⅲ 类 ISG 高表达,而其他患者则检测不到固有免疫系统的诱导。除与近 IFN-λ4 基因的等位基因突变与 ISG 诱导密切相关外,其他决定 IFN 系统激活水平的因素仍了解甚少,可能涉及 NS3/4A 蛋白对线粒体抗病毒信号蛋白(mitochondrial antiviral signaling protein,MAVS)的裂解的个体差异,在慢性丙型肝炎患者的肝脏活组织检查中,ISG 的表达与 MAVS 的裂解呈负相关,但这种相关性稍弱。

在肝脏中诱导的内源性 IFN 系统只有很小的抗病毒效应。尽管有数百个 ISG 的表达,HCV 仍持续存在数十年,而且在血清或肝内的病毒载量与 ISG 表达水平之间没有明显的相关性,因此肝内 IFN 系统的病毒干扰机制仍有待阐明。在细胞培养系统中,大量报道了 Jak-STAT 信号和 ISG 诱导相关的病毒干扰,但在人肝脏活组织检查中未得到证实。正相反,应用原位杂交方法,发现在人肝脏活组织检查 HCV RNA 和 ISG 基因的 mRNA 共表达于肝细胞中。另外,HCV 在核糖体位置能抑制帽依赖的蛋白翻译。在细胞培养实验中,HCV 感染触发磷酸化和激活 RNA 依赖蛋白激酶 PKR,从而磷酸化真核生物翻译起始因子 eIF2a。由于磷酸化的 eIF2a 抑制帽依赖的蛋白翻译,导致 ISG mRNA 不翻译成蛋白,然而这种磷酸化不影响 HCV 蛋白翻译,因为 HCV RNA 翻译是通过内部核糖体进入位点(internal ribosomal entry sites,IRES)依赖的机制进行的,不受磷酸化的 eIF2a 的影响,但在感染患者的肝细胞内 HCV 是否确实抑制 ISG 蛋白翻译仍有待阐明。IFN 系统干扰病毒第三个可能的水平也可能是 ISG 下游蛋白产物,因为 HCV 复制能发生在亚细胞成分中,在此不易接近 IFN 诱导产生的抗病毒蛋白,或者 HCV 蛋白能结合至并拮抗抗病毒 ISG 蛋白。

二、在慢性丙型肝炎患者中激活的内源性 IFN 系统对聚乙醇化 IFN-α 无应答

在慢性丙型肝炎患者中虽然有激活的内源性 IFN 系统但其对基于 IFN-α 的治疗却很弱或无应答。配对肝脏活组织检查分析显示,在治疗前和第一次注射聚乙醇化 IFN-α2 后的 4h,在有激活的内源性 IFN 系统的患者中的肝脏内有数百个 ISG 在治疗前就已高表达,IFN-α2 没有进一步提高这些基因的表达,也即完全无效。在这些肝检标本中,对磷酸化(激活)形式的 STAT1 染色后发现在治疗前的肝细胞核内只有弱的染色,而注射聚乙醇化 IFN-α2 后的 4h 也未进一步提高磷酸化的 STAT1 信号。相反,在无 ISG 组成性诱导的有应答患者中虽在治疗前的肝检标本中没有磷酸化的 STAT1 信号,但在注射聚乙醇化 IFN-α2 后,相关信号明显诱导激活产生并定位核内。尽管对 IFN-α 诱导的 Jak-STAT 信号不应性的机制不完全清楚,但有证据显示泛素特异性肽酶 18(ubiquitin specific peptidase 18,USP18)是其中的一个重要因素。在慢性丙型肝炎和未激活内源性 IFN 系统的患者肝脏活组织检查中大量肝细胞内有表达 USP18,而且在基因敲除小鼠实验中证实 USP18 是负责肝脏内 IFN-α 信号长期不应性的因子。

三、慢性丙型肝炎 ISG 表达的推动力

慢性丙型肝炎患者 IFN 如何驱动 ISG 持久的表达仍不清楚,对细胞来源的 IFN 也知之甚少。在慢性丙型肝炎患者的肝脏活组织检查中也不是始终如一地可检测到 IFN-α、IFN-β、IFN-γ 的 mRNA 表达,甚至在有 ISG mRNA 高表达的标本中也是如此。在慢性丙型肝炎患者中含有典型的 I 型 IFN 刺激基因而不是 II 型诱导的 ISG,所以可以进一步排除 IFN-γ 作为 ISG 表达的驱动者。而 IFN-α 也可暂时地被排除,因为 IFN-α 信号易受负反馈抑制,特别是受 USP18 的影响,其能防止长效激活 ISG。但也有可能 USP18 导致的抗拒状态有所漏洞因此允许 STAT1 低水平激活,使磷酸化 STAT1 在用免疫印迹和免疫组化技术检测不到。当然,仍有更多的解释,有趣的是,USP18 不抑制 IFN-λ 信号。与其他类型的 IFN 相反,在肝脏活组织检查中可以检测到 IFN-λ1、-λ2 和 -λ3 以及最近发现的 IFN-λ4 的 mRNA。很显然现在不知道是否检测到的低量 mRNA 产生足够的生物活性蛋白以解释在慢性丙型肝炎患者中 ISG 的诱导。但迄今为止,在慢性丙型肝炎患者肝脏活组织检查中没有检测到 IFN 蛋白。当然,考虑到 IFN-λ 信号不是抗拒的,在有激活内源性 IFN 系统的慢性丙型肝炎患者中 IFN-λ 仍然是组成性 ISG 诱导的驱动者。

四、*IFN-λ 3/4* 基因型和对 HCV 的固有免疫应答

发现近 *IFN-λ3* 基因的遗传突变与对聚乙醇化 IFN-α2/ 利巴韦林联合治疗慢性丙型肝炎的应答和自发清除 HCV 的密切相关性,这一发现有助于更好的理解患者个体控制自然史、宿主病毒相互作用和 IFN 应答性的遗传因素。最近,这个基因区域的另一个突变体,与其他单核苷酸多态性(single nucleotide polymorphism,SNP)在基因表达或氨基酸变化中没有明显的功能性后果相反,新发现的 TT/ΔG SNP 直接控制 IFN-λ4 的表达。在 rs368234815 上的遗传等位基因系列 gccGctg 能升高编码 177 个氨基酸的 IFN-λ4 开放阅读框的转录。插入 T 和把 G 换成 T(导致序列变为 gccTTctg)则破坏了 ORF。在白种人中 TT 等位基因的频率更高,而在非洲人中则少见。然而矛盾的是,IFN-λ4 等位基因与对 HCV 感染的自发清除率的降低相关,并明显地降低对聚乙二醇化 IFN-α 和利巴韦林治疗的持续病

毒学应答率,因此在基因型和表型之间的分子链仍需阐明。重要的是,IFN-λ4 产生的 ΔG 等位基因与未治疗的肝标本中的高 ISG 表达相关,与对聚乙二醇化 IFN-α 和利巴韦林治疗无应答密切相关,因此推测 IFN-λ4 诱导的 ISG 表达可能是基因型和表型之间关联的分子基础。

五、慢性感染中的 NK 细胞应答

在慢性 HCV 感染中,NK 细胞被激活但在表型上和功能上可能有所改变。例如,在慢性 HCV 感染患者中的 NK 细胞表达更高水平的 NKp30 和 NKp46 等数个激活受体,长期暴露于内源性 IFN-α 的 NK 细胞导致 STAT 的表达升高,并比 STAT4 优先地磷酸化 STAT1。然而同样地在慢性 HBV 和 HDV 感染中也能观察到相似的 NK 细胞表型和功能改变,表明这些改变可能不是通过病毒因素而是通过疾病特异性因素改变的。在慢性感染患者中的 NK 细胞的抗病毒效应功能受到影响,特别是 NK 细胞分泌 IFN-γ 的能力受到影响。然而细胞因子刺激的 NK 细胞系和从健康供体分离得到的原代 NK 细胞能裂解 HCV 正在复制的细胞,也能分泌 IFN-γ 从而介导抑制 HCV 复制。在对 HCV 感染肝癌细胞应答中 NK 细胞产生 IFN-γ 依赖于单核细胞、浆细胞样树突状细胞等辅助细胞。

HCV 能直接干扰 NK 细胞的作用。例如,近期一项研究表明,含有 NS5A 的细胞凋亡小体能触发单核细胞增加 IL-10 的产生并降低 IL-12 的水平,从而经由 TGF-β 介导导致明显下调 NK 细胞表面 NKG2D 的表达。另外,研究表明,细胞间接触 HCV 感染的细胞降低 NK 细胞的功能,虽然在暴露感染性病毒后其功能仍有完整性。HCV 也导致 NK 细胞介导的增加补体合成受到抑制。因此 NK 细胞可用作反映患者 IFN 反应性的一个指标。NKG2A 等抑制性受体或 NKp46 等激活受体等在治疗前有更高的水平预示着治疗失败,而且在治疗过程中观察到 NK 细胞的动态变化,随着病毒学应答有更高的 NK 穿孔素、更低 CD16 的表达,以及更高的自然的和抗体依赖的 NK 细胞毒。在用基于干扰素治疗的开始后有快速第一相 HCV RNA 降低的患者体内有最大化磷酸化 STAT1 产生,相反地,在有慢速第一相 HCV RNA 降低的患者体内的 NK 细胞内则为有更低的磷酸化 STAT1 水平。相比于无应答者,治疗应答者有更高水平的 NK 细胞去粒化,特别是在治疗的前 12 周时间内。

六、慢性丙型肝炎的适应性免疫应答

尽管有 HCV 特异性中和抗体和 T 细胞应答,HCV 仍可存在于多数慢性 HCV 感染患者体内。适应性免疫应答失败有多种机制,如病毒准种在靶表位的进化导致中和抗体和 T 细胞逃逸。HCV 糖蛋白与高密度脂蛋白(high-density lipoprotein,HDL)和清道夫受体 B1(scavenger receptor B1,SCARB1)的相互作用可能防止中和抗体的作用,E2 蛋白上的特异性聚糖可能调节细胞进入和中和抗体的保护作用。另外,HCV 可能通过直接地细胞间转移而逃避中和作用。

HCV 特异性 T 细胞失败主要由 T 细胞耗竭和出现病毒逃避突变引起的。在黑猩猩和经由针刺伤暴露后的医护人员的急性 HCV 感染的早期的数据也支持这个假说,至少在有些患者在急性 HCV 感染中没有或只有弱的病毒特异性 T 细胞。降低启动 HCV 特异的 CD8[+]T 细胞可能由低数量或功能性损伤的巨噬细胞或树突状细胞等抗原提呈细胞所引起的。

然而,在大多数慢性 HCV 感染患者中,有病毒特异性 T 细胞,甚至还富集于肝脏中。在慢性感染患者和实验感染黑猩猩体内首先发现 HCV 感染的病毒逃避,随后在急性感染的人中也有报道。出现病毒逃避突变与发展为慢性感染相关,而无病毒逃避突变则与病毒清除相关。出现病毒逃避可能由不足的 $CD4^+$T 细胞的辅助、有限的 TCR 多样性、$CD8^+$T 细胞的功能性改变,或病毒适应性等相关。病毒适应性不仅解释了在去除 T 细胞压力或在特异性 $CD8^+$T 细胞表位无病毒逃避的情况下发生逆转的现象,也直接促成了对特异性 $CD8^+$T 细胞应答的保护效应。然而,病毒逃避不仅仅限于 $CD8^+$T 细胞表位,逃避突变也可发生在 MHC-II 类限制性表位,但这种突变在慢性感染患者和黑猩猩中很少发生。

慢性 HCV 感染的标志是病毒特异性 $CD8^+$T 细胞出现功能性损伤,特征是其不能分泌 IFN-γ 等抗病毒细胞因子或不能增殖。这种 T 细胞耗竭状态的特征是 PD-1 等抑制性受体上调和 CD127 的低表达。伴随肝内高 PD-1 表达,HCV 特异性 $CD8^+$T 细胞倾向于细胞凋亡。对抗原刺激后的 $CD127^-PD-1^+$ HCV 特异性 $CD8^+$T 细胞受损的增殖反应能通过靶向 PD-1 的阻断性抗体提高。然而,$CD127^-$ 细胞的功能障碍不只因为经由 PD-1 的抑制信号引起的,因为在肝脏内仅有 PD-1 阻断不能恢复 HCV 特异性 $CD8^+$T 细胞的功能,需要靶向另外的 CTLA4 或 TIM-3 等抑制性耐受才能恢复 T 细胞功能。

值得注意的是,TIM-3 的表达情况能特异性鉴别在肝脏内耗竭的 HCV 特异性 $CD8^+$T 细胞。肝脏环境本身能影响病毒特异性 $CD8^+$T 细胞上的抑制性受体表达模式。近期一项研究也表明 2B4 在 HCV 特异性 $CD8^+$T 细胞功能障碍中的作用。因此 T 细胞耗竭是通过共表达数个不同的抑制性受体实现的。在慢性 HCV 感染中,CD127 低的 HCV 特异性 $CD8^+$T 细胞除共表达 PD-1 外,还共表达抑制性受体 2B4、KLRG1 和 CD160,这个结果也解释了临床上用 PD-1 治疗的有限的有效性问题。

除表达抑制性受体外,$CD4^+$T 细胞的辅助或调节性 T 细胞的作用或细胞因子等的缺乏也促成了病毒特异性 $CD8^+$T 细胞耗竭。在慢性感染中确有弱的和功能失调的 HCV 特异性 $CD4^+$T 细胞反应,而且,在慢性 HCV 感染的患者中,发现有更高频率的抑制性 $CD4^+CD25^+$T 细胞。体内 HCV 特异性可能由 $CD4^+CD25^+$ 细胞在肝脏内富集所介导,其在 HCV 感染的慢性期可能通过抑制病毒特异性 $CD8^+$T 细胞而限制免疫病理学。在 HCV 感染中的病毒特异性调节性 $CD8^+$T 细胞是另一种调节性 T 细胞,这种细胞高表达 IL-10。在 HCV 感染患者的肝脏内可检测到这些调节性 T 细胞,其病毒特异性 $CD8^+$ 效应 T 细胞的抑制可被 IL-10 中和抗体阻断。

第四节　丙型肝炎病毒感染的慢性化机制

HCV 在感染个体中表现出极高频率的病毒持续性,并导致感染的慢性化,其发生机制是个复杂的动态过程,是由多个因素造成的,包括病毒的生物学特点和宿主的免疫功能等方面。虽然在慢性 HCV 感染患者中可检测到宿主免疫应答,但这些应答不能控制病毒却能引发肝脏疾病。目前认为 HCV 逃避宿主免疫应答是 HCV 感染慢性化的主要原因,而 HCV 有多种策略以逃避宿主免疫应答(表 10-55-1)。

表 10-55-1　HCV 逃避宿主免疫应答的策略

免疫应答	作用	可能的逃避策略
干扰素	诱导抗病毒蛋白	HCV 干扰 IFN 应答的诱导;诱导自噬
抗体反应	部分保护和中和	病毒准种进化;HCV VHR1 作为中和抗体的诱饵
树突状细胞和巨噬细胞	抗原提呈和 T 细胞启动	HCV 感染修饰
NK 细胞	通过细胞毒和非细胞毒功能直接抗病毒	HCV 干扰 NK 细胞激活;降低 NK 细胞产生 IFN-γ
CD4$^+$T 细胞	辅助 CD8$^+$T 细胞和抗体反应	抑制启动 CD4$^+$T 细胞;削弱 CD4$^+$T 细胞功能
CD8$^+$T 细胞	通过细胞毒和非细胞毒效应子功能直接抗病毒	出现病毒逃逸突变;削弱 CD8$^+$T 细胞功能
调节性 T 细胞	抑制 HCV 特异 T 细胞应答	提高抑制活性

一、逃逸固有免疫应答

HCV 发展数个策略以克服固有免疫应答。例如,HCV 干扰宿主细胞内 IFN 诱导的抗病毒状态。在表达 HCV 蛋白的不同的细胞系甚至在转基因小鼠或含有 HCV 复制子的细胞中部分阻断 JAK/STAT 信号通路。然而,在细胞培养中,包括各种细胞系以及原代人肝细胞中,HCV 复制对 Ⅰ、Ⅱ 和 Ⅲ 型干扰素的治疗敏感,因此是否 HCV 调节 IFN 信号通路仍不清楚。在细胞培养和患者中证实,病毒 NS3/4A 蛋白酶能对 IRF3 激活抗病毒通路中的 2 个中央连接分子 MAVS 和 TRIF 进行溶蛋白性裂解,从而使 HCV 感染的细胞产生 Ⅰ 型 IFN 受到影响。HCV 通过 PKR 阻断 RNA 转录从而弱化极早的 ISG 表达。除先天性抗病毒免疫的经典途径外,在真核细胞中存在自噬逐渐被认为在这种防御中是一个关键调控者,HCV 诱导的自噬能直接影响 Ⅰ 型 IFN 的产生,从而逃逸固有免疫应答。

二、逃逸 NK 细胞应答

在慢性 HCV 感染中,NK 细胞的总体杀伤能力并没有减弱反而增强了。HCV 感染后除了提高了 NK 细胞的细胞毒潜能外,也能导致抑制性受体 NKG2A 的高表达,其能结合至在所有个体中能表达的保守的 HLA-Ⅰ 类分子 HLA-E 上,而 HCV 的蛋白能够上调 HLA-E,从而抑制 NK 细胞特别是有高表达 NKG2A 的细胞。

HCV 诱导 NK 细胞抑制的另一个可能机制是 HCV 包膜蛋白 E2 与细胞膜蛋白 CD81 的相互作用。E2 与 NK 细胞表面的 CD81 作用后发挥抑制作用,导致降低细胞毒性和 IFN-γ 的产生。但这种作用不是 HCV 逃逸 NK 细胞应答的生理学反应,因为这种效应只能在细胞培养板内有高浓度的可溶性 E2 蛋白或 HCV 病毒颗粒才能出现,而 NK 细胞直接暴露于感染性 HCV 颗粒却不出现。

三、逃逸体液免疫应答

有多个体液免疫应答失败的可能机制。例如,病毒准种在靶表位的进化导致中和抗体的逃逸。HVR1 作为中和抗体的诱饵也能在突变逃逸中发挥更广泛的作用。参与 HCV 进入的 HCV 糖蛋白与高密度脂蛋白(high-density lipoprotein, HDL)和清道夫受体 B1(scavenger receptor B1, SCARB1)的相互作用能防止中和抗体的作用。E2 蛋白上的特异性聚糖调节细胞进入和中和抗体的保护作用,蛋白构象改变或结合非中种抗体能防止中和抗体的结合。另外,HCV 也能通过直接地细胞间转移而逃避中和作用。

四、逃逸 T 细胞应答

在慢性 HCV 感染过程中也能检测到病毒特异性 T 细胞应答,但其促成肝脏疾病。某些慢性 HCV 感染患者,缺乏强的和多特异性的 CD8⁺T 细胞应答,在这些患者中,很难区分病毒特异性 CD8⁺T 细胞应答是否启动(T 细胞失败)或者启动但快速消失(T 细胞耗竭)。来源于黑猩猩和经由针刺伤暴露后的医护人员的急性 HCV 感染的早期的数据也支持这个假说,至少在有些患者在急性 HCV 感染中没有或只有弱的 CD8⁺T 细胞。降低启动 HCV 特异的 CD8⁺T 细胞可能由低数量或功能性损伤的巨噬细胞或树突状细胞等抗原提呈细胞所引起的。当然,这个问题仍有争议。

在慢性感染中导致 HCV 特异性 CD4⁺ 和 CD8⁺T 细胞应答失败有多种机制,其中病毒逃逸和 T 细胞功能性损伤是两个重要的机制。

(一)病毒逃逸

由于 RNA 依赖的 RNA 聚合酶缺乏校正功能,HCV 大量复制且突变率高,在患者体内的多病毒突变体共存有助于 CD8⁺T 细胞逃逸突变株的选择。病毒逃逸突变出现于感染的急性期,并与病毒持续的发展相关。相似的,急性感染的患者在发展为慢性 HCV 感染时可检测到病毒逃逸 CD8⁺T 细胞应答,但清除感染的个体中则不能检测到,靶向 CD8⁺T 细胞表位外部的突变是这一原因。对 HCV 感染的高危人群(如医务人员和 HCV 感染者性伴侣)的追踪研究证实,在急性 HCV 感染 1 年内 HCV 基因即可发生 CD8⁺T 细胞特异的表位变异。相对于已治愈病例,这类变异在后来进展成持续性 HCV 感染的患者中发生更频繁。变异病毒逃逸所采用的机制是降低与 TCR 的亲和力或减少 TCR 识别的多肽并通过蛋白酶体破坏抗原的加工,导致特异性 T 细胞应答的减弱。

另外,HCV 与低密度脂蛋白(LDL)结合,可能抑制了或延迟了中和性抗体的产生,或阻止它们作用造成 HCV 的持续感染,使 HCV 在机体内长期存在,成为持续感染者。

(二)树突状细胞和巨噬细胞的作用受损

树突状细胞(dendritic cell, DC)的抗原提呈作用受损可导致持续的 HCV 特异性 T 细胞应答失败。丙型肝炎患者单核细胞来源的 DC(Mo-Dc)存在激活 CD4⁺T 细胞的能力缺损;患者清除 HCV 后,功能缺损的 DC 减少,这提示 HCV 能诱导 DC 功能失活。

DC 体外试验发现 HCV 感染者的外周血 DC 存在数量和功能的改变,HCV 直接感染 DC 可能是引起慢性丙型肝炎患者 DC 功能障碍的原因之一。HCV 感染的患者血液中 DC 数量明显减少,且激活 CD4⁺Th 细胞分泌 IL-12 和 IFN-γ 能力明显减弱。另有研究显示,HCV E2 与 CD81 受体结合后可使 DC 陷入被感染的肝组织,阻止其回流入淋巴组织,从而不能发挥其抗原提呈功能,直接影响着细胞和体液免疫。据此推测,HCV 感染后,树突状细胞数量减少和功能异常与丙肝慢性化相关。

近年来有学者对慢性 HCV 感染导致的 DC 功能障碍提出异议。对黑猩猩 HCV 感染后的队列研究显示,一些病例有 DC 功能的缺损;但并不是持续感染的必要条件,目前仍不清楚 DC 功能的缺陷是导致 HCV 持续化发展的原因还是 HCV 感染活动的结果。

(三) CD8$^+$T 细胞功能障碍

如分泌 IFN-γ 等抗病毒细胞因子或对抗原接触后的增殖反应等 CD8$^+$T 细胞功能障碍是病毒持续的主要决定因素。在慢性 HCV 感染患者中,很大部分 HCV 特异性 CD8$^+$T 细胞高表达 PD-1 等抑制性受体和低表达 CD127。伴随肝内高 PD-1 表达,HCV 特异性 CD8$^+$T 细胞倾向于细胞凋亡。对抗原刺激后的 CD127-PD-1$^+$ HCV 特异性 CD8$^+$T 细胞受损的增殖反应能通过靶向 PD-1 的阻断性抗体提高。

(四) 缺乏 CD4 的辅助

尽管 CD8$^+$T 细胞是对抗病原体的主要的效应细胞,但成功清除 HCV 依赖于充分的 CD4$^+$T 细胞的辅助。动物实验显示在慢性病毒性感染中,CD4$^+$T 细胞的辅助是维持细胞毒性 CD8$^+$T 细胞应答所必需的。然而,在慢性丙型肝炎中,CD4$^+$T 细胞应答则为弱的甚至缺失和功能障碍。因此,CD4$^+$T 细胞辅助的功能性障碍是 CD8$^+$T 细胞功能障碍的主要决定因素。

(五) 调节性 T 细胞抑制

调节性 T 细胞在抑制病毒特异性 T 细胞中发挥重要作用。相比于在 HCV 感染自愈和健康对照人群中的,在慢性 HCV 感染患者中,CD4$^+$CD25$^+$T 细胞有更高频率的抑制性 CD4$^+$CD25$^+$T 细胞。这些调节性 T 细胞抑制病毒特异性 CD8$^+$T 细胞的增强及其分泌 IFN-γ。CD4$^+$CD25$^+$T 细胞的抑制作用依赖于细胞间接触而不依赖于 IL-10 和 TGF-β 等抑制性细胞因子的作用。这种抑制作用不仅限制 HCV 特异性 CD8$^+$T 细胞,对其他如 EB 病毒和流感等病毒特异的 CD8$^+$T 细胞也有限制作用。

在 HCV 感染中的病毒特异性调节性 CD8$^+$T 细胞是另一种调节性 T 细胞,这种细胞高表达 IL-10。在 HCV 感染患者的肝脏内可检测到这些调节性 T 细胞,其病毒特异性 CD8$^+$效应 T 细胞的抑制可被 IL-10 中和抗体阻断。

（彭宗根）

第五十六章

病毒变异

第一节 病毒遗传异质性及准种

一、遗传异质性及准种概念

异质性(heterogeneity)是指物种的多样性,在主要遗传特性一致的前提下部分次要遗传特征表现出差异性的一种特质,这个概念是基于自然选择学说的解释物种对环境的适应行为。异质性是自然发生的,与宿主环境互动。由于病毒是一类遗传复制相对不稳定的物种,病毒的复制存在较多谬误甚至错误,其遗传信息的精确性被过于简单的复制模式大打折扣。就病毒而言,其异质性表现为病毒以准种形式存在。异质性是指不同宿主来源的病毒之间具有一定的差异,这种差异可能逐渐造成基因型、基因亚型或血清型的差别,这种差异往往大于5%。准种(quasispecies)是指病毒基因组以差异率小于5%变异群方式存在于单个宿主体内的状态,是指病毒以变异云(mutant clouds)或变异光谱(mutant spectrum)形式存在的一种动态状态。病毒在宿主体内是以稳定状态的一群病毒变异体存在的。RNA病毒或病毒生活史中含有逆转录过程的病毒复制系统的不精确性,由于自动纠错功能的缺失,逆转录过程造成子代病毒成为具有细微差异的变异株的组合群,这种变异均是以母版为中心变化的。

病毒的易错性复制(error-prone replication)是一种生存方式,在适应或死亡原则下,病毒是以一群核心信息保持高度一致性的群体方式存在,并非作为完全一致的子代形式存在。病毒是一个群体概念,细微差别的病毒遗传特性的动力学变化可能是进化(evolution)的基本过程。准种适用于形容单个宿主内的病毒变化,不同的病毒变异率和复制率不同;某一病毒的准种群在宿主体内也不是一成不变的,主流群的变化或漂移(shift)是由病毒复制力和复制系统的错配率决定的,少数病毒在子代生成过程中发生较大基因片段重配。在遗传微变异群中,某些致死性图标导致变异后基因组功能基因表达不能,这些严重错误变异被称为负性选择(negative selection)。相对较为广泛的变异是病毒适应宿主内环境的基础,这种连续动力学变化是基因型或表型的基础。准种定义突出病毒核心保守区域,只有这部分核心区域才是病原体特征部分,如HCV高度保守区。

准种与异质性具有一定的定义差别。总之,准种这个概念强调的是病毒变异株以群体的形式在宿主内环境(免疫压力)或外环境(抗病毒治疗)因素下发生动力学变化,这种变化是以最大限度的适应宿主环境以换取整体生存为目的(进化)的,理解这一点对于理解病毒变异的意义、DAA耐药的产生有重要帮助。

二、准种存在机制

病毒产生准种的原理是低校对病毒基因组复制与宿主内环境压力性选择相结合的结果。HCV 在患者体内具有较高的复制水平,患者体内每天产生新的 HCV 病毒粒子可达 10^{12} 个。易错性复制是指在病毒复制中必需的由 HCV 编码的 RNA 依赖的 RNA 聚合酶(RdRp)缺乏 5′-3′ 外切酶活性,在进行 3′ 端延伸时有可能加入错误配对的碱基从而造成序列突变;HCV 的 RdRp 也不具有 3′-5′ 的核酸外切酶活性,缺乏校对(proof)修复功能。因此,HCV 编码的 RdRp 的这种特征是 HCV 产生高突变率的子代基因组 RNA 的主要原因,HCV 基因组 RNA 平均每年每个核苷酸的替代频率在 $(1/1.4\sim1/1.9)\times10^3$ 之间。HCV 经过逆转录过程复制过程会产生高频率的突变,这导致了 HCV 的母代与子代序列之间会产生细微变异。在 HCV 复制过程中,负链基因组 RNA 是很重要的复制中间体,负链 RNA 如果发生突变将能够迅速产生大量突变的子代正链基因组 RNA。变异中有一些病毒株的序列突变是同义的,即对病毒蛋白的氨基酸序列不会产生影响。而非同义的突变则会导致病毒蛋白氨基酸序列的改变,并可能会导致一种新型毒株的出现。非致死型的突变在病毒的复制过程中得到积累并传递给子代病毒,但带有这种突变特征的子代病毒能否合适生存还需要接受外围环境如宿主细胞环境、免疫状态等的筛选,只有具有较好适应能力的突变特征会在连续复制过程中被保留。

HCV 基因组编码不同的蛋白或同一蛋白的不同区域的突变程度是不同的。对于在病毒复制、翻译和组装过程中具有关键功能的蛋白质或 RNA 的序列,例如 HCV 的 5′ 和 3′-UTR 区以及核心区域序列,是不允许出现很多变异的,否则 HCV 可能因此失去复制或感染能力,因此这些区域的系列通常都是非常保守的。而对于某些对于生活史没有那么重要的蛋白则可能发生较多的变异,尤其是这些变异可能帮助病毒绕开免疫压力的话,研究显示编码病毒包膜蛋白的序列是 HCV 基因组中变异程度最高的序列,尤其是拥有两个高变区(HVR 1 和 HVR 2)的 E2 蛋白。由于抗 -E2 抗体具有中和抗体作用,这种病毒变异是 HCV 逃避免疫清除的重要方式,也是病毒以准种形式存在的意义所在。

总之,HCV 准种存在的基础是 RdRp 的功能所致,但在宿主内准种是以不同群的形式存在,可能有变异稳定的主流群,也有少数刚发生变异的少数群,这些群在外界压力或宿主体内微环境变化的前提下会发生变化。从效果而言,变异更有助于病毒在宿主体内的存活;就宿主免疫而言,变异是逃避压力的手段;就治疗而言,需要针对非变异区的治疗来阻断病毒复制的恶性循环。

三、准种的检测 - 研究方法

准种的研究随着技术手段的发展而逐步深入,由于近年来技术的发展,高通量准种群变化的检测方式有了长足进步,HCV 准种研究的方法尚无法应用于临床。

1. PCR 扩增 - 克隆 -DNA 测序法　针对 HCV 靶基因片段 / 基因组准种的一种检测方法,首先应用 PCR 技术将靶片段进行体外扩增,克隆入载体后对单个克隆进行测序。将测序的结果通过软件进行比较,以确定各克隆序列的异质性,同时评价目的基因不同病毒株的准种比例。此外,通过遗传进化树方式还可以逆推准种群的变化,是该方法的重要后续手段。但该方法实验条件要求高,挑选的克隆具有随机性,但代表性不好评估,不适于大量样本的检测。

2. 聚合酶链反应 - 单链构象多态性分析法（PCR-SSCP） 此法是先以 PCR 法获得靶基因片段的扩增产物，变性后通过中性聚丙烯酰胺凝胶电泳（PAGE）显色，进行单链构象多态性分析，该手段是展示基因多态性的一种经典方法。通过该方法可判断体内准种的复杂程度及区分不同的克隆型，只能区别不同准种群之间的差异。本方法是一种准种的定性诊断，而无法提供更多遗传信息。

3. 异源双链泳动分析（HDA）法 该方法原理与 SSCP 相似，但它分离的是双链，而 SSCP 分离单链。所谓异源双链（也称杂合双链）是指由突变和野生型 DNA 形成的杂合双链 DNA 分子，它在错配处形成一个凸起，在非变性凝胶电泳时出现与同源双链 DNA 不同的电泳速度，因而可将野生型和突变型双链 DNA 分开。HDA 对 200~300bp 大小 DNA 的突变检测效果较好，且对 SSCP 法不敏感的 DNA 片段检出率很高，因此二者联合应用可大大提高突变的检出率。HDA 法操作相对简单省时，但也无法展示准种群的变化。

4. 构象敏感凝胶电泳（CSGE）法 CSGE 法通过把 SSCP 和 HMA 两种方法集成在一张 PAGE 胶上，兼纳二者的优点，同时在聚丙烯酰胺凝胶中加入微变性剂以放大异源双链由碱基错配导致的 DNA 双链的空间构象改变，而使有不同错配碱基对的异源双链在 PAGE 胶上出现显著不同的迁移率来检测变异。CSGE 法对 200~400bp 的 DNA 片段中碱基错配的检出具有良好的敏感性和特异性。高变异病毒的准种研究主要采用"PCR- 克隆 - 测序"的方法，但究竟多少个克隆能准确反映病毒种群整体的准种组成和分布是个技术瓶颈，因此采用 CSGE 法能将病毒的优势种群和劣势种群的初步分类，之后结合 DNA 测序法展示优势 / 劣势种群的基因变异特点。该方法是目前较好的一种准种群展示模式，但是这样的准种群检测结果具有个体（患者）意义，并不一定具有患者群的准种群特征意义，所以仍需要进一步研究更具有广泛性的研究手段。

5. 毛细管电泳法 用荧光标记探针标识核酸杂交探针，PCR 扩增靶基因后，变性后用过量的目的片段与探针杂交（比例 100∶1），再以毛细管电泳检测同源双链和异源双链通过毛细管电泳的峰值时间和通过量，从而计算出异源双链泳动率（HMR），由此来推测异源双链的准种组成。此法能对批量样本的变异情况进行便捷检测，但是其结果仅为准种群的分组，或者初步展示复杂度，如果不进行具体病毒株克隆 -DNA 测序则只能推算准种复杂性，而无法展示种群变异的特点。

6. 超深度焦磷酸测序法（ultra-deep pyrosequencing，UDPS） 又称新一代测序（next-generation sequencing，NGS），其特点是快速高通量（high-throughput）测序，其应用较以往的桑格（Sanger）测序法具有更好的保持原始遗传信息，并可反应基因所处的变异状态。UDPS 适于对已知的短序列的测序分析，其可重复性和精确性好，而速度却大大提高，适合于新基因测序（de-novo sequencing）、重测序、高样本量基因组测序、单核苷酸多态性（SNP）展示和感染性病原体在宿主内的遗传特征（如准种）研究。UDPS 被应用与 HBV 准种研究，利用 GS-FLX（454 Life Sciences-Roche）测序平台，可以定量测定 400nt 长度的数千个克隆，以此达到分析准种组成的目的，其检测敏感性可达 <1% 程度。近年来该技术被较多的引用到 HBV 耐药研究中，具有较高的可信度和应用前景。

此外，基因芯片技术等也被用于 HCV 准种研究，该技术对点状变异较好，对成组变化并不具有优势。随着高保真 Taq 酶及其高通量测序平台的应用，对准种主流株型的分析可以达到相当的精细度。必须指出的是 HCV 为 RNA 病毒，在上述以 PCR 为核心的放大技术中需要在提取 HCV RNA 之后进行逆转录步骤，然后再进行 DNA 层面的放大，这个过程也可产生技术性错配,研究所获得的结果不一定是现实存在的,需要多种方法进行验证。

第二节 丙型肝炎病毒准种

最早关于 HCV 准种的描述是由 Mratell 等于 1992 年提出的,之后开始研究 HCV 准种与临床感染症状差异间的关系,例如病毒传播、病毒感染数量与感染结果的相关性、病毒慢性持续感染、组织损伤的程度、病毒对治疗的反应、抗药突变株的选择、疫苗逃逸突变以及侵犯组织偏嗜性的改变等。准种的构成在病原学研究中被用于评价 HCV 病毒的内在特性,影响病毒的致病机制和病毒感染的持续性,特别是病毒毒力的变化,突变谱的复杂性以及逃逸突变导致的免疫逃避。根据 HCV 基因组 RNA 的核苷酸序列的差异程度,可将 HCV 分为基因型(30%~35% 差异)、基因亚型(20%~25% 差异)和准种(1%~5% 差异)。下面就准种所导致的一些重要变异及其意义进行探讨。

一、逃逸突变

病毒复制动力学与宿主免疫应答的产生存在时间上的差异,是病毒清除的关键所在。HCV 感染后能够快速复制,通常要比免疫应答的产生早几天甚至几周,在这段时间内病毒重要抗原——如保护性抗原——会产生多样化。此外,同种病毒不同株之间也会持续相互竞争。具有特定变异的病毒是否成为优势株取决于宿主 CD4+ 和 CD8+T 细胞应答。病毒与免疫相互作用的结局有两种:宿主永久性的病毒清除,或者短时间的病毒载量下降之后转为慢性感染。在这个过程中,还要考虑到肝脏一些相互矛盾的免疫生物学特性,即免疫耐受与免疫监控。

HCV 存在的高变异情况是病毒进化过程中对宿主免疫压力适应的结果。由于宿主抗体和细胞毒性 T 淋巴细胞介导的特异性免疫应答在抵抗病毒病原体方面的缺陷,推测具备"错误倾向"的在复制过程中,HCV 病毒会有高度的突变能力,以适应宿主介导的免疫选择压力。如 E2 的 HVR 1 变异是抗体选择压力所导致的,与病毒在宿主体内的持续感染有关。在黑猩猩 HCV 感染模型发现:CD8+T 细胞应答只针对少数几个 E2 抗原表位时,会造成病毒的持续感染;但如果 T 细胞应答产生得很早并且广谱,则可以有效地清除体内病毒。

虽然体内的病毒是准种构成的混合物,但是病毒的毒力只与其中特定的病毒基因有关。病毒毒力的改变和疾病症状的出现均由特定的病毒适应性突变所导致,与准种的复杂程度无关。突变还会改变病毒的功能,例如细胞的偏嗜性和疾病的基本症状。近期有研究发现,有的 HCV 患者在急性肝炎症状消退很久后,会出现加重的肝炎症状,这种情况经检测与病毒表位的复杂程度无关,与患者免疫反应的迟滞性有关。

二、临床多样性

HCV 急性感染后 70%~85% 转为慢性感染,引发肝脏炎症和肝纤维化。在感染早期数月内,有一段为急性感染转为慢性感染的过渡期,如输血后 HCV 感染的这个过渡期内,疾病的临床症状和病毒的进化动力学相关。虽然影响病毒清除和持续感染的确切因素还没确定,但在急性感染之后,广谱而持续的特异性 T 细胞反应和病毒的清除有关。另外,传播方

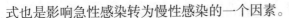

式也是影响急性感染转为慢性感染的一个因素。

准种动力学改变,这种改变对患者感染的慢性化起到重要影响。HCV 准种群变化小的患者很快恢复,反之准种群变化快的患者则发展成慢性感染。感染初期免疫压力小,变异程度小,准种复杂度低;转为慢性感染后,各种突变会不断聚集,准种复杂性逐渐提高。虽然有些报道发现准种复杂性高的感染者疾病进程较快,但患者体内病毒准种的高复杂程度高可能本身就代表已经感染了较长时间。病毒多样性的理论模型认为,新出现的病毒并不会完全取代原来存在的病毒,病毒突变株的不断积累可以反映免疫逃避以及细胞损伤的历史。目前缺乏证据证明 HCV 准种复杂度与肝脏炎症或纤维化程度有因果关系,但可能具有一定的相关关系。

三、准种与抗病毒治疗

目前治疗慢性 HCV 感染常用方法是聚乙二醇干扰素 α(PEG-IFN-α)联合利巴韦林。除了病毒基因型和宿主因素(IL-28B 多态性)之外,准种的多样性也对抗病毒治疗效果有很大影响。

IFN-α 的抗病毒效果是由于其可调节宿主的免疫系统,以增强抗病毒、抗肿瘤作用,扮演了现实免疫压力的角色。在 IFN-α 治疗开始后,准种的复杂性(变异病毒数量),多样性(变异病毒之间基因距离)以及准种进化动力学将影响病毒对 IFN-α 的整体反应。基因组内某一区段的多样性和进化也可能和 IFN-α 耐受相关。曾有研究表明感染 1b 型 HCV 的日本患者的身上发现,NS5A 的 IFN 敏感决定域(ISDR)的基因多样性和 IFN 耐受相关。NS5A 和 PKR(激活 IFN-α 活性)的反应需要 ISDR 和 PKR 结合区(PKRBD)。PKRBD 以及 ISDR 区的氨基酸突变使得 NS5A 和 PKR 不能结合。另外,NS5A 可变区 3 的氨基酸变化也会影响治疗效果。体外试验证明 E2 蛋白 PKR/eIF-2 磷酸化同源区可以和 PKR 结合并抑制 PKR 功能,因此这一区域内的突变也会影响 IFN-α 治疗效果。尽管分析 PKRBD 的序列有助于预测 IFN-α 联合利巴韦林治疗的结果,但是不同的研究结果之间存在矛盾。为了获得比较确切的结论,还需要分析更大量的治疗案例并且采用更全面的分析方法,例如同时检测其他区域的突变情况甚至全基因分析。

目前国际上抗 HCV 治疗方案包括使用针对病毒特定蛋白的小分子抑制剂,即 HCV 蛋白酶抑制剂药物。治疗 HIV 和 HBV 的经验提示病毒准种可导致耐药发生。替拉瑞韦(telaprevir)和波普瑞韦(boceprevir)在患者体内外对 HCV 具有高效的抑制能力,但是针对这些药物的耐药突变仍然会产生,突变位置局限于在相应蛋白编码基因的少数位点。

四、准种对疫苗设计的影响

HCV 的高度变异性对特异性中和抗体的产生形成了不利的影响。HCV 疫苗设计的主要靶点是 E2 蛋白,该蛋白 HVR 1 区的表位突变程度很高。有 3 种突变模式:第一种类型的逃逸突变可下调 HLA 结合肽的加工,第二类突变可减弱表位短肽和 HLA 的结合能力,第三类突变引起拮抗作用或者 T 细胞的去功能化。HCV 准种的多样性可以逃避的 T 细胞的抗病毒效果,只有诱导产生广谱的、具有交叉反应活性的抗体可以克服这些问题。

针对性的,发展有效的 HCV 疫苗有 3 种主要途径:第一种方法是阻止病毒建立初始的感染;第二种是提高病毒的清除效率,阻止病毒持续存在;第三种是利用治疗性疫苗诱发持续的病毒反应(从血液中清除病毒)。目前临床试验主要是后 2 种方法。接种 E1/E2 重组蛋

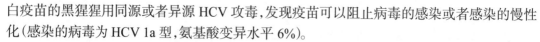

白疫苗的黑猩猩用同源或者异源 HCV 攻毒,发现疫苗可以阻止病毒的感染或者感染的慢性化(感染的病毒为 HCV 1a 型,氨基酸变异水平 6%)。

总之,准种是 HCV 在患者体内存在的一种自然状态,由于准种群(swarm)因宿主免疫压力、不同的抗病毒药物对病毒的影响而产生漂移(shift),而导致病情迁延或治疗失败,这是未来的一个研究重点。

第三节　丙型肝炎病毒基因型

在 2004 年第 11 届国际丙型肝炎及相关病毒会议上对 1994 年制定的 HCV 基因分型命名法进行了修改,统一了 HCV 的系统命名标准,建立了国际标准化的基因型检测方法和可提供开放检索的序列数据库,目前主要沿用此命名法。该法则将 HCV 分为 6 个主要的基因型,或称为进化枝(clade),它是一种基于对病毒基因组中至少 2 个相对保守区域的序列同源性分析,并通过系统进化分析获得的分类系统,是临床和研究中应用最广泛的分型系统。

一、HCV 的基因型

HCV 目前分为 7 个基因型,不同基因型间的核苷酸水平的差异在 31%~33%。不同基因型内又可以分为不同的流行亚型,7 个基因型分别用 1~7 的阿拉伯数字表示,小写字母表示亚型。HCV 基因亚型的不同分支的产生可能发生在不到 100 年前,亚型的产生在 300 年之前,主要的基因型分支发生在 500~2 000 年之前。

HCV 基因型可分为全球流行型和地方流行型两种。全球流行主要为 1 型和 2 型。病毒进化研究表明 HCV 1a 型的起源时间大约在 1906—1960 年,感染人数较少;1b 型起源于 1922—1940 年,最早主要在美国和加拿大传播,逐步呈现全球流行,在 1946—1956 年 1b 型传到了日本和中国香港,并扩散至亚洲其他国家,成为主要流行基因型。2 型大约是在 16 世纪起源于非洲西部,之后 2 个世纪在西非和中非大范围传播,并传播到美洲等世界其他地区;其后由于人口迁移,2 型在亚洲快速传播。

地方流行型主要为 3~6 型。3 型大约在 1920—1930 年起源于东南亚,其后,3 型随着静脉毒品扩散逐步传播到欧洲和我国西南地区;在波兰等东欧国家,由于静脉吸毒人群的增多,3a 型在近年呈现快速传播态势。4 型在 16 世纪起源于中非,在 1935—1965 年,由于不洁针具的使用在中非地区传播;20 世纪 50—80 年代埃及等国家为治疗血吸虫病的注射污染,导致 4 型在西亚、中东地区广泛传播,并逐步传入欧洲。5 型起源于非洲,可能在 19 世纪中期通过人口流动传入比利时,通过输血和血制品使用在欧洲部分地区局限性传播。6 型推算约在 1100—1350 年起源于东南亚中部,然后缓慢地向周边地区传播,至 21 世纪 6 型在东南亚地区快速传播,感染人数激增。

二、HCV 基因型的地理分布

不同地区分布的 HCV 基因型和亚型不同,通过分析不同基因型的系统进化关系可以有助于了解病毒在较长时期内的发生及多样性变化情况。HCV 不同基因型有不同的地理分布特点。HCV 基因型 1a、1b、2、3a 在全世界广泛分布。

在 20 世纪 90 年代早期的欧洲,在献血员和肝炎患者中流行的 HCV 感染主要是基因 1、2、3 型。HCV 基因 1 型是最主要的流行株,其次是 3a 亚型,但意大利南部有 25%~30% 的高龄患者主要 2c 亚型。HCV 基因 4 型在欧洲不同地区也有分布,其中在意大利的撒丁岛有 19% 的流行率,基因 4 型在埃及也很流行,流行率在 20%~25%。在同一地区的 HCV 流行株也具有较高的多样性。地域性病毒株代表的是在特定人群内的低水平传播的毒株,可为流行株的产生提供基础资源。HCV 基因 1、2、4、5 型在非洲具有地域性特征,HCV 基因 3 型和 6 型在亚洲具有地域性特征。有限数据表明:我国检测到的 HCV 主要有 4 种基因型,包括 1 型、2 型、3 型和 6 型,基因 1 型的流行最为广泛,其中以 1b 亚型最为常见,其次是 2a 亚型。基因 1a 和 2b 只在少数地区出现,其中 2b 主要是与 2a 的混合株。基因 3 型主要分布在云南省,在其他地区分布较少。基因 6a 亚型目前主要在上海、香港、重庆、福建等地方被检测到,患病人数呈现明显上升趋势,部分地域 6a 流行率已经超过 10%,是值得重视的一个问题。

三、HCV 基因型与诊断的关系

在第一代特异性 ELISA 诊断方法以及免疫印迹检测抗体蛋白确证方法发明不久,就在临床工作中发现 HCV 高变异性对检测方法的形成了不可忽略的影响。上述检测方法的实现是基于一些重组的 HCV 抗原和肽段,这些抗原和肽段分别对应于 HCV 基因组中的一些结构和非结构蛋白区域。第二代和第三代检测方法在一些更为合适的抗原基础上建立的,同时考虑到抗原氨基酸序列的保守情况。随着一些保守性更高的基因组区域(如 core、NS3、NS4 和 NS5 区)被发现,并被用来生产重组抗原及合成抗原,以用于进一步建立特异性及灵敏度更好的检测方法,如 ELISA 检测及免疫印迹检测。然而,对于不同基因型 HCV 的检测效果会存在一些差异,如对 HCV 基因 2、3、4 型的检测灵敏度要比 1 型低。因此,逆转录 PCR 方法检测 HCV RNA 是目前诊断 HCV 感染以及治疗监控的有效工具,在临床工作中需要抗体、抗原和 HCV RNA 多种途径检测以除外 HCV 感染。

定量及定性 RT-PCR 方法和实时定量 PCR 方法的检测灵敏度会受到很多因素的影响,包括病毒基因组序列差异、病毒基因型差异以及病毒分离株系统进化分析过程中所使用的基因分型和序列测定方法。在用于筛选的常规 RNA 检测过程中,含有不同基因型 HCV 的血清中可以发现同样的情况。当以 5′-UTR 区域序列进行基因分型分析时,会很容易发生 HCV 亚型的错判,特别是对基因 1a、1b、2a 亚型。因此在病毒动力学以及病毒变异研究中,分析病毒序列时应特别注意采用适当的标准序列作为参比对象。在研究特定区域时,要考虑该区域在一些特定基因型中的序列差异性,此外还要同时考察不同的数据库以及专业网站资料信息。

四、HCV 基因型与 IFN 治疗效果的关系

HCV 的基因型和 IFN-α 的治疗效果有确切的相关关系。PEG-IFN-α 联合 RBV 方案是 CHC 主要治疗方法,然而在针对基因 1 型患者中,其治疗效果明显较其他基因型差。PR 方案(PEG-IFN-α 联合 RBV)在对 HCV 基因 1 型感染患者的治疗效果持续病毒学应答(SVR)为 42%~52%,而对基因 2 型 CHC 患者的治疗效果则可达到 76%~84%,基因 3 型和基因 4 型 CHC 的治疗效果处于前两种基因型之间。虽然目前对于造成不同基因型的治疗效果差异的原因尚未阐明,但是可以推测这种差异可能是由基因组序列差异所致,这是因为基因组

序列差异可导致蛋白结构及功能的变化。

总之,HCV 在宿主免疫和药物压力下存在着高度变异的情况,压力起到一种筛检作用,使得个体内 HCV 病毒株的变异导致准种群的波动。准种是疫苗诱导免疫失败和抗病毒治疗耐药的原因,基因型是多年积累的准种的产物。围绕不同基因型对抗病毒治疗效果的研究仍是目前的研究热点,基因型与 HCV 相关疾病(如脂肪肝)的研究也获得了越来越多的关注。因此,无论致病机制还是治疗效果,病毒变异仍是一个重点方向。

(董　菁)

第五十七章

临床表现

HCV 感染的诊断主要基于血清学检查,临床操作简单,肝脏病理状态及其是否合并其他共病才是临床诊疗要点。在临床中多以 HCV 慢性感染多无典型表现,发病隐匿且病程侵袭,在临床实践中需要严密寻找肝硬化的诊断证据,必要时以肝组织活检予以协助诊断。目前国内医疗资源有明显缺陷,慢性丙型肝炎(CHC)和 HCV 相关性肝硬化的治疗方案存在较为明显的不同,需要区分对待。

第一节 丙 型 肝 炎

一、流行病史

主要询问有无以下 HCV 感染高危行为:静脉药瘾史;文身、身体穿孔、针灸史;医源性暴露史,如手术、透析、口腔诊疗操作,抗 -HCV 阳性供体器官或组织移植;高危性行为史,如多个性伴侣、男 - 男同性恋者,HCV/HIV 感染者的性伴及家庭成员;HCV 感染母亲所生的子女;破损皮肤和黏膜被 HCV 感染者血液污染;1993 年前有过输血或应用血制品史;有单采血浆还输血细胞史。

二、临床表现

根据患者可疑 / 确定与 HCV 感染源接触到就诊时间为限,6 个月内诊断为急性丙型肝炎(AHC),超过 6 个月为慢性丙型肝炎(CHC)。两者临床表现略有不同。

1. 急性丙型肝炎　因输注 HCV 污染的血液或其他高危暴露史后 6 个月内发病,诊断为 AHC,又称输血后肝炎,多表现为典型的急性肝炎。暴露后 2 周左右,出现轻度前驱症状,然后表现为极度乏力,黄疸,食欲下降,皮肤、巩膜黄染等,也有表述典型茶色尿等。但由于大部分患者开始接触的 HCV 载量较低,症状表现轻微或无症状,可表现为轻度乏力、食欲减退、恶心和右季肋部疼痛等,少数患者伴低热,轻度肝脾大,关节疼痛等,极少数表现为黄疸。部分患者表现为隐匿性感染,无任何症状。如未经规范治疗,AHC 多进展为CHC。

2. 慢性丙型肝炎　多数 CHC 患者临床表现轻微,仅为体检时发现,或因处理其他相关疾患时发现。临床表现为 2 类:①代偿期表现,轻度疲乏、纳差和右季肋部疼痛或不适等,部分可有肝病面容、肝掌、蜘蛛痣及轻度肝脾肿大;②失代偿期表现,腹胀、双下肢肿胀,严重黄疸,伴有或不伴有瘙痒,部分患者以消化道出血、腹水为首要症状就医。

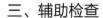

三、辅助检查

1. 病原学检测 血清抗-HCV 阳性,血清 HCV RNA 阳性,HCV 基因型检测。这是确诊 HCV 感染的 3 个主要项目。其他还包括 HCV 抗原检测等,有条件的医学中心应完善该项目检测。

2. 肝功能检测指标 血清 ALT、AST 和胆红素水平升高;血清白蛋白、胆碱酯酶可有下降;PT 延长,如 PTA < 40%,提示肝衰竭。HCV 单纯感染导致肝衰竭少见,如果出现 PTA 明显低下时要注意排查是否存在重叠感染。

3. 影像学检查 B 超多为首选检测,可表现为脂肪肝等。如报告显示肝脏表面呈锯齿状,或描述左右叶比例不当,应安排 MRI 平扫联合增强检查,注意肝硬化结节在增强时及其之后的表现,以便早期诊断肝细胞癌(HCC)。

四、临床分型

1. AHC 既往无 HCV 感染,6 个月内存在以上流行病史及高危因素暴露史,临床及肝组织病学检查符合急性肝炎特点。ALT 多呈轻度和中度升高甚至正常;HCV RNA 阳性。在临床实践中往往患者无法提供证据证明 6 个月内有效的抗-HCV 检查结果,因此除非有明确的大量输血史等情况,否则很难诊断 AHC,需要进行肝组织活检予以判定。

2. CHC HCV 感染超过 6 个月,或发病日期不明、无肝炎史,但肝组织病理学检查符合慢性肝炎特点;或根据症状、体征、实验室及影像学检查结果综合分析,亦可诊断。病变程度判定需参考中华医学会肝病学分会和传染病与寄生虫病学分会联合修订的《丙型肝炎防治指南》中关于肝脏炎症和纤维化分级、分期的诊断标准。

此外,要注意 CHC 肝外表现:包括类风湿关节炎、干燥性结膜角膜炎、扁平苔藓、肾小球肾炎、混合型冷凝蛋白血症、B 细胞淋巴瘤和迟发性皮肤卟啉症等。

第二节 丙型肝炎病毒相关性肝硬化

一、HCV 相关性肝硬化定义

肝硬化(liver cirrhosis)是一种或多种原因引起的,以肝组织弥漫性纤维化、再生结节和假小叶形成为特征的慢性肝脏损害。肝硬化诊断要件为:门静脉高压和肝功能障碍。可因肝脏失代偿或上消化道出血、肝性脑病等并发症死亡。HCV 感染需要 20~30 年进展到肝硬化。肝硬化是肝癌发生的独立危险因素,肝硬化患者必须密切定期监测影像学和甲胎蛋白(AFP)及其异质体、异常凝血酶原等,以期早期发现 HCC。HCV 相关性肝硬化是指病原为 HCV 感染导致的肝硬化状态,临床实践需要排除其他病因的干扰,尤其是酒精性肝病。

二、临床表现

1. 临床表现 除晚期肝硬化患者表现出并发症症状外,1/3~1/2 的患者确诊前可无肝病表现,临床多由体检或查体时偶然发现。部分患者表现为慢性肝病症状,乏力、食欲减退、面色晦暗等,查体可见肝掌、蜘蛛痣。失代偿期患者可出现腹水、双下肢水肿等低蛋白血症表现,也有患者首发表现为上消化道大出血等。部分患者因体检发现肝脏占位而逆行追溯原因为 HCV 感染。另有部分患者如血友病、慢性肾功能衰竭等,因大量应用血制品,随着时间的延长,部分患者被检测出肝硬化。

2. 体征 患者查体可表现为慢性肝病体征,如面色晦暗,贫血面容,口腔出血,四肢消瘦,肌肉体积减小;腹部查体可见静脉显现,腹胀,叩诊移动性浊音阳性,严重腹水可见脐疝;双下肢水肿等。

三、辅助检查

1. 实验室检查 代偿性肝硬化肝功能生化检查可完全正常,须结合病史和影像学作诊断。失代偿期肝功能生化检查异常,核心表现为合成功能低下和代谢功能障碍,如凝血酶原时间延长、ALT/AST 不同程度升高、血清胆红素升高、血清白蛋白(Alb)降低、球蛋白(Glo)升高、A/G 比例倒置等,伴有 GGT、ALP 等胆系酶升高表现,此外,还可出现铜蓝蛋白、前白蛋白、胆碱酯酶水平降低。肝硬化伴有活动性炎症者可出现 AFP 低水平增高。其他相关检测结果有:血糖升高;血常规中白细胞、血小板计数降低等。

2. 影像学检查 腹部 B 超的经济效益比较好,CT 和 MRI 有助于客观判断肝脏形态学改变。影像学检查可发现:肝外形改变,体积缩小,肝叶比例失调,肝脏表面包膜不光滑或呈锯齿状,可见大小不一的结节,密度不均,门静脉主干增宽 >13mm;脾脏增厚,脾门静脉增宽 >6mm。随着影像技术的进展,部分患者可在 MRI 检查中提示肝硬化,但其他手段并不支持,在这种诊断灰色区域,需要肝组织活检进行证实。肝脏弹性测定(LSM)为目前推荐的无创肝纤维化诊断方法之一,可以评估是否存在肝硬化,对未来出现肝硬化并发症或肝细胞癌也有一定的预测作用。

3. 胃肠镜检查 胃镜检查是诊断门静脉高压的重要手段之一,是肝硬化的标准检查之一。对于怀疑肝硬化患者,尤其是初诊肝硬化或疑诊肝硬化患者,建议进行内镜检查,以明确门静脉高压的程度并评估未来出血风险。

总之,AHC 在临床中较为少见,CHC 和 HCV 相关性肝硬化的临床表现与其他慢性肝病类似,并无特殊表现。需要注意患者的肝外症状。必须提请临床医师注意的是多数 CHC 或 HCV 相关性肝硬化患者是体检发现的,因此要对 HCV 感染的隐匿性有充足的警惕性,在询问患者病史时要耐心细致。

(董 菁)

第五十八章

实验室检查

第一节 丙型肝炎的实验室诊断

诊断 HCV 感染主要有三大检测项目：抗体、抗原和 HCV RNA，RNA 阳性者再进行基因分型检测。本章节主要讨论前 3 种检测方法。

一、抗 -HCV 检测

抗 -HCV 检测是筛检或诊断 HCV 感染者的初步方法，在临床最为常用。常见的抗体检测方法有以下几种：

（一）酶联免疫吸附试验原理

酶联免疫吸附试验（enzyme linked immunosorbent assay，ELISA），又称酶免疫法，是目前最常用的液体标本中微量物质的测定方法之一。ELISA 可用于测定抗原，也可用于测定抗体。在这种测定方法中有 3 种必要的试剂：①固相的抗原或抗体；②酶标记的抗原或抗体；③酶作用的底物。常用的检测设计有：

1. 双抗体夹心法　是检测抗原最常用的方法。其原理是将特异性抗体结合到固相载体上形成固相抗体，然后和待检血清中的相应抗原结合形成免疫复合物，洗涤后再加酶标记抗体，与免疫复合物中抗原结合形成酶标抗体 - 抗原 - 固相抗体复合物，加底物显色，判断抗原含量。

2. 间接法　是检测抗体最常用的方法，其原理为利用酶标记的第二抗体以检测已与固相结合的受检抗体，故称为间接法。目前检测抗 -HCV 抗体的试剂盒基本都是根据间接法设计的。

3. 竞争法　可用于测定抗原，也可用于测定抗体。以测定抗原为例，受检抗原和酶标抗原竞争与固相抗体结合，因此结合于固相的酶标抗原量与受检抗原的量呈反比。

（二）固相酶免疫测定（EIA）法

EIA 法是目前最常用检测抗 -HCV 制剂，先后出现了 4 代。随着包被抗原及多肽的增加，其诊断 HCV 的敏感性及特异性都明显提高。保守性强、免疫原性好的 HCV 表达产物，如 C、NS3 及 NS5 可确保反应的广泛性和诊断的敏感性。

1. 第一代 EIA　C100-3 抗原是第一代试剂盒的包被抗原。最早商业化应用的抗 -HCV 检测试剂盒其抗原是美国的重组 C100-3 蛋白，二抗为鼠抗人单克隆抗体。应用上述试剂盒检测输血后或非输血 NANBH 患者抗 -C100 得阳性率分别为 69% 及 53%，健康对照组为 0.67%。抗 -C100 出现的时间较迟，不同患者抗 -C100 的阳转时间变化较大，从出现症状到可检测到抗 -C100 的时间在 4~32 周，平均 15 周，最长达 1 年以上。输血后 26 周阳性率达 90%，但有些患者该抗体持续阴性。由于抗 -C100 IgG 阳性结果只能说明机体可能感染过 HCV，不能诊断为急性感染，不适于作为早期诊断的指标。此外，EIA-1 检测抗 -C100 的假阳性率及假阴性率都较高。抗 -C100 阳性的供血者中，假阳性的占三分之一左右。部分抗 -C100 阳性是由非特异性反应引起的，如一些自身免疫性肝病、原发性胆汁性胆管炎（PBC）、系统性红斑狼疮（SLE）、风湿病等患者血清中也常可检测到抗 -C100。

2. **第二代 EIA**　随着对 HCV 结构及功能得深入了解，在 EIA-1 问世后不久就推出了第二代 EIA（EIA-2）。EIA-2 提高的诊断阳性率，将诊断时间提前，但仍有较高的假阴性率。EIA-2 是在 EIA-1 的基础上，增加了抗原片段，包括核心区多肽 C22-3，非结构区多肽 C33、C100-3 和 NS 5-1-1；把多个优势抗体多肽串联起来进行基因表达，可减少抗原中的非特异性成分，提高与抗体的亲和力，从而提高诊断的特异性及敏感性。如把 C33c 与 C100 融合成 C200 抗原，把 C33、C100 与 C22 融合成 C25 抗原，抗 -HCV 阳性率超过 95%。以昆虫细胞中表达的 C22-3 抗原与 C100-3 蛋白检测确诊为 NANBH 的患者，两者均阳性得为 55%，另有 22% 抗 -C22-3 阳性，说明 C22-3 的检测敏感感度高于 C100-3。完整 C 蛋白 P22 与 C100-3 检测 NANBH 血清，提示 P22 的敏感性也高于 C100-3，且抗 -P22 产生早于抗 -C100。抗 -P22 与血清 ALT 升高基本相符，因此抗 -P22 的检测有助于 HCV 的早期诊断及筛选供血者。

3. **第三代 EIA**　1992 年多家公司分别推出第三代 EIA（EIA-3）。EIA-3 是在 EIA-2 的基础上，又增加了一些新的抗原片段，如 core、NS3、NS4 和 NS5 等，改进了反应的灵敏度；提高了 NS3 的抗原性，并加入 NS5 区的优势抗原，从而提高了诊断的准确性。由于抗 -NS5 在 HCV 感染者血清中出现时间较早、滴度较高、持续较久，因此可提高抗 -HCV 的检出率，而且适用于早期（感染后 4 周）诊断，特别在流行率很低的人群中可较为准确地诊断 HCV 感染，是目前国内外广泛应用的抗 -HCV 检测试剂盒。

4. **第四代 EIA**　新近推出一种包括 HCV 基因组多个基因型多个功能区的抗原决定簇的第四代 EIA 试剂盒，该试剂盒的特点是采用表面活性剂处理分解病毒表面复合物，使其释放 HCV 核心抗原（core），并以 EIA 法进行检测以增加检测敏感性。公司自述该试剂盒灵敏度 100%，特异性 99.8%。包被的抗原有 2 段核心抗原，NS3、NS4A、NS4B 和 NS5 编码肽段各一条，为了提高覆盖率，NS3 和 NS4 抗原肽段分别来自 1a、1b、2 和 3 基，第四代试剂盒的敏感性较以往试剂盒提高了 4~5 倍。第四代 EIA 试剂盒的灵敏度提高了 10%~20%，而且对各个基因型的 HCV 都有比较高的检出效能，早期检测的窗口期仅 13 天，比其他试剂盒（30 天）都明显缩短，因此具有较大的优势。

（三）其他检测方法

1. **化学发光免疫测定（CIA）**　将具有高灵敏度的化学发光测定技术与高特异性的免疫反应相结合，反应原理与 EIA 类似，只是采用化学发光剂直接标记第二抗体，或者采用化学发光底物与偶联在第二抗体上的酶反应以显色。化学发光免疫测定已经成为一种成熟的、先进的超微量活性物质检测技术，应用范围广泛，是目前最先进的标记免疫测定技术，灵敏度和精确度比酶免法、荧光法高几个数量级，可以完全替代放射免疫分析，具有灵敏度高、特异性强、试剂价格低廉、试剂稳定且有效期长（6~18 个月）、方法稳定快速、检测范围宽、操作简单自动化程度高等优点。目前已经有多家 HCV 检测试剂的厂商开发出化学发光免疫测定的检测试剂盒。

2. **微粒子酶免疫测定（MEIA）**　传统 ELISA 应用的固相载体是聚苯乙烯微孔板，而该技术采用的固相载体是带有磁性的直径约 2.8mm 的聚苯乙烯微粒。其特点是反应面积极大，比板式扩大 20~30 倍，使反应在近乎液相中进行，反应速度大大加快，利用氧化铁的磁性，使用电磁场分离结合态和游离态，方便迅速，实现了精确的全自动化。二抗的标记可以采用酶标记，加入底物进行测定，也可以采用三联吡啶钌作为标记物，其活化衍生物是三联吡啶钌和 N- 羟基琥珀酸胺酯（NHS）。

二、抗 -HCV 检测的意义

抗 -HCV 分为 IgG 和 IgM，IgG 是目前主要的检测项目，由于技术原因 IgM 应用有限，虽然后者对于早期诊断有意义，但可信性尚待研究。

（一）抗 -HCV IgG 临床意义

抗 -HCV IgG 的检测不仅可辅助诊断 HCV 感染，还可帮助判断 HCV 感染的病程，是感染诊断的重要指标之一。其临床意义在于：①诊断 HCV 感染，ELISA 方法检测抗 -HCV 的抗体，方便经济，检测的阳性率高，适用于流行病学调查和高危人群的初筛；②判定病情走向，抗 -HCV IgG 滴度与 CHC 患者的病情活动密切相关。有研究发现，CHC 患者经 IFN 核心的抗病毒治疗呈持续病毒学应答（SVR）者，HCV RNA 阴转，同时抗 -C100、C33c IgG 滴度逐渐下降。抗 -HCV IgG 检测的局限性在于：①抗 -HCV IgG 在出现的时间较晚，急性期的检出率仅为 15%~54%，CHC 患者的抗 -HCV 阳性率为 70%~90%，且可持续存在数十年，因此抗 -HCV 无法判断是既往感染或是近期感染，但往往被看成是慢性感染的标志；②抗 -HCV IgG 不是判定病毒血症的标志，HCV RNA 才是确诊 HCV 近期感染的唯一可信的指标；③假阳性率高。其他一些疾病，如自身免疫性肝炎（AIH）、高 γ 球蛋白血症、类风湿关节炎、疟疾、黄病毒感染等抗 -HCV 都可能呈现阳性反应，而包被板中超氧化物歧化酶蛋白的存在也增加了假阳性率的可能性；④假阴性率较高，可能与 HCV 高度变异、检测系统的不稳定及敏感性不高，包被抗原的抗原性较弱，某些感染者免疫能力低下，导致抗体水平不过或抗体产生的时间延迟等有关。利用 EIA 检测高危人群，如输血后肝炎、静脉药瘾、长期输注血制品的血友病患者等，其诊断的特异性及敏感性均较高；而对于感染率很低的普通人群其检测的敏感性及特异性则最差，假阳性率及假阴性率可达 25%~50%。

（二）抗 -HCV IgM 临床意义

原则上病毒感染后先产生特异性的抗 -HCV IgM，随后是高滴度 IgG，因此特异性 IgM 能够反映早期感染情况，是早期诊断敏感指标。EIA 和 RIBA 法一般用来检测抗 -HCV IgG，这种抗体在 HCV 感染后出现较迟，持续时间长，且与血清 ALT 活性变化无相关性，不能预示 HCV 近期或急性感染及慢性丙肝是否处于活动状态。对 CHC 患者而言抗 -HCV IgM 阳性是病变活动的标志，常伴有 ALT 升高，抗 -HCV IgM 的检测对急性丙型肝炎的诊断和确定 CHC 的病情活动具有一定的意义。由于不受球蛋白的影响，抗 -HCV IgM 的假阳性率很低。早期有研究用 EIA 检测 HCV 急性感染患者血清抗 -C100 IgM，在感染后 1~2 周时的阳性率达 93%，高于抗 -C100 IgG；后期研究发现抗 -HCV IgM 的检出率达 88%，平均检出时间为感染后 3.7 周，持续 18 周。目前抗 -HCV IgM 的检测在临床上的应用较少，主要是由于试剂盒的灵敏度和特异性与其他方法比较起来有一定的缺陷，且假阳性率高。

总之，抗 -HCV 检测是目前常用的筛检检测方法，IgG 为目前临床机构常用，IgM 存在较多的假阳性和假阴性,这些检测方法需要与 HCV RNA 联合应用,以增强检测的阳性率和准确率。

三、HCV 抗原的检测

(一) 原理与方法

由于 HCV 的感染存在检测"窗口期",在此期间抗 -HCV 抗体的检测会出现较高比例的假阴性,因此多年来,研究人员一直在探索能够直接检测 HCV 的抗原。检测 HCV 特异性抗原可有效缩短 HCV 感染诊断窗口期,并可以用于监测 HCV 复制程度,也可用于抗病毒治疗效果的监测。HCV 核心蛋白长约 190aa,其氨基酸序列相对保守,比较已有的 HCV 各分离株的氨基酸序列,其同源性超过 95%,在病毒增殖及发病机制中起重要作用,是 HCV 感染的重要标志。1999 年建立了一种酶免分析法用于检测血清中的 HCV 核心抗原,在该方法中先用 3 种去垢剂(Triton X-100、CHAPS 和 SDS)预处理被检标本,即有效灭活标本中的核心抗原抗体,之后以 EIA 法检测 HCV 核心蛋白。核心抗原的检测比 HCV RNA 平均迟 1~2 天,核心抗原和 HCV RNA 的动力学变化密切相关,可以作为 HCV 复制状态的标志。

美国已推出了用双抗体夹心法定性或定量检测血清样品中总的或游离的 HCV 核心抗原 ELISA 试剂盒。该法不受被测样品中抗 -HCV 的干扰,检测结果准确可靠,与 RT-PCR 方法相比具有方法简单、时间短、对环境要求低以及假阳性率低的特点,在临床上可用于 HCV 感染早期诊断、抗 -HCV 阳性感染者的病毒血症分析以及 HCV 感染者治疗前后病毒血症追踪分析等。HCV 核心抗原在外周血中有游离抗原与总抗原两种状态,前者存在于抗 -HCV 转阳前,在抗 -HCV 出现后,所测定的 HCV 抗原为总抗原。

(二) HCV 抗原检测的意义

1. 早期诊断 研究表明在 HCV 感染早期病毒有一复制爆发期,约 17h 增殖 1 倍,RNA 在很短时间内达到 10^6 拷贝 /mL 以上。所以,在感染早期的血清中可较为容易检测到 HCV 核心抗原。有研究认为 HCV 核心抗原的检出比抗 -HCV 的检出早约 49 天,可用于供血员的筛查,这将显著提高输血的安全性。另有研究发现 95% 的 HCV RNA 阳性但抗 -HCV 阴性的样品 HCV 抗原检测为阳性,批间及批内检测 CV 值均低于 10%。提示 HCV 抗原检测技术具有良好的敏感性和特异性,可应用于血清和血制品的安全性筛查。

2. 疗效监测 HCV 抗原检测可用于临床治疗的监测,而且为药物筛选提供了新的方法,该技术在急慢性 HCV 感染以及治疗效果的预测和监测方面具有广阔应用前景。日本学者通过 EIA 定量检测了 HCV 核心蛋白,以评价 IFN-α 治疗 CHC 的疗效,SVR 患者在治疗后 2 周核心蛋白开始转阴,在整个治疗中持续阴性;8 例无应答患者 2 周后核心蛋白也转阴,但停药后再次阳转。说明核心蛋白检测可用于监测治疗效果,但还需要大样本资料验证其可靠性。

(三) HCV 抗原与抗体的同时检测

基于缩短检测窗口期的考虑,目前已经有多家公司推出了相应的 HCV 抗原 - 抗体复合物检测的试剂盒,这应该也是所谓的"第五代"HCV EIA 检测试剂盒的发展方向。这种设计能够同时检测 HCV 的抗原 - 抗体,将有助于提高检测的灵敏度,同时缩短了检测的"窗口期"。迄今为止,应用抗原抗体联合检测试剂盒所做的临床病例报告还比较少,但是多个国家的疾病控制中心已经对该类试剂盒进行了相应的质量检测,根据英国卫生防护局传染病中心所做的评估报告显示,MUREX HCV Ag/Ab Combination Assay 试剂盒和 Monolisa HCV Ag/Ab 试剂盒都有很好的特异性和灵敏度,总体的阳性检出率均明显高于所用的多个厂家的抗 -HCV EIA 试剂盒,但是比 PCR 敏感性略低,检测的"窗口期"比这些单纯的抗体检测试剂盒平均缩短 14 天(中位数 20 天)。法国和意大利研究组共同做了一个评估报告,他们收集了 HCV RNA 阳性而 HCV 抗体检测阴性的"窗口期"样本,采用 Monolisa HCV Ag/Ab 试剂盒进行检测,发现阳性检出率为 40%~90%,检测的窗口期比抗 -HCV 试剂盒平均缩短 37 天。在另一个大样本随机血样中进行的特异性实验中发现特异性高达 99.86%。

HCV 抗原抗体联合检测可以明显地提高阳性检出率,缩短检出的"窗口期",而所有的操作步骤跟 EIA 完全一样,因此具有广泛的应用前景,也是今后检测试剂盒发展的一个重要趋势。

四、HCV RNA 定量检测

EIA 法检测 HCV 的抗体,经济有效,但是由于个体间免疫功能的差异,部分患者出现抗 -HCV 较晚,免疫功能低下者和经免疫抑制治疗者甚至可能不产生抗 -HCV,因此,抗体检测法存在一定的局限。此外,抗 -HCV 无法反映病情的变化,不能作为治疗时的检测依据。随着分子检测技术的进步,人类已可以检测血液中各种病毒 DNA、RNA,并予以精确定量。血清中 HCV RNA 是 HCV 感染的直接证据,可反映 HCV 在体内的复制及传染程度,对 HCV 感染的诊断、治疗、预后判断等方面有重要意义,更是 HCV 早期感染、确诊的主要指标。

(一)病毒载量检测基本原理

1. 聚合酶链反应 聚合酶链反应(PCR)也称多聚酶链式反应,是近年来发展起来的一种体外扩增特异 DNA 片段的技术,此法操作简便,可在短时间内在试管中获得数百万个特异 DNA 顺序的拷贝。PCR 技术实际上是在模板 DNA、引物和 4 种脱氧核糖核苷酸存在的条件下依赖于 DNA 聚合酶的酶促合成反应,是在体外试管对体内 DNA 复制反应的高度模拟。PCR 技术的特异性取决于引物和模板 DNA 结合的特异性。PCR 的三个反应步骤反复进行,使 DNA 扩增量呈指数上升。反应最终的 DNA 扩增量可用 $Y=(1+X)^n$ 计算。Y 代表靶片段扩增后的拷贝数,X 表示平均每次的扩增效率,n 代表循环次数。平均扩增效率的理论值为 100%,但在实际反应中平均效率达不到理论值。反应初期,靶序列 DNA 片段呈指数形式增加,随着 PCR 产物的逐渐积累,被扩增的 DNA 片段不再呈指数增加,而进入线性增长期或静止期,即出现"停滞效应",这种效应称平台期。

2. 逆转录 PCR RT-PCR 是将 RNA 逆转录(RT)至互补 DNA(cDNA),然后以 cDNA 为模板进行 PCR 扩增,以达到大量无性克隆靶 RNA 的目的。作为模板的 RNA 可以是总 RNA、mRNA 或体外转录的 RNA 产物,无论使用何种 RNA,关键是确保 RNA 中无 RNA 酶或 DNA 的污染。用于逆转录的引物可视实验的具体情况选择随机引物、Oligo dT 及靶基因特异性引物中的一种。HCV 靶基因特异性引物是与目的序列互补的引物,适用于目的序列已知的情况,即 HCV 检测。

3. 荧光定量 PCR 技术 荧光定量 PCR 技术,是在 PCR 反应体系中加入荧光基团,利用荧光信号积累实时监测整个 PCR 进程,最后通过标准曲线法对未知模板进行定量分析。目前常用的检测方法为:

(1)TaqMan 荧光探针:PCR 扩增时在加入一对引物的同时加入一个特异性的荧光探针,

该探针为一寡核苷酸,两端分别标记一个报告荧光基团和一个淬灭荧光基团。探针完整时,报告基团发射的荧光信号被淬灭基团吸收,而 PCR 扩增时,Taq 酶的 5′-3′ 外切酶活性将探针酶切降解,使报告荧光基团和淬灭荧光基团分离,从而荧光监测系统可接收到荧光信号,即每扩增一条 DNA 链,就有一个荧光分子形成,实现了荧光信号的累积与 PCR 产物形成完全同步。

(2)SYBR 荧光染料:在 PCR 反应体系中,加入过量 SYBR 荧光染料,SYBR 荧光染料可以特异性地掺入 DNA 双链后,发射荧光信号,而不掺入链中的 SYBR 染料分子不会发射任何荧光信号,从而保证荧光信号的增加与 PCR 产物的增加完全同步。

与普通 PCR 模式相比,实时荧光 PCR 具备几个方面的优势:首先,由于实时荧光 PCR 采用封闭的检测模式,因此扩增产物导致污染的可能性比普通 PCR 要小得多;其次,由于扩增产物的检测在 PCR 扩增过程中同时进行,并且数据的采集、分析全部由仪器自动完成,因此整个检测所需的时间比普通 PCR 要节省许多;再次,实时荧光 PCR 检测模式功能强大,具备定性、定量、突变、多项目等检测功能。实时荧光 PCR 进行定量检测时,其定量线性范围比普通 PCR 要宽得多,因此实时荧光 PCR 是目前主要的 HCV RNA 定量检测方法。

(二) HCV RNA 定量检测的应用

定量 PCR 检测保留了常规 PCR 的敏感性及特异性,但减少了对扩增率有影响的固有因素。随着反应试剂、仪器和操作的不断发展和完善,以实时荧光 PCR 技术为核心的检测试剂盒纷纷问世,逐步趋向于灵敏特异、快速精确和自动化。

1. 定量 PCR 的类型及相关试剂盒　分支 DNA 信号放大(branched-DNA signal amplification)法:是一种定量分子杂交检测核酸的技术,原理是通过固相微孔板进行一系列杂交反应来扩增目的信号,并用化学发光法进行定量。该技术的其基本模式是"三明治"杂交,也简称 b-DNA 法。分支链 DNA 技术的特点是只需释放核酸,将其变性,不需对核酸进行抽提纯化,不经过指数增长的扩增过程,放大倍数确定,不利因素少,稳定性强,重复性好,用于 RNA 的动态水平研究结果准确。Versant HCV RNA 3.0 Quantitative Assay 检测试剂盒就是基于分支 DNA 信号放大法开发设计的,其检测的灵敏度可以达到 615IU/mL,检测的线性范围从 615IU/mL 到 7.7×10^6 IU/mL,是 FDA 最早批准的用于临床 HCV RNA 定量测定的试剂盒,目前在临床上广泛应用。

2. 竞争定量 PCR(competitive quantitative PCR)　竞争定量 PCR 是先构建一个与靶基因相同的扩增效率和引物结合位点,仅探针结合位点不同的内标物,在同一反应管内,靶基因和内标物和引物竞争性结合,进行同步扩增,由于竞争作用,当一种模板量逐渐增加时,另一种模板的扩增产物相对逐渐减少,但两种扩增产物的比值和两种初始状态时模板分子数的比值是一致的。再根据标准品的准确含量制作标准曲线,从而进行准确核酸定量。内标法是目前 PCR 定量方法中最准确的方法,因而构建内标物是建立本方法的关键,内标法构建的方法有:靶基因扩增产物的突变;限制性片段的插入或缺失;含靶基因引物结合位点的非同源性 DNA 序列等,其中通过 PCR 方法构建的探针结合位点核苷酸直接突变构建的内标物是目前应用最多、最方便的方法。目前 Amplicor HCV Monitor 和 Amplicor HCV Monitor version 2.0 试剂盒、LCx HCV RNA Quantitative Assay 试剂盒都是基于竞争定量 PCR 开发出来的。

3. 荧光定量 PCR　在普通的 RT-PCR 反应体系中加入荧光基团,利用荧光信号积累实

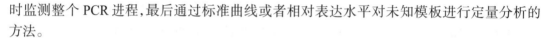

时监测整个 PCR 进程,最后通过标准曲线或者相对表达水平对未知模板进行定量分析的方法。

(1) Taqman 探针技术:Taqman 技术现已广泛用于基因检测。该技术的原理是利用 Taq 酶的 5′-3′ 外切酶活性,在传统 PCR 技术一对特异性引物的基础上增加了一条荧光双标记探针。该探针可与上、下游引物之间的 DNA 模板序列特异性结合。探针的 5′ 端标以荧光报告基团,如 FAM(6- 羧基荧光素);3′ 端标以荧光淬灭基团,如 TAMRA(6- 羧基四甲基罗丹明)。当探针保持完整时,两个基团的空间距离非常接近,构成荧光能量传递(FRET)关系,5′ 端荧光报告基团发出的荧光信号被 3′ 端淬灭基团吸收,使其不能被仪器检测。当两个基团发生分离后,两者间的 FRET 关系被破坏,淬灭基团的抑制作用解除,报告基团的荧光信号便得到释放。目前用于临床的 Realtime HCV 试剂盒、Cobas TaqMan HCV 试剂盒,是临床用来确认 HCV 感染最常用的分子生物学手段。

(2) AmpliSensor 技术:该技术与 Taqman 的区别在于其采用的是复合探针。一个探针上标以荧光报告基团,另一个探针上标以荧光淬灭基团,后者的 5′ 端较前者多出 7 个碱基(GCGTCCC),两探针之间能因碱基互补而结合,此时两基团靠近而形成 FRET 结构,报告基团的荧光信号被淬灭基团吸收。当两探针分开后,其间的 FRET 关系受到破坏,淬灭基团的抑制作用解除,报告基团的荧光信号得到释放。在 PCR 扩增前需将该复合探针与一个半套式 PCR 引物连接,该引物的 5′ 端应具有一段与长探针上多出的 7 个碱基互补的序列,以便 DNA 连接酶能将该引物与短探针连接。扩增时该探针 2 引物复合物作为半套式引物掺入到模板,并释放出淬灭探针,使原有的 FRET 结构破坏,从而释放出报告基团的荧光信号,其强度与被扩增的模板数相对应。

(3) 核酸序列依赖性扩增技术(nucleic acid sequence-based amplification,NASBA):NASBA 与普通 PCR 不同的是,NASBA 是由一对引物引导的,连续均一的体外特异性核苷酸序列等温扩增的酶促反应体系,标准 NASBA 反应体系包括鸟成髓细胞瘤病毒(AMV)逆转录酶、RNA 酶 H、T7RNA 聚合酶、dNTP、特异性引物和适宜的缓冲液。引物 I 长约 45nt,3′ 末端约有 20nt 与模板 3′ 互补,其 5′ 末端含有可被 T7 RNA 聚合酶识别的启动子序列,引物 II 长 20nt,序列与模板的 5′ 端一致。整个反应分非循环相和循环相:在非循环相中,引物 I 与模板 RNA 退火后在 AMV 逆转录酶的作用下合成 cDNA,形成 RNA/DNA 杂交体,随即 RNA 酶 H 降解 RNA;引物 II 与 cDNA 退火,合成第二条 DNA 互补链。T7 RNA 聚合酶识别双链 DNA 中的启动子序列后,催化合成 RNA,进入循环相,并对模板进行大量扩增。NASBA 最大的特点是可直接扩增特异性单链 RNA,整个反应不需特殊仪器,无需温度循环,没有高温变性步骤,不会受到外来双链 DNA 的污染。

4. 定量 PCR 的标准化 HCV RNA 定量试验可精确地检测血清中 HCV RNA 的载量,是预测和观察抗病毒效果的重要指标。但是 HCV 核酸扩增定量检测是复杂的生物学测定,核酸扩增检测结果报告的单位有很多种,如当量 /mL、拷贝 /mL、PCR 检测单位 /mL 等,不同实验室不同试剂之间结果很难进行比较。为了解决这个问题,世界卫生组织(WHO)从 1996 年开始组织多中心合作研制了用于病毒核酸扩增检测的 HCV RNA 国际标准品,单位为国际单位 /mL(IU/mL)。当然 IU/mL 与样本中实际的病毒载量并不等同,不同的检测试剂盒有所区别,国外 HCV RNA 定量检测试剂盒有 PCR 扩增的 Cobas V2.0、SuperQuant、LCx HCV RNA 定量分析法等,以及 bDNA 的 Versant HCV RNA3.0 定量分析法,不同 HCV RNA 定量检测试剂拷贝 /mL 的检测结果换算成为 IU/mL 的结果时,应采用不同的换算公式。如

Cobas V2.0 方法 2.7 拷贝 /mL，SuperQuant 方法 3.4 拷贝 /mL，LCx HCV RNA 方法 3.8 拷贝 /mL 和 Versant HCV RNA3.0 方法 5.2 拷贝 /mL 等于 1IU/mL。目前，国外 HCV RNA 定量检测试剂盒的检测结果均趋向于采用 IU/mL 为单位。这些国外试剂的换算公式的确定，为临床对 CHC 的疗效预测和监测提供了统一的标准，患者治疗的不同阶段采用不同的试剂进行检测时也能进行比较。

（三）HCV RNA 定量检测的意义

PCR 应用广泛，不仅可检测到血清及肝组织中 HCV RNA，还可检测到其他组织及体液中 HCV RNA，对了解 HCV 的流行病学、发病机制、疗效的观察等都有积极的指导意义。

1. HCV 感染早期诊断　经血液感染 HCV 后数天就可出现病毒血症，但 ALT 的变化及抗 -HCV 产生则需要数周的时间，因此 PCR 是 HCV 感染早期诊断的最佳手段。HCV 感染后，血清中 RNA 含量一般很低，常规的核酸杂交技术难以获得理想的结果，而 PCR 则可敏感、特异地检出 HCV RNA。部分患者在血清学指标模棱两可使得医师不能得出准确结论时，或血清学指标与临床表现不相符时，用 PCR 诊断技术有助于临床确诊。如使用免疫抑制剂后，利用免疫学指标已经不能反映病原体的感染状况，只能用通过 PCR 技术进行检测。

2. 预测疗效　HCV RNA 的定量检测的重要意义之一是对 CHC 治疗进行评价及预测，影响 CHC 患者 IFN 治疗因素包括 HCV RNA 的含量、基因型、年龄、是否为肝硬化、病程的长短等。越来越多的研究表明，ALT 作为 IFN 治疗有效的指标是不可靠的，IFN 治疗的目标应是达到 ALT 正常 3~6 个月，同时 HCV RNA 转阴。目前 HCV RNA 定量方法是标准治疗（PR）的标准检测手段。

3. 用于血液及制品的安全性检测　定量 PCR 检测可以缩短 HCV 检测的窗口期，检出窗口期污染的 HCV 阳性血样，从而进一步保证安全输血、降低输血后 HCV 感染的残余风险度。

（四）HCV RNA 定量检测应该注意的问题

PCR 检测虽可全自动化操作，但检测的最大技术难点仍是实验室污染。PCR 过程涉及样品的采集、储存、模板的纯化、逆转录、扩增等许多环节，每个环节都受许多因素影响。常见的问题有：

1. 样品污染　采集样品时常出现交叉污染可导致假阳性结果，要在无菌的条件下采血，实验室应严格分为 PCR 前准备区、样本处理区和检测区，各区的物品专用，防止交叉污染。

2. 样本处理不当　进行 RT-PCR 扩增前，建议用枸橼酸钠及 EDTA 作为血清抗凝剂，而避免用肝素。外周血单个核细胞是 HCV 肝外复制的一个重要部位，有研究比较了用全血和血清两种样本进行 HCV RNA 定量 PCR 检测，发现可以用全血样本进行定量 PCR 分析可减少样本的处理步骤，也减少污染的机会。

3. 储存与冻融处置不当　HCV RNA 在血中的浓度非常低，易受 RNA 酶降解而被迅速破坏，因此采血到血清分离的时间对 HCV RNA 活性的影响很大。2h 内分离，活性降低 <10%，而 24h 后活性降低 >40%。血清置于室温或 4℃，HCV RNA 活性也将降低，因此采血后应尽快分离血清。于 –20℃储存 1 年的血清，活性下降 89.7%；–80℃储存的血清，活性损失最少。血清的反复冻融对检测结果有影响。

4. RNA 的提取不严谨 血清样本中 RNA 含量低,不同的 RNA 抽提方法最终的得率也不一样,有些 RNA 提取方法的损失较大,容易导致假阴性结果。

5. 实验操作质量控制不一致 PCR 检测操作复杂,技术要求高,质控要求高。由于 PCR 产物以对数方式扩增,小的误差可能使扩增效率产生很大的差异,影响 PCR 结果的可靠性,因此设置对照至关重要。

总之,HCV RNA 检测是临床重要的诊断、治疗检测手段,在 HCV 感染者的诊治过程中扮演重要角色。在临床检验中心,需要严格按照操作程序检测每个标本,以免误导临床医师的判断。

五、基因分型

(一)主要的 HCV 基因分型方法

HCV 基因分型主要以核苷酸序列为基础,确定 HCV 分型最准确的方法是比较 HCV 全基因的同源性,核苷酸的同源性小于 80% 则分属不同的基因型。不同的研究者在实用原则下建立并使用各自的 HCV 分类系统,主要的命名系统有:

1. Simmonds 分型法 1993 年 Simmonds 等提出了亲缘关系分析法或遗传树(phylogenetic tree)分析法对全基因组进行比较以区别基因型。通过比较来自欧洲、南美洲、北美洲、远东地区等 HCV 基因组的 NS5B 区内一个长度为 222nt 片段(第 7 975~8 196nt),利用计算机软件进行亲缘关系树状结构分析,发现不同型基因同源性为 56%~72%,亚型间为 78%~88%,不同株间为 88%~100%。该分型方法是目前国际通用的分型命名。应用该方法确立 HCV 分为 6 种主要基因型以及多种亚型,即 1~6 型,其中 1 型、2 型各有 3 个亚型,3 型有 2 个亚型,4~6 型为单一亚型,亚型以 a、b、c 等表示。其中 1 型及 2 型主要见于北美洲、欧洲及亚洲,4 型、5 型、6 型主要分别见于中东地区、南非及我国香港地区等地。

2. Enomoto 分型法 1990 年学者 Enomoto 等开展 HCV 基因分型研究工作,并最早提出了 HCV 分型观点。分型方法是基于针对 NS5 区以的 PCR- 限制性片段长度多态性(RFLP)计数进行基因分型。该方法以最早在美国发现的 HCV 基因型称为原型(prototype,PT)或美国型(HCV-US,HCV-1),日本株则称为 K2a 或 K2b,把已测序的 HCV 分离株分成 PT/a、K1/1b、K2a/2a、K2b/2b 型,其中 K 代表作者所在单位 Kanazawa 医科大学。该方法已不常用。

3. Okamoto 分型法 20 世纪 90 年代,Okamoto 等从日本患者血清中克隆到 HC-J6 和 HCV-J8 分离株,与 HCV-1、HCV-J、HCV-BK 株的核苷酸一起,经基因组全序列分析,认为把 HCV 分成 4 型,用 Ⅰ、Ⅱ、Ⅲ、Ⅲ代表各种基因型,相当于 Simmonds 分型的 1 型和 2 型。在此基础上,Mori 等把 HCV-3a 及 3b 分别归为 Ⅴ型及Ⅵ型。该分型法也不常用

为了避免命名的混乱,根据 2005 年新达成的 HCV 基因型命名规则共识,均采用 Simmonods 等人建立的以 HCV 基因组 NS5、E1 和核心区为基础的分型方法。目前的 HCV 基因分型基本上能反映 HCV 全序列变化情况,故在抗病毒疗效考核中得到最为广泛的应用。本章节以下无特殊注明者均按 Simmonods 分型法分型。

(二)HCV 基因分型方法

1. 线性探针反向杂交技术(LiPA) LiPA 是临床实验室普遍使用的 HCV 基因分型技术之一。如 InnoLipa,是针对 5'-UTR 的型特异性探针进行分型。应用生物素标记的引物 RT-PCR 法扩增 HCV 5'-UTR,得到生物素标记的 DNA;将 PCR 产物变性后,与固定在纤维素

膜上的基因型特异探针杂交,最终根据条带位置确定 HCV 的基因型和亚型。本法灵敏度高,特异性强,条带清晰,易于判断,较其他方法更为灵敏和特异,检测结果与"金标准"有很好的一致性,现已广泛用于临床。由于 HCV 5′-UTR 相对保守,对某些亚型的区别较差。最初的设计的 LiPA 只扩增 5′-UTR,不能区分 1a 和 1b 亚型、4 型的亚型以及东南亚 6 型的变种,针对上述问题设计的新一代的 LiPA 可以准确区分 1 型与东南亚 6c-6l 亚型,并可以根据 HCV 核心区的序列更准确地区分 1a 和 1b 型。但鉴于 LiPA 对 HCV 低载量患者的检测结果不好,有公司开发了一种更敏感的转录介导扩增(TMA)-LiPA 技术解决这个难题,他们把 Bayer HCV TMA 技术与 LiPA 联合使用。这种方法利用 TMA 反应中扩增 RNA 时产生的少量双链 DNA 副产物,与生物素标记的引物退火延伸,扩增产物再与 LiPA 条带杂交。TMA 技术的高敏感性[$(5\sim10)\times10^3$ IU/L]使低载量 HCV 病毒也能检测,并且研究者还证明了 TMA-LiPA 与 LiPA 在检测基因型方面有很好的一致性。

2. Invader HCV Invader HCV 是一种荧光探针与内切酶联用的基因分型检测技术,可在 1h 内快速检测 HCV 5′-UTR 序列,将 HCV 样本分为 1~6 型,但不能区分亚型。Invader HCV 的技术原理相对比较复杂,将设计好的型特异性探针与 RT-PCR 扩增产物共同孵育,一种为侵入探针,一种为初始探针,一种为信号探针:侵入探针与型特异位点的下游序列互补,其 3′ 端正好结束于型特异位点;初始探针与型特异位点的上游序列互补,如果初始探针在型特异位点也与目的序列互补,则它就会与侵入探针产生一个重叠结构,这个结构能被特定的内切酶识别并在该处切断,如不互补则初始探针不被切断;而信号探针与初始探针互补,与信号探针形成特异结构从而被内切酶识别,并从信号探针上切掉一段带有荧光标记的序列。通过对产生的荧光信号的检测即可判定 HCV 基因型。

3. 实时荧光 PCR 实时荧光 PCR 是根据荧光共振能量转移的原理检测基因型。检测探针多是 Taqman 探针,检测结果与 LiPA 一致。目前多数检测技术扩增的都是保守的 5′-UTR。虽然可以很好地区分 HCV 主要基因型,但对于亚型的检测尚有不足。Abbott HCV ASR 是一种多色三管 Real-time RT-PCR 系统,可扩增 5′-UTR 和 NS5B 2 个区域,不但可以检测 HCV 主要的基因型,还能区分 1、2 型中的 1a、1b 和 2a、2b 亚型。

4. Trugene HCV 5′NC Genotyping Kit 该 Kit 是已商品化的测序分型试剂,有专门的试剂盒、测序系统以及分析软件。通过对 5′-UTR 测序,所得结果与已知基因型数据库对比进行分型,以区分主要基因型,与 LiPA 法有很好的一致性,但不能准确检测亚型。Trugene HCV NS5B Genotyping Kit 同时检测 HCV NS5B 区,直接测序后与基因分型序列数据库对比分型。由于测序检测的成本高,需要专业人员的操作,且检测混合感染方面也不如其他方法好,因此应用受到一定限制。

上述商品化的分子生物学检测方法各有其优缺点。LiPA 的检测成本最低,但操作时间长,会有"鬼带"出现的情况;Abbott HCV ASR 操作时间短,但检测成本高,对 4 型的检测缺乏特异性;Invader HCV 的操作时间和检测成本居于两者之间。

(三)HCV 基因分型意义

近年来研究发现 HCV 分型对 HCV 流行病学特点、进化机制、临床特征、诊断、疗效预测、预后判断及疫苗的研制等方面有重要意义。

1. HCV 感染的分布特征 HCV 至少可分为 6 个基因型,100 多个亚型。HCV 基因型的分布存在明显地理差异。5 种常见的基因型即 1a、1b、2a、2b、3a 呈全球性分布,4、6 型主要分布于特定区域,非洲和东南亚是基因型多样性最为丰富的地区。在西欧和美国主要为1a亚型,占60%~70%,有学者认为1a来源于北美等地不同地区,HCV基因型有所不同。1b亚型则以日本为中心,占70%~80%,在东亚、欧洲东西部及北非多见,有报道称日本1b型也很可能来源于美国。2a和2b型多分布于亚洲和欧洲,其中意大利、芬兰的2型流行率高,且2c型在意大利是高流行型,这些基因型可能都来源于非洲。3型主要分布于印度、巴基斯坦、泰国、新加坡等国,3a型在非洲部分国家、阿富汗、巴勒斯坦、泰国和新加坡等南亚国家呈高流行区,并在东印度和孟加拉国的一些人群中成为HCV感染的唯一基因型,世界上流行的3a型主要来源于这些地区。其他基因型的分布则局限于某些地区,如4型在中东和中南非占优势,是扎伊尔及埃及的主要基因型,占20%~30%,其中4f是中非地区最主要也是最有特征的流行株;5a型则局限于南非,占50%,但最近研究发现,西班牙南部的地区有很高的流行率,这可是由于人口流动造成的;6a分布于东南亚的越南、马来西亚,以及我国香港及澳门等地区。

我国内地(大陆)HCV基因型特征为多种基因型并存,但还是呈现一定的规律性,以1b及2a型为主,且1b居多,与我国香港地区、台湾地区以及日本、韩国等地的基因型分布相似。南方的1b型占大部分(90%左右),北方城市则出现较大比例的2a(35%~70%),在广州、深圳等地已出现6a型的流行株(10%),已取代2a成为第二流行株。

2. 疗效预测 HCV基因型与IFN的应答有关,不同的基因型对治疗的反应不一样。1b型感染者疗效明显低于其他常见基因型感染者。1型HCV感染者经PEG-IFN联合利巴韦林治疗的SVR率较2、3型低20%左右。目前1型和4型的治疗预期明显低于其他4种基因型。因此,在对CHC患者进行治疗前,除了考虑患者年龄、病程、肝纤维化程度和病毒复制水平外,有必要了解HCV基因型,为临床用药和预测疗效提供依据。

六、耐药相关基因检测

1. 直接抗病毒药物作用简述 直接抗病毒药物(DAA):按照作用位点的不同,DAA分为NS3/4蛋白酶抑制剂、NS5A抑制剂(雷迪帕韦)、NS5B多聚酶抑制剂3类。NS3/4蛋白酶抑制剂又分为第一代(替拉瑞韦)和第二代(西咪匹韦),NS5B多聚酶抑制剂又分为非核苷(酸)类似物(NNI)和核苷(酸)类似物(NAs)。根据耐药倾向,目前建议以NS5B多聚酶抑制剂为核心,再联合1种或2种其他作用机制的药物,以达到短期强效根治HCV感染的目的。DAA具有强效抑制HCV复制的能力,可迅速降低血清HCV RNA水平,缩短疗程,但单药使用耐药率高,与PR联用或多种DAA联合应用可显著提高SVR。已经上市的有西咪匹韦(simeprevir)、索非布韦(sofosbuvir)、雷迪帕韦(ledipasvir)、阿斯普瑞韦(asuneprevir)、达卡他韦(daclatasvir)、奥比他韦(ombitasvir)以及2种或3种药物的混合制剂等。由于HCV具有高变异特性,病毒以变异对付环境压力,也适应药物选择,因此可能出现作用位点的变异。由于DAA尚未广泛在我国大陆地区应用,是否存在预存(preexist)病毒耐药株尚是疑问,需要进一步的分子流行病学调查。

2. DAA耐药位点 关于DAA耐药位点的检测,目前在欧美国家并非常规检测,但从技术手段上可以进行此类检测,并不复杂。本节不讨论技术手段,仅以表10-58-1罗列已知的耐药位点,以备DAA治疗时参考。由于一些药物尚未引进到国内市场,且翻译名称未统一,为避免误会本表格使用英文名称(部分括注中文名)。

表 10-58-1　DAA 已知耐药位点

DAA 分类	耐药位点
第一代 NS3 抑制剂	
ciluprevir（西鲁瑞韦）	（NS3）R155K/T/Q，A15V/T，D1A/V/T/H
telaprevir（替拉瑞韦）	（NS3）V3M/A，T54A，R155K/T，A15V/T/S，V3M/A+R155K/T，V3M/A+A15V/T
boceprevir（波普瑞韦）	（NS3）V3M/A/L，T54S/A，R155K，V55A，R155T，A15S，V15I，V10A，I10T
第二代 NS3 抑制剂	
danoprevir（达那普韦）	（NS3）R155K，D1E
simeprevir（西咪匹韦）	（NS3）Q0R/Q，R155K/T/Q，A15S/V/T，D1A/V/T/H
asunaprevir（阿舒瑞韦）	（NS3）R155K，A15V/T，D1A/E/T/V/Y
narlaprevir（那拉匹韦）	（NS3）V3A/M，R155K/T/Q，A15S/V/T，V10A
MK512	（NS3）A15V/T，D1A/V/T/H
NS5A 抑制剂	
daclatasvir（达卡他韦）	（NS5A）Q30R，L31M/V，Y39C/N
NS5B 多聚酶抑制剂［核苷（酸）类似物］	
mericitabine	（NS5B）体外 S22T，体内无报道
NS5B 多聚酶抑制剂［非核苷（酸）类似物］	
tegobuvir	（NS5B）C31N，Y44 h
filibuvir	（NS5B）M423T/I/V，M42T，I42T
setrobuvir	（NS5B）M414T/L，G554D，D559 g

　　总之，DAA 耐药位点因药物的不同而不同，但就未来应用而言，需要注意以下 2 点：①联合应用不同作用机制的 DAA 可以防范耐药的发生；②根据病情合理安排耐药基因检测以避免对病情的误判。DAA 耐药能否走进临床实践，仍需要进一步研判。

七、宿主 IL-28B 基因多态性

　　与上述病毒学指标不同，本指标是聚乙二醇干扰素联合利巴韦林（PR）方案治疗过程中的重要预测因子，在此一并解读。单核苷酸多态性（SNP）的检测方法已经成熟，可重复性强，在明确知道位点的情况下，可不采用测序法，以探针法或 SNPshot 法检测。本章节不做过多方法学解读，主要解释几个位点变异导致的临床治疗预测意义的差距。

（一）IL-28B 基因多态性临床意义

　　IL-28B，即 IFN-λ3，位于 19 号染色体，基因包含 6 个外显子。IL-28B 基因编码 IFN-λ3，为 Ⅲ 型干扰素。2009 年有 3 个研究组应全基因组相关性研究（GWAS）方法分析非洲、欧

洲、东亚 CHC 患者群干扰素联合利巴韦林（PR）治疗效果，研究定位了 2 个 IL-28B 基因位点的 SNP 与疗效相关性最强，分别为 IL-28B 上游 3kb 处的 rs12979860 和上游 8kb 处的 rs8099917。研究提出 IL-28B 基因 SNP 可左右 SVR 率，尤其是对于基因 1 型 HCV 感染者。

相同 PR 治疗条件下，IL-28B 基因位点 rs12979860 为 C/C 者获得 SVR 是 T/T 者的 2 倍；位点 rs8099917 为 T/T 者为 G/T 者的 5 倍。多人种的横向对比研究中证实，IL-28B 基因位点 rs12979860 基因型别对 1 型 HCV 感染者 PR 能否获得 SVR 具有独特的预测作用。在对 178 例高加索裔美国人研究中，68 例为 CC 型患者，42 例达到了 SVR；而 110 例非 CC 型（CT/TT）型患者中，仅有 25 例患者获得 SVR。CC 型对非 CC 型预测 SVR 的优势比达到了 5.79，相对于其他影响抗病毒疗效的各种因素，如性别、感染 HCV 的基因型等因素而言，IL-28B 基因位点 rs12979860 是其中最强的 SVR 预测指标，其优势比高达 7.88，敏感性为 65%，特异性为 78%。目前研究提示 rs12979860 型别是预测 1 型 HCV 感染者标准方案疗效非常重要的独立指标。对于 PR 治疗中的 CHC 患者，如携带 rs12979860 CC 等位基因，即使在 12w 评价未获得 EVR，也应建议其接受抗病毒治疗，因为这部分患者有仍有 65% 的可能性获得 SVR；对于非 CC 型患者则可考虑应用三联疗法，以期提高治疗的有效性，减少无效治疗的发生率。

有证据表明 IL-28B 基因位点 rs8099917 也具有 PR 疗效预测作用。欧洲研究收集 848 例 1 型 HCV 感染的 CHC 患者中，442 例 TT 型患者 SVR 获得率为 55.9%，357 例 GT 型为 36.4%，49 例 GG 型为 30.6%；日本数据显示 TT 型 SVR 获得率为 63.8%，GT 型为 13.3%，GG 型患者无人获得 SVR。有研究证实 rs8099917 对非 1 型 HCV 感染者 PR 治疗也具有预测作用，研究观测 rs8099917 TT 型患者的 SVR 要高于非 TT 型别患者，SVR 分别为 76% 和 51%。rs8099917 TT 型与 SVR 密切相关，优势比达到了 6.21，95% CI：3.75~10.31，其预测意义大于 HCV 载量、年龄等。

目前将 rs12979860 位点为 C/C 和 rs8099917 为 T/T 定义为宿主的保护基因型。IL-28B 多态性是较好的 PR 疗效预测指标，有学者认为是最好的阳性预测指标，但部分欧洲学者认为其阴性预测值尚有缺陷。即便如此，仍建议在决定治疗方案前测定患者的 rs12979860 或 rs8099917 的 SNP，对于携带该保护性基因的患者，可执行 PR 方案；不携带保护性基因的患者，治疗失败率是其 2~12 倍。尤其是对于复治患者或其他难治性患者，如患者 rs12979860 或 rs8099917 检测为非保护性基因，应尝试应用三联疗法，即 PR 联合蛋白酶抑制剂。因而 AASLD 关于 HCV 1 型感染诊疗指南中提出治疗个体化的概念，其基础是基于 IL-28B 的多态性来定义的。IL-28B 基因或下游的 IFN 刺激基因（ISGs）等将指导 HCV 感染的治疗，检测这些指标将有助于提高医患在治疗决策中的科学性以及决策的信心和决心。通过检测 IL-28B 基因型（rs12979860 和 / 或 rs8099917）为基础，结合 HCV 基因分型以及其他临床特点（如肝纤维化程度、病毒的载量、年龄、BMI 等），以辅助临床决策。

（二）其他少见的 IL-28 位点变异对 PR 方案的影响

另有日本学者对 rs12980275 进行疗效相关关系研究，提出该位点保护基因型为 AA，AG 和 GG 者治疗效果较差：获得 SVR 患者中 AA 和 AG 的患者分别为 90.2% 和 9.8%，GG 者未获得 SVR。该位点的临床意义尚未获得广泛认可。IL-28B 基因多态性解读了 PR 治疗效果的种族分布差异问题。东亚人具有保护性基因的概率最高，欧洲人次之，非洲裔美国人最低,在不同的种族通过意向性分析也获得了证实。总之,与携带保护性等位基因的纯合子比较,携带危险等位基因的杂合子或者纯合子的患者较难清除 HCV,携带杂合子或纯合子等位基因的治疗失败率是携带保护性等位基因的 2~12 倍。IL-28B 基因的单独预测价值并不能完全决定治疗结果,但却可能是未来治疗策略很有帮助的组成部分。

总之,IL-28B 及其下游的 ISGs 可能影响到以 IFN 为核心的治疗的总体效果。东亚 CHC 患者检测表明 rs12979860 多表现为 CC 型,这较好地解释了东亚 CHC 患者治疗效果较好,而非洲裔患者治疗效果较差的原因。虽然如此,是否可以解释为该因素就是治疗效果最重要的预测因子还需要进一步研究,或者有多少 IL-28B 位点 SNP 参与到治疗效果的预测,目前尚不能定论。建议有条件的单位进行 IL-28B rs12979860 或 rs8099917 位点多态性的检测,可以在一定条件下帮助治疗方案的确立。

第二节　慢性丙型肝炎肝纤维化

随着慢性丙型肝炎(CHC)疾病的进展,肝纤维化会逐渐加重,在此病理进程中,正常功能的肝细胞数量减少,肝小叶结构改变,血液循环紊乱,导致肝脏功能逐渐丧失。如肝脏纤维化未得到控制,病情自肝炎发展为肝硬化及相关的终末事件,进而出现肝衰竭和肝细胞癌。随着医学科学的发展,人们逐渐认识到,肝纤维化是肝脏受损后机体在修复过程中纤维组织在肝组织中过度沉积的一种可逆性病理现象,已有部分研究证实,肝纤维化甚至肝硬化患者经过治疗以后可以发生逆转。纤维化的进展速度因肝纤维化的程度而不同,如病理结果提示在 Metavir 评分 F1 以下,进展是缓慢的;但在 Metavir 评分 F2 时则提示进展加速,肝硬化相关的终末事件的发生率增高。抗 HCV 治疗的目的在于消除病毒和 / 或阻止肝纤维的进展,然而目前的标准治疗存在局限性,如副作用大、治疗方法单一等,且总体疗效并非特别理想,特别对基因 I 型 CHC 患者。因此抗病毒治疗需考虑到患者年龄、IL-28B 多态性及肝纤维化程度等,对基因 I 型患者,当肝纤维化 F2 以上时,才考虑抗病毒治疗。故评估 CHC 肝纤维化程度可用于判断疾病的预后及制订治疗计划。

在过去的几十年里,肝脏病理组织学检查一直是肝纤维化诊断的"金标准",但肝活检存在一定局限性:活检取材仅为肝脏整体的 1/50 000;活检有创伤性而不易被患者接受;不宜重复操作;肝脏病变的不均一导致取样误差等。肝活检可能导致严重并发症,如出血等,这些问题都导致肝活检的应用受到限制。因此,研究者试图研究肝活检的替代方案,基于血清学细胞外基质、基于血清生化和常规指标间接反映肝纤维化的研究和影像学无创性肝纤维化诊断技术是目前研究热点。本章节就上述问题进行分述。由于慢性肝病的影像学检查在总论中已经详述,本节略过重复部分,着重探讨 CHC 患者无创性肝纤维化诊断。

一、血清指标

理想的血清学肝纤维化标志物应该是不昂贵的、确实可用的、检测方法简便的、可重复性高的指标,最好还可以用于鉴别有无纤维化、早期纤维化、中期纤维化及肝硬化。该血清标志物应该是肝脏特有的,不受或者极少受胆汁或肾脏排泄影响,且可以与纤维溶解和纤维生产的动态变化过程相关的一个指标。然而,到目前为止还没有单一的符合上述标准的指标。

(一)直接指标

细胞外基质(ECM)水平反映了肝纤维生成与纤维溶解的动态平衡,因此通过检测与ECM生成相关的物质的代谢水平来反映肝纤维化及其程度,包括透明质酸(HA)、层粘连蛋白(LN)、Ⅰ型胶原(CⅠ)、Ⅲ型前胶原氨基末端肽(PⅢNP)、基质金属蛋白酶(MMP)和金属蛋白酶组织抑制剂(TIMP)等。然而用这些指标来判断肝纤维化易受细胞因子释放、全身性炎症或肾衰竭等混杂因素的影响。

透明质酸(HA)是反映肝脏细胞外基质浓度较好的诊断性指标,也是目前已知的判断肝纤维化的最佳指标之一,在肝纤维化早期即显著增加,可反映肝纤维化的程度及活动度,但其诊断的敏感性、特异性并不理想,近年的一项研究显示血清HA虽与肝纤维化分期有良好的相关性,但该指标诊断肝纤维化时工作特征曲线下面积(AUROC)仅为0.67。PⅢNP反映Ⅲ型胶原合成代谢旺盛,用于活动性肝纤维化增生的评估。LN反映了基底膜的更新率,对中晚期肝纤维化诊断有帮助。CI主要反映胶原降解,是反映活动性肝纤维化的指标。MMP和TIMP在肝纤维化形成和降解的动态平衡中起着重要作用。应用上述单一指标用来判断肝纤维化的诊断价值并不理想,有研究提出将上述细胞外基质指标组合检测以提高诊断肝纤维化的阳性率,或者与下述间接指标相结合,通过数学公式推算肝纤维化的程度。

(二)间接指标

部分指标虽然不直接参与肝纤维化的病理生理过程,但随着肝纤维化的进展而改变,如血小板(PLT)、白蛋白、球蛋白、总胆红素、凝血酶原时间(PT)、丙氨酸转氨酶(ALT)、天冬氨酸转氨酶(AST)、γ-谷氨酰转肽酶(GGT)、巨球蛋白、胆固醇、铁蛋白和结合珠蛋白等,除此之外转化生长因子、肿瘤坏死因子和血小板源性生长因子等在肝纤维化进展过程中发挥一定作用。

ALT和AST是反映肝细胞膜稳定性最敏感的指标,多数情况下,ALT、AST值越高反映肝细胞炎症越严重,间接反映随之发生的肝纤维化程度越严重。肝纤维化会导致脾窦中PLT存留或破坏,故PLT计数可用来评估肝纤维化程度,PLT可以用来辨别出75%~80%的CHC患者存在肝硬化。有研究认为,PLT<150×10^9/L时预测显著纤维化的阳性预测值高达90%以上,以150×10^9/L作为cut-off值,预测肝硬化的阴性预测值90%以上。然而,用上述单一指标来预测肝纤维化,AUROC均不理想。这些间接指标主要是通过判断肝细胞受损和炎症活动情况来评价肝纤维化程度,不能直接反映肝脏的纤维增生情况,因此不能准确地评估肝纤维化程度。

总之,血清学指标在一定时期内,一定水平上反映了肝纤维化的程度,但是它们大多对轻微肝纤维化不敏感,不具有肝脏特异性,也没有理想的标志物标准,并且大部分受新陈代谢、清除和排泄等变化的影响。因此,目前仍未发现用于肝纤维化诊断的理想血清学单项指标,仅作为肝纤维化辅助诊断的相关指标,并与其他血清指标联合构建预测模型。

二、肝纤维化无创性数学模型

目前仍未发现用于肝纤维化诊断的理想血清学单项指标,因此近年来较为普遍的做法是以实验室指标为基础,以数学公式方法表明 CHC 患者肝纤维化程度。这种无创性肝纤维化模型简便,易于计算,有相当的精确性,基层医院医师可应用这些模型评估并指导临床实践。本节以 Metavir 评分来显示纤维化分级,下同。

1. APRI 定义为 AST 的正常值上限的倍数 / 血小板数的比值(AST/PLT)。APRI 的 cut-off 值设定为 1.5 时,Metavir 纤维化评分 F2,阳性预测值为 88%,阴性预测值为 86%,灵敏度为 91%,特异性为 95%;APRI 的 cut-off 值设定为 2.0 时,诊断为 F4 的 AUROC 达 0.89,阳性预测值为 57%,阴性预测值为 98%,灵敏度为 89%,特异性为 93%。一项荟萃分析纳入了 22 个研究共 42 66 名 CHC 患者分析 APRI 评分的可信性,结果显示选择合适的界值时 APRI 评分系统诊断 F2~F4 的准确度为 51%,AUROC 为 0.76;诊断肝硬化的准确度为 81%,AUROC 为 0.82。

2. FibroTest 模型采用了 α_2- 巨球蛋白、结合珠蛋白,载脂蛋白 A1、GGT 和总胆红素等 5 个指标,并结合性别、年龄,设计公式为:f=4.467 × log [α_2- 巨球蛋白(g/L)]–1.357 × log [结合珠蛋白(g/L)]+1.017 × log [GGT(IU/L)]+0.028 1 × [年龄(岁)]+1.737 × log [胆红素(μmol/L)]–1.184 × [载脂蛋白 A1(g/L)]+0.301 × 性别(女 =0,男 =1)–5.540。该模型 f 值的 cut-off 值设定为 0.74 时,肝硬化诊断的 AUROC 为 0.82,灵敏度为 63%,特异性为 84%。一项纳入 3 501 名患者的 meta 分析显示,FibroTest 用于诊断 CHC 患者的显著纤维化的 AUROC 达 0.85。

欧洲肝纤维化组模型(ELF)将年龄、Ⅲ型前胶原(Pc Ⅲ)、透明质酸(HA)和基质金属蛋白酶 -1(TIMP-1)4 项指标建立模型以判别 CHC、酒精性肝病(ALD)和非酒精性脂肪性肝病(NAFLD)的肝纤维化程度,ELF= 2.278+ 0.851 × ln(HA)+0.751 × ln(Pc Ⅲ)+0.394 × ln(TIMP-1)。cut-off 值设定为 10.4 时诊断肝硬化(F4)的敏感性为 93%,特异性为 79%,阳性预测值为 61%,阴性预测值为 97%。

3. Forns 指数模型是基于血小板计数(PLT)、年龄、胆固醇和 GGT 等 4 项指标设立的计算模型,Forns 指数 =7.811–3.131 × ln(PLT)+0.781 × ln(GGT)+3.467 × ln(年龄)–0.014 × 胆固醇。该模型确定了 2 个 cut-off 值:4.2 和 6.9,Forns 指数值小于 4.2 表示无肝纤维化;Forns 指数值大于 6.9 表示有显著肝纤维化,AUROC 为 0.81,敏感性为 30%~94%,特异性为 51%~95%。

4. FIB-4 评分模型是基于 ALT、AST、PLT、年龄 4 个参数,FIB-4= 年龄(岁)× AST(U/L)/ [PLT(10^9/L)/ALT(U/L)$^{1/2}$]。FIB-4 的 cut-off 值设定为 1.45 时,排除 F2 以上肝纤维化的阴性预测值为 94.7%;cut-off 值设定为 3.25 时,诊断 F3 以上肝纤维化的阳性预测值为 82.1%,与肝活检的符合率达到 72.8%。

Fibro 指数模型以 PLT、AST、γ 球蛋白 3 项指标构成的纤维化推定公式,Fibro 指数 = 1.738–0.064 × PLT(10^4/mm³)+0.005 × AST(IU/L)+0.463 × γ 球蛋白(g/dL)。cut-off 值设定为 2.25 时,预测 F3 以上肝纤维化的 AUROC 为 0.83,阳性预测值达 94%,特异性可达 97%。有研究观察 30 例 CHC 患者抗病毒治疗前后 2 次肝活检与 Fibro 指数模型相关性,结果表明 Fibro 指数值的变化与肝纤维化分期的改变具有显著相关性,可作为 CHC 患者抗肝纤维化治疗期间评价疗效的指标。

5. Lok 指数模型主要用于判读有无肝硬化,Lok 指数 =–5.56–0.008 9 × PLT(× 10^9/L)+ 1.26 × AST/ALT 比值 +5.27 × INR。当 Lok 指数模型 cut-off 值设定为 0.5 时,诊断 HCV 相关性肝硬化的 AUROC 为 0.81,敏感性为 40%~98%,特异性为 53%~99%;Lok 指数值 <0.20

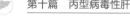

时,排除肝硬化的阴性预测值高达 99%,灵敏度 98%,特异性高达 99%。

6. 哥德堡大学肝硬化指数(Goteborg University cirrhosis index,GUCI)模型基于 AST、PT、INR 和 PLT,主要用于判读有无肝硬化,GUCI= AST × PT-INR × 100/PLT,当 cut-off 值设定为 1.0 时,诊断肝硬化的 AUROC 为 0.85,灵敏度为 80%,特异性为 78%。

7. HALT-C 肝硬化模型是基于长期抗病毒以延缓丙肝肝硬化(hepatitis C antiviral long-term treatment against cirrhosis,HALT-C)研究得出的 HCV 相关性肝硬化诊断模型,其公式为:HALT-C=−3.66−0.009 95 × PLT$(10^3/\text{mL})$+0.008 × TIMP-1 +1.42 × logHA。cut-off 值设定为 0.5 时,肝硬化的诊断 AUROC 为 0.81,灵敏度 88%,特异性 92%。

除上述之外,尚有其他模型用于推断 HCV 相关性肝纤维化或肝硬化。无创性肝纤维化模型的优点是:易于操作,可重复性好,患者易于接受,成本低,易被充分验证;缺点为:并非肝脏特异性或 HCV 感染特异性结果,与影像学方法尚有差距。上述各种模型均对 CHC 患者具有一定的预测价值,当对这些模型在 CHC 患者中进行验证时,发现对于显著纤维化具有相似的诊断价值。近年一项大型的纳入 1 307 病毒性肝炎患者的对比研究发现,各个模型诊断肝脏严重纤维化或肝硬化的 AUROC 无统计学差异。研究还提示 TIMP-1 等高成本检测成本模型与常规检测对肝硬化的判断并无明显差异。但需要指出的是,目前为止建立的无创模型,即使有完美的指标,其 AUROC 也极少 >0.90,多参数模型仅对肝纤维化的两极(F0~F1 或 F4)有较好的判定作用,对中等程度的肝纤维化(F2~F3)鉴别能力不佳,因而尚不能替代肝组织活检。近年来的热门研究是联合了上述无创模型与 FibroScan、ARFI 等来判断肝脏纤维化程度,以提升诊断敏感性和特异性。

三、影像学肝纤维化诊断技术

影像学评估肝纤维化的原则是认为肝脏硬度(stiffness)与肝脏纤维化程度成相关平行关系,因此如果获得肝脏硬度的测量值可相应的指向一定程度的肝纤维化或肝硬化。基于超声瞬时弹性技术(ultrasound-based transient elastography,UTE)包括瞬时弹性成像(FibroScan)测量技术和声辐射力脉冲弹性成像(ARFI)技术,已成为重要的间接无创性肝纤维化检测手段。较多高等级的循证医学证据证实上述方法有效且经济效益比高,可方便地用于动态观测患者肝脏的纤维化情况。基于磁共振(MR)技术的肝脏硬度检测方法也有重要进展,弥散加权成像(diffusion weighted imaging,DWI)、增强对比 MR 成像(contrast-enhanced MR imaging,CE-MRI)和磁共振弹性成像(magnetic resonance elastography,MRE)对肝脏纤维化和肝硬化都有较好的评估作用。

(一)FibroScan

FibroScan 是应用超声波技术测量管状肝组织的硬度,以瞬时弹性(TE)值与纤维化程度与对应起来。TE 的测量应用的是一维超声技术,是对低频(50Hz)弹性剪切波在肝脏传播速度的测量,通过弹性公式 $E=3\rho v^2$ 计算,结果以千帕(kPa)方式表达,检测范围为 2.5~75kPa。FibroScan 的测量有明确的限制,只能检测皮下 25~65mm 的柱形肝脏组织,直径约 1cm,长度约 4cm,因此 CHC 患者如较肥胖、肋间隙较窄和腹水均不适合应用该方法。TE 的正常值为 5kPa,约 3% 的患者无法应用该方法测量,约 16% 的结果不可信,因此目前多建议与其他方法互为参考以评估患者肝脏的纤维化情况。法国研究出新的探头(XL probe)被开发来应对肥胖患者。研究提示 TE 值对肝硬化的诊断作用因病因不同而有所差异,HBV 相关性肝病患者 cut-off 值设为 11kPa,而对于 HCV 相关性肝病患者 cut-off 值设为

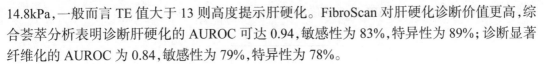

14.8kPa,一般而言 TE 值大于 13 则高度提示肝硬化。FibroScan 对肝硬化诊断价值更高,综合荟萃分析表明诊断肝硬化的 AUROC 可达 0.94,敏感性为 83%,特异性为 89%;诊断显著纤维化的 AUROC 为 0.84,敏感性为 79%,特异性为 78%。

FibroScan 的优点是:可重复性好,对肝硬化诊断具有可靠的敏感性和特异性,易于操作等;缺点是:仪器成本高昂且需要有经验的操作医师,不可选择感兴趣的区域,对 F2~F3 这样的中度纤维化无法区分,急性肝炎、淤血性肝炎等状态下可能获得假阳性。

(二) 声辐射力脉冲弹性成像(ARFI)

ARFI 是一种二维超声技术,通过一个向感兴趣的肝脏区域在极短时间内发出高频(2.67MHz)短波脉冲(262μs),然后测量剪切波在组织中的传播速度(m/s),由于速度与组织硬度成正比,因此可反推组织硬度。B 超操作者可以选择感兴趣的区域,但区域相对较小,直径 6mm,长度 1cm,获得的数值的可取范围较小,0.5~4.4m/s。ARFI 值在正常肝脏为 1.1(0.8~1.4)m/s,F2~F4 肝纤维化为 1.5(1.2~1.7)m/s,肝硬化为 2.2(1.9~2.9)。有研究提示 cut-off 值设定为 1.8m/s 时,ARFI 诊断肝硬化的 AUROC 为 0.868,敏感性为 100%,特异性为 77%,阳性预测值 58%,阴性预测值为 100%;cut-off 值设定为 1.27m/s 时,ARFI 诊断明显纤维化(大于 F2)的 AUROC 为 0.649,敏感性为 71%,特异性为 66%,阳性预测值为 95%,阴性预测值仅为 18%。

ARFI 的优点在于:该方法可检测肝脏硬度,与 FibroScan 获得的 TE 值有较好的相关性,可以在常规 B 超仪器上进行加装软件即可操作,肥胖、腹水患者不影响检测结果,操作者可以集中于感兴趣区域;缺点为:尚需验证其可靠性,对 F2~F3 这样的中度纤维化无法区分,测量值范围过于集中因而 cut-off 值不好设定。

(三) MRE

MRE 被认为是诊断肝纤维化最精确的技术手段,其 AUROC 可达 92%~100%,其优点在于对于早期肝纤维化较为敏感,且不受肥胖、腹水的影响。MRE 的原理是应用相衬技术(phase-contrast techniques)可测量外源发生波(40~80Hz)在特定组织(肝)的传播速度,通过倒置运算公式形成弹性图(elastogram),又称组织硬度图,可根据图表测量组织硬度。MRE 的结果以 kPa 为单位,其 kPa 值越高,表明肝脏的硬度越大。有研究设定综合慢性肝病患者群 MRE 的 cut-off 值为 2.93kPa,大于此值时诊断肝纤维化(F1 以上)的 AUROC 为 0.99,敏感性为 98%,特异性为 99%,阳性预测值 99%,阴性预测值 98%。有研究指出 CHC 患者 MRE 与肝活检的诊断相关性为 0.89,说明两者具有较高的匹配度。

MRE 与 UTE 相比具有更好的诊断准确率,这主要是因为 MRE 圈定的感兴趣范围更为广泛,具有更好的代表性,而 UTE 选择的小的柱形单位不能很好地代表整体肝脏情况。

总之,针对 HCV 感染者的检查是一个分步骤、多层次的过程,检测结果的可靠性、有效性对于治疗方案的制订具有重要的指导作用(图 10-58-1)。在临床工作中强调的是检查的完整性,只有合理的、完善的检查才能对患者肝脏疾病状态有较为贴合实际的评估。现在针对 HCV 感染的标准治疗方案(SOC)需要 2 方面评估,基线评估和治疗过程中的动态评估,基线评估 / 预测需要多个侧面的数据来予以丰富。虽然目前关于肝纤维化无创性模型和肝脏弹性成像的方案较多,但由于其有明显的缺陷,目前无法区分中重度肝纤维化的分级,因此肝组织活检仍然是在临床工作中具有重要的指导意义。临床医师必须具有整体观念,将患者生化学、血液学指标与病毒学指标、影像学参数收集后详细分析,才能制定出切合患者实际的治疗方案,为提高 SVR 进行精确动态评估。

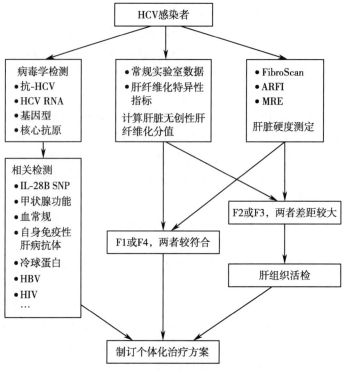

图 10-58-1　HCV 感染者诊断评估流程图

（曾达武　董　菁）

第五十九章

病理学诊断

第一节 丙型肝炎的诊断及鉴别诊断

一、HCV 感染的临床诊断

由于目前血液制品的严格筛检,医源性 HCV 感染导致的急性丙型肝炎(AHC)极为少见,除非有明确的证据证明患者 6 个月内感染了 HCV,否则难以诊断 AHC。对于抗 -HCV 阳性超过 6 个月且 HCV RNA 为阳性者,可诊断为 CHC。HCV 感染者应完善病毒学、生化学检测,完善影像学检查和 FibroScan 检查,必要时予以肝组织活检。目前慢性 HCV 感染分为:慢性丙型肝炎(CHC)或 HCV 相关性肝硬化,后者又分为代偿性肝硬化及失代偿性肝硬化。诊断流程见图 10-59-1。

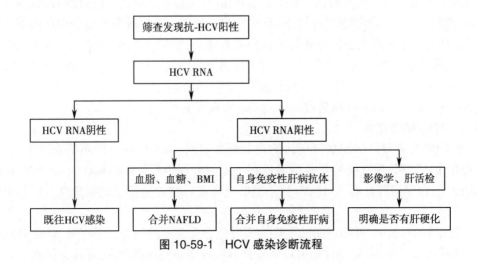

图 10-59-1 HCV 感染诊断流程

二、鉴别诊断

CHC 或 HCV 相关性肝硬化应与多种慢性肝病相鉴别;AHC 较为少见,多与引起急性肝炎的多种疾病相鉴别:①其他嗜肝病毒感染;②巨细胞病毒性肝炎、EB 病毒性肝炎;③中毒性肝炎;④药物肝损伤;⑤自身免疫性肝炎;⑥非酒精性脂肪肝性肝炎。

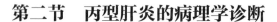

第二节　丙型肝炎的病理学诊断

肝脏病理学检查目前仍是评价 CHC 病情及其发展的"金标准"。CHC 患者肝活检组织检查所见与其他病毒性肝炎基本相同,但有下列特点：常见脂肪变性；肝细胞内 Mallory 样物,即肝细胞胞质内有不规则的嗜酸性小块,一般见于病灶区；肝窦壁细胞明显活跃,特别是有明显的 Kupffer 细胞的增生；汇管区淋巴细胞集结浸润,可有淋巴滤泡形成；小叶间胆管损伤,肝小叶和界板一般完整。

一、急性丙型肝炎的病理改变

大多数 HCV 感染者在急性期及慢性感染早期常无明显症状而被忽视,血清或肝内最初的病毒标志物 HCV RNA 阳性仅为 50%~70%,感染后 3 个月 90% 的患者血清才可检测出抗 -HCV 阳性。如患者有明确暴露史,抗 -HCV 或 HCV RNA 阳性,而无其他类型肝炎病毒标志物检测为阳性,则临床上可诊断为急性丙型肝炎(AHC)。

(一)概述

关于急性丙型肝炎的病理学研究报道较少。以往认为肝细胞的病变是肝炎病毒引起的主要病变,而间质性细胞(间质)的病变为实质病变的反应；近年来的结果显示上述两种病变互为因果关系。病毒所致的急性肝损害基本相同,无特征性病变：①肝细胞水肿或气球样变性,肝细胞点状坏死和嗜酸性小体形成,这些改变反映了急性肝损伤过程中肝细胞的凋亡或渐进性坏死过程。肝细胞的坏死是最重要的条件,特别是急性期,如果找不到坏死的肝细胞,肝炎的诊断就不能确立。②肝细胞再生,表现为肝细胞体积增大,核大而染色较深,有时可见核分裂或双核化,以及肝小叶界板增厚。③间质细胞、成纤维细胞的增生肥大、汇管区或肝小叶内不同程度的炎症细胞浸润,Kupffer 细胞增生肥大。

(二)AHC 病理特点

不同的研究者对肝组织病变所持的判断标准不同,以及所观察的病例来源不同,因此有关 AHC 的组织病理特征的观察结果也有一定的差别。而且许多被认为是 AHC 特征性的病理改变,在甲型肝炎病毒(HAV)和乙型肝炎病毒(HBV)感染引起的急性肝损伤中也可见到。

1. 肝细胞的损伤　肝细胞脂肪变性为病毒性肝炎常见的病变。近年来 AHC 肝活检病理组织学检查日益增多,在急性期也可观察到肝细胞脂肪变性的存在,可作为区别于其他类型肝炎的要点之一。急性期 HCV 多呈小泡性脂肪变性,也可见到大泡性脂肪变性,多见于肝小叶近中央。局部肝细胞明显肿大,体积甚至可达正常肝细胞的 3~5 倍,胞质宽广,嗜酸性变,胞质内可见不均匀的嗜酸性凝块(Mallory body),部分胞质内含大小不等的脂滴,胞核较大,染色深,核仁明显,这些肝细胞间可见散在的、数量不等的泡状脂肪变性肝细胞,低倍镜下颇具特征。肝细胞轻度肿大呈片状分布,也可见单个肝细胞点状坏死。单个肝细胞可发生水分减少或丧失的嗜酸性变并形成较多的嗜酸性小体,而周围炎症细胞数目较少,其病变被认为是病毒性肝炎病理诊断的重要指标,但是除了病毒感染外如缺氧、药物中毒或过敏因素均可出现嗜酸小体,故不能在组织切片中查见嗜酸性小体即认为是丙型肝炎。

2. 肝窦内淋巴细胞浸润　AHC 时尽管肝细胞坏死不明显,但肝窦内淋巴细胞浸润十分明显。淋巴细胞常于肝窦内聚集成簇,嗜酸性小体较常见,部分为淋巴细胞所围绕,免疫组化显示以 T 细胞为主。肝细胞坏死常呈点状或灶状,重者还可见到片状及融合坏死,伴有较多的炎症细胞浸润,这可能是靶细胞受到免疫活性细胞攻击后呈现的溶解坏死的反应。窦内单核细胞和 Kupffer 细胞增生肥大较显著,其胞质内往往可见被吞噬的细胞碎屑或脂褐素。

3. 汇管区的改变　汇管区淋巴细胞、浆细胞浸润为 AHC 重要的病变,有时可见聚集的淋巴细胞形成淋巴滤泡,有这种改变的容易进展为慢性,而其肝小叶内肝细胞的坏死并不明显。但也有少数病例汇管区炎症反应较重,汇管区明显扩大,周围部分肝小叶的界板有轻度破坏,与 CHC 相似。免疫病理研究认为 T 淋巴细胞参与肝细胞的损伤,尤其是细胞免疫参与急性丙型肝炎肝细胞的损伤。

4. 胆管的损伤　肝小叶内炎症较轻,但汇管区的炎症反应较重,引起小叶间胆管上皮细胞排列不整、水肿或坏死脱落,甚至发生基底膜断裂、消失以及小胆管的再生,伴有滤泡样淋巴细胞聚集。

总之,AHC 的组织学改变与其他类型的急性病毒性肝炎进行比较,具有以下一些形态特点:①汇管区淋巴细胞聚集浸润,可有滤泡样淋巴细胞聚集现象;②常见脂肪变性,尤其是小叶内大泡性脂肪变性;③肝窦内淋巴细胞聚集成簇;④肝细胞肿大呈片状分布,坏死灶较小,有淋巴细胞围绕现象;⑤小叶间胆管损伤、增生。尤以前二者较为突出。需要指出的是,虽然急性病毒性肝炎各种类型基本病变相似,以上这些组织学的改变并非仅见于 AHC,在其他类型的急性病毒性肝炎中也可以见到,但上述病变仍具有相对的特异性。

二、慢性丙型肝炎的病理改变

急性 HCV 感染后病程超过 6 个月的患者可诊断为慢性丙型肝炎(CHC)。临床大部分患者发病日期不明,无急性肝炎病史,确切的 HCV 感染自然史很难评估,目前国内外均以肝穿刺活检病理学病变作为病变诊断的基础以及发展的金指标。

(一) CHC 常见的病理表现

CHC 的组织病理学特点与其他类型慢性肝炎难以区别,无症状患者甚至 ALT 正常者肝组织也可有明显异常,部分也可发展为肝硬化。

1. 肝细胞脂肪变性　早期病例总结发现 75% 的 CHC 病例可见肝细胞脂肪变性,并被视为 HAV 或 HCV 感染的鉴别要点。脂肪变性可分为小泡性或大泡性:前者变性的空泡直径为 3~5μm,均匀分布于肝细胞胞质内,细胞核仍然居中;后者变性的空泡直径大于 25μm,可占据整个肝细胞,细胞核被挤到边缘。在 CHC 患者肝脏病理表现中以大泡性脂肪变性为主。脂肪变性的确切机制尚不清楚,可能是 HCV 蛋白与宿主蛋白相互作用,导致胞内脂肪代谢障碍的结果。有研究发现基因 3 型 HCV 感染者的脂肪变性较其他基因型更多、更显著。

2. 汇管区炎症反应　各种类型的病毒性肝炎肝组织病理改变错综复杂,除有小叶内肝细胞不同程度的变性、坏死外,汇管区及汇管区周围炎症较明显,均有不同程度的淋巴细胞和浆细胞浸润。CHC 患者汇管区的炎症反应较为突出,可见明显的淋巴细胞聚集,并形成伴有或不伴有生发中心的滤泡样淋巴细胞聚集。汇管区周围界板被破坏,肝细胞内出现含铁血黄素或肝细胞碎屑样坏死。

3. 胆管损伤　CHC 较其他类型的病毒性肝炎胆管损伤明显,且发生率较高。胆管的损伤主要表现为管腔扩张,或形成乳头状,偶尔可形成胆管憩室,伴有肝内门静脉周围淋巴细胞聚集。可见浆细胞和中性粒细胞浸润汇管区,形成炎症反应区。以胆管的损伤和滤泡样淋巴细胞为主形成的汇管区炎对 CHC 的诊断和预后判定有重要价值,但尚需排除其他因素引起的汇管区炎。CHC 所致的胆管损伤有时与原发性胆汁性胆管炎的胆管损伤难以区别,因为两者都可见到碎屑样坏死及小叶间胆管损伤,但在 CHC 汇管区炎症常更广泛,不局限胆管周围,也不形成肉芽肿性病变。

4. 肝窦内炎症细胞浸润　肝小叶内淋巴细胞的浸润没有特异性,任何原因引起的肝细胞坏死都可以出现坏死灶的炎症细胞浸润,一般炎症细胞浸润的程度与小叶内肝细胞变性和坏死程度相平行。但在 CHC 病例中,肝窦炎症细胞周围的肝细胞常无明显的损伤,其小叶内肝细胞的变性坏死与小叶内炎症细胞的浸润无明显的相关性,与汇管区或纤维间隔相邻的肝细胞可发生碎屑样坏死外,小叶内尚可见典型的呈多发性灶性溶解坏死或细胞凋亡,淋巴细胞和浆细胞浸润,并见 Kupffer 细胞增生肥大短时间内吞噬并清除凋亡小体及细胞碎片。

除上述四种常见的病变外,有学者在 CHC 病灶区肝细胞胞质中发现有不规则嗜酸性物,即 Mallory 小体样物,表现为 HE 染色呈紫红色,Masson 三色染色呈浅绿色。Mallory 小体样物出现于 CHC 肝细胞中,其原因尚不清楚,可能与 HCV 的细胞毒作用有关。

(二) CHC 组织病理学改变的分级和分期

对于 CHC 的分级和分期的标准,国内外尚未统一。目前有多种定量的分级和分期系统,包括 1981 年的 Knodell 评分系统,1991 年的 Scheuer 评分系统,1995 年的 Batts-Ludwig 评分系统,1995 年的 Ishak 评分系统,1996 年的 Metavir 评分系统。目前国际上应用较多的为 Ishak 评分系统和 Metavir 评分系统。

1981 年 Knodell 等根据重复肝穿刺病理观察结果,对汇管区周围及桥接坏死、小叶内变性坏死、汇管区炎症及纤维化程度分别予以不同分值,提出了组织学活动指数(HAI)计分系统以总分值表示病变活动程度。Knodell 评分系统采用了 4 个与坏死(细胞 / 组织死亡)和炎症坏死的部位及程度相关的独立标准进行评分,4 个指标各自的得分之和为总得分,范围为 0~22。Ishak 评分系统是 HAI 的改良版本。该系炎症坏死的分级评分范围为 0~18,对纤维化程度进行了 7 个分期。Ishak 评分系统主要诊断要点见表 4-18-4。HAI 评分系统目前虽仍在使用,但在大部分情况下已被后来出现的 Ishak 评分和 Metavir 评分系统取代。Metavir 评分系统是由一个法国的研究小组为研究 CHC 的组织学分级而开发的,该系统包括 4 级组织学活性评分和 5 期纤维化 / 瘢痕化评分。

我国仍采用 2000 年全国肝病会议中华医学会肝病学分会联合感染病学分会制定的病毒性肝炎指南,根据其病理改变在各种不同类型的慢性肝炎中表现的程度不同,对慢性肝炎肝脏的炎症活动度分为轻、中、重三级,肝纤维化程度分为 0~4 期。我国的分型方法在国际上没有较好的通识度,部分医院在临床病理报告出具 2 种分级结果,以便与国际接轨。

(陈丽红　董　菁)

第六十章

治 疗

第一节 丙型肝炎治疗的目标

HCV 感染后慢性化比例高,HCV 相关肝硬化/肝细胞癌发生率高,此外还可以导致多种肝外疾患。抗 HCV 治疗存在可治愈性和难治性,鉴于现代医学对 HCV 分子机制的理解,已经建立了以干扰素(IFN)α 为核心联合利巴韦林(PR)的抗病毒治疗模式。近年来已经有多种直接抗病毒药物(DAA)被批准应用于临床,在未来 5~10 年有可能提出多种治疗组合,抗 HCV 治疗进入一个快速发展阶段。由于本书成稿时国内医疗行政机构即将批准 DAA 进入中国市场,但广大医师缺乏中国大陆患者治疗数据和经验。因此本节很多资料是基于国外资料总结而成,DAA 的应用仍需要国内医师逐步积累经验。

一、慢性丙型肝炎的治疗目标

慢性丙型肝炎(CHC)进展到肝硬化(LC)的比率较前者明显为高。HCV 感染自然史的研究揭示:55%~85% 的急性感染者转为 CHC,5%~20% 的 CHC 患者中经过 20~25 年进展为肝硬化。有数据表明:33% 未予以抗病毒治疗的 CHC 患者在 20 年随访中进展到肝硬化;输血后感染 HCV 患者在随访的 1.5~16 年中,有 20% 的患者进展到肝硬化。20 世纪末的总结认为约 2% 的 CHC 患者每年被发现罹患 HCC。目前认为,每年约 140 万人(约 1% 的 CHC 患者)死于 HCV 相关性肝硬化或 HCC。

聚乙二醇干扰素联合利巴韦林(PR)方案可以减少 HCV 相关性肝硬化/肝细胞癌的发生,是重要的二级预防措施。日本总结了 7 家教学医院和 1 个医疗中心的数据证实:IFN-α 治疗可以减少 CHC 或 HCV 相关性肝硬化患者中 HCC 的发生率,多因素分析提示 IFN-α 治疗是 HCC 发生的主要影响因子。荟萃分析证明 IFN-α 治疗可减少 CHC 患者群的 HCC 发生率,相对于未治疗组而言 IFN-α 的应用对于 HCC 的危险比(RR)为 0.43(95% CI:0.33~0.56;$p<0.000\,01$),而治疗组中如获得 SVR 则患者罹患 HCC 的 RR 为 0.35(95% CI:0.26~0.46;$p<0.000\,1$)。新近资料也证明 DAA 治疗的 CHC 患者如达到 SVR 则 HCV 相关性 HCC 发生率大大降低。由此可见,抗病毒治疗是极其重要的干预手段,是防治 HCV 相关性肝硬化/HCC 重要的二级预防措施。

二、抗病毒治疗方案的演进

1957 年发现人类 IFN,并确定其有抗病毒和抗肿瘤功效。1986 年,第一个队列研究探讨 IFN 治疗非甲非乙型病毒性肝炎的可行性和有效性。1998 年,美国食品药品管理局(FDA)批准第一个治疗 HCV 感染的药物:Intron A(重组人干扰素 α-2b)。1996 年 FDA 批准罗氏公司的 IFN-α-2a 用于 CHC 的治疗。IFN-α 的用量为 3MU,3 次 / 周,疗程 24~48 周。就疗效而言,IFN-α 对于基因型 1 型的效果较差,仅 9% 的患者获得持续病毒学应答(sustained virological response,SVR),对基因型 2 型和 3 型的 HCV 慢性感染者的效果略好,有 30% 的患者可获得 SVR。1998 年美国 FDA 首先批准了 Rebetron 方案用于抗 HCV 治疗,是 Intron A(重组人干扰素 α-2b)联合利巴韦林(RBV)共同用于抗 HCV 治疗。RBV 是一种 NAs,具有广泛的抗病毒作用,单用 RBV 对于 HCV 复制无明显影响,但是可降低 ALT 水平。通过临床试验发现,当 RBV 与 IFN-α 联合应用时,两种药物产生协同作用,从而大大提高了抗 HCV 方案的疗效。研究发现 Intron A 3MU(3 次 / 周)联合 RBV(800~1 200mg/d),1 型 HCV 感染者治疗 48 周 SVR 可提高到 29%,2/3 型者治疗 24 周 SVR 为 62%。

进入 21 世纪后,借助新的药物控释技术的进展,聚乙二醇(PEG)化成为控释技术的关键步骤,通过对药物的携带模式的改进,聚乙二醇干扰素(PEG-IFN-α)最大的优点是使得 IFN-α 在血流中保持一个高而稳定的药物浓度,从而达到持续抗病毒的目的。2001 年 PEG-IFN-α-2b(Peg-Intron,佩乐能)成为第一个美国 FDA 批准的用于抗 HCV 治疗的药物,该药需要根据患者体重计算实际用药剂量。单药治疗时,1 型 HCV 感染者的 SVR 为 14%,2/3 型感染者为 47%。同年,PEG-IFN-α-2b 联合 RBV 方案也被批准用于抗 HCV 治疗,该方案大大提高了治疗效率,1 型 HCV 感染者经上述联合治疗后 SVR 提高至 41%,非 1 型(2~6 型)更是高达 82%。2002 年聚乙二醇干扰素 α-2a(PEG-IFN-α-2a,Pegasys,派罗欣)也被 FDA 批准用于抗 HCV 治疗,以固定剂量的 180μg 为标准治疗剂量。单药治疗时,1 型 HCV 感染者应用聚乙二醇干扰素 α-2a 后 SVR 为 28%,2/3 型感染者为 56% 聚乙二醇干扰素 α-2a 联合 RBV 对 CHC 的治疗效果为:1 型 HCV 感染者 SVR 为 44%~51%,2/3 型感染者为 82%。上述资料认为以 PEG-IFN-α 为核心的治疗方案对于 HCV 感染具有良好的效果,接近整体治愈的目标。国产聚乙二醇干扰素 α-2b 注射液(派格宾)已经获得 CHC 治疗适应证。PEG-IFN-α 联合 RBV 被目前各地区医学会确立为标准治疗方案,简称为 PR 方案。

随着对 HCV 生活史的充分了解,特异性小分子化合物被设计出来进行靶向治疗,被称为直接抗病毒药物(DAA)。2011 年美国 FDA 批准 NS3/4A 蛋白酶抑制剂波普瑞韦(boceprevir,BOC)或替拉瑞韦(telaprevir,TVR)联合 PEG-IFN 和 RBV 用于基因 1 型 HCV 感染者的治疗,即针对这组患者,可给予 BOC 或者 TVR 联合 PEG-IFN 和 RBV 三联治疗时,1 型 HCV 感染者治疗 SVR 可提高到 72% 和 66%。BOC 和 TVR 被定义为第一代 NS3 蛋白酶抑制剂,是第一批实用 DAA。DAA 联合 PR 可以提高 SVR,DAA 单独或联合 RBV 可提供一种新的无 IFN(IFN-free)疗法。2013 年美国 FDA 批准索非布韦(sofosbuvir)用于抗 HCV 治疗,该药是核苷(酸)类似物(NAs)NS5B 抑制剂,Ⅲ期临床数据表明索非布韦单用 12 周,之后联合 RBV 应用 8 周或 12 周,联合或不联合 PEG-IFN 进行治疗,基因 1 型初治患者的 SVR 率为 84%,基因 2/3 型初治患者的 SVR 率为 100%。之后,第二代 NS3 蛋白酶抑制剂、NS5A 抑制剂均先后进入到欧美临床,各种治疗组合层出不穷。目前认为复合制剂索非布韦 / 韦帕他韦(velpatasvir)(吉三代)联合 / 不联合利巴韦林和索非布韦联合达卡他韦(daclatasvir)联合 / 不联合利巴韦林适用于所有基因型 HCV 感染。截稿为止,上述 DAA 已经在国内合法上市,但其真正的治疗效果、副作用、药物 - 药物相互作用等,仍需要真实世界(real-life)研究予以确定。

总之,抗 HCV 治疗的目的为:清除病毒感染,阻止病情演进。目前已经基本理解 HCV 的自然生活史以及导致肝脏病变的精细步骤。目前国内的治疗方案是建立在 PEG-IFN-α

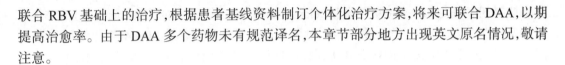

联合 RBV 基础上的治疗,根据患者基线资料制订个体化治疗方案,将来可联合 DAA,以期提高治愈率。由于 DAA 多个药物未有规范译名,本章节部分地方出现英文原名情况,敬请注意。

三、干扰素抗病毒机制

IFN 是一组自然产生的具有抗病毒、抗增生和免疫调节作用的外分泌蛋白。1957 年发现 IFN,70 年代证明 IFN 具有免疫调节作用。1988 年发现 IFN 调节因子(IRF)转录因子家族。20 世纪 90 年代确定了 I 型 IFN 受体成分及其生物学特性,之后证实 JAK-STAT 信号通路为 IFN 诱导基因表达的主要信号通路。1999 年研究者发现浆细胞样树突状细胞(pDC)对 I 型 IFN 的产生具强诱导作用。

正常健康人在其血液循环中 IFN 水平不高,但当处于感染状态下,IFN 水平明显增高,以构成初始的抗感染反应。就病毒感染而言,IFN 是不同类型的宿主细胞在双链 RNA 存在的状态下诱导产生的。简要地说,IFN 协助免疫系统抑制病毒在宿主细胞内的复制,激活自然杀伤细胞(NK)和巨噬细胞,增加淋巴细胞的抗原提呈作用,诱导宿主细胞对病毒感染的抵抗。IFN-α 和 / 或 IFN-β 联合作用于细胞后,可调节数百个以上的基因表达,这些基因产物在抗病毒过程中分别扮演不同的角色,很可能是一组基因产物相互配合以达到抑制病毒复制的目的,目前未发现某个或某几个基因产物在整个抗病毒过程中扮演绝对关键角色。近年来,一些经 IFN 上调表达的酶类是研究的重点,比如 dsRNA 依赖性蛋白激酶 R(PKR)、$2',5'$-寡腺苷酸合成酶(OAS)和 Mx 蛋白等。IFN-α 和 IFN-β 具有上调 HLA-I 类分子的作用,而这类分子在病毒感染过程中往往被下调,通过上调 HLA-I 类分子的表达,增加了 NK 细胞对感染病毒的宿主细胞的杀伤效果。IFNs 可激活 NK 细胞,增加穿孔素(perforin)和颗粒酶(granzyme)的表达。IFN 可促使 DC 成熟,抑制初始(naïve)$CD8^+$ T 细胞增生,维持抗原特异性 $CD8^+$ T 细胞增生,因此,研究认为特异性 $CD8^+$ T 效应细胞需要 IFN 才能保持增生和功能。IFN 可诱导 APC 生成 IL-15,IL-15 刺激记忆性细胞毒性 T 淋巴细胞(CTL)增生。总之,IFN 通过上述途径对细胞免疫有较强的正性调节作用,而这种作用是清除病毒达到治愈的理论基础。

IFN 可以诱导靶细胞进入到前凋亡状态(pro-apoptotic),通过凋亡使得感染 HCV 的细胞被提前替换。IFN 导致凋亡的具体机制尚不清楚,但已知有多个步骤 IFN 可能予以干预,如前述的 PKR、OAS 等在病毒 dsRNA 的共同作用下,可诱导凋亡的发生。PKR 可通过 eIF2a 依赖途径,或者原激酶(procaspase)-8 途径干预凋亡的发生。此外,IFN 可能诱导 p53 而触发凋亡反应,p53 活性可以被 PKR 通过磷酸化途径增强。简言之,IFN 可以通过多种途径导致靶细胞凋亡的发生,但具体的机制以及共同作用因子尚不明了。

总之,IFN 可以直接抑制 / 杀伤病毒感染细胞,也可以通过诱导感染细胞凋亡,或上调免疫系统等方式清除病毒。因此认为 IFN 是抗病毒重要的药物。

四、DAA 的抗病毒作用

基于对 HCV 生活史的完全解读,DAA 被设计出来直接干预病毒的复制、组装,从而阻止了 HCV 的繁衍,导致病毒经过短时间治疗后在患者体内被清除。抗病毒设计的目前针对的靶位点都是非结构蛋白,均是 HCV 复制必需的酶类。按照作用位点的不同,DAA 分为:NS3/4A 蛋白酶抑制剂、NS5A 抑制剂(雷迪帕韦)、NS5B 多聚酶抑制剂 3 类。NS3/4 蛋白酶抑制剂又分为第一代（替拉瑞韦，telaprevir）和第二代（西咪匹韦，simeprevir）；NS5B 抑制剂又分为非核苷（酸）类似物（NNI）和核苷（酸）类似物（NAs）。DAA 单药使用耐药率高，早期与 PEG-IFN 联合 RBV（PR）联用，后选择不同作用机制 DAA 联合应用，可显著提高 SVR。根据耐药倾向，目前多以 NS5B 多聚酶抑制剂为核心，再联合 1 或 2 种作用于其他位点的药物，以达到短期强效治疗的目的。已经上市的有索非布韦（sofosbuvir）、雷迪帕韦（ledipasvir）、西咪匹韦、阿斯普瑞韦（asuneprevir）、达卡他韦（daclatasvir）等。基于针对多位点攻击的鸡尾酒（cocktail）原理，组合药物如 Harvoni（雷迪帕韦 / 索非布韦）、Epclusa（韦帕他韦 / 索非布韦）、Technivie（ombitasvir/paritaprevir/ritonavir）等均被批准用于治疗 HCV 感染，预期 1 型 HCV 感染治疗后 SVR 大于 94%，2/3 型接近 100%。DAA 的主要优点是：直接作用于 HCV 生活史的某个环节，阻止病毒复制；可按需组合（鸡尾酒疗法）；疗程短。主要缺点：目前费用昂贵；药品组合是研发公司的安排，未必是疗效最佳组合，牺牲了学术性。未来热点：DAA 应用的有效性和安全性尚需真实世界（real-life）验证；病毒耐药的发生水平及其原理仍需验证。

此外，研究发现宿主蛋白亲环素（cyclophilin）可与 HCV NS5A 相互作用，参与到病毒复制中，因此亲环素 A 抑制剂阿拉泊韦（alisporivir）通过蛋白 - 蛋白相互作用，干扰了亲环素 -NS5A 功能蛋白组合，也起到抗病毒作用。alisporivir 也被作为一个治疗选项，而且耐药发生率极低。

总之，DAA 是进展最快的领域，Ⅲ期临床数据提示治愈率高于 94%，是目前治愈 HCV 的重要手段。但由于这些药物均未进入到中国市场，其真实效果如何或经济 - 效益比如何，需要进一步研究观察。

五、抗病毒治疗常用专有名词

下述名词是在抗 HCV 治疗中经常出现的用于描述抗病毒治疗效果的特有词汇，予以集中解释。后面章节将广泛应用英文缩写，不再分别解释。

超快病毒学应答（ultra-rapid virological response，URVR）：治疗 2 周时 HCV RNA 已达到检测不出水平。

快速病毒学应答（rapid virological response，RVR）：治疗 4 周时 HCV RNA 已达到检测不出水平。

延长快速病毒学应答（extended rapid virological response，eRVR）：自治疗第 4 周至 12 周 HCV RNA 始终低于检测水平。

早期病毒学应答（early virological response，EVR）：以下两种情况均属于 EVR，即治疗 12 周时 HCV RNA 水平下降大于 2 $\log_{10}$ 但 HCV RNA 仍为阳性，称为部分 EVR（pEVR）；治疗 12 周时如 HCV RNA 已达到检测不出水平，称为完全 EVR（cEVR）。

部分反应（partial response），治疗 12 周时 HCV RNA 水平下降大于 2 $\log_{10}$，24 周 HCV RNA 仍为阳性。

延迟病毒学应答（delayed virological response，DVR）是指获得了 pEVR 者在治疗 24 周 HCV RNA 已达到检测不出水平。

治疗结束时反应（end-of-treatment response，EOT 或 ETR）：标准治疗结束时 HCV RNA 达到检测不出水平

持续病毒学应答（sustained virological response，SVR）：治疗结束后 24 周检测 HCV RNA

为阴性。

持续病毒学应答 -12（SVR-12），治疗结束后 12 周 HCV RNA 检测 HCV RNA 为阴性。

病毒学突破（virological breakthrough）：指治疗中患者 HCV RNA 阴转（小于 10~15IU/mL）后，HCV RNA 监测升高 ≥ 100IU/mL；或治疗中 HCV RNA 较以往下降所至最低值升高 ≥ $1\log_{10}$。

病毒学复发（virological relapse）：指获得治疗结束时反应（EOT/ETR）且疗程结束后 6 个月，再次检测出 HCV RNA 阳性。

完全无应答（null responder）者：治疗 12 周时 HCV RNA 载量较基线下降小于 $2\log_{10}$。

部分无应答者（partial nonresponder）者：治疗 24 周时 HCV RNA 载量较基线下降大于 $2\log_{10}$，但整个疗程中 HCV RNA 未获得阴转。

聚乙二醇干扰素联合利巴韦林治疗方案：PR 方案，即 PEG-IFN 联合 RBV。

六、抗病毒治疗效果的预测

抗 HCV 治疗结果是宿主 - 病毒 - 药物 3 方面相互博弈形成的，目前 PR 方案可获得一定疗效，是我国目前主流治疗方案。在临床实践中存在 2 种对 PR 方案的预测方式：基线预测方式和治疗早期反应预测方式，这 2 种模式在临床中有重要意义。

（一）基线预测方式

1. 影响 PR 方案疗效的病毒学因素　既往资料已经证实 HCV RNA 血清载量和 HCV 基因型是预测 PR 治疗效果的重要病毒学因素。HCV RNA 载量较高者，经 PR 后获得 SVR 的可能性较低；HCV 基因型 1 型，需要更长疗程的 PR 仅能获得低于平均水平的 SVR。因此，在 PR 治疗前，检测 HCV RNA 载量和分析 HCV 基因型是十分重要和必需的，是制定治疗方案的基本数据。

（1）HCV 基因型对 PR 疗效的影响：已经有充分研究结果表明 HCV 基因型对 PR 抗病毒疗效有明显影响，其中最明显的特征是 1b 型 HCV 感染者 PR 的疗效明显低于其他常见基因型。关于 HCV 基因型对 SVR 的影响有几种并未获得充分证实的假说。研究结果表明：1 型病毒的体内复制速度明显高于其他基因型，1b 型患者肝脏组织学分级、病程进展速度也明显高于 2 型。对治疗效果的统计发现 50%~60% 的 1a 和 1b 亚型 HCV 感染者经过治疗未能获得 SVR。基于此，各个地区的 HCV 感染管理指南根据患者感染病毒基因型的不同，设定了不同的治疗方案，其中 RBV 剂量、疗程时长以及是否应用蛋白酶抑制剂有明显区别。现有 PR 方案建议基因 2 型和 3 型 HCV 感染者疗程初始定为 24 周，而其他型别疗程初始定为 48 周，这是治疗的基线预测要点之一。

（2）HCV 载量对 PR 疗效的影响：HCV RNA 血清基线载量是独立的影响疗效的因素之一，目前将病毒高载量定义为大于 800 000IU/mL，载量不同治疗方案也不同。临床应用中将基线时 HCV RNA 载量与治疗早期应答结合起来以帮助评估疗程。如 1 型 HCV 感染者治疗前 HCV RNA 基线值小于 400 000~800 000IU/mL，经过治疗在第 4 周获得快速病毒学应答（RVR）的患者，可考虑将疗程缩短 24 周，SVR 仍可达 80%；2 型或 3 型 HCV 感染者如基线 HCV RNA 基线值小于 400 000~800 000IU/mL，经过治疗在第 4 周获得快速病毒学应答（RVR）的患者，可考虑将疗程缩短到 16 周，SVR 仍可达 90%。因此 HCV 治疗基线载量也被用于作为 PR 治疗的疗效预测因子之一。

2. 影响 PR 方案疗效的宿主因素　PR 治疗除了与 HCV 病毒学因素有关以外，还与患

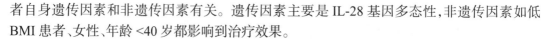

者自身遗传因素和非遗传因素有关。遗传因素主要是 IL-28 基因多态性,非遗传因素如低 BMI 患者、女性、年龄 <40 岁都影响到治疗效果。

(1)IL-28B 基因多态性对 PR 疗效的影响:前文(第五十八章)已阐述 IL-28B 及其下游的干扰素刺激基因(ISGs)可影响 PR 方案的总体效果,这可以较好地解释东亚 CHC 患者治疗效果较好,而非洲裔患者治疗效果较差的原因,因为东亚患者 IL-28B 基因多态性多呈现为保护性位点。目前有条件的单位进行 IL-28B rs12979860 或 rs8099917 位点多态性的检测,但有多个地区抽样调查提示我国 CHC 患者 IL-28B rs12979860 多为 CC 型,因而有学者认为国内没有必要检测该项目,对于治疗反应不佳的患者才适合进行检测。近年来研究还发现人类白细胞抗原(HLA)和 ISGs 等多个基因的多态性可影响抗 HCV 治疗的结局,仍需要进一步研究。

(2)其他影响 PR 疗效的宿主因素:其他影响 PR 疗效的因素包括:治疗时年龄 >40 岁、体重指数(BMI)>30kg/m² 、2 型糖尿病或胰岛素抵抗者均是治疗效果差的危险因素。以胰岛素抵抗为枢纽的肥胖、糖尿病合并 HCV 感染者治疗效果差的主要原因,但对于 BMI 对治疗效果的影响,不同研究的意见并不一致。此外,HCV 相关性进展性肝纤维化或肝硬化患者治疗的效果也较差,此为 HCV 与宿主混合作用因素,不作为单独的宿主因素。

(二)治疗早期反应预测方式

病毒动力学研究发现治疗早期的病毒学变化情况也被作为疗效的预测因子,越早获得 HCV RNA 阴转 SVR 越高,这也成为反应指导性治疗(RGT)的一个重要原则。如患者治疗基线时病毒载量较低($<4 \times 10^5$IU/mL)而且在快速病毒学应答(RVR)则可考虑将疗程缩短,基因 1 或 4 型 HCV 感染者疗程可减至 24 周,基因 2 或 3 型 HCV 感染者疗程可减至 12~16 周。需要指出的是,缩短疗程可能导致复发率轻度增高,如果存在 PR 疗效的负性预测因子,如患者存在严重肝纤维化、肝硬化、代谢综合征、胰岛素抵抗、肝脂肪变性或年龄过大等则不应该缩短疗程。无论基因型及基线病毒载量存在何种差异,如果患者经过治疗未获得 RVR,仅获得早期病毒学应答(EVR)则疗程应为 48 周。对于仅获得延迟病毒学应答(DVR)的患者应将疗程延长至 72 周,以期提升 SVR 率,并减少复发的风险,这又被称为"手风琴原则"。需要指出的是,HCV RNA 阴转的国际标准是指检测 HCV RNA ≤ 50IU/mL。总之,开始治疗后病毒下降的动力学速率是指导 PR 疗程的重要因素,对动态调整治疗方案具有重要参考价值。

七、抗病毒治疗的总体设计

(一)治疗目的

抗 HCV 的治疗目的是持续清除病毒,阻断慢性肝损伤的持续进展,从而防止肝硬化、肝细胞癌的发生。治疗的靶目标是在抗 HCV 治疗停止 12 周 /24 周后患者体内仍无法检测出 HCV RNA,即获得 SVR。有证据证实 99% 获得 SVR 者在未来依然无法在血清中检测出 HCV RNA,且肝脏组织学无进展表现。目前抗 HCV 治疗患者的选择可以分为 3 类:①初治单纯 CHC;②复治 CHC 患者,HCV 相关性肝硬化或肝细胞癌患者;③特殊患者,如 HBV/HCV 重叠感染者、HCV/HIV 重叠感染者、HCV 相关性肝病导致肝移植者、其他实体器官移植并 HCV 感染者等。不同的病情应以不同的治疗策略来应对,虽然国内目前主要治疗方案为 PR,但是否 / 何时应用 DAA 是值得研究的问题。对于 PR 治疗失败的患者建议考虑有条件情况下安排 DAA 治疗。

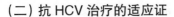

(二) 抗 HCV 治疗的适应证

由于 HCV 的生活特性,抗 HCV 治疗的目的是治愈。鉴于 HCV 慢性感染导致患者的预后不佳,易发生 HCC,因此建议在患者肝功能代偿期无治疗禁忌证时积极予以抗病毒治疗。随着 DAA 的应用,治疗禁忌减少,适应证更宽泛,但同时也需要注意治疗时出现的共病问题。

抗 HCV 治疗的适应证为:代偿期 HCV 相关慢性肝病,无论患者为慢性肝炎还是肝硬化,无 PR 治疗禁忌证即可考虑治疗。在治疗决策制订时,肝组织纤维化程度对治疗安排具有重要意义:①如活检病理或无创性肝纤维化评分均提示患者肝脏存在严重肝纤维化者应立即考虑抗病毒治疗,无论 PR 方案还是 DAA 方案;②如活检病理或无创性肝纤维化评分提示肝脏病变轻微者,这时应充分权衡治疗利弊,需用结合其他因素考量以做出是否抗病毒治疗的决定。考虑到目前 PR 的治疗效果并不能达到 100%,因此需要综合患者 HCV 基因型、HCV RNA 载量、IL-28B 位点变异、BMI 指数、HCV 感染相关性肝外表现、生育要求等资料,按照个体化治疗原则与患者充分沟通探讨是否需要治疗。DAA 已进入中国市场,可以考虑优质方案进行抗病毒治疗。

(三) 治疗原则

抗 HCV 治疗过程中应当遵守一些原则,这些原则被证明是临床实践的重要指南性措施。

首先,治疗前要进行患者肝脏疾病状态的评估,以便进行基线治疗效果的预测。CHC 并非简单疾患,常伴有脂肪肝等其他疾患,在病毒高载量的 1 型 HCV 感染者如未进行肝组织活检和 IL-28B 基因位点 SNP 检测,盲目开始治疗是具有很大风险的。医师要明白 PR 方案的局限性,也要考虑到 DAA 方案的可及性和有效率,DAA 初治失败后的备选方案也要纳入考虑范围。1 型 HCV 感染者如 IL-28B 基因为保护性型时可予 PR 方案即可;非保护性型别时应考虑应用 DAA 疗法。

其次,需要秉承反应指导性治疗(RGT)原则,HCV RNA 阴转时间是良好预后的重要参考依据,也是疗程的重要判定依据。目前有指南认为无论 HCV 基因型如何,均应根据治疗的第 4、12、24 周时的病毒学应答情况来调整疗程,即所谓 RGT 原则。从 RGT 原则还引申出"手风琴原则",在治疗过程中自 HCV RNA 阴转时起,继续 44 周的治疗,以希望达到 SVR。RGT 和"手风琴原则"的主旨是建议合理安排治疗监测的时间,不能孤立地理解目前已知的重要时间点 HCV RNA 的变化。部分患者由于无法耐受 PR,也可能缩短疗程,此时应参考 HCV RNA 阴转时间以判定疗程缩短程度;相反的,如经过规范治疗 24 周患者 HCV RNA 仍阳性,则需要终止治疗,以免给患者带来更多的经济损失和生理上的副作用。

再次,应注意调整治疗的技巧。由于 PR 的副作用较多,因此在治疗中相当部分患者需要调整 PEG-IFN-α 或 RBV 的剂量,也有部分患者需要调整疗程。在临床实践中,需要下调剂量,即调整 PEG-IFN-α 剂量、RBV 剂量但不低于基线设计的 80%,疗程也不低于预定方案的 80%。当 DAA 时代来临后,是否及时停用 PR 方案改为或加用 DAA 还需要探讨。

总之,针对 HCV 感染者而言,以 PR 方案是目前国内可及的方案,也是目前治疗的标准方案(SOC)。在治疗方案制订前、疗程早期,多种指标可以直接或间接用于预测治疗效果,近年来针对研究表明 IL-28B 位点 SNP、HCV 病毒载量、基因型组成了最重要的疗效预测指标,在此基础上提出 RGT 原则的个体化治疗是医师必须掌握的临床技巧,以便保证治疗效果。相信本书成书后不久,多种 DAA 组合进入到中国市场,会带来一定程度的选择障碍,需要临床医生不断更新知识,避免为治疗而治疗,谨慎选择以帮助患者。

第二节　聚乙二醇干扰素 α 联合利巴韦林治疗方案

一、概述

目前 PR 治疗指征是:CHC 患者具有明显的肝纤维化进展趋势;HCV RNA 载量大于 50IU/mL;至少中等程度炎症和坏死。随着研究的进展,充分考虑到 HCV 感染的不良后果,现在的治疗指征放宽到一条,即:HCV RNA 阳性即需要抗 HCV 治疗。由于 HCV 感染后病理情况有一定特殊性,比如:伴有其他病毒感染的合并症(共病)、年龄、生育要求、肝病肝外表现等,以及以往曾经应用过的治疗方案,甚至患者的治疗动机都需要纳入医师的考量范围之内。

对于 HCV 相关性肝硬化患者,即便是代偿期患者,其治疗的 SVR 较非肝硬化患者明显为低。鉴于 PR 方案的副作用较大,因此目前有 2 种不同学术意见:①由于病情进展,建议低剂量 PEG-IFN 起步而后加量(LDOA)方案 PR 治疗,但 SVR 并不可靠;②尽快开始 DAA 治疗以期控制病情进展,减少 HCC 发生。对于非 HCV 相关性肝硬化患者,目前也是 2 种学术观点:①如活检病理或无创性肝纤维化评分提示肝脏病变轻微者,可参考其他基线治疗决定是否开始 PR 治疗;②由于患者病情进展不显著,可以在综合评估的基础上暂缓采用 PR 方案治疗,或有 PR 治疗禁忌证的患者,可等待 DAA 入市后选择其他方案。

二、PR 方案适应证和禁忌证

(一) 适应证

1. 急性丙型肝炎　对 AHC 进行抗病毒疗的目的是阻止其发展为 CHC,而且急性丙型肝炎对抗病毒治疗应答效果良好,应答率显著高于 CHC,检测到 HCV RNA 阳性,即可开始抗病毒治疗。

2. 慢性丙型肝炎　总体原则是 HCV RNA 阳性的 CHC 患者,无禁忌证者均应进行 PR 方案治疗。治疗前应进行 HCV 基因分型和宿主 IL-28B 基因多态性、HCV 基因型和 HCV 载量等基线评估,治疗中监测 HCV 载量动力学改变以调整疗程。

3. HCV 相关性肝硬化患者　代偿性肝硬化患者,可在谨慎观察下采用 PR 方案,需密切监测不良反应。失代偿性肝硬化患者,尤其是已预备接受肝脏移植的患者,建议考虑 DAA 方案。

(二) PR 方案禁忌证

PR 方案存在许多绝对和相对的禁忌证,因此治疗前对患者身体及疾病状况进行良好的评价是非常必要的。

绝对禁忌证:① 孕妇,有潜在生育能力的个人又不愿意在治疗期间避孕者;②尚未控制的重度抑郁症;③ 实体器官移植者;④同时患有其他严重的疾病:包括心力衰竭、慢性阻塞性肺疾病、严重的高血压、自身免疫性肝炎、未经治疗的甲状腺功能亢进症、未控制的糖尿病等;⑤ 3 岁以下儿童;⑥贫血患者。

相对禁忌证为：有抑郁史、未控制的糖尿病、未控制的高血压、视网膜病变、器质性心脏病，活动性自身免疫病，如自身免疫性甲状腺炎、银屑病。此外，在以下情况应用 IFN 治疗还应特别注意：中性粒细胞减少（中性粒细胞计数 $<1.5 \times 10^9$/L）、血小板减少（血小板计数 $<75 \times 10^9$/L）、老年患者等；贫血者不适合 RBV 治疗。

三、治疗方案

常用的 PR 方案有 2 种方案：①聚乙二醇干扰素 α-2b，剂量 1.5μg/（kg·w）联合 RBV，RBV 按体重用药，体重 <65kg 予以 800mg/d，65~85kg 予以 1 000mg/d，85~105kg 予以 1 200mg/d，105~125kg 予以 1 400mg/d；②聚乙二醇干扰素 α-2a，剂量 180μg/（kg·w）联合 RBV，RBV 剂量随体重予以调整，体重 <75kg 者服用 1 000mg；体重 >75kg 者服用 1 200mg。也有学者提出在 PEG-IFN 剂量不变的前提下，RBV 除了按照体重调整之外，应按 HCV 基因型调整：基因型 2 型和 3 型 HCV 感染的 CHC 患者 RBV 800mg/d，疗程 24 周；非 2、3 型 HCV 感染的 CHC 患者 RBV 按 12~15mg/kg 给予，疗程 48 周。国产聚乙二醇干扰素 α-2b 注射液（派格宾）也被用于 CHC 的治疗。

（一）基因 1 型 PR 方案

针对基因型 1 型 HCV 感染的 CHC 患者，治疗流程如图 10-60-1 所示，建议：采用 PEG-IFN 联合 RBV 治疗 48 周为基本方案；如患者治疗第 4 周获得 RVR，且基线 HCV RNA 小于 400 000IU/mL，治疗可在 24 周后停止，但建议疗程仍为 48 周以减少复发率；第 12 周获得 cEVR 的患者，治疗应持续至 48 周；治疗中获得 pEVR 的患者，治疗可能应延续至 72 周。在可以获得 DAA 的地区，建议以治疗第 4 周的反应来评估抗病毒治疗方案的前景，根据 HCV RNA 下降情况决定是否加用 DAA。DAA 选择以第二代 NS3/4A 蛋白酶抑制剂或 NS5B 抑制剂为首选。

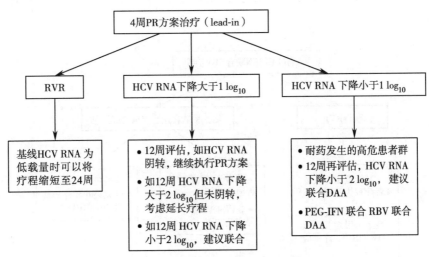

图 10-60-1 基因型 1 型抗病毒治疗流程图

（二）基因 2/3 型 PR 方案

个体化治疗是抗 HCV 治疗的根本原则。基因型 2/3 型 HCV 感染者治疗流程图如图 10-60-2 所示，初始予以标准剂量的 PR 方案以期获得 RVR，从而保证高 SVR 率。如未获得 RVR，则有必要按照 RGT 原则予以适当延长疗程。

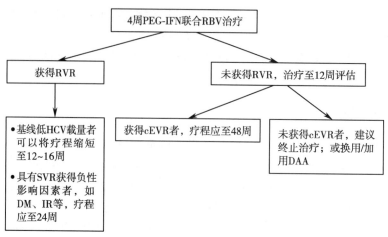

图 10-60-2　基因型 2 或 3 型抗病毒治疗流程图

（三）基因 4/5/6 型 PR 方案

针对基因型 4/5/6 型 HCV 感染者治疗目前国内的推荐方案仍然是 PR,治疗流程图如图 10-60-3 所示。基于 21 世纪初的大样本Ⅲ期临床研究结果,建议的疗程为 48 周。由于基因型 4、5、6 型具有地方流行性,如 4 型主要分布在中东和埃及(80%),5 型流行于南非,6 型分布于东南亚,后期并没有针对这些不同的基因型进行临床研究,因而推荐方案与临床效果之间尚需谨慎判断。关于治疗的观察报告提出基因型 4、5 和 6 型较 1 型相对治疗较为容易,但临床并不推荐固定 24 周疗程治疗,仍强调 RGT 原则下的合理调整疗程长短。目前有限资料证据提出根据患者治疗第 4 周和第 12 周是否获得 HCV RNA 阴转的情况来辅助评估之后的疗程,这样的安排使得基因型 4、5 或 6 型的 HCV 感染整体 SVR 率可达 68%~75%。对于初次治疗失败的患者仍建议用该方案治疗,但需要严格保证足够剂量和疗程。

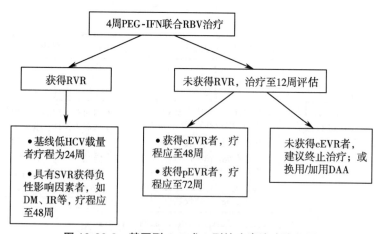

图 10-60-3　基因型 4、5 或 6 型抗病毒治疗流程图

四、经 PR 治疗未获得持续病毒学应答患者的治疗

难治性 CHC 大致分为 2 类:初治失败者(nonresponder)和治疗有效后病毒复发者

(relapsers)。初治失败是指标准治疗12周时HCV RNA载量较基线下降小于2 $\log_{10}$,初始无应答(null response)是指治疗12周时HCV RNA载量较基线下降小于1 $\log_{10}$。病毒学复发是指在抗病毒治疗期间HCV发生阴转(HCV RNA <50IU/mL),疗程结束后HCV RNA复查阳性;而病毒学突破(virological breakthrough)是指治疗期间HCV发生阴转(HCV RNA <50IU/mL),疗程未结束时即发生HCV RNA复查阳性。即便现在关于CHC抗病毒治疗的发展很快,目前PR方案失败率仍是相对较高的,这之中尤其以1型HCV感染的CHC为治疗难点,30%的患者经PR治疗未能获得SVR。研究观察到PR失败的患者如再次治疗的SVR为24%~34%。因此对于难治性CHC的治疗是一个严重问题。

PR联合DAA方案可以使复治1型HCV慢性感染者的SVR率提高到69%~88%,尤其是对复发的患者有效。REALIZE研究提示基因型1型CHC患者初治部分应答(PR)患者复治时应用三联疗法SVR率为40%~59%,但如患者为HCV相关性肝硬化患者,则其SVR仅为34%。基因型1型CHC患者初治无应答者三联疗法的SVR率可达29%~40%,但如患者为HCV相关性肝硬化患者,则其SVR仅为14%。在复治患者的三联治疗方案中不需要前4周应用PEG-IFN联合RBV的诱导(lead-in)治疗,而是建议直接予以三联治疗。因此对于复治患者最好通过SOC联合波普瑞韦和替拉瑞韦3药治疗,可提高SVR获得率。对于基因2型或3型初治后复发的患者,建议是给予48周而非24周治疗。再次应用PEG-IFN联合RBV治疗这些患者时的难点在于摸索药物剂量和疗程。

综上所述,对于难治患者治疗有2种方式:目前PR方案的延长应用,或者合理选择无IFN(IFN-free)方案的DAA符合治疗。虽然有研究提示PR治疗失败者DAA治疗SVR也低,但是仍不失为一个重要的选择。

五、接受PR治疗患者的随访和监测

(一)PR方案的副作用发生率

按照副作用发生率的不同,将发生率大于10%、1%~10%和小于1%的副作用分组,也有部分为罕见副作用。大部分副作用为IFN或PEG-IFN所致,RBV的副作用较小。

1. 经常发生的副作用(>10%) 应用PR方案时发生率较高的副作用为:中枢神经系统:头痛(56%)、乏力(52%)、沮丧(16%~29%)、情绪不稳(28%)、失眠(23%)、发热(22%)、眩晕(12%)、注意力不集中(5%~12%)、疼痛(12%)。皮肤病:脱发(22%)、瘙痒(12%)、皮肤干燥(11%)。胃肠道:恶心(26%)、食欲减退(20%)、腹泻(18%)、腹痛(15%)、体重下降(11%)。局部反应:注射部位炎症(47%)。神经肌肉:骨骼肌痛(56%)、皮肌痛(38%~42%)、肌肉僵硬(23%~45%)。呼吸道:鼻出血(14%)、鼻咽炎(11%)。混合性:流感样症状(46%)、病毒感染(11%)。这些副作用大多发生于疗程的早期和中期。

2. 少见的副作用(1%~10%) 应用PR方案时少见的副作用为:心血管:面部潮红(6%)。中枢神经系统:周身不适(8%)。皮肤:皮疹(6%)、皮炎(7%)。内分泌和代谢:甲状腺功能减退(5%)。胃肠道:恶心(7%)、消化不良(6%)。造血系统:中性粒细胞减少症、血小板减少。肝脏:肝大(6%)、一过性转氨酶升高(10%)。局部:注射部位疼痛(2%)。神经肌肉:肌反射亢进(5%)。呼吸系统:咽炎(10%)、鼻窦炎(7%)、咳嗽(6%)。混合性:多汗(6%)。

3. 罕见的副作用(小于1%) 应用PR时罕见的副作用有:皮肤脓肿、超敏反应、过敏反应、贫血、心律失常(室上性心律不齐、心动过速)、自身免疫病(如:甲状腺炎、血小板减少、类风湿关节炎、间质性肾炎、系统性红斑狼疮、银屑病等)、支气管痉挛、心肌病变、糖尿病、呼吸困难、动眼神经瘫痪、出血性肠炎、高血糖症、甲状腺功能亢进、低血压、胰腺炎、溃疡性结肠炎、肺炎、多发神经炎、一过性脑缺血、视网膜病变、视神经炎、听力损害、视网膜动静脉阻塞、视网膜出血、严重抑郁、攻击性行为、幻觉等。这些副作用发生率极低，与用药的因果关系不明确，但需要严密观察。

（二）PR 方案的副作用及其处置

普通干扰素（IFN）/ 聚乙二醇干扰素（PEG-IFN）的初期副作用是流感样症状（flu-like symptoms），主要包括：低到中度发热、周身肌肉酸痛、轻度乏力、胃肠道不适、轻度纳差；治疗 3 个月以后治疗方案相关的主要主观症状包括：情绪不稳定（抑郁、焦虑）、睡眠质量差、轻度脱发等。其他监测中应重视的副作用相关表现包括白细胞或血小板减少症等，少数患者出现甲状腺功能障碍，亢进或减退均可出现，也有少部分亚洲患者出现肾功能损害，比如大量蛋白尿等。

1. 流感样综合征　流感样综合征包括以下症状：发热、关节痛、肌肉酸痛，常常出现在开始治疗的第一周。多数症状随着疗程的延续得到明显的缓解，此时除了对症处置外，也应注意患者的精神心理变化。在临床实践中 PEG-IFN 导致流感样综合征的发生率在 75% 以上，是早期重要副作用之一。虽然该综合征有自限性特点，但也有少数患者在相当长时间内每次注射时会出现发热、肌肉酸痛等症状，进而继发性诱导精神神经症状，这部分患者应予重视，合理地应用解热镇痛药物帮助缓解症状，但应注意非甾体抗炎药（NSAID）可使得血小板计数下降，部分还有肝脏损害。

2. 消化道症状　由于消化道症状往往掩盖在 CHC 主体综合征之下，在临床上往往低估了 IFN 相关性胃肠道不适。常见的副作用有轻度恶心、纳差，部分患者还表现为口干。也有患者不以消化道症状为主诉，而代之以周身不适感，在治疗的中期逐渐出现体重下降，有学者报道治疗 48 周时，6%~10% 的患者体重下降，其原因是由于隐性胃肠道副作用导致的热卡摄入不足所致。可试用甲氧氯普胺（胃复安）、多潘立酮等调整胃肠道动力水平，以改善食欲。治疗停止后体重会增加，部分患者可出现过度生长。口干状况可随着疗程的延长而加重，应注意检测自身抗体，如 SSA 抗体、SSB 抗体等，以防干燥综合征的发生。

3. 贫血和白细胞减少　虚弱感和难以缓解的疲劳感是随着治疗时间的延长而逐步加重的，这类副作用在 PR 方案应用中发生率较高。贫血、抑郁状态、甲状腺功能减退在临床上较难区分，合理安排的复查是鉴别诊断这几类副作用的有效方法，而且有时候这些副作用相互重叠，如贫血可能是慢性疲劳综合征的原因之一。贫血发生后处置措施分为 2 个层次：首先按照 80% 原则下调治疗剂量，RBV 降至初始治疗剂量的 80%，然后再次复查，根据复查结果决定治疗方案，不可恢复的血红蛋白水平是缩短疗程的指征，建议疗程不低于初始计划的 80%；其次，有学者建议可以在不减少治疗药物剂量的情况下应用促红细胞生成素（EPO），随着疗程的延长给予支持的可能性逐步增加。当血红蛋白（HGB）低于 10g/dL 时建议减少药物剂量，当 HGB 低于 8.5g/dL 时建议停止治疗；当血小板（PLT）计数低于 50×10^9/L 时建议减少药物剂量，当 PLT 低于 25×10^9/L 时停止治疗；当中性粒细胞计数低于 0.75×10^9/L 时建议减少药物剂量，当低于 0.5×10^9/L 时停止治疗。疲劳感可随着疗程的延长而增加，在除外贫血因素下，可予以色氨酸对症处理，必要时在精神科专业医师指导下予以抗抑郁治疗。

4. 咳嗽　咳嗽是在治疗中常常出现的一种副作用，主要是由于上呼吸道水肿造成，极少数患者也可出现呼吸困难。患者需要行肺部 CT、血常规等检查，排除粒细胞减少或缺乏

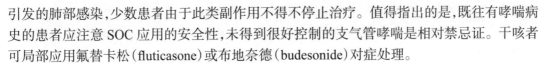

引发的肺部感染,少数患者由于此类副作用不得不停止治疗。值得指出的是,既往有哮喘病史的患者应注意 SOC 应用的安全性,未得到很好控制的支气管哮喘是相对禁忌证。干咳者可局部应用氟替卡松(fluticasone)或布地奈德(budesonide)对症处理。

5. 甲状腺功能障碍 甲状腺功能障碍主要是 PEG-IFN 应用的副作用,常见于女性患者,多是由于诱导的甲状腺炎所致。通常对症处理即可,很少需要提前终止治疗。甲状腺功能降低者应予以左甲状腺素,并及时调整剂量,3%~10% 的患者停用 PEG-IFN 后可自发缓解。甲状腺亢进的发生率为 1%~3%,可予以 β 受体阻断剂和卡比马唑等对症处置。严重者逐步减少抗 HCV 药物剂量和疗程。

6. 精神症状 IFN/PEG-IFN 应用中诱发的精神类副作用很多,症状发生的强度不一,多数为较为轻微的副作用,临床中往往混杂在其他机体生理性副作用之中,需要医师耐心鉴别和评估,必要时与精神科医师合作,以求最大限度地保证患者的安全。需要指出的是,各个临床研究只强调了重要 / 重大的副作用,而没有全面表述轻至中度的精神类副作用,在临床工作中需要注意。治疗前需要详细厘清病史,有过严重抑郁(major depression)或试图自杀 / 自杀未遂病史的患者是 PEG-IFN 治疗的禁忌证。PEG-IFN 应用时常有的精神类副作用发生率为:疲劳,50%~80%;睡眠障碍,45%~65%;易怒,60%~85%;认知障碍(注意力不集中或记忆力下降),45%~60%;抑郁发作,20%~60%,重度抑郁为 5%~10%;过度兴奋,1%~6%;自杀倾向,小于 1%。PR 方案应用时精神类副作用发生率为:50% 患者出现睡眠障碍、慢性疲劳、易怒或认知障碍;30%~45% 患者出现焦虑,尤其是治疗的前 2 个月;30%~60% 患者出现轻度抑郁,表现为自尊心不足、缺少正性情绪、兴趣缺失、时有哭泣;20%~30% 出现中至重度抑郁;5%~6% 患者有自杀念头,个别患者有自杀尝试;极少数患者有躁狂表现。

治疗前评估患者的精神心理状况,有预存(pre-existing)抑郁症状者应给予预防性应用抗抑郁剂,新近有证据证明治疗前应用抗抑郁剂可以明显减少严重抑郁事件的发生率。治疗中发生的抑郁应在专业医师指导下予以对症处置,先以小剂量抗抑郁药物,之后逐步增加剂量。睡眠障碍可以是抑郁症的一个表现,治疗中有此主诉的患者应该进一步排查精神类副作用。在诊疗过程中,应注意在每次随访时加强该类副作用的甄别和治疗。需要指出的是,抑郁是 HCV 感染者常见的共病,有数据统计表明约 25% 的 CHC 患者达到抑郁诊断标准,而 50%~60% 患者报告有典型的抑郁症状出现。日本研究发现在 IFN 治疗过程中,37.3%(31/83)CHC 患者达到抑郁诊断标准,4.81% 患者不得不停止治疗。但也有大样本试验观察到 IFN 治疗 CHC 过程中抑郁的发生率较低,对 987 例患者观察,仅 23 例(2.3%)出现抑郁症状。AASLD 2009 指南中认为 HCV 感染者相对于普通美国民众有较高的心理障碍发生率,HCV 感染者合并心理或精神疾患者为 8%~31%,较普通民众的 1.8% 的高出 4~20 倍,我国缺少这类资料,临床医师可能会低估抑郁症共病的发生率。CHC 患者可能有一定比例的患者伴有抑郁症状 / 抑郁症,需要在制订治疗方案时予以评估。IFN 治疗过程中可有 21%~58% 的患者出现抑郁症状,但严重抑郁症极为罕见。虽然如此,严重抑郁可有自杀构想、企图自杀和自杀,其他中枢系统不良反应如攻击性行为、意识障碍及其他精神状态改变。如果患者出现精神的或中枢神经系统问题时,需要重视这些问题的潜在严重性。建议患者在治疗前予以精神评估,注意焦虑、抑郁等方面的偏离情况,并详细询问有无相关心理疾患的家族史,对于既往有抑郁发作的患者严格随访。治疗过程中对患者进行密切观察,有学者建议治疗的第 2 周和第 4 周采用相关的焦虑、抑郁量表予以监测评估,出现严重抑郁症状者须果断终止治疗。按 DSM-Ⅳ量表评估抑郁程度。轻度抑郁,暂不调整剂量,每周随访,直到评估好转后改为常规评估。中度抑郁,减少剂量至50%,每周随访,如症状改善或持平保持4周以上,可考虑恢复原剂量。重度抑郁,立即停止标准治疗,以后也不可尝试,立即予以精神病学专家协助诊治。通过分级管理,目前认为伴有抑郁症状的HCV感染者经过IFN治疗,仍可以与不伴有相关症状的患者一样获得相较为满意的SVR。

出现严重抑郁副作用后可应用选择性血清素再吸收抑制剂(SSRI):如帕罗西汀、西酞普兰;也可选用四环类抗抑郁药物:如米氮平,或去甲替林。三环类因其肝、心等脏器副作用被设立为二线方案,如多虑平等。表现为躁狂或出现攻击性行为时,可应用抗精神分裂类药物,如利培酮或奥氮平,需要在精神科专业医师指导下应用。睡眠障碍者可应用地西泮、唑吡坦;易怒者可应用曲米帕明。

7. 皮肤损害　HCV感染可伴有不同模式的皮肤损害,如扁平苔藓、坏死性血管炎或迟发性皮肤卟啉症等,在治疗中应注意观察原有皮肤病变的变化。IFN/PEG-IFN应用可导致局部皮肤损害,如PEG-IFN重复注射局部注射位点可出现皮肤硬结和溃疡;PR方案可导致皮肤干燥、瘙痒、湿疹等,可应用尿素软膏缓解症状;伴有银屑病的CHC患者在IFN/PEG-IFN应用期间可出现皮肤病的明显加重,除停止治疗外,需要咨询皮肤科专业医师。

8. 脱发　PEG-IFN应用的第1个月即可出现脱发,可持续到停止应用后数周,全秃极为罕见。停止治疗后头发可重新生长,但发质可能发生改变。

总之,副作用大是PR方案的一个主要缺点,随访节奏是个体化的,需要在分析基线数据的前提下,仔细观察PR治疗前2个月的副作用出现频率和表现模式,如血常规异常在第2周即出现,需要每周进行监测。甲状腺功能以每2~3个月评估为宜;心理/精神评估在每次随访时需要注意,必要时需要请专业医师评估。副作用是导致PR方案中断的主要原因,需要医师耐心观察、解释甚至鼓励。随着DAA进入到临床,医师需要判断何时为中断PR方案的转折点,除了疗效以外,副作用严重程度也是判别指标之一。

第三节　直接抗病毒药物治疗

DAA方案无疑是目前主流治疗方案,其主要优点是:①患者适应面宽,肝硬化患者甚至失代偿期也可治疗;②治疗效果明显优于PR方案;③部分方案不受HCV基因型和宿主IL-28B多态性影响;④副作用小。DAA在HCV感染控制中将扮演越来越重要的角色。

一、DAA方案

本书成书之际国内尚无合法的DAA方案推荐。国内部分医院参加了原研公司药品的入市前Ⅲb期临床研究,积累一些经验,但这些药物并未经过入市后观察,没有真实世界(real-life)数据,因此只能参考EASL和AASLD指南对DAA方案进行推荐。因此,对于DAA方案有几点疑问:①DAA进入临床后仍需要大量Ⅳ期研究,以确定疗效;②由于研发公司的利益冲突,目前推荐的治疗方案并非最佳方案,需要进一步在临床工作中试验研究;③谨慎选择DAA方案,一旦治疗失败,后续方案并不清晰,因此首选方案是否按照Ⅲ期临床结果推荐,抑或是进一步延长,尚未清楚。因此,DAA虽然在境外Ⅲ期临床研究及部分高收入患者群中获得了较好的 SVR 率,但是这些药物在 1 型为主的我国大陆 CHC 患者群中是否能获得如此高的 SVR 率,仍需理性对待。

二、DAA 方案适应证

除了 PR 方案涵盖的 AHC、CHC 和 HCV 相关性肝硬化(代偿期)以外,DAA 最大的优势就是大大扩展了 HCV 相关疾病的治疗范围:如有 PR 治疗禁忌证的患者;PR 治疗无效 / 复发者;HCV 相关终末性肝病进行肝移植患者;肾功能障碍患者;非肝脏其他实体器官移植者等。由于 DAA 相对副作用较小,患者耐受度更好,依从性更佳,因此适应证得到大大扩展,禁忌证减少。在未来应用中,应该严格注意药物 - 药物相互作用(DDI),当患者罹患其他疾病,应用其他药物时,可能与 DAA 发生相互作用,部分相互作用对人体带来负面作用,需要甄别和防范。目前指南罗列的 DDI 是不足的,这点需要注意。

三、DAA 方案的选择

根据 EASL 在 2015 年推出的 CHC 管理指南,将 DAA 的应用分为初治和 PR 治疗失败 2 类,前者的治疗方案见表 10-60-1,后者见表 10-60-2。需要指出的是这些方案并未在国内广泛应用,不可轻信。尤其是 DAA 疗程是否存在过短的问题,需要进一步研究。

12~24 周的 DAA 联合治疗丙型肝炎的临床研究,可获得 >90% 的持续病毒学应答(SVR)率;美国退伍军人数据库研究,17 848 例患者接受了索非布韦联合雷迪卡韦或 Abbvie 3D 方案治疗,基因 1 型患者的 SVR 为 92.8%,索非布韦联合雷迪卡韦和 Abbvie 3D 三药联合治疗,可达到 95% 以上的应答,耐受性良好,少部分不能耐受的病例与联用利巴韦林有关。表明 DAA 在真实世界的抗病毒疗效和安全性与临床试验数据相接近。实现了丙型肝炎治愈的目标。

我国大陆、台湾地区和韩国联合进行了一项观察 Abbvie 3D 治疗无肝硬化的经验和初治基因 1b 型成人慢性丙肝患者的随机、双盲、安慰剂、对照Ⅲ期研究,治疗 12 周,纳入 650 例患者,12 周持续病毒学应答(SVR12)率达 99.5%,常见的不良反应为上呼吸道感染、头痛和头晕。一项针对代偿性肝硬化患者的试验纳入 10 例患者,治疗 12 周,SVR12 达 100%,胆红素升高发生率为 7%。

然而,丙型肝炎患者 DAA 治疗时面临着一些问题,例如 HBV 和 HCV 共感染患者 DAA 治疗时 HBV 再激活的风险、DAA 治疗失败患者的治疗、获得 SVR 丙型肝炎患者发生肝癌的风险、HCV 相关肝癌的治疗等,都是我们需关注和解决的问题。据现今资料,DAA 治疗并未降低 HCC 发生率,接受 DAA 治疗者,短期内仍有较高的 HCC 发生率。对于满足 HBV 治疗标准的患者,应接受 NAs 治疗。HBsAg(+)、接受 DAA 治疗的患者,可考虑予以 NAs 预防性治疗,直至 DAA 药物停药后的 12 周,并密切监测;HBsAg(−)、抗 -HBs(+)、接受 DAA 治疗的患者,应密切监测,如果出现 ALT 升高,应检测 HBV 是否再激活。

表 10-60-1　CHC 患者 DAA 治疗方案

基因型	PR+ sofosbuvir	PR +simeprevir	sofosbuvir +RBV	sofosbuvir +ledipasvir	ritonavir-boosted paritaprevir+ ombitasvir+ daclatasvir	ritonavir- boosted paritaprevir+ ombitasvir	sofosbuvir+ simeprevir	sofosbuvir+ daclatasvir
1a 型	12 周	12 周(初治或复发);24 周(部分或无应答)	/	8~12 周(不加 RBV)	12 周(加 RBV)	/	12 周(不加 RBV)	12 周(不加 RBV)
1b 型			/	12 周(不加 RBV)	12 周(不加 RBV)	12 周(不加 RBV)		12 周(不加 RBV)
2 型	12 周	/	12 周	/	/	/	/	12 周(不加 RBV)
3 型	12 周	/	24 周	/	/	/	/	12 周(不加 RBV)
4 型	12 周	12 周(初治或复发);24 周(部分或无应答)	/	12 周(不加 RBV)	/	12 周(加 RBV)	12 周(不加 RBV)	12 周(不加 RBV)
5/6 型	12 周	/	/	12 周(不加 RBV)	/	/	/	12 周(不加 RBV)

注:sofosbuvir,索非布韦;simeprevir,西咪匹韦;ledipasvir,雷迪帕韦;daclatasvir,达卡他韦;ombitasvir,奥比他韦;ritonavir-boosted paritaprevir,利托那韦联合帕利瑞韦。

表 10-60-2　治疗失败 CHC 患者 DAA 治疗方案

以往治疗方案	基因型	sofosbuvir +ledipasvir	ritonavir-boosted paritaprevir+ ombitasvir+ daclatasvir	ritonavir-boosted paritaprevir+ ombitasvir	sofosbuvir+ simeprevir	sofosbuvir+ daclatasvir
PR 方案	1 型	12w 加 RBV				12w 加 RBV
单用 sofosbuvir 或 sofosbuvir+RBV 或 sofosbuvir+PR 方案	1 型	12w 加 RBV,F3 以上疗程 24w	12w 加 RBV,F3 以上疗程 24w	/	12w 加 RBV,F3 以上疗程 24w	12w 加 RBV,F3 以上疗程 24w
	2/3 型	/	/	/	/	/
	4 型	12w 加 RBV,F3 以上疗程 24w	/	12w 加 RBV,F3 以上疗程 24w	12w 加 RBV,F3 以上疗程 24w	12w 加 RBV,F3 以上疗程 24w
	5/6 型	12w 加 RBV,F3 以上疗程 24w	/	/	/	12w 加 RBV,F3 以上疗程 24w

续表

以往治疗方案	基因型	sofosbuvir+ledipasvir	ritonavir-boosted paritaprevir+ombitasvir+ daclatasvir	ritonavir-boosted paritaprevir+ ombitasvir	sofosbuvir+ simeprevir	sofosbuvir+ daclatasvir
PR+ simeprevir	1/4型	12w 加 RBV,F3 以上疗程 24w	/			12w 加 RBV,F3 以上疗程 24w
PR+ daclatasvir	1型	/	/		12w 加 RBV,F3 以上疗程 24w	12w 加 RBV,F3 /
	2/3型	/	/		/	12w 加 RBV,F3 /
	4型	/	/		12w 加 RBV,F3 以上疗程 24w	12w 加 RBV,F3 /
	5/6型	12w 加 RBV,F3 以上疗程 24w	/		/	12w 加 RBV,F3 以上疗程 24w
sofosbuvir+simeprevir	1/4型	12w 加 RBV,F3 以上疗程 24w	/		/	12w 加 RBV,F3 以上疗程 24w
sofosbuvir+daclatasvir 或 sofosbuvir+simeprevir	1型	/	/		12w 加 RBV,F3 以上疗程 24w	12w 加 RBV,F3 /
	2/3型	/	/		/	12w 加 RBV,F3 /
	4型	/	/		12w 加 RBV,F3 以上疗程 24w	12w 加 RBV,F3 /
	5/6型	12w 加 RBV,F3 以上疗程 24w	/		/	12w 加 RBV,F3 以上疗程 24w
ritonavir-boosted paritaprevir+ ombitasvir+ daclatasvir	1型	12w 加 RBV,F3 以上疗程 24w	/		12w 加 RBV,F3 以上疗程 24w	12w 加 RBV,F3 以上疗程 24w
ritonavir-boosted paritaprevir+ ombitasvir	1型	12w 加 RBV,F3 以上疗程 24w	/		12w 加 RBV,F3 以上疗程 24w	12w 加 RBV,F3 以上疗程 24w

（董 菁）

第六十一章

特殊人群的治疗和管理

第一节　儿童慢性丙型肝炎的管理

一、儿童 CHC 的概况

儿童感染 HCV 情况并不少见。美国一项人群健康与营养调查研究显示 14 岁以下的青少年儿童抗 -HCV 阳性率为 0.2%~0.4%，相当于有 6 万 ~10 万青少年儿童感染 HCV。孕妇抗 -HCV 阳性率为 0.1%~2.4%，血清 HCV RNA 定量大于 10^6 拷贝 /mL 的孕妇所产婴儿的 HCV 感染率为 4%~7%。一项长达 10 年的大规模前瞻性多中心研究结果显示儿童感染 HCV 后病毒自发清除率约为 8%，病毒自发清除多数发生在随访的前 5 年。

Peds-C 研究是一项在美国进行的评估 PEG-IFN 单药或联用 RBV 治疗青少年儿童(2~16 岁)CHC 疗效及安全性的前瞻性随机对照多中心临床研究。虽然目前认为儿童感染 HCV 后在 10~15 年表现为隐匿感染，但在 Peds-C 研究中，入组前尚未接受治疗儿童的肝活检(共 110 例)病理结果证实了儿童 CHC 肝脏炎症、纤维化及脂肪变性的存在，然而这种肝脏组织病变程度分级相对成人要轻一些。肝脏炎症度与纤维化分级、ALT 水平、感染 HCV 时间呈正相关，而与年龄、BMI 及感染 HCV 基因型无关。入组病例中度炎症发生率为 38%，重度炎症发生率为 3%。肝脏纤维化分级则仅与炎症度相关，而与年龄、BMI 及感染 HCV 基因型无关。欧洲儿童 HCV 协作网报道了 266 例母婴传播感染 HCV 儿童中约 20% 发生自发清除，50% 表现为无症状感染，另外 30% 则为发展为 CHC。在另一项关于儿童自然史研究中，约 1.8% 的感染 HCV 儿童进展为失代偿性肝硬化(平均年龄为 9.6 岁)，这些儿童的母亲大多为基因 1b 亚型 HCV 感染的静脉吸毒者(IDU)，她们在围生期将 HCV 传染给新生儿。

通常 HCV 感染儿童是通过在高危人群中筛查抗 -HCV 而诊断。由于母体获得的抗 -HCV 可以在婴幼儿体内存在达 18 个月，美国儿科学会建议 HCV 感染母亲所生的婴幼儿应在出生 18 个月时进行抗 -HCV 筛查。但在临床实践中，抗 -HCV 阳性婴幼儿可能因为社会和依从性问题而在随访的 18 个月内失访。因此，PCR 检测 HCV RNA 可以用于鉴别这些婴幼儿是否感染 HCV 并为其家庭提供必要的知识教育。

二、儿童抗丙型肝炎病毒治疗

(一) 儿童 CHC 患者的 PR 治疗

儿童抗病毒治疗的目的是为了预防 HCV 相关并发症及终末期肝病事件的发生。由于 CHC 进展缓慢，从 HCV 感染至发生 HCV 相关并发症可能需要 20 年的时间，经过治疗后获得 SVR-12 后 HCV 极少复发，因此现阶段抗 HCV 治疗是以获得 SVR-12 为目标。

至今为止,还没有关于儿童 CHC 抗病毒治疗的大样本量多中心随机对照试验研究。对于哪些 CHC 患儿需要接受抗 HCV 治疗,该选择何种药物治疗,哪些 CHC 患儿将会从抗 HCV 治疗中受益还存在一定的分歧。一些小样本量疗程 6~12 个月的临床试验研究结果显示青少年儿童抗 HCV 疗效较成人更为理想,可能与以下因素有关如:年轻、肝脏炎症度较轻、纤维化度低、肝硬化发生率低、病毒载量低和感染时间较短。截至 2009 年,美国 FDA 已经批准了两种方案用于儿童青少年抗 HCV 治疗,即 IFN-α 联合 RBV(3~18 岁感染 HCV 儿童)和 PEG-IFN-α-2b 联合 RBV(3~17 岁感染 HCV 儿童)的治疗方案。

在成人和小样本量的儿童 CHC 试验中 PEG-IFN 每周一次给药显示了更为理想的疗效及依从性,PEG-IFN 可能会更加有效地提高 HCV 抗病毒疗效。2006 年报道了聚乙二醇干扰素 α-2a(派罗欣,PEG-IFN-α-2a)在儿童中的药动学和安全性方面进行了初步研究结果。共纳入 14 例 2~8 岁的儿童,依据公式:体表面积 $/1.73m^2 \times 180\mu g$,计算给药剂量,每周一次皮下给药,疗程 48 周。疗程 24 周时,低谷血药浓度较成人接受 PEG-IFN-α-2a 者低 20%,但从给药开始 0~168h 曲线下面积(AUC)较成人高 20%,提示经体表面积计算得出的给药浓度足够治疗剂量。入组病例总 SVR 为 46%。另一个关于儿童及青少年(2~17 岁)CHC 患者的开放性非对照初步研究中,治疗方案为:聚乙二醇干扰素 α-2b(佩乐能,PEG-IFN-α-2b,1.5μg/kg)联合 RBV(15mg/kg),疗程 48 周。共 61 例患儿完成该试验,该方案总的 SVR 为 59%。基因型 1 型治疗后 SVR 为 48%,基因型 2、3 型 SVR 为 100%,基因 4 型 2 例中 1 例发生 SVR。其中经水平传播感染 HCV 患儿 SVR 为 70%,经垂直传播感染 HCV 患儿 SVR 为 48%。

在 PR 治疗青少年儿童 CHC 注册试验中,共纳入 3~17 岁青少年儿童 107 例,其中 3~11 岁儿童 67 例,12~17 岁青少年 40 例。基因 1、4、5、6 型及高病毒载量的基因 3 型(基线 HCV RNA $\geq 6 \times 10^5$ IU/mL)的 CHC 推荐疗程为 48 周,基因 2 型和低病毒载量的基因 3 型(基线 HCV RNA$<6 \times 10^5$ IU/mL)的 CHC 患儿推荐疗程为 24 周。治疗方案:PEG-IFN-α-2b $60\mu g/m^2$,每周 1 次,皮下注射给药;RBV 15mg/(kg·d)。研究结果发现入组病例总的 SVR 为 65%,疗效都更为理想。其中基因 1 型 SVR 为 51.4%,基因 2 或 3 型 SVR 为 93%。基于该研究,2008 年年底美国 FDA 正式批准了 PEG-IFN-α-2b(佩乐能)联合 RBV 治疗青少年儿童(3~17 岁)CHC。FDA 推荐的治疗方案为:按照患儿的体表面积给药,PEG-IFN-α-2b $60\mu g/m^2$,1 次/周皮下注射给药;联合 RBV 15mg/(kg·d),2 次/d,口服。基因 1、4、5、6 型及高病毒载量的基因 3 型(基线 HCV RNA $\geq 6 \times 10^5$IU/mL)的 CHC 患儿推荐疗程为 48 周,基因 2 型和低病毒载量的基因 3 型的 CHC 患儿推荐疗程为 24 周。如果治疗 12 周时 HCV RNA 下降小于 $2log_{10}$,或 24 周时 HCV RNA 仍阳性,应终止治疗。

PR 治疗青少年儿童 CHC 也遵守反应指导治疗(RGT)原则。一项研究共纳入 3~16 岁 CHC 病例 30 例,采用 PEG-IFN-α-2b[1.0μg/(kg·w)]联合 RBV[15mg(/kg·d)],基因 2 或 3 型疗程 24 周,基因 1 或 4 型疗程 48 周。结果:总 SVR 为 50%,基因 3 型 SVR 为 100%,基因 1 或 4 型 SVR 为 44%。该试验结果发现:疗程 12 周时 HCV RNA 较基线下降对数值 $\geq 2log_{10}$ 病例 SVR 为 71%(15/21),阳性预测值为 71%;疗程 12 周时 HCV RNA 较基线下降对数值 $<2log_{10}$ 病例 SVR 为 71%(15/21),阴性预测值为 100%。由此可见在成人中建立起的疗效指导治疗的抗 HCV 治疗路线图也适用于青少年儿童抗 HCV 治疗,但该观点尚需得到更为广泛的验证。

(二)儿童 CHC 患者的 DAA 治疗

目前仅批准了 PR 方案作为儿童 CHC 患者的治疗,但由于 DAA 的强效性和高耐受性,已经完成的 II 期临床试验展示了较良好的治疗效果。以 Gilead 公司研发药物雷迪帕韦联合索非布韦（基因 1 或 4 型）和雷迪帕韦联合索非布韦联合利巴韦林（基因 3 型）正在研究中（临床试验号：NCT02249182）；另一项针对 CHC 患儿的研究（NCT02175758）是以索非布韦联合利巴韦（基因 2 或 3 型）为主体方案，目前仍在进行中。DAA 是否可以安全应用于 CHC 患儿需要上述研究结题后方可阐述，按 2019 年的指南，12 岁以上的患儿可应用 DAA 治疗。

三、儿童抗病毒治疗的副作用及对策

（一）干扰素

虽然常规 IFN 与 PEG-IFN 的副作用相似，主要表现为一些轻微的临床症状如：发热、流感样症状、头痛、食欲下降、中性粒细胞下降，但还可能出现一些较为严重的副作用，如抑郁、易激惹、脱发、产生甲状腺和肝病自身抗体、甲状腺功能异常等，每周一次给药的 PEG-IFN 治疗方案将会减少这些副作用。以痉挛性麻痹为表现的严重神经毒性在一些使用 IFN 婴幼儿的病例中有零星报道，因此 IFN 治疗方案禁用于 <1 岁婴儿。在最近的一项报道中，5 名合并血管瘤儿童在 IFN 治疗过程中发生了痉挛性麻痹。IFN-α 所导致的这些神经毒性机制尚未清楚，这种痉挛状态要到了疗程后期才会出现，或许药物累积因素是其中一个重要因素，而与最大日剂量无关。IFN-α-2a 在治疗合并血管瘤婴儿中，先天性痉挛性麻痹是一个极其严重的并发症。

重组人红细胞生成素（EPO）和粒细胞-巨噬细胞集落刺激因子（GM-CSF）并不被广泛推荐用于治疗 PEG-IFN 联合 RBV 所导致的粒细胞下降、贫血等副作用。因为 PEG-IFN 或 RBV 副作用都是剂量依赖性的，在一项儿童研究中发现 PEG-IFN 减量 20%~30% 将减少这些副作用。

（二）RBV

RBV 常见的副作用包括：恶心、皮疹、咳嗽、气促等。最常见的副作用为剂量依赖性的溶血性贫血，这种贫血多数在疗程前 4 周发生。在一项 61 例接受治疗的儿童的研究中，虽然发生了剂量依赖性的溶血性贫血，平均血红蛋白下降 2~3g/dL，但其中没有一例需要停药。疗程中贫血的程度影响到 RBV 剂量的调整，当然也可能会影响到最终的 SVR。RBV 在儿童和青少年中的长期副作用尚未完全清楚。因此在每次的随访中与患儿及其父母沟通抗病毒治疗的疗程和副作用都非常必要。

大部分 CHC 患儿疾病进展相对缓和，目前研究认为 PR 方案被认可用于儿童/青少年 CHC 的治疗。虽然 PEG-IFN 可能带来一些副作用，但其仍将是抗 -HCV 治疗的主要药物，PR 联合治疗方案在目前是值得推荐用于儿童 CHC 治疗。由于患儿的特殊性，抗病毒治疗需要获得其监护人的授权同意，相关医护人员应予以患儿密切关注，以免严重药物副作用给患儿带来不可逆的损害。

第二节　肾损害患者治疗和管理

一、慢性肾脏疾病（CKD）与 HCV 感染

美国国家肾脏基金会的肾脏病预后的质量倡议（KDOQI）将慢性肾脏疾病（CKD）定

义为：各种原因引起的慢性肾脏结构和功能障碍,肾脏损伤病史>3个月,包括肾小球滤过率(GFR)正常和不正常的肾脏病理损伤,血液指标或尿液成分异常,可检出肾脏影像学异常；或不明原因的 GFR 下降[GFR<60mL/(min·1.73m²)]超过3个月,伴或不伴肾脏损害。HCV 感染与 CKD 密切相关,是 CKD 的间接发病因素之一,同时也是 CKD 的并发症之一。与普通人群相比,CKD 患者 HCV 感染更加普遍。研究表明不管是血液透析患者或是肾移植患者,HCV 感染者生存期均低于 HCV 非感染者,而且,肾移植后再次出现肾小球肾炎和新发生糖尿病的风险更大。因此,对 HCV 感染的 CKD 患者应积极给予恰当的抗病毒治疗,以期达到清除病毒获得 SVR,减少 HCV 相关抗体和免疫复合物形成。需要指出的是本章所提到的 GFR 多是通过胱抑素 C 检测或其他方式计算出的推断性结论,并不能直接指代肾脏功能,必要时需要同位素肾图等技术予以评估。

二、抗病毒治疗应用

在进行抗病毒治疗之前,应对感染 HCV 的 CKD 患者进行抗病毒治疗效果进行基线预测,评估抗病毒治疗潜在的益处和危险性,根据患者肝脏组织学情况、年龄、合并症、对治疗的耐受能力,以及患者的意愿等决定是否治疗和如何治疗。并非所有的 HCV 感染患者在治疗前均需进行肝脏活检,但 CKD 患者肝脏活检有助于临床评估是否需要抗病毒治疗,这符合个体化治疗方案的制订。

HCV 感染的 CKD 患者抗病毒治疗开始时应详细评估患者肾脏损害的基础疾病(如原发性高血压、糖尿病等)是否得到控制,并明确是否存在治疗禁忌证；由于 IFN 和 RBV 均经过肾脏代谢,应根据患者 GFR 情况决定患者是否治疗及药物剂量的调整。CKD 患者抗 HCV 治疗方案可参考普通的 CHC 患者,但应根据患者肾功能情况调整药物剂量(表10-61-1)。对于3期以上的 CKD 患者,治疗需从小剂量开始,根据患者对药物的反应逐渐加量。对于需血液透析患者,开始抗病毒治疗应更加谨慎,需要与经验丰富的肾脏病医生密切配合,根据透析情况调整治疗方案。

表 10-61-1 慢性肾脏疾病患者抗 HCV 治疗方案

分期	名称	GFR/(mL·min⁻¹·1.73m⁻²)	推荐方案
1	GFR 正常或升高	≥90	A
2	GFR 轻度下降	60~89	A
3	GFR 中度下降	30~59	B
4	GFR 显著下降	15~29	B
5	肾衰竭	<15	B
5D	血液透析或腹膜透析		C

A 方案：与普通患者抗病毒治疗方案相同,根据病毒基因型制定的常规治疗方案；B 方案：PEG-IFN-α-2b 1μg/(kg·w),PEG-IFN-α-2a 135μg/(kg·w),两种 IFN 任选一种,联合 RBV 200~800mg/d,小剂量起始逐渐加量；C 方案：尚有争议：PEG-IFN-α-2b 1μg/(kg·w),PEG-IFN-α-2a 135μg/(kg·w),常规 IFN-α(2a 或 2b)300MU,QOD,三种 IFN 任选一种,RBV 可在显著减少每天剂量的情况下与 IFN 联合应用,但应密切监测贫血和其他不良反应。

CKD 患者(肾移植受者除外)发生急性 HCV 感染时应当立即进行抗病毒治疗,不建议予以 12 周的观察期判定是否会出现自发病毒清除。所有等待肾脏替代治疗（血液透析或肾移植）的 CKD 患者应筛查 HCV，以便为处理和治疗做准备。EASL 建议为当 eGFR ≥ 30mL/(min·1.73m^2) 时，可按照常规 DAA 剂量给予治疗，但需要严密监测患者肾功能；当 eGFR<30mL/(min·1.73m^2) 时，需要在专门的医疗中心进行抗病毒治疗，并保证有多学科团队（MDT）管理。当 eGFR<30mL/(min·1.73m^2) 时须慎用索非布韦；针对 1a 型 HCV 感染且 eGFR<30mL/(min·1.73m^2) 的患者可应用利托那韦联合帕利瑞韦（ritonavir-boosted paritaprevir）/ 奥比他韦（ombitasvir）/ 达沙布韦（dasabuvir）复合制剂或格拉瑞韦（grazoprevir）和依巴司韦（elbasvir）共 12 周。

总之，伴随有严重肾脏功能损害的 CHC 患者因身体条件限制，按照肾功能分级予以减量的 PR 方案治疗，但疗效无法保证，故建议有条件的医疗中心以对应的 DAA 治疗。

三、肾移植患者的抗 HCV 治疗

HCV 感染是肾移植患者的一个重要的相关问题，无论供体还是受体被 HCV 感染，都将大大威胁到患者的生存率。一项 10 年随访研究表明无 HBV/HCV 感染的肾移植患者存活率为 80%±3%，受体检测抗 -HCV 阳性者存活率为 65%±5%。因而有必要在移植前后重视嗜肝病毒感染问题。

（一）肾移植前 HCV 感染的处置

在肾移植前，受体检测如抗 -HCV 阴性但发现 ALT 升高者，如有 HCV 感染危险因素，如输血、大面积文身、静脉应用毒品、配偶为 HCV 感染者、长期进行肾脏透析等，患者均应检测 HCV RNA 以协助明确是否为 HCV 感染者；必要时予以检测外周血单个核细胞（PMBC）中的 HCV RNA，以明确是否有隐匿性 HCV 感染。如确定为 HCV 感染者，应建议对患者进行肝组织活检，如为进展期肝纤维化 / 肝硬化，可考虑进行肝肾联合移植。对于经肝组织活检证实为 HCV 感染导致的活动性慢性肝炎者，应按上文所述方法予以抗病毒治疗，以期提高患者的总体生存率。诊断 HCV 感染对于肾脏移植后的存活率而言有重要的预测意义，也影响到治疗策略的制订。

抗 HCV 治疗可以提高移植肾的存活，并最大限度地保护其功能，因此建议尽量在肾移植前进行抗病毒治疗。选用方案应该是无 IFN- 无 RBV 的方案。对于肾功能衰竭需要透析的患者，尤其是拟进行肾移植者，建议抗病毒治疗，可选择无 IFN 方案，最好不联合应用 RBV。治疗前评估肝脏功能状态，无肝硬化者预期疗程 12 周，肝硬化者预期疗程 24 周。西咪匹韦（simeprevir）、达卡他韦（daclatasvir）以及复合制剂利托那韦联合帕利瑞韦（ritonavir-boosted paritaprevir）/ 奥比他韦（ombitasvir）/ 达沙布韦（dasabuvir）系在肝脏代谢，适合慢性肾病患者应用。在 eGFR <30mL/(min·1.73m^2) 时不选用索非布韦。对于 eGFR<30mL/(min·1.73m^2) 的患者，1b 型 HCV 感染者可应用格拉瑞韦（grazoprevir）和依巴司韦（elbasvir）或利托那韦联合帕利瑞韦 / 奥比他韦 / 达沙布韦复合制剂 12 周；2 型 HCV 感染者可应用索非布韦联合达卡他韦 12 周；3 型 HCV 感染者可应用索非布韦联合达卡他韦 24 周；4 型 HCV 感染者可应用格拉瑞韦（grazoprevir）和依巴司韦（elbasvir）或利托那韦联合帕利瑞韦 / 奥比他韦 / 达沙布韦复合制剂 12 周。但要指出的是抗病毒药物剂量在肾透析时是否调整、如何调整，目前尚无资料，也无此类患者应用安全性和有效性研究，需要谨慎对待。

（二）肾移植后 HCV 感染的处置

肾移植后出现 HCV 感染主要有 2 种情况：①原 HCV 感染者接受肾移植后，在抗排

斥反应开始后出现病毒载量的明显提高,进而出现肝脏功能异常;②肾移植供体为隐匿性 HCV 感染者,器官移植造成受体的急性感染。前者是较为常见的问题,后者发生率较低,但病情可能进展较快。由于器官供体过于珍贵,有学者谨慎提出抗 -HCV 阳性者的器官可用于肾移植,这是因为移植成功后患者的总体生存率仍高于晚期肾衰竭需要透析维持生命者。这也要求肝病医师根据具体情况合理安排 HCV 感染的甄别和监测,必要时予以抗病毒治疗。无 IFN 方案为首选,在 DAA 选择中应注意 DDI(药物 - 药物相互作用),尤其注意 DAA 与他克莫司(tacrolimus)和环孢素(cyclosporine)的相互作用。具体方案要秉承个体化治疗原则安排。

第三节　肝硬化患者的治疗和管理

一、概论

由于 HCV 持续感染,病毒对肝细胞的直接破坏作用和诱导宿主机体的免疫作用均导致肝脏实质细胞的损害,随着感染时间的延长,肝脏实质组织逐步被纤维结缔组织代替,从而进展到肝硬化。肝硬化意味着肝脏基本结构的彻底紊乱和肝脏功能的削弱。肝硬化状态下当肝脏功能可以维持机体一般生活需要时,为代偿期;肝脏功能不可维持机体一般生活需要时,为失代偿期,表现为顽固性腹水、肝性脑病、静脉曲张破裂出血等。肝硬化代偿期和失代偿之间无明显的界限,目前只能依靠 Child-Turcotte-Pugh 评分予以笼统的分类。代偿性肝硬化患者每年发展为失代偿期的比例为 3.6%~6.0%,失代偿性肝硬化的 5 年生存率仅为 50%。

据 2006 年世界卫生组织(WHO)统计评估,约 3% 的世界人口感染了 HCV,15%~25% 的 HCV 感染者进展为肝硬化和肝癌。一旦肝硬化出现失代偿,肝移植是唯一有效的治疗选择。然而,器官捐献者数量有限以及年龄有关的心血管、肾脏、肺功能的损害,使肝移植不可能适合大多数患者。因此,在目前可以应用的药物中选择合适的药物进行抗病毒治疗,阻断 HCV 相关性肝硬化自代偿期向失代偿期转换成为一种现实的选择。由于肝硬化意味着肝脏的储备功能低下,其合成功能仅够维持身体的基本需要,这种脆弱的平衡可能被以 IFN 为核心的抗病毒方案所打破,但是考虑到 HCV 相关性肝硬化转化为肝细胞癌(HCC),或进展到失代偿期后导致不得不进行肝脏移植而引发的高额医疗费用,在患者身体状况允许情况下谨慎地进行抗病毒治疗是一种理智的选择。随着 DAA 的应用,目前治疗安排重点转移为无 IFN 治疗方案来短期、强效的控制病毒,以期阻断病程。

二、治疗通则

患者处于肝硬化状态是与 CHC 状态存在巨大的病理生理学差异,而代偿期和失代偿性肝硬化也存在较大的不同。就代偿性肝硬化而言,不同肝硬化患者的肝脏功能千差万别,临床上目前无统一可靠的方法进行综合评估,即便是吲哚菁绿试验也不能很好的评估肝脏储备功能。笼统地说,代偿性肝硬化(compensatory cirrhosis)是指具有肝硬化基础,但肝脏储备功能尚正常,无明显脾功能亢进表现,无严重并发症的一种内科疾病状态。APASL 2012 指南是沿用 CTP 评分,CTP 评分为 A 级者(5~6 分)定义为肝硬化代偿期,这组患者是建议

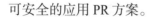

可安全的应用 PR 方案。

目前 HCV 相关性肝硬化治疗方法是以抗病毒治疗为主,其他治疗为辅的综合治疗方法,目前尚无有循证医学证据的更好的抗纤维化治疗方案。总体而言,对 HCV 相关性肝硬化的治疗效果还不是很理想。内科抗病毒治疗 IFN 单药疗法或联合利巴韦林治疗,不管是否获得持续病毒应答,患者的肝脏组织学可得到一定程度的改善。IFN 单药治疗的效果不佳,联合 RBV 可能提高疗效,但副作用的控制是目前较难掌握的一个问题。限制 IFN 应用的原因在于肝硬化本身合并的脾功能亢进可导致血液白细胞、血小板计数下降,而单用 IFN 或联合 RBV 的副作用也可导致循环池白细胞、血小板计数下降,出现粒细胞减少症和血小板减少症。因此,在 HCV 相关性肝硬化抗病毒治疗中,需要严密防范治疗副作用。

在上述治疗困境中,DAA 的研发成功带来巨大的治疗突破。应用全 / 泛基因型的 DAA 组合可以成功的控制患者病情的发展,因此逐步成为主流治疗方案。而且新近研究认为 DAA 治疗后获得 SVR 的患者其 HCC 发生率大大下降。DAA 相较于 PR 方案的优势在于:①应答率高;②副作用轻微。当然经济 - 效益比也是需要考虑的一个指标。

三、治疗方案

(一)HCV 相关性肝硬化代偿期

鉴于 HCV 相关性肝硬化的特殊性,临床研究是谨慎进行的。2003 年报道了 124 例肝硬化患者的治疗,其中 63 例为失代偿性肝硬化,核心药物为 IFN-α-2b 联合 RBV,采用的给药方法是自小剂量 IFN-α-2b 逐步增加的方法,直到药物剂量达到标准剂量,总体 SVR 为 30%。2007 年报道了另一组自小剂量开始逐渐加量(LADR)治疗方案的效果。研究选择了 102 例 HCV 相关性肝硬化失代偿期且拟行肝移植的患者,治疗的初始剂量为 IFN-α-2b 1.5MU,3 次 / 周,联合 RBV 600mg/d,耐受后逐步将 IFN-α-2b 逐渐加至 3MU,3 次 / 周,联合 RBV 1 000 或 1 200mg/d,疗程 1 年。EOT 为 39%,SVR 为 22%,基因 1 型感染者 SVR 仅为 11%。无应答者多由于副作用而中止治疗,严重副作用为:4 例出现昏迷,3 例发生感染。能预测应答的两个因素为 IFN-α-2b 联合 RBV 能否达到足量以及 HCV 基因型。对基因 2 或 3 型的患者 EOT 为 80%,SVR 为 50%,所以这部分患者在肝移植前更应考虑抗病毒治疗。肝移植前获得 SVR 的 10 例患者移植后均无肝炎复发。近期有研究以非治疗患者作为对照,应用 PEG-IFN-α-2b 1.0μg/(kg·w)剂量联合 RBV 800~1 000mg/d,共 24 周。20% 的患者因副作用终止治疗,39% 的患者不得不减少药物剂量,41% 的患者能耐受治疗。治疗后 7% 的基因型 1 或 4 型 HCV 感染后肝硬化患者获得 SVR,44% 的基因型 2 或 3 型感染者获得 SVR。随访 30 个月,未治疗的对照组中 83% 患者出现失代偿并发症,62% 的治疗无反应者和 23% 的获得 SVR 者在随访期出现肝硬化并发症。这是 PEG-IFN 在上述特定患者群中的尝试,治疗的效果不容乐观,只有少数基因型 2 型、3 型感染者,CTP 评分为 A、B 级的患者获得较好的预后。

为阐述治疗的迫切性和有效性,有学者评估 HCV 相关性肝硬化 IFN-α 治疗后出现肝硬化并发症、肝癌及死亡的风险比率。研究收集了从 1992 年 1 月到 1997 年 12 月所有 HCV 感染且病理证实治疗肝硬化患者,均经过 IFN-α 单药治疗的文献。每 6 个月进行肝癌的超声评估,并将所有研究的独立预测因子进行 Cox 回归分析,结果发现 920 例患者中 124 例 (13.5%)获得 SVR。在随访平均 96.1 个月,在 SVR 组中每 100 人肝病相关的并发症、HCC、肝病相关的死亡为 0、0.66 和 0.19,而未获得 SVR 组为 1.88、2.10 和 1.44($p<0.001$)。多变量

分析发现,对抗病毒治疗方案的应答与否是病情演进的关键预测指标,未对 IFN 治疗应答的患者出现肝癌(HR=2.59)和肝脏相关的死亡率(HR=6.97)的风险高于治疗后获得 SVR 的患者。结果提示在 HCV 相关肝硬化经 IFN-α 治疗能够减少肝相关的死亡、并发症和肝癌发生的风险。但无论是否获得 SVR,所有患者应继续监测,因为 HCC 并不完全可以避免的。

据上所述,诊断 HCV 相关性肝硬化失代偿期患者的抗病毒治疗的效果有限,在治疗中要考虑患者对治疗的耐受力,因而 LADR 方案就成为一种重要的技术手段。LADR 技巧是初始治疗时常规 IFN 以 1.5MU 3 次 / 周开始,PEG-IFN-α-2b 以 0.5μg/kg,PEG-IFN-α-2a 以 90μg/ 周开始,联合 400mg/d 的 RBV。患者如表现出耐受,无明显的白细胞 / 中性粒细胞计数下降等症状,则在 2 周后对上述治疗药物加大剂量,直至标准治疗方案所需剂量。通过这种逐步增量的技巧,可以使得 CTP<10 分的患者耐受治疗,最大程度的获得内科治疗的效果。有研究认为通过这种治疗手段,35% 的 CTP<10 分的患者可以达到清除 HCV 的治疗目标,其中 16% 为基因型 1 型和 4 型 HCV 感染者,59% 为 2 型和 3 型感染者。其中 60% 的患者完全耐受上述 LADR 治疗,19.1% 的患者因严重副作用终止治疗。有限的资料证实这种内科治疗可以延长肝硬化病情稳定期,避免 / 减少肝移植,改善生活质量,毕竟清除 HCV 可大大改进肝脏功能,降低 CTP、MELD 评分。

上文主要描述了以干扰素为核心的治疗方案主要是因为国情,国外医疗界由于可合法获得 DAA,上述以 IFN 为核心的方案并不再作为首选,当然目前我国没有批准 DAA 上市。欧洲学界推荐 24 周的 DAA 联合 / 不联合 RBV 方案,具体方案可参照 CHC 治疗章节。

(二) HCV 相关性肝硬化失代偿期

对于 HCV 相关性肝硬化失代偿期患者无法应用 PR 治疗,虽然以往有研究尝试过,但在 DAA 上市后即不再推荐。失代偿性肝硬化是肝移植的适应证,因此国际指南多用 MELD 评分系统协助判定患者状态以及未来 3 个月的死亡率,该系统被借用到失代偿期患者抗病毒治疗的基线评估中。

当 HCV 相关性肝硬化患者 MELD 评分小于 20 时,应尽快给予 DAA 抗病毒治疗,希望能在肝移植或病情加重前完成治疗。对于获得 SVR 的患者,也可能肝功能获得充分好转而脱离肝移植等待名单。失代偿期患者 DAA 选择中避免选用蛋白酶抑制剂,因此推荐的方案为:索非布韦(sofosbuvir)联合雷迪帕韦或索非布韦联合韦帕他韦(velpatasvir),又或索非布韦联合达卡他韦(daclatasvir);上述方案均需按体重联用 RBV(1 000<75kg 或 1 200mg ≥ 75kg),治疗初期可以以利巴韦林每天 600mg 起始,根据患者耐受情况逐步加量。除 RBV 外,对于基因型非 2 或 3 型选择上述 3 种方案疗程 12 周;基因型 2 型选择索非布韦联合韦帕他韦(velpatasvir),或索非布韦联合达卡他韦(daclatasvir),疗程 12 周;基因型 3 型选择索非布韦联合韦帕他韦(velpatasvir)或索非布韦联合达卡他韦,疗程 24 周。对于失代偿性肝硬化患者如治疗中有 RBV 应用禁忌证或无法耐受 RBV 者,对于非 2 或 3 型患者,可选择索非布韦联合韦帕他韦(velpatasvir),或索非布韦联合达卡他韦,疗程 24 周。对于 MELD 评分大于 18 分者,宜先行肝移植,之后再考虑抗病毒治疗;如预期等待移植时间超过 6 个月,也可以开始抗病毒治疗。

总之,在 HCV 相关性肝硬化代偿期或失代偿期,抗病毒治疗要尽早进行,力争防止病期从代偿期进展到失代偿期,更要防止 HCC 的发生。本书再三指出目前国内未引进治疗更有效的 DAA,部分药物入市后又退市,因而如何对待患者的医疗需求和现实可及性之间存在的巨大鸿沟需要认真对待。

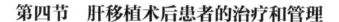

第四节　肝移植术后患者的治疗和管理

一、概述

HCV 相关性终末期肝病肝移植后第一年 50% 患者可经组织学证实出现 HCV 复发,术后 5 年近 100% 患者因 HCV 复发导致肝脏出现慢性炎症。HCV 复发是肝移植后死亡或再次肝移植最常见的原因,复发患者的病程进展较无复发的患者要迅速得多。有学者报道有 9%~28% 的患者移植 5 年后再次发生肝硬化,5 年生存率要明显低于 HCV 阴性的肝移植患者。肝移植后 HCV 复发进展迅速的原因很多,抗病毒治疗的目的是清除病毒,或者至少保持低病毒载量,这样可以延缓病情进展。因此,针对肝移植患者 HCV 复发需要抗病毒治疗。针对 HCV 复发,治疗时间分为:①移植前预防,抑制病毒复制,减少术后复发的危险;②移植后早期预防,阻止 CHC 的复发;③ HCV 复发后的治疗。

二、肝移植后 HCV 再感染的治疗

(一) 以 IFN 为核心的方案

既然失代偿性肝硬化的主要治疗为肝移植,而肝移植后与 HCV 复发相关的主要因素为移植前病毒高载量等,移植前清除 HCV 将阻止移植后的复发。因此,移植前抗 HCV 治疗应为较理想的治疗方案,前提是治疗方案具有满意的安全性。不幸的是,目前的治疗方案对于 CTP 大于 10 分以上的患者具有的诱发严重副作用的危险性高于治疗的收益,因此针对这部分患者的治疗必须是小心翼翼的。

有数据证明,移植前达到持续病毒学应答可以防止患者移植术后的复发,而且在治疗中达到病毒转阴,即使未达到持续病毒学应答也可以阻止部分患者移植术后的复发。据估计,17%~25% 的肝硬化或进展性肝纤维化的 HCV 感染者可以进行手术前的抗病毒治疗。在非肝移植 HCV 患者中,PR 方案治疗基因 1 型患者 SVR 可达 42%~46%,基因 2 型和基因 3 型可以达到 76%~80%。而在移植前处于失代偿性肝脏疾病状态的患者中,有效的比例下降,而不良反应的发生率增加。术前达到 SVR 或 ETR 可以减少术后 HCV 复发的危险。2002 年一个队列研究收集了 122 例因 HCV 相关性肝硬化失代偿期而进行原位肝移植(OLT)的患者,无HBV 重叠感染,无严重移植排斥反应。结果发现 87% 的患者术后出现血液 1b 型 HCV RNA 阳性,随访时间平均 43 个月(7~96 个月),肝组织活检结果提示 94% 的患者为 HCV 感染病理表现。之后,52% 的患者发展为失代偿性肝硬化,36% 患者因此失去了移植来的肝脏。因此,研究者指出必须组织 HCV 在肝移植后的再感染,不然就整个治疗过程失去了其本来的意义。之后欧洲一项研究对等待肝移植的患者予以抗病毒治疗,50% 的患者为 CTP 评分 A 级,治疗方案为常规 IFN 3MU/d 联合 RBV800mg/d,直到移植当天。30 例患者在平均 12 周的治疗后,30% 获得 HCV 清除并进行了肝脏移植,20% 移植后 46 周随访中未出现 HCV 再感染。另一组研究采用 IFN-α-2b 5MU/d 方案治疗 20 例 HCV 相关性肝硬化失代偿期患者 14 个月,移植前 HCV RNA 阴转率为 60%(12 例),但移植后仅 4 例仍可保持阴性。有研究者提出应用逐渐加量(LADR)治疗方案治疗进展期肝硬化患者,开始予以半量的 IFN-α-2b 和 RBV,并予以集

落刺激因子辅助治疗。治疗前获得 HCV RNA 阴转的患者,仅有 80% 的患者肝脏移植后 6 个月内能保持阴转。然而,在进展性的失代偿肝脏疾病患者中,患者对药物的耐受程度有限,在这种情况下,抗病毒标准方案的对于失代偿性肝硬化患者很难进行,特别是对基因 1 型患者来说,因为 SVR 不足 20%,风险收益比不能明确。通过上述临床试验研究者认为一旦确定 HCV相关性肝病患者将进行肝移植,建议对患者进行抗病毒治疗,获得 SVR 的患者部分可能将不需要肝脏移植,部分患者经过肝移植后避免了 HCV 复发。

(二) 无 IFN(IFN-free)治疗方案

由于 DAA 出现,PR 方案/减量 PR 方案不再被作为主要推荐,而是建议 24 周的 DAA联合 RBV 治疗。

欧洲肝病学会的推荐方案为:移植后肝脏评估无肝硬化或处于肝硬化代偿期且 HCV感染者:对于基因型 1/4/5/6 型者,建议索非布韦联合雷迪帕韦和 RBV,疗程 12 周;或者索非布韦联合达卡他韦(daclatasvir)和 RBV,疗程 12 周(所有型别);或利托那韦联合帕利瑞韦(ritonavir-boosted paritaprevir)/奥比他韦(ombitasvir)/达沙布韦(dasabuvir)联合 RBV 治疗,对于基因型 1b 型疗程 12 周,对于基因型 1a 型且诊断肝硬化者疗程 24 周;或利托那韦联合帕利瑞韦/奥比他韦联合 RBV 治疗,基因 4 型者无肝硬化疗程 12 周,伴有肝硬化者疗程 24 周;基因 1/4 型,可应用索非布韦/西咪匹韦联合 RBV 方案,疗程 12 周,但要下调免疫抑制剂剂量。应用索非布韦/西咪匹韦时应避免使用环孢素。

移植后肝脏评估处于肝硬化失代偿期且 HCV 感染者:对基因 2 型推荐索非布韦/Ribavirin 治疗 12 周;对于 1/4/5/6 型应用索非布韦/雷迪帕韦联合 RBV,疗程 12 周;或对所有型别应用索非布韦/达卡他韦联合 RBV,疗程 12 周。肝硬化患者应用 RBV 时可以从600mg/d 开始,根据耐受情况调整剂量。

除了上文提到西咪匹韦时应避免使用环孢素共用以外,还要注意应用利托那韦联合帕利瑞韦/奥比他韦时:他克莫司剂量要调到 0.5mg/周或 0.2mg 每 3 天一次;环孢素需要调整到平时剂量的 1/5,且要在 DAA 之前服用;泼尼松最大剂量为 5mg/d;治疗时不建议应用mTOR 抑制剂。

综上所述,对肝移植后 HCV 复发的阻断是非常必要的。积极的抗病毒治疗可以减少肝移植的需求度,移植前清除病毒可以阻止肝移植术后 CHC 的复发,但肝硬化失代偿患者中抗病毒 SVR 获得率较低,虽然 DAA 带来治疗新希望,但仍需要Ⅳ期临床研究证实。目前移植后进行预防性的 HCV 抗病毒治疗效果不理想。移植后早期预防性的抗病毒治疗,虽然活体肝移植患者耐受性高一些,但总体由于患者对 IFN 极低的耐受性而受到限制。由于 PR方案不适合肝移植患者,DAA 填补了抗 HCV 治疗方面的空白,但仍需要针对肝移植患者的HCV 复发进行新药的临床试验以验证其安全性和有效性。

第五节 合并乙型肝炎病毒感染患者的治疗和管理

一、流行病学

由于具有共同的传播途径,所以 HBV 和 HCV 重叠感染现象的发生相当普遍,特别是

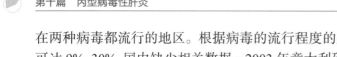

在两种病毒都流行的地区。根据病毒的流行程度的差异,报道称 HBV 和 HCV 重叠感染率可达 9%~30%,国内缺少相关数据。2003 年意大利研究显示 HBV/HCV 重叠感染率随年龄增加而增长,多见于 50 岁以上的个体。2004 年东欧一项研究显示,在随机选择的 2 200 个"健康"个体中发现 HBV/HCV 重叠感染率为 0.68%。HBV/HCV 重叠感染率往往被低估,其原因在于 HBsAg 阴性的 HBV 感染者(隐匿性 HBV 感染)多数被忽略。既往研究中,在 HBV 的基础上重叠感染(superinfection)HCV 及在 HCV 基础上重叠感染 HBV 均有报道,前者更为多见;HBV/HCV 同时感染(coinfection)往往导致急性肝脏炎症。

所有第一次出现肝炎综合征的患者均应筛查所有病毒标志物,包括 HBV 和 HCV。一些患者可能同时感染 HBV/HCV;对于已经感染 HBV 或 HCV 的患者发生肝功异常,均需要筛查 HCV 或 HBV 病毒以防重叠感染。对于慢性 HCV 患者,需要排除隐匿性 HBV 感染,除了常规检查 HBsAg 外,必须采用 PCR 检测 HBV DNA。

二、病毒间的相互影响

HBV/HCV 重叠感染可以表现出疾病谱的多样性及动态性。多数研究显示,HBV/HCV 重叠感染时多表现为 HCV 抑制 HBV 复制,HBsAg 及 HBeAg 表达量减少,部分重叠感染者还可出现 HBsAg 的血清学转换。HCV 的核心蛋白可抑制 HBV 的复制,这在基因 1 型 HCV 感染中表现更明显。反之,HBV 也可抑制 HCV 的复制。意大利研究描述了 HBV/HCV 重叠感染病毒学谱型的复杂性,103 例 HBV/HCV 重叠感染者中 HBV/HCV 均活跃者 24 例,HBV/HCV 均不活跃者 15 例,HBV 不活跃而 HCV 活跃者 49 例,HBV 活跃而 HCV 不活跃者 15 例;31% 的患者的病毒学水平呈动态变化,这就意味着,31% 的患者的血清 HBV DNA 或 HCV RNA 水平在不同时间点可能出现波动。所以,长期动态监测血清病毒水平,以便做出正确诊断从而制定恰当的治疗方案是临床医生要面临的挑战。也有研究认为 2 种病毒并无明确的相互作用,患者的个体免疫反应差异是病毒表达差异的主要因素,肝脏疾病慢性化过程与优势病毒有关。

三、临床特点

HBV 和 HCV 同时感染目前较为少见,早期观察发现同时感染后 HBsAg 出现较晚且持续时间较短,部分患者可表现为 ALT 升高"双峰型",自发病毒学阴转 / 血清学转换率与单独病毒感染概率相近。

HBV 和 HCV 重叠感染者在 HBV 流行区可能被低估,一些病情进展迅速者应注意排查重叠感染的可能性,早期报道提出重叠感染者发生重症肝炎(肝衰竭)的比例远远高于单独感染者。我国台湾地区学者比较 336 例 CHC 患者伴或不伴 HBV 感染的肝脏组织差异,结果显示:重叠感染组小叶内炎症组织学活动指数(HAI)高于 HCV 单独感染组,其他组织学指数如汇管炎症及纤维化指数无差异,提示重叠感染比 HCV 单独感染具有更明显的小叶内炎症。值得注意的是,较为广泛推广 HBV 疫苗的区域,如台湾地区等地,可能出现隐匿性 HBV 感染(occult HBV infection),这部分患者中 HCV 重叠感染率较高,表现为 ALT 水平升高,HAI 升高,进展到肝硬化的比例较高。

HBV/HCV 重叠感染导致肝脏组织学改变更严重和更快进展为肝硬化或肝癌,但也有报道不支持这一观点,患者的遗传特质与适应免疫共同决定病毒的复制及疾病的结局。早期研究发现 HBV 和 HCV 重叠感染者 HCC 发生率是 HBV 单独感染的 3 倍,是 HCV 单独感染的 2 倍,10 年随访表明重叠感染组累计 HCC 发生率高达 45%,HBV 单独感染组为 16%,HCV 单独感染组为 28%。2011 年报道比较了 HBV/HCV 重叠感染和 HBV 单独感染的血液透析患者的 10 年随访结果,长期随访发现,与单独感染相比较,HBV 和 HCV 重叠感染并不一定会导致更严重的肝脏疾病及生存率更低。在最初随访的 27 个月中,HBV/HCV 重叠感染患者的血清 HBV DNA 水平明显低于 HBV 单独感染者,由此可知,HCV 感染可抑制血清 HBV DNA 水平,在 10 年的随访过程中,HBV/HCV 重叠感染并不导致更严重的肝脏疾病及影响到患者的生存率。荟萃分析包括 59 个研究的 HBV/HCV 单独感染与重叠感染与 HCC 相关性的数据显示,HBV DNA 与 HBeAg 的高检出率与 HCC 的相关性明显高于 HBsAg,而抗 -HCV 阳性与抗 -HCV 及 HCV RNA 阳性无区别。分析数据显示,HBV/HCV 重叠感染与肝癌的风险并不高于 HBV/HCV 单独感染,细化分层分析提示只有 HCV RNA 和 HBV DNA 均为阳性者病情进展较快,是肝硬化的重要危险因素。

四、治疗

就治疗原则而言,针对 HBV 和 HCV 重叠感染患者的治疗是遵循 HBV 或 HCV 单独感染的临床指南规定的处置原则进行的。在 HBV 和 HCV 重叠感染者初始治疗前通过血清学和病毒学检测来确定"优势"病毒很重要,优势病毒的确立有助于确定之后的治疗策略。关于重叠感染治疗的报道非常有限,少数临床试验的结果表明单用 IFN-α 治疗重叠感染的有效应答率非常低,其他研究表明 PR 治疗方案疗效令人满意。

来自我国台湾地区的研究报道了 IFN-α 联合 RBV 治疗 HBV 和 HCV 重叠感染患者的结果。2003 年小样本报道治疗了 21 例 HCV RNA 阳性的重叠感染者,1 例为 e 抗原阳性,17 例通过 PCR 法检测提示 HBV DNA 阳性。初始采用 IFN-α-2a,6MU,每周 3 次;治疗 12 周后,改用 3MU,每周 3 次,继续治疗 12 周,同时联合 RBV 1 200mg/d。治疗结束后抗 HCV 的 SVR 率在重叠感染组为 43%;基线 HBV DNA 检测为阳性的 17 例患者中有 6 例(35%)出现 HBV DNA 也消失,该 6 例患者中有 3 例在完成治疗后 24 周血清 HBV DNA 持续检测为阴性。2005 年另一组小样本报告 33 例重叠感染的患者,采用 IFN-α-2b(3MU 或 5MU,每周 3 次)联合 RBV(800~1 200mg/d)治疗 24 周,另 72 例单一 HCV 感染的患者作为对照组。治疗结束时,基于意向 - 治疗(ITT)分析结果提示重叠感染患者组和单一 HCV 感染组生化学应答(为 56% 和 72%)和血清 HCV RNA 阴转率(69% 和 71%)无明显差异;IFN-α-2b 剂量 3MU 组和 5MU 组中持续 HCV 清除率没有显著差异(分别为 85% 和 61%)。随访 48 周结束时,18 例治疗前有 HBV 病毒血症的患者中有 2 例(11%)为血清 HBV DNA 阴性(<200 拷贝 /mL),8 例(53%)治疗前无 HBV 病毒血症的患者重新检测到 HBV DNA。另一项研究证实 IFN-α-2b(6MU,每周 3 次)联合 RBV(1 000~2 000mg/d)24 周的治疗在 HBV 和 HCV 重叠感染的患者与单一 HCV 感染的患者有相似的 SVR 率,分别为 69% 和 67%。研究提示抗 HCV 应答者较少能达到 HBV DNA 清除,且更有可能出现 HBV 复活或复燃。

也有研究试图应用 IFN-α 联合 NAs 治疗 HBV 和 HCV 重叠感染。有报道应用 IFN-α 联合拉米夫定治疗 HBV 和 HCV 重叠感染患者。80 例 HBV 和 HCV 重叠感染者都处于活动期,采用 5MU IFN-α 联合拉米夫定(100mg/d)治疗 12 个月,之后采用拉米夫定单独治疗 6 个月。治疗结束后抗 HCV 的 SVR 率为 50%;3 例患者出现 HBeAg 阴转,其中 2 例出现 HBeAg 血清学转换。治疗终点时检测发现 3 例患者 HBV DNA 阴转,然而其中 2 例患者在停 IFN 后随访结束又可检测到 HBV DNA。基于此,IFN-α 联合拉米夫定的治疗,对于 HBV

和 HCV 均处在活动期的重叠感染患者可能是一种选择,但对于这类患者最佳的治疗方案还有待商榷。有研究针对 HBV 占优势的重叠感染者应用 IFN 联合 NAs 治疗 18 个月,HBV DNA 阴转率为 96%,但 HCV 再激活率达 12.5%。因此,这部分患者的治疗尚待研究。

欧洲指南建议按照 HCV 单独感染选择 DAA 治疗。近期有研究指出对于重叠感染的患者,压制住 HCV 后可导致 HBV 的再激活,是由于压制 HBV 复制的 HCV 腾出复制空间所致。但在临床中,上述情况尚需进一步验证。谨慎地选择 HBV/HCV 共同治疗,选择以 IFN 为核心的治疗方案,同时搭配抗 HBV 的 NAs 和抗 HCV 的 DAA 是个合理的选择。

五、结语

一般来说,决定 HBV 和 HCV 重叠感染患者治疗方案的最重要因素是 2 种病毒的相互作用状态,对于 HBV 占优势者,应以 IFN/PEG-IFN 联合 NAs 治疗;HCV 占优势者,应以 PR 方案治疗。对于两种病毒均为活跃复制者,是否可以安排 IFN/PEG-IFN 联合 RBV 和 NAs 尚待进一步研究。因此,初始治疗前,需要进行详细的生化学和病毒学检测,以明确何种病毒占优势。对于 e 抗原阴性、低载量 HBV 病毒血症的重叠感染患者,HCV 为占优势的病毒,推荐使用 PR 方案治疗。对于两种病毒都处在活动期的 HBV 和 HCV 重叠感染患者(如 HCV RNA 阳性,e 抗原阳性或 HBV DNA > 10^4 IU/mL),有限的数据表明 PR 方案治疗是不够的,加用 NAs 来抑制 HBV 复制或许可行,但尚需进一步的研究证实。DAA 在 HBV 和 HCV 重叠感染中的应用需要药物被广泛应用于临床后再进行真实世界(real-life)研究予以验证。

总之,目前并无明确的 HBV 和 HCV 重叠感染的治疗方案及其治疗效果的指南,主要由医师根据治疗原则予以合理安排。治疗要点为:①基线必须评估优势病毒;②给予 PR 为核心的治疗后,根据病毒不同表现安排序贯治疗。总之,这部分治疗秉承先压制一种病毒再处理另一种病毒的原则进行。

第六节　合并人类免疫缺陷病毒感染患者的治疗和管理

自人类发现 HIV 感染以来,随着对其生活史的理解并研发高效能药物,HIV 感染自恶性致死性传染病逐步转变成为可持续终身无明显症状的慢性疾病。虽然 HIV 感染者和艾滋病(AIDS)患者数目不断增加,但由于 1996 年开始高效抗逆转录病毒治疗(HAART)的应用延长了患者的生存期,使 AIDS 患者群的死亡率降低。随之而来的问题是:由于 HIV 和 HCV 具有共同的传播途径,尤其是对于药物成瘾患者而言,可能是 HIV/HCV 同时传染的主要方式;此外,随着 AIDS 患者寿命的延长,与 HCV 共病的认识和处理也成为医师关注的重点。终末期肝病是 HIV 感染住院患者死亡的重要原因之一,原因在于:其一,虽然 HAART 延长了 AIDS 患者的预期寿命,改善了生活质量,然而这些药物无形中也增加了肝损害;其二,由于严重的免疫,HIV 感染者的肝脏容易遭受各种机会性感染,其中重叠 HCV 感染可加重肝脏损害。

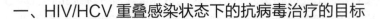

一、HIV/HCV 重叠感染状态下的抗病毒治疗的目标

从肝病角度而言 HCV 抗病毒治疗的主要目标是获得 SVR,通过短期治疗保护肝脏,清除 HCV 以避免病情演进。SVR 在临床上表示病毒被清除以及组织学上的改善,也表示疾病继续发展至肝硬化及 HCC 的风险降低。早期数据表明在 HCV/HIV 重叠感染患者中进行抗 HCV 治疗所获得的 SVR 比单纯 HCV 感染患者低,这可能是因为在重叠感染患者中 HCV RNA 病毒载量比单纯 HCV 感染者高,此外,免疫抑制、肝毒性药物、治疗耐受性较差、未应用最佳的 RBV 剂量都与低的 SVR 有关。DAA 的出现可能提高 SVR,但也带来如药物 - 药物相互作用(DDI)的新问题。积极合理的抗 HCV 治疗,可以改善患者肝脏功能,使患者对进一步的 HIV 抗病毒治疗药物可能出现的肝毒性有更大的耐受能力,也可以减少肝脏疾患相关的死亡。因此,某种角度而言,对于 HCV/HIV 重叠感染患者的抗 HCV 治疗目标与单纯 HCV 感染患者的治疗目标是一样的。

HCV/HIV 重叠感染者的治疗计划需要在 2 种抗病毒治疗方案之间寻找一种精妙的平衡:①对于免疫功能尚正常而无需即刻进行 HAART 的重叠感染者,应首先治疗 HCV 感染;②对于正在接受 HAART、肝纤维化呈 S2 以上的患者,需同时给予抗 HCV 治疗;③对于已经产生严重免疫抑制者,应首先给予抗 HIV 治疗,待免疫功能重建后,再考虑抗 HCV 治疗。因重叠感染患者进展为肝纤维化及终末期肝病的速度明显较单纯 HCV 感染者高,故抗病毒治疗就显得更加迫切,且成功的抗 HCV 治疗可以提高行 HAART 患者的耐受性及减少肝毒性。抗 HCV 治疗主要取决于患者的 $CD4^+T$ 细胞计数水平和肝组织的纤维化分期,但综合治疗中要特别注意观察 RBV 与抗 HIV 核苷(酸)类似物相互作用而放大了药物副作用的可能性,包括乳酸酸中毒等。

二、HCV 的抗病毒治疗的时机

HCV/HIV 重叠感染患者中肝脏疾病具有高的发病率及死亡率,一项关于抗 HIV 治疗过程中的不良事件的发生情况的研究发现,共 23 441 名 HIV 感染者中有 1 246 名患者在 5 年内死亡,其中有 15% 因肝衰竭死亡。因此只有进行抗 HIV 及抗 HCV 治疗才能给 HCV/HIV 重叠感染患者带来益处。从抗 HCV 时机上分为 2 种情况:

(1)急性丙型肝炎:AHC 的诊断对于 HCV/HIV 重叠感染患者来说相当关键。AHC 主要诊断标准为:ALT>10×ULN、HCV RNA 阳性、过去的 2~12 个月内有暴露史。在行 HAART 患者中出现 ALT 升高者应排除 AHC 可能。目前仅有少数的个案研究表明 HIV 患者中 AHC 治疗效果,获得的 SVR 达 59%~91%。因 AIDS 患者重叠 AHC 进展为 CHC 的概率可能增加,因此若血清 HCV RNA 在发现 3 个月后未自动清除应开始抗 HCV 治疗,有提倡甚至更早的进行抗 HCV 治疗。方案为:PEG-IFN 联合按千克体重制定的 RBV(1 000mg<75kg 或 1 200 ≥ 75kg),疗程 24 周。

(2)慢性丙型肝炎:若慢性 HCV 感染在 HIV 感染早期发现(在需要进行 HAART 前),应该进行抗 HCV 治疗。在单纯 HCV 感染患者,是否治疗取决于肝脏疾病的阶段,如经肝活检来判断,但是在 HCV/HIV 重叠感染患者中,目前缺乏足够证据来说明在进行抗 HCV 治疗前多久进行 HAART 的合适时机,而且也不清楚在 $CD4^+T$ 细胞计数 <200/μL 时的重叠感染患者所能获得的 SVR 概率有多高。研究表明,常规 IFN 联合 RBV 治疗在 $CD4^+T$ 计数小于 200/μL 时获得 SVR 概率较低,但目前的临床资料尚不能确认 IFN 联合 RBV 抗 HCV

病毒治疗的 SVR 概率与 CD4+T 计数负相关。目前的研究数据是非常的有限的，CD4+ T 细胞计数在何水平时进行抗 HCV 病毒治疗，目前仍然不清楚。目前多数学者建议采取进行抗 HCV 病毒治疗前观察几个月，这样就可以避免抗逆转录病毒治疗所带来的不良反应，以及因 PR 方案引起的副作用相混淆。故当患者免疫缺陷严重时（CD4+T 细胞计数小于 200/μL），应先使用 HAART 以提高 CD4+ T 细胞水平。虽然目前的证据显示 HAART 对 HCV 相关肝脏疾病的发展没有明显影响，但有较严重肝毒性的药物要慎用。

三、治疗适应证及疗效预测

HCV/HIV 重叠感染患者启动抗 HCV 治疗前应该确定其适应证和禁忌证。适应证主要为：① HCV 基因 2 型和 3 型感染者以及病毒载量低的基因 1 型感染者，若没有明显的禁忌证，应进行抗 HCV 治疗；②对于病毒载量较高的基因 1 型 HCV 感染者，如有 ALT 升高、肝穿活检证实肝脏损炎症 2 级以上者均应该进行抗 HCV 治疗。治疗的禁忌证如前面相关章节已述，主要是注意 DDI 带来的新问题。

对于 HCV/HIV 重叠感染患者获得 SVR 的预测因素为：①基因 2 型和 3 型 HCV 感染者；②较低的病毒载量（<800 000 IU/mL）；③尚未发展至肝硬化阶段；④ 年轻患者（<40 岁）、低 BMI、无胰岛素抵抗等；⑤较高的 ALT 水平（>3 × ULN），较低的肝纤维化分级；⑥合理的治疗方案：如最佳剂量的 PR，足够的疗程；⑦较高的 CD4+T 细胞或较低的 HIV 病毒载量，较低的 CD4+T 细胞计数可降低获得 SVR 的可能。除基线预测以外，研究表明若能在抗 HCV 治疗 4 周时获得 RVR，则最终获得 SVR 的概率高达 82%；若在治疗 4 周时 HCV RNA 下降未达到 $1\sim2~\log_{10}$ 者高达 99% 患者不可能获得 SVR。故提出治疗 4 周时检测 HCV RNA 作为动态治疗反应指标有助于预测 SVR。上述原则依据单纯 HCV 感染人群的临床试验资料而来，目前有限资料认为适用于 HCV/HIV 重叠感染者。

四、治疗方案

EASL 在 HCV 感染管理指南 2015 版中指出 HCV/HIV 重叠感染患者的抗 HCV 治疗的方案在执行过程中与单纯 HCV 感染并无明显区别。主要以 CD4+T 细胞计数为判读指标，如 CD4+T 细胞计数 <100/μL，宜先予 HAART 直到 CD4+T 细胞计数 >200/μL；如 CD4+T 细胞计数 >350/μL，可先予抗 HCV 治疗。

早期以 IFN 为核心的治疗方案研究过程中发现 IFN/PEG-IFN 联合 RBV 对 HCV/HIV 重叠感染患者的抗 HCV 治疗效果不错。在 ACTG 研究中，使用 PEG-IFN-α-2a 180μg/ 周联合 RBV 剂量 600~1 000mg/d 治疗 HCV/HIV 重叠感染患者，疗程为 48 周；对照组为 IFN 6MU，每周三次联合相同剂量的 RBV 治疗 12 周，接着使用常规 IFN 3MU，每周 3 次联合相同剂量的 RBV 治疗 36 周。PR 方案组获得的 SVR 比常规 IFN 联合 RBV 获得的 SVR 更高（27% vs 12%；p=0.03）。PR 方案在基因 1 型 HCV 感染 SVR 为 14%，而在其他基因组 SVR 为 73%。因此提出 HCV/HIV 重叠感染患者的初始抗 HCV 病毒治疗与单纯 HCV 感染患者的初始治疗方案一样，建议使用 PEG-IFN 联合 RBV 治疗，治疗周期为 48 周。对于使用 PEG-IFN-α-2a 而言，常规剂量为每周 180μg；RBV 剂量：体重 ≤ 75kg 者，RBV 1 000mg/d；体重 >75kg 者，RBV 1 200mg/d。对 PEG-IFN-α-2b 而言，常规剂量为每周每千克体重 1.5μg；RBV 剂量：体重 ≤ 65kg 者，RBV 800mg/d；体重在 65~85kg 者，RBV 1 000mg/d；体重在 85~105kg 者，RBV 1 200mg/d；体重 >105kg 者，RBV 1 400mg/d。

随着 DAA 逐步进入市场，新的药物被引进到 HCV/HIV 重叠感染治疗领域。EASL 指南所推荐的抗病毒方案对单纯 HCV 感染和 HCV/HIV 重叠感染同样适用。以索非布韦为主的联合 PEG-IFN 或无 IFN 方案均被推荐应用于 HCV/HIV 重叠感染的治疗，肝硬化或非肝硬化或初治失败者均可应用。由于 DAA 未进入中国市场，其治疗效果如何仍是未知数，需要进一步观察。在治疗期间，PEG-IFN 可降低约 0.7 $\log_{10}$ 的 HIV RNA 病毒量，这可能提示其对 HIV 病毒的复制有抑制作用，但是这种病毒抑制作用于停用 PEG-IFN 后就未能持续。

抗病毒治疗失败可分为无应答和复发两种形式，对这些患者是否应该再次应用 IFN 加 RBV 治疗应视患者个人情况而定，治疗失败的类型、肝脏损害的程度、对第一次治疗的耐受性以及感染的基因型等均可影响再次治疗的结果。对于肝活检证实有严重肝纤维化或肝硬化，治疗 12 周或 24 周无应答的患者，为延缓或阻止疾病的继续发展，可以考虑用 DAA 治疗。

五、药物 - 药物相互作用以及药物副作用

EASL 关于 HCV/HIV 重叠感染治疗推荐中着重提出以索非布韦（SOF）为主的治疗，其中一个重要原因是 SOF 与 HAART 的各种药物没有严重的 DDI 发生。固定剂量的雷迪帕韦和 ofosbuvir（LDV/SOF）组合药物即 HARVONI，在 2014 年之前进行了多种基因型的 HCV 感染者治疗研究，也包括 HCV/HIV 重叠感染者的疗效研究，除了疗效外，研究发现 HARVONI 与少数抗 HIV 药物有一定不良 DDI，如与替诺福韦（tenofovir）、依法韦仑（efavirenz）、马拉维诺（maraviroc）和艾维雷韦（elvitegravir）/ 可比司他（cobicistat）共用时有不良 DDI；反过来看，抗 HIV 药物中除核苷类逆转录酶抑制剂（NRTIs）中替诺福韦（tenofovir）与 HARVONI 有一定不良 DDI 之外，与西咪匹韦（SIM）、达卡他韦（daclatasvir）（DCV）、SOF、SOF/LDV 和 3D（利托那韦联合帕利瑞韦 / 奥比他韦 / 达沙布韦）均无严重不良 DDI；但非核苷类逆转录酶抑制剂（NNRTIs）、HIV 蛋白酶抑制剂、病毒入胞 / 整合抑制剂与抗 HCV 的 SIM、DCV、3D 有较为严重的不良 DDI，在临床中需要严密注意。

HAART 同时进行抗 HCV 治疗时要注意一些药物副作用的协同作用。在 PR 抗 HCV 治疗期间，去羟肌苷（didanosine）有一定程度肝损害的患者，应尽量避免使用，肝硬化患者禁用。斯他夫定（stavudine），尤其是和去羟肌苷联合应用，致乳酸中毒的概率非常高，应避免使用。齐多夫定（zidovudine）可引起贫血和中性粒细胞减少症，也应避免使用，尤其是避免与 RBV 合用。部分治疗 HIV 的药物，如奈韦拉平（nevirapine）具有一定的肝毒性，可导致 ALT 明显升高，尤其多见于 $CD4^+T$ 细胞计数高的女性患者中，因此对于重叠感染患者应慎用。

总之，在抗 HCV 和抗 HIV 药物共用时，需要严密注意 DDI 效应；而就 HAART 而言，需要注意其药物本身对肝脏的损害作用。

六、监测和随访

在对 HCV/HIV 重叠感染者患者进行综合治疗时，开始后第一个月的第 1、2、4 周应进行全血细胞计数以及有关肝功的检测，此后，每个月都应进行一次。$CD4^+T$ 细胞计数应每个月进行一次，若有明显降低，注意机会感染的发生。PR 方案时促甲状腺激素（TSH）水平每 3 个月应检测一次。对治疗期间应用 NRTIs 者，应监测乳酸及胰酶水平，避免乳酸酸中毒

（lactic acidosis）或胰腺炎的发生。其他的实验室检查,临床医师应根据患者个人情况进行。在治疗前及治疗 4 周、12 周应使用同一检测系统检测 HCV RNA 水平,病毒载量下降 2 $\log_{10}$ 但仍未转阴者治疗 24 周时应再次检测。治疗结束 12 周 /24 周应用定量检测确定治疗是否获得 SVR。

七、治疗副作用及并发症的治疗

抗 HCV 治疗方案,尤其是 IFN 的应用在许多病例中可能引起发热、不适、衰弱和抑郁等症状,应当提前告知患者这些不良反应。在行抗 HCV 病毒治疗期间,PEG-IFN 引起骨髓抑制,而产生明显的 $CD4^+T$ 细胞减少和中性粒细胞减少症,$CD4^+T$ 细胞的减少的绝对值有 10%~15%,但是 $CD4^+T$ 细胞所占的百分比仍未变,且与机会致病菌感染无相关性,该细胞减少于停止治疗后可以恢复。

在治疗 12 周内 RBV 可以引起贫血。RBV 使用过程中出现的贫血在重叠感染患者中比在单纯的 HCV 感染患者中更为常见,特别是在使用齐多夫定患者中,贫血的发生率明显增高,这可能与其抑制了肌苷 5'- 磷酸脱氢酶（IMPDH）有关。有研究表明在重叠感染患者中行抗 HCV 病毒治疗所引起的贫血与齐多夫定的剂量相关,而与 RBV 的剂量无相关性。NRTIs 与 RBV 相互作用可增加胰腺炎、乳酸性酸中毒的危险性,所有治疗患者使用 RBV 时,应当避免使用去羟肌苷。另外,应谨慎使用齐多夫定,因其易导致贫血。治疗前还应告知患者在治疗过程中可能会有严重体重下降和快速进展的脂肪萎缩等不良反应。这是因为服用 RBV 和一些 NAs 时皮下脂肪组织线粒体损伤的后果。有报道 HCV/HIV 重叠感染患者使 RBV 联合 HAART 者,12% 患者会出现线粒体损伤。IFN 及 RBV 的剂量应及时调整,尽量减少副作用。HCV/HIV 重叠感染患者使用 PEG-IFN 抗 HCV 治疗中,APRICOT 研究及 RIBAVIC 研究中发现部分患者出现肝脏失代偿表现,而导致死亡,而这在单纯 HCV 感染代偿性肝硬化患者行抗 HCV 治疗中是相当少见的。因此研究尚有不明确的地方,需要谨慎对待。

总之,鉴于现在 HIV 和 HCV 的流行情况以及传播途径的相似,HCV/HIV 重叠感染在特殊人群中是较为多见的。有限资料提示重叠感染后,在应用 HAART 后一定时期内进行抗 HCV 治疗是安全的,但 SVR 的持续性较单纯 HCV 感染者治疗后的效果差,且多种药物搭配使用时可使得药物的副作用被放大。目前 EASL 推荐的 DAA 抗病毒方案被引入到 HCV/HIV 重叠感染患者的治疗中,临床实施过程中要严格管理并发症,注意严重不良 DDI 的发生。

第七节　合并其他疾病患者的抗病毒治疗应用

一、酒精成瘾者 HCV 感染情况

HCV 和酒精均为肝病发生的主要病因,当二者同时存在时,对慢性肝病的进展起着协同作用。有研究发现嗜酒者中 HCV 感染率为 14%~36%,明显高于普通人群。目前,嗜酒者中 HCV 感染率升高的机制并不清楚,可能与酒精可抑制宿主细胞 Ⅰ 型 IFN 表达,促进 HCV

的感染和复制有关。

酗酒可加速 CHC 患者肝脏纤维化、肝硬化进程及增加 HCC 发生率。酒精加速肝脏损伤的致病机制可能是由于：①酒精可促进 HCV 复制；②酒精可减少对 T 细胞的刺激和内源性 IFN 的产生，从而改变树突状细胞功能抑制宿主对 HCV 感染的细胞免疫应答，此外酒精还抑制外源性 IFN 的抗病毒活性；③酒精增加机体的氧化应激加重肝脏损伤和减少肝细胞再生。另外，酗酒降低 CHC 患者对抗病毒治疗的依从性、耐受性及 SVR，但如能坚持完成抗病毒治疗疗程，依然能获得与无饮酒者相似的治疗效果。

有鉴于此，多个地区 HCV 感染管理临床指南指出，在抗病毒治疗期间应建议患者完全戒酒，或减少至偶尔饮酒；有专家还建议，抗病毒治疗前应戒酒 6 个月。对酒精成瘾患者，如无以 IFN-α 为基础的抗病毒治疗的禁忌证，应考虑进行抗病毒治疗，抗病毒治疗方案可参考一般 CHC 患者的处理，根据 HCV 基因型选择合适的方案。在开始抗病毒治疗前，除评价患者的肝病情况外，应评价患者的精神心理状况及成瘾严重指数，通过多学科团队（MDT）的共同干预，对酒精滥用和酒精依赖积极进行相关的治疗，促使患者戒酒或最大限度减少酒精摄入量，并且在抗病毒治疗期间给予相关的辅助治疗保证其坚持完成疗程，以期获得较好的治疗效果。

二、毒品成瘾

静脉注射毒品是传播 HCV 的主要方式，在西方国家新发生的 HCV 感染者中 60% 以上是因此而感染的，静脉药瘾者（people who inject drugs，PWID）的 HCV 感染率高达 35%~95%，因此，多数的静脉药瘾者存在着肝病进展至肝硬化、肝癌甚至死亡的风险。

对药瘾者是否采取以干扰素为基础的抗病毒治疗尚无统一意见。持反对意见者不建议对药瘾者进行抗病毒治疗，除非其已完全戒毒至少 6 个月。这可能主要基于以下几方面的考虑：①药瘾者对治疗的依从性差：毒品的使用、抑郁、心理压力、生活不稳定、缺乏社会支持等导致药瘾者对治疗的依从性差于普通人；②治疗的不良反应：IFN 治疗可能引起严重的精神异常，重度抑郁通常被认为是 IFN 治疗的禁忌证，而注射阿片类药物的药瘾者 16%~30% 的人出现重度抑郁；③ HCV 再感染：污染针具的反复使用是 HCV 再次感染的主要途径，若毒瘾未戒除，发生 HCV 再感染的概率大大增加。

就治疗时机而言，对于愿意戒除毒瘾者，抗 HCV 治疗可能更易获得成功，但多数的药瘾者不愿意或不能戒除毒瘾，因此，无戒毒治疗计划的药瘾者，不能考虑抗病毒治疗，而对于有计划戒毒的患者可适当延迟抗病毒治疗。对于急性 HCV 感染或进展性肝纤维化的药瘾者，应立即进行抗病毒治疗。通过建立互相信任的医患关系，详细告知患者可能的治疗效果和不良反应并密切监测，设立电子提醒系统，直接监督治疗，简化治疗方案，治疗抑郁，解决生活问题等可使超过 80% 的药瘾者对治疗有良好的依从性。虽然静脉药瘾者共用针具是 HCV 再感染发生的主要途径，但可通过使用无菌注射器及不与他人共用注射设备的方式避免，而非静脉药瘾者再感染的发生率极低。应用美沙酮、纳曲酮或丁丙诺啡是减少违禁药品应用及其并发症的有效方式。阿片类药物可减低内源性 IFN 的产生，但美沙酮并不会改变 IFN 或 RBV 的应用剂量，也不会降低抗病毒治疗的 SVR 率，美沙酮的应用不会影响对 HCV 感染的管理。因此，不应将药瘾者排除在抗 HCV 治疗之外，对正在应用毒品或应用美沙酮维持治疗者，如希望抗 HCV 治疗并能够且愿意接受严密监测及采取避孕措施，可在包括肝病专家和戒毒专家组成的富有经验的 MDT 的详细评估下制订个体化抗病毒治疗方案。对于鸦片替代（opioid substitution therapy）治疗者更倾向应用无 IFN 方案，但 DAA 的有效性和安全性需要评估。在无 DAA 的前提下，仍建议先戒除药物依赖，后抗病毒治疗。

　　药瘾者的抗病毒治疗方案可参照一般 CHC 患者的治疗。药瘾者采用 PR 方案安全有效，其 SVR 率与普通人群相仿，且治疗可能减少肝病进展和预防 HCV 在静脉药瘾者中传播。对人类和黑猩猩进行的研究均证明，如果过去曾经自发地清除过 HCV 感染，再次感染 HCV 后不容易变成慢性但也增加了抗病毒治疗的难度。药瘾者所患抑郁症的程度对治疗效果的影响，可能会影响 IFN 的应用。因此建议：①首先进行戒除药瘾治疗；②专科治疗抑郁症、躁狂症；③在专业肝病医师指导下进行谨慎的抗病毒治疗，可以先从低剂量 IFN 开始；④增加监测密度，提高依从性。

　　总之，是否对药瘾者进行抗 HCV 治疗应与其他患者一样进行风险 - 效益评估后制定个体化决策，并在治疗过程中提供持续的戒毒和心理咨询支持，提供 / 改进社会支持系统，严密监测，关心、鼓励患者，以取得患者的积极配合，从而提高疗效。

三、血友病患者的抗 HCV 治疗

　　血友病是由于凝血因子Ⅷ和Ⅸ缺乏所致的一种遗传性出血性疾病，具有 X 性联隐性遗传的特点，迄今尚无根治的方法，补充凝血因子是治疗和预防血友病出血的主要治疗措施。血友病患者通过输注凝血因子浓缩剂、冷沉淀制剂及新鲜冷冻血浆的方式补充凝血因子。在对献血员强制筛查抗 HCV 以前，输血和血制品是 HCV 传播的主要方式，自从 20 世纪 90 年代早期对献血员进行普遍筛查抗 HCV 后，该传播途径得到了有效的控制。在 1987 年以前，超过 90% 的血友病患者因输注未经病毒灭活的浓缩凝血因子而感染 HCV，目前由于抗 HCV 存在 "窗口期"、检测试剂的质量不稳定及少数感染者不产生抗 HCV 等因素，尚无法完全筛出 HCV 感染者。我国血友病患者中抗 HCV 阳性率为 8.82%~35.6%。因此，血友病患者作为 HCV 感染的高危人群，其需要反复输血和血制品导致 HCV 感染是国内外关注的焦点之一。

　　1987 年以前曾输注过凝血因子的血友病患者是 HCV 感染的高危人群建议其筛查 HCV。采用第 3 代或第 4 代 EIA 检测抗 HCV，对于所有计划给予 IFN 为基础的抗病毒治疗者，在治疗前应检测 HCV RNA 定量及 HCV 基因型，以确定患者的药物剂量以及疗程，并且预测应答。大约 20% 的 HCV 感染患者可出现自发病毒清除，其余患者则呈现慢性感染过程。肝脏慢性炎症活动可导致缓慢进展性纤维化，至少 30% 慢性 HCV 感染的出血性疾病患者出现进展性肝纤维化最终发展至肝硬化、肝衰竭和肝癌。HCV 感染的血友病患者发生肝癌及因 HCV 相关肝病死亡的风险明显高于普通人群。

　　对于合并 HCV 感染的血友病患者，应及时进行抗病毒治疗清除 HCV，以期减轻肝脏炎症程度及肝纤维化，延缓和阻止疾病进展，减少和防止肝脏失代偿、肝硬化、HCC 及其并发症的发生。治疗前需要获得关于治疗应答的基线预测因素，除 HCV 基因型外，也需要检测 IL-28B 基因型。血友病患者如有 HCV 感染需考虑抗病毒治疗，治疗方案与一般 HCV 感染患者一样，PR 方案是有效的，但在治疗过程中需密切监测贫血和其他血液系统不良反应。荟萃分析显示血友病患者使用 PR 方案抗病毒治疗，SVR 率为 61%，其中非基因 1 型患者 SVR 率为 79%，基因 1 型患者的 SVR 率为 45%。可见，血友病患者抗 HCV 治疗可获得与普通人群相似的治疗效果。但基因 1 型、合并 HIV 感染、HCV RNA 基线高、快速病毒学应答或早期病毒学应答失败、肝硬化、年龄大和非洲种族是预测应答的不利因素。目前随着 DAA 进入临床,已经进入中国市场,但医师应该了解到 PR 方案不再是首选,无 IFN/ 无 RBV 的 DAA 方案为首选,以避免出血的副作用。

血友病患者因凝血因子的缺乏易发生出血,因此在抗病毒治疗时,应注意详细询问出血病史,进行常规检查。除对病毒学指标、生化指标、血常规及免疫指标等进行检测外,还应定期检查凝血功能及凝血因子含量,在治疗过程中规范操作,加强护理。如在治疗方案中有 RBV 参与,要密切监测 HGB,必要时需要输血处理。

(董　菁)

参考文献

1. Aebi-Popp K, Duppenthaler A, Rauch A, et al.Vertical transmission of hepatitis C: towards universal antenatal screening in the era of new direct acting antivirals(DAAs)？ Short review and analysis of the situation in Switzerland.J Virus Erad, 2016, 2(1): 52-54

2. Afdhal N, Reddy KR, Nelson DR, et al.Ledipasvir and sofosbuvir for previously treated HCV genotype 1 infection.N Engl J Med, 2014, 370(16): 1483-1493

3. Beinhardt S, Aberle JH, Strasser M, et al.Serum Level of IP-10 Increases Predictive Value of IL28B Polymorphisms for Spontaneous Clearance of Acute HCV Infection.Gastroenterology, 2012, 142(1): 78-85

4. Castera L, Pinzani M, Bosch J.Non invasive evaluation of portal hypertension using transient elastography.J Hepatol, 2012, 56(3): 696-703

5. Coilly A, Roche B, Samuel D.Current management and perspectives for HCV recurrence after liver transplantation.Liver Int, 2013, 33(Suppl 1): 56-62

6. Costa-Pinho A, Melo RB, Graca L, et al.Multiple Hepatic Inflammatory Pseudotumours Diagnosed after Laparoscopic Excisional Biopsy.J Clin Diagn Res, 2013, 7(8): 1730-1731

7. Crespo G, Fernández-Varo G, Mariño Z, et al.ARFI, FibroScan, ELF, and their combinations in the assessment of liver fibrosis: A prospective study.J Hepatol, 2012, 57(2): 281-287

8. De Marco L, Manzini P, Trevisan M, et al.Prevalence and Follow-Up of Occult HCV Infection in an Italian Population Free of Clinically Detectable Infectious Liver Disease.PLoS One, 2012, 7(8): e43541

9. Diehl DL, Johal AS, Khara HS, et al.Endoscopic ultrasound-guided liver biopsy: a multicenter experience. Endosc Int Open, 2015, 3(3): E210-E215

10. Dimova RB, Zeremski M, Jacobson IM, et al.Determinants of hepatitis C virus treatment completion and efficacy in drug users assessed by meta-analysis.Clin Infect Dis, 2013, 56(6): 806-816

11. European Association for the Study of the Liver.EASL Recommendations on Treatment of Hepatitis C 2016.J Hepatol, 2017, 66(1): 153-194

12. Govender P, Jonas MM, Alomari AI, et al.Sonography-guided percutaneous liver biopsies in Children.AJR Am J Roentgenol, 2013, 201(3): 645-650

13. Hajarizadeh B, Grebely J, Dore GJ.Epidemiology and natural history of HCV infection.Nat Rev Gastroenterol Hepatol, 2013, 10(9): 553-562

14. Holmberg SD, Spradling PR, Moorman AC, et al.Hepatitis C in the United States.N Engl J Med, 2013, 368: 1859

15. Jung KS,Kim SU.Clinical applications of transient elastography.Clin Mol Hepatol,2012,18(2):163-173

16. Castera L.Noninvasive Methods to Assess Liver Disease in Patients with Hepatitis B or C.Gastroenterology, 2012,142(6):1293-1302

17. Lawitz E,Mangia A,Wyles D,et al.Sofosbuvir for previously untreated chronic hepatitis C infection.N Engl J Med,2013,368(20):1878-1887

18. de Lédinghen V,Wong VW,Vergniol J,et al.Diagnosis of liver fibrosis and cirrhosis using liver stiffness measurement:comparison between M and XL probe of FibroScan®.J Hepatol,2012,56(3):833-839

19. Lingala S,Ghany MG.Natural History of Hepatitis C.Gastroenterol Clin North Am,2015,44(4):717-734

20. Maasoumy B,Wedemeyer H.Natural history of acute and chronic hepatitis C.Best Pract Res Clin Gastroen-terol,2012,26(4):401-412

21. Jiménez-Sousa MA,Fernández-Rodríguez A,Guzmán-Fulgencio M,et al.Meta-analysis:implications of interleukin-28B polymorphisms in spontaneous and treatment-related clearance for patients with hepatitis C.BMC Med,2013,11(1):6-10

22. Mulligan EK,Germer JJ,Arens MQ,et al.Detection and quantification of hepatitis C virus(HCV)by Multi-Code-RTx real-time PCR targeting the HCV 3'untranslated region.J Clin Microbiol,2009,47(8):2635-2638

23. Murakami E,Imamura M,Hayes CN,et al.Ultradeep Sequencing Study of Chronic Hepatitis C Virus Geno-type 1 Infection in Patients Treated with Daclatasvir,Peginterferon,and Ribavirin.Antimicrobial Agents and Chemotherapy,2014,58 :2105-2112

24. Ohmer S,Honegger J.New prospects for the treatment and prevention of hepatitis C in Children.Curr Opin Pediatr,2016,28(1):93-100

25. Omata M,Kanda T,Wei L,et al.APASL consensus statements and recommendation on treatment of hepatitis C.Hepatol Int,2016,10(5):702-726

26. Omata M,Kanda T,Wei L,et al.APASL consensus statements and recommendations for hepatitis C preven-tion,epidemiology,and laboratory testing.Hepatol Int,2016,10(5):681-701

27. Omata M,Kanda T,Yu ML,et al.APASL consensus statements and management algorithms for hepatitis C virus infection.Hepatol Int,2012,6 :409-435

28. Rizzo L,Nunnari G,Berretta M,et al.Acoustic Radial Force Impulse as an effective tool for a prompt and reliable diagnosis of hepatocellular carcinoma-Preliminary data.Eur Rev Med Pharmacol Sci,2012,16(11): 1596-1598

29. Rustogi R,Horowitz J,Harmath C,et al.Accuracy of MR Elastography and Anatomic MR Imaging Features in the Diagnosis of Severe Hepatic Fibrosis and Cirrhosis.J Magn Reson Imaging,2012,35(6):1356-1364

30. Ugiagbe EE,Udoh MO.The histopathological pattern of liver biopsies at the University of Benin Teaching Hospital.Niger J Clin Pract,2013,16(4):526-529

31. Westbrook RH,Dusheiko G.Natural history of hepatitis C.J Hepatol,2014,61(1 Suppl 1):S58-S68

32. Zoulim F,Bailly F.New approaches to the management of hepatitis C in haemophilia in 2012.Haemophilia, 2012,18(Suppl 4):28-33

第十一篇　丁型病毒性肝炎

第六十二章

自然史与病原学

丁型肝炎病毒（HDV）有两种感染方式，要么是 HDV 和 HBV 同时感染，要么是 HDV 重叠感染 HBV 携带者。HDV 感染后可引起急性丁型病毒性肝炎（简称"丁型肝炎""丁肝"）和慢性丁型病毒性肝炎，在 HBV 和 HDV 同时感染患者中，有高达 17% 的患者出现急性重型肝炎，发生率远高于 HBV 急性感染，而在 HDV 重叠感染 HBV 携带者中，绝大多数发展为慢性 HDV 感染。在不知情的 HBV 携带者中，HDV 感染可导致急性肝炎，并常误诊断为急性 HBV 感染或慢性 HBV 感染恶化。

第一节　丁型肝炎病毒感染的血清学模式

一、HDV 和 HBV 同时感染的血清学模式

HDV 同时感染的典型疾病进程为在丙氨酸转氨酶（ALT）升高的过程中出现血清 HBsAg 和 HDAg，随后出现 HDV 病毒血症（图 11-62-1）。ALT 的高峰为典型的双相特征，第一相是由于 HBV 复制，而第二相与 HDV 复制相关。抗 -HDV IgM 快速出现，随后出现血清转换为抗 -HDV IgG。这时，抗 -HBc IgM 和 HBV 病毒血症提示 HBV 感染。同时感染的自限性疾病进程是短暂的，持续血清抗 -HDV IgG 是过往感染的标志物。

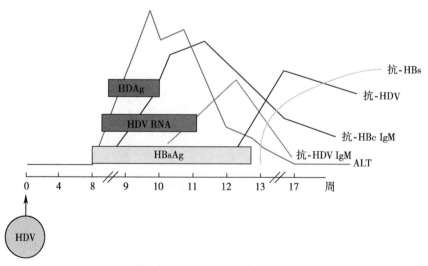

图 11-62-1　典型的 HDV 和 HBV 同时感染的血清学模式

二、HDV 重叠感染 HBV 的血清学模式

HDV 重叠感染的典型特征为非常快速地出现并呈高水平的 HDV 病毒血症和血清 HDAg（图 11-62-2）。与同时感染相比，重叠感染的更快速疾病进程是由慢性携带 HBsAg 所致。重度急性肝炎的特征为 ALT 升高，随后出现病毒血症高峰伴随抗 -HDV IgM 的升高。HBV 感染的标志物通常由于抗 -HBc IgM 和 HBV DNA 阴性而抑制。70% 以上的重叠感染会发展为慢性肝炎。

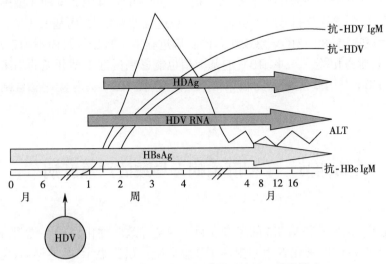

图 11-62-2　典型的 HDV 重叠感染的血清学模式

第二节　急性丁型肝炎

急性丁型肝炎是多为患者同时感染 HBV 和 HDV 引起的，导致双相型肝炎，这与依序表达这两种病毒相关。在临床上，急性肝炎可表现为轻度肝炎至急性重型肝炎并导致死亡。由于患者免疫反应或 HBV 感染程度不同，导致患者疾病进程长短不一，HBV 在肝细胞中传播越广，共感染就越严重。在多数患者中，急性丁型肝炎为典型的自限性肝炎，在临床上和病理上与乙型肝炎或其他类型的急性病毒性肝炎难于区分。与 HBV 单一病毒感染相比，HBV 和 HDV 共感染更易导致重度或急性重型肝炎。

第三节　慢性丁型肝炎

慢性丁型肝炎常由于 HDV 重叠感染慢性乙型肝炎患者所致，少数病例为同时感染所致，但这两种方式在临床上难于区分。在少数患者中，重叠感染 HDV 可导致清除 HBV 和 HDV。70%~90% 的 HDV 感染患者会发展成慢性肝炎。

与慢性乙型肝炎相比,慢性丁型肝炎的疾病进程进展更快,在一项研究中显示,当肝组织检查发现患者为慢性肝炎时,39% 患者在 2~6 年内进展为肝硬化或肝衰竭。在另一项目研究中显示,在急性肝炎后,肝硬化程度随时间而升高,在 10 年、20 年和 30 年后分别为 23%、41% 和 77%。然而,在免疫介导的疾病中,慢性丁型肝炎的疾病进程随患者的个体差异而不同,从轻度进行性疾病至重度进行性疾病,在数周或几个月内导致肝衰竭和死亡。10%~15% 的患者在 2 年内会快速进展为肝硬化,这在静脉注射药物感染患者大多数可见这种快速进展形式。在 HBV 和 HDV 同时有病毒复制的患者预后不良。

不同的 HDV 基因型所致的疾病临床过程不一样,HDV 基因 2 型和 3 型感染与快速进展性疾病相关,呈全球分布的基因 1 型感染的疾病进程差异较大,而基因 4 型感染的疾病进程通常较轻,但基因 5~8 型 HDV 感染所致的疾病进程由于数据不足尚不确定,这种相关性与 HDV 的复制能力相关。另外,HBV 的基因型也能影响慢性丁型肝炎的临床疾病进程和严重程度,如 HBV 基因 C 型感染的临床结果更严重,而 HBV 基因 A 型感染则可检测到低HDV 复制。

第四节　丁型肝炎病毒导致的严重肝病

一般情况下,HDV 感染后 2/3 的患者在数年内会导致肝硬化,与单一感染 HBV 的患者相比,慢性丁型肝炎的肝硬化发生率提高了 3 倍以上。研究显示,共感染后,每年约 4% 的肝硬化发生率,中位数为 28 年。慢性丁型肝炎与肝细胞癌发生有相关性,与单一感染 HBV 的患者相比,慢性丁型肝炎的肝细胞癌发生率提高了 3.2 倍,而肝失代偿的发生率提高了 2.2 倍。肝失代偿是慢性丁型肝炎所致的代偿性肝硬化的主要并发症,年度发病率约 2.7%。

（彭宗根）

第六十三章

发病机制

第一节　丁型肝炎病毒感染复制特点

丁型肝炎病毒（hepatitis delta virus, HDV）的基因组为长约 1.7kb 的单股闭合环状负链 RNA，是已知哺乳动物病毒中最小的，与其辅助病毒乙型肝炎病毒（hepatitis B virus, HBV）的 DNA 没有同源性。由于病毒编码的丁型肝炎抗原（hepatitis delta antigen, HDAg）蛋白没有 RNA 依赖的 RNA 聚合酶（RNA dependent RNA polymerase, RdRp）活性，因此，HDV 基因组的复制依赖于细胞酶，并依赖于辅助病毒 HBV 的复制才能进行增殖。

HDV RNA 基因组（g RNA）在细胞核内通过感染细胞内 RNA 多聚酶Ⅱ（Pol-Ⅱ）以滚环的方式在核内进行复制成为反义 RNA 基因组，尽管存在双链复制复合体，但由于在基因组内存在核酶系列，很快自体裂开并分子内配对成为单链环状反义 RNA 基因组（ag RNA）。再以此为模板，以相似的机制合成 HDV RNA 基因组（图 11-63-1）。据估计，HDV 基因组、反义基因组和 mRNA 在感染的肝组织中分别有约 300 000、60 000 和 600 拷贝。由于 Pol-Ⅱ 也是 HBV 基因组复制所需的酶，因此 HBV 和 HDV 可能会竞争复制从而彼此产生影响。

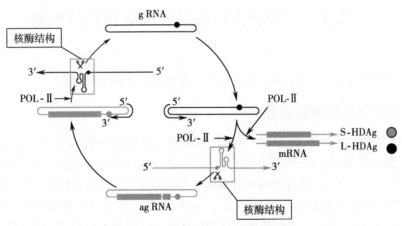

图 11-63-1　HDV RNA 滚环复制模式

HDV 基因组有几个开放阅读框（open reading frame, ORF）。一个 ORF 编码为多肽 -K（peptide-K）的多肽分子，但其可能的功能不清楚，尽管其表达于感染细胞中。另一个 ORF 位于反义 HDV RNA 链中，编码具有相同 N- 端的两个大小不同的 HDAg 蛋白，这两个大小不同的蛋白来源于同一个 ORF，由于在胞内的作用于 RNA 的腺苷脱氨酶（adenosine deaminase acting on RNA, ADAR）1 的作用，使 mRNA 上 196 位的 A 脱氨基成为 I，也即使

mRNA 的终止密码子 UAG 转换成 UIG，从而最终编码产生两种形式的 HDAg 蛋白，即含 195 个氨基酸的分子量为 24kD 的小 -HDAg 蛋白（small-HDAg protein，S-HDAg）和在 C- 端多 19 个氨基酸的分子量为 27kD 的大 -HDAg 蛋白（large-HDAg protein，L-HDAg）。在复制早期，主要表达 S-HDAg 蛋白，而随后在 ADAR 的作用下，L-HDAg 的量在 HDV 复制过程中逐步增加。S- 和 L-HDAg 蛋白经多种翻译后修饰，这种修饰也决定病毒复制的具体过程。如 L-HDAg 蛋白 C- 端半胱氨酸的异戊烯化是结合 HBsAg 和装配病毒颗粒所必需的，S-HDAg 蛋白 177 位丝氨酸的磷酰化后通过与 Pol-II 相互作用提高反义基因组 RNA 的复制，S-HDAg 蛋白的 sumo 蛋白质修饰增加基因组 RNA 和 mRNA 的合成，但不增加反义基因组 RNA 的合成，而 S-HDAg 蛋白经精氨酸甲基转移酶在 13 位的精氨酸（RNA 结合域）甲基化是 S-HDAg 蛋白转移至核内和反义基因组 RNA 链复制为基因组 RNA 链所必需的。

S-HDAg 蛋白是 HDV RNA 复制所必需，促进 HDV RNA 的复制并与 L-HDAg 蛋白一起参与基因组 RNA 组装成 HDV RNP 的过程，但没有 RdRp 活性；而 L-HDAg 蛋白是病毒颗粒组装所必需的，主要建立 RNP 和 HBV 膜蛋白相互作用从而引导 HDV 病毒颗粒的组装，但对基因组复制有抑制作用。因此，ADAR1 在病毒复制过程具有重要的调节作用，是早期 HDV RNA 复制过程转换为病毒颗粒组装过程的开关。另外，S-HDAg 蛋白抑制 HBV mRNA 的合成和稳定性，而 S- 和 L-HDAg 蛋白抑制 HBV 增强子 1 和增强子 2 的活性并激活干扰素诱导基因 *MxA*，因此，HDV 的复制在某种程度上会抑制 HBV 的复制。

HDV 基因组 RNA 和 HDAg 蛋白相互作用形成直径约 20nm 的 HDV RNP，随后与 HBV 包膜蛋白及细胞脂质一起装配成病毒颗粒，其装配取决于 L-HDAg 蛋白，其法呢基（farnesyl group）基团使 RNP 锚定于合成 HBV 包膜蛋白的内质网膜上。因 HDV 包膜为 HBV 膜蛋白，因此 HDV 与 HBV 具有相同的肝嗜性。

第二节　丁型肝炎病毒对肝细胞损伤的机制

HDV 只在肝细胞内复制，因此，感染后的病理变化主要限于肝脏。

一、HDV 导致的直接肝损伤

来源于黑猩猩的数据显示，HDV 对肝细胞具有直接的致细胞病变效应，特别是在急性期。在急性感染期，感染的肝细胞有退行性病变，表现为嗜酸性细胞质皱缩、固缩核和在肝实质中出现小量炎症细胞，且这种效应在体外细胞培养和患者体内得到证实，S-HDAg 可能是 HDV 导致直接的致细胞病变效应的因素，而 L-HDAg 本身没有细胞毒性，并促进 HDV 持续存在（即慢性化），使肝细胞对免疫介导的损伤敏感。但也有体外研究显示 HDV 的直接致细胞病变作用并不是因为表达 HDAg 的结果，因为在转基因小鼠体内其表达与肝损伤无相关性。

在一项由纤维化不同阶段的 80 例丁型肝炎患者的国际研究中，尽管发现了组织活动与血清 HBsAg 水平有弱的相关性，但 HDV 复制水平与组织学特征无任何相关性，因此，尚不能确定在体外观察到的感染细胞死亡是否是由于高水平 HDV RNA 所致。另外，由于 HDV 感染后常抑制 HBV 的复制，除部分患者两种病毒均高复制外，肝损伤极有可能由于

HDV 而不是 HBV 所诱导的。当然,相互抑制的模式可能有多面性,特别是在多种感染存在的患者中。在 HDV 感染的急性期,HDV 病毒血症与丙氨酸转氨酶的升高和抑制 HBV 复制有关,而在慢性期,HDV RNA 的回落、HBV 的重激活、转氨酶的轻度升高提示由于 HDV 或 HBV 复制导致的肝硬化和肝细胞癌的发生或者缓解清除两种病毒。因此 HDV 和 HBV 的病毒载量在病毒感染不同时期发生波动,但这种波动是否与疾病进展有直接的关系仍不清楚,还要考虑其他因素。

二、通过感染细胞导致的间接肝损伤

HDV 依赖于细胞成分才能完成复制过程,HDV RNA 和蛋白与大量的细胞内成分发生相互作用,多数与病毒转录和复制相关,有些也可能影响 HDV 的致病作用。HDV 可能增加细胞的存活潜力,HDV 复制升高簇集素(clusterin)启动子内组蛋白 H3 乙酰化水平从而导致簇集素表达水平升高,因此也认为 HDV 的表观遗传调节在 HDV 相关的肝硬化的致癌作用中起作用,这在 89% 的 HCC 患者中也确实有簇集素过表达的现象。HDV 减少细胞增殖、诱导细胞周期停滞,甚至细胞死亡,另外,L-HDAg 激活血清反应因子相关的转录,并与 HBV X 蛋白具有协同作用。在一项体外研究中,有 HDAg 或 HDV RNA 复制的人胚肾 HEK-293 细胞蛋白质组学鉴定出 89 个差异表达的蛋白,多数蛋白与细胞周期和丙酮酸代谢相关,其中,p53 下调,G2/M DNA 损伤检查点是最受影响的信号通路,提示了促进 HDV 相关的 HCC 的可能机制。

HDV 可能通过 NF-κB 信号通路增加肝内炎症。体外试验显示 L-HDAg 激活 TNF-α 诱导的 NF-κB 信号通路,其机制可能是经由与早期信号转导事件相关的 TNF 受体相关因子 2(TRAF2)直接相互作用,且其作用不依赖于 L-HDAg 法尼基化。另外,NF-κB 的激活也可能经由提高 ER 应激或产生活性氧而导致的。

最后,HDV 可直接影响纤维形成。体外研究显示 L-HDAg 以法尼基化依赖方式地提高 TGF-β 和 c-Jun 诱导信号激活,其激活是通过与 HBV X 蛋白协同作用现实的。因此,HDV 通过直接影响纤维形成也可能有助于肝损伤的进展,甚至从而间接地影响 HCC 的发展。

三、通过免疫反应导致的肝损伤

宿主免疫反应对清除病毒和引起肝损伤有着重要的作用。

HDV 可诱导机体产生 HDV 特异性适应性免疫应答。在丁型肝炎患者的外周血中对 HDAg 的特异性 T 细胞反应与 HDV 诱导的肝脏疾病活动的降低相关。细胞因子层面的研究显示,在慢性丁型肝炎患者中可检测到白介素(IL)-2、IFN-γ、IFN 诱导蛋白 10 和 IL-10 反应,其检出率分别为 53%、35%、65% 和 6%,而且 HDV 特异的 IFN-γ 反应在 HDV RNA 低水平的患者中更常见,这种反应也可预测基于 IFN-α 治疗的应答情况。在一项来源于不同地区的 77 例慢性病毒性肝炎的对比研究显示,相比于乙型和丙型肝炎患者,慢性丁型肝炎患者具有更高的 CD4+ 细胞毒性 T 淋巴细胞。更有甚者,在清除 HDV 的患者体内有 HDV 特异性 CD8+T 细胞,提示适当的 T 细胞反应可导致病毒清除。

然而,在多数慢性丁型肝炎患者中的 HDV 特异性适应性免疫应答不足于控制感染,因此,一些学者提出固有免疫应答可能比之前所认为的要起更重要的作用。在体外和小鼠模型实验中,IFN 信号通路被激活,如在共转染的肝癌细胞系中,L-HDAg 通过反向激活 IFN-α 可诱导的 MxA 基因抑制 HBV 的复制,HDV 能诱发嵌合小鼠肝细胞抗病毒,并与 STAT1 相关。近期对慢性 HDV 感染患者外周血中自然杀伤(natural killer,NK)细胞的一项研究显示,相比于健康人群,慢性丁型肝炎患者的 NK 细胞数升高,但其在 HDV 的致病机制中的作用有待深入研究。

（彭宗根）

第六十四章

临床表现

一、急性丁型肝炎

起病较急，常有畏寒、发热、乏力、食欲减退、恶心呕吐等急性感染症状。肝大，质偏软，ALT 显著升高。黄疸性肝炎可有黄疸前期，黄疸期和恢复期三期经过，病程不超过 6 个月。

急性丁型肝炎分为同时感染和重叠感染，两者预后显著不同，前者预后良好，可为自限经过，后者往往导致疾病进展，甚至肝衰竭，因此区别这两种感染很重要。目前主要依据病史、症状、体征和抗 -HBc IgM 检测，急性期抗 -HBc IgM 阳性，则判断为同时感染，抗 -HBc IgM 阴性，为重叠感染。因丁型肝炎无特殊临床特征，与单纯乙型肝炎感染不易鉴别，若 HBV 感染出现以下情况，应警惕是否存在 HDV 感染：HBsAg 携带者急性发病；急性肝炎患者出现两次 ALT 升高；慢性活动型肝炎缺少 HBV 复制指标而急性发作；进展较快的急、慢性重症肝炎。

二、慢性丁型肝炎

与单纯慢性乙型肝炎相比，慢性丁型肝炎疾病进展更快，预后更差，发生肝硬化及肝癌的危险显著增加。慢性丁型肝炎的病程超过半年，患者有慢性肝炎症状、体征。常有乏力、厌油、肝区不适等症状，可有肝病面容、肝掌、蜘蛛痣、胸前毛细血管扩张，肝大质偏硬，脾大等体征。

（杭晓峰）

第六十五章

实验室检查

....

丁型肝炎实验诊断中临床生化学检查与其他病毒性肝炎如乙型肝炎、丙型肝炎类似,在急慢性丁型肝炎中肝功能检查谷丙转氨酶(ALT)、谷草转氨酶(AST)、乳酸脱氢酶(LDH)和γ-谷氨酰转肽酶(γ-GT)可增高,黄疸性肝炎时血清胆红素亦升高。

HDVAg、抗-HDV IgM、抗-HDV IgG 和 HDV RNA 是丁型肝炎病毒感染的主要病原学标志物。急性感染中,HDV Ag 在病程早期出现,持续时间为平均为 21 天,随着抗-HDV 的产生,HDVAg 被结合形成免疫复合物,HDV Ag 检测多为阴性。慢性感染中,由于高滴度抗-HDV 的存在,HDVAg 多为阴性。抗-HDV IgM 是 HDV 现症感染的标志,是 HDV 复制活跃的免疫指标,且与其他型肝炎病毒抗体无交叉免疫性。抗-HDV IgG 不是保护性抗体,高滴度抗-HDV IgG 提示感染的持续存在,低滴度提示感染静止或终止。目前,国内抗-HDV 检测方法主要为酶联免疫吸附试验(ELISA)法,但 ELISA 检测抗-HDV 存在一定的假阳性,如有报道类风湿因子(RF)可干扰 EILSA 反应中抗原-抗体的结合,造成丁型肝炎的实验室误诊。HDV RNA 病毒载量检测被认为是诊断 HDV 感染、评估抗病毒治疗指征和疗效的重要指标,但目前该检测仅限于实验室科学研究中开展,尚缺乏商品化的市售试剂盒。

(杭晓峰)

第六十六章

诊　断

丁型肝炎病毒的感染有两种形式,即与 HBV 同时感染或在 HBV 慢性感染基础上重叠感染 HDV,临床上依据病程是否超过半年,分为急性丁型肝炎和慢性丁型肝炎。

一、急性丁型肝炎的诊断

流行病学资料包括:与确诊丁型病毒性肝炎患者(特别是急性期)有同吃、同住、同生活或经常接触肝炎病毒污染物(如血液、粪便)或有性接触而未采取保护措施,或有半年内曾接受输血、血液制品及消毒不严格的静脉注射。起病较急,常有乏力、食欲减退、恶心呕吐等急性感染症状。肝大,质偏软,部分患者可有轻度脾肿大。ALT 显著升高。急性黄疸性肝炎可有黄疸前期,黄疸期和恢复期三期经过。

1. 急性 HDV、HBV 同时感染急性肝炎患者,除急性 HBV 感染标志阳性外,血清抗 -HDV IgM 阳性,抗 -HDV IgG 低滴度阳性;或血清和 / 或肝内 HDVAg 及 HDV RNA 阳性。

2. HDV、HBV 重叠感染慢性乙型肝炎患者或慢性 HBsAg 携带者,血清 HDV RNA 和 / 或 HDVAg 阳性,或抗 -HDV IgM 和抗 -HDV IgG 阳性,肝内 HDV RNA 和 / 或肝内 HDVAg 阳性。

二、慢性丁型肝炎的诊断

仍有肝炎症状和体征及肝功能异常,血清抗 -HDV IgG 持续高滴度,HDV RNA 持续阳性,肝内 HDV RNA 和 / 或 HDVAg 阳性。

（杭晓峰）

第六十七章

治 疗

丁型肝炎被认为是严重的慢性病毒性肝炎,常导致疾病向肝硬化及肝癌的进展。急性丁型肝炎中,HDV 与 HBV 共同感染预后较好,血清标志物多在 4 周内消失,呈自限性经过。HBV 重叠 HDV 急性感染预后较差,表现为乙型肝炎携带者出现急性肝炎表现或原有慢性乙型肝炎患者病情迅速加重,甚至发展为急性重型肝炎。重叠感染的患者 41%~60% 发展为慢性肝炎,并且多在 3 年内发展为肝硬化。对于急性丁型肝炎和慢性丁型肝炎的临床综合治疗如保护肝功能,抑制肝脏炎症等与慢性乙型肝炎的治疗类似,本章着重介绍丁型肝炎的抗病毒治疗。

目前 HDV 的复制周期和其与 HBV 的关系仍不明确,给治疗带来困难,目前抗 HDV 治疗应答率低。最终清除 HDV 需要首先清除 HBsAg,而不仅仅是持续的 HDV 病毒学应答(HDV RNA 持续 6 个月低于检测下限)。即使 HDV 和 HBV 的病毒载量很低,如果 HBsAg 维持阳性,HDV 就仍有感染性。因此,若能清除 HBsAg 意味着就能同样清除 HDV。治疗 HBV 的方法如免疫治疗,NAs 抗病毒治疗均已被应用于抗 HDV 治疗。此外,针对 HDV 生活周期的各类抑制剂亦在研究中且取得了一定的进展。

第一节 治 疗 目 标

抗 HDV 理想的治疗终点是 HBsAg 的清除。若 HBV 感染被治愈,HDV 的肝内感染会被阻止,随之 HDV 被逐渐清除。因此,目前治疗 HBV 的方法如直接抗病毒药物和免疫治疗均应用于 HDV 的治疗。即使不能达到 HBsAg 的清除,抗 HDV 治疗后使得 HDV RNA 下降亦能有效改善临床预后。越来越多的证据表明,HDV RNA 下降能降低肝脏疾病进展的风险,这在应用干扰素治疗的患者尤为突出。

第二节 治 疗 方 案

一、干扰素 α 和 PEG-IFN-α

目前认为干扰素 α 和 PEG-IFN-α 是丁型肝炎最佳的治疗选择,其中干扰素 α 应用在抗 HDV 治疗已超过 30 年。与抗 HBV 相比,普通 IFN 用于抗 HDV 治疗需增加用药剂量或频率并延长疗程。一般推荐 900 万 U 每周 3 次,或 500 万 U 每天 1 次给药,用药疗程至少 48 周。

回顾普通 IFN-α 治疗慢性丁型肝炎的研究,治疗可使约 50% 的患者获得病毒学应答,但大多数患者会在治疗结束后 2~6 个月复发。近年来,PEG-IFN-α 被广泛应用抗 HDV 治疗。一般建议 PEG-IFN-α 每周注射一次,持续 12~18 个月。临床研究表明,PEG-IFN 治疗 HDV 的 SVR 率为 25%~30%。在 HIDIT-1 研究中,采用 PEG-IFN-α 联合或不联合阿德福韦酯治疗慢性丁型肝炎的患者 48 周,随访 24 周,治疗结束时,联合治疗组与单药治疗组各有 23% 与 24% 患者的 HDV RNA 低于检测下限。随访结束时,总计 28% 患者维持 HDV RNA 低于检测下限。但在后期的持续约 4 年的随访过程中,这些获得 SVR 的患者 50% 经历了 HDV 复发(在 SVR 后至少有一次检测到 HDV RNA)。说明在接受 PEG-IFN-α 治疗后,丁型肝炎患者可能会出现延迟 HDV RNA 复发,因此在抗 HDV 治疗即使获得 SVR 仍需长期监测 HDV RNA。

虽然 PEG-IFN 治疗慢性丁型肝炎疗效较普通 IFN 有所提高,但仍有约 75% 的患者不能获得持续病毒学应答。预测 PEG-IFN 治疗慢性丁型肝炎的疗效欠佳的因素包括基线 HDV RNA 载量高于 2.2×10^7 拷贝 /mL,治疗结束时患者 HDV IgM 抗体仍阳性,以及基线存在肝硬化。治疗 24 周时 HDV RNA 载量下降水平可作为疗效预测指标,对于 24 周 HDV RNA 下降低于 $3 \log_{10}$ 拷贝 /mL 的患者不建议继续抗 HDV 治疗。

二、核苷(酸)类似物

早在普通 IFN 治疗慢性丁型肝炎阶段,就有尝试单用 NAs 或联合 IFN 治疗慢性丁型肝炎,但结果均不理想。与单用干扰素相比,联合应用拉米夫定不会增加普通 IFN 抗 HDV 的病毒学应答率。同样在 HIDIT-1 研究中,与单独 PEG-IFN 治疗相比,联合阿德福韦酯并未增加治疗 48 周以及随访结束时病毒学应答率;而单独应用阿德福韦酯对于治疗结束与随访结束时 HDV RNA 载量无显著影响。多个临床研究显示,不管疗程多长,单纯的拉米夫定、阿德福韦酯或恩替卡韦治疗 HDV 都几乎无效。但 HDV 与 HBV 合并感染,HBsAg 在 HDV 复制中起到关键作用,有研究表明 HBsAg 水平与患者 HDV RNA 载量呈线性相关。从有助于 HBsAg 的清除来看,NAs 用于治疗或辅助治疗 HDV 有可能的应用价值,其具体的作用仍有待进一步明确。

三、其他抗 HDV 治疗

包括抑制 HDV RNA 复制所需的宿主的 RNA 聚合酶 II 活性,针对 HBV/HDV 入侵的受体 NTCP 的抑制剂,采用聚核苷酸阻断 HBsAg 的释放,设计针对 HDV RNA 组分的反义核苷酸以及小核酸等,这些治疗方法多限于实验室研究,仅有异戊二烯化抑制剂在临床研究取得了一些进展。

HDAg 的戊二烯化过程是该蛋白翻译后修饰的必需步骤,缺少戊二烯化过程将导致病毒无法正确组装。基础研究中证实,异戊二烯化抑制剂可抑制基因 1 型与 3 型 HDV 病毒颗粒的组装,从而达到抗病毒作用。lonafarnib 是一种特性明显的以法尼基转移酶为靶向的晚期口服活性剂,法尼基转移酶是通过异戊二烯化过程调节蛋白质的酶。2015 年发布的 lonafarnib 治疗丁型肝炎病毒患者的二期研究结果中,使用 lonafarnib 治疗 28 天之后,结果发现与安慰剂相比,慢性丁型肝炎病毒核糖核酸病毒水平有所下降,慢性丁型肝炎病毒核糖核酸病毒水平的下降与血清中的 lonafarnib 药物水平密切相关。

（杭晓峰）

第六十八章

预　防

　　丁型肝炎患者是本病的传染源,患者抗病毒治疗后若能获得 HDV RNA 下降甚至消失能有效降低其传染性,因此,尽可能的给予抗病毒治疗。应对献血员进行严格筛选,凡现症感染者不能从事饮食服务、托幼保育等工作。接触有传染性的血液、唾液、汗液、粪便、黏液及阴道分泌物等,HDV 可经破损的皮肤或黏膜侵入人体,输血或血制品也是重要传播途径,需要加强托幼保育及其他服务行业的监督管理,养成良好的个人卫生习惯。HDV 需与 HBV 同时或重叠感染,接种乙型肝炎疫苗是预防和控制乙型肝炎流行的关键措施,也是预防 HDV 感染的主要措施。目前对丁型肝炎尚缺乏特异性的免疫预防措施。

（杭晓峰）

参考文献

1. 李兰娟,任红.传染病学.北京:人民卫生出版社,2013

2. Alfaiate D, Dény P, Durantel D.Hepatitis delta virus:From biological and medical aspects to current and investigational therapeutic options.Antiviral Res,2015,122 :112-129

3. Alvarado-Mora MV, Locarnini S, Rizzetto M, et al.An update on HDV:virology,pathogenesis and treatment. Antivir Ther,2013,18(3 Pt B):541-548

4. Noureddin M, Gish R.Hepatitis delta:epidemiology,diagnosis and management 36 years after discovery.Curr Gastroenterol Rep,2014,16(1):365

5. Romeo R, Perbellini R.Hepatitis delta virus:Making the point from virus isolation up to 2014.World J Hepatol,2015,7(22):2389-2395

6. Wranke A, Wedemeyer H.Antiviral therapy of hepatitis delta virus infection progress and challenges towards cure.Curr Opin Virol,2016,20 :112-118

第十二篇　戊型病毒性肝炎

戊型病毒性肝炎是由戊型肝炎病毒（hepatitis E virus，HEV）引起的一种人和多种动物的人畜共患病。全球每年大约有 2 000 万人感染戊型病毒性肝炎，300 多万急性戊型病毒性肝炎病例，5.66 万例与戊型病毒性肝炎有关的死亡。HEV 有四个基因型，基因 1~4 型，只有一个血清型。基因 1 型、2 型只感染人类，而基因 3 型、4 型主要感染哺乳动物，偶尔在人类中传播。戊型病毒性肝炎在全世界都有发现，根据流行强度不同，分为高流行和低流行两个独立的流行状态：高流行区域主要分布于亚洲和非洲等发展中国家，感染的病毒为基因 1 型或 2 型，主要通过污染水源等经粪 - 口途径传播，呈暴发或散发，临床表现以急性肝炎为主，疾病好发于青壮年，孕妇和有基础疾病的患者感染戊肝病毒后病情严重，没有慢性感染者的报道。低流行区域则分布在有稳定水源供应和环境卫生好的发达国家，主要感染病毒是基因 3 型或 4 型，疾病散发或偶发于老年人、有基础疾病或免疫功能低下的患者中，该区域的病毒宿主主要为家猪、野猪和鹿等动物，病毒通过未煮熟的食物传播，HEV 可持续感染这些患者，并导致慢性肝炎或肝硬化。

第六十九章

自 然 史

第一节 历 史 介 绍

戊型病毒性肝炎（简称"戊型肝炎"）最早报道于1955年印度控克什米尔地区的一次水源性暴发流行，一度曾被称为经消化道传播的非甲、非乙型肝炎（enterically transmitted non-A non-B hepatitis）。苏联学者Balayan等于1983年首次用免疫电镜技术自1名志愿感染者粪便中检测到HEV颗粒。1989年Reyes等应用分子克隆技术获得本病毒的基因克隆。同年的东京国际会议上，该型肝炎及相关病毒分别被正式命名为戊型肝炎和戊型肝炎病毒。20世纪90年代后期，一些发达国家也报道了戊型肝炎的流行，并在哺乳动物中分离出HEV，证实了戊型肝炎是一种全世界均发生的人畜共患病，同时还发现在某些患者中可导致持续性感染。2011年厦门大学国家传染病诊断试剂与疫苗工程技术研究中心研发的重组戊型肝炎疫苗（大肠埃希菌）获得国家食品药品监督管理总局颁发的一类新药证书和生产批件，2012年10月正式上市。该疫苗是国际上第一个获批上市的戊型肝炎疫苗。

第二节 流 行 病 学

世界各地时有发生戊型肝炎疫情和零星病例。疫情往往发生在缺乏基本的水、环卫、个人卫生环境和卫生服务的资源有限国家中。近些年，在冲突地区和人道主义紧急状态地区，例如在战区、难民营或流离失所者收容所等地，也发生了疫情。估计全球每年发生2000万例感染，330万例急性病例，5.66万例相关疾病死亡。戊型肝炎在全球范围内都有发现。不同基因型的戊型肝炎病毒决定了其流行病学差异。例如，基因1,2型主要分布在发展中国家，并造成社区暴发。而基因3、4型主要分布在发达地区，不造成暴发。血清流行率最高的地区往往是卫生条件差的地区，卫生条件差会增加病毒传播的风险。疫情最常发生在雨季，这时水源会受到粪便污染。

一、地区分布

全球已有多个国家报道戊型肝炎流行，主要发生在亚洲、非洲等的一些发展中国家；在发达国家有散发病例报道。印度、尼泊尔、孟加拉国、巴基斯坦和缅甸等国家属高度地方性流行地区，印度尼西亚、中国、前苏联的一些地区、部分非洲国家属地方性流行地区，其他国家为低度地方性流行地区和散发地区。在美国、英国和法国等发达国家中，散发性病例也时有出现。迄今为止,世界上已有 50 余次戊型肝炎暴发或流行。1986 年 9 月—1988 年 4 月,我国新疆南部地区和田、喀什和克孜勒苏 3 地州发生的戊型肝炎大流行,共计发病 119 280 例,死亡 707 例,是迄今世界上最大规模的戊型肝炎流行。2013—2015 年国家卫生和计划生育委员会传染病疫情报告显示,我国近 3 年平均年报告戊型肝炎 27 092 例,死亡人数 13 例,平均发病率为 1.99/10 万,报告发病数和发病率均呈现连续、快速增长态势。

二、人群与季节分布

发展中国家戊型肝炎流行多发生在农村人群。男性戊型肝炎发病率一般高于女性,但女性戊型肝炎的病死率高于男性,主要与孕妇感染戊型肝炎后病情较重、病死率较高有关。抗 -HEV IgG 的流行率在不同的国家和地区有较大的差异。在大多数地方性流行区,各年龄组均可感染 HEV,既往报道男女间 HEV 抗体阳性率差异没有统计学意义。10 岁以下儿童抗 -HEV IgG 的流行率为 5%,在 25 岁以上成人中,HEV IgG 的流行率上升为 10%~40%。我国健康人群抗 -HEV 阳性率一般为 3%~9%。儿童和青壮年戊型肝炎发病率与 HEV 抗体阳性率相一致。儿童感染后多表现为隐性感染,青壮年感染者临床症状较明显。庄辉等曾对我国 17 个城市 2 548 例急性散发性病毒性肝炎进行了血清学调查,其中戊型肝炎占 3.4%~26.3%,平均为 9.7%。患戊型肝炎成年人的死亡率达 0.5%~3%,而孕妇则高达 15%~20%。与戊型肝炎高流行地区不同,低流行的发达国家患者多为老年人,且通常伴有糖尿病、心血管疾病、免疫功能低下或慢性肝病。

戊型肝炎的流行有明显的季节性,多发生于雨季或洪水后。3 月至 6 月 HEV 阳性率高达 55%,11 月至次年 2 月次之,为 46%。夏季暴雨之后洪水泛滥,地表水被人畜粪便污染,大量人群饮用被污染的水,造成短时间内发病数急剧上升,引起戊型肝炎暴发。同时由于患者的增多也带来地表水污染加重,导致夏季监测结果与人群戊型肝炎发病高峰一致。冬季外环境水系干枯,HEV 被浓缩,可能导致检测阳性率较高,但冬季温度较低,人群与被污染的水直接接触相对较少,因而冬季人群戊型肝炎发病相对较少,此推论还有待进一步研究。

三、传染源

根据 HEV 基因型的不同,戊型肝炎的主要传染源也不相同。基因 1、2 型主要传染源是人类,基因 3、4 型的病毒宿主则主要是其他哺乳动物。

1. 人类 基因 1、2 型主要传染源是戊型肝炎患者和亚临床感染者。研究发现 HEV 感染者有迁延性病毒血症,患者可长期经粪便排出 HEV,但这两型肝炎以急性患者为主,慢性患者和病毒携带者未见报道,其作为传染源的作用不大。

2. 其他哺乳动物

(1)灵长类:已明确恒河猴、黑猩猩等非人灵长类容易感染人源 HEV 和猪源 HEV。目前世界各国实验动物主要还是大鼠、小鼠等啮齿类动物,开展非人灵长类实验动物研究较少,而包括人在内的灵长类与各种 HEV 动物宿主之间的双向传播机制,还有待进一步研究。

(2)猪:大量研究发现,猪是无症状的 HEV 携带者,猪与人 HEV 基因型分布基本一致。猪与猪感染维持了 HEV 的自然循环,猪是 HEV 的自然宿主。中国有调查发现家庭养殖的猪比大型规模养殖的猪体内抗 -HEV IgG 阳性率高,而日本则发现了养殖猪比野猪抗 -HEV IgG 阳性率高,可能与猪和人接触程度有关。各国科研人员均从猪体内检测到人基因 3,4 型 HEV RNA。

（3）其他动物：野猪、鹿、猫、兔子、骆驼、鸡、鼠、雪貂、蝙蝠和割喉鳟鱼等也均经证实和HEV感染密切相关，可能为HEV的自然宿主。鸭、鹅、牛、羊等检测到HEV感染率相对较低，但由于其与人密切接触程度高，值得关注。

四、传播途径

1. 经水源途径　饮用水污染是导致基因1型和2型戊型肝炎暴发流行的主要原因。荷兰有研究发现，对戊型肝炎患者血清和患者住所附近地表水中分离的HEV进行基因序列分析，结果高度一致。在印度、孟加拉国、阿富汗、缅甸、索马里等国家，环境卫生差、水源污染严重，缺乏稳定水源供应、没有足够的清洁卫生水供应，增加了人群通过食用污染水感染HEV的风险。有学者提出，在资源匮乏的国家，HEV感染情况可能是一种有效反映农村水源被污染程度的健康指标。

2. 经食物途径　经食物途径传播是戊型肝炎在发达地区散发流行主要传播途径。大量报道支持HEV经食源性途径传播给人，食用生的或未煮熟的受感染动物肉类、猪的肝脏或超市出售的肉类制成的香肠，或未加工的贝类是造成散发病例的原因。希腊学者对供食用的猪和家禽的风险等级进行了定性和定量评估，生猪肉产品由于可能携带HEV而被认为具有高风险。中国对戊型肝炎患者调查发现，超过半数的患者有在外就餐史，不洁饮食为患者的发病提供了可能的感染源。在包括我国在内的一些戊型肝炎高发地区，人及其他HEV动物宿主粪便常被当作肥料浇灌瓜果蔬菜，而HEV对外环境的抵抗力较强，如果被污染食物不经彻底清洗消毒就食用，暴露HEV的风险就会显著增加。

3. 经血液途径　对灵长类动物猕猴输入HEV RNA阳性血浆，证实了HEV经血液传播的可能。日本一项研究描述了HEV循环传播的全过程，献血者通过食用可能未熟的烤猪肉感染HEV，然后再通过捐献血液使受血者感染HEV。荷兰报道通过输血感染后免疫应答和抗体检测，也验证了HEV经血传播途径。因此，在戊型肝炎流行地区，输血增加了HEV感染风险，有必要对献血者进行HEV检测。

4. 动物源性传播　几种动物尤其是家猪、野猪和野鹿是HEV基因3型和4型的储存宿主。对献血员和农民抗-HEV监测结果发现，与马接触是HEV感染的危险因素。埃及一项调查得出与猫频繁的接触是HEV感染的危险因素。动物源性传播是HEV的一个非常重要的传播方式，目前仅确立了动物源性接触与HEV感染相关联，而风险评估的研究甚少。

5. 其他传播途径　研究结果显示所HEV阳性孕妇能通过垂直传播致婴儿感染。有关性传播的研究报道较少，缺乏相关证据。

五、易感人群

人群普遍易感，在疾病高流行的发展中国家，青壮年发病率高，儿童和老人发病率较低。儿童感染HEV后，多表现为亚临床型，成人则多为临床型感染。一般亚临床型感染随年龄增长而下降，临床型感染随年龄增长而上升。但在30岁以上的人群，亚临床型感染的比例又趋上升，而临床型感染的比例下降。抗-HEV抗体持续时间较短，多数患者于发病后5~6个月即消失，少数患者可持续阳性至4年或以上。由于未发现戊型肝炎患者病愈后于1~2年内再次发病者，发生一次戊型肝炎流行后，一般隔若干年才发生再次流行。外来人群发病率较本地人群高。儿童时期感染过HEV的患者到青壮年时期，可再次感染HEV，故戊型肝炎病后仅产生一定的免疫力。

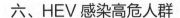

六、HEV 感染高危人群

1. 孕妇 1986—1988 年我国新疆南部地区戊型肝炎流行过程中女性死亡率是男性的 4 倍,主要发生在妊娠后期,共死亡 414 例,占总病死率的 58.6%。苏丹达尔富尔西部莫尔奈难民营一所医院戊型肝炎病例回顾性分析发现,孕妇占到了所有戊型肝炎病例的 24.1%,病死率高达 31.1%。孕妇比一般人群就餐次数多,在 HEV 高流行地区,一些被污染的食物使孕妇感染 HEV,加之孕妇妊娠期间免疫功能降低,导致怀孕妇女戊型肝炎高发和严重性。

2. 高危职业接触人群 荷兰、西班牙猪兽医和接触猪相关人员与非猪接触暴露人员 HEV 感染率水平差异有统计学意义。近几年在中国华东地区的研究也发现,猪接触工作人员比其他人群感染 HEV 的风险增加。目前,评价职业接触和感染 HEV 风险的报道较少,只是从人群 HEV 抗体阳性率差异进行推测,故尚需通过职业接触人群队列研究,得出确切的结论。

3. 慢性病和免疫功能低下患者 在低流行率的发达国家,戊型肝炎患者多为老年人,且通常伴有糖尿病、心血管疾病、免疫功能低下或慢性肝病。意大利的一项血清流行病学调查显示,血液透析者和其他慢性肝病患者中 HEV 抗体阳性率要远高于对照组。免疫功能低下者和慢性肝病患者感染 HEV 后常常出现病毒持续感染,导致肝硬化和严重的肝功能失代偿,使病情恶化,进而发病率和死亡率上升。

第三节 病 原 学

国际病毒分类委员会(International Committee on Taxonomy of Viruses,ICTV)第 8 次报告建议将戊型肝炎病毒(HEV)暂归为戊型肝炎病毒科(family *Hepeviridae*),并为唯一的戊型肝炎病毒属(genus *Hepevirus*)成员。

HEV 是单股正链 RNA 病毒,为圆球状颗粒,无包膜,直径为 27~34nm,平均为 32nm,呈 20 面对称体,多数研究报道 HEV 表面有锯齿状刻缺和突起,类似嵌杯病毒。有实心和空心两种颗粒。前者为完整的 HEV,后者为有缺陷的病毒颗粒。蔗糖梯度离心前者沉降系数为 183s,后者为 165s。病毒的浮密度在蔗糖溶液中为 1.349g/mL,在酒石酸钾溶液中为 1.189g/mL。核苷酸序列分析显示,HEV 与披膜病毒科病毒,如风疹病毒更为接近,现已将 HEV 从嵌杯病毒科移出,归类于未分类病毒。HEV 不稳定,对高盐、氯化铯、氯仿敏感,在碱性环境中较稳定。HEV 可在人胚肺二倍体细胞(2BS)和 FRh K4 细胞体外培养。HEV 可感染食蟹猴、恒河猴、非洲绿猴、罗猴、短尾猴、绢毛猴、须狨猴和黑猩猩等。有学者报道,乳猪、羊羔和大鼠也可感染 HEV,尚需进一步证实。随着对 HEV 传染源的研究逐步深入,目前已在猴、猪、猫、鸡、鼠、鹿等多种动物体内检测到 HEV 抗体或 HEV RNA。越来越多的证据表明,戊型肝炎是一种人畜共患传染病。

HEV 基因组全长 7.5kb,由 5′ 非翻译区(UTR)、3 个不连续的并有部分重叠的 ORF、3′-UTR 及 poly(A)尾组成(图 12-69-1)。5′ 端含有帽子结构和一段 28bp 的非翻译区。3′ 端含有约 68bp 的非翻译区和 PolyA 结构。ORF1 码非结构蛋白,主要编码与病毒 RNA 复制有关的非结构蛋白,包括甲基转移酶、木瓜蛋白样蛋白酶、RNA 螺旋酶以及 RNA 依赖的 RNA

聚合酶和功能尚不明确的 Y 结构域、X 结构域、富含脯氨酸节点的结构域。ORF2 编码病毒主要结构蛋白,组成病毒衣壳,其中 ORF2 表达蛋白(pORF 2)蛋白因其具有良好的抗原性,是目前公认的最有应用前景的亚单位候选疫苗,另外,有许多 ORF2 基因或其片段在不同细胞中成功地进行了表达,如原核细胞、昆虫细胞、酵母细胞、动物和植物细胞等,且其表达产物均有良好的免疫原性。ORF3 编码 123 个氨基酸残基的磷酸化蛋白,目前为止还不是很清楚其主要功能。但一些学者认为 ORF3 与戊肝病毒基因型有密切关系。报道显示,基因 4 型在 ORF-1 下游有 3 个碱基缺失,从而导致基因 4 型的 ORF-2 和 ORF-3 编码基因短于其他毒株,分别编码 659 和 122 个氨基酸。研究数据表明,HEV 基因组结构上不存在人和动物之间的差别。

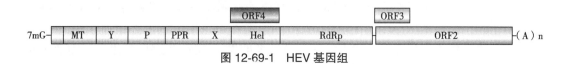

图 12-69-1 HEV 基因组

目前尚无公认的 HEV 基因分型标准。HEV 可至少分为 4 个基因型,各基因型的核苷酸差异在 20% 以上。还有作者将 HEV 分为至少 7 个基因型。一直以来 HEV 根据其宿主不同被分为 H 组(人)和 Z 组(人和猪等其他动物共患)。H 组只感染人,包含基因 1 型和 2 型;Z 组既可感染人又可感染动物,包含基因 3 型和 4 型。较多作者是根据 ORF2 的核苷酸序列进行基因分型,中国 HEV 病毒株主要为基因 1 型,一部分为 4 型。基因 1 型和 2 型在世界范围内广泛流行,被认为只在人群中流行,2006 年有研究报道在柬埔寨猪粪样中检测到基因 1 型 HEV RNA,但是其确切情况还有待进一步证实。基因 3 和 4 型被认为是人畜共患病病原体,其中 3 型在世界范围内的人群和猪群中流行。我国 2007 年首次在上海猪群中发现基因 3 型 HEV 感染。1993 年,基因 4 型首先在中国人群中被发现。除中国以外,基因 4 型主要在日本、印度、印度尼西亚以及越南的猪群和人群中流行,近年来也在欧洲一些国家检出。HEV 新基因型的发现对深入了解 HEV 感染的世界性分布、诊断试剂和疫苗研制均具有重要意义。

第四节 自 然 史

大多数戊型肝炎为自限性,一般预后良好,病程持续数周时间,超过 95% 的感染为亚临床表现,重者可表现为黄疸、转氨酶异常等肝脏功能受损,甚至出现肝衰竭。本病的潜伏期为 2~10 周,平均 40 天。典型临床表现与其他急性病毒性肝炎类似,包括发热、恶心、腹痛、呕吐、厌食、全身乏力和肝脏轻度肿大、触痛和叩击痛,约 40% 的患者有黄疸。暴发流行时,有临床表现患者的病死率为 0.5%~4%。

发展中国家戊型肝炎多发于青壮年(15~30 岁),临床表现也更为典型,为急性肝炎表现。孕妇在孕晚期患病,其病死率可高达 30%,常常死于产科并发症,如出血、子痫等,肝衰竭也时有发生。由于宫内垂直传播,死产常见。

发达国家戊型肝炎常见于中年或老年人(>55 岁),临床症状较重,孕妇感染严重程度与发展中国家相似。无论在发展中国家还是在发达国家,有肝脏基础疾病的戊型肝炎患者,其临床症状往往严重,且容易进展。

HEV 基因 3 型和 4 型可持续感染免疫抑制患者,包括器官移植者、艾滋病患者或血液系统疾病患者。迄今为止,HEV 基因 1 型、2 型和 4 型感染者没有慢性化的报道。慢性 HEV 感染定义为 HEV 在体内持续复制超过 3 个月。慢性戊肝感染可导致慢性肝炎,并很快进展为肝硬化,部分患者死于失代偿性肝硬化。

第七十章

发病机制和病理

第一节 发病机制

戊型肝炎的发病机制尚不太清楚。普遍认为,HEV 主要通过食入被污染的饮用水进入宿主,还不能确定 HEV 的原始复制位点,在猪的小肠、淋巴结、结肠和肝脏内检测到 HEV 负链 RNA,提示了 HEV 的肝外复制的可能性。至于病毒是如何进入肝脏,有学者推测 HEV 通过门静脉进入肝脏,然后在肝细胞质中复制,最后释放到胆汁和血液中,但其具体机制仍不清楚。

HEV 经口腔进入胃肠道,再经门脉循环进入肝脏。借助于非人灵长类动物,如短尾猴、黑猩猩等 HEV 感染动物模型,发现在感染 HEV 后 7 天,在肝细胞内即有 HEV Ag 的表达,在 ALT 开始升高前数天,可在动物血清、胆汁、粪便中检测到 HEV RNA。在戊型肝炎患者,一般在起病前 1 周可从粪便中检测出 HEV RNA,而血清中 HEV RNA 的检出时间要推迟 1 周。发病后 1~5 天,血清和粪便中 HEV RNA 的检出率分别为 70.6% 和 75%,两者均随病程延长而下降,一部分病例血清和粪便中的 HEV RNA 分别于发病 51 天和 25 天后才转为阴性。肝细胞损伤机制尚未完全明确,目前认为是细胞免疫反应介导的肝细胞溶解所致。

一、遗传易感性

研究发现,在急性 HEV 感染猪中,血浆载脂蛋白 E(apolipoprotein E,ApoE)表达上调,美国非西班牙裔黑人不受 HEV 感染与 ApoE ε3 和 ε4 亚型显著相关。提示 ApoE 与 HEV 发病机制关系密切。一些假说机制认为,ApoE 能竞争性抑制 HEV 结合细胞膜表面硫酸乙酰糖蛋白,而阻止病毒进入宿主细胞;ApoE 还能通过调节 T 淋巴细胞活性和增殖来介导对 HEV 的免疫应答。TNF-α(308 G/A)单核苷酸多态性,也认为与 HEV 感染易感性相关,在体外,308A 等位基因型的发病率是其他基因型的 7 倍。

二、固有免疫

在大猩猩研究模型中发现,HEV 诱导的 α 干扰素(IFN-α)固有免疫反应强于 HCV。体外研究证实,HEV ORF3 蛋白抑制了 IFN-α 诱导的磷酰化信号转导,ORF1 蛋白则抑制了视黄酸诱导基因 I(RIG-I)信号转导。HEV 感染的细胞模型还证实了 IL-6、IL-8、TNF-α 等细胞因子表达增加,核因子 NF-κB 和 IFN 调节因子 3 活性也明显增加。NK 和 NK T 细胞在 HEV 固有免疫应答中起着重要作用,急性戊型肝炎患者外周血 CD4+ 阳性细胞数明显高于健康对照者,但 CD8+ 阳性细胞数未见变化。急性戊型肝炎患者外周血单个核细胞(PBMC)

中 NK 细胞和 NK T 细胞明显减少,反映了这些免疫细胞向肝脏募集的结果。HEV 感染急性肝衰竭患者的肝组织免疫组化研究提示,CD56⁺ 细胞计数显著高于 HAV、HBV 或 HCV 感染者。

三、适应性免疫

抗 -HEV 血清学应答通常在疾病发生时即能检测到。抗 -HEV IgM 在疾病发生早期可以检测,并持续数月。抗 -HEV IgG 出现稍晚于 IgM,可持续数年。两种抗体均包含了数种中和表位。HEV 再感染的风险尚不明确。尽管目前没有明确最低抗体保护浓度,疫苗研究提示,抗体浓度为 2.5 WHO U/mL 时具有保护性。但对于器官移植者,低于 7 WHO U/mL 的抗体浓度,仍有再感染风险。近年来研究还发现,特异性 T 细胞免疫反应能有效保护机体感染 HEV 基因 1 型和 3 型。

四、戊型肝炎重症化因素

1. 年龄　老年戊型肝炎病情表现较重,黄疸较深,持续时间长,ALT 和 TBIL 恢复正常的时间也明显延长。

2. 孕妇　怀孕的妇女妊娠期后 3 个月发生黄疸性戊型肝炎,其严重程度明显增加,易出现肝衰竭,常发生流产和死胎,产后可导致大出血,并出现多脏器功能衰竭而死亡,其病死率高达 30%。

3. 合并有其他疾病　最常见的为重叠其他型别的病毒性肝炎,尤其是慢性肝炎。由于我国是乙型肝炎高发区,故慢性乙型肝炎重叠 HEV 感染最为常见。重叠感染甲型肝炎对戊型肝炎影响小。而乙、丙型肝炎重叠感染戊型肝炎病毒后肝功能损害严重,肝组织炎症程度高;重叠感染肝炎患者恢复慢,预后差,病死率高。还有一些其他合并症引起重症肝炎的报道,如甲状腺功能亢进症,慢性酒精性肝病,血吸虫性肝病等,这些疾病合并戊型肝炎患者的肝功能损害重,病程长,较易出现肝内胆汁淤积及高胆红素血症。

4. 肝硬化　肝硬化患者比健康人更容易感染 HEV,并且感染 HEV 的肝硬化患者更容易导致肝功能失代偿和死亡。

第二节　病　理

戊型肝炎的组织学特征与其他形式的急性病毒性肝炎略有不同。几乎一半的戊型肝炎患者均会表现以毛细胆管淤积或实质细胞的腺样转化为特征的胆汁淤积性肝炎,在这些淤胆为主要表现的患者肝细胞的变性并不明显。而在非淤胆性戊型肝炎患者,肝细胞改变与其他急性肝炎相似,表现为肝细胞气球样变、嗜酸性小体、局灶性或融合性的肝细胞坏死伴网状结构塌陷和凝集。在这两种形式的肝组织病理改变中,小叶内均包含以巨噬细胞、淋巴细胞为主的炎性浸润。而在有胆汁淤积性肝炎表现的患者,可见一些多形核粒细胞。库普弗细胞较突出并含细胞质颗粒,后者呈过碘酸 - 希夫染色阳性并且对淀粉酶抵抗。门管增宽,并有淋巴细胞、小部分的多核细胞及嗜酸性粒细胞浸润,在胆汁淤积病变处,多形核细胞的增加尤其明显。有严重肝损伤的患者,当大量的肝细胞受累时,可发生肝实质的大块或亚大块坏死和塌陷。灵长类动物实验感染HEV后,也可见类似于戊型肝炎患者的肝组织病理学改变,但较轻。

慢性戊型肝炎的组织病理学改变,与慢性乙型、丙型肝炎相似,按炎症程度(G)和纤维化程度(S)分级。应注意HEV感染的慢性化问题,对具有慢性肝病体征而又未能明确病因的患者应加强随访,常规开展肝穿刺活检,并用免疫组化或原位杂交等方法鉴定有否戊型肝炎抗原在肝组织长期存在。

第七十一章

临床表现

第一节 急性肝炎

发展中国家急性戊型肝炎多发于青壮年(15~30岁),为自限性,持续数周(4~6周)时间,超过95%的感染为亚临床表现。典型临床表现与其他急性病毒性肝炎相似,包括发热、恶心、腹痛、呕吐、厌食、全身乏力和肝脏轻度肿大、触痛以及叩击痛,约40%的患者有黄疸。暴发流行时,重者可表现为肝衰竭,有临床表现患者的病死率为0.5%~4%。因感染的HEV基因型主要为1型或2型,发展中国家慢性戊型肝炎病例未见报道。

发达国家的急性戊型肝炎患者常见于中老年人(>55岁)。与发展中国家患者不同,少见暴发流行,而多见散发,约75%的患者有黄疸,其丙氨酸转氨酶(ALT)水平更高。大多数患者的疾病也呈自限性,病程4~6周。但因其主要感染病毒基因型为3型或4型,以下两类患者可能表现为临床结局不佳或转变为慢性持续感染:有慢性疾病基础和接受器官移植等免疫功能低下患者。

第二节 肝外临床表现

除典型肝炎症状,少数患者可以出现肝外临床表现:如神经系统疾病、肾脏损害、血液系统疾病和胰腺炎等。

1. 神经系统疾病 神经系统症状见于HEV 1型和3型感染患者。常见的疾病包括吉兰-巴雷综合征、贝尔麻痹、神经痛性肌萎缩、急性横贯性脊髓炎和脑膜脑炎等。在报道病例中,患者主要是急性HEV 3型感染者、接受器官移植患者或者合并有HIV感染。

2. 肾脏损害 急性或慢性戊型肝炎均能造成肾脏损害。与其他嗜肝病毒一样,HEV 1型或3型能导致肾小球受损,其病理类型主要为:膜增生性肾小球肾炎和膜性肾小球肾炎。戊型肝炎导致的肾损害主要见于免疫系统疾病患者和器官移植患者。

3. 胰腺炎 急性胰腺炎与HEV 1型感染相关,未见其他基因型感染病例报道。

4. 血液系统疾病 已报道与HEV感染相关的血液系统疾病有血小板减少症和再生障碍性贫血。

第三节　慢性戊型肝炎病毒感染

慢性 HEV 感染的定义为持续感染超过 3 个月。其感染基因型均为 3 型,目前尚未有基因 1 型、2 型及 4 型导致的慢性感染报道。主要见于器官移植者、HIV 感染者及接受化疗的血液病患者等免疫功能低下患者。器官移植患者急性感染 HEV 后,约 60% 可进展为慢性。所有的慢性感染都呈散发且与旅游无关。乏力是患者主要临床表现,通常伴有轻度至中度的血清转氨酶升高,显性黄疸少见。器官移植的慢性感染患者,肝纤维化进展很快,2~3 年即可能发展为肝硬化。肝硬化进展速度与 HEV 病毒载量不呈正相关,使用免疫抑制剂和血小板减少被认为是慢性感染进展的独立预测因子。慢性 HEV 感染肝细胞活检病理与其他慢性病毒性肝炎相似:肝小叶少见气球样变性,可见点状坏死和嗜酸小体,轻度片状坏死;门管区炎症细胞浸润以淋巴细胞为主,门静脉轻至中度增宽。

第四节　肝　衰　竭

肝衰竭主要见于孕妇、有慢性肝脏疾病和老年患者。孕妇戊型肝炎的病情较为严重,约有 30% 的孕妇感染 HEV 后易发展为肝衰竭。尤其是妊娠晚期的孕妇,病死率明显高于非孕妇。孕妇感染 HEV 后,常发生流产和死胎。少数老年戊型肝炎患者也易发展为重症肝炎。我国是慢性 HBV 感染的高流行区,此类患者重叠感染 HEV,容易进展为慢加急性或亚急性肝衰竭。

第七十二章

实验室及影像学检查

第一节　肝功能检查

急性戊型肝炎患者在疾病发生期间可出现高胆红素尿症,血清总胆红素(TBIL)升高(以结合胆红素升高为主),血清丙氨酸转氨酶(ALT)、天冬氨酸转氨酶(AST)、γ-谷氨酰转肽酶(GGT)、碱性磷酸酶(ALP)升高。转氨酶的升高可发生在症状出现前10天,在第1周末达到高峰。当疾病消退时,升高的血清转氨酶和异常的胆红素开始下降,大多数患者需6周时间恢复正常。在一些老年胆汁淤积性患者,病程一般会长些,并伴有持续性黄疸和明显瘙痒,而且这些患者的GGT和胆红素会持续升高。除非进展为肝衰竭,患者的凝血功能基本正常。

第二节　血清学检查

在感染HEV 2~6周后,血清中即可检测到抗-HEV IgM,出现临床症状时血浆IgM水平达到高峰,并持续2周至8个月。抗-HEV IgM检测到后不久可出现抗-HEV IgG抗体。抗-HEV抗体只有一种血清型。在急性期,抗-HEV IgG滴度会增加,而在恢复期下降。抗-HEV IgG可维持至少一年时间,最长可长达十多年。抗-HEV IgM阳性提示急性感染,而抗-HEV IgG阳性是既往感染的标志物。但是对于免疫功能低下或免疫抑制患者,抗-HEV IgM往往检测不到。在慢性HEV感染患者中也只能检测到抗-HEV IgG。

抗-HEV抗体的检测方法有多种,包括酶免疫测定(enzyme immunoassay,EIA)、免疫电镜(immune electron microscopy,IEM)、荧光抗体阻断检测(fluorescent antibody blocking assays)、蛋白质印迹法(Western blot)等。临床常用EIA方法,但不同试剂敏感性与特异性的报道差异很大。

第三节　分子生物学检测

大约感染后在第2周和第3周,可分别在粪便和血清中找到HEV RNA,持续于黄疸前期,黄疸期开始下降。逆转录聚合酶链反应(RT-PCR)可特异地检测血清、粪便、污染水源中

HEV RNA,但应尽量留取病程早期的标本。通过对 PCR 产物进行克隆、测序,可判断 HEV 的基因型,有助于追踪传染源,发现新的基因型。此外,此法还可用于病毒血症和粪便排毒规律的研究。血清 HEV RNA 阳性,并且临床症状、体征及肝功能等资料符合,可确诊为戊型肝炎。血清或粪便 HEV RNA 阳性是确诊慢性感染和免疫功能低下患者急性感染的必要条件。

第四节　超声检查

超声检查常见的表现有:肝脏轻度增大,肝实质回声增强,胆囊壁水肿,反应性胆囊炎,门脉增宽及脾脏轻度增大。超声显像虽然对于诊断来并非必需的,但是借此可排除梗阻性黄疸。

第五节　其他检查

可用免疫组织化学的方法检测肝组织中的 HEV Ag。因需要肝组织标本,故临床上很少采用。此法常用于动物实验研究。

第七十三章

诊断及鉴别诊断

戊型肝炎应根据患者的流行病学史、临床表现及实验室检查结果综合作出诊断。

第一节　流　行　病　学

HEV主要经粪-口途径传播,戊型肝炎患者多有饮用生水史、生食史,外出用餐史,或到戊型肝炎地方性流行地区出差及旅游史。

第二节　临　床　表　现

仅从临床表现上一般很难与其他型肝炎区分,尤其是甲型肝炎。从总体来说,急性型戊型肝炎的黄疸前期持续时间较长,黄疸期易出现胆汁淤积,病情较重,黄疸较深;孕妇重症肝炎发病率高,在中、轻度黄疸期即可出现肝性脑病,常发生流产和死胎,产后可导致大出血,出血后常使病情恶化,并出现多脏器功能衰竭而死亡;肝衰竭以急性肝衰竭为主,亚急性肝衰竭病例较少。

第三节　实验室检查

血清学检查和HEV RNA检测结果有助于和其他病毒性肝炎相鉴别(图12-73-1)。

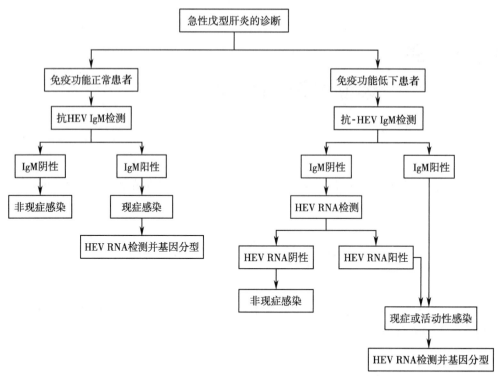

图 12-73-1　急性戊型肝炎诊断流程

第四节　与药物性肝损伤的鉴别

与戊型肝炎相似,药物性肝损伤(drug-induced liver injury,DILI)也呈散发、好发于老年人,临床上易表现为胆汁淤积,病情较重,黄疸较深,GGT 及 ALP 升高明显,二者间容易发生误诊。因此在诊断 DILI 时,除需详细询问患者特殊用药史,还应对患者常规进行 HEV 血清学及 HEV RNA 检测。

第七十四章

治 疗

　　急性戊型肝炎无须抗病毒治疗,治疗原则基本与甲型肝炎的治疗类似,包括支持疗法和对症治疗。

　　现已证实抗病毒治疗能有效清除慢性感染者体内 HEV。治疗药物有:单用聚乙二醇干扰素(PEG-IFN-α),单用利巴韦林或两种药物联合使用。治疗方案因基础疾病不同而异。器官移植者除抗病毒治疗外,还应减少免疫抑制剂的使用;PEG-IFN-α 有导致移植器官排斥的可能,在使用时需充分评估。HIV 感染者、血液系统疾病合并慢性戊型肝炎感染患者经 PEG-IFN-α 和 / 或利巴韦林抗病毒治疗,均能获得持续病毒学应答。

　　对于暴发性肝衰竭患者,在出现肝性脑病、出血等严重并发症之前进行肝脏移植手术,可显著提高患者存活率。对于戊型肝炎孕妇,通常不需要终止妊娠。因其易发生肝衰竭,应严密观察病情变化,以便及时发现和处理并发症。

第七十五章

预 防

　　预防的主要策略是采取以切断传播途径为主的综合性预防措施。改善卫生设施,提高环境卫生水平,确保公共供水设施的质量标准,建立妥善的垃圾处理设施,清除废物,以保护水源,防止水源被粪便污染,保证安全用水。在个人层面上,可以通过下列措施降低感染风险:保持良好的卫生习惯,如用安全的水洗手,特别是接触食物之前;避免饮用洁净度不明的水和冰;遵循世界卫生组织食品安全建议。现已证实,注射免疫球蛋白并不能预防戊型肝炎的发生。

　　目前戊型肝炎疫苗研发管线产品较少,多数疫苗正在研制过程中,研究主要集中在重组蛋白疫苗和 DNA 疫苗的研究。厦门大学国家传染病诊断试剂与疫苗工程技术研究中心研发的重组戊型肝炎疫苗(大肠埃希菌)2012 年在国内上市,这是国际上首个上市的戊型肝炎疫苗。但需要注意的是,由于缺乏疫苗在 16 岁以下儿童、孕妇、慢性肝脏疾病患者、器官移植等待名单中的患者和旅行者中使用的安全性、免疫原性和有效性信息,世界卫生组织不建议在这些人群中常规使用疫苗。

（徐文胜）

参考文献

1. 史冬梅,王晓琳,谢青.236例急性戊型肝炎的临床特征及危险因素分析.肝脏,2017,22(6):498-501
2. 吴婧雯,张继明.戊型肝炎病毒感染引起急性肝衰竭.肝脏,2017,22(6):497,555
3. Aggarwal RA.Hepatitis E:clinical presentation in disease-endemic areas and diagnosis.Semin Liver Dis.2013；33:30-40
4. Kamar N,Dalton HR,Abravanel F,et al.Hepatitis E Virus Infection.Clinical Microbiology,2014,27:116-138
5. Aggarwal R.Hepatitis E:Epidemiology and Natural History.J Clin Exp Hepatol,2013,3:125-133
6. Lhomme S,Marion O,Abravanel F,et al.Hepatitis E Pathogenesis.Viruses,2016,8:212-230
7. Teo CG.Fatal outbreaks of jaundice in pregnancy and the epidemic history of hepatitis E.Epidemiol Infect,2012,140:767-787

第十三篇　非嗜肝病毒感染性肝炎

第七十六章

EB 病毒感染

EB 病毒（Epstein-Barr virus,EBV）,在 1964 年首次被 Epstein 和 Barr 从非洲霍奇金病儿童的淋巴细胞培养物中发现,属于疱疹病毒属 γ 亚科。人类受 EBV 感染十分普遍,其感染导致的疾病包括传染性单核细胞增多症、慢性活动性 EB 病毒感染、噬血细胞综合征、X 连锁淋巴组织增生性疾病、鼻咽癌及淋巴瘤等。

第一节　EB 病毒及其致病机制

一、病原学

EBV 属于疱疹病毒属 γ 亚科,是一种线性双链 DNA 病毒,成熟的病毒呈球形,电子显微镜下可见完整病毒颗粒直径为 180~200nm,完整的病毒颗粒由核样物、衣壳和囊膜组成。内层为核样物,属于致密物,包含大小为 172kb 线性双股螺旋结构 DNA。衣壳为 20 面体立体对称结构,由 162 个壳颗粒组成。囊膜从宿主细胞膜衍生而来,分三层,表面有放射状棘突,至少含有 4 个蛋白质,其中 3 个为糖蛋白。囊膜的特殊结构对于细胞嗜性,宿主范围,受体识别都具有重要意义。EB 病毒对生长要求极为特殊,仅在非洲淋巴瘤细胞、传染性单核细胞增多症等患者血液、白血病或健康人脑细胞等培养中繁殖,因此病毒分离困难。

二、流行病学

EB 病毒感染世界各地均有发生,多呈散发,也可引起小范围流行,EBV 在超过 90% 的人群中存在着潜伏感染。在我国及亚洲其他发展中国家,EB 病毒感染集中在婴幼儿时期,多为不典型感染,无明显症状,少数出现传染性单核细胞增多症;在发达国家,其感染高峰在青少年时期,大约一半会出现临床症状。随着年龄的增长,人群暴露于 EB 病毒的机会不断增加,EB 病毒感染率也随之增加。目前国内外资料均发现 EB 病毒在男性中的感染率较高。EB 病毒感染四季均可发病,以秋末至春初为多。感染后的发病形式与初次感染的年龄及患者自身免疫有关,在我国感染多表现为无症状、婴幼儿初次感染后上呼吸道感染等非特异性表现;在青少年时期感染时,部分表现传染性单核细胞增多症;在人类免疫缺陷病毒感染人群及器官移植等其他免疫抑制人群,EB 病毒 DNA 载量更高,发生伯基特淋巴瘤及 EB 病毒慢性活动感染等淋巴细胞增殖性疾病的可能性明显增大。

（一）传染源

人是 EB 病毒的唯一宿主,传染源为患者、隐性感染者和无症状病毒携带者。因大部分

1086

人在初次感染后无明显症状,且 EB 病毒可以在口咽部上皮细胞及 B 淋巴细胞中复制并感染唾液腺及其他腺体上皮细胞,致大量病毒存在于唾液腺及唾液中,可持续排毒达数月,甚至数年之久,隐性感染者和无症状病毒携带者更重要。

(二) 传播途径

口 - 口传播是最重要的传播途径,输血也是 EB 病毒的传播途径之一,飞沫传播不是重要的。但相对于人群的普遍感染,口 - 口传播途径更重要,更容易实现。

(三) 易感人群

人群对 EB 病毒普遍易感,多见于儿童及青少年,性别差异小,6 岁以下儿童多呈隐性或轻型感染,15 岁以上感染者多出现典型症状。发病后可获得持久免疫。机体免疫功能紊乱时更易导致无明显症状的潜伏性感染。

三、致病机制

EB 病毒是一种嗜 B 淋巴细胞的人类疱疹病毒,主要侵犯 B 淋巴细胞。在腮腺导管、咽以及宫颈外的某些上皮细胞亦发现有 EB 病毒受体,表明 EB 病毒可以感染上皮细胞。近年发现它亦可感染 T 淋巴细胞和自然杀伤细胞(natural killer cells,NK 细胞)等,并引发相关疾病。EB 病毒有增殖感染和潜伏感染 2 种感染方式。EB 病毒通过 gp350 蛋白与 B 细胞的表面分子 CD21 结合,gp42 与 B 细胞的 HLA-Ⅱ类分子结合从而触发与宿主细胞膜的融合,而上皮细胞缺乏 CD21 分子,主要靠 EB 病毒的 BMRF-2 蛋白与整合素 β1 结合,EB 病毒的 gH/gL 包膜蛋白与 αvβ V6/8 整合素相互作用而触发,病毒通过内吞作用形成小泡,在感染细胞中增殖。EB 病毒的基因组隐藏在 B 细胞内,既可以进行循环复制,又可以把病毒 DNA 整合到宿主基因组中,从而确保病毒随着细胞增殖而传播。EB 病毒促使感染细胞的膜表面表达相应的抗原,激活 T 细胞,使 CD8+ 细胞明显增殖,形成细胞毒性效应细胞(CTL),同时 CD4+ 细胞明显减少。CTL 使大多数感染细胞溶解死亡,少数感染细胞进入潜伏状态,潜伏的 B 淋巴细胞进入血液循环,感染全身的淋巴细胞和其他上皮细胞(如胃黏膜上皮细胞),病毒 DNA 整合到宿主细胞 DNA 中并进行表达,有极少数感染细胞可永生化而转化成癌细胞。一旦感染,EB 病毒将长期潜伏在人体 B 细胞中,受感染者将成为终身携带者。在一定的条件或某些诱导因子的作用下,潜伏感染细胞中的 EB 病毒基因组可被重新激活表达,转化为增殖性感染。EB 病毒也可以感染 T/NK 细胞,被 EB 病毒感染的 T/NK 细胞还可恶性转化形成 T/NK 细胞源性的淋巴瘤。

在增殖性感染期间病毒充分表达抗病毒衣壳抗原(viral capsid antigen,VCA)和早期抗原(early antigen,EA),产生成熟病毒颗粒,宿主细胞溶解、死亡。这种感染方式主要见于急性 EB 病毒感染性疾病如传染性单核细胞增多症,具有自限性,数周后症状减轻直至消失,大部分 EBV 感染为此种形式,预后较好。EBV 原发感染后潜伏在 B 淋巴细胞,使其成为静止期记忆淋巴细胞,此时病毒不再进行自主复制,主要表达 EBV 相关的核抗原(EBNA)、EB 病毒编码的小 RNA(EBV-encoded small RNA,EBER)及潜伏膜蛋白(latent membrane protein,LMP),而 VCA 和 EA 的表达受到抑制,不产生新的病毒颗粒。这种感染方式主要见于 EB 病毒相关恶性肿瘤。EB 病毒潜伏期感染共 4 种类型,不同的感染类型与不同的临床恶性肿瘤性疾病有关。Ⅰ型潜伏感染主要出现在地方性 Burkitt 淋巴瘤的肿瘤细胞中,病毒表达产物有 EBNA-1 和 EBER;Ⅱ型潜伏感染涉及鼻咽癌和霍奇金病,被感染细胞中出现 EBNA-1、LMP-1、LMP-2 及 EBER 等病毒表达产物;Ⅲ型潜伏感染常见于免疫抑制患者的浆细胞性淋巴瘤细胞,可检测到 6 种 EBNA、3 种 LMP 和 2 种 EBER;Ⅳ型潜伏感染仅发生在无症状病毒携带者的 B 淋巴细胞中,这些细胞中含有 EBNA-1、LMP-2 及 EBER-1。其中,EBNA-1 是唯一的在 4 种潜伏感染状态下均存在的病毒表达产物。

EB 病毒的致病机制主要包括以下两个方面:①引起机体免疫功能紊乱:有研究表明,在传染性单核细胞增多症急性期患者身上发现,CD4$^+$ 细胞、CD4$^+$/CD8$^+$ 细胞比值显著下降,CD3$^+$ 细胞、CD8$^+$ 细胞显著上升。而在慢性活动性 EB 病毒感染的患者 EB 病毒除感染 B 细胞外,还感染 T 细胞及 NK 细胞,并存在自然杀伤细胞(NK)功能受损,EB 病毒特异的 CTL 在外周血中显著减少,部分患者存在细胞因子水平的不同。由上推测 EB 病毒可导致患者的免疫系统紊乱。②致瘤:EB 病毒具有一定的致瘤作用,EB 病毒的潜伏膜蛋白 LMP1 在其中发挥重要作用。EB 病毒可以通过 LMP1 诱导细胞增殖、永生化,抑制其分化,介导肿瘤的转移。

四、抗原表达及其临床意义

EB 病毒有六种抗原成分,包括病毒壳体抗原(viral capsid antigen,VCA)、膜抗原(membrane antigen,MA)、早期抗原(early antigen,EA)、补体结合抗原(可溶性抗 S)、核抗原(nuclear antigen,NA)、淋巴细胞检测的膜抗原(lymphocyte detected membrane,LYDMA)。前五种均能产生相应抗体,LYDMA 尚未检测出相应的抗体。

(一) VCA

VCA IgM 抗体在早期出现,多于 1~2 个月后消失,是 EB 病毒近期感染的标志。VCA IgG 出现稍迟于前者,但可持续多年或终身,不能区别近期感染与既往感染。

(二) EA

EA 可再分弥散成分 D 和局限成分 R,是 EB 病毒进入增殖性周期初期形成的一种抗原,其中弥散成分 D 具有 EB 病毒特异的 DNA 多聚酶活性。EA IgG 抗体是近期感染或 EB 病毒活跃增殖的标志,于感染后 3~4 周达到高峰,持续 3~6 个月。

(三) EBNA

EBNA IgG 于感染后 3~4 周出现,持续终身,是既往感染的标志。

(四) 补体结合抗原

出现和持续时间与 EBNA IgG 相同,也是既往感染的标志。

第二节 传染性单核细胞增多症

传染性单核细胞增多症(infectious mononucleosis,IM)是由 EB 病毒感染引起的一种急性单核巨噬细胞系统增生性疾病。该病多发于儿童与青少年,临床上以发热、咽峡炎、淋巴结肿大、外周血淋巴细胞增多伴异型淋巴细胞增多为典型表现。该病预后良好,常具有自限性,但极个别患者病情迁延,反复发作,转变为慢性活动性 EB 病毒感染。该病病死率为 1%~2%,多死于并发症。

一、发病机制

(一) 免疫机制

目前 IM 的发病机制尚未完全阐明,一般认为,T 淋巴细胞产生抗 EB 病毒感染的 B 淋巴细胞的免疫反应是各种临床症状产生的基础。EBV 感染机体后,首先侵犯扁桃体 B 淋巴细胞,通过 p350/22 与 B 淋巴细胞表面受体 CD21、gp42 与 B 细胞的 HLA-Ⅱ类分子相结合后进入 B 淋巴细胞内,促进其增殖,并诱导 B 淋巴细胞表面抗原发生变化,产生 EBV 相关的核抗原(EBNA)、早期抗原(EA)、壳抗原(VCA)、淋巴细胞识别膜抗原(LYDMA),可能还有嗜异凝集抗原。EBNA 阳性 B 淋巴细胞不断增殖,形成本病早期出现的异型淋巴细胞。此时,被感染的 B 淋巴细胞内不能产生完整的成熟病毒粒子,不能被定向的病毒介导细胞溶解所杀伤,而是引发 T 淋巴细胞强烈免疫应答,从而转化为细胞毒性 T 淋巴细胞(TC)(主要为 CD8$^+$T 淋巴细胞),TC 识别 LYDMA 阳性 B 淋巴细胞,并阻止 EBV 感染 B 淋巴细胞增殖,自身大量增殖而形成异型淋巴细胞。TC 可通过 CD95-CD95L、颗粒酶、穿孔素、TRAIL 及肿瘤坏死因子(TNF)-α 等,溶解受感染 B 淋巴细胞,还可攻击诸多组织器官。EBV 可促进 B 淋巴细胞增殖,而抑制性 T 淋巴细胞(Ts)和巨噬细胞活性、非特异性杀伤细胞、Tc 及体液免疫可限制 B 淋巴细胞增殖。B、T 淋巴细胞间交互作用、免疫复合物沉积、病毒对细胞的直接损害及对其他器官的攻击促进产生一系列相应的 IM 临床表现。随着感染进展,B 淋巴细胞减少,T 淋巴细胞数目亦因抗原刺激减少而减少,该病临床表现为自限性过程。多项研究结果已证实,IM 急性期患者存在 CD4$^+$CD25$^+$Treg 数目显著减低,进而影响机体免疫抑制功能,导致 IM 发病。

(二)遗传因素

近年来,研究发现 EBV 感染相关的 IM 可能与遗传因素有关,存在遗传易感性及家族聚集性,还可能与 HLA-Ⅰ类分子基因多态性相关。遗传因素为 IM 潜在发病机制之一。

二、临床表现

IM 潜伏期 5~15 天。多有乏力、头痛、畏寒、纳差、恶心及轻微腹泻等前驱症状,病程 1 周以内。典型表现为三联症,即"发热、咽炎、淋巴结炎"。婴幼儿 EBV 感染者常无明显症状,或仅有轻微不典型表现,伴血清 EBV 抗体阳性。

(一)发热

几乎可见于所有患者,常为中度发热,持续数天至数周。部分患者可持续数月。

(二)咽峡炎

常见咽峡部、扁桃体及悬雍垂充血肿胀伴咽痛,严重者可出现呼吸和吞咽困难。扁桃体可有渗出物或假膜形成。

(三)淋巴结肿大

约 60% 的患者浅表淋巴结肿大,可累及全身淋巴结,颈后三角区最常见,腋下和腹股沟次之,肿大的淋巴结直径很少超过 3cm,硬度中等,无粘连及明显压痛,常在热退后数周才消退。

(四)肝脾肿大

肿大肝脏多在肋缘下 2cm 以内,伴丙氨酸转氨酶(ALT)升高,部分患者有黄疸,半数以上患者脾脏轻度肿大,伴疼痛和压痛,偶有脾破裂。

(五)皮疹

约 1/3 的患者出现多形性皮疹,如丘疹、斑丘疹、荨麻疹、猩红热样红斑疹、出血性皮疹等,多见于躯干。皮疹在发病 4~6 天出现,持续 1 周左右。

(六)神经系统

神经系统并发症是早期传染性单核细胞增多症死亡的首要因素。主要临床表现为急性脑膜炎、神经根炎等,发生率约 1%,一般发生于起病后的 1~3 周。临床表现为头痛、眩晕、失眠、惊厥、昏迷、脑膜刺激征等。出现神经症状后,大部分患者可完全恢复,很少留有后遗症。

三、实验室检查

(一)血常规

IM 患者早期白细胞计数可正常或偏低,以后逐渐升高。异型淋巴细胞在患者起病初 3 天内出现,发病 7~10 天可达高峰,持续 2~8 周。异型淋巴细胞超过 10% 或绝对值大于 $10^9/$L 时,有诊断意义。反复检查外周血淋巴细胞对 IM 的早期诊断有重要价值,且方法简单。

(二)嗜异性凝集试验

发病早期患者血清中产生的嗜异性抗体,可聚集绵羊红细胞,发病 1~2 周即可检出,3~4 周达高峰,但阳性率偏低(尤其是 5 岁以下患儿),且在非 IM 患者中假阳性率高、特异性低,因此嗜异性凝集试验诊断意义有限,若连续测定嗜异性抗体凝集度呈上升趋势,其诊断价值更高。

(三)EBV 抗体检测

EB 病毒存在各种抗体,而临床常检测为 VCA-IgM 和 VCA-IgG,对诊断 EBV 相关性 IM 的敏感性和特异性高,部分患者 VCA-IgM 产生延迟。有研究发现,90% 以上的原发性急性 EBV 感染患者在临床症状出现 10 天内即可检测到血 VCA-IgG 低亲合力抗体;发病 30d 后,一半患者血液中仍可检测到该抗体。同时文献报道,联合 EBNA-IgG 和 VCA-IgG 抗体为低亲合力抗体,其诊断原发性 EBV 感染的敏感性和特异性均为 100%。

(四)EBV DNA 检测

通过监测 EBV DNA 载量可鉴别 EBV 健康携带者与 EBV 感染疾病活动期。EBV 感染活动期或 EBV 相关肿瘤患者血清或血浆中常有高水平的 EBV DNA 载量,而 EBV 健康携带者血液中 EBV DNA 载量一般较低,其血清或血浆中检测不到。有学者认为 DNA 的实时定量 PCR 检测可有效诊断和检测 EBV 相关传染性单核细胞增多症(IM),对于年幼、临床表现不典型及免疫抑制 IM 患者更是如此。诊断再发 IM 时,EBV DNA 载量测定优于血清学抗体检测。

四、诊断

诊断标准如下:

1. 下列临床症状中的任 3 项:发热、咽峡炎、颈淋巴结肿大、肝脏肿大、脾脏肿大;

2. 下列实验室检查中任 1 项:①抗 EBV-VCA-IgM 和抗 EBV-VCA-IgG 抗体阳性,且抗 EBV-NA-IgG 阴性;②抗 EBV-VCA-IgM 阴性,但抗 EBV-VCA-IgG 抗体阳性,且为低亲合力抗体。

同时满足以上 2 条者可以诊断为 EBV-IM。随着我国经济水平的提高,推测我国原发性 EBV 感染的年龄可能会推迟,因此 EBV DNA 检测将成为重要的检查手段。

五、治疗

由于典型 IM 为自限性疾病,治疗原则为对症支持治疗,卧床休息,避免过度运动以防止发生脾破裂等严重并发症。

(一)对症治疗

针对本病的主要临床表现,如发热及肝功能异常等:发热可采取物理降温或口服小剂量解热镇痛药降温,如对乙酰氨基酚、布洛芬等;可予适当的补液,以补充因疾病消耗及发热所致的不显性失水;肝功能异常可应用护肝药物,继发细菌感染者可酌情使用抗生素。

(二)抗病毒治疗

目前,临床上常用的抗病毒药物是阿昔洛韦及其类似物。阿昔洛韦在疱疹病毒编码的胸腺嘧啶脱氧核苷激酶的作用下磷酸化成 ACV-AMP,再经细胞激酶的作用转变为 ACV-ADP 及 ACV-ATP,后者与 dGTP 竞争与病毒 DNA 多聚酶结合,干扰病毒 DNA 合成,从而达到抗病毒效果。IM 重症患儿预后较差,甚至危及生命,因此可以使用抗病毒治疗。目前不常规用于一般的传染性单核细胞增多症患者,但有研究显示抗病毒药物治疗重型 IM 患者可能是有益的。干扰素的治疗效果还不清楚。

六、预后

该病预后良好,常具有自限性,但极个别患者病情迁延,反复发作,转变为慢性活动性 EB 病毒感染。该病病死率为 1%~2%,多死于并发症。

第三节　慢性活动性 EB 病毒感染

慢性活动性 EB 病毒感染(chronic active Epstein-Barr virus infection,CAEBV)是一种定义未明的疾病,以严重的慢性或复发性传染性单核细胞增多症(IM)样表现为主要特征,临床表现包括发热、肝脾肿大、持续性肝炎、全身淋巴结肿大等,常伴外周血 EB 病毒载量的明显升高和/或 EB 病毒相关抗体的异常改变。本病治疗困难,预后差,病死率高,死因多为肝衰竭、机会性感染或淋巴组织增生性噬血细胞综合征,目前尚无明确的治疗方案。

一、发病机制

EB 病毒感染后极少数个体,不能进入潜伏感染或由潜伏感染再次进入复制感染,导致 CAEBV。目前关于 CAEBV 的确切发病机制尚不明确,可能是机体免疫状态、病毒及双方平衡破坏等综合作用的结果,但细胞免疫不平衡发挥着重要的作用。CAEBV 以 Ⅱ 型潜伏感染为主。EBNA-1、LMP1、LMP2 在大部分 CAEBV 患者中都表达,但在 CAEBV 患者组织标本及外周血单个核细胞中检测不到 EBNA-2、3A、3B、3C 和 LP 的表达。EBNA-1 和 LMP1 的抗原性比其他的 EBNA 抗原(如 EBNA-3A、3B、3C)要弱很多,而 EBNA-3A、3B、3C 是 CD8+ 细胞免疫反应的重要靶点。因而在免疫功能正常的个体,EBV 特异性 CTL 被激活并清除 EBV 感染的细胞,从而表现为病程自限的传染性单核细胞增多症;而在免疫功能缺陷的患者,CTL 不能被有效激活,EBV 感染的细胞不能被有效清除而有可能发展为淋巴系统增殖性疾病。

(一)体液免疫

EBV 主要有 5 种抗原成分,即早期抗原(early antigen,EA)、病毒衣壳抗原(viral capsid antigen,VCA)、EBV 相关的核抗原(EBV-associated nuclear antigens,EBNA)、EBV 诱导的膜抗原(EBV-induced membrane antigen,MA)和潜伏膜蛋白(latent membrane proteins,LMP),均能产生相应的抗体。其中 EA 为病毒增殖初期形成的一种抗原。急性 EBV 感染时为裂

解型感染,EBV表达绝大多数病毒蛋白,患者体内会立即产生 EA-IgM 抗体;感染后约 2 周时,则开始出现 EA-IgG 抗体、VCA-IgM 抗体和 VCA-IgG 抗体。EA-IgG 抗体是近期感染或 EB 病毒活跃增殖的标志,于感染后 3~4 周达到高峰,持续 3~6 个月,VCA-IgM 抗体在症状发作后约 3 周时会达到高峰,多在 1~2 个月内消失,是新近感染的标志。原发感染后机体免疫系统建立以杀伤性 T 细胞为主的免疫监视系统,进而进入潜伏状态,此时 EBV 不再表达 EA 和 VCA,因而首先是 VCA-IgM 抗体,接着是 EA-IgG、VCA-IgG 抗体的浓度逐渐降低,EBNA-IgG 开始出现,随后 VCA-IgG 与 EBNA-IgG 均维持在低水平。而发生 CAEBV 时,VCA-IgG 抗体和 EA-IgG 抗体滴度均升高,而与病毒基因环化有关的 EBNA-IgG 滴度较低或测不到,且血浆或外周血单个核细胞中基因拷贝数明显升高,提示 CAEBV 时 EBV 由原来的潜伏感染状态再次进入裂解感染状态,EBV 大量复制,造成机体的二次应答,产生亲和力高的 EA-IgG 抗体。但是在个别严重的 CAEBV 患者,与病毒复制相关的抗体如 VCA-IgM、IgG 的滴度并未升高,可能与机体针对免疫应答存在某些缺陷,因而缺乏足够的血清学反应有关。有报道 CAEBV 感染体内还会缺乏 EBNA-1 抗体,提示 CAEBV 时某些特异抗体的缺乏可能参与了 EBV 逃避机体体液免疫调控的机制而致病。

（二）细胞免疫

细胞免疫方面,宿主的细胞免疫功能特别是 EBV 特异的 CD4$^+$T 细胞反应和 CD8$^+$T 细胞反应对 EBV 的清除和疾病的转归有着重要意义。急性感染时 EBV 特异性 CTL 可有效根除 EBV 感染细胞的扩增。但在 CAEBV 中,EBV 表达 LMP2A、2B,抑制其他病毒蛋白表达,降低 EBV 感染细胞的免疫原性及对 CTL 的刺激,EBV 特异性 CTL 的数目和活性均明显下降,而被感染的 T 细胞异常活化,既不能发挥 CTL 的作用,也不能成为被 CTL 杀伤的靶细胞,这使 EBV 感染的 T 细胞和 NKC 能不受控制地扩增。宋红梅等研究结果显示 CAEBV 患者外周血白细胞总数、淋巴细胞、NK 细胞、T 细胞、CD4$^+$T 细胞和 CD8$^+$T 细胞计数均较急性 EBV 感染（AEBV）和正常人群明显减低,而 B 细胞的比例和计数与其他两组无差别,同时 CAEBV 患者 T 细胞的功能亚群、激活亚群以及调节亚群细胞的计数均明显降低,这可能与 CAEBV 的慢性活动性有关。

CD4$^+$T 细胞为辅助性 T 细胞,能够促进 B 细胞、CTL 和其他免疫细胞的增殖及分化,调节体液免疫和细胞免疫。不同类别的 T 细胞均非终末细胞。CD4$^+$Th1 可通过分泌细胞因子如 IFN-γ 和 IL-2,对细胞内病原体（包括病毒和胞内细菌）产生免疫反应。T 细胞型和 NK 细胞型感染的 CAEBV 患者均可见多种细胞因子血清水平显著增高,例如前炎症因子（IL-6、IL-1、TNF-α）,Th1 类因子（IL-12、IFN-γ）及 Th2 类因子（IL-10、TGF-β）等,且与临床严重程度密切相关。在 EBV 感染的细胞中,IL-10、TGF-β 表达的上调与 EBV 负荷成正相关,提示机体免疫功能总体呈 Th2 型转化倾向。Katano 等的研究中对一例 CAEBV 患者的 PBMC 进行细胞因子检测,结果 Th1（IFN-γ）和 Th2（IL-4、IL-10、IL-13）的水平均升高,提示可能存在细胞因子失衡。部分细胞因子可抑制 CTL 活性,例如 EBV 细胞表面的 LMP1 可刺激 IL-10 分泌,通过下调 MHC-Ⅱ类分子和共刺激分子的表达,降低抗原提呈细胞的功能等抑制 T 细胞的功能。NK 细胞型的 CAEBV 患者血清中还可有 IL-13 水平的显著增高,可促进 B 细胞分化和抗体分泌,抑制单核细胞和巨噬细胞的细胞毒性效应。

抗原加工提呈是 T 细胞免疫的一个重要环节,参与人体的免疫应答反应。EB 病毒可以通过 EBNA1-Gly-Ala 重复区域抑制抗原加工、LMP1 限制 MHC-Ⅰ类分子顺式提呈、LMP2A 抑制 MHC-Ⅱ类分子表达、干扰树突状细胞功能等多种途径影响 MHC 分子对病毒

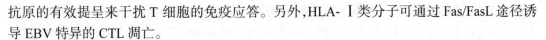

抗原的有效提呈来干扰 T 细胞的免疫应答。另外,HLA- Ⅰ类分子可通过 Fas/FasL 途径诱导 EBV 特异的 CTL 凋亡。

对 NK 细胞方面,EBV 感染通过 CD4$^+$T 辅助细胞分泌 IL-12、IL-2、IL-4,激活 NK 细胞后,一方面正反馈于辅助性 T 细胞,另一方面通过穿孔素和 FasL 途径导致对蚊虫叮咬的高敏反应。CAEBV 时可能后者占主要作用而致病,而前者受抑制使 EBV 逃逸。

(三) 遗传因素

近年来越来越多的线索提示 CAEBV 的发生与遗传因素相关。CAEBV 发病率具有明确的种族差异,在美国白种人中罕见,且以 B 细胞型为主,而在日本、韩国和中国人等东亚黄种人中相对常见,以 T/NK 细胞型为主。有文献报道,包括 EBV 在内的疱疹病毒的很多严重感染病例与基因突变和多态性有关。Katano 等曾报道过 1 例 7 岁发生 CAEBV,18 岁死于 T 淋巴细胞增殖病和播散性念珠菌感染的病例,发现该患者穿孔素(PRF)基因发生突变,DNA 测序发现其 PRF 基因有 2 个杂合突变位点,2 个杂合突变位点分别来自其父亲和母亲。穿孔素蛋白(perforin PRF1,PFP)是由 NK 细胞、CTL 细胞、γδ$^+$T 细胞及调节性 T 细胞分泌的一种糖蛋白。穿孔素颗粒酶途径是细胞毒性 T 淋巴细胞杀伤靶细胞的主要途径之一,因而 PRF 基因突变可导致 CTL 和 NKC 活性下降。研究发现 CAEBV 患者及其父母的细胞毒性 T 细胞或 NK 细胞功能均降低,使 EBV 感染的 T 细胞、NKC 能不受控制地扩增。童春容等采用同时检测 6 种原发性 HLH 基因(*PRF1*、*UNC13D*、*STX11*、*STXBP2*、*SH2D1A* 和 *XIAP*)突变的方法检测一些 LPD 患者是否有相关基因突变,在 25 例患者中有 13 例检测到上述基因突变,其中以 *PRF1* 突变最多(6 例)。刘红星等报道了 1 例 HLH 患者和 34 名亲属的家系,患者 *PRF1* 基因存在 c.503g>A/p.S168N 和 c.1177T>C/p.C393R 突变,其 *S168N* 突变遗传自父系,*C393R* 突变遗传自母系。这些结果提示 EBV 感染后出现慢性化可能与 *PRF1* 突变有关。但是由于 CAEBV 的发病及其病情的严重程度可能因不同的种族、地区和环境而不同,而且以上报道均为部分病例,迄今尚未发现同 CAEBV 高度相关的特异性基因变异,Katano 针对日本人群所做的研究,其结果在中国地区 CAEBV 患者的发病中是否同样起到了十分重要的作用还有待进一步的研究。目前国内所做的较多关于 *PRF1* 基因突变情况的研究大多以 HLH 为研究对象,因而对国内 CAEBV 患者 *PRF1* 基因突变情况进行系统的研究有着较大的意义。

X 连锁淋巴组织增生性疾病是一种与 CAEBV 有许多相似临床表现的疾病,已证实其发病与淋巴细胞激活分子相关蛋白(SAP)/SH2D1A 基因的特异性突变有关。另外,在与 CAEBV 有着相似症状的自身免疫性淋巴细胞增生综合征中,发现了 *Fas* 基因的突变,*Fas* 基因是与杀伤性淋巴细胞功能密切相关的基因,提示了在一定的基因背景下,某个基因的突变可能导致淋巴细胞的异常增生。

二、临床表现

该病可发生在任何年龄,无明显性别差异。临床表现多种多样,无特异性。常见临床表现包括发热、肝功能损害、进行性肝、脾肿大、淋巴结肿大、全血细胞减少、皮疹,中枢及外周神经损伤。其他临床表现包括口腔溃疡、腹泻、葡萄膜炎、腮腺炎、心肌炎、颅内基底节钙化等。少见症状包括脑出血、舞蹈病、广泛性肌炎、肾小球肾炎、肺动脉高压等。这些症状更常见于儿童及青少年患者中。部分患者还存在对蚊虫叮咬过敏。

CAEBV 根据患者感染细胞类型分为 T 细胞型、NK 细胞型、B 细胞型和混合细胞型,以

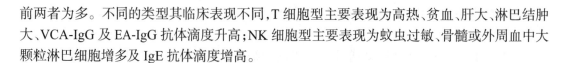

前两者为多。不同的类型其临床表现不同,T 细胞型主要表现为高热、贫血、肝大、淋巴结肿大、VCA-IgG 及 EA-IgG 抗体滴度升高;NK 细胞型主要表现为蚊虫过敏、骨髓或外周血中大颗粒淋巴细胞增多及 IgE 抗体滴度增高。

三、实验室检查

(一) 血细胞

多有贫血,血小板减少,合并噬血细胞性淋巴组织细胞增生症(HLH)时可发展为全血细胞减少。

(二) 肝功能

约 80% 的患者会出现严重程度不同的肝脏损伤,表现为 ALT、AST、GGT、ALP 及 TBIL 升高,重症患者可以出现 ALB 下降及凝血功能异常。

(三) EBV 相关抗体

VCA-IgG 滴度多明显增高;大部分患者 EA-IgG 滴度增高;约 20% 的患者 EBNA-IgG 滴度低下或阴性。

(四) EBV DNA

可采用免疫荧光或实时定量 PCR 方法检测外周血淋巴细胞、受累组织中 EBNA 阳性细胞或 EBV DNA 拷贝数,其中外周血 EBV DNA>$10^{2.5}$ 拷贝数 /μg 可作为 CAEBV 的诊断依据,病毒载量可作为 CAEBV 病情严重程度及治疗效果的监测指标。

四、诊断

目前尚无统一的诊断标准。国内外均参照 NIH 和日本学者提出的两种诊断标准诊断。

(一) 2002 年 NIH 诊断标准

需同时满足每一项中至少一点:① IM 样症状:自 EBV 原发感染后持续进展 6 个月以上,包括发热、淋巴结肿大、肝脾大、肝功能异常。EBV 相关抗体滴度异常改变(VCA-IgG ≥ 1:5 120、EA-IgG ≥ 1:640 或当其他 EBV 相关抗体阳性而 EBNA-IgG<1:2)。②有主要器官受累的证据:淋巴结炎、嗜血表现、脑膜脑炎、持续性肝炎、脾大、间质性肺炎、骨髓增生不良、葡萄膜炎等。③受损组织中 EBV DNA、RNA、蛋白增多或外周血中 EBV DNA 升高(>$10^{2.5}$ 拷贝 /μg)。④排除标准:需排除已知的免疫抑制状态,包括 HIV 感染等。

(二) 2005 年 CAEBV 诊断标准

2005 年日本学者根据日本相关病例研究的经验,提出推荐的 CAEBV 诊断标准:①持续或间断 IM 样症状;②异常的 EBV 抗体滴度,抗 VCA 和抗 EA 的抗体滴度升高和 / 或受累组织和外周血中检测到 EBV 基因组的升高;③慢性疾病无法用其他疾病解释的。诊断 CAEBV 必须满足上述所有指标,并且在疾病过程中可以出现噬血细胞性淋巴组织细胞增生症、T/NK 淋巴增殖性疾病或淋巴瘤,某些患者表现为皮肤损害。指南中不再强调病程大于 6 个月。指出抗 EBV 抗体(抗 VCA 和抗 EA)增高,但 VCA-IgG ≥ 1:640 和 EA-IgG>1:160 即可,同时推荐了检测组织、外周血中 EBV DNA、RNA 和组织病理学、免疫学等实验室方法。

五、治疗

目前缺乏统一有效的治疗方案,治疗有效的病例多局限于个案报道,多为暂时缓解,很少有彻底根治的病例。治疗包括抗病毒、抗肿瘤化学疗法、造血干细胞移植等。

(一) 抗病毒治疗

研究表明应用阿昔洛韦、更昔洛韦等抗病毒治疗,可使病毒载量下降,但作用短暂,停药后病毒载量复又上升。其原因可能是因为这些药物的主要作用是抑制 DNA 聚合酶及病毒在裂解感染时的复制,而 CAEBV 不表达裂解感染有关的基因。有干扰素 α 或干扰素 γ 治疗 CAEBV 有效的个例报道。

(二) 化学治疗

严重病例尤其并 HLH 者可应用包括依托泊苷、激素、环孢素在内的免疫化学治疗。

(三) 造血干细胞移植治疗

根本应为重建机体对 EBV 的有效免疫,彻底消除被 EBV 感染或克隆增殖的淋巴细胞。因此,输注自体或供体 EBV 特异性 T 细胞或造血干细胞移植应为有前景的治疗。但因 CAEBV 患者常有多器官损害及严重并发症,干细胞移植后发生并发症的风险较大。

六、预后

CAEBV 虽然是一种少见的临床疾病,但其预后不良,病死率高。多数患者症状持续或病情进展。相当部分患者可于发病 5 年内因严重并发症或发展演进为 T 或 NK 细胞淋巴瘤死亡。然而目前发病机制还不完全清楚,可能与机体免疫系统、病毒方面及双方平衡的破坏等因素有关。明确 CAEBV 的发病机制,根据病因选择新的治疗方法将会是以后的研究重点。

(李东良)

第七十七章

其他非嗜肝病毒感染引起的肝损伤

病毒、细菌、真菌、螺旋体和寄生虫等常见的病原体都可引起各种感染性肝病。最常见的病原为病毒，包括肝炎病毒（HAV~HEV）、巨细胞病毒（CMV）、EB病毒（EBV）、柯萨奇病毒（Coxsackie virus）、单纯疱疹病毒1/2型（HSV-1/2）、人疱疹病毒6型（HHV-6）、细小病毒B19（PHV B19）等。全身性病毒感染也可引起感染中毒性肝病，如出血热病毒、麻疹病毒、风疹病毒等。感染性肝病，除肝炎病毒引起的病毒性肝炎外，非嗜肝病毒感染如CMV、EBV、柯萨奇病毒等也可引起肝炎。一般多表现为急性肝炎，少数亦可为急性肝衰竭。确定诊断和鉴别诊断可检测血清特异性IgM抗体或/和用PCR检测血浆或血单核细胞中的病毒核酸。病情多呈自限性。可表现为原发感染的部分病变，亦可表现为慢性活动性病变或持续状态。一般无特效治疗，可用抗病毒药物。预后良好，多能自愈。

第一节　巨细胞病毒性肝炎

巨细胞病毒性肝炎是由人巨细胞病毒（human cytomegalovirus，HCMV）引起的以黄疸、肝脏肿大、肝功能损害为主要临床表现的肝脏疾病。

CMV为8种人疱疹病毒中的一种，人与动物均可感染，有多种属，但各有其物种特异性，只有人巨细胞病毒（HCMV）感染人类。CMV像单纯疱疹病毒、EB病毒一样，具潜伏-活化的特性。因而CMV感染人体主要有2种形式，即：①活动性感染；②潜伏性感染。CMV的细胞嗜性较广，对人体的上皮细胞、内皮细胞、白细胞普遍易感；对特殊的实质细胞如脑和视网膜的神经细胞、胃肠道细胞和肝细胞也能感染。然而对人体组织的侵害与机体的年龄、免疫状况和组织细胞特异性等相关。CMV感染率在世界各地差别很大。在发达国家如英、美等国，社会经济水准中上的人群中，CMV抗体阳性率在50%~80%，将近20% 15岁以下儿童和50%~60% 25~30岁以下人群感染了CMV；而在发展中国家，80%的小儿在3岁前感染，先天性CMV感染发生率为0.3%~2.4%，至成人期，感染率甚至可达100%。

肝脏是CMV感染的好发器官，既往认为CMV肝炎常见于婴儿和免疫抑制的原发感染，但近年随着临床研究的深入，发现儿童及免疫健康的成人CMV肝炎并不少见。CMV可感染肝脏内的各种细胞，包括肝细胞、胆管上皮细胞、血管内皮细胞。其损伤早期为病毒直接损害宿主细胞引起，接着伴随CMV引发宿主产生肿瘤坏死因子（TNF），造成对肝脏的免疫损伤。CMV感染肝细胞可产生典型的细胞内Cowdry A型包涵体，且使受染细胞变大。同时，可伴有细胞质内嗜碱性、颗粒状包涵体。这些大细胞核内和细胞质包涵体含有病毒核衣壳和特异抗原。典型的细胞内包涵体有诊断价值。肝活检可见多发性点灶状肝坏死，肝细胞脂肪变性或巨细胞变,汇管区和中央静脉区散在单个核细胞浸润,髓外造血细胞生成和胆汁淤积。肝细胞受累的范围和程度决定了临床表现。

HCMV 侵犯肝脏可引起不同程度的病理损害。HCMV 在一般人群中引起急性、慢性肝炎,甚至可引起急性肝衰竭及肝硬化。CMV 肝炎无性别、季节等差异性。CMV 急性肝炎临床表现可有不同程度发热,患者大多数有不同程度的黄疸,普遍有淤胆。

临床诊断巨细胞性肝炎必须排除甲至戊型肝炎病毒感染和其他致肝损害的病原(如 EB 病毒等)、代谢性肝病、药物及中毒性肝炎,且血清 CMV-IgM 阳性、PCR 检测阳性或分离出 CMV。

抗 CMV-IgG 阳性表明 CMV 感染。抗 CMV-IgG 从阴性转为阳性,表示为原发性感染。前后两份血清中特异性 IgG 抗体水平如呈 4 倍或 4 倍以上的递升或减低,也可表明体内产毒性感染发生。IgM 是急性感染的血清学诊断指标。因受类风湿因子和 IgG 竞争抗原的干扰,所以检测标本需预处理予以去除,以免造成假阳性,并应避免血清反复冻融,才能使检测有良好的重复性与特异性。应用免疫组化法检出患者周围血液白细胞中的 CMV 抗原如 pp65,不仅可作为抗原血症的依据,而且可定量分析 CMV 感染程度,跟踪观察病情变化和治疗效果。PCR 法较灵敏,可作定量分析。通过原位 PCR 法可以查出组织细胞内的 DNA。此外如果检测特异性 CMV mRNA,阳性结果可以表明为活动性感染。

抗病毒治疗:更昔洛韦作为一种广谱抗 DNA 病毒药物,其抗 CMV 的作用较为显著。但只在病毒感染的细胞中发挥作用。但更昔洛韦只是一种病毒抑制剂,它只能抑制产毒性感染,终止病毒对肝脏的进一步损伤,却不能彻底消灭病毒;目前在成人患者中发现病毒变异(主要见于 CMV 的 UL 97 磷酸转移酶和 UL 54DNA 多聚酶基因变异,产生耐药性)。国外已有供口服的缬更昔洛韦(valganciclovir,为更昔洛韦与缬氨酸所合成的酯)问世,用于成人患者。但也有报道认为缬更昔洛韦的安全性和有效性并不比阿昔洛韦、更昔洛韦更好。更昔洛韦联合丙种球蛋白和甲泼尼龙对胆汁淤积的治疗有效。膦甲酸是一种膦酰基甲酸三钠的抗病毒复合物,能阻抑人疱疹病毒的 DNA 聚合酶,故可用于抗 CMV,口服生物利用度差,需静脉注射。药物从尿排出,每剂药量有高达 30% 沉着于骨骼。成人用量为每 8h 静滴 60mg/g,14~21 天;再以每天 1 次 90~120mg/kg 维持。曾用于治疗慢性乙肝,由于药物的肾毒性和沉着于骨骼,现已很少应用。

第二节 柯萨奇病毒感染导致的肝损伤

柯萨奇病毒属于肠道病毒,是一种小 RNA 病毒。因 1948 年在美国纽约州柯萨奇地区分离出而得名。柯萨奇病毒感染是临床常见病,过去由于血清免疫学检测未普遍开展,人们对该病的认识受到局限。近年来测定血清柯萨奇病毒抗原(CBV-Ag)和抗体(CBV-IgM)的普及提高了对柯萨奇病毒感染的诊断水平。

柯萨奇病毒经粪 - 口、呼吸道、虫媒传播感染人类,进一步形成病毒血症,主要靶器官是脑膜、心脏、皮肤、肌肉等,但体内任何脏器均可受累,临床表现复杂多样。其致病不仅和病毒复制、损伤靶细胞相关,与宿主对病毒的免疫反应亦相关。临床上,部分患者表现为类传染性单核细胞增多症,约 31.6% 的患者肝脏肿大,16.3% 的患者可有肝功能异常。

有报道家族聚集性病例发生,孕妇及新生儿患病后病情危重,可有高热、肝衰竭和出凝血功能障碍,预后差。

有资料显示干扰素可缩短病程。另有研究表明,在人体缺乏硒及维生素 E 的情况下,柯萨奇病毒易产生点突变引起表型改变,使致病性增强。有证据表明包括铜、铁、硒等微量元素直接参与柯萨奇病毒复制的过程。因此,注意维生素及微量元素的补充,调节机体免疫功能,有益于防治柯萨奇病毒感染。

第三节　人疱疹病毒 6 型所致肝损伤

人疱疹病毒 6 型是 1986 年发现的新型疱疹病毒。因首次分离于 6 名 AIDS 及淋巴细胞增生性疾病患者的外周血单个核细胞而命名。其病毒的形态结构与疱疹病毒科的其他成员相似,但免疫学和分子病毒学等方面与已知的 HSV、VZV、CMV 和 EBV 等疱疹病毒均不相同。研究发现,健康人群中 HHV-6 的感染非常普遍,与临床上许多疾病有关,如幼儿急疹、慢性疲劳综合征、器官移植受者、AIDS、传染性单核细胞增多症、多发性硬化、无菌性脑膜炎和脑炎等。

HHV-6 原发感染多发生于婴幼儿时期,以后长期潜伏于宿主体内,不引起临床症状。成人很少发生原发感染。当机体抵抗力减弱、免疫功能低下时体内潜伏感染的 HHV-6 可被激活而发展为持续的感染。

肝移植后 HHV-6 再发非常常见。大多患者无症状,仅检测阳性;只有小部分患者出现发热、皮疹、骨髓抑制、肝炎、肺炎甚至脑炎。既往报道对于免疫正常的成人,包括 HSV、HZV、HHV-6、EBV、CMV 在内的疱疹病毒感染多表现为轻度、自限性急性肝炎。但近期越来越多的报道证实这些疱疹病毒均可导致免疫正常成人急性肝衰竭表现。另有报道 HHV-6 可引起致命的暴发性心肌炎合并暴发性肝炎。另外,HHV-6 可增加排斥反应,协同 CMV、HCV 加重肝脏病变。

HHV-6 感染的诊断主要依据病毒学、血清学和分子生物学的检测。急性期可采取病儿唾液、外周血淋巴细胞、气管分泌物等分离病毒。快速诊断可通过间接免疫荧光试验。也可用原位杂交、PCR 技术、免疫印记等检测病毒 DNA。

有报道,更昔洛韦和缬更昔洛韦可预防肝移植后 HHV-6 感染。对于确诊 HHV-6 感染患者使用更昔洛韦、西多福韦和膦甲酸治疗能有效地抑制 HHV-6 的复制。但多为体外试验,无法对体内药物敏感性作出准确的预测,临床上应用很少。

第四节　人微小病毒 B19 所致肝损伤

HPV B19 病毒感染是人类常见一种传染性疾病。HPV B19 感染在健康人群中广泛存在,人群感染率达 60% 以上。已知人细小病毒 B19 是细小病毒属中唯一与人类疾病有密切关系的病毒,与急性重型肝炎、传染性红斑、再障危象、慢性贫血、关节炎等疾病密切相关。

HPV B19 可导致免疫抑制状态患者和部分免疫正常的感染患者出现急性肝衰竭。日本的一项研究结果显示,47 例肝移植后急性重型肝炎的患者中,有 35.7% 的患者确定病原为人微小病毒 B19。亦有多个报道涉及免疫正常成人感染本病毒引起急性肝衰竭最终进行肝移植治疗。另有研究表明 HPV B19 的非结构蛋白 NS1 诱导肝细胞凋亡在急性肝衰竭的致病过程中起重要作用,可能机制是 HPV B19 NS1 抑制了钠 - 氢离子交换活性,通过改变胞内 pH 值诱导细胞凋亡。

目前常用 ELISA 法检测 HPV B19 抗体 IgG、IgM。HPV B19 IgM 阳性提示近期感染和急性感染,适用于 HPV B19 的早期诊断。荧光定量 PCR 具有简便快速、特异性高、灵敏度强、可靠稳定、定量分析等特点,可用于 HPV B19 病毒感染急性期及慢性期的患者和献血者人群的血液筛查。有研究检测患者血清中 HPV DNA 及 CD4$^+$T 细胞特异性病毒蛋白 VP1,证实 HPV B19 持续感染状态。

（吴志贤）

参考文献

1. 王艳,陈小毅 .EB 病毒潜伏感染与机体免疫关系的研究 . 西南军医,2012,14(2):309-311
2. 王强,王佐风,董巍,等 .CD4$^+$CD25$^+$ 调节性 T 细胞及 FoxP3 在儿童传染性单核细胞增多症发病中的作用 . 中华妇幼临床医学杂志,2013,9(2):165-168
3. Balfour HH Jr,Dunmire SK,Hogquist KA.Infectious mononucleosis.Clin Transl Immunology,2015,4(2):e33
4. Hong M,Ko YH,Yoo KH,et al.EBV-Positive T/NK-Cell Lymphoproliferative Disease of Childhood.Korean J Pathol,2013,47:137-147

第十四篇　病毒性肝炎相关肝病

第七十八章

病毒性肝炎肝硬化

肝硬化(hepatic cirrhosis,HC)是多种急慢性肝病发生发展的后果,以肝组织弥漫性纤维化、假小叶和再生结节为组织学特征的进行性慢性肝病。病毒性肝炎肝硬化主要是由乙型肝炎病毒(HBV)和丙型肝炎病毒(HCV)慢性感染或 HBV 重叠 HCV,及丁型肝炎病毒(HDV)所致。甲型肝炎病毒(HAV)和戊型肝炎病毒(HEV)感染一般不发展为肝硬化。肝硬化早期无明显症状,后期因肝脏炎症及纤维化的反复发生及持续进展,导致肝功能失代偿、门静脉高压及腹水、食管静脉曲张及出血、肝性脑病、急性肾损伤/肝肾综合征,甚至肝细胞癌等相关并发症而死亡。根据其病因、病期及严重程度,采取适宜、有效、防治结合的综合措施,是减缓疾病进展、改善预后的重要策略。

第一节　分类与分期

欧美国家以酒精性肝硬化为主,占肝硬化的 50%~90%;我国以病毒性肝炎肝硬化为主,尤其慢性 HBV 感染是引起肝硬化的最主要的原因,丙型肝炎肝硬化患者近年来也有增多的倾向。

一、临床分类

临床根据肝硬化患者是否伴有肝脏炎症活动情况将其分为活动性肝硬化(active cirrhosis)和肝炎后肝硬化(posthepatic cirrhosis)。前者是指病毒性肝炎发展到肝硬化阶段后仍然有病毒复制和肝脏炎症活动的肝硬化,临床有转氨酶升高和疾病进展。后者是指稳定的没有活动性病变的肝硬化,又称为非活动性肝硬化。还有一些病毒性肝炎,因感染久远,病程长,诊断肝硬化时病毒血清标志物和核酸已经用常规方法无法检出,临床诊断为隐源性肝硬化(cryptogenic cirrhosis),但采取肝活检或更加灵敏的检测试剂仔细检查仍可发现HBV、HCV、HDV 或其他病毒抗原。

乙型肝炎肝硬化的进展取决于病毒的复制水平,病毒持续活跃复制,肝组织炎症病变继续活动,最终将使门静脉高压加重,肝功能失代偿。有效的抗病毒治疗会缓解病情进展,提高 5 年生存率(84% vs 65%)。

二、病理形态分类

根据 1994 年国际肝病信息小组的定义,病理学上将肝硬化分为 3 种。①小节结性肝硬化(micronodular cirrhosis),其特点是结节大小相近,直径 <3mm;②大结节性肝硬化

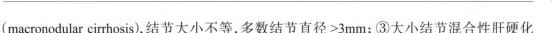

（macronodular cirrhosis），结节大小不等，多数结节直径 >3mm；③大小结节混合性肝硬化（mixed micronodular and macronodular cirrhosis），为上述两型的混合，两类结节约各占一半。

三、分期

临床上还常根据有无主要并发症将肝硬化分为代偿期和失代偿期。代偿性肝硬化影像学、生物化学或血液学检查有肝细胞合成功能障碍或门静脉高压证据，或肝活检组织学符合肝硬化诊断。但无食管胃底静脉曲张破裂出血、腹水、肝性脑病等症状或严重并发症；失代偿性肝硬化患者可以出现食管胃底静脉曲张破裂出血、腹水、肝性脑病等其他严重并发症。

为更加准确地预测肝硬化患者的疾病进展，判断死亡风险。我国新的《慢性乙型肝炎防治指南》按照五期分类法评价肝硬化并发症发生情况。1 期：无静脉曲张，无腹水；2 期：有静脉曲张，无出血及腹水；3 期：有腹水，无出血，伴或不伴静脉曲张；4 期：有出血，伴或不伴腹水；5 期：脓毒血症。1、2 期为代偿性肝硬化，3 至 5 期为失代偿性肝硬化。1、2、3、4 和 5 期 1 年的病死率分别为 <1%、3%~4%、20%、50% 和 >60%。并发症的出现与肝硬化患者预后和死亡风险密切相关。具体如表 14-78-1 所示。

表 14-78-1　肝硬化分期及其临床意义

分期		特征	1 年病死率
代偿期	1 期	无静脉曲张，无腹水	<1%
	2 期	有静脉曲张，无出血及腹水	3%~4%
失代偿期	3 期	有腹水，无出血，伴或不伴静脉曲张	20%
	4 期	有出血，伴或不伴腹水	50%
	5 期	脓毒血症	>60%

第二节　发病机制及病理改变

一、发病机制

肝硬化发展的基本特征是肝细胞坏死、再生、肝纤维化和肝内血管增殖、循环紊乱。肝脏的再生能力很强。正常肝脏切除 70%~80%，仍可维持正常生理功能；人体正常肝叶切除 1 年后残肝可恢复至原来肝脏的重量。各种病因导致肝细胞变性或坏死。若病因持续存在，再生的肝细胞难以恢复正常的肝结构，形成无规则的结节。炎症等致病因素激活肝星形细胞，胶原合成增加、降解减少，总胶原量可增至正常的 3~10 倍，沉积于 Disse 间隙，导致间隙增宽，肝窦内皮细胞下基底膜形成，内皮细胞上窗孔变少、数量减少、甚至消失，形成弥漫性屏障，称为肝窦毛细血管化。肝细胞表面绒毛变平以及屏障形成，肝窦内物质穿过肝窦壁到肝细胞的转运受阻，直接干扰肝细胞功能，导致肝细胞的合成功能障碍。肝窦变狭窄、血流受阻、肝内阻力增加，影响门静脉血流动力学，造成肝细胞缺氧和养料供应障碍，加重肝细胞坏死,使始动因子得以持续起作用。汇管区和肝包膜的纤维束向肝小叶中央静脉延伸扩展,这些纤维间隔包绕再生结节或将残留肝小叶重新分割,改建成为假小叶,形成典型的肝硬化组织病理形态。肝纤维化发展的同时伴有显著的、非正常的血管增殖,使肝内门静脉、肝静脉和肝动脉三个血管系之间失去正常关系,出现交通吻合支等,这不仅是形成门静脉高压的病理基础,而且是加重肝细胞的营养障碍、促进肝硬化发展的重要机制。

二、病理改变

(一)大体病理改变

肝脏形态失衡,体积多缩小,重量减轻,严重者仅为正常的 1/3 左右,被膜增厚,硬度增加,表面呈颗粒状,切面可见圆形或类圆形结节,弥漫分布,结节周围为增生的纤维组织条索或间隔,呈粉色或灰白色。

(二)镜下改变

肝内结缔组织广泛增生,正常小叶结构被破坏,肝实质被纤维间隔分割成大小不等、圆形或类圆形肝细胞团,形成假小叶。假小叶内的肝细胞排列不规则,常有几个不完整的肝小叶组成,中央静脉偏于一侧,数目可以多到 2~3 个或缺如。在假小叶的中央有时可以发现汇管区。假小叶内还可以出现不同程度的肝细胞脂肪变性,坏死以及胆汁淤积,胆色素沉着等。

(三)病理特征

肝炎后肝硬化主要由乙型和丙型肝炎引起,也是我国肝硬化最主要的病因。上述肝炎发展为肝硬化的病程可短至数月(尤其是丙型肝炎),也可长达 10~20 年。丙型肝炎、HBsAg 伴 HBeAg 阳性者,肝硬化的发生率很高。慢性无症状 HBsAg 携带者重叠感染丁型肝炎病毒,尤易发生肝硬化。老年人患者,特别是有 γ 球蛋白增高者容易转化为肝硬化。

肉眼变化:本型多数为大结节性肝硬化,如果病程迁延,炎性坏死病变较轻,而且均匀,少数病例也可表现为小结节性,由于肝脏各叶坏死程度不一,肝轮廓变化常较显著,表面有大小不等的结节和深浅不同的塌陷区,有时左叶完全萎缩,重量多有减轻,右叶不规则隆起成为巨块,状似肿瘤,最大结节的直径可达 5mm 以上,一般在 1~3mm。有些病例其结节之间被不完整的纤维分隔开,这种纤维隔与汇管区连在一起,由于缺乏粗大的纤维束,肉眼有时看不出明显的结节。

镜下变化:组织学上可见大小不等、形态不整齐的假小叶被厚实但宽度不等的纤维隔所分割,在结缔组织中有时见到几个汇管区挤在一起,往往有假胆管增生和炎症细胞浸润,在坏死较重的区域,假小叶中肝细胞不再呈辐射状排列。坏死可呈带状分布,甚至涉及整个小叶,肝细胞形状不一,有胆汁淤积,无或仅有轻微脂肪变性,常可见到异型的肝细胞,在坏死较轻的区域,许多小叶仍保持正常结构。可见肝细胞肿胀、嗜酸变性、嗜酸性小体及点状坏死。

鉴别诊断:由于肝表面近包膜的肝组织中常有较丰富的结缔组织,邻近包膜的部分区域肝组织结构紊乱,缺乏正常的小叶结构,因此在肝活检尤其楔形肝活检的标本诊断时,要注意此变异的存在,而不要误诊为肝硬化。若肝组织中仅见肝细胞再生结节形成而极少或缺乏纤维化,应排除结节状再生性增生。儿童发生的肝硬化要注意与先天性肝纤维化鉴别,后者小叶结构正常,虽然有显著的纤维组织增生,但无肝细胞再生结节,汇管区常见硬化的小叶间静脉,伴有囊性扩张的、增生的胆管。部分重度慢性肝炎可伴有纤维化及小叶结构的异常,对于肝活检标本时要完全确定是活动性肝硬化还是慢性肝炎常常十分困难,此时可以结合临床表现或重复肝活检进一步确诊。肝硬化时再生结节中的肝细胞可表现出不同程度的异型性,应与高分化肝细胞癌鉴别。

肝硬化晚期合并症(例如肝细胞癌)与大结节性肝硬化的关系比与小结节性肝硬化的关系更为密切,可能反映出了它们在疾病过程后期的改变。在大体水平上对肝硬化及其合并症进行动力学发展的评估在一项研究中得以实施,并且发现腹腔镜下其大体表现包括再生结节大小、肝叶大小及脾大的程度比镜下改变更具有判断预后的价值。

第三节　病理生理改变

肝脏炎症引起广泛的肝细胞坏死,导致正常肝小叶结构破坏,肝内星形细胞激活,细胞因子生成增加,胶原合成增加,降解减少,细胞外间质成分变化,肝窦毛细血管化,纤维组织弥漫性增生,纤维间隔血管交通吻合支产生以及再生结节压迫,使肝内血液循环进一步障碍,肝脏逐渐变形、变硬,功能进一步减退,形成肝硬化。其中窦周纤维化和肝窦毛细血管化(内皮下基底膜形成)对肝硬化造成的临床后果起主要作用。由于弥漫性屏障形成,降低了肝细胞的合成功能和/或影响门静脉血流动力学,造成肝细胞缺氧及营养供给障碍,加重细胞坏死,使始动因子始终起作用,此外门静脉小分支与肝静脉小分支之间通过新生血管或扩张的肝窦等发生异常吻合,门静脉和肝动脉之间也有侧支形成,上述肝血管网结构的异常,常是发生肝功能不全和门静脉高压症的基础。肝血管网结构的异常引起的高动力循环状态和内脏及全身血流动力学改变是肝硬化并发症发生的病理生理基础。

一、门静脉高压

正常成人肝血流量约 1 500mL/min,其中 2/3 血液和 1/2 氧供给来自于门静脉,门静脉压力正常值为 5~10mmHg,持续增高超过 10mmHg 称为门静脉高压,门静脉压力取决于门静脉血流量和门静脉阻力,肝硬化时肝内门静脉血流受阻,全身高动力循环又引起门静脉血流量增多,导致门静脉压力增高,引起充血性脾脏肿大、腹水、侧支循环建立,继发食管胃底静脉曲张等称为门静脉高压。被认为是继病因之后的推动肝功能减退的重要病理生理环节,是肝硬化的主要死因之一。

肝硬化时产生的门静脉高压(portal hypertension)主要是窦性和窦后性的,产生的原因为:①狄氏间隙胶原沉积使肝窦变狭窄;②肝窦毛细血管化导致肝窦顺应性减少;③再生结节压迫肝窦和肝静脉系统,门静脉血流流入肝血窦时发生淤积及窦后肝静脉流出道受阻;④缩血管激素(如 5- 羟色胺)作用于门静脉上受体,增加血管阻力;⑤末端肝小静脉旁或窦周从激活的肝星形细胞转化而来的肌成纤维细胞收缩,引起血窦的直径缩小,从而引起肝内阻力的增加。肝动脉分支与门静脉属支沟通吻合,使肝动脉压传到门静脉,使门静脉压力更高。

二、侧支循环的建立与开放

门静脉与体静脉之间有广泛的交通支,在门静脉高压时,为了使淤滞在门静脉系统的血液回流,这些交通支大量开放并扩张成曲张的静脉,其与体循环的静脉发生吻合而建立侧支循环,因此门静脉血可不经肝而直接回到右心。主要的侧支循环有下列各路:

(一)食管下段胃底交通支

在胃底部,门静脉系的胃冠状静脉等与腔静脉系的肋间静脉、膈静脉、食管静脉和半奇静脉吻合,形成食管下段与胃底静脉曲张。这些曲张静脉由薄弱的黏膜下层组织所支持,经常受到食物的摩擦和反流到食管的酸性胃液侵蚀,容易发生破裂而出血,严重者可以致死。食管胃底静脉出血的危险性是多种因素综合作用的结果,门静脉压力升高(>10mmHg)是胃食管静脉曲张形成的主要因素。曲张静脉壁张力(T)是决定是否会出血的主要条件:$T=(P1-P2)\cdot R/W$。P1 为曲张静脉内压,与门静脉压力相关;P2 为食管腔压力,P1-P2 是门静脉血流施加于食管静脉壁上的透壁压;R 为曲张静脉的半径;W 为静脉壁的厚度。故门静脉压力增加、曲张静脉体积粗大(>5mm)、壁变薄(红色征)均可使 T 升高达弹性限度而导致破裂出血。测定 T 对预测静脉曲张出血有重要的临床意义。

(二)前腹壁交通支

脐周围的皮下静脉在胎儿时期与脐静脉相通,后与肝内门静脉左支相连。出生后,脐静脉闭塞。在门静脉高压时由于脐静脉重新开放并扩大,脐周围和上腹部可见到皮下静脉曲张。门静脉血通过腹壁静脉回流到腔静脉。

(三)直肠下段、肛管交通支

门静脉系的上痔静脉与腔静脉系中、下痔静脉吻合,形成痔核。

(四)腹膜后交通支

在所有腹腔器官与腹膜后组织接触或与腹壁黏着的部位,均有侧支循环的建立,包括肝至膈的脐旁静脉、脾肾韧带和网膜中的静脉、腰静脉或后腹壁静脉,以及剖腹术后瘢痕组织内形成的静脉等。

(五)脾肾交通支

通常情况下,脾静脉血流与肠系膜上静脉血流汇合后流入门脉,部分门静脉高压患者可以自发性出现脾肾交通支开放,门静脉血流会经脾肾静脉间的侧支分流到左肾静脉,再经左肾静脉流到下腔静脉。

三、腹水

腹水是失代偿性肝硬化患者常见且严重并发症之一。也是肝硬化自然病程进展的重要标志,一旦出现腹水,一年病死率约 15%,5 年病死率为 44%~85%。肝硬化腹水形成常是几个因素联合作用结果,门静脉高压是始动因素,肾素 - 血管紧张素 - 醛固酮系统(RAAS)失衡以及低蛋白血症也在腹水形成中发挥重要作用。

(一)门静脉压增高

是形成腹水的主要原因。当门静脉压力 <12mmHg 时很少形成腹水,门静脉高压引起肝窦静水压升高,促使体液漏入腹腔。肝硬化门静脉高压时产生的高动力循环导致内脏和外周小动脉扩张,动脉循环充盈相对不足,激活交感神经系统(SNS)、RAAS、增加抗利尿激素(ADH)释放,造成肾血管收缩和钠水潴留,潴留的体液漏到组织间隙形成腹水和水肿。同时由于肝窦压力的增加激活肝压力受体,造成肝肾反射,加重了钠潴留。肝窦压力的增加还可使肝淋巴液生成过多。正常人每天经胸导管引流 800~1 000mL 淋巴液经左锁骨上静脉到体循环。肝硬化患者可产生淋巴液 8~10L/d,最多达 20L/d。当胸导管不能引流过多的淋

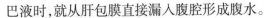

巴液时,就从肝包膜直接漏入腹腔形成腹水。

(二)血浆胶体渗透压降低

在肝硬化病例,由于肝合成白蛋白的功能减退,蛋白类食物的摄入不足和消化吸收障碍以及血浆白蛋白不断漏入腹腔,因此血浆白蛋白量可显著降低,血浆胶体渗透压随之下降。一般当血浆白蛋白低于 28g/L 时,常有腹水或水肿产生。

(三)肾脏因素

肝硬化时由于肾血流动力学的明显改变,导致钠和水的潴留,从而促使和加重腹水的形成。

1. 有效血容量减少 肝硬化时内源性扩血管物质如胰高糖素、一氧化氮增多以及缩血管物质 G 蛋白依赖的传导途径受损引起的对缩血管物质的低反应性,造成高动力循环,内脏血管扩张,有效血容量降低,肾灌注量也降低。

2. 肾血管收缩 有效血容量的降低,肾灌注量的不足,均可导致 RAAS 活力增强,从而使肾血管收缩和肾血流量再分配。SNS 兴奋时增强,释放去甲肾上腺素引起肾动脉收缩。内皮素、腺苷及肾生成的白三烯均是引起肾血管收缩的局部因子。肝细胞功能衰竭和侧支循环形成的内毒素血症,也可使肾血管收缩。

3. 肾血流量重新分配 正常时肾皮质血流供应占肾血流量的 90% 左右,肾髓质部分仅占 10% 左右。皮质内肾小球动脉口径细,入球小动脉壁上有丰富的交感神经末梢,而髓袢血管的口径大,阻力小,动脉壁上无交感神经末梢分布。当肝硬化门静脉高压,交感神经张力增高和肾血流量减少时,肾血管强力收缩,肾皮质的血流明显减少,而髓质部的血流相对增多。皮质缺血,肾小球滤过率降低,髓质血流增加,髓袢浓缩和重吸收增加。临床上出现少尿或无尿,以及水、钠潴留。严重者则可形成所谓功能性肾衰竭。

4. 内分泌因素的作用 内分泌因素在肝硬化腹水形成中作用是多因素和多方面的。

(1)RAAS 的活力增加:SNS 兴奋时,刺激肾近球小体合成肾素,同时由于肝对肾素灭活减少,造成肾素活性增加,进而引起血管紧张素 Ⅱ 合成增加,其刺激近曲小管对钠的重吸收,并刺激下丘脑分泌 ADH、刺激肾上腺皮质合成醛固酮。后者促进远曲小管和集合管对钠的重吸收。

(2)ADH 增多:ADH 的分泌受视上核感受血浆渗透压的细胞受体和血容量及动脉压变化的(非渗透压性)调节。肝硬化患者 ADH 分泌主要受后者调节。有效血容量的减少和动脉压下降刺激 ADH 分泌增加;肝功能损害造成其灭活降低。ADH 通过与集合管细胞基底侧膜上水通道 2 受体结合重吸收水,造成排水功能障碍和稀释性低钠血症。

(3)心钠素的减少:心钠素有增加肾血流量、肾小球滤过率、减低肾小管对钠的回吸收和抑制醛固酮的释放作用。肝硬化腹水患者有效血容量减少,心房内压降低,血浆中心钠素相对不足或机体对心钠素的敏感性降低导致水钠潴留,促使腹水形成。

(4)雌激素:有促使水钠潴留作用,肝功能损害时,雌激素灭能作用减弱,以致水钠潴留。

(5)其他内分泌因素:前列腺素 A(PGA)、前列腺素 E(PGE)有明显的排钠利尿作用。肝硬化时,前列腺素分泌减少,可导致水钠潴留而促进腹水形成。血管活性肠肽(VIP)可引起肾灌注量和尿钠排出的降低,在肝衰竭时,灭能作用减弱,以致钠潴留。

另外,大量腹水使腹腔内压力增高,更加重门静脉阻塞程度,并影响肾静脉血液的回流。肾小球滤过率降低时,排尿量更为减少。

综上所述,可见腹水的形成是多种因素综合作用的结果,门静脉高压是使水分潴留在腹腔内的主要原因,而内脏血管扩张造成有效血容量降低是导致水钠潴留和腹水形成和加重的重要因素。

四、内分泌变化

(一)皮质醇

肝硬化患者皮质醇水平多正常,部分因糖皮质激素减低或促皮质素释放因子受抑制,ACTH 分泌减少而减低,部分因血浆皮质素结合球蛋白及白蛋白均低,或肝灭活障碍而提高。

(二)糖代谢异常

肝脏是人体重要的物质与能量代谢器官,对血糖的调节代谢有着十分重要的作用。因此,任何肝脏疾病一旦造成肝细胞广泛损伤,均可导致机体糖代谢紊乱。文献报道糖尿病的发病率与肝硬化患者的肝功能 Child-Pugh 相关,糖代谢异常的发生率随着 Child-Pugh 计分分级的提高而增加。随着肝硬化的进展肝脏胰岛素受体数目减少,血浆胰高血糖素、生长抑素及游离脂肪酸等胰岛素拮抗物质水平因肝脏对其灭活减少而升高,因此,失代偿性肝硬化患者糖代谢异常发生率较高。这是因为肝细胞广泛坏死,肝糖原合成和糖异生障碍,导致肝糖原储备不足,葡萄糖 -6- 磷酸酶缺乏、肝糖原不能分解为葡萄糖,加之患者食欲减退,葡萄糖摄入减少,易发生低血糖。另外,病毒性肝炎肝硬化,由于肝炎病毒的泛嗜性,也有可能造成胰岛细胞损伤导致 β 细胞功能降低,胰岛素分泌减少,导致糖代谢异常,甚至糖尿病。

(三)性激素的紊乱

1. 雌激素的增加 肝是雌激素代谢的主要器官,肝硬化时雌激素在体内蓄积和在尿中排泄增多,其原因为:①雄激素转化为雌激素增加,现认为这是主要机制。肝病时由于睾酮转化及肾上腺产生雄烯二酮增多,使后者经周围组织芳香化产生雌二醇(E1)增多。E1 经肝及脂肪组织转换,雌三醇(E3)随之增多,睾酮与 E1 可转化为雌酮(E2)。E1 和 E3 的增加可通过反馈作用抑制下丘脑 - 垂体 - 性腺轴。导致促性腺激素的分泌减少,而引起女性化。②肝对雌激素灭能作用减退。③雌激素随胆汁排泄减少,经肝肠循环的重吸收减少。

2. 雄激素减少 男性雄激素的减少,不一定由于睾丸萎缩和肝功能减退,而是由于雌激素过多,反馈地抑制垂体促性腺激素和促肾上腺皮质激素的分泌所致。另外,雄激素转换为雌激素的转换率较正常增加。

3. 抗利尿激素增加 有效血容量的减少和动脉压下降刺激 ADH 分泌增加;肝功能损害造成其灭活降低。

4. 甲状腺激素 肝硬化患者血清总 T_3、游离 T_3 减低,游离 T_4 正常或偏高,严重者 T_4 也降低。上述改变与肝病严重程度之间具有相关性。由于肝病时 5'- 脱碘酶活性降低,T_4 转化为 T_3 减少,反 $T_3(rT_3)$ 形成增加,临床上可致生化性低 T_3 综合征。此外,肝硬化血氨增高时,多巴胺类物质减少,可使 TSH 水平增高。

五、血液改变

(一)脾功能亢进

门静脉高压所致的脾淤阻性充血,以及毒性或炎性因素引起的单核吞噬细胞增生和纤维变,均可致脾大。晚期脾大常伴有脾功能亢进,表现为显著的血白细胞与血小板减少,少数有红细胞减少。

（二）凝血障碍

1. 凝血因子合成减少　肝是合成蛋白的主要场所,而凝血因子多为蛋白质。大多由肝合成。肝硬化时,首先合成减少的是维生素 K 依赖因子(凝血因子Ⅱ、Ⅶ、Ⅸ、Ⅹ),引起凝血酶原时间延长。凝血因子Ⅳ在严重肝损害才明显减少。

2. 凝血因子消耗过多　肝硬化时可产生弥散性血管内凝血(DIC),使凝血因子消耗增加。其原因为:①失代偿性肝硬化时,损伤的肝细胞能释放凝血物质(蛋白磷脂复合物),加速凝血物质复合体的形成,促进凝血;②肝功能损害时,不能清除已活化的凝血因子,促进凝血,形成 DIC;③脾大和侧支循环建立增加了血管内皮表面积,加之血流淤滞使红细胞与血小板易被破坏而诱发血管内凝血;④肝病并发的内毒素血症可直接激活因子Ⅻ。

3. 原发性纤维蛋白溶解　正常肝具有抗纤溶酶与清除纤溶酶活化素的作用,故可避免发生纤维蛋白溶解。肝硬化失代偿时则可发生纤维蛋白溶解,其机制为:①抗纤溶酶合成减少,纤溶酶活性增加,纤维蛋白溶解加速;②血液中有游离的纤溶酶原活化素,能激活纤溶酶原变为纤溶酶,此活化素在肝硬化时不被灭活,故纤溶酶活性增加,纤溶加速。

4. 血小板质和量的改变　肝硬化门静脉高压症时,脾淤血肿大,伴脾亢时血小板大量破坏,而致血小板减少。纤维蛋白溶解时,纤维蛋白的降解产物(FDP)能干扰血小板的聚集。

（三）贫血

肝硬化时常有轻度不等的贫血,其中 2/3 为轻至中度,主要为正常细胞性或小细胞性贫血,偶见巨细胞性贫血。引起贫血的原因:①脾淤阻性充血,使大量红细胞长期淤滞在脾窦而发生溶血;②脾功能亢进;③由于脂肪代谢紊乱,血浆中有某种异常类脂质可引起溶血;④维生素 B_{12}、叶酸等营养物质的摄入不足、吸收不良和利用障碍。营养性巨幼红细胞贫血在酒精性肝硬化较常见。在非酒精性肝硬化,失血和缺铁可能是贫血的重要原因。晚期病例常有红细胞生成抑制和铁的利用障碍。

六、肝性脑病

见本篇第八十四章肝性脑病。

第四节　临 床 表 现

一、代偿期

大部分患者无症状或症状较轻,可有腹部不适、乏力、食欲减退、消化不良和腹泻等症状,多呈间歇性,常于劳累、精神紧张或伴随其他疾病而出现,休息及助消化的药物可缓解。患者营养状态尚可,肝脏是否肿大取决于不同类型的肝硬化,脾脏因门静脉高压常有轻、中度肿大。肝功能实验室检查正常或轻度异常。

二、失代偿期

症状较明显,主要有肝功能减退和门静脉高压两类临床表现。

（一）肝功能减退的表现

1. 消化吸收不良　食欲减退、恶心、厌食、腹胀，餐后加重，荤食后易泻，多与门静脉高压时胃肠道淤血水肿、消化吸收障碍和肠道菌群失调等有关。

2. 营养不良　一般情况较差，消瘦、乏力，精神不振，甚至因衰弱而卧床不起，患者皮肤干枯或水肿。

3. 黄疸　皮肤、巩膜黄染、尿色深，严重肝衰竭的患者黄疸持续加重，多系肝细胞性黄疸。

4. 出血和贫血　常有鼻腔、牙龈出血及皮肤黏膜瘀点、瘀斑和消化道出血等。

5. 内分泌失调　①肾上腺皮质肝功能减退表现为：面色黑黄，晦暗无光，临床称为肝病面容。②性激素代谢紊乱：男性患者常有性欲减退、睾丸萎缩、毛发脱落及乳房发育等；女性有月经失调、闭经、不孕等症状。蜘蛛痣及肝掌的出现均与雌激素增多有关。③抗利尿激素增加：促进腹水形成。

6. 不规则低热　肝脏对致热因子灭活功能减退，部分患者可以表现为不规则发热。

（二）门静脉高压的表现

1. 脾脏肿大及脾功能亢进　脾脏肿大是肝硬化早期出现的体征，病毒性肝炎肝硬化脾脏多呈轻度或中度肿大，也有少数患者出现高度脾脏肿大，出现高度脾脏肿大的患者，应注意排除合并肝脏血管疾病和血液系统疾病。脾功能亢进的患者由于白细胞、血小板减少，反复皮下出血，患者双下肢胫前皮肤常见色素沉着。

2. 门腔侧支循环开放　门腔侧支循环开放最常见的表现是腹壁静脉扩张和食管胃底静脉曲张，胃镜检查可见轻、中及重度食管胃底静脉曲张（只要不发生曲张静脉破裂出血，肝功能仍属于代偿期），另外，痔疮也是肝硬化患者较常见的临床表现，部分患者因痔疮出血而发现肝硬化。

3. 腹水　是肝功能减退和门静脉高压的共同结果，是肝硬化失代偿期最突出的临床表现。腹水出现时常有腹胀，大量腹水使腹部膨隆、状如蛙腹，甚至促进脐疝等腹疝形成。大量腹水抬高横膈或使其运动受限，出现呼吸困难和心悸。

第五节　并　发　症

一、上消化道出血

肝硬化上消化道大出血多由食管胃底静脉曲张破裂出血（esophagogastric variceal bleeding，EGVB）所致。门静脉高压是导致曲张静脉出血的主要原因，诱因多见于进食粗糙食物、胃酸侵蚀、腹内压增高及剧烈咳嗽等。临床表现为突发大量呕血或柏油样便，严重者伴出血性休克等。其次，消化性溃疡、门静脉高压性胃肠病和急性出血性糜烂性胃炎也可引起上消化道出血临床多为反复或持续少量呕血或黑便。

二、感染

下列因素使肝硬化患者容易发生感染：门静脉高压使肠黏膜屏障功能降低，通透性增加、肠腔内细菌经过淋巴或门静脉进入血液循环；肝脏是机体的重要免疫器官，肝硬化使机体的细胞免疫严重受损，脾功能亢进或全脾切除后，免疫功能降低，肝硬化常伴有糖代谢异常，糖尿病使机体抵抗力降低。感染部位因患者基础疾病状况而异，最常见的感染是自发性细菌性腹膜炎（spontaneous bacterial peritonitis，SBP）即因非腹内脏器感染引发的急性细菌性腹膜炎。由于腹水是细菌的良好培养基，肝硬化患者出现腹水后容易导致该病，致病菌多为革兰氏阴性杆菌。起病缓慢者多有低热、腹胀或腹水持续不减；病情进展快者，腹痛明显、腹水增长迅速，严重者诱发肝性脑病、出现中毒性休克等。体检发现轻重不等的全腹压痛和腹膜刺激征。腹水外观浑浊，生化及镜检提示为渗出性，腹水可培养出致病菌。另外患者还易并发胆道感染、支气管炎、肺炎和泌尿系统感染。

三、电解质紊乱

长期钠摄入不足及利尿、大量放腹水、腹泻和继发性醛固酮增多均是导致电解质紊乱的常见原因。低钾、低氯血症与代谢性碱中毒，容易诱发肝性脑病。持续重度低钠血症（<125mmol/L）常发生于肝功能 C 级的患者，容易引起肝肾综合征，这种患者预后较差。

四、肝肾综合征

肝肾综合征（hepatorenal syndrome，HRS）是肝病晚期患者，尤其是肝硬化失代偿期患者，出现以少尿、无尿、肌酐清除率降低为表现的肾功能损害，但肾脏无明确的器质性病变。依据临床特点不同，可将 HRS 分为两型。1 型 HRS 是一种急进性肾功能衰竭，血清肌酐在 2 周内超过原有水平的 2 倍至 2.5mg/dL（226μmol/L）以上，常继发于上消化道大出血、大量放腹水、过度利尿以及自发性细菌性腹膜炎等诱因。2 型 HRS 肾功能衰竭多进展缓慢，表现为轻~中度的肾功能异常（血清肌酐 133~226μmol/L），多发生于顽固性腹水患者。HRS的发病机制目前认为是严重肝功能障碍使多种扩血管物质，如一氧化氮、胰高血糖素、内毒素、前列腺素等不能被肝脏完全灭活，或通过门体静脉分流进入体循环，引起肾外全身动脉，尤其是内脏动脉的扩张，导致有效循环血量不足、外周动脉压下降。有效循环血容量不足和低血压通过压力感受器和 / 或容量感受器激活肾素血管紧张素醛固酮系统和交感神经系统，引起肾血管收缩、肾灌注减少、肾小球滤过率（glomerular filtration rate，GFR）下降，发生HRS。此外，HRS 患者心输出量可出现显著降低，甚至低于正常人，这些患者通常存在心肌肥大、复极化异常、反应能力下降等心肌病变，导致心肌收缩和舒张能力下降。因此，HRS 也不仅仅是肝脏和肾脏两个器官的问题，其发病涉及肝脏、肾脏、心脏、交感神经系统、循环系统、肾素 - 醛固酮系统等神经内分泌调节系统。

肝肾综合征的诊断标准：①肝硬化合并腹水；②急进型血清肌酐浓度在 2 周内升至 2 倍基线值，或 >226μmol//L（25mg/L），缓进型血清肌酐 >133μmol//L（15mg/L）；③停利尿剂至少 2 天以上并经白蛋白扩容［1g/（kg·d），最大量 100g/d］后，血清肌酐值没有改善（>133μmol/L）；④排除休克；⑤目前或近期没有应用肾毒性药物或扩血管药物治疗；⑥排除肾实质性疾病，如尿蛋白 >500mg/d，显微镜下观察血尿 >50 个红细胞或超声探及肾实质性病变。80% 的急进型患者于 2 周内死亡。缓进型临床较多见，常表现为难治性腹水，肾衰竭病程缓慢，可在数月内保持稳定状态，常在各种诱因作用下转为急进型而死亡，平均存活期约为 1 年。

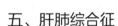
五、肝肺综合征

肝肺综合征(hepatopulmonary syndrome,HPS),即进展性肝病伴肺内血管扩张和呼吸室内空气时肺泡-动脉氧差增加(>20mmHg)。失代偿的肝硬化患者中约有50%动脉氧分压降低(60~70mmHg),发生可能的因素有:①肺内动静脉瘘形成;②胸腹水压迫引起的通气障碍;③气体弥散功能下降:由于间质水肿、肺毛细血管扩张、红细胞与氧的亲和力下降。做对比增强心脏超声可协助诊断HPS。

六、门静脉血栓形成

约10%的结节性肝硬化患者可并发门静脉血栓形成(portal vein thrombosis,PVT)。如血栓缓慢形成,局限于肝外门静脉,且有机化,或侧支循环丰富,则可无明显临床症状。如突然产生完全性梗阻,可出现剧烈腹痛、腹胀、便血、呕血、休克等。此外,脾常迅速增大,腹水加速形成,并常诱发肝性脑病。

肝硬化PVT的危险因素和发病机制包括血流速度下降、内皮损伤、血液高凝状态等,而近年研究更发现基因易感性在静脉血栓形成中也发挥一定作用。

(一)血流动力学异常

肝硬化时,肝脏结构的改变以及肝内血管张力的变化,导致肝脏血管阻力增加,这是门静脉高压的形成的主要原因。而肝硬化时各种神经内分泌因素所致的以心输出量增加、外周血管阻力降低为特点的高动力循环状态,导致内脏小动脉扩张、门静脉血流量增加,进一步维持和加重了门静脉高压。上述病理生理机制使得门静脉血流速度下降、侧支循环形成。Zocco等研究发现,门静脉血流速度下降是肝硬化患者PVT形成的唯一预测因素,当基线水平门静脉血流速度小于15cm/s时,发生门静脉血栓的风险明显增加(91.7% vs 19.7%,p<0.001)。也有研究认为侧支循环中最粗一支的血流量增加是PVT发生的独立危险因素。临床实践中发现,为预防或治疗肝硬化合并门静脉高压、食管胃底静脉曲张破裂出血而进行脾切除术或门体静脉断流/分流手术,可进一步影响肝硬化患者的血流动力学,并可能增加PVT的风险。

(二)凝血功能异常

肝硬化时凝血机制障碍被认识已久。但近年研究发现,肝硬化时尽管有多数凝血因子的水平下降,但同时伴有凝血因子Ⅷ水平升高,同时抗凝因子如蛋白C、蛋白S、抗凝血酶等水平下降,从而导致促凝/抗凝重新达到新的低水平平衡。目前肝硬化凝血功能异常与PVT之间的相关性也逐渐成为研究热点,但尚无一致意见。

(三)遗传易感性

近年研究发现,遗传易感性是普通人群中静脉血栓形成的重要危险因素之一。目前已知的与深静脉血栓形成相关的基因易感性主要包括:V因子Leiden突变(factor V Leiden Q506,FVL),是指编码V因子基因1691位点突变,导致V因子分子的506位精氨酸被谷氨酰胺所代替,使得活化的蛋白C对V因子的中和作用减弱;凝血酶原基因突变(prothrombin G20210A,trΓHRA20210),是指凝血酶原基因20210位鸟嘌呤为胞嘧啶所取代,导致血浆凝血酶生成增多;亚甲基四氢叶酸还原酶基因突变(methylenetetrahydrofolate reductase gene C677T,MTHFR C677T),是指亚甲基四氢叶酸还原酶基因677位胞嘧啶为胸腺嘧啶所取代,当该位点为纯合突变时血浆同型半胱氨酸水平明显升高;以及Janus激酶2(Janus kinase 2,JAK2)突变是编码酪氨酸蛋白激酶基因的一种功能获得性突变,目前认为JAK2突变是骨髓

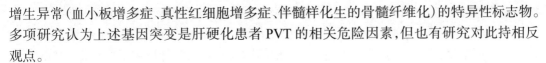

增生异常(血小板增多症、真性红细胞增多症、伴髓样化生的骨髓纤维化)的特异性标志物。多项研究认为上述基因突变是肝硬化患者 PVT 的相关危险因素,但也有研究对此持相反观点。

(四) 其他

既往曾有研究提出男性、既往腹部手术病史(包括脾切除术、门体静脉分流术)、肝性脑病、腹水、食管胃底静脉曲张破裂出血病史、低血小板数以及 Child-Pugh C 级为肝硬化患者发生门静脉血栓的倾向性因素。

综上所述,目前关于肝硬化患者 PVT 的相关危险因素尚缺乏充足的循证医学证据。但毋庸置疑,随着对肝硬化患者凝血功能异常的概念的颠覆性变化,肝硬化患者门静脉血栓的形成应得到更多的重视,以尽早诊断和治疗,避免加重失代偿事件的发生。

七、肝性脑病

详见本篇第八十四章。

八、原发性肝癌

详见本篇第七十九章。

第六节 诊 断

肝硬化的诊断内容包括确定有无肝硬化,肝硬化的病因、肝功能分级及并发症发生情况。

一、肝硬化的诊断

临床诊断肝硬化通常依据肝功能减退和门静脉高压同时存在的证据。影像学所见肝硬化的征象有助于诊断。当肝功能减退和门静脉高压证据不充分、肝硬化的影像学征象不明确时,肝活检若查见假小叶形成,可确立诊断。

(一) 肝功能减退

1. 临床表现 包括消化吸收不良、营养不良、黄疸、出血和贫血、不孕不育、蜘蛛痣、肝掌、肝病面容、男性乳房发育、肝性脑病及食管胃底静脉曲张出血等。

2. 实验室检查 可从肝细胞受损、胆红素代谢障碍、肝脏合成功能降低等方面反映肝功能减退。肝细胞受损表现为血清 ALT、AST 升高,胆红素代谢障碍表现为血清胆红素升高,血清白蛋白和球蛋白反应肝脏的合成功能,肝硬化化患者可有血清白蛋白下降。另外,活动性肝硬化或肝硬化失代偿时,上述肝功能指标呈轻度至中度异常,肝硬化失代偿时肝脏储备功能下降胆碱酯酶呈现不同程度的降低。

(二) 门静脉高压

1. 临床表现 包括脾大、腹水、腹壁静脉曲张及食管胃底静脉曲张出血等。

2. 实验室检查 ①血小板降低是较早出现的门静脉高压的信号,随着脾大、脾功能亢进的加重,红细胞及白细胞也降低。②没有感染的肝硬化腹水,通常为漏出液。合并自发性腹膜炎,腹水可呈典型渗出液或介于渗、漏出液之间。腹水细菌培养及药物敏感试验可作为

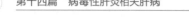

抗生素选择时参考。血性腹水应考虑合并肝癌、门静脉血栓形成及结核性腹膜炎等。

3. 影像学 ①少量腹水、脾大、肝脏形态变化均可采用超声、CT 及 MRI 证实,显然较体检更敏感而准确。②门静脉属支形态改变:门静脉高压者的门静脉主干内径常 >13mm,脾静脉内径 >8mm,多普勒超声可检测门静脉的血流速度、方向和血流量。腹部增强 CT 及上腹部血管成像术可清晰、灵敏、准确、全面地显示多种门腔侧支循环开放状态、门静脉血栓、血管海绵样变及动 - 静脉瘘等征象,有利于对门静脉高压状况进行较全面的评估。

4. 胃镜 通过观察食管胃静脉扩张情况判断门静脉高压程度及出血的风险,同时有助于鉴别肝硬化上消化道出血的具体原因,如食管胃底静脉曲张、门静脉高压性胃病、消化性溃疡、糜烂出血性胃炎及上消化道恶性肿瘤等。

二、病因诊断

病毒性肝炎肝硬化的病因方面,要有明确的嗜肝病毒感染的证据:病毒性肝炎肝硬化的病因诊断并不困难,一般可以通过肝炎病毒血清标志物和病毒核酸检测可以明确诊断,因 HBV、HCV 和 HBV 合并 HDV 多呈慢性感染是引起肝炎肝硬化的主要病因,而 HAV 和 HEV 经粪 - 口传播,主要表现为急性感染,一般不会引起肝硬化。另外,需要注意临床有少数隐匿性乙型肝炎肝硬化患者,通过血清病毒学指标阴性的患者,有时需要肝活检肝组织病原学检查方能作出病因诊断。

三、肝功能评估

详见第五篇第十九章第四节。

四、鉴别诊断

(一)其他原因所致肝硬化

如肝豆状核变性(Wilson 病)、血色病、酒精性肝病、原发性胆汁性胆管炎(PBC)、自身免疫性肝炎、血吸虫病、心力衰竭等所致肝硬化鉴别。

(二)其他原因所致的脾大

特别是巴德 - 基亚里综合征(Budd-Chiari syndrome),特发性门静脉高压,其病理为肝内窦前性门脉纤维化与压力增高,临床表现为脾大、贫血、白细胞与血小板减少、胃肠道反复出血等。晚期血吸虫病也有窦前性肝内门静脉阻塞和高压、脾功能亢进和腹水等表现,应注意鉴别。

(三)其他原因引起的上消化道出血

尤其是消化性溃疡、糜烂出血性胃炎、胃癌、贲门撕裂症等。

(四)其他原因所致腹水

需与结核性腹膜炎、腹腔内肿瘤、肾病综合征、缩窄性心包炎和巨大卵巢囊肿等鉴别。

第七节 治 疗

肝硬化的治疗应该是综合性的。首先针对病因进行治疗,乙型和丙型肝炎肝硬化患者有抗病毒治疗的适应证的应尽快抗病毒治疗。

一、一般治疗

（一）休息

肝功能代偿期患者可参加一般轻工作,不宜进行重体力活动及高强度体育锻炼,失代偿期或有并发症的患者应多卧床休息。保持情绪稳定,减轻心理压力。

（二）饮食

以高热量、高蛋白质、维生素丰富而易消化的食物为宜。严禁饮酒。脂肪尤其是动物脂肪不宜摄入过多。如肝功能显著减退或有肝性脑病先兆时应严格限制蛋白质食物。有腹水者,应予低钠盐或无钠盐饮食。未行 TIPSS 的腹水患者,每天食盐 1.5~2g,应同时限制水摄入,500~1 000mL/d。TIPSS 术后患者可不必限盐和水。有食管胃底静脉曲张者,应避免进食坚硬、粗糙的食物,以易消化、产气少的粮食为主,常吃蔬菜、水果,调味不宜过于辛辣,保持大便通畅,不要用力排大便。

二、病因治疗

肝硬化的致病因素包括嗜肝病毒感染、药物及毒物、酒精、遗传代谢及自身免疫紊乱等。对病毒性肝炎肝硬化患者主要的治疗方法是抗病毒治疗,实现持续病毒抑制或清除,阻止病情发展。慢性病毒性肝炎存在肝硬化的客观依据,患者血清病毒核酸阳性,无论 ALT 情况如何,均建议积极抗病毒治疗。

乙型肝炎肝硬化选择 NAs 抗病毒治疗较安全。这类患者需要长期抗病毒治疗,对于初治患者优先选择低耐药的恩替卡韦或替诺福韦。干扰素 α（IFN-α）有导致骨髓抑制、诱发自身免疫病等并发症的可能,因此禁用于失代偿性肝硬化患者,对于代偿性肝硬化患者也应慎用。

目前 HCV 相关性肝硬化治疗方法也是以抗病毒治疗为主,其他治疗为辅助的综合治疗方法,内科抗病毒治疗为 IFN-α 单药疗法或联合利巴韦林（RBV）治疗,不管是否获得持续病毒应答,患者的肝脏组织学均可得到一定程度的改善。IFN-α 单药治疗的效果不佳,联合 RBV 可能提高疗效,但副作用的控制是目前较难把握的一个问题,限制 IFN-α 应用的原因在于肝硬化本身合并的脾功能亢进可导致血液中白细胞、血小板计数下降,而单用 IFN-α 或联合 RBV 的副作用也可导致血液循环池中白细胞、血小板计数下降,出现粒细胞减少症和血小板减少症。因此,在 HCV 相关性肝硬化抗病毒治疗中,需要严密防范治疗的副作用。直接抗病毒药物（DAA）出现后,上述以 IFN-α 为核心的方案便不再作为 HCV 相关肝硬化的首选,当然目前 DAA 尚未在我国上市。欧洲学界推荐 24 周的 DAA 联合 RBV 方案,具体方案可参照乙型病毒性肝炎治疗章节。但必须指出的是,这些方案在我国 HCV 相关性肝硬化患者群的安全性没有获得验证,因此需要谨慎进行。

三、保肝治疗

转氨酶和胆红素升高的活动性肝硬化,可以加用保肝药物治疗,炎症较重者可试用双环醇和甘草酸制剂（甘草酸二铵肠溶胶囊或复方甘草酸苷等）;炎症较轻者,可试用水飞蓟素、多烯磷脂酰胆碱治疗,伴有胆汁淤积的肝硬化患者可选用熊去氧胆酸（UDCA）或腺苷蛋氨酸（SAMe）治疗。需要注意,尽量避免作用机制相同的两种或多种保肝药联合使用。

四、抗肝纤维化治疗

迄今尚无有力的循证证据推荐能有效地逆转肝纤维化的方法,有报道扶正化瘀胶囊、复方鳖甲软肝片、安络化纤丸等中药制剂,用于早期肝硬化治疗,有一定的抗纤维化作用。

五、并发症的治疗

(一)腹水

2012 年美国肝病研究协会(AASLD)肝硬化腹水指南建议将腹水治疗分为三线治疗,强调了病因治疗和对生活方式的控制,同时建议对腹水患者慎用非甾体抗炎药、作用于肾素 - 血管紧张素 - 醛固酮系统(RAAS)的药物和 β 受体阻断剂。

2017 年 9 月发表的中华医学会肝病学分会《肝硬化腹水及相关并发症的诊疗指南》,详尽地阐明了肝硬化腹水及自发性细菌性腹膜炎和肝肾综合征的诊治新理念,更适合我国国情和临床应用。

1. 治疗原则

(1)治疗目标:腹水消失或基本控制,改善临床症状,提高生活质量,延长生存时间。

(2)一线治疗:包括病因治疗、合理限盐(4~6g/d)及利尿剂(螺内酯和 / 或呋塞米)。

(3)避免应用肾毒性药物。

(4)二线治疗:包括①合理应用缩血管活性药物和其他利尿药物,如特利加压素、盐酸米多君及托伐普坦等。②大量放腹水及补充人血白蛋白。③ TIPSS。④停用非甾体抗炎药及扩血管活性药物,如血管紧张素转换酶抑制剂、血管紧张素受体拮抗剂等。

(5)三线治疗:包括肝移植、腹水浓缩回输或肾脏替代治疗、腹腔 α 引流泵或腹腔静脉 Denever 分流。

2. 一线治疗

(1)病因治疗:失代偿期乙型肝炎肝硬化的有效抗病毒治疗仍可一定程度上恢复肝功能、提高生存率。

(2)限制钠盐:肝硬化腹水患者存在不同程度的水钠代谢紊乱,钠的增加会导致水潴留,从而加重腹水。限钠饮食可以加速腹水消退,因此是腹水患者常规治疗措施之一。最新的指南、共识也认为应限制钠盐的摄入(80~120mmol/d)。但是,限制钠盐也有一定争议,因为,过度限钠对营养状况不利,且合并低钠血症的患者对利尿剂敏感性降低,有发生肝性脑病的风险。曾有文章指出,在使用利尿剂的同时不限制钠盐的摄入,将提高肾血流灌注,改善低钠血症,对利尿和腹水的减轻有利。国内研究也有类似结论,但仍缺乏高质量证据明确是否限钠与患者生存获益的关系。

(3)营养支持:终末期肝病患者往往营养状况不良,而营养状况被认为是影响终末期肝病患者预后的重要因素,因此额外的营养补充对于腹水患者十分必要,肠外营养比肠内营养更能降低病死率。

(4)利尿措施:肝硬化腹水患者钠潴留主要是由于近端和远端肾小管钠重吸收增加,而非钠滤出减少,因此醛固酮拮抗剂比袢利尿剂在腹水治疗中更有效。国际腹水俱乐部指南建议以螺内酯为首选,呋塞米等作为辅助治疗。有学者建议,单用螺内酯在中等量腹水的门诊患者治疗中安全、便捷。但螺内酯起效缓慢。Angeli P 等发现醛固酮拮抗剂与呋塞米联用治疗中等量腹水的患者比序贯治疗更有利。AASLD 腹水指南也推荐螺内酯与呋塞米联用。即使采用了限钠和以上利尿剂的治疗，仍有 20%~30% 的患者会发生利尿剂抵抗，而且应用这两种利尿剂有发生肾功能不全等副作用的风险。呋塞米可能会导致低钾、低氯性碱中毒和低钠血症，以及血容量不足的潜在风险；长期使用螺内酯存在男性乳房发育的副作用。对于部分利尿剂抵抗的腹水患者，有报道静脉注射甘露醇可以初步动员腹水，但长期效益不明。Abecasis R 等证实托拉塞米治疗腹水有效。有学者发现，用托拉塞米替换呋塞米之后，能获得更好的疗效。阿米洛利、布美他尼等也用于腹水治疗，但费用昂贵，必要时可以应用这些药物作为替代治疗的选择。

3. 大量腹水的管理

(1)腹穿放液：腹穿大量放液术(LVP)治疗张力性腹水已被广泛接受，因为该治疗安全有效，并发症发生率低，能有效降低腹水住院患者病死率。但是，大量放腹水后可引起急性严重的血容量下降、肝性脑病、肾功能衰竭、电解质紊乱等一系列严重的并发症，且术后腹水可很快重新积聚。因此，放液术后进行胶体扩容十分必要。大量放腹水联合静脉输注白蛋白是治疗肝硬化张力性腹水的一种快速、安全和有效的方法。

(2)补充胶体及白蛋白：EASL 指南肯定了白蛋白在治疗和预防并发症中的应用，一般每天用量 20~40g；但因为其昂贵的价格，AASLD 认为在初发腹水中的应用尚需进一步分析。

4. 顽固性腹水的治疗　对饮食限钠和大剂量利尿剂(螺内酯 400mg/d 和呋塞米 160mg/d)的治疗不敏感，治疗性腹腔穿刺术后腹水迅速复发，发生显著的利尿剂相关副作用的患者为顽固性腹水。顽固性腹水在一线治疗基础上可能需要增加以下措施：

(1)普坦类药物 Vaptans：普坦类药物是非肽类血管加压素受体拮抗剂，分为非选择性拮抗剂、V1 受体拮抗剂和 V2 受体拮抗剂，能促进水的排泄但不影响电解质排泄，用于治疗低钠血症，促进腹水消退。托伐普坦(tolvaptan)是目前唯一获批的普坦类药物。7.5mg/d 是安全可耐受并且疗效良好的剂量。Sakaida I 通过一项多中心随机对照双盲试验认为，对于肝性水肿和腹水的治疗，在利尿剂的基础上加用托伐普坦疗效显著，因此这可能是治疗伴有低钠血症的腹水患者的新选择。但一项纳入了 12 项试验共 2 266 例患者的荟萃分析显示，普坦类药物[包括托伐普坦、沙他伐坦(satavaptan)和利伐普坦(lixivaptan)]能提升血清钠水平，减轻体重，降低穿刺放液术的频率，但在病死率、肝性脑病发生率、SBP 发生率方面与对照组无明显差异，不良反应增加，因此并不支持在肝硬化患者中的常规使用。

(2)血管紧张素拮抗剂：特利加压素(terlipressin)是加压素的前体药物，通过内脏血管收缩从而降低门静脉压，但作用时间较短。有学者报道了特利加压素改善肾功能，促进腹水患者的尿钠排泄的作用。随机对照试验证明特利加压素与白蛋白一样可以有效预防腹穿放液术后的患者血流动力学改变。而且，特利加压素在降低普通腹水患者腹围、腹水深径和尿量方面优于托拉塞米，因此可以是一种替代方案。此外，奥曲肽可使肾素和醛固酮分泌明显减少，对顽固性腹水有利尿反应，氯沙坦作用于 AT Ⅱ-1 型受体，抑制 RAAS 活性，已经有试验证明其可改善肾功能，促进尿钠排泄，也可用于肝硬化腹水的治疗。

(3)作用于肾上腺素受体的药物：米多君在体内代谢形成脱甘氨酸米多君，作为一种 α_1 肾上腺素受体激动剂，能升高血压，提高肾血流量，从而增加尿量，提高平均动脉压。米多君在降低肾素水平方面比奥曲肽更有效。在短期应用米多君后，尿钠排泄增加，全身血流动力学即可获得改善。β 受体阻断剂在腹水患者中的应用早有争议。多个试验发现，对于顽固性腹水患者，使用普萘洛尔明显降低患者生存率，其原因可能是由于心输出量增加，平均动脉压下降，重要器官灌注减少，发生氮质血症、肝肾综合征和死亡的风险增加。2014 年

EASL 已经对其在终末期肝硬化和顽固性腹水患者中的应用发出了警告。

5. 其他措施

（1）经颈静脉肝内门腔内支架分流术（transjugular intrahepatic portosystemic stent-shunt，TIPSS）：是在肝门静脉属支与肝静脉间置入特殊覆膜的金属支架，建立肝内门 - 体分流，降低门静脉压力，减少或消除由于门静脉高压所致的腹水和食管胃底静脉曲张出血。腹水形成的关键在于门静脉高压，当利尿剂辅以静脉输注白蛋白利尿效果不佳时，肝功为 B 级，TIPSS 可有效缓解门静脉高压，增加肾脏血液灌注，显著减少甚至消除腹水。如果能对因治疗，使肝功能稳定或有所改善，可较长维持疗效，多数 TIPSS 术后患者无需限盐、限水及长期使用利尿剂，可减少对肝移植的需求。但肝功能为 C 级的患者或有肝性脑病病史的患者行 TIPSS 治疗后可能会出现肝功能损害加重和难以逆转的肝性脑病，应慎重应用。

（2）腹腔分流与回输：对于一般治疗无效、LVP 术后很快复发的难治性腹水患者，腹腔静脉分流术提供了一个选择。除了直接将腹水回输，超滤浓缩回输降低了相关并发症的发生率。与腹水浓缩回输静脉相比，回输腹腔可在短时间内大量清除腹水而不改变血压、中心静脉压，且可降低肝硬化患者肝静脉楔压，避免了可能出现的上消化道出血和肺水肿。但以上方法都存在各自的缺陷，装置需进一步改善，尚缺乏临床推广使用的证据。

（3）肝移植：2014 年 3 月 AASLD 和美国移植学研究学会（ATS）共同发布《成人肝移植评估指南》指出，肝硬化患者一旦出现腹水等并发症，应该考虑肝移植评估。对于常规药物治疗无效的患者，21% 将在 6 个月内死亡。由于大部分慢性肝脏疾病很少可逆，出现腹水之时，患者最好转行肝移植评估，而不是长时间药物治疗。但是，在名单中漫长的等待和昂贵的费用使众多腹水患者与肝移植失之交臂。

（二）食管胃底静脉曲张破裂出血

详见本篇八十二章。

（三）脾功能亢进的处理

脾功能亢进最有效的治疗是脾切除术，但单纯脾切除仅能暂时降低门静脉压力，而脾与周围组织之间丰富的侧支循环可在术中被切断，往往反使静脉压力增高，同时会增加门静脉血栓发生的风险给患者的门脉循环造成更大的危害，影响肝脏血供，增加门脉压力和食管胃静脉破裂出血的风险，也会给以后施行 TIPSS 和肝移植造成更大的困难。因此脾切除一定要非常慎重，除非巨脾压迫周围器官或组织给患者带来较大的痛苦和危害时才考虑行脾切除。有人主张用经导管血管闭塞术（trans-catheter vessel occlusion，TVCO）治疗门静脉高压和脾功能亢进，通过 TCVO 栓塞脾动脉分支和末梢血管后，脾实质发生缺血性梗死，随后机化和萎缩，削弱了脾破坏红细胞和分泌功能，可显著减少门静脉的血量，使门静脉压力下降。不良反应有脾区疼痛、发热、脾脓肿及肺炎等。TCVO 治疗门静脉高压和脾功能亢进价值尚需要更多的循证医学证据证实。

（四）肝性脑病

多采取饮食控制、应用促进肠道毒物排泄药物如乳果糖、拉克替醇、非吸收抗生素如利福昔明及门冬氨酸鸟氨酸治疗（详见本篇第八十四章）。

（五）肝肾综合征

特利加压素联合白蛋白为一线治疗方案，多巴胺、去甲肾上腺素联合白蛋白亦可获得良好疗效（详见本篇第八十五章）。

(六) 肝肺综合征

吸氧及高压氧舱适用于轻型、早期患者,可以增加肺泡内氧浓度和压力,有助于氧弥散。肝移植可逆转肺血管扩张,使氧分压、氧饱和度及肺血管阻力均明显改善。

(七) 自发性腹膜炎

选用肝毒性小、主要针对革兰氏阴性杆菌并兼顾革兰氏阳性球菌的抗生素,如头孢哌酮或喹诺酮类药物等,疗效不满意时,根据治疗反应和药敏结果进行调整。由于自发性腹膜炎容易复发,用药时间不得少于2周。因自发性腹膜炎多系肠源性感染,除抗生素治疗外,还应注意保持大便通畅、维护肠道菌群。腹水是细菌繁殖的良好培养基,控制腹水也是治疗的一个重要环节(详见本篇第八十三章)。

(八) 肝硬化继发感染

肝硬化患者感染发生率比普通人群高4~5倍,25%~35%的患者入院时或住院期间发生感染。常见感染类型除上述自发性细菌性腹膜炎外,还有泌尿道、呼吸道、胆道、肠道感染、菌血症/败血症等,可出现感染性休克和肝肾功能衰竭,危及患者生命。早期诊断和及时、适当的抗生素治疗是感染管理的关键。三代头孢菌素是社区获得性感染的最佳治疗药物,院内和医疗相关性感染的经验性抗生素应用应根据当地多重耐药细菌的流行病学采取个体化治疗。

(九) 肝移植

不同病因的肝硬化末期患者均可考虑做肝移植,病毒性肝炎肝硬化由于抗病毒药物的不断增加,肝移植后肝炎的复发率和再感染率得到了很好的控制。肝移植已经成为肝硬化终末期患者挽救生命最有效的治疗方法。

(李东良)

第七十九章
原发性肝癌

第一节 概 论

原发性肝癌(简称肝癌)是世界范围内发病率很高的恶性肿瘤之一,全世界每年新增病例超过 100 万人,尤其以亚太地区居多,发病率位居恶性肿瘤发病率的第 5 位,死亡率位居第 3 位。我国肝癌发病人数约占全球的 55%,在肿瘤相关死亡原因中位居第二。近年来,随着分子生物学、病毒学及遗传学的进展,肝癌的研究无论在流行病学、病因学、诊断与治疗等方面都有了一定的进展。本章对近年肝癌研究的若干重要方面作一回顾和展望。

一、流行病学和病因

在全球范围内,肝癌多发于东南亚、西太平洋地区和撒哈拉沙漠以南的某些非洲国家,这些高发区肝癌发病率一般在 30/10 万以上;而澳洲、欧洲、北美等地区属低发区,其发病率在 5/10 万以下。这就形成一种印象,即前者多数是经济、技术欠发达的发展中国家,后者多为发达国家。就肿瘤死亡率而言,全球来讲,肝癌在全球男性已上升至第二位,女性占第六位。就我国来讲,肝癌在我国肿瘤所致死亡率男性为第二位,女性为第三位。

肝癌高发区为肝癌的病因学研究提供了良好的流行病学研究条件。高发区的研究结果表明,乙型肝炎病毒感染,食含黄曲霉素食物、饮含藻类毒素的沟塘水以及肝癌家族史等均是较为明确的危险因素。此外,散发性肝癌还可能与饮酒、硒缺少以及激素水平等相关。

近年来,肝癌的分子生物学研究结果表明,多基因、多阶段的癌基因(包括 *ras*、*c-myc*、*IGF-II*、*bcl-2* 等)或抑癌基因(包括 *p53*、*Rb*、*p16* 等)突变构成肝癌发生和发展的分子基础。有资料表明,HBV 感染可使病毒通过"顺式"和"反式"激活两种方式使多种癌基因,如 *N-ras*、*c-myc* 同时被激活,或 *p53* 基因功能下降。与国外结果不同,我国的研究资料表明,HBV 与肝癌发生的相关性更大。HGV 和 HTV 与肝癌相关性亦有报道,但尚待进一步深入研究。此外,凋亡基因与肝癌的相关性研究也取得很大进展。

二、肝癌的临床诊断

肿瘤相关标志物可分为两大类,即血清肿瘤标志物和细胞肿瘤标志物,血清标志物包括癌胚抗原类、酶类、激素类、糖蛋白类,常见的肝癌的血清标志物有甲胎蛋白(AFP)、γ- 谷氨酰转肽酶(GGT)、糖链抗原 125(CA125)等。细胞肿瘤标志物主要包括癌基因类和细胞表面抗原类两大类。这类物质在正常组织和良性疾病时几乎不产生或产量甚微,它反映了肿瘤的发生、发展过程及肿瘤相关基因的激活或失活程度,可在肿瘤患者组织、体液、排泄物中检测出来。

近年来,由于医学影像学的进步,肝癌的定位诊断也有了很大进展,主要有超声(US)、

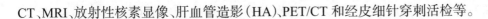

CT、MRI、放射性核素显像、肝血管造影(HA)、PET/CT 和经皮细针穿刺活检等。

三、肝癌的临床治疗

在治疗方面,我国学者在外科治疗和介入治疗方面取得较多经验,例如外科治疗中的早期切除、二期切除,复发再切除以及肝移植等手段,放射治疗、介入性治疗等均已成为较成熟的治疗模式,提高肝癌总体疗效依赖于综合治疗也已达成共识。

手术切除以外的外科治疗是近年受到重视的领域。它分为经血管的治疗和经微创的局部治疗。前者如肝动脉结扎(HAL)、肝动脉插管(HAI)、门静脉插管及其合并应用。后者如 -196℃液氮冷冻治疗,通常快速冷冻,缓慢解冻,可使冰球内的组织坏死,目前除表面冻头外还有插入式冻头,可供深部肿瘤治疗。

近年来超声介入治疗发展甚快,除常用的无水乙醇外,近年超声引导或 CT 引导下经皮穿刺射频消融治疗,微波治疗,醋酸瘤内注射等。其他细胞杀伤性药物亦在临床应用中取得一定的疗效。

原发性肝癌的生物治疗与分子靶向治疗方面,国内外已广泛开展 PLC 的生物治疗,涉及免疫治疗(细胞因子、过继性细胞免疫、单克隆抗体、肿瘤疫苗)、基因治疗、内分泌治疗、干细胞治疗等多个方面。目前,大多数生物治疗方法或技术尚处于研发和临床试验阶段,小部分已应用于临床。一些单中心的小规模临床试验结果提示生物治疗可提高患者的生活质量、减少术后复发率。分子靶向药物治疗在控制 HCC 的肿瘤增殖、预防和延缓复发转移以及提高患者的生活质量等方面具有独特的优势。近年来,应用分子靶向药物治疗 HCC 已成为新的研究热点,受到高度的关注和重视。

系统化疗早在半个世纪前就开始用于治疗肝癌,是临床常用的姑息性治疗手段;但早期的药物因疗效低副作用大而未能得到广泛应用。近年来由于新的药物的研发和应用得以在肝癌的系统治疗上得到发展。

四、肝癌的转移和复发

肝癌的转移和复发是一个相当复杂的过程。根据肿瘤转移的基本过程至少包括三个方面的因素,一是肝癌细胞本身具有的侵袭性生长的基因和分子基础;二是细胞外基质所起的作用;三是转移到达部位的微环境。当然,此外机体免疫在肝癌细胞转移过程中未起到监视作用也是一个重要因素。目前发现了一些与肝癌细胞转移活性呈正相关或负相关的基因,例如 *nm23-H1*、*P16* 和 *P53* 基因,介导肝癌细胞破坏基质及在其中移行的酶、黏附分子及其受体,如基质金属蛋白酶类、黏合素、CD44v、细胞间黏附分子 1(ICAM-1),层粘连蛋白及其受体,以及保证转移的肿瘤细胞在微环境中停留、生长和侵袭的基因因素、生长因子及受体因素,特别是新生血管形成的因素,例如一氧化氮合酶(NOS)和血管内皮生长因子(VEGF)等。其中有些因素,例如 *TGF-β* 和 *p53* 基因等的作用可能是贯彻整个过程,有些因素如 *nm23-H1* 基因、金属蛋白酶等可能是作用于某一过程的。

肝癌复发机制的研究证实,肝癌单中心和多中心起源并存的假设。因此,转移复发是一种多过程、多因素参与的机制。

五、展望

以上已叙述了近年来有关肝癌研究的一些主要进展,实际上无论是防治还是研究都存在不少问题尚待解决。如肝癌病因有多种因素,且不同地区可能有不同病因因素的组合,均给一级预防带来困难;诊断存在 AFP 阴性肝癌的早期诊断问题;治疗所存在的问题是切除后的高复发率和合并失代偿性肝硬化。为此,未来应强调病因预防,早诊早治,与临床治疗三结合。肝癌的生物学特性是一个重要的研究课题,必须进一步深入研究。研究与肝癌细胞侵袭性相关的癌基因并寻找阻断的方法,以及临床预防复发的措施,如生物治疗、基因治疗等,可能均是未来的一个重要研究目标。

<h1 style="text-align:center">第二节　流行病学与病因</h1>

一、肝癌流行病学

(一) 地域分布

根据年龄标化发病率(1/10 万)的高低,将肝癌流行区分为高、中、低三个区域。从世界范围看,肝癌高发区主要分布在东亚、东非、中非、东南亚,以及亚南太平洋的美拉尼西亚群岛;中发区主要分布在意大利、西班牙和东欧南部;低发区主要分布在英、美、北欧、加拿大和澳大利亚等地区和国家。

我国肝癌的地区分布特点是:沿海高于内地,东南和东北高于西北,华北和西南,沿海岛屿和江河海口又高于沿海其他地区,其发病率分布的特点是在湿润地带为高发地区。且各省、市、自治区分布也不同:上海、福建、江苏、广西、浙江原发性肝癌死亡率最高,云南、贵州、甘肃、新疆则低;但即使是同一高发地区分布也不均匀,例如江苏南通地区、启东和海门肝癌死亡率较高,而江苏北部、西部一些县原发性肝癌死亡率较低,即使死亡率较高的启东县境内的北部死亡率较低,南部较高。这种地理分布的特点可能表示原发性肝癌的发生与环境因素有较密切的关系。

(二) 人群分布

大量的流行病学调查资料表明,肝癌流行程度较严重地区,40 岁以下年龄组发病率较高,而流行程度较轻的地区 60 岁以上年龄组的发病率较高,即在高发区肝癌多发于青壮年,在低发区肝癌多发于中老年,流行愈严重地区肝癌患者的平均年龄愈低。

2000 年世界肝癌发病人数男性/女性为 398 364 1/165 972,男女比例大致波动于(1.4~3.3):1,且发病率越高的国家男女发病率的比值越大。在中国,肝癌新发病例中 72.8% 为男性,男:女为 2.7:1,男女性别在肝癌发病率的不同考虑可能与男女体内激素不同及生活习惯有关。

(三) 流行因素

迄今认为,肝癌的流行因素比较明确。不同国家、地区、种族的肝癌的主要病因不尽相同,但共同点是多种因素协同作用的结果,而且认为后天的环境因素作用较遗传因素更重要。现有许多研究资料表明,我国肝癌的发生与发展主要与乙型肝炎病毒(HBV)、黄曲霉素 B1(AFB1)、饮水污染、某些微量元素缺乏、遗传因素等有关;HCV 虽然不是我国肝癌的主要病因,但 HCV 感染有增加趋势。影响肝癌发生、发展的因素众多,包括环境因素、遗传因素、机体因素及社会心理因素,不同国家、地区有其特殊性。但肝癌病因的共性是多因素、多步骤、多基因、多突变过程的参与。

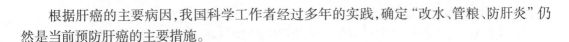

根据肝癌的主要病因,我国科学工作者经过多年的实践,确定"改水、管粮、防肝炎"仍然是当前预防肝癌的主要措施。

二、乙型肝炎病毒感染与肝癌

近年来,乙型肝炎病毒(HBV)与肝细胞癌(HCC)之间的关系,已有了充分的证据,而且从基因水平上对 HBV 感染进行了一系列的研究,对 HBV 感染在 HCC 发生、发展中的作用有了较为深入的了解,这为肝炎病毒的感染及 HCC 发生发展的防治,奠定了较为坚实的基础。

(一)乙肝病毒致肝细胞癌的证据

目前全世界约有 3.5 亿慢性乙型肝炎病毒携带者,亚洲人群乙型肝炎病毒携带率为 8%~15%,我国慢性乙型肝炎患者中,经过慢性的过程,25%~40% 最终发生严重的肝硬化或合并肝癌。乙肝病毒(HBV)感染与肝细胞癌(HCC)发生之间存在密切的关系,证据主要有两点,慢性 HBV 感染区与 HCC 发生区有极大的相似之处,在低 HBV 感染的区域 HCC 的发病率也比较低,反之亦然。另外 80% HCC 患者都伴有 HBV 的感染,无论这些患者是否生活在高 HBV 感染的地区,在他们的血液中多检测到了 HBsAg 和抗 -HBc 阳性。一项研究提示,原发性肝癌患者乙型肝炎病毒感染为 86.22%,单纯病毒性肝炎中乙型肝炎病毒感染为 85%,乙肝病毒感染者患肝癌的危险性是非感染者的 13.52 倍。另一项我国对肝癌高发区持续长达 8 年多的研究提示,HBsAg 阳性组年平均肝癌发生率为 177.29/10 万,HBsAg 阴性组为 69.53/10 万,表明乙型肝炎病毒与肝癌发生密切相关

1. 病因学 HBV 感染是 HCC 的主要病因之一。HCC 患者肝脏的组织学研究表明,HBV 的表面抗原和核心抗原在明显"癌变"细胞周围的形态正常的细胞中最为常见,而明显"癌变"细胞可能只会有少量或不含病毒颗粒或抗原。在 20 世纪 80 年代初期,日本等较为发达的国家就已逐渐开始普及乙肝疫苗的接种,在很大程度上控制了 HBV 的感染和传播,HBV 感染率明显下降,HCC 的发病率亦随之下降,从这两者的相互关系中,同样可以看出 HBV 感染与 HCC 发生、发展之间的因果关系。

2. 流行病学 慢性 HBV 感染区与 HCC 发生区有极大的相似之处,在低 HBV 感染的区域 HCC 的发病率也比较低,反之亦然。另外,80% HCC 患者都伴有 HBV 的感染,无论这些患者是否生活在高 HBV 感染的地区,在他们的血液中多检测到了 HBsAg 和抗 -HBc 阳性。HCC 与 HBV 的地理分布基本一致。西欧、美国等低 HBV 感染国家和地区,其男性肝癌标准发病率为 3/10 万,而非洲、东南亚、日本和我国均为 HBV 中、高感染区,其 HCC 发病率也随之升高,有些地区 HCC 发病率高达(25~100)/10 万。我国一项对肝癌高发区持续长达 8 年多的研究提示,HBsAg 阳性组年平均肝癌发生率为 177.29/10 万,HBsAg 阴性组为 69.53/10 万,表明乙型肝炎病毒与肝癌发生密切相关。

国内外报道均显示,HCC 患者血清 HBsAg 流行率均明显高于对照组。美国、智利、危地马拉、墨西哥、泰国、新西兰和我国等证实 HCC 在 HBV 感染家系中呈聚集现象,而且这种现象主要由于母系 HBV 感染所致,提示 HBV 在肝癌发生以前通过母婴传播而感染。无论是亚洲,还是非洲、欧洲和美洲,HBsAg 携带者肝癌发病率均高于对照组。

综上所述,HBV 与 HCC 的发生是密切相关的。

3. 动物模型、转基因动物和转染细胞模型 HBV 是一种有被膜的嗜肝 DNA 病毒,有较强的种属特异性,自然条件下只感染人和非人灵长类(如黑猩猩等),主要通过血液及体液传播。HBV 的感染和复制对靶细胞没有直接的毒性作用,病毒感染诱导的机体免疫反应被

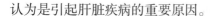

认为是引起肝脏疾病的重要原因。

在嗜肝 DNA 病毒科中还有另外 3 种动物嗜肝 DNA 病毒：鸭乙型肝炎病毒（DHBV）、地松鼠肝炎病毒（GSHV）、土拨鼠肝炎病毒（WHBV）。这 4 种嗜肝 DNA 病毒亚基因结构、生活周期及其致病性方面都极为相似，因为 HBV 感染的细胞及动物宿主极为狭窄，故可通过研究其他 3 种嗜肝 DNA 病毒，借以获得 HBV 的某些生物学活性。例如，在美洲旱獭、黄鼠和北京鸭肝炎的模型中，均发现了相应的嗜肝 DNA 病毒的 DNA 与宿主肝细胞基因组的整合。在这些种系的动物中，HBV 的同属嗜肝 DNA 病毒的动物模型外，HBV DNA 转基因动物和转染细胞模型也都是获得 HBV 与 HCC 直接关系的主要研究手段与资料来源。例如向小鼠受精卵中注射 HBV DNA 或基因表达片段，由此发育的子代小鼠中，有部分成为 HBV DNA 转基因小鼠。这些转基因小鼠持续表达 HBV 病毒标志，并发展成为 HCC，从而为 HBV 感染和 HCC 的发生之间的关系提供了直接的证据。HBV DNA 基因片段转染肝源和非肝源性的细胞系，都有使其恶性转化的实验证据，从细胞转染水平上，又一次为肝炎病毒感染与 HCC 之间的相互关系，提供了直接的证据。

4. HBV 与癌基因的激活　近年来，通过对正常细胞恶性转化的研究发现，致癌因素可能通过癌基因（oncongene）的异常激活而诱导细胞癌变的。HBV 感染可诱导肝细胞中癌基因的激活，使正常细胞发生恶性转化，这是 HBV 感染与 HCC 之间关系的又一证据。例如 HBV 感染可诱导 *N-ras*、*c-myc* 等癌基因的激活和过表达从而导致肝癌的发生。

（二）HBV 感染诱导 HCC 发生的机制

上述已表明，HBV 感染与 HCC 的发生有直接的关系。以下讨论 HBV 感染诱导 HCC 发生的可能机制。

1. HBV DNA 整合与 HCC　HBV DNA 可以整合到肝细胞基因组中，称为 HBV DNA 整合。据文献报道，80%~90% 的肝癌组织中可以检测到 HBV DNA 整合，并且这种整合先于肿瘤的发生。大多数学者认为整合型 HBV DNA 在癌变过程起关键作用。HBV DNA 的整合可能引起细胞稳定性破坏，导致细胞 DNA 重排，整合位点 DNA 丢失和染色体异常、整合的靶序列和染色体部位发生插入和缺失变异、染色体发生诱变，促发肝细胞癌的发生。不同患者 HBV DNA 整合的方式不同，如多种重组、缺失、直接式反向的重复等。现已证实，HBV DNA 整合可发生于染色体 3、6、9、11、12 和 15。另外，染色体 17 和 18 之间可发生易位。至于整合是随机定位还是与致癌有关的特定区域定位尚需进一步探讨。目前提出的 HBV 基因整合致癌的机制包括：①影响整合位点周围宿主基因的功能，如抑癌基因的失活或表达抑制或癌基因的过表达激活；②整合导致形成新的具有致癌作用的病毒 - 宿主基因的融合蛋白；③增加宿主细胞基因组的不稳定性。

总的来说，对于 HBV DNA 对肝细胞基因组的整合以及整合造成 HCC 产生的机制，目前仍处于假设和推测阶段，现象和结果很多，但仍无准确而完善的理论。分子生物学的不断进展必将不断地促进人们对这些问题的深入研究，并最终在本质上阐明整合和致癌的机制。

2. HBV DNA x 基因与 HCC　随着分子病毒学的研究进展，人们对 HBV x 基因及其产物 x 蛋白（Px）与 HCC 之间的关系已有了更多的了解，之所以被称为 x 是因为它的功能目前还不确定。x 基因是 HBV DNA 中最小的一个开放阅读框（ORF），其编码的 Px（或称为乙肝病毒 x 抗原，HBxAg）由 154 个氨基酸组成。有研究资料表明 x 基因至少编码 Mr 17 000、Mr 8 000 和 Mr 6 600 三种蛋白，基因分析显示靠近 5′ 的 AUG 起始密码子开始的序列表达完整长度的 Mr 17 000 蛋白，即 Px。Mr 800 和 Mr 6 600 两种蛋白是由框架内起始密码子编码的两种缺失氨基端部分序列的 Px。三种蛋白在调控中的作用有所不同,只有 Mr 17 000px 能激活 NF-κB 依赖性启动子序列,而对 SV40 的增强子 / 启动子的转录激活,Mr 17 000 和 Mr 6 600 蛋白均为必需,可见 x 基因编码的三种蛋白在功能上互相联系,具有多种转录调节活性。

(1)x 基因的转染与转基因小鼠:x 基因片段的表达载体转染小鼠成纤维细胞系 NTH3T3 可诱发其体外转化,经裸鼠移植可在其体内形成肿瘤;用 x 基因转染小鼠肝细胞系 FMH202,发现所有转染成功的细胞克隆在软琼脂培养中出现恶性生长,形成的细胞集落移植到裸鼠后形成瘤灶。这些资料表明,x 基因表达及肝细胞的基因突变是导致 HCC 发生的主要原因。x 基因导入 CD-1 小鼠系的胚胎细胞中,诱发 84% 的雄鼠肝脏肿瘤并伴有 px 的高度表达。转基因鼠的研究为 x 基因在 HCC 发病中的作用提供了直接证据。然而,并非所有的转基因研究均能诱发恶性转化。目前,一般认为能否在转基因小鼠中诱发 HCC,其关键是 px 的持续性高表达。

(2)基因的反式激活作用:现已明确 x 基因的反式激活作用具有明显广谱性,px 作为一非特异性反式激活因子,对多种细胞与病毒的多种靶基因具有反式激活作用,其中包括 *c-myc*、*ras*、*c-fos* 及 *c-jun* 等。此外,px 亦能激活胰岛素样生长因子受体 Ⅰ、Ⅱ 及多药耐药基因。因此,人们有理由相信 x 基因通过其反式激活作用改变宿主基因的表达,导致 HCC 的发生。

px 的反式激活机制十分复杂,主要是以细胞因子作为桥梁,经复杂的信号传导,间接发挥其广谱转录激活功能。目前已知 px 可引起内源性蛋白激酶 C(PKC)活性物质 DAG 增加,PKC 激活后,引起 AP-1、AP-2 和 NF-κB 等细胞因子活化,从而对靶序列发挥激活作用。另外,px 亦可通过激活 Ras-Raf-MAP 激酶连锁反应,引起 AP-1 及 NF-κB 活化,继而发挥转录激活作用。此外,亦有研究显示 px 可直接作用于核内组分引发转录激活,或者与细胞内蛋白酶、蛋白酶复合物组分抑或 DNA 修复蛋白发生作用,从而发挥其反式激活作用。由此可见,px 的反式激活存在多种途径与方式。

HBx 可能通过与细胞周期相关因子、细胞 DNA、中心体和线粒体等相互作用而导致 HCC 的发生。近年也有研究表明,该基因是肝炎病毒的转录因子,可调节许多宿主和病毒的基因,其产物具有强烈的反式激活活性和抑制抗癌基因 P53 的功能。虽然目前 HBx 致 HCC 的确切机制仍不清楚,但随着对 HBx 研究不断深入,HBx 与 HCC 发生的关系将进一步得到揭示。

3. HBV S 区基因与 HCC　　长期以来人们普遍接受 X 基因突变是导致 HBV 相关性肝癌的主要因素,但最近的一些研究资料表明 HBV pre-S/S 基因突变在 HBV 相关性肝细胞癌的发病和疾病进展中起重要的作用。

HBV S 区编码大(L)、中(M)、小(S)3 种表面蛋白。S 蛋白包含 226 个氨基酸(aa),M 蛋白包含 S 蛋白和 55 个氨基酸长的 pre-S2 蛋白,L 蛋白包含 M 蛋白和 108~119 个氨基酸的 pre-S1 蛋白。多项研究发现在肝细胞癌患者中 pre-S 缺失突变、pre-S 起始密码子突变和 S 基因点突变发生频率较高,并认为这些突变是肝细胞癌的高危因素。据报道 HBV pre-S 缺失突变在肝细胞癌患者中的发生率高达 52%~62.5%,在 HBsAg 阳性(或阴性)的肝细胞癌患者中检测到 S 基因的多位点突变,包括"a"决定簇内和"a"决定簇外点突变。"a"决定簇内点突变包括 T126S、G145A、M133L/T140L 等。

许多研究资料已证明 pre-S/S 突变与肝细胞癌的相关性,并发现一些可能的致癌机制:pre-S 缺失突变后产生的 L 蛋白固定在内质网,从而逃避免疫清除;pre-S 缺失突变可能会加

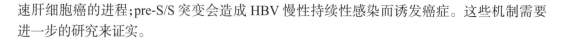

速肝细胞癌的进程;pre-S/S 突变会造成 HBV 慢性持续性感染而诱发癌症。这些机制需要进一步的研究来证实。

三、丙型肝炎病毒与肝细胞癌

迄今已证明,HCV 可能是发达国家肝癌的主要病因,但发展中国家亦不容忽视。

(一)血清流行病学

目前全球约有 3.5 亿人口感染 HCV,其感染率在世界各地分布差异较大,40%~60% 的 HCV 感染者会在感染后转化为慢性感染。据世界卫生组织统计,全球的 HCV 感染率为 3.0%,大多数欧洲国家报告普通人群中 HCV 的流行率在 0.5%~2.0%。在 HBV 感染率低的国家,其 HCC 患者中抗 -HCV 的阳性率则相当高。也就是说,这些患者有慢性 HCV 感染从而支持 HCV 为 HCC 的病因之一。研究表明肝癌患者抗 -HCV 的阳性率意大利为 65%,西班牙 75%,法国 58%,美国 53%,比利时 38%,英国白种人 35%,日本 76.2%,韩国 76.9%,而这些国家中健康人或供血员中抗 -HCV 的阳性率均小于 1.4%。提示 HCV 不是发展中国家的主要病因。1992—1995 年全国血清流行病学调查资料显示,我国普通人群 HCV 抗体阳性率为 3.2%,略高于全球平均水平。但 HCV 感染不是我国 HCC 的主要病因。

(二)HCV 致癌机制

HCV 的致癌机制尚不明确。HCV 在体内不断变异,逃避宿主免疫清除,在体内长期贮存和复制,造成长期持续的慢性感染和肝细胞变性坏死与再生的反复发生。一些证据提示可能与 HCV 的直接细胞毒作用和宿主介导的免疫损伤有关,反复再生的肝细胞则可能不断累积细胞基因突变,最终发生恶性转化。

近年来 HCV 核心蛋白(亦称 C 蛋白)在肝癌发生中的作用已引起广泛重视。有学者用 HCV-C 基因转染裸鼠成纤维细胞,获得稳定表达 C 蛋白的细胞克隆,这些快速生长的细胞注射裸鼠后,使成纤维细胞在 2 周内转化为肿瘤细胞。在 HCV 病毒蛋白中 C 蛋白除了是病毒衣壳的组成成分外,还具有调控基因转录,调节细胞分裂增殖及凋亡,调控胞内信号转导通路、激活原癌基因、影响抑癌基因的表达、干扰脂质代谢及抑制机体免疫反应等功能,从而导致肝癌的发生。

此外,有研究表明,HCV 复制可介导 TGF-α、IGF-Ⅱ共同表达,可作为 HCC 的起始因子。

四、黄曲霉毒素及其他可能病因

黄曲霉毒素(aflatoxin,AFT)是黄曲霉、寄生曲霉等产毒菌株产生的次生代谢产物,1993 年被世界卫生组织(WHO)的癌症研究机构划定为(对人类)Ⅰ类致癌物,是一种强毒性物质,广泛存在于污染的食品中,尤其以霉变的花生、玉米以及谷类含量最多。自 1960 年发现 AFT 以来,已分离出十几种结构不同的产物。AFT 能使多种动物发生肝癌,其中致癌性最强的是黄曲霉毒素 B1(AFB1)。

(一)黄曲霉毒素在机体内的代谢方式

AFB1 是间接致癌物,需经体内代谢活化才能发挥其致癌效应。AFB1 经饮食摄入后,约有 50% 在十二指肠被吸收并主要分布在肝脏;未被吸收的 AFB1 通过粪便排出体外。

被吸收的 AFB1 进入机体后经药物代谢酶(主要是细胞色素 P450 氧化酶 CYP450 家族成员)代谢转化为 anatoxin M1(AFM1)、aflatoxin P1(AFP1)、aflatoxin Q1(AFQ1)和黄曲霉毒素醇等;前三者无活性而通过尿液直接排出体外或与葡萄糖醛酸基转移酶结合而通过粪便排出体外；黄曲霉毒素醇又可以被氧化为 AFB1。AFB1 可被 CYP450 家族成员的酶 CYP3A4 代谢活化为能与细胞大分子（DNA 或蛋白质）结合的最终致癌物，即 AFB1-8,9- 环氧化物（AFB1-8,9-epoxide，AFBO）。AFBO 在水中性质极不稳定。根据 AFBO 空间构象的不同，AFBO 可分为 exo-AFBO 和 intro-AFBO 两种。exo-AFBO 是已知的具有基因毒性和致癌性的 AFB1 代谢产物。

（二）黄曲霉毒素与肝癌流行病学研究

我国的资料报道，AFT 高污染区，在 HBsAg 携带者中肝癌死亡率高达 649.35/10 万，在 AFT 轻污染区，HBsAg 携带者肝癌死亡率为 65.92/10 万，前者为后者的 9.5 倍。菲律宾的资料报道 AFT 在肝癌病例摄入要比对照组高 440%。世界卫生组织国际癌症研究所报告认为，有足够证据表明黄曲霉毒素尤其是 AFB1 是人类致癌剂。黄曲霉毒素可能是气候潮湿地区的肝癌主要病因之一。

（三）黄曲霉毒素致肝细胞癌机制

AFB1 致癌机制尚未完全阐明。AFB1 及其代谢产物可能通过影响 *ras*、*c-fos* 癌基因及 *p53*、*survivin* 抑癌基因的表达等多种途径引起肝细胞癌发生。

1. AFB1 导致 DNA 损伤与基因突变　　AFB1 的基因毒性之一是诱发 DNA 损伤和导致基因突变。已有研究表明，AFBO 极易和 DNA 链上的鸟苷残基上的 N7 结合，自发形成许多 DNA 损伤形式，包括：① DNA 加合物引起的碱基修饰，例如，甲酰嘧啶 -AFB1-DNA 加合物；②形成无嘌呤 / 无嘧啶位点；③ DNA 单链断裂和双链断裂损伤；④ DNA 氧化性损伤；⑤ DNA 碱基错配损伤。

2. AFB1 对癌基因与抑癌基因的影响　　*p53* 抑癌基因是细胞增殖的负调控基因之一。有研究表明，AFB1 能够诱导 *p53* 基因 249 号密码子第三位碱基 G 突变成 T，而且研究发现 *p53* 基因突变频率与 AFB1 暴露程度呈正相关。现在该突变位点被视为"AFB1 突变点"，并被作为调查各地肝癌发病情况的一个分子流行病学指标。*p53* 基因突变不仅可以导致所编码的 p53 蛋白构象改变而增强稳定性，还可以与一些癌基因蛋白形成稳定复合物，使得它们的半衰期长，在细胞核内聚集，产生过度表达，引发细胞发生癌变。

编码 P21 蛋白的 *ras* 基因在细胞内信号转导过程起重要的作用。有研究表明，在肝癌形成早期，AFB1 主要诱发肝组织 *ras* 基因的第 12、13 位密码子上的 G 突变，多数为 G:C → T:A 的颠换。突变后的 *ras* 基因引起 P21 蛋白的过表达，而动物实验表明 P21 蛋白表达阳性者肝癌的发生率较阴性者高。这些资料提示 *ras* 基因可能参与了肝癌的发生发展过程。

有资料表明 *survivin* 抑癌基因也参与了 AFB1 高污染区肝癌的发生，且可能是通过抑制细胞凋亡、促进细胞增殖和恶性转化等途径引起的。此外，AFB1 也可能通过诱导 *c-fos* 癌基因的过表达，促进肝癌的发生和进展。

第三节　肝细胞癌的病理形态学

原发性肝癌主要有肝细胞癌、胆管细胞癌和肝细胞胆管细胞混合癌三种类型，其中肝细胞癌占 80%~90%，肝细胞癌多见于 50 岁左右的患者，但也可见于青年人甚至儿童，男性比女性多见。本节主要叙述肝细胞癌的病理特征。

一、大体形态

原发性肝癌可呈块状,或为结节状分散于各叶,也可弥漫于肝组织内生长。

巨块状癌的大体形态:巨块状癌与不伴肝硬化的肝癌多伴肝脏增大,肿块大者直径自1cm至10cm以上,多数呈球形,切面灰白色,边界清楚但不规则。弥漫型癌边界不清。生长迅速的肿瘤中央易坏死、出血。有的肿瘤周围有"卫星"结节。生长在肝脏周边近包膜的肿瘤结节一般不形成"脐凹",这与继发性肝癌不同。肝癌多合并有肝硬化,一组研究资料显示我国肝癌患者合并肝硬化高达84.6%,肝硬化患者合并肝癌者达49.9%。

小肝癌的大体形态:一般小于2cm的肿瘤称为小肝癌,通常在大体切面上可以发现,但有时可能需在显微镜下才能观察到,常位于非典型性肝细胞结节内,通常可以发现的结节有明显的纤维包囊和/或纤维间隔,但当肿瘤直径小于1.5cm时,结节的边界则不清楚。当肿瘤切开时,结节常膨出切面,没有明显的坏死,切面常呈灰白色、绿色或黄色,反映肿瘤细胞脂肪变性。资料显示小的、早期的原发性肝细胞癌常在直径只有1~2cm时其特征性就发生改变,就具有进展期原发性肝细胞癌的某些大体(如囊状)和显微镜下(高分化)的特征。

进展期肝细胞癌的大体形态:取决于是否存在肝硬化,门静脉血栓以及肿瘤的大小而定,起源于正常肝的肿瘤常生长成巨大的肿块,偶尔有卫星结节的存在,而那些与肝硬化有关的肿瘤常长成一个或多个相当大的结节或多个小结节(弥散型),在外观上与肝硬化相似(肝硬化样),局限或弥漫分布。多数结节呈球状,边界不甚规则,但仍可辨认,部分肿瘤可有包膜。有时在巨块的周围有不少小结节呈"卫星结节"环绕。一些生长在近肝包膜的肿块常鼓出肝脏表面但无中心凹陷(即所谓的"脐凹",这是肝脏转移性肿瘤的特点)。肿块切面颜色各异,多数呈灰白色,如有胆汁淤积,出血等则切面呈多彩色,如绿色、红色、粉红色、珠灰色等,如伴有脂肪变性或伴有坏死则呈黄色,而出血坏死多见于巨块型肝癌结节的中央,质地较软。多数情况下肿瘤切面干燥、有颗粒感,而实性团块型肝癌结节则切面多呈均质、细腻、光滑柔嫩,而胆管细胞癌坚实致密,这是因为胆管细胞癌中富含胶原纤维的缘故。另外有时根据肿瘤与非肿瘤的界面,将原发性肝细胞癌分成膨胀型(不连续的肿瘤边界)、浸润型(无法分清肿瘤边界)、多中心型(多个不连续的结节)、无限制型(25%)。大多数日本肝癌患者可以发现有肿瘤包膜,而北美洲肝癌患者却很少见到这种情况。

1979年我国全国肝癌病理协作组将肝癌大体形态分类为:①弥漫型,小癌灶弥漫分布于肝脏,约占肝癌总数的2%;②块状型,约占80%,指肿瘤直径>5cm,包括单块状型、融合块状型和多块状型,肿瘤直径>10cm者为"巨块型";③结节型,少于2%,结节直径<5cm,包括单结节型、融合结节型和多结节型;④小癌型,约占2%,单个肿瘤直径<3cm,或相邻两个结节直径之和<3cm,无临床症状,即"小肝癌"。

1984年日本学者Okuda以病理形态为主,结合肿瘤生长方式,提出肝癌的大体分类为:①膨胀型,边界清楚,有包膜,多伴肝硬化,又分单结节型、多结节型;②浸润型,边界不清,多无肝硬化;③混合型,分单结节型、多结节型;④弥漫型;⑤特殊型,如带蒂外生型,有瘤栓不见瘤块的类型。

目前我国各地采用的是中国抗癌协会组织编写的"新编常见恶性肿瘤诊治规范"(1999年第一版)中的原发性肝癌分册的大体分类。

(1)弥漫型:癌结节小,呈弥漫性分布与肝硬化假小叶结节易混淆。

（2）块状型：癌肿直径 >5cm，其中 >10cm 为巨块型，常见的亚型有：①单块型：单个癌块边界清楚或不规则，包膜完整和不完整；②融合块型：相邻癌肿融合成块，直径多 >5cm，周围肝组织中常有散在的卫星癌结节；③多块型：由多个单块或融合块癌肿形成。

（3）结节型：癌结节一般 <5cm，常见的亚型有：①单结节：单个癌结节边界清楚有包膜，周边常见小的卫星结节；②融合结节：边界不规则，周围卫星结节散在；③多结节：分散于肝脏各处，边界清楚或不规则。

（4）小癌型：单个癌结节直径 ≤ 3cm，或相邻二个癌结节直径之和 ≤ 3cm 者均属此型。小癌边界清楚，常有明显的包膜，切除后血清 AFP 应转为正常，以表明双结节为原发性质。

上述主要是肝细胞癌的大体分型，胆管细胞癌也常分为弥漫型、块状型和结节型，其中以单块型为多见；肿瘤多无包膜，纤维结缔组织较多，故质地较硬。

二、组织形态

区分原发性肝细胞癌与胆管癌或其他常见的继发性恶性肿瘤最有帮助的特征是肿瘤细胞的结构性外观，即类似于正常肝细胞典型的排列，外面绕有窦状隙的小梁状模式。根据肿瘤实质中肝癌细胞学特点、肝癌细胞数量和排列，间质的数量及其相互关系，可分为以下几种组织学类型：

1. 梁状型结构　这是分化较高的原发性肝细胞癌常见的组织学形态，也常在其他分化程度的肝细胞癌的某些地方可以找到，呈梁状或索状排列，即类似于正常肝细胞的板层的扭曲模样，小梁厚度变化多端，其中细梁由 1~2 层细胞构成，而粗梁由 20~30 层细胞构成，间质不多；外围以衬有扁平内皮细胞的血窦和数量不等的库普弗细胞，血窦丰富，无基底膜结构，常缺乏网状纤维。

2. 腺样型结构　5%~10% 的病例表现出这种模式，在另三分之一多的病例局部表现出这种模式，并可能会误诊为腺癌（原发性或继发性）或肝细胞癌合并有胆管细胞癌。这些区域通常表现出扩张的胆管，多由肝癌组织中毛细胆管扩张形成腺管状样结构，管内衬有具有前面提到的恶性肝细胞特征的细胞。腔内可见胆汁和 / 或嗜酸性，玻璃样，抗淀粉酶消化的 PAS 染色阳性的物质。明显的囊状扩张可以产生甲状腺样的外观。复杂的管状结构可以产生假乳头样的模式。对腔内物进行黏液染色结果不一致，有时为阴性，有时为阳性。腺样外观也可能由围绕扩张的血窦作栅栏状排列的肿瘤细胞形成的。

3. 实体型结构　这是梁状型的变异体，可见于 5%~15% 的肝细胞癌，相邻小梁融合成片，血窦受挤压而变得不清楚。癌细胞丰富，癌巢大，癌巢内不见血窦和其他间质，癌细胞呈弥漫状排列，部分癌细胞可呈镶嵌鹅卵石样排列。当肝细胞癌为高—中分化时需要与再生性肝细胞鉴别，而当肝细胞癌呈明显恶性外观时也需要与肝外起源的大细胞癌鉴别，但在小活检标本要作出确切的诊断可能会上述这些模式遇到困难。

4. 硬化型结构　少于 1%~2%，上述这些模式癌细胞小，癌组织中纤维间质丰富，癌细胞被分隔成不规则细梁状或巢状和腺泡状排列。

5. 纤维板层状结构　在美国此类型占 1%~5%，而肝细胞癌高发的区域却相当罕见。在后面章节中详细讨论。

在同一肿瘤中常常可以同时发现上述这些模式，这些模式对于病理学家识别原发性肝细胞癌的形态学谱系来说是重要的，但只有纤维板层型才表现出一些预后意义。

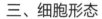

三、细胞形态

在 HE 染色中,高分化的肝癌细胞常常保留了肝细胞的许多特征,如细胞呈多角形,明显的细胞膜,胞质丰富,呈嗜酸性染色,颗粒性强,可见有胆汁小滴,癌细胞胞核大,核膜厚,不规则,核仁明显并呈嗜酸性染色,癌细胞有相互聚集倾向,同时癌细胞间的毛细胆管内有胆栓形成。而分化差的癌细胞则细胞异型性大,胞质少而呈嗜碱性染色,细胞核明显增大,染色加深,核浆比例增大,有时可见核内包涵体,呈嗜酸性染色,有时可见较多的核分裂象。

在肿瘤细胞内和管腔基底膜上的胆汁潴留是原发性肝细胞癌的特征性表现,但只有三分之一少的病例上可见,并常见于低分化的肿瘤上。胆小管的存在也有诊断意义。除原发性肝细胞癌外,在各个原发部位上的肝样腺癌有时也可见到胆汁和胆小管。用多克隆癌胚抗原(CEA)抗血清或某些单克隆 CEA 进行免疫组化染色可以证实胆小管存在于 70%~80% 的原发性肝细胞癌中。管状 CEA 染色模型在原发性肝细胞癌的鉴别诊断中仍然是非常有用和有明确研究意义的免疫组化标志物,尽管这种免疫反应多数出现于高分化的肿瘤。大约 50% 的低分化肿瘤缺乏这种免疫反应性。

原发性肝细胞癌除了上述这些典型的细胞学形态外,尚有以下几种特殊形态:

1. 透明细胞型 如同名字所描述的那样,癌细胞胞质空而透明,这是因为在标本常规处理过程中癌细胞胞质中的脂肪或糖原溶解所致,占所有肝细胞癌的 5%~16%,然而 20%~40% 的肝细胞癌含有少量的透明细胞。单纯根据组织学背景有时难于与转移性肾、肾上腺或卵巢癌区别开来。本型癌细胞核较小,但核仁依然明显,属于分化较高的一种癌细胞,细胞多聚集排列,核分裂象较少,组织形态不易区分清楚,部分可显示出梁状排列。且报道本型预后较好。

2. 瘤巨细胞型(多形细胞型) 癌细胞由巨细胞、梭形细胞或多形性细胞组成,占所有肝癌的 1% 不到,细胞黏附性明显丧失,巨细胞数目不等,通常占肝癌细胞的 15%~30%,如超过 50% 则称为肝巨细胞癌。巨细胞常见的有两种类型:一类细胞大,胞质较多,内含多个浓染的小核,如同破骨巨细胞样,有时有局部钙化;另一类细胞怪异,胞质成分较少,核大而多形,如同多形性横纹肌母细胞样,有时可被误诊为转移性多形性横纹肌肉瘤。本型属分化程度较低的一类原发性肝细胞癌。

3. 鳞状细胞型 如果癌细胞鳞状化生,则表现出鳞状细胞癌的细胞形态学。癌细胞呈多角形,彼此镶嵌,胞质嗜酸性,有时可见到细胞间桥或角化珠。

4. 小细胞型 癌细胞小,胞质少,多呈弥漫型排列,如同淋巴细胞样,可被误诊为淋巴瘤。此型分化差。

5. 嗜酸细胞样 强嗜酸性,粗颗粒性胞质。偶尔,在常见类型的肝细胞癌中也可见到少量聚集的这种细胞。

6. 肉瘤样型(梭形细胞型,假肉瘤细胞型) 占所有肝细胞癌的 1%~9%,表现出明显的具有梭形细胞特征的肉瘤样成分,有时会误诊为纤维肉瘤或恶性纤维组织细胞瘤,有时这种肿瘤也报道为癌肉瘤或恶性混合瘤,特别是在局部存在明显的肉瘤样分化时(如骨肉瘤、软骨肉瘤、平滑肌肉瘤,横纹肌肉瘤)。有时也见到癌结节(肝细胞癌或胆管细胞癌)与肉瘤结节分离的现象。在肉瘤样原发性肝细胞癌,可以见到多形性和破骨巨细胞样巨细胞,因此与巨细胞型有重叠。有时梭形细胞成分异型性不明显而类似于良性肿物。在 60% 的病例角蛋白(CK)免疫组化染色阳性支持上皮起源,但有时在梭形细胞上也可检测到间叶标志的免疫组化染色（例如 HHF-35、SMA、desmin、KP-1 和 S-100）。大量的取材切片总可以找到典型的原发性肝细胞癌的表现，血清 AFP 水平很少升高。

四、肝细胞癌的超微结构

癌细胞大，形态不规则，细胞器的量与分化程度有关，高分化者可见有线粒体、粗面内质网和较多的核糖体；分化差者细胞器少，线粒体大而异型。癌细胞细胞核大而不规则，核膜粗糙，核仁多而明显。在某些癌细胞内可见一些特征性的亚微结构，如核内假包涵体，这是细胞核不规则内陷，导致胞质突入所致；髓样小体，这是因线粒体或内质网在次级溶酶体内残留所致。另外在癌细胞内还可见到糖原颗粒、脂滴、病毒颗粒、AFP 小体等。

五、肝细胞癌的病理分级

目前，肝细胞癌的病理分级主要根据 Edmondson 分级法。《中国常见恶性肿瘤诊治规范》中也基本采用此分级法。该分级标准的主要依据包括：癌细胞胞质嗜酸性着色程度，胞核大小，核浆比例，核着色深度，细胞功能及组织结构等。具体标准如下：

Ⅰ级：癌细胞形态似正常肝细胞，胞质明显嗜酸性，易见胆汁颗粒；核圆而规则，核仁明显，核分裂象少；核浆比例接近正常；细胞排列成索状，索间血窦明显，衬以单层内皮细胞。

Ⅱ级：癌细胞略异型，胞质嗜酸性和颗粒性强；胞核较大，核着色深浅不一，核仁明显；核浆比例接近正常或略增大；细胞多见腺泡状排列，胞质中有较多胆汁小滴。

Ⅲ级：癌细胞异型明显，胞质呈嗜碱性着色，胆汁小滴少见；核大而不规则，核染色质粗，着色不一致，核仁明显；核分裂象多；细胞排列较不规则，偶见索状排列。

Ⅳ级：癌细胞形态变异大，可呈梭形或多形性巨细胞或小细胞；细胞排列松散，无一定结构；偶见血窦；核大，核仁不规则，核浆比例明显增大；偶见胆汁或无胆汁颗粒。

上述肝细胞癌分级中，Ⅰ、Ⅱ级分化高，Ⅲ、Ⅳ级分化低。Ⅰ级罕见，Ⅳ级少见，多为Ⅱ级和Ⅲ级，其中以Ⅱ级最多见。通常病程晚、肿瘤体积大者，分化差，级别也高。同一肿瘤标本的不同区域，癌细胞分化可不一致，需多取材制片，以上要分别进行分级，但Ⅰ级肝细胞癌与肝腺瘤或交界性增生有时很难鉴别，甚至是不可能鉴别。Ⅰ级癌与Ⅱ级癌的划分也较困难。

此外，在原发性肝细胞癌的标本中，不同区域可出现不同的分化，以级别最高者进行定级，同时，原发性肝细胞癌的分化与肿瘤的大小有一定的关系，<1cm 的微小癌大多分化较好，随着肿瘤体积的增大，分化程度降低，，晚期大肝癌可见有分化差的Ⅳ级存在。

现将"新编常见恶性肿瘤诊治规范—原发性肝细胞癌分册"中有关肝细胞癌分级比较表修录如表 14-79-1 所示。

表 14-79-1　肝细胞癌分级比较

| | 高分化 | | 低分化 | |
	Ⅰ级	Ⅱ级	Ⅲ级	Ⅳ级
胞质嗜酸性	明显	减弱	明显减弱	基本消失
细胞异型性	不明显	轻度异型性	异型性明显	异型性大
胞核深染	不明显	轻度深染	明显深染	显著深染

续表

	高分化		低分化	
	Ⅰ级	Ⅱ级	Ⅲ级	Ⅳ级
核浆比例	接近正常	近似正常或稍大	明显增大	显著增大
胆汁小滴	易见	可见	少见	见
血窦	明显	轻度减少	明显减少	偶见
组织结构	梁索状	粗梁状、腺泡状	少见梁索状	松散紊乱

六、免疫组织化学

原发性肝细胞癌不表达多克隆细胞角蛋白、上皮膜抗原,Vim、Des、神经丝蛋白(NF)、胶质纤维酸性蛋白(GFAP),但可表达肝细胞特异的细胞角蛋白 8 和 18,分子量分别为 52kD 和 45kD,胆管表达细胞角蛋白 7 和 19,分子量分别为 54kD 和 40kD,40%~80% 的原发性肝细胞癌可表达甲胎蛋白(AFP),其敏感性为 15%~70%,AFP 染色也可见于相邻的非肿瘤性肝细胞,使用现代技术测定血清 AFP 水平比用免疫组化方法更敏感,50% 的原发性肝细胞癌可表达癌胚抗原(CEA),其敏感性为 82%,特异性为 90%。89% 的原发性肝细胞癌可表达红细胞生成相关抗原(ERY 1)。其他如癌胚铁蛋白(FP)、转铁蛋白受体(TFr)等呈高表达,多克隆癌胚抗原可显示毛细胆管轮廓。免疫组化染色的特异性和敏感性常随不同的病例(原发性肝细胞癌分化程度,非肝癌细胞的数量和类型)和标本的大小而有所差别。在对肝组织进行免疫组化染色时必须非常小心,因为常会出现假阳性染色,特别是在使用不适当稀释的抗体,内源性生物素未被阻断,不适当的组织处理,或标本太少。另外嵌入于肿瘤中的其他非肿瘤性肝细胞免疫组化染色不应错误地解释成肿瘤细胞阳性染色。

第四节　肝　癌　诊　断

一、高危人群的监测筛查

我国肝癌的病因因素,主要有肝炎病毒感染、食物黄曲霉毒素污染、长期酗酒以及农村饮水蓝绿藻类毒素污染等,其他肝脏代谢疾病、自身免疫病以及隐源性肝病或隐源性肝硬化。由于肝癌的早期诊断对于有效治疗和长期生存至关重要。因此,十分强调肝癌的早期筛查和早期监测。常规监测筛查指标主要包括血清甲胎蛋白(alpha-fetoprotein,AFP)和肝脏超声检查(US)。对于 ≥ 40 岁的男性或 ≥ 50 岁女性,具有 HBV 和 / 或 HCV 感染,嗜酒、合并糖尿病以及有肝癌家族史的高危人群,一般是每隔 6 个月进行一次检查。一般认为,AFP 是 HCC 相对特异的肿瘤标志物,AFP 持续升高是发生 HCC 的危险因素。新近,有些欧美学者认为 AFP 的敏感性和特异性不高,2010 年版美国肝病研究协会(AASLD)指南已不再将 AFP 作为筛查指标,但是我国的 HCC 大多与 HBV 感染相关,与西方国家 HCC 致病因素不同(多为 HCV、酒精和代谢性因素),结合国内随机研究(RCT)结果和实际情况,对

HCC 的常规监测筛查指标中继续保留 AFP。

二、肝癌临床表现和旁癌综合征

肝癌起病多较隐匿，早期症状常不明显，一旦出现典型临床症状时，通常已属于中晚期肝癌。又因常以肝硬化为背景，或转移症状病灶症状的混淆，致使肝癌临床表现多样化，缺乏特征，而且伴旁癌综合征也并不少见，有时甚至以首发症状出现。这给肝癌的临床诊断带来一定困难，甚至造成误诊或漏诊。为此，提高对肝癌临床表现的认识与鉴别，显得十分重要。

（一）肝癌的症状

肝癌的亚临床前期是指从病变开始至诊断亚临床肝癌之前，患者没有临床症状与体征，临床上难以发现，通常大约 10 个月时间。在肝癌亚临床期（早期），瘤体 3~5cm，大多数患者仍无典型症状，诊断仍较困难，多为血清 AFP 普查发现，平均 8 个月左右，其间少数患者可以有上腹闷胀、腹痛、乏力和食欲减退等慢性基础肝病的相关症状。因此，对于具备高危因素，发生上述情况者，应该警惕肝癌的可能性。一旦出现典型症状，往往已达中、晚期肝癌，此时病情发展迅速，共 3~6 个月，其主要表现：

1. 肝区疼痛　右上腹疼痛最常见，为本病的重要症状。常为间歇性或持续性隐痛、钝痛或胀痛，随着病情发展加剧。疼痛部位与病变部位密切相关，病变位于肝右叶为右季肋区疼痛，位于肝左叶则为剑突下区疼痛；如肿瘤侵犯膈肌，疼痛可放散至右肩或右背；向右后生长的肿瘤可引起右侧腰部疼痛。疼痛原因主要是肿瘤生长使肝包膜绷紧所致。突然发生的剧烈腹痛和腹膜刺激征，可能是肝包膜下癌结节破裂出血引起腹膜刺激。

2. 胃肠道症状　食欲减退，饭后上腹饱胀，消化不良，恶心、呕吐和腹泻等症状，因缺乏特异性，容易被忽视。食欲减退常因肿大的肝脏压迫胃部或伴有慢性肝病、肝功能损害所致。腹胀多与肿瘤巨大、胃胀气或腹水有关。腹泻作为肝癌的一个临床症状近年受到重视。但其机制尚不清楚，可能与消化功能紊乱，机体抵抗力减退并发肠道感染以及腹水引起肠功能紊乱等因素有关。

3. 消瘦与乏力　全身衰弱，少数晚期患者可呈现恶病质状况。是中晚期肝癌的主要临床表现，这可能与肿瘤代谢产物引起机体生化代谢改变以及进食减少有关。

4. 发热　比较常见，多为持续性低热，37.5~38℃，也可呈不规则或间歇性、持续性或者弛张型高热，表现类似肝脓肿，但是发热前无寒战，抗生素治疗无效。发热多为癌性热，与肿瘤坏死物的吸收有关；有时可因癌肿压迫或侵犯胆管而致胆管炎，或因抵抗力减低合并其他感染而发热。

5. 肝外转移灶症状　如肺部转移可以引起咳嗽、咯血；胸膜转移可以引起胸痛和血性胸腔积液；骨转移可以引起骨痛或病理性骨折等。

6. 晚期症状　晚期患者常出现黄疸、出血倾向（牙龈、鼻出血及皮下淤斑等）、上消化道出血、肝性脑病以及肝肾功能衰竭等。

7. 伴癌综合征（paraneoplastic syndrome）　即肝癌组织本身代谢异常或癌组织对机体产生的多种影响引起的内分泌或代谢紊乱的综合征。临床表现多样且缺乏特异性，常见的有自发性低血糖症，红细胞增多症；其他有高脂血症、高钙血症、性早熟、促性腺激素分泌综合征、皮肤卟啉症、异常纤维蛋白原血症和类癌综合征等，但比较少见。

（二）肝癌的体征

在肝癌早期，多数患者没有明显的相关阳性体征，仅少数患者体检可以发现轻度的肝肿大、黄疸和皮肤瘙痒,应是基础肝病的非特异性表现。中晚期肝癌,常见黄疸、肝脏肿大(质地硬,表面不平,伴有或不伴结节,血管杂音)和腹腔积液等。如果原有肝炎、肝硬化的背景,可以发现肝掌、蜘蛛痣、红痣、腹壁静脉曲张及脾脏肿大等。

1. 肝脏肿大　往往呈进行性肿大,质地坚硬、表面凹凸不平,有大小不等的结节甚至巨块,边缘清楚,常有程度不等的触压痛。肝癌突出至右肋弓下或剑突下时,相应部位可见局部饱满隆起;如癌肿位于肝脏的横膈面,则主要表现横膈局限性抬高而肝脏下缘可不肿大;位于肝脏表面接近下缘的癌结节最易触及。

2. 血管杂音　由于肝癌血管丰富而迂曲,动脉骤然变细或因癌块压迫肝动脉及腹主动脉,约半数患者可在相应部位听诊到吹风样血管杂音;此体征具有重要的诊断价值,但对早期诊断意义不大。

3. 黄疸　肤巩膜黄染,常在晚期出现,多是由于癌肿或肿大的淋巴结压迫胆管引起胆道梗阻所致,亦可因为肝细胞损害而引起。

4. 门静脉高压征象　肝癌患者多有肝硬化背景,故常有门静脉高压和脾脏肿大。腹腔积液为晚期表现,一般为漏出液,血性积液多为癌肿向腹腔破溃所致,亦可因腹膜转移而引起;门静脉和肝静脉癌栓,可以加速腹腔积液的生长。

(三) 浸润和转移

1. 肝内转移　肝癌最初多为肝内播散转移,易侵犯门静脉及分支并形成瘤栓,脱落后在肝内引起多发性转移灶。如果门静脉干支瘤栓阻塞,往往会引起或加重原有的门静脉高压。

2. 肝外转移

(1)血行转移:以肺转移最为多见,还可转移至胸膜、肾上腺、肾脏及骨骼等部位。

(2)淋巴转移:以肝门淋巴结转移最常见,也可转移至胰、脾和主动脉旁淋巴结,偶尔累及锁骨上淋巴结。

(3)种植转移:比较少见,偶可种植在腹膜、横膈及胸腔等处,引起血性的腹腔、胸腔积液;女性可发生卵巢转移,形成较大的肿块。

(四) 肝癌常见的并发症

(1)上消化道出血:肝癌常有肝炎、肝硬化背景伴有门静脉高压,而门静脉和肝静脉癌栓可以进一步加重门静脉高压,故常引起食管中下段或胃底静脉曲张破裂出血。若癌细胞侵犯胆管可致胆道出血,呕血和黑便。有的患者可因胃肠黏膜糜烂,溃疡和凝血功能障碍而广泛出血,大出血可以导致休克和肝性脑病。

(2)肝病性肾病和肝性脑病(肝昏迷):肝癌晚期尤其弥漫性肝癌,可以发生肝功能不全甚至衰竭,引起肝肾综合征(hepatorenal syndrome,HRS),即功能性急性肾功能衰竭(functional acute renal failure,FARF),主要表现为显著少尿,血压降低,伴有低钠血症、低钾血症和氮质血症,往往呈进行性发展。肝性脑病(hepatic encephalopathy,HE)即肝昏迷,往往是肝癌终末期的表现,常因消化道出血、大量利尿剂、电解质紊乱以及继发感染等诱发。

(3)肝癌结节破裂出血:为肝癌最紧急而严重的并发症。癌灶晚期坏死液化可以发生自发破裂,也可因外力而破裂,故临床体检触诊时宜手法轻柔,切不可用力触压。癌结节破裂可以局限于肝包膜下,引起急骤疼痛,肝脏迅速增大,局部可触及软包块,若破溃入腹腔则引起急性腹痛和腹膜刺激征。少量出血可表现为血性腹腔积液,大量出血则可导致休克甚至迅速死亡。

(4)继发感染:肝癌患者因长期消耗及卧床,抵抗力减弱,尤其在化疗或放疗之后白细胞降低时容易并发多种感染、如肺炎、肠道感染、真菌感染和败血症等。

三、肝癌的辅助检查

(一)血液生化检查

肝癌可以出现天冬氨酸转氨酶(谷草转氨酶,AST 或 GOT)和丙氨酸转氨酶(谷丙转氨酶,ALT 或 GPT)、血清碱性磷酸酶(AKP)、乳酸脱氢酶(LDH)或胆红素的升高,而白蛋白降低等肝功能异常,以及淋巴细胞亚群等免疫指标的改变。乙肝表面抗原(HBsAg)阳性或"二对半"五项定量检查(包括 HBsAg、抗 -HBs、HBeAg、抗 -HBe 和抗 -HBc)阳性和 / 或丙肝抗体阳性(抗 -HCV IgG、抗 -HCVst、抗 -HCVns 和抗 -HCV IgM)都是肝炎病毒感染的重要标志;而 HBV DNA 和 HCV mRNA 可以反映肝炎病毒载量。

(二)肿瘤标志物检查

血清 AFP 及其异质体是诊断肝癌的重要指标和特异性最强的肿瘤标记物,国内常用于肝癌的普查、早期诊断、术后监测和随访。对于 AFP ≥ 400μg/L 超过 1 个月,或 ≥ 200μg/L 持续 2 个月,排除妊娠、生殖腺胚胎癌和活动性肝病,应该高度怀疑肝癌;关键是同期进行影像学检查(CT/MRI)是否具有肝癌特征性占位。尚有 30%~40% 的肝癌患者 AFP 检测呈阴性,包括 ICC、高分化和低分化 HCC,或 HCC 已坏死液化者,AFP 均可不增高。因此,仅靠 AFP 不能诊断所有的肝癌,AFP 对肝癌诊断的阳性率一般为 60%~70%,有时差异较大,强调需要定期检测和动态观察,并且要借助于影像学检查甚或 B 超导引下的穿刺活检等手段来明确诊断。

其他可用于 HCC 辅助诊断的标志物还有多种血清酶,包括 γ- 谷氨酰转肽酶(GGT)及其同工酶、α-L- 岩藻苷酶(AFU)、异常凝血酶原(DCP)、高尔基体蛋白 73(GP73)、5- 核苷酸磷酸二酯酶(5′-NPD)同工酶、醛缩酶同工酶 A(ALD-A)和胎盘型谷胱甘肽 S- 转移酶(GST)等,还有铁蛋白(FT)和酸性铁蛋白(AIF)等。部分 HCC 患者,可有癌胚抗原(CEA)和糖类抗原 CA19-9 等异常增高。

(三)影像学检查

1. 腹部超声(US)检查 因操作简便、直观、无创性和价廉,US 检查已成为肝脏检查最常用的重要方法。该方法可以确定肝内有无占位性病变,提示其性质,鉴别是液性或实质性占位,明确癌灶在肝内的具体位置及其与肝内重要血管的关系,以用于指导治疗方法的选择及手术的进行;有助于了解肝癌在肝内以及邻近组织器官的播散与浸润。对于肝癌与肝囊肿、肝血管瘤等疾病的鉴别诊断具有较大参考价值,但因仪器设备、解剖部位、操作者的手法和经验等因素的限制,使其检出的敏感性和定性的准确性受到一定影响。实时 US 造影(超声造影,CEUS)可以动态观察病灶的血流动力学情况,有助于提高定性诊断,但是对于 ICC 患者可呈假阳性,应该注意;而术中 US 直接从开腹后的肝脏表面探查,能够避免超声衰减和腹壁、肋骨的干扰,可发现术前影像学检查未发现的肝内小病灶。

2. CT 目前是肝癌诊断和鉴别诊断最重要的影像检查方法,用来观察肝癌形态及血供状况、肝癌的检出、定性、分期以及肝癌治疗后复查。CT 的分辨率高,特别是多排螺旋 CT,扫描速度极快,数秒内即可完成全肝扫描,避免了呼吸运动伪影;能够进行多期动态增强扫描,最小扫描层厚为 0.5mm,显著提高了肝癌小病灶的检出率和定性准确性。通常在平扫下肝癌多为低密度占位,边缘有清晰或模糊的不同表现,部分有晕圈征,大肝癌常有中央坏死液化;可以提示病变性质和了解肝周围组织器官是否有癌灶,有助于放疗的定位;增强扫描除可以清晰显示病灶的数目、大小、形态和强化特征外,还可明确病灶和重要血管之间的关系、肝门及腹腔有无淋巴结肿大以及邻近器官有无侵犯,为临床上准确分期提供可靠的依据,且有助于鉴别肝血管瘤。HCC的影像学典型表现为在动脉期呈显著强化,在静脉期其强化不及周边肝组织,而在延迟期则造影剂持续消退,因此,具有高度特异性。

3. 磁共振(MRI或MR)　无放射性辐射,组织分辨率高,可以多方位、多序列成像,对肝癌病灶内部的组织结构变化如出血坏死、脂肪变性以及包膜的显示和分辨率均优于CT和US。对良、恶性肝内占位,尤其与血管瘤的鉴别,可能优于CT;同时,无需增强即能显示门静脉和肝静脉的分支;对于小肝癌MRI优于CT,目前证据较多。特别是高场强MR设备的不断普及和发展,使MR扫描速度大大加快,可以和CT一样完成薄层、多期相动态增强扫描,充分显示病灶的强化特征,提高病灶的检出率和定性准确率。另外,MR功能成像技术(如弥散加权成像、灌注加权成像和波谱分析)以及肝细胞特异性对比剂的应用,均可为病灶的检出和定性提供有价值的补充信息,有助于进一步提高肝癌的检出敏感率和定性准确率以及全面、准确地评估多种局部治疗的疗效。

上述三种重要的影像学检查技术,各有特点,优势互补,应该强调综合检查,全面评估。

4. 选择性肝动脉造影　目前多采用数字减影血管造影(DSA),可以明确显示肝脏小病灶及其血供情况,同时可进行化疗和碘油栓塞等治疗。肝癌在DSA的主要表现为:①肿瘤血管,出现于早期动脉相;②肿瘤染色,出现于实质相;③较大肿瘤可见肝内动脉移位、拉直、扭曲等;④肝内动脉受肝瘤侵犯可呈锯齿状、串珠状或僵硬状态;⑤动静脉瘘,"池状"或"湖状"造影剂充盈区等。

DSA检查意义不仅在于诊断和鉴别诊断,在术前或治疗前可用于估计病变范围,特别是了解肝内播散的子病灶情况;也可为血管解剖变异和重要血管的解剖关系以及门静脉浸润提供正确客观的信息,对于判断手术切除的可能性和彻底性以及决定合理的治疗方案有重要价值。DSA是一种侵入性创伤性检查,可用于其他检查后仍未能确诊的患者。此外,对于可切除的肝癌,即使影像学上表现为局限性可切除肝癌,也有学者提倡进行术前DSA,有可能发现其他影像学手段无法发现的病灶和明确有无血管侵犯。

5. 正电子发射计算机断层成像(PET/CT)　PET/CT是将PET与CT融为一体而成的功能分子影像成像系统,既可由PET功能显像反映肝脏占位的生化代谢信息,又可通过CT形态显像进行病灶的精确解剖定位,并且同时全身扫描可以了解整体状况和评估转移情况,达到早期发现病灶的目的,同时可了解肿瘤治疗前后的大小和代谢变化。但是,PET/CT对肝癌临床诊断的敏感性和特异性还需进一步提高,且在我国大多数医院尚未普及应用,不推荐其作为肝癌诊断的常规检查方法,可以作为其他手段的补充。

6. 发射型计算机断层成像(ECT)　ECT全身骨显像有助于肝癌骨转移的诊断,可较X线和CT检查提前3~6个月发现骨转移癌。

(四) 肝穿刺活检

在超声引导下经皮肝穿刺空芯针活检(core biopsy)或细针穿刺活检(fine needle aspiration,FNA),进行组织学或细胞学检查,可以获得肝癌的病理学诊断依据以及了解分子标志物等情况,对于明确诊断、病理类型、判断病情、指导治疗以及评估预后都非常重要,近年来被越来越多地被采用,但是也有一定的局限性和危险性。肝穿刺活检时,应注意防止肝脏出血和针道癌细胞种植;禁忌证是有明显出血倾向、患有严重心肺、脑、肾疾患和全身衰竭的患者。

四、肝癌的诊断标准

（一）病理学诊断标准

肝脏占位病灶或者肝外转移灶活检或手术切除组织标本，经病理组织学和／或细胞学检查诊断为 HCC，此为"金标准"。

（二）临床诊断标准

在所有的实体瘤中，唯有 HCC 可采用临床诊断标准，国内、外都认可，非侵袭性、简易方便和可操作强，一般认为主要取决于三大因素，即慢性肝病背景，影像学检查结果以及血清 AFP 水平；但是学术界的认识和具体要求各有不同，常有变化，实际应用时也有误差，因此，结合我国的国情、既往的国内标准和临床实际，专家组提议宜从严掌握和联合分析，要求在同时满足以下条件中的（1）+（2）a 两项或者（1）+（2）b+（3）三项时，可以确立 HCC 的临床诊断：

1. 肝硬化以及 HBV 和／或 HCV 感染（HBV 和／或 HCV 抗原阳性）的证据；

2. HCC 影像学特征　同期多排 CT 扫描和／或动态对比增强 MRI 检查显示肝脏占位在动脉期快速不均质血管强化（arterial hypervascularity），而静脉期或延迟期快速洗脱（venous or delayed phase washout）。

（1）如果肝脏占位直径 ≥ 2cm，CT 和 MRI 两项影像学检查中有一项显示肝脏占位具有上述肝癌的特征，即可诊断 HCC；

（2）如果肝脏占位直径为 1~2cm，则需要 CT 和 MRI 两项影像学检查都显示肝脏占位具有上述肝癌的特征，方可诊断 HCC，以加强诊断的特异性。

（3）血清 AFP ≥ 400μg/L 持续 1 个月或 ≥ 200μg/L 持续 2 个月，并能排除其他原因引起的 AFP 升高，包括妊娠、生殖系胚胎源性肿瘤、活动性肝病及继发性肝癌等。

（三）注意事项和说明

1. 国外的多项指南（包括 AASLD、EASL 和 NCCN 的 CPGs）都强调对于肝脏占位进行多排 CT 扫描和／或动态对比增强 MRI 检查，并且应该在富有经验的影像学中心进行；同时，认为确切的 HCC 影像学诊断，需要进行平扫期、动脉期、静脉期和延迟期的四期扫描检查，病灶局部应 5mm 薄扫，并且高度重视影像学检查动脉期强化的重要作用。HCC 的特点是动脉早期病灶即可明显强化，密度高于正常肝组织，静脉期强化迅速消失，密度低于周围正常肝组织。如果肝脏占位影像学特征不典型，或 CT 和 MRI 两项检查显像不一致，应进行肝穿刺活检，但即使阴性结果并不能完全排除，仍然需要随访观察。

2. 近年来，国内外临床观察和研究结果均提示，血清 AFP 在部分 ICC 和胃肠癌肝转移患者中也可升高，并且 ICC 也多伴有肝硬化。尽管 ICC 的发病率远低于 HCC，但两者均常见于肝硬化患者，因此，肝占位性病变伴 AFP 升高并不一定就是 HCC，需要仔细地加以鉴别。在我国和亚太地区大部分国家，AFP 明显升高患者多为 HCC，与 ICC 相比仍有鉴别价值，故在此沿用作为 HCC 的诊断指标。

3. 对于血清 AFP ≥ 400μg/L，而 B 超检查未发现肝脏占位者，应注意排除妊娠、生殖系胚胎源性肿瘤、活动性肝病及胃肠道肝样腺癌等；如果能够排除，必须及时进行多排 CT 和／或动态对比增强 MRI 扫描。如呈现典型的 HCC 影像学特征（动脉期血管丰富，而在门静脉期或延迟期消退），则即可诊断 HCC。如检查结果或血管影像并不典型，应采用其他的影像模式进行对比增强检查,或对病灶进行肝活检。单纯的动脉期强化而无静脉期的消退对于诊断 HCC 证据不充分。如果 AFP 升高,但未达到诊断水平,除了应该排除上述可能引起 AFP 增高的情况外,还必须严密观察和追踪 AFP 的变化,将 B 超检查间隔缩短至 1~2 个月,需要时进行 CT 和 / 或 MRI 动态观察。如果高度怀疑肝癌,建议进一步做选择性肝动脉造影检查,必要时可酌情进行肝穿刺活检。

4. 对于有肝脏占位性病变,但是血清 AFP 无升高,且影像学检查无肝癌影像学特征者,如果直径 <1cm,可以严密观察。如果肝脏占位在动态显像中未见血管增强,则恶性的可能性不大。如果占位逐渐增大,或达到直径 ≥ 2cm,应进行 B 超引导下肝穿刺活检等进一步检查。即使肝活检结果阴性,也不宜轻易否定,要追踪随访;应每间隔 6 个月进行影像学随访,直至该病灶消失、增大或呈现 HCC 诊断特征;如病灶增大,但仍无典型的 HCC 改变,可以考虑重复进行肝活检。

5. 需要指出的是,我国的 HCC 中,5%~20% 的患者并没有肝硬化背景,约 10% 的患者无 HBV/HCV 感染的证据,约 30% 的患者血清 AFP 始终 <200μg/L;同时,影像学上 HCC 大多数具有富血供性特征,但是确有少数表现为乏血供性。另外,在欧美国家,非酒精性脂肪性肝炎(NASH)患者可发展为肝硬化,进而发生 HCC(NASH 相关 HCC),已有较多报道,而我国尚缺乏有关数据。

五、肝癌的鉴别诊断

(一)血清 AFP 阳性时的鉴别诊断

血清 AFP 阳性时,HCC 应该与下列疾病进行鉴别:

1. 慢性肝病 如肝炎、肝硬化,应对患者的血清 AFP 水平进行动态观察。肝病活动时 AFP 多与 ALT 同向活动,且多为一过性升高或呈反复波动性,一般不超过 400μg/l,时间也较短暂。应结合肝功能检查,作全面观察分析,如果 AFP 与 ALT 两者的曲线分离,AFP 上升而 SGPT 下降,即 AFP 与 ALT 异向活动和 / 或 AFP 持续高浓度,则应警惕 HCC 的可能。

2. 妊娠、生殖腺或胚胎型等肿瘤 鉴别主要通过病史、体检、腹盆腔 B 超和 CT 检查。

3. 消化系统肿瘤 某些发生于胃肠以及胰腺的腺癌也可引起血清 AFP 升高,称为肝样腺癌(hepatoid adenocarcinoma)。鉴别诊断时,除了详细了解病史、体检和影像学检查外,测定血清 AFP 异质体有助于鉴别肿瘤的来源。如胃肝样腺癌时,AFP 以扁豆凝集素非结合型为主。

(二)血清 AFP 阴性时的鉴别诊断

血清 AFP 阴性时,HCC 应该与下列疾病进行鉴别:

1. 继发性肝癌 多见于消化道肿瘤转移,还常见于肺癌和乳腺癌。患者可以无肝病背景,了解病史可能有便血、饱胀不适、贫血及体重下降等消化道肿瘤表现,血清 AFP 正常,而 CEA、CA199、CA50、CA724 以及 CA242 等消化道肿瘤标志物可能升高。影像学检查特点:①常为多发性占位,而 HCC 多为单发;②典型的转移瘤影像,可见"牛眼征"(肿物周边有晕环,中央缺乏血供而呈低回声或低密度);③增强 CT 或 DSA 可见肿瘤血管较少,血供没有 HCC 丰富;④消化道内镜或 X 线造影检查可能发现胃肠道的原发癌灶病变。

2. 肝内胆管细胞癌(ICC) 是原发性肝癌的少见病理类型,好发年龄为 30~50 岁,临床症状无特异性,患者多无肝病背景,多数 AFP 不高,而 CEA 和 CA199 等肿瘤标志物也可能升高。影像学检查 CT 平扫表现常为大小不一的分叶状或类圆形低密度区,密度不均匀,边缘一般模糊或不清楚,但是最有意义的是 CT 增强扫描可见肝脏占位的血供不如 HCC 丰富,且纤维成分较多,有延迟强化现象,呈"快进慢出"特点,周边有时可见肝内胆管不规则扩张;还可有局部肝叶萎缩,肝包膜呈内陷改变,有时肝肿瘤实质内有线状高密度影(线状征)。影像学检查确诊率不高,主要依赖手术后病理检查证实。

3. 肝肉瘤　常无肝病背景,影像学检查显示为血供丰富的均质实性占位,不易与 AFP 阴性的 HCC 相鉴别。

4. 肝脏良性病变　包括:

(1)肝腺瘤:常无肝病背景,女性多,常有口服避孕药史,与高分化的 HCC 不易鉴别,对鉴别较有意义的检查是 ^{99m}Tc 核素扫描,肝腺瘤能摄取核素,且延迟相表现为强阳性显像。

(2)肝血管瘤:常无肝病背景,女性多,CT 增强扫描可见自占位周边开始强化充填,呈"快进慢出",与 HCC 的"快进快出"区别,MRI 可见典型的"灯泡征"。

(3)肝脓肿:常有痢疾或化脓性疾病史而无肝病史,有或曾经有感染表现,有发热、外周血白细胞和中性粒细胞增多等,脓肿相应部位的胸壁常有局限性水肿、压痛及右上腹肌紧张等改变。B 超检查在未液化或浓稠时常与肝癌混淆,在液化后则呈液性暗区,应与肝癌的中央坏死鉴别;DSA 无肿瘤血管与染色。必要时可在压痛点作细针穿刺。抗阿米巴试验治疗为较好的鉴别诊断方法。

(4)肝包虫:肝脏进行性肿大,质地坚硬和结节感、晚期肝脏大部分被破坏,临床表现可极似肝癌;但本病一般病程较长,常具有多年病史,进展较缓慢,叩诊有震颤即"包虫囊震颤"是特征性表现,往往有流行牧区居住及与犬、羊接触史,包虫皮内试验(Casoni 试验)为特异性试验,阳性率达 90%~95%,B 超检查在囊性占位腔内可发现漂浮子囊的强回声,CT 有时可见囊壁钙化的头结。由于可诱发严重的过敏反应,不宜行穿刺活检。

六、肝癌的病理学诊断

病理组织学和 / 或细胞学检查是肝癌诊断的"金标准",但是在进行病理学诊断时仍然必须重视与临床证据相结合,全面了解患者的 HBV/HCV 感染情况、血清 AFP 和其他肿瘤标志物的检测结果以及肝占位的影像学特征等情况。目前,基于基因组学、蛋白组学和代谢酶学等现代分子生物学新技术的检查手段正在建立和应用,将具有更高的特异性和准确性,并可能有助于预测肿瘤对治疗反应、转移复发倾向以及预后。在病理诊断时,应明确以下三种主要病理类型以及注意到其他少见类型癌:

(一)肝细胞癌(HCC)

占原发性肝癌的 90% 以上,是最常见的一种病理类型。

1. 大体分型　可分为结节型,巨块型和弥漫型;也可以参考中国肝癌病理研究协作组 1977 年制定的"五大型六亚型"分类。对瘤体直径 <1cm 称为微小癌,1~3cm 称为小肝癌,3~5cm 称为中肝癌,5~10cm 称为大肝癌,>10cm 称为巨块型肝癌,而全肝散在分布小癌灶(类似肝硬化结节)称为弥漫型肝癌。目前,我国的小肝癌标准是:单个癌结节最大直径 ≤ 3cm;多个癌结节数目不超过 2 个,其最大直径总和 ≤ 3cm。小肝癌除了体积小,多以单结节性、膨胀性生长为主,与周围肝组织的分界清楚或有包膜形成,具有生长较慢、恶性程度较低、发生转移的可能性小以及预后较好等特点。

2. 组织学特点　以梁索状排列为主,癌细胞呈多边形,细胞质嗜酸性,细胞核圆形,梁索之间衬覆血窦,也可出现多种细胞学和组织学上的特殊类型,若出现假腺管结构可类似肝内胆管癌和转移性腺癌,需要注意鉴别。癌细胞的分化程度,可以采用经典的 Edmondson-Steiner 肝癌四级分级法(见本章第三节表 14-79-1),或分为好、中、差三级。

3. 代表性免疫组化标志物　肝细胞抗原(Hep Par 1)示细胞质阳性,多克隆性癌胚抗原(pCEA)示细胞膜毛细胆管阳性,CD34 示肝窦微血管弥漫性分布,磷脂酰肌醇蛋白 -3(GPC-3)通常在 HCC 癌细胞的细胞质内表达。对于小病灶的肝活检组织病理学检查,应由经验丰富的病理学家实施和评估;可以进行 GPC-3,热休克蛋白 70(HSP)和谷氨酰胺合成酶(GS)染色,如 3 项中有 2 项阳性可以诊断为 HCC。

(二)肝内胆管癌(ICC)

较少见,起源于胆管二级分支以远肝内胆管上皮细胞,一般仅占原发性肝癌的≤ 5%。

1. 大体分型　可分为结节型、管周浸润型、结节浸润型和管内生长型。

2. 组织学特点　以腺癌结构为主,癌细胞排列成类似胆管的腺腔状,但腺腔内无胆汁却分泌黏液。癌细胞呈立方形或低柱状,细胞质淡染,胞质透明,纤维间质丰富,即癌细胞周围含有较多的纤维组织。也可出现多种细胞学和组织学上的特殊类型,若出现梁索状排列可类似肝细胞癌,需要注意鉴别。癌细胞分化程度可分为好、中、差三级。

3. 代表性的标志物　免疫组化检查细胞角蛋白 19(CK19)和黏糖蛋白 -1(MUC-1),可显示细胞质阳性。

(三)混合型肝癌

即 HCC-ICC 混合型肝癌,比较少见,在一个肝肿瘤结节内,同时存在 HCC 和 ICC 两种成分,二者混杂分布,界限不清,分别表达各自的免疫组化标志物。

(四)其他类型

原发性肝癌中还有些少见类型肝癌,如透明细胞型、巨细胞型、硬化型和肝纤维板层癌(fibrolamellar carcinoma of liver,FLC)等。其中,FLC 为 HCC 的一种特殊和少见的组织学亚型;其特点是多见于 35 岁以下的年轻患者,通常没有乙型肝炎病毒感染及肝硬化背景,恶性程度较 HCC 低,且肿瘤常较局限,因此本病通常可有手术切除的机会,预后较好。肿瘤大多位于肝左叶,常为单个,境界清晰,边缘呈扇形质地硬,剖面见纤维间隔横贯瘤体;镜下可见:瘤细胞呈巢团状,部分呈相互吻合的瘤细胞索,周围有致密的纤维组织呈板层样包绕,瘤细胞较大,呈立方形或多角形,胞质丰富,呈强嗜酸性,核仁明显,瘤组织内血窦丰富。

七、肝癌的分期

(一)TNM 分期(UICC/AJCC,2010 年)

T——原发病灶

Tx:原发肿瘤不能测定

T_0:无原发肿瘤的证据

T_1:孤立肿瘤没有血管受侵

T_2:孤立肿瘤,有血管受侵或多发肿瘤直径≤ 5cm

T_{3a}:多发肿瘤直径 >5cm

T_{3b}:孤立肿瘤或多发肿瘤侵及门静脉或肝静脉主要分支

T_4:肿瘤直接侵及周围组织,或致胆囊或脏器穿孔

N——区域淋巴结

Nx:区域内淋巴结不能测定

N_0：无淋巴结转移

N_1：区域淋巴结转移

M——远处转移

Mx：远处转移不能测定

M_0：无远处转移

M_1：有远处转移

分期：

Ⅰ期：$T_1N_0M_0$

Ⅱ期：$T_2N_0M_0$

ⅢA期：$T_{3a}N_0M_0$

ⅢB期：$T_{3b}N_0M_0$

ⅢC期：$T_4N_0M_0$

ⅣA期：任何T，N_1M_0

ⅣB期：任何T，任何N，M_1

TNM分期主要根据肿瘤的大小、数目、血管侵犯、淋巴结侵犯和有无远处转移而分为Ⅰ~Ⅳ期，由低到高反映了肿瘤的严重程度；其优点是对肝癌的发展情况做了详细的描述，最为规范，然而TNM分期在国际上被认可程度却较低，原因在于：一是多数肝癌患者合并有严重的肝硬化，该分期没有对肝功能进行描述，而治疗HCC时非常强调肝功能代偿，肝功能显著地影响治疗方法的选择和预后的判断；二是对于HCC的治疗和预后至关重要的血管侵犯，在治疗前（特别是手术前）一般难以准确判断；三是各版TNM分期的变化较大，难以比较和评价。

（二）BCLC分期（巴塞罗那临床肝癌分期，2010年）

内容见表14-79-2。

表14-79-2　HCC的BCLC分期

期别	PS评分	肿瘤状态		肝功能状态
		肿瘤数目	肿瘤大小	
0期：极早期	0	单个	<2cm	没有门静脉高压
A期：早期	0	单个	任何	Child-Pugh A/B
		3个以内	<3cm	Child-Pugh A/B
B期：中期	0	多结节肿瘤	任何	Child-Pugh A/B
C期：进展期	1~2	门脉侵犯或N_1、M_1	任何	Child-Pugh A/B
D期：终末期	3~4	任何	任何	Child-Pugh C

BCLC分期与治疗策略，比较全面地考虑了肿瘤、肝功能和全身情况，与治疗原则联系起来，并且具有循证医学高级别证据的支持，目前已在全球范围被广泛采用；但是，亚洲（不包括日本和印度尼西亚）与西方国家的HCC具有高度异质性，在病因学、分期、生物学恶性行为、诊治（治疗观念和临床实践指南）以及预后等方面都存在明显差异；同时，我国有许多外科医师认为BCLC分期与治疗策略对于手术指征控制过严，不太适合中国的国情和临床

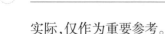

实际,仅作为重要参考。

（三）肝脏的储备功能评估

通常采用 Child-Pugh 分级（表 14-79-3）和吲哚菁绿（ICG）清除试验等综合评价肝实质功能。肝脏体积可作为反映肝脏储备功能的一项重要指标,能够客观反映肝脏的大小和肝实质的容量,间接反映肝脏的血流灌注和代谢能力,客观评估患者肝脏对手术的承受能力,有助于指导选择合适的手术方式。对于肿瘤直径 >3cm 的肝癌,可以采用 CT 和 / 或 MRI 扫描,计算预期切除后剩余肝脏的体积。标准残肝体积则是评估肝切除术患者肝脏储备功能的有效且简便的方法,对预测患者术后发生肝功能损害的程度及避免患者术后发生肝衰竭有重要的临床指导作用。已有研究表明,采用 CT 扫描测定国人的标准残肝体积（Standard remnant liver volume, SRLV）<416mL/m^2 者,肝癌切除术后中、重度肝功能代偿不全发生率比较高。

表 14-79-3　肝功能 Child-Pugh 分级

	评分		
	1	2	3
总胆红素 /（μmol/L）	<34	34~51	>51
血清白蛋白 /（g/L）	>35	28~35	<28
凝血酶原时间延长	1~3 秒	4~6 秒	>6 秒
腹水	无	轻度	中等量
肝性脑病（级）	无	1~2	3~4

注:按积分法,5~6 分为 A 级,7~9 分 B 级,10~15 分 C 级。

ICG 清除试验主要是反映肝细胞摄取能力（有功能的肝细胞量）及肝血流量,重复性较好。一次静脉注射 0.5mg/kg,测定 15min 时 ICG 在血中的潴留率（ICG-R15）,正常值 <12%,或通过清除曲线可测定肝血流量。

第五节　肝癌治疗

一、概述

近 50 年来,肝癌的治疗有了长足的进展。20 世纪 50 年代由于肝内解剖生理研究的进展导致大肝癌的规则性切除,有 5%~10% 的患者受益,同时在这个时期肝癌的化疗和放疗也用于临床;60 年代由于免疫学的进步导致肝移植问世,其效益到近年才显示;70 年代由于甲胎蛋白检测用于普查,开辟了小肝癌或亚临床肝癌研究的新领域,使第二个 5%~10% 的患者受益;80 年代由于医学影像学的突飞猛进,使 1cm 小肝癌可被检出,进一步提高了小肝癌治疗效果,在这个时期一系列局部治疗方法成为肝癌临床治疗常规,尤其是经导管动脉栓塞术（TAE）或经导管动脉化疗栓塞术（TACE）和射频消融（RFA）技术的发展取代了放射治疗,成为肝癌非手术治疗的首选疗法,超声导引瘤内经皮无水乙醇注射(PEI)在小肝癌的治疗中几乎可与手术切除相比美;由于早期发现与概念的更新,各种局部疗法如雨后春笋;靶向治疗也日趋成熟;由于局部治疗与综合治疗的进步,发展了"不能切除肝癌的缩小后切除"方案,这可能在 90 年代使第三个 5%~10% 的肝癌患者受益;已被公认为肿瘤第四大疗法的生物治疗已有了不少新的内涵,由古老的免疫治疗剂发展为各种细胞因子、免疫活性细胞等;近年来又由于分子生物学的进步,为肝癌的基因治疗提供了潜在的有重要意义的前景。总之,肝癌治疗已由外科为主变为多种治疗方法的综合应用,预后也由不治变为部分可治。

二、几种肝癌治疗方法的应用和意义

(一) 外科治疗

肝癌的外科治疗主要包括肝切除术和肝移植术。

1. 肝切除术

(1)肝切除术的基本原则:一是彻底性,最大限度地完整切除肿瘤,使切缘无残留肿瘤;二是安全性,最大限度地保留正常肝组织,降低手术死亡率及手术并发症。术前的选择和评估、手术细节的改进及术后复发转移的防治等是中晚期肝癌手术治疗的关键点。在术前应对肝功能储备进行全面评价,通常采用 Child-Pugh 分级和 ICG 清除试验等综合评价肝实质功能,采用 CT 和 / 或 MRI 去计算余肝的体积。中晚期 HCC 多为直径 >10cm 的单发肿瘤、多发肿瘤、伴门静脉或肝静脉癌栓或伴胆管癌栓。因为仅在患者一般情况好,且肝储备功能满意时才考虑肝切除手术,故无论采用何种分期,只有小部分中晚期 HCC 适于手术。肝功能(Child-Pugh)评分和吲哚菁绿 15min 潴留率(ICG15)是常用的肝储备功能评估方法。BCLC 学组还提倡使用肝静脉压力梯度(HVPG)评估门静脉高压程度。对于中晚期 HCC,一般 Child-Pugh 为 A 级、HVPG<12mmHg 且 ICG15<20% 代表肝储备功能良好且门静脉高压在可接受范围。在此基础上,再利用影像学技术估算预期切除后的余肝体积,余肝体积须占标准肝体积的 40% 以上,才可保证手术安全。可手术切除的中晚期 HCC 患者术后长期生存率显著高于非手术或姑息治疗者。

(2)肝切除术方法分类:肝切除术包括根治性切除和姑息性切除。一般认为,根据手术完善程度,可将肝癌根治切除标准分为 3 级。其中,Ⅰ级标准:完整切除肉眼所见肿瘤,切缘无残癌。Ⅱ级标准:在Ⅰ级标准基础上增加 4 项条件:①肿瘤数目≤ 2 个;②无门脉主干及一级分支、肝总管及一级分支、肝静脉主干及下腔静脉癌栓;③无肝门淋巴结转移;④无肝外转移。Ⅲ级标准:在Ⅱ级标准基础上,增加术后随访结果的阴性条件,即术前血清 AFP 增高者,术后 2 个月内 AFP 应降至正常和影像学检查未见肿瘤残存。

(3)肝切除术的适应证

1)患者的基本条件:主要是全身状况可以耐受手术;肝脏病灶可以切除;预留肝脏功能可以充分代偿。具体包括:一般情况良好,无明显心、肺、肾等重要脏器器质性病变;肝功能正常,或仅有轻度损害(Child-Pugh A 级),或肝功能分级属 B 级,经短期护肝治疗后恢复到 A 级;肝储备功能(如 ICGR15)基本在正常范围以内;无不可切除的肝外转移性肿瘤。一般认为 ICG15<14%,可作为安全进行肝大块切除术而肝功衰竭发生概率低的界限。

2)根治性肝切除的局部病变,必须满足下列条件:一是单发肝癌,表面较光滑,周围界限较清楚或有假包膜形成,受肿瘤破坏的肝组织 <30%;或受肿瘤破坏的肝组织 >30%,但是无

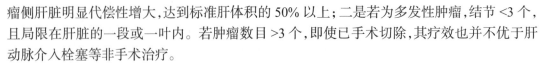

瘤侧肝脏明显代偿性增大,达到标准肝体积的50%以上;二是若为多发性肿瘤,结节<3个,且局限在肝脏的一段或一叶内。若肿瘤数目>3个,即使已手术切除,其疗效也并不优于肝动脉介入栓塞等非手术治疗。

(4)腹腔镜肝切除术:目前腹腔镜肝癌切除术开展日趋增多,其主要适应证为孤立性癌灶,<5cm,位于2~6肝段;具有创伤小、失血量和手术死亡率低的优点。故有学者认为对于位置较好的肝癌,尤其是早期肝癌者,腹腔镜肝切除术表现较好;但是仍然需要与传统的开腹手术进行前瞻性的比较研究。

(5)姑息性肝切除的局部病变,必须符合下列条件:

1)3~5个多发性肿瘤,超越半肝范围者,行多处局限性切除;

2)肿瘤局限于相邻的2~3个肝段或半肝内,无瘤肝组织明显代偿性增大,达到标准肝体积的50%以上;

3)肝中央区(中叶或Ⅳ、Ⅴ、Ⅷ段)肝癌,无瘤肝组织明显代偿性增大,达到标准肝体积的50%以上;

4)肝门部有淋巴结转移者,切除肿瘤的同时行淋巴结清扫或术后治疗;

5)周围脏器受侵犯者一并切除。

姑息性肝切除还涉及以下几种情况:肝癌合并门静脉癌栓(PVTT)和/或腔静脉癌栓、肝癌合并胆管癌栓、肝癌合并肝硬化门静脉高压、难切性肝癌的切除。每种情况均有其对应手术治疗适应证。肝癌伴门静脉癌栓是中晚期HCC的常见表现。在这部分患者中,若肿瘤局限于半肝,且预期术中癌栓可取净,可考虑手术切除肿瘤并经门静脉取栓,术后再结合介入栓塞及门静脉化疗。肝癌侵犯胆管形成胆管癌栓也较常见,致使患者黄疸明显。须注意鉴别黄疸性质,对于癌栓形成的梗阻性黄疸,如能手术切除肿瘤并取净癌栓,可很快解除黄疸,故黄疸不是手术的明显禁忌证。此外,对于不适宜姑息性切除的肝癌,应考虑姑息性非切除外科治疗,如术中肝动脉结扎和/或肝动脉、门静脉插管化疗等。对于肝内微小病灶的治疗值得关注。部分微小病灶经影像学检查或术中探查都不能发现,致使肝切除后的复发率升高。如果怀疑切除不彻底,那么术后采用TACE是理想的选择,除了治疗的意义外,还有检查残留癌灶的意义。如有残留癌灶,应及时采取补救措施。此外,术后病例应作肝炎病毒载量(HBV DNA和/或HCV RNA)检查;如有指征,应积极进行抗病毒治疗,以减少肝癌再发的可能。

(6)防止术后转移复发:中晚期肝癌手术切除后复发转移率很高,这与术前可能已存在微小播散灶或者多中心发生有关。一旦复发,往往难有再切除机会,可以采取局部非手术治疗和系统治疗等控制肿瘤发展,延长患者生存期。对于高危复发者,临床研究证实术后预防性介入栓塞治疗有一定的效果,能发现并控制术后肝内微小残癌。尽管有临床随机研究提示,α干扰素可预防复发,但是其对远期复发率及不同类型肝炎患者的影响仍有争议,目前还不是公认的预防复发的标准治疗方法。

2. 肝移植

(1)肝移植术的选择标准:目前,在我国对于肝癌进行肝移植手术多是作为补充治疗,用于无法手术切除、不能进行或微波消融和TACE治疗以及肝功能不能耐受的患者。选择合适的适应证是提高肝癌肝移植疗效,保证极为宝贵的供肝资源得到公平有效利用的关键。关于肝移植适应证,国际上主要采用米兰(Milan)标准,还有美国加州大学旧金山分校(UCSF)标准和匹兹堡(Pittsburgh)改良TNM标准。

1)米兰(Milan)标准:1996年由意大利Mazzaferro等提出。具体标准:单个肿瘤直径不超过5cm;多发肿瘤数目≤3个、最大直径≤3cm;不伴有血管及淋巴结的侵犯。1998年,美国器官分配网(UNOS)开始采用Milan标准(加MELD/PELD评分,又称UNOS标准)作为筛选肝癌肝移植受体的主要依据,Milan标准逐渐成为世界上应用最广泛的肝癌肝移植筛选标准。其优点是疗效肯定,5年生存率≥75%,复发率<10%,仅需考虑肿瘤的大小和数量,便于临床操作。但是,Milan标准过于严格,使许多有可能通过肝移植得到良好疗效的肝癌患者被拒之门外。由于供体的紧缺,原来符合Milan标准的肝癌患者很容易在等待供肝的过程中由于肿瘤生长超出标准而被剔除。其次,符合Milan标准的小肝癌行肝移植与肝切除相比,总体生存率无明显差异,只是前者的无瘤生存率明显高于后者,考虑到供体的缺乏和高昂的费用等因素,对于符合该标准的可耐受肝切除的肝癌是否直接行肝移植治疗广受争议,特别是在一些多发展中国家受到质疑。此外,Milan标准很难适用于活体供肝肝移植以及中晚期肝癌降期后进行肝移植受体的筛选。

2)加州大学旧金山分校(UCSF)标准:2001年,由美国Yao等提出,在米兰标准的基础上对肝移植适应证进行了一定程度的扩大,包括:单个肿瘤直径不超过6.5cm;多发肿瘤数目≤3个、最大直径≤4.5cm、总的肿瘤直径≤8cm;不伴有血管及淋巴结的侵犯。UCSF标准同样扩大了Milan标准的适应证范围,但又不明显降低术后生存率;因此,近年来,支持应用UCSF标准来筛选肝癌肝移植受体的文献有所增多,可以也存在争议;比如该标准提出的淋巴结转移、肿瘤血管侵犯(特别是微血管侵犯)的情况在术前难以确诊。经专家组充分讨论,本指南倾向于推荐采用UCSF标准。

3)匹兹堡(Pittsburgh)改良TNM:2000年,美国Marsh等在提出,只将有大血管侵犯、淋巴结受累或远处转移这三者中出现任一项作为肝移植禁忌证,而不将肿瘤的大小、个数及分布作为排除的标准,由此显著扩大了肝癌肝移植的适用范围,并可能有近50%的患者可以获得长期生存,近年来,支持UCSF标准的研究报告越来越多。但是,该标准也存在明显的缺陷。比如,在术前很难对微血管或肝段分支血管侵犯情况做出准确评估,且许多有肝炎背景的肝癌患者,其肝门等处的淋巴结肿大可能是炎性的,需要行术中冷冻切片才能明确诊断。其次,由于肝脏供需矛盾的日益加深,虽然扩大了的肝癌肝移植指征可使一些中晚期肝癌患者个人可能由此受益,但其总体生存率却显著降低,并由此减少了可能获得长期生存的良性肝病患者获得供肝的机会。

4)国内标准:现在我国尚无统一标准,已有多家单位和学者陆续提出了不同的标准,包括杭州标准、上海复旦标准华西标准和三亚共识等。各家标准对于无大血管侵犯、淋巴结转移及肝外转移的要求都比较一致,但是对于肿瘤的大小和数目的要求不尽相同。上述国内的标准扩大了肝癌肝移植的适应证范围,可使更多的肝癌患者因肝移植手术受益,并未明显降低术后累积生存率和无瘤生存率,可能更为符合我国国情和患者的实际情况。但有待于规范的多中心协作研究以支持和证明,从而获得高级别的循证医学证据达到公认和统一。

(2)肝移植术后复发的预防:上述国内、外肝癌肝移植受者选择标准的共同特点都是以肿瘤大小作为主要的判定指标,虽较为客观和便于掌握,但对肝癌的生物学特性考虑多有不足。一般认为肿瘤的生物学行为是决定患者预后最主要的因素。因此,随着分子生物学的不断发展,一些能更好反映肝癌生物学行为并预测患者预后的分子标志物将被发掘,可能有助于完善现行的肝癌肝移植标准,提高总体生存率。目前认为,肝移植术后可以进行适当的

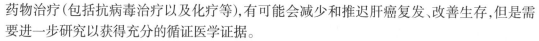

药物治疗(包括抗病毒治疗以及化疗等),有可能会减少和推迟肝癌复发、改善生存,但是需要进一步研究以获得充分的循证医学证据。

(3)肝移植和肝切除的选择:外科治疗手段主要是肝切除和肝移植手术,应该如何选择,目前尚无统一的标准。一般认为,对于局限性肝癌,如果患者不伴有肝硬化,则应首选肝切除术;如果合并肝硬化,肝功能失代偿(Child-Pugh C 级),且符合移植条件,应该首选肝移植术。但是,对于可切除的局限性肝癌且肝功能代偿良好(Child-Pugh A 级),是否进行肝移植,目前争议较大。如欧洲的专家支持首选肝移植,理由是肝切除的复发率高,符合 Milan 标准肝移植患者的长期生存率和无瘤生存率显著优于肝切除患者。本指南对于肝脏功能较好,能够耐受肝切除手术的患者暂不列入肝移植适应证中。就某一患者而言,强调根据具体情况,综合评价分析,制订手术方案。

随着肝移植技术的成熟和免疫抑制剂的发展,肝移植在肝癌治疗中发挥越来越重要的作用,肝癌肝移植的比例也逐渐增加。肝移植的适应证包括肝恶性疾病及潜在肝实质性疾病,且不受肝功能限制,但受到肿瘤大小和数目的限制(米兰标准)及供体数量的限制。肝移植的病例选择非常重要,采用不同的入选标准,肝移植的治疗效果也是不一样。近年报道,对小肝癌而言,肝移植的疗效优于切除。外国学者对 120 例肝细胞癌做肝移植和肝切除比较研究,≤ 3cm 单结节小肝癌肝移植 3 年生存率较佳(83% : 41%),无瘤生存率差异更为显著(83% : 18%)。因此,在有条件情况下,肝移植是小肝癌可取的治疗方法,因肝移植不仅切除了肝癌,而且切除了肝癌多中心发生的土壤——肝硬化。对发展中国家肝癌高发区,因供肝来源、合并 HBV、HCV 感染和经费等问题,目前仍难推广。

(二) 局部治疗

尽管外科手术是肝癌的首选治疗方法,但是在确诊时大部分患者已达中晚期,往往失去了手术机会,据统计仅约 20% 的患者适合手术。因此,需要积极采用非手术治疗,可能使相当一部分患者的症状减轻、生活质量改善和生存期延长。

1. 局部消融治疗　局部消融治疗是借助医学影像技术的引导对肿瘤靶向定位,局部采用物理或化学的方法直接杀灭肿瘤组织一类治疗手段。主要包括射频消融(RFA)、微波消融(MWA)、冷冻治疗(cryoablation)、高功率超声聚焦消融(HIFU)以及经皮无水乙醇注射(PEI);具有微创、安全、简便和易于多次施行的特点。而影像引导技术包括 US、CT 和 MRI,而治疗途径有经皮、经腹腔镜手术和经开腹手术三种。

(1)适应证和禁忌

1)适应证:通常适用于单发肿瘤,最大径≤ 5cm;或肿瘤数目≤ 3 个,且最大直径≤ 3cm。无血管、胆管和邻近器官侵犯以及远处转移。肝功能分级为 Child-Pugh A 或 B 级,或经内科护肝治疗达到该标准。有时,对于不能手术切除的直径 >5cm 的单发肿瘤,或最大直径 >3cm 的多发肿瘤,局部消融可以作为姑息性综合治疗的一部分,但是需要严格掌握。

2)禁忌证:①肿瘤巨大或弥漫型肝癌;②合并门脉主干至二级分支癌栓或肝静脉癌栓、邻近器官侵犯或远处转移;③位于肝脏脏面,其中 1/3 以上外裸的肿瘤;④肝功能分级为 Child-Pugh C 级,经护肝治疗无法改善者;⑤治疗前 1 个月内有食管胃底静脉曲张破裂出血;⑥不可纠正的凝血功能障碍和明显的血象异常,具有明显出血倾向者;⑦顽固性大量腹水,恶病质;⑧合并活动性感染,尤其是胆管系统炎症等;⑨肝肾、心肺和脑等重要脏器功能衰竭;⑩意识障碍或不能配合治疗的患者。

同时,第一肝门区肿瘤应为相对禁忌证;肿瘤紧贴胆囊、胃肠、膈肌或突出于肝包膜为经皮穿刺路径的相对禁忌证；伴有肝外转移的肝内病灶不应视为绝对禁忌，有时仍可考虑采用局部消融治疗控制局部病灶发展。

（2）常见消融手段的选择和应用

1）射频消融（radio frequency ablation，RFA）：是肝癌微创治疗的代表性治疗方式，也是应用最广泛的热消融手段；其优点是操作方便，可以避免开腹手术，住院时间短，疗效确切，花费相对较低。对于小肝癌患者，RFA 的远期疗效与肝移植和肝切除相似，且优于单纯的 TAE/TACE 治疗。与无水乙醇注射相比，RFA 对 3~5cm 的肿瘤具有根治率高、所需治疗次数少和远期生存率高的显著优势。

RFA 治疗的精髓是对肿瘤整体进行精准灭活并尽量减少正常肝组织损伤，其前提是对肿瘤浸润范围和卫星灶的确认。因此，十分强调治疗前精确的影像学检查，超声是引导 RFA 治疗的首选方法。近年来，超声造影（CEUS）技术发挥了重要作用；CEUS 有助于确认肿瘤的实际大小和形态，界定肿瘤浸润范围，检出微小肝癌、卫星灶，为制订消融方案灭活肿瘤提供了可靠的参考依据。RFA 治疗中晚期 HCC 主要有三大难题：大的肿瘤不易整体灭活；邻近心膈面、胃肠、胆囊和肝门等外周区域的肿瘤安全范围不足，易发生并发症；侵犯邻近大血管或肿瘤富血供致热量损失（即"热沉效应"），造成肿瘤易残留复发。对于 >5cm 肿瘤，RFA 治疗难以获得根治性疗效；易遗漏小卫星灶，而造成复发率高；RFA 难以控制转移射频消融存在导致针道转移、穿刺所致周围脏器损伤及诱发肝癌破裂等问题，此外，也不适用于位于影像盲区的肝癌。

2）微波消融（microwave ablation，MWA）：我国常用的热消融方法，在局部疗效、并发症发生率以及远期生存方面与 RFA 相比都无显著差异。现在的 MWA 技术也能一次性灭活肿瘤。血供丰富的肿瘤，可先凝固阻断肿瘤主要滋养血管，再灭活肿瘤，可以提高疗效。建立温度监控系统可以调控有效热场范围，保证凝固效果。

3）经皮无水乙醇注射（percutaneous ethanol injection，PEI）：适用于直径 ≤ 3cm 以内的小肝癌及复发小肝癌的治疗。对 >3cm 以上不适合手术的肝癌或复发灶，也可起到姑息治疗的作用。临床上，有的癌灶贴近肝门、胆囊及胃肠道组织，热消融治疗（RFA 和 MWA）可能容易造成损伤；此时，可以考虑采用 PEI 或 PEI 与热消融并用，以防止并发症发生。

RFA 与 MWA 都是通过热效应使得局部肿瘤组织细胞坏死。MWA 导入的能量可能较大，消融的范围相对更大，不过两者之间无论是在局部疗效和并发症，还是生存率方面都无显著差异。消融治疗后应定期观察病灶坏死的情况，如有病灶残留，应积极治疗，提高消融治疗的疗效。

2. 肝动脉介入治疗

（1）适用人群：不能手术切除的中晚期原发性肝癌患者；可以手术切除，但由于其他原因（如高龄、严重肝硬化等）不能或不愿接受手术的患者。对于上述患者，介入治疗可以作为非手术治疗中的首选方法。

国内的临床经验表明，肝动脉介入治疗对于包膜比较完整的巨块型肝癌和大肝癌具有一定的效果，但是对于可以手术切除的肝癌，优先选择外科切除。介入治疗的主要影响因素有：①血清 AFP 水平；②肿瘤病灶是否包膜完整、边界清楚；③门静脉有无癌栓。

（2）适应证

1）不能手术切除的中晚期 HCC，无肝肾功能严重障碍，包括：①巨块型肝癌：肿瘤占整个肝脏的比例 <70%；②多发结节型肝癌；③门静脉主干未完全阻塞，或虽完全阻塞但肝动

脉与门静脉间代偿性侧支血管形成;④外科手术失败或术后复发者;⑤肝功能分级(Child-Pugh)A 或 B 级,ECOG 评分 0~2 分;⑥肝肿瘤破裂出血及肝动脉 - 门静脉分流造成门静脉高压出血;⑦肝肿瘤切除术前应用,可使肿瘤缩小,有利于二期切除,同时能明确病灶数目;

2)小肝癌,但不适合或者不愿意进行手术、局部射频或微波消融治疗者;

3)控制局部疼痛、出血以及栓堵动静脉瘘;

4)肝癌切除术后,预防复发。

(3)禁忌证:肝功能严重障碍(Child-Pugh C 级);凝血功能严重减退,且无法纠正;门静脉主干完全被癌栓栓塞,且侧支血管形成少;合并活动性感染且不能同时治疗者;肿瘤远处广泛转移,估计生存期 <3 个月者;恶病质或多器官功能衰竭者;肿瘤占全肝比例 ≥ 70% 癌灶;如果肝功能基本正常,可考虑采用少量碘油乳剂分次栓塞;外周血白细胞和血小板显著减少,白细胞 <3.0 × 10^9/L(非绝对禁忌,如脾功能亢进者,与化疗性白细胞减少有所不同),血小板 <60 × 10^9/L。

(4)操作程序要点和分类

基本操作:肝动脉造影,通常采用 Seldinger 方法,经皮穿刺股动脉插管,导管置于腹腔干或肝总动脉造影,造影图像采集应包括动脉期、实质期及静脉期;应做肠系膜上动脉造影、注意寻找侧支供血。

根据治疗操作的不同,通常分为:

1)经导管动脉灌注化疗(TAI):仔细分析造影表现,明确肿瘤的部位、大小、数目以及供血动脉后,超选择插管至肿瘤供血动脉内给予灌注化疗,常用化疗药物有多柔比星(ADM)或表柔比星(EADM)、顺铂(PDD)、氟尿嘧啶(5-Fu)、羟基喜树碱(HCPT) 以及丝裂霉素(MMC)等。

2)经导管动脉栓塞术(TAE):临床上常用,应尽可能采取超选择插管,并且注意选择合适的栓塞剂。一般采用超液化乙碘油与化疗药物充分混合成乳剂,碘油用量应根据肿瘤的大小、血供情况、肿瘤供血动脉的多寡酌情掌握,也可以选用其他栓塞剂,如明胶海绵、永久性颗粒和微球等。对于肝癌合并动静脉瘘者,应该注意首先要有效地栓堵动静脉瘘,再进行针对肿瘤的 TAE,以防止引起肺栓塞等严重并发症和保证抗肿瘤 TAE 的效果;对于重度动静脉瘘者,一般主张仅采取 TAI 治疗。

3)经导管动脉化疗栓塞术(TACE):同时进行经导管动脉灌注化疗(TAI)和经导管动脉栓塞术(TAE)治疗,以提高疗效。TACE 作为一线非根治性治疗,国内临床上最常用。TACE 治疗 HCC 主要是基于肝癌和正常肝组织血供的差异,即 95%~99% 的肝癌血供来自肝动脉,而正常肝组织血供的 70%~75% 来自门静脉,肝动脉血供仅占 20%~25%。TACE 能有效阻断肝癌的动脉供血,同时持续释放高浓度的化疗药物打击肿瘤,使其缺血坏死并缩小,而对正常肝组织影响较小。循证医学证据业已表明 TACE 能有效控制肝癌生长,明显延长患者生存期,使肝癌患者获益,已成为不能手术切除的中晚期肝癌首选和最有效的治疗方法。

TACE 前应分析造影表现,明确肿瘤部位、大小、数目及供血动脉后,超选择插管至肝右动脉及肝左动脉分别给予灌注化疗。导管头端应越过胆囊、胃右动脉与胃网膜动脉等血管。化疗药物应适当稀释,缓慢注入靶血管,灌注时间不应 <20min。大多数 HCC 的 95% 以上血供来自肝动脉,表现为供血动脉增粗、肿瘤血管丰富和肿瘤染色浓密。灌注化疗后应进行栓塞。提倡将超液化乙碘油与化疗药物充分混合成乳剂,用微导管超选择插入肿瘤的供

血动脉支,经导管将混合物缓慢注入靶血管。栓塞时应尽量避免栓塞剂栓塞正常肝组织或进入非靶器官。在透视监视下依据肿瘤区碘油沉积是否浓密、瘤周是否已出现门静脉小分支影为界限,碘油用量通常为 5~20mL,一般不超过 30mL。对于供血动脉明显增粗的肝癌患者,通常主张在碘油乳剂栓塞后加用颗粒性栓塞剂(如明胶海绵或微球)。栓塞时应尽量栓塞肿瘤的所有供养血管,以使肿瘤去血管化。注意勿将肝固有动脉完全闭塞,以利于再次 TACE 治疗。

影响 TACE 远期疗效的主要因素包括肝硬化程度、肝功能状态和肿瘤情况(大小、分级、病理类型、门静脉癌栓以及动静脉瘘等)。此外,TACE 治疗本身有一定局限性,主要表现为:①由于栓塞不彻底和肿瘤侧支血管建立等原因,TACE 常难以使肿瘤达到病理上完全坏死;② TACE 治疗后由于肿瘤组织缺血和缺氧,残存肿瘤的缺氧诱导因子(HIF)水平升高,从而使血管内皮生长因子(VEGF)高表达。这些因素可导致肝内肿瘤复发和远处转移。

TACE 术后常见不良反应:栓塞后综合征是 TACE 治疗的最常见不良反应,主要表现为发热、疼痛、恶心和呕吐等。发热、疼痛的发生原因是肝动脉被栓塞后引起局部组织缺血、坏死,而恶心、呕吐主要与化疗药物有关。此外,还有穿刺部位出血、白细胞下降、一过性肝功能异常、肾功能损害以及排尿困难等其他常见不良反应。一般来说,介入治疗术后的不良反应会持续 5~7 天,经对症治疗后大多数患者可以完全恢复。

随访和治疗间隔:一般建议第一次肝动脉介入治疗后 4~6 周时复查 CT 和 / 或 MRI 等;至于后续复查则视患者的具体情况,可间隔 1~3 个月。介入治疗的频率应依随访结果而定,若介入术后 4~6 周时,影像学检查显示肝脏的瘤灶内的碘油沉积浓密、瘤组织坏死并且无增大和无新病灶,暂时不再做介入治疗。最初 2~3 次介入治疗间隔可以较短,此后,在肿瘤无进展的情况下应延长治疗间隔,以保证肝功能的恢复。在治疗间隔期,可利用 CT 和 / 或 MRI 动态增强扫描评价肝脏肿瘤的存活情况,以决定是否需要再次进行介入治疗。如经过数次介入治疗后,肿瘤仍继续进展,应考虑换用或联合其他治疗方法,如外科手术、局部消融和系统治疗等。

3. 放射治疗　放疗是恶性肿瘤的基本治疗手段之一,但在 20 世纪 90 年代以前,由于放疗的效果较差,且对肝脏损伤较大,因此对 HCC 患者较少进行放疗。90 年代中期之后,现代精确放疗技术发展迅速,包括三维适形放疗(3-dimensional conformal radiation therapy,3DCRT)、调强适形放疗(intensity modulated radiation therapy,IMRT)和立体定向体部放疗(stereotactic body radiotherapy,SBRT)等日益成熟和广泛应用,为采用放疗手段治疗肝癌提供了新的机会。国内、外学者已经陆续报道采用现代精确放疗技术治疗不能手术切除的 HCC 的临床实践和研究,对于经过选择的 HCC 患者,放疗后 3 年生存率可达 25%~30%。一般认为对于下述肝癌患者可考虑放疗:肿瘤局限,因肝功能不佳不能进行手术切除;或肿瘤位于重要解剖结构,在技术上无法切除;或患者拒绝手术。另外,对已发生远处转移的患者有时可行姑息治疗,以控制疼痛或缓解压迫等。

(1)肝癌的放疗指征

1)主要适用于:一般情况好,如 KPS ≥ 70 分,肝功能 Child-Pugh A 级,单个病灶;手术后有残留病灶者;需要肝脏局部肿瘤处理,否则会产生严重的并发症,如肝门的梗阻,门静脉和肝静脉的瘤栓;远处转移灶的姑息治疗,如淋巴结转移、肾上腺转移以及骨转移时,可以减轻患者的症状,改善生活质量。

2)作为肝癌的综合治疗的重要手段,放疗的适应证:局限于肝内 HCC:放疗联合肝动脉介入治疗,可以显著提高有效率和生存率;HCC 伴癌栓:放疗可针对外科或介入治疗后出现的癌栓以及原发灶的癌栓(包括下腔静脉癌栓),可以延长患者生存期 C 级;HCC 伴淋巴结转移:放疗可显著改善淋巴结转移的 HCC 患者的生存期;HCC 肾上腺转移:放疗可缓解肾上腺转移灶出现的症状,但尚无证据说明放疗可以延长生存期;HCC 骨转移:放射治疗的目标为缓解症状从而提高患者生存质量,但无证据说明能够延长患者生存期;ICC:放疗可延长切除术后切缘阳性和不能切除的 ICC 患者的生存期。上述对肝癌的放疗,大多是属于姑息性手段,疗效较差,即使能延长生存期,也比较短,尚不能取代肝癌的传统治疗;但是针对上述临床情况的其他疗法,也未能显示有更好的疗效和更强的循证医学证据,因此,目前放疗仍然是可供选择的重要治疗方法之一,特别是针对肝外的转移病灶。

(2)放疗的并发症。

放疗的并发症包括急性期(放疗期间)毒副作用及放疗后期(4 个月内)的肝损伤。

急性期(放疗期间)毒副作用:厌食、恶心、呕吐,较严重的有上消化道出血,特别是放射野累及较大体积的十二指肠、空肠和胃的患者;急性肝功能损害:表现为胆红素上升,血清 ALT 上升;骨髓抑制,特别是在大体积的肝脏受照的患者,或伴脾功能亢进患者。

放疗的后期损伤:主要是放射诱导的肝损伤(radiation induced liver disease,RILD),其临床表现和诊断标准:已接受过肝脏高剂量的放疗;在放疗结束后发生;临床表现有 2 种:典型的 RILD:发病快,患者在短期内迅速出现大量腹水和肝脏肿大,伴 AKP 升高到 > 正常值的 2 倍,或 ALT 上升至 > 正常值的 5 倍;非典型 RILD:仅有肝脏功能的损伤:AKP> 正常值 2 倍,或 ALT 上升至 > 正常值的 5 倍,没有肝脏的肿大和腹水;能排除肝肿瘤发展造成的临床症状和肝功能损害。

RILD 是一种严重的放射并发症,一旦发生,70% 以上的患者可在短期内死于肝衰竭;主要是对症治疗,包括使用肾上腺糖皮质激素和利尿剂,同时给予积极的保护肝脏的药物和支持疗法。避免 RILD 发生关键的是在设计放疗计划时,把正常肝脏受照剂量限制在能够耐受的范围内。我国肝癌患者肝脏的放射耐受剂量显著低于国外的报道,因为我国的肝癌多数具有肝硬化的基础。根据国内的资料。肝脏的耐受剂量(全肝平均剂量)是:Child-Pugh A 级患者为 23Gy,Child-Pugh B 级患者可能是 6Gy。对于容易发生 RILD 的患者更应小心,包括原有的肝脏功能差,如肝脏功能为 Child-Pugh B 级;正常肝脏的受照体积大,剂量高;患者同时伴发血管的癌栓,如门静脉和下腔静脉的癌栓。如果同时使用 TACE,则 TACE 和肝脏放疗的间隔时间短于 1 个月。另外,在放疗期间出现急性肝功能损坏的患者,如 ≥ RTOG Ⅱ级肝损伤,如继续放疗,则以后发生 RILD 的概率可高达 60%。因此,对此类患者应停止放疗,以避免治疗后 RILD 的出现。

总之,急性肝损伤往往可逆、易修复;而后期肝损伤常常不可逆,是严重的放射性损伤,一旦发生,死亡率高达 80%。主要诱因包括肝脏基础病变严重(Child B 级或 C 级)、正常肝组织照射体积过大、剂量过大等。预防是关键,照射剂量限制在耐受范围内(一般认为,国人为 22Gy)。

(三)系统治疗(全身治疗)

HCC 治疗棘手的重要原因在于同一位患者、同一脏器、同时存在着性质截然不同的两种疾病:恶性肿瘤和慢性肝病,往往相互影响,恶性循环。在我国 HCC 常见高发,而大多数患者具有乙肝和肝硬化背景,起病隐袭、进展迅速,确诊时往往已达晚期,不能手术、消融或 TACE 治疗的患者较多,生存期较短和预后极差;即使可以手术,术后复发率也较高,长期生

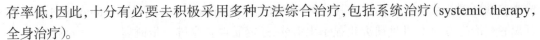

存率低,因此,十分有必要去积极采用多种方法综合治疗,包括系统治疗(systemic therapy,全身治疗)。

多数情况下,在肝癌确诊时患者常有不同程度的肝功能异常。对于严重肝功能不全(Child-Pugh C 级)的患者,仅采取支持对症治疗是最常用和唯一的选择;肝功能基本正常或接近正常(Child-Pugh A 级或 B 级),而无手术、消融或 TACE 治疗指征者,可以进行系统治疗。现有证据表明,对于没有禁忌证的晚期 HCC 患者,系统治疗优于支持对症治疗;可以减轻肿瘤负荷,改善肿瘤相关症状和提高生活质量,还可延长生存时间和有其他获益。

一般认为,系统治疗主要适用于:已经发生肝外转移的晚期患者;虽为局部病变,但不适合手术切除、射频或微波消融和 TACE 治疗,或者局部治疗失败进展者;弥漫型肝癌;合并门静脉主干癌栓和 / 或下腔静脉者。

1. 分子靶向药物治疗　已知肝癌的发病机制十分复杂,其发生、发展和转移与多种基因的突变、细胞信号传导通路和新生血管增生异常等密切相关,其中存在着多个关键性环节,正是进行分子靶向治疗的理论基础和重要的潜在靶点。分子靶向药物治疗在控制 HCC 的肿瘤增殖、预防和延缓复发转移以及提高患者的生活质量等方面具有独特的优势。近年来,应用分子靶向药物治疗 HCC 已成为新的研究热点,受到高度的关注和重视。主要包括:①抗 EGFR 药物,如厄洛替尼(erlotinib)和西妥昔单抗(cetuximab);②抗血管生成药物,如贝伐珠单抗(bevacizumab)和布拉尼布(brivanib)等;③信号传导通路抑制剂,如 mTOR 抑制剂依维莫司(everolimus,RAD001);④多靶点抑制剂,如索拉非尼(sorafenib)和舒尼替尼(sunitinib)等。

索拉非尼是一种口服的多靶点、多激酶抑制剂,既可通过抑制血管内皮生长因子受体(VEGFR)和血小板源性生长因子受体(PDGFR)阻断肿瘤血管生成,又可通过阻断 Raf/MEK/ERK 信号传导通路抑制肿瘤细胞增殖,从而发挥双重抑制、多靶点阻断的抗 HCC 作用。多项国际多中心Ⅲ期临床研究证明,索拉非尼能够延缓 HCC 的进展,明显延长晚期患者生存期,且安全性较好;同时,不同的地域、不同的基线水平和不同的预后因素的 HCC 患者应用索拉非尼治疗都有临床获益,疗效相似。目前,索拉非尼已相继获得欧洲 EMEA、美国 FDA 和我国国家药品监督管理局等的批准,用于治疗不能手术切除和远处转移的 HCC。其常规用法为 400mg 口服每天 2 次;应用时需注意对肝功能的影响,要求患者肝功能为 Child-Pugh A 或相对较好的 B 级;肝功能情况良好、分期较早、及早用药者的获益更大。索拉非尼与肝动脉介入治疗或系统化疗联合应用,可使患者更多地获益,已有一些临床观察和研究证实;至于与其他治疗方法(手术、射频消融和放疗等)联合应用,正在进行研究。其他新的分子靶向药物,采用单药或是联合手术、介入治疗和系统化疗等手段治疗肝癌的临床试验也正在陆续开展。

2007 年索拉非尼问世,成为全球首个也是迄今为止唯一批准用于一线治疗进展期肝细胞癌的分子靶向药物,目前认为,其治疗晚期肝细胞癌的作用已经有充分循证医学证据的支持。索拉非尼联合介入治疗(TACE、DEB),或根治性治疗(肝移植、切除、局部消融)后辅助治疗的疗效有待于多中心的随机对照临床试验结果来证实。随后 10 年里,包括舒尼替尼(sunitinub)、布拉尼布(brivanib)、利尼伐尼(linifanib)、多韦替尼(dovitinub)、尼达尼布(nintedanib)等药物在内的多项针对性肝癌治疗的Ⅲ期临床试验全部失败,但仑伐替尼(lenvatinib)一线治疗对手术不可切除的肝细胞癌(uHCC)Ⅲ期 REFLECT 临床试验获得成功,且亚洲患者和 HBV 相关肝癌患者为优势人群,这或将改变近十年来肝癌药物治疗现状,成为晚期肝癌一线治疗新标准。其他靶向药物如 galunisertib 和特泊替尼(tepotinib)在晚期肝癌一线治疗方面 I、II 期研究也显示出潜能,还需 III 期临床进一步证实。

2. 系统化疗(全身化疗) 系统化疗(systemic chemotherapy,SC,全身化疗)是指主要通过口服、肌肉或静脉途径给药进行化疗的方式。早在 20 世纪 50 年代起,系统化疗就开始用于治疗肝癌,是临床常用的姑息性治疗手段。多数传统的细胞毒性药物,包括 ADM/EADM、5-Fu、PDD 和 MMC 等,都曾试用于肝癌,但单药有效率都比较低(一般 <10%),缺乏高级别的循证医学证据表明具有生存获益;仅个别研究提示:与 BSC 相比,含 ADM 的系统化疗可能延长晚期 HCC 患者总的生存时间;同时,可重复性差,毒副作用明显,严重影响了其临床应用和疗效。因此,多年来有关研究较少,水平低下,停滞不前。

(1)亚砷酸注射液:三氧化二砷(As_2O_3,亚砷酸)是中药砒霜的主要成分,我国学者首创应用其注射液(亚砷酸注射液)治疗早幼粒细胞白血病,取得了重大突破。2004 年,国内多中心协作临床研究的结果表明采用亚砷酸注射液治疗中晚期原发性肝癌具有一定的姑息治疗作用,可以控制病情进展,改善患者生活质量、减轻癌痛和延长生存期,同时不良反应较轻,患者的耐受性较好;因此,亚砷酸注射液已经获得国家药品监督管理局批准增加晚期肝癌的适应证,成为第一个通过多中心临床研究证明有效而获得批准治疗肝癌的系统化疗药物。在临床应用时,应注意选择适当的患者,注意积极防治不良反应,特别是肝肾毒性。

(2)FOLFOX 方案:近年来,奥沙利铂(OXA)等新一代的化疗药物相继问世和应用,使得胃肠癌化疗进步明显,预后显著改善,推动和启发了肝癌化疗的研究,使肝癌不适合系统化疗的传统观念受到挑战和质疑。国内外已进行了一系列的临床观察和 II 期研究,均提示含 OXA 的方案治疗肝癌有效,客观有效率有所提高,能够控制病情发展,减轻症状,可能延长生存,因而广受重视。2010 年 FOLFOX 4 方案与单药 ADM 对照用于不适于手术或局部治疗的晚期肝癌患者姑息性化疗的国际多中心 III 期临床研究(EACH 研究)结果已经公布,已证明含 OXA 的联合化疗可以为晚期 HCC 患者带来较好的客观疗效、控制病情和生存获益,且安全性好。该项研究得到了国际国内学术界的高度重视,改变了晚期 HCC 系统化疗长期缺乏标准方案的现状,引起肝癌治疗观念的重大变革。

目前认为,HCC 是对含 OXA 等新型化疗方案具有一定敏感性的肿瘤。对于没有禁忌证的晚期 HCC 患者,系统化疗明显优于一般性支持治疗,不失为一种可以选择的治疗方法,其主要适应证:合并有肝外转移的晚期患者;虽为局部病变,但不适合手术治疗和肝动脉介入栓塞化疗者,如肝脏弥漫性病变或肝血管变异;合并门静脉主干或下腔静脉瘤栓者;多次经导管动脉化疗栓塞术(TACE)后肝血管阻塞以及或介入治疗后复发的患者。

当然,系统化疗应当严格掌握临床适应证,及时评估疗效,密切监测和防治不良反应。原则上,对于具有以下情况之一的患者不宜进行系统化疗:ECOG>2 分,Child-Pugh>7 分;白细胞 <3.0×10^9/L 或中性粒细胞 <1.5×10^9/L,血小板 <60×10^9/L,血红蛋白 <90g/L;肝、肾功能明显异常,氨基转移酶(AST 或 ALT)> 5 倍正常值和 / 或胆红素显著升高 >2 倍正常值,血清白蛋白 <28g/L,肌酐(Cr)≥正常值上限,肌酐清除率(Ccr)≥ 50mi/min;具有感染发热、出血倾向、中大量腹腔积液和肝性脑病。

(3)其他药物:由于多项国际随机临床研究(RCT)都没有证明具有生存获益,不推荐应用他莫昔芬、抗雄性激素药物或奥曲肽作为抗肝癌的系统治疗。但是,奥曲肽可用于控制肝癌合并消化道出血和缓解肠梗阻除外。

3. 中医药治疗 中医药有助于减少放、化疗的毒性,改善癌症相关症状和生活质量,可能延长生存期,可以作为肝癌治疗的重要辅助手段。除了采用传统的辨证论治、服用汤药之外,多年来我国药监部门业已批准了若干种现代中药制剂,包括消癌平、康莱特、华蟾素、榄香烯和得力生注射液及其口服剂型等用于治疗肝癌,在临床上已经广泛应用和积累了许多实践经验,具有一定的疗效和各自的特点,患者的依从性、安全性和耐受性均较好,但是这些药物已上市多年,早期的实验和临床研究比较薄弱,尚缺乏高级别的循证医学证据加以充分支持,需要积极进行深入研究。

我国国家药品监督管理局已经批准并在国家基本药物目录中纳入了一批现代中药制剂用于治疗肝癌,但存在的问题是早年的研究规范性较差、可重复性不佳和缺乏高级别的循证医学证据。目前正在进行中药制剂治疗肝癌的大规模多中心随机对照研究,值得期待。

综上所述,必须高度重视于 HCC 的早发现、早诊断和早治疗;应当遵循规范化综合治疗的原则,即强调根据基础疾病、肿瘤病理学类型、侵袭的部位和范围(临床分期)、门静脉或下腔静脉癌栓以及远处转移情况,结合患者的一般状况(PS ECOG 评分)和器官功能状态(特别是肝功能代偿程度),采取多学科团队(multidisciplinary team,MDT)模式,广泛、深入地开展多学科交流、讨论和合作,为患者制订最佳的个体化治疗方案,有计划、合理地选择或者联合应用外科手术、肝动脉介入治疗、局部消融、放疗、系统治疗(分子靶向治疗、化疗、生物治疗、中医药和抗病毒治疗等)以及支持对症治疗等多种手段,发挥各种方法的优势,避免不恰当或过度治疗,最大限度地控制肿瘤,提高总体疗效,改善患者的生活质量,达到延长生存期或争取根治的目的。同时,立足于肝癌分子分型基础上的个体化治疗可能是未来发展的重要方向。

(张　霞　张　坤)

第八十章

肝 衰 竭

　　肝衰竭（liver failure）是指由一种或多种因素引起，导致肝脏的合成、解毒、排泄和生物转化等功能发生严重障碍，临床上以黄疸、肝性脑病、凝血功能障碍等为主要表现的一组综合征。

第一节　病因与发病机制

一、病因

　　能引起肝衰竭的原因众多，且不同的国家和地区存在差异。欧美国家中 50% 急性肝衰竭与使用对乙酰氨基酚相关；而病毒性肝炎是亚洲尤其是中国肝衰竭的主要病因，如甲型、戊型肝炎感染导致的急性肝衰竭。而慢加急性肝衰竭则多由乙肝病毒（HBV）的自发激活，或因化疗或免疫抑制剂使用后，以及高效价的 HIV 抗病毒治疗后的免疫重建，或隐匿性乙肝感染患者应用单克隆抗体如利妥昔单抗（anti-CD20）治疗后导致的 HBV 再激活所致。丙肝感染，以及慢性肝病合并细菌、真菌感染等则是某些特殊地区慢加急性肝衰竭的主要病因。在非感染性致病原方面，以往酒精是欧美国家和地区急性肝衰竭的主要病因，但近年来由于亚洲地区酒精消耗量的不断增加，也导致了肝脏急性损伤事件发生率显著上升。而随着肥胖与糖尿病、非酒精性脂肪性肝病（NAFLD）发病率的增高，非酒精性脂肪性肝炎（NASH）已成为肝衰竭非感染性病因的常见基础肝病。此外，临床上肝豆状核变性、自身免疫性肝炎等代谢、免疫性肝病所导致肝衰竭并不少见。需要引起重视的是，近年来因使用抗结核药、抗风湿药、抗菌药物、抗肿瘤药以及一些中草药等引起的肝衰竭已逐渐成为亚太地区急性与慢加急性肝衰竭的重要原因。

二、发病机制

　　肝衰竭的发病机制复杂，肝炎病毒感染、酒精、毒物和药物性损伤等均可引起肝细胞损伤，细胞器肿胀、胞核固缩、浆膜小泡形成、DNA 发生非特异性水解，浆膜小泡破裂，失去完整性，细胞内成分释放至细胞外，诱发炎症反应。而继发于炎症反应产生的炎症细胞、细胞因子、细胞毒颗粒及毒性氧，进一步造成肝损伤，最终导致细胞溶解、死亡。其中炎症细胞浸润，炎症 - 免疫介导肝细胞损伤，中性粒细胞参与的缺氧 - 再充氧性肝损伤在肝衰竭的发生发展过程中起关键作用。近年有学者提出"三重打击"学说：首先是病毒、乙醇、药物或肝毒性物质等一种或多种因素导致肝实质细胞的损伤，即"一次打击"。其次，在原发性肝损伤的基础上,脂多糖(LPS)诱导巨噬细胞(Kupffer 细胞)释放炎性递质及大量细胞因子,如 TNF-α、IL-1、IL-6、NO、内皮素、自由基等,激发内毒素 - 炎性介质级联反应,造成大量肝细胞死亡和肝微循环障碍,加重肝损伤,对肝脏形成"二次打击"。由此引起肝脏的缺血缺氧性损伤,导致肝细胞大量死亡,肝脏解毒能力下降,肠道屏障功能障碍等,促进内毒素血症的发生。

近年来,越来越多的研究提示内毒素血症在肝衰竭的发生发展过程中起重要作用。免疫损伤、肠道细菌易位和循环障碍是肝衰竭的 3 个主要发病机制,其中内毒素介导的"内毒素—巨噬细胞—细胞因子风暴"是整个作用机制的核心:首先,肝病患者存在肠道细菌过度繁殖和肠道菌群结构改变;另外,肠道蠕动能力和机械清除能力减弱又有助于细菌易位和定植能力增强,从而导致肠道微生态失衡,大量需氧菌的聚集和繁殖产生高浓度的内毒素。其次,肝损伤时常伴内皮细胞数量减少、绒毛功能减退和细胞骨架形态学的改变;而炎症反应释放大量炎性介质,引起消化道炎症导致肠道血管扩张、黏膜充血、水肿、糜烂、通透性增加,肠黏膜屏障受损,促进内毒素的吸收。再次,Kupffer 细胞的功能受损,对内毒素的清除能力减弱,来自肠道的 LPS 未经解毒而进入体循环导致肠源性内毒素血症(intestinal endotoxemia, IETM)。内毒素进入肝细胞后,类脂 A 在线粒体内膜和特异性受体结合,抑制腺苷三磷酸合成酶及还原型烟酰胺腺嘌呤二核腺苷酸脱氢酶,ATP/ADP 水平降低,导致能量代谢发生障碍,氧自由基产生损伤生物膜,导致大量肝细胞坏死。最后,内毒素激活的巨噬细胞通过释放趋化因子 IL-8,黏附分子 ICAM-1 和 VCAM-1,诱导白细胞聚集于肝窦内皮细胞及微血管,引起肝微循环障碍,导致缺血缺氧性损伤。LPS 可促进内皮素 -1、血栓素、NO 和前列腺素的表达,引起血管收缩、肝窦狭窄、灌注量下降,肝微循环灌注障碍,加重肝衰竭进展。

第二节　肝衰竭的分类与分期

一、肝衰竭的分类

(一)急性肝衰竭

既往无基础肝病,起病急,临床表现为极度乏力,明显厌食、腹胀、恶心、呕吐等严重消化道症状;皮肤黏膜黄疸,且短期内进行性加深;肝脏进行性缩小;出血倾向明显,血浆凝血酶原活动度(PTA)≤ 40%(或 INR ≥ 1.5);病程发展快,2 周内出现 Ⅱ 度以上的肝性脑病。

(二)亚急性肝衰竭

既往无基础肝病,起病较急,2~26 周内出现极度乏力,明显消化道症状;黄疸迅速加深,血清总胆红素(TBIL)大于正常值上限 10 倍或每天上升 ≥ 17.1μmol/L;出血倾向明显,PTA ≤ 40%(或 INR ≥ 1.5);伴或不伴肝性脑病等肝衰竭的临床表现。

(三)慢加急性(亚急性)肝衰竭

慢加急性(亚急性)肝衰竭(acute on chronic liver failure,ACLF)是指在慢性肝病基础上出现极度乏力,明显消化道症状;皮肤黏膜黄疸迅速加深,血清 TBIL 大于正常值上限 10 倍或每天上升 ≥ 17.1μmol/L;腹水较快增多;出血倾向,PTA ≤ 40%(或 INR ≥ 1.5);伴或不伴肝性脑病等急性(4 周内)肝功能的失代偿表现。

2019 版亚太肝病学会（APASL）诠释的 ACLF 定义是：原先诊断或未诊断慢性肝脏疾病 / 肝硬化，4 周内出现黄疸（血清胆红素 ≥ 5mg/dL）、凝血障碍（INR ≥ 1.5 或凝血酶原活动度 <40%）伴腹水和 / 或肝性脑病，具有较高的 28 天死亡率。

（四）慢性肝衰竭

慢性肝衰竭（chronic liver failure，CLF）是指在原有肝硬化基础上出现皮肤黏膜黄疸加深；腹水或门静脉高压；血清 TBIL 较前明显升高、白蛋白明显降低；出血倾向 PTA ≤ 40%（或 INR ≥ 1.5）；伴或不伴肝性脑病等慢性肝功能失代偿表现。

二、肝衰竭的分期

肝衰竭的分期对判断患者的预后，制订临床治疗方案都非常重要。亚急性肝衰竭和慢加急性（亚急性）肝衰竭根据患者临床表现的严重程度可分为肝衰竭早期、中期和晚期。

（一）早期

极度乏力，消化道症状明显，厌食、呕吐和腹胀等；黄疸明显（血清 TBIL ≥ 171μmol/L 或每天上升 ≥ 17.1μmol/L；出血倾向，30%<PTA ≤ 40% 或 1.5<INR ≤ 1.9；无肝性脑病等并发症。

（二）中期

在早期临床表现基础上，或出现 Ⅱ 度以下肝性脑病和 / 或明显腹水、感染；或有明显出血倾向 20%<PTA ≤ 30% 或 1.9<INR ≤ 2.6。

（三）晚期

在中期表现基础上病情进一步加重，有严重出血倾向，可见皮肤淤斑等，PTA ≤ 20% 或 INR ≥ 2.6；并且出现严重感染、上消化道大出血、肝肾综合征及 Ⅱ 度以上肝性脑病之一者。

我国 2018 版的肝衰竭诊治指南提出，若患者具有以下临床特征，应考虑为肝衰竭前期：胆红素升高（51μmol/L<TBIL ≤ 171μmol/L），且每天上升 ≥ 17.1μmol/L；出血倾向，40%<PTA ≤ 50% 或 1.5<INR ≤ 1.6。最近，国内张辉艳等研究提出 pre-ACLF 的诊断标准为：血浆 INR ≥ 1.3；血清 AST ≥ 10× ULN 且有明显黄疸（血清 TBIL ≥ 51.3μmol/L），或血清 TBIL ≥ 342.0μmol/L。并经进一步的验证显示，符合此标准者发生肝衰竭的风险为 45.9%，不符合此标准者约 90% 不会发展为肝衰竭，76.9% 的肝衰竭患者能在肝衰竭发生前有效预测，是一种较理想的 pre-ACLF 诊断标准。

第三节　预后评估

一、预后判断的生化指标

肝衰竭的发生、发展是一个动态过程，血清 TBIL 和 PTA 是临床上最常用的判断患者病情的指标，随着肝功能的恶化可出现 TBIL 进行性升高，转氨酶和 PTA 进行性下降，即胆酶分离现象。凝血酶原时间（PT）、PTA、INR 最大变化速率以及达标前或峰值前 TBIL 最大升高速率具有预测肝衰竭是否发生的价值。甲胎蛋白（AFP）与肝脏再生有关，动态监测急（亚急）性肝衰竭患者的 AFP 水平，若入院第 3 天 / 入院时 AFP 比值的升高常提示预后较好。

血清乳酸反映组织灌注和代谢状态,HBV 相关性 ACLF 患者乳酸水平的升高与感染和肝肾综合征等并发症的发生有关,与患者的预后密切相关。此外,血清前白蛋白、胆碱酯酶(ChE)等指标的动态变化也具有一定的预警价值。但由于单一的检验指标影响因素较多,临床意义存在一定的局限性,因而需要综合分析多种指标的动态变化。

二、预后评估模型

(一) 终末期肝病模型(MELD)及其衍生模型

MELD 模型包含 TBIL、Cr、INR、病因 4 个对患者生存产生独立影响的变量及其各自相应的权重系数,是美国肝移植器官分配的主要依据。后来发现低钠血症也是影响病死率的危险因素,联合低钠血症和 MELD 评分即 MELD-Na 模型[MELD-Na 分值 $=$ MELD+1.59 × $(135-Na^+)$]能更准确判断患者预后。与腹水相关的低钠血症是一个独立于 MELD 评分以外的判定早期病死率的预测指标,血清 Na+ 每增加 1mmol/L,其死亡风险降低 7%。在 MELD 模型基础上增加年龄、血清 Na,即 iMELD 模型[iMELD 分值 $=$ MELD+(0.3 × 年龄) $-$ $(0.7 × Na^+)$ +100],对肝硬化 1 年生存率预测优于 MELD 模型。

(二) 肝脏储备功能的评估

肝血流量(EHBF)反映肝脏血流灌注和细胞代谢状况的变化,吲哚菁绿(ICG)的清除率取决于有功能的肝细胞量、肝血流量及胆道的通畅程度。因而,肝脏对 ICG 的清除和肝细胞的完整性、功能状况及肝血流量(EHBF)密切相关。应用 ICG 清除试验评估肝功能状况优于胆红素和凝血酶原时间,动态检验对肝功能受损的监测要优于常规的生化检测指标。

(三) 慢性肝衰竭 - 序贯器官衰竭评分(CLIF-SOFA)

CLIF-SOFA 系统涉及肝、肾、脑、凝血、循环和肺功能等多项指标,如血清胆红素、肌酐、肝性脑病程度、INR、平均动脉压、PaO_2/FiO_2。提出 ACLF 诊断及严重程度分级的标准:

1. 无 ACLF,包括:①无器官衰竭;②仅有非肾脏的其他单个器官衰竭,血清肌酐 <1.5mg/dL,无肝性脑病;③仅有肝性脑病,其血清肌酐 <1.5mg/dL。

2. ACLF Ⅰ级,包括:①仅有肾衰竭;②仅有肝脏、凝血、循环或呼吸系统衰竭之一者,1.5mg/dL< 血清肌酐 <1.9mg/dL,伴或不伴有轻中度肝性脑病;③肝性脑病,且血清肌酐 <1.9mg/dL。

3. ACLF Ⅱ级,2 个器官衰竭。

4. ACLF Ⅲ级,3 个及以上器官衰竭。

第四节 治 疗

肝衰竭应早发现、早治疗。如果及时治疗,急性肝损伤导致急性肝衰竭患者的肝脏功能常可恢复;慢性肝病(慢性肝炎或肝硬化代偿期)基础上发生的急性损伤导致慢加急性肝衰竭有较高的近期死亡率,更须强调治疗的黄金窗口期。

一、一般支持治疗

1. 绝对卧床休息,入住肝病重症监护病房,严格执行消毒隔离制度,保证患者的休息及减少感染。

2. 营养支持,应保证足够的热量供给,维持正氮平衡。氮需要量 0.2g/(kg·d),约需热卡 35kcal/(kg·d),热量主要由葡萄糖供给。肝衰竭患者对水的耐受性差,常有水钠潴留,应适当限制输液量。中链/长链脂肪乳剂(MCT/LCT)直接进入线粒体氧化供能而不依赖肉毒碱转运系统,极少再酯化,不干扰胆红素代谢过程,对肝脏和单核吞噬细胞的功能影响少,能以较少的液体量提供较多的热卡。予适量的支链氨基酸合剂,满足骨骼肌、心肌、大脑代谢的需要,以减少蛋白质的分解。

3 补充人血白蛋白/新鲜血浆或新鲜冷冻血浆。白蛋白水平不仅与腹水的形成相关,也与抗生素等的疗效相关。白蛋白的半衰期约 3 周,肝衰竭的早期白蛋白下降可不明显,应参照肝脏每天合成白蛋白的生理量每天补充 10~20g。新鲜血浆含有多种凝血因子和有某些免疫因子,如调理素和补体成分,可适量补充。

二、病因学治疗

1. 抗病毒治疗　　对于 HBsAg 阳性或 HBV DNA 阳性的急性和亚急性肝衰竭患者应尽早予以 NAs 抗病毒治疗。首选抑制 HBV 作用强且耐药发生率低的 NAs 如 ETV 或 TDF。对 HCV 相关肝衰竭可选用小分子抗丙肝病毒药物,但目前这方面的临床证据尚少。

2. N-乙酰半胱氨酸(NAC)　　NAC 是细胞内谷胱甘肽的前体,能提高细胞内谷胱甘肽的生物合成,作为体内一氧化氮的载体发挥 NO 的生理效应,扩张微循环血管,增加组织氧的供给,降低多器官衰竭的发生。早先国外主要用于药物性肝损伤导致的肝衰竭,目前 NAC 已作为常规药物用于治疗各类原因引起的肝衰竭。

3. 重金属螯合剂　　对于肝豆状核变性引起的急性肝衰竭应及时给予金属螯合剂如青霉胺、二巯丙醇、二巯丁二酸/二巯丁二钠、二巯丙磺酸钠进行驱铜治疗。

4. 肾上腺皮质激素(GCs)　　GCs 与胞质中游离的非活化 GCs 受体(GR)结合,引起受体构象改变并与热休克蛋白(HSP)解离,形成激素-受体复合物转移至胞核内,对下游靶基因发挥转录抑制或活化的调节作用。肝衰竭早期使用 GCs,可能通过以下机制保护肝脏:①抑制细胞毒性 T 淋巴细胞等淋巴细胞的功能阻止或延缓过强的细胞免疫所致的原发性肝损伤;②促进 Treg 细胞增殖,抑制 Th17 细胞分化,重新恢复 Th17 细胞/Treg 细胞平衡;③抑制肝细胞膜表达细胞间黏附分子 1(ICAM-1),阻止 CTL 等淋巴细胞对 HBV 感染肝细胞的攻击破坏;④抑制肝内外单核吞噬细胞释放 TNF-α、IL-1、IL-6 等多种炎症介质,阻止或延缓继发性肝内微循环障碍的发生;⑤GCs 具有很强的稳定肝细胞膜的功能,可阻止肝细胞进一步缺血坏死,阻断肝功能进行性恶化,为肝细胞再生赢得时间。非病毒感染性肝衰竭,如自身免疫性肝炎是 GCs 的适应证。HBV 相关肝衰竭应用 GCs 治疗时,应权衡利弊。我国 2012 年版肝衰竭指南指出:GCs 可用于 HBV 相关肝衰竭前期,强调可酌情使用的对象是限于病情发展迅速且无严重感染、出血等并发症者。但 GCs 的剂量及疗程尚无一致意见。

三、其他具有潜在良好治疗前景的方法

1. 粒细胞集落刺激因子(G-CSF)　　肝衰竭动物模型的研究显示应用 G-CSF 可以明显提高生存率,国内外的临床实践也显示其在治疗肝衰竭方面有一定的效果。其机制可能有:G-CSF 通过促进中性粒细胞弹性蛋白酶、组织蛋白酶及基质金属蛋白酶 9 释放,形成骨髓的蛋白水解微环境从而促进 BMC 从骨髓释放入血;减少基质细胞衍生因子-1(SDF-1)在骨

髓中的表达,上调在受损肝脏中的表达,形成骨髓与肝脏之间 SDF-1 的浓度梯度差,促使造血干细胞和前体细胞进入肝脏(BMC 归巢肝脏);G-CSF 可能还通过免疫调节,减少炎症介质在肝衰竭发病过程中造成的免疫损伤,延缓及减少肝细胞凋亡的发生,提高肝衰竭患者的生存率。

2. 抗内毒素治疗及肠道微生态制剂　肝衰竭易发生内毒素血症,而内毒素血症又会促进多器官损伤的发生、发展。利福昔明、新霉素可控制肠道细菌繁殖,口服肠道微生态制剂可纠正肠道细菌移位侵袭,减少肠源性内毒素的产生。其他一些具有抑制或拮抗内毒素生物效应的制剂如内毒素拮抗剂、抗 TNFR 抗体、IL-1 受体拮抗剂等细胞因子及其受体拮抗剂在动物实验中显示出良好的效果。

3. 人工肝支持系统治疗(artificial liver support system,ALSS)　ALSS 简称人工肝,是通过体外的机械、理化和生物装置,清除各种有害物质,补充必需物质,改善内环境,为肝细胞再生及肝功能恢复创造条件,或作为肝移植前的桥接。人工肝分为非生物型、生物型和混合型三种。目前非生物型人工肝广泛应用于各种原因引起的肝衰竭早、中期(凝血酶原活动度(PTA)20%~40%);终末期肝病肝移植术前等待肝源、肝移植术后排斥反应及移植肝无功能期的患者;以及胆汁淤积性肝病经内科药物治疗效果欠佳者、各种原因引起的严重高胆红素血症。

4. 间充质干细胞(BMSC)移植　BMSC 通过增殖和分化为肝细胞参与肝脏再生,可合成多种生长因子,对肝脏内局部微环境产生营养性旁分泌作用,包括抗炎,从而减少肝细胞凋亡、刺激内源性细胞增殖和血管增生等有效治疗肝衰竭。目前临床可供选择的 BMSC 移植途径主要有经外周静脉、门静脉、肝动脉、肝内、腹腔注射、直接肝内注射等多种移植途径。经肝动脉移植方法是常规手段,但经外周静脉移植操作简单,创伤少,死亡率低,可作为首选方法。

5. 肝脏移植:是各类肝衰竭、尤其是急性肝衰竭治疗的最佳手段,有时甚至是挽救患者生命的唯一方法。但常受肝脏供体来源困难的限制。

四、并发症的处理

1. 感染　肝衰竭时肝内网状内皮系统严重受损、巨噬细胞吞噬功能以及白细胞黏附、趋化与吞噬功能降低、补体成分合成不足,因而宿主对细菌的易感性增加。由于血浆纤维连接蛋白缺陷、Kupffer 细胞功能下降,防御肠道细菌入侵及清除细菌的能力降低,肠源性感染增加,易发生内毒素血症。肝衰竭患者的中性粒细胞的吞噬功能缺陷,细菌及真菌的感染率可高达 80%。自发性腹膜炎、肺部感染、胆道感染、泌尿系感染、肠道感染发生率高。体温、白细胞计数、C 反应蛋白等指标可监测肝衰竭患者的炎症反应,判断感染严重程度,但其缺乏准确性。降钙素(PCT)与细菌感染及损伤的严重程度呈正相关,对细菌感染的诊断敏感性和特异性高,是感染性休克、败血症、SIRS 等早期诊断、监测及疗效判断的有效指标。近年的临床研究表明,IL-6 结合 PCT 能及早发现肝衰竭患者的感染,判断感染导致的炎症损伤程度及抗菌药物疗效。

肝衰竭并发细菌感染多为条件致病菌,以革兰氏阴性菌的感染多见。起病隐匿,早期临床表现常不典型。如果患者病程中出现白细胞及中性粒细胞较基础值升高,且有逐渐升高的趋势;顽固性腹水者,血清白蛋白不低,利尿效果差;无明显腹水但腹部压痛及反跳痛;或情好转后又不明原因的加重;留置各种导管者出现畏寒、发热;粪便次数多而量少,伴腹部不适、坠胀、里急后重；不明原因的腹痛、腹胀、尿量减少；输液反应后血象升高；不明原因的反复低热等，则应高度警惕细菌感染。而先前因感染正在接受抗生素治疗疗效不佳者，需注意耐药菌感染和多重感染的可能性。

（1）自发性细菌性腹膜炎（SBP）：参见本篇第八十三章相关内容。

（2）医院内获得性肺炎（HAP）：发病率达 40%~50%。轻、中症 HAP 的病原体常为肠杆菌科细菌、流感嗜血杆菌、肺炎链球菌、甲氧西林敏感金黄色葡萄球菌等，经验性治疗选择第二、三代头孢菌素，或 β- 内酰胺类 /β- 内酰胺类酶抑制剂，或氟喹诺酮类以及单胺类如氨曲南等。重症 HAP 常见的有铜绿假单胞菌、耐甲氧西林金黄色葡萄球菌（MRSA）、产 ESBLs 的肺炎克雷伯菌、不动杆菌属等，经验性治疗选择抗假单胞菌头孢菌素、碳青霉烯类，或 β- 内酰胺类 /β- 内酰胺酶抑制剂，加用一种抗假单胞菌的药物如喹诺酮类或氨基糖苷类。

（3）胆道感染：病原体以革兰氏阴性肠道细菌常见，厌氧菌次之，球菌少见，常为混合感染，感染后期厌氧菌处于重要地位。应选择使用在胆汁中的浓度高、针对革兰氏阴性菌为主、兼顾球菌和厌氧菌的抗生素。

（4）泌尿道感染：病原体最常见为革兰氏阴性杆菌，如大肠埃希菌、变形杆菌、铜绿假单胞菌、产气杆菌等，首选第三代喹诺酮类药物，但需重视喹诺酮类药物的耐药问题。

（5）细菌性肠炎：病原体以痢疾杆菌最常见，其次为空肠弯曲菌和沙门菌。

（6）真菌感染：肝衰竭患者极易合并真菌感染，病原体以念珠菌属居多，如白念珠菌常引起胃肠道、腹腔、呼吸道、胆道和泌尿道感染，其次的病原体是曲霉和隐球菌。广谱抗菌药物使用较长时间的患者，要重视继发真菌感染的防治。糖皮质激素治疗、免疫功能抑制的患者，可预防性使用抗真菌药物。疑似感染者，可根据感染可能的病原真菌与部位，参考药物的抗菌谱、安全性、效价比等因素选择药物经验性治疗。确诊感染，应针对真菌类型及其药敏结果，参考药物抗菌谱、肝脏低毒，全身情况等因素选择特异、敏感的抗真菌药物进行治疗。两性霉素 B 肝毒性大，肝衰竭患者较少应用；吡咯类抗真菌药氟康唑、伊曲康唑等肝毒性多表现为一过性肝酶升高，可作为治疗首选，但使用过程中应密切监测临床征象及肝功能；肝衰竭患者使用棘白菌素类药卡泊芬净、米卡芬净时需减量。

2. 肝衰竭合并肾损伤　详见本篇第八十一章。

3. 肝性脑病　详见本篇第八十四章。

4 肝肺综合征　肝衰竭患者出现呼吸困难、发绀等，肺 CT 或肺血管造影显示肺内血管扩张，血气显示严重低氧血症（PaO_2<10kPa）可确诊，预后差。

（朱月永）

第八十一章
乙型肝炎病毒相关性肾病

第一节 流 行 病 学

乙型肝炎病毒相关性肾小球肾炎（hepatitis B virus-associated glomerulonephritis, HBV-GN）简称 HBV 相关性肾炎，是指由 HBV 直接或间接诱发的肾小球肾炎，是 HBV 感染后最常见的一种肝外脏器病变。1971 年由 Combes 首次报道 1 例与 HBV 感染相关的肾小球肾炎以来，至今已 40 余年。然而迄今为止，国际上 HBV-GN 仍然没有统一的诊断标准，尚无法确切统计出 HBV-GN 的患病率及发病率。HBV-GN 的发生与 HBV 感染密切相关，其发病率和好发地区与 HBV 流行病学相似，男性患者为女性患者的 1.5~2.0 倍。儿童免疫功能尚未发育完善，其发病率显著高于成人。HBV 疫苗纳入儿童计划免疫后，随着 HBV 水平传播下降，该病在儿童期的发病率有所减少。近 20 年来，成人 HBV-GN 亦呈下降趋势，但仍不少见。中国人民解放军总医院研究报道，1987—2012 年的 11 618 例肾活检患者中，HBV-GN 检出率为 3.03%，在继发性肾小球肾炎中占 14.6%，仅次于狼疮性肾炎（26.5%）和过敏性紫癜性肾炎（25.8%）。

第二节 发 病 机 制

一、免疫复合物沉积

免疫复合物可分为原位免疫复合物和循环免疫复合物（circulating immune complex, CIC），肾脏组织原位免疫复合物及 CIC 的沉积，通过膜攻击复合物以及诱导下游蛋白酶、氧化应激、细胞骨架破坏等，进而激活补体造成免疫损伤，是目前公认的 HBV-GN 主要发病机制。

（一）原位免疫复合物

有研究表明，可穿透肾小球基底膜沉积于上皮下的免疫复合物分子量需 $<1 \times 10^6$ Da。虽然多种 HBV 抗原（HBVAg）在 HBV-GN 发病中均起作用，但 HBsAg 的分子量为 $(3.7~4.6) \times 10^6$ Da，HBcAg 为 $(8.5~9.0) \times 10^6$ Da；而 HBeAg 仅为 $(3.0~9.0) \times 10^4$ Da，因此被认为是 HBV-GN 上皮下沉积的主要致病抗原，其引起的免疫损伤是 HBV 相关性膜性肾病（membranous nephropathy, MN）的主要发病机制。HBeAg 通过非免疫机制穿过肾小球基底膜植入上皮下，与循环中的 HBeAb 在上皮下结合形成原位免疫复合物。此外，HBV 可直接

感染肾脏细胞,在原位表达 HBeAg,与 HBeAb 结合形成免疫复合物。少数 HBV-GN 患者的上皮下可检出 HBsAg,推测其可通过以下两种方式形成原位免疫复合物:① HBV 直接感染肾脏细胞,在原位表达 HBsAg,吸引 HBsAb 形成原位免疫复合物。②循环中 HBsAg 的片段或在体内降解形成的小分子肽,可能穿过肾小球基底膜植入上皮下,与循环中的 HBsAb 在上皮下结合。

(二)循环免疫复合物(CIC)

HBV 感染人体后,循环中的 HBVAg 与相应抗体形成的 CIC,是 HBV-GN 患者肾组织免疫复合物的主要来源。HBsAg 与 HBcAg 分子量较大且携带负电荷,其与相应抗体形成的 CIC 难以穿透肾小球基底膜而沉积于肾小球毛细血管内皮下和系膜区,引起膜增生性肾小球肾炎(membrano-proliferative glomerulonephritis,MPGN)和系膜增生性肾小球肾炎。HBeAg 分子量相对较小,与 HBeAb 结合后分子量也较小(2.5×10^5~3.2×10^5Da),可沉积于肾小球毛细血管内皮下和系膜区,也可穿越肾小球基底膜沉积于上皮下,从而引起多种病理类型的肾小球肾炎。

二、病毒直接感染肾脏

HBV 具有泛嗜性,已有大量的研究证实,HBV 可以肾脏细胞为宿主细胞进行复制和原位表达其蛋白产物,因而 HBV 直接感染肾脏产生病毒杀细胞效应,也被认为是 HBV-GN 重要的发病机制之一。

(一)肾组织中存在 HBV cccDNA

HBV cccDNA 作为 HBV 基因组的复制中间体,mRNA 和前基因组 RNA 的模板,是病毒复制的前提和物质基础,标志着病毒在宿主细胞内感染状态的建立和复制循环的开始。崔敏等首次报道,在 HBV 相关性 MN 和 MPGN 肾活检组织中检测出 HBV cccDNA,但与循环中 cccDNA 的检测结果高度一致,很难排除存在于循环中的 cccDNA 在肾脏局部潴留对检测结果的影响。Chen L 等应用巢式 PCR 法对 5 例 HBV-GN 患者肾组织进行检测,其中 2 例检测出 HBV cccDNA。近期,Sun YH 等研究发现,在 41 例 HBV-GN 患儿中基因 C 型 HBV 感染者 cccDNA 检出率(72.4%,21/29)显著高于基因 B 型感染者(30.0%,3/10)。

(二)肾组织中存在 HBV 截短型表面抗原中蛋白 mRNA 及 X 蛋白 mRNA

在肝脏研究中发现,整合在细胞染色体上的 HBV DNA 通常可发生重组和部分缺失,其 pre-S2/S 的羧基末端存在不同程度的缺失,即 HBV 截短型表面抗原中蛋白(c-terminally truncated middle size surface proteins,MHBs')mRNA。由于结构的改变,MHBs' 具备内质网定位功能,而不进入高尔基复合体进行分泌,因此第 194~76 个氨基酸之间截短的 MHBs' 能够反式激活病毒转录调节序列。HBx 基因是 HBV 基因组中最小的开放性读码框,长约 465 个核苷酸,能反式激活 HBV C 基因启动子 / 增强子 1/2、pre-S1 启动子 / 增强子、pre-S2 启动子 / 增强子、X 基因启动子 / 增强子,是启动 HBV 复制和维持病毒颗粒复制力所必需的。于艳等采用原位杂交的方法对 HBV-GN 患者的肾组织进行检测,肾小管上皮细胞内 MHBs' mRNA、HBx 阳性率分别为 80%(32/40)、82.5%(33/40),肾小球内 MHBs' mRNA、HBx 阳性率分别为 22.5%(9/40)、30%(12/40),证实 HBV 可能以肾脏细胞(尤其是肾小管上皮细胞)为宿主细胞进行转录、复制,也支持了 HBV 可直接感染肾脏并原位复制而致病的观点。Hong L 等研究发现,在肾小管上皮细胞(HK-2)中,MHBs^{t167}/HBx 通过增加细胞内 PKC 激酶活性、磷酸化 ERK 蛋白(非 Raf 依赖性)活化 NF-κB;而且在此过程中 MHBst167 和 HBx 基因之

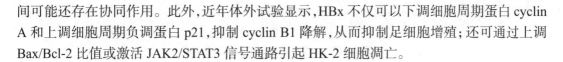

间可能还存在协同作用。此外,近年体外试验显示,HBx不仅可以下调细胞周期蛋白cyclin A和上调细胞周期负调蛋白p21,抑制cyclin B1降解,从而抑制足细胞增殖;还可通过上调Bax/Bcl-2比值或激活JAK2/STAT3信号通路引起HK-2细胞凋亡。

三、机体免疫功能缺陷和HBV诱导自身免疫

儿童HBV-GN发病率较成人高,但随着免疫功能发育逐渐完善,部分患儿的肾病可自发缓解,这也证实了机体免疫功能缺陷可能为HBV-GN的发病机制之一。CD4$^+$细胞为Th细胞,其减少可导致机体不能产生足量的高效抗体中和体内HBAg,循环中持续存在的游离抗原和抗体有利于免疫复合物的形成。有研究表明,HBV-GN患者存在T细胞亚群失衡,CD4$^+$细胞减少CD8$^+$细胞增多,CD4$^+$/CD8$^+$下降,与24h尿蛋白呈负相关。

此外,HBV感染机体后,非特异性的固有免疫系统可启动一系列的信号分子,通过分泌促炎因子,达到抑制和清除病原微生物的目的。HBV诱导的自身免疫损伤,也被认为参与了HBV-GN的发病过程,其中备受关注的分子有黑色素瘤缺乏因子-2(absent in melanoma 2,AIM2)及Toll样受体4(Toll-like receptor 4,TLR4)。AIM2是固有免疫系统重要的一员,可识别病原微生物双链DNA,通过caspase-1途径参与炎症反应过程。Zhen J等研究发现,HBV-GN患者肾活检组织中AIM2表达(81.4%)显著高于慢性肾炎患者(4.0%),并且与caspase-1及IL-1β表达呈正相关;体外试验中,AIM2敲除的HBV感染人肾小球系膜细胞,其caspase-1、IL-1β及IL-18表达显著下降。TLR4配源性很广,可以通过识别HBV,启动细胞内信号转导通路,诱导特异性免疫反应发挥抗病毒作用。同时,在肝脏研究中发现,TLR4也可因激活机体免疫系统而造成肝脏损伤。Zhou Y等研究显示,HBV-GN患者的肾小管上皮细胞及间质细胞上均富含TLR4,且其分布密度与肾小管上皮细胞及间质细胞的损伤成正比。

第三节 病 理 类 型

HBV-GN肾脏病理形态学表现多样,可见MN、MPGN、IgA肾病、局灶节段性肾小球硬化、系膜增生性肾小球肾炎、微小病变、新月体肾炎、毛细血管内增生性肾小球肾炎等。HBV相关性MN最为常见,光镜下以毛细血管壁和肾小球基底膜增生为特征,免疫荧光染色及电镜可见上皮下HBsAg、HBeAg、IgG、C3和IgM免疫复合物沉积,足突广泛融合,有时可见肾小球内病毒性颗粒。与特发性MN相比,HBV相关性MN系膜病变更为常见,以IgG1沉积为主,较少有肾小球上皮下膜攻击复合物(C5b-9)沉积。病理组织学已证明,HBV相关性MPGN与肾小球系膜及毛细血管壁HBsAg沉积相关;已发现肾小球基底膜上有HBsAg成分沉积,免疫荧光染色可见内皮下、系膜及副系膜区有IgG、补体及IgM颗粒沉积。成人IgA肾病较为常见,尤其是东亚地区,在我国高达34%IgA肾病患者HBsAg检测阳性。免疫荧光检测发现,HBV相关性IgA可同时出现系膜区IgA沉积与上皮下IgG沉积,表现为MN与IgA肾病共存;免疫组化染色可见肾小球、肾小管上皮细胞以及浸润性间质淋巴细胞有HBeAg、HBsAg及HBcAg表达;在肾小球内皮细胞胞质和肾小管周围毛细血管扩张的内质网囊泡中,电镜常可见到管网状包涵物。

第四节　临床表现与诊断

　　HBV-GN 临床表现以肾病综合征最为常见,其他表现包括无症状性蛋白尿、周围性水肿、血尿以及急进性肾炎,最终可能导致终末期肾病;高血压的发生率 21.5%,高尿酸血症 31.3%,肾功能减退(eGFR<60mL/min)16.7%。

　　目前国际上无统一标准,国内学者诊断 HBV-GN 仍采用 1989 年"北京乙型肝炎病毒相关性肾炎专题座谈会"上建议采用的诊断标准:①血清 HBV 抗原阳性;②患 MN 或 MPGN,并可除外狼疮性肾炎等继发性肾小球疾病;③肾组织切片中找到 HBV 抗原,其中以第③项为最确诊 HBV-GN 的必备条件,缺此不能诊断。随着分子生物学技术广泛应用,此诊断标准已受到挑战。研究发现,HBV 感染后患者血清中 HBV 抗原滴度常时高时低呈波浪式,血清 HBV 抗原的消退与肾组织中抗原的消退可以不同步;HBV 感染初期、抗病毒治疗、HBV 变异、检测方法及试剂的敏感性等因素,可能影响患者外周血清中 HBV 抗原的检出率。而近年来,仍不断有血清学阴性的 HBV-GN 的报道。原位杂交检测肾组织内 HBV mRNA 或 HBV DNA 结果更为敏感、可靠,可提高 HBV-GN 诊断的准确性;激光微分离技术检测肾组织 HBV DNA 可避免误诊和漏诊。

第五节　治　　疗

　　2008 年中华医学会儿科学分会肾脏病学组在原有诊疗常规的基础上,修订了《儿童乙型肝炎病毒相关性肾炎诊断治疗指南》。儿童 HBV-GN 有一定的自发缓解倾向,而成人常迁延不愈,因此治疗方案有所区别。然而,目前尚无循证医学证据支持的、统一的成人 HBV-GN 临床治疗指南。尽管 2012 年改善全球肾脏病预后组织(KDIGO)肾小球肾炎临床实践指南提出了成人 HBV-GN 治疗建议,但无方案细则,并且由于人种的差异,国外的指南并不能完全在我国 HBV-GN 治疗方案中实施。目前 HBV-GN 的治疗方案以抗病毒治疗为基础;针对蛋白尿、水肿等肾病表现的治疗,应考虑联合糖皮质激素或免疫抑制剂治疗。主张根据年龄、临床表现及肾脏病理类型、HBV DNA 载量,肝功能及肾功能状况等来制订个体化的治疗方案。

一、抗病毒治疗

(一)核苷(酸)类药物

　　1. 拉米夫定　最先批准用于抗 HBV 的一类脱氧胞嘧啶核苷类药物,长期的使用积累了较多临床数据,安全性最好。早期研究发现,拉米夫定治疗 HBV 相关性 MN 患者,1 年内可实现显著的蛋白尿减退、血清 ALB 上升、ALT 水平正常化以及 HBV DNA 转阴;并可改善患者的长期预后,使 3 年内进展为终末期肾病的风险下降 42%。一项纳入 10 篇研究(119 例患者)的荟萃分析显示,使用拉米夫定后有 72.7% 患者的蛋白尿完全缓解,并且在 1 年内没有复发,能够有效阻止 HBV 相关肾病的病情进展。然而,拉米夫定应用疗程尚无统一标准,随着治疗时间的延长,其诱导 HBV 耐药突变的概率显著增加。因此,在慢性乙型肝炎的治疗中已不建议为首选的抗病毒药物,如作为初始治疗提倡遵循慢性乙型肝炎的"路线图"优化方案。

2. 阿德福韦酯　是一种单磷酸腺苷的无环磷酸盐类药物,在体内水解为阿德福韦发挥抗病毒作用。阿德福韦酯有剂量相关性肾毒性,长期服用低剂量阿德福韦酯(10mg/d)仍可能导致肾功能损害和低磷性骨病。目前,对阿德福韦酯治疗 HBV-GN 的报道极少。因此,对肾脏已经有损害的 HBV 感染者,阿德福韦酯治疗存在进一步加重肾脏损害的风险,应尽可能避免应用。

3. 替比夫定　是一种新型的左旋核苷(酸)类似物,抑制 HBV 复制较拉米夫定、阿德福韦酯强,有较高的 HBeAg 血清学转换率。近年来的研究表明,几种核苷(酸)类药物中,替比夫定具有独特的改善 eGFR 的作用,也就是具有潜在的肾脏保护作用,因此推荐用于治疗 HBV-GN。但替比夫定耐药屏障较低,且与拉米夫定有交叉耐药位点。因此,在初始选择时应强调优化治疗策略,提倡遵循"路线图"方案降低其耐药率。

4. 恩替卡韦　为 D 型环戊烷(烯)类药物,在体内转化为三磷酸盐活性成分抑制 HBV 复制。恩替卡韦耐药率低,是无肾脏损害风险的强效抗 HBV 药物,为治疗 HBV-GN 的一线选择。恩替卡韦与拉米夫定、替比夫定有相同耐药位点,对于拉米夫定诱导的耐药变异株有效,但剂量要加倍。有研究显示,即使对拉米夫定治疗无应答或产生耐药的 HBV-GN 患者,恩替卡韦同样可取得较好的疗效。

5. 替诺福韦　为新型核苷酸类逆转录酶抑制剂,其活性成分替诺福韦双磷酸盐可通过直接竞争性地与天然脱氧核糖底物相结合而抑制病毒聚合酶。替诺福韦具有很强的抗 HBV 活性,且单药治疗可有效抑制 HBV DNA 达 8 年而不出现耐药。但替诺福韦与阿德福韦酯同属核苷酸类药物,同样具有潜在的肾毒性。因此,尽管其与恩替卡韦同为一线抗 HBV 药物,但不推荐用于治疗 HBV-GN。

（二）干扰素 α

主要由单核巨噬细胞产生的一种细胞因子,具有很强的免疫调节作用,可通过与细胞表面受体特异结合,诱导细胞产生抗病毒蛋白以阻断病毒的繁殖和复制,并能激活巨噬细胞和单核细胞,增加 T 抑制细胞、NK 细胞活性,增强免疫识别以清除被感染细胞,但不能进入宿主细胞直接杀灭病毒。国内外研究均表明,重组人干扰素 α-1b 及 α-2b 均可用于治疗 HBV-GN,尤其是 HBV 相关性 MN,使部分患者蛋白尿减轻甚至完全缓解,HBeAg 和 HBsAg 血清学转换,但不同作者应用的剂量、疗程均不尽相同。研究显示,4~12 个月干扰素 α 治疗,可使 20%~100% 的 HBV-GN 患者获得持续的蛋白尿缓解。一般主张成人患者干扰素 α 300万~500 万 U 皮下注射,每周 3 次,维持 3~6 个月。Chung DR 等报道,接受 6 个月人重组干扰素 α 治疗(300 万 U,每周 3 次)的 7 例 HBV-GN 患者中,2 例尿蛋白阴转者均为系膜增生性肾小球肾炎,而 4 例 MPGN 患者尿蛋白均未见明显减少,提示干扰素 α 对系膜增生性肾小球肾炎疗效较好,而对 MPGN 疗效差。

二、糖皮质激素及免疫抑制剂治疗

（一）糖皮质激素

在 HBV-GN 患者中的应用目前仍有争议,在抑制 HBV 引起的免疫性肾损伤的同时,又可削弱宿主清除病毒的能力,诱发 HBV 复制进而使病情加重。大剂量类固醇治疗过程中,有 20%~50% 的 HBV 感染患者可以出现不同程度的乙型肝炎再活动,重者出现急性肝衰竭甚至死亡。单独使用糖皮质激素对于 HBV-GN 的缓解和维持原有肾功能往往效果不佳。目前认为,对大量蛋白尿抗病毒治疗疗效欠佳或病理为 MPGN 的 HBV-GN 可以在抗病毒治疗的基础上考虑加用糖皮质激素治疗,但应充分评估 HBV 再激活风险。类固醇激素如泼尼松 <10mg/d 但持续 4 周以上者属中风险,引起 HBV 再激活的可能性在 1%~10%;类固醇激素 10~20mg/d 持续 4 周以上或甚至更高剂量者属高风险,引起 HBV 再激活的可能性超过 10%,这两类 HBV-GN 患者须提前至少 1 周给予核苷(酸)类药物预防性抗病毒以预防 HBV 再激活。

(二) 来氟米特

是一种合成的小分子异噁唑类化合物,口服吸收后在肠壁和肝脏内转化为活性代谢物 A77 1726,能够抑制 T、B 淋巴细胞的 TCR 和 BCR 相关酪氨酸激酶的活性,阻断细胞信号传导过程;选择性抑制二氢乳清酸脱氢酶的活性,抑制嘧啶的从头合成,发挥抗增殖效应;还可抑制人肾间质成纤维细胞的增殖及 I、IV 型胶原的合成,减轻肾间质纤维化,因而被广泛应用于免疫性肾脏疾病的治疗。国内多个随机对照试验及临床观察性研究显示,来氟米特与糖皮质激素联合应用能有效治疗难治性肾病综合征(病理类型包括 MN 及局灶节段性肾小球硬化等),显著降低患者的尿蛋白、减少合并激素用量,延缓肾脏病进展。然而,长期应用来氟米特治疗 HBV-GN 存在诱发病毒复制的风险,需联合抗病毒药物。国内学者采用来氟米特联合激素及拉米夫定治疗 HBV-GN,获得满意的疗效,总有效率 85%~100%,并且安全性好。

(三) 吗替麦考酚酯

吗替麦考酚酯也称霉酚酸酯,是霉酚酸的 2- 乙基酯类衍生物,能特异性地抑制淋巴细胞嘌呤合成途径中次黄嘌呤核苷酸脱氢酸的活性,阻断鸟嘌呤核苷酸的从头合成,进而阻断 DNA 合成,可选择性地作用于 T、B 淋巴细胞,抑制其细胞复制和增殖。汤力等报道 18 例 HBV-GN 患者,随机分为 2 组,一组单纯应用糖皮质激素,另一组使用吗替麦考酚酯联合低剂量糖皮质激素,两组中有 HBV DNA 复制者均给予抗病毒治疗。治疗 6 个月时,吗替麦考酚酯联合低剂量糖皮质激素组尿蛋白定量较治疗前明显减少,血浆白蛋白较治疗前明显升高,总缓解率是 88.9%,高于对照组(22.2%)。研究表明吗替麦考酚酯联合低剂量糖皮质激素治疗 HBV-GN,在总有效率及减少蛋白尿、降低血脂等方面均优于单纯应用糖皮质激素,且耐受性好。向慧等比较来氟米特与吗替麦考酚酯分别联合糖皮质激素(甲泼尼龙)治疗 HBV-GN,发现二者疗效及不良反应无显著差异。

三、中医药治疗

目前 HBV-GN 尚无特效治疗方案,中西医结合治疗具有良好的发展前景。先天禀赋不足、肝肾阴虚、脾胃虚弱、情志不舒、饮食不洁、感染湿热毒邪为 HBV-GN 主要病因。HBV-GN 属本虚标实,正虚邪实之病。初起以邪实为主,湿热蕴结于肝,下结于肾;中期湿热瘀毒互结;后期则正虚实邪兼杂,或以正虚为主,以肝肾阴虚或脾肾阳虚多见。辨证治疗多以益肾护肝,补气养阴,活血清利为其原则。具体治疗时常施肝肾同治法则,治肝以养肝、疏肝、清肝为主;治肾以益气养阴,活血利水为主。临床选用逍遥丸、柴胡疏肝散及一贯煎等方加减。

(陈　靖)

第八十二章

门静脉高压与食管胃静脉破裂出血

门静脉高压（portal hypertension，PHT）是指由各种原因导致的门静脉系统压力升高所引起的一组临床综合征，其最常见病因为各种原因所致的肝硬化。正常成人肝血流量约1 500mL/min，其中2/3血液和1/2氧供给来自于门静脉，门静脉压力正常值为5~10mmHg，持续增高超过10mmHg称为门静脉高压，临床常用肝静脉压力梯度（hepatic vein pressure gradient，HVPG）来代表门脉压力，HVPG由测得的肝静脉楔压减去自由肝静脉压而得出。HVPG>5mmHg提示门脉压力增高。按照血流受阻的部位门静脉高压可分为：①肝前型：常见病因有门静脉血栓形成，门静脉海绵样变性，胰源性门静脉高压等。②肝内型：常见病因有肝炎后肝硬化、特发性门静脉高压、血吸虫病性肝硬化等。③肝后型：常见病因有Budd-Chiari综合征、右心衰竭等。在我国引起门静脉高压常见的病因是病毒性肝炎肝硬化。肝硬化时肝内门静脉血流受阻，全身高动力循环又引起门静脉血流量增多，导致门静脉压力增高，引起充血性脾脏肿大、腹水、侧支循环建立，继发食管胃底静脉曲张等称为门静脉高压。临床主要表现为腹水、食管胃底静脉曲张（gastroesophageal varices，GOV）、食管胃底静脉曲张破裂出血（esophagogastric variceal bleeding，EVB）和肝性脑病等，其中EVB病死率高，是最常见的消化系统急症之一。

第一节　病理生理改变与发病机制

PHT的发病机制目前主要有三种学说，前向血流学说认为，内脏的高动力循环是PHT发生和维持的一个重要因素。后向血流学说认为，肝小叶的病变使门静脉血不易流入小叶中央静脉，血流淤滞，门静脉压力增高。肝硬化患者门静脉阻力较正常人高5倍以上，但门静脉系统的血流量则无明显增加。液递物质学说认为，肝功能损害时肝内某些酶系发生障碍，使肝脏对内脏及外周血管活性物质的灭活能力下降，侧支循环的形成也使其逃避了肝脏的灭活，打破了生理状态下生成与灭活的平衡，液递物质的浓度异常增加，导致体循环和内脏循环的一系列改变，比如内脏血流量增加、肝内血管阻力增加、动静脉短路开放等。

一、门静脉血流阻力增加

门静脉血流阻力增加是门静脉高压病理生理的主要环节，可以发生在门静脉系统的任何部位。肝硬化肝内血管阻力增加发生的部位主要是肝窦。肝血管床的可收缩成分位于肝窦水平和窦外水平。包括肝内脉管系统的平滑肌细胞，以及肝的肌成纤维细胞，肌成纤维细胞在肝硬化结节内及周围的纤维组织中非常丰富。肝窦的收缩有其特异的血管收缩因子。

肝窦的收缩可能是通过被激活的位于肝窦周围 Disse 间隙的肝星形细胞介导。毫无疑问，这些特殊的肝窦细胞收缩会增加单个肝窦血流流入的阻力（同时也能调节肝窦的灌注），但仍未证实它会增加门静脉压力升高。但肝窦血管平滑肌细胞的收缩确实能增加门静脉的压力。现在很清楚是肝内血管阻力是受血管活性收缩因子或舒张因子共同调节的。肝血管舒张因子的释放减少，血管收缩因子的生成增加，都是肝硬化肝内动力性阻力增加的原因。

（一）血管收缩因子的生成增多

1. 内皮素 内皮素（endothelin, ET）为一组同源的 21 个氨基酸组成的血管活性肽（ET-1、ET-2 和 ET-3），被认为在调节肝硬化肝血管紧张度方面担任主要角色。内皮素的生物学性质主要通过两种内皮素受体，即内皮素 A（ET-A）受体和内皮素 B（ET-B）受体起中介作用。ET-A 受体对 ET-1 有高度亲和力，而对 FT-3 无亲和力，它介导血管收缩；而 ET-B 受体对 ET-1 和 ET-3 有同样的亲和力。血管平滑肌细胞的 ET-B 受体激活后可促使血管收缩，而内皮细胞的 ET-B 受体激活后可使内皮细胞产生的一氧化氮（nitric oxide, NO）和前列环素增加，引起血管舒张。

肝硬化患者血液循环中 ET-1 和 ET-3 的水平升高。在合并腹水的肝硬化患者中其水平更高且持续时间较长。在肝硬化患者中可以观察到内脏血管中 ET-1 和 ET-3 释放增加，而对照组没有；此发现表明，肝硬化时内脏中的 ET-1 和 ET-3 生成增加。另外，免疫染色和原位杂交研究发现，肝硬化患者的 ET-1 表达增加；内皮细胞、肝星形细胞（处于活化表型时）和胆管内皮细胞是 ET-1 的主要肝内来源。已通过肝硬化大鼠证实，硬化的肝对 ET-1 的清除降低。ET-1 可通过增加肝内阻力导致离体灌注的正常肝和四氯化碳导致的硬化性肝的门静脉压升高。尽管一些实验性研究报道给予内皮素拮抗剂后，肝硬化动物的门静脉压力有轻度下降，但是，没有得到其他研究证实。因此，内皮素（ET）在增加肝硬化患者血管紧张度方面的作用仍未明确。

2. 去甲肾上腺素 去甲肾上腺素是血管收缩因子之一，参与调节肝血管紧张度。去甲肾上腺素引起的血管阻力的增加可以被 α- 肾上腺素受体拮抗剂如哌唑嗪完全抵消，这些拮抗剂能明显降低肝硬化患者的肝血管阻力和门静脉压力。相反地，给予 α- 肾上腺素受体激动剂，如异丙基肾上腺素，可以降低硬化肝灌注时的肝内血管阻力。这些数据表明，肾上腺素能受体可以调整肝硬化时的肝内阻力，肾上腺素能受体阻滞剂能够降低肝硬化的门静脉压力。此外，硬化肝的肝静脉血管床表现出对 α- 肾上腺素受体激动剂甲氧胺的强烈反应。此高反应性与环加氧酶 1（COX-1）的代谢产物血栓素 A_2（thromboxane A_2, TXA_2）的生成过多有关，肝内注入非选择性 COX 阻滞剂、COX-1 阻滞剂或 TXA_2 拮抗剂可以纠正此现象。因此，升高的 TXA_2 能显著地促进硬化肝的静脉床对甲氧胺的收缩血管作用。目前未见对其他血管收缩剂的相关报道。但是细胞膜 G 蛋白耦联受体激动剂的联合应用可以促进质膜对花生四烯酸的释放，从而促进前列腺素的产生。

3. 血管紧张素 II 血管紧张素 II 是一种强烈的血管收缩剂，可以增加肝血管阻力。血管紧张素 II 拮抗剂、血管紧张素转换酶抑制剂或血管紧张素 II 受体阻滞剂可以抑制血管紧张素 II 的产生，降低门静脉压力，但也会造成全身性的低血压。

（二）肝脏血管扩张因子释放不足

1. 一氧化氮 一氧化氮（NO）在调控肝内血管阻力方面所起的作用备受关注。一氧化氮是由一氧化氮合成酶（NOS）催化 L- 精氨酸转化而来的强有力的内源性血管舒张因子，是可溶性鸟苷酸环化酶的天然配体，可提高环磷酸鸟苷的水平，通过细胞质中 Ca^{2+} 离子的释放而使血管松弛。在单独灌注正常大鼠肝时、一氧化氮阻滞剂可使门静脉压力增加。而且,NO 抑制可以显著增强肝对去甲肾上腺素的反应提示 NO 在正常状态下调控肝血管紧张度所起的作用。肝硬化时,一氧化氮的合成不足以对抗血管收缩系统的活化,尽管内皮细胞 eNOS 的 mRNA 和蛋白质的表达水平均正常,肝内皮细胞 eNOS 活性的下降与小窝蛋白的表达增多有关。肝一氧化氮生成减少被认为是肝硬化时肝血管阻力增加的主要原因,因此加重了门静脉高压。按照这个观点,输注一氧化氮生物合成的前体 L- 精氨酸和补充硝酸盐类(外源性一氧化氮供体)后,均表现为门静脉压力降低。此外,通过门静脉注入携带一氧化氮合酶编码基因的腺病毒,加强一氧化氮合酶在肝细胞中的表达,可以明显降低门静脉压力。最近,通过增强肝内 eNOS 活性,联合激活 Akt 基因转移,或通过辛伐他汀应用来增加 NO 释放策略的治疗已经为门静脉高压的治疗开辟了新的视野。NO 也可以通过活性氧介导的线粒体通路促进了肝内星形细胞的凋亡,而不依赖于半胱天冬氨酶的活化。这种 NO 依赖的细胞凋亡可以维持体内稳态,被期待作为门静脉高压未来的治疗方案。

2. 一氧化碳 一氧化碳(carbon monoxide,CO)为血红素主化酶对血红素进行氧化时的副产物,是肝内血管张力的重要调节因子。尽管不如一氧化氮的作用强,但同样能刺激鸟苷酸环化酶并促使平滑肌舒张。抑制 CO 的产生将提高正常肝门静脉阻力,并且血红素氧化酶 HO/CO 系统在肝硬化患者中被活化,这将导致此情况下可见的高动力循环综合征。血浆中 CO 水平与心输出量直接相关,而对全身血管阻力和平均动脉压的影响相反。

二、内脏血流量增加

门静脉高压晚期可以观察到特征性的门静脉血流增加。门静脉血流的增加是引流至门静脉的内脏小动脉明显扩张的结果。门静脉血流增加是门静脉高压在病理生理学的基础。

有几种不同的机制被用来解释观察到的血流动力学异常,其代表了神经、体液和局部机制共同作用的多因素现象。早期的研究着重于血液循环中血管舒张因子水平增加可能起到的作用。涉及很多物质,它们大多数是内脏来源的血管舒张因子经过肝代谢,当肝由于疾病摄取减少或存在门体分流时,它们会在体循环中累积。

1. 胰高血糖素 胰高血糖素是在内脏血管充血和门静脉高压时起重要作用的体液性血管舒张因子。血浆高血糖素的水平在肝硬化患者和门静脉高压实验模型中升高。高胰高血糖素血症的发生,部分是由于肝对于胰高血糖素的清除率降低,但更重要的是由于胰腺 α 细胞分泌胰高血糖素增加引起。通过给予胰高血糖素抗体或注射生长抑素使血液循环中胰高血糖素水平正常化,可以在一定程度上逆转内脏血流的增加,这个反应又可以被同时进行的胰高血糖素注射特异性地阻断。而且正常大鼠与门静脉高压大鼠相比,增加血液循环胰高血糖素的水平,会引起内脏血流量显著性地增加。慢性门静脉高压时的 30%~40% 的内脏血管扩张是由高胰高血糖素血症所引起的。

胰高血糖素可能通过双重机制促使血管扩张:舒张血管平滑肌和降低其对内源性血管收缩因子的敏感性,如去甲肾上腺素、血管紧张素 II 和神经垂体加压素。胰高血糖素在门静脉高压时对内脏血管充血所起的作用为利用生长抑素和其合成类似物降低胰高血糖素水平、从而为治疗门静脉高压提供了理论基础。

2. 一氧化氮 NO 参与门静脉高压时内脏和全身血流动力学的调控。NO 抑制剂引起的内脏血管收缩效应在门静脉高压动物明显高于正常对照的动物表明,NO 的过量生成至少部分地引起了门静脉高压时的血管舒张。此外。NO 的抑制可以逆转门静脉高压时特有的血管对收缩因子的低反应性。所以 NO 被认为是体循环和内脏血管扩张的原因。此外,在对门静脉高压大鼠的肠系膜动脉进行体外灌注时,证实有过量的 NO 生成。肝硬化患者血清和尿中硝酸盐和亚硝酸盐浓度增加,它们均是 NO 氧化的产物,也支持 NO 在门静脉高压时的循环失调形成中起作用。

NO 的生成增加是由于 eNOS 的表达和活性的增加引起。NO 合酶激活的可能因素包括剪切应力、循环血管活性因子(如内皮素、血管紧张素 II、神经垂体加压素和去甲肾上腺素)以及血管生成因子血管内皮生长因子(VEGF)的过度表达。最近的研究表明,门静脉压力的轻度增高是通过上调 VEGF 来上调肠微循环中的 eNOS 而实现的。

3. 前列环素　前列环素是由血管内皮细胞产生的内源性的血管舒张因子,对门静脉血流动力学发挥重要的作用。前列环素通过激活腺苷酸环化酶和增加细胞内环磷酸腺苷的水平引起血管平滑肌舒张。两种不同的环氧合酶(COX)亚型参与了前列环素的生物合成。其组成性亚型(COX-1)与内皮型一氧化氮合酶(eNOS)组成性亚型的刺激因子相似。此外,可诱导亚型(COX-2)与诱导型一氧化氮合酶(iNOS)均可在促炎因素的刺激下表达。动物实验表明,COX 被阻断后内脏血管扩张部分缓解,这一效应与一氧化氮无关。进一步研究表明,肝硬化患者的体循环中前列环素水平可能增加。此外,给予吲哚美辛抑制前列环素的生物合成,可以降低肝硬化合并门静脉高压患者的高动力性循环和门静脉压力。通过对门静脉结扎的大鼠肠系膜静脉床的研究证实,同工酶 COX-1 和 COX-2 都能增加前列环素的产量。COX-2 选择性抑制剂和一定程度上的 COX-1,都提高了乙酰胆碱作用下的内皮依赖的血管舒张。

4. 一氧化碳　门静脉高压大鼠内脏组织中血红素氧化酶(HO-1)的表达和活性都增加。此外,同时抑制 NO 和血红素氧化酶可以完全逆转肠系膜血管床氯化钾作用下降低的血管收缩作用。门静脉高压时内脏血管舒张是多因素起源,部分被 NO、CO 和其他血管活性物质的过多释放所促进。当某一种血管活性介质被慢性抑制时,其他血管活性途径的增强可以阻断内脏血管扩张的逆转。血红素氧化酶在刺激血管内皮生长因子(VEGF)的产生上发挥着有害的作用,导致内脏高动力循环的进一步发展,在减轻动物模型的氧化应激及炎症反应方面起着有益的作用。多种血管活性物质的联合作用才可以引起门静脉高压状态时的内脏血管扩张。

三、血管内皮功能障碍

正常情况下,血管内皮细胞层能够感受血流量和血管张力的变化,可以通过释放血管舒张因子抑制血流量或血管收缩引起的血压升高。在诸多病理情况下,内皮依赖的血管舒张功能受到损伤,称为血管内皮功能障碍。内皮功能障碍是血管紧张度增加导致血管紊乱的主要病理机制之一,与动脉高压,糖尿病和动脉硬化紧密关联;并且能降低 NO 生物利用度,增加内皮起源的收缩因子氢化前列腺素(PGH_2)/TXA_2,内皮素或超阴离子的产生。

肝硬化时肝静脉血管床也表现为内皮功能障碍。通过对肝硬化患者和实验性模型的研究表明,相对于正常肝脏,肝硬化的肝不能调节由餐后充血所导致的餐后门静脉血流的增加。由饮食引起的反复迅速的门静脉压力和门静脉侧支血流量的增加以及其他生理性刺激被认为是肝硬化患者进展性静脉曲张的决定因素。而且,内皮功能障碍在实验性肝硬化模型中得到进一步证实,硬化的肝对内皮依赖性的血管舒张剂乙酰胆碱的损伤性反应受到损坏。这种对于乙酰胆碱的损伤性反应与 TXA_2 增高有关,并且可被选择性 COX-1 阻滞剂和 TXA_2 拮抗剂完全阻滞。这些结果表明,COX-1 来源的前列腺素类血管收缩因子产生量的增加,或许是 TXA_2,至少部分与内皮功能障碍的发生有关。乙酰胆碱结合到内皮素毒蕈碱 M3 受体促进 NO 合成酶和 COX-1 的产生,进而促进 NO 和血管收缩剂内过氧化物的释放。在生理状态下,血管舒张反应是血管活性介质相互作用后的最终平衡。然而,在肝硬化以及高血压、糖尿病、动脉硬化等状况下,这种平衡被破坏,导致内皮功能障碍并伴随对乙酰胆碱的损伤性反应。总之,硬化的肝存在 COX-1 通路的过度激活和血管收缩因子起源的化合物的过度产生。

四氢生物蝶呤是内皮型 NO 合成酶(eNOS)的关键辅助因子,能增强 eNOS 活性并且显著提高肝硬化大鼠对乙酰胆碱引起的血管舒张反应。四氢生物蝶呤补充给药代表一种通过改善血管内皮功能障碍治疗门静脉高压的辅助疗法。

四、门静脉 - 体静脉侧支循环的建立

门静脉侧支循环的形成是门静脉高压血流动力学特征之一。侧支循环的形成是一个复杂的过程,涉及先前存在的血管的开放、扩张以及肥大。侧支循环的形成是对增高的门静脉压力的反应。门体侧支循环及食管静脉曲张的形成所需达到的肝静脉压力差阈值是 10mmHg。除了增高的门静脉压力,门静脉高压时门 - 体侧支血管的形成也受血管内皮生长因子(VEGF)依赖的血管生成过程的影响,干扰 VEGF/VEGF 受体 2 信号通路可以显著地削弱门体侧支血管的形成,提示控制 VEGF 的表达具有临床价值。

侧支循环承载了到达门静脉系统 90% 的血流。在这种情况下,这些侧支血管的阻力为整个门静脉血流阻力的重要组成部分,因此也是门静脉压力的重要决定成分。此外,尽管传统上认为,与门静脉高压有关的高动力内脏循环状态是内脏血管舒张的结果,但最近的数据表明,内脏器官增多的新血管形成在提高内脏血流方面也发挥重要的作用。

五、高动力循环

内脏的血管扩张与外周血管扩张和全身的高动力综合征相关,它以动脉压和外周阻力降低、血浆容量和心输出量增加为特征。其病理生理机制中的外周血管扩张,类似于前面提及的内脏血管扩张。外周血管扩张在激活内源性神经内分泌系统的过程中起重要作用,导致水钠潴留和血浆容量的增加,心脏指数增加。血浆容量的增加是保持心脏指数增加的一个必不可少的环节,但却又使门静脉高压加重。这为门静脉高压的低钠饮食和利尿治疗提供了理论基础。

第二节 临 床 表 现

一、食管胃底静脉曲张

肝硬化患者每年大约 8% 会发展为静脉曲张。估计大多数的肝硬化患者在一生中都会发展为静脉曲张。但是,仅有 1/3 的食管静脉曲张患者会出现静脉曲张破裂出血。根

据对丙型肝炎患者的人群研究表明,随着血小板计数减少、胆红素升高以及国际标准化比值(INR)增高,其食管静脉曲张的风险加大。考虑到每次静脉曲张破裂出血的死亡率高达20%~30%,因此关注出血高风险的患者是非常重要的。

二、门静脉高压性胃病

门静脉高压伴随胃黏膜的改变称为门静脉高压性胃病(portal hypertensive gastropathy,PHG)。PHG最常见的主要病变是"马赛克征"和"樱桃红征"。"马赛克征"由许多白色网状物包绕的红斑区域组成,被认为是"轻度"的PHG。樱桃红斑是略高于周围充血黏膜的圆形红色病变,表明有较高的出血风险,被看作"重度"的PHG。这种关于PHG轻或重的分级的可靠性及临床相关性目前已得到确认。PHG的胃黏膜改变与胃黏膜和黏膜下的过度灌注有关,因此属主动性的"充血"(hyperemic),而不是"淤血性"改变。淤血性胃病一词因不恰当而不应使用。

在肝硬化的诊断中,PHG的发生率约为30%,每年发病率约为12%。严重肝功能失调和大的食管静脉曲张的患者更易发展成为PHG,然而大的胃底静脉曲张可能有保护作用,尤其当伴有自发的胃肾分流时。总的来说,肝硬化病程中,高达50%~70%的患者可以观察到轻度门静脉高压性胃病(PHG),20%~40%的患者有严重的PHG。内镜下曲张静脉硬化剂治疗和套扎术是PHG的一个危险因素。

临床上PHG以明显的或慢性胃黏膜出血为特征。根据国外文献报道:轻度PHG时,胃黏膜明显出血的年发生率约为5%,而重度PHG约为15%。大多数的出血源自胃黏膜。明显的PHG出血通常表现为黑便,死亡率不超过5%,预后远比曲张静脉破裂出血要好。重度PHG患者的死亡率较高,但是这取决于肝功能失代偿的严重程度。在轻度PHG患者每年少量黏膜出血的发生率约为8%,在重度PHG患者中约高达25%。这些患者可能因为严重慢性缺铁性贫血而需要频繁的住院治疗和输血。

三、脾脏肿大及脾功能亢进

脾脏肿大是肝硬化早期出现的体征,病毒性肝炎肝硬化脾脏多呈轻度或中度肿大,也有少数患者出现高度脾脏肿大,出现高度脾脏肿大的患者,应注意排除合并肝脏血管疾病和血液系统疾病。脾功能亢进的患者由于白细胞、血小板减少,反复皮下出血,患者双下肢胫前皮肤常见色素沉着。

四、门 - 腔侧支循环开放

门 - 腔侧支循环开放最常见的表现是腹壁静脉扩张和食管胃底静脉曲张,胃镜检查可见轻、中及重度食管胃底静脉曲张(只要不发生曲张静脉破裂出血,肝功能仍属于代偿期),另外痔疮也是肝硬化患者较常见的临床表现,部分患者因痔疮出血而发现肝硬化。

五、腹水

是肝功能减退和门静脉高压的共同结果,是肝硬化失代偿期最突出的临床表现。腹水出现时常有腹胀,大量腹水使腹部膨隆、状如蛙腹,甚至促进脐疝等腹疝形成。大量腹水抬高横膈或使其运动受限,出现呼吸困难和心悸。

第三节　诊　断

一、门脉压力测定

临床常用肝静脉压力梯度(hepatic vein pressure gradient,HVPG)来代表门静脉压力,HVPG 由测得的肝静脉楔压减去自由肝静脉压而得出。正常 HVPG 不超过 5mmHg(1mmHg=0.133kPa=14mmH$_2$O)。HVPG>5mmHg 提示门脉压力增高。自由肝静脉压(free hepatic venous pressure,FHVP)和肝静脉楔压(wedged hepatic venous pressure,WHVP)可以通过肝静脉导管技术来测量,并且 HVPG 可以通过如下的公式计算:HVPG=WHVP-FHVP。

肝静脉楔压反映的是肝血窦的压力,而自由肝静脉压则反映腹腔内压力。门静脉高压是由于门静脉床的流出道阻力增加所致,并且内脏动脉扩张导致肝硬化患者门静脉流量增加使门静脉高压进一步恶化。一旦发生门静脉高压,就形成侧支循环促使血液回流至体循环。HVPG>10mmHg 时才引起静脉曲张,HVPG 增大到 12mmHg 时才引起曲张静脉出血;此阈值可用于定义"有临床意义的门静脉高压"。

尽管 HVPG 是诊断门静脉高压不可替代的标准。但是,HVPG 测定是一种有创性检查。需要一定的设备条件和肝静脉导管置入技术。难以在临床普及应用。因此,目前在临床上很少测定 HVPG,而是依据临床表现、影像学、胃镜和实验室检查等进行评估和诊断。

二、影像学诊断

(一)彩超超声多普勒

超声多普勒检查超声成像有着实时显像和非介入性的优点,在诊断门静脉高压时起着重要作用。肝硬化门静脉高压,在形态学上表现为门静脉系统直径的改变,然而既往研究显示,门静脉直径变化并非诊断门静脉高压的可靠超声学依据。门静脉高压发生时,门静脉和脾静脉管径增大,呼气及吸气时脾静脉和肠系膜上静脉的管径变化不明显,但这项检查对测量的精确性要求较高,未能广泛用于临床。

肝硬化门静脉高压超声影像还表现为门静脉血流动力学变化,主要包括门静脉血流速度变慢,充血指数(断面门静脉面积和门静脉血流率的比值)增加,肝静脉波形改变及肝血流逆向流动,这些指标均可作为多普勒超声诊断门静脉高压的重要依据。此外,多普勒超声诊断门静脉高压最可靠及最常使用的途径为探测门体循环侧支血管,最常见的为胃左静脉和脐静脉;此外,一项研究表明,多普勒超声探测到的腹部新生门体侧支血管可作为预测静脉曲张发生发展的一项依据。

(二)瞬时弹性超声成像

瞬时弹性超声成像作为无创性的肝脏硬度检查手段,也用于门静脉高压及并发的食管静脉曲张的诊断。研究表明,弹性超声成像测得的肝脏硬度同肝静脉压力相关。有研究表明,当肝脏硬度值≥8.74kPa 时弹性超声成像诊断门静脉高压的敏感性和特异性分别为90% 和 81%。当肝脏硬度≥23kPa 则预示显著门静脉高压存在。

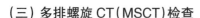

(三）多排螺旋 CT（MSCT）检查

随着多排螺旋 CT 的发展,特别是 64 层螺旋 CT 可覆盖胸腹部解剖范围,能清晰、完整地显示门静脉高压及其侧支血管开放的部位、范围及程度。多排螺旋 CT 检查能直观地观察门静脉系血管管径的变化,并可对门静脉系统直径进行测量。门静脉高压症门静脉主干、脾静脉、肠系膜上静脉和胃左静脉管径显著大于正常,而脾肾、胃肾静脉分流对门静脉直径也有影响。胃左静脉直径达 6.5mm 以上、胃底 - 脾门区域血管断面数量临界值为 4 根以上、脾门 - 胃底区域血管断面总面积临界值为 1.50cm^2 以上,可预测肝硬化门静脉高压导致上消化道出血。CT 门静脉成像（CT portal venography,CTPV）能准确显示静脉曲张及其输入、输出静脉,输入静脉包括胃左静脉、胃后 / 胃短静脉等,输出静脉包括膈下静脉、左心包膈静脉、脾肾分流等。经过最大密度投影法（maximum density projection method,MIP）后处理,CT 门静脉成像的图像质量同传统门静脉血管造影相近,可用于评价胃底及食管静脉曲张的全貌。

多排螺旋 CT 从门静脉系血管的改变及侧支血管的形成等形态学改变诊断门静脉高压,但不能对肝硬化门静脉高压患者的门静脉血流动力学信息进行评价,在综合判断门静脉高压患者门静脉系形态学及血流动力学变化方面,尚存在不足。

(四）MRI 检查

随着高场强 MRI（3.0T 以上）及其新的扫描序列的不断开发,大大提高了图像时间和空间分辨力。CT 或 MR 三维血管重建技术,有利于清晰显示侧支静脉的起止、行径和毗邻关系,是较好的无创性门脉检查方法。磁共振门静脉成像（MIA）可分为非增强门静脉成像及增强门静脉成像。相比较于非增强门静脉成像,对比增强 MR 门静脉成像技术不仅能清晰显示门静脉解剖结构及门静脉周围的侧支血管,其成像质量优于间接门静脉造影、传统血管造影和多普勒超声成像,还能精确辨认门静脉海绵样变结构和脾周血管,并可不同角度准确显示脾周血管和左肾静脉间的脾肾分流、胃短静脉、腹膜后静脉丛以及左胃网膜静脉。

MRI 的不足是:检查成像时间较长,不能对胸腹部进行一次性大范围扫描,从而不能显示侧支循环的全貌,MRA 对脾静脉显示不佳,邻近血管信号及邻近器官（肾、胰腺及小肠）强化亦有可能对门静脉侧支血管的显示产生一定的影响。部分体内安装有金属部件（如心脏起搏器,TIPSS 术后,部分胆囊切除术后等）的患者,不适于进行 MRI 检查。

三、内镜检查

对于肝硬化患者和怀疑有门静脉高压的患者必须进行上消化道内镜检查,以评估患者食管静脉曲张的数目、外观及大小,以及红色征的存在。当然,内镜检查也包括详细的检查评估是否存在胃静脉曲张以及门静脉高压胃病的存在、范围及严重程度。胶囊内镜现在也适用于上消化道检查,早期的研究表明其在发现食管静脉曲张上具有高的敏感性;它可能取代传统的内镜用于不能或不愿意行内镜检查诊断静脉曲张的患者。

综上所述,随着影像学技术的发展门静脉高压的诊断技术日益增多,但每种技术都有一定的局限性。20 世纪 90 年代 Bayraktar 提示的门静脉高压诊断标准仍具有参考价值:①脾脏高度肿大（巨脾）（超声下脾脏长轴超过 13cm）;②血小板计数小于 $100 \times 10^9/L$ 和 / 或白细胞计数少于 $4.0 \times 10^9/L$（连续 3 次以上）;③超声下门脉宽度超过 14mm,或脾静脉宽度超过 10mm;④胃镜下食管静脉曲张;⑤存在腹水或胃镜下胃底静脉曲张。符合以上两者或两者以上的可诊断为门静脉高压。

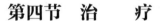

第四节 治 疗

一、药物治疗

（一）非选择性 β 受体阻滞剂

非选择性 β 受体阻滞剂（NSBB）现已成为门静脉高压所致静脉曲张出血一级预防和二级预防的主要药物。传统的 NSBB 包括普萘洛尔和纳多洛尔，其作用机制为阻断心脏 β_1 受体，减少心输出量，阻断血管 β_2 受体，舒张内脏血管，减少门静脉血流量。NSBB 的评价标准为 HVPG 下降至 12mmHg 以下或较基准线水平下降 >20%，或静息心率下降至基础心率的75% 或静息心率达 50~60 次 /min。NSBB 的优点是廉价、不良反应少，患者易于接受，但临床上约有 40% 的患者无效。此外，有研究表明肝硬化伴顽固性腹水患者使用 NSBB 后生存期反而明显下降，其安全性应引起重视。因此，进一步明确 NSBB 适用人群，是今后值得探讨的问题。卡维地洛为同时具有阻断 α_1 受体作用的非选择性 β 受体阻滞剂，可降低肝血管张力和阻力。卡维地洛是一种新的预防静脉出血药物。有研究表明其降低 HVPG 的疗效优于普萘洛尔，也有报道其降低 HVPG 的效果明显，但与普萘洛尔相比并无明显优势。因此，卡维地洛是一个很有前景的预防药物，但其有效性和长期应用安全性有待进一步证实。普萘洛尔起始剂量为 10mg、每天 2 次，可渐增至最大耐受剂量；卡维地洛起始剂量为 6.25mg、每天 1 次，如耐受可于 1 周后增至 12.5mg、每天 1 次；纳多洛尔起始剂量 20mg、每天 1 次，渐增至最大耐受剂量，应长期使用。应答达标的标准：HVPG ≤ 12mmHg 以下或较基线水平下降 10%。应用普萘洛尔或纳多洛尔的患者，若不能检 HVPG，则应使静息心率下降到基础心率的 75% 或静息心率达 50~60 次 /min。

其他药物如辛伐他汀、硝酸酯、血管紧张素 II 受体拮抗剂、螺内酯等，用于食管静脉曲张出血的预防疗效无明显优势，甚至应用有些药物后不良事件发生率增加，其疗效和安全性有待进一步研究。因此目前不推荐这些药物单药或与 NSBB 联合预防食管静脉曲张出。

（二）急性食管胃底静脉曲张出血门静脉高压的药物治疗

1. 血管加压素及其类似物　血管加压素通过激活血管平滑肌 V_1 受体，增加肠系膜血管及周围血管的阻力，减少心输出量，从而导致门静脉血流减少，门静脉压力下降，对窦性及窦后血管阻力无影响。近年来，人工合成的血管加压素如特利加压素，由于不良反应少，而且能有效降低门脉压力，减少出血相关的病死率，临床应用越来越多。对于特利加压素控制出血失败者，可联合应用生长抑素及其类似物。

2. 生长抑素及其类似物　生长抑素及其类似物影响门静脉高压症血流动力学机制尚不完全清楚。研究认为，生长抑素及其类似物抑制了胃肠道血管扩张因子的作用，如血管活性肠肽、胰高血糖素、P 物质、降钙素基因相关肽等，从而出现局部收缩血管效应，导致门静脉血流量减少从而降低门静脉压力。对于生长抑素及其类似物控制出血失败者，可联合应用或换用特利加压素。

二、门静脉高压的内镜治疗

内镜治疗主要包括内镜下曲张静脉套扎(EVL)、硬化剂(EIS)和组织黏合剂注射治疗,可以单独或联合应用。一项随机、大样本的研究显示 EVL 和非选择性 β 受体阻滞剂的一级预防效果,两者在消化道出血率、病死率、出血相关病死率等方面差异均无统计学意义。关于内镜联合药物预防研究表明,应用 NSBB 联合 EVL 治疗疗效不优于单用 NSBB 或 EVL,且增加不良事件发生率。而对于 EIS 用于食管静脉曲张出血一级预防,还存在争议。因此,不推荐内镜下硬化剂和 EVL 联合非选择性 β 受体阻滞剂用于一级预防治疗。内镜下组织黏合剂注射治疗主要适合孤立胃静脉曲张出血。

三、经颈静脉肝内门腔内支架分流术

经颈静脉肝内门腔内支架分流术(TIPSS)是临床治疗门静脉高压及并发症最常用的介入术式。TIPSS 在门静脉高压性出血及顽固性腹水治疗中疗效确切,是治疗急性食管胃底静脉曲张出血最可靠的治疗手段,但因其技术难度大,手术风险高,限制了其临床推广使用。门静脉高压所致的食管胃底静脉曲张破裂出血的患者出血量较大,药物治疗难以控制时或药物治疗失败的患者,有条件的医院可以给患者采取 TIPSS 治疗。

四、门静脉高压的手术治疗

Child-Pugh A/B 级患者,药物或内镜治疗失败者,不能开展 TIPSS 的单位,外科手术仍是控制急性食管胃底静脉曲张出血的有效方法。门静脉高压手术方式繁多,其术式的选择,直接影响患者的治疗效果和生活质量。肝移植是唯一能从根本上治疗门静脉高压的手段,但因供肝稀缺、外科手术操作复杂、技术难度高、创伤大、并发症多,且费用昂贵,现阶段不可能作为常规治疗方法。目前公认可取的三种手术是远端脾肾分流术、广泛的贲门周围离断术加脾切除术和二阶段经胸腹联合断流术。在我国,门奇静脉断流术是现阶段主流手术方式。包括切除脾脏、经腹离断胃底贲门及食管腹腔段周围所有的血管。其合理性在于控制出血的同时,能维持门静脉血流向肝灌注,从而有利于肝细胞的再生及其功能的改善,可用于肝功能较差和急性出血期的患者。对于门静脉高压,脾脏肿大,脾功能亢进未发生食管胃静脉出血的患者尽量不要采取预防性脾脏切除加断流或分流手术,术后门脉血栓发生率高,患者再出血发生率高,并且有可能给其他治疗,例如 TIPSS 和移植治疗带来更大的困难,因此,要谨慎应用。

(李东良)

第八十三章

腹水与自发性腹膜炎

第一节 腹 水

腹水又称腹腔积液。正常状态下,人体腹腔内有少量体液约 50mL,并保持动态平衡,对腹腔内肠道蠕动起润滑作用。当多种病因使体液进入腹腔速度超过腹膜吸收能力,引起腹腔内积聚的游离液体增加,超过 200mL 时称为腹水。腹水的发生涉及多种病因,可为全身水肿的部分表现,也可为腹腔器官疾病所致。

一、发病机制

腹水的产生常非单一因素,可由多种因素引起。各种疾病引起腹水的机制不尽相同。

（一）血浆胶体渗透压降低

血浆胶体渗透压主要取决于血浆白蛋白的浓度,当血浆白蛋白低于 30g/L,特别是低于 25g/L 时,有效血浆胶体渗透压显著下降,使毛细血管内液体漏入组织间隙,漏入腹腔则出现腹水。

（二）门静脉高压使门静脉系统毛细血管及肝窦内静脉压升高

（三）淋巴液生成增多

肝静脉回流受阻时,肝淋巴液和肠系膜淋巴液生成增多,超过淋巴循环重吸收的能力,加重腹水的积聚。淋巴液生成增多亦可使肝硬化、巴德 - 基亚里综合征、缩窄性心包炎等患者腹水中蛋白含量较高。

（四）肾脏与水钠潴留

肝硬化与右心衰竭时,利钠因子活性降低,使肾近曲小管对钠等吸收增加。当肝硬化、右心衰竭及缩窄性心包炎有大量腹水压迫时,肾血流量减少,血管收缩,刺激肾素血管紧张素醛固酮系统,醛固酮水平增高,进一步加重水钠潴留。

（五）激素与体液因子代谢异常

1. RAAS　肝硬化常伴有肾素活性升高及分泌增多,通过血管紧张素 II 使血浆醛固酮水平升高,促使肾小管对钠再吸收增加,导致水钠潴留。

2. 前列腺素　肾脏合成的前列腺素具有调节肾排钠作用,使尿钠增加,肾血管舒张,代偿性的增加肾血流量,肾小球滤过率增高。肝硬化晚期由于前列腺素分泌减少致腹水增多。

3. 雌激素　肝硬化肝功能损伤时,对雌激素灭活作用降低,血中雌激素浓度增高而使钠水潴留。

4. 心钠素　又称心房钠尿肽。由心房肌细胞分泌的心钠素是一种利钠因子,能增加肾小球滤过率,对抗肾素和血管升压素的分泌,抑制醛固酮对肾小管的潴钠作用,肝硬化时心

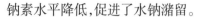

钠素水平降低,促进了水钠潴留。

5. 其他体液因子　肝硬化腹水患者尚有许多其他体液因子分泌异常,如血管升压素、缓激肽、儿茶酚胺等,均影响肾血流量和肾小管对水钠重吸收。

(六)毛细血管通透性增加

甲状腺功能低下黏液性水肿,可使毛细血管通透性增高,大量含蛋白的体液外渗。腹膜及腹腔的炎症性病变如结核性腹膜炎等,癌细胞的浸润或受胃酸、胆汁、胰液、肠液和血液等致炎因子的刺激,均可导致脏腹膜和壁腹膜充血、水肿、变性坏死及毛细血管受损,使其通透性增加而致大量的液体和蛋白渗出。

(七)腹腔内脏器破裂穿孔

如肝脾等实质器官破裂,可致血流流入腹腔,形成血腹,空腔脏器穿孔,如胃、肠、子宫穿孔,其内容物进入腹腔,引起急性腹膜炎。

(八)其他

各种炎症、新生物包块或腹膜间皮瘤等压迫血管或淋巴管,门静脉或下腔静脉阻塞而心包积液、缩窄性心包炎等时静脉回流受阻。

二、腹水的病因

(一)非腹膜病

1. 门静脉高压。

2. 低蛋白血症。

3. 内分泌疾病。

4. 内脏外漏。

(二)腹膜疾病

1. 炎症　如细菌性腹膜炎、结核性腹膜炎、真菌性腹膜炎。

2. 新生物　继发性恶性病变、间皮增生和良性间皮瘤、原发性恶性间皮瘤、腹膜假性黏液瘤。

3. 肉芽肿性腹膜炎。

4. 硬化性腹膜炎。

5. 其他　如血管炎症、家族性发作性腹膜炎、嗜酸细胞性胃肠炎、腹膜淋巴管扩张症、腹膜囊肿等。

三、临床表现

肝源性腹水常见于失代偿性肝硬化,先出现腹水,大量腹水的形成增加腹内压,进一步阻碍下肢静脉回流而引起下肢水肿,但头面部和上肢常无水肿,常同时伴脾大,腹壁静脉怒张和食管胃底静脉曲张等门静脉高压的表现及黄疸、肝掌、蜘蛛痣和肝功能指标异常。腹水可突然或逐渐发生,前者常有诱因,临床上常可见到肝硬化患者上消化道出血后很快发生腹水,其他原因如感染、酗酒后,致肝细胞功能迅速而明显恶化,血浆白蛋白常明显下降,诱因去除后腹水较易消除。逐渐发生的腹水,无明显诱因,先有间歇性腹胀,数月后始有腹水并持续增加,不易消除。腹水量较少者临床症状与体征可不明显,大量腹水则出现腹胀,腹部膨隆,脐下移,甚至脐突出形成脐疝,大量腹水历时较久者平卧时出现蛙腹状,压迫膈肌或并发胸水,可出现呼吸困难。

主要体征有移动性浊音阳性,腹壁可触及波震颤,大量腹水时可出现颈静脉充盈,此乃由于腹内压升高,膈肌上移,使胸腔内压力上升,影响到右心房及右心室所致,此时肝颈静脉回流征阴性,腹水本身压迫下腔静脉,可引起肾淤血及下肢水肿。部分患者腹水可从腹腔进入胸腔的淋巴管或穿过横膈形成胸水,这种肝性胸水常以右侧多见,但也可双侧胸水。

四、实验室检查

传统认为,首先应区分腹水是漏出液还是渗出液。漏出液是指液体通过肝窦至间质,然后通过肝被膜到达腹腔,或从腹膜脏层溢入腹腔,液体移动的驱动力是门静脉高压。漏出液蛋白含量一般较低,但也不尽然,源于窦后阻塞者,其蛋白含量也可高达 30~40g/L。渗出液是腹膜自身受刺激浸出液体,蛋白含量一般较高。

(一) 常规检查

腹水抽出后应尽快检验,根据外观、蛋白质定性和定量、葡萄糖定量、白细胞计数和分类及细菌学检查,将腹水分为漏出液和渗出液。

(二) 特殊检查

1. 腹水 pH 值　腹水 pH 值受多种因素的影响。感染炎症性腹水,细菌分解代谢产物,多为酸性,pH 值降低,平均为 7.25 ± 0.06；非感染性腹水 pH 值平均为 7.47 ± 0.07。此项检查必须在腹水抽出后 30min 内进行,否则因腹水中 CO_2 增加,pH 值下降失去诊断价值。

2. 腹水乳酸测定　腹水感染后糖代谢进入无氧酵解而产生多量乳酸,在排除乳酸酸中毒情况下,腹水中乳酸大于 3.7mmol/L 可考虑为细菌感染性腹水。非炎症性腹水乳酸明显低于 3.77mmol/L。

有时恶性腹水由于癌组织导致缺氧,或恶性细胞分解葡萄糖为乳酸,也有乳酸升高者,酸中毒时乳酸亦可变化,应注意鉴别。

3. 腹水纤维连接蛋白(fibronectin,Fn)　恶性腹水时,Fn 明显增高,良恶性腹水 Fn 界值 57mg/mL,高于此值应考虑恶性腹水。肝硬化腹水 Fn 浓度较低,如腹水 Fn 升高时,应高度怀疑合并肝癌的可能。

4. 腹水腺苷脱氨酶(ADA)　对结核性渗出液的诊断具有简便、敏感、特异性较高的优点。腹水中 ADA 明显升高,腹水 ADA 与血清 ADA 比值大于 1 时,多为结核性腹水。恶性腹水 ADA 较低,腹水 ADA 与血清 ADA 比值小于 1。

5. 抗结核抗体检测　测定腹水中抗结核菌纯蛋白衍化物(purified protein derivative,PPD)的特异性 IgG 抗体(PPD-IgG),有助于结核性腹膜炎腹水的诊断。

6. 癌胚抗原(CEA)　肿瘤患者 CEA 升高,恶性腹水的 CEA 升高更明显,且恶性腹水 CEA/血清 CEA 比值 >1,而良性腹水比值 <1。

7. 甲胎蛋白(AFP)　肝硬化腹水中 AFP 浓度多在 15μg/L 以下,原发性肝癌腹水中 AFP 升高,多大于 300μg/L。胃癌、肠癌、胰癌等一些消化道肿瘤及生殖细胞癌瘤的腹水中 AFP 亦增高。

8. 脱落细胞检查　由于肿瘤细胞间黏附力较正常细胞差,故表面的瘤细胞易落入分泌物或渗出液中,因而腹水抽出后应尽快离心沉淀、涂片、染色,进行光镜、电镜或其他方法查找瘤细胞。肿瘤细胞特点为细胞分化差,形态怪异,大小不一,聚集成团,排列紊乱,核染色质粗糙、浓密、分布不均,核仁多而大,常见核分裂,胞质相对较少,核明显增大。亦可用特异性单克隆抗体免疫荧光染色、免疫组织化学染色、免疫酶染色等,使肿瘤细胞易于发现。

9. 流式细胞仪（flow cytometer，FCM）检测 FCM对腹水中单个细胞DNA定量，并测绘出DNA含量直方图。恶性肿瘤细胞DNA含量明显增加，DNA直方图中存在非整倍体峰或不规则等改变，良性腹水细胞的DNA直方图均为二倍体。恶性细胞之DNA指数多大于1，而良性细胞DNA指数=1。

10. 内毒素鲎试验 鲎试验是检测革兰氏阴性菌内毒素和内毒素样物质的一种简便方法，其敏感性较高，患者血和腹水鲎试验均为阳性时，应注意腹水感染存在。选用适当有效抗生素治疗后，鲎试验可转为阴性。

五、诊断

对每个有腹水的患者，都应查明腹水的病因。进行腹腔穿刺，查明腹水的性质是很必要的。以炎症为主的渗出液（exudate）外观可呈草黄色、浆液性、血性或脓性，比重 >1.018，蛋白含量通常 >4.0g/dL（Rivalta反应阳性），葡萄糖含量明显低于血糖，乳酸脱氢酶 > 血清值的2/3，C反应蛋白通常 >l mg/dL，白细胞数 >500/μL，细菌培养常呈阳性。以压力不平衡而出现的漏出液（transudate）一般呈淡黄色，较稀薄，不会自动凝固，比重 <1.015，蛋白 <2.5g/dL。葡萄糖含量接近于血糖，乳酸脱氢酶 < 血清值的2/3，C反应蛋白 <0.8mg/dL，有核细胞（内皮细胞及淋巴细胞）数 <100/μL，细菌培养为阴性。

单纯性腹水是指无感染，未发生肝肾综合征的腹水。大致上可分为三级：一级指超声波检查发现的少量腹水，二级是腹部中度对称性膨隆，三级指腹部明显膨隆的大量腹水。凡不易逆转或治疗后急速复现的腹水称难治性（intractable ascites）或顽固性腹水（refractory ascites），可分为两型：耐利尿剂腹水和难治愈性腹水。难治性腹水的诊断条件是：①治疗时间长，强化利尿（螺内酯400mg/d和呋塞米160mg/d）需治疗1周以上才可能有效）；②正规利尿剂治疗6周，疗效不明显，平均每4天体重减轻不到0.8kg，尿钠排出低于钠摄入；③腹水急速重现，放腹水后4周内复现二级或三级腹水；④利尿不良反应大，如现肝性脑病，血浆肌酐 >167μmol/L，血钠、血钾过低或过高等。

六、治疗

对有腹水的患者，必须尽快查明病因，并对原发病加以治疗，腹水也会随之消退，例如腹腔肿瘤、寄生虫感染及低白蛋白血症等。值得重视的是自发性细菌性腹膜炎（spontaneous bacterial peritonitis，SBP）易发生在肝硬化、肝衰竭而出现腹水的患者，甚而可能先出现SBP后，很快再出现腹水。穿刺检查腹水，证明为化脓性，如果未能积极抗菌治疗，有可能误为"胃肠穿孔"，贸然剖腹探查，后果极坏。

一般处理主要应卧床休息，限制钠和水的摄入（钠 <2 000mg/d，输液量 <500mL/d），维生素应充分供应。对于单纯性腹水，可先试用利尿剂如氢氯噻嗪、依他尼酸等。强力利尿者如螺内酯类保钾利尿剂：螺内酯100~200mg/d，或增加到400mg/d，并可与呋塞米（呋喃苯胺酸，frusemide，40 ~320mg/d）合用。其他保钾利尿剂如阿米洛利（amiloride，氨氯吡咪，20~60mg/d）和氨苯蝶啶（三氨蝶啶，triamterene，每次50~100mg/次，2~3次/d）等。

应用利尿剂时，最好每天测量体重，无外周水肿者，体重下降应 >0.5kg/d，有外周水肿者体重下降也应在1kg/d左右。应特别注意维持电解质的平衡，及利尿剂的不良反应。

对于三级腹水的患者，在上述治疗的同时，应穿刺抽取液体，每次抽液 <5L者，可用代血浆补充，超过5L者，最好每升腹水补充白蛋白8g。

顽固性腹水是晚期肝病患者最常见的并发症之一。门静脉高压、低蛋白血症和腹水感染是形成顽固性腹水的主要原因。5%~10% 的顽固性腹水患者，可因胸腔负压导致腹水经膈肌缺损处进入胸腔，形成单侧（右侧占 70%）或双侧胸腔积液，进一步加重病情。患者常因大量腹水及膈肌上抬而呼吸困难，往往死于感染、肝肾综合征、消化道出血或肝性脑病。此时，对患者的病因治疗相比之下并不十分迫切，而积极有效的支持治疗和稳定的内环境显得尤为重要，往往能使患者延长生存期限，过渡到病情缓解或争取肝移植。

顽固性腹水的治疗方法众多，不同年代的治疗手段也有所不同，概括起来不外：药物保守治疗和侵入性治疗；后者有多种术式，如腹水的外引流术或内引流术（腹钮安置术、大网膜固定术、内脏固定术、腹腔静脉分流术、回肠祥外翻术等）、门体静脉分流术、胸导管外引流术等。随着科学的发展和新技术的涌现，上述不少方法已被淘汰。

（一）加强支持治疗

对于晚期肝脏病伴有顽固性腹水的患者，长期热量摄入不足，不利于肝细胞再生和病情的恢复。因此，患者的每天基础热量供应不要低于 5 020.8kJ（1 200kcal），可通过肠道内或肠道外营养补充。严格控制钠的摄入量，氯化钠以每天 10~20mmol，即食盐 0.6~1.2g 为宜。一般情况下每天入量不应超过 1 000mL。可间断适量补充白蛋白。及时调整利尿剂的品种和剂量，保持电解质的平衡和内环境的稳定。

（二）加强利尿作用

醛固酮拮抗剂的代表如螺内酯，作用于肾远曲小管，利钠作用较弱，但有保钾引用，可作为首选，用量为 80~120mg/d，或增加到 400mg/d。长期应用可引起不良反应如乳房肿胀，可用氨苯蝶啶（每次 50~100mg，2~3 次 /d）替代。作用于管祥的利尿剂，可用氢氯噻嗪（每次 20~40mg，2~3 次 /d）、呋塞米（每次 20~40mg，2~4 次 /d）或依他尼酸（每次 25mg，1~3 次 /d），利尿作用较强，既排钠也排钾，常与保钾利尿剂合用，可收到较好治疗效果。在应用利尿剂的过程中，应特别强调品种和剂量的个体化，当未达到利尿效果时，不应一味加大剂量，而应及时调整利尿剂的品种和组合方式。

（三）预防和治疗腹水感染

慢性肝病患者大多免疫功能低下，消化道黏膜屏障作用减弱，加之腹水条件适宜于微生物生长，极易引起感染，单纯性腹水则会转变成顽固性腹水，治疗难度更大。由于腹水感染的病原菌以肠道菌居多，应首选喹诺酮类抗生素或第三代头孢菌素，同时还要考虑到有厌氧菌和真菌感染的可能。抗生素的疗程不应少于两周。即使暂未发生腹水感染的患者，也应及时服用喹诺酮类药物，抑制肠道细菌，减少腹水感染的机会。

（四）扩充血容量、恢复肾小管对利尿剂的敏感性

临床上常顾虑扩容剂会使门静脉压进一步升高，增加食管静脉曲张出血的危险性，因而不积极有效扩容治疗，这是不恰当的。

这些患者有大量体液被阻隔在第三间隙，潜在或明显存在血容量不足，肾血流量减少，肾小球滤过率降低，大量钠、水分在近曲肾小管被重吸收，以呋塞米为代表的管祥利尿剂难以发挥其利尿作用优势，即使增大剂量，也难以收到治疗效果，反而不良反应增多。有人统计了与利尿剂有关的并发症发生率，低钾血症为 44%~49%，即使与保钾利尿剂联合应用，低钾血症的发生率仍高，此外，还可能诱发氮质血症、肝性脑病、低氯及低镁血症、高尿酸血症等。因此，在出现肾前性氮质血症或肌酐清除率降低时，常提示有利尿剂抵抗。此时宜停用利尿剂或减量,试探性采用扩容方法,增加肾血流量及肾小球滤过率,以恢复肾小管对利尿剂的敏感性。用 20% 甘露醇 250mL 静脉滴注 1h 内滴完,能有效扩容。甘露醇不会被组织分解利用,其高渗性可使组织间隙的液体成倍地迅速转移到血管内,使血容量增加,快速提高肾血流量及肾小球滤过率。甘露醇经肾小球滤出后,不被肾小管吸收而保留在肾小管内,其高渗状态能阻止近曲肾小管和远曲肾小管对水分和钠的重吸收,使利尿效果大增。由于渗透性利尿剂排水多于排钠,故更适合于稀释性低钠血症患者。顽固性腹水患者常有低蛋白血症,在应用甘露醇的同时,加用 5% 的人血白蛋白 250mL 快速静脉滴注,可迅速扩容,增加肾小球滤过率,恢复肾小管对利尿剂的敏感性。

(五) 腹腔穿刺放腹水

腹腔穿刺放腹水用于治疗顽固性腹水,已有数个世纪的历史。但因其缓解症状的时间短,丢失蛋白质及电解质,易诱发肝性脑病等,此方法被一度放弃。近年来,多数学者认为在积极支持治疗的前提下,间断放腹水是安全的。对于因腹部高度膨胀而影响呼吸的患者,仍不失为一种应急的治疗措施。一般认为放腹水的适应证为:①腹部严重膨胀,影响心、肺功能者;②腹水压迫肾血管,引起尿少和下肢高度水肿者;③腹内压明显增高,导致脐疝或股疝形成者。

每次放腹水量及间隔时间应根据患者具体情况而定,一般每次可放腹水 2 000~3 000mL 或更多,并可重复进行,但每周不宜超过 3 次。此方法的最大缺点是疗效不持久,一般在 72h 后,即恢复原状。而且每次放腹水后,需要补充输入人血白蛋白 40~60g,价格昂贵。

(六) 腹腔—颈内静脉分流术

此技术是将装有特殊压力感受器和单向阀门的硅胶管(Leveen)管一端插入腹腔,另一端沿腹、胸部皮下插入上腔静脉。吸气时因腹腔压力增加、胸腔压力降低形成压力差,单向阀门开启,腹水经硅胶管侧孔自腹腔流入体循环。呼气时压力变化与上述情况相反,单向阀门关闭,确保腹水只能单向流动。这种措施可使腹水迅速消退,尿量和尿钠增加,血浆肾素、醛固酮水平降低。有报道称此方法能使心输出量较治疗前增加 50%~70%,肾小球滤过率增加 40%,患者情况明显改善。此项技术的常见并发症是:①硅胶管阀门因纤维蛋白沉积而失灵,上腔静脉血栓形成;②干扰血流动力学,潜在的感染危险等。这些缺点限制了该技术的广泛开展,目前仅在少数医院应用。

(七) 腹水超滤浓缩回输术

曾一度推行将腹水体外浓缩后,回输入静脉以治疗顽固性腹水。但因其适应证狭窄,对体循环干扰太大及潜在感染等危险,已逐渐被超滤浓缩回输腹腔的技术取代,后者现已成为目前治疗顽固性腹水的主要方法之一。此方法的基本原理是利用分子筛技术,在滤出大量水分的同时截留了腹水中有用的蛋白质等成分。由于是采用腹腔对腹腔输注方式,操作简便,对体循环干扰小,适用于各种类型的顽固性腹水的治疗(包括非癌性腹水和非活动出血性腹水)。

此项治疗可在门诊或病房床旁进行,具有疗效确切、安全及费用低的优点(不需同时补充人血白蛋白)。

顽固性腹水与少尿互为因果,该疗法有助于打断或减轻这种因果关系的恶性循环。一次数千乃至上万毫升的腹水被滤出,腹压迅速降低,解除了对肾脏的压迫,肾滤过率增加,肾小球恢复对利尿剂的敏感性,尿量增加。据文献报道,放射性核素示踪实验证实,回输腹腔的白蛋白,部分重吸收入血,提高了血浆渗透压,增强了血液的"固水"能力。体内肾素、血

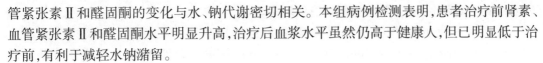

管紧张素Ⅱ和醛固酮的变化与水、钠代谢密切相关。本组病例检测表明,患者治疗前肾素、血管紧张素Ⅱ和醛固酮水平明显升高,治疗后血浆水平虽然仍高于健康人,但已明显低于治疗前,有利于减轻水钠潴留。

(八) 经颈静脉肝内门腔内支架分流术

近年来,许多医院采用介入方法,通过颈静脉将金属支架置入体内,在肝内门静脉与肝静脉之间建交分流通道,以降低门静脉压力,称为经颈静脉肝内门腔内支架分流术(transjugular vein intrahepatic portosystemic stent-shunt, TIPSS),主要用于预防或治疗食管静脉曲张破裂大出血。对于以门静脉高压为主要原因的顽固性腹水患者,TIPSS也有明显的治疗作用。支架通道分流建立后,患者门静脉压力降低,对利尿剂的反应改善,尿量明显增多,腹水消退较快。TIPSS主要用于常规治疗无效的顽固性腹水患者,或者伴有严重肝性胸腔积液、肾功能不全的患者,总有效率为50%~92%。由于TIPSS易发生肝性脑病,费用昂贵,加之有可能发生支架堵塞,迄今该技术仍有一些争议。

(九) 肝脏移植

肝硬化患者若出现腹水,两年内的病死率为40%,顽固性腹水和自发性腹膜炎患者的预后更差。目前,普遍认为肝移植是治疗终末期肝病患者较理想的方法。顽固性腹水患者应视为适合肝移植的对象,可根据患者的意愿和经济条件,以及供肝情况综合考虑。

第二节 自发性细菌性腹膜炎

自发性细菌性腹膜炎(spontaneous bacterial peritonitis, SBP)又称原发性或特发性腹膜炎,是指在腹腔内或邻近组织没有感染源(如腹腔脓肿、急性胰腺炎、胆囊炎、肠穿孔等)情况下发生的腹膜急性弥漫性细菌感染。1964年,Conn最先于肝硬化腹水的患者中认识了这一疾病。肝硬化是发生自发性细菌性腹膜炎的最常见的基础病。后来,人们逐渐发现自发性细菌性腹膜炎也发生于急性肝衰竭及肾病综合征或晚期肿瘤伴大量腹水的患者。

SBP是肝硬化腹水常见而严重的并发症,发生率高达10%~25%,国际腹水俱乐部的统计资料为10%~30%。重型肝炎患者的发生率可达17.7%~47%,其预后较肝硬化发生的SBP更差。SBP的临床表现多样,可以是典型的腹膜炎表现,也可以完全无症状,因而临床上容易漏诊,其预后差、病死率高。自发性细菌性腹膜炎使肝脏功能受损加重,并使肝移植患者围手术期病死率增加。

已有研究表明,在肝硬化腹水患者中,高龄、腹水低蛋白(<10g/L)、高血清胆红素水平(>51.3μmol/L)、消化道出血、严重肝功能损害是SBP的易感因素。

1980年以前,SBP的治愈率为25%~50%,生存率低于20%。近年来,随着SBP早期诊断率的提高和有效抗菌药物的应用,住院患者SBP的治愈率和生存率分别提高至70%~90%和50%~70%。

一、病原学

SBP患者的病原菌因年龄和基础疾病不同而异。既往儿童期原发性腹膜炎多由肺炎链球菌和A群β溶血性链球菌引起,多发生在肾病综合征的基础上,目前已明显减少,而葡萄球菌和革兰氏阴性杆菌原发性腹膜炎有所增多。

幼女和妇女的一些原发性腹膜炎多来自泌尿生殖道的感染,如衣原体腹膜炎(chlamydial peritonitis,Fitz-Hugh-Curtis syndrome)、淋病奈瑟性腹膜炎和肺炎球菌性腹膜炎。

成人SBP感染的病原菌多来自肠道细菌,绝大多数为单一细菌感染,厌氧菌感染及混合感染少见。病原菌仍以大肠埃希菌为主,其次是肺炎克雷伯菌和链球菌。革兰氏阴性杆菌中大肠埃希菌目前仍为主要致病菌,其感染率为43.7%,值得注意的是近年来产超广谱β-内酰胺酶(ESBLs)大肠埃希菌数量有逐渐增多趋势。而且,革兰氏阳性球菌感染亦有增多趋势,主要为链球菌属,其次为葡萄球菌。特别易发生在重症监护室和接受侵入性操作的患者。

其他较少见的细菌有沙门菌、肠球菌、粪产碱杆菌、类杆菌属如脆弱类杆菌。仅有零星病例报道的细菌有出血败血性巴斯德菌、类白喉杆菌、嗜水气单胞菌、类志贺邻单胞菌、乳酸杆菌、李斯特菌、创伤弧菌、勒米诺菌属、羊布鲁杆菌、蜂房哈夫尼亚菌等。

二、发病机制

目前认为SBP的发生、发展与小肠细菌过度繁殖、肠黏膜屏障功能减弱、肠道细菌易位以及机体免疫功能低下等多种因素有关。患者因胃酸减少或缺乏、小肠排空减慢、结肠细菌逆行感染等因素导致小肠细菌过度繁殖,肠黏膜氧化损伤、内毒素血症以及促炎性细胞因子和一氧化氮水平增高等因素使肠壁黏膜屏障受损、通透性增加,细菌通过破损或通透性增加的上皮层直接经肠壁,或经淋巴、血液通路"易位"接种于腹水。细菌易位(bacterial translocation,BT)是指具有繁殖活性的细菌或其代谢产物(如内皮素和细菌DNA),由肠腔内原居住地移至正常无菌的肠系膜淋巴结或其他肠道外组织和器官,细菌易位在肝硬化并发自发性腹膜炎的发病中起关键作用。细菌易位的发生打破了正常的机体菌群平衡,导致自身保护性炎症反应,最终导致感染。细菌易位的过程中,由于肝硬化患者免疫功能显著降低,特别是单核吞噬细胞系统严重受损,巨噬细胞吞噬功能及白细胞黏附趋化与吞噬功能降低,腹水的杀菌活力和调理素活性显著降低,细菌不能被及时清除。同时静脉插管或尿道插管等医源性因素,以及其他一些诊断性或治疗性操作,增加细菌感染的危险性,导致了SBP的发生,此外,细菌还能通过侧支循环进入血液循环,导致部分患者合并菌血症,血培养与腹水培养为同一病原菌。

三、临床表现

SBP的临床表现多样,可从完全无症状到典型的腹膜炎。仅有小部分患者表现为发热、腹膜和腹部压痛、肌紧张和反跳痛,肠鸣音减弱,外周血白细胞增多等典型的临床表现。

多数患者起病隐匿,病情轻,最常见的症状是腹痛和发热。但是,相当一部分患者表现为非特异的症状和体征,如肝性脑病、呕吐、腹泻、胃肠道出血、休克及体温下降。此外,有些患者最初仅表现为神志轻度改变、进行性的肾功能不全,以及应用利尿剂利尿效果不佳。肠蠕动减弱或腹部胀气可能是唯一阳性体征。血液检查常提示外周血白细胞升高以及肝功能损害严重。大约1/3的患者出现酸中毒和肾功能不全。临床表现为严重的腹腔内感染(如肠梗阻、休克)者已少见。10%~20%的SBP症状不明显甚至无任何症状或体征,故SBP容易漏诊,且其预后极差。

四、诊断

SBP 患者的诊断主要依靠诊断性腹腔穿刺后腹水多形核细胞（polymorphonuclear leucocyte，PMN）计数和腹水培养。鉴于相当一部分 SBP 患者起病隐匿，而且临床表现缺乏特异性，因此，应适当放宽诊断性腹腔穿刺的指征。

诊断性腹腔穿刺的指征：①肝硬化合并腹水的患者入院时即应行腹腔穿刺，以判断有无自发性细菌性腹膜炎。②住院肝硬化患者如出现下列情况亦应行诊断性腹腔穿刺：腹部体征提示腹腔感染，如腹痛、反跳痛以及胃肠道症状（如呕吐、腹泻、肠麻痹）；全身感染的征象，如发热、白细胞升高或感染性休克；没有明确诱因的肝性脑病或迅速出现的肾功能损害。③肝硬化腹水合并消化道出血的患者，预防性应用抗生素之前，应行腹腔穿刺。

腹水细胞计数：由于腹水培养阳性率低，且腹水培养需要数天才出结果，故腹水 PMN 计数是目前临床上诊断 SBP 重要而常用的指标，诊断 SBP 最敏感的临界值为腹水 PMN 计数超过 $250 \times 10^6/L$，最特异的临界值为 $0.5 \times 10^9/L$，血性腹水的患者（因腹穿创伤、伴有肿瘤出血或严重的凝血功能障碍等所致），其 PMN 计数应该进行校正，方法是每出现 250 个红细胞，应减去 1 个 PMN（外周血中 PMN 与 RBC 的最大比例）。

腹水培养：目前，腹水细菌培养阳性率国外报道仅为 40%，在我国，由于各种原因，阳性率更低。腹水离心沉淀涂片革兰氏染色细菌阳性率亦较低，其原因可能是 SBP 一般在感染早期即诊断，此时腹水中细菌浓度尚低。对于临床表现以及腹水 PMN 计数提示 SBP 的患者，应用传统方法进行腹水培养，阴性率为 60%。因此，建议腹水培养应在患者床旁进行，腹水接种量每个培养瓶不少于 10mL，并应使用血培养瓶，同时行需氧及厌氧培养，以提高腹水培养阳性率。相当一部分 SBP 患者，血培养是阳性的，而且其菌株与引起 SBP 的菌株相同。因此，腹水 PMN 增加的患者在予以抗生素治疗前，应进行血培养。

目前根据腹水细菌培养结果和腹水 PMN 计数将 SBP 分为 3 个亚型：①传统的 SBP，腹水培养阳性，PMN 计数 $>0.25 \times 10^9/L$，无外科性腹腔内感染源。②培养阴性的中性粒细胞性腹水（culture-negative neutrocytic ascites，CNNA）：腹水细菌培养阴性，腹水 PMN 计数 $>0.25 \times 10^9/L$，1 周内未用过抗生素，无外科性腹腔内感染源且 PMN 增高无其他原因（如腹腔内出血渗入腹水、腹膜肿瘤、结核或胰腺炎等病变）可解释。③细菌性腹水（BA），指腹水中有细菌定植，但无炎症反应者。即腹水培养阳性，但腹水 PMN 计数 $<0.25 \times 10^9/L$，且无外科性腹腔内感染源。这部分人群，一些是由于腹膜外感染（如肺炎或尿路感染）细菌继发地定殖于腹水，这些患者通常有感染的全身或局部（腹膜外）的症状和体征。另一些患者其腹水中的细菌生长相当于腹水的自发性定殖，可以无临床症状，也可以有腹痛或发热。不经治疗的细菌性腹水的病程不同。有些特别是无症状的细菌性腹水患者，细菌性腹水代表短暂的可逆性细菌定殖；在另一些主要是有症状的细菌性腹水，则是发展为 SBP 的第一步。

应提高警惕的是，肝硬化腹水患者发生的腹腔感染主要为 SBP 少数患者发生的细菌性腹膜炎继发于腹腔内空腔脏器的穿孔、邻近的脓肿或腹腔内炎性病灶。由于继发性腹膜炎通常需要外科手术，而肝硬化原发性腹膜炎行手术治疗往往会使病情明显恶化，因此，原发性腹膜炎和继发性腹膜炎的鉴别诊断往往非常重要，当出现以下情况之一时，应考虑继发性腹膜炎：①抗生素治疗无效者，即治疗过程中再次行腹腔穿刺腹水 PMN 无显著下降，甚至增多者；②腹水培养分离出一种以上细菌者，尤其是发现厌氧菌或真菌者；③腹水有两项下列表现者：葡萄糖 <500mg/L，乳酸脱氢酶 > 正常血清水平。此外，CEA 或 AP 升高也提示继

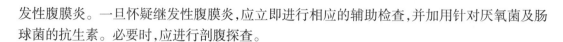

发性腹膜炎。一旦怀疑继发性腹膜炎，应立即进行相应的辅助检查，并加用针对厌氧菌及肠球菌的抗生素。必要时，应进行剖腹探查。

五、治疗

（一）控制感染

抗菌治疗是治疗 SBP 的主要措施。一旦确诊或疑诊 SBP，应立即开始经验性抗菌治疗，而不需要等待腹水培养和体外药敏试验结果。最初的抗菌治疗应覆盖肠杆菌科的革兰氏阴性需氧菌和非肠球菌的链球菌，其后可根据培养结果进行调整。此外，所选抗菌药物的药动学特点必须足以治疗腹膜感染（例如腹水抗生素浓度不少于致病微生物的 MIC_{90}），并遵循早期、足量、联合、广谱、避免肝肾毒性的原则。按目前抗生素治疗水平，无基础疾病或是肾病综合征患者合并革兰氏阳性细菌性腹膜炎的治愈率已达 90%。革兰氏阴性杆菌性腹膜炎，如发生在慢性肝病终末期，则预后极差。

在大多数情况下，对于无并发症（无休克、麻痹性肠梗阻、消化道出血、重度肝性脑病）或血肌酐 >265.2μmol/L（>3mg/dL）的患者，口服氟喹诺酮类药物，如诺氟沙星、氧氟沙星、环丙沙星等治疗 SBP 同样有效，在感染治愈率、抗菌药物治疗时间、患者存活率等方面与静脉注射第三代头孢菌素相似，且费用大大降低。因而，对无并发症且没有用氟喹诺酮类药物预防的 SBP 患者，可以口服氧氟沙星等氟喹诺酮类药物治疗。对 β-酰胺类抗菌药物过敏的患者也可选用氟喹诺酮类药物。

抗菌治疗的疗程一般为 2 周，近年来，也有不少学者建议可将抗菌治疗的疗程缩短至 5~10 天。一般以全身和局部感染症状、体征消失，腹水 PMN 计数 $<0.25 \times 10^9$，外周血 WBC 计数正常，腹水培养阴性作为治疗的终点。治疗过程中应进行疗效评价，尽早发现治疗失败者，定期评估感染的症状和体征，建议在抗菌治疗 2 天后至少复查 1 次腹水 PMN 计数，若 PMN 计数较前减少幅度 <25%，则表明抗菌治疗失败，应及时更换抗菌药物。

（二）腹腔灌洗

腹腔穿刺放液、灌洗和注射抗生素被认为是治疗肝硬化腹水合并 SBP 的有效方法。

（三）选择性肠道去污染（selective intestinal decontamination，SID）

选择肠道不吸收或仅少量吸收的抗生素，降低胃肠道革兰氏阴性杆菌的浓度，对革兰氏阳性菌和厌氧菌无变化，通常选用诺氟沙星每天 400mg，可以使得 1 年复发率由 68% 降至 20%。新进有研究表明，应用普萘洛尔和西沙必利等药物能有效降低细菌的过度繁殖和易位。此外肠道微生态制剂如乳酸杆菌、米雅 MB 片、双歧杆菌等对预防 SBP 的发生有一定作用。利福昔明是近年来临床效果较好的药物。

（四）预防性治疗

研究提示，预防性应用诺氟沙星或利福昔明可降低 SBP 的发生率。但目前认为，预防性用药有可能增加耐药菌株所致的感染以及改变 SBP 的病原谱，所以不主张对所有肝硬化腹水患者均预防性应用抗菌药物。抗菌药物的预防性应用仅限于：①并发消化道出血的肝硬化患者。这类患者无论有无腹水，在出血的最初几天都有发生严重细菌感染的危险性，包括 SBP。目前认为首选方案是诺氟沙星 400mg/12h，口服或通过鼻饲管给予，服用方便、费用低。预防用药至少 7 天。需要注意的是大多数肝硬化患者在出血期已发生感染，在开始预防性应用抗生素之前必须排除 SBP 或其他感染的存在。②非出血有腹水的肝硬化。对这类患者预防性用药限定于以下两类人群，即既往发生过多次 SBP，这些患者 1 年内发生

SBP 的概率是 40%~70%；以及虽从未发生过 SBP，但血清胆红素升高和/或腹水总蛋白浓度低。治疗策略是诺氟沙星 400mg/d，可长期应用至 6 个月。

值得注意的是，延长预防性抗生素使用将导致细菌选择性耐药的发生，引起耐药菌的扩散。特别是在氟喹诺酮耐药率高的国家和机构，需预防用药的患者粪便中已有氟喹诺酮类药物耐药菌，这时采用氟喹诺酮类药物预防的价值就值得怀疑。因此，在决定是否用喹诺酮类药物预防治疗时，需要掌握临床环境中的耐药菌的流行情况，以作出正确的临床判断。

（五）白蛋白治疗

约 1/3 的 SBP 患者发生肾功能损害，有人认为其原因为 SBP 使肝硬化患者已受损的肝功能进一步恶化，肾素—血管紧张素醛固酮活性增加，肾脏血管收缩，有效灌注减少所致。预防方法为静脉应用白蛋白扩容。白蛋白用量：SBP 确诊后前 6h 即应予以白蛋白 1.5g/kg，第 3 天给予 1g/kg。一项多中心的随机对照研究显示，单纯应用头孢噻肟治疗的 SBP 患者，33% 出现肾功损害，而联合应用白蛋白治疗者，肾功能损害发生率仅为 10%，住院病死率分别为 28% 和 10%。同时，该研究证实联合应用白蛋白及抗生素治疗者，血浆肾素活性低于正常水平，而单用抗生素者，血浆肾素活性增加。对于进展期肝病或有肾功损害者，应用白蛋白效果较好。但是，对于白蛋白的药理作用、能否减少其用量以及能否以较为便宜的扩容剂代替其作用，还需要进一步研究。

（六）肝移植

SBP 发作后存活的患者，其预后仍很差。第 1 次 SBP 发作后的 1 年及 2 年存活率分别为 30%~50% 和 25%~30%。而肝移植患者的存活率则高得多，先进单位肝移植患者 1 年存活率达 85%~90%。5 年存活率达 75%~80%。因此，Bac 等建议肝硬化患者如果合适应尽快行肝移植手术，即 SBP 应当成为决定肝移植的时机和优先权的因素之一。

（七）其他治疗

必要时胃肠减压减轻腹胀，有利于肠蠕动和循环呼吸功能的恢复；静脉输液，维持水、电解质和酸碱平衡；给予静脉营养支持以增加患者抵抗力。

（吴志贤）

第八十四章

肝性脑病

肝性脑病（hepatic encephalopathy，HE），过去又称肝性昏迷（hepaticcoma），是由于急、慢性肝功能严重障碍或各种门静脉 - 体循环分流（以下简称门 - 体分流）异常所致的、以代谢紊乱为基础的、轻重程度不同的神经精神异常综合征。HE 是肝硬化等终末期肝脏疾病最常见的并发症，常见的诱发因素包括消化道出血、感染及电解质紊乱等。HE 的发病机制复杂，迄今未完全阐明，目前氨中毒学说仍然占有主导地位。HE 主要临床表现为反复短暂和可逆发作的神经精神异常，根据临床表现的严重程度，可分为轻微型 HE（minimal HE，MHE）和显性 HE（overt HE，OHE）。MHE 的诊断目前还缺少明确定义和统一的诊断标准，主要依靠神经心理学测试。早期识别和治疗诱因是预防 HE 和改善其预后的关键，应从多方面采取综合性治疗措施。

第一节　命名和分类分级

19 世纪末期，Nencki 等对犬实施了门 - 腔静脉分流术后，发现犬会表现出易激、攻击及抽搐，若进一步喂食肉类可加重这类症状，出现昏迷甚至死亡，故将这类症状命名为"肉毒性综合征"。Nencki 和他的研究团队发现，犬摄食蛋白后其动脉血氨增高以及尿氨排泄增加；因氨摄入增加导致犬死亡后，他们发现犬大脑中的血氨水平较正常增高 4 倍。直到 20 世纪初，临床观察中发现严重肝病患者出现神经精神症状与其血氨增高有关，1952 年由 Phillips 等证实了高氨血症与 HE 的关系。之后，Sherlock 等对 HE 的临床特征进行了详细的描述，并将肝硬化患者的 HE 命名为"门体性脑病"。

1998 年，维也纳第 11 届世界胃肠病大会成立工作小组对 HE 进行了讨论总结，并于 2002 年在美国肝病研究协会的学会杂志上发表了《肝性脑病的定义、命名、诊断及定量分析》，按照病因不同，将 HE 分为急性肝衰竭导致的 A 型、由门体静脉分流术或分流导致的 B 型以及由肝硬化导致的 C 型。A 型 HE 是发生在急性肝衰竭基础上，多无明显诱因和前驱症状，进展较为迅速，可在起病数天内由轻度的神经心理改变迅速陷入深昏迷，并伴有急性肝衰竭的表现；B 型 HE 与门体静脉分流术或分流相关，不伴有肝功能障碍，分流的原因包括先天性血管畸形和在肝内或肝外水平门静脉血管的阻塞，以及各种压迫产生的门静脉高压和门 - 体旁路；C 型 HE 有肝硬化的背景，可伴有门静脉高压或门体分流，为 HE 中最为常见的类型。进一步的亚型亚类分为：发作性 HE（又分为诱因型、自发型和复发型三个亚类）、持续性 HE（又分为轻度、重度和治疗依赖三类）和 MHE。上述分型法对短期和中长期预后的判断有很大帮助，并对临床治疗有较强的指导意义。2014 年美国肝病研究协会和欧洲肝病学会（AASLD/EASL）出台了《慢性肝病时肝性脑病实践指南的建议》，根据 HE 时程对 HE 发作、复发和持续性 HE 进行了定义。HE 复发是指时间间隔为 6 个月或以内的 HE 发作，持续性 HE 是指行为改变持续存在，夹杂着 OHE 的复发。

目前应用最广泛的 HE 分级标准是 2001 年美国胃肠病学会实践标准委员会发布的 West-Haven 标准（表 14-84-1）：将 HE 从轻到重分为 0 级到 4 级五个等级，但该分级标准很难区别 0 级和 1 级 HE，特别是 1 级 HE 中欣快或抑郁或注意时间缩短等征象难以识别。2009 年以来，国际肝性脑病和氮代谢学会（ISHEN）从 HE 的实验模型、神经生理研究、神经生理检测、影像学检测及临床试验设计等方面颁布了系列的实践指导和共识；2011 年又制定了 SONIC 分级标准，即将 MHE 和 West-Haven 分级 1 级的 HE 归为"隐匿性 HE（covert hepatic encephalopathy，CHE）"（有神经心理学和 / 或神经生理学异常但无定向力障碍、无扑翼样震颤的患者），将有明显 HE 临床表现的患者（相当于 West-Haven 标准中的 2~4 级，以及 1 级中可引出扑翼样震颤者）归为"OHE"。但在我国 SONIC 分级标准尚缺乏应用经验，因此 2013 年中华医学会消化病学分会和肝病学分会组织国内有关专家制定的《中国肝性脑病诊治共识意见（2013 年，重庆）》仍旧沿用了 West-Haven 标准，对 HE 的临床分类仍然按 MHE 及 HE 分类。近年来，SONIC 分级在国际上已得到越来越广泛的认可，但在国内的应用尚需进一步验证。

表 14-84-1　肝性脑病的 West-Haven 分级标准

分级	临床表现
0 级	没有能觉察的人格或行为变化
	无扑翼样震颤
1 级	轻度认知障碍
	欣快或抑郁
	注意时间缩短
	加法计算能力减弱
	可以引出扑翼样震颤
2 级	倦怠或淡漠
	轻度定向障碍（时间和空间定向）
	轻微人格改变
	行为错乱，言语不清
	减法计算能力异常
	容易引出扑翼样震颤
3 级	嗜睡到半昏迷，但是对语言刺激有反应
	意识模糊
	明显的定向障碍
	扑翼样震颤可能无法引出
4 级	昏迷（对语言和强刺激无反应）

第二节 流 行 病 学

导致 HE 的病因和临床表现严重程度差异较大,HE 的患病率和发病率尚无法确切评估。据国外资料报道,有 50%~70% 肝硬化及门静脉高压患者伴发 HE,其中经心理学测试诊断为 CHE 的患者有 30%~85%;伴发 OHE 的肝硬化患者高达 30%~50%,且每年影响大约 20% 的肝硬化患者;我国报道的肝硬化患者 HE 发生率为 10%~50%。国外报道的 MHE 发生率为 30%~84%,国内报道较低,为 29.2%~57.1%,导致这一差异主要由于所调查患者的肝病严重程度不同以及采用了不同的诊断标准。经颈静脉肝内门腔内支架分流术后 HE 的总体发生率为 25%~45%,而我国报道的发生率相对较低。

2013 年,中华医学会消化病学分会肝胆疾病协作组对全国 13 个省、自治区、直辖市 16 家三级医院住院的 519 例肝硬化患者进行调查,以 3 次数字连接试验 -A(number connection test A, NCT-A)及 1 次数字符号试验两者均异常诊断为 MHE,结果显示最常见的肝硬化病因是慢性乙型肝炎(55.9%);MHE 的发生率为 39.9%,并随肝功能 Child-Pugh 分级不同有不同分布(Child-Pugh A:24.8%,Child-Pugh B:39.4%,Child-Pugh C:56.1%),表明随着肝硬化失代偿程度的加重,MHE 发生率增加。

第三节 病因及诱因

1. 肝硬化和肝衰竭 90% 以上的 HE 是由于各种原因引起的急、慢性肝衰竭,尤其是肝硬化等终末期肝脏疾病所致。目前,HBV 感染仍然是引起我国肝硬化和急、慢性肝衰竭的主要病因,占 80%~85%,其次是药物肝损伤和其他肝毒性物质如乙醇等。而原发性肝癌、妊娠期急性脂肪肝及自身免疫性肝病等也可导致肝衰竭。

2. 门 - 体分流异常 包括门静脉高压在肝内、肝外自然形成的门 - 体分流和人为的外科或介入手术所构建的门 - 体分流手术,可伴或不伴有肝功能障碍。

3. 代谢异常 一类是使血氨增高的疾病,一些恶性肿瘤如淋巴瘤,骨髓瘤患者氨基酸代谢增多,易导致高血氨症,此外还有产氨类细菌感染如变形杆菌也可导致血氨增高;另一类是减慢血氨消除的疾病,如尿素循环的关键酶异常(如先天性尿素循环障碍)、丙氨酸代谢障碍以及一些药物如丙戊酸、利巴韦林、卡马西平等。

4. 诱发因素 常见的诱因包括:①感染,特别是自发性细菌性腹膜炎;②消化道出血;③电解质及酸碱平衡紊乱,如脱水、低钾血症、低钠血症等;④高蛋白饮食;⑤大量放腹水;⑥大剂量利尿的使用;⑦顽固性便秘;⑧使用镇静、安眠类药物。

第四节 发病机制与病理生理

HE(包括 MHE)的发病机制与病理生理较复杂,且尚未完全阐明。氨中毒学说在 HE

发病机制中仍处于核心地位,但血氨水平与 HE 的严重程度并不完全一致。最新研究显示,中枢神经系统促炎性细胞因子和神经递质传递障碍及其协同作用在 HE 疾病的发生与进展中同样起着重要作用。

一、氨中毒学说

肝硬化患者血氨浓度升高的原因有多种:①肝细胞功能下降;②门静脉高压使内脏血流增加,从而增加氨在肠道内吸收;③肝内和肝外门 - 体分流;④小肠中含尿素酶细菌的定植;⑤由于骨骼肌的消耗和萎缩,氨在肌肉中代谢减少;⑥肾脏产氨增加,继发于常见的原发性肺过度换气,导致呼吸性碱中毒和低钾血症。肝硬化患者脑细胞对氨的吸收常增加。虽然在解剖结构上血脑屏障仍保持良好,但 $^{13}NH_3$ 标记的正电子发射计算机断层成像技术显示血脑屏障氨通透区域增加。脑中氨浓度的升高可通过干扰脑细胞能量代谢、使脑内神经递质发生改变、干扰神经细胞膜的离子转运(抑制神经细胞膜)等影响神经功能,导致 HE,但确切机制尚不明确。

1. 星形胶质细胞水肿　氨在脑部的清除主要依赖于谷氨酰胺合成酶,该酶主要存在于星形胶质细胞中。故星形胶质细胞中氨含量的增加可使合成谷氨酰胺增加,导致细胞变性水肿。肌红蛋白 - 肌醇可平衡谷氨酰胺诱导的渗透压,血氨升高后肌红蛋白 - 肌醇被大量消耗,进一步加重星形胶质细胞的肿胀。在肝衰竭模型中,血氨水平的异常升高使得谷氨酰胺生成增加进而导致星形胶质细胞肿胀。肿胀的星形胶质细胞通过激活 N- 甲基 -D- 天冬氨酸受体和 Ca^{2+} 依赖的信号通路途径导致氧化应激的产生,N- 甲基 -D- 天冬氨酸受体的激活和氧化应激又可加重细胞的肿胀,进而使星形胶质细胞肿胀与氧化应激形成恶性循环。

2. 三羧酸循环障碍　当血氨水平异常升高时,大量 α- 酮戊二酸通过转氨基作用合成谷氨酸,使 NADH 转变为 NAD^+,影响了三羧酸循环,造成 ATP 产生不足,干扰星形胶质细胞能量代谢。

3. 氧化应激及亚硝基化应激反应　氨可促进谷氨酸盐合成及活性氧释放,启动氧化应激及亚硝基化应激反应,使得线粒体功能及脑细胞能量代谢障碍,损害细胞内信号通路,进而激发脑神经元凋亡级联反应。

4. 乳酸增多　血氨水平的异常升高可增强糖酵解作用,使得乳酸生成增加,进而影响星形胶质细胞和神经元之间的代谢偶联,导致脑部能量供应障碍和脑水肿形成,但是具体的发生机制仍有待进一步研究。

5. 抑制性神经递质增加　血氨水平的异常升高影响相关神经传导通路的传导,使抑制性递质如 γ- 氨基丁酸(GABA)、谷氨酰胺的生成增加,而 5-HT、多巴胺、组胺、腺苷等兴奋性神经递质生成减少。同时,使得经典神经递质如乙酰胆碱的关键酶和神经递质的受体密度受到影响。

6. 干扰神经传导通路的传导　异常增高的 NH_4^+ 干扰神经细胞膜上的 Na^+-K^+-ATP 酶的活性,使神经细胞膜复极后离子转运障碍,导致神经细胞膜电位改变及其兴奋性异常;由于 NH_4^+ 和 K^+ 可相互竞争进入细胞膜,因而异常增高的血氨可影响 Na^+、K^+ 在神经细胞膜上的正常分布,进而干扰神经传导通路的传导,引起神经功能障碍。

7. 影响重要基因表达　高氨血症可改变相关基因的表达如细胞内信号转导蛋白、水通道 AQP4 蛋白的表达,进而损害颅内血流的自动调节功能。

8. 高血氨干扰基底节神经中枢连接网络系统　通过 rf-MRI 发现苍白球、前扣带回等脑皮质区域功能出现异常,并且发现脑部血流与脑部葡萄糖代谢、氨代谢出现异常。

值得注意的是,约 69% 的非 HE 患者,其血氨水平升高,而部分 3 级甚至 4 级的 HE 患者,其血氨水平维持在正常值范围内。这说明高氨血症及氨中毒学说并不是 HE 发生的唯一机制。此外,血氨浓度和神经精神症状之间并无明显相关性。研究表明神经精神症状和谷氨酰胺的关系更为密切,研究发现脑脊液中谷氨酰胺升高常常出现在神经精神损害进展时,这与 ¹H-MRS 观察到的脑部谷氨酰胺 / 谷氨酸比值一致。

二、细菌感染与炎性反应

肝硬化患者对细菌的防御屏障被破坏,及其本身存在肠道黏膜通透性增加、肠道细菌过度生长情况,肠道细菌更易移位,使得这些患者中细菌感染极为常见;感染常导致 HE 的发生。Shawcross DL 等发现,在肝硬化患者中,其 HE 严重程度主要取决于感染与炎性反应,而不是肝硬化的严重程度和血氨水平。肝硬化患者中性粒细胞功能障碍可能对 HE 的发生具有直接作用:中性粒细胞和内皮细胞在脑部微循环中发生相互作用,该作用被高氨血症和高内毒素血症所促进,导致中性粒细胞穿越血脑屏障,脑部炎症因子、促炎性细胞因子和活性氧增多,从而促进氧化应激反应的发生。肠道细菌氨基酸代谢产物——硫醇与苯酚产生的内源性苯二氮卓类物质,细菌色氨酸的降解产物吲哚及羟吲哚等,可损伤星形胶质细胞功能及影响 GABA 神经递质的传递。在 HE 患者中,其小胶质细胞和星形细胞可产生 TNF,继而诱导产生 IL-1 和 IL-6,影响血脑屏障的完整性;通过激动 N- 甲基 -D- 天冬氨酸受体,促进诱导型一氧化氮合成酶的表达,进一步产生蛋白质酪氨酸效应,使谷氨酸转运体失活,谷氨酰胺酶磷酸化激活。

三、GABA

GABA 可增强神经元突触后膜抑制功能,产生中枢抑制效应,表现为神志改变和昏迷等。大脑神经元表面 GABA 受体与苯二氮卓受体紧密相连,组成 GABA/ 苯二氮卓复合体,共同调节氯离子通道。复合体中任何一个受体被激活均可促使氯离子内流而使神经传导被抑制。弥散入脑的氨可使星形胶质细胞对 GABA 的吸收减少,使 GABA 受体的阈电位增高。血氨的异常增高可导致转位蛋白表达增加,诱导神经类固醇合成增多,后者可通过改变 GABA 受体的结合位点,增加氯离子细胞内流,使 GABA 的抑制作用增强,进而导致脑干网状结构中的上行激动系统功能异常,形成中枢抑制,出现昏迷甚至意识障碍。临床上使用氟马西尼对部分 HE 患者具有苏醒作用也支持了这一观点。

四、锰中毒

锰离子具有神经毒性,由肝脏分泌入胆道,进而经肠道排出,肝功能异常时锰离子不能正常排出并进入体循环。当锰离子进入神经细胞后,低价锰离子被氧化成高价锰离子,由于锰离子对线粒体具有高度亲和力,可蓄积在线粒体内,并且在氧化还原的过程中,产生了大量的自由基,这些原因使得脑黑质和纹状体脑细胞线粒体呼吸链中关键酶的活性降低,导致脑神经细胞线粒体功能障碍。锰还可兴奋星形胶质细胞膜上的转位蛋白,促进神经类固醇的合成,增强 GABA 的作用。此外,锰还能产生活性氧和毒性儿茶酚胺(6- 羟多巴胺),诱导神经细胞的凋亡和星形胶质细胞转变成 Ⅱ 型阿尔茨海默细胞,进而影响脑细胞的功能,与氨有协同功能。

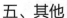

五、其他

1. 低钠血症　低钠血症可激发星形胶质细胞发生氧化应激与氮化应激反应,使得神经细胞损伤及功能障碍,导致血脑屏障通透性增加,出现脑水肿。

2. 乙酰胆碱减少　在肝硬化患者和肝硬化相关肝性脑病动物模型中发现乙酰胆碱酯酶活性增强,使得乙酰胆碱减少,这与 HE 具有相关性。

第五节　临　床　表　现

HE 的临床表现因基础肝病、肝细胞损害的轻重缓急以及诱因不同而很不一致。主要包括脑病和肝病两大方面,可出现多种临床表现,主要表现为高级神经中枢的功能紊乱以及运动和反射异常。

1. 精神状态改变　可以从轻微的人格、智力和认知功能改变,到意识改变和伴有去大脑强直的深昏迷。

2. 个性改变　包括易激惹、对家人和朋友淡漠等。

3. 智能障碍　可以表现为抽象智能障碍、机械智能障碍和社会智能障碍,如不能使用火柴杆重新制作简单的图形,写字模糊且顺序混乱。因不能识别相同大小、形状的物体,可导致不恰当的行为。

4. 意识障碍　早期症状包括自主运动减少、凝视、冷漠以及反应迟钝。日间嗜睡是该病的特征,夜间睡眠障碍也常见,但夜间睡眠障碍并非完全与肝性脑病相关。昏迷早期类似正常睡眠,但病情恶化时可发展为仅对强烈的刺激有反应,直至对所有刺激完全无反应。意识水平的快速变化常伴有谵妄。

5. 肝臭　在某些患者呼吸时可嗅到的一种酸臭、发霉的气味,与硫醇有关。肝臭的发生与 HE 的轻重或持续时间并无关联,没有肝臭也不能排除 HE。

6. 运动功能改变　包括肌张力增高、静止性和意向性震颤、延迟的轮替运动、手足徐动症和短暂性局部症状等。严重的运动障碍较容易判断,但是轻度的运动障碍,尤其是轻度的锥体外系症状如运动迟缓、肌张力增高和静止性震颤则较难识别。扑翼样震颤是 HE 最具特征性的运动障碍。联合上行和其他传入脑干网状结构的信息受损,可引起维持姿势时的无节律性偏离。震颤在静止时不存在,在活动时也不明显,但在维持某种姿势时尤为显著。诱发扑翼样震颤的最好方法是让患者将双臂平铺,手掌背屈,手指分开,前臂固定,此时患者出现快速的腕关节和掌指伸屈运动。震颤通常为双侧出现,但常不同步,可出现一侧强于另一侧的情况。也可以让患者紧紧握住检查者的手,可观察到患者的手臂、颈部、下颌、伸舌以及闭眼时有相似的震颤。震颤并非 HE 的特异性表现,也可见于肾衰竭、呼吸衰竭、严重心力衰竭、低镁血症以及苯妥英钠中毒。

7. 言语改变　语速缓慢、含糊不清、声音单调。病情加重时,言语障碍更为明显,常呈持续性。

8. 其他异常　包括食欲过度、肌肉抽搐、反射亢进或减退、巴宾斯基(Babinski)征、抓握和吮吸反应。视觉障碍也有报道,包括可逆性皮质盲和交替性凝视障碍。

第六节 诊断及鉴别诊断

有明确导致 HE 的基础疾病和显著的精神异常表现,辅助血氨检测及神经生理学检查(包括脑电图和脑诱发电位),并排除其他神经精神异常,基本就可诊断 HE。但是在无临床资料以及明显诱因时,HE 就较难诊断,并可能导致漏诊。目前国内外尚无诊断 MHE 的"金标准",但对于 MHE 患者,神经心理学测试能发现一系列主要反映注意和处理速度功能的异常,可作为 MHE 的诊断依据。

一、辅助检查

(一) 血氨

空腹静脉血氨正常值为 18~72μmol/L(酶法测定),动脉血氨含量为静脉血氨的 0.5~2 倍。有研究表明,与血氨浓度相比,动脉血中 PH 依赖性的氨分压可能与临床及神经精神改变更为密切。HE 尤其是门-体分流性脑病患者多有血氨增高,但是血氨水平与病情严重程度之间无确切关系。血氨检测在 HE 的鉴别诊断中有一定价值,特别是对于不明原因、反复发作神经症状且未知发生肝硬化的患者。为确保血氨检测的准确性,应严格标本采集、转运及检测程序。

(二) 神经生理学检测

包括脑电图和脑诱发电位等,受仪器设备及专业人员的限制,多用于临床研究。该检测与神经心理学测试结果一致性差。不推荐用于早期 HE 的诊断。

1. 脑电图 反映大脑皮质神经元的电活动,正常人的脑电图呈 8~13Hz 的 α 波。HE 的脑电图表现为阵发性减慢的 4~8Hz 的 θ 波,进一步减慢可见 1~4Hz 的 δ 波。严重 HE 患者的脑电图呈慢节律、高波幅、低频率的特征性三相波或无节律的 δ 波。MHE 患者和 1 级 HE 的脑电图特异性变化不强,不能作为 HE 早期诊断的指标,但在排除其他可能原因,如低血糖、尿毒症、呼吸衰竭等之后,仍有一定的诊断及鉴别意义。

2. 诱发电位 是中枢神经系统对光、声、电等刺激后电活动的综合表现,经计算机叠加技术处理后的图形,包括视觉诱发电位、听觉诱发电位及躯体诱发电位。诱发电位反映了兴奋性突触后电位、抑制性突触后电位或二者的综合,故可用于各种脑病发作时神经元活动变化的研究。目前了解最多的是 P300,它是在一系列无关的规律性刺激的背景下给予无规律的视觉或听觉刺激所诱发的电位,通常发生在刺激后 300s 以内。听觉诱发电位 P300 诊断 HE 的效能较高,而视觉诱发电位 P300 检测结果的可重复性差。

(三) 神经心理学测试

国际 HE 和氮代谢协会指南指出,心理智能 HE 评分与可重复性成套神经心理状态测验均可用于 MHE 的临床检测。心理智能 HE 评分包括 5 张纸和笔的测试:NCT-A、NCT-B、数码符号试验、系列打点试验和迹描绘试验。

1. NCT NCT-A 是测定将随机排列的 1~25 个数字按顺序连接所用的时间,主要检测注意功能及精神运动速度(图 14-84-1)。如果连接过程中出现错误,要立即纠正并从纠正处继续下去。记录所需的时间,包括纠正错误所需的时间。异常值(均值 +2 倍标准差):年龄

<35 岁,用时 >34.3s;35~44 岁,用时 >45.7s;45~54 岁,用时 >52.8s;55~64 岁,用时 >61.9s。NCT-B 是测定患者将数字 1~13 及字母 A~L 按对应顺序(1-A,2-B……13)连接起来所需要的时间,常用于分析注意力的分配及执行能力(图 14-84-2)。NCT 简单、快捷、易操作,被认为是检测 MHE 最有效的心理测试之一,敏感性好。但结果受到年龄、视力、文化程度等因素的影响,易产生学习效应。NCT 的参照标准需校正年龄及教育水平两个因素,以免 MHE 的过度诊断。MHE 患者的 NCT 时间明显延长。

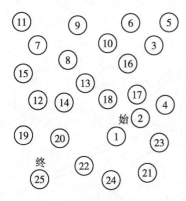

图 14-84-1　数字连接试验 -A(NCT-A)

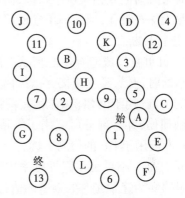

图 14-84-2　数字连接试验 -B(NCT-B)

2. 数码符号试验　为韦氏成人智力量表的一部分,由数字 1~9 以及每个数字相对应的符号所组成,要求受试者尽快准确的在表格里填写数字 1-9 相对应的符号(图 14-84-3),每填对 1 格记 1 分。计算 90s 内的总得分。异常值(均值 -2 倍标准差):年龄 <35 岁,得分 <40.5 分;35~44 岁,得分 <35 分;45~54 岁,得分 <28.5 分;55~64 岁,得分 <26 分。

3. 系列打点试验　是让受试者在纸上每个圆圈的中间点上一个点,尽可能快的点上全页(图 14-84-4),主要测试灵活性及知觉辨别能力。

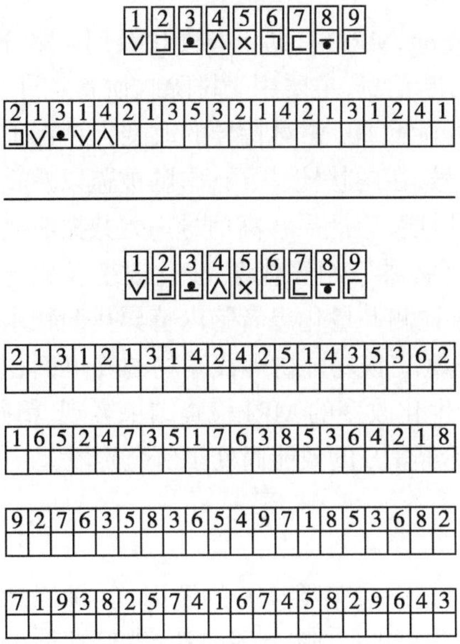

图 14-84-3　数码符号试验

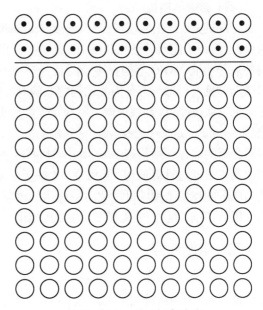

图 14-84-4　系列打点试验

4. 迹描绘试验 要求受试者用铅笔沿事先画好的线条由下往上画,主要测试患者的一般知觉辨别能力(图 14-84-5)。有研究通过对 45 例肝硬化 MHE 患者及 34 例肝硬化非 MHE 患者进行迹描绘试验测试,结果肝硬化 MHE 患者完成迹描绘试验的时间及错误均明显高于肝硬化非 MHE 患者。迹描绘试验对 MHE 诊断价值高,但其结果需同时考虑时间及错误两个指标,而迹描绘试验的错误常无法被量化,因此不单独使用迹描绘试验对 MHE 进行诊断。

5. 可重复性成套神经心理状态测验 测查内容包括即时记忆、延迟记忆、注意、视觉空间能力和语言能力,已用于阿尔茨海默病、精神分裂症和创伤性脑损伤,并有部分研究用于等待肝移植患者,但不是专门用于 HE 的检测工具。

6. 其他 临界视觉闪烁频率用于测定当闪光被肉眼感知为连续光时的频率阈值,是反映人眼对光刺激时间分辨能力的指标。MHE 患者视网膜胶质细胞肿胀引起人眼对光刺激的反应能力下降,临界视觉闪烁频率升高。临界视觉闪烁频率可反映 MHE 对大脑皮质的损伤,以及星形胶质细胞的代

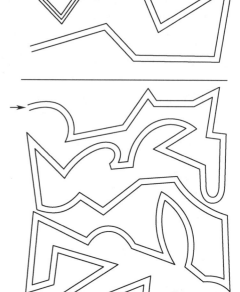

图 14-84-5 迹描绘试验

谢状态及其对 MHE 发病的影响,与心理智能测试关系密切,结果不受年龄、文化程度的影响。抑制性控制试验通过计算机实验技术在 500ms 的周期内随机播放英文字母,受试者根据所听英文字母及计算机提示作出正确而快速的反应,主要测试患者的持续注意力及反应抑制能力。临界视觉闪烁频率与抑制性控制试验在国内应用经验均尚少,需要进一步研究。

(四)影像学检查

传统的 CT 或磁共振成像(magnetic resonance imaging,MRI)有助于肝硬化及门-体分流的诊断,但并不能给肝硬化并发 HE 患者提供重要的诊断信息,主要用于排除脑血管意外、颅内肿瘤等疾病。MRI 不能直接证明是否存在 HE,但可显示 HE 相对特异的改变:在 T_1 加权影像上可见苍白球与部分内囊结构的双侧对称性高信号,在尾状核、黑质、中脑被盖以及垂体亦可见类似改变;T_2 加权影像上额叶及顶叶可出现局灶性及广泛层状高信号。磁共振波谱成像(magnetic resonance spectroscopy,MRS)是一种研究活体器官组织代谢、生化改变及化合物定量分析的非侵入性检查手段,其中 ^{1}H-MRS 主要用于检测并量化患者脑内特异代谢物水平的改变。常通过计算肌醇/胆碱、N-乙酰天冬氨酸、谷氨酰胺复合物等代谢物的峰下面积及其与肌酐的比值来反映肝硬化时脑代谢的改变。基于生化改变的 MRI 检查结果客观、精确,不受年龄、性别、视力、文化程度及主观因素的影响,但诊断 HE 的效能尚处于研究阶段。

二、诊断依据

主要为:①急性肝衰竭、肝硬化和/或广泛门-体分流;②存在 HE 的诱因;③神经意识和精神异常(出现精神紊乱、昏睡或昏迷,可引出扑翼样震颤);④脑电图异常;⑤肝功能生化指标明显异常和/或血氨增高;⑥心理智能测验、诱发电位及临界视觉闪烁频率异常;⑦头

部 CT 或 MRI 排除其他原因的脑病(脑血管意外及颅内肿瘤等疾病)。MHE 的诊断则依据心理智能 HE 评分,其中 NCT-A 及 DST 两者均阳性即可诊断 MHE。

三、鉴别诊断

HE 的诊断通常是排他性的,多种疾病协同或拮抗使 HE 的诊断更为困难,尤其是未知有肝硬化者,需要警惕具有神经、精神症状的其他脑病,包括脑血管疾病、颅内感染性疾病、颅内肿瘤、中毒性脑病或者其他代谢性脑病的可能。主要鉴别疾病如下:

(一)精神疾病

以精神症状如性格改变或行为异常等为唯一突出表现的 HE 易被误诊为精神疾病。潜在的功能性精神错乱,比如双相情感障碍,可能与 HE 伴发。另外精神疾病还可发生于无 HE 的慢性肝病患者,此时诊断困难。既往精神疾病病史,对 HE 治疗有无反应,可资鉴别。

(二)中毒性脑病

包括酒精性脑病或酒精戒断综合征、急性药物中毒、重金属(汞、锰等)脑病等。可通过追寻相应病史和/或相应毒理学检测进行鉴别诊断。酒精戒断的特征可能与 HE 的临床表现混淆。患者脸红、激动,回答问题时漫不经心。震颤性谵妄为连续运动、自主运动活跃、深度失眠、幻觉以及一种更精细、更快速的震颤。

(三)其他代谢性脑病

1. Wilson 病　为一种铜代谢障碍的状态,可以同时导致肝硬化和神经精神异常。患者倾向于青年时期出现症状,但也有一些较晚出现症状。最初,他们可能会表现出轻度认知障碍和笨拙,以及行为改变。随后出现特异性神经症状,包括有或者没有典型手震颤的帕金森症状、面具脸、说话含糊不清、运动失调或肌张力障碍。这些神经症状可伴抑郁、焦虑和精神错乱。然而,这些症状不会波动,K-F 环以及铜代谢异常可资鉴别。

2. Wernicke 脑病　是硫胺素缺乏所致的一种代谢性脑病,最常见于长期酗酒以及一定程度的营养不良患者。表现为急性神经精神状态,包括意识混乱、眼部症状和共济失调等。意识混乱状态常伴冷漠、定向障碍和记忆减退,嗜睡和麻木罕见。眼部症状包括眼球震颤、凝视麻痹和眼肌麻痹,共济失调主要体现在躯干和下肢。临床症状可急性发作或几天内发生。正在戒酒的酒精性肝硬化患者或伴发 HE 者,鉴别诊断较为困难,这种情况下可给予硫胺素预防性治疗数天。

3. 低钠血症　指血清中钠的浓度低于 135mmol/L,可以导致脑水肿和代谢性脑病。恶心和不适为早期表现。如果血钠浓度继续下降,则可出现头痛、昏睡以及癫痫发作、昏迷以及呼吸停止。肝硬化患者即使限钠也会出现液体潴留,最终导致低钠血症。肝硬化患者可以同时有低钠血症和 HE 的表现,低钠血症可以引起或者加重 HE。

4. 颅内病变　包括蛛网膜下腔、硬膜外或脑出血,脑血栓形成,脑肿瘤,颅内感染及癫痫等。通过检查神经系统定位体征,结合影像学、脑电图等检查做出相应诊断。

第七节　治　疗

HE 是肝病患者主要死亡原因之一,早期识别、及时治疗是改善其预后的关键。主要原

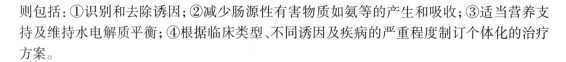

则包括：①识别和去除诱因；②减少肠源性有害物质如氨等的产生和吸收；③适当营养支持及维持水电解质平衡；④根据临床类型、不同诱因及疾病的严重程度制订个体化的治疗方案。

一、识别和去除诱因

识别和去除诱因是 HE 治疗的核心，90% 的 HE 患者在诱发因素去除后，HE 常能自行缓解。疑有潜在感染的 HE 患者，应积极寻找感染源，尽早开始经验性抗生素治疗。对于消化道出血，在止血的同时应及时清除胃肠道内的积血。过度利尿引起的容量不足性碱中毒和电解质紊乱时应暂停利尿剂，并适当补充液体及白蛋白，纠正电解质紊乱。便秘可增加氨从胃肠道吸收的时间，应保持患者排便通畅。对于正在使用镇静剂的慢性肝病患者，药物选择和剂量需个体化，考虑暂停或减少药物剂量，必要时可用苯二氮䓬拮抗剂。

二、减少肠道内氨及其他毒性物质的产生和吸收

（一）不吸收双糖

人类的小肠黏膜不具有分解这类双糖的酶，不能被小肠吸收而完好地进入大肠。在肠道中分解产生的有机微粒可增加肠腔渗透压，其酸性产物对肠壁的刺激作用还可产生轻度腹泻的效果，有利于肠道内氨及其他毒性物质排出。同时，不吸收双糖的益生元作用在结肠内还可抑制产氨、产尿素酶细菌的生长，减少氨的产生。不吸收双糖的杂糖含量（2%）低，对于有糖尿病或乳糖不耐受者亦可应用，但有肠梗阻时禁用。常用于治疗 HE 的不吸收双糖为乳果糖和拉克替醇。乳果糖为目前 HE 治疗的一线用药，可有效提高患者的生活质量及改善 HE 患者的生存率，已被美国食品药品管理局批准用于 HE 的长期治疗。乳果糖治疗 HE 的常用剂量是每次口服 15~30mL，2~3 次 /d，以每天 2~3 次酸性（pH 值 <6）软便为宜。当患者反应迟钝或有意识障碍不能口服时，可通过鼻胃管或保留灌肠给药。其不良反应少，主要为恶心、腹胀、腹痛及不良气味。拉克替醇甜度较低，疗效与乳果糖相似但起效较快，可用于对乳果糖不耐受的患者。推荐初始剂量为 0.6g/kg，分 3 次随餐服用，以每天排软便 2 次为标准来调整服用剂量。

（二）肠道非吸收抗生素

肠道微生物在肝性脑病发病中发挥重要作用，抑制肠道产生尿素酶及氨基酸氧化酶的细菌，可以减少肠道内氨及其他毒素的产生。过去曾用新霉素抑制结肠细菌的过度生长，但因该药仍有少量（1%~3%）自肠道吸收进入全身循环，可致肾毒性及耳毒性，现已不再推荐使用。甲硝唑或替硝唑的疗效与新霉素相似，但因胃肠道反应及可能的神经毒性，使其长期使用受到限制。利福昔明是一种从利福霉素衍生而来的非氨基糖苷类半合成抗菌药物，在母体分子利福霉素的结构上增加了吡啶环，故难以通过肠黏膜被吸收入血。迄今多数研究表明，利福昔明治疗 HE 的疗效与乳果糖或其他抗菌药物相当，也有研究显示利福昔明疗效优于乳果糖或其他抗菌药物。利福昔明 -α 晶型已被美国食品药品管理局批准用于治疗 HE，可有效维持 HE 的长期缓解并可预防复发；提高肝硬化患者智力测验结果，改善 MHE。我国批准剂量为 400mg/ 次，每 8h 口服 1 次。利福昔明不良反应少，严重不良事件罕见。其上市后的监测结果显示，不良反应发生率低于 1/60 000，主要为恶心、呕吐、腹胀和腹痛等消化道症状及荨麻疹样皮肤反应，一般都较轻，多数不需要改变剂量或暂停治疗，症状可自行迅速消退。

（三）肠道微生物制剂

包括益生菌(如双歧杆菌三联活菌胶囊)、益生元和合生元,可以促进宿主肠道内有益菌群如乳酸杆菌的生长,并抑制有害菌群如产脲酶菌的生长,酸化肠腔内环境,对防止氨和有毒物质的吸收有一定的作用;可以改善肠上皮细胞的营养状态、降低肠道通透性,从而减少细菌移位和内毒素血症的发生,并可改善高动力循环状态;还可减轻肝细胞的炎性反应和氧化应激,从而增加肝脏的氨清除。2013 年,Lunia MK 等分析了 160 例肝硬化患者在约 9 个月的时间内 HE 的发生情况,结果显示给予益生菌治疗后 3 月,患者动脉血氨水平显著下降,而安慰剂组发生明显 HE 的患者例数为益生菌治疗组的 2 倍。在一项 MHE 患者的开放随机对照试验中,益生菌和乳果糖在改善轻 MHE 方面疗效相似。多项研究证实,益生菌及合生元可以显著改善轻微型肝性脑病,且由于安全性及耐受性良好,可用于长期治疗。

三、促进血氨的代谢清除

（一）门冬氨酸鸟氨酸

门冬氨酸鸟氨酸是一种门冬氨酸和鸟氨酸的混合制剂,可以提供脱氨关键途径谷氨酰胺和尿素合成所必需的底物,增加氨基甲酰磷酸合成酶及鸟氨酸氨基甲酰转移酶的活性,促进脑、肝、肾利用氨合成尿素和谷氨酰胺,从而降低血氨水平。门冬氨酸还参与肝细胞内核酸的合成、间接促进肝细胞内三羧酸循环的代谢过程,以利于肝细胞的修复。研究结果表明,20g/d 门冬氨酸鸟氨酸静脉输注,可明显降低空腹血氨与餐后血氨水平,并改善 HE 患者的精神状态分级。口服门冬氨酸鸟氨酸亦可缩短 HE 患者 NCT 的时间、改善扑翼样震颤及脑电图的检查结果。门冬氨酸鸟氨酸还可以改善 MHE,在降低血氨、改善智力测验成绩及健康相关生活质量等方面,与乳果糖及益生菌相当。推荐用法:9~18g/d,分 3 次口服;或10~20g/d 加入葡萄糖液或生理盐水中静脉滴注。

（二）精氨酸

精氨酸是肝脏合成尿素的鸟氨酸循环中的中间代谢产物,通过促进尿素的合成而清除血氨。精氨酸属酸性溶液,可以酸化血液,减少氨对中枢神经系统的毒性作用,适用于有碱中毒倾向者。但是精氨酸的作用依赖于肝功能,肝衰竭患者效果较差。用法:10~20g/d 加入葡萄糖液中静脉滴注。

（三）谷氨酸盐

谷氨酸盐是传统促进血氨代谢清除的药物,包括谷氨酸钠和谷氨酸钾,可与氨结合形成谷氨酰胺和水以排出体外,从而降低血氨水平。但目前认为其临床应用弊多利少,只能暂时降低血氨水平,不能透过血脑屏障而降低脑组织中的氨水平,且可诱发代谢性碱中毒,反而加重 HE。另外,脑内过多的谷氨酰胺产生高渗效应,参与脑水肿的形成,不利于 HE 的恢复。因此,目前临床上已不再推荐使用。

四、肠道营养

HE 中 C 型所占比例最大,营养不良严重影响其治疗和预后。肝硬化患者由于门静脉高压,可导致胃肠道淤血水肿、肠道细菌过度生长、消化道出血、继发性感染等并发症状,使其营养摄入减少、吸收障碍、合成不足、丢失过多,进一步使营养缺乏程度加重。HE 的营养支持疗法不再以单纯提供营养物质为目的,更重要的是使机体细胞(尤其肝细胞)获得所需的营养物质,并提供进行正常新陈代谢合成所需要的营养,从而保持或改善组织、器官的结构及其功能。一般应给予适量热能饮食、低脂肪、高碳水化合物、低蛋白或优质植物蛋白,同时要有充足的维生素。

(一) 充足的能量供应

补充足够的热量不仅可以满足生理活动的能量需求、促进肝细胞的修复,而且能有效地减少蛋白质的代谢分解从而较少血氨的来源。肝硬化合并 HE 患者每天能量摄入 20~25kcal/kg(无神经精神症状的肝硬化患者每天摄入 30kcal/kg),营养不良时酌情增加至 35~40kcal/kg,肥胖的患者应减至 20~25kcal/kg。肝硬化患者白天代谢率低,夜间代谢率高。餐间的点心以及晚餐后的宵夜可有效降低脂肪和蛋白质的氧化分解,改善葡萄糖耐受不良的现象、防止夜间低血糖的发生,从而使患者氮平衡和能量代谢状态得到一定程度的改善。加餐主要以碳水化合物为主。

(二) 非蛋白质类的能量供应

糖类提供的热量占非蛋白质能量需求的 50%~60%,非饱和脂肪酸占 40%~50%(且脂肪供应的能量不宜超过总能量的 30%)。每天糖摄入总量应不超过 200g,过多地供给葡萄糖可因未被彻底氧化而加重肝功能损害。应先予口服供给,鼓励少食多餐,每天 4~6 餐,白天禁食时间不超过 3~6h。若因发生昏迷难以口服,可给予鼻饲或静脉输入。静脉输注葡萄糖时可适当加用外源性胰岛素以改善葡萄糖利用,糖∶胰岛素之比为 4~6g∶IU。

(三) 蛋白质及氨基酸类的能量供应

1997 年欧洲肠内与肠外营养学会推荐 HE 1 级和 2 级患者蛋白质起始摄入量为每天 0.5g/kg,之后逐渐增加至 1.0~1.5g/kg;对于 HE 3 级和 4 级患者推荐蛋白质摄入量为 0.5~1.2g/kg。过去的观念为限制蛋白质的摄入,但临床发现严格限制蛋白质的摄入会造成严重的营养不良从而不利于肝细胞的恢复及预后的改善。因此,现在更为主张低蛋白摄入、合理的蛋白摄入,但目前尚无一致意见。鼓励 HE 患者以植物蛋白的摄入取代动物蛋白的摄入。无 HE 的患者,可按每天 0.6g/kg 提供蛋白质饮食。1 级和 2 级 HE 患者,蛋白质控制在 20~40g/d,以植物或乳类蛋白质为主。急性或 3、4 级 HE 患者,暂禁食蛋白质,以糖类为主要热量来源,并加以支链氨基酸(branched-chain amino acids,BCAA)制剂(夜间给予还可刺激肝脏合成白蛋白)。为保持氮平衡,患者苏醒后可逐渐恢复蛋白质饮食,开始时先给予 20g/d 蛋白质,每 3~5 天增加 10g,最后逐步增加至 40~60g/d。慢性 HE 者则无禁食必要。最近,Kato A 等进行了一项前瞻、开放性试验,参照欧洲肠内与肠外营养学会对 HE 1 级和 2 级的推荐标准,为 MHE 患者提供热量及蛋白质,结果显示合理的营养补充有助于改善 MHE。

(四) 维生素、微量元素和电解质的供应

适量的维生素、微量元素和电解质的供应有利于肝细胞的修复。微量元素锌是参与尿素循环相关酶的重要辅酶,锌的缺乏可导致鸟氨酸氨甲酰基转移酶活性降低,影响尿素生成。有研究显示同样采取 BCAA 与不吸收双糖治疗的情况下,补充锌能明显提升 HE 治疗效果。但基于对照研究的证据少,尚不能证明补充锌对 HE 的治疗有益,而且长期补充锌的安全性也存在疑问。锰中毒可能是 HE 的发病机制之一,应避免含有锰制剂的营养配方长期摄入。

五、调节神经递质

(一) BCAA

基于假性神经递质学说与氨基酸失衡学说,通过提高血液中 BCAA 的浓度,改善血液中 BCAA 与芳香族氨基酸的比例,阻止芳香族氨基酸通过血脑屏障,假性神经递质及 5- 羟

色胺抑制性递质的形成相对减少。但 Als-Nielsen 等通过荟萃分析发现,BCAA 对 HE 患者并无明显获益。近来的一个随机对照研究也显示在 HE 患者饮食中补充 BCAA 并不能降低 HE 的复发率,但对 MHE 患者有改善作用。目前有关 BCAA 在治疗肝性脑病方面的确切疗效尚需深入研究,但其可以安全地用于 HE 患者营养的补充。临床上常用的 BCAA 有:3 种 BCAA 注射液(3AA)、6AA、14AA、15AA、18AA、20AA 等。20AA 为第四代高支链复方氨基酸注射液,每升含 20 种左旋结构氨基酸 100g,含高浓度的 8 种必需氨基酸和高 BCAA(33%),还特别添加了天冬氨酸、鸟氨酸和谷氨酸。BCAA 的不良反应的较少,主要为恶心、呕吐、寒战、发热、腹痛、过敏性休克和剧烈头痛等。

(二)其他药物

纳洛酮为特异性阿片受体拮抗剂,能有效拮抗或消除过多的阿片样肽对中枢神经的抑制作用,且易透过血脑屏障,代谢快,作用持续 45~90min。经临床应用证明纳洛酮可促使 HE 患者苏醒,可作为治疗 HE 的有效药物。用法:纳洛酮注射液 0.4mg 静脉推注,1 次 /2h;若 HE 很快进入 4 级,可改为 1 次 /h,维持 2 天。此外,多巴胺受体溴隐亭、BZ 受体拮抗剂氟马西尼及中药制剂醒脑静均可用于 HE 的治疗,但疗效有待进一步评估。

六、人工肝支持系统

人工肝支持治疗可分为非生物型、生物型及混合型三种,但目前用于辅助治疗 HE 的主要是非生物型,包括血液透析、血液滤过、血浆置换、血液灌流、血浆吸附等方式。分子吸附再循环系统是目前研究最多的人工肝支持系统。它通过清除亲脂的与白蛋白结合的分子和水溶性的分子来净化血液,能清除循环中的氨、炎症因子和内毒素,改善脑部的血流动力学,对 HE 患者带来益处。一项大型的随机对照研究表明,分子吸附再循环系统可改善进展期肝硬化患者的 HE。当终末期肝病模型评分 =30 分时,分子吸附再循环系统治疗后 68% 的患者 HE 明显改善,而常规治疗组仅为 15%。人工肝支持系统可代替肝脏的部分功能,为肝细胞再生提供条件和时间,也是等待肝移植术的过渡疗法,可用于治疗急、慢性 HE。2 级以上 HE 患者需慎用血浆置换。

七、肝移植

肝移植是治疗各种终末期肝病的有效措施,严重或反复发作难治性的 HE 可行肝移植。慢性肝病并发显性 HE 后,随访 1 年的生存率为 42%,发作 3 年后存活率仅为 23%。实施肝移植术后,1 年的生存率为 80%,5 年的生存率为 70%。凡 3 级以上的 HE 但无脑水肿或暴发性肝衰竭且符合下列 5 条中 3 条及 3 条以上者,有急症肝移植指征:①动脉血 pH 值 <7.3;②年龄 <10 岁或 >40 岁;③出现脑病前黄疸时间 >7 天;④凝血酶原时间 >50 秒;⑤血清总胆红素 >300μmol/L。肝移植术后神经系统并发症的发病率为 10%~47%,在移植术后死亡的病例中,60%~70% 的患者出现神经系统异常。HE 的存在,是肝移植术后并发神经系统异常的一个重要的预测指标。

第八节 预　　防

加强对患者及家属有关 HE 的知识教育,了解 MHE 的潜在危害。对所有新诊断为肝硬化的患者，尽早进行 MHE 筛查，发现 MHE 患者并及时治疗，防止其发展为肝性脑病。对于有肝硬化和门 - 体分流、曾发生过 HE 的患者，应在医师指导下调整蛋白质饮食及使用利尿剂，进行终身的预防性治疗。指导家属注意观察患者性格及行为变化，以便早发现、早治疗。积极预防和治疗消化道出血、电解质紊乱、感染等 HE 的诱发因素，避免不合理地大量放腹水或利尿，避免不合理地应用麻醉剂和镇静剂。

（陈　靖）

第八十五章

肝肾综合征

肝肾综合征(hepatorenal syndrome,HRS)是严重肝病患者出现的一种进行性、功能性的肾功能不全,表现为肾脏血管过度收缩、肾灌注减少、肾小球滤过率下降,继而血清肌酐升高,以及水钠排泄障碍。HRS 是失代偿性肝硬化及肝衰竭患者常见的严重并发症之一。约 19% 的肝硬化住院患者并发急性肾损伤(acute kidney injury,AKI),其中肾前性 AKI 约68%,而 HRS 约占肾前性 AKI 的 25%。合并腹水的肝硬化患者 1 年内 HRS 的发病率为18%,5 年内的发病率为 39%。在肝衰竭患者中,HRS 的发病率高达 60%~80%。一旦发生HRS,则病情进展迅速,生存率极低,是导致重症肝病患者死亡的最常见原因之一。

第一节 诊断及鉴别诊断

1996 年国际腹水俱乐部制订了 HRS 诊断标准,包括 5 条必要诊断标准和 5 条附加标准,见表 14-85-1。2007 年该组织提出了 HRS 的 6 条诊断标准:①肝硬化腹水;②血清肌酐>133μmol/L;③至少停用利尿剂 2 天并且白蛋白扩容(白蛋白推荐剂量为每天 1g/kg,最大剂量可达每天 100g)后血清肌酐无改善;④无休克;⑤目前或近期无肾毒性药物使用史;⑥无器质性肾脏疾病如尿蛋白 >500mg/d、镜下血尿(每高倍镜视野中红细胞 >50 个)和 / 或异常的肾脏超声改变。新的 HRS 诊断标准基于以下方面考虑:①血清肌酐清除率比血清肌酐水平的计算更困难,由于尿液搜集误差,易导致假阳性率升高,因此用血清肌酐值来代替原来的血清肌酐清除率;②肾功能障碍且有感染存在时,只要患者不是处于感染性休克状态,也被认为是 HRS。这意味着不必在感染控制前就可以开始针对 HRS 的治疗;③治疗应选择白蛋白而不是等渗盐水,白蛋白比等渗盐水能更有效且持久的达到扩容的目的,④删除急性肝病,是由于急性肝病少见 HRS,而以肝硬化伴腹水多见;⑤次要诊断标准对 HRS 的诊断不是必要条件应,予以全部删除。就急性肝衰竭合并 HRS 而言,2007 年的诊断标准实际应用于临床尚存在争议。1996 年的 HRS 诊断标准指出,HRS 发生于存在进行性肝衰竭和 / 或门静脉高压的急慢性肝病患者,而 2007 年的诊断标准仅提及 HRS 发生于肝硬化腹水的患者。虽然肝硬化失代偿和急性肝衰竭由于病理生理变化的不同,在出现 HRS 时的诊断和处理上也会存在较大差异,但急性肝衰竭所导致的肾功能不全在排除低血容量、休克、药物性肾损害以及器质性肾病后,还普遍被认为是 HRS。

为了有利于 HRS 诊断标准能早期识别肾脏损害,近年 AKI 协作组建议将 AKI 定义为:肾功能快速减退,48h 内血清肌酐较基础值增高 >26.4μmol/L 或超过基础值的 50%。2 个前瞻性研究评估了该 AKI 定义在肝硬化患者中的适用价值。Fagundes C 等和 Piano S 等根据肾功能不同分别将肝硬化患者(375例和233例)分为两组,结果均显示血清肌酐 >133μmol/L 组患者肾功能下降及死亡率显著高于血清肌酐较基础值增高 =26.4μmol/L 但 <133μmol/L 组,而且肾功能恢复的可能性更低;提示血清肌酐 <133μmol/L 肝硬化患者 AKI 逆转率高,预后相对较好,可能为 AKI 的早期状态。这一观点的适用性还需要进一步的临床研究加以验证。

表 14-85-1　1996 年国际腹水俱乐部发布的肝肾综合征诊断标准

主要标准	附加标准
1. 急慢性肝病伴有进行性肝衰竭和 / 或门静脉高压	1. 尿量 <400mL/d
2. 肾小球滤过率低,血清肌酐 >133μmol/L 或 24h 肌酐清除率 <40mL/min	2. 尿钠 <10mmol/L
	3. 尿渗透压 > 血渗透压
3. 无原发性肾脏疾病,并排除肾前性氮质血症	4. 尿红细胞计数每高倍视野 <50 个
4. 大量利尿剂并快速扩张血容量,肾功能无明显改善	5. 血钠 <130mmol/L
5. 尿蛋白 <0.5g/d,超声检查无肾小管和输尿管受损征象	

根据肾脏损害的进展情况、严重程度及预后等,将 HRS 分为两型,即 I 型(急进型)和 II 型(缓慢型)。I 型发病急骤,以肾功能快速进行性减退为特征,在数天或 2 周内血清肌酐升高至基础值的 2 倍(>221μmol/L),或血清肌酐清除率较基础值下降 50%(<20mL/min),常伴有自发性腹膜炎、肝性脑病等,多见于急性或亚急性重症肝炎,平均生存期为 2 周,1 个月生存率 <25%。II 型发病较缓,肾功能逐渐受损,血清肌酐 >133μmol/L 或 24h 肌酐清除率 <40mL/min,常伴难治性腹水,多见于肝硬化晚期和慢性重症肝炎,预后相对较好,平均生存期为 6 个月。一项研究显示,对首次并发腹水的 263 例肝硬化患者平均随访 41 个月,约 50% 的患者并发功能性肾衰竭,在功能性肾衰竭患者中 I 型 HRS 约占 5%,II 型 HRS 约占 10%。

HRS 是排他性诊断,须与肾前性氮质血症、急性肾小管坏死、假性 HRS(肝肾同时受累)等疾病相鉴别,见表 14-85-2。

表 14-85-2　HRS 与肾前性氮质血症、急性肾小管坏死、假性 HRS 的鉴别

	HRS	肾前性氮质血症	急性肾小管坏死	假性 HRS
诱因	多为自发,少数有诱因	反复呕吐,严重腹泻,大量放腹水,过度利尿等	休克,肾毒性药物	肝肾同时受损,肝病不一定先于肾病
病程	数天或数周	长短不一	数小时或数天	数天或数月
肝功能不全	重	可重	一般无	可有可无
腹水	普遍存在	可有	一般无	可有可无
尿蛋白	<500mg/d	<500mg/d	>500mg/d	>500mg/d
尿红细胞	<50 个 /HP	<50 个 /HP	>50 个 /HP	>50 个 /HP
尿钠	<10mmol/L	<10mmol/L	>40mmol/L	高于正常
尿比重	>1.020	>1.020	低且固定 1.010	低且固定 1.010
尿 / 血渗透压	>1.5~1	1.5~1	<1.3	可 <1.3
尿 / 血肌酐	>30∶1	>30∶1	<20∶1	可 <20∶1
扩容治疗	不良	良	不定	不良

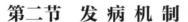

第二节　发病机制

　　HRS 病理生理学机制复杂,具体机制尚未完全阐明。HRS 的发病不是单纯一个或几个因素叠加作用的结果,而是一个由多种机制共同参与的复杂过程,其形成的主要观点有"充盈灌注不足"和"泛溢学说"两种学说,主要与外周动脉血管扩张、肾脏自身调节失常、肝硬化性心肌病及全身炎症反应等因素相关。

一、外周动脉血管扩张

　　肝硬化发展过程中,肝纤维化和再生结节的形成,致使门静脉阻力升高,肝内血管窦的明显收缩也促进了门静脉高压的进展。肝硬化初期,门静脉压力轻度升高,导致一氧化氮、一氧化碳、内源性大麻素等舒血管物质过度生成。在此基础上,全身血管阻力轻度下降,但很快通过提高心输出量得以代偿。随着肝硬化的进展和门脉压力的持续升高,门-腔侧支循环大量开放,一部分舒血管物质经侧支循环转运到体循环中,直接作用于外周血管。此外,由于血小板衍生生长因子(血小板生长因子和血管内皮细胞因子)上调,诱导肝外新生血管生成进一步加重外周血管的扩张。随着肝硬化门静脉高压的进展,肠道黏膜的屏障作用逐渐减弱,肠道细菌常易位至门静脉系统,激活固有免疫细胞,导致肿瘤坏死因子 -α、白介素 -6 等细胞因子大量产生,这些细胞因子和内毒素通过上调一氧化氮合成酶使血管内皮细胞一氧化氮产生增加,促使外周血管进一步扩张。外周血管的扩张导致有效循环血量减少、血压降低,从而激活位于颈动脉窦和主动脉弓上的压力感受器激活,反射性地兴奋交感神经系统和肾素 - 血管紧张素 - 醛固酮系统,使血压恢复或接近正常。肝硬化终末期时,这一代偿机制完全失效,有效动脉内血容量和动脉血压进一步下降,体循环中缩血管活性物质极度升高导致肾脏血管收缩,肾脏血流量减少,最终肾功能恶化、肾小球滤过率降低。

二、肾脏自身调节失常

　　正常情况下,人体每分钟流经肾脏的血流量保持恒定,这有赖于肾脏的自身调节。无论动脉血压如何改变,只要其血压水平高于 70mmHg,健康人肾脏的自身调节就可以维持正常的肾脏血液灌流。但若血压低于此水平,肾脏的血流量就直接与肾脏灌注压相关。肝硬化时随着交感神经系统的激活,肾脏自身调节曲线可向右偏移。意味着在同一血压值的基础上,肝硬化患者的肾脏血流量较正常时减少。并且,只要存在轻微的动脉血压下降,就可出现明显的肾脏灌注压下降,肾小球滤过率随之降低,促进钠水潴留发生。肾脏除了有排泄废物等功能外,还具有内分泌功能,能够分泌舒、缩肾血管激素,在一定限度内调节肾脏血管舒、缩状态的动态平衡。肝硬化失代偿的初期,由于肾脏局部的舒血管物质(主要是前列腺素)的作用,使得肾脏血流得以勉强维持。随着疾病的进展,肾脏本身所释放的各种缩血管物质(如缩血管前列腺素及血栓素 A_2 等)的含量明显增加,其活性超过了舒血管物质,使得肾脏灌注量进一步减少,肾小球滤过率下降,最终导致 HRS 的发生。

三、肝硬化性心肌病

肝硬化患者出现心脏结构和功能异常,被称为肝硬化性心肌病。目前,肝硬化性心肌病尚缺乏特异的诊断标准,其临床特征包括针对紧张刺激的心脏收缩或舒张能力减弱、心室结构或组织学改变、异常的心脏电生理学和显示心脏能力的血清学标志物水平的变化。由外周动脉扩张引起的高动力循环状态,即心输出量、器官血流量增加、心率加快、血压及体循环阻力下降,是肝硬化失代偿期病理生理发展过程中的一大特点。这种高动力循环作为一种代偿机制,在一定程度上可以缓解体内有效血容量不足所带来的不利影响。但是在肝硬化疾病的进展,尽管交感神经系统较前有了进一步激活,患者的心率却并未随着循环血量的减少而加快,结果导致心输出量减少、肾脏低灌注。这种心脏变时性损害,与交感神经系统持续性兴奋刺激,引起 β- 肾上腺素能受体下调有关。此外,某些舒血管物质如一氧化氮、一氧化碳、内源性大麻素等还可抑制心肌收缩力,心脏射血分数减少,也促使心输出量减少。以上情况引起的心输出量减少,最终导致肾小球滤过率下降及 HRS 的发生发展。

四、全身炎症反应

细菌易位在肝硬化进展以及 HRS 的发生发展中扮演着重要作用,不仅诱导舒血管物质的产生,导致血液循环功能障碍,还可引起包括肝脏、肾脏及大脑在内的多个脏器细胞功能障碍。这种全身炎症反应的程度与肝脏疾病的严重程度密切相关。肝硬化代偿期并没有细菌易位的产生,但随着疾病的进展,可在肝硬化患者体内出现细菌易位,导致内脏炎症反应及血管舒张。严重的炎症反应还将引起血管内皮广泛受损及血流动力学紊乱,进一步使肝功能损害加剧,也导致肝外器官受损,最终形成炎症恶性循环和多器官衰竭。肠道非吸收抗生素(如诺氟沙星)的使用,通过抑制肠道内细菌生长、减少细菌易位的产生,可以降低血液循环功能障碍以及减少 HRS 的发生,这也为全身炎症反应在 HRS 发病机制中的作用提供了有力的证据。

第三节 治 疗

HRS 进展快,预后差,肝移植是唯一确切有效的治疗措施。目前的药物治疗及其他干预措施,对提高 HRS 患者的生存率均未显示明显益处。HRS 内科治疗的所有措施,目的在于延长等待肝移植患者的生存时间,可供选择的措施包括:扩容的基础上血管收缩药物的使用、肾脏替代治疗以及经颈静脉肝内门腔内支架分流术。

一、血管收缩药物

此类药物可以促进内脏血管的收缩,改善由于内脏舒张导致的有效循环血量减少,提升平均动脉压及肾脏灌注压。回顾性研究显示,联合血管收缩药物及白蛋白治疗后,HRS 患者肾功能得到显著改善,10~15 天疗程可使肾功能恢复 40%~60%。

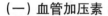

（一）血管加压素

血管加压素包括鸟氨酸加压素和特利加压素，通过刺激血管平滑肌上血管加压素 V1 受体，选择性发挥内脏血管收缩作用。鸟氨酸加压素因较多的严重不良反应限制了其临床应用，欧洲肝病学会推荐联合使用特利加压素与白蛋白输注作为 1 型 HRS 的一线治疗。研究显示，联合使用特利加压素与白蛋白，可减少肾素和醛固酮的分泌，并改善肾小球滤过率。经特利加压素治疗的患者，生存时间更长、肾功能逆转率更高。同时，经治疗后肾衰竭的改善与肝移植后生存率的提高显著相关。目前，推荐特利加压素 1mg/4~6h 静脉推注，并联合白蛋白 1mg/kg 输注。特利加压素剂量可根据血清肌酐水平进行调整，如治疗 3 天后血清肌酐仍无改善，可将特利加压素剂量加倍，通常疗程为 2 周。特利加压素不良反应较少，包括腹部疼痛痉挛及腹泻等，可自限。特利加压素可引发心肌缺血和心律失常，有冠状动脉疾病史者禁用。

（二）α- 肾上腺受体激动剂

α- 肾上腺受体激动剂包括米多君和去甲肾上腺素。米多君是一种前体药，经酶促水解代谢为脱甘氨酸米多君，选择性地刺激外周 α- 肾上腺受体。单药治疗时，米多君并不能改善肾功能及肾小球滤过率。但联合白蛋白及奥曲肽时，可以观察到肾功能、平均动脉压以及血浆肾素活性的改善。研究显示，这一联合治疗使 70%~100% 的 1 型 HRS 患者得到逆转，有助于改善其短期生存率且没有明显不良反应。用法：米多君：7.5mg/ 次，口服，每天 3 次，可逐渐增加至 12.5mg/ 次，每天 3 次；奥曲肽：100~200μg/ 次，皮下注射，每天 3 次。去甲肾上腺素在化学结构上属于儿茶酚胺，主要激动 α- 肾上腺受体，具有很强的血管收缩作用。有研究评价了去甲肾上腺素治疗 HRS 的疗效与安全性。研究显示，与特利加压素相比，去甲肾上腺素同样有效，且不良反应少、价格低廉，可以作为特利加压素的替代治疗。一项荟萃分析显示，与特利加压素相比，接受去甲肾上腺素治疗的 HRS 患者，其逆转率、死亡率和复发率相近。去甲肾上腺素初始剂量为 0.5mg/h 持续静脉滴注，使平均动脉压至少上升 10mmHg 及 4h 尿量 >200mL，未达上述标准时，逐渐调整剂量至最大 3mg/h，平均疗程为 10 天。米多君和去甲肾上腺素均为 HRS 的二线治疗药物，对特利加压素有禁忌或不能耐受时，可考虑此类药物替代。

二、肾脏替代治疗

肝衰竭并发 HRS 是肝衰竭基础上逐步进展的严重疾病，患者肝功能往往极度恶化，由于机体解毒与排毒的肝脏、肾脏功能均发生障碍，导致多种毒素与细胞因子在体内积聚，最终引发内环境的严重紊乱。肾脏替代治疗可以清除体内毒素，维持内环静稳态，延长患者生存期。但肝衰竭患者不稳定的血流动力学改变以及凝血功能障碍，接受肾脏替代治疗可能导致其死亡率增高 8%，因此应谨慎选择。对于暴发性肝脏疾病或慢性肝病伴有血流动力学障碍的患者，以及需要清除体内如 IL-6、TNF-α 等促炎性细胞因子的患者，应首选连续性肾脏替代治疗。分子吸附再循环系统是基于白蛋白的一种肾脏替代治疗手段，可通过白蛋白透析来清除机体内水溶性、脂溶性与白蛋白结合的毒性分子，并保持电解质和酸碱平衡与血流动力学稳定。研究显示，分子吸附再循环系统仅对部分 I 型 HRS 患者治疗有效，约 40% 的患者肾功能可得到明显改善，今后还应进行大样本对照试验以评估其对肾功能恢复的作用。肾脏替代治疗的并发症包括低血压、出血、感染等。到目前为止，对于病情严重的 HRS 患者，尤其是非等待肝移植或整体预后极差的患者，选择肾脏替代治疗是否合理仍存在争议。

三、经颈静脉肝内门腔内支架分流术

经颈静脉肝内门腔内支架分流术(transjugular intrahepatic portosystemic stent-shunt, TIPSS)是一种经肝实质将门静脉系统血流转移到体循环、从而形成门体分流的一种非外科微创技术,可有效降低门静脉高压、肝窦内静水压及肝静脉压力梯度。经颈静脉肝内门腔内支架分流术早期用于治疗食管胃底静脉曲张再出血,之后用于肝硬化难治性腹水。难治性腹患者平均生存期为 6 个月,TIPSS 术后 50%~90% 的患者腹水部分或完全消退,腹水显著消退者 1 年生存率高达 75%~80%。TIPSS 为治疗肝硬化难治性腹水的一线治疗方案,不仅能降低门静脉压力、缓解腹水,更重要的是改善尿钠排泄和肾脏血流动力学。研究显示,TIPSS 术后 4~6 个月,血清肾素、醛固酮及去甲肾上腺素水平明显降低。TIPSS 可通过增加肾脏灌注而改善肾功能,并可改善 2 型 HRS 患者短期生存率。然而,目前极少对照研究显示 TIPSS 对治疗 HRS 有明确价值,仅作为等待肝移植的桥梁。TIPSS 应用于临床已有 20 余年,在经历了一系列观念、技术、器材和联合药物治疗的探索后,目前该技术的有效性和安全性日渐成熟。Child-Pugh 评分 >13、严重右心衰竭、中度肺动脉高压、未控制的肝内或全身感染、多囊肝、胆道梗阻以及门静脉海绵样变等为 TIPSS 相对禁忌证。TIPSS 的并发症主要与操作和分流相关,包括败血症(2%~10%)、胆道出血(<5%)、腹腔内出血(1%~2%)、1 年分流道失效(10%~15%)以及肝性脑病(15%~20%)等。操作相关的并发症大多可通过对症处理得以缓解,致死性并发症发生率为 0.6%~4.3%。

第四节 预　　防

多数 HRS 有一定的诱因,常见的诱因包括:感染(尤其是自发性细菌性腹膜炎)、上消化道大出血、利尿剂使用不当以及过度腹腔穿刺放腹水等。肝硬化患者对细菌的免疫屏障被破坏,及其本身存在肠道细菌移位,细菌感染极为常见。研究报道,每年有 7%~30% 肝硬化腹水患者并发自发性细菌性腹膜炎,其中约 30% 进展为 HRS。对基础胆红素 =68μmol/L 或肌酐 =88μmol/L 的肝硬化合并自发性细菌性腹膜炎患者,抗感染同时联合使用白蛋白(第 1 天 1.5g/kg,第 3 天 1g/kg)可显著降低 Ⅰ 型 HRS 发生率及死亡率。肝硬化腹水患者预防性口服诺氟沙星(400mg/d),1 年内可显著降低自发性细菌性腹膜炎(7% vs 61%)和 HRS(28% vs 41%)发生率,并提高 3 个月生存率(62% vs 94%)和 1 年生存率(48% vs 60%)。上消化道大出血引发的低血容量及并发自发性细菌性腹膜炎,易诱导 HRS。因此,对于肝硬化并发食管胃底静脉曲张的患者,应注意急性上消化道出血的一级预防及二级预防。有研究证实,对肝硬化合并上消化道出血的患者预防性使用抗生素可降低感染及 Ⅰ 型 HRS 的发生率。肝硬化并发腹水时,可并发自发性稀释性低钠血症,不适当的利尿处理亦可引发或加重低钠血症。肝硬化患者低钠血症与肾功能损害密切相关,且并发 HRS 的概率大大提高,当血清钠低于 130mmoL/L 时尤为明显。因此,利尿治疗时应遵循利尿剂的使用原则,从小到大逐渐调整用量。利尿速度不宜过快,一般无水肿者体重减轻不超过 0.5kg/d,水肿者不

超过 1kg/d。HRS 一经确诊后，利尿剂必须停用。过度腹腔穿刺放腹水可导致有效血容量不足引起的循环障碍和电解质失衡，约 20% 的患者因此而诱发 HRS。防止穿刺后循环障碍最有效的方法是腹腔穿刺大量放腹水后联合输注白蛋白（每放 1L 腹水补充 6~8g）。

（陈 靖）

参考文献

1. 陈东风，孙文静．肝性脑病发病机制的研究进展．中华肝脏病杂志，2014，22 (2)：84-85

2. 陈灏珠，林果为，王吉耀．实用内科学．14 版．北京：人民卫生出版社，2013

3. Dooley JS. Sherlock 肝胆病学．郑明华，主译．12 版．北京：人民卫生出版社，2014

4. 艾静，冀世玉，张宏博，等．食管胃静脉曲张破裂出血的防治进展．中华消化内镜杂志，2016，33 (6)：421-424

5. 丁惠国，徐小元，贾继东，等．肝硬化门静脉高压食管胃静脉曲张出血的防治指南解读．临床肝胆病杂志，2016，32 (2)：220-222

6. 高方媛，王宪波．肠源性内毒素血症在肝衰竭发生发展中的作用．临床肝胆病杂志，2014，30 (8)：825-828

7. 郭津生．重视轻微型肝性脑病的流行病学及诊断与治疗．中华肝脏病杂志，2014，22 (2)：92-93

8. 何平，商惠萍，李德天，等．HBx 基因对人肾小管上皮细胞增殖和凋亡的影响．中华肾脏病杂志，2013，29 (5)：380-381

9. 科技部十二五重大专项联合课题组．乙型肝炎病毒相关肝硬化的临床诊断、评估和抗病毒治疗的综合管理．中华肝脏病杂志，2014，22 (5)：327-335

10. 李晨，游绍莉，刘鸿凌，等．基线 MELD、MELD-Na、iMELD 3 种模型对乙型肝炎病毒相关慢加急性肝衰竭患者近期预后的评估价值．中华危重病急救医学，2014，26 (8)：539-543

11. 林言，范燕萍．肝硬化患者的神经心理测验及轻微肝性脑病调查．中华肝脏病杂志，2011，19：65-66

12. 罗松，张龙江，卢光明．肝性脑病神经影像学研究新进展．放射学实践，2014，29 (1)：36-39

13. 尚佳，曾艳丽，毛重山．肝性脑病的治疗．中华肝脏病杂志，2014，22 (2)：89-91

14. 苏明雪，刘传苗．乙型肝炎病毒相关性肾炎治疗研究进展．实用肝脏病杂志，2014，17 (3)：321-324

15. 汤雯，贾继东．肝硬化患者门静脉血栓形成的发病机制及诊断进展．中华肝脏病杂志，2015，23 (7)：550-554

16. 唐夏姣，曾欣，谢渭芬．利福昔明治疗和预防肝性脑病的研究进展．中华消化杂志，2015，35 (2)：138-140

17. 王贵强，王福生，成军，等．慢性乙型肝炎防治指南 (2015 年版)．中国肝脏病杂志：电子版，2015，9 (3)：1-18

18. 王庆，周华邦，胡和平．肝内胆管细胞癌的现代认识与发展．中华肝脏病杂志，2017，25 (5)：3261-3338

19. 王宇明，于乐成．肾上腺皮质激素在肝衰竭治疗中应用的新认识．临床内科杂志，2014，31 (8)：513-515

20. 吴钦梅，尤红．中国乙型肝炎肝硬化研究现状．中国病毒病学杂志，2014，4 (1)：7-1

21. 徐小元，段钟平．肝硬化腹水及相关并发症的诊疗指南．中华肝脏病杂志，2017，25 (9)：664-677

22. 杨帆，马龙腾，曹广文．肝细胞癌：肝细胞和乙型肝炎病毒的共同进化．中华肝脏病杂志，2017，25 (5)：321-324

23. 袁恒杰. 吗替麦考酚酯临床应用新进展. 天津药学, 2012, 24 (4): 62-65

24. 袁敏, 张敏, 杨长青. 肝硬化患者糖代谢异常与肝功能关系的临床回顾性分析. 国际消化病杂志, 2015, 35 (2): 140-143

25 中华医学会肝病学分会, 中华医学会感染病学分会. 丙型肝炎防治指南 (2015 更新版). 中华传染病杂志, 2015, 33 (12): 705-723

26. 中华医学会肝病学分会, 中华医学会感染病学分会. 慢性乙型肝炎防治指南 (2015 更新版). 中华传染病杂志, 2015, 33 (11): 641-662

27. 中华医学会肝病学分会, 中华医学消化病学分会, 中华医学会消化内镜学分会. 肝硬化门脉高压食管胃静脉曲张破裂出血防治指南. 中华内科杂志, 2016, 55 (1): 57-72

28. 中华医学会感染病学分会肝衰竭与人工肝学组, 中华医学会肝病学分会重型肝炎与人工肝学组. 肝衰竭诊治指南 (2012 年版). 中华肝脏病杂志, 2013, 21 (3): 177-183

29. 中华医学会感染病学分会肝衰竭与人工肝学组. 非生物型人工肝治疗肝衰竭指南 (2016 年版). 中华临床感染病杂志, 2016, 9 (2): 97-103

30. 中华医学会消化病学分会消化介入学组. 经颈静脉肝内门体静脉分流术治疗肝硬化门静脉高压共识意见. 临床肝胆病杂志, 2014, 30 (3): 210-213

31. 中华医学会肿瘤学分会, 中华医学会消化病学分会, 中华医学会内镜学分会. 肝硬化门静脉高压食管胃静脉曲张出血的防治指南. 临床肝胆病杂志, 2016, 32 (2): 201-321

32. 中华医学消化病学分会, 中华医学会肝病学分会. 中国肝性脑病诊治共识意见 (2013 年, 重庆). 中华肝脏病杂志, 2013, 21 (9): 641-651

33. 朱小东, 孙惠川. 早期肝癌的治疗. 中华肝脏病杂志, 2017, 25 (5): 333-335

34. Zhou Y, Zhu N, Wang X, et al. The role of the toll-like receptor TLR4 in hepatitis B virus-associated glomerulonephritis. Arch Virol, 2013, 158 (2): 425-433

35. Baraldi O, Valentini C, Donati G, et al. Hepatorenal syndrome: update on diagnosis and treatment. World J Nephrol, 2015, 4 (5): 511-520

36. Barbano B, Sardo L, Gigante A, et al. Pathophysiology, diagnosis and clinical management of hepatorenal syndrome: from classic to new drugs. Curr Vasc Pharmacol, 2014, 12 (1): 125-135

37. Bernal W, Jalan R, Quaglia A, et al. Acute-on-chronic liver failure. Lancet, 2015, 386 (10003): 1576-1587

38. Chavez-Tapia NC, Mendiola-Pastrana I, Ornelas-Arroyo VJ, et al. Granulocyte-colony stimulating factor for acute-on-chronic liver failure: systematic review and meta-analysis. Ann Hepatol, 2015, 14 (5): 631-641

39. Chen RP, Zhu Ge XJ, Huang ZM, et al. Prophylactic use of transjugular intrahepatic portosystemic shunt aids in the treatment of refractory ascites: Metaregression and trial sequential meta-analysis. J Clin Gastroenterol, 2014, 48 (3): 290-299

40. Davenport A, Ahmad J, Al-Khafaji A, et al. Medical management of hepatorenal syndrome. Nephrol Dial Transplant, 2012, 27 (1): 34-41

41. Donnelly MC, Hayes PC, Simpson KJ. Role of inflammation and infection in the pathogenesis of human acute liver failure: Clinical implications for monitoring and therapy. WJG, 2016, 22 (26): 5958-5970.

42. Durand F, Nadim MK. Management of Acute-on-Chronic Liver Failure. Semin Liver Dis, 2016, 36 (2): 141-152

43. European Association for the Study of the Liver. EASL Clinical Practical Guidelines on the management of acute (fulminant) liver failure. J Hepatol, 2017, 66 (5): 1047-1081

44. Fagundes C, Barreto R, Guevara M, et al. A modified acute kidney injury classification for diagnosis and risk stratification of impairment of kidney function in cirrhosis. J Hepatol, 2013, 59: 474-481

45. Fervenza FC, Lin J, Sethi S, et al. Core Concepts in Parenchymal Kidney Disease. New York: Springer, 2014

46. Garcia-Tsao G, Abraldes JG, Berzigotti A, et al. Portal hypertensive bleeding in cirrhosis: Risk stratification, diagnosis, and management: 2016 practice guidance by the American Association for the Study of Liver Diseases. Hepatology, 2017, 65 (1): 310-335

47. He P, Zhang D, Li H, et al. Hepatitis B virus X protein modulates apoptosis in human renal proximal tubular

epithelial cells by activating the JAK2/STAT3 signaling pathway. International Journal of Molecular Medicine, 2013, 31: 1017-1029

48. American Association for the Study of Liver Diseases, European Association for the Study of the Liver. Hepatic Encephalopathy in Chronic Liver Disease: 2014 Practice Guideline by the European Association for the Study of the Liver and the American Association for the Study of Liver Diseases. Journal of Hepatology, 2014, 61 (3): 642-659

49. Lavayssière L, Kallab S, Cardeau-Desangles I, et al. Impact of molecular adsorbent recirculating system on renal recovery in type-1 hepatorenal syndrome patients with chronic liver failure. J Gastroenterol Hepatol, 2013, 28, 1019-1024

50. Lunia, MK, Sharma, BC, Sachdeva S, et al. An open label randomized controlled trial of probiotics for primary prophylaxis of hepatic encephalopathy in patients with cirrhosis. Journal of Hepatology, 2013, 58 (Sup 1): S35-S36

51. Maiwall R, Sarin SK, Moreau R. Acute kidney injury in acute on chronic liver failure. Hepatol Int, 2016, 10 (2): 245-257

52. Martin P, DiMartini A, Feng S, et al. Evaluation for liver transplantation in adults: 2013 Practice Guidelines: by the American Association for the Study of Liver Diseases and the American Society of Transplantation. Hepatology, 2014. 59 (3): 1144-1165

53. McPheeters CM, VanArsdale VM, Weant KA. N-Acetylcysteine Use in Non-Acetaminophen-Induced Acute Liver Failure. Adv Emerg Nurs J, 2016, 38 (3): 183-189.

54. Nakamura T, Sata M, Suzuki K, et al. Open-labeled randomized controlled trial to compare diuretic therapy with recombinant human serum albumin and diuretic therapy for therapeutic treatment of ascites in patients with advanced liver cirrhosis: An exploratory trial. Hepatol Res, 2014, 44 (5): 502-514

55. Nassar Junior AP, Farias AQ, D'Albuquerque LA, et al. Terlipressin versus norepinephrine in the treatment of hepatorenal syndrome: a systematic review and meta-analysis. PLoS One, 2014, 9 (9): e107466

56. Sy E, Ronco JJ, Searle R, et al. Prognostication of critically ill patients with acute-on-chronic liver failure using the Chronic Liver Failure-Sequential Organ Failure Assessment: A Canadian retrospective study. J Crit Care, 2016, 36 (12): 234-239.

57. Orman ES, Hayashi PH, Bataller R, et al. Paracentesis is associated with reduced mortality in patients hospitalized with cirrhosis and ascites. Clin Gastroenterol Hepatol, 2014, 12 (3): 496-503

58. Perazzo JC, Tallis S, Delfante A, et al. Hepatic encephalopathy: An approach to its multiple pathophysiological features. World J Hepatol, 2012, 4 (3): 50-65

59. Piano S, Rosi S, Maresio G, et al. Evaluation of the Acute Kidney Injury Network criteria in hospitalized patients with cirrhosis and ascites. J Hepatol, 2013, 59: 482-489

60. Tandon P, Raman M, Mourtzakis M, et al. Nutritional screening and Assessment in cirrhosis. Hepatol, 2017, 65 (1): 1044-1057

61. Sakaida I, Kawazoe S, Kajimura K, et al. Tolvaptan for improvement of hepatic edema: A phase 3, multicenter, randomized, double-blind, placebo-controlled trial. Hepatol Res. 2014, 44 (1): 73-82

62. Sarin SK, Choudhury A. Acute-on-chronic liver failure: terminology, mechanisms and management. Nat Rev Gastroenterol Hepatol, 2016, 13 (3): 131-149

63. Sarin SK, Kedarisetty CK, Abbas Z, et al. Acute-on-chronic liver failure: consensus recommendations of the Asian Pacific Association for the Study of the Liver (APASL) 2014. Hepatol Int, 2014, 8 (4): 453-471

64. Schepke M. Hepatorenal syndrome: current diagnostic and therapeutic concepts. NephroI Dial Transplant, 2007, 22 (Suppl 8): viii2-viii4.

65. Shah NL, Banaei YP, Hojnowski KL, et al. Management options in decompensated cirrhosis. Hepat Med, 2015, 7: 43-50

66. Shi X, Zhu P, Yan G, et al. Clinical characteristics and long-term outcome of acute kidney injury in patients

with HBV-related acute-on-chronic liver failure. J Viral Hepat, 2016, 23 (11): 920-929.

67. Siramolpiwat S. Transjugular intrahepatic portosystemic shunts and portal hypertension-related complications. World J Gastroenterol, 2014, 20 (45): 16996-17010

68. Sola E, Gines P. Challenges and management of liver cirrhosis: pathophysiology of renal dysfunction in cirrhosis. Dig Dis, 2015, 33 (4): 534-538

69. Sort P, Navasa M, Arroyo V, et al. Effect of intravenous albumin on renal impairment and mortality in patients with cirrhosis and spontaneous bacterial peritonitis. N Engl J Med, 1999, 341: 403-409

70. Lin S, Huang ZT, Wang MF, et al. Interleukin-6 as an early diagnostic marker for bacterial sepsis in patients with liver cirrhosis, Journal of Critical Care, 2015, 30 (4): 732-738

71. Sun YH, Lei XY, Yuan H. Clinical and pathological differences between Children with various genotypes of hepatitis B virus-associated glomerulonephritis. Zhongguo Dang Dai Er Ke Za Zhi, 2015, 17 (4): 371-374

72. Tripathi ID, Stanley AJ, Hayes PC, et al. UK guidelines on the management of variceal hemorrhage in cirrhotic patients. Gut, 2015, 64 (11): 1680-1704

73. Turon F, Casu S, Hernández-Gea V. Variceal and other portal hypertension related bleeding. Best Pract Res Clin Gastroenterol, 2013, 27 (5): 649-664

74. Wadei HM, Mai ML, Ahsan N, et al. Hepatorenal syndrome: pathophysiology and management. Clin J Am Soc Nephrol, 2006, 1 (5): 1066-1079

75. Wadei HM. Hepatorenal syndrome: a critical update. Semin Respir Crit Care Med. 2012, 33 (1): 55-69

76. Wang JY, Zhang NP, Chi BR, et al. Prevalence of minimal hepatic encephalopathy and quality of life evaluations in hospitalized cirrhotic patients in China. World J Gastroenterol, 2013, 19 (30): 4984-4991

77. William B, Julia W. Acute Liver Failure. N Engl J Med, 2013, 369 (26): 2525-2534

78. Zhang XG, Liu SW, Tang L, et al. Analysis of Pathological data of renal biopsy at one single center in China from 1987 to 2012. Chinese Medical Journal, 2014, 127 (9): 1715-1720

79. Zhen J, Zhang L, Pan J, et al. AIM2 mediates inflammation-associated renal damage in hepatitis B virus-associated glomerulonephritis by regulating caspase-1, IL-1β, and IL-18. Mediators Inflamm, 2014, 2014: 190860

第十五篇　其他常见肝病

第八十六章

非酒精性脂肪性肝病

非酒精性脂肪性肝病（non-alcoholic fatty liver disease,NAFLD），按美国肝病研究协会2017年7月发布的《非酒精性脂肪性肝病诊断与管理指南》的定义为：肝脏影像学和肝脏组织学证实为肝脂肪变性，并除外导致肝脂变的其他原因，如大量饮酒、长期应用促脂肪形成药物或单基因遗传紊乱等。NAFLD 依据肝组织学变化分为非酒精性脂肪肝（NAFL）及非酒精性脂肪性肝炎（NASH），两者肝脂肪变性均>5%，但前者无肝细胞气球样变，后者则伴有炎症及肝细胞损伤（如气球样变），有或无纤维化。肝纤维化分期（S）为 S3（桥接纤维化）和 S4（肝硬化）定义为进展期肝纤维化。目前国际专家共识已用"代谢相关脂肪性肝病（MAFLD）"取代"非酒精性脂肪性肝病"的名称。本书暂时沿用非酒精性脂肪性肝病一词。

疑似 NAFLD 患者初次评估应考虑相关代谢性疾病,NAFLD 患者应用瞬时弹性成像、磁共振波谱成像及血清生化模型等无创诊断技术评估肝纤维化发生及进展情况,临床肝组织病理学报告应区分 NAFL、NAFL 伴有炎症及 NASH、是否存在肝纤维化及其严重程度。NAFLD 早期药物治疗仅限于病理确诊的 NASH 及肝纤维化患者,不建议吡格列酮、维生素 E 作为未经肝穿刺活组织检查证实的非糖尿病 NASH 患者的一线治疗药物。符合适应证的 NAFLD/NASH 肥胖患者可考虑前肠减肥手术。NAFLD 患者应积极消除心血管疾病的风险因素,他汀类药物可用于 NAFLD/NASH 患者血脂异常的治疗,但应避免用于失代偿性肝硬化患者,不建议对 NASH 非肝硬化患者常规筛查或监测肝细胞癌。在肝移植评估过程中应关注心血管疾病。儿童及青少年 NAFLD 治疗的临床证据不充分,推荐强化生活方式干预作为一线治疗措施。

第一节　流行病学、病因与发病机制

一、流行病学

随着人们生活方式和饮食结构的变化,近年来欧美及亚洲国家的肥胖与代谢综合征发病率显著增加。世界范围内普通人群 NAFLD 的发病率为 28.01/1 000 人年~52.34/1 000 人年,荟萃分析全球 NAFLD 的发病率为 25.24%,中国为 12.5%~35.4%。代谢综合征人群脂肪肝患病率更高,如 2 型糖尿病患者脂肪肝的发病率接近 50%,肥胖人群高达 76%~90%。由于 NASH 的诊断主要依靠肝组织病理检查,不可能进行大样本人群的流行病学调查,因而其确切的发生率尚不清楚。估计普通人群中 NASH 发生率为 2%~3%,肥胖人群中的发病率约35%,在病态肥胖合并糖尿病的患者近 100%。目前代谢综合征和脂肪肝已成为我国居民体检中肝酶异常的最主要原因,75% 的血清转氨酶异常与脂肪肝有关。脂肪肝已取代病毒性肝炎成为中国居民的第一大肝脏疾病。男性 NAFL 发病高峰出现在 40~60 岁,女性发病高峰出现在 50~70 岁,男性脂肪肝患病率显著高于女性。NAFLD 可引起进行性肝纤维化并导致终末肝病,在过去 10 年中已成为成人肝移植的主要适应证之一。

二、病因与发病机制

已证实的 NAFLD 的相关危险因素包括肥胖、糖尿病、高血压、血脂异常、长期使用激素、不当饮食与生活方式及锻炼不足等。最近发现的危险因素包括睡眠呼吸暂停、结直肠癌、骨质疏松症、银屑病、内分泌疾病和多囊卵巢综合征等。

NAFLD 的发病机制目前广泛认同的仍为"二次打击学说",即由于胰岛素抵抗(IR)导致肝细胞的脂肪变性(第一次打击),在此基础上由氧化应激(尤其是线粒体应激)、IR、促炎性细胞因子、受损的自噬或有害微生物群等"第二次打击"导致 NASH。近期 Tilg 和 Moschen 提出"多平行打击学说",即内质网应激和细胞因子应激诱发肝脂肪变性和坏死性炎症、多重打击同时发挥作用。认为脂肪变性是肝脏对应激的早期适应性反应的一部分,而非疾病进展的第一次打击。在 NAFLD/NASH 的发生和发展过程中遗传因素可能也是重要的风险决定因素。脂营养素酶(PNPLA3)的表达差异是脂肪肝和纤维化易感性最重要的基因决定因素。在 NAFLD 患者中,NASH 比肝脂肪变性的患者更容易进展至肝硬化,肥胖尤其中心型肥胖、高血压、血脂紊乱、2 型糖尿病、胰岛素抵抗等代谢综合征是 NASH 及肝组织学进展的高危因素。此外,近年来发现肠道细菌菌群的改变在肝脂肪变性中起着重要作用,如肠道菌群的宏基因分析发现,高脂饮食动物肠道内拟杆菌能保护动物发生胰岛素抵抗,厚壁菌门则具有相反作用。肠道微生物在激活肝脏内 CD8⁺T 细胞过程中扮演重要角色,而肝脏内 CD8⁺T 细胞的激活在 NAFLD 的发生、发展中起着重要作用。

第二节　临床诊断与组织学诊断

一、临床诊断

NAFLD 患者多无明显的症状和体征,常于体检时发现肝酶(ALT)异常或 / 和腹部影像学提示脂肪肝,少数患者可出现右上腹胀、乏力和肝脏肿大等。主要诊断标准:

1. 无饮酒史或饮酒折合乙醇量男 <210g/ 周、女 <140g/ 周;

2. 除外病毒性肝炎、药物性肝病、全胃肠外营养、肝豆状核变性、自身免疫性肝病等可导致脂肪肝的特定疾病;

3. 肝活检组织学改变符合脂肪性肝病的病理学诊断标准;或肝脏影像学表现符合弥漫性脂肪肝的诊断标准且无其他原因可解释;或 / 和有代谢综合征(MetS)相关组分的患者出现不明原因的血清 ALT 和 / 或 AST、GGT 持续增高半年以上,减肥和改善 IR 后,异常酶谱和影像学脂肪肝改善甚至恢复正常者可明确 NAFLD。

NAFLD 患者没有其他的原因可解释的转氨酶持续增高 3~6 个月以上,则可能存在非酒精性脂肪性肝炎。如果同时合并代谢综合征、2 型糖尿病,NASH 的可能性达 50%。

二、组织学诊断

肝活检是区分 NAFL 与 NASH 以及对 NASH 进行分级分期的"金标准"。NAFLD 的病理特征为肝腺泡 3 区大泡性或以大泡为主的混合性肝细胞脂肪变性,伴或不伴肝细胞气球样变、小叶内混合性炎症细胞浸润以及窦周纤维化。儿童与成人 NASH 的区别主要是汇管区病变(炎症和纤维化)通常较小叶内严重、脂肪变性肝细胞不呈带状分布而少有气球样变或窦周纤维化。

NAFLD 活动度计分(NAFLD activity score,NAS)和肝纤维化分期标准参照美国国立卫生研究院 NASH 临床研究网病理工作组指南。

(一) NAS 积分(0~8 分)

1. 肝细胞脂肪变性　0 分(<5%);1 分(5%~33%);2 分(34%~66%);3 分(>66%);

2. 小叶内炎症(20 倍镜计数坏死灶)　0 分,无;1 分,<2 个;2 分,2~4 个;3 分,>4 个;

3. 肝细胞气球样变　0 分,无;1 分,少见;2 分,多见。NAS<3 分可排除 NASH,NAS>4 分可诊断 NASH,介于两者之间为 NASH 可能。肝脂肪变性 >33% 但不伴有小叶内炎症、气球样变和纤维化为 NAFL,脂肪变性达不到此程度者仅称为肝细胞脂肪变性。

EASL-EASD-EASO 2015 年 NAFLD 指南提出 SAF 评分(脂肪变 0~3 分;活动度 0~4 分;纤维化 0~4 分):单纯性肝脂肪变性、气球样变和轻微的小叶内炎症;只有同时具有肝脂肪变、气球样变和小叶内炎症才诊断为 NASH。

(二) 肝纤维化分期(0~4 期)

1. 0 期　无纤维化;

2. 1a 期　肝腺泡 3 区轻度窦周纤维化;1b 期:肝腺泡 3 区中度窦周纤维化;1c 期仅有门脉周围纤维化;

3. 2 期　腺泡 3 区窦周纤维化合并门脉周围纤维化;

4. 3 期　桥接纤维化;

5. 4 期　高度可疑或确诊肝硬化,包括 NASH 合并肝硬化、脂肪性肝硬化以及隐源性肝硬化。

需强调的是 NASH 的确诊并非总是与 NAS 平行相关。

第三节　无创性诊断

一、影像学诊断

(一) 超声

超声检查主要根据肝肾回声比值及肝脏回声衰减系数,敏感性较低,肝脂肪变性超过 30% 才可检出,常用于脂肪肝的筛查。超声受检查者主观因素影响较大,且普通 B 超无法量化评估肝脂肪变性的程度。近年来国内外一些学者针对腹壁皮下脂肪、肠系膜脂肪及腹腔内脏脂肪测定与 NAFLD 的相关性进行探讨,也有研究者尝试应用计算机辅助测定的超声肝肾回声比值与肝穿活检测定的肝脏脂肪含量进行超声定量评估比较。

（二）CT

目前检测肝脂肪定量较成熟的技术，在检测含量 >30% 的脂肪时敏感性达 88%~95%，特异性 90%~99%。肝组织 CT 值降低与肝脂肪含量呈线性关系。CT 诊断 NAFLD 的依据是肝脏密度显著降低，肝 / 脾 CT 值之比小于 1.0。其中肝 / 脾 CT 值之比小于 1.0、大于 0.7 为轻度，等于 0.7、大于 0.5 为中度，等于 0.5 为重度。

（三）MR

磁共振成像（MRI）与磁共振波谱成像（MRS）技术对肝脂肪含量的测定有高的精确度，MRI 对肝纤维化诊断有高的敏感性（>85%）和特异性（>90%）。但是，MR 不能区分单纯脂肪肝、脂肪性肝炎和纤维化。近年来，应用 MR 评估质子密度脂肪分数（MRI-estimated proton density fat fraction，MRI-PDFF）技术，可绘制全肝脏脂肪图，与肝组织病理学为参照，两者相关性良好，检测肝脏脂肪变性级别变化的敏感性高于组织病理学。

（四）瞬时肝脏弹性扫描（TE）

瞬时弹性成像仪（FibroScan/FibroTouch）可用于 NAFLD 肝脂肪变性和肝纤维化的测定。受控衰减参数（controlled attenuation parameter，CAP）是在 FibroScan 的基础上重新定义的新参数，利用 CAP 值与肝脂肪变性程度呈正相关的原理，来定量检测人体内肝脏脂肪变程度。理论上 CAP 测量的体积是肝活检组织的 100 倍，可以无创、定量地评价肝脂肪变性。TE 用于肝纤维化（LSM）的诊断是基于超声原理和瞬时弹性图技术，探头前端的超声转换器是固定在电动力转换器上的，电动力转换器产生瞬时的震动，产生剪切波，低频瞬时剪切波在不同硬度的组织中传播速度有明显不同，通过低频检测剪切波速度与组织硬度正相关的特征，来准确定量地计算组织硬度，从而反映纤维化程度。LSM=9.8kPa 考虑为进展期肝纤维化，应进行干预；LSM 在 7.9~9.8kPa 则应行肝组织活检。需注意的是，当患者 BMI 大于 30kg/m²，M 探头检测失败率可达 22%~25%，应用 XL 探头可提高检测成功率，但应适当调低（低 1~2kPa）诊断的 LSM 临界值。

二、血清学诊断

包括肝脂肪变性、炎症和纤维化三个方面。国内外学者构建了许多综合指标诊断 NAFLD 纤维化以及非酒精性脂肪性肝炎（NASH）的模型。2007 年，Angulo 等利用大规模的肝穿人群的数据，建立 NAFLD 纤维化的无创诊断模型（NAFLD fibrosis score，NFS），NFS=1.675 +0.037× 年龄 +0.094×BMI（kg/m²）+1.13 糖耐量异常 / 糖尿病（是 =1，否 =0）+ 0.99× AST/ALT 0.013× 血小板（10⁹/L）0.66× 白蛋白（g/dL）。此模型可以鉴别 2 级以上肝纤维化，当 NFS<−1.455 时，排除纤维化的阴性预测值达 93%，而 NFS>0.676 时确诊肝纤维化的阳性预测值达 90%。但此模型无法对单纯性脂肪肝和 NASH 进行鉴别诊断，仅能对肝纤维化进行评估。近期对大样本人群（4 458 例，19.3% 患者通过 B 超诊断 NAFLD）进行数据分析，利用常用的临床及血液指标（性别、腰臀比、TG、ALT、HOMA）建立新的 NASH 诊断模型（index of NASH，ION），并通过肝脏穿刺病理数据验证新模型的可靠性，当 ION 评分 >50 时诊断 NASH 的敏感性和特异性可达到 92% 和 60%。然而，此研究存在一定的缺陷，该模型使用 B 超诊断的 NAFLD 队列，而非肝脏穿刺病理确诊的病例，因此存在潜在的选择性偏倚。并且基于 B 超诊断的脂肪性肝病，可能漏诊某些脂肪含量低的 NAFLD 患者，高估了模型的敏感性和阳性预测值。近年来研究较多的诊断 NASH 生物标志物是循环水平的细胞角质蛋白 18（CK）片段。分别以血清总的 CK18（<203U/L、=

670U/L)与 FGF21(332pg/mL)联合诊断 NASH,其阳性预测值(PPV)为 82%,阴性预测值(NPV)74%；有学者探讨联合 FibroScan 的 CAP 与 CK18 片段 M65 对 NASH 的诊断价值,其阳性预测值(PPV)为 82%,阴性预测值(NPV)则达 100%。近年来还有学者报道 CXCL10、血清 Mac 结合蛋白、血浆游离 choline 都可能成为 NASH 的诊断标志物。近年的研究还发现 miRNA 或与 NAFLD 不同组织病理改变阶段有关。NAFLD 患者血清中的 miR-21、miR34a、miR-122、miR-16、miR451 含量高于健康对照组；NASH 患者 miR34a、miR-122 和 miR-200b 的水平与疾病严重程度有关。提示 miRNAs 有可能作为 NAFLD 进展的非侵入性生物标志物。

第四节 筛 查

一、儿童 NAFLD 筛查

近年来由于饮食结构的改变,儿童 NAFLD 的发病也呈增高趋势。建议对所有 9~11 岁的肥胖儿童和存在额外风险(中心性肥胖、胰岛素抵抗、糖尿病前期或糖尿病、血脂异常、睡眠呼吸暂停或 NASH/NAFLD 家族史)超重儿童进行 NAFLD 筛查。严重肥胖、有 NASH/NAFLD 家族史的年幼儿童也应尽早筛查。常规超声检查由于缺乏足够的敏感性和特异性,不推荐作为儿童 NAFLD 的筛查手段。CT 由于辐射风险,也不推荐用于确定或量化脂肪变性。当有 NASH 和 / 或晚期肝纤维化风险增加的儿童,方考虑行肝组织活检评估 NAFLD。

二、NASH 的筛查

有数据显示,临床 NAFLD 患者进行 NASH 筛查的比例不足 25%。NSAH 筛查分为两级。第一级包括非侵入性风险评分如 NAFLD 纤维化分数,FIB-4、APRI、BARD、Fibrometer 等,以及瞬时弹性成像技术评估。第二级包括经皮肝穿刺活检。有证据表明每个 NAFLD 患者都应该进行一级检查评估,而二级筛查可以确诊 NASH。

第五节 肝 外 结 局

一、NAFLD 与肝细胞癌

HCC 的主要病因为 HBV、HCV 感染、酒精性肝病,随着饮食结构和生活方式的改变,NAFLD 相关 HCC 发病率有上升趋势。一项包含 195 例 NASH 相关肝硬化患者,平均随访 3.2 年,HCC 发生率 12.8%。需重视的是 NAFLD 可不经过肝硬化直接发生肝癌。年龄、男性、肥胖以及合并糖尿病是 NAFLD 发生 HCC 的危险因素。有报道肥胖作为独立危险因素可使患肝癌的概率增加 1.5~4 倍,糖尿病患者 HCC 患病率增加 3 倍。

二、NAFLD 与 2 型糖尿病

肝脏在人体糖脂代谢的调节中起着关键作用。胰岛素抵抗是 2 型糖尿病的发病机制之一，肝脏脂质沉积启动肝脏胰岛素抵抗，胰岛素抑制肝脏内源性葡萄糖生成的能力受损，导致血糖升高。多个横断面研究证实，NAFLD 患者中糖耐量受损和 2 型糖尿病的患病率明显增高（33%~62%）。一项对 129 例肝活检证实 NAFLD 患者随访 13.7 年的前瞻性研究发现，2 型糖尿病的患病率从基线时的 8.5% 上升至 58%。因而对空腹血糖 =5.6mmol/L，且无糖尿病史者，应做糖耐量试验、空腹血胰岛素和糖化血红蛋白检测，判断有无胰岛素抵抗、糖耐量异常和糖尿病，并明确有无代谢综合征。

三、NAFLD 与心血管疾病（CVD）

NAFLD 患者具有较高的 CVD 风险。不仅与传统 CVD 风险（CVD 家族史、高血压、肾衰和高龄）相关，NAFLD 尚存在发生 CVD 独特风险因素，包括白蛋白水平、血钠水平、终末期肝病模型（MELD）等。一项研究显示，与无 NAFLD 患者相比，随访期间 NAFLD 患者的冠状动脉粥样硬化（CAC）发生或进展的比例更高（48.8% vs 38.4%，$p<0.001$），校正传统代谢性风险因素后，基线时无 CAC 的受试者中，NAFLD 显著增加 CAC 发生的风险；但基线存在 CAC 者，NAFLD 对 CAC 的进展无显著影响。

第六节　慢性病毒性肝炎合并非酒精性脂肪性肝病

慢性丙型肝炎（CHC）患者大约 50% 有合并肝细胞脂肪变，即使排除肥胖、糖尿病等因素外，仍有 30% 合并肝脂肪变性，且与丙肝病毒的基因型有关，3 型 CHC 患者可高达 80%，1 型则明显降低。多数认为，肝脂肪变性为慢性 HCV 感染者疾病进展的一个重要危险因素，肝脂肪变性的严重性与纤维化的级别呈正相关，且脂肪变性的恶化亦伴随着肝纤维化的进展，肝脂肪变性的改善则伴随着纤维化程度的降低。肝脂肪变性在慢性乙型肝炎（CHB）患者中的发病率在 34.2%~76% 之间。临床病理研究发现，HBV 感染在导致汇管区炎症的同时，亦可引起肝细胞脂肪变。但更多研究提示，宿主代谢紊乱、肥胖及糖尿病与 CHB 患者肝脏脂肪变的关系可能比 HBV 病毒本身更为密切，肥胖可影响 CHB 患者肝纤维化进展程度。年龄较大的患者，肝脏脂肪变是 CHB 肝纤维化进展的独立危险因素。

近来的研究表明，CHB 合并 NAFLD 的患者比单纯 CHB 患者的 HBsAg、HBeAg 表达水平以及 HBV 复制水平均降低，且与肝细胞脂肪变性程度有关，肝细胞脂肪变性可抑制 HBsAg 的表达及 HBV 的复制，这可能是通过影响 HBV 在肝细胞内的生存环境所致的，从而有助于宿主对 HBV 的清除。肥胖和肝脂肪变性可影响 CHC 患者对抗病毒治疗的持续病毒学应答（SVR），且两者在病毒清除中可能以一种相互独立的形式相互作用。NAFLD 对 CHB 患者抗病毒治疗有否影响及影响程度目前尚缺临床证据。

第七节 治　疗

NAFLD 治疗包括肝脏疾病及相关代谢性疾病,如肥胖、高脂血症、胰岛素抵抗及 2 型糖尿病。鉴于非脂肪性肝炎和肝纤维化的患者预后多良好,药物治疗仅限于病理证实的 NASH 及肝纤维化。首要目标为控制代谢紊乱,改善胰岛素抵抗(IR),减少肝脏脂肪堆积,防治代谢综合征、糖尿病及其相关病变,从而改善患者生活质量和延长生存期;次要目标是减少肝脂肪沉积、避免因"二次打击"而导致 NASH 和肝功能失代偿,减少或延缓肝硬化及其并发症、肝癌的发生。NAFLD 目前无疗效确切的药物,对于早期患者和已进展为肝纤维化的患者,亟需更好的诊断和治疗策略。目前传统药物仍在使用,疗效有限。近年因 NAFLD 发病机制的突出进展,靶向新药迅速发展,主要有四类:①代谢靶向药物,以期减少肝脏脂肪堆积及代谢应激,包括过氧化物酶体增殖物激活受体激动剂(吡格列酮),针对胆汁酸代谢的法尼酯 X 受体(奥贝胆酸),脂肪从头合成抑制剂(ararmchol,NDI-010976),肠促胰素(利拉鲁肽)和成纤维细胞生长因子(FGF21、FGF19 类似物)。②靶向氧化应激或 NASH 炎症和损伤的药物,包括抗氧化剂(维生素 E)、肿瘤坏死因子 α 通路靶向药物(恩利卡生、己酮可可碱)和免疫调节剂(氨来占诺、cenicriviroc)。③肠道靶向药物,调节 NAFLD 患者肠肝循环,包括减肥制剂(奥利司他)和肠道菌群调节剂(IMM-124e、粪便菌群移植、索利霉素)。④靶向肝纤维化治疗药物,包括辛妥珠单抗(simtuzumab)、GR-MD-02 等。

一、生活方式干预

生活方式调整包括饮食控制及运动。减重可降低肝脂肪变性风险,可单纯饮食控制或联合运动。低热量饮食(每天 500~10 000kal)联合中等强度运动可使体重稳固下降。改善肝脂肪变性需要减重至少 3%~5%,而改善 NASH(包括纤维化)的组织病理学需要减重 7%~10%。

NAFLD 患者不应大量饮酒,无充足数据支持推荐 NAFLD 患者少量饮酒获益。

二、药物治疗

(一) 胰岛素增敏剂

常用于 NAFLD 治疗的主要有二甲双胍与噻唑烷酮类。二甲双胍可改善部分 NASH 患者的血清 ALT 水平,但未能改善肝组织学,不推荐用于 NASH 的治疗。吡格列酮可改善 NASH 伴或不伴 2 型糖尿病肝病理变化,不推荐用于未经肝组织证实的 NASH 患者。FDA 建议避免吡格列酮用于膀胱癌的患者。不考虑应用胰高血糖素样肽 -1 类似物治疗 NAFLD 或 NASH。

(二) ω-3 脂肪酸

不推荐用于治疗 NAFLD 和 NASH,但可考虑用于 NALD 伴高甘油三酯血症的治疗。

(三) 抗氧化剂

亲脂的抗氧化剂可抑制脂质过氧化,抑制促炎性细胞因子(如 TNF-α),降低转氨酶水平,改善肝脏脂肪变和炎症,延缓 NAFLD 的发展。

1. 维生素 E 800IU/d 可改善肝组织证实的非糖尿病成人 NASH 患者的肝组织学。可推荐作为此类患者的治疗用药,不推荐用于合并糖尿病的 NASH、未经肝组织证实的 NAFLD、NASH 相关肝硬化和隐源性肝硬化。

2. 甜菜碱 是存在于多种食物中的一种天然成分,能改善胰岛素抵抗,有可能成为一种理想的治疗 NAFLD 的药物。

(四) 细胞保护药

1. 熊去氧胆酸(UDCA) 不推荐用于治疗 NAFLD 和 NASH。

2. 己酮可可碱 作为抗 TNF 药物,可直接阻断炎症进程。多项研究发现该药安全性、耐受性好,可改善 NASH 患者的转氨酶水平和组织学。但也有研究显示它并不能降低转氨酶水平。因而,己酮可可碱治疗 NAFLD/NASH 还需更多的研究。

(五) 减肥药

奥利司他是一种抑制肠道脂质吸收的减肥药物,可阻止饮食中大约 30% 的甘油三酯的吸收。通过减少 10% 的体重,可降低糖化血红蛋白和 AST/ALT 水平,同时可改善肝脏脂肪变和纤维化程度,被视为治疗 NAFLD 的潜在用药。但另有研究发现,与改变生活方式相比,奥利司他没有呈现出更好的心血管代谢和组织学改变。缺乏奥利司他治疗 NASH 的有效证据,故该药物并未推荐为治疗 NASH 的有效方案。

(六) 降脂药

1. 他汀类药物 NAFLD 患者为 CVD 高风险患病及死亡人群,所有 NAFLD 患者都应积极消除 CVD 的风险。他汀类药物不会增加 NAFLD/NASH 患者严重肝损伤的风险,可用于 NAFLD/NASH 患者血脂异常的治疗。可用于 NASH 肝硬化,但不宜用于失代偿性肝硬化患者。

2. 贝特类 已有一些研究提示贝特类药物可以有效改善脂肪肝、减轻肝组织的纤维化。

(七) 其他

1. 益生菌和合生元 研究发现肥胖儿童在肠道菌群门 / 科 / 属方面与健康儿童差异显著,有无 NASH 组间的差异仅限于变形菌门、肠杆菌科、埃希杆菌属等。未患 NASH 的肥胖儿童与健康儿童呼气中的乙醇相似,但 NASH 患儿内源性乙醇产量显著增高。动物试验也显示,与对照小鼠相比,ob/ob 小鼠产生更高水平乙醇,而给予不吸收的抗生素可减少乙醇产量,提示肠菌是小鼠呼气中乙醇的重要来源。表明肠道微生物对胰岛素抵抗、肝脏脂肪变、肝脏炎症和纤维化的发展中发挥作用。因此,提出了益生菌和合生元对治疗 NAFLD/NASH 的潜在益处。

2. 血管紧张素受体阻滞剂 肾素 - 血管紧张素 - 醛固酮系统可调节胰岛素敏感性,与 NAFLD/NASH 的发病机制相关。血管紧张素转换酶抑制剂(ACE-I)和血管紧张素受体阻断剂(ARBs)可改善糖尿病患者的胰岛素敏感性。一项系统评价提示使用 ACE-I 和 ARBs 可减少 20% 糖尿病的发生。其机制可能是通过血管舒张,改善胰腺的血流、促进胰岛素的分泌及运输到组织。近年来,ARBs 治疗 NAFLD 的研究正在探索,如替米沙坦不但可以改善转氨酶水平与胰岛素抵抗,而且可以减少 NAS 活动度积分与纤维化。氯沙坦可改善血清转氨酶水平和肝脏组织学改变,但对于血压正常者,需注意其可导致血压下降的副作用。

3. 趋化因子受体 CCR2/5 拮抗剂 在 NSAH 发病中,巨噬细胞是一个关键的炎症因子。CCR2 和 CCR5 主要表达在单核细胞、巨噬细胞、Kupffer 细胞以及星形细胞,在炎症和

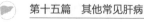

纤维化过程中发挥重要作用,包括促进巨噬细胞的聚集、影响肝星形细胞的迁移以及促进肝纤维化。2017 年 EASL 会议上的一项研究显示,对于脂肪性肝炎动物模型,CCR2/5 拮抗剂 cenicriviroc 能有效缓解进展期脂肪性肝炎的肝脏炎症和纤维化程度。在一项 cenicriviroc 全球性 Ⅱb 期临床试验也显示,该药能改善 NASH 和肝纤维化,临床安全性和耐受性良好。因此,cenicriviroc 可能是一个治疗成人 NASH 和肝纤维化的新药。

(八) 手术治疗

重度肥胖或顽固性肥胖的 NAFLD 患者,减肥手术可有效降低体重,改善肝脂肪变性、脂肪性肝炎以及肝纤维化。腹腔镜可调节胃捆绑术是欧美国家盛行的一种减肥手术,Dixon 等对一组 BMI>35kg/m² 的患者实行该术后平均体重减轻 34kg ± 17kg,82% 的 NASH 患者肝脏组织学改善。一项 160 例减肥术的研究发现,术后 31 个月脂肪变消失率 75%,NASH 消失率 90%,纤维化改善或消失率 56%,桥接纤维化改善或消失率 58%。然而,绝大多数 NAFLD 患者并不适合或不愿意接受减肥手术,而且手术本身存在一定的风险,是否选择手术治疗尚存在争议。

第八节 随 访

对于 NAFLD 患者,特别是 NASH、合并进展性肝纤维化、合并 2 型糖尿病的患者,要定期(6~12 个月)检测 AFP 和肝脏影像学(B 超、CT、MRI 等)。患者的随访还应注意血糖水平、血脂水平、心血管动脉粥样斑块等慢性心血管并发症的筛查,以及女性乳腺肿瘤、男性结直肠肿瘤方面的筛查。

第九节 后 记

2020 年,国际消化肝病学领域权威期刊 *Gastroenterology* 和 *Journal of hepatology* 相继发布 NAFLD 的更名以及代谢相关性肝病(metabolic associated fatty liver disease,MAFLD)新定义的国际专家共识声明。明确提出 MAFLD 以及代谢相关脂肪性肝硬化的诊断标准,强调代谢紊乱在 MAFLD 发病机制中的主导作用。患者的随访应注意血糖水平、血脂水平、心血管动脉粥样硬化斑块等。

(朱月永)

第八十七章

酒精性肝病

第一节　流行病学与发病机制

酒精性肝病（ALD）是指由于过量饮酒引起的，包括酒精性脂肪肝、酒精性脂肪性肝炎、酒精性肝纤维化、酒精性肝硬化一组肝脏疾病。

一、流行病学

在欧美国家 84% 嗜酒者患 ALD，其中 10%~35% 为酒精性肝炎，10%~20% 为酒精性肝硬化，酒精性肝硬化的死亡率为 19/10 万。目前我国虽然缺乏全国性大规模 ALD 的流行病学资料，但总体发病率呈逐年上升趋势。ALD 在门诊和住院患者中所占比例增高，酒精性肝硬化和肝癌（HCC）在住院肝硬化和肝癌患者中所占比例也增加。西方国家的 ALD 发病形式主要以酒精性脂肪肝为主，而我国 ALD 主要以酒精性肝炎为主，这可能与两者的遗传背景、饮食习惯和生活方式不同有关。

由于酒精对肝脏的损伤受种族、性别（女性比男性易感酒精性肝病）、营养状况（肥胖或营养不良）和是否合并其他肝病等影响，饮酒的安全阈值没有统一的标准。各国过量饮酒所指的酒精摄入量不同：中国指南规定的过量饮酒是指折合乙醇量男性 40g/d，女性 20g/d，时间超过 5 年；或两周内大量饮酒史，折合乙醇量 >80g/d。欧洲的过量饮酒是指男性 >30g/d，女性 >20g/d；美国的过量饮酒指男性每周超过 210g，女性每周超过 140g。临床上对患者饮酒习惯的筛查应使用可靠的工具，如使用筛查问卷，包括密歇根酗酒者筛选试验（CAGE 和 MAST）和酒精使用障碍鉴别试验（AUDIT）。曾有研究显示少量或适量饮酒可改善胰岛素抵抗、减少糖尿病、减少 NAFLD，升高高密度脂蛋白胆固醇而有助于减少动脉粥样硬化及其相关的心脑血管疾病的发生和死亡。但多少是适度，对不同的个体差异较大，部分人群因难以控制饮酒量，而最终导致酒精滥用。2016 年英国针对饮酒与健康风险修订了相应指南，特别强调即使少量饮酒也可能增加肝硬化死亡风险和癌症的发病风险。同时指出男性与女性安全饮酒的剂量是相等的，即均为每天饮用酒精量 <20g，每周至少 2~3 天不饮酒，一次酒精量不能超过 60g。

二、发病机制

乙醇导致的肝脏损伤是多种生物化学反应和信号传导途径共同作用的结果。乙醇代谢过程中产生大量的还原型辅酶Ⅰ，可影响机体氧化还原稳态导致组织缺氧和坏死，刺激脂质的生物合成，增加肝细胞内脂肪沉积。乙醇代谢产生的乙醛可与肝细胞内的蛋白反应基团或小分子物质形成"加和物"，作为新抗原刺激机体产生抗体，诱发自身免疫反应，致肝细胞的免疫损伤。乙醛还是高度反应活性因子，可以直接损伤肝细胞内线粒体及微管；细胞色素

P450 2E1（CYP2E1）与乙醛反应，产生过量的活性氧自由基，激活磷脂酶和脂质过氧化反应，降低细胞膜磷脂的含量，改变其通透性和流动性，还可以通过与细胞膜结合的受体、酶和离子通道作用，影响其功能。酒精性肝病患者的肠道细菌过度生长、肠道菌群移位、肠黏膜通透性增加、免疫功能受抑制等，易导致肠源性内毒素血症。内毒素不仅损伤肝细胞，还可与 TLR4 及库普弗细胞特异性受体 CD14 结合并激活该细胞，释放大量的炎症介质、氧自由基和细胞因子，如 IL-6、IL-10、IL-12、TNF、IFN 等，致肝细胞炎症、坏死和纤维化形成。

第二节 临床分类与诊断

一、临床分类

酒精性肝病包括酒精性脂肪肝、酒精性肝炎、酒精性肝纤维化和酒精性肝硬化。酒精性脂肪肝常无临床症状，戒酒后多可恢复正常。而未及时戒酒，20% 患者会发展至肝纤维化、肝硬化。

（一）轻症酒精性肝病

肝生化学、影像学和组织病理学检查基本正常或轻微异常。

（二）酒精性脂肪肝

影像学诊断符合脂肪肝标准，血清 ALT、AST 可轻微异常。

（三）酒精性肝炎

血清 ALT、AST 或 GGT 升高，可有血清胆红素的升高。

（四）酒精性肝纤维化

症状及影像学无特殊。可结合血清肝纤维化标志物、肝弹性纤维测定等肝纤维化无创诊断；肝穿刺组织学检查可确诊。

（五）酒精性肝硬化

有肝硬化的临床表现和相应的血清生化指标的改变。

（六）重症酒精性肝炎（severe alcohol hepatitis，SAH）

是肝衰竭常见的原因之一，常发生在长期过量饮酒所致的脂肪肝或肝硬化的基础上，或短期内大量酗酒的患者，以迅速出现发热、黄疸、腹水以及肝性脑病、肺炎、急性肾功能衰竭、上消化道出血等多器官功能障碍为特征。部分患者在出现明显的肝炎症状之前，可能已经有数周至数月的亚急性发展过程。

二、临床诊断

1. 长期饮酒史，一般超过 5 年，折合酒精量男 =40g/d，女 =20g/d。或 2 周内有大量饮酒，折合酒精量 =80g/d；[酒精量（g）= 饮酒量（mL）× 酒精含量（%）× 0.8，（酒精度：米酒 40%、红酒 15%、啤酒 4%）]

2. 临床症状非特异性。可无症状或右上腹胀痛、食欲下降、乏力、体重减轻、黄疸等。病情加重可出现精神神经症状。一部分患者可见肝掌、蜘蛛痣等慢性肝病体征。

3. 血 AST、ALT、GGT、TBIL、PT 及 MCV 等指标升高，禁酒后可明显下降，通常 4 周内基本恢复正常。AST/ALT>2 有助于诊断。

4. 肝脏 B 超、CT 或 MRI 等影像学有典型表现。

5. 排除嗜肝病毒感染、药物和中毒性肝损伤等。

符合第 1、2 和第 5 项疑诊，符合第 1、2、3 或 1、2、4 和第 5 项可确诊。

第三节　组织病理学与影像学诊断

一、组织病理学诊断

酒精性肝病病理学改变主要为大泡性或混合性肝细胞脂肪变性。依据病变肝组织是否伴有炎症反应和纤维化可分为：单纯性脂肪肝、酒精性肝炎、肝纤维化和肝硬化。

（一）单纯性脂肪肝

依据肝细胞脂肪变的程度分 4 度（F0~F4）：

F0　<5%　肝细胞脂肪变

F1　5%~30%　肝细胞脂肪变

F2　31%~50%　肝细胞脂肪变

F3　51%~75%　肝细胞脂肪变

F4　75% 以上　肝细胞脂肪变

（二）酒精性肝炎根据炎症程度分为 4 级（G0~G4）：

G0　无炎症

G1　腺泡 3 带呈现少数气球样肝细胞，腺泡内散在个别点灶状坏死和中央静脉周围炎

G2　腺泡 3 带明显气球样肝细胞，腺泡内点状坏死增多，出现 Mallory 小体，门管区轻至中度炎症

G3　腺泡 3 带广泛的气球样肝细胞，腺泡内点状坏死明显，出现 Mallory 小体和凋亡小体，门管区中度炎症和 / 或伴门管区周围炎症

G4　融合性坏死和 / 或桥接坏死

（三）肝纤维化分为 4 期（S0~S4）：

S0　无纤维化

S1　腺泡 3 带局灶性或广泛的窦周 / 细胞周纤维化和中央静脉周围纤维化

S2　纤维化扩展到门管区，中央静脉周围硬化性玻璃样坏死，局灶性或广泛的门管区星芒状纤维化

S3　腺泡内广泛纤维化，局灶性或广泛的桥接纤维化

S4　肝硬化

二、影像学诊断

肝脏 B 超、CT 或 MRI 等影像学有相应的表现；近年来瞬时弹性成像技术（TE）在酒精性肝病的诊断方面有较多的研究，TE 可评价酒精性肝病肝纤维化。但酒精性肝病早期主要为肝窦纤维化、脂肪变以及显著肝脏炎症时，TE 检查时 LSM 的准确性可受影响。诊断 F4 的 LSM 临界值定为 12.5kPa，AUROC 为 0.91 ；LSM=8.0kPa，诊断为进展性肝纤维化。TE

评估酒精性肝病时,应注意患者的饮酒状态、是否存在活动性酒精性肝炎。

第四节　酒精性肝病的特殊肝外表现

1. 韦尼克脑病　是由于长期饮酒导致维生素 B_1 缺乏引起的神经精神疾病。其经典三联症包括脑病或谵妄(定向力障碍、意识模糊、淡漠和注意力不集中等)、眼球运动障碍(眼球震颤、一侧外直肌麻痹)、步态共济失调。

2. 酒精性周围神经病　其特点有感觉神经受累较运动神经重,双下肢受累较双上肢重,以感觉障碍为主,包括肢体远端疼痛、感觉异常和感觉迟钝,深感觉障碍多见,可伴有中枢神经系统受累和皮肤营养障碍,戒酒后症状可恢复。

3. 酒精性心肌病　既往无其他心脏病病史,出现心脏扩大和心力衰竭的临床表现,辅助检查示心室扩大、心功能减退、肺淤血征,放射性核素检查显示左心室心肌血流灌注呈弥漫性斑点状放射性稀疏改变。酒精性心肌病的早期患者戒酒后(6 个月),心肌病的临床表现可以逆转。

4. 酒精性肝性骨病　骨质疏松症引起的周身疼痛,身长缩短、驼背,脆性骨折甚至发生酒精性股骨头坏死。

5. 其他如马德龙综合征、假性巴德 - 基亚里综合征等,较少见。

第五节　酒精性肝病患者肝功能评估

ALD 严重程度及近期存活率评估的方法

1. 酒精性肝硬化的评估　可采用 Child-Turcotte-Pugh(CTP)分级和终末期肝病模型(model of end stage liver disease,MELD)。MELD 可以有效地评价酒精性肝病患者 30 天和 90 天的死亡率情况。此外,MELD-Na 以及将年龄和血清钠结合至 MELD 的 iMELD〔MELD+(0.3× 年龄)−(0.7× 血清钠)+100〕,可以进一步提高对肝硬化患者预后的预测效应。

2. 酒精性肝炎的评估　可采用 Maddrey 判别函数(Maddrey's discriminant function,MDF),Glasgow 酒精性肝炎评分(Glas90w alcoholic hepatitis score,GAHs)及 Lille Model 等。MDF 评分用于指导酒精性肝炎患者激素的治疗,MDF 评分 =32 或并发肝性脑病,糖皮质激素治疗可显著降低患者死亡率。GAHS>9 是酒精性肝炎患者死亡预测因子,在预测 28 天和 84 天的死亡率方面准确性优于 MDF。

第六节　治　　疗

一、一般原则

ALD 的治疗原则是戒酒和营养支持,减轻 ALD 的严重程度;改善已存在的继发性营养不良和对症治疗。

1. 戒酒　为终身治疗,可改变疾病进程。酒精性脂肪肝于戒酒后 4~8 周恢复或明显改善;酒精性肝炎戒酒后 7 年生存率 80%,继续饮酒者生存率只有 50%;轻型酒精性肝炎继续饮酒者 5 年生存率 70%,重症酒精性肝炎继续饮酒者 5 年生存率 50%。

2. 营养支持　75% 以上的 ALD 患者常合并热量 - 蛋白质缺乏性营养不良,长期营养失调影响机体免疫功能,死亡风险与营养不良的程度密切相关。积极纠正营养不良是 ALD 的基础性治疗措施宜予 ALD 患者富含优质蛋白、维生素、微量元素和高热量的低脂软食,适当补充以支链氨基酸为主的复方氨基酸制剂。优先供给乳品蛋白等优质蛋白质,脂肪的摄入需含有一定比例的不饱和脂肪酸。消化不良的患者,需提供中链脂肪酸。有报道认为富含饱和脂肪酸饮食可使 ALD 患者的脂肪肝和肝纤维化的病变程度减轻或消失。美国及欧洲 ESPEN 均推荐建议肝硬化患者改变饮食摄入模式,少食多餐,每天 4~6 餐,包括睡前增加以碳水化合物为主的餐食,有利于蛋白质的合成,减少负氮平衡。应随时评估患者的营养状态,重症患者可考虑肠外营养和肠饲。

二、特殊状态患者的处理

(一)酗酒者的精神病

发病率较高,如焦虑、情感紊乱及精神分裂等,可单独存在或并发酒精依赖。单独存在者需要特殊治疗,并发酒精依赖者一旦戒酒,症状即可消失。此外,酗酒者发生其他成瘾的风险较高(包括尼古丁)。吸烟和酒精滥用对心血管疾病、肿瘤及肝细胞癌的发生有协同作用。因此应协助 ALD 患者戒烟。

(二)酒精戒断综合征(alcohol withdrawal syndrome,AWS)

是酒精依赖者突然中断或减少酒精摄入时发生的一种严重的医学情况。轻度 AWS 通常发生在最后 1 次饮酒的 6~24h 内,可出现血压升高、脉搏加快、颤抖、反射亢进、易激惹、焦虑、头痛、恶心和呕吐等,还可发展至更严重的 AWS,以谵妄、昏迷、心脏停搏和死亡为特征。苯二氮䓬类可有效减少 AWS 发作和 / 或谵妄的风险,是治疗 AWS 的"金标准"。长效苯二氮䓬类(如地西泮和氯氮䓬)可对 AWS 发作和谵妄提供更有效的治疗,短效和中效苯二氮䓬类(如劳拉西泮和奥沙西泮)在年龄大和肝功能障碍患者中应用更为安全。

(三)SAH 患者的治疗

1. 糖皮质激素　SAH 患者从皮质类固醇治疗中获益有限,若患者存在肝性脑病或 Maddrey 评分 =32 或 MELD 评分 =21 是常用启动糖皮质激素治疗的阈值。如糖皮质激素 (40mg/d) 治疗 7 天后 Lille 评分 =0.45 提示治疗有效,可连续应用 28 天;疗程结束时,可一次全部停药,或在 2~4 周(一般 3 周)内逐渐减量至停药。Lille 评分 >0.45,提示反应不良;对于无反应者(Lille 评分 >0.56)应停止糖皮质激素治疗。不宜对存在细菌或真菌感染、肾功能不全及出血等并发症的患者给予糖皮质激素。近期一项研究报道,糖皮质激素联合 S- 腺苷蛋氨酸治疗 SAH 较单用糖皮质激素有更高的反应率及较少 HRS 发生率,但未减少 28 天的死亡率。

微粒(MPs)是细胞应激过程中释放的细胞源性膜结合囊泡,SAH 中产生的 MPs 可以通过激活 NLRP3 及其下游如 caspase-1 及 IL-1b 等基因参与无菌性炎症的发生。最近有学者研究发现 MPs 与酒精性肝炎的严重程度有关,可作为预测激素治疗应答及疾病严重程度的生物标志物。

2. 己酮可可碱(PTX)　PTX对改善肝脏微循环有一定效果,对肾功能的改善和维持可能也有一定的功效。SAH伴败血症患者,己酮可可碱(PTX)为一线治疗用药。PTX具有抗氧化和抗肿瘤坏死因子(TNF)作用。有研究显示SAH患者(MDF=32)应用PTX治疗,虽患者肝功能未见显著改善,但生存时间较安慰剂组延长6个月,与肝肾综合征的发生率显著下降有关。但对糖皮质激素反应不良者,转换为己酮可可碱(PTX)治疗或应用分子吸附再循环系统疗效也常不佳,应尽早考虑肝移植。而一项270例SAH患者的随机对照试验表明,泼尼松龙与PTX联合治疗并不优于单独应用糖皮质激素。

3. N-乙酰半胱氨酸　是一种抗氧化剂,能补充肝细胞谷胱甘肽的储存。一项应用糖皮质激素和N-乙酰半胱氨酸联合治疗的随机对照试验表明,患者生存时间较单独应用皮质类固醇延长1个月,感染及肝肾综合征发病率更低,提示糖皮质激素与N-乙酰半胱氨酸可能具有协同作用,但两组间6个月的生存率无显著差异。

4. 抗TNF剂(英夫利昔单抗或依那西普)　抗TNF剂治疗SAH发生严重感染和死亡的可能性较高,而且反复或过度TNF阻滞对肝脏再生有消极影实响,其疗效有待更多的研究证。

5. 肝移植肝移植是最终有效的治疗　SAH方法,但多要求患者在取得移植资格前戒酒6个月。ALD患者肝移植后的存活期为1~3年,复发率约10%,移植术后是否戒酒为ALD复发的重要预测指标。

SAH的治疗可参考图15-87-1。

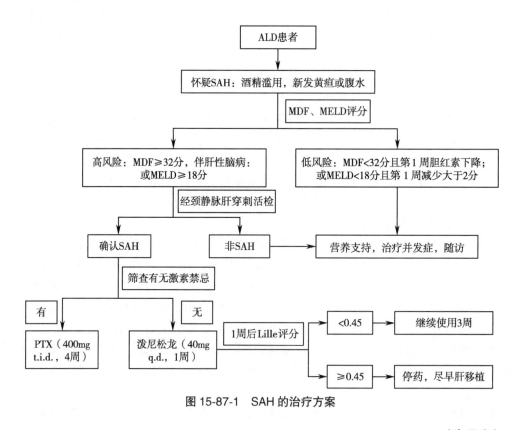

图15-87-1　SAH的治疗方案

（朱月永）

第八十八章

药物性肝损伤

第一节 概　　述

药物性肝损伤(drug-induced liver injury, DILI)是指由各类处方或非处方的化学药物、生物制剂、传统中药(traditional Chinese medicine, TCM)、天然药(natural medicine, NM)、保健品(health products, HP)、膳食补充剂(dietary supplements, DS)及其代谢产物乃至辅料等所诱发的肝损伤。随着科技进步,大量新药涌现。新药在上市前虽对其安全性、耐受性和有效性进行过严格的科学试验,但在上市后还会发现有些药物具肝毒性。DILI 是最常见和最严重的药物不良反应(adverse drug reaction, ADR)之一,重者可致急性肝衰竭(acute hepatic failure, ALF)甚至死亡。这使不少药物在上市后被召回,或被标注"黑框警告"。

令人忧虑的是,目前随着生活和经济条件的改善,人们的保健意识逐渐增强,HP、NM、DS 使用越来越广泛,不少人尚有"天然即无毒"这一认识上的误区,草药、膳食补充剂和替代疗法所致的肝损伤屡见不鲜。

DILI 的症状谱非常宽泛,从无症状的肝酶升高到肝衰竭均可发生,迄今仍缺乏简便、客观、特异的诊断指标和特效治疗手段。轻者容易导致误诊、漏诊、误治或过度治疗,重者死亡。

第二节 流 行 病 学

一、发病率和流行趋势

DILI 在一般人群中的发生率很难确定,主要原因是:①较难确定有多少人使用了药物;②缺少简单客观的诊断方法;③难以在众多药品中确定真正引起肝损伤的某种药物;④缺少系统的研究;⑤随访时间较长;⑥临床表现多样,疾病严重程度覆盖仅肝脏生化指标升高的无症状患者至暴发性 ALF,并与其他原因的急性、慢性肝病难以区别;⑦ DILI 的发生率本来就很低,而大多数临床药物试验所包含的患者人数最多不超过 10 000 人,药物肝毒性往往要到上市阶段才发现。

根据国外流行病学资料,DILI 的发生率占所有药物不良反应病例的 10%~15%。在发达国家,DILI 发病率估计介于 1/100 000 ~20/100 000 或更低。国外两项前瞻性研究结果表明,2002 年法国报道 DILI 年发病率约为 13.9/100 000,2013 年冰岛报道 DILI 年发病率约为

19.1/100 000。

我国目前报道的 DILI 发病率主要来自相关医疗机构的住院或门诊患者,均为回顾性研究,尚缺乏前瞻性研究。其中急性 DILI 约占急性肝损伤住院比例的 20%;由于缺乏面向普通人群的大规模 DILI 流行病学数据,故尚不清楚 DILI 在人群中的确切发病率。

我国人口基数庞大,临床药物种类繁多,人群不规范用药较为普遍,应用 TCM-NM-HP-DS 等较为随意,医务人员和公众对药物安全性问题和 DILI 的认知尚不够,因此 DILI 发病率有逐年升高趋势。又由于各地药物种类、用药习惯(剂量和疗程)、ADR 报告制度执行力的差异,以及不同地区、不同种族及不同人群药物代谢酶的基因多态性等,使得 DILI 的种类和发病率也可能存在地区差异。

二、引起 DILI 的药物

全球有 1 100 多种上市药物具有潜在肝毒性,包括非甾体抗炎药(NSAIDs)、抗感染药物(含抗结核药物)、抗肿瘤药物、中枢神经系统用药、心血管系统用药、代谢性疾病用药、激素类药物、某些生物制剂和 TCM-NM-HP-DS 等。不同药物可导致相同类型肝损伤,同一种药物也可导致不同类型的肝损伤。

欧美发达国家,NSAIDs、抗感染药物、草药和膳食补充剂(HDS)是导致 DILI 的常见原因。其中,对乙酰氨基酚(APAP)是引起 ALF 最主要的原因。TCM-NM-HP-DS 或 HDS 作为 DILI 的病因在全球越来越受到重视。2013 年冰岛一项前瞻性研究表明该国 HDS 占 DILI 病因的 16%。2013 年美国肝病研究协会(AASLD)资料显示,在美国药物性肝病网络(DILIN)的注册登记中,HDS 导致肝损伤的比例不断增长,2011—2012 年已增至 20%,成为引起 DILI 的第二位原因,尤其是健美保健品和减肥保健品,这些制剂的固有成分、污染物、掺杂物、微生物及重金属等均可能成为引起肝损伤的原因。

国内有报道相关药物涉及 TCM(23%)、抗感染药(17.6%)、抗肿瘤药(15%)、激素类药(14%)、心血管药物(10%)、NSAIDs(8.7%)、免疫抑制剂(4.7%)、镇静和神经精神药物(2.6%)等。与英美两国急性 DILI 和 ALF 主要由 APAP 引起的情况不同,我国由 APAP 引起的肝损伤仅占所有 DILI 的 3.8%,占所有止痛药和抗炎药的 50.8%。我国 DILI 的诱因主要包括抗结核药和中草药,但抗结核药 DILI 呈下降趋势,而中草药诱发 DILI 逐渐成为最主要类型。国外流行较高的 APAP 和膳食补充剂诱发的 DILI 在我国并非主要类型。

国内报道较多的与肝损伤相关的 TCM-NM-HP-DS 有何首乌、土三七、雷公藤等,有文献报道动物毒理试验可致肝损伤的中药有:土三七、黄药子、雷公藤、千里光、香加皮、苍耳子、川楝子、贯众、芫花、潼蒺藜、土荆芥、钩吻、艾叶、蓖麻子、大风子、相思子、常山、鸦胆子、五倍子、白及、防己、青黛、大黄、地榆、石蒜、诃子、石榴皮、肉豆蔻、苍术、合欢皮、蒲黄、何首乌(生)等。也有许多治疗骨质疏松、关节炎、白癜风、银屑病、湿疹、痤疮等疾病的某些复方制剂等导致肝损伤的报道,但由于组分复杂,很难确定究竟是哪些成分引起肝损伤。

三、危险因素

(一)宿主因素
包括遗传学因素和非遗传学因素。

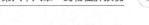

遗传学因素主要是指药物代谢酶、药物转运蛋白和人类白细胞抗原(HLA)系统等的基因多态性与 DILI 相关。不同种族的患者对 DILI 的易感性可能存在差异。

非遗传学风险因素众多,但尚未发现其中任何一种是所有 DILI 的主要风险因素。

1. 年龄 高龄可能是 DILI 的重要易感因素。老年人由于肾血流量减少,肝代谢功能退化,因此发生 DILI 的风险更高。例如老年患者服用异烟肼后更容易产生肝毒性。针对异烟肼用药人群 DILI 的一项回顾性调查结果显示,35~49 岁和 ≥ 50 岁两个年龄段人群的 DILI 发生率分别是 25~34 岁人群的 2 倍和 5 倍。然而,实际情况却并非总是如此,西班牙药物性肝损中心记录中只有 46% 的 DILI 患者年龄大于 60 岁,美国 DILI 网记录中只有 18.5% 的 DILI 患者年龄超过 65 岁,冰岛前瞻性研究提示,高龄患者的处方量增加可能是其 DILI 发生率相对较高的一个因素。此外,老年 DILI 患者与年轻患者的类型有明显不同,老年患者一般是胆汁淤积性和混合性,年轻患者往往是肝细胞性。婴幼儿由于生理功能未完全发育成熟,发生 DILI 的风险也会升高。

2. 性别 女性可能对某些药物,如米诺环素、甲基多巴等表现出更高的易感性,且易于呈现慢性自身免疫性肝炎(AIH)的特点。TCM-NM-HP-DS 引起的肝损伤在女性中也更多见。

3. 妊娠 妊娠期 DILI 常见可疑药物有甲基多巴、肼苯达嗪、抗生素、丙硫氧嘧啶(PTU)及抗逆转录病毒药物(ART)等。PTU 可致孕妇急性重型肝炎,病死率高,美国 FDA 已给予黑框警示。

4. 基础疾病 有慢性肝病基础的患者更易发生 DILI 的证据有限。但一旦发生,出现肝衰竭甚至死亡的风险更高。有研究提示,乙型肝炎病毒(HBV)或丙型肝炎病毒(HCV)感染可增加 ART 或抗结核药发生 DILI 的风险。人类免疫缺陷病毒(HIV)感染是某些 DILI 的易感因素,也是影响 HIV 感染者 DILI 发病率和病死率的重要因素。

自身免疫性肝病也可能增加患者对 DILI 的易感性,特别是使慢性 DILI 的发生风险增加。尚不清楚非酒精性脂肪性肝病(NAFLD)和肥胖是否增加 DILI 的风险。糖尿病是某些药物引起 DILI 的易感因素,有研究提示糖尿病与 DILI 严重程度独立相关。肿瘤及心脏病也是慢性 DILI 的可能危险因素。

(二)药物因素

药物的化学性质、剂量、疗程,以及药物相互作用常可影响 DILI 的潜伏期、临床表型、病程和结局。绝大部分 DILI 是在常规剂量及正常用法下,仅发生在少数患者中的不良反应,往往被认为不具有剂量依赖性,但当天用药量超过毒性阈剂量后将增大发生 DILI 的危险。药物的理化性质影响药物的细胞摄取和药物的药动学过程。高亲脂性可促进肝细胞从血液中摄取药物,增强药物代谢并产生大量活性产物。除了亲脂性,药物的相对分子质量也与肝毒性具有相关性,一种药物可改变其他药物的吸收、分布、代谢、排泄和药理作用。药物相互作用是临床上 DILI 风险增加不容忽视的因素,如当抗结核药物与唑类抗真菌药、甲氨蝶呤、抗痉挛药、氟烷或 APAP 等药物同时使用时,DILI 的发生率将增加。中药材种植和炮制等过程中的污染也是增加 DILI 发生风险的重要因素。

(三)环境因素

过量饮酒可能增加度洛西汀、APAP、甲氨蝶呤及异烟肼等引起 DILI 的风险。吸烟对 DILI 易感性的影响尚不清楚。

第三节 发 病 机 制

DILI 发病机制复杂,往往是多种机制先后或共同作用的结果,迄今尚未充分阐明。不同药物导致肝损伤的机制各有差异,但也有共性。通常可概括为药物的直接肝毒性和特异质性肝毒性作用,其过程包括药物及其代谢产物导致的"上游"事件以及肝脏靶细胞损伤通路和保护通路失衡构成的"下游"事件。

一、药物的直接肝毒性作用机制

药物的直接肝毒性是指摄入体内的药物和/或其代谢产物对肝脏产生的直接损伤,往往呈剂量依赖性,通常可预测,也称固有型 DILI。药物的直接肝毒性可进一步引起免疫和炎症应答等其他肝损伤机制。

肝脏是药物代谢的中心器官,亦是药物毒性产物产生的主要场所。药物经过 Ⅰ 相(活性药物形成)、Ⅱ 相(结合或解毒)及 Ⅲ 相(排泄)反应代谢。药物经过细胞色素 P450(cytochrome p450 protein,CYP)代谢可形成如电子基、氧自由基等有害活性毒物,毒物形成与解毒之间的平衡对 DILI 的形成至关重要。通常,毒物经过肝脏的解毒作用而失活,但产生的毒物数量远超肝脏解毒功能或无该毒物的解毒功能时,则可改变细胞功能,导致肝细胞损伤,最终引起细胞凋亡或坏死。药物的直接毒性作用呈剂量依赖性,可预测。该作用机制的最经典药物曾是 CCl₄,目前最受关注的是 APAP。APAP 经 CYP 酶系统中的 CYP2E1 生物转化作用转化为代谢物 N-乙酰苯醌亚胺(N-acetyl-P-benzoquinone imine,NAPQI),NAPQI 可攻击自由硫醇,正常情况下肝脏的谷胱甘肽快速与其结合而起解毒作用,因此 APAP 在治疗量时是无毒性的。当过量时则使肝细胞胞质内和线粒体内的谷胱甘肽损耗并产生肝毒性。当谷胱甘肽被消耗,多余的 NAPQI 不仅能与胞质及线粒体的硫醇共价结合,导致线粒体功能紊乱、活性氧(re-active oxygen species,ROS)产生及 MAP 激酶激活,从而引起细胞坏死,还能结合胞内蛋白质形成免疫复合物,激活特异性免疫反应。此外,APAP 可直接损伤肝细胞,损伤严重的肝细胞通过胞内应激原级联放大效应,同促凋亡蛋白的作用进一步导致线粒体膜通透性改变(mitochondrial permeability transition,MPT),最后引起肝细胞死亡。

二、特异质性 DILI

特异质性 DILI 与药物剂量无关,而与个体特异质相关。特异质性 DILI 发病机制可能由遗传—环境—药物暴露交叉导致,它是受到一连串偶然的"多点攻击"所致。目前认为特异质性 DILI 多由药物代谢相关的酶缺损、活性低及免疫应答异常所致。特异质性 DILI 可分为遗传特异质及免疫特异质两种。

(一)遗传特异质肝损伤机制

药物在体内的代谢过程包括代谢、转运、排泄等过程与 DILI 的发生密切相关,其深层次原因与机体特定的基因多态性(gene polymorphisms,GPM)相关。

1. 药物代谢酶系 药物代谢酶 GPM 导致酶活性差异与 DILI 发生密切相关。Ⅰ 相代谢酶系中的 CYP 最重要,大多药物有 CYP 代谢。由于细胞色素家族的基因多态性,可导致药物代谢能力低下以至于药物原型或其代谢产物在体内蓄积而发病。通常大多数药物经过肝脏的生物转化作用后形成无活性的产物,但亦有极少数经过 CYP 酶系催化后会进一步活化形成毒性较强的中间产物。研究发现 CYP2E 野生型在运用异烟肼治疗后 DILI 的发病风险增加了 3.4 倍,其原因可能是野生型 CYP2E1 药物治疗后活性氧(ROS)生成增多所致。Ⅱ相代谢酶系中的 N- 乙酰转移酶与药物乙酰化速度有关,东亚人群慢乙酰化者易发生异烟肼相关肝损伤;尿苷二磷酸葡萄糖醛酸转移酶 2B7 与 CYP2C8、ATP 结合盒(ATP-binding-cassette transporter,ABC)C2 一起,其基因变异与双氯芬酸引起的 DILI 相关;谷胱甘肽 S- 转移酶与曲格列酮、克拉维酸 - 阿莫西林以及 NSAIDs 等引起的 DILI 相关;硫代嘌呤 -S- 甲基转移酶与巯嘌呤和硫唑嘌呤引起的 DILI 相关。

2. 跨膜转运蛋白　ABC B11 基因变异与药物性胆汁淤积相关。ABC B4(多重耐药基因产物 MDR3)和 ABC C2(多药耐药蛋白 MRP2)基因突变也与 DILI 相关。

3. 溶质转运蛋白　阴离子转运多肽 1B1 与肝细胞摄取他汀类等药物相关,其基因多态性与这些药物引起的 DILI 相关。

4. HLA　全基因组关联研究(genome-wide association study,GWAS)显示,HLA-B*5701 可使患者对氟氯西林相关的 DILI 的易感性增加 81~100 倍,HLA-DRB1*0701 可增加口服促凝血药希美加群相关 DILI 的发生风险,HLA-DRB1*1501 位点变异与阿莫西林 - 克拉维酸肝损伤相关,HLA-A*3303 与抗血小板药噻氯匹啶所致的 DILI 相关,HLA-DQA1*0201 与酪氨酸激酶抑制剂拉帕替尼所致的 DILI 相关,HLA-DQA1*0102 与非甾体抗炎药卢米昔布所致的 DILI 相关。

(二)免疫特异质肝损伤机制

亦称为药物介导的过敏性肝炎,其本质是人体对药物的过敏反应,仅发生在少数人群,或有家族聚集现象。临床表现为发热、皮疹及瘙痒等,肝穿刺病理检查可见嗜酸细胞浸润、肉芽肿形成。这说明 DILI 发病机制中有免疫激活参与。免疫特异质的发生机制一般认为与以下几方面有关。

1. 固有免疫　人类肝脏固有免疫系统主要由巨噬细胞、中性粒细胞、自然杀伤细胞／自然杀伤 T 细胞(NK/NK T 细胞)构成。近年来越来越多的研究证实固有免疫在 DILI 发病中起了重要的作用,但其具体机制目前仍不明确。当发生 DILI 时,患者的血液及受损肝细胞周围可见大量巨噬细胞浸润,其骨髓亦可见前体巨噬细胞增殖。巨噬细胞可能经过各种黏附因子和蛋白的作用,募集到受损肝细胞周围,吞噬已受损的肝细胞并释放多种细胞因子,但其在 DILI 发病机制中的确切作用尚未明确。高迁移率族蛋白(high mobility group protein box,HMGB)-1 是一种损伤相关分子模式(damage associated molecular pattern,DAMP),DAMP 可诱导中性粒细胞浸润。HMGB-1 还可与 Toll 样受体结合并促进细胞因子释放,如 TNF-α,IFN-γ 及 IL-1 等,可活化 Kupffer 细胞,诱导 DILI 加重。此外,NK/NK T 细胞在 DILI 发病机制中的作用也是争议热点,有研究者认为 NK/NK T 细胞通过分泌细胞因子如 IFN-α、IL-4 减轻毒性药物对肝脏的损伤。但也有研究发现 NK/NK T 细胞移除的小鼠模型肝脏中保护性细胞因子的表达水平变化差异并无统计学意义。有研究者认为这些细胞因子具有双重作用,如在 IL-12 和 IL-18 的辅助下,加剧了 DILI 的严重程度。总而言之,固有免疫在 DILI 发病机制中的作用尚需进一步的研究。

2. 适应性免疫　适应性免疫反应指经药物诱导产生肝毒性反应,并在潜伏期(1~4 周)

内再次暴露于同一药物,可诱发肝毒性症状,伴有一些临床表现如发热、皮疹、嗜酸性粒细胞增多等,并且血液内一些特异性抗体浓度增加。人们曾对此提出两种适应性免疫损伤理论:半抗原理论和 P-i 理论。前者在生物学转化过程中,药物可与肝蛋白质或修饰蛋白质如 CYP 酶类共价结合,形成复合物。其可在受药物损伤的肝细胞死亡或破坏后释放出来,并在主要组织相容性复合体(major histocompatibility complex,MHC)Ⅱ类分子协助下经抗原提呈细胞作用被 CD4⁺T 淋巴细胞识别,并在相关因子局部辅助下激活 CD8⁺T 细胞,通过 FasL 或穿孔素介导产生细胞毒性反应而导致肝细胞凋亡。氟烷类麻醉药属于这类损伤机制的典型药物之一。然而仅半抗原形成不足以激活免疫反应,必须伴随其他危险事件,即危险信号假说,如感染和炎症等。此外,有时药物的应用可导致体内潜伏的病毒活化,免疫系统因为病毒的活化而被激活。P-i 理论是指在缺乏药物代谢、共价连接及抗原处理时某些药物能充当配体的作用,直接连接人类白细胞抗原(human leucocyte antigen,HLA)或 T 淋巴细胞受体,并依赖于 MHC 的经典模式促使 T 淋巴细胞活化,经典药物有磺胺甲噁唑、拉莫三嗪、卡马西平等。此外,某些药物如环孢素可通过抑制 T 淋巴细胞活化,抑制肝细胞表达 NOS,使 NO 合成减少,导致肝细胞缺血缺氧而损伤肝细胞。

(三) 线粒体损伤机制

线粒体损伤是肝细胞坏死型 DILI 的主要原因。药物损伤线粒体具体机制包括以下几个方面:①抑制线粒体 β 氧化和呼吸链功能,导致电子传递障碍,干扰 ATP 的合成,导致能量产生减少;② MPT 膜孔开放、线粒体膜通透性增加或破裂,这需要线粒体外膜(outer mitochondrial membrane,OMM)的透化作用。MPT 膜孔构成了跨越 OMM 及线粒体内膜(inner mitochondrial membrane,IMM)的孔隙。药物及代谢物的毒性作用促进 MPT 膜孔的开放,结果降低了质子梯度,导致线粒体膜电位的崩溃和 ATP 产生终止,同时钙离子内流,线粒体发生氧化反应,从而引起线粒体肿胀及 OMM 破裂,并释放细胞凋亡促进因子;③破坏抗氧化防御系统,诱导大量的 ROS 产生,导致线粒体 DNA 氧化损伤,严重时可降解线粒体 DNA;④减少线粒体蛋白质的合成;⑤激活 RNA 酶 -L,减少线粒体转录物的合成。肝脏线粒体作为许多药物毒性靶点,导致线粒体损伤的经典药物之一如 APAP,便是肝中毒的主要因素,它可影响正常的生理及生化过程,产生过多 ROS 及过氧化亚硝酸盐,发生氧化应激,引起 OMM 及 IMM 透化作用和破裂,损伤线粒体 β 氧化和呼吸链功能。值得注意的是,药物对线粒体的损伤是多途径、多机制共同作用的结果。此外,西班牙一项对于 185 例 DILI 患者的研究发现线粒体超氧化物酶歧化酶 2 及谷胱甘肽过氧化物酶 1 基因与胆汁淤积或混合型 DILI 患者易感性密切相关,表明线粒体基因多态性亦与 DILI 发病相关,但尚需更多的研究加以证实。

(四) 内质网应激

内质网(endoplasmic reticulum,ER)担负蛋白质合成、折叠、运输、成熟和分泌作用,也具有药物代谢、合成三酰甘油(甘油三酯)和胆固醇,以及储存和释放钙离子等重要功能。生理环境下,ER 内的过客蛋白载荷增加,以及折叠不良或未折叠的蛋白堆积时,ER 可产生自稳性适应性反应,即"非折叠蛋白反应(unfolded protein response,UPR)",从而缓解应激,调节蛋白合成,保持细胞内环境稳定。与 ER 相关的一系列病理性反应事件统称为"内质网应激反应(ER stress response,ERSR)"。ER 通过活化 UPR 以缓解应激,从而适应多种触发因素的刺激,但持久和过强的 ERSR 将打破 UPR 对应激的缓解效应,促进 DILI 进展。

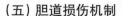

(五) 胆道损伤机制

胆汁淤积型 DILI 的特征是胆道损伤。有些药物可导致胆管阻塞,使具有细胞毒性的胆汁在肝内淤积,间接损伤肝细胞和胆管细胞,导致胆管纤维化及肝硬化,其在临床上较少见,主要表现为黄疸、瘙痒及 ALP 升高。药物大多数经肝细胞膜的有机阴离子转运肽(organic anion transporting polypeptide,OATP)进入肝细胞,而一些药物如克霉唑可调节 OATP 导致肝细胞内药物浓度改变。此外,胆汁淤积型 DILI 的机制亦与胆汁酸盐输出泵(bile salt export pump,BSEP)(一种选择性逆浓度胆汁盐转运体)障碍相关。如 BSEP 竞争抑制剂格列本脲抑制了 BSEP 的活性,导致胆汁酸流动障碍,并在肝内淤积,使肝细胞和胆管细胞损伤,可导致急慢性肝病,甚至在此基础上发展为纤维化和肝硬化。同时,博沙坦可诱导多药耐药相关蛋白 2 活化,导致毛细胆管内胆盐浓度降至阈值以下,从而间接抑制了 BSEP 的活性。

(六) 信号转导与肝细胞死亡机制

肝细胞死亡主要有凋亡、坏死和自噬 3 种形式,它们是各种药物所致 DILI 的最终事件。肝细胞死亡存在多条途径,目前,其信号转导通路及阻断该通路的方法成为研究的重点和热点。如与免疫反应相关的 Fas-FasL 凋亡途径、线粒体细胞凋亡的 caspase 途径等。研究发现肝细胞中 Fas-Fas 途径启动时尚不能达到较高的水平,需要线粒体途径放大。这几种途径之间相互加强,最终形成瀑布样级联反应,导致肝细胞大量死亡。此外,c-Jun 激酶(JNK)信号通路亦与肝细胞死亡密切相关。通常情况下该信号通路激活可被核因子 -κB(NF-κB)的生存基因转录抑制,以至于其激活是短暂且无毒性的。但是持续的激活状态则可导致细胞死亡。动物模型研究证实在使用肝毒性剂量的 APAP 下仅由于谷胱甘肽的消耗及与 NAPQI 共价结合是不足以导致细胞死亡的,但是加上 JNK 信号通路激活则可诱导细胞坏死,在使用一些该信号通路抑制剂后可阻止 APAP 的肝毒性发生。敲除 ASK1 基因后可抑制 JNK 信号通路的激活,减弱 APAP 的毒性,其他因素如沉默 MLK3 基因后亦可起到相似的作用。JNK 信号通路可以被许多应激源激活,如 ROS、紫外线灯光和受体相互作用蛋白 3 等,最终引起肝细胞坏死。此外,线粒体是 JNK 信号通路下游的重要靶点,持续到激活的 JNK 信号通路可以移位于线粒体并减弱其功能和放大氧化应激,最终导致线粒体功能衰竭及细胞死亡。

最后需要指出,药物在启动肝损伤的同时也将激发恢复性组织修复(restorative tissue repair,RTR),可保护动物抵御继后致死量的同种药物的攻击或另一种药物的攻击。肝损伤启动后,若 RTR 缺乏则损伤迅速进展,若 RTR 及时而充分则能限制和逆转肝损伤。因此,RTR 是肝损伤进展或消退的内在决定性因素。

第四节 病　理

DILI 无论是由药物固有的肝毒性或是宿主特异质性肝毒性引起,损伤的靶细胞主要是肝细胞、胆管上皮细胞及肝窦和肝内静脉系统的血管内皮细胞,以前两种靶细胞损伤多见。损伤模式复杂多样,可类似于其他任何急性或慢性原发性肝病,与基础肝病的组织学改变有相当多的重叠,其病理变化几乎涵盖了肝脏病理改变的全部范畴。在某些 DILI 病例,所用药物与肝损伤类型相对固定;而在大多数 DILI 病例,仅有某种药物所致肝损伤的个案报道和有限的肝穿刺活检资料。病理学检查应结合患者临床表现和用药史对组织学改变进行评估,同时描述肝损伤的类型和程度,这对于明确诊断至关重要。

　　DILI 病理组织学类型见表 15-88-1。损伤类型有助于判定鉴别诊断方向,因为大多数药物都与一组有限的肝损伤类型存在一定的相关性。损伤类型也可提示病理生理学机制,例如肝细胞弥漫性微泡性脂肪变提示线粒体损伤,肝细胞带状坏死提示有毒性代谢产物或血管损伤。由于 DILI 病理学表现的多样性,目前尚无统一的严重程度分级系统可用。表 15-88-2 对评估和描述不同肝组织学改变的严重程度提出了一些指导性建议,可供病理诊断时参考。

表 15-88-1　DILI 的病理组织学类型

类型	病理改变	鉴别诊断
坏死性肝炎		
急性肝炎	肝实质炎症为主,小叶结构紊乱,伴或不伴融合性或桥接坏死,无胆汁淤积	急性病毒性肝炎或自身免疫性肝炎
带状凝固性坏死	3 带或 1 带凝固性坏死,通常无明显炎症	缺血缺氧性损伤(3 带),移植肝保存性损伤
慢性(汇管区)肝炎	汇管区炎症为主,界面性肝炎,伴或不伴汇管区纤维化,无胆汁淤积	慢性病毒性肝炎或自身免疫性肝病,早期 PBC/PSC
单核细胞增多症样肝炎	肝窦淋巴细胞串珠样排列,轻微或无纤维化	EBV 相关性肝炎
肉芽肿样肝炎	肉芽肿为主的炎症(通常无坏死),位于汇管区或小叶内	结节病,PBC,真菌或分枝杆菌感染,不典型细菌感染
胆汁淤积		
急性(轻度、肝内)胆汁淤积	3 带肝细胞和 / 或毛细胆管胆汁淤积,可见胆管损伤,但炎症轻微	败血症,急性大胆管阻塞
慢性胆汁淤积(胆管消失综合征)	胆管硬化或缺失,汇管区周围胆盐淤积,汇管区纤维化,铜沉积	PSC,肝移植慢性排斥反应
慢性胆汁淤积(PBC 样胆管损伤)	胆管损伤,伴或不伴胆管缺失,汇管区周围胆盐沉积,铜沉积,汇管区纤维化	PBC,自身免疫性胆管炎,慢性大胆管阻塞
胆汁淤积性肝炎	肝炎伴 3 带胆汁淤积,炎症可能十分严重伴融合性坏死	急性病毒性肝炎
脂肪变		
微泡性脂肪变	微泡性脂肪变为主,炎症程度不一	酒精性脂肪肝,妊娠期脂肪肝
大泡性脂肪变	大泡性脂肪变为主,无明显汇管区或小叶炎症,无胆汁淤积	在一般人群中常见,与酒精、肥胖和糖尿病有关
脂肪型肝炎	3 带气球样损伤,肝窦纤维化,Mallory 小体,不同程度的炎症和脂肪变	在一般人群中常见,与酒精、肥胖和糖尿病有关

续表

类型	病理改变	鉴别诊断
血管		
SOS/VOD	肝窦内皮损伤,中央静脉闭塞或消失,血栓形成,伴或不伴小叶中央出血坏死	
BCS	主要为较大的肝静脉受累	其他原因引起的肝静脉血栓形成或狭窄
肝紫癜病(紫癜性肝病)	肝窦有扩张等改变,伴或不伴小叶炎、肝窦纤维化	人工假象,急性充血,杆菌性血管瘤病,肿块旁继发性改变
肝汇管区硬化(IPH)	汇管区静脉消失等	肝动脉发育不良
NRH	弥漫性结节形成,伴或不伴轻度炎症或肝窦纤维化	胶原-血管病变,淋巴组织增生性疾病
肿瘤		
肝细胞腺瘤		散发性腺瘤
肝细胞癌		散发性肝细胞癌
胆管癌		散发性胆管癌
血管肉瘤		散发性血管肉瘤

来源:中华医学会肝脏病学分会,药物性肝损伤诊治指南,2015。

表 15-88-2　DILI 的组织学改变严重程度评估指导

病理改变种类	建议评估的指标
汇管区周围炎症	有界面肝炎的汇管区比例:无;少量或超过半数
	受累范围:无;少于半周;超过半周;环绕汇管区
小叶炎症	每视野内炎症病灶的平均数目:注明光镜放大倍数
汇管区炎症	汇管区或纤维间隔内平均的炎症程度:无;散在;致密
	有致密炎症的汇管区比例
浆细胞、嗜酸性粒细胞和中性粒细胞	数目:无;少量(中倍镜下不易找到);显著(易见)
	炎症部位:汇管区;肝实质
肉芽肿	类型:微肉芽肿;上皮样肉芽肿
	数量和部位
肝细胞凋亡	数目:40 倍高倍镜下的平均个数
桥接或多腺泡炎症	性质:无;有

续表

病理改变种类	建议评估的指标
融合性或凝固性坏死	程度：受累肝实质的百分比
	部位：带状区域部位
纤维化	部位：汇管区；窦旁；中央静脉周围
	总体分期：无；纤维架桥前；纤维架桥；肝硬化
胆汁淤积	部位：肝细胞；小胆管
	程度：无；仅在高倍镜下可见；低倍镜下易见
胆管损伤	受累胆管数目：无；少量；大多数
	受累特点：反应性改变；PBC 样旺炽性胆管病变
胆管缺失	程度：有小动脉但无伴行胆管的汇管区比例
慢性胆汁淤积	胆盐淤积改变：无、轻微或明显
	铜染色：无；偶见阳性细胞；大多数汇管区见到一些阳性细胞
脂肪变性	特征：微泡性；大泡性
	范围：受累肝细胞的比例
血管损伤	静脉阻塞的程度：管腔狭窄；完全闭塞
	受累静脉的范围：汇管区静脉或中央静脉受累的比例

来源：中华医学会肝脏病学分会,药物性肝损伤诊治指南,2015。

第五节　临床分型和表现

一、DILI 的临床分型

(一) 固有型和特异质型

是基于发病机制的分型。固有型 DILI 具有可预测性,与药物剂量密切相关,潜伏期短,个体差异不显著。固有型 DILI 已相对少见,除非收益明显大于风险的药物,才能批准上市。特异质型(IDILI)具有不可预测性,现临床上较为常见,个体差异显著,与药物剂量常无相关性,动物实验难以复制,临床表现多样化。多种药物可引起 IDIL。

IDILI 又可分为免疫特异质性 DILI 和遗传特异质性 DILI。免疫特异质性 DILI 有两种表现,一是超敏性,通常起病较快(用药后 1~6 周),临床表现为发热、皮疹、嗜酸性粒细胞增多等,再次用药可快速导致肝损伤;另一种是药物诱发的自身免疫性损伤,发生缓慢,体内可能出现多种自身抗体,可表现为 AIH 或类似原发性胆汁性胆管炎(PBC)和原发性硬化性胆管炎(PSC)等自身免疫性肝病,多无发热、皮疹、嗜酸性粒细胞增多等表现。遗传特异质性

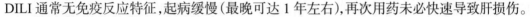

DILI 通常无免疫反应特征,起病缓慢(最晚可达 1 年左右),再次用药未必快速导致肝损伤。

(二) 急性 DILI 和慢性 DILI

是基于病程的分型。慢性 DILI 的定义有一个演变过程。1990 年,国际医学科学组织理事会(CIOMS)将其定义为肝脏生化指标升高超过 3 个月。2006 年,欧洲将肝细胞型慢性 DILI 定义为停药后肝脏生化指标持续异常超过 3 个月,胆汁淤积型 / 混合型慢性 DILI 定义为超过 6 个月。目前多采用 2010 年美国 DILIN 提出的慢性 DILI 定义,是指 DILI 发生 6 个月后,血清 ALT、AST、ALP 及 TBIL 仍持续异常,或存在门静脉高压或慢性肝损伤的影像学和组织学证据。我国肝病学会指南也采用这一标准。在临床上,急性 DILI 占绝大多数,其中 6%~20% 可发展为慢性。有研究显示,急性 DILI 发病 3 个月后约 42% 的患者仍存在肝脏生化指标异常,随访 1 年约 17% 的患者仍存在肝生化指标异常。胆汁淤积型 DILI 相对易于进展为慢性。

(三) 肝细胞损伤型、胆汁淤积型、混合型和肝血管损伤型

是基于受损靶细胞类型的分类。

由国际医学科学组织理事会(CIOMS)初步建立、后经修订的前三种 DILI 的判断标准为:①肝细胞损伤型:ALT >3 × ULN,且 R>5 ;②胆汁淤积型:ALP>2 × ULN,且 R<2 ;③混合型:ALT>3 × ULN,ALP>2 × ULN,且 2<R<5。若 ALT 和 ALP 达不到上述标准,则称为"肝脏生化学检查异常"。R=(ALT 实测值)/ALT ULN/(ALP 实测值 /ALP ULN)。在病程中的不同时机计算 R 值,有助于更准确地判断 DILI 的临床类型及其演变。新近有研究提出"新 R 值(new R,NR)",与 R 不同的是,取 ALT 或 AST 两者中的高值进行计算。胆汁淤积型 DILI 约占 DILI 总数的 30%,有认为此估算可能偏低。

肝血管损伤型 DILI 相对少见,发病机制尚不清楚,靶细胞可为肝窦、肝小静脉和肝静脉主干及门静脉等的内皮细胞,临床类型包括肝窦阻塞综合征 / 肝小静脉闭塞病(SOS/VOD)、紫癜性肝病(PH)、巴德 - 基亚里综合征(BCS)、可引起特发性门静脉高压症(IPH)的肝汇管区硬化和门静脉栓塞、肝脏结节性再生性增生(NRH)等。致病药物包括含吡咯双烷生物碱的草药、某些化疗药、同化激素、避孕药、免疫抑制剂及 ART 等,其靶向的血管内皮细胞各有不同或存在交叉。例如,SOS/VOD 与肝窦和肝脏终末小静脉内皮的损伤有关,临床上主要由大剂量放化疗以及含吡咯双烷生物碱的植物如土三七等引起。土三七等引起的 SOS/VOD 近 10 年来我国已报道 100 余例。应注意感染、免疫紊乱、各种能导致血液高凝、高黏或促血栓形成的因素、微量元素异常及肿瘤等也可引起肝血管损伤,这些因素可单独或共同起作用。

二、DILI 的临床表现

急性 DILI 的临床表现通常无特异性。潜伏期差异很大,可短至 1 天至数天、长达数月。多数患者可无明显症状,仅有血清 ALT、AST 及 ALP、GGT 等肝脏生化指标不同程度的升高。部分患者可有乏力、食欲减退、厌油、肝区胀痛及上腹不适等消化道症状。淤胆明显者可有全身皮肤黄染、大便颜色变浅和瘙痒等。少数患者可有发热、皮疹、嗜酸性粒细胞增多甚至关节酸痛等过敏表现,还可能伴有其他肝外器官损伤的表现。病情严重者可出现 ALF 或亚急性肝衰竭(SALF)。

慢性 DILI 在临床上可表现为慢性肝炎、肝纤维化、代偿性和失代偿性肝硬化、AIH 样 DILI、慢性肝内胆汁淤积和胆管消失综合征(VBDS)等。少数患者还可出现 SOS/VOD 及肝

脏肿瘤等。SOS/VOD 可呈急性,并有腹水、黄疸、肝脏肿大等表现。

第六节 实验室、影像和病理检查

一、实验室检查

多数 DILI 患者的血常规较基线并无明显改变。过敏特异质患者可能会出现嗜酸性粒细胞增高(>5%)。需注意基础疾病对患者血常规的影响。

血清 ALT、ALP、GGT 和 TBIL 等改变是目前判断是否有肝损伤和诊断 DILI 的主要实验室指标。血清 ALT 的上升较 AST 对诊断 DILI 意义可能更大,其敏感性较高,而特异性相对较低,一些急性 DILI 患者 ALT 可高达正常值上限 100 倍以上,但也应注意某些 DILI 未必出现血清 ALT 显著上升,如 50% 服用他克林的患者可表现为 ALT 轻度升高,通常不进展为更严重的肝损伤。

对于 ALP 升高,应除外生长发育期儿童和骨病患者的非肝源性 ALP 升高。血清 GGT 对胆汁淤积型 / 混合型 DILI 的诊断灵敏度和特异性可能不低于 ALP。

血清 TBIL 升高、白蛋白水平降低和凝血功能下降均提示肝损伤较重。其中,血清白蛋白水平下降需除外肾病和营养不良等病因,凝血功能下降需除外血液系统疾病等病因。通常以凝血酶原时间国际标准化比值(INR)=1.5 判断为凝血功能下降,也可参考凝血酶原活动度(PTA)等指标加以判断。

二、影像学检查

急性 DILI 患者,肝脏超声多无明显改变或仅有轻度肿大。药物性 ALF 患者可出现肝脏体积缩小。少数慢性 DILI 患者可有肝硬化、脾脏肿大和门静脉内径扩大等影像学表现,肝内外胆道通常无明显扩张。影像学对 SOS/VOD 的诊断有较大价值,CT 平扫见肝肿大,增强的门静脉期可见地图状改变(肝脏密度不均匀,呈斑片状)、肝静脉显示不清、腹水等。超声、CT 或 MRI 等常规影像学检查和必要的逆行胰胆管造影对鉴别胆汁淤积型 DILI 与胆道病变或胰胆管恶性肿瘤等有重要价值。

三、DILI 新的生物标志物

理想的 DILI 生物标志物应有助于判断亚临床 DILI,提高临床 DILI 的诊断率,区分 DILI 的严重程度,鉴别适应性和进展性 DILI,帮助判断 DILI 的预后等。目前临床常用指标为血清 ALT、ALP、TBIL 以及 INR,尽管可帮助判断 DILI 严重程度及预后,但对 DILI 诊断缺乏特异性。

近年报道多种新的与 DILI 相关的血清学、生化学和组织学生物标志物,如与细胞凋亡相关的细胞角蛋白 18 片段(CK-18Fr),可溶性 Fas 和 FasL(sFas/sFasL),可溶性 TNF-α 和 TNF 受体(sTNF-α/sTNFR),以及可溶性 TNF 相关性凋亡诱导性配体(sTRAIL);与细胞坏死相关的如全长 CK-8(CK-18FL)、高迁移率族蛋白 1(HMGB1)、miR-122 等微小 RNA;线粒体特异性生物标志物;针对 CYPs 等药物代谢酶的循环自身抗体;反映胆汁淤积的生物标志物;反映对 DILI 易感性的遗传学生物标志物,如 HLA、药物代谢酶和药物转运蛋白等的基因多态性。但上述标志物对 DILI 诊断均缺乏特异性,临床应用价值尚需广泛验证。目前发现吡咯 - 蛋白加合物是诊断土三七引起 SOS/VOD 的重要生物标志物,APAP 有毒代谢产物 N- 乙酰基 - 对 - 苯醌亚胺(NAPQI)和 APAP- 蛋白加合物是诊断 APAP-DILI 的特异性生物标志物。

四、病理组织学检查

经临床和实验室检查仍不能确诊 DILI 或需进行鉴别诊断时,行肝活检病理组织学检查有助于进一步明确诊断和评估病损程度。然而,由于各种原因,DILI 的病理诊断仍面临巨大挑战。这些原因包括:①不同的药物可引起相似的病理损伤类型,而单一药物可引起不同的病理损伤类型;②单一药物引起的病理损伤类型不同于多种药物和 / 或长期用药;③患者常同时使用多种药物治疗;④药物性肝毒性与其他多种原发性肝病相似。

第七节　诊断及鉴别诊断

当前,DILI 的诊断仍属排他性诊断。首先要确认存在肝损伤,其次排除其他肝病,再通过因果关系评估来确定肝损伤与可疑药物的相关程度。

一、诊断要点

1. DILI 发病时间差异很大,与用药的关联常较隐蔽,缺乏特异性诊断标志物。因此全面细致地追溯可疑药物应用史和除外其他肝损伤病因,对于建立 DILI 诊断至关重要。

2. 当有基础肝病或多种肝损伤病因存在时,叠加的 DILI 易被误认为原有肝病的发作或加重,或其他原因引起的肝损伤。DILI 患者中既往有肝病史者超过 6%;而既往有肝病史的患者约 1% 可出现 DILI。如 HBV 或 HCV 感染者合并炎症性肠病(IBD)应用免疫抑制剂治疗易发生肝损伤,往往很难鉴定是由免疫抑制治疗导致病毒激活,还是 IBD 合并的自身免疫性肝损伤,或由于免疫抑制药物导致的 DILI,甚或这三种情况同时发生。因此,当存在多种可能病因时,仔细甄别肝损伤的最可能原因非常重要。有研究认为发生在已有肝病基础上的 DILI 发病率和严重程度均可能被低估。

3. 鉴于部分患者表现为药物性自限性轻度肝损伤(适应),此后可自行完全恢复。为避免不必要的停药,国际严重不良反应协会(iSAEC)于 2011 年将 DILI 的生化学诊断标准建议调整为出现以下任一情况:① ALT=5×ULN;② ALP=2×ULN,特别是伴有 5'- 核苷酸酶或 GGT 升高且排除骨病引起的 ALP 升高;③ ALT=3×ULN 且 TBIL=2×ULN。需要指出,此非 DILI 的临床诊断标准,而主要是对治疗决策更具参考意义。

4. 下列情况应考虑肝组织活检:①经临床和实验室检查仍不能确诊 DILI,尤其是 AIH 仍不能排除时;②停用可疑药物后,肝脏生化指标仍持续上升或出现肝功能恶化的其他迹象;③停用可疑药物 1~3 个月,肝脏生化指标未降至峰值的 50% 或更低;④怀疑慢性 DILI 或伴有其他慢性肝病时;⑤长期使用某些可能导致肝纤维化的药物,如甲氨蝶呤等。

二、因果关系评估方案

DILI 的诊断评估方案主要有 Roussel Uclaf 因果关系评估法（RUCAM）。RUCAM 由 CIOMS 在 1989 年首次推出，1993 年修改完善（称为 Danan 方案）。曾有过多种评估法，实践证明，RUCAM 仍是当前设计最合理、要素最全面、操作最方便、诊断准确率相对较高的 DILI 诊断工具。其特点是：①不受年龄、性别和种族影响，可重复性相对较好；②主次参数全面且相对合理客观；半定量诊断分析构架较为完整，也适合非肝病专业医生应用；③对不同类型 DILI 的评分标准进行了区分。其缺点是：有些评分标准的界定较含糊，需要改进参数和权重，填表指导应更清楚完整。

有评估认为 Maria & Victorino 评估法和 Naranjo 计分系统均逊于 RUCAM。2004 年日本学者提出在改良 RUCAM 基础上增加药物淋巴细胞刺激试验（DLST，或称 LTT），但由于缺乏标准化和可重复性不够，其一直未获美国 FDA 批准。中华医学会消化病学分会肝胆疾病协作组于 2007 年推出一简要方案，其主要不足是将肝细胞损伤型和胆汁淤积型及混合型 DILI 混淆计分，并对 R 值作了不恰当的简化。最近美国提出的结构性专家观点程序（SEOP），因程序烦琐而不适合临床广泛应用，但可作为 DILI 临床研究及疑似病例进一步评估的工具。RUCAM 和 SEOP 之间的评估一致率存在差异。

目前我国肝病学会指南推荐采用 RUCAM 量表（表 15-88-3）对药物与肝损伤的因果关系进行综合评估：①用药史，特别是从用药或停药至起病的时间。②病程长短和生化异常的动态特点。③危险因素。④合并应用的其他药物。⑤肝损伤非药物性因素的排除或权重，以及血液生化异常非肝损伤相关因素的排除。对于需要排除的其他肝损伤病因，除了 RUCAM 量表已列出的 AIH、PBC、PSC、CHB 和 CHC 等疾病外，在我国还需排除急性戊型肝炎和发病率相对较低的 IgG4 胆管炎等疾病。⑥药物以往的肝毒性信息。⑦药物再激发反应。对难以确诊 DILI 的病例，必要时可行肝活检组织学检查。

表 15-88-3 RUCAM 因果关系评估量表

药物：	初始 ALT：	初始 ALP：	R 值 =［ALT/ULN］÷［ALP/ULN］		
肝损伤类型：肝细胞型（R>5.0），胆汁淤积型（R<2.0），混合型（R=2.0~5.0）					
	肝细胞损伤型		胆汁淤积型或混合型		评价
1. 用药至发病的时间					
	初次用药	再次用药	初次用药	再次用药	计分
从用药开始					
提示	5~90 天	1~15 天	5~90 天	1~90 天	+2
可疑	<5 天或 >90 天	>15 天	<5 天或 >90 天	>90 天	+1
从停药开始					
可疑	=15 天	=15 天	=30 天	=30 天	+1
注：若肝损伤反应出现在开始服药前，或停药后 >15 天（肝细胞损伤型）或 >30 天（胆汁淤积型），则应考虑肝损伤与药物无关，不应继续进行 RUCAM 评分。					

续表

药物：	初始 ALT：	初始 ALP：	R 值 = [ALT/ULN] ÷ [ALP/ULN]	
2. 病程	ALT 在峰值和 ULN 之间的变化	ALP（或 TBIL）在峰值与 ULN 之间的变化		
停药后				
高度提示	8 天内下降 =50%	不适用		+3
提示	30 天内下降 =50%	180 天内下降 =50%		+2
可疑	不适用	180 天内下降 <50%		+1
无结论	无资料或 30 天后下降 =50%	不变、上升或无资料		0
与药物作用相反	30 天后下降 <50% 或再次升高	不适用		−2
若继续用药				
无结论	所有情况	所有情况		0
3. 危险因素	乙醇	乙醇或妊娠（任意一种）		
饮酒或妊娠	有	有		+1
	无	无		0
年龄	≥ 55 岁	≥ 55 岁		+1
	<55 岁	<55 岁		0
4. 伴随用药				
无伴随用药，或无资料，或伴随用药至发病时间不相合				0
伴随用药至发病时间相符合				−1
伴随用药已知有肝毒性，且至发病时间提示或相合				−2
伴随用药的肝损伤证据明确（再刺激反应呈阳性，或与肝损伤明确相关并有典型的警示标志）				−3
5. 除外其他肝损伤原因				
第 I 组（6 种病因）[†]				
急性甲型肝炎（抗 -HAV-IgM+）或 HBV 感染（HBsAg 和 / 或抗 -HBc-IgM+）或 HCV 感染（抗 -HCV+ 和 / 或 HCV RNA+，伴有相应的临床病史）	排除组 I 和组 II 中的所有病因			+2
胆道梗阻（影像检查证实）	排除组 I 中的所有病因			+1
酒精中毒（有过量饮酒史且 AST/ALT=2）	排除组 I 中的 5 或 4 种病因			0
近期有低血压、休克或肝脏缺血史（发作 2 周以内）	排除组 I 中的少于 4 种病因			−2
第 II 组（2 类病因）[‡]				
合并自身免疫性肝炎、脓毒症、慢性乙型或丙型肝炎、原发性胆汁性胆管炎（PBC）或原发性硬化性胆管炎（PSC）等基础疾病，或临床特征及血清学和病毒学检测提示急性 CMV、EBV 或 HSV 感染	非药物性因素高度可能			−3

续表

药物：	初始 ALT：	初始 ALP：	R 值 = ［ALT/ULN］÷［ALP/ULN］
6. 药物既往肝损伤信息			
肝损伤反应已在产品介绍中标明			+2
肝损伤反应未在产品介绍中标明,但曾有报道			+1
肝损伤反应未知			0
7. 再用药反应			
阳性	再次单用该药后 ALT 升高 2 倍	再次单用该药后 ALP(或 TBIL)升高 2 倍	+3
可疑	再次联用该药和同时应用的其他药物后 ALT 升高 2 倍	再次联用该药和同时应用的其他药物后 ALP(或 TBIL)升高 2 倍	+1
阴性	再次单用该药后 ALT 升高,但低于 ULN	再次单用该药后 ALP(或 TBIL)升高,但低于 ULN	−2
未做或无法判断	其他情况	其他情况	0

　　总分意义判定:>8,高度可能。6~8,很可能。3~5,可能。1~2,不太可能。=0,可排除。ALP,碱性磷酸酶。ALT,丙氨酸转氨酶。CMV,巨细胞病毒。EBV,EB 病毒。HSV,单纯疱疹病毒。TBIL,总胆红素。ULN,正常值上限。† 在我国也应特别注意排除急性戊型肝炎,因此本项计分标准尚待今后调整。‡ 也应注意排除 IgG4 胆管炎。

三、DILI 严重程度分级

　　目前国际上通常将急性 DILI 的严重程度分为 1~5 级。美国 DILIN 前瞻性研究对其进一步数据化。我国肝病学会推出的指南对其略作修正,具体分级如下:

　　0 级(无肝损伤):患者对暴露药物可耐受,无肝毒性反应。

　　1 级(轻度肝损伤):血清 ALT 和 / 或 ALP 呈可恢复性升高,TBIL<2.5 × ULN(42.75μmol/L),且 INR<1.5。多数患者可适应。可有或无乏力、虚弱、恶心、厌食、右上腹痛、黄疸、瘙痒、皮疹或体重减轻等症状。

　　2 级(中度肝损伤):血清 ALT 和 / 或 ALP 升高,TBIL=2.5 × ULN,或虽无 TBIL 升高但 INR=1.5。上述症状可有加重。

　　3 级(重度肝损伤):血清 ALT 和 / 或 ALP 升高,TBIL=5 × ULN(85.5μmol/L),伴或不伴 INR= 1.5。患者症状进一步加重,需要住院治疗,或住院时间延长。

　　4 级(ALF):血清 ALT 和 / 或 ALP 水平升高,TBIL=10 × ULN(171μmol/L)或每天上升 ≥ 17.1μmol/L,INR=2.0 或 PTA<40%,可同时出现①腹水或肝性脑病;或②与 DILI 相关的其他器官功能衰竭。

　　5 级(致命):因 DILI 死亡,或需接受肝移植才能存活。

四、鉴别诊断

(一) 鉴别诊断要点

　　DILI 临床表型复杂,几乎涵盖目前已知的所有急性、亚急性、慢性肝损伤表型。排除其他肝病对建立 DILI 诊断有重要意义。为此,需通过细致的病史询问、症状、体征和病程特点、病原学检查、生化学异常模式、影像学乃至病理组织学检查等,与各型病毒性肝炎(特别是散发性戊型肝炎)、NAFLD、酒精性肝病、AIH、PBC、肝豆状核变性、α_1-抗胰蛋白酶缺乏症、血色病等各类肝胆疾病相鉴别。

对于应用化疗药物或免疫抑制药物且合并 HBV 或 HCV 标志物阳性的患者,若出现肝功能异常或肝损伤加重,应注意鉴别是 HBV 或 HCV 再激活,还是化疗或免疫抑制药物所致的肝损伤,抑或两者兼而有之。对正在接受 ART 的 AIDS 患者,若合并 HBV 或 HCV 标志物阳性且出现肝损伤,也应注意 ART 所致肝损伤与肝炎病毒复制再激活所致肝损伤之间的鉴别。

此外,还应排除感染、中毒、心力衰竭、低血压或休克、血管闭塞以及肺功能不全等引起的全身组织器官缺氧性损伤,需注意 SOS/VOD 可以引起腹水为首发临床表现。

(二) 与 AIH 等的鉴别

少数 DILI 患者临床表现与经典 AIH 相似,可出现相关自身抗体阳性,临床较难与经典 AIH 鉴别。下列三种情况需特别注意:①在 AIH 基础上出现 DILI;②药物诱导的 AIH(DIAIH);③自身免疫性肝炎样的 DILI(AL-DILI)。AL-DILI 最多见,是指肝损伤同时伴有血清免疫球蛋白显著升高,抗核抗体(ANA)、抗平滑肌抗体(SMA)、抗肝肾微粒体抗体 -1(LKM-1)阳性,偶见抗线粒体抗体(AMA)阳性,往往呈慢性病程,表现为 AIH 样症状,但急性发作也可致肝衰竭,对糖皮质激素应答良好且停药后不易复发,支持 AL-DILI 的诊断。肝组织同样也为鉴别 AL-DILI 和经典 AIH 的主要手段之一。AIH 特征性组织学表现包括浆细胞浸润、肝细胞呈 “玫瑰花环” 样改变,以及淋巴细胞穿入(emperipolesis)现象,而汇管区中性粒细胞和嗜酸性粒细胞浸润及肝细胞胆汁淤积等更多见于 AL-DILI。

对初次发病、用药史明确、自身免疫特征明显而不能确诊者,在停用可疑药物后,可考虑糖皮质激素治疗,病情缓解后逐渐减量直至停药,随访中如无复发迹象则支持 DILI 诊断,若未再次用药而病情复发则可诊断为 AIH。

第八节 治 疗

DILI 的基本治疗原则是:①及时停用可疑肝损伤药物,尽量避免再次使用可疑或同类药物;②应充分权衡停药引起原发病进展和继续用药导致肝损伤加重的风险;③根据 DILI 的临床类型选用适当的药物治疗;④ ALF/SALF 等重症患者必要时可考虑紧急肝移植。

目前无证据显示 2 种或以上抗炎保肝药物对 DILI 有更好的疗效,因此尚不推荐 2 种或以上抗炎保肝药物联用。在抗结核治疗等 DILI 发生风险相对高的治疗中,目前也无确切证据表明预防性应用抗炎保肝药物可减少 DILI 的发生,但应在用药期间,特别是用药的前 3 个月加强生化检测,及时发现肝损并给予合理的治疗。

一、停药

及时停用可疑的肝损伤药物是最为重要的治疗措施。怀疑 DILI 诊断后立即停药,约

95% 的患者可自行改善甚至痊愈；少数发展为慢性，极少数进展为 ALF/SALF。有报道，肝细胞损伤型恢复时间 (3.3±3.1) 周，胆汁淤积型 (6.6±4.2) 周。

由于机体对药物肝毒性的适应性在人群中比较普遍，ALT 和 AST 的暂时性波动很常见，真正进展为严重 DILI 和 ALF 的情况相对少见，所以多数情况下血清 ALT 或 AST 升高 ≥ 3×ULN 而无症状者并非立即停药的指征；但出现 TBIL 和 / 或 INR 升高等肝脏明显受损的情况时，若继续用药则有诱发 ALF/SALF 的危险。

美国 FDA 于 2013 年制定了药物临床试验中出现 DILI 的停药原则，出现下列情况之一应考虑停用肝损伤药物：①血清 ALT 或 AST>8×ULN；② ALT 或 AST>5×ULN，持续 2 周；③ ALT 或 AST>3×ULN，且 TBIL>2×ULN 或 INR>1.5；④ ALT 或 AST>3×ULN，伴逐渐加重的疲劳、恶心、呕吐、右上腹疼痛或压痛、发热、皮疹和 / 或嗜酸性粒细胞增多 (>5%)。上述原则适用对象为药物临床试验受试者，且有待前瞻性系统评估，因此在临床实践中仅供参考。

对固有型 DILI，在原发疾病必须治疗而无其他替代治疗手段时可酌情减少剂量。

二、药物治疗

重型患者可选用 N- 乙酰半胱氨酸 (NAC)。NAC 可清除多种自由基，临床越早应用效果越好。成人一般用法：50~150mg/(kg·d)，总疗程不低于 3 天。治疗过程中应严格控制给药速度，以防不良反应。NAC 是 2004 年被美国 FDA 批准用来治疗 APAP 引起的固有型 DILI 的唯一解毒药物。美国 ALF 研究小组 8 年 24 个中心 173 例非 APAP 所致 ALF 患者的前瞻性对照研究显示，NAC 可提高早期无肝移植患者的生存率。2011 年美国肝病研究协会 ALF 指南推荐 NAC 用于药物及毒蕈引起的 ALF 的治疗。2014 年 ACG 的 IDILI 临床诊治指南推荐应用 NAC 治疗早期 ALF 患者。因在儿童非 APAP 引起的 ALF 随机对照治疗研究中结果不一致，故不建议 NAC 用于儿童非 APAP 所致药物性 ALF 的治疗，尤其是 0~2 岁的患儿。

鹅膏毒蕈中毒常常应用水飞蓟宾和大剂量的青霉素，然而，只有水飞蓟宾被证实在体内体外均有效，青霉素的应用尚处在争议。其他的治疗包括半胱氨酸和西咪替丁的应用也有病例报道。

糖皮质激素对 DILI 的疗效尚缺乏随机对照研究，应严格掌握治疗适应证，宜用于超敏或自身免疫征象明显、且停用肝损伤药物后生化指标改善不明显甚或继续恶化的患者，并应充分权衡治疗收益和可能的不良反应。

由于在注册的随机对照研究中可较好地降低 DILI 患者的 ALT 水平，我国原 CFDA 已经批准增加急性 DILI 为异甘草酸镁的治疗适应证，可用于治疗 ALT 明显升高的急性肝细胞型或混合型 DILI。

有经验表明，轻至中度肝细胞损伤型和混合型 DILI，炎症较重者可试用双环醇和甘草酸制剂；炎症较轻者可试用水飞蓟素。胆汁淤积型 DILI 可选用熊去氧胆酸 (UDCA)。有报道腺苷蛋氨酸 (SAMe) 治疗胆汁淤积型 DILI 有效。上述药物的确切疗效有待严格的前瞻性随机对照研究加以证实。

对 SOS/VOD 早期应用低分子肝素等抗凝治疗有一定效果。妊娠期 DILI 的治疗，除了停用肝损伤药物外，还应关注妊娠结局的改善，注意预防早产，加强胎儿监护以把握终止妊娠时机。

三、肝移植

对出现肝性脑病和严重凝血功能障碍的 ALF/SALF，以及失代偿性肝硬化，可考虑肝移植。

第九节 预　后

急性 DILI 患者大多预后良好。慢性 DILI 的预后总体上好于组织学类型相似的非药物性慢性肝损伤。胆汁淤积型 DILI 一般在停药 3 个月~3 年恢复；少数患者病情迁延，最终可出现严重的胆管消失及胆汁淤积性肝硬化，预后不良。韩国一项回顾性研究提示，213 例 DILI 患者其 30 天短期预后不良的比例高达 13.1%，终末期肝病模型评分（MELD）和血红蛋白水平是患者短期预后的独立预测指标，而入院时肝损伤的临床类型（肝细胞损伤型、混合型或胆汁淤积型）与 30 天短期预后的关系不大。

药物性 ALF/SALF 病死率高。美国 DILIN 多中心、前瞻性、大型队列研究初步结果显示，660 例药物相关性肝损伤成年患者，发病 6 个月内有 30 例患者接受了肝移植，32 例患者死亡，死亡病例中约 53% 与严重肝损伤直接相关。美国 ALF 研究小组收集的 133 例药物性 ALF 患者中，3 周内未行肝移植者生存率仅为 23%，接受肝移植者生存率为 42%。

第十节 预防和管理

我国人口众多，不规范用药较为普遍，对 DILI 的认知和警惕性相当欠缺。另一方面，人群中普遍存在 TCM-NM-HP-DS 无害及自然植物无毒的观念，DILI 防治形势较为严峻，需用系统方法减少整体风险和增加获益。目前已有多种方法用于 DILI 的风险管理，主要包括：

（1）说明书中对药物肝毒性和预防措施黑框警示、警告。

（2）严密监测药物不良反应，充分引入药物警戒理念。积极上报 ADR 个案。

（3）合理用药。控制处方量，避免滥用。

（4）定期进行肝脏生化学检测。

（5）加强用药知情同意管理，对 DILI 保持警觉。

（6）加强安全用药的公众健康教育，特别要消除 TCM-NM-HP-DS 无肝毒性的错误认识。

（7）加强 LiverTox 和 HepaTox 等网络互动平台的建立和应用。其提供的药物肝毒性信息、专业术语、诊断量表、最新资讯以及病例报告 - 管理 - 随访互动系统等，方便医护人员和公众及时了解 DILI 的科学知识，充分警觉和规避 DILI 风险。

（张瑞祺）

第八十九章

自身免疫性肝病

自身免疫性肝病是一组由异常自身免疫介导的肝胆炎症性损伤,包括自身免疫性肝炎(autoimmune hepatitis,AIH),原发性胆汁性胆管炎(primary biliary cholangitis,PBC),原发性硬化性胆管炎(primary sclerosing cholangitis,PSC)和 IgG4 相关硬化性胆管炎(IgG4-SC)等。此外,这些疾病中任意两者同时出现时称为重叠综合征,以 AIH-PBC 重叠综合征(AIH/PBC OS)最为多见。自身免疫性肝病是遗传易感个体在环境因素的诱发下发生的自身免疫病。但自身免疫性肝病的各种疾病在自身免疫的攻击对象、免疫应答类型和临床表现等方面均有各自的特点。早期诊断和治疗可显著改善患者预后及其生活质量。

第一节　自身免疫性肝炎

自身免疫性肝炎(autoimmune hepatitis,AIH)是一种由针对肝细胞的自身免疫反应所介导的肝脏实质炎症,以血清自身抗体阳性、高免疫球蛋白 G 和 / 或 γ 球蛋白血症、肝组织学上存在界面性肝炎为特点,如不治疗常可导致肝硬化、肝衰竭。AIH 的临床表现多样,一般表现为慢性、隐匿起病,但也可表现为急性发作,甚至引起急性肝衰竭。

一、流行病学

AIH 呈全球性分布,女性易患,男女比例约为 1∶4。可发生于任何年龄段,但大部分患者年龄大于 40 岁。最近,我国开展的一项全国范围内的回顾性调查(入选患者年龄大于 14 岁)发现,AIH 的峰值年龄为 51 岁(范围:14~77 岁),89% 为女性患者。北欧白人的平均年发病率为(1.07~1.9)/100 000,患病率为 16.9/10 000,而美国阿拉斯加居民的患病率可高达 42.9/10 000。丹麦一项全国范围流行病学调查显示,年发病率为 1.68/10 000,且 AIH 的发病率有逐年增高趋势。亚太地区的患病率介于(4~24.5)/10 000,年发病率在(0.67~2)/10 000。目前,我国尚缺乏 AIH 流行病学的研究数据。

二、发病机制

AIH 的发病机制至今尚未阐明,早在 1965 年,Mackay 就提出 AIH 可能存在遗传基础。目前认为有遗传易感性的个体在环境的诱发因素下打破了对自身抗原的免疫耐受,产生了针对肝脏自身成分的抗体,引起肝脏的损伤,发生 AIH。

目前认为外来抗原的分子模拟机制、免疫调节网的紊乱、肝细胞的免疫损伤共同导致 AIH 的发生和发展。人们推测一些药物(他汀类药物、米诺环素等)、细菌(大肠埃希菌、金黄色葡萄球菌等)、病毒(麻疹病毒、巨细胞病毒等)可诱发 AIH。已有研究建立了作用于 DNA 免疫的 2 型 AIH 的鼠类动物模型证明了这种可能性,证实了分子模拟机制在 AIH 发病中的作用。近年国内外多项研究表明 AIH 患者体内调节性 T 细胞(Treg)功能和 / 或数量减少,Foxp3 表达下降,白介素 -10(IL-10)、转化生长因子 β(TGF-β)分泌减少,但 Peiseler 等研究结果发现 AIH 患者 Treg 细胞功能及数量并无下降。Longhi 等提出导致这种结果的差异可能与试验方法不同有关。Zhao 等提出 Th17 细胞可能参与了 AIH 的发病,因为他们发现患者外周血及肝组织中 Th17 细胞分泌 Th17 增多。Th17 细胞与 Treg 细胞同属于 CD4⁺T 细胞亚型,二者的平衡对维持免疫内环境的稳定起重要作用,失衡可能引起全身或局部免疫应答异常,导致自身免疫病。

三、临床表现

AIH 临床表现多样,大多数 AIH 患者起病隐匿,一般表现为慢性肝病。最常见的症状包括嗜睡、乏力、全身不适等。体检可发现肝大、脾大、腹水等体征,偶见周围性水肿。约 1/3 的患者诊断时已存在肝硬化表现,少数患者以食管胃底静脉曲张破裂出血引起的呕血、黑便为首发症状。少部分患者可伴发热症状。10%~20% 的患者没有明显症状,仅在体检时意外发现血清转氨酶水平升高。这些无症状患者进展至肝硬化的危险性与有症状患者相近。AIH 可在女性妊娠期或产后首次发病,早期诊断和及时处理对于母婴安全非常重要。

部分 AIH 患者表现为急性发作,甚至可进展至急性肝衰竭。部分患者 AIH 病情可呈波动性或间歇性发作,临床和生化异常可自行缓解,甚至在一段时间内完全恢复,但之后又会复燃。这种情况需引起高度重视,因为这些患者的肝组织学仍表现为慢性炎症的持续活动,不及时处理可进展至肝纤维化。

AIH 常合并其他器官或系统性自身免疫病如桥本氏甲状腺炎、糖尿病、炎症性肠病、类风湿关节炎、干燥综合征、银屑病和系统性红斑狼疮等。

四、实验室检查

(一)血清生化学

AIH 的典型血清生化异常主要表现为肝细胞损伤型改变,血清天冬氨酸转氨酶(AST)和丙氨酸转氨酶(ALT)活性升高,而血清碱性磷酸酶(ALP)和 γ- 谷氨酰转肽酶(GGT)水平正常或轻微升高。应该注意的是,血清转氨酶水平并不能精确地反映肝内炎症情况。血清转氨酶水平正常或轻度异常不一定等同于肝内轻微或非活动性疾病,也不能完全排除 AIH 诊断。病情严重或急性发作时血清胆红素水平可显著升高。

(二)免疫学检查

1. 血清免疫球蛋白 免疫球蛋白 G(IgG)和 / 或 γ 球蛋白升高是 AIH 特征性的血清免疫学改变之一。血清 IgG 水平可反映肝内炎症活动程度,经免疫抑制治疗后可逐渐恢复正常。因此,该项指标不仅有助于 AIH 的诊断,而且对于检测治疗应答具有重要的参考价值,在初诊和治疗随访过程中应常规检测。

2. 自身抗体与分型 大多数 AIH 患者血清中存在一种或多种高滴度的自身抗体,但这些自身抗体大多缺乏疾病特异性。病程中抗体滴度可发生波动,但自身抗体滴度并不能可靠地反映疾病的严重程度。AIH 可根据自身抗体的不同被分为两型:抗核抗体(ANA)和 / 或抗平滑肌抗体(ASMA),或抗肝可溶性抗原抗体(抗 -SLA)阳性者为 1 型 AIH;抗肝肾微

粒体抗体 -1 型（抗 LKM-1）和 / 或抗肝细胞溶质抗原 -1 型（抗 LC-1）阳性者为 2 型 AIH。

临床上 70%~80% 的 AIH 患者呈 ANA 阳性，20%~30% 呈 ASMA 阳性，ANA 和 / 或 ASMA 阳性者可达 80%~90%。ANA 和 ASMA 为非器官组织特异性自身抗体，在高滴度阳性时支持 AIH 诊断，低滴度阳性可见于各种肝病甚至正常人。间接免疫荧光法（IIF）可见 ANA 在细胞或组织切片上的荧光模式（核型）以核均质型略多见，也常见到多核点型、细颗粒型及两种或多种模式混合型。ASMA 与多种细胞骨架成分包括微丝、微管和中间丝反应。ASMA 的主要靶抗原是微丝中的肌动蛋白，后者又可分为 G- 肌动蛋白和 F- 肌动蛋白。高滴度抗 F- 肌动蛋白诊断 AIH 的特异性较高。研究显示，ASMA（>1：80）和抗肌动蛋白抗体（>1：40）与 1 型 AIH 患者的血清生化学和组织学疾病活动度有关，并预示治疗失败概率较高。

ANA 是一组自身抗体的总称，检测方法有多种，不同方法所报告结果可能存在很大差异。目前，ANA 和 ASMA 检测推荐 IIF 作为首选方法，检测结果推荐以滴度值表示。ANA 和 ASMA 滴度越高，与自身免疫病的相关性越大。ANA 阳性或阴性但临床高度疑似自身免疫肝病的患者，建议进一步检测 ANA 中的特异性抗体（如 dsDNA、SSA/SSB、gp210 等）以帮助临床诊断与鉴别诊断。

抗 -SLA 对 AIH 具有高度诊断特异性，国内外报道其特异性均接近 100%，但检出率较低，我国多中心自身免疫性肝病回顾性调查发现，仅 6%（16/248）的患者呈抗 -SLA 阳性，明显低于欧美常见报道（30% 左右）。抗 -SLA 阳性者往往同时存在 ANA 阳性。SLA 可能具有一定程度的致病性，有报道认为该抗体阳性与炎症较重、进展较快、易复发等特性有关。

少数 AIH 患者（3%~4%）呈抗 LKM-1 和 / 或抗 LC-1 阳性，可诊断为 2 型 AIH。抗 LKM-1 阳性患者常呈 ANA 和 SMA 阴性，因此抗 LKM-1 的检测可避免漏诊 AIH。抗 LKM-1 的靶抗原为细胞色素 P450 2D6，已在 AIH 患者肝内检测到针对该自身抗原的 $CD4^+$ 和 $CD8^+T$ 细胞的存在。LC-1 所识别的靶抗原是亚氨甲基转移酶 - 环化脱氨酶。在 10% 的 2 型 AIH 患者中 LC-1 是唯一可检测到的自身抗体，且抗 LC-1 与 AIH 的疾病活动度和进展有关。

此外，对于那些常规自身抗体阴性却仍疑诊 AIH 的患者，建议检测其他自身抗体如非典型核周型抗中性粒细胞胞浆抗体（pANCA）和抗去唾液酸糖蛋白受体抗体（ASGPR）等。

五、肝组织学检查

（一）肝组织学检查的意义

肝组织学检查对 AIH 的诊断和治疗非常重要。肝组织学检查的临床意义包括：①可明确诊断、精确评价肝病分级和分期；②多数自身抗体阴性患者的血清 IgG 和 / 或 γ 球蛋白水平升高不明显，肝组织学检查可能是确诊的唯一依据；③有助于与其他肝病（如药物性肝损伤、Wilson 病等）鉴别，明确有无与其他自身免疫性肝病如 PBC 和 PSC 的重叠存在；④可协助判断合适的停药时机。肝组织学仍有轻度界面炎的患者停用免疫抑制剂后 80% 以上会复发。因此，所有拟诊 AIH 的患者均应尽可能行肝组织学检查以明确诊断。AIH 特征性肝组织学表现包括界面性肝炎、淋巴浆细胞浸润、肝细胞"玫瑰花环"样改变、淋巴细胞穿入现象和小叶中央坏死等。

（二）肝组织学表现

1. 界面性肝炎 由于门管区炎症导致与门管区或纤维间隔相邻的肝细胞坏死，称为界面性肝炎(interface hepatitis),表现为界面处肝细胞呈单个或小簇状坏死、脱落,导致小叶界面呈"虫蚀"状改变,旧称碎屑样坏死。炎症细胞沿破坏的界面向小叶内延伸,严重时可形成桥接坏死。按界面破坏范围和浸润深度,可分为轻、中、重度界面性肝炎,轻度:局部或少数门管区破坏;中度:<50%的门管区或纤维间隔破坏;重度:>50%的门管区或纤维间隔破坏。中重度界面性肝炎支持AIH的诊断。界面性肝炎是AIH的组织学特征之一,但特异性并不高,轻度界面性肝炎也可存在于其他慢性肝病如病毒性肝炎、药物性肝损伤、Wilson病等。

2. 淋巴—浆细胞浸润　AIH患者肝组织门管区及其周围浸润的炎症细胞主要为淋巴细胞和浆细胞。浆细胞浸润是AIH另一特征性组织学改变,主要见于门管区和界面处,有时也可出现在小叶内。但浆细胞缺如并不能排除AIH的诊断,约1/3的AIH患者可表现为浆细胞稀少甚至缺如。AIH中的浆细胞主要呈胞质IgG阳性,少量为IgM阳性(PBC中浆细胞以IgM为主)。

3. 肝细胞呈"玫瑰花环"样改变(hepatic rosette formation)　肝细胞呈"玫瑰花环"样改变是指由数个水样变性的肝细胞形成的假腺样结构,中心有时可见扩张的毛细胆管,形似玫瑰花环,周围可见淋巴细胞包绕,一般见于界面炎周围。

4. 穿入现象(emperipolesis)　穿入现象是指淋巴细胞进入肝细胞胞质的组织学表现,多见于活动性界面炎区域。我国研究表明,65%的AIH患者可见穿入现象,显著高于其他慢性肝病患者,并与AIH肝内炎症和纤维化程度相关。穿入的淋巴细胞主要为CD8[+]T细胞,可导致肝细胞凋亡。

5. 小叶中央坏死　研究显示,17.5%的AIH患者在肝活检组织中可出现小叶中央(第三区)坏死,可能是AIH急性发作的表现之一。它可以单独出现,也可伴随界面性肝炎和较重的门管区炎症。患者往往伴有高胆红素血症,及时的免疫抑制治疗缓解后小叶中央坏死可完全消失。

六、诊断

(一)诊断标准

临床上如遇到不明原因肝功能异常和/或肝硬化的任何年龄、性别患者,均应考虑AIH的可能。国际自身免疫性肝炎小组(International Autoimmune Hepatitis Group,IAIHG)于1993制定了AIH描述性诊断标准和诊断积分系统,并于1999年进行了更新(表15-89-1)。虽然1999年的诊断积分系统诊断AIH时具有良好的敏感性和特异性,但较复杂,难以在临床实践中全面推广。有鉴于此,2008年IAIHG提出了AIH简化诊断积分系统(表15-89-2)。简化诊断积分系统分为自身抗体、血清IgG水平、肝组织学改变和排除病毒性肝炎等四个部分,每个组分最高计2分,共计8分。积分6分者为"可能"的AIH;积分=7分者可确诊AIH。综合几项规模较大的验证结果发现,AIH简化积分系统在诊断"可能"的AIH时的中位敏感性为91%(范围65%~95%),中位特异性为94%(范围90%~98%);而诊断"明确"的AIH(即=7分)时,其中位敏感性和特异性分别是75.5%(范围15%~87%)、100%(范围100%)。但简化积分系统容易漏诊部分不典型患者如自身抗体滴度低或阴性和/或血清IgG水平较低甚至正常的患者。因此,对于疑似患者而简化诊断积分不能确诊的患者,建议再以综合诊断积分系统进行综合评估以免漏诊。

1999年更新的积分系统根据患者是否已接受糖皮质激素治疗分为治疗前和治疗后评

分。治疗前评分中临床特征占 7 分,实验室检查占 14 分,肝组织病理学占 5 分,确诊需评分 =16 分,10~15 分为可能诊断,低于 10 分可排除 AIH 诊断。治疗后评分除上述项目外,还包括患者对治疗反应(完全或复发)的评分,确诊需评分 =18 分,12~17 分为可能诊断。该系统主要适用于具有复杂表现患者的诊断。该系统在鉴别"确诊性 AIH"和胆汁淤积性肝病(PBC 和 PSC)时有较好的特异性(表 15-89-1)。

表 15-89-1　AIH 综合诊断积分系统(1999 年)

参数 / 临床特征	计分	参数 / 临床特征	计分
女性	+2	药物史	
ALP(正常值上限倍数):AST(或 ALT)(正常值上限倍数)的比值		阳性	-4
		阴性	+1
<1.5	+2	平均酒精摄入量	
1.5~3.0	0	<25g/d	+2
>3.0	-2	>60g/d	-2
		肝脏组织学检查	
		界面性肝炎	+3
血清 γ 球蛋白或 IgG 与正常值的比值		主要为淋巴 - 浆细胞浸润	+1
>2.0	+3	肝细胞程玫瑰花样改变	+1
1.5~2.0	+2	无上述表现	-5
1.0~1.5	+1	胆管改变	-3
<1.0	0	其他改变	-3
ANA,SMA 或 LKM-1 滴度			
>1:80	+3		
1:80	+2	其他免疫性疾病	+2
1:40	+1		
<1:40	0		
AMA 阳性	-4	其他可用的参数	
		其他特异性自身抗体(SLA/LP,LC-I,ASGPR,pANCA)阳性	+2
		HLA-DR3 或 DR4	+1
肝炎病毒标志物		对治疗的反应	
阳性	-3	完全	+2
阴性	+3	复发	+3
总积分的解释			
治疗前		治疗后	
明确的 AIH	=16	明确的 AIH	=18
可能的 AIH	10~15	可能的 AIH	12~17

表 15-89-2 IAIHG 自身免疫性肝炎简化诊断标准

变量	标准	分值	备注
AN 或 ASMA	≥ 1 : 40	1 分	相当我国常用的 ANA1 : 100 的最低滴度
ANA 或 ASMA LKM-1 SLA 阳性	≥ 1 : 80 ≥ 1 : 40 阳性	2 分	多项同时出现时最多 2 分
IgG	> 正常值上限 >1.10 倍正常值上限	1 分 2 分	
肝组织学	符合 AIH 表现 典型 AIH 表现		界面性肝炎、汇管区和小叶内淋巴 -浆细胞浸润、胞玫瑰样花环以及穿入现象被认为是特征性肝组织学改变,4 项中具备 3 项为典型表现
排除病毒性肝炎	是	2 分	

=6 分:AIH 可能;=7 分;确诊 AIH

(二) 鉴别诊断

诊断 AIH 时需注意与慢性丙型肝炎、药物性肝损伤、Wilson 病和非酒精性脂肪性肝炎等肝脏疾病进行鉴别,合并胆汁淤积表现时需与 PBC、PSC 和 IgG4 相关硬化性胆管炎(IgG4-SC)等鉴别。

慢性丙型肝炎患者血清 ANA 也可阳性或 LKM-1 阳性,IgG 水平轻度升高,但 ANA 滴度一般较低,抗 -HCV 抗体和 HCV RNA 阳性。肝组织病理特点为:肝细胞脂肪变性、淋巴滤泡形成、肉芽肿形成。

药物性肝损伤:有明确的用药史,血清转氨酶水平升高和 / 或胆汁淤积表现,停用药物后临床症状和肝功能好转。肝活检汇管区中性粒细胞和嗜酸性粒细胞浸润、肝细胞大泡脂肪变性、肝细胞胆汁淤积,纤维化程度一般较轻。

非酒精性脂肪性肝病:1/3 患者血清 ANA 可低滴度阳性,血清转氨酶轻度升高,胰岛素抵抗表现,肝组织病理特点为肝细胞呈大泡脂肪变性、肝窦纤维化、汇管区炎症较轻。

Wilson 病:血清 ANA 可阳性,血清铜蓝蛋白低,24h 尿铜升高,可有角膜色素环(K-F环)阳性。病理学特征为存在肝细胞脂肪变性、空泡状核形成,汇管区炎症,可伴界面炎,可有大量铜沉积。

七、治疗

AIH 治疗的总体目标是获得肝组织学缓解、防止肝纤维化的发展和肝衰竭的发生,提高患者的生存期和生存质量。临床上可行的治疗目标是获得完全生化缓解即血清转氨酶(ALT/AST)和 IgG 水平均恢复正常。

(一)治疗指征

所有活动性 AIH 患者均应接受免疫抑制治疗,并可根据疾病活动度调整治疗方案和药物剂量。具体而言:

1. 中度以上炎症活动的 AIH 患者(血清转氨酶水平 >3× ULN、IgG>1.5×ULN),急性(ALT 和 / 或 AST 超过正常值上限 10 倍)甚至重症(伴出凝血异常 INR>1.5)应及时启动免疫抑制治疗,以免出现急性肝衰竭;

2. 对于轻微炎症活动(血清转氨酶水平 <3× ULN、IgG<1.5× ULN)的老年(>65 岁)患者需平衡免疫抑制治疗的益处和风险作个体化处理。暂不启动免疫抑制治疗者需严密观察,如患者出现明显的临床症状,或出现明显炎症活动患者可进行治疗。

3. 从肝组织学角度判断,存在中度以上界面性肝炎是治疗的重要指征。桥接性坏死、多小叶坏死或塌陷性坏死、中央静脉周围炎等特点提示急性或重症 AIH,需及时启动免疫抑制治疗。轻度界面炎患者可视年龄而区别对待。轻度界面性肝炎的老年患者可严密观察、暂缓用药,特别是存在免疫抑制剂反指征者。而存在轻度界面炎的年轻患者仍有进展至肝硬化的风险,可酌情启动免疫抑制治疗。对非活动性肝硬化 AIH 患者则无需免疫抑制治疗,但应长期密切随访(如每隔 3~6 个月随访一次)。

(二)治疗方案

1. 泼尼松(龙)和硫唑嘌呤联合治疗 AIH 患者一般优先推荐泼尼松(龙)和硫唑嘌呤联合治疗方案,联合治疗可显著减少泼尼松(龙)剂量及其副作用。泼尼松(龙)可快速诱导症状缓解、血清转氨酶和 IgG 水平的复常,用于诱导缓解,而硫唑嘌呤需 6~8 周才能发挥最佳免疫抑制效果,多用于维持缓解。最近,欧洲肝病学会 AIH 指南建议在使用泼尼松(龙)2 周出现显著生化应答后再加用硫唑嘌呤,也是一个值得借鉴的治疗策略。联合治疗特别适用于同时存在下述情况的 AIH 患者如绝经后妇女、骨质疏松、脆性糖尿病、肥胖、痤疮、情绪不稳及高血压患者。基于随机对照试验的荟萃分析研究表明,泼尼松(龙)单药治疗和联合治疗在初治和复发的诱导缓解中均有效,而维持治疗中联合治疗或硫唑嘌呤单药治疗组的疗效优于泼尼松(龙)单药治疗。泼尼松(龙)初始剂量为 30~40mg/d,并于 4 周内逐渐减量至 10~15mg/d;硫唑嘌呤以 50mg/d 的剂量维持治疗。诱导缓解治疗一般推荐如下用药方案:泼尼松(龙)30mg×1 周,20mg×2 周,15mg×4 周,泼尼松(龙)剂量低于 15mg/d 时,建议以 2.5mg/d 的幅度渐减至维持剂量(5~10mg/d);维持治疗阶段甚至可将泼尼松(龙)完全停用,仅以硫唑嘌呤 50mg/d 单药维持。需要强调的是,糖皮质激素的减量应遵循个体化原则,可根据血清生化指标和 IgG 水平改善情况进行适当调整,如患者改善明显可较快减量,而疗效不明显时可在原剂量上维持 2~4 周。伴发黄疸的 AIH 患者可先以糖皮质激素改善病情,待胆红素显著下降后再考虑加用硫唑嘌呤联合治疗。

2. 泼尼松(龙)单药治疗 泼尼松(龙)单药治疗时初始剂量一般选择 40~60mg/d,并于 4 周内逐渐减量至 15~20mg/d。初始剂量可结合患者症状、血清转氨酶和 IgG 水平特别是肝组织学炎症程度进行合理选择。单药治疗适用于合并血细胞特别是血细胞减少、巯基嘌呤甲基转移酶(TMPT)功能缺陷者、妊娠或拟妊娠、并发恶性肿瘤的 AIH 患者。已有肝硬化表现者多选择泼尼松(龙)单药治疗并酌情减少药物剂量。AIH "可能" 诊断患者也可以单剂泼尼松(龙)进行试验性治疗。泼尼松可在肝脏代谢为泼尼松龙后发挥作用,除非肝功能严重受损,两者作用相似。泼尼松龙可等剂量替代泼尼松,而 4mg 的甲泼尼龙相当于 5mg 泼尼松(龙)。

3. 其他替代药物　布地奈德(budesonide)是第二代糖皮质激素,其在肝脏的首过清除率较高(约90%),6~10h布地奈德与糖皮质激素受体的亲和性增高,抗炎疗效相当于泼尼松(龙)的5倍,而其代谢产物无糖皮质激素活性。因此,布地奈德作用的主要部位为肠道和肝脏,而全身副作用较少。来自欧洲的多中心临床研究表明,布地奈德和硫唑嘌呤联合治疗方案较传统联合治疗方案能更快诱导缓解,而糖皮质激素相关副作用显著减轻,可作为AIH的一线治疗方案。目前多用于需长期应用泼尼松(龙)维持治疗的AIH患者,以期减少糖皮质激素的副作用。由于布地奈德与泼尼松一样作用于激素受体,因此,不推荐用于传统激素无应答的病例。在肝硬化门脉侧支循环开放患者中,布地奈德可通过侧支循环直接进入体循环而失去首过效应的优势,同时还可能有增加门脉血栓形成的风险。因此,布地奈德不宜在肝硬化患者中应用。

对标准治疗无效或不能耐受标准治疗副作用的患者,可以选择二线治疗方案,目前已有应用吗替麦考酚酯(MMF)、环孢素、他克莫司、巯嘌呤、甲氨蝶呤、抗肿瘤坏死因子α等治疗难治性AIH的报道。吗替麦考酚酯(MMF)是在标准治疗效果不佳患者中应用最多的替代免疫抑制剂,MMF在不能耐受硫唑嘌呤治疗的患者具有补救治疗作用,而对硫唑嘌呤无应答的患者中MMF的疗效也较差。另外,在胆汁淤积AIH患者中如糖皮质激素疗效欠佳也可考虑加用小剂量MMF治疗,以避免硫唑嘌呤诱导胆汁淤积的副作用。

4. 应答不佳的处理　应答不佳定义为:经2~3年治疗后,临床表现、实验室指标(血清转氨酶、胆红素、IgG和/或γ球蛋白)和肝组织学等改善但未完全恢复正常。免疫抑制治疗应答不佳或无应答者应首先考虑AIH诊断是否有误和患者对治疗的依从性如何。少数AIH患者确实显示对免疫抑制治疗应答不佳或应答不完全,部分患者可能在激素减量过程中或在维持治疗过程中出现反跳。这部分患者可酌情短期(一周)给予大剂量甲泼尼龙(40~60mg/d)静脉输注,病情缓解后改为口服泼尼松龙治疗(30~40mg/d),适当放缓减量速度,并加以免疫抑制剂维持治疗。泼尼松龙和硫唑嘌呤联合治疗2年仍未达到缓解的患者,建议继用泼尼松龙(5~10mg/d)+大剂量硫唑嘌呤[最高达2mg/(kg.d)],12~18个月后肝活检复查。对于已接受至少36个月连续治疗但临床、实验室和组织学的改善未达到治疗终点的不完全应答患者,建议泼尼松或硫唑嘌呤调整至适合剂量以长期维持治疗,使此类患者处于无症状、实验室指标稳定的状态。

5. 疗程、停药指征和复发　免疫抑制治疗一般应维持3年以上,或获得生化缓解后至少2年以上。除完全生化应答外,停用免疫抑制剂的指征包括肝内组织学恢复正常、无任何炎症活动表现,因为即使轻度界面性肝炎的存在也预示着停药后复发的可能。复发可定义为血清转氨酶水平大于3倍正常值上限,伴血清IgG和/或γ球蛋白水平不同程度的升高。停药后复发是AIH的临床特点之一,临床缓解至少2年的患者在停药1年后59%的患者需要重新治疗,2年后为73%,3年后高达81%,复发的危险因素包括先前需使用联合治疗方案才能获得生化缓解者、并发自身免疫病和年龄较轻者。以单剂免疫抑制剂治疗即可获得长期完全生化缓解至少2年以上的患者获得持续缓解的可能性较高。虽然均在正常范围内,较高的血清ALT和IgG水平仍与复发相关。所有持续缓解的患者在停药时的ALT低于正常值上限的一半,而IgG水平低于12g/L。

停药后初次复发患者,建议再次以初始治疗的剂量给予泼尼松(龙)和硫唑嘌呤联合治疗,逐渐减量甚至停药并以硫唑嘌呤(50~75mg/d)维持治疗;而硫唑嘌呤不能耐受的患者可给予小剂量泼尼松(=10mg/d)或吗替麦考酚酯联合长期维持治疗。2次以上复发者建议以最小剂量长期维持治疗。

6. 药物不良反应的预防与处理 无论是单用泼尼松(龙)还是与硫唑嘌呤联合治疗,所有患者都必须监测相关的药物副作用。

(1)糖皮质激素的不良反应:长期使用糖皮质激素可出现明显副作用,其中除了常见的"Cushing 体征"另外,糖皮质激素还可加重骨质疏松导致脊柱压缩性骨折和股骨头缺血性坏死等骨病,并与 2 型糖尿病、白内障、高血压病、感染(包括已有的结核发生恶化)、精神疾病的发生有关。因此,需长期接受糖皮质激素治疗的 AIH 患者,建议治疗前做基线骨密度检测并每年监测随访。骨病的辅助治疗包括:坚持规律的负重锻炼、补充维生素 D_3 和钙质,适时给予骨活性制剂如二磷酸盐治疗。

(2)硫唑嘌呤的不良反应:硫唑嘌呤最常见副作用是血细胞减少,可能与红细胞内巯基嘌呤甲基转移酶(TPMT)活性低有关。因此,加用硫唑嘌呤的患者需严密监测血常规变化,特别是用药的前 3 个月。如发生血白细胞的快速下降或 WBC 低于 3.5×10^9/L 需紧急停用硫唑嘌呤。硫唑嘌呤的其他副作用还包括肝内胆汁淤积、静脉闭塞性疾病、膜腺炎、严重恶心呕吐、皮疹等。少于 10% 的患者在接受硫唑嘌呤(50mg/d)时会出现上述副反应,一般均可在减量或停用后改善。基础状态下已存在血细胞减少(WBC<3.5×10^9/L 或血小板<50×10^9/L)、恶性肿瘤、已知 TPMT 功能缺陷等不适合应用硫唑嘌呤治疗。硫唑嘌呤治疗前或治疗过程中出现血细胞减少的 AIH 患者,建议检测其血 TPMT 活性。

7. 肝移植术 AIH 患者如出现终末期肝病或急性肝衰竭等情况需考虑进行肝移植术。另一种情况是失代偿性肝硬化患者,其移植指征与其他病因导致的肝硬化相似,包括反复食管胃底静脉曲张出血、肝性脑病、顽固性腹水、自发性细菌性腹膜炎和肝肾综合征等并发症经内科处理疗效不佳,终末期肝病模型(MELD)>15 分或 Child-Pugh 积分 >10,或符合肝移植标准的肝细胞癌。20% 的 AIH 患者在肝移植后会再次发病,因此,AIH 患者在肝移植术后的免疫抑制方案应兼顾抗排斥反应和防止 AIH 复发。可在标准抗排斥方案基础上以小剂量泼尼松龙长期维持,必要时加用硫唑嘌呤联合治疗。

(三)AIH 特殊临床表型的处理

AIH 临床表现多样,大多表现为慢性肝病,但也可表现为急性发作、急性和慢性肝衰竭等。特殊人群如儿童、老年、孕妇也具有不同的临床特点。因此,我们需充分认识异质性和特殊性,并采取适当的治疗策略。

1. 急性起病和急性肝衰竭 急性起病的 AIH 包含两种形式:慢性疾病基础上的急性恶化和真正意义上的无慢性疾病表现的急性 AIH。典型的 AIH 呈慢性病程,但高达 25% 的 AIH 患者可表现为急性起病,其中小部分可进展为自身免疫性急性肝衰竭(AI-ALF)。急性起病的 AIH 通常表现为病程短(<30 天)且没有既往明确肝脏疾病史,临床症状明显(如黄疸、疲乏、发热、恶心、全身不适等),血清学明显异常血清 ALT 高于正常值上限 5 倍以上,胆红素水平 >2mg/dL)。小叶中央坏死(CN)是急性起病 AIH 的肝组织学特征,及时发现有助于早期诊断和干预。在 IAIHG 提出的综合和简化诊断积分系统中,自身抗体和血清 IgG 水平是诊断 AIH 的两个重要因素,而急性起病 AIH 往往缺少这两个重要特征。简化诊断积分系统只能诊断出 24% 的急性 AIH 患者,而综合诊断积分系统则可诊断出 40% 的急性 AIH 患者。美国急性肝衰竭协作网报告表明,10% 的急性肝衰竭患者是由 AIH 引起,另有 30% 的急性肝衰竭患者表现为"血清阴性",其中有一部分可能为 AIH。短期大剂量糖皮质激素(60mg/d)治疗对 36%~100% 的急性起病 AIH 患者有效,治疗反应的差异与开始治疗是否及时有关。肝组织学上有 CN 的急性起病 AIH 患者倾向于对激素治疗反应良好,急性起病 AIH 患者对激素的反应与预后密切相关。使用糖皮质激素治疗 2 周内实验室检查指标没有出现改善并且组织学上出现肝脏多小叶坏死的急性 AIH 患者,往往预后极差。如果患者的高胆红素血症没有改善甚至加重,预示早期死亡率极高甚至达 100%。终末期肝病模型(MELD)能有效能评估风险及定量分析病情的改善或恶化。当 MELD 评分 =12 分时,有 97% 敏感性和 68% 的特异性提示患者可能激素治疗失败。因此,临床上可使用 1~2 周糖皮质激素疗法来判断是否需继续激素治疗,同时必须进行 MELD 评分,判断是否需要肝移植术。

2. 胆汁淤积型 AIH 患者可出现肝内胆汁淤积表现,约 20% 的胆汁淤积型(血清胆红素 ≥ 40μmol/L)AIH 患者对糖皮质激素治疗无应答,并与死亡率和肝移植率显著增高相关。治疗失败的最佳预测因素是糖皮质激素治疗 1 周前后 MELD-Na 和 UKELD 的变化。早期识别无应答者有助于及时增加免疫抑制剂剂量以防止临床恶化或及时转入肝移植中心。熊去氧胆酸(UDCA)可有效缓解患者胆汁淤积表现,可联合使用。胆汁淤积型 AIH 患者在初期应避免使用硫唑嘌呤以免加重胆汁淤积,可先使用大剂量糖皮质激素(40~60mg/d)缓解病情,可在血清胆红素显著下降后再加用硫唑嘌呤联合治疗。

3. 自身抗体阴性 AIH 血清自身抗体是 AIH 的免疫学特征之一,约 10% 的 AIH 患者常规自身抗体检测呈阴性,该类患者常常血清 IgG 水平升高幅度较小甚至正常,这给 AIH 的诊断带来很大困难,但肝组织学仍可见界面性肝炎、淋巴 - 浆细胞浸润、玫瑰花环改变等 AIH 特征性改变。因此,疑似自身抗体阴性 AIH 时强烈建议行肝活检术以明确诊断,有时肝组织学表现是其唯一确诊依据。这类患者可予糖皮质激素单药治疗或联合治疗,对免疫抑制剂治疗应答往往与典型 AIH 相似。

4. AIH 相关肝硬化 约 1/3 的 AIH 患者在诊断时已存在肝硬化表现。活动性肝硬化患者仍有免疫抑制治疗的指征。治疗方案以选择糖皮质激素单药治疗为宜,适当减少泼尼松(龙)初始剂量(20~30mg/d),同时注意消化道出血和 / 或感染等并发症的发生。AIH 相关肝硬化患者应每 6 个月随访一次血清甲胎蛋白和腹部超声检查以排除肝细胞癌的可能。当 AIH 相关肝硬化出现腹水等并发症,提示进入失代偿期。此阶段需仔细评估糖皮质激素可能的副作用如消化道出血、肺部感染和自发性细菌性腹膜炎的可能性。如疾病仍有明显活动如血清转氨酶和胆红素水平升高、血清 IgG 水平显著增高,在预防并发症的基础上可谨慎使用小剂量糖皮质激素(15~20mg/d)口服,疾病好转后应快速减量至维持量(5~7.5mg/d)。部分患者可获得生化应答,腹水等并发症好转而转入代偿期并获得长期缓解。如疗效不佳或无法耐受糖皮质激素治疗需尽早与肝移植中心联系进行肝移植治疗。

5. 重叠综合征 患者同时或在病程的不同阶段存在两种自身免疫性肝病的临床、血清学、组织学特征,称为自身免疫性肝病重叠综合征(简称重叠综合征),以 AIH-PBC 重叠综合征最为多见。IAIHG 提出,AIH 的积分系统最初自标是用于诊断 AIH,并不适用于重叠综合征的诊断,主张将自身免疫性肝病分为 AIH、PBC、PSC、小胆管 PSC,而重叠综合征并非独立疾病,目前缺乏明确的诊断标准和治疗方案。

(1)AIH-PBC 重叠综合征:原发性胆汁性胆管炎(PBC)是一种以小叶间胆管非化脓性破坏性胆管炎为特征的自身免疫性肝病。由于疾病早中期并无肝硬化表现,2015 年我国自身免疫性肝炎诊治专家共识建议将疾病名称改为原发性胆汁性胆管炎(primary biliary cholangitis),仍保留 PBC 缩写,以更精确反映疾病特点,缓解患者心理压力。AIH-PBC 重叠综合征占所有 PBC 患者的 5%~15%。2008 年 Chazouilleres 等提出了 AIH-PBC 重叠综合征诊断标准(巴黎标准),即 AIH 和 PBC 三项诊断标准中的各两项同时或者相继出现。AIH 诊断标准包括:①血清 ALT ≥ 5 倍正常值上限;②血清 IgG ≥ 2 倍的正常值上限或血清 ASMA 阳性;③肝脏组织学提示中重度界面性肝炎。PBC 诊断标准包括:①血清 ALP ≥ 2 倍正常值上限或血清 γ-GT ≥ 5 倍正常值上限;②血清 AMA 阳性:③肝脏组织学表现为非化脓性破坏性胆管炎。目前多数学者建议以泼尼松(龙)和熊去氧胆酸(UDCA)进行联合治疗,可能有利于缓解病情,改善患者预后。

(2)AIH-PSC 重叠综合征:原发性硬化性胆管炎(PSC)是一种较为少见的慢性胆汁淤积性肝病,其特征为肝内外胆管弥漫性炎症和纤维化,引起胆管变形和节段性狭窄,病情呈进行性发展,最终导致胆汁性肝硬化及肝衰竭。AIH-PSC 重叠综合征的诊断标准是相加性的,即在明确的 PSC 诊断的基础上,同时存在 AIH 特征性临床表现(血清转氨酶和 IgG 水平显著升高)和肝组织学特征(中重度界面性肝炎等)。AIH-PSC 重叠综合征患者 UDCA [15~20mg/(kg·d)]联合糖皮质激素(泼尼松龙)治疗,可改善患者血清生化指标,但是组织学及长期疗效未得到证实。

6. 妊娠期 AIH 患者妊娠过程中,可予小剂量泼尼松(龙)5~10mg/d 维持治疗。AIH 患者有较高的胎儿流产及早产的可能性,胎儿死亡率达 19%,大多发生在孕 20 周内,产妇死亡率约为 3%。妊娠过程母体的免疫抑制以保护嵌合胎儿,在分娩后 AIH 有疾病复燃或加重趋势。因此,应在分娩后加大糖皮质激素的用量,以防止复发或反跳。目前没有关于因使用硫唑嘌呤治疗 AIH 而引起胎儿畸形的报道,但已证实硫唑嘌呤对小鼠有致畸作用,所以 AIH 患者在怀孕期间应停用硫唑嘌呤。

7. 儿童和老年患者 Ⅰ 型 AIH 常在青春期前后发病,而 Ⅱ 型 AIH 发病较早,甚至可在婴儿期发病。儿童 AIH 的治疗包括泼尼松龙 1~2mg/(kg·d)(最大量不超过 40mg/d),随着转氨酶水平下降,在 4~8 周内减量至维持剂量(根据患儿的体重和年龄 2.5~5mg/d 维持)。老年 AIH 患者发病隐匿,一般对糖皮质激素应答较好,复发率低,但在治疗过程中需及时发现和预防骨质疏松症。

八、预后

AIH 患者在获得生化缓解后一般预后较好、生存期接近正常人群。预后不佳的危险因素主要包括诊断时已有肝硬化和治疗后未能获得生化缓解。合并其他系统自身免疫病、肝内胆管损伤和诊断时 MELD 分数较高者与治疗应答和预后不佳有关。

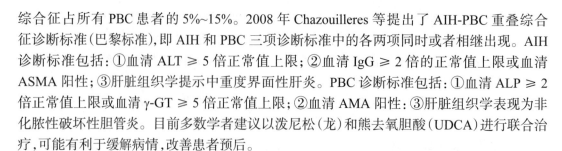

第二节 原发性胆汁性胆管炎

原发性胆汁性胆管炎(primary biliary cholangitis,PBC),原名原发性胆汁性肝硬化(primary biliary cirrhosis,PBC),是一种慢性肝内胆汁淤积性疾病。其发病机制尚不完全清楚,可能与遗传背景及环境等因素相互作用所导致的异常自身免疫反应有关。PBC 多见于中老年女性,最常见的临床表现为乏力和皮肤瘙痒。其病理特点为进行性、非化脓性、破坏性肝内小胆管炎,最终可发展至肝硬化。值得注意的是,本病如能在早期得到及时诊断和规范治疗,则大部分患者不一定会发展至肝硬化,而"原发性胆汁性肝硬化"这一诊断名称中的"肝硬化"往往给患者带来很大的精神负担及工作、生活和社交等方面的困扰。因此,近年来已将"原发性胆汁性肝硬化"更名为"原发性胆汁性胆管炎",但缩写仍为 PBC。

一、流行病学

PBC 呈全球性分布,可发生于所有的种族和民族。据报道本病的年发病率为 0.33/10 万 ~ 5.8/10 万,患病率为 1.91/10 万 ~40.2/10 万,其中北美和北欧国家发病率最高。我国目前尚缺乏该病的全国性的普通人群的流行病学调查研究,2010 年广州学者报道,健康体检人群中 PBC 的患病率为 49.2/10 万,40 岁以上女性发病率更高。

二、发病机制

PBC 的病因迄今尚未确定,但认为与自身免疫有关,由于机体对自身抗原的耐受性被打破,使肝内小叶间胆管和间隔胆管的上皮细胞受到免疫细胞和相关细胞因子的攻击,从而发生破坏和炎症反应。$CD8^+$ 的 T 细胞和 MHC-Ⅱ类分子限制的 $CD4^+$ 阳性的辅助性 T 细胞(Th2)共同作用于小胆管上皮细胞,使其损伤,同时活化的 T 细胞进一步分泌细胞因子,加重细胞损伤和炎症反应。此外,抑制性免疫调节 T 细胞的数量和功能降低,以及小胆管 MHC-Ⅰ类和 MHC-Ⅱ类抗原表达增加,以及免疫黏附分子的表达,均表明 PBC 是一种免疫性疾病。另外,近年来的研究显示遗传和环境因素是 PBC 发生的主要诱因。PBC 具有家族聚集现象,同一家庭内成员(如母女姐妹)可相继发病。先证者一级亲属的发病率明显高于普通人群。而且不发病者也常伴有类似免疫学异常。这些都提示遗传因素是 PBC 发病的重要诱因。在环境因素方面,有学者提出大肠埃希菌、革兰氏阴性杆菌、分枝杆菌、衣原体或小鼠乳腺瘤病毒感染可能与 PBC 有关,但迄今未能进一步证实。

三、临床表现

PBC 早期患者,大多数无明显临床症状。有研究表明约 1/3 的患者可长期无任何临床症状,但是大多数无症状患者会在 5 年内出现症状。乏力和皮肤瘙痒是最常见的临床症状。此外,随着疾病的进展以及合并其他自身免疫病,也可出现胆汁淤积症相关的临床表现和自身免疫病相关的临床表现。

（一）常见临床表现

1. 乏力 乏力是 PBC 最常见的症状,可见于 40%~80% 的患者。乏力可发生在 PBC 的任何阶段,与组织学分期及肝功能损害程度无相关性。可表现为嗜睡、倦怠、正常工作能力下降、社会活动兴趣缺乏和注意力不集中等,从而导致了生活质量的降低。另有研究表明乏力是 PBC 患者死亡的独立预测因素。

2. 瘙痒 瘙痒可见于 20%~70% 的 PBC 患者,约 75% 的患者在诊断前即存在皮肤瘙痒。可表现为局部或全身瘙痒,通常于晚间卧床后较重,或因接触羊毛、其他纤维制品、热或怀孕而加重。

3. 肝硬化 疾病后期,可发生肝硬化和门静脉高压的一系列并发症,如腹水、食管胃底静脉曲张破裂出血以及肝性脑病等。门静脉高压也可见于疾病早期,即在肝硬化发生之前就出现门静脉高压。其发病机制可能与门静脉末支静脉闭塞消失,导致结节再生性增生有关。

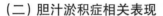

（二）胆汁淤积症相关表现

1. 骨病 PBC 患者骨代谢异常可导致骨软化症和骨质疏松。骨软化症很容易通过补充钙和维生素 D 而纠正。PBC 患者骨质疏松发生率显著高于年龄、性别相匹配的健康人群。文献报道 PBC 患者骨质疏松的发生率在 14%~52%，骨量减少发生率在 30%~50%。绝经后老年女性、体重指数低、肝纤维化程度严重、病程长、病情重的患者骨质疏松发生率更高。

2. 脂溶性维生素缺乏 虽然 PBC 患者胆酸分泌减少可能会导致脂类吸收不良，但临床上脂溶性维生素 A、D、E 和 K 的明显缺乏并不常见。维生素 A、D、E 和 K 水平的降低，可导致夜盲、骨量减少、神经系统损害和凝血酶原活力降低等。

3. 高脂血症 PBC 患者常伴有高脂血症，胆固醇和甘油三酯均可升高，典型表现为高密度脂蛋白胆固醇升高。目前尚无证据表明它可增加动脉粥样硬化的危险性。通常并不需要降脂治疗，但当患者存在其他心血管危险因素时，在适当的监测下，应用他汀及贝特类药物也是安全的。

4. 合并其他自身免疫病的表现 PBC 可合并多种自身免疫病，其中以干燥综合征最常见。此外，还包括自身免疫性甲状腺疾病、类风湿关节炎、自身免疫性血小板减少症、溶血性贫血和系统性硬化等，并表现出相关的症状。

四、实验室检查

（一）生化检查

胆汁淤积为 PBC 典型的生化表现。ALP 是本病最突出的生化异常，96% 的患者可有 ALP 升高，通常较正常水平升高 2~10 倍，且可见于疾病的早期及无症状患者。血清 γ- 谷氨酰转肽酶（γ-GT）亦可升高，但易受酒精、药物及肥胖等因素影响。ALT 和 AST 通常为正常或轻至中度升高，一般不超过正常值上限的 5 倍，如果患者的血清转氨酶水平明显升高，则需进一步检查以除外其他病因。

（二）自身抗体

血清抗线粒体抗体（antimitochondrial antibody，AMA）是诊断 PBC 的特异性指标，尤其是 AMA-M2 亚型的阳性率为 90%~95%。但 AMA 阳性也可见于其他疾病，如 AIH 患者或其他病因所致的急性肝衰竭（通常一过性阳性）。此外，AMA 阳性还可见于慢性丙型肝炎、系统性硬化病、特发性血小板减少性紫癜、肺结核、麻风、淋巴瘤等疾病。

除 AMA 外，有研究证实抗核抗体（antinuclear antibodies，ANA）也是诊断 PBC 的重要标志。大约 50% 的 PBC 患者 ANA 阳性，尤其是在 AMA 呈阴性时可作为诊断的另一重要标志。对 PBC 较特异的抗核抗体包括：抗 Sp100、抗 Gp210、抗 P62、抗核板素 B 受体；在 AMA 阴性的 PBC 患者中，约 85% 有一种或一种以上的抗体阳性。此外，关于抗 SOX13 抗体、抗 SUMO-1 抗体、SUMO-2 抗体等抗体在 PBC 诊断中的价值也有报道，但诊断价值仍需进一步验证。ANA 不仅在诊断中具有价值，对疾病进展的预测也有一定帮助。有研究表明抗 GP210 抗体是发展为肝衰竭的危险因素，而抗着丝点抗体与门静脉高压的发生相关。

（三）血清免疫球蛋白

血清免疫球蛋白 M 升高是 PBC 的实验室特征之一。IgM 可有 2~5 倍的升高，甚至更高；但是 IgM 升高可见于多种疾病，包括自身免疫病、感染性疾病等，因此缺乏诊断特异性。

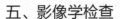

五、影像学检查

有胆汁淤积表现的患者需行超声检查，以除外肝外胆道梗阻。如果诊断不确定，尤其是AMA 阴性、短期内胆红素明显升高或者超声检查结果可疑者，可行磁共振胰胆管成像，以除外原发性硬化性胆管炎或者其他大胆管病变。瞬时弹性测定检查可作为一种评估 PBC 肝纤维化程度的无创性检查手段。

六、肝组织学检查

AMA 阳性并且具有典型的临床表现和生化异常的患者，肝组织活检对诊断并非必须。但是，对于 AMA 阴性者，或者转氨酶异常升高的患者，需行肝穿刺活检病理学检查，以除外自身免疫性肝炎、非酒精性脂肪性肝炎等病因。

PBC 的基本病理改变为肝内 <100μm 的小胆管的非化脓性破坏性胆管炎，导致小胆管进行性减少，进而发生肝内胆汁淤积、肝纤维化，最终可发展至肝硬化。Batts-Ludwig 评分将 PBC 分为 4 期：

Ⅰ 期：胆管炎期。汇管区炎症，淋巴细胞及浆细胞浸润，或有淋巴滤泡形成，导致直径100μm 以下的间隔胆管和叶间胆管破坏。胆管周围淋巴细胞浸润且形成肉芽肿者称为旺炽性胆管病变（florid duct lesion），是 PBC 的特征性病变。可见于各期，但以 Ⅰ 期、Ⅱ 期多见。

Ⅱ 期：汇管区周围炎期。小叶间胆管数目减少，有的完全被淋巴细胞及肉芽肿所取代，这些炎症细胞常侵入邻近肝实质，形成局灶性界面炎。随着小胆管数目的不断减少，汇管区周围带细胆管反应性增生。增生细胆管周围水肿、中性粒细胞浸润伴间质细胞增生，常伸入邻近肝实质破坏肝细胞，形成细胆管性界面炎，这些改变使汇管区不断扩大。

Ⅲ 期：进行性纤维化期。汇管区及其周围的炎症、纤维化，使汇管区扩大，形成纤维间隔并不断增宽，此阶段肝实质慢性淤胆加重，汇管区及间隔周围肝细胞呈现明显的胆盐淤积改变。

Ⅳ 期：肝硬化期。肝实质被纤维间隔分隔成拼图样结节，结节周围带肝细胞胆汁淤积，可见毛细胆管胆栓。

七、诊断

目前对于 PBC 的诊断，如果符合下列三个标准中的两项则可诊断 PBC：①反映胆汁淤积的生化指标如 ALP 升高；② AMA 或 AMA-M2 阳性；③血清 AMA/AMA-M2 阴性，但肝穿刺病理符合 PBC。

八、治疗

（一）基础治疗

目前熊去氧胆酸（ursodeoxycholic acid，UDCA）是目前唯一推荐的治疗 PBC 的药物。其主要作用机制为促进胆汁分泌、抑制疏水性胆酸诱导的细胞毒作用及细胞凋亡，因而保护胆管细胞和肝细胞。推荐剂量为 13~15mg/（kg·d），分次或一次顿服。UDCA 治疗可改善PBC 患者的生化指标，可以有效地降低血清胆红素、碱性磷酸酶、谷氨酰转肽酶、丙氨酸转氨酶、天冬氨酸转氨酶及胆固醇等水平。UDCA 能改善对治疗有应答的 PBC 患者疾病进展。国外研究发现，对 UDCA 治疗有应答的 PBC 患者的生存率与健康对照组相似。UDCA 药物副作用较少,主要包括腹泻、胃肠道不适、体重增加、皮疹和瘙痒加重等。皮肤瘙痒的加重通常是一过性的,且发生率较低。虽然没有证据显示 UDCA 有致畸作用,但妊娠前及妊娠早期不推荐使用。

(二)对 UDCA 生化应答欠佳的 PBC 的治疗

目前国际上有多种评价 UDCA 治疗后生化应答的标准。例如,2006 年巴塞罗那标准:经 UDCA 治疗一年后,ALP 较基线水平下降 >40% 或恢复至正常水平。2008 年巴黎 I 标准:UDCA 治疗一年后,ALP=3×ULN(正常值上限),AST=2×ULN,胆红素 =1mg/dL。2011年的针对早期 PBC(病理学分期为 I~II 期)的巴黎 II 标准:UDCA 治疗 1 年后,ALP 及 AST=1.5× ULN,总胆红素正常。我国的研究表明,出现临床症状后就诊、肝脏生化指标明显异常以及自身免疫特征较多者,对 UDCA 的应答欠佳。有生化应答者其长期预后较好,而生化应答欠佳者长期预后差。对 UDCA 生化应答欠佳的患者,目前尚无统一治疗方案。已有多项研究探索了对应答欠佳患者的治疗方法,包括甲氨蝶呤、吗替麦考酚酯、他汀类药物、水飞蓟素、大剂量 UDCA 等,但其疗效均尚未经大样本随机对照临床研究证实。布地奈德、贝特类降脂药及新药 6-乙基鹅脱氧胆酸(OCA)在早前的试验研究中显示出一定疗效,可考虑用于这一类患者的治疗,但其长期疗效仍需进一步验证。

(三)布地奈德

布地奈德是第二代皮质类固醇激素,口服后 90% 的药物于肝内首过代谢。在肝脏内被清除前可以高浓度作用于致病淋巴细胞,而避免了全身副作用。有研究显示,对于组织学分期 I~II 的 PBC 患者,给予布地奈德 6mg/d+UDCA15mg/(kg·d)及 UDCA15mg/(kg·d),两组患者的肝脏生化指标均有改善,但布地奈德组在生化及组织学的改善上更具优势。

(四)贝特类药物

日本、美国、欧洲以及我国的学者先后报道了非诺贝特在生化应答欠佳的 PBC 中的应用。UDCA 联合非诺贝特较 UDCA 单药治疗能改善患者 ALP、GGT、IgM 及甘油三酯的水平,但对皮肤瘙痒及 ALT 水平无明显改善。此外,一些小样本量的研究显示,加用苯扎贝特可以改善对 UDCA 生化应答欠佳患者的生化指标,但这些研究均存在一定的局限性,还有待进一步研究。

(五)6-乙基鹅脱氧胆酸

6-乙基鹅脱氧胆酸(OCA)是法尼酯 X 受体(FXR)激动剂。有研究评估了加用 OCA 对 UDCA 应答欠佳的 PBC 患者的疗效,结果显示加用 OCA 治疗组 ALP、GGT、ALT 下降水平较加用安慰剂对照组有显著差异。随后的开放试验再次证实 OCA 能改善 ALP 水平。但 OCA 可导致皮肤瘙痒和高密度胆固醇降低等副作用,而 HLDH 的降低是否会增加心脑血管事件的风险需进一步验证。

(六)免疫抑制剂

由于 PBC 的发病机制可能与自身免疫有关,故有多项临床试验探索免疫抑制剂的疗效,如肾上腺皮质激素(泼尼松、泼尼松龙)、硫唑嘌呤、甲氨蝶呤、环孢素等。但也有研究结果显示,免疫抑制剂对 PBC 的疗效并不确定,且可能存在药物副作用。

(七)肝移植

肝脏移植是终末期 PBC 患者唯一有效的治疗方式。PBC 患者的肝移植指征与其他病因肝病相似,即若不施行肝移植预计存活时间少于 1 年者。其主要条件包括:顽固性腹水、自发性腹膜炎、反复食管胃底静脉曲张破裂出血、肝性脑病、肝细胞癌,或难以控制的乏力、瘙痒或其他症状造成生活质量严重下降等。

(八) 对症治疗

1. 皮肤瘙痒　对存在皮肤瘙痒的患者,首选考来烯胺治疗,根据患者皮肤瘙痒的程度、治疗效果及患者的耐受程度,4~16g/d 口服,由于该药会影响 UDCA 的吸收,因此服药时间应该与其间隔 4h 以上。

2. 骨质疏松　对 PBC 的患者应该常规补充钙和维生素 D 预防骨质疏松,成人每天补钙800mg,绝经后的妇女和老年患者每天补钙 1 000mg,维生素 D 成人 200IU/d,老年患者加倍服用。

第三节　原发性硬化性胆管炎

原发性硬化性胆管炎(primary sclerosing cholangitis,PSC)是一种以特发性肝内外胆管炎症和纤维化导致多灶性胆管狭窄为特征、慢性胆汁淤积病变为主要临床表现的自身免疫性肝病。PSC 可发病于任何年龄,发病年龄高峰约为 40 岁,且多数为男性患者,男女之比约为 2:1,女性的诊断平均年龄约为 45 岁。在 PSC 和溃疡性结肠炎(UC)同时存在的人群中,男性比例接近 60%~70%,疾病诊断年龄一般为 30~40 岁,而在不伴有 UC 的患者中女性稍多于男性。

一、流行病学

PSC 的患病率和发病率存在区域差异性,但由于医疗条件等原因导致部分患者无法进行造影检查确定诊断,并且部分患者血清碱性磷酸酶(ALP)水平可表现为正常,造成了对PSC 实际发病率和患病率统计的偏倚。PSC 呈全球性分布,但现有的流行资料主要来源于北美和欧洲等西方国家。研究显示 PSC 的发病率为(0.9~1.3)/100 000,患病率为(6~16.2)/100 000,北美和北欧国家 PSC 的发病率接近,亚洲和南欧国家报道的发病率及患病率相对偏低。PSC 是相对少见的疾病,但其发病率却有逐年增高趋势。我国目前尚缺乏关于 PSC的自然史及流行病学资料。

二、发病机制

PSC 发病机制尚不清楚。人类白细胞抗原单体型与 PSC 的相关性也早有报道。PSC与炎症性肠病(inflammatory bowel disease,IBD)的密切相关提示自身免疫在 PSC 发病中具有作用。其他可能的发病机制包括:编码囊性纤维化跨膜受体基因发生突变以及反复发生的细菌感染。目前认为 PSC 是遗传易感者发生的一种免疫异常疾病,宿主及外界因素可能也参与疾病发生。

三、临床表现

PSC 患者临床表现多样,可起病隐匿,15%~55% 的患者诊断时无症状,仅在体检时因发现 ALP 升高而诊断,或因 IBD 进行肝功能筛查时诊断;出现慢性胆汁淤积者大多数已有胆道狭窄或肝硬化。患者出现症状时,最常见的可能为乏力,但无特异性,常会被忽略而影响早期诊断。其他可能出现的症状及体征包括体重减轻、瘙痒、黄疸和肝脾肿大等。黄疸呈波动性、反复发作,可伴有低热或高热及寒战。突然发作的瘙痒可能提示胆道梗阻。患者还可伴反复发作的右上腹痛,酷似胆石症和胆道感染。PSC的并发症包括门静脉高压、脂溶性维生素缺乏症、代谢性骨病等,还可伴有与免疫相关的疾病,如甲状腺炎、系统性红斑狼疮、风湿性关节炎、腹膜后纤维化等。

四、实验室检查

(一)血清生化学

PSC的血清生化异常主要表现为胆汁淤积型改变,通常伴有ALP、γ-谷氨酰转肽酶(GGT)活性升高,但并无明确诊断标准的临界值。ALP水平波动范围可以很广,部分PSC患者在病程中ALP可以维持在正常水平。血清转氨酶通常正常,某些患者也可升高2~3倍正常值上限。显著升高的转氨酶水平需考虑存在急性胆道梗阻或重叠有自身免疫性肝炎(AIH)可能。在病程初期胆红素和白蛋白常处于正常水平,随着病情进展上述指标可能出现异常,疾病晚期可出现低蛋白血症及凝血功能障碍。

(二)免疫学检查

1. 血清免疫球蛋白 约有30%的患者可出现高γ球蛋白血症,约50%的患者可伴有免疫球蛋白G(IgG)或IgM水平的轻至中度升高,但免疫球蛋白的异常与其治疗过程中的转归对预后的提示并无明确意义。

2. 自身抗体 约超过50%的PSC患者血清中可检测出多种自身抗体,包括抗核抗体(ANA)、抗中性粒细胞胞浆抗体(pANCA)、抗平滑肌抗体(SMA)、抗内皮细胞抗体、抗磷脂抗体等,其中p-ANCA分别在33%~85%的PSC和40%~87%的UC患者中阳性。PSC特异性的自身抗体目前尚未发现。

五、影像学检查

(一)内镜逆行胰胆管造影(ERCP)

胆道成像对于PSC诊断的确立至关重要,以往ERCP被认为是诊断PSC的"金标准",尤其是对诊断肝外胆管及一级肝内胆管等大胆管型PSC上意义较大。PSC典型的影像学表现为肝内外胆管多灶性、短节段性、环状狭窄,胆管壁僵硬缺乏弹性、似铅管样,狭窄上端的胆管可扩张呈串珠样表现,进展期患者可显示长段狭窄和胆管囊状或憩室样扩张,当肝内胆管广泛受累时可表现为枯树枝样改变。ERCP为有创检查,有可能发生多种潜在的严重并发症如胰腺炎、细菌性胆管炎、穿孔、出血。

(二)磁共振胰胆管成像(MRCP)

对于可疑PSC患者,过去十年中MRCP已逐渐取代了ERCP检查。MRCP属于非侵入性检查,具有经济、无放射性、无创等优势。在具备先进技术且经验丰富的医疗中心,MRCP显示胆道系统梗阻的准确性与ERCP相当,目前已成为诊断PSC的首选影像学检查方法。PSC的MRCP表现主要为:局限或弥漫性胆管狭窄,其间胆管正常或继发性轻度扩张,典型者呈"串珠"状改变,显著狭窄的胆管在MRCP上显影不佳,表现为胆管多处不连续或呈"虚线"状,病变较重时可出现狭窄段融合,小胆管闭塞导致肝内胆管分支减少,其余较大胆管狭窄、僵硬似"枯树枝"状,称"剪枝征",肝外胆管病变主要表现为胆管粗细不均,边缘毛糙欠光滑。MRCP和ERCP对于诊断PSC以及判断是否存在肝内胆管狭窄上具有相似的诊断价值,但ERCP更有助于判断肝外胆管梗阻及严重程度。

（三）经腹超声检查

超声检查常作为肝胆道疾病首选方法。PSC 患者腹部超声检查可显示肝内散在片状强回声及胆总管管壁增厚变化等胆管局部不规则狭窄，并可显示胆囊壁增厚程度与胆系胆汁淤积情况及肝内三级胆管的扩张情况等。约 80% 的 PSC 患者可出现典型声像图改变，表现为肝内外胆管壁毛糙增厚，管壁回声增强，超声作为广泛开展的临床检查可用于对 PSC 疾病的初始筛查。

六、肝组织学检查

PSC 患者肝脏活检可表现为胆道系统的纤维化改变，累及整个肝内外胆道系统，少数仅累及肝外胆道系统，后期肝实质细胞受损。组织学上肝内大胆管的改变与肝外胆管所见相似，胆管纤维化呈节段性分布，狭窄与扩张交替出现；肝内小胆管典型改变为胆管周围纤维组织增生，呈同心圆性洋葱皮样纤维化，但相对少见。在病理组织学上将 PSC 可分为 4 期。Ⅰ 期：即门静脉期，炎症改变仅仅局限在肝门区，包括淋巴细胞浸润，有时为中性粒细胞向胆管浸润，胆管上皮变性、瘢痕等，可以有不同侧重的表现，还可以出现胆管上皮的血管化和胆管增生；Ⅱ 期：即门静脉周围期，病变发展到肝门周围实质的炎症性改变，出现肝细胞坏死、胆管稀疏和门脉周围纤维化；Ⅲ 期：即纤维间隔形成期，纤维化及纤维间隔形成和 / 或桥接状坏死，肝实质还表现为胆汁性或纤维化所致的碎屑样坏死，伴有铜沉积，胆管严重受损或消失；Ⅳ 期：即肝硬化期：出现胆汁性肝硬化的所有表现。虽然肝脏活检不能诊断 PSC，但对于部分 PSC 患者肝活检是必需的。5% 的 PSC 患者为小胆管型 PSC，病变仅累及肝内小胆管，此部分患者胆道成像无明显异常发现。肝活检有对于诊断胆道影像正常的小胆管型 PSC 是必需的。

七、诊断

由于 PSC 自然史的高度变异性及缺乏特异性诊断标志物，PSC 严格的诊断标准尚未建立。本共识推荐诊断标准：①患者存在胆汁淤积的临床表现及生化学改变；②胆道成像具备 PSC 典型的影像学特征；③除外其他因素引起胆汁淤积。若胆道成像未见明显异常发现，但其他原因不能解释的 PSC 疑诊者，需肝脏活检进一步确诊或除外小胆管型 PSC。

八、治疗

确诊 PSC 患者，可尝试使用熊去氧胆酸（UDCA）治疗，但不建议给予大剂量 UDCA 治疗 [过 28mg/（kg·d）]对于主胆管显著狭窄、伴有明显胆汁淤积和 / 或以胆管炎为主要症状的 PSC 患者，可行 ERCP 球囊扩张治疗以缓解症状。不建议明显胆管狭窄的 PSC 患者支架置入常规治疗，严重狭窄患者可采用短期支架。PSC 患者胆管成像显示明显狭窄者，需行 ERCP 细胞学检查、活检等以排除胆管癌。在行 ERCP 时需预防性使用抗生素，以减少胆管炎发生概率。条件允许的情况下，PSC 肝硬化失代偿期患者应优先考虑行肝移植治疗以延长患者生存期。

第四节　IgG4 相关肝胆疾病

IgG4 相关性疾病（IgG4-related disease，IgG4-RD）是近年来逐渐被国际医学界广泛认可的免疫性疾病。这类疾病是一种与 IgG4 相关，累及多器官或组织的慢性进行性全身性炎性疾病,在过去的十余年中,许多和 IgG4 阳性浆细胞数量增加及血清 IgG4 浓度上升相关的疾病相继被发现或重新定义。肝胆、胰腺是 IgG4 相关性疾病最常累及的器官,IgG4 相关肝胆疾病主要包括 IgG4 相关自身免疫性胰腺炎(IgG4 associated-auto-immune pancreatitis,IgG4-AIP)、IgG4 相关硬化性胆管炎(IgG4-sclerosing cholangitis,IgG4-SC)及 IgG4 相关自身免疫性肝炎(IgG4-associated autoimmune hepatitis,IgG4-AIH),其主要病理学特征为淋巴浆细胞性炎症及大量 IgG4 阳性浆细胞浸润。

一、流行病学

2003 年日本学者首次提出 IgG4-RD 的概念,过去 10 余年对它的诊断越来越多,但流行病学资料仍相对较少,主要来自亚洲国家。IgG4-RD 主要影响 50 岁以上的男性。以 I 型自身免疫性胰腺炎(type 1 autoimmune pancreatitis,AIP)为代表疾病,日本最近的研究表明年发病率 1.4/100 000,患病率为 100/100 000,我国近年来也对 IgG4-RD 开展了许多研究,北京协和医院从 2011 年起在全国率先进行了该病的前瞻性队列研究。

二、发病机制

目前仍未明确 IgG4-RD 的病因和发病机制,但大多研究倾向于遗传、环境等多种因素参与该病发生。IgG4 相关性疾病病因及发病机制复杂且目前尚未完全明了。目前对 IgG4 相关性疾病发病机制的研究还多限于 IgG4 相关性胰腺炎和泪腺、唾液腺炎,少部分是间质性肾炎等。但遗传因素、环境特别是微生物感染和分子模拟、自身抗体、固有免疫和适应性免疫等,共同参与发病(图 15-89-1)。

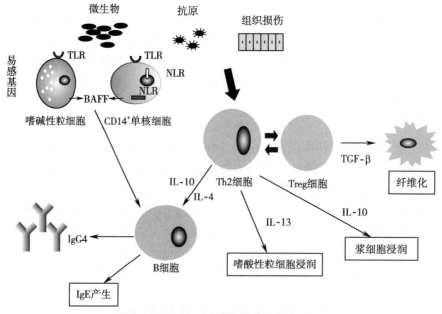

图 15-89-1　IgG4 相关疾病的发病机制

三、临床表现

IgG4 相关性疾病临床谱广泛,常累及全身多部位腺体、腹膜后组织、肾脏、垂体及淋巴

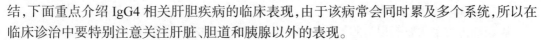

结,下面重点介绍 IgG4 相关肝胆疾病的临床表现,由于该病常会同时累及多个系统,所以在临床诊治中要特别注意关注肝脏、胆道和胰腺以外的表现。

(一) IgG4 相关自身免疫性胰腺炎

IgG4-AIP 是一种慢性胰腺炎,好发于 60 岁左右的中老年男性患者,临床多表现为无痛性梗阻性黄疸、乏力及体重减轻,高达 40% 左右的患者曾有过敏、哮喘、慢性鼻窦炎等,也有相当比例患者并无症状。

(二) IgG4 相关硬化性胆管炎

超过 45% 的 AIP 患者受累器官并不局限于胰腺,其中最常见的是胆道,可见肝内和肝外胆道狭窄,并引起梗阻性黄疸,2007 年有学者建议将这类疾病命名为 IgG4 相关硬化性胆管炎。IgG4-SC 多与 AIP 类似,多见于中老年男性。多数患者因为梗阻性黄疸而就诊,其他可能存在腹部不适和体重减轻等症状。因为 IgG4-SC 常常伴随着 AIP,所以临床上常常难以单独诊断 IgG4-SC。其临床表现及生化和胆道造影表现与原发性硬化性胆管炎、胰腺癌和胆管癌类似。

(三) IgG4 相关自身免疫性肝炎

IgG4-AIH 是由自身免疫反应介导的慢性进行性肝脏炎症性疾病,其临床特征为不同程度的血清转氨酶升高、高 γ 球蛋白血症、自身抗体阳性,严重病例可快速进展为肝硬化和肝衰竭,临床上多采用激素类和免疫抑制类药物进行治疗。

四、实验室检查

(一) 血清学检查

2001 年发现 I 型自身免疫性胰腺炎(type 1 autoimmune pancreatitis,AIP)与血清 IgG4 浓度升高相关,而后发现 IgG4-RD 的血清 IgG4 也升高。但有些研究发现 3%~30% 的 IgG4-RD 患者血清 IgG4 浓度正常,IgG4 的敏感性与疾病分类标准、血清 IgG4 的检测类型、涉及器官及患者所在地有关。

(二) 其他实验室检查

IgG4-RD 患者浆细胞大量增多,且浆细胞的数量与疾病的活动性相关。对于一些 IgG4-RD 患者,尤其当肾脏受累时,补体水平能够反映疾病的活动程度。大多数 IgG4 相关性肾小管间质性肾炎患者,在疾病复发时存在低补体血症。

五、影像学检查

CT、PET/CT、MR、胰胆管造影术、超声内镜均是诊断 IgG4-RD 较为常用的影像学检查,FDG(18 氟化脱氧葡萄糖)-PET/CT 在 IgG4-RD 初步评估中有潜在作用。但尚无研究证明其有评估疾病活动性和指导治疗的作用。

(一) 胰腺影像(CT、MRI)

胰腺实质影像会出现弥漫性增大伴延迟增强(1 级),肿块常呈现低密度“晕”或“囊壁”,节段或局灶性增大伴延迟增强(2 级);多胰管影像[内镜逆行胰胆管造影(ERCP)、磁共振胰胆管成像(MRCP)不伴远端扩张的长段或多发主胰管狭窄(1 级),不伴远端扩张的节段性或局灶性主胰管狭窄(2 级)]。即使有详细的血清学、影像学甚至器官受累指征,仍有大约 30% 的 AIP 患者还是不能得到正确诊断,这部分患者最好进行病理学活组织检查,进而明确 AIP 的诊断。

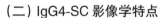

（二）IgG4-SC 影像学特点

影像学检查最主要表现为胆管狭窄，狭窄可发生于远端胆总管，也可发生于近端肝外胆管或肝内胆管，胆道造影与原发性硬化性胆管炎极为相似。由于 IgG4-SC 多数并发 AIP，所以有学者指出 IgG4-SC 胆管狭窄表现可能是因为胆管增厚和胰腺炎症及水肿造成的。

超声内镜检查可见弥漫性、对称性胆管壁环形增厚，其内外壁光滑且回声均匀，同时非狭窄段胆管壁也会有增厚，表现与胰腺癌明显不同。影像学表现对 IgG4-SC 的诊断特异性较低，需要结合其他临床表现和实验室检查。

六、肝组织学检查

（一）AIP 组织病理学特点

AIP 典型的组织病理学特点为导管周围有 IgG4 阳性浆细胞浸润（每高倍视野下 IgG4 阳性浆细胞数在 10~50 个以上），腺泡细胞萎缩并伴有席纹状纤维化导致胰管区狭窄和闭塞性静脉炎。

（二）IgG4-SC 组织病理学特点

IgG4-SC 的组织病理学上，患者可见胆管壁的 IgG4 阳性浆细胞大量浸润和严重纤维化。IgG4 免疫染色显示 IgG4 阳性细胞 >10 个 / 高倍视野。胆管壁的黏膜下层炎症反应明显，但胆管上皮一般不受损。如果炎症发生于胆管壁的上皮细胞，不能靠病理来排除原发性硬化性胆管炎。虽然胆管内及胆管周围淋巴细胞核浆细胞占明显优势，但嗜酸性粒细胞数量也较多。内镜检查有时能辅助辨别胆管癌和 IgG4-SC，往往不能获得有效的胆管组织。

七、诊断及鉴别诊断

诊断需进行组织学检查鉴别是肿瘤还是 IgG4-RD 引起的肿块性占位，需根据组织病理和免疫组化确诊。恶性肿瘤、韦格纳肉芽肿、淋巴细胞增殖性疾病等也有 IgG4 浆细胞浸润的表现，注意鉴别，尤其是要注意与表 15-89-3 所列疾病鉴别，所以该指标不具有特异性。席纹状纤维化和阻塞性静脉炎对 IgG4-RD 的诊断具有特异性，但确诊仍需结合临床。

表 15-89-3　与 IgG4-RD 具有相似临床和病理特征的疾病

疾病名称	疾病名称
ANCA 相关性血管炎	淋巴细胞增生性疾病
肉芽肿性血管炎	淋巴结外边缘区淋巴瘤
显微镜下多血管炎	浆细胞淋巴瘤
过敏性肉芽肿性血管炎	滤泡性淋巴瘤
癌和鳞状细胞癌，癌旁浸润	穿通性胶原病
Castleman 病	原发性硬化性胆管炎
皮肤浆细胞增多症	鼻窦炎
Erdheim-Chester 病	类肉瘤病
炎性肌成纤维细胞瘤	干燥综合征
炎症性肠病	脾硬化性血管瘤样变
巨淋巴结病性窦组织细胞增生症	黄色肉芽肿

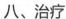

八、治疗

(一) 治疗适应证

1. 无临床和亚临床表现的治疗 无临床表现的淋巴结肿大和轻度下颌下腺肿大可以先观察,但胆道、肾、腹膜后腔、肠系膜等器官受累即使仅有亚临床表现也会导致严重、不可逆转的后遗症,未经免疫抑制治疗的 AIP 患者基本不可能得到缓解且易诱发并发症。

2. 紧急治疗 部分器官受累后疾病进展迅速,紧急治疗包括使用中到大剂量的糖皮质激素,以及对特殊器官的一些机械性干预方法,如胆道或尿道支架。有激素禁忌证时,可以使用利妥昔单抗。

3. 严重的纤维性病变 前所有药物对长期、严重的纤维性病变均无效,相比之下外科手术是一种较优选择,眶周纤维性假瘤和硬化性肠系膜炎经手术切除后效果良好。

(二) 糖皮质激素诱导缓解治疗

通常治疗初始剂量为泼尼松 30~40mg/d,剂量可以根据患者体重或病情进行调整。日本疑难胰腺疾病研究委员会的一项国际性调查显示,AIP 患者初始治疗使用泼尼松 30mg/d 与 40mg/d 差异无统计学意义。一项多中心回顾性研究提示,几乎所有患者均可获得诱导缓解。在一项 28 例 AIP 患者的前瞻性研究中,23 例合并有 IgG4 相关性硬化性胆管炎,给予泼尼松 30mg/d 的单一治疗,82% 的患者在平均 5 个月内得到了缓解。一项回顾性研究显示,90% 的患者接受平均 0.67mg/(kg·d) 的激素治疗(48% 的患者联合免疫抑制剂治疗)后疾病得到改善。多数专家认为初始激素剂量应维持 2~4 周,之后才能缓慢减量。减量可以有不同的方法,其中一种是每 2 周减 10mg/d,直到剂量达到 20mg/d,然后保持 20mg/d(例如 2 周),再继续以每 2 周减 5mg/d 的速度减量,在治疗后的 3~6 个月停药。然而,日本学者主张小剂量激素维持治疗 3 年。

(三) 免疫抑制治疗

虽然激素治疗对大多数患者有效,但在减量期间或者停药后容易复发,且部分患者对激素治疗不耐受。一项回顾性研究发现,尽管将近一半的患者联合免疫抑制治疗,但只有 30% 的患者能够停用激素。在 563 例和将近 1 000 例 AIP 患者的回顾性研究中也得出了相似结论。多数专家认为当疾病持续活动而不能停用激素时,需辅以免疫抑制剂治疗。在维持治疗期也可以继续使用免疫抑制剂。

1. 传统免疫抑制剂 统免疫抑制剂有硫唑嘌呤、吗替麦考酚酯、巯嘌呤、环磷酰胺、他克莫司和甲氨蝶呤。国外学者对 AIP 复发患者进行了一项回顾性研究,发现激素联合免疫抑制剂与激素单一治疗相比,两组的未复发率差异无统计学意义。

2. 利妥昔单抗 利妥昔单抗 B 细胞耗竭性药物,回顾性研究数据显示,许多传统免疫抑制剂无效的患者对利妥昔单抗(rituximab,RTX)有效,RTX 治疗的患者在诱导缓解期通常不需要激素治疗。Hart 等报道了一组对激素或传统免疫抑制剂有抵抗或禁忌证的 AIP 患者,经过 RTX 治疗(375mg/m², 每周 1 次,共 4 次)后,83% 患者得到了完全缓解。最近完成的一项 RTX 治疗 IgG4-RD 的非盲试验,30 例符合入选条件的患者接受 RTX(每次 100mg,共 2 次)后得到理想的治疗效果,将近 90% 的患者只接受 RTX 的单一治疗,且 97% 的患者在治疗 6 个月后起效。

(四) 诱导治疗缓解后的维持治疗

伴有血清 IgG4 浓度增高的多器官受累或有疾病复发史的 IgG4-RD 患者,在诱导治疗缓解后存在较高的早期复发风险。维持治疗的最佳治疗时间没有严格要求,个体化治疗至关重要。日本 AIP 共识建议,有高复发风险的患者应当以低剂量激素(泼尼松 2.5~5.0mg/d)进行维持治疗,最佳治疗时间尚不明确。日本一项 459 例 AIP 患者的多中心回顾性研究显示 82% 的患者接受糖皮质激素维持治疗,最常用的维持剂量是口服泼尼松 5mg/d,其次是2.5mg/d。激素维持治疗的复发率低于停用激素组。

单一激素治疗效果往往低于预期,Kamisawa 等报道使用激素维持治疗,仍有将近 1/4 的病例复发,但远少于未行维持治疗的病例。开始激素治疗 1、2 和 3 年后的累积复发率分别为 56%、76% 和 92%。

由于 IgG4-RD 具有多器官受累的特性以及存在许多与其有相似临床病理特征的疾病,因此受累组织的活检十分重要。治疗的主要目的是防止受累器官的纤维化和潜在性损害,一旦发生纤维化,治疗效果均不佳。糖皮质激素仍然是一线治疗药物,多数专家认为当疾病持续活动而不能停用激素时,需辅以免疫抑制剂治疗。停用激素后可能会对器官造成不可逆的损害,在维持治疗期也可以继续使用免疫抑制剂。IgG4-RD 容易复发,大部分复发患者对激素重新进行诱导治疗效果较好。

总之,IgG4-RD 在基础和临床方面还存在很多尚未解决的问题,相信在不久的将来,通过基础研究的科学家和不同专业临床专家的共同努力下,对 IgG4-RD 的病理生理机制、诊断和治疗方面都取得突破性进展。

(李东良)

第九十章

妊娠期肝病

临床上常见的妊娠期肝病可分为两类。一类是妊娠期病毒性肝炎,包括甲型、乙型、丙型、丁型、戊型等;另一类是妊娠期特有的与妊娠相关的肝病,包括妊娠肝内胆汁淤积症(intrahepatic cholestasis of pregnancy,ICP)、妊娠高血压综合征(pregnancy induced hypertension syndrome,PIH)、妊娠剧吐(hyperemesis gravidarum)、妊娠急性脂肪肝(acute fatty liver of pregnancy,AFLP)等。

第一节　妊娠期病毒性肝炎

我国是 HBV 的高流行区,孕妇和非孕妇对 HBV 的易感性相同,孕妇中 HBsAg 的检出率与同龄妇女一致;孕妇甲型肝炎和丙型肝炎的发病率和普通人群相似;而戊型肝炎则在孕妇中高发。因此妊娠期妇女患病毒性肝炎相当常见。由于妊娠本身的特殊性,孕妇患病毒性肝炎后,临床表现、诊断、鉴别诊断、治疗和预后均不同于普通人群,具有自身的特点,对此应有足够的重视。

一、妊娠期肝脏及肝功能的变化

妊娠是一个复杂的正反馈生理过程,一旦启动,需要由母体向胎儿提供逐日增加的蛋白质、脂肪、碳水化合物和各种维生素,肝脏负担日渐加重。妊娠期肝脏大小及外形通常无变化,组织学结构正常,偶可有一定改变。肝细胞核大小及形状略不一致,双核肝细胞可增多,胞质内有脂肪空泡,库普弗细胞增大。电镜下可见滑面内质网增生,线粒体肥大。妊娠时全血容量增加30%~40%,平均增加约 1 500mL,主要是血浆,约增加 1 000mL,红细胞容量约增加 500mL,出现血液稀释。肝血流量占心排血量由平时的 35% 降至 28%,由于全血量和心排出量增加,肝血流量仍维持在正常范围内。2/3 的健康孕妇因雌激素水平增高,有肝掌和蜘蛛痣,分娩后消失。

由于下腔静脉受压和奇静脉系统血流量增加,约半数孕妇可出现轻度的食管静脉曲张。孕妇胆道平滑肌松弛,胆囊排空时间延长,肝脏合成胆固醇增加,因而容易发生胆石症。妊娠特别是末期可有轻微肝功能试验的改变(表 15-90-1)。

表 15-90-1　正常妊娠时实验室检查的改变

参数	改变	变化最大的妊娠期别
总蛋白	下降	中
白蛋白	约降低 20%	中

续表

参数	改变	变化最大的妊娠期别
α 球蛋白	升高	晚
β 球蛋白	升高	晚
γ 球蛋白	正常或轻度下降	-
A/G	下降	中、晚
纤维蛋白原	升高	中
胆红素	正常或轻度升高	晚
凝血酶原时间	正常	-
甘油三酯	升高 3 倍	晚
胆固醇	升高 2 倍以上	晚
铜蓝蛋白	升高	晚
总胆汁酸	正常	-
ALT/AST	正常	-
GGT	正常	-
5′-NT	正常	-
ALP	升高	晚
LDH	正常	-
AFP	升高	中、晚

　　妊娠时可发生一些血清酶和血清蛋白的改变,在临床鉴别诊断中极易引起混淆,必须动态检测,正确解释。正常妊娠整个孕期均不会引起 ALT 和 AST 的升高,其他血清酶如 GGT、5′-NT、LDH 等肝功能指标亦正常。血清胆汁酸包括甘氨胆酸、牛磺胆酸和鹅脱氧胆酸,常在正常范围内。血清 ALP 随胎盘的成熟自妊娠开始就逐渐升高,分娩时达峰值,一般很少超过正常值上限的 4 倍,产后 2 周恢复正常,ALP 升高并非肝病,系由胎盘产生的 ALP 同工酶(ALP4)释放入血所致,胎儿死亡迅速下降。血清蛋白电泳显示白蛋白下降,α 球蛋白和 β 球蛋白升高,γ 球蛋白正常,A/G 下降。除溶血卵磷脂外其他脂类均增加,甘油三酯增加 3 倍,胆固醇增加 2 倍以上。血清胆红素多正常,因妊娠时血红蛋白代谢增加,2%~6% 的孕妇可升高,多为 17.1~34.2μmol/L,并不足以引起临床黄疸。妊娠期血浆纤维蛋白原较非孕时增加 5%,凝血因子 Ⅱ、Ⅴ、Ⅶ、Ⅷ、Ⅸ 及 Ⅹ 均增加,但凝血酶原时间始终保持在正常范围内。妇女妊娠 3~4 个月以后,AFP 上升,7~8 个月达高峰(<400pg/L),分娩后约 3 周即恢复正常。

二、妊娠和病毒性肝炎的相互影响

(一)妊娠对病毒性肝炎的影响

肝脏在妊娠期与非妊娠期有一定区别,妊娠对肝脏有潜在的影响,妊娠生理变化可改变病毒性肝炎的病理生理过程和预后。妊娠期新陈代谢旺盛，胎儿在母体内的呼吸、排泄等功能靠母亲完成，肝脏负担加重。妊娠期内分泌变化，由卵巢、胎盘产生的激素增多，从而妨碍肝脏对脂肪转运及胆汁排泄，可加重肝炎。妊娠妇女对热量需要比孕前平均增加20%，铁、钙、多种维生素和蛋白质需要增加，而妊娠期胃酸少，胆汁分泌受到影响，故消化能力减弱，容易造成营养不足，罹患肝炎后不容易恢复。

妊娠对不同临床类型的病毒性肝炎影响不同，主要看肝脏储备功能如何。如果肝脏代偿功能良好，多无明显妨碍，临床过程与非孕状态类似；如果出现黄疸，肝功能损害较重，则比同龄非孕妇女更容易重症化。

妊娠伴发急性无黄疸性肝炎和轻度慢性肝炎患者，总的说来，一般不会危及患者的生命，预后是良好的。国外有人报道，7例轻度慢性肝炎患者在7~8年内共妊娠10次，产前、产后均很顺利，妊娠期间生化指标及临床表现均无变化。急性无黄疸性肝炎和轻度慢性肝炎时肝功能储备较好，妊娠并不改变其病理生理过程。大部分HBV无症状携带者妊娠期间肝功能无变化，可安然度过整个妊娠期，仅个别报道可致病变活动。

妊娠对于急性黄疸性肝炎的影响则完全不同。妊娠特别是晚期妊娠伴发急性黄疸性肝炎时，患者发生重型肝炎的可能性以及病死率远比非妊娠妇女大。多年来，这种情况似乎一直没有明显改变。1956年印度妊娠合并肝炎患者的病死率为35.6%（53/149）；1978年克什米尔地区妊娠妇女合并肝炎时急性重型肝炎的发生率为25%（8/32），而未孕育龄妇女与男性分别为0及2.8%，差别非常显著；1986—1988年，我国新疆地区发生黄疸性肝炎大流行，孕妇患者的病死率高达13.46%，远远高于未孕育龄妇女（1.41%）及成年男子（0.29%）。

孕妇肝炎出现黄疸，主要与病毒类型有关，以戊型肝炎病毒（HEV）感染多见。前述的三次肝炎大流行均由HEV引起。孕妇感染甲型肝炎病毒（HAV），黄疸出现的概率并不比其他人群高。1988年上海的甲型肝炎大流行，共有150名孕妇患甲型肝炎，无一例发展为重型肝炎，孕妇的病死率并不比未孕育龄妇女及成年男子高。至于为什么孕妇感染HEV后较易发生急性黄疸性肝炎，目前尚不清楚，可能是孕妇对HEV易感性较高，罹患后病情常较重，发生肝衰竭者较多。

中、重度慢性肝炎和失代偿性肝硬化的女性患者，常有闭经、月经减少、无排卵周期、不育和性欲减退等，这类患者极少怀孕，但病变静息的慢性肝炎和代偿性肝硬化怀孕者并不太少见。由于肝脏炎症可反复活动，一旦妊娠常可能导致肝炎的恶化，甚至诱发慢性重型肝炎。

如果肝硬化已属晚期，肝脏的代偿能力已经很差或/和食管静脉曲张已极明显，因妊娠血浆容量和心搏出量增加，腹内压增高，必然会增加食管静脉曲张破裂出血的可能。

（二）病毒性肝炎对妊娠的影响

病毒性肝炎发生于妊娠早期，可加重妊娠反应，或将肝炎的胃肠道症状误认为是妊娠反应而耽误病情。发生于妊娠晚期时，妊娠高血压综合征的发生率明显增高。孕妇患肝炎时凝血因子合成减少，分娩时比正常产妇容易发生产后出血。重型肝炎对母婴威胁甚大，死亡率远比患重型肝炎的非孕妇女高。

国内文献认为，早、中期妊娠患病毒性肝炎可有20%~30%的流产率；发生于妊娠末期的病毒性肝炎，可能引起早产、死产和新生儿窒息，与正常妊娠对比，早产率为（35%~45%）：10%，死产率为（5%~20%）：0，新生儿窒息率为15%：3%。

肝炎病毒致畸的可能性不大，亦不引起先天性疾病。甲型肝炎病毒和戊型肝炎病毒不能使婴儿成为慢性携带者,都不发生围生期传播。在乙肝疫苗、乙肝免疫球蛋白应用以前,感染 HBV 母亲的新生儿日后大多发展成为 HBV 无症状携带者。母婴传播主要发生在围生期,大多在分娩时接触 HBV 阳性母亲的血液和体液。随着乙肝疫苗联合乙型肝炎免疫球蛋白(HBIG)的应用,母婴传播已明显减少。应用乙型肝炎疫苗和 HBIG 联合以阻断其传播,方法和剂量参考有关章节。对 HBV 的免疫预防可同时阻断 HDV 的传播。接种戊型肝炎疫苗是预防戊型肝炎最为有效的预防措施。HCV 的围生期传播估计为 0~2%,但主要来自同时感染 HIV 的母亲,除隔离措施外,尚无可用于阻断 HCV 母婴传播的疫苗制剂。

三、妊娠期病毒性肝炎的鉴别诊断

妊娠期特有的与妊娠相关的肝病常有黄疸和肝功能损害,容易与病毒性肝炎相混淆,须加以鉴别。

(一)妊娠肝内胆汁淤积症

国内报道妊娠肝内胆汁淤积症(intrahepatic cholestasis of pregnancy,ICP)的发生率为 2.30%~4.74%,在妊娠期黄疸中占第二位,仅次于病毒性肝炎,易误诊为淤胆型病毒性肝炎。ICP 多发生于妊娠中、晚期,对胎儿有不良影响,可造成早产、胎儿宫内窘迫、死胎、死产,阴道分娩时易致新生儿颅内出血及母体分娩时出血。但未见孕妇死亡报道。临床表现:先有瘙痒,1~2 周后出现黄疸,有的仅有瘙痒而无黄疸。一般不发热,可有食欲减退、恶心等消化道症状,肝大。产后 1~2 周内症状迅速改善,具有复发性及遗传倾向。实验室检查:血清总胆红素、直接胆红素、转氨酶均升高。血清胆汁酸显著升高且常出现在转氨酶升高前,可作为早期诊断 ICP 最敏感的指标。

(二)先天性非溶血性黄疸

成人先天性非溶血性黄疸包括两种类型,一类为非结合胆红素增高型,另一类结合胆红素增高型。前者称 Gilbert 综合征,后者又分两型,Ⅰ型为 Dubin-Johnson 综合征,Ⅱ型为 Rotor 综合征。患者有阳性家族史,除黄疸外,其他症状和体征多缺如。黄疸间歇出现,妊娠前即有黄疸,并因妊娠诱发或加重,一般情况良好,无需治疗。Gilbert 综合征应用苯巴比妥退黄有效。肝组织活检时,Dubin-Johnson 综合征患者的肝脏组织肉眼呈黑色或黑绿色,镜下可见肝细胞内有特异性色素(既非铁质,也非脂褐素,可能为黑色素)沉着;Gilbert 综合征和 Rotor 综合征的肝脏组织常无明显异常。

(三)妊娠剧吐

妊娠剧吐(hyperemesis gravidarum)常发生于妊娠 6 周以上,妊娠 12 周左右自行消失。表现为频繁呕吐、不能进食、脱水、尿少,可出现轻度黄疸、轻度肝大。严重时黄疸加深,甚至谵妄、昏睡。实验室检查:血清总胆红素、转氨酶增高、水电解质及酸碱平衡失调,尿酮体阳性。肝炎病毒血清学检查可协助鉴别。

(四)药物性黄疸

在妊娠早期病毒性肝炎需与氯丙嗪引起的肝内胆汁淤积相鉴别,其特点如下:有由于剧烈呕吐而用氯丙嗪治疗的病史;黄疸多在给药的 4 周内产生;常常有皮疹;停用氯丙嗪后黄疸消失。

妊娠妇女静滴 2g 四环素可发生四环素脂肪肝,其病理、临床过程和预后与急性脂肪肝近似。

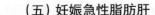

（五）妊娠急性脂肪肝

妊娠急性脂肪肝（acute fatty liver of pregnancy，AFLP）好发于妊娠后期，初产妇多见，母婴病死率高达 85.00% 左右。临床表现：起病急，病初有恶心、呕吐、上腹痛、背痛，不同程度高血压、水肿、蛋白尿，此时易与妊娠高血压综合征相混淆。继而黄疸进行性加深，短期出现肝、肾功能衰竭、肝性脑病、DIC，酷似重症肝炎。实验室检查：血小板减少、贫血，末梢血涂片可见异型红细胞。血清总胆红素、转氨酶、碱性磷酸酶、血氨、血尿素等均升高，尿胆红素阴性，持续低血糖、凝血酶原时间延长、血清肝炎病毒标志物阴性。与病毒性肝炎的主要鉴别点为，AFLP 有黄疸而尿胆红素阴性是本病的特点，原因未明。

（六）妊娠高血压综合征

妊娠高血压综合征（pregnancy induced hypertension syndrome，PIH）的基本病理生理改变是全身小动脉的痉挛，导致肝脏血流不畅、血供不足，肝细胞缺血、缺氧、变性、坏死。血清转氨酶升高，甚至出现黄疸。但 PIH 以肾脏功能受损显著，水肿、蛋白尿、高血压等症状和肾功能损害常出现在肝损害之前，且肝炎一般无高血压、眼底动脉痉挛等现象。结束妊娠后，肝功能迅速恢复正常。但应注意肝炎与 PIH 合并存在的情况。

（七）HELLP 综合征

HELLP 综合征系妊娠高血压综合征基础上并发的一组表现为溶血合并高转氨酶及低血小板综合征（hemolysis，elevated liver enzymes，low platelets symptom，HELLP symptom）。在重度 PIH 中发生率为 4%~12%，孕产妇病死率达 24%。好发于高龄孕妇、妊娠 32 周左右，以及延误诊断的先兆子痫或过期分娩者。实验室检查：贫血、网织红细胞大于 0.005~0.015、周围血涂片出现异型红细胞，棘形、多刺形、三角形等。血清总胆红素、转氨酶升高，血小板减少（$<1.0 \times 10^9$/L）。

四、妊娠期病毒性肝炎的处理要点

（一）预防

向育龄妇女宣传病毒性肝炎对妊娠的危害性是十分重要的，尚未康复或病情活动的女性肝病患者必须避孕，病毒性肝炎临床治愈或病变静息后至少半年方可怀孕，最好避孕 2 年。慢性肝炎患者一旦怀孕，处理有时进退两难，十分棘手。避孕是最好的预防办法。

妊娠期妇女要特别注意预防戊型肝炎。戊型肝炎主要是通过粪 - 口途径传播的，接种戊型肝炎疫苗是预防戊型肝炎最为有效的预防措施，同时也要注意饮食和个人卫生，严把病从口入关。

（二）治疗要点

强调早发现、早诊断、及时休息、充分营养。治疗原则同一般肝炎，但轻型应按普通型、普通型则按重型处理。

1. 急性黄疸性肝炎　妊娠早期和中期伴发急性黄疸性肝炎，应严格卧床休息，给予高蛋白饮食，密切观察病情。黄疸较深者，应及时住院，按较重的肝炎患者进行治疗。

如为妊娠晚期伴发急性黄疸性肝炎者，则应马上入院，按重型肝炎处理，密切观察病情，尽量争取肝炎临床治愈后再分娩。

对妊娠伴发急性黄疸性肝炎患者，一般多不主张人工中止妊娠，包括剖宫产在内。中止妊娠不但不能有效地挽救患者生命，反而有可能加重肝脏负担。

2. 急性无黄疸性、轻度慢性肝炎　预后比较良好，一般不需终止妊娠。但应特别强调休息和营养(高蛋白饮食),如不重视休息和营养,则病情仍有恶化的可能。如果患者的胃肠道症状(恶心、呕吐)比较严重,则应按较重的肝炎处理,如静脉滴注葡萄糖,加大量维生素 C 及葡醛内酯等。对于诊断妊娠伴发戊型肝炎者,无论有无黄疸都必须慎重对待,按较重的肝炎患者处理。

3. 慢性中、重度肝炎或肝硬化　最好早期终止妊娠。如患者肝功能良好,或肝硬化处于代偿期,食管静脉曲张轻微且迫切希望妊娠者,则可在密切观察下继续妊娠,但分娩时应尽量不要用力,且可用产钳以缩短第二产程;要尽量防止产后大出血,做好应付食管静脉曲张大出血的准备。如肝脏炎症明显活动(黄疸、血浆蛋白明显异常)或肝硬化晚期(大量腹水、反复静脉曲张出血或出现昏迷)的患者,则应坚决地早期终止妊娠。对于初诊时已属妊娠晚期的患者,原则上仍应争取正常分娩,而不行剖宫产。如有产科指征,估计不能承担妊娠,则积极中止妊娠,中止方式依母胎情况而定,如可挽救胎儿,则剖腹,否则以引产为宜。

4. 妊娠晚期　妊娠晚期患病毒性肝炎,无论病情轻重,一律按重型肝炎处理,应及早住院,尽量使肝功能恢复,维持足月产。即使发生重型肝炎,亦不主张人工中止妊娠,否则衰竭的肝脏难堪手术负荷,对母体的危险性更大。临产时应用止血药物,分娩后立即给宫缩剂,防止出血过多。

5. 妊娠期重型病毒性肝炎　妊娠期重型病毒性肝炎的处理原则基本上与非妊娠相同,但有其特点,主要为容易出现 DIC,出血现象严重,肝肾综合征出现早。要注意这方面的治疗和预防。前已述及一般不行人工中止妊娠,近来有人主张应尽早分娩,认为经短期保肝治疗和纠正凝血功能后,及时行选择性剖宫产,抢救成功的希望较保守处理大。

6. 妊娠合并乙型肝炎　对于妊娠期间 CBH 患者,ALT 轻度升高可密切观察,肝脏病变较重者,在与患者充分沟通并权衡利弊后,可以在妊娠中晚期使用 TDF 或 LdT 抗病毒治疗。

对于抗病毒治疗期间意外妊娠的患者,如应用 IFN-α 治疗,建议终止妊娠。如应用口服 NAs 药物:若应用的是妊娠 B 级药物(TDF 或 LdT)或 LAM,在充分沟通、权衡利弊的情况下,可继续治疗;若应用的是 ETV 或 ADF,在充分沟通、权衡利弊的情况下,需换用 TDF 或 LdT 继续治疗,可以继续妊娠。

免疫耐受期妊娠患者血清 HBV DNA 高载量是母婴传播的高危因素之一,新生儿标准乙型肝炎免疫预防及母亲有效的抗病毒治疗可显著降低 HBV 母婴传播的发生率。妊娠中后期如果检测 HBV DNA 载量 > 2×10^6IU/mL,在与患者充分沟通知情同意基础上,可于妊娠第 24~28 周开始给予 TDF、LdT 或 LAM。建议于产后 1~3 个月停药。

7. 产褥期　产褥期常规应用对肝脏无毒性的抗生素,避免产褥感染使肝炎病情恶化。产后不宜哺乳,防止母婴传播和加重肝脏负担。

第二节　妊娠期特有的与妊娠相关的肝病

一、妊娠肝内胆汁淤积症

妊娠肝内胆汁淤积症(intrahepatic cholestasis of pregnancy,ICP)是一种在妊娠期特有的肝内胆汁淤积,多发生于妊娠晚期,病程经过比较良好,常随妊娠中止而迅速恢复,再次妊娠又可复发。不少患者主要表现为皮肤瘙痒,无可见黄疸,称为妊娠瘙痒症(pruritus gravidarum)。

发病机制可能与雌激素有关,主要理由是:本病仅见于孕妇,且70%病例见于妊娠晚期;口服避孕药,特别是对非妊娠期的本病患者,可诱发瘙痒和黄疸;应用合成的乙烯雌二醇亦可诱发类似的瘙痒和黄疸;妊娠中止或分娩后,黄疸迅速消退或减轻;本病可与蜘蛛痣及肝掌并存,二者均与雌激素增加有关。推测雌激素变化可抑制毛细胆管膜上的 Na^+-K^+-ATP 酶,并抑制胆红素及胆酸盐的排泄,影响毛细胆管的通透性,使胆汁水分外渗,导致胆汁黏稠,形成胆栓,引起肝内胆汁淤积。孕酮的变化在本病中亦起一定作用。同时,黄疸常发生于患者妊娠晚期,特点是常伴有明显的皮肤瘙痒;瘙痒可发生于黄疸出现前1~2周,亦可与黄疸同时出现;瘙痒常很严重,夜间尤甚。黄疸多属中度,血中胆红素一般不超过85.5μmol/L,以直接胆红素为主,故尿胆红素均阳性,大便颜色亦可变浅,但多不明显。瘙痒及黄疸一般于患者分娩后2周内消失,再次妊娠常再次出现。血清 ALP、5'-NT 及 GGT 均明显升高,胆固醇可增高至15.34mmol/L,血清总胆酸常增高至正常值的10~100倍;血清转氨酶可正常,亦可增高至正常值的3~4倍以上。肝脏活检主要为淤胆型肝炎,无肝细胞坏死。

根据以上特点,与病毒性肝炎的主要鉴别点为,患者黄疸多发生于妊娠晚期,终止妊娠后血清胆红素迅速消退,瘙痒为首发症状,先于黄疸出现,一般健康情况好,可进行家务劳动,血清 ALT 正常或轻度升高,胆汁酸明显增高,可增加10~100倍,有家族史,再次妊娠有明显复发倾向,口服避孕药可出现黄疸和皮肤瘙痒。

除适当休息、注意营养外,无需特殊治疗。瘙痒严重时,可口服考来烯胺2~4g,每天3次,使胆酸及雌激素随粪便排出,从而可阻断胆酸与雌激素的肠肝循环。考来烯胺能妨碍脂溶性维生素的吸收,故应补充维生素 K。长期黄疸者应给予维生素 K_1 肌注。大剂量应用 S-腺苷-L-蛋氨酸(思美泰)1 000mg/d 静注,共20天,可降低血清胆汁酸和胆红素,减轻瘙痒。妊娠35周应入院观察,37周可终止妊娠,以减少胎儿宫内窘迫和死胎的发生。为防止产后大出血,产前需查 PT,异常者做好输血准备。产时应加强第三产程处理,胎儿分娩后立即静脉注射麦角新碱,加强子宫收缩,促胎盘排出,减少产后出血。产后不宜服口服避孕药。

二、妊娠剧吐

妊娠剧吐(hyperemesis gravidarum)常发生于妊娠早期,与妊娠晨吐发生时间相似,但两病并不相同。其病因未明,可能与情绪紧张及营养不良有关。我国近年由于生活营养条件改善,本病已属少见。病程经过良好,重症者如未经妥善治疗,偶亦可致死亡,原因并非肝病,多为失水、酸中毒及营养不良。

肝组织在光镜下可见小叶中心胆色素沉着,少量脂肪泡,可有肝内毛细胆管胆汁淤积,一般无坏死。临床上有剧吐,继之黄疸,出现胆红素尿。血胆红素轻度增高,部分病例血中转氨酶轻度或中度升高。一旦呕吐被控制,肝功能迅速好转,不需特殊治疗。

三、妊娠急性脂肪肝

妊娠急性脂肪肝(acute fatty liver of pregnancy,AFLP)是以妊娠晚期发生肝细胞脂肪浸润、急性肝衰竭为特征的疾病,与妊娠期重型肝炎最难鉴别。HBV 无症状携带的孕妇发生AFLP,因 HBsAg 阳性而极易被误诊为重型乙型肝炎。本病和 Reye 综合征、中链及长链脂

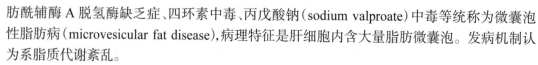

肪酰辅酶 A 脱氢酶缺乏症、四环素中毒、丙戊酸钠（sodium valproate）中毒等统称为微囊泡性脂肪病（microvesicular fat disease），病理特征是肝细胞内含大量脂肪微囊泡。发病机制认为系脂质代谢紊乱。

肝内存在大量脂肪，占肝重的 10%~20%。脂肪呈微囊泡状充满于肝细胞内，肝细胞增大。脂肪浸润尤以小叶中心部为明显。小叶结构多数正常，多无明显炎症细胞浸润或坏死。胰腺细胞及肾小管上皮细胞内亦常有脂肪堆积，这可能是 AFLP 容易合并胰腺炎及肾衰的病理基础。

AFLP 的临床特点为，常发生于妊娠第 36~40 周，绝大多数发生于初产妇。起病急剧，常有上腹部剧痛、淀粉酶增高，酷似急性胰腺炎，重度黄疸，血清胆红素增高，但尿中胆红素阴性。有黄疸而尿胆红素阴性是本病的特点，原因未明，可能是肾小球基底膜增厚，不能滤过胆红素。急性肾衰竭出现早，肝缩小不明显，B 超声检查呈典型脂肪波形。如能早期诊断，迅速采取剖宫产终止妊娠，可降低孕妇病死率，好转病例可完全恢复，不遗留永久性肝病，可再次怀孕，再次妊娠复发罕见。

四、妊娠高血压相关性肝病

妊娠高血压综合征是指妊娠晚期出现的高血压、蛋白尿、水肿及抽搐等一系列综合征，包括先兆子痫（pre-eclampsia）、子痫（eclampsia）、溶血合并高转氨酶及低血小板综合征（hemolysis, elevated liver enzymes, low platelets symptom，HELLP 综合征）、肝脏梗死、血肿和破裂。

妊娠晚期出现的高血压、蛋白尿、水肿三联症称先兆子痫，在先兆子痫基础上出现抽搐或昏迷称子痫。HELLP 综合征、肝脏梗死、血肿和破裂病情介于先兆子痫、子痫之间。本病发病机制未明，目前认为主要机制是节段性血管痉挛导致血管病变和 DIC，因而该病属于血管内皮损伤性病变，脑、肾、肝、血液等多器官系统均可累及，肝脏病变是全身性病变的局部表现，可反映其严重程度。肝窦有纤维蛋白/纤维蛋白原沉积，门管区周围肝细胞可发生缺氧、坏死，甚至梗死。

临床上常有头痛、视力模糊、呕吐、右上腹痛及压痛。后者系由于肝大、包膜下血肿所致。血肿可破裂引起休克及大量血性腹水，如不及时抢救，即可致命。严重病例出现反复抽搐和昏迷。有不同程度的 ALT、AST 升高。除非发生溶血和肝破裂，血清胆红素一般不升高。

本类疾病与病毒性肝炎鉴别不难，主要鉴别点为肝功能损害之前出现高血压、蛋白尿和水肿，黄疸少见。

（马卫闽）

第九十一章

遗传代谢性肝病

第一节　肝豆状核变性

　　肝豆状核变性是一种少见的铜代谢异常的常染色体隐性遗传病,主要表现为肝脏和神经病变。1912 年由 Kinnier Wilson 医师首次报道,也称为 Wilson 病(Wilson disease,WD)。发病原因主要是铜离子转运蛋白 ATP7B 功能缺陷,铜不能有效经胆汁排泄,过多的铜在肝脏沉积所致。多数发病年龄在 5~45 岁,发病率为 1/10 万 ~1/3 万。肝豆状核变性是少数可以通过药物控制的遗传性肝病,如未早期发现或未积极治疗,肝脏病变可渐进发展至肝硬化甚至肝衰竭。

一、发病机制

　　大约 50% 经饮食摄入的铜(0.8~2mg/d)在小肠上段被吸收,进入肝脏后主要经胆汁排泄。铜排泄障碍导致过多的铜最初在肝脏沉积,随后在脑部(尤其是基底节)和其他器官(如肾脏和角膜)沉积。Wilson 病是由于 ATP7B 基因突变导致主要表达于肝细胞表面的 P 型铜离子转运蛋白功能缺陷所致。目前文献已报道发现 700 多个 ATP7B 基因突变位点。除了胆汁排铜减少,ATP7B 蛋白功能缺陷还可以导致铜离子与血浆铜蓝蛋白的结合紊乱,引起铜蓝蛋白酶活性缺失和迅速衰减,临床表现为血浆铜蓝蛋白水平降低。

二、临床表现

　　Wilson 病临床表现涉及多个器官和系统,主要为肝脏、神经、眼部、肾脏和精神等病变。按照累及的主要器官可分为肝病型、神经型和混合型。通常,肝病型患者发病年龄小于神经型患者。

(一)肝脏病变

　　肝脏病变可以表现为慢性肝炎和肝硬化。慢性肝炎与常见的病毒性肝炎表现无异,肝硬化可以表现为脾肿大、门静脉高压和腹水等,有些患者以上消化道出血为首发症状。少数患者以肝衰竭急性起病,表现为凝血异常、肝性脑病、Coombs 试验阴性溶血性贫血和肾衰竭。

(二)神经精神病变

　　40%~50% 的 Wilson 病患者可表现为神经精神症状。主要包括:肌张力增高、震颤、共济失调等运动障碍;在出现典型的神经症状之前可有一些细微的临床表现,如行为异常,学

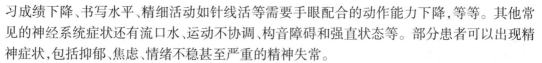

习成绩下降、书写水平、精细活动如针线活等需要手眼配合的动作能力下降，等等。其他常见的神经系统症状还有流口水、运动不协调、构音障碍和强直状态等。部分患者可以出现精神症状，包括抑郁、焦虑、情绪不稳甚至严重的精神失常。

（三）眼部病变

眼部病变包括 K-F 环和"向日葵"白内障。K-F 环大多出现在角膜外缘，可在裂隙灯下发现，有时亦可用肉眼观察到。"向日葵"白内障不影响视力，只能在裂隙灯下发现。

（四）其他少见病变

铜在肾脏沉积可以引起肾钙质沉着、氨基酸尿等；在心肌组织沉积可引起心肌病和心律失常；在骨骼沉积可引起骨软化症、骨质疏松、自发性骨折等；其他少见病变包括甲状旁腺功能减退症、脱发等。

三、实验室检查

（一）铜蓝蛋白

铜蓝蛋白小于 0.2g/L 提示肝豆状核变性，且与 K-F 环阳性率相关。95% 纯合突变和20% 无症状杂合突变者铜蓝蛋白降低。5% 纯合和 50% 以上杂合突变铜蓝蛋白正常。需要注意的是由于铜蓝蛋白是急性时相蛋白，因此在炎症感染情况下可表现为正常而导致漏诊。铜蓝蛋白降低亦可见于严重低白蛋白血症、先天性低铜蓝蛋白血症和 Menke 综合征。

（二）肝铜

正常肝铜含量小于 55μg/ 克干重，肝铜含量大于 250μg/ 克干重提示本病。对肝组织标本有一定要求，至少长度 1cm，直径 1.6mm，肝组织重量对肝铜检测结果影响较大。肝铜含量减少见于肝脏广泛纤维化和肝实质细胞减少者。肝铜含量增加亦可见于新生儿、儿童、胆汁淤积症和外源性铜过载者。最近，中国学者提出了新的肝铜诊断标准，认为大于 209μg/克干重即提示本病，诊断敏感性 99.4%，特异性 96.1%。

（三）尿铜

尿铜来自于血液中非铜蓝蛋白结合的自由铜，24h 尿铜大于 100μg 即提示本病。当肝细胞大量坏死时，尿铜排泄增加。儿童患者，当尿铜水平尚达不到诊断标准时，可以考虑青霉胺试验（青霉胺 0.5g 分别于基线和 12h 口服，当 24h 尿铜大于 1 600μg 时有诊断价值）。

（四）基因检测

基因检测已经广泛应用在肝豆状核变性的诊断中，尤其对临床表现、实验室检查结果不典型的患者有重要诊断价值。通过对 632 例中国 Wilson 病基因检测结果分析发现，p.R778L、p.P992L 和 p.T935M 是中国人群中最常见的三个致病突变位点，78% 的患者至少出现一次上述突变位点。90% 的患者出现纯合突变或复合杂合突变，可以明确诊断；但仍有9% 患者仅单一杂合突变，1% 未检测出任何突变，无法通过单一基因检测明确诊断。

四、诊断及鉴别诊断

Wilson 病的临床表现多样，有时不典型，诊断实验特异性不高，因此本病的诊断依然存在挑战。一般说来，出现 K-F 环阳性、神经系统表现和铜蓝蛋白降低 3 项中的 2 项皆可临床诊断。但是，需要注意的是：① 50% 肝病型患者 K-F 环阴性；②大于 45% 肝病型患者铜蓝蛋白水平正常；③仅有铜蓝蛋白降低，而无 K-F 环不能直接诊断 WD。

一些临床线索有助于早期发现和诊断本病：①不明原因肝功能持续异常的年轻患者；

②临床表现类似自身免疫性肝炎,但对激素治疗无应答者;③年轻患者、不明原因肝硬化,或不明原因出现上消化道出血、腹水者;④不明原因肝衰竭患者,伴或不伴有溶血,若 AKP/TBIL<4 和 AST/ALT<2.2,高度怀疑 WD(敏感性 86%、特异性 100%)。

2001 年第八届国际 Wilson 病会议提出了 Wilson 病的诊断评分系统(表 15-91-1),对临床特征和实验室检查予以赋值,总分 ≥ 4 分时,可以明确诊断;总分 =3 分时,疑似诊断;总分 ≤ 2 分时,排除诊断。

表 15-91-1　Wilson 病诊断积分系统

临床症状和体征	分值	辅助检查	分值
K-F 环		肝铜含量(排除胆汁淤积)	
阳性	2	>5 倍正常值上限(250μg/ 克干重)	2
阴性	0	50~250μg/ 克干重	1
神经系统症状		正常(<50 克干重)	−1
重度	2	尿铜含量(排除急性重型肝炎)	
中度	1	正常	0
轻度	0	1~2 倍正常值上限	1
血清铜蓝蛋白		>2 倍正常值上限	2
正常(>0.2g/L)	0	正常,但青霉胺试验阳性	2
0.1~0.2g/L	1	基因检测	
<0.1g/L	2	纯合突变	4
Coombs 试验阴性溶血性贫血		杂合突变	1
阳性	1	无突变	0
阴性	0		

五、治疗

(一)饮食控制

Wilson 病患者应严格限制铜的摄入,避免进食含铜量高的食物,如豆类、坚果类、薯类、动物内脏、贝壳海鲜类等。勿用含铜食具和用具。

(二)药物治疗

1. 青霉胺　是一种铜离子螯合剂,可促进尿铜排泄,还可诱导肝细胞金属硫蛋白合成。口服青霉胺可快速吸收,但其生物利用度仅 40%,应在餐前 1h 或餐后 2h 服用。青霉胺主要经肾脏排泄。起始剂量 1 000~1 500mg/d,儿童 20~40mg/(kg·d),分 2~4 次服用。建议从小剂量 250~500mg/d 开始,逐渐增加,以减少不良反应。早期不良反应多发生在 1~3 周,包括过敏、发热、皮疹、淋巴结肿大、中性粒细胞减少,血小板减少和蛋白尿。晚期不良反应包括肾毒性(狼疮样损害)和骨髓抑制。口服青霉胺前应皮试。青霉胺可影响维生素 B_6 吸收,可加用维生素 B_6。20%~50% 的脑型患者可出现神经症状加重。

2. 二巯丙磺钠 属于重金属解毒剂,能够和重金属离子形成较为稳定的络合物,效果迅速、作用强、副作用较少。剂量 5mg/(kg.d),连用 6 天,间歇 2 天为一疗程,连续 6~10 个疗程。推荐用于中、重度肝损害患者和神经系统损害者。

3. 锌剂 可干扰胃肠道铜的吸收,同时诱导肠上皮细胞和肝细胞金属硫蛋白产生。剂量 150mg/d(以锌元素计算),小儿 75mg/d。不良反应很少,可有胃黏膜刺激,偶见血清脂肪酶和淀粉酶升高,无神经损害。螯合剂和锌制剂应分开给药,间隔 5~6h。

4. 其他药物 曲恩汀也是一种螯合剂,驱铜效果较青霉胺弱,但不良反应较少。四硫钼酸盐可抑制肠道铜吸收。

(三)肝移植

肝移植是彻底治愈 Wilson 病的唯一方法,肝移植后可恢复正常的铜代谢功能。肝移植术后 1 年生存率为 79%~87%。Wilson 病引起的急性肝衰竭和药物不能控制的 Wilson 病是肝移植的适应证。出现神经系统损害长期不可逆者不建议肝移植。

(陈 立)

第二节 糖原贮积症

糖原的分解与合成,以及葡萄糖、果糖及半乳糖之间的转换均通过肝细胞进行。糖原贮积症(GSD)是一组先天性酶缺陷所致的糖代谢障碍,糖原无法按需要转化为葡萄糖,因而造成在体内系统性堆积,在某些类型中糖原的沉积部位具有一定的组织特异性。目前已经证实糖原合成和分解代谢中所必需的各种酶至少有 8 种,它们所造成的临床疾病有 14 种类型:其中 Ⅰ、Ⅲ 和 Ⅳ 型的肝脏损害最为严重;Ⅱ、Ⅲ、Ⅴ 和 Ⅶ 型以肌肉损害为主。GSD 0 型是因为先天缺乏糖原合成酶,也被划归到 GSD 疾病谱。

GSD 是常染色体隐性遗传,大部分系幼年起病,Ⅱ 型和 Ⅴ 型可以成年后起病。GSD 是系统性疾病,除了肝病症状外,患儿还有肌肉无力和痉挛症状,也有低血糖癫痫发作或心脏增大等症状。作为遗传病,目前医疗并无治愈方案,饮食控制和肝移植是主要治疗方法,但限于现实情况,有效率、成功率都无大数据支持。

一、糖原贮积症分型及流行病学

(一)病因及分类

Ⅰ型,原被称为 von Gierke 病,可分为 Ⅰa、Ⅰb、Ⅰc 和 Ⅰd 等 4 种亚型,Ⅰa 型是主要基因变异类型,因葡萄糖 -6- 磷酸酶(G6P)先天性缺陷所致;Ⅰb 型因葡萄糖 -6- 磷酸酶移位酶(G6 PT)T1 缺陷所致;Ⅰc 型因葡萄糖 -6- 磷酸酶移位酶(G6 PT)T2 缺陷所致;Ⅰd 型因葡萄糖 -6- 磷酸酶移位酶(G6 PT)的辅助转运蛋白缺陷所致。

Ⅱ型,原被称为 Pompe 病,是一种溶酶体疾病,主要因为 α-1,4- 葡萄糖苷酶基因变异所致。临床表现与其他 GSD 迥异。

Ⅲ型,原被称为 Forbes-Cori 病,是由于糖原脱枝酶缺陷所致。

Ⅳ型,原被称为 Andersen 病,是由于转葡萄糖苷酶缺陷所致。

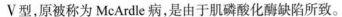

Ⅴ型,原被称为 McArdle 病,是由于肌磷酸化酶缺陷所致。

Ⅵ型,原被称为 Hers 病,是由于磷酸化酶缺陷所致。

Ⅶ型,原被称为 Tarui 病,是由于磷酸果糖激酶缺陷所致。

(二) 流行病学

我国缺少流行病学资料。欧美推算每 20 000~25 000 例新生儿中有 1 例 GSD。从分型来看,25% 的 GSD 病例约为Ⅰ型,Ⅱ型约为 15%,Ⅲ型约 25%,Ⅳ型约为 3%,Ⅴ型约为 2%,Ⅵ型约为 30%,Ⅶ型约为 0.2%。我国台湾地区推算每 50 000 例新生儿中有 1 例 GSD。Ⅲ型在犹太民族中发生率较高,Ⅶ型在日本和犹太族群(Ashkenazi)中发生率较高,其他类型发生率并无民族差异。

由于是遗传性疾病,GSD 往往自幼年开始发病,甚至怀孕期即开始病理变化。Ⅱ型、Ⅴ型和Ⅶ型可以自青春期或之后起病,其他类型多自出生时或数月内出现症状。预后:Ⅰ型患儿如严格饮食控制,预后较以往有明显进步;Ⅱ型婴幼儿发病者预后差,青春期发病者预后多变,成年期起病者预后相对较好;Ⅲ型预后相对较好;Ⅳ型预后极差,大部分患儿在 2~4 岁时死亡;Ⅴ型和Ⅶ型预后多样;Ⅵ型预后较好。

二、临床表现与体征

(一) 临床表现

Ⅰ型出生后即表现为抽搐,原因可能为低血糖症和高乳酸血症。部分患儿可表现出:易怒、发绀、张力低下、震颤、意识丧失、呼吸暂停等。多数患者述经常鼻出血,甚至可导致贫血。经常感染,需要辅助呼吸是疾病晚期表现。

Ⅱ型婴幼儿时期发病,主要表现为肌无力,影响到呼吸系统和消化系统。部分表现为青少年发病,表现为运动障碍、张力低下、肌无力,但病情发展相对较慢。成年型发病年龄为 10~30 岁,较为少见,可表现出呼吸肌无力,也有患者以嗜睡、运动性呼吸困难为首发表现。

Ⅲ型多于 1 岁时发病,低血糖症少见,多表现为肝脾肿大和发育迟缓,也表现为肌无力或心血管系统异常。

Ⅳ型多于儿童时期发病,早期并无症状,可表现为脸部畸形,肌肉萎缩较为多见。

Ⅴ型多于 10~20 岁发病,患者多表述在运动时易疲劳,时有肌肉痉挛;逐步发展为肌无力;较为特异的是深紫红色尿。

Ⅵ型症状极为轻微,偶有家属诉说生长缓慢。

Ⅶ型多于 10~20 岁发病,患者多不能耐受体力运动,时有肌肉痉挛,出现因横纹肌溶解而产生的深紫红色尿,并伴有恶心、呕吐。

(二) 体征

Ⅰ型典型体征是肝脏、肾脏肿大,器官肿大自出生后第 2 周开始,因而最早可能是患儿父母发现婴儿的上腹部隆起。患儿表现为“玩偶”脸,即面颊圆润。患儿身高一般低于同年龄段平均水平,但智力发育相对正常。晚期表现为肾功能不全,肾结石、高血压等,并逐步进展到终末期。皮肤黏膜病变还包括:肢体伸侧皮肤多发黄瘤、痛风结节或痛风性关节炎、蜘蛛痣、口腔黏膜/肛周脓肿,Ⅰb 型还多见口腔溃疡。

Ⅱ型分为 3 型:婴儿型,广泛而严重的肌力低下可被检出,但肌肉体积接近正常甚至更为发达,部分患儿可检出舌颤以及巨舌症。可检出心脏肥大以及心力衰竭症状,常同时伴有肝脏肿大。腱反射反应弱。青少年型,呼吸困难多见,四肢肌肉低张力状态可检出,巨舌症、

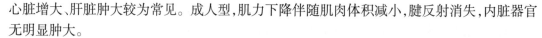

心脏增大、肝脏肿大较为常见。成人型,肌力下降伴随肌肉体积减小,腱反射消失,内脏器官无明显肿大。

Ⅲ型分为Ⅲa型和Ⅲb两种亚型。大部分患者表现为肝脾肿大,部分儿童表现为生长缓慢,肾小管功能障碍,也可发现肝硬化相关体征。Ⅲa发生率高于Ⅲb,预后更差,常可检出肝脾肿大,肌肉萎缩。心脏增大,伴有心肌功能障碍。Ⅲb占Ⅲ型的15%,常有肝脏功能障碍,肝脾常为中度肿大,可检出轻度肝脏纤维化和小结节肝硬化,肝硬化多无症状。无明显的生长异常。

Ⅳ型出生后1个月即可检出肝脾肿大,逐步有肝硬化体征。可发现心脏肿大,肌无力和腱反射低下。

Ⅴ型可检出肌张力低下,肌肉无力,少数患者有呼吸功能障碍。

Ⅵ型症状轻微,因此体征较少,偶可检出肝脏肿大,青春期前后肝脏缩小到正常大小。骨骼肌和心肌基本不受影响。

Ⅶ型可有横纹肌溶解和溶血性黄疸表现。婴幼儿发病者多进展迅速,早年死亡率较高,可出现肌肉无力相关体征。另一种为成年后发病,进展缓慢,表现为多个肌群无力和肌肉痉挛,有肌红蛋白尿表现。

三、组织学及其诊断要点

诊断GSD主要由肝脏、肾脏和皮肤活检病理以确诊。

Ⅰ型:肝组织无特殊病变,可观察到糖原增多,伴有脂肪浸润。肾脏组织可见局灶性肾小球硬化,肾小管萎缩或空泡化,间质纤维化以及动脉硬化。

Ⅱ型:涉及器官可见糖原堆积和实质细胞脂肪化。

Ⅲ型:肝脏病理可见肝实质细胞被糖原填充而膨胀,纤维化可表现为门静脉周围纤维化或者小结节肝硬化。

Ⅳ型可发现肝脏结构扭曲紊乱,间质的纤维化杂乱无章,可形成小结节肝硬化。肝脏实质细胞肿大2~3倍,胞质染色略偏碱。过碘酸希夫(PAS)染色阳性是对异常糖原较为敏感的检测手段,碘染色也可发现典型的蓝色标识。电镜可观察到异常的支链淀粉,可形成多糖原小体。

Ⅴ型无典型组织学病变。

Ⅵ型肝脏细胞被糖原堆积,但程度较Ⅰ型和Ⅲ型为轻。

Ⅶ型,在骨骼肌活检中发现较为特征的纤维状多聚糖堆积。

四、糖原贮积症诊断

1. 临床表现

(1)临床表现为肝脏肿大、肌肉无力、发育迟缓等,实验室检查可发现有空腹低血糖、高乳酸血症、高尿酸血症和高脂血症。

(2)无法解释的呼吸困难、发育迟缓,少数患者有典型的横纹肌溶解导致的深紫红色尿。

2. 基因诊断　按照不同GSD分型进行基因检测目前是可行的,检测前医师应该根据病情进行初步分析,以免浪费资源。

3. 根据患儿/患者表现,合理选择肝脏、肾脏或骨骼肌活检以帮助诊断。

五、治疗方案

治疗原则是保持正常血糖水平,阻断异常生化过程,减轻临床症状。基因治疗是未来技术选择之一。

Ⅰ型:主要为对症处理,以维持血糖水平为首要目标。每4~6h口服生玉米淀粉2g/kg混悬液为替代疗法,日间多次进食、夜间应用鼻饲持续点滴高碳水化合物液,必要时全静脉营养(TPN)疗法。格拉斯哥大学研发一种改构玉米淀粉,正在试验中。避免高乳酸血症、高尿酸血症和高脂血症。

Ⅱ型:α葡萄糖苷酶按20mg/(kg·4h)静脉输注,每2周一次。

Ⅲ型:患者出现反复低血糖时应用富蛋白饮食,并增加饮食频率。两餐之间加用可水解支链淀粉。

Ⅳ型~Ⅶ型:无特殊治疗方案。对症处理。

(董 菁)

第九十二章

艾滋病合并肝炎病毒感染

人类获得性免疫缺陷综合征（acquired immunodeficiency syndrome，AIDS）是由人类免疫缺陷病毒（human immunodeficiency virus，HIV）（也称"艾滋病病毒"）感染所导致的临床综合征，主要通过血液、静脉注射、性接触及母婴等途径传播。自 1981 年美国报道首例 AIDS 患者以来，全球已有 200 多个国家和地区报道 HIV 感染者或艾滋病患者，据 WHO 统计的数据显示，2019 年全球约有 3 800 万人为 HIV 感染者。我国于 1985 年发现首例 HIV 染病例。截至 2013 年 1 月底，全国累计报道 HIV 感染者 /AIDS 患者 389 443 例，死亡 115 855 例。现存活 AIDS 患者 146 816 例，HIV 感染者 242 627 例，31 个省（自治区、直辖市）已全部发现 HIV 感染者。在我国，艾滋病已成为一个严重的社会和公共卫生问题。HIV 主要侵犯 CD4$^+$T 淋巴细胞，导致 CD4$^+$T 淋巴细胞计数进行性减少，使机体细胞免疫功能受损，最后发展至免疫缺陷综合征，甚至并发各种严重的机会性感染和肿瘤。高效抗逆转录病毒治疗（highly active antiretroviral therapy，HAART）是目前的主要治疗手段，自我国开展免费抗病毒治疗以来，取得了良好的效果，大大降低了艾滋病相关机会性感染及相关发病率和死亡率，并提出临床治愈的概念。但 HAART 本身会带来诸多的不良反应，肝功能损害是其中常见不良反应之一，也是造成患者停药的主要原因之一。HBV、HCV 及 HIV 有着共同的传播途径，故也为这三种病毒的合并感染提供了可能。尤其是近几年来静脉吸毒人员的增加及人们性观念的不断开放，HIV 合并 HBV/HCV 的感染人群呈逐年上升趋势，自然 HIV/AIDS 合并 HBV、HCV 感染的患者中慢性肝脏疾病的发展成为死亡的主要原因之一。艾滋病病毒感染者由于细胞免疫功能低下、淋巴细胞数降低常合并各种机会性感染，包括结核分枝杆菌及非结核分枝杆菌感染、细菌性肺炎、卡氏肺孢子菌肺炎、巨细胞病毒肺炎、真菌感染等。尽管这些机会性感染可能与 HIV 的传播途径迥然不同，却同是难兄难弟，有着密不可分的联系。TB 已成为 HIV 感染者最常见的机会性感染性疾病，也是 HIV 感染者最常见的死亡原因，其中两者共同感染协同作用以及抗结核药物均会增加肝损伤的概率，甚至导致肝衰竭，也是增加病死率的因素之一。关于艾滋病的相关知识和进展可参考相关文献和专著，本章重点就 HIV 合并 HBV/HCV 感染、HAART 和艾滋病继发感染及肿瘤导致肝功能损坏等方面进行阐述。

第一节 人类免疫缺陷病毒合并乙型肝炎病毒 / 丙型肝炎病毒感染的肝功能损害

HIV 与乙型肝炎病毒（HBV）、丙型肝炎病毒（HCV）具有共同的传播途径，这就为这三种病毒的合并感染提供了可能。随着高效抗逆转录病毒治疗（HAART）的广泛推广,HIV/AIDS 的机会性感染概率和死亡率等降低,而 HIV/AIDS 合并 HBV、HCV 感染的患者中慢性肝脏疾病的发展成为死亡的主要原因之一。所以,HIV 合并 HBV/HCV 感染逐渐受到人们的关注。

一、HIV/HBV/HCV 共感染的流行病学

（一）HIV 合并 HBV 感染的流行病学现状

由于 HBV 与 HIV 具有相同的传播途径,HIV 和 HBV 合并或者重叠感染的情况普遍存在。据估计,全世界 70%~90% 的 HIV-1 患者曾感染过 HBV,5%~15% 的 HIV-1 患者最终转变为 HBsAg 阳性的慢性 HBV 感染者。在亚洲,34%~98% 的 HIV 感染者有过 HBV 感染;在欧洲,9% 的 HIV 感染者合并 HBV 感染。我国 90%~95% 的 HIV 感染者曾感染过 HBV,其中 10%~15% 为慢性 HBV 感染者。

（二）HIV 合并慢性 HCV 感染的流行病学现状

HIV 感染者合并 HCV 感染的现象相当普遍。据估计,全球超过 500 万人为 HIV/HCV 共感染,在西欧为 33%,在美国为 30%。尤其是在 HIV 感染的静脉药瘾者中,70%~90% 的人合并感染 HCV。输血及血制品是 HIV/HCV 合并感染的又一高危因素。Dragoni F 等研究发现,在血友病患者中 HCV 的感染率为 88.2%,HIV 的感染率为 32.3%。在中国,HIV/HCV 合并感染的主要传播途径与国外基本一致,主要为静脉吸毒和输血液制品,其次是男性同性恋者。国内 1 944 例多中心研究报道,HIV 合并 HCV 的感染率是 8.3%,主要是静脉输血和男性同性恋传播,地域分布中部地区高于其他地区。亚太地区 7 455 例 HIV 感染者研究报道 HIV 合并 HCV 的感染率为 15.2%,高于 HIV 合并 HBV 感染（10.4%）,传播途径和其他研究报道一致。在非洲一项大宗病例的报道其感染率为 11.3%。目前 HIV/HBV/HCV 三者合并感染缺乏大规模临床研究,在我国的最近一项研究发现,在中国和缅甸边境的 721 名静脉注射毒品者中,有 158 例。HIV/HBV/HCV 共感染,占 21.9%。亚太地区多中心一项研究中感染率是 1.8%。

二、HIV 合并 HBV/HCV 感染对疾病进展的影响

（一）HIV 合并 HBV 感染对疾病进展的影响

HBV 感染的自然史受 HIV 感染影响,且 HBV 感染对 HIV 感染者的抗病毒治疗效果也存在影响。研究显示 HBV/HIV 合并感染者较单独 HBV 感染者,具有更高水平的乙型肝炎 e 抗原（HBeAg）,更高水平 HBV DNA,且针对 HBeAg 产生的 e 抗体（HBeAb）及针对乙型肝炎表面抗原（HBsAg）的表面抗体（HBsAb）的转换率降低。说明,HIV 患者对急性 HBV 感染具有更低的清除率,尤其是停止抗病毒治疗的 HIV 感染者,进展为慢性乙型肝炎的比例达五分之一。

Thio CL 等曾在《柳叶刀》杂志上写文章指出,HIV/HBV 合并感染者与 HBV 单独感染者相比,治疗效果更差,具有更高的肝病死亡危险。HIV 感染可加速相关肝病病程的进展,特别是有严重免疫缺陷的患者。HBV/HIV 合并感染者的肝纤维化进程更加迅速,肝衰竭、肝硬化及肝癌的发生率更高,肝病相关的死亡率也显著增加。有文献报道 HIV/HBV 合并感染的人群肝脏相关疾病的死亡率与 HBV 单独感染者相比,增加10~15 倍。

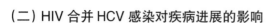

(二) HIV 合并 HCV 感染对疾病进展的影响

国外部分学者研究认为丙型肝炎疾病进展与 HIV 感染无明显关系。然而大部分研究则认为,HIV 感染会使丙型肝炎疾病的进展加快。最近的一项国外临床研究发现,3 567 例 HIV/HCV 合并感染者中,20 年后肝硬化发生率为 21%,30 年后肝硬化发生率为 49%。另一项临床研究发现,HIV/HCV 共感染者肝硬化的发生率是单独 HCV 感染者的 2.07 倍。在一些 ALT 正常的 HIV/HCV 合并感染者中,有 10%~15% 的感染者存在严重的肝纤维化和肝硬化。有多种机制可以解释 HCV/HIV 合并感染对肝功能造成的严重损坏。尽管 HIV 对肝细胞没有直接损坏,但 HIV 通过与肝细胞表面的共刺激分子 CCR5 和 CXCR4 结合,并激活转化生长因子 β(TGF-β)促使肝纤维化的形成,众所周知,TGF-β 是促使肝纤维化形成的关键细胞因子。HIV 还可以通过多个途径诱导和促进肝星形细胞的增生,如在 HCV 共同感染下,肿瘤坏死因子受体的敏感性明显增加从而促进肝星形细胞的增生。HIV 合并 HCV 感染后会明显促进 HCV 高水平复制。HIV 感染也影响铁的代谢,大量含铁血色素沉积在肝脏促进肝纤维化形成。HIV 感染影响肠道 $CD4^+T$ 细胞的功能和数量,造成肠道的菌群失调,大量内毒素产生并通过肠道渗透到血液和肝脏,是造成肝功能损坏和肝纤维化的原因之一。

三、HIV 合并 HBV/HCV 感染的抗病毒治疗

(一) HIV 合并 HBV 感染的抗病毒治疗

在接受高效抗逆转录病毒治疗(HAART)方案前,所有患者需检测乙肝病毒标志物和 HBV DNA,HIV/HBV 合并感染患者的抗 HBV 治疗需要考虑 $CD4^+T$ 淋巴细胞计数水平、HBV DNA 水平、血生化学改变和肝脏的组织学病变等。对于符合慢性乙型病毒性肝炎抗病毒治疗标准的患者,应给予相应治疗。有关指南指出:①近期无需进行 HAART 的患者,例如 $CD4^+T$ 细胞计数 >500/μL,以及未行过 HAART 的患者,应该选用无抗 HIV 活性的药物行抗 HBV 治疗;②需要同时进行抗 HIV 和抗 HBV 治疗的患者,优先选用恩曲他滨加替诺福韦,或者选用拉米夫定加替诺福韦;③正在接受有效 HAART 的患者,如果 HAART 方案中无抗 HBV 药物,可选用阿德福韦酯或 PEG-IFN-α。

(二) HIV 合并 HCV 感染的抗病毒治疗

传统的 HCV 合并 HIV 感染治疗是聚乙二醇干扰素 α 联合利巴韦林(RBV),但同单独 HCV 感染相比,有效率和治愈率明显低于后者,所以有学者称此类患者为"特殊感染人群"。自 2011 年第一次应用直接抗病毒药物波普瑞韦和替拉瑞韦(telaprevir)、NS3/4A 蛋白酶抑制剂,HCV/HIV 感染者的治疗出现了曙光。目前已有多种药物发明并成功应用于临床,并取得了显著的疗效。英国和美国的相关指南明确建议 HCV/HIV 合并感染者的治疗同 HCV 单独感染者的治疗。表 15-92-1、表 15-92-2 是 2015 年欧洲肝病学会丙型肝炎的相关指南推荐意见,供参考。当然 DAA 的治疗仅开展数年时间,还需总结更多的循证学依据,尤其是 HCV/HIV 合并感染者,同单独 HCV 感染相比,还缺乏多中心大规模前瞻性研究资料。为此有几点意见供读者参考:在 DAA 治疗过程中,如果联合高效抗逆转录病毒治疗(HAART),要充分考虑两类药物的相互作用和相互影响;对特殊人群如肾功能异常、儿童和老年患者,根据药动学要及时考虑相关副作用和剂量;充分考虑 $CD4^+T$ 细胞计数和患者的免疫状态决定 DAA 的治疗时机和疗程。

表 15-92-1 HCV 单独或 HCV/HIV 合并感染的非肝硬化患者的治疗方案

基因型	PEG-IFN-α、RBV 和索非布韦	PEG-IFN-α、RBV 和西咪匹韦	索非布韦和 RBV	索非布韦和雷迪帕韦	利托那韦-帕利瑞端韦、奥比他韦和达沙布韦	利托那韦-帕利瑞端韦和奥比他韦	索非布韦和西咪匹韦	索非布韦和达沙布韦
基因 1a 型 基因 1b 型	12 周	初治/复发:12 周；部分应答/无应答:24 周	不适用	8~12 周,不联合 RBV	12 周,联合 RBV;12 周,不联合 RBV	不适用	12 周,不联合 RBV	12 周,不联合 RBV
基因 2 型	12 周	不适用	12 周	不适用	不适用	不适用	不适用	12 周,不联合 RBV
基因 3 型	12 周	不适用	24 周	不适用	不适用	不适用	不适用	12 周,不联合 RBV
基因 4 型	12 周	初治/复发:12 周；部分应答/无应答:24 周	不适用	12 周,不联合 RBV	不适用	12 周,联合 RBV	12 周,不联合 RBV	12 周,不联合 RBV
基因 5/6 型	12 周	不适用	不适用	12 周,不联合 RBV	不适用	不适用	不适用	12 周,不联合 RBV

表 15-92-2　HCV 单独或 HCV/HIV 合并感染的肝硬化（代偿期患者的治疗方案）

基因型	PEG-IFN-α、RBV 和索非布韦	PEG-IFN-α、RBV 和西咪匹韦	索非布韦和 RBV	索非布韦和雷迪帕韦	利托那韦-帕利瑞韦、奥必他韦和达沙布韦	利托那韦-帕利瑞韦和奥比他韦	索非布韦和西咪匹韦	索非布韦和达沙布韦
基因 1a 型 基因 1b 型	12 周	初治/复发:12 周；部分应答/无应答:24 周	不适用	12 周联合 RBV, 或 24 周不联合 RBV, 或 24 周联合 RBV（有疗效预测不佳因素）	24 周联合 RBV;12 周, 联合 RBV	不适用	12 周联合 RBV, 或 24 周联合 RBV, 或 24 周不联合 RBV	12 周联合 RBV, 或 24 周联合 RBV, 或 24 周不联合 RBV
基因 2 型	不适用	不适用	16~20 周	不适用	不适用	不适用	不适用	12 周, 不联合 RBV
基因 3 型	12 周	不适用	不适用	不适用	不适用	不适用	不适用	24 周联合 RBV
基因 4 型	12 周	初治/复发:12 周；部分应答/无应答:24 周	不适用	12 周联合 RBV, 或 24 周不联合 RBV, 或 24 周联合 RBV（有疗效预测不佳因素）	不适用	24 周联合 RBV	12 周联合 RBV, 或 24 周联合 RBV, 或 24 周不联合 RBV	12 周联合 RBV, 或 24 周联合 RBV, 或 24 周不联合 RBV
基因 5/6 型	12 周	不适用	不适用	12 周联合 RBV, 或 24 周不联合 RBV, 或 24 周联合 RBV（有疗效预测不佳因素）	不适用	不适用	不适用	12 周联合 RBV, 或 24 周联合 RBV, 或 24 周不联合 RBV

第二节 高效抗逆转录病毒治疗对肝功能的影响

肝脏毒性是高效抗逆转录病毒治疗（HAART）应用于 AIDS 的一个严重不良反应。HAART 药物的潜在肝脏毒性在 1994 年第一次被报道。肝脏是治疗艾滋病患者时要考虑的重要器官之一。国外有研究表明，由于肝脏原因的死亡占所有 AIDS 死亡的 30%~55%，肝损害成为 AIDS 发病和死亡的主导原因之一。

一、流行病学

国外报道，开始应用各种抗 HIV 药物引起肝损害的发生率为 2%~30%。在美国评估的 HIV 感染患者死亡的原因中，由于肝毒性而导致 HAART 停药从 1996 年的 6% 上升到 1998—1999 年的 31.8%。国内报道应用 HAART 后发生肝毒性的发病率为 25%~80%。在引起肝损伤的 HAART 药物中，国内现有的三类药物都有出现肝毒性的报道。在蛋白酶抑制剂（PI）中，利托那韦可引起致命的急性肝炎，茚地那韦有肝毒性。应用 PI 的成人患者转氨酶升高至正常值上限的 5~10 倍，总发生率介于 3%~18%，但是肝毒性相关症状的发生率只有 1%~5%。应用茚地那韦（IDV）或阿扎那韦（ATV）时有临床意义的黄疸比较少见，为7%~8%。大多数核苷类逆转录酶抑制剂（NRTI）可引起线粒体损伤，因此有引起肝损伤的可能。有报道齐多夫定可引起肝衰竭，去羟肌苷和司他夫定与严重的肝毒性相关。阿巴卡韦和特洛福韦可能引起线粒体较小损伤。非核苷类逆转录酶抑制剂（NNRTI）药物中，奈韦拉平（NVP）的肝毒性出现的频率较高。NVP 导致无症状转氨酶升高的发生率是 6%~13%，而有症状的肝炎的发生率是 4%~5%。610 例接受 NVP 治疗的患者中，有 76 例发生肝毒性（12.5%）。奈韦拉平的肝毒性发生较晚（在第 4 个月后），累积发病率随时间增加而增加，奈韦拉平导致的肝毒性比过敏性反应常见。所有的数据证实，NNRTI 在治疗初期有较高的导致与肝脏相关的免疫变态（immunoallergic）反应的危险性。随着延长治疗，NNRTI 显示出累积肝毒性的发病率轻微增加，这种增加可随时间增长自发性的减轻。仅在极少的情况下肝毒性很严重。NVP 用作暴露后预防性治疗会显著增加肝损害的风险，发生率在 10%~62%，多数在用药 2 个月内发生。

二、发病机制

目前认为可能的发病机制包括直接的药物毒性、与肝脏相关的过敏性反应和线粒体毒性，还可能涉及其他致病途径。NRTI 相关的肝毒性主要由于该类药物引起的线粒体毒性所致。NNRTI 相关的肝毒性有 2 种类型：无症状转氨酶升高和伴有肝炎的超敏反应。无症状转氨酶升高多发生在治疗早期，较少发生于治疗后期。PI 相关的肝酶异常可发生于治疗过程的任何时间。由于鉴别与肝毒性发生相关的确切机制很困难，在一些患者中可能同时发生多种致病的途径。

（1）剂量依赖性毒性，HAART 中的肝损伤与剂量的关系不明确。

（2）在肝脏中通过细胞色素通路代谢的药物，如果存在酶的多态性时可能会导致肝毒性。这一点在 HAART 引起的肝损伤中也是一个可能的作用环节。由于许多 HAART 在肝脏中通过细胞色素通路代谢,酶复杂的多态性可导致药物代谢显著的异质性,易感的某些患者可能出现肝毒性。药物基因学是一个非常有价值的预测 HAART 开始后产生肝毒性危险的新方法。

(3)过敏性反应是宿主的一种异质性反应,与药物剂量无关。药物过敏性反应通常表现为发热、皮疹、全身症状、多种内脏受损和血液学异常。这些症状在开始治疗的 4~6 周内变得明显。免疫介导的药物反应可能涉及由肝蛋白质与活性药物代谢物反应形成的新抗原。在奈韦拉平和阿巴卡韦中常见的过敏反应,也常见于其他 HAART,如扎西他滨。

(4)线粒体的毒性与线粒体相关的一种独特类型的肝毒性可发展为急性肝衰竭,肝脏损害的主要特征是肝细胞中微小囊状脂肪变性的积累和线粒体缺陷。这些早期的损害可发展为大囊状脂肪变性并伴随病灶坏死、纤维化、胆汁淤积、胆管增生和马洛里小体的形成,临床情况类似于乙醇引起的肝毒性、妊娠脂肪变性或 Reye 综合征。NRTI 在体外抑制线粒体 DNA 合成的顺序如下:扎西他滨 > 去羟肌苷 > 司他夫定 > 齐多夫定 > 拉米夫定 = 阿巴卡韦 = 特洛福韦。在接受去羟肌苷、司他夫定或齐多夫定的患者中发生可致命的乳酸性酸中毒、脂肪变性。累积使用 NRTI 被认为是乳酸性酸中毒的一个重要因素,由于它常出现在延长治疗后,并与伴随的 NRTI 的数量相关。体外数据证实累积的或协同的长期线粒体毒性与一些 NRTI 联合治疗有关。

(5)代谢异常在脂质营养不良症的背景中,HAART 可引起脂质或葡萄糖的代谢异常,包括胰岛素抵抗。在 HAART 引起的肝毒性患者的肝脏中发现轻到中度的脂肪变性。因此,在一些接受 HAART 的患者中胰岛素抵抗和非乙醇脂肪肝可促使肝毒性的发生。

三、临床表现

HAART 引起的肝损伤缺乏特异性的临床表现。轻微的肝损伤多无症状,仅在检查时发现转氨酶升高。病情较重者出现黄疸、乏力等急性肝炎的症状。极少数特别危重的患者其表现类似急性肝衰竭。NVP 导致的肝炎多发生于治疗开始后的 6~18 周,可伴有发热、皮疹和低血压等表现,在成人患者中女性更多见,而且多发生于 $CD4^+T$ 细胞水平较高的患者,合并感染乙型肝炎病毒(HBV)或丙型肝炎病毒(HCV)的患者发生这种不良反应的危险性更高。

四、鉴别诊断

下列因素均可引起肝功能异常,在诊断 HAART 引起的肝损伤时应鉴别。甲型肝炎病毒(HAV)、HBV、HCV 和丁型肝炎病毒(HDV)导致的病毒性肝炎;巨细胞病毒和 EB 病毒引起的肝细胞性肝损伤;杆菌性血管瘤病、其他细菌感染(包括分枝杆菌)、真菌病变和肿瘤如淋巴瘤和卡波西肉瘤可能涉及肝脏,导致显著的胆汁淤积状态;在 HAV、杆菌性血管瘤病和肝脂肪变性出现时经常可看到混合损伤模式;常用于 HIV 感染患者的药物可诱导胆汁淤积(磺胺甲噁唑 / 甲氧苄啶、红霉素、阿奇霉素和阿莫西林 / 克拉维酸)或肝细胞损伤(异烟肼、苯妥英)模式。另外,应注意其他发生在非 HIV 感染患者中的肝脏疾病的病因学,包括胆结石、饮酒、娱乐性药物的应用和遗传疾病,如血色素沉着病和 α_1- 抗胰蛋白酶缺陷。

五、治疗

治疗药物性肝损伤的药物有抗氧化剂、保护性物质的前体(如谷胱甘肽)、阻止损伤发生过程的干预剂或膜损伤的修复剂。经 HAART 后对转氨酶水平升高的处理需要着重考虑严重程度、临床影响和病因学机制三个方面的因素。当继续 HAART 肝毒性低时，通常肝毒性可自发消除。肝毒性严重，出现肝代偿失调时，例如腹水、严重的黄疸和 / 或脑病，应立即停止 HAART。一旦临床表现得到控制，可试用新的治疗方案，避免这些高肝毒性药物的应用。如果不能完全解决问题，应根据个人的基本情况进行评估。在无肝代偿失调和 HBV 和 / 或 HCV 同时感染时，必须排除过敏性反应。NRTI 引起的乳酸性酸中毒的表现值得重视，其特征是非特异性、隐匿的和经常出现肝脂肪变性，严重时可能有较高的病死率，需要中断治疗。一些学者给患者服用核黄素、左卡尼汀和抗氧化剂药物（维生素 C）和辅酶 Q，效果均不太理想。

六、预防

在治疗的过程中加强肝功能检测有利于尽早发现。由于 HAART 药物所致肝损伤的隐匿性和不可预见性，目前尚无有效的预防措施。在我国，随着免费抗病毒治疗的开展，伴随 HAART 而来的慢性肝脏毒性会逐渐增多，但目前缺乏此方面的数据。

第三节 艾滋病继发感染和肿瘤对肝脏的影响

艾滋病患者因免疫功能的极度低下会产生多种机会性感染和多种肿瘤，并直接或间接造成肝功能的损害，以下就重要的并发感染或肿瘤对肝功能的影响做一阐述。

一、结核感染

在人类免疫缺陷病毒（HIV）和结核（tuberculosis, TB）双重感染中，结核感染是否能得到有效控制，成为治疗的关键及影响预后的重要因素。然而，多数抗结核药物对肝脏有毒性，抗结核药物毒副作用的出现直接影响抗结核方案的选择及变动，进而直接影响治疗疗效及预后，抗结核治疗的毒副作用中，肝损伤为抗结核毒副作用的首位，也是结核病患者停止治疗最常见的原因之一，严重的将直接导致死亡。

据世界卫生组织（WHO）最近公布的《HIV/TB 形势 2011—2012》统计数字显示结核病是导致艾滋病患者死亡的首要原因，将近有 1/4 的 AIDS 患者死于 TB，据估计，2011 年就有 100 万的新增 HIV/TB 患者，并且在当年有 35 万死于 HIV/TB 双重感染。目前全球 3 400 万 HIV 患者中有 1/3 感染了 TB，而在 2008 年全球 940 万例的 TB 患者中近 140 万（15%）合并了 HIV，且数量与日俱增。艾滋病与结核病的传播途径迥然不同，但两者之间的免疫过程却存在着密切联系，双重感染已成为近年来国际卫生中亟待解决的问题，引起学者们的广泛关注。

在 HIV 和 TB 双重感染中，结核感染是否能得到有效控制，成为治疗的关键及影响预后的重要因素。然而，多数抗结核药物对肝脏有毒性，抗结核药物毒副作用的出现直接影响抗结核方案的选择及变动，进而直接影响治疗疗效及预后；肝损伤为抗结核毒副作用的首位，也是结核病患者停止治疗最常见的原因之一，严重的将直接导致死亡。对于 HIV/TB 双重感染患者，目前认为抗结核治疗要优先于抗 HIV 的治疗，其治疗原则与非 HIV 感染的结核病患者相同,初始 2 个月为 HREZ 的四联强化阶段,除 E 外,H、R、Z 均有较明显的肝损伤,联合用药肝损伤增强、发生率增高。多因素分析提示既往有肝脏基础疾病的患者、低体重、低蛋白患者在联合用药中发生肝损伤的概率高,随着 CD4$^+$T 淋巴细胞计数的升高,发生肝功能异常的风险减少。因此,对于 HIV/TB 患者,要权衡利弊,及时抗病毒治疗,提高 CD4$^+$T 淋巴细胞计数水平,可能降低发生肝损伤的风险。

二、其他机会感染和继发肿瘤对肝脏影响

另一机会性感染是真菌感染,目前已明确既往认为的肺孢子虫感染也归类真菌感染,其他还有隐球菌感染、组织胞浆菌感染、念球菌感染等均播散全身并肝脏受累,在肝功能异常患者中要全面考虑,引起重视。在病毒机会性感染中,EB 病毒和 CMV(巨细胞病毒)是最常见的感染,两者均可导致肝功能损坏,甚至导致肝衰竭。在肿瘤方面,特别关注的是卡波西肉瘤和非霍奇金淋巴瘤,肝脏会受累。总之,HIV 侵犯人体后主要破坏 CD4$^+$T 细胞,但因为机体免疫功能的破坏,既往在正常免疫状态下不发生或者罕见发生的疾患逐渐凸显出来,无论何种机会性感染或者肿瘤的发生都有可能通过间接或直接原因导致肝功能的改变,在临床中要全面分析,妥善处理。

(王少扬)

第九十三章

肾综合征出血热

肾综合征出血热(hemorrhagic fever with renal syndrome, HFRS)是由汉坦病毒(hantavirus, HTV)引起的一类以鼠为主要传染源的自然疫源性疾病。主要特征包括发热、出血、头痛、腹痛和急性肾脏损害等,具有发热期、低血压期、少尿期、多尿期和恢复期五期经过。多数患者各期可伴有不同程度的肝脏损害。在我国,HFRS流行范围广,除台湾地区外,各省均有病例报道,是当前危害较大的几种传染病之一。

第一节 病 原 学

HTV属布尼亚病毒科汉坦病毒属,为有双层包膜、分节段的单股负链RNA病毒,呈球形或椭圆形,直径78~240nm(平均约120nm)。其基因组RNA含大、中、小三个片段(L、M和S基因),分别编码RNA多聚酶、两种包膜糖蛋白(glycoprotein 1、2;G1、G2)及核衣壳蛋白。

汉坦病毒的核衣壳蛋白具有较强的免疫原性和稳定的抗原决定簇,宿主感染病毒后其抗体最早出现,病程第2~3天即可检出,有助于早期诊断。包膜糖蛋白能够与表达于血小板、血管内皮细胞和巨噬细胞表面的β_3整合素受体相结合,通过低pH值依赖性细胞融合作用介导病毒进入细胞。

迄今为止,已有20余种不同血清型的汉坦病毒被相继确定,每一型的汉坦病毒还可进一步分为不同的亚型。其中具有代表性的型别有:汉滩病毒(Hantaan virus, HTNV)、多布拉伐-贝尔格莱德病毒(Dobrava-Belgrade virus, DOBV)、汉城病毒(Seoul virus, SEOV)、普马拉病毒(Puumala virus, PUUV)、希望山病毒(Prospect Hill virus, PHV)、泰国病毒(Thailand virus, THAIV)、辛诺柏病毒(Sin Nombre virus, SNV)。其中,在我国流行的主要是HTNV和SEOV两种病毒型,HTNV又可分为9个亚型,SEOV则有4~6个亚型,前者主要引起重型出血热,后者则多表现为轻型出血热。

汉坦病毒对乙醚、氯仿、丙酮、去氧胆酸钠及一般消毒剂(75%乙醇、2.5%碘酒等)均敏感;60℃加热10min,紫外线或γ射线(10~15min)也可将其灭活。

第二节 流 行 病 学

一、宿主动物和传染源

HFRS属于自然疫源性疾病,多种啮齿类动物是其主要宿主和传染源。在我国,黑线姬鼠(野鼠型)和褐家鼠(家鼠型)为HTV的主要宿主动物和传染源。另外,大林姬鼠、小林姬鼠、棕背䶄、东方田鼠、普通田鼠、小家鼠、黄胸鼠等鼠类及家猫、家猪也是HTV的动物宿主。

二、途径传播

本病传播途径众多。

1. 动物源性传播 受染动物(带病毒)的涎液、粪便、尿液均含病毒,形成气溶胶或污染了食物、餐具等,分别通过呼吸道和消化道进入人体,也可通过破损的皮肤或黏膜直接侵入人体。

2. 媒介昆虫叮咬传播 节肢动物对于HFRS病原在自然界中的维持和传播中也起到了一定的作用。与HFRS相关的节肢动物有革螨、恙螨两种。有研究发现,HFRS疫区环境中螨虫数量与当年HFRS病例数紧密相关,动物实验也发现带毒恙螨叮咬可以将HTV从宿主动物传播给新生小鼠,可见其在HV的传播和自然循环中发挥重要作用。

3. 垂直传播 HFRS孕妇可经胎盘将病毒传播给胎儿,但在人间这种途径传播作用甚小,而带毒孕鼠的宫内传播,对疫源地的维持及本病传播有一定意义。

三、人群易感性

人群普遍易感,以从事野外劳动、暴露机会多者感染机会多。男性占了发病总人数的2/3以上,发病年龄以16~60岁最多,职业分布以农民为主,其次为林业工人。近年来>60岁的老年人发病率逐年升高,且重型及危重型病例多,早期表现不典型,易造成误诊,应引起足够重视。

四、流行特征

本病为世界性分布。近几十年来,我国是HFRS发病率最高的国家,发病数占全球HFRS病例总数的90%左右。该病好发于我国海拔500米以下的平原和丘陵地区,疫区主要分布在东北林区(如黑龙江、吉林和辽宁)及丰水带、多水带和过渡带的农业区(如山东、陕西、湖北、湖南、浙江、上海、江苏、江西及安徽等省)。近年来,我国HFRS的发病率和病死率逐年下降。2007年以来年发病率均低于1.00/10万;2012年以来,病死率均低于1.00%。传统疫情高发地(如东北林区)的HFRS发病率下降明显。

HFRS在我国的流行类型主要有三种:①野鼠型:主要分布于农作物区、垦区和林区,散发为主;流行季节为秋末冬初(10月至翌年1月间),部分地区5—6月有一小高峰。②家鼠型:主要分布在城镇和市郊居民区及近郊村镇,暴发为主;流行季节多为3—6月。③混合型：同一疫区上述两型并存，具备两型的特点，一年有两次发病高峰（3—6月和10月至次年1月）。发病的明显季节性取决于宿主鼠种的繁殖及活动的明显季节性，自然因素（洪涝灾害）及社会因素（战争、兴修水利等）均会对HFRS的发病数量和发病季节造成影响。

第三节 发病机制及病理生理

一、发病机制

免疫因素在本病的发病中具有相当重要的作用，细胞免疫、体液免疫均全面参与了疾病的发生发展。病毒在进入机体后可刺激树突状细胞迅速成熟，上调MHC-Ⅰ类和MHC-Ⅱ类分子、黏附分子的表达，释放TNF-α和IFN-α等促炎因子，并有效刺激T细胞大量活化，细胞毒性T细胞数量增多，IL-6、IL-8和PGE$_2$等炎症因子释放，从而引起血管内皮细胞受损、通透性增加。另外，多项研究表明，HTV还能够在发病早期甚至发病时就直接造成微血管损伤、血小板减少和肾脏损害而免疫测定多无异常，提示HTV的直接致病作用可能是机体发病的始动环节或重要因素。

二、病理生理

基本病理改变是，由病毒和免疫损伤引起的全身小血管和毛细血管上皮细胞广泛性损伤，以水肿、变性和坏死为主。

1. 休克 疾病早期由于血管壁损伤，通透性增加，血浆大量外渗，导致有效血容量减少；另外，不同程度的弥散性血管内凝血（disseminated intravascular coagulation，DIC）也是促发休克的重要原因。

2. 出血 导致出血的原因众多。除了全身小动脉、小静脉和毛细血管的损伤外，血管内皮损伤修复消耗大量血小板；免疫复合物沉积于血小板导致其破坏增加；HTV直接损伤骨髓巨核细胞，使血小板生成障碍以及DIC后期凝血因子大量消耗，纤维蛋白溶解亢进，肝素样物质增多等因素都可导致并加重出血的发生。

3. 急性肾衰竭 急性肾衰竭发生的主要原因是有效血容量减少，肾素-血管紧张素增加引起肾血流量不足，肾小球滤过率下降以及肾小球微血栓形成、抗原抗体复合物沉积造成肾小球基底膜损伤；另外，肾小管上皮细胞坏死脱落堵塞肾小管管腔、肾间质水肿压迫等也可进一步加重肾衰竭。

第四节 临 床 表 现

潜伏期7~46天，一般2周。典型病例有发热、出血和肾脏损害三大主要症状，以及发热（3~6天）、低血压（1~3天）、少尿（2~5天）、多尿（10天）和恢复期（1~3个月）等五期临床经过。轻型病例可无低血压休克、出血或肾衰竭；重症病例则有前三期重叠现象。

一、发热期

多为第1~5天。起病多急骤，有高热(39~40℃)，呈弛张热或稽留热，可伴畏寒、寒战。常有乏力、头昏及"三痛"(头痛、腰痛及眼眶痛)症状，部分患者可有恶心、呕吐、腹痛、腹泻等胃肠症状及烦渴、视力模糊等，重症可有嗜睡、谵妄、烦躁不安等精神症状。有"三红"(颜面、颈部及上胸部皮肤弥漫潮红)体征，患者呈醉酒面容。眼结膜充血，可有出血点或瘀斑。腋下、胸、背、上肢皮肤及软腭、颊、齿龈、咽后壁黏膜等处也见出血点、瘀斑。在第4、5天后，瘀点、瘀斑迅速增多、增大，呈搔抓状或条索状，严重者可有鼻出血、咯血、呕血、血尿及黑便等。束臂试验阳性。肾损害在发热期第2~4天即可出现，表现为大量蛋白尿、血尿和少尿倾向，重症患者尿中可排出膜状物。

此期末梢血白细胞计数正常或偏低，第3~4天逐渐上升，出现异型淋巴细胞。血小板减少，红细胞和血红蛋白增加，尿蛋白多自第3天出现阳性(++)，偶有血尿。多数患者可出现肝功能损害，以转氨酶升高为多见。

二、低血压期

多在第4~6天，此期患者体温渐降至正常，但尿量减少，球结膜水肿，皮肤、黏膜出血现象加重，出现血压下降，脉压减小，心率增快，面色与口唇苍白或发绀，肢端发凉，皮肤花斑样改变，中心静脉压降低等休克表现。此期多不超过24h，短则十几分钟，长则48h以上。一般休克出现越早，持续时间越长，病情也越重。

此期，患者末梢血白细胞计数明显升高达(15~30)×10⁹/L，少数达(50~200)×10⁹/L，出现类白血病样反应及异型淋巴细胞，血小板明显减少，红细胞和血红蛋白增多。尿蛋白增加，可有管型和白细胞，有时可见膜状物。肝功能异常较前期加重。

此期，患者末梢血白细胞计数明显升高达$(15\sim30)\times10^9/L$，少数达$(50\sim200)\times10^9/L$，出现类白血病样反应及异型淋巴细胞，血小板明显减少，红细胞和血红蛋白增多。尿蛋白增加，可有管型和白细胞，有时可见膜状物。肝功能异常较前期加重。

三、少尿期

该期为本病极期，与低血压休克期常无明显界限，两期可重叠或完全缺如。轻中度患者可由发热期直接进入少尿期，或越过低血压休克期和少尿期，直接进入多尿期。

本期多出现在第5~8天，患者血压回升，但尿量锐减(<400mL/d或<17mL/h为少尿，<50mL/d为无尿或尿闭)，可出现高血容量综合征：颈静脉怒张、进行性高血压、血液稀释。重症患者可并发心力衰竭、肺水肿、脑水肿等。此期胃肠道症状(厌食、恶心、呕吐等)和出血表现(咯血、便血、呕血及血尿等)加重，并可出现肾性脑病，表现为头晕、头痛、嗜睡、烦躁甚至谵妄等精神神经症状。另外，还可有氮质血症、酸中毒、高血压、水钠潴留及继发感染(特别是下呼吸道及肠道)等表现。

此期外周血白细胞计数增多，中性粒细胞减少，淋巴细胞增多，出现异型淋巴细胞，有的出现类白血病反应，红细胞畸形，血小板进行性减少。尿蛋白明显增加，可达3+~4+，且出现红细胞、白细胞、管型及絮状物或膜样物。低钠血症和高钾血症在本期也较常见，前者为稀释性低钠。凝血机制异常，伴有DIC者更显著。肝功能损害也随着此期病情的加重而加重，部分患者可出现黄疸。此期病死率较高。

四、多尿期

自第9~14天始，尿量逐渐增加，24h尿量在400~2 000mL为移行期，当24h尿量>3 000mL时

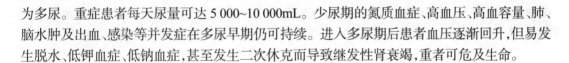

为多尿。重症患者每天尿量可达 5 000~10 000mL。少尿期的氮质血症、高血压、高血容量、肺、脑水肿及出血、感染等并发症在多尿早期仍可持续。进入多尿期后患者血压逐渐回升,但易发生脱水、低钾血症、低钠血症,甚至发生二次休克而导致继发性肾衰竭,重者可危及生命。

五、恢复期

一般在病后第 3~4 周进入本期。患者尿量减至每天 2 000mL 左右,肾功能逐渐恢复,患者精神、食欲、体力逐步恢复,临床症状逐渐消失而不留后遗症。极少数重症患者恢复时间较长,需 1~3 个月甚至更长时间。

第五节　并　发　症

一、继发感染

HFRS 的继发感染多属于院内感染或机会感染,可发生于病程的各期,但以少尿和多尿期最常见。感染部位以肺部为主,占 70% 以上,其次为尿路感染、腹腔感染、皮肤软组织感染、深部脓肿和败血症等。

二、肺部并发症

肺损害是 HFRS 最常见的并发症之一,其总发生率为 60% 左右。常见的肺部并发症包括原发性肺水肿、急性呼吸窘迫综合征(ARDS)、尿毒症肺、继发肺部感染、心源性肺水肿和弥漫性肺泡出血等。尿毒症肺又名尿毒症间质性肺炎、尿毒症肺水肿,常发生于少尿和多尿初期,多数无症状,少数可出现咳嗽、胸闷、气急表现,进入多尿期后病变逐渐消散。ARDS 多见于低血压休克期或血压稳定后 1~2 天。肺部感染主要见于重型患者的少尿期,并常与其他类型肺并发症重叠。心源性肺水肿主要见于少尿期,该期病死率高,达 80% 以上,如早期发现,及时抢救,约半数可逆转。

三、大出血

出血是 HFRS 的主要特征之一,常见皮肤黏膜出血、鼻出血、尿血、胃肠道出血、肺及脑出血等。出血往往合并有不同程度 DIC,主要见于低血压休克期。

四、肝脏损害

肝脏损害是 HFRS 中常见的并发症,其发生率为 70%~100%。肝损害在发热期即可出现,少尿期达到高峰,进入多尿期后逐渐降低并恢复正常,其严重程度与 HFRS 病情相关,病情越重肝损害越明显。轻型和中型病例的肝损害多较轻,以血清 ALT、AST、LDH 等升高为主,AST 升高较 ALT 明显,γ- 谷氨酰胺转肽酶和碱性磷酸酶升高不明显。重型和危重型 HFRS 患者的肝损害发生率近 100%,约一半以上的患者可出现血清胆红素的升高,还可出现肝、脾肿大甚至腹水。各种酶活性升高超过正常值上限 8~10 倍者往往提示预后不良。

HFRS 引起的肝损害,主要是病毒直接作用于肝细胞及免疫介导的炎症介质损伤,肝脏微血管充血坏死,肝细胞缺血缺氧,随着 HFRS 病情好转,肝损害也逐步恢复,不留永久性肝损害,无慢性化倾向。大多数肝损害无需特殊治疗,可自行恢复。

第六节 诊　　断

一、临床诊断

1. 流行病学资料　在流行季节里、流行地区内,有与鼠类或农作物接触史;外来人员发病前 2 个月曾在疫区居住或逗留等。

2. 临床特征　根据发热期的"三痛""三红"主要症状和体征、肾损害以及典型的临床五期经过,多可做出临床诊断。热退后病情加重是本病的特点,具有一定诊断价值;重症患者可有二、三期重叠;轻症或非典型病例常须借助实验室检查确诊。

二、实验室诊断

1. 常规检查　血、尿常规化验在本病的早期诊断中具有非常重要的价值。多表现为"三高一低",即外周血白细胞总数、中性粒细胞分类计数和尿蛋白升高,血小板降低;同时在第 1~2 天即可出现异常淋巴细胞,并可逐日增多,占比多为 5%~14%。血生化检查见尿素氮和肌酐于低血压休克期即可升高。电解质紊乱常有低钠血症,发热期和低血压休克期有低钾血症,而少尿期血钾则升高。DIC 时出现凝血功能障碍,可有凝血酶原时间延长,D- 二聚体增高,血小板下降以及血浆鱼精蛋白副凝试验(3P 试验)阳性等。其他化验如:补体 C3 和 C4 下降,血清 IgE、IgG、IgA 和 IgM 普遍增高等也都有助于诊断。

2. 免疫学检查　通过检测 HV 特异性 IgM 和 IgG 抗体进行病原学诊断具有快速灵敏的特点。特异性 IgM 抗体常于发病第 4~5 天即可检出,持续 2 个月以上,有助于早期诊断。特异性 IgG 抗体检测需于疾病早期、后期(间隔 1 周以上)采双份血清,结果阳性且效价递增 4 倍以上方有诊断价值。常用的检测方法有间接免疫荧光法或胶体金法。

3. 病毒学检查　通过逆转录聚合酶链反应(reverse transcription-polymerase chain reaction,RT-PCR)可从早期患者外周血血清、白细胞、血凝块研磨物中检出 HV RNA,但方法复杂,临床尚未常规应用。另外,将早期患者血液、白细胞、尿液或内脏组织悬液接种小白鼠或长爪沙鼠乳鼠脑内或皮下,或接种于 A549、VeroE6、WI38 等细胞分离病毒也可诊断,但该方法主要用于实验研究。

第七节　鉴 别 诊 断

1. 发热期　应与上呼吸道感染、败血症、伤寒、流行性脑脊髓膜炎、流行性斑疹伤寒、钩端螺旋体病等鉴别。

2. 低血压休克期　应与急性中毒性细菌性痢疾、暴发型流行性脑脊髓膜炎败血症型及

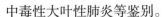

中毒性大叶性肺炎等鉴别。

3. 出血倾向严重者　应与血小板减少性紫癜、过敏性紫癜、急性白血病及恶性组织细胞病等鉴别。

4. 肾炎型出血热　应与原发性急性肾小球肾炎、急性肾盂肾炎及肾病综合征等鉴别。

5. 剧烈腹痛伴压痛或反跳痛者　应与胃肠、肝脏、肾及输尿管等急性炎症、结石或穿孔等相鉴别。

第八节　治　　疗

要做到"三早一就"（早发现、早休息、早治疗和就地抢救），把好"三关"（休克关、肾功能衰竭关、出血关）及预防性治疗，防止病情恶化。

HFRS 尚无特效治疗，须采用综合性治疗措施。

1. 发热期　以减轻中毒症状和减少血浆外渗为主。应卧床休息，避免搬运。高热者可冰袋物理降温，忌用解热镇痛药或酒精擦浴。酌情适量补充平衡盐液、5% 碳酸氢钠、低分子右旋糖酐等预防 DIC。中毒症状重者可予地塞米松或氢化可的松等减轻炎症反应，减少渗出。早期给予利巴韦林 800~1 200mg 静滴，每天 1 次，共 4 天，有助于缩短病程，减少并发症。

2. 低血压休克期　以扩充血容量、改善微循环为主。平卧，吸氧，严禁搬动。以平衡盐液等晶体液快速静脉滴入，并酌情使用 5% 碳酸氢钠以纠正酸中毒，随后按"晶三胶一"比例适量补充低分子右旋糖酐等胶体液，使血压和脉压维持在正常或基本正常水平。对积极扩容后循环改善仍不满意者，可酌情使用多巴胺、间羟胺等血管活性药。对伴心功能不全者可酌情使用强心药。肾上腺皮质激素适用于重度休克患者。

3. 少尿期　以稳定内外环境、促进利尿导泻为主，有条件时可行透析治疗。合理补液，量出为入，入量以前日出量加 500~700mL 为宜，并以高渗糖为主。酌情使用呋塞米等促进利尿，口服甘露醇、大黄等导泻。符合透析指征时应行血液或腹膜透析治疗。

4. 多尿期　以维持水电平衡、防止继发感染为主。随尿量增多应适量补充液体及电解质，应尽量口服补液，同时加强支持治疗，防止继发感染。

5. 恢复期　无需特殊治疗，应加强营养，适当休息，避免劳累。

第九节　预　　防

采取灭鼠、防鼠、灭螨、防螨为主的综合性预防措施消灭传染源。加强家猫、犬等宠物的管理，定期进行血清学检查。患者早期的血、尿及其污染的物品应及时消毒。

接种汉坦病毒疫苗是预防 HFRS 的主要措施。目前我国常用的国产新型纯化双价灭活疫苗和精制高效价疫苗接种后可取得良好的免疫防护效果。基因工程疫苗目前仍在研制中。

（辛海光）

第九十四章

登革热

登革热（dengue fever, DF）又称波尔加热、五天热，是由登革病毒（dengue virus, DENV）引起的急性传染病，经埃及伊蚊、白纹伊蚊叮咬传播，临床特征有突起高热、剧烈头痛、肌痛、关节痛、全身皮疹、淋巴结肿大、白细胞和血小板减少及鞍状热等。严重者可并发出血和/或休克，称登革出血热（dengue hemorrhagic fever, DHF）及登革休克综合征（dengue shock syndrome, DSS）。该病是目前世界范围内传播最为迅速的蚊媒传播病毒性疾病，主要流行于热带和亚热带的非洲、美洲、东南亚、西太平洋地区和美洲加勒比海地区。据 WHO 统计，目前全世界约有 2/5 的人口受到登革热感染的威胁。我国自 1978 年广东佛山发生 DF 暴发后，病例分布范围不断扩大，呈间断流行状态。2014 年广东地区发生了登革热的暴发流行，是自 1986 年以来最严重的一次，引起了各界关注。

第一节　病　原　学

登革病毒（dengue virus, DENV）属于黄病毒科、黄病毒属。电镜下病毒颗粒有三种形态：哑铃状 [700nm × (20~40) nm]、棒状 [(175~200) nm × (42~46) nm] 和球形（40~50nm）。病毒核心为单股线状正链不分段 RNA，编码 3 个结构蛋白：核衣壳蛋白（C 蛋白）、前膜蛋白（prM 蛋白）和包膜蛋白（E 蛋白）；7 个非结构蛋白：NS1、NS2a、NS2b、NS3、NS4a、NS4b 和 NS5。核衣壳为 20 面对称体，外有脂质包膜。E 蛋白为病毒的主要结构蛋白，决定着病毒的组织亲嗜性，介导病毒于细胞受体的结合，同时它还是影响病毒毒力，引起保护性免疫反应及免疫病理损伤的重要成分。

根据病毒 E 蛋白抗原性的不同，DENV 可分为 4 个血清型：DENV-1、DENV-2、DENV-3 和 DENV-4。它们都可引起登革热和登革出血热。各型之间存在抗原交叉性。2007 年在马来西亚又发现一个新的血清型 DENV-5，但迄今我国尚未见报道。不同血清型 DENV 感染人体后造成疾病的严重程度不同。初次感染 DENV-2 和 DENV-3 型，DHF 和 DSS 的发生率高于初次感染 DENV-1 和 DENV-4。第二次感染不同型 DENV 后，因发生抗体依赖感染增强现象（antibody-dependent enhancement, ADE）而常发展为严重的 DHF，危及生命。DENV-2 和 DENV-3 再次感染导致 DHF 的可能性是 DENV-4 的 2 倍。

自然条件下 DENV 的宿主有人、猴和斑蚊三种，而伊蚊只作为传播媒介，离开活体，病毒迅速死亡。病毒对酸、乙醚、酯酶、胰蛋白酶敏感，可被紫外线、甲醛溶液、乳酸等消毒剂灭活。对热敏感，56℃ 30min 即可灭活，但在 -70℃ 血清内或冻干后血清内可长期存活。

第二节 流 行 病 学

一、流行状况

近几十年,亚洲,特别是东南亚国家一直是 DF 流行的活跃地区。我国自 1978 年以来,几乎每年都有病例报道。流行地主要集中在东南沿海,如广东佛山、海南岛、广西、台湾、澳门及香港等地。自 1991 年后病例主要集中在广东省,表现为间断性流行,且有每隔 4~7 年发生 1 次流行的趋势,发病人数占全国发病数的 90% 以上。流行具明显季节性,多发生在气温高、雨量多的季节,主要集中在 5~11 月间。因气候因素,各地流行时间略有不同,如海南岛的流行时间较广东提前 2~3 个月。病原体方面,DENV 1~4 型在我国反复交替流行,但以 DENV-1 型为主。目前,我国 DF 仍是由输入性病例(或媒介)引起的本地机会性传播,既往多次的暴发流行均与此有关。输入性病例 97.4% 来源于东南亚地区。随着人员交流增加,近 5 年,报道输入性病例的省份有逐年增多的趋势。但有部分学者提出我国某些地区的疫情已初步具备地方性流行的特征,需引起足够重视。

二、传染源

各种类型患者和隐性感染者是 DF 的主要传染源。患者在发病前 1 天至起病后 5 天内具有传染性。在疫区森林中的灵长类动物也可携带病毒成为传染源。

三、传播途径

通过蚊虫叮咬传播。埃及伊蚊和白纹伊蚊是本病的主要传播媒介,前者是东南亚地区和我国海南省流行的主要传播媒介,后者是太平洋岛屿,以及我国广东、广西等地流行的主要传播媒介。伊蚊具有很强的传播 DENV 的能力,蚊媒只要吸入具有传染性液体一次即可感染,病毒在蚊体内增殖 8~14 天后即有传染性,传染期可长达 174 天。

四、易感人群

人群普遍易感。在东南亚等地方性流行区,由于当地成年居民血清中抗 DV 的中和抗体阳性率极高,其发病人群多为 15 岁以下儿童,以 5 岁以下儿童最多;而我国大陆地区各年龄组均可发病,以青壮年为主,主要发病年龄段为 20~60 岁,男女发病率无差异。

初次感染后可对同型病毒产生保护性免疫,并可维持多年;对异型病毒感染仅有部分交叉免疫,但通常到发病后 6 个月时免疫力已降至很低水平,此时对异型 DENV 特别易感。

第三节 发 病 机 制

DF 的发病机制较为复杂,至今尚未完全阐明。其感染严重程度与病毒株毒力、宿主易

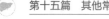

感因素、性别、年龄以及固有免疫或适应性免疫状态有关。

病毒通过蚊虫叮咬进入人体,感染朗格汉斯细胞,并随细胞迁移至回流淋巴结,在淋巴结内造成单核巨噬细胞被感染,并进一步扩散至全身毛细血管上皮和单核吞噬细胞系统,形成第一次病毒血症;然后病毒在全身单核吞噬细胞系统和淋巴组织中复制,再次释放入血,形成第二次病毒血症,刺激机体促炎因子释放,引起相应临床症状。另外,机体产生的抗DNEV 抗体与 DNEV 形成免疫复合物,激活补体系统,导致血管内皮细胞损害,抑制骨髓中白细胞和血小板产生,从而导致出血倾向。

二次感染患者中 DHF/DSS 的发病率升高,与抗体依赖感染增强现象(ADE)有关。其机制是由于 DENV 表面存在群特异性抗原和型特异性抗原决定簇,前者诱导产生的抗体对DENV 感染致病有增强作用,称为增强型抗体;后者产生的抗体为中和型抗体。当机体第二次感染异型 DENV 时,血清中的中和抗体不能完全中和病毒,而增强型抗体可与病毒结合为免疫复合物,促进病毒在单核巨噬系统细胞中大量复制,并引起初次感染产生的交叉反应性 T 细胞(登革特异性 CD4$^+$ T 细胞)反应明显增强,导致 IFN-γ 大量分泌,活化 CD8$^+$ T 细胞,诱发强烈的细胞因子风暴,从而导致全身毛细血管、组织细胞损害,引起严重的出血、休克甚至多器官功能衰竭。

第四节 临床表现

潜伏期 3~15 天,多数 5~8 天。DNEV 感染多引起无症状的隐性感染;发病者主要表现为登革热(DF)、登革出血热(DHF)和登革休克综合征(DSS)。在我国主要以 DF 多见。

一、典型登革热

1. 急性发热期 起病急骤,突起高热,体温 24h 内升至 40℃。部分患者发热 3~5 天后体温可降至正常,1 天后再次升高,出现双峰热或马鞍热。发热时伴有严重头痛(前额痛多见)及眼球后痛(眼球活动时加重),并有全身肌肉及关节酸痛,极度乏力,可伴有恶心、呕吐、腹痛或便秘等症状。

起病初期,面、颈及前胸可有皮肤潮红,球结膜和咽部充血等。病程第 3~6 天,在颜面、四肢可见充血性皮疹或点状出血疹,可播散至全身,呈向心性分布。皮疹类型多样,以斑丘疹或麻疹样皮疹多见,中间有少量正常皮肤("皮岛"样表现),亦可为猩红热样、荨麻疹样皮疹。典型皮疹为见于四肢的针尖样出血点及"皮岛"样表现,无脱屑,部分可有瘙痒。可出现不同程度的出血现象,如鼻出血、齿龈出血、黑便或呕血、皮下出血、咯血、血尿及束臂试验阳性等。其他体征可有全身浅表淋巴结肿大,肝脾可肿大,但较少见。发热早期脉搏增快,后期有相对缓脉。

2. 极期 通常出现在疾病的第 3~8 天。此期部分患者高热不退或热退后病情加重,因毛细血管通透性增加导致血浆渗漏。

剧烈腹痛、持续呕吐等,往往提示极期开始。不同患者血浆渗漏的程度差别很大,可有球结膜水肿、心包积液、胸腔积液和腹水等,严重者出现休克及多器官功能损害。血细胞比容(HCT)升高的幅度常可反映血浆渗漏的严重程度。

3. 恢复期 极期后的 2~3 天,患者病情好转,胃肠道症状减轻,进入恢复期。部分患者乏力、情绪低落等症状可持续数天或数月。

二、重症登革热

登革热可分为普通登革热和重症登革热两种临床类型。在我国多数患者表现为普通登革热,少数患者只有发热期和恢复期。重症登革热除具有典型登革热症状、体征外,在病程第 3~5 天时病情突然加重,出现脑炎或脑病表现(包括剧烈头痛、嗜睡、谵妄、狂躁、抽搐、脑膜刺激征等)、急性呼吸窘迫综合征(acute respiratory distress syndrome,ARDS)、急性肝衰竭、急性肾衰竭等;有些患者可有严重血浆渗漏和/或严重出血,如皮下血肿、消化道大出血、阴道大出血、颅内出血、肉眼血尿等,多数在 24h 内死亡。重症登革热较为罕见,但病死率高,因其不符合登革出血热诊断标准,故命名为重症出血热。

第五节 并 发 症

可有中毒性肝炎、心肌炎、尿毒症、肝肾综合征、弥散性血管内凝血(DIC)等;DIC 多见于葡萄糖 -6- 磷酸脱氢酶(glucose-6-phoshate dehydrogenase,G-6-PD)缺乏症患者。

中毒性肝炎是 DF 的最常见并发症,其发生机制与 DENV 感染引起的细胞因子风暴、肝脏微循环障碍等有关,但具体原因仍不明确。肝损害的病理改变为退行性变,包括肝细胞变性、坏死、汇管区浆细胞和淋巴细胞浸润,单核巨噬细胞系统增生;严重肝脏损坏可有肝小叶中央灶性坏死及淤胆。国内报道的 DF 中肝损害的发生率和严重程度与 DF 的严重程度(发热、皮疹、血白细胞和血小板水平等)呈正相关,为 50% 左右。肝功能异常一般见于病程的第 2~10 天(中位数 5 天),主要以 ALT、AST 升高为主,多为轻到中度升高,AST 升高幅度较 ALT 明显,黄疸在非重症 DF 中少见。国外有研究发现,严重的血小板下降和急性肝炎可区分重症 DF 患者,国内也有研究发现重症 DF 患者肝功能指标 ALT、AST 水平较非重症 DF 明显升高,说明肝脏转氨酶明显升高是重症 DF 的特点之一。肝衰竭的发生与 DHF 密切相关,在流行区,常见于 15 岁以下儿童,国内少见。

第六节 诊 断

一、登革热的诊断

(一) 临床诊断

发病前 15 天内,在登革热地方性流行区有蚊虫叮咬史,或居住地有 DF 病例发生,儿童或外来青壮年发生典型症状者,应考虑登革热。在非流行区,有蚊季节,突然发生大批发热、全身疼痛、皮疹伴表浅淋巴结肿大病例时,也应考虑登革热。突然高热,持续 2~7 天,热退后病情加重,出现脑病或脑炎表现,伴有束臂试验阳性,瘀点、瘀斑、鼻出血、齿龈出血、呕血、便血、血尿等表现,急性肝炎、血小板减少,血细胞比容增高等表现,可考虑为重症登革热。明确诊断需通过病原学检查。

(二) 实验诊断

1. 病毒分离　早期采血,接种于 1~3 日龄乳鼠脑内、猴肾细胞株或伊蚊胸肌内组织培养,分离病毒。也可用白纹伊蚊细胞株纯系 C6/36 分离病毒。

2. 血清学检查　单份血清补体结合试验效价 ≥ 1∶32,红细胞凝集抑制试验效价 ≥ 1∶1 280 有诊断意义。双份血清恢复期抗体效价比急性期升高 4 倍以上者,可确诊。还可用抗原捕捉酶联免疫吸附试验及间接荧光抗体试验,检测特异性 IgM 抗体,利于早期诊断。

3. 基因诊断　利用核酸扩增技术(RT-PCR)检测登革热病毒 RNA,有利于快速诊断,还可对病毒血清型进行鉴别。基因芯片技术也可有用于对 DF 的诊断。

二、重症登革热的诊断

有下列情况之一者,可诊断:

(1)严重出血:皮下血肿、呕血、黑便、阴道流血、肉眼血尿、颅内出血等。

(2)休克:心动过速、肢端湿冷、毛细血管充盈时间延长 >3s、脉搏细弱或测不到、脉压减小或血压测不到等。

(3)严重的器官损害:肝脏损伤(ALT 和 / 或 AST > 1 000IU/L)、ARDS、急性心肌炎、急性肾衰竭、脑病和脑炎等表现。

第七节　鉴 别 诊 断

登革热应与流行性感冒、麻疹、猩红热、恙虫病、斑疹伤寒、钩端螺旋体病、肾综合征出血热鉴别,脑病患者需与其他中枢神经系统感染相鉴别;合并肝损害、黄疸时需与病毒性肝炎、肝硬化等疾病鉴别;白细胞及血小板减少需与血液系统疾病鉴别。

第八节　治 　 疗

登革热是一种自限性疾病,预后良好。主要采用支持、对症治疗,治疗原则是早发现、早诊断、早治疗、早防蚊隔离。重症病例的早期识别和及时救治是降低病死率的关键。

一、一般支持治疗

患者防蚊隔离至热退及症状消退。急性期应严格卧床休息。流质或半流质饮食,尽量口服补液,补充各种维生素,特别是维生素 C、钙剂等。注意监测患者神志、生命体征、尿量等。

二、对症治疗

发热者,物理降温或小量短程糖皮质激素(泼尼松 5mg,每天 3 次),有出血倾向者避免酒精擦浴。全身疼痛者,可用对乙酰氨基酚、苄达明等止痛药,避免使用阿司匹林或布洛芬等药物,以免出现严重并发症。口服补液为主,对频繁呕吐、血压低者及时给予静脉输液。

三、重症登革热的治疗

以严密观察、支持、对症治疗为主。注意维持水、电解质平衡、纠正酸中毒,抗休克;观察 24h 尿量,严密观察脉搏、血压、呼吸、体温,每 15~30min 测 1 次;密切观察血小板、血细胞比容、血红蛋白及血流动力学情况,以防发生休克或复发休克;积极抗休克治疗。发绀、呼吸困难者,给氧;血容量不足者,尽快扩容、补液,加用血浆或其他代用品,但不宜输全血,以免加重血液浓缩;适量加用肾上腺皮质激素,以减轻中毒症状,改善微循环。如有严重出血,除止血药物外,应输新鲜全血或血小板。如血细胞比容增高,输全血可致心力衰竭,须注意。

防治重要器官损伤。心肌炎和急性心功能衰竭时注意控制静脉输液,防治心律失常,适当利尿、扩血管;脑病和脑炎时,予甘露醇、利尿剂等减轻脑水肿,糖皮质激素减轻脑组织炎症;有呼吸衰竭者及早应用人工呼吸器。肾功能不全时根据相应标准进行分期,重症患者及时予以血液净化治疗。肝衰竭时根据肝衰竭处理原则治疗。

第九节 预 防

防蚊、灭蚊是预防本病的根本措施。患者自起病始须防蚊隔离 5 天;注意保护易感人群。要动员群众消灭蚊幼虫的滋生地,亦可用灭蚊药喷洒杀灭成虫。进入疫区人员使用驱避剂、纱门、纱窗等防蚊用品,防止蚊媒叮咬传染;在流行区、流行季节尽量减少群众集会,减少人群流动;要特别注意从登革热非流行区进入流行区人群的防护。目前已有数个登革热疫苗进入临床试验阶段,部分南亚和美洲国家已有疫苗上市。

(辛海光)

第九十五章

黄 热 病

第一节 病 原 学

黄热病毒是单股正链 RNA 病毒,属于黄病毒科黄病毒属。病毒颗粒呈球形,直径 40~60nm,外有脂质包膜,表面有棘突。其基因组由单个开放阅读框以及两侧非编码区构成,长度为 10 233bp,编码三个结构蛋白和七个非结构蛋白。结构蛋白整合于释放的成熟病毒颗粒中,而非结构蛋白负责病毒复制,存在于感染的细胞中。病毒包膜蛋白由来自于感染细胞的脂质双层结构组成,以二聚体形式通过疏水性尾部锚定于核壳表面。包膜蛋白与感染宿主细胞的初始阶段相关,是宿主免疫应答的重要靶点。包膜蛋白是病毒外膜的主要成分,包含了中和表位。针对包膜蛋白的中和抗体是保护再感染的关键介质。包膜蛋白包含一段精氨酸 - 甘氨酸 - 天冬氨酸(RGD)序列,参与了与感染细胞表面黏多糖受体的黏附以及细胞膜融合的病毒内化。其他具有重要生物学意义的病毒蛋白包括 NS1 和 NS3 蛋白。NS1 抗体可通过与补体结合,裂解感染细胞产生保护性免疫。NS3 蛋白则是细胞毒性 T 淋巴细胞的攻击靶点。

黄热病毒只有一种血清型,有五种基因型(其中三种在非洲,两种在北美)。黄热病毒可与黄病毒科其他成员如登革病毒、西尼罗病毒、圣路易脑炎病毒、寨卡病毒等产生交叉血清学反应。

第二节 流 行 病 学

一、传染源

按照传播方式,黄热病主要分为城市型和丛林型。城市型的主要传染源为患者和隐性感染者,特别是发病 5 天以内的患者,以"人 - 埃及伊蚊 - 人"的方式循环。丛林型的主要传染源为猴及其他非人灵长类动物,以"猴 - 非洲伊蚊或趋血蚊属等 - 猴"的方式循环,人因进入丛林被蚊叮咬而感染。蚊叮咬感染病毒的人或非人灵长动物后,经 8~12 天可具传染性。受感染的蚊可终身携带病毒,并可经卵传代。

二、传播途径

主要经蚊叮咬传播。黄热病是一种人畜共患病,在自然界病毒储存于非人类的灵长类动物以及日间在森林树冠的树洞中活动的蚊子体内。在旱季,病毒通过蚊子的垂直传播存储病毒。携带病毒的虫卵储存于树洞中,当雨季来临,又孵化出感染的子代伊蚊。

城市型黄热病传播媒介主要是埃及伊蚊。埃及伊蚊会在人与人之间传播黄热病毒。丛林型的媒介蚊种比较复杂,包括非洲伊蚊、辛普森伊蚊,趋血蚊属、煞蚊属等。

三、人群易感性

人对黄热病毒普遍易感。在非洲,没有适应性免疫的儿童是黄热病感染的高危人群,男性略多。在南美,主要感染人群是从事伐木和农业的男性。感染或接种疫苗可获得持久免疫力。

四、流行特征

1. 地区分布　黄热病主要流行于非洲和南美的热带地区,每年官方报道的病例数分别为 5 000 和 300 例,但实际数字可能在 10~50 倍以上。在非洲的流行区,感染率高达 20%,发病率约 3%。南美地区,黄热病主要流行于亚马孙河流域和大草原。

2. 季节分布　在流行地区全年均可发病,蚊媒活跃季节高发。

第三节　发 病 机 制

目前关于黄热病的发病机制主要来源于非人类灵长类动物实验。猴子显示了黄热病毒的亲内脏习性,包括在肝、肾、心脏和脾脏内复制并引起损伤。在啮齿类动物,黄热病毒会引起脑炎。在人类,野生型病毒很少引起神经侵犯。然而,婴幼儿在接种黄热病疫苗后偶尔会表现为脑炎。

黄热病毒具有极端的杀伤力,有人认为猴子的半数致死剂量为小于 1 空斑形成单位。肝内巨噬细胞在接种后 24h 后感染,随后感染肾脏、骨髓、脾脏和淋巴结。黄热病肝细胞损伤的特征是呈中带分布,残余的肝细胞围绕中央静脉和汇管区。黄热病的这种肝损伤分布反映了血流降低引起的供氧不足。然而,黄热病毒的抗原和核酸在中带肝细胞检测到,提示这些细胞对病毒复制易感。感染的肝细胞出现嗜酸性变和核染色质浓缩等典型的细胞凋亡,不同于病毒性肝炎的气球样变和疏松坏死。肝脏损伤以细胞凋亡为主而非坏死,可解释黄热病实际上缺少炎症细胞,网状支架得以保留,恢复后没有纤维化形成。

肾脏病理改变以嗜酸性变和肾小管脂肪变性为特征,同样也没有炎症。在尸检中发现肾小管上皮细胞有黄热病毒抗原,提示病毒的直接损伤作用。然而,在猴感染模型中,病程中肾小管功能保持正常。少尿是由于低血压造成的肾前性肾衰竭,而急性肾小管坏死是终末事件。蛋白尿是由于肾小球功能改变引起,组织学改变显示猴感染病毒 2~3 天后在肾小球基底膜观察到病毒抗原。

疾病晚期的低血压和休克可能是细胞因子调节异常导致的,类似于其他的出血热和细菌脓毒症。

第四节　临 床 表 现

黄热病临床表现不一,从非特异性无症状感染到致死性的出血热。黄热病的潜伏

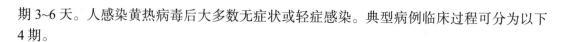

期 3~6 天。人感染黄热病毒后大多数无症状或轻症感染。典型病例临床过程可分为以下 4 期。

一、感染期

此期为病毒血症期,持续 3~5 天。临床表现为急性起病,突发畏冷、发热、萎靡不振、头痛、腰背疼痛、头晕等,但症状无特异性。体检可见发热、急性面容、相对缓脉,皮肤、结膜和牙龈充血,特征性舌苔改变(舌边尖红伴白苔),肝大和上腹压痛。血液中病毒滴度可高达 10^5~10^6 颗粒 /mL,患者也因此成为蚊子的感染源。平均体温 39℃,持续 3.3 天。婴幼儿可出现热性惊厥。实验室检查包括白细胞减少症和粒细胞减少症。起病后 48~72h,在黄疸出现前,可出现血清转氨酶升高。感染期可持续数天,随后进入缓解期,体温和症状持续缓解 24h。

二、缓解期

发病 3~5 天后,患者进入缓解期,体温下降,症状减轻。在缓解期,病毒被抗体和细胞免疫应答所清除。隐性感染患者将在缓解期恢复,没有任何症状和体征,但约 15% 的患者在 48h 之内病情再次加重,进入第三期(肝肾损害期)。

三、肝肾损害期

肝肾损害期(中毒期)的特点是病情再次加重,出现多器官功能损伤表现,常累及肝脏、肾脏和血液系统等。在 15%~25% 的感染者,疾病将以更严重的形式出现,进入中毒期,出现发热、呕吐、上腹部疼痛、黄疸、肾衰竭和出血。血清转氨酶水平升高、黄疸加深、直接胆红素水平高达 171~257μmol/L,AST 水平通常超过 ALT 水平,推测与病毒对心肌和骨骼肌的直接损伤有关。血清转氨酶水平可反映疾病严重程度。尿蛋白升高达 3~20g/L,尿量减少,血肌酐升高至 265~1 061μmol/L。出血表现为瘀点、瘀斑、鼻出血,牙龈出血和注射部位瘀斑。部分患者表现为呕血、黑便和阴道出血。实验室检查包括血小板减少症、凝血酶原时间延长、纤维蛋白原减少、因子Ⅱ、Ⅴ、Ⅶ、Ⅷ、Ⅸ和Ⅹ减少以及纤维降解产物增加。心电图可见 ST-T 异常,少数可出现急性心脏增大。神经系统表现为躁动、谵妄、昏迷,脑脊液检查压力明显增高,蛋白升高但白细胞升高不明显。进入中毒期的患者约有 50% 死亡。

四、恢复期

恢复期可持续 2~4 周。体温下降至正常,症状逐步消失,器官功能逐步恢复正常。但疲乏症状可持续数周。黄疸和转氨酶升高可持续数月。有报道患者可在恢复期死亡,多死于心律失常。

第五节　诊　　断

在流行区或近期来自流行区的患者出现突发发热、相对缓脉和黄疸者应怀疑黄热病。白细胞减少伴有中性粒细胞减少、血小板减少、凝血时间延长。胆红素和转氨酶水平急性升高。90% 患者发生蛋白尿,有助于与病毒型肝炎鉴别。

实验室诊断标准,满足以下任意条件之一:

(1)出现黄热病特异性 IgM 抗体,或者恢复期黄热病 IgG 抗体较急性期 4 倍以上增高且排除近期接种疫苗史。

(2)分离出黄热病毒。

(3)尸检肝脏病理改变阳性。

(4)免疫组化在组织中发现黄热病毒抗原。

(5)PCR 方法在血液或器官中检测到黄热病毒核酸。

第六节 治 疗

黄热病没有特效治疗,一些药物在体外有抗病毒活性,包括利巴韦林和干扰素 α,然而在实验性感染猴模型中利巴韦林表现为矛盾的结果,干扰素 γ 可延迟感染猴模型的病毒血症和发病,但对生存率无改善,因此对症治疗是本病治疗的关键。

(一) 一般治疗

急性期患者应卧床休息,采取有效防蚊隔离措施。密切观察病情变化,监测生命体征。有频繁呕吐、消化道出血时应禁食、静脉补液,维持水、电解质及酸碱平衡。

(二) 对症和支持治疗

高热时予物理降温,必要时予小剂量解热止痛剂,如对乙酰氨基酚,成人用法为 250~500mg/ 次,每天 3~4 次,儿童用法为 10~15mg/(kg·次),可间隔 4~6h 1 次,24h 内不超过 4 次。禁用阿司匹林,因可增加出血风险。

肝功能损害时,予保肝、降酶、退黄治疗,补充维生素 K 促进凝血因子合成,严重出血时补充凝血因子、血小板、新鲜血浆等,必要时输注红细胞。

急性肾损伤时,必要时可予肾脏替代治疗。

上消化道出血时可予质子泵抑制剂、凝血酶等治疗。

出现脑水肿时,予渗透性利尿剂(3% 高渗盐水或者 20% 甘露醇)脱水治疗。

第七节 预 防

(一) 控制传染源

对疑似、临床诊断和确诊病例应采取有效防蚊隔离措施。对来自黄热病疫区人员实施卫生检疫。

(二) 切断传播途径

防蚊灭蚊是本病的重要防控措施。

(三) 保护易感人群

黄热病毒疫苗是一种来源于 17D 黄热病毒株的减毒活疫苗,17D 疫苗被视为史上最安全和高效的疫苗之一,已经有超过 70 年的接种历史。推荐年龄大于 9 个月,在南美和非洲生活者或前往该地区旅行者应常规接种黄热病毒 17D 疫苗。小于 9 个月龄的婴儿接种 17D 疫苗有发生脑炎的风险。接种疫苗 30 天内 99% 的接种者可产生具有保护力的抗体,并可终身免疫。孕妇以及免疫功能低下人群如肿瘤、艾滋病和接受免疫抑制剂治疗的患者为疫苗接种禁忌。

(陈 立)

第九十六章

钩端螺旋体病

钩端螺旋体(leptospira)简称钩体,钩端螺旋体病(leptospirosis)亦简称钩体病。钩体是可以引起肝损害的常见病原体之一,患者感染后出现发热、黄疸、肝肿大,在临床上易误诊为急性黄疸性病毒性肝炎或胆道感染。早在1886年,德国医师Weil A曾报道了4例急性流行性传染性黄疸病,其主要临床症状为骤起的寒战发热、全身无力、黄疸、出血、肝脾肿大及肾功能衰竭等,后来被证实为黄疸性钩体病,故此种类型的钩体病又称为魏尔病(Weil disease)。历史上,我国农民曾描述的"打谷黄"或"稻瘟病",很可能就是此类钩体病。我国1934年曾在广州发现此类黄疸性患者3例,其中1例患者血液经豚鼠接种后发现钩体。

钩体病是一种全身性感染性疾病,人感染钩体后早期表现为钩体败血症,继而出现肝、肺、肾、脑等脏器损害和功能障碍。根据感染钩体的型别不同,此期患者的临床表现各异,除黄疸出血型外,尚可有流感伤寒型、肺出血型、肾功能衰竭型、脑膜脑炎型等其他临床类型。在恢复期,患者仍可出现发热、葡萄膜炎、虹膜睫状体炎、脉络膜炎、反应性脑膜炎、闭塞性脑动脉炎等后发症。

第一节 病 原 学

钩端螺旋体属于螺旋体目、密螺旋体科、钩端螺旋体属。钩体的一端或两端弯曲呈钩状,菌体细长,有12~18个紧密、规则的螺旋,长6~20μm,宽约0.1μm。钩体不易着色,在普通显微镜下难以看到,在暗视野显微镜或相差显微镜下,可观察到沿长轴旋转运动的钩体。亦可用镀银法染色检查。钩体对低温有较强的抵抗力,在pH值7.2~7.5的潮湿土壤和水中可存活1~2个月,但在干燥环境下,数分钟即可死亡。

钩体抗原结构复杂。目前全世界已发现24个血清群、200多个血清型。我国已知有19群、74个血清型。常见的有黄疸出血群、波摩那群、犬群、流感伤寒群等。黄疸出血群毒力最强,是稻田型的主要菌群;波摩那群分布最广,是洪水型和雨水型的主要菌群。

第二节 流 行 病 学

一、传染源

鼠类和猪是本病的主要储存宿主和传染源。鼠类是我国南方稻田型钩体病的主要传染源,所带主要菌群为黄疸出血群。猪是我国北方钩体病的主要传染源,易引起洪水型和雨水型流行,所带主要菌群为波摩那群。人感染后带菌时间短、排菌量小且尿液为酸性不适合于钩体生存,故作为传染源意义不大。

二、传播途径

直接接触传播为本病的主要传播途径。鼠或猪感染钩体后,带菌率高,带菌时间长,钩体从其尿中排出,污染土壤、水体等。人接触疫水后,钩体直接侵入人的皮肤、黏膜等导致感染。饲养或屠宰牲畜过程中接触病原体亦可被感染。

三、易感人群

人群普遍易感。人感染后可获得较强的同型免疫力。虽部分群或型间有一定的交叉免疫,但不同型间可形成二次感染。

四、流行特征

本病分布广泛,热带、亚热带地区流行较为严重,我国西南和南方各省多见。主要流行于夏秋季节,以6—10月最多。主要流行形式有稻田型、雨水型和洪水型。

第三节　发病机制

钩体经皮肤或黏膜进入人体后,经淋巴管入血或直接入血产生毒素,3~7天内形成钩体败血症。起病3~14天后,钩体进入内脏,导致全身毛细血管感染中毒性损伤,出现肝、肺、肾、脑等多器官损害,但往往表现为器官功能障碍严重而组织形态变化轻微。起病后数天至数月进入恢复期,因变态反应而出现发热、眼睛和神经系统病变等后发症。

第四节　临床表现

潜伏期7~14天。典型者可分为早期(钩体败血症期)、中期(器官损伤期)和后期(恢复期或后发症期)。

一、早期(钩体败血症期)

起病后3天内,为早期钩体败血症阶段,主要表现为全身感染中毒症状,包括:

1. 发热、高度乏力　起病急骤,伴畏寒及寒战,多为稽留热,部分患者为弛张热,体温39℃上下,热程7~10天,脉搏增快,可伴明显头痛。全身乏力明显,腿软,甚至不能行走和站立。

2. 肌肉酸痛　颈、胸、腹、腰背、下肢等全身肌肉酸痛明显。其中腓肠肌疼痛有一定的特征性,在发病第1天即可出现,轻者仅感小腿胀,轻度压痛,重者小腿痛剧烈,犹如刀割,不

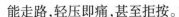

能走路,轻压即痛,甚至拒按。

3. 眼结膜充血　在发病早期出现,以后迅速加重,充血在热退后仍持续存在,严重者可发生结膜下出血。

4. 淋巴结肿大　发病第 2 天即可出现,以腹股沟淋巴结多见,其次是腋窝淋巴结,一般为黄豆或蚕豆大,质软,触痛,但无红肿、化脓。

二、中期(器官损伤期)

起病后 3~10 天,出现临床表现各异的症状,主要有以下几种类型:

1. 流感伤寒型　是最常见的临床类型,是早期临床表现的继续,无明显器官损害的表现,经治疗热退或自然缓解,病程 5~10 天。

2. 黄疸出血型　易与重症病毒性肝炎相混淆,临床表现为病程第 4~8 天、体温开始下降后出现进行性加重的黄疸、多部位出血和肾损害。

(1)肝损害:除少数病例于发病后 2 天出现黄疸外,多数病例于发病后 4~8 天出现黄疸,呈进行性加深。黄疸深浅不一,一般病例胆红素升高在 5 倍以上,部分病例胆红素可达 400~600μmol/L,呈典型肝细胞性黄疸表现,即直接与间接胆红素均升高。患者出现食欲减退、恶心、呕吐等明显消化道症状,深度黄疸者可伴发皮肤瘙痒、相对缓脉、顽固性呃逆等。一般于病程 10 天左右黄疸达高峰,持续 7~10 天后随着病情恢复而逐渐减轻。肝脏轻至中度肿大,触痛伴肝区叩痛,部分患者有脾脏轻度肿大。部分患者可发生肝衰竭。我国 20 世纪 50 年代报道肝衰竭占本型死亡病例 10%~20%。

(2)出血:全身各部位均可出血,轻者表现为皮肤黏膜瘀点、瘀斑、鼻出血、牙龈出血,亦可出现血尿、阴道出血、黑便等,甚至出现严重消化道大出血、肺弥漫性出血而死亡。

(3)肾损害:黄疸出血型患者几乎均并发肾脏损害,但轻重不一。轻者仅表现为蛋白尿、镜下血尿及少量管型,病程 10 天左右即趋于正常。重者可出现肾衰竭,多在黄疸高峰时出现,表现为尿少,可发生无尿,常持续 4~8 天,有时可长达 10 天以上。尿中蛋白质量多,有管型,肉眼血尿,并出现尿素氮、肌酐显著增高以及酸中毒等。肾衰竭是黄疸出血群的最主要死因,占全部死亡病例的 60%~70%。

3. 肺出血型　从病程 3~4 天开始,在早期败血症基础上出现不同程度的肺出血表现。

(1)轻型肺出血型:临床表现轻,仅伴有痰中带血或少量咯血,肺部体征不显著或仅有少量啰音,胸部 X 线片仅有肺纹理增加或点状、小片状阴影。一般预后较好,但如治疗不当,特别是发生赫氏反应后,可迅速转变为肺弥漫性出血型。

(2)肺弥漫性出血型:在病程 3~4 天,患者突然出现面色苍白,心率和呼吸加快,心慌,烦躁不安,咯血很少或不咯血,但肺内弥漫性出血,听诊双肺湿啰音逐渐增多、最后布满湿啰音,胸部 X 线片显示双肺广泛弥漫性点片状软化阴影。随着病情进展,可出现咯血且进行性加剧,大量鲜血从口、鼻涌出,导致患者窒息、缺氧,循环与呼吸功能衰竭,最后死亡。肺弥漫性出血是近年来无黄疸性钩体病引起死亡的最常见原因。

4. 其他型　尚可出现肾衰竭型、脑膜脑炎型等。

三、后期(恢复期或后发症期)

病程 10 天以后,多数患者发热消退,各种症状逐渐消失,趋于痊愈,但少数患者退热后数天到 3 个月或更长时间内,再次出现发热、嗜酸性粒细胞增加,眼部后发症如葡萄膜炎、虹膜睫状体炎、脉络膜炎,神经系统后发症如反应性脑膜炎、闭塞性脑动脉炎。多见于波摩那群。

第五节 诊断及鉴别诊断

诊断主要依据:①流行病学史:在流行季节、流行地区,有疫水接触史;②典型临床表现:发热、高度乏力、全身酸痛,特别是腓肠肌疼痛,后出现黄疸、出血、咯血、肾损害、脑膜炎等;③病原学检查:从血液、脑脊液或晚期尿液中找到螺旋体,或在发病 6~12 天后,检测到血清抗体。

本病的黄疸出血型可从以下几个方面与急性黄疸性肝炎鉴别:①流行病学史:钩体病患者发病前有疫水接触史,病毒性肝炎患者则有不洁饮食或生食史、不洁注射史、输血史等。②临床表现:二者早期均可出现发热,但本病发热更急骤、持续时间较长,乏力及全身酸痛显著,可伴有腓肠肌显著压痛、眼结膜充血等;而急性黄疸性肝炎一般起病较隐匿、缓慢,发热时间短,伴随的全身症状轻。二者均可出现肝损害,但急性黄疸性肝炎除发生肝衰竭外,较少见蛋白尿、血尿、管型等肾损害或肾衰竭,较少出现脏器的出血特别是肺出血。③实验室检查:本病可检测到钩端螺旋体或特异性抗体,而病毒性肝炎则相应的肝炎病毒血清标志物阳性。

第六节 治 疗

本病的治疗包括一般支持治疗、病原治疗和对症治疗。

一、一般支持治疗

早期卧床休息,给予易消化饮食,保持水、电解质与酸碱平衡。体温过高时,应予退热治疗。对病情较重的患者,宜常规给予镇静剂,如地西泮(5mg)、苯巴比妥钠(0.1~0.2g)、异丙嗪(25~50mg)等。

二、病原治疗

杀灭病原体是治疗钩体病最关键、最根本的措施。如早期使用,有助于缩短热程和病期,防止和减轻黄疸、出血等症状。

治疗首选青霉素。一般首次肌内注射 40 万 U,以后每 6~8h 肌注一次,疗程共 7 天,或体温正常后 3 天。首剂青霉素治疗后半小时至 4h,部分患者可出现寒战、高热、头痛、呼吸心跳加快,原有症状加重,甚至出现体温下降、四肢厥冷等表现,持续 30min 到 1h,此种现象称为赫氏反应(Herxheimer reaction),与大量钩体被杀灭后释放毒素有关。为预防赫氏反应,有人主张青霉素治疗从小剂量开始,首剂 5 万 U,4h 后 10 万 U,逐渐增加至 40 万 U;或在应用青霉素的同时予氢化可的松 200~500mg 静滴。

青霉素过敏者,可改用庆大霉素 8 万 U,每 8h 一次肌内注射。也可采用四环素 0.5g,每 6h 一次口服;或多西环素 0.1g 每 12h 一次口服。疗程均为 7 天。

三、黄疸出血型的对症治疗

1. 保护肝脏　可适当应用抗炎、保肝、退黄药物,如甘草酸制剂、多烯磷脂酰胆碱、前列地尔、腺苷蛋氨酸。同时予门冬氨酸鸟氨酸护肝、预防和纠正肝性脑病。

2. 出血处理　维生素 K_1 每天 10~20mg 静脉注射。同时可予大剂量维生素 C,每天 3~5g。应予云南白药及其他止血剂。出血严重或有失血性休克者,应静脉补液,少量多次输新鲜红细胞悬液和血浆,以补充血容量。

3. 肾损害处理　对轻症患者,在病原治疗基础上,适当对症治疗,肾脏损害大多可自行恢复。对重症患者,需进行透析治疗,并注意水电解质平衡。

4. 肺出血型的对症治疗　应早期常规应用镇静剂,及早予肾上腺皮质激素,每天用量最多可达 1 000~2 000mg。酌情予以静脉输液,但输液速度不宜过快,特别是在肺弥漫型出血患者伴发低血压时,否则易诱发肺弥漫性出血加重。如有第一心音减弱、奔马律、心脏扩大,或有窦性心动过速,心率 >120 次 /min,或其他快速室上性心律者,可采用毛花苷 C 等强心药物。

（李东良）

第九十七章

肝脓肿

肝脓肿作为常见的肝脏感染性疾病,也是最常见需要外科处理的肝脏疾病之一。作为临床常见的肝脏感染性疾病,依据致病源的不同,可分为细菌性肝脓肿、阿米巴性肝脓肿等类型,但临床仍以细菌性肝脓肿多见。导致肝脓肿发生的感染途径众多,致病菌种类也多种多样,肝脓肿形成后其大小、分布范围等也可能存在较大差异,且同时可存在相应并发症等原因,过去病死率较高,随着生活条件改善,影像学的不断进步,有效抗生素的应用,病死率已明显降低。

第一节　细菌性肝脓肿

一、概况

细菌性肝脓肿是由化脓性细菌侵入肝脏引起的肝内继发性化脓性病变。按脓肿的数目分类可分为单发性和多发性肝脓肿;按病原学分类可分为革兰氏阳性菌、革兰氏阴性菌、厌氧菌、混合细菌感染所致肝脓肿等。肝脓肿的临床致病菌以金黄色葡萄球菌、大肠埃希菌、变形杆菌及厌氧菌等多见,也有报道克雷伯菌成为主要致病菌之一;按感染途径可分为:胆源性、门静脉系统感染、血源播散性、邻近脏器感染肝脏、开放性损伤并感染、隐源性感染及其他类型等。肝脏接受肝动脉和肝静脉的双重血供,并通过胆道与肠腔相通,因此,肝脏受细菌感染的机会和途径较多,但健康人的肝脏有丰富的血液循环和网状内皮系统的吞噬作用,可以杀灭入侵的细菌,不易形成肝脓肿。如存在胆道系统疾病,全身感染或并有糖尿病等情况,机体免疫力下降,易引起肝脓肿。目前多认为胆道逆行感染是其主要病因,其次为肝动脉、门静脉的途径,再次为肝外伤及肝周围组织感染等。细菌性肝脓肿多发生于右肝叶,这可能与肝内门静脉分支走行相关,左侧肝叶单独发生脓肿相对较少一些。糖尿病患者是肝脓肿的易感人群,且细菌培养多可检出明确的致病菌类型,以准确地指导抗生素应用。

二、病因

从解剖学特点看,肝脏存在肝动脉、门静脉双重血液供应,且有胆道与肠道相通,因此就有了更多发生感染的机会。在正常人群,肝脏血液循环丰富,且有强大的单核吞噬细胞系统功能,从而阻止和杀伤入侵肝脏的细菌,阻止肝脓肿的形成。但当机体抵抗力降低、胆道梗阻致胆道压力增高、Oddi 括约肌功能紊乱导致胆道逆行感染等情况下,细菌可侵入肝脏,进一步增殖,从而导致肝脓肿的发生。细菌性肝脓肿被认为肝脏继发感染性疾病,常见的细菌侵入肝脏途径有以下几种。

1. 胆道系统　胆道系统是最常见的细菌侵袭肝脏导致肝脓肿发生的途径。如胆道结石、胆管炎、胆道蛔虫、胆道肿瘤、胆道狭窄、胆道梗阻等多种情况下,细菌可沿胆管逆行,侵袭肝脏,进而导致肝脏细菌感染、肝脓肿的发生。

2. 肝动脉系统　全身各部位的细菌感染性疾病其致病菌均有可能随血液循环经由肝动脉侵入肝脏,在机体全身状态或肝脏局部状态不好的情况下,引发后续的肝内细菌增殖及肝脓肿的发生,如败血症、骨髓炎、皮肤感染、亚急性细菌性心内膜炎等。

3. 门静脉系统　由于肝脏的门静脉供血特点,故门静脉属支回流范围的各种细菌感染性疾病,均有引起细菌性肝脓肿的可能。如化脓性阑尾炎、肠道感染性疾病、化脓性盆腔炎等。致病菌经门静脉属支、门静脉主干、门静脉肝内分支等入肝,在肝内增殖引发后续的细菌性肝脓肿。

4. 肝脏外伤　肝脏创伤是常见的腹部创伤之一,包括开放性肝损伤及闭合性肝损伤。开放性肝损伤时,细菌可直接侵入肝脏,引起肝脏继发性感染,导致肝脓肿发生。闭合性肝损伤导致肝脏血肿,尤其是合并肝内胆管损伤的血肿时,更易发生继发性感染从而导致肝脓肿发生。

5. 淋巴系统及直接蔓延　肝脏毗邻部位的感染性疾病,致病菌可能经由淋巴系统侵袭肝脏,甚至直接蔓延影响肝脏,导致肝脏继发性感染、肝脓肿发生。如:坏疽性胆囊炎、肾周脓肿、消化性溃疡穿孔等。

6. 医源性因素　肝脏手术后局部积液或创面组织坏死时,肝脏肿瘤冷冻或射频消融后局部组织坏死时,尤其是并发细小胆漏的情况,均有可能导致后续肝脓肿的发生。其他如肝囊肿穿刺引流、硬化剂注射后,肝穿刺活检后,ERCP术后括约肌功能紊乱等,均有致病菌侵袭肝脏、继发感染导致肝脓肿发生的可能。

7. 其他　有一类原因不明的肝脓肿,临床称为隐源性肝脓肿,可能与肝内存在的隐匿性病变有关,在机体抵抗力降低时,隐源性致病菌得以在肝内增殖,进而导致肝脓肿的发生。

三、病理

细菌性肝脓肿是在化脓病菌作用下发生的肝组织局限性化脓性炎症。细菌性肝脓肿的病理变化与细菌的种类、数量、感染途径、患者整体机体状况等多因素相关。细菌侵入肝脏后,正常肝脏在Kupffer细胞等吞噬细胞的作用下并不一定会发生脓肿,但当机体整体抵抗力降低时,细菌可在肝内大量增殖,从而导致炎症反应,直至肝脓肿的发生。肝脓肿往往从小的脓肿发展开始,最终发展为大的脓腔。脓肿形成分为化脓性炎症期、脓肿形成初期和脓肿形成期。化脓性炎症期病理为肝组织的局部炎症、充血水肿、炎症细胞浸润;脓肿形成初期肝组织开始坏死、部分液化;脓肿形成期脓腔彻底坏死液化,脓肿形成,脓腔壁纤维肉芽组织和/或炎症充血带形成。肝脏本身血供丰富的特点,可能因大量细菌毒素的入血,从而导致全身严重炎症反应的发生,甚至影响机体其他脏器的功能,导致MODS的发生等。

四、临床表现

肝脓肿起病多数较急,除肝脏创伤后及医源性因素所致两种情况外,多数见于中年以上患者,男女均可发生,尤其以糖尿病患者多见。因肝脏血流丰富等特点,肝脓肿发生后,如无有效控制,易继发全身多脏器的功能损伤,甚至导致脓毒血症、MODS等严重情况,威胁患者生命。

肝脓肿的主要临床表现为以下几点。

1. 体温异常 多数肝脓肿患者的初始临床表现为寒战、高热，一般起病较急，患者体温甚至可达40℃以上，如果病情严重，也可能会出现低体温状况。患者常伴有心率增快、大量出汗等，甚至感染性休克表现。

2. 肝区疼痛 肝脏的炎症、脓肿等可导致肝包膜张力增高，初期可表现为肝区的闷胀不适感，随着病情加重，可逐渐转变为钝痛、胀痛、甚至随着呼吸运动而加重的锐痛等。疼痛可向肩背部放射或引起腰背部的酸胀不适感。

3. 乏力、食欲减退、全身倦怠等消耗性症状 肝脓肿作为较严重的全身消耗性疾病，患者可出现明显的全身倦怠、乏力、食欲减退，甚至恶心、呕吐、腹泻、顽固性呃逆等症状，严重患者甚至出现精神萎靡、精神症状等临床表现。

4. 体格检查 肝浊音界增大、肝区压痛、叩痛等常见，有时出现右侧反应性胸膜炎或者胸腔积液，如果脓肿较表浅，相应部位的皮肤可能出现红肿、压痛、凹陷性水肿等，严重情况，如脓肿破裂时，可出现局限性甚至弥漫性腹膜炎等表现。肝脓肿程度较重时，可引起肝功能的变化，如转氨酶升高、黄疸等。由于患者的全身消耗、食欲减退、肝功能损伤等原因，也可以出现低蛋白血症、腹水、下肢水肿等临床表现。

五、诊断

随着医疗技术的进展，目前肝脓肿的诊断已不困难。

(一) 病史和临床表现

既往病史，尤其是近期内有无胆道疾病史、全身其他部位的感染史、有无糖尿病史、有无针对肝胆系统的医疗操作史等，对于提示肝脓肿诊断具有重要意义。典型的寒战、高热、肝区疼痛、肝脏肿大、肝区叩痛等临床表现也对肝脓肿的临床诊断具有重要的提示意义。

(二) 实验室检查

主要表现为全身炎症反应及肝功能破坏的指标变化。如血常规检查可见白细胞计数增高、中性粒细胞比例增高等。但严重感染状态下，白细胞计数、中性粒细胞比例、血小板计数等也会出现降低。生化指标变化以转氨酶升高、胆红素升高、低蛋白血症等常见。血培养或脓肿穿刺液细菌培养，均有可能查找到明确的致病菌或混合感染致病菌，药敏试验为临床抗生素的选择提供指导。

(三) 影像学检查

1. 超声检查 超声检查的无创特点，使其可以作为肝脓肿检查的首选手段及后续治疗过程中的动态复查方法。肝脓肿未完全液化时，超声检查可见混杂性回声区域，边界可能不清，此时需注意与肝癌的鉴别。脓肿液化完全后，超声检查可见明显的低回声液性暗区，其内可见脓腔内坏死组织或脓性渗出物等有形成分所表现出的不规则点状、片状、絮状回声等。肝脓肿诊断明确及液化后，可以超声引导定位行肝脓肿的穿刺引流及脓腔冲洗。

2. 腹部X线平片 腹部X线平片检查，可见肝脏增大、肝内气液平面、右侧膈肌抬高、活动受限等表现。并发右侧胸腔积液或右下肺炎症时，X线平片检查也可以见相应的影像学表现。

3. CT或MRI检查 CT或MRI检查对于肝脓肿的诊断具有较高的敏感性及特异性，通过CT或MRI检查，可以确定肝脓肿明确的大小、个数、范围、部位等信息，为后续治疗提供参考。肝脓肿病变的不同病理发展阶段具有不同的 CT、MRI 特点,同一病例不同部位、同一部位不同时期亦有不同的 CT、MRI 表现。习惯上有中央均匀坏死区、边缘"双靶",病灶内有积气等 CT 表现的肝脓肿称为典型肝脓肿。典型肝脓肿反映了脓肿形成期,脓腔彻底坏死液化。CT、MRI 表现为肝内囊性肿块,周围有不同密度或信号的环形带,可为单环、双环、三环,单环代表脓肿壁,其周围水肿不明显。双环中的内环代表脓肿壁,外环代表周围水肿带,三环则表示脓肿壁由 2 层构成,外层为纤维肉芽组织,增强时明显强化。内环则为炎性坏死组织,其强化程度不及肉芽组织,最外层为炎性水肿带。腔内出现气体为产气杆菌感染所致,发生率不高。不典型肝脓肿为化脓炎症期或蜂窝织炎期,脓肿形成初期或治疗及时,机体抵抗力强,病变被局限的表现,或者慢性吸收好转阶段。化脓炎症期 CT 表现边缘模糊的均匀低密度肿块;MRI 上,T_1WI 呈低信号,T_2WI 呈中等至高信号,增强有轻度强化,病变进一步发展,坏死区增多,形成蜂窝织炎,坏死与实变组织掺杂在一起,呈多房或蜂窝状低密度,增强扫描病灶内房隔及细小脓肿壁均可有强化,表现为"簇状征"或"花瓣征",反映了细菌性肝脓肿形成初期,MRI 上,T_1WI 均为相对低信号,在 T_2WI 上信号有一定变化范围,可呈高、等高、等和低信号,依次代表了血管丰富的肉芽组织、纤维肉芽组织和纤维组织,增强显示血管丰富的肉芽组织在动脉期即可见花瓣状或脑回状强化,并延迟强化。纤维肉芽组织则表现随时间延迟而逐渐明显强化。

4. 其他影像学检查　如放射性核素扫描等,也可以为肝脓肿的诊断提供诊断依据,但在目前超声、CT、MRI 检查可以得出较为准确的影像学证据情况下,此类检查采用的较少。

六、鉴别诊断

(一)阿米巴性肝脓肿

一般说来,多发性细菌性肝脓肿与单发性细菌性肝脓肿在临床上也有不同表现,前者多有突然的寒战、高热及出汗,肝脏的肿大和压痛明显,白细胞增加较显著,黄疸也较多见;而单发性细菌性肝脓肿则上述表现均较轻微或缓和。同样,阿米巴性肝脓肿的临床表现较之多发性细菌性肝脓肿也较缓和,两者之间的鉴别多不困难。但阿米巴性肝脓肿与单发性细菌性肝脓肿的症状则颇多相似之处,两者之鉴别有时非常不易。最重要的鉴别点在阿米巴性肝脓肿常有阿米巴性肠炎和脓血便病史,如在患者粪便中找到阿米巴滋养体,更具有诊断意义。此外,阿米巴性肝脓肿的症状较轻,白细胞增加不显著,且以嗜酸性者为多,病程较长,但贫血较明显;肝大明显,肋间水肿,局部隆起及压痛较明显。确切的诊断往往只有在穿刺抽得脓液以后,根据脓液的性质及细菌检查结果,方能作出最后结论。

(二)原发性肝癌

一般无明显发热,肝大迅速,质硬而表面不平,甲胎蛋白阳性。B 超、CT 扫描、肝动脉造影、磁共振检查及肝穿刺活组织检查均有诊断价值。

(三)膈下脓肿

常发生于腹腔化脓性感染,如溃疡病穿孔,阑尾炎穿孔或腹部手术之后。本病特征是全身症状明显,但腹部体征轻;X 线检查横膈普遍抬高和活动受限,但无局限性隆起,可见膈下有气液面;B 超提示膈下液性暗区而肝内则无液性区;核素肝扫描不显示肝内有缺损区;MRI 检查时,在冠状切面上能显示位于膈与肝间隙内有液性区,而肝内正常。

(四)肝棘球蚴病

本病合并感染可误诊为细菌性肝脓肿,应详细问病史如畜牧地区生活史或畜牧业从业史。患者先有腹部肿块而后出现脓毒症状，X 线摄片或可见钙化囊壁。包虫皮内试验阳性。

七、治疗

随着医疗技术的进展及人们健康意识的提高，肝脓肿多数可在较早期得到很好的诊断与治疗，发展为难以处理的全身严重状态的情况逐渐少见。

（一）全身支持治疗

肝脓肿可引起全身消耗状态的出现，所以全身支持治疗是基本的治疗手段之一。积极补液、注意水电解质平衡、补充足量的维生素、静脉营养支持。也可以输注新鲜的血液或血浆、输注人血白蛋白积极纠正低蛋白血症。免疫增强剂的应用及同时加强保肝药物的使用等，以改善全身状态。对于严重感染甚至出现全身炎症反应综合征或 MODS 患者，持续床边血滤，可明显清除血液中的有害炎症介质和细胞因子，起到保护重要器官功能的作用。有糖尿病基础疾病的患者，血糖水平的良好控制，对于肝脓肿的治疗也有重大意义。中医中药的应用也在肝脓肿的治疗中占据一席之地。

（二）抗生素治疗

抗生素应用是肝脓肿治疗的基本手段，血培养或脓肿穿刺液细菌培养加药敏试验，可准确地指导抗生素使用。早期足量的抗生素使用可较好地控制肝脓肿的进展。在未能取得相应细菌培养加药敏结果的严重感染患者，也可经验性地下阶梯使用抗生素治疗，以达到早期阻断病情进展的目的。

（三）肝脓肿穿刺引流术

肝脓肿穿刺引流术逐渐成为肝脓肿外科治疗的首选手段，但以单腔性脓肿效果更好。对于多房、分割性的肝脓肿，穿刺引流有时难以达到彻底的引流效果。在超声引导下脓腔穿刺，尽可能抽尽脓液，可以留置引流管，每天行脓腔的抗生素冲洗，待脓肿小于 1.5cm 时可以拔除引流管。这种方法创伤小、疗效满意，尤其对于年老体弱或全身状态差的患者更有意义。但也应注意如脓液黏稠不易冲洗、穿刺后出血、不能同时处理胆道结石、厚壁脓肿引流后脓壁不易塌陷等问题。

（四）手术治疗

肝脓肿的早期诊断和治疗，使其可以被控制在不必首选手术治疗的阶段。多数患者可以通过非手术治疗得到良好的控制和治愈。但部分患者的病情仍存在需要手术治疗的可能。手术治疗主要包括脓肿切开引流术和肝部分切除术。

1. 脓肿切开引流术　对于一些较大、壁厚、分隔状、多房性、穿刺引流效果不好的肝脓肿，估计有穿破可能，或已经穿破引起腹腔或胸腔感染的肝脓肿，需要及时进行脓肿切开引流术。包括经腹腔脓肿切开引流术、经前侧腹膜外脓肿切开引流术、经后侧腹膜外脓肿切开引流术。

（1）经腹腔脓肿切开引流术：通常采用肋缘下或正中切口进腹并切开引流肝脓肿。此方法不但可以确切地探查脓肿的部位、范围，彻底有效地进行引流及清除脓腔坏死组织，而且可以同时处理原发的胆道结石等疾病或腹腔内的原发性感染病灶。随着有效抗生素的使用，这类方法所担心的腹腔内感染扩散等问题已逐步被控制。切开入腹后，探查肝脏，明确脓肿的位置及数目，以湿生理盐水纱布包围脓肿四周，以防切开后脓液扩散污染腹腔，先以粗针头穿刺吸引脓液，留置送细菌培养加药敏，沿穿刺针切开脓壁进入脓腔，直视下分开脓腔内的分隔，尽量清除脓腔内脓液及坏死组织，生理盐水彻底冲洗脓腔后，放置双套管或多

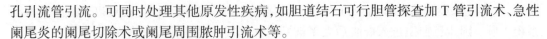

孔引流管引流。可同时处理其他原发性疾病,如胆道结石可行胆管探查加 T 管引流术、急性阑尾炎的阑尾切除术或阑尾周围脓肿引流术等。

(2)经前侧腹膜外脓肿切开引流术:肝脓肿位于肝右叶靠前侧或肝左叶靠近腹壁位置时,可采用此方法。由于脓肿可能已经与前腹膜形成粘连,采用此方法可以在减小创伤的同时,尽量避免脓液流入腹腔引起的感染扩散。采用肋缘下切口或经腹直肌切口,直达前腹膜但不切开腹膜,在腹膜外向上推开肌层,找到脓肿部位,穿刺抽出脓液确认后,切开脓肿,清理脓腔及冲洗后,留置引流管。

(3)经后侧腹膜外脓肿切开引流术:主要适用于右后叶肝脏的脓肿。患者左侧卧位,左侧腰部可垫一小纱垫,沿右侧第 12 肋骨稍偏外侧做一小切口,切除一小段第 12 肋骨显示肋骨床,在第 1 腰椎棘突水平肋骨床行横切口显露膈肌,用示指钝性分离肾周脂肪组织直至肾脏上极与肝脏下面腹膜后间隙,继续直达脓肿,穿刺抽出脓液确认后,切开、引流、冲洗、清理坏死组织,留置引流管。

2. 肝部分切除术　主要适用于慢性厚壁脓肿、脓肿经穿刺引流或切开引流脓壁不能塌陷、引流窦道长期流脓不愈合、合并肝段或肝叶的多发结石、肝段或肝叶严重破坏功能丧失等情况。可以行相应的肝段、肝叶切除术。但应注意保护腹腔,避免脓液流入引起感染扩散,也要注意手术野的彻底清理,避免术后局部组织坏死、积液、细小胆漏等情况而再次引发感染。

八、预防

细菌性肝脓肿多继发于全身其他部位的感染性疾病,所以早期诊断、早期治疗原发感染性疾病,可有效预防肝脓肿的发生。肝脏创伤、手术后,手术野的精确处理,预防术后积血、积液、细小胆漏发生等,也可以预防肝脓肿的发生。在各种肝脏穿刺治疗过程中,应注意严格的无菌操作。一旦出现肝脏感染的征象,应给予早期及时的处理,以阻断肝脓肿的发展进程。

第二节　阿米巴性肝脓肿

一、概况

阿米巴性肝脓肿是阿米巴原虫由肠道阿米巴溃疡经门静脉系统入肝感染导致的肝内化脓性病变,是肠阿米巴病最常见的并发症。阿米巴性肝脓肿多见于热带、亚热带国家及卫生条件较差的地区,好发于中青年男性。阿米巴性肝脓肿大多数发生于阿米巴痢疾期间,部分发生在治愈后数周或数月,甚至个别可发生在二三十年之后。

二、病因

阿米巴性肝脓肿由溶组织阿米巴原虫引起,溶组织阿米巴生长史中可分为滋养体和包囊两个时期。滋养体型是其致病类型,寄生于肠壁组织或肠道中,当机体或肠道局部抵抗力变弱时,"定居"在肠黏膜的小滋养体可侵入肠壁,分泌溶组织酶类,消化溶解肠壁组织形成溃疡,进而侵入小静脉,经肠系膜上静脉、肝门静脉血流进入肝,此外,还可以通过肠壁淋巴系统入肝。阿米巴原虫进入肝脏后大多被肝内的单核巨噬细胞消灭清除,但当侵入的原虫数量多、机体抵抗力弱时,少数存活的原虫迅速繁殖,引起肝组织的炎症,同时阻塞肝内门静脉小分支,造成肝组织局部缺血坏死。阿米巴滋养体不断分泌溶组织酶,破坏静脉壁,溶解肝组织,导致肝组织点状或片状坏死,周围充血,成为肝脓肿前期。此阶段如能得到及时有效的治疗,局部病灶可被吸收,结缔组织修复;如果治疗不及时,坏死的肝组织进一步溶解液化而形成肝脓肿。阿米巴包囊在患者肠腔内形成后随粪便排出,成为人群阿米巴流行、传播的重要传染源。人们吞食阿米巴包囊污染的食物或饮水后,包囊在小肠下段碱性消化液作用下,阿米巴原虫破囊而出并大量繁殖成为致病型滋养体,滋养体破坏肠壁黏膜形成阿米巴溃疡,从而继发后续阿米巴性肝脓肿的可能。

三、病理

阿米巴原虫侵入肝脏后,大多数情况下被肝脏单核巨噬细胞系统清除、消灭,机体抵抗力弱时,存活的阿米巴原虫在肝内门静脉末梢分支大量增殖并堵塞门静脉小分支,导致肝脏局部缺血坏死,同时阿米巴滋养体分泌的溶组织酶破坏溶解局部肝细胞,造成肝脏点、片状坏死,后逐渐融合成团块状病变。如果在病变早期得到及时有效的治疗,局部的点片状坏死灶被吸收,可由纤维结缔组织修复替代。但如果治疗不及时,形成大片团块状的脓肿。阿米巴性肝脓肿多为单发,脓腔多较大。脓肿壁可分为三层,外层早期为炎症肝细胞,随后有纤维组织增生形成纤维膜;中间层为间质;内层中央为脓液。脓液呈巧克力色,黏稠,无臭味,一般是无菌的,含有大量溶解和坏死的肝细胞碎片、红细胞、白细胞等。脓肿壁参差不齐,呈破棉絮状。阿米巴滋养体在脓液中较少见,但在脓肿壁上常能发现阿米巴滋养体。

四、临床表现

阿米巴性肝脓肿的病程一般比较缓慢,大多数继发于阿米巴痢疾和肠炎,既往没有痢疾和肠炎但肠道携带溶组织阿米巴也可以出现肝脓肿。在短暂的急性阿米巴肝炎期如果没有得到很好的治疗,即可转入较为长期的慢性脓肿期。

主要临床表现为:

1. 肝脏肿大   肝脏一般呈弥漫性肿大,病变部位的肝脏可出现较为明显的局限性叩痛或压痛,右肋缘下可扪及肝脏下缘,肝脏下缘较饱满、圆钝,可有触痛。部分患者可能出现右侧反应性的胸腔积液。

2. 肝区疼痛   肝区常有持续性钝痛,偶有较剧烈的胀痛、刺痛等,有时可随咳嗽、体位变化等加重。脓肿位于右膈顶部时,疼痛可向右肩胛部或右腰背部放射。左叶肝脓肿者疼痛可向左肩背部放射。脓肿位置较深时可仅有肝区饱胀感。

3. 发热   多数患者有发热,起病缓慢,持续发热,体温常持续在38~39℃,热型多为弛张热,也可为间歇热。但在肝脓肿慢性迁延时期,体温可正常或仅表现低热。如继发细菌感染,患者体温可达40℃以上,常伴畏寒、寒战等表现。

4. 食欲减退、恶心、腹胀、呕吐甚至腹泻、痢疾等消化道症状。患者可有体重减轻、虚弱乏力、消瘦、精神萎靡、贫血等表现。

5. 体格检查   因病程较长,慢性迁延,患者多呈慢性消耗性病容,常伴消瘦、贫血等表现。肝脏弥漫性肿大,边缘钝圆,触痛明显,脓肿所在隆起区部位压痛明显,局部软组织水

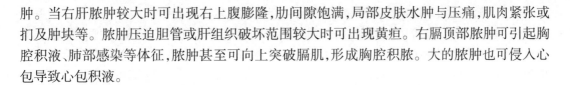

肿。当右肝脓肿较大时可出现右上腹膨隆,肋间隙饱满,局部皮肤水肿与压痛,肌肉紧张或扪及肿块等。脓肿压迫胆管或肝组织破坏范围较大时可出现黄疸。右膈顶部脓肿可引起胸腔积液、肺部感染等体征,脓肿甚至可向上突破膈肌,形成胸腔积脓。大的脓肿也可侵入心包导致心包积液。

五、诊断

(一)病史和临床表现

阿米巴性肝脓肿可发生于阿米巴痢疾的疾病过程中或疾病后,甚至病后数年。既往病史,尤其是既往阿米巴痢疾和肠炎病史的询问对于作出阿米巴性肝脓肿的临床判断非常重要。中年男性长期不规则发热、疲乏、虚弱、贫血、肝区胀痛、压痛、叩痛,尤其曾经有阿米巴痢疾病史时,要特别注意阿米巴性肝脓肿的可能。

(二)实验室检查

患者白细胞总数及中性粒细胞比例往往有升高,急性脓肿期白细胞总数升高显著,如有继发细菌感染者可能升至更高水平。慢性迁延期白细胞水平可能接近正常。患者伴有长期胃肠道症状及消耗,还可以引起贫血等,红细胞沉降率也有加快。轻症患者肝功能检查丙氨酸转氨酶、碱性磷酸酶轻度升高,少数患者胆红素可升高。但如果脓肿较大,肝脏组织细胞破坏严重时,可引起肝功能的明显异常。胆固醇和白蛋白大多降低,其他各项指标可基本正常。血清学抗原检测和抗体检测可作为检查手段之一,血中抗原检查阳性提示肠外阿米巴病可能。阿米巴局限于肠管时,血液抗体检测结果多为阴性,阿米巴从体内消失后,抗体还可以在血清中存在相当长的一段时间,故阳性结果可反映既往或现在受到阿米巴侵袭。其他如间接血凝实验、琼脂扩散试验、间接荧光抗体试验等检测方法也有指导意义。少数患者粪便中可找到溶组织阿米巴滋养体和包囊,而在组织标本中只能检测到滋养体。

(三)影像学检查

1. 超声检查　可作为无创筛查手段,超声检查可见肝内单发或多发的低回声或无回声暗区,脓肿壁厚薄不等,内缘不平整。脓肿后壁回声增强,侧壁清楚,无回声失落现象。脓肿周围显示由亮逐渐变暗的环状水肿带回声。脓肿内如出现气体,则在气体后方出现狭长带状强回声"彗星尾征"。超声检查可显示脓肿大小、部位、个数及脓腔内的液平面,反复随访复查可了解脓腔的进展情况。超声检查时也可以见到肝脏增大、肝上界升高、肝下界增大增厚,肝厚度增加等。超声定位下肝穿刺抽脓,如吸到典型的果酱色无臭脓液,可支持阿米巴性肝脓肿的诊断。

2. X线　腹部X线检查可见到肝脏增大、右膈肌抬高、运动受限或局部膈肌隆起等。有时可见胸膜反应或积液、右下肺炎、肋膈角消失等。阿米巴性肝脓肿向肺或支气管破溃后,肺内可有肺脓肿、脓气胸,在肝区可见到不规则液气影。

3. CT、MRI检查　肝脏的CT及MRI检查可显示肝内占位性病变的大小、部位、个数、形态等特点,可以进行阿米巴性肝脓肿与肝癌、肝囊肿等疾病的鉴别。扫描显示肝实质内圆形或类圆形低密度区,中央为脓腔,部分病例脓腔内可见液平。急性期脓肿壁周围可见环状低密度水肿带。肝脓肿的脓腔在T_1WI呈均匀或不均匀的低信号,T_2WI表现为高信号。脓肿壁T_1WI上的信号强度高于脓腔而低于肝实质,T_2WI上的信号强度则略低于脓腔并高于肝实质。周围的水肿带T_2WI上呈明显高信号。Gd-DTPA对比增强后,脓肿壁呈环形强化。

4. 乙状结肠镜检查　可直接发现结肠黏膜表面特征性凹凸不平的坏死性溃疡,或愈合后的瘢痕,从溃疡面刮取组织显微镜下检查,可能找到阿米巴滋养体。

5. 其他影像学检查　如放射性核素扫描、肝动脉造影等,也可用于阿米巴性肝脓肿的影像诊断,但在目前超声检查、CT/MRI 检查准确率日渐提高的情况下,这类检查手段逐渐少用。

六、鉴别诊断

(一)细菌性肝脓肿

细菌性肝脓肿多起病急、全身症状明显、肝内脓肿多发,患者常先有胆道感染、腹腔内其他部位感染性病灶发生等病史。有时伴有明显脓毒症状,白细胞计数、中性粒细胞比例增高显著。超声引导下脓肿穿刺可抽出呈黄白色、有臭味的脓液。脓液涂片或培养可见致病细菌。抗阿米巴治疗无效。

(二)原发性肝癌

患者常有病毒性肝炎、肝硬化的病史,可有乏力、食欲减退、消瘦等表现,但一般无明显高热。通过超声检查、CT/MRI、肝动脉造影、肝穿刺活检、AFP 水平检查等手段可作出明确鉴别。

(三)膈下脓肿

膈下脓肿常发生于腹腔化脓性感染,如溃疡穿孔、阑尾穿孔或腹部手术之后。全身症状明显,腹部体征较轻。肝脏本身无明显增大,腹部 X 线检查可见膈肌抬高和运动受限,可见膈下的气液平面。超声检查可见肝脏外膈肌下的液性暗区,而肝脏内部无液性暗区。CT/MRI 可见肝脏本身内部无明显变化,脓液区域位于膈肌与肝脏表面之间。

(四)肝包虫病

肝包虫病合并感染时可误诊为细菌性肝脓肿,详细询问病史有助于疾病鉴别。如畜牧地区生活史或畜牧业从业史等。患者先有腹部肿块而后出现脓毒症状,腹部 X 线检查有时可见钙化囊壁。包虫皮内试验阳性。

七、治疗

阿米巴性肝脓肿病程一般较长,患者长期慢性消耗,多伴有贫血、低蛋白血症等表现。所以营养支持治疗是基本的治疗手段之一。给予高碳水化合物、高蛋白、高维生素及低脂肪饮食,必要时静脉输注新鲜血浆或人血白蛋白。

(一)抗阿米巴药物治疗

选用组织内杀阿米巴药物为主,辅以肠内杀阿米巴药物。常用的抗阿米巴药物为甲硝唑、氯喹和依米丁或去氢依米丁。

甲硝唑是治疗阿米巴病的首选药物,对肠道阿米巴病和肠外阿米巴原虫有较强的杀灭作用,对阿米巴性肠病和肝脓肿都有较好的疗效。具有疗效好、毒副作用小、疗程短的特点。偶有恶心、腹痛、皮炎、头晕及心慌等症状,一般不需特殊处理,停药后即消失。

氯喹对阿米巴滋养体有杀灭作用,口服后肝内浓度较高,排泄较慢,毒性小,疗效高,对一般体弱者较为适用。该药在大肠内浓度极低,对阿米巴痢疾及无症状阿米巴携带者疗效较差,复发率较高。

依米丁 / 去氢依米丁副作用较大,目前临床应用较少。对阿米巴滋养体有较强的杀灭作用,对包囊无效,该药在肝中的浓度远远超过肠壁中的浓度,对阿米巴性肝脓肿有显著效果。

（二）穿刺引流术

脓肿的穿刺引流术主要用于超声检查明确脓腔或病情较重、药物治疗无改善者或肝局部隆起显著、有穿破危险的患者。一般在压痛最明显处或在超声引导下穿刺，穿刺时应严格无菌操作，针进入脓腔后尽量将脓液吸净，用生理盐水反复冲洗脓腔，术后患者应平卧休息；脓腔较大者应留置引流管持续引流，隔 2~5 天间断冲洗，至超声检查显示脓腔缩小仅能抽出5~10mL 脓液、体温下降至正常为止。如合并有细菌感染，穿刺吸脓后，可于脓腔内注入抗生素。必要时扩张窦道，放入粗引流管保证引流通畅。

（三）手术治疗

1. 腹腔镜下脓肿引流术　适用于位置较表浅、肝左叶或右前叶下方的脓肿，当药物及经皮穿刺引流效果不佳时，可考虑腹腔镜下的脓肿引流术。

2. 脓肿切开引流术　阿米巴性肝脓肿切开引流后有导致继发细菌感染的风险，但有些特殊情况下仍不能排除脓肿切开引流的手术治疗方法。常见的需要脓肿切开引流手术治疗的情况有：①经抗阿米巴药物治疗无效或经皮穿刺引流效果不佳，症状不能改善者；②阿米巴性肝脓肿合并细菌感染，脓液黏稠不易吸出或经综合治疗不能控制者；③脓肿穿破入胸腔或腹腔，并发脓胸或弥漫性腹膜炎者；④ 脓腔位置较深、位置特殊，贴近肝门、大血管及穿刺容易损伤腹腔脏器者；⑤多发肝脓肿，穿刺引流困难或失败者。

3. 肝部分切除术　对慢性厚壁脓肿，药物治疗效果不佳，切开引流腔壁不易塌陷者，脓肿切开引流术后形成难以治愈的残留死腔或窦道者，以及脓肿穿破肝内胆管或形成脓肿支气管瘘，单纯引流不易愈合者，可考虑行肝叶切除术。

八、预防

阿米巴性肝脓肿的预后通常较好，早期及时准确的诊断与治疗，避免继发细菌感染的发生等均与其预后密切相关。预防方面主要是防止阿米巴原虫的感染，对于牧区生活、畜牧业从业等情况，尤其要注意加强卫生管理、避免阿米巴痢疾粪便的污染，一旦诊断阿米巴痢疾，即给予有效的治疗，即使已出现早期的阿米巴性肝炎，如能早期诊断、彻底治疗，也可以阻断其向阿米巴性肝脓肿的进展。

（张 坤）

第九十八章

寄生虫感染性肝脏疾病

第一节 弓形虫病

弓形虫病是由刚地弓形虫(*Toxoplasma gondii*)引起的人畜共患全身性寄生虫病。猫既是唯一的终末宿主,又可作为中间宿主。人是其中间宿主之一,当人吞食了卵囊、包囊或假包囊后,子孢子、缓殖子或速殖子随淋巴液或血液循环,造成虫血症,然后再扩散到全身其他组织和器官,可侵犯除红细胞外的任何有核细胞,虫体侵入细胞所需时间及侵入能力随虫株的毒力不同有所差异。弓形虫侵入宿主细胞后迅速分裂增殖,直至宿主细胞破裂,速殖子逸出,再侵入宿主细胞,如此反复进行,在局部组织形成坏死病灶,同时伴有以单核细胞浸润为主的急性炎症反应。弓形虫侵入宿主细胞一般是以前端类锥体(conoid)接触宿主细胞膜,使细胞膜出现凹陷,在虫体黏附和侵袭过程中,微线体蛋白(microneme protein)起到了关键作用,同时借助棒状体(rhoptry)分泌的"穿透增强因子"的作用及虫体旋转运动穿入胞质,也可通过细胞的吞噬作用进入细胞内。人体获得性感染后多呈隐性感染,但在免疫功能低下时,可引起中枢神经系统损害和全身播散性感染。

人患弓形虫病后,肝受损主要是由于弓形虫破坏肝细胞及肝细胞炎症浸润和局部坏死。先天性弓形虫病患者约有一半病例出现黄疸和肝肿大,肝边缘变钝,暗绿色,肝切面小叶界限不清。镜检显示肝细胞严重退变,胞质肿胀,胆色素淤积,并见点状坏死及再生的肝细胞。获得性弓形虫病肝内病变有播散性黄白色小结节,直径1~3mm,主要由上皮样细胞组成,有的病灶中央有坏死,小病灶中央则无明显坏死,周围为中性粒细胞等炎症细胞围绕。在库普弗细胞内有很多弓形虫。这些现象提示弓形虫性肝炎临床类似肝炎。

弓形虫性肝炎不但单核巨噬细胞系统受损,发生间质性肝炎,而且肝实质细胞也可受损,发生实质性肝炎。临床上以肝炎为主要表现的病例报道多见于获得性弓形虫病。Vischer 和 Bernhein(1967)报道 2 例弓形虫感染所致肝炎,皮肤有黄疸,食欲减退及倦怠,肝肿大达肋缘下 8cm,极似急性传染性肝炎,所不同的是后者有较长的前驱期,黄疸之前有淋巴结肿大。黄疸后 18 天肝穿刺活检的组织学改变为汇管区扩大,主要是单核细胞浸润。此外有灶性肝细胞坏死,周围炎症细胞浸润,部分肝细胞肿大和颗粒性变,肝窦内皮细胞增大,毛细胆管内有少量胆栓。用荧光抗体显示在坏死的细胞或肝细胞内有成群的弓形虫。

Kabelitz(1959)报道弓形虫对肝的慢性损害,是渐进性发病,伴有轻度血清胆红素增高,慢性肝炎是弓形虫性肝炎的另一种表现。该学者(1962)认为获得性弓形虫病的肝损害有原发性及继发性两种,原发性肝炎多呈急性经过,常以肠炎症状开始,较少出现淋巴结肿大。而继发性肝炎则多发生于弓形虫性淋巴结炎之后,有时伴有脾大,病程长,易于复发,并可发展成肝硬化、腹腔积液或 Banti 综合征。

弓形虫性肝炎的临床表现较为复杂,有的类似急性病毒性肝炎,有的类似慢性肝炎。临床症状和体征、病原学的证实以及特异性抗体的检出是临床诊断最重要的依据。目前有效的治疗药物有乙胺嘧啶、磺胺嘧啶或磺胺吡嗪、螺旋霉素等。这类药物可抑制弓形虫速殖子,但对组织内包囊无效。目前仍无有效疫苗,研究处于实验阶段。

第二节　疟　　疾

疟原虫(*Plasmodium*)是疟疾的病原体,临床上以周期性寒战、高热、出汗和脾肿大、贫血为主要特征。寄生人体的疟原虫有间日疟原虫(*P.vivax*)、恶性疟原虫(*P.falciparum*)、三日疟原虫(*P.malariae*)和卵形疟原虫(*P.ovale*),在人体内先后寄生在肝细胞和红细胞内,在肝细胞内发育又称红细胞外期。当唾腺内含有疟原虫子孢子的雌性按蚊刺吸人血时,子孢子随血流侵入肝实质细胞,并在其内发育繁殖,产生成千上万个裂殖子。尽管入侵机制尚未完全明了,但入侵的重要一步是子孢子表面的配体分子与肝细胞表面的受体蛋白发生特异性结合,如子孢子侵入肝细胞的可能机制之一是由于其表面的环子孢子蛋白(circumsporozoite protein,CSP)能识别并与肝细胞受体结合。在大多数情况下宿主与疟原虫是处于一种平衡的带虫免疫(premunition)状态,即宿主受疟原虫感染后,多能产生一定的免疫力,能抵抗同种疟原虫的感染,但同时其血液内又有低水平的原虫血症。

急性疟疾患者常有肝肿大,肝脏损伤与疟原虫在肝细胞内繁殖造成肝细胞破裂的直接破坏有关。切片中除见明显充血外,肝窦扩张,库普弗细胞肥大、增生,含大量被吞噬的疟色素。高虫血症者往往有肝细胞损害,肝细胞索排列不规则,肝小叶中间带和实质细胞均可出现球状脂滴,胞核大小不等和灶性坏死。恶性疟和部分间日疟患者可有肝功能损害。疟疾所致肝损害与病毒性肝炎表现相似,易导致误诊,但有如下特点:①肝炎症状和肝功能损害发生于疟疾发作过程中,随疟疾的治愈而治愈;②脾肿大发生率高,多为轻、中度,若无反复感染发作,经抗疟治疗后短期可缩小;③常伴贫血。

疟疾患者多有发热及周期性寒热发作等典型症状,有助于临床上作出初步诊断。100多年来沿用的厚、薄血膜涂片,经瑞氏或吉姆萨染色后镜检,仍为当前应用最广泛的实验诊断方法。血清学检查包括检测疟疾抗体和疟原虫抗原。疟疾感染使宿主血液内有疟原虫的核酸,故检测疟原虫特异的 DNA 片段即可作出确诊,PCR 法是当前的研究热点。病原治疗药物有氯喹、伯氨喹、咯萘啶、乙胺嘧啶、青蒿素(artemisinin)等。虽然由于疟原虫抗药性的产生,青蒿素类药物以其高效、速效、低毒的特点而成为目前抗疟疾的首选药物。虽经多年努力至今仍无成功的疫苗问世,但降低无免疫力人群的疟疾病死率应成为疟疾疫苗研发的首要目标。

第三节　利 什 曼 病

杜氏利什曼原虫(*Leishmania donovani*)是内脏利什曼病或黑热病的病原体。人体对杜氏利什曼原虫缺乏先天免疫力,但黑热病愈后可产生稳固的适应性免疫,能抵抗同种利什曼原虫的再感染。当感染有前鞭毛体的雌性白蛉叮咬人体吸血时,虫体进入单核巨噬细胞系统以二分裂方式大量繁殖,造成巨噬细胞的大量破坏,同时刺激巨噬细胞大量增生,逸出的无鞭毛体又可被其他巨噬细胞吞噬。摄入的原虫严格定位于巨噬细胞的吞噬溶酶体内,利什曼原虫不但避免了补体和吞噬细胞的破坏,而且还利用了补体的调理特性,促进其进入巨噬细胞,并在巨噬细胞内生存和繁殖,如此反复进行,引起内脏组织器官的严重病变,尤其是肝、脾、骨髓、淋巴结的病变更明显,可出现肝肿大,但常较脾肿大出现晚。

肝脏表面色淡黄,被膜光滑,切面色黄。库普弗细胞和游离于肝窦内的单核巨噬细胞大多充满利杜体(无鞭毛体),因细胞肿大,窦道常被阻塞。感染严重者,肝功能可受损,出现白球蛋白倒置。患者如不治疗,很少自愈。

以骨髓或淋巴结穿刺物作涂片,经瑞氏或吉姆萨染色后镜检检出病原体是确诊的依据。以类驱动蛋白(kinesin)基因中的 39 个氨基酸重组片段 rk39 制备的免疫层析诊断试条(Dipstick)为诊断技术的一大进展,现场应用达到快速、简易、敏感和特异的要求。基于利什曼原虫动基体 DNA(kDNA)的 PCR 法可早期诊断利什曼病,其敏感性、特异性高,并可区分利什曼原虫的种、亚种和株。病原治疗仍首选葡萄糖酸锑钠,对锑剂无效或过敏,或单核细胞缺乏症者可用喷他脒,出现耐药而疗效不佳者可用两性霉素 B。

第四节　肝阿米巴病

阿米巴病由溶组织内阿米巴(*Entamoeba histolytica*)寄生引起,可引起肝阿米巴病,是最常见的肠外阿米巴病。人是溶组织内阿米巴的适宜宿主,其生活史简单包括感染性的包囊期和增殖的滋养体期。包囊经粪便污染的水和食物进入小肠,在回肠末端或结肠中,虫体脱囊而出形成侵袭性的滋养体。它可侵入肠黏膜,吞噬细胞,破坏肠壁,引起肠壁溃疡。在黏膜下层或肌层的阿米巴滋养体可侵入静脉,随门静脉血流到达肝脏,或直接穿过肠壁侵入肝脏。滋养体到达肝后,并不一定都能引起肝脏阿米巴病,这与侵入肝的阿米巴数量、虫株毒力以及人体抵抗力有关。

溶组织内阿米巴最重要的特性是以接触依赖的方式杀伤宿主细胞。侵袭过程有赖于毒力因子的表达,如 260kD 的半乳糖/乙酰氨基半乳糖凝集素是最重要的毒力因素,其介导吸附于宿主细胞,并与阿米巴抗补体作用有关;小分子多肽阿米巴穿孔素在宿主细胞形成孔状破坏,可致细胞溶解,并可使肠壁细胞、肝细胞和免疫细胞死亡;分泌性半胱氨酸蛋白酶溶解宿主组织,在虫体侵入组织、逃避宿主免疫攻击等方面起着重要作用。滋养体破坏、融蚀肝组织,经 1 个月左右溶解区逐步融合和扩大成为脓肿。早期病变以滋养体侵入肝内小血管引起栓塞开始,继而出现急性炎症反应,以后病灶扩大,在脓肿周围有结缔组织增生,形成脓肿壁。脓肿中央为坏死区,脓液多呈棕褐色(巧克力色),有腥味,内含溶解和坏死的肝细胞、红细胞、白细胞、胆汁、脂肪滴、组织碎片等。滋养体主要在脓肿边缘。如伴有细菌感染(常见的有葡萄球菌、大肠埃希菌等),脓液失去特征,呈绿色或黄色。

阿米巴性肝脓肿起病缓慢,发热为常见的早发症状,多为 39℃以下,热型以弛张热为多或伴寒战,肝区痛及右上腹痛为常见局部症状。常见并发症为脓肿穿破、继发细菌感染及血源性播散。阿米巴性肝脓肿常为单发,少有数个脓肿同时存在。因肠阿米巴病多发于右侧结肠,该处血流进入肝脏右叶,故脓肿多见于右叶,尤以右叶顶部为多。由于溶组织内阿米巴的溶组织作用,脓肿可向周围组织或器官穿破引起相应病变而并发脓胸、肺脓肿等。阿米巴脑脓肿大多继阿米巴性肝脓肿而发生,乃由原虫侵入肝静脉后转移至脑所致。

肝阿米巴病病原诊断较为困难,间接免疫荧光抗体试验(IFA)和酶联免疫吸附试验(ELISA)等血清学检查具有较高的敏感性和特异性。主要诊断依据有:发热,右上腹痛,肝脏肿大和压痛;B超和CT检查显示肝区有液性占位性病变;胸透右横膈升高;穿刺引流为典型巧克力样脓液或脓液中找到溶组织内阿米巴滋养体。

肝阿米巴病治疗包括抗阿米巴药物、支持疗法和抗生素治疗。甲硝唑为治疗首选药物。粪便管理,保护水源,注意饮食卫生是预防的关键。

第五节　血吸虫病

血吸虫病(schistosomiasis)是血吸虫寄生人体引起的寄生虫病,分布与流行于亚洲、非洲和南美等76个国家和地区,受威胁人口约6亿,严重危害人类健康和经济发展。感染人类的血吸虫主要有5种,与肝病有关的血吸虫有3种,日本血吸虫(*Schistosoma japonicum*)、曼氏血吸虫(*S.mansoni*)和湄公血吸虫(*S.mekongi*)。我国仅有日本血吸虫病,流行于长江流域及其以南的12个省(市、自治区),约1亿人口受到威胁。

一、流行特征

血吸虫病是通过接触传播,即当人、畜通过生产或生活活动接触含有血吸虫尾蚴的水体,即可感染血吸虫。血吸虫只需一个中间宿主——钉螺。虫卵随终宿主粪便排出后,在水中孵出毛蚴,主动侵入钉螺,经4~6周发育成尾蚴,逸入水中,人或动物终宿主接触疫水时,尾蚴穿入皮肤,变为童虫,经静脉系统、右心、肺、左心进入体循环,到达肠系膜静脉者随血流移至肝内门静脉系统,初步发育后再回到肠系膜下静脉中,发育成熟并定居,在此雌雄虫合抱,产卵。从尾蚴经皮肤感染至雌雄虫交配一般30天左右。

宿主一年四季都有可能感染血吸虫,但每年的4~10月是易感季节。不同年龄和性别的人对日本血吸虫均易感。一般来说凡接触含有血吸虫尾蚴的人均有感染血吸虫的可能性。

我国有湖南、湖北、江西、安徽、江苏、云南和四川等地尚未阻断血吸虫病流行,而且沿海发达地区输入的患者也从未间断过,这些来自疫区的大部分患者多为慢性患者,但也查出粪内含血吸虫卵者。

二、临床表现

肝脏是受累的主要脏器。成虫主要寄生在肠系膜下静脉,因静脉血液大部分回流到左肝,因此肝左叶病变最为严重。血吸虫病的临床表现视患者的病期、感染度、虫卵沉积部位、免疫状态、营养状况和治疗是否及时等因素不同而异。临床上可分为急性、慢性和晚期3种类型以及异位损害。

（一）急性血吸虫病

急性血吸虫病往往是宿主短期内接触含有大量尾蚴的水体所致,常发生于对血吸虫感染无免疫力的初感染者,发病多处于夏秋季,潜伏期一般为 30~60 天。患者可出现疫水接触处皮肤发痒、红色小丘疹、咳嗽、胸痛等尾蚴皮炎和童虫移行损伤,其主要临床表现如下。

1. 发热　发热为急性血吸虫病的主要症状,也是判断病情轻重的重要依据,全身其他症状轻重大致与发热平行,热退后患者自我感觉良好。各种抗生素对血吸虫病发热均无效,而经抗血吸虫治疗后,发热可迅速消退。热型一般可分为 3 种:低热型、间歇热型与弛张热型、稽留热型。重型患者一般不自行退热,须给予有效的治疗,若不及时治疗,可迅速出现消瘦、贫血、营养性水肿和腹水,而导致死亡。

2. 腹部症状　急性血吸虫患者还可以出现食欲减退、恶心、呕吐、腹泻、脓血便等消化道症状。半数以上患者病程中有腹痛、腹泻,每天 2~5 次,粪便稀薄,可带血和黏液,部分患者可有便秘。重征患者粪便呈果酱状,多伴有腹痛,偶有腹部压痛,肠鸣音亢进,少数患者可出现腹水。

3. 肝脾肿大　90% 以上患者有肝脏肿大,体检可发现肝肿大,伴不同程度压痛,尤以左叶为著。半数患者有脾肿大,无压痛。

（二）慢性血吸虫病

轻度感染者、急性血吸虫病经过治疗未愈,或未治自行退热,则演变为慢性血吸虫病。在流行区,90% 的血吸虫患者为慢性血吸虫病,多数患者无明显症状。

有症状者主要为慢性血吸虫性肉芽肿肝炎和结肠炎。最常见的症状为腹泻、腹痛。轻度者腹泻,每天 2~3 次,便稀、偶带血,重者有脓血便,伴里急后重。常有肝脾肿大,早期以肝肿大为主,尤以左叶为甚。随着病情进展,脾脏渐增大,一般在肋下 2~3cm,无脾功能亢进和门静脉高压征象。但随病变进展,有乏力、消瘦、劳动力减退等表现。

（三）晚期血吸虫病

反复或重度感染者,未经及时、彻底的治疗,经过较长时期(5~15 年)的病理发展过程,在长期、广泛的肝纤维化病理基础上,演变为肝硬化并出现相应的临床表现及并发症,即为晚期血吸虫病。晚期血吸虫病患者常有不规则的腹痛、腹泻或大便不规则、纳差、食后上腹部饱胀感等症状。时低热、消瘦、乏力,劳动力减退,常伴有性功能减退。肝肿大,质硬,无压痛。脾肿大明显,可达脐下。腹壁静脉曲张。进一步发展可并发上消化道出血、腹水、黄疸,甚至出现肝性脑病。患者可因免疫功能低下,易并发病毒性肝炎而加重病情。根据其主要临床表现,晚期血吸虫病可分为巨脾型、腹水型、结肠增殖型和侏儒型。

1. 巨脾型　患者常主诉左上腹逐渐增大的肿物、伴重坠感,一般情况和食欲尚可,并尚保存部分劳动力。肝功能处于代偿期。脾肿大甚者过脐平线,或其横长超过脐平线,质地坚硬、表面光滑,内缘常可扪及明显切迹。脾肿大程度与门静脉高压程度并不一致,胃底、食管下端静脉曲张的发生率及严重程度和脾肿大程度亦不一定成正比关系。

2. 腹水型　患者诉腹胀,腹水是门静脉高压、肝功能失代偿和水、钠代谢紊乱等诸多因素引起,约 1/3 的患者系首次出现腹水后才被诊断晚期血吸虫病。腹水随病情发展逐渐形成,亦可因并发感染、严重腹泻、上消化道出血、劳累及手术等而诱发。轻型（Ⅰ 度）腹水患者,腹水可反复消长或逐渐加剧长达多年,其腹围多 <80cm,有自发性利尿反应,用利尿剂有良好效应,无低白蛋白血症或低钠血症;中等型（Ⅱ 度）腹水患者腹水较明显(腹围 80~90cm),能耐受水但不耐钠,对间歇应用利尿剂反应尚好,部分患者有低白蛋白血症,少

数患者有低钠血症；重型（Ⅲ度）患者腹围常 >90cm，腹水存在时间常在 3 个月以上，无自发利尿，对利尿剂常无反应，多数有低白蛋白血症，半数以上患者有低钠血症，可能有肾衰竭表现，对水与钠均不能耐爱。

3. 结肠增殖型 除有慢性和晚期血吸虫病的其他表现外，肠道症较为突出。大量虫卵沉积肠壁，因虫卵肉芽肿纤维化、腺体增生、息肉形成以及反复溃疡、腹泻、便秘或腹泻与便秘交替，大便变细或不成形。少数有发作性肠梗阻。左下腹可扪及痞块或痉挛性条索状物。结肠镜检见黏膜增厚、粗糙、息肉形成或肠腔狭窄。本型有并发结肠癌可能。

4. 侏儒型 儿童期反复感染血吸虫后，内分泌腺可出现不同程度萎缩和功能减退，以性腺和垂体功能不全最为明显。性腺功能减退主要继发于垂体前叶功能受抑制，故表现为垂体性侏儒。除有晚期血吸虫病的其他表现外，患者身材呈比例性矮小，性器官不能发育，第二性征缺如，但智力无减退。X 线检查示骨骼生长成熟显著迟缓，女性骨盆呈漏斗状等。经有效抗血吸虫治疗后，大部分患者垂体功能可恢复。此型现已很少见。上述各型可交互存在。

（四）异位血吸虫病

日本血吸虫成虫通常寄生在门静脉系统。若血吸虫寄居或虫卵肉芽肿病变发生于门静脉系统之外，称为异位血吸虫病。血吸虫异位损害常见于急性和重度感染的患者。比较常见的异位损害是肺与脑。其次为皮肤、肾、胃和阑尾等。肺部血管内可有成虫寄生并产卵，大量虫卵沉积，使患者有干咳、呼吸困难等症状。大脑血管可有虫卵沉积，致使脑组织软化、水肿，虫卵阻塞动脉也可引起周围组织缺血性坏死，急性期表现为脑膜炎症状，慢性期主要症状为癫痫发作，尤以局限性癫痫最为多见。

三、致病机制

虫卵是血吸虫最重要的致病阶段，虫卵沉积于肝、肠等组织诱发的虫卵肉芽肿及随后的组织纤维化是日本血吸虫病的主要病变基础。当卵内发育为成熟毛蚴后，产生可溶性虫卵抗原（soluble egg antigen，SEA），缓慢释放到周围组织，诱导宿主产生 T 细胞介导的迟发型超敏反应，形成以虫卵为中心的虫卵肉芽肿（或称虫卵结节）及组织纤维化，其病变过程一般经过急性期、过渡期、慢性期和瘢痕期。虫卵肉芽肿属Ⅳ型超敏反应，故可认为该病本质上是免疫性疾病。

细胞免疫和体液免疫共同参与了虫卵肉芽肿的形成及组织纤维化的演变过程，但以 $CD4^+$ T 细胞及其细胞因子起重要作用。当致敏的 $CD4^+$ T 细胞再次接触相同抗原刺激后，激活的 T 细胞分泌众多的细胞因子吸引巨噬细胞、嗜酸性粒细胞、中性粒细胞、淋巴细胞和成纤维细胞聚集到虫卵周围，形成以虫卵为中心的虫卵肉芽肿。

肉芽肿形成后，进一步诱导胶原蛋白产生并在组织中沉积，逐渐发展成纤维化，最重要的是肝纤维化。肝纤维化过程与 Th1/Th2 失衡有关，$CD4^+$ Th2 细胞起重要作用。血吸虫虫卵抗原持续刺激，诱导 Th2 反应偏移，引起肝星形细胞活化并大量增殖，产生过量的胶原和其他基质蛋白，一旦超出机体的降解能力而在肝内过量沉积并最终形成纤维化。巨噬细胞和成纤维细胞是肝纤维化的主要效应细胞，而 Th1 和 Th2 细胞因子在纤维化进程中的作用则互相拮抗。Th1 型细胞因子抑制肝星形细胞的增殖和胶原蛋白的形成，而 Th2 类细胞因子促进肝星形细胞活化成为成纤维细胞，使胶原蛋白合成增加，并抑制其降解。

四、诊断

病原学检查阳性可确诊日本血吸虫病,流行病学史、临床表现对诊断具有重要参考价值。慢性血吸虫病或晚期血吸虫病患者病原学检查常为阴性,免疫学检查、物理学检查结果常作为重要的辅助诊断指标。

(一)诊断依据

1. 流行病学史 发病前 2 周至 3 个月有疫水接触史;居住在流行区或曾到过流行区有疫水接触史。

2. 临床表现

(1)急性血吸虫病:皮肤接触常出现点状红色丘疹、瘙痒等尾蚴性皮炎症状;同时出现畏寒、发热、恶心、呕吐、腹痛、腹泻或黏液血便;肝肿大以左叶为著,伴有肝区压痛等。

(2)慢性血吸虫病:患者可无明显症状,或间有腹痛、腹泻或脓血便。多数伴有以左叶为主的肝肿大,少数伴脾肿大,有时伴有发热或乏力、消瘦等。

(3)晚期血吸虫病:即血吸虫性肝硬化,临床上以巨脾、腹腔积液、食管静脉曲张破裂出血为特征。

3. 病原学诊断 从粪便内检查血吸虫虫卵和毛蚴以及直肠黏膜活组织检查虫卵称病原学检查,是确诊血吸虫病的依据。常用粪检方法有改良加藤法、过滤集卵镜检、孵化法和直肠活检发现血吸虫虫卵。

4. 免疫学检查 免疫检测方法具有较高的敏感性和特异性,以及疫区人群较高的依从性等优点,在疫区血清流行病学调查、大规模化疗对象筛查以及防治效果评价等方面具有极为重要的作用。应用较多的有皮试、尾蚴膜试验、环卵沉淀试验、间接血凝试验和酶联免疫吸附试验。

(二)鉴别诊断

急性血吸虫病与疟疾、伤寒、副伤寒、肝脓肿、败血症、肺结核、钩端螺旋体病等疾病的一些临床表现相似;慢性血吸虫病与慢性痢疾、慢性结肠炎、肠结核以及慢性病毒性肝炎等疾病的症状有时相似;晚期血吸虫病与肝硬化、原发性肝癌、疟疾、结核性肠系膜炎、慢性粒细胞性白血病等症状有时相似,应注意鉴别诊断。

在血吸虫病流行区,乙型肝炎病毒感染率常较非流行区高,因此,肝炎后肝硬化的发病率较高。晚期血吸虫病与肝炎、肝硬化均具有肝硬化的临床特征,其并发症相似,临床较难鉴别。肝炎性肝硬化在临床上乏力、食欲减退、腹胀、黄疸、蜘蛛痣、肝掌,男性乳房肿大及杵状指等较为多见。有时可扪及较粗大的结节,后期肝脏常萎缩而难以触及。脾脏大不如晚期血吸虫病明显。肝功能损害显著,血清丙氨酸转氨酶常增高,IgG 增高。乙型肝炎病毒表面抗原(HBsAg)及核心抗体、丙、丁型肝炎病毒标志物测定可呈阳性。病程进展较快,预后较差。

在血吸虫病流行区常见到的是混合性肝硬化,即血吸虫病性肝硬化合并肝炎后肝硬化。这种患者临床表现与肝炎后肝硬化相似,又有血吸虫病性肝硬化门静脉高压明显的特点,肝功能损害较重,预后也较单纯血吸虫病性肝硬化为差。诊断混合性肝硬化的要点:有现症血吸虫感染、血吸虫感染史或血吸虫病治疗史,又有肝硬化的症状体征,血清乙型或丙型肝炎标志物阳性,或肝活动体组织检出乙型肝炎核心抗原(HBcAg)者。

五、治疗

血吸虫病治疗一般为病原治疗。病原治疗药物为吡喹酮,吡喹酮为片剂,每片200mg。对于急性、慢性及晚期血吸虫病均有很好的病原治疗作用。吡喹酮治疗血吸虫病不良反应较轻,约40%的患者服药后无任何不良反应。不良反应一般出现在服药后数小时,且持续时间短,一般不需处理即可自行消失。少数反应较重者可给予对症治疗,如出现腹痛时,使用解痉药;出现呕吐时,给予止吐药;出现皮疹时,使用抗过敏药。另外可给予适量维生素B_1、B_6及谷维素等,一般1~3天内可消失。常见不良反应以头昏、乏力和头痛和腹痛、腹胀多见,次为恶心、呕吐、口干等,一般停药后均恢复正常。

1. 急性期血吸虫病治疗

(1)一般对症支持治疗:包括补充维生素、液体、钾等,维持水电解质平衡;高热或中毒症状严重者,可加用皮质激素,以增进退热效果和改善病情;并发感染者,及时使用抗生素等。

(2)病原治疗:吡喹酮成人120mg/kg,儿童140mg/kg,6天治疗法,每天总剂量分3次服。其中1/2剂量在第1、2天分服完,另1/2在第3~6天分服完。吡喹酮治疗见效快,轻型患者在服药1个疗程后2~4天内,体温即可降至正常;中型或重型患者需治疗结束1周或更长时间,体温才降至正常。约50%的患者于服药后当天可发生伴有寒战、高热等反应,体温可比治前升高1℃左右,出现体温"反跳"现象。对经1个疗程治疗后仍不退热者,如无其他原因,可在停药2周后重复1个疗程。对未经治疗体温已降至正常的急性血吸虫患者,吡喹酮用量可按慢性血吸虫病疗法治疗。

2. 慢性血吸虫病治疗 主要进行病原治疗,其方法有2天疗法,吡喹酮总剂量成人60mg/kg,儿童体重不足30kg者总剂量可加至70mg/kg,分2天每天2~3次餐后服。成人体重超过60kg者不再增加剂量,仍按60mg/kg计算;1天疗法,吡喹酮总剂量40mg/kg,1次顿服。

3. 晚期血吸虫病的治疗

(1)病原治疗:对大多数肝脏代偿功能良好的晚期血吸虫患者,可用吡喹酮总剂量60mg/kg,2天疗法。对年老、体弱、肝功能差的患者,可用总剂量60mg/kg 3天疗法,或90mg/kg 6天疗法。

(2)巨脾型治疗:以外科治疗为主。脾肿大达Ⅲ级以上,或虽只达Ⅱ级但有明显脾功能亢进者,或伴有门静脉高压、食管胃底静脉曲张或上消化道出血史者,可考虑外科手术治疗。

(3)腹水型治疗:以内科中西医结合治疗为主。治疗方法主要有以下几种:

1)支持对症疗法:卧床休息,限制钠盐和水分的摄入,加强营养、补充维生素。

2)利尿疗法。

3)纠正有效血容量不足:方法有较入白蛋白或血浆,自身腹水直接静脉再输入,自身腹水浓缩静脉回输术等。

(章 涛)

参考文献

1. 陈成伟. 药物与中毒性肝病. 2 版. 上海：上海科学技术出版社，2013
2. 段义农，王中全，方强，等. 现代寄生虫病学. 2 版. 北京：人民军医出版社，2015
3. 南月敏，付娜，李文聪，等. 2017 美国非酒精性脂肪性肝病诊断与管理指南解读. 中华肝脏病杂志，2017，25 (9): 687-694
4. 李兰娟，王宇明. 感染病学. 3 版. 北京：人民卫生出版社，2015
5. 闫杰. 药物性肝损伤——肝病临床最新研究进展. 北京：人民军医出版社，2015
6. 陈静，唐红. FibroScan 在肝脂肪变无创诊断中的应用价值. 临床肝胆病杂志，2015，31 (5): 803-805
7. 陈茂杰，孙玲，邹陆曦. 中国大陆 2004-2015 年肾综合征出血热的时空分布. 国际流行病学传染病学杂志，2016，43 (4): 250-253
8. 何强，徐有青. 酒精性肝病相关临床综合征. 中国临床医生杂志，2014，42 (10): 9-14
9. 马超锋，余鹏博，李恒新，等. 中国肾综合征出血热流行现状及免疫策略. 中华预防医学杂志，2014，48 (12): 1039-1042
10. 梁少群，吴兴柳，赵明聪，等. 68 例登革热患者的临床诊治特点分析. 热带病与寄生虫学，2014，12 (2): 87-91
11. 罗纯，艾香英，范慧敏. 登革热并发肝损害的临床特征. 热带医学杂志，2015，15 (11): 1499-1501
12. 饶慧瑛，魏来. 2015 年欧洲肝病学会丙型肝炎治疗推荐意见. 临床肝胆病杂志，2015，31 (7): 1008-1017
13. 唐颖，唐洁婷，茅益民. 非酒精性脂肪性肝病即将到来的药物治疗. 中华肝脏病杂志，2017，22 (7): 573-576
14. 王燕，陆伦根. 酒精性肝病患者肝功能评估方法. 实用肝脏病杂志，2012，15 (3): 200-202
15. 高潇雪，刘立新. 酒精性肝病流行病学及发病机制研究进展. 中华消化病与影像杂志 (电子版)，2016，6 (2): 62-66
16. 杨日耀，蒙志好，蔡卫平. HIV/AIDS 病人 HAART 致肝功能损害 66 例分析. 中国艾滋病性病，2014，20 (12): 892-894
17. 叶莺，李斌义，孙志坚. 肾综合征出血热患者肾脏超声、血管性血友病因子和肝肾功能的变化及其临床意义. 国际病毒学杂志，2013，20 (3): 123-127
18. 于乐成，茅益民，陈成伟. 药物性肝损伤诊治指南. 肝脏，2015，20 (10): 750-823
19. 许新，纪莉莎，芦琳琳，等. 药物性肝损伤发病机制的研究进展. 临床肝胆病杂志，2016，32 (2): 382-385
20. 周龙，张茜，余会元. 影像学检查诊断非酒精性脂肪性肝病研究进展. 实用肝脏病杂志，2015，18 (4): 437-439
21. 邹俊，刘燕芬，吴念宁，等. HIV/TB 患者抗结核治疗强化期发生肝损伤的危险因素. 中华临床医师杂

志 (电子版), 2013, 7 (20): 9047-9049

22. 周昀 , 沈宇清 . 人类免疫缺陷病毒与结核杆菌双重感染致病机制的研究进展 . 病毒学报 , 2013, 29 (4): 452-456

23. 中华人民共和国国家卫生和计划生育委员会 . 登革热诊疗指南 (2014 年第 2 版). 传染病信息 , 2014, 27 (5): 262-265

24. 中华医学会肝病学分会 , 中华医学会消化病学分会 , 中华医学会感染病学分会 . 自身免疫性肝炎诊治共识 (2015). 中华传染病杂志 , 2016, 34 (4): 193-208

25. 中华医学会肝病学分会 , 中华医学会消化病学分会 , 中华医学会感染病学分会 . 原发性硬化性胆管炎诊断和治疗专家共识 (2015). 中华传染病杂志 , 2016, 34 (8): 449-458

26. 中华医学会肝病学分会 , 中华医学会消化病学分会 , 中华医学会感染病学分会 . 原发性胆汁性肝硬化 (又名原发性胆汁性胆管炎) 诊断和治疗共识 (2015). 肝脏 , 2015, 20 (12): 960-968

27. 中华医学会妇产科科学分会产科学组 . 乙型肝炎病毒母婴传播预防临床指南 (第 1 版). 中华妇产科杂志 , 2013, 48 (2): 151-154

28. 中华医学会肝病学分会 , 中华医学会感染病学分会 . 丙型肝炎防治指南 (2015 年更新版). 中华实验和临床感染病杂志 (电子版), 2015, 9 (5): 590-607

29. 中华医学会肝病学分会 , 中华医学会感染病学分会 . 慢性乙型肝炎防治指南 (2015 年版). 中华实验和临床感染病杂志 (电子版), 2015, 9 (5): 570-589

30. ACG Clinical Guideline: the diagnosis and management of idiosyncratic drug-induced liver injury. Am J Gastroenterol, 2014, 109 (7): 950-966

31. Robles-Díaz M, Medina-Caliz I, Stephens C, et al. Biomarkers in DILI: One More Step Forward. Front Pharmacol, 2016, 7 (8): 267-274

32. Chalasani N, Younossi Z, Lavinw JE, et al. The diagnosis and management of nonalcohotif fatty liver disease: practice guidance from the American Association for the Stady of Liver Disease. Hapatology, 2018, 67 (1): 328-357

33. Conti F, Vukotic R, Foschi FG, et al. Transient elastography in healthy subjects and factors influencing liver stiffness in non-alcoholic fatty liverdisease: An Italian community-based population study. Dig Liver Dis, 2016, 48 (11): 1357-1363

34. Decostre V, Laforêt P, Nadaj-Pakleza A, et al. Cross-sectional retrospective study of muscle function in patients with glycogen storage disease type Ⅲ. Neuromuscul Disord, 2016, 26 (9): 584-592

35. Dong Y, Ni W, Chen WJ, et al. Spectrum and Classification of ATP7B Variants in a Large Cohort of Chinese Patients with Wilson's Disease Guides Genetic Diagnosis. Theranostics, 2016, 6: 638-649

36. Karageorgopoulos DE, Allen J, Bhagani S. Hepatitis C in human immunodeficiency virus co-infected individuals: Is this still a "special population". World J Hepatol, 2015, 7 (15): 1936-1952

37. Chen M, Suzuki A, Borlak J, et al. Drug-induced liver injury: Interactions between drug properties and host factors. J Hepatol, 2015, 63 (4): 503-514

38. Dyson JK, Webb G, Hirschfield GM, et al. Unmet clinical need in autoimmune liver diseases. J Hepatol, 2015, 62: 208-218

39. European Association for the Study of the Liver (EASL), European Association for the Study of Diabetes (EASD), European Association for the Study of Obesity (EASO). EASL-EASD-EASO Clinical Practice Guidelines for the management of non-alcoholic fatty liver disease. J Hepatol, 2016, 64 (6): 1388-1402

40. European Association for the Study of Liver. EASL Clinical Practical Guidelines: Management of Alcoholic Liver Disease. J Hepatol, 2012, 57 (2): 399-420

41. Farooq MO, Bataller R. Pathogenesis and Management of Alcoholic Liver Disease. Dig Dis, 2016, 34 (4): 347-355

42. de Almeida FB, Corrêa CL, de Siqueira NG, et al. Histopathological findings of an uncommon co-infec-

tion: Echinococcus vogeli, HIV, hepatitis C virus, and hepatitis B virus. Internation Journal of infectious Disease, 2013, 17 (10): e925-e927

43. Fialho A, Fialho A, Thota P, et al. Small Intestinal Bacterial Overgrowth Is Associated with Non-Alcoholic Fatty Liver Disease. J Gastrointestin Liver Dis, 2016, 25 (2): 159-165

44. Hartl J, Ehlken H, Weiler-Normann C, et al. Patient selection based on treatment duration and liver biochemistry increases success rates after treatment withdrawal in autoimmune hepatitis. J Hepatol 2015; 62: 642-646

45. Jayakumar S, Harrison SA, Loomba R. Noninvasive Markers of Fibrosis and Inflammation in Nonalcoholic Fatty Liver Disease. Curr Hepatol Rep, 2016, 15 (2): 86-95

46. Xie J, Hanand Y, Li T, et al. Prevalence of hepatitis B and C viruses in HIV-positive patients in China: a cross-sectional study. Journal of the International AIDS Society, 2016, 19: 1-9

47. Kamisawa T, Okazaki K, Kawa S, et al. Amendment of the Japanese Consensus Guidelines for Autoimmune Pancreatitis, 2013 Ⅲ. Treatment and prognosis of autoimmune pancreatitis. J Gastroenterol, 2014, 49 (6): 961-970

48. Khosroshahi A, Wallace ZS, Crowe JL, et al. International Consensus Guidance Statement on the Management and Treatment of IgG4-Related Disease. J. Arthritis Rheumatol, 2015, 67 (7): 1688-1699

49. Latus J, Schwab M, Tacconelli E, et al. Clinical course and long-term outcome of hantavirus-associated nephropathia epidemica, Germany. Emerg Infect Dis, 2015, 21: 76-83

50. Liberal R, Grant CR, Mieli-Vergani G, et al. Autoimmune hepatitis: a comprehensive review. J Autoimmun, 2013; 41: 126-139

51. Lombardi R, Buzzetti E, Roccarina D, et al. Non-invasive assessment of liver fbrosis in patients with alcoholic liver disease. WJG, 2015, 21 (39): 11044-11052

52. Louvet A, Mathurin P. Alcoholic liver disease: mechanisms of injury and targeted treatment. Nat Rev Gastroenterol Hepatol, 2015, 12 (4): 231-242

53. Malhotra N, Beaton MD. Management of non-alcoholic fatty liver disease in 2015. World J Hepatol, 2015, 28 (30): 2962-2967

54. Sulkowski MS. Management of acute and chronic HCV infection in persons with HIV confection. Journal of Hepatology, 2014, 61: S108-S119

55. Mathurin P, Bataller R. Trends in the management and burden of alcoholic liver disease. J Hepatol, 2015, 62 (Suppl 1): S38-S46

56. Monath TP. Yellow fever vaccine. Expert Review of Vaccines, 2014, 4 (4): 553

57. Nogales-Gadea G, Godfrey R, Santalla A, et al. Genes and exercise intolerance: insights from McArdle disease. Physiol Genomics, 2016, 48 (2): 93-100

58. Okajima A, Sumida Y, Taketani H, et al. Liver stiffness measurement to platelet ratio index predicts the stage of liver fibrosis in non-alcoholic fatty liver disease. Hepatol Res, 2017, 47 (8): 721-730

59. Papadimas GK, Spengos K, Papadopoulos C, et al. Late Onset Glycogen Storage Disease Type Ⅱ: Pitfalls in the Diagnosis. Eur Neurol, 2011, 67 (2): 65-68

60. Park B, Lee HR, Lee YJ, et al. Alcoholic liver disease: focus on prodromal gut health. J Dig Dis, 2016, 17 (8): 493-500

61. Prado V, Caballería J, Vargas V, et al. Alcoholic hepatitis: How far are we and where are we going?Ann Hepatol, 2016, 15 (4): 463-473

62. Reardon J, Hussaini T, Alsahafi M, et al. Ursodeoxycholic Acid in Treatment of Non-cholestatic Liver Diseases: A Systematic Review. J Clin Transl Hepatol, 2016, 4 (3): 192-205

63. Ross KM, Brown LM, Corrado MM, et al. Safety and Efficacy of Chronic Extended Release Cornstarch Therapy for Glycogen Storage Disease Type I. JIMD Rep, 2016. 26 (1): 85-90

64. Danan G, Teschke R. RUCAM in Drug and Herb Induced Liver Injury: The Update. Int J Mol Sci, 2015, 17 (1): 14-47

65. Salameh H, Hanayneh MA, Masadeh M, et al. PNPLA3 as a Genetic Determinant of Risk for and Severity of Non-alcoholic Fatty Liver Disease Spectrum. J Clin Transl Hepatol, 2016, 4 (3): 175-191

66. Severson TJ, Besur S, Bonkovsky HL. Genetic factors that affect nonalcoholic fatty liver disease: A systematic clinical review. World J Gastroenterol, 2016, 22 (29): 6742-6756

67. Tkachenko P, Maevskaya M, Pavlov A, et al. Prednisolone plus S-adenosil-L-methionine in severe alcoholic hepatitis. Hepatol Int, 2016, 10 (6): 983-987

68. Van Gerven NM, Verrwer BJ, Witte BI, et al. Relapse is almost universal after withdrawal of immunosuppressive medication in patients with autoimmune hepatitis in remission. J Hepatol, 2013, 58: 141-147

69. Wang QX, Jiang WJ, Miao Q, et al. Clinical and histological features of autoantibody-negative autoimmune hepatitis in Chinese patients: a single center experience. J Dig Dis, 2013, 14: 175-180

70. Watanabe S, Hashimoto E, Ikejima K, et al. Evidence-based clinical practice guidelines for nonalcoholic fatty liver disease/nonalcoholic steatohepatitis. J Gastroenterol, 2015, 50 (4): 364-377

71. Whitsett M, VanWagner LB. Physical activity as a treatment of non-alcoholic fatty liver disease: A systematic review. World J Hepatol, 2015, 7 (16): 2041-2052

72. WHO. Guidelines for the prevention, care and treatment of persons with chronic hepatitis B infection [EB/OL].[2016-03-24]. http://www. who. int/about/licensing/copyright form/en/

73. WHO. Prevention and control of viral hepatitis infection [EB/OL].[2016-03-24]. http://www. who. int/hiv/pub/hepatitis/Framework/en/

74. Xu ZJ, Shi JP, Yu DR, et al. Evaluating the Relationship Between Metabolic Syndrome and Liver Biopsy-Proven Non-AlcoholicSteatohepatitis in China: A Multicenter Cross-Sectional Study Design. Adv Ther, 2016, 33 (11): 2069-2081

75. Yan LH, Mu B, Guan Y, et al. Assessment of the relationship between non-alcoholic fatty liver disease and diabetic complications. J Diabetes Investig, 2016, 7 (6): 889-894

76. Yang F, Wang Q, Bian Z, et al. Autoimmune hepatitis: East meets west. J Gastroenterol Hepatol, 2015, 30: 1230-1236

77. Yang X, Tang XP, Zhang YH, et al. Prospective evaluation of the diagnostic accuracy of hepatic copper content, as determined using the entire core of a liver biopsy sample. Hepatology, 2015, 62: 1731-1741

78. Yeoman AD, Westbrook RH, Zen Y, et al. Prognosis of acute severe autoimmune hepatitis (AS-AIH): the role of corticosteroids in modifying outcome. J Hepatol, 2014, 61: 876-882

79. Zelber-Sagi S, Lotan R, Shibolet O, et al. Non-alcoholic fatty liver disease independently predicts prediabetes during a 7-year prospective follow-up. Liver Int, 2013, 33 (9): 1406-1412

80. Zheng SH, Li YM, Chen SH, et al. Alcoholic liver disease. Are there any differences between China and Western countries in clinical features? Saudi Med J, 2014, 35 (7): 753-756

附录:缩略词表

缩略词	英文全称	中文全称
OAS	$2',5'$-oligoadenylate synthetase	$2',5'$-寡腺苷酸合成酶
ALF	acute liver failure	急性肝衰竭
Fas	factor associated suicide	凋亡相关因子
IAIHG	International Autoimmune Hepatitis Group	国际自身免疫性肝炎小组
TXA_2	thromboxane A_2	血栓素 A_2
3-DCRT	3-dimensional conformal radiation therapy	三维适形放疗
5-Fu	5-fluorouracil	氟尿嘧啶
$5'$-NCR	$5'$-noncoding region	$5'$ 端非编码区
$3'$-NCR	$3'$-noncoding region	$3'$ 端非编码区
$5'$-NPD	5-nucleotide phosphodiesterase	5- 核苷酸磷酸二酯酶
AASLD	American Association for the Study of Liver Disease	美国肝病研究协会
ACLF	acute on chronic liver failure	慢加急性(亚急性)肝衰竭
ACT	adoptive cell therapy	过继免疫细胞治疗
ADA	adenosine deaminase	腺苷脱氨酶
ADCC	antibody dependent cellular cytotoxicity	抗体依赖细胞介导的细胞毒作用
ADM	adriamycin	多柔比星
ADV	adefovir dipivoxil	阿德福韦酯
AFLP	acute fatty liver of pregnancy	妊娠急性脂肪肝
AFP	alpha-fetoprotein	甲胎蛋白
AFU	α-L-fucosidase	α-L- 岩藻苷酶
AHC	acute hepatitis C	急性丙型肝炎

续表

缩略词	英文全称	中文全称
AIF	acidic ferritin	酸性铁蛋白
AIH	autoimmune hepatitis	自身免疫性肝炎
AIH/PBC OS	AIH/PBC overlap syndrome	AIH/PBC 重叠综合征
AIP	type1 autoimmune pancreatitis	Ⅰ型自身免疫性胰腺炎
AKI	acute kidney injury	急性肾损伤
AKP，ALP	alkaline phosphatase	碱性磷酸酶
ALD	aldolase	醛缩酶
ALD	autoimmune liver disease	自身免疫性肝病
ALD-A	aldolase isoenzyme A	醛缩酶同工酶 A
ALP	alkaline phosphatase	碱性磷酸酶
ALSS	artificial liver support system	人工肝支持系统治疗
ALT	alanine aminotransferase	丙氨酸转氨酶
AMA	anti-mitochondrial antibody	抗线粒体抗体
ANA	antinuclear antibodies	抗核抗体
anti-HBc，HBcAb	anti-hepatitis B core antibody	乙型肝炎核心抗体
anti-HBs，HBsAb	anti-hepatitis B surface antibody	乙型肝炎表面抗体
anti-HAV	antibody to hepatitis A virus	甲型肝炎病毒抗体
anti-TG	anti-thyroglobulin antibody	抗甲状腺球蛋白抗体
APASL	Asian Pacific Association for the Study of the Liver	亚太肝病学会
APC	antigen presenting cell	抗原提呈细胞
AQPs	aquaporins	水通道蛋白
ARFI	acoustic radiation force impulse	声辐射力脉冲弹性成像
ASGPR	anti-sialoglycoprotein receptor antibody	抗去唾液酸糖蛋白受体抗体
AST	aspartate aminotransferase	天冬氨酸转氨酶
ATS	American Society for Transplant Research	美国移植学研究学会
AVM	arteriovenous malformations	动静脉畸形
BCS	Budd-Chiari syndrome	巴德 - 基亚里综合征
BMI	body mass index	体重指数
BMP	bone morphogenetic protein	骨形成蛋白
BMSC	bone marrow mesenchymal stem cell	骨髓间充质干细胞

续表

缩略词	英文全称	中文全称
CAEBV	chronic active Epstein-Barr virus infection	慢性活动性 EB 病毒感染
CAH	chronic active hepatitis	慢性活动性肝炎
CAR-T	chimeric antigen receptor T cell	嵌合抗原受体 T 细胞
CBA	cytometric bead array	细胞因子微球检测技术
cccDNA	covalently closed circular DNA	共价闭合环状 DNA
CDE	color Doppler energy	彩色多普勒能量图
CDFI	color Doppler flow imaging	彩色多普勒血流成像
CEA	carcinoembryonic antigen	癌胚抗原
CE-MRI	contrast-enhanced MR imaging	增强对比 MR 成像
CEUS	contrast enhanced ultrasound	超声造影
CFH	chronic fulminant hepatitis	慢性重型肝炎
CHB	chronic hepatitis B	慢性乙型肝炎
CHC	chronic hepatitis C	慢性丙型肝炎
ChE	cholinesterase	胆碱酯酶
CHE	covert hepatic encephalopathy	隐匿性 HE
CIA	chemiluminescence immunoassay	化学发光免疫测定
CIC	circulating immune complex	循环免疫复合物
CL	cirrhosis of liver	肝硬化
CLH	chronic lobular hepatitis	慢性小叶性肝炎
CMIA	chemiluminescent microparticle immunoassay	微粒子化学发光免疫测定
CMV	cytomegalovirus	巨细胞病毒
CNNA	culture-negative neutrocytic ascites	培养阴性的中性粒细胞性腹水
CO	carbon monoxide	一氧化碳
COLD-PCR	co-amplification at lower denaturation temperature-PCR	低变性温度下的复合 PCR
COX-1	cyclooxygenase-1	环加氧酶 1
Cp	ceruloplasmin	铜蓝蛋白
CPH	chronic persistent hepatitis	慢性持续性肝炎
CPSS	congenital portosystemic shunts	先天性门静脉肝静脉分流
CR	complete remissiou	完全缓解
CSGE	conformational sensitive gel electrophoresis	构象敏感凝胶电泳

续表

缩略词	英文全称	中文全称
CT	computed tomography	计算机断层扫描
CTA	CT angiography	CT 血管造影
CTA	cancer testis antigens	肿瘤 - 睾丸抗原
CTGF	connective tissue growth factor	结缔组织生长因子
CTL，Tc	cytotoxic T lymphocyte	细胞毒性 T 淋巴细胞
CTLA4	cytotoxic T lymphocyte antigen 4	细胞毒性 T 淋巴细胞相关抗原 4
CTPV	CT portal venography	CT 门静脉成像
CWD	continuous wave Doppler	连续多普勒
DAA	direct-acting antiviral agent	直接抗病毒药物
DAIH	drug-induced autoimmune hepatitis	药物诱导的自身免疫性肝炎
DCE-MRI	dynamic contrast-enhanced magnetic resonance imaging	动态增强磁共振
DCP	dehydrocarboxylated prothrombinase	脱 γ 羧基凝血酶原
DCR	disease control rate	疾病控制率
DC	dendritic cell	树突状细胞
DEIA	DNA enzyme immunoassay	DNA- 酶免疫测定
DENV	dengue virus	登革病毒
DF	dengue fever	登革热
DFS	disease-free survival	无病生存期
DHBV	duck hepatitis B virus	鸭乙型肝炎病毒
DILI	drug-induced liver injury	药物性肝损伤
DN	dysplastic nodules	异型增生性结节
DOR	duration of overall response	总缓解期
DSA	digital subtraction angiography	数字减影血管造影
DVR	delayed virological response	延迟病毒学应答
DWI	diffusion weighted imaging	弥散加权成像
EA	early antigen	早期抗原
EADM	epirubicin	表柔比星
EASL	European Association for the Study of the Liver	欧洲肝病学会
EBER	EBV-encoded small RNA	EB 病毒编码的小 RNA
EBNA	EBV-associated nuclear antigens	EBV 相关的核抗原

缩略词	英文全称	中文全称
EBV	Epstein-Barr virus	EB 病毒
ECLIA	electrochemiluminescence immunoassay	电化学发光免疫测定
ELISA	enzyme-linked immunosorbent assay	酶联免疫吸附试验
ELISPOT assay	enzyme-linked immunospot assay	酶联免疫斑点试验
EOT/ETR	end-of-treatment response	治疗结束时反应
EPRDRP	error-prone RNA dependent RNA polymerase	易误性 RNA 依赖的 RNA 聚合酶
ERCP	endoscopic retrograde cholangiopancreatography	内镜逆行胰胆管造影
ERY 1	erythropoiesis-related antigen	红细胞生成相关抗原
ET	endothelin	内皮素
ET-NANBH	enterically transmitted non-A non-B hepatitis	急性传染性非甲非乙型肝炎
ETP	early T cell progenitor	早期 T 细胞前体
ETV	entecavir	恩替卡韦
EVB	esophagogastric variceal bleeding	食管胃底静脉曲张破裂出血
EVR	early virological response	早期病毒学应答
FARF	functional acute renal failure	功能性急性肾功能衰竭
FCM	flow cytometer	流式细胞仪
FGF	fibroblast growth factor	成纤维细胞生长因子
FHVP	free hepatic venous pressure	自由肝静脉压
FLC	fibrolamellar carcinoma of liver	肝纤维板层癌
FNA	fine needle aspiration	细针穿刺活检
FNH	focal nodular hyperplasia	局灶性结节增生
FS	FibroScan	瞬时弹性成像
FT	ferritin	铁蛋白
GABA	γ-aminobutyric acid	γ- 氨基丁酸
GAG	glycosaminoglycan	糖胺聚糖
GBV	GB virus	GB 病毒
GCs	adreno cortico hormones	肾上腺皮质激素
G-CSF	granulocyte colony stimulating factor	粒细胞集落刺激因子

续表

缩略词	英文全称	中文全称
GFAP	glial filament acidic protein	胶质纤维酸性蛋白
GFR	glomerular filtration rate	肾小球滤过率
GGT	γ-glutamyl transpeptidase	γ- 谷氨酰转肽酶
GHV	ground squirrel hepatitis virus	地松鼠肝炎病毒
GLDH	glutamate dehydrogenase	谷氨酸脱氢酶
GM-CSF	granulocyte-macrophage colony stimulating factor	粒细胞 - 巨噬细胞集落刺激因子
GOV	gastroesophageal varices	食管胃底静脉曲张
GP73	golgi protein 73	高尔基体蛋白 73
GPC-3	phosphatidylinositol-3	磷脂酰肌醇蛋白 -3
GS	glutamine synthetase	谷氨酰胺合成酶
GSD	glycogen storage disease	糖原贮积症
GST	glutathione S-transferase	谷胱甘肽 S- 转移酶
GVHD	graft versus host disease	移植物抗宿主病
HA	hepatitis A	甲型肝炎
HA	hyaluronic acid	透明质酸
HA	hepatic angiography	肝血管造影
HAI	hepatic artery intubation	肝动脉插管
HAL	hepatic artery ligation	肝动脉结扎
HAP	hospital acquired pneumonia	医院内获得性肺炎
HAPM	congenital hepatic arterioportal malformations	先天性肝动脉门静脉畸形
HAV	hepatitis A virus	甲型肝炎病毒
HAVM	congenital hepatic arteriovenous malformations	先天性肝动静脉畸形
HB	hepatitis B	乙型肝炎
HBcAg	hepatitis B virus core-antigen	乙型肝炎核心抗原
HBeAg	hepatitis B virus e-antigen	乙型肝炎 e 抗原
HBIG	hepatitis B hyper-immune globulin	乙肝免疫球蛋白
HBsAg	hepatitis B surface antigen	乙型肝炎表面抗原
HBV	hepatitis B virus	乙型肝炎病毒

续表

缩略词	英文全称	中文全称
HBV DNA	hepatitis B virus DNA	乙型肝炎病毒脱氧核糖核酸
HBVr	hepatitis B reactivation	乙肝病毒再活动
HBV-GN	hepatitis B virus associated glomerulonephritis	乙型肝炎病毒相关性肾小球肾炎
HBx	hepatitis B virus X protein	乙型肝炎病毒 X 蛋白
HC	hepatitis C	丙型肝炎
HC	hepatic cirrhosis	肝硬化
HCA	hepatocellular adenoma	肝细胞腺瘤
HCC	hepatocellular carcinoma	肝细胞癌
HCMV	human cytomegalovirus	人巨细胞病毒
HCPT	hydroxycamptothecin	羟基喜树碱
HCV	hepatitis C virus	丙型肝炎病毒
HCV_{pp}	hepatitis C virus pseudo-particles	HCV 假病毒
HCV RNA	hepatitis C virus RNA	丙型肝炎病毒核糖核酸
HCV_{TCP}	trans-complemented HCV particles	反向互补 HCV 颗粒
HD	hepatitis D	丁型肝炎
HDL	high-density lipoprotein	高密度脂蛋白
HDV	hepatitis D virus	丁型肝炎病毒
HE	hepatitis E	戊型肝炎
HE	hepatic encephalopathy	肝性脑病
HELLP symptom	hemolysis, elevated liver enzymes, low platelets symptom	溶血合并高转氨酶及低血小板综合征
HER2	epidermal growth factor receptor2	表皮生长因子受体 2
hESC	human embryonic stem cells	人胚胎干细胞
HEV	hepatitis E virus	戊型肝炎病毒
HFRS	hemorrhagic fever with renal syndrome	肾综合征出血热
HGF	hepatocyte growth factor	肝细胞生长因子
HGV	hepatitis G virus	庚型肝炎病毒
HHBV	heron hepatitis virus	鹭乙型肝炎病毒
HHT	hereditary hemorrhagic telangiectasia	遗传性出血性毛细血管扩张症
HIFU	high-intensity focused ultrasound	高强度聚焦超声
HIP	hyper immune plasma	超免疫血浆

缩略词	英文全称	中文全称
HIV	human immunodeficiency virus	人类免疫缺陷病毒
HLA	human leucocyte antigen	人类白细胞抗原
HPS	hepatopulmonary syndrome	肝肺综合征
HRS	hepatorenal syndrome	肝肾综合征
HSC	hepatic stellate cell	肝星形细胞
HSC	hepatic stem cell	肝脏干细胞
HSC	hematopoietic stem cell	造血干细胞
HSP70	heat shock protein 70	热休克蛋白 70
HTA	heteroduplex tracking assay	异源双链示踪检测法
HTV	hantavirus	汉坦病毒
HVPG	hepatic vein pressure gradient	肝静脉压力梯度
HVR	hypervariable region	高度变异区
IBD	inflammatory bowel disease	炎症性肠病
IC	invasive candidiasis	侵袭性念珠菌病
ICAM-1	intercellular adhesion molecule	细胞间黏附分子 1
ICC	intrahepatic cholangiocarcinoma	肝内胆管细胞癌,胆管细胞性肝癌
ICD,ICDH	isocitrate dehydrotenase	异柠檬酸脱氢酶
ICG	indocyanine green	吲哚菁绿
ICP	intrahepatic cholestasis of pregnancy	妊娠肝内胆汁淤积症
IETM	intestinal endotoxemia	肠源性内毒素血症
IFD	invasive fungal diseases	侵袭性真菌病
IFI	invasive fungal infection	侵袭性真菌感染
IFN	interferon	干扰素
IHLs	intrahepatic leukocytes	肝内淋巴细胞
IL	interleukin	白细胞介素
IL-1Ra	interleukin 1 receptor antagonist	IL-1 受体拮抗剂
IM	infectious mononucleosis	传染性单核细胞增多症
IMRT	intensity modulated radiation therapy	调强适形放疗
IPA	invasive pulmonary aspergillosis	侵袭性肺曲霉病
iPSC	induced pluripotent stem cells	多能性干细胞

续表

缩略词	英文全称	中文全称
irRC	immune related response criteria	免疫相关疗效评价标准
ISG	IFN-stimulated genes	干扰素刺激基因
ITIM	immunoreceptor tyrosine-based inhibitory motif	免疫受体酪氨酸抑制基序
iTreg	inducible regulatory T cell	适应性调节性 T 细胞 / 诱导性调节性 T 细胞
ITSM	immunoreceptor tyrosine-based switch motif	免疫受体酪氨酸转换基序
IUS	interventional ultrasound	介入性超声
IVIM	intravoxel incoherent motion	体素内非相干性运动成像
Jak	Janus kinase	JAK 激酶
JAK2	Janus kinase 2	JAK 激酶 2
KC	Kupffer cell	库普弗细胞
KDI	diffusion kurtosis imaging	扩散峰度成像
KGF	keratinocyte growth factor	角质细胞生长因子
LAG3	lymphocyte activation gene-3	淋巴细胞活化基因 -3 分子
LAK cell	lymphokine activated killer cell	淋巴因子激活的杀伤细胞
LAM	lamivudine	拉米夫定
LAP	leucine aminopeptidase	亮氨酸氨肽酶
LDH	lactate dehydrogenase	乳酸脱氢酶
LdT	telbivudine	替比夫定
LI-RADS	the liver imaging reporting and data system	肝脏影像报告与数据系统
LMP	latent membrane protein	潜伏膜蛋白
LN	laminin	层粘连蛋白
LSEC	sinusoidal endothelial cell	肝窦内皮细胞
LSP	liver-specific lipoprotein	肝特异性脂蛋白
LVP	large volume paracentesis	大量放液术
LYDMA	lymphocyte detected membrane	淋巴细胞检测的膜抗原
MA	membrane antigen	膜抗原
MAC	membrane attack complex	攻膜复合物
MAO	monoamine oxidase	单胺氧化酶

续表

缩略词	英文全称	中文全称
MAPC	multipotent adult progenitor cells	成人多能祖细胞
MART	melanoma-associated antigen	黑色素瘤相关抗原
MAVS	mitochondrial antiviral signaling protein	线粒体抗病毒信号蛋白
mDC	myeloid dendritic cell	髓样树突状细胞
MDSC	myeloid-derived suppressor cell	骨髓来源的抑制性细胞
MDT	multidisciplinary team	多学科团队
MELD	model for end-stage liver disease	终末期肝病模型
MHBs^t	c-terminally truncated middle size surface proteins	HBV 截短型表面抗原中蛋白
MHC	major histocompatibility complex	主要组织相容性复合体
MHE	minimal HE	轻微型 HE
MIA	magnetic resonance portal vein imaging	磁共振门静脉成像
MIP	maximum density projection method	最大密度投影法
MMC	mitomycin	丝裂霉素
MMP	matrix metalloproteinases	基质金属蛋白酶
MRCP	magnetic resonance cholangiopancreatography	磁共振胰胆管成像
MRE	magnetic resonance elastography	磁共振弹性成像
MRI	magnetic resonance imaging	磁共振成像
MRS	magnetic resonance spectroscopy	磁共振波谱成像
MSCT	multi-slice spiral CT	多排螺旋 CT
MTP	microsomal triglyceride transfer protein	微粒体甘油三酯转移蛋白
MWA	microwave ablation	微波消融
NA	nuclear antigen	核抗原
NAC	N-Acetyl-L-cysteine	N- 乙酰半胱氨酸
NAFLD	non-alcoholic fatty liver disease	非酒精性脂肪性肝病
NAs	nucleoside/nucleotide analogues	核苷（酸）类似物
NASBA	nucleic acid sequence-based amplification	核酸序列依赖性扩增技术
NASH	nonalcoholic steatohepatitis	非酒精性脂肪性肝炎
NCT	number connection test	数字连接试验
NF	neurofilament protein	神经丝蛋白
NK cell	natural killer cell	自然杀伤细胞，NK 细胞

续表

缩略词	英文全称	中文全称
NKT cell	natural killer T cell	NK T 细胞
NLR	NOD like receptor	NOD 样受体
NO	nitric oxide	一氧化氮
NOS	nitric oxide synthase	一氧化氮合酶
NR	null response	无应答
NSBB	nonselective beta blockers	非选择性 β 受体阻滞剂
NSC	neural stem cell	神经干细胞
NTCP	sodium taurocholate cotransporting polypeptide	钠离子 - 牛磺胆酸协同转运蛋白
nTreg	natural regulatory T cell	自然调节 T 细胞
OBI	occult hepatitis B virus infection	隐匿性乙型肝炎病毒感染
OHE	overt HE	显性 HE
ORR	objective response rate	客观缓解率
ORR	overall response rate	总缓解率
OS	overall survival	总生存期
OXA	oxaliplatin	奥沙利铂
PAMP	pathogen-associated molecular patterns	病原体相关分子模式
pANCA	antineutrophil cytoplasmic antibody	抗中性粒细胞胞浆抗体
PBC	primary biliary cirrhosis	原发性胆汁性肝硬化, 原发性胆汁性胆管炎
PCP	pneumocystis pneumonia	肺孢子菌肺炎
PCR	polymerase chain reaction	聚合酶链反应
PCR-RFLP	polymerase chain reaction-restriction fragment length polymorphism	聚合酶链反应 - 限制性片段长度多态性
PCR-SSCP	polymerase chain reaction-single strand conformation polymorphism analysis	聚合酶链反应 - 单链构象多态性分析法
PCR-SSP	polymerase chain reaction-sequence specific primer	基因型特异性引物 PCR 法
PD	progressive disease	疾病进展
PD-1	programmed death factor 1	程序性死亡分子 1
pDC	plasmacytoid dendritic cell	浆细胞样树突状细胞
PDD	cisplatin	顺铂
PDGFR	platelet-derived growth factor receptor	血小板源性生长因子受体

续表

缩略词	英文全称	中文全称
PD-L1	programmed death ligand 1	程序性死亡配体1
PEI	percutaneous ethanol injection	经皮无水乙醇注射
PEG-IFN-α-2a	pegylated interferon alfa-2a	聚乙二醇干扰素 α-2a
PET/CT	positron emission tomography	全身代谢显像
PFP	perforin PRF1	穿孔素蛋白
PFS	progression-free survival	无疾病进展生存期
PHG	portal hypertensive gastropathy	门静脉高压性胃病
PHT	portal hypertension	门静脉高压
PI	pulsative index	搏动指数
PIH	pregnancy induced hypertension syndrome	妊娠高血压综合征
PMBC	peripheral blood mononuclear cell	外周血单个核细胞
PMN	polymorph nuclear leucocyte	多形核细胞
PMTC	percutaneous microwave coagulation therapy	经皮微波固化治疗
PPD	purified protein derivative	结核菌纯蛋白衍化物
PR	partial remission	部分缓解
PR	partial response	部分应答
preC	precore protein	前核心蛋白
PRR	pattern recognition receptor	模式识别受体
PSC	primary sclerosing cholangitis	原发性硬化性胆管炎
PT	prothrombin time	凝血酶原时间
PVT	portal vein thrombosis	门静脉血栓形成
PWD	pulse wave Doppler	脉冲多普勒
PWI	perfusion weighted imaging	磁共振灌注技术
RAAS	renin-angiotensin-aldosterone system	肾素 - 血管紧张素 - 醛固酮系统
RECIST	response evaluation criteria in solid tumor	实体瘤疗效反应评价标准
RFA	radio frequency ablation	射频消融
RFLP	restriction fragment length polymorphism	限制性片段长度多态性
RGT	response guide therapy	应答指导治疗
RI	resistive index	阻力指数
RILD	radiation induced liver disease	放射诱导的肝损伤

续表

缩略词	英文全称	中文全称
RLRs	RIG like receptor family	RIG 样受体家族
RT	reverse transcriptase	逆转录酶
RTE	real-time tissue elastography	实时超声弹性成像
RVR	rapid virological response	快速病毒学应答
SALF	subacute liver failure	亚急性肝衰竭
SBP	spontaneous bacterial peritonitis	自发性细菌性腹膜炎
SBRT	stereotactic radiotherapy	立体定向放疗
SBT	sequence-based typing	基因序列测定法
SC	systemic chemotherapy	系统化疗
SCARB1	scavenger receptor B1	清道夫受体 B1
SCCA	squamous cell carcinoma antigen	鳞状细胞癌抗原
SCF	stem cell factor	干细胞因子
ScFv	single chain fragment of variable region	抗体单链可变片段
SCID	severe combined immunodeficiency	严重联合免疫缺陷
SD	stable disease	疾病稳定
SDF-1	stromal cell-derived factor-1	基质细胞衍生因子 -1
SENV	SEN virus	SEN 病毒
SHPC	small hepatocyte-like progenitor cell	小肝细胞样祖细胞
SID	selective intestinal decontamination	选择性肠道去污染
sIgA	secretory immunoglobulin A	分泌型抗体 IgA
SIRS	systemic inflammatory response syndrome	全身炎症反应综合征
SMA	anti-smooth muscle antibody	抗平滑肌抗体
SNP	single nucleotide polymorphism	单核苷酸多态性
SOD	superoxide dismutase	超氧化物歧化酶
SSCP	single-strand conformation polymorphism	单链构象多态性分析法
STAT	signal transducers and activators of Transcription	信号传导及转录活化蛋白
SVR	sustained virological response	持续病毒学应答
SWE	shear wave elastography	剪切波成像
TAA	tumor associated antigen	肿瘤相关抗原
TACE	transcatheter arterial chemoembolization	经导管动脉化疗栓塞术

续表

缩略词	英文全称	中文全称
TAE	transcatheter arterial embolization	经导管动脉栓塞术
TAI	transcatheter arterial infusion chemotherapy	经导管动脉灌注化疗
TBA	total bile acid	总胆汁酸
TBV	telbivudine	替比夫定
TCGE	temperature-gradient gel electrophoresis	温度梯度凝胶电泳法
T_{CM}	central memory T cell	中央型记忆性 T 细胞
TCR	T cell receptor	T 细胞受体
TCR-T	TCR-engineered T cell	T 细胞受体修饰的 T 细胞
TDF	tenofovir disoproxil fumarate	替诺福韦
T_{EF}	effector T cell	效应 T 细胞
T_{EM}	effector memory T cell	效应型记忆性 T 细胞
TF	thymic factor	胸腺因子
TFr	transferrin receptor	转铁蛋白受体
TGF-β	transforming growth factor β	转化生长因子 β
Th	helper T cell	辅助性 T 细胞
Tim-3	T cell immunoglobulin and mucin domain-containing molecule 3	T 细胞免疫球蛋白域黏蛋白域蛋白 -3
TIPSS	transjugular intrahepatic portosystemic stent-shunt	经颈静脉肝内门腔内支架分流术
TLMV	TTV-like minivirus	TTV- 样袖珍型病毒
TLR	Toll-like receptors	Toll 样受体
TNF	tumor necrosis factor	肿瘤坏死因子
TRAIL	TNF related apoptosis inducing ligand	TNF 相关凋亡诱导配体
Treg	regulatory T cell	调节性 T 细胞
TRFIA	time-resolved fluoroimmunoassay	时间分辨荧光分析法
TRP	tyrosinase related protein	酪氨酸相关蛋白
T_{SCM}	stem cell memory T cell	干细胞样的记忆性 T 细胞
TT	transit time	度越时间
TTF	time to failure	治疗失败时间
TTV	Torque teno virus	TT 病毒
TVCO	trans-catheter vessel occlusion	经导管血管闭塞术

续表

缩略词	英文全称	中文全称
UDCA	ursodeoxycholic acid	熊去氧胆酸
UDPS	ultra-deep pyrosequencing	超深度焦磷酸测序法
uPA	urokinase-type plasminogen activator gene	尿激酶型纤溶酶原激活基因
URVR	ultra-rapid virological response	超快病毒学应答
UTR	untranslated region	非翻译区
VCA	viral capsid antigen	抗病毒衣壳抗原
VEGF	vascular endothelial growth factor	血管内皮生长因子
VLDL	very low density lipoprotein	极低密度脂蛋白
VLPs	virus-like particles	HCV 病毒样颗粒
VPg	viral genome-linked protein	病毒基因组连接蛋白
VR	variable region	可变区
WHV	woodchuck hepatitis virus	土拨鼠肝炎病毒
WHVP	wedged hepatic venous pressure	肝静脉楔压
WMHBV	woolly monkey hepatitis virus	毛猴乙型肝炎病毒
α_1-AT	α_1-antitrypsin	α_1-抗胰蛋白酶
α_2-HS	α_2-thermostable glycoprotein	α_2-热稳定性糖蛋白
α_2-MG	α_2-macroglobulin	α_2-巨球蛋白

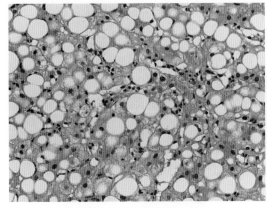

图 4-17-2　肝细胞脂肪变性

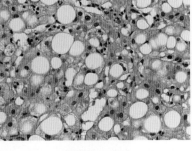

图 4-17-3　嗜酸性小体

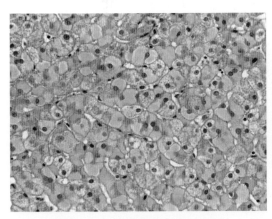

图 4-17-4　肝细胞毛玻璃样变性

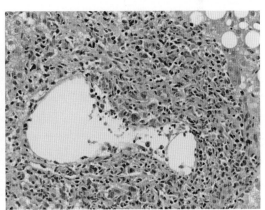

图 4-18-1　EB 病毒性肝炎

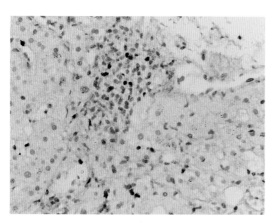

图 4-18-2　肝组织 EB 病毒原位杂交染色

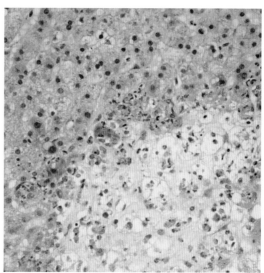

图 4-18-3　腺病毒肝炎

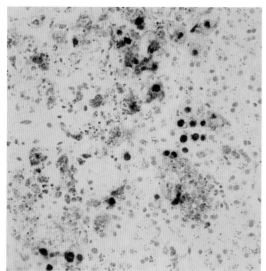

图 4-18-4　肝组织腺病毒免疫组化染色

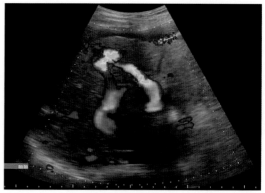

图 5-21-5　肝硬化门静脉扩张、腹水、门静脉 - 肝静脉瘘彩色多普勒图像

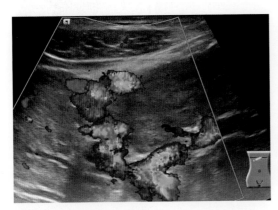

图 5-21-6　肝硬化脐静脉扩张彩色多普勒图像

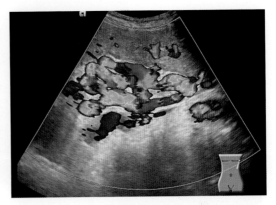

图 5-21-7　肝硬化脾肿大伴脾静脉曲张彩色多普勒图像

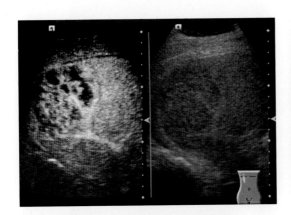

图 5-21-9　肝脓肿超声造影动脉期

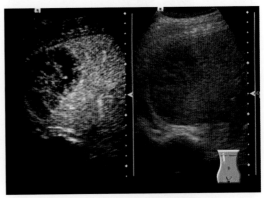

图 5-21-10　肝脓肿超声造影静脉期

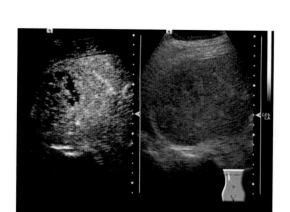

图 5-21-11　肝脓肿超声造影延迟期

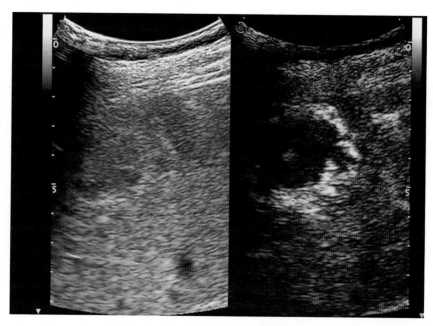

图 5-21-13　肝血管瘤超声造影动脉期

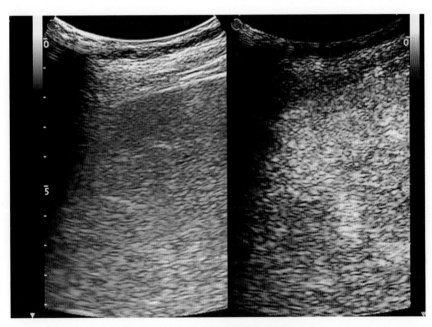

图 5-21-14　肝血管瘤超声造影静脉期

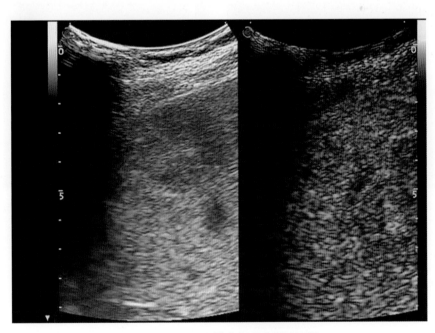

图 5-21-15　肝血管瘤超声造影延迟期

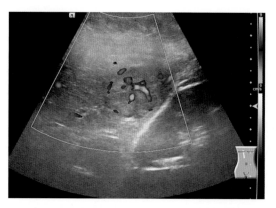

图 5-21-16 肝脏局灶性结节增生彩色多普勒图像

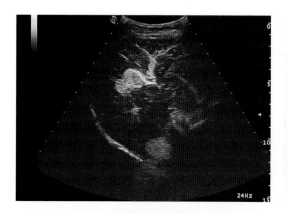

图 5-21-18 原发性肝细胞癌超声造影动
脉期呈高增强

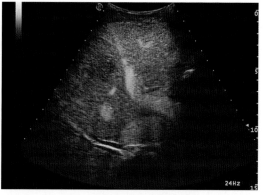

图 5-21-19 原发性肝细胞癌超声造影静
脉期呈低增强

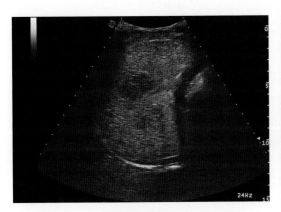

图 5-21-20　原发性肝细胞癌超声造影延
迟期呈低增强

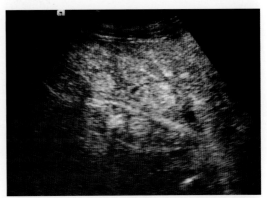

图 5-21-23　多发性肝转移癌超声造影动脉
期呈高增强

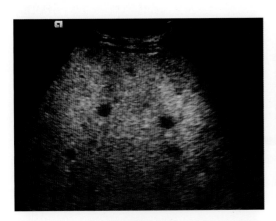

图 5-21-24　多发性肝转移癌超声造影延迟期呈
低增强

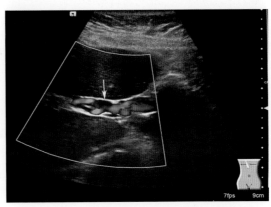

图 5-21-27　门静脉海绵样变性彩色多普勒图像

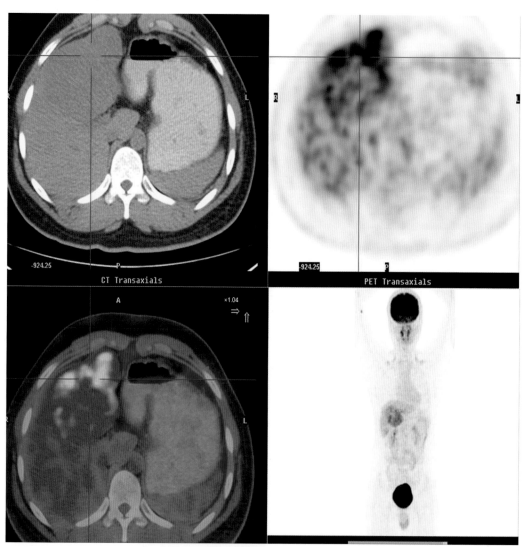

图 5-21-39　HCC 患者的 ^{18}F-FDG PET/CT 图像
肝左、右叶团块状、结节状稍低密度影,边缘尚清,较大者大小约 10.7cm × 8.8cm,
CT 值约 45HU,PET 显像见异常放射性浓聚,SUV$_{max}$7.1